罗塞 – 阿克曼

外科病理学

（第 10 版）

消化系统分册

罗塞－阿克曼

外科病理学

（第10版）

消化系统分册

原　著　Juan Rosai
主　译　郑　杰
副主译　沈丹华　薛卫成

北京大学医学出版社
Peking University Medical Press

ROSAI - ACKERMAN WAIKE BINGLIXUE (DI 10 BAN): XIAOHUAXITONG FENCE

图书在版编目（CIP）数据

罗塞 - 阿克曼外科病理学 : 第 10 版 . 消化系统分册 / （意）胡安·罗塞（Juan Rosai）原著 ; 郑杰主译 . ——北京 : 北京大学医学出版社，2017.8
书名原文 : Rosai and Ackerman's Surgical Pathology, tenth edition
ISBN 978-7-5659-1650-2

Ⅰ . ①罗… Ⅱ . ①胡… ②郑… Ⅲ . ①外科学 — 病理学②消化系统疾病 — 病理学 Ⅳ . ① R602 ② R570.2

中国版本图书馆 CIP 数据核字（2017）第 192298 号

北京市版权局著作权合同登记号：图字：01-2013-8874

ELSEVIER
Elsevier (Singapore) Pte Ltd.
3 Killiney Road, #08-01 Winsland House I, Singapore 239519
Tel: (65) 6349-0200; Fax: (65) 6733-1817

Rosai and Ackerman's Surgical Pathology, Tenth Edition

ISBN-13: 978-0-323-06969-4

This translation of Rosai and Ackerman's Surgical Pathology, Tenth Edition by Juan Rosai was undertaken by Peking University Medical Press and is published by arrangement with Elsevier (Singapore) Pte Ltd.
Rosai and Ackerman's Surgical Pathology, Tenth Edition by Juan Rosai由北京大学医学出版社进行翻译，并根据北京大学医学出版社与爱思唯尔（新加坡）私人有限公司的协议约定出版。
《罗塞-阿克曼外科病理学（第10版）：消化系统分册》（郑杰 主译）
ISBN: 978-7-5659-1650-2

罗塞 – 阿克曼外科病理学（第 10 版）：消化系统分册

主　　译：郑　杰
出版发行：北京大学医学出版社
地　　址：（100191）北京市海淀区学院路 38 号 北京大学医学部院内
电　　话：发行部 010-82802230 ; 图书邮购 010-82802495
网　　址：http://www.pumpress.com.cn
E – mail：booksale@bjmu.edu.cn
印　　刷：北京圣彩虹制版印刷技术有限公司
经　　销：新华书店
责任编辑：马联华　　**责任校对**：金彤文　　**责任印制**：李　啸
开　　本：889mm × 1194mm　1/16　**印张**：32　**字数**：1179 千字
版　　次：2017 年 8 月第 1 版　　2017 年 8 月第 1 次印刷
书　　号：ISBN 978-7-5659-1650-2
定　　价：260.00 元

目录

译者名单

主　译　郑　杰

副主译　沈丹华　薛卫成

译(校)者（按姓名汉语拼音排序）

北京大学医学部病理学系　冯瑞娥　郭丽梅　裴　斐　徐晓艳　张　波　郑　杰
北京大学人民医院病理科　陈定宝　戴　林　回允中　钱利华
北京大学口腔医院病理科　李铁军　张建运

译者前言

《Rosai & Ackerman 外科病理学》第 10 版中文译本在所有译者的共同努力下与读者见面了。首先要对他们的辛勤劳动致以衷心的感谢。

虽然对医学生、临床医生也有借鉴，但本书的主要阅读对象是病理医生。作为一本病理医生的基本外科病理学教科书，本书是不可能面面俱到的。但恰恰由于采取了点面结合、繁简适度的写作技巧，本书的系统性和可读性增加了，具有极高的参考价值。本书体现了作者的聪明和智慧，融入了作者自己对外科病理学精髓的理解和丰富的实践经验。

本版对免疫组织化学和具有诊断价值的分子病理学给予了特别关注。将免疫组织化学和分子病理学标志物引入诊断病理学常规也是时代的要求和发展趋势。

诊断病理学是典型的实践科学。病理医生的成长需要书本知识与有效率的实践的有机结合。在书斋里闭门苦读，不重视实践，或只满足于忙忙碌碌的实践，不注意理论武装，都不能成为一个好的病理医生。感觉到的事物未必就能理解，只有理解了，才能更好地感觉。真诚地希望年轻的病理住院医生能通读一本像《Rosai & Ackerman 外科病理学》这样的经典教科书。

由于翻译时间紧迫，加之译者的学识和实践经验参差不齐，纰漏和错误在所难免，诚挚欢迎批评指正。

郑　杰

2013 年 10 月

著者前言

第10版

本书自上一版出版至今已经过去7年了，在这期间，外科病理学实践发生了重大变化。免疫组织化学取得了长足的进展，其对于病理学实践已经成为必不可少的辅助技术。或许从来也没有，今后也不会再有哪一种技术能像免疫组织化学技术那样改变外科病理学的实践方式。新一代的病理医师已经将进行某些抗体的免疫组织化学染色视为理所当然。殊不知40年前即使有名望的病理医师也得不到这些抗体——他们的所有诊断和对组织发生方面的考虑都只能基于在苏木素染色切片上见到的生长方式和细胞形态学，并且偶尔只能借助于一种或几种“特殊染色”以得到并非很有说服力的帮助。

现在，我们还处于另一种转变之中，这种转变是由分子遗传学研究取得的大量新知识应用于病理学标本造就的。分子遗传学的潜力以及——在一些方面的——实际应用显然已得到了相当的强调。也许更有益的是应该反思一下，这种新信息的强大冲击对新一代病理医师的外科病理学实践的影响，以及外科病理学所依据的传统的大体和显微镜下检查也许有逐渐被淡忘的危险；这之中有些可能是不可避免的，也可能并非所有这一切都是不为人所乐见的。然而，那些久经考验的检查方法所能提供的信息仍然如此丰富而又可靠，人们无法想象任何忽略或忽视它们的想法。基于这些原因，新的第10版责无旁贷，融入了许多应用分子遗传学新技术取得的可靠成果（重点放在临床应用已见成效的成果），并将它们与病理医师从长期以来得心应手的形态学方法得出的结果和结论进行比较。

John KC Chan医生承担了大多数篇章的这种艰难的整合使命，他是少数几位能够将非凡的常规病理学知识与分子遗传学的技术原理、可能的应用和潜在的陷阱结合在一起的新型外科病理学家的杰出代表。

在这期间，发生的另一个重要变化是：有关标准化、管理制度和法律责任方面的要求不断增加。这个变化已促使各种病理学组织制定了一系列指导原则，以帮助病理医师适应日渐复杂的体制。

此外，在这期间，电子信息系统对外科病理学实验室的几乎所有工作都产生了重要影响，从某种程度上说，病理学实践已经离不开电脑了。

要适应这个快速变化和不断扩展的领域并使本书涵盖相关的内容实属不易。需要考察的信息量是如此之大，即使仅仅考察已经证实的信息或明显重复的信息也实属不易；而且，建立外科病理学分科的倾向——每一个分支都有自己的惯例和专门术语——也已加速。总而言之，这些因素都是本书写作的巨大负荷，以至于人们不禁要问，这是否超出了一个人的承受能力。然而，正如读者看到的，不要问我是如何做到的，新的第10版即将面世了，并且再一次主要是由一位作者写就；作者再次希望，有些专门技术的不可避免的缺失（无论何种原因所致）能够被一些人所称的“一个人发出的最终的简单声音”所补偿。同样，作者继续秉持了务实风格，并为此付出了不懈努力，这也是本书无可匹敌的原作者Lauren V. Ackerman医生（1905—1993）赋予本书的风格。

显然，外科病理学包涵很多高度专业化的领域（主要但不局限于非肿瘤领域），要保持本书的连贯性，不能没有其他专家的参与。我非常幸运，得到了诸位杰出专家（已列在参著者名单上）的通力合作。他们把自己的丰富专业知识慷慨地贡献给了本书，在此特别表达诚挚的感谢。

一本书经过多次再版，原来的正文和插图自然会不断更新。在过去版本的几位撰稿作者中，我特别要感谢Morton E. Smith（第30章）、Robert E. Vickers（第6章）和John Morrow（有关外科病理学信息系统和自动化解剖病理学系统模式的部分，第 1 章）三位医生。

我还要感谢我的许多同仁和助手，他们有的慷慨贡献了自己存档的图片材料，有的指出了本书的不准确、疏漏、重复或印刷错误之处。我要特别感谢下面几位，他们是意大利布雷西亚的 Fabio Facchetti 医生，佛蒙特州南柏林顿的 Robert Erlandson 医生，澳大利亚布里斯班的 Robin A. Cooke 医生，哥斯达黎加圣何塞的 Juan José Segura 医生，西班牙巴塞罗那的 Pedro J. Grases Galofrè 医生，意大利圣乔瓦尼罗通多的 Michele Bisceglia 医生，米兰国家癌症研究所前细胞技术主管 Loredana Alasio 女士。我还要感谢意大利蒙萨的 Francesca Bono 医生，她协助制作了第 3 章中很长的免疫组织化学标志物表。

我所参与的本书不同版本的撰写工作是在不同地方完成的：第 5 版在华盛顿大学（圣路易斯），第 6 版在明尼苏达大学（明尼阿波利斯），第 7 版在耶鲁大学（纽黑文），第 8 版在 Sloan-Kettering 癌症中心（纽约），第 9 版在国家癌症研究所（米兰），而第 10 版是在意大利诊断中心。不论在什么地方，我都从我的同仁那里学到了许多知识，并从他们那里吸取了许多意见和建议。我非常感谢每一个地方的许许多多的病理医师、病理住院医师和病理学研究生，他们默默无闻地为本书作出了很多贡献。我想他们会在本书的一些陈述中发现他们自己的观点。这些亲爱的同事实在太多了，无法一一列举，在此我提出我最近的两位助手 Tshering Dorji 医生和 Giovanni Fellegara 医生作为他们的代表。

我还要再次感谢我的妻子 Maria Luisa Carcangiu 医生对本书作出的巨大贡献。她参与了本书出版过程中各方面的工作，包括提出无数概念和实践方面的建议，进行了冗长的文字校对和参考文献的双向校对，更不要说她是我许多近乎崩溃时刻的精神支柱。

最后，我要感谢 Armanda Locatelli 夫人，她自始至终都以准确、快捷和极具奉献精神的工作予以协助。

对从事我们这种要求极高、压力十足的美妙职业——外科病理学的朋友们，我衷心希望本书会对你们有所帮助。

Juan Rosai MD
Director, International Center for Oncologic
Pathology Consultations
Centro Diagnostico Italiano (CDI)
意大利米兰，2011 年

著者前言

第1版

对于外科病理学——活体病理学——这个大的学科领域而言，本书只是一本入门书。从任何角度来说，本书都不企图替代普通的病理学教科书。本书是作为这些教科书的补充而撰写的，读者应该在学习普通教科书之后或已有一定学科基础的前提下阅读本书。本书并不是包罗万象的，因为本书是将重点放在常见病变上而不是放在罕见病变上，而且在很大程度上，本书是基于作者的个人经验撰写的。

本书既是为医学生撰写的，也是为日常工作离不开外科病理学的医师撰写的。后者不仅包括外科医师和病理医师，还包括在其他一些领域工作、其决策受到病理报告影响的医师，如放射科医师和内科医师。本书自始至终强调大体病理学的重要性，运用了将大体所见与临床观察联系起来的做法。本书对大多数病埋图片的选择原则是：它们要代表各种外科疾病的典型表现；作者也禁不住选用了一些自己遇到的很有意思的、罕见疾病的图片。本书每章末尾均附有参考文献，不仅列出了相对近期且容易得到的文献，还列出了一些可以引导读者详细了解有关题目的文献。

Zola K. Cooper 医生（病理学和外科病理学助教）撰写了皮肤一章中的一节；David E. Smith 医生（病理学和外科病理学助教）撰写了中枢神经系统一章。鉴于他们的学科背景以及他们目前负责的领域，他们完全有资格承担各自的任务。在此特别致以最诚挚的感谢。

Barnes 医院的许多外科同仁在有意无意间也为本书的撰写工作提供了诸多帮助。在这里，我要特别感谢 Charles L. Eckert 医生（外科学副教授），他允许我经常不断地向他请教问题，并毫无保留地介绍了自己的经验。还要感谢接替我做 Ellis Fischel 州立肿瘤医院病理医师的 Richard Johnson 医生，他允许我使用那里的所有材料。退伍军人医院病理科的 Franz Leidler 医生也给予了通力合作。

我还必须感谢 H.R. McCarroll 医生（整形外科学助教），他给本书的骨与关节一章提出了许多建设性意见；还要感谢 C.A. Waldron 医生，他帮助我完成了与口腔相关的几节。在给予我特别帮助的其他朋友和同事中，我要特别提到以下诸位医生，他们是 Carl E. Lischer、Eugene M. Bricker、Heinz Haffner、Thomas H. Burford、Carl A. Moyer、Evarts A. Graham、Robert Elman、Edward H. Reinhard、J. Albert Key、Glover H. Copher、Margaret G. Smith 和 Robert A. Moore。

我们制图室的 Cramer K. Lewis 先生对我提出的要求总是非常耐心，他的努力和技艺是无与伦比的。我们医学图书馆的 Marion Murphy 小姐和她的助手也不知疲倦地奉献了她们的时间。

随着麻醉学、抗生素和术前术后护理领域的进步，对于不同的器官，现代外科学已经可以进行根治性部分或全部切除。当今，人们对外科医师的要求是要有基础科学的丰富背景知识，无论是化学、生理学，还是病理学。现代外科医师不但要问自己："我能做好这个手术吗？"，而且还要问自己："这位患者手术以后如何处置？"。希望本书能以某种形式在养成这种态度方面有所贡献。

Lauren V Ackerman MD

美国密苏里州圣路易斯，1953 年

胃肠道

食管、胃、小肠、阑尾、大肠、肛门

1

食 管

裴 斐 徐晓艳 译 郭丽梅 校

章目录

正常解剖学

食管是一个肌性管状结构，在成人长约 25 cm，食管上起由环咽肌形成的食管上括约肌（在第 6 颈椎水平，距切牙 15 ~ 18 cm），下至胃食管交界处的食管下括约肌（在横膈下方数厘米）。从切牙到食管下括约肌的距离通常为 40 cm，但有相当大的个体差异[3]。

食管被覆黏膜为非角化性复层鳞状上皮。基底层为 1 ~ 4 个细胞厚度，除了最远端的食管外，其厚度不超过整个上皮厚度的 15%[3,8]。在基底层中可见黑色素细胞和神经内分泌细胞[7]。黏膜固有层由疏松结缔组织组成，在食管远端部分的固有层内的黏液腺被称为（食管）贲门腺。与胃肠道的其他部位相比，食管黏膜肌层相对较厚，特别是在食管的远端[4]。

整个食管的黏膜下层均有黏液腺；腺体导管开口于食管腔；有时腺体呈囊状扩张，周围可见淋巴细胞聚集。食管上 1/4 的固有肌层是由横纹肌和平滑肌混合组成的，其余部分则全部由平滑肌组成[5]。有意思的是，在 Barrett 食管，固有肌层会明显增厚，这对于发生在 Barrett 食管的腺癌的分期至关重要。除了最远端的部分外，食管没有浆膜层。食管自主神经丛包括黏膜下层的

Meissner 丛（非常稀少）和固有肌层的 Auerbach 丛（在食管远端部分较为致密）。

胃食管交界处（gastroesophageal junction, GEJ）的位置和定义长期有争议，甚至有人质疑此处是否存在正常的贲门黏膜[2]。GEJ 的目前满意的定义是：一个肉眼解剖 / 内镜下结构，即食管的“张开点”，胃黏膜皱襞到食管下括约肌的最近交界点[6]。因此，真正的 GEJ 并不必须是鳞状上皮和柱状上皮的交界点（squamocolumnar junction, SCJ）或“Z 线”，后者是鳞状上皮和腺上皮的不规则的交汇点。与之相反，在大多数人，GEJ 被发现位于上述定义的 GEJ 的近端[6]。一些学者通过观察食管黏膜下层内腺体的分布特征认为，GEJ 应该设在食管与胃泌酸黏膜的交界处[1]。

食管的淋巴引流随部位而异，上 1/3 引流到颈部淋巴结，中 1/3 引流到食管周围和气管周围淋巴结，而下 1/3 引流到胸主动脉和腹腔动脉周围淋巴结。

闭锁畸形和相关异常

胚胎第 3 周时食管为咽和胃之间的一个环形狭窄。随着肺床的生长和颈部的延伸，这一狭窄逐渐变成管状。起初，食管和气管的头侧部分形成一个单一的管腔。后来有一个间隔长入并将二者分开。

如果上述经过发生障碍，可出现五种类型的气管食管异常（图 1.1）。C 型气管食管异常最为常见，表现为食管闭锁并伴有食管下部和呼吸树之间的瘘管形成[10-12]。这种类型的异常表现为：肥厚扩张的食管上部以盲端的形式终止于喉以下的不同部位，而食管下部则与气管（通常在气管分叉上方大约 0.5cm 处）或右主支气管交通。食管上部可见横纹肌，而下部没有横纹肌，但在接近瘘管的末端处可见软骨环。气管食管瘘可以伴发气管软化、Auerbach 神经丛异常以及心血管异常[16,17]。

食管缺陷也可以单独发生，如形成先天性狭窄、闭锁或闭塞性黏膜横膈[9]。

这些异常多数可以通过手术修复[12,15,17]。食管闭锁合并气管 / 食管瘘管的术后生存率超过 90%[14]。然而，对不伴有瘘管的食管闭锁的治疗仍有争议。

异　位

异位胃黏膜可发生于食管的任何部位，但以环状软骨后方最为常见（食管上 10cm 之内）[27]。在做过食管镜检查的患者中大，1% ~ 4% 的患者可见胃黏膜异位，表现为圆形、扁平的橘黄色至红色区，有时称为“颈部嵌入斑片”[20,26]。少数情况下，异位胃黏膜可在食管中部形成一个充盈缺损（图 1.2）。异位胃黏膜通常没有症状，但有时可引起咽下困难，临床和放射学检查上都酷

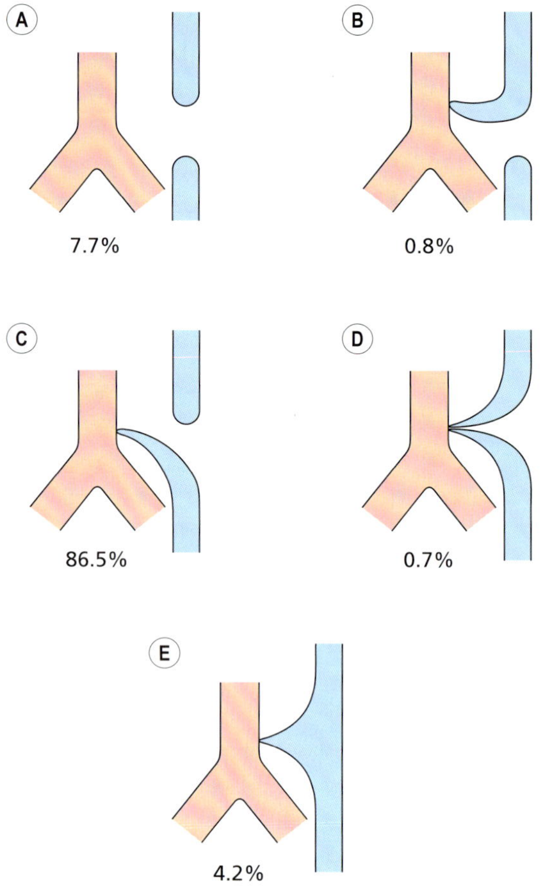

图1.1　气管食管的异常类型及其相对发生频率。（Adapted from Holder TM, Ashcraft KW. Esophageal atresia and tracheoesophageal fistula. Ann Thorac Surg 1970, **9:** 445–467）

似恶性肿瘤[28]。

大体检查，其表面类似于正常位置的正常胃黏膜，境界清楚，边缘有明显的正常复层上皮。有时伴有溃疡形成，并可导致穿孔。

显微镜下，异位胃黏膜通常由典型的贲门 - 胃底型腺体组成，并且伴有混有胃底腺成分的黏液腺（图 1.3）。可见杯状细胞。嵌入斑片伴发 Barrett 食管的高概率（约 20%）[26] 和免疫组织化学上的相似性（CK7、CK20 和黏液核心蛋白表达）提示：异位胃黏膜和 Barrett 食管有相似的发病机制，即可能均与食管黏膜下层的黏液腺密切相关[21]。

异位胃黏膜常有广泛的炎症反应，可引起腺体反应性增生和结构变形，并且会被误诊为恶性肿瘤。食管上部的异位胃黏膜发生腺癌已有病例报道，病变的上下两侧均有正常的鳞状上皮被覆[18,19]。

异位胰腺组织表现为胰腺腺泡结构和（或）胰岛，可以发生于胃食管交界处。报道的多数病例发生于儿童和年轻人[25]（图 1.4）。

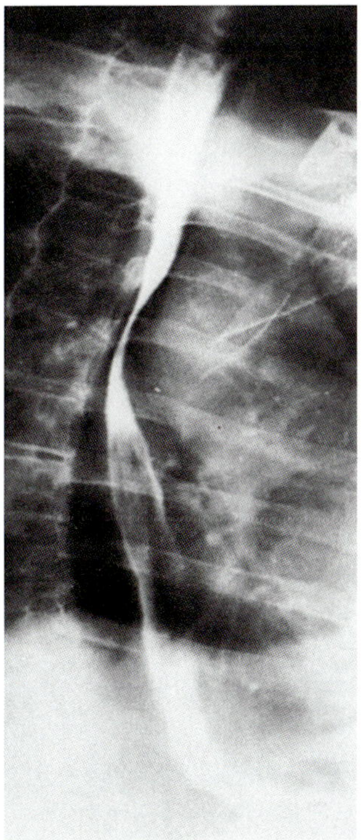

图1.2　食管中部的异位胃黏膜，导致光滑的充盈缺损，并伴有压迫。

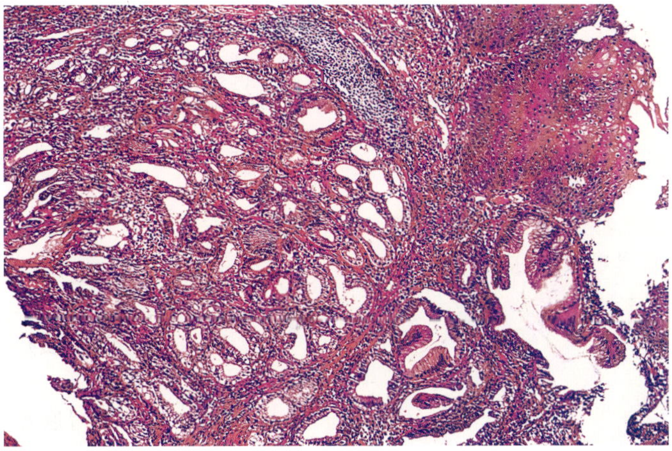

图1.3　食管异位胃黏膜。伴有某种程度的炎症和反应性上皮改变。

异位皮脂腺偶尔见于食管中部或远端[22-24]。

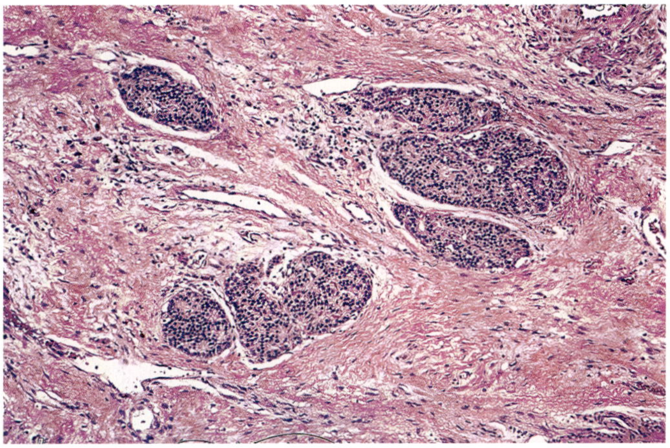

图1.4　胃食管交界处的异位胰腺，主要成分为胰岛。

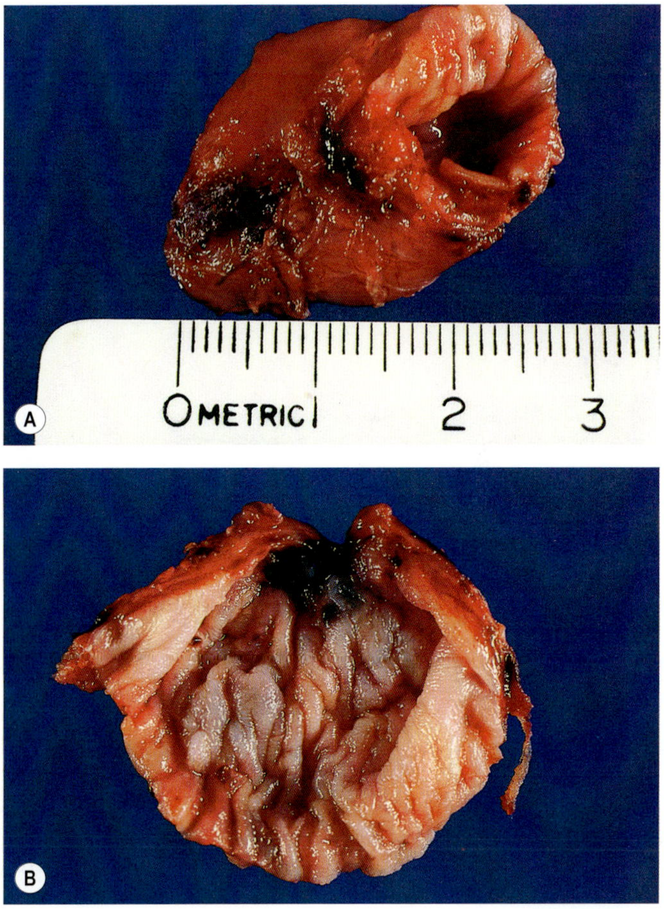

图1.5　A和B，Zenker憩室的外面和内面。

憩　室

位于食管上部的憩室（Zenker 憩室）是上消化道最常见的憩室[31]。它是食管与咽部交界处食管壁薄弱黏膜外凸的结果（图 1.5）。这种憩室称为咽食管憩室更恰当，归类为**内压性憩室**。憩室发生于食管与咽交界处，是由于咽下缩肌和斜行走行的环咽肌纤维之间的相互关系改变所致，当后者沿着食管后壁下降时由斜行变成了纵行。

在食管的下 1/3 和肺门区，炎症性淋巴结（通常为结核）可与食管壁紧密粘连而引起**牵引性憩室**。

横膈上方偶尔可以发生所谓的**膈上憩室**[33]。这种外突性憩室含有黏膜、黏膜下层和固有肌层。憩室内衬鳞状上皮，可以伴有明显的炎症。其并发症有梗阻、吸入性肺炎和肺脓肿、感染伴有穿孔和纵隔炎、出血甚至发生恶性肿瘤。咽食管憩室和膈上憩室均可发生癌变[36,37]。在一项研究中，咽食管憩室发生恶性肿瘤的概率为0.3%[40]。手术切除食管憩室（特别是膈上憩室）的指征仍有争议[29,30]。应用内镜和二氧化碳激光可以成功治疗Zenker憩室[39]。

食管憩室性病变的另一种完全独特的类型称为**弥漫性食管壁内（假性）憩室病**[32]。可出现咽下困难症状。X线和内镜检查，可见无数1～3mm的烧瓶状憩室，开口较小，在食管的上1/3数目较多。憩室内衬主要为鳞状上皮。憩室部位常有轻度的狭窄。这些结构是黏膜下腺体导管囊性扩张的结果，因此不是真正的憩室性病变[34,38]。憩室病的发病机制尚不清楚，但潜在的食管运动异常可能与此有关[35]。

囊 肿

食管囊肿被分类为**包涵囊肿**（内衬鳞状或柱状上皮，有时为纤毛柱状上皮）、**潴留囊肿**或**黏液囊肿**（来自囊性扩张的黏膜下腺体）以及（食管、支气管或胃来源的）**发育性囊肿**[41,42]（图1.6）。显微镜下，鉴别这些囊肿可能非常困难。这些囊肿发生鳞状细胞癌或腺癌的病例已有报道[43,44]。

食管环和食管蹼

放射科医师在检查主诉为咽下困难的患者时，常常将食管病变描述为具有类似于环状和蹼状结构的食管阴影。在伴有缺铁性贫血的女性患者，位于食管上部的这些阴影是Plummer-Vinson或Paterson-Kelly综合征的一个组成部分，这种患者癌的发病率增高。位于食管下部的这些阴影常被称为Schatzki环、食管胃环或食管下部环[48]。这些阴影的形态学结构本质尚不清楚，因为缺乏X线和显微镜下结构的相关性研究。Goyal等[46]通过检查100例尸检标本，试图对比X线和显微镜下所见来弥补这一不足。他们发现，放射学检查可以区分两种结构上不同类型的环状阴影。9例由横行的环状黏膜皱襞组成，位于鳞柱上皮交界处，在X线片上表现为一个细的蹼样阴影。5例由肌肉的局限性环状增厚构成，接近黏膜环的部位，且被覆鳞状上皮，放射学检查为一个宽的狭窄区。

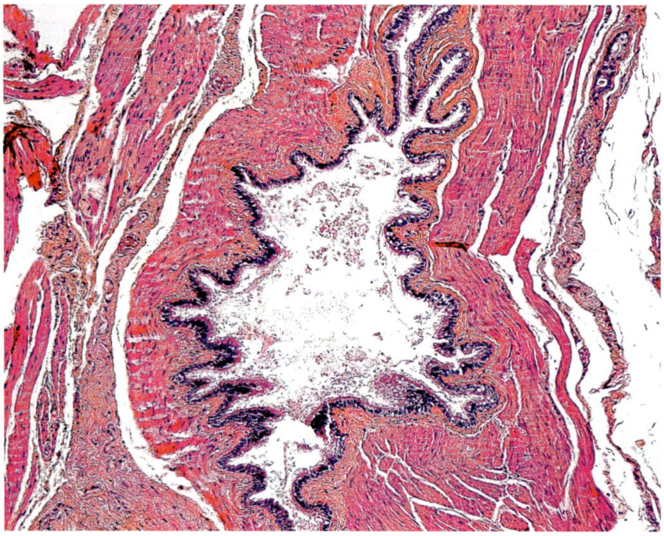

图1.6 食管囊肿，内衬纤毛柱状上皮。

Clements等[45]在类似的研究中发现，颈部食管（咽食管）蹼也是由正常黏膜和黏膜下层的横行皱襞形成的。

食管蹼的治疗包括内镜下扩张术和外科肌肉部分切除术[47,49]。

失弛缓症和相关运动障碍

失弛缓症（又称贲门痉挛和巨食管）是由于传送食物的蠕动波经过食管到达贲门时贲门不能开放引起的。通常见于成人，但也可以发生于儿童[71]。有些患者属于Allgrove综合征或三A（alacrima-achalasia-addisonian）综合征，即失弛缓症伴有与Addison病（addisonianism）有关的一组症状和眼泪分泌减少（alacrima）[65]。在几乎所有病例，食管下1/3的肌间神经节细胞几乎完全消失；在大约20%的病例，食管中1/3的肌间神经节细胞消失[56,60]。而残存的神经节细胞常常伴有变性[50]。继发性改变包括：肌间神经炎症，这些神经被胶原纤维取代，肌层肥厚，以及慢性炎症（伴有明显的生发中心）[60]。这种炎症浸润主要是由CD3阳性的T细胞组成，其中多数细胞CD8也呈阳性反应[52]。在长期慢性病例，黏膜发生明显的鳞状上皮化生以及P53免疫反应阳性，其中有些改变可能是癌前病变（见下文）[66]。

其发病机制仍然不明。现在倾向于失弛缓症是一种炎症性免疫介导的疾病，但致病性抗原还不清楚[76,77]。

早期阶段的失弛缓症是可逆的。然而，随着时间的推移，可以并发慢性炎症和溃疡并导致纤维性狭窄。食管肌肉切开术和充气扩张仍然是主要治疗方式[51,53,55,74,78]。少数情况下，癌可以发生在长期存在的失弛缓症的基础上[61,64,73]。这种风险估计会增加33倍[69]。Wychulis等[79]在对一组1318例失弛缓症患者的观察中发现7例发生癌变。在作出癌的诊断之前，失弛缓症平均已经存在了28年。癌可发生于食管的任何部位，但较常见于食管中1/3。显微镜下，大多数肿瘤为鳞状细胞癌，但其他类型的癌也有发生[751]。癌可以发生于失弛缓症患者施行肌肉切开术后多年。

环咽咽下困难（又称环咽失弛缓症和环咽痉挛）是一个公认的疾病，其临床症状明显，但显微镜下改变轻微，仅仅表现为环咽肌纤维的变性和再生，并伴有间质纤维化[54,72]。

Chagas 病是南美洲的一种地方性寄生虫病[70]，可以伴有 Auerbach 丛的改变以及巨食管[57]。

假失弛缓症是一种食管运动障碍，通常伴有恶性肿瘤，其临床、放射学和测压检查的特征非常类似于失弛缓症[59]。显微镜下，其最常见的表现是肿瘤浸润肌间神经丛，这与推测的发病机制是一致的[67]。

巨大肌肉肥厚（又称弥漫性痉挛、螺旋状食管和弥漫性平滑肌瘤病）是一种食管运动障碍性疾病；临床特征为咽下困难和疼痛；病理学特征为肌层的局灶性或弥漫性肥厚，肌层厚度可达 1cm[62]。巨大肌肉肥厚的手术治疗效果不如失弛缓症那么令人满意[58]。有些病例伴有 Alport 综合征样肾病[68]，而另外一些病例伴有类似于平滑肌瘤的遗传性改变[63]。

碱液摄入性狭窄

食管碱液摄入性狭窄最常见于气管分叉水平。摄入碱液时患者的平均年龄大约为 6 岁。这种病变一旦确诊，手术切除是唯一的治疗方法[81,82]。狭窄部位可以发生食管癌[80]。平均潜伏时间大约为 40 年；摄入碱液时年龄越大，发生癌的间隔越短。癌变易发生在气管分叉水平[83]。

食管炎（非反流性）

单纯疱疹性食管炎是免疫抑制患者的一种常见的尸检所见，而且被发现的概率在不断地增高[86,102,103]。它也可以发生于免疫正常个体。单纯疱疹性食管炎可以产生症状，导致吞咽痛、胸骨后痛和发热[92]。如果内镜检查发现“火山口溃疡”以及食管 X 线造影发现弥漫性散在的浅溃疡，应怀疑本病的可能[86,109]。显微镜下，单纯疱疹性食管炎的特征是炎症、溃疡形成和 A 型 Cowdry 包涵体，但后者并不是总能辨认得出[101]（图 1.7）。多核上皮细胞是单纯疱疹性食管炎的另一个典型形态学特征；然而，应该记住，类似的多核巨细胞也可见于其他原因引起的食管炎，它是对损伤的非特异性修复性反应[110]。炎症性上皮附近出现具有卷曲核的大的（$CD68^+$）单核细胞聚集是一重要的诊断线索[94]。

巨细胞病毒性食管炎的发生率也在不断增长，因为它好发于有免疫损害的患者[98]。其内镜表现类似于单纯疱疹性食管炎的表型。显微镜下，可以通过发现典型的具有嗜碱性胞质和大的卵圆形嗜酸性核内包涵体的大细胞作出诊断。细胞学涂片中也能发现这种典型的细胞[111]。

念珠菌性食管炎可以并发疱疹性或 CMV 性食管炎，也可以发生于无病毒感染的患者，通常发生于免疫抑制个体[98]。它还可以继发于食管狭窄或免疫缺陷儿童的黏膜皮肤念珠菌病[106]。通过刷片细胞学可以作出诊断[258]（图 1.8）。

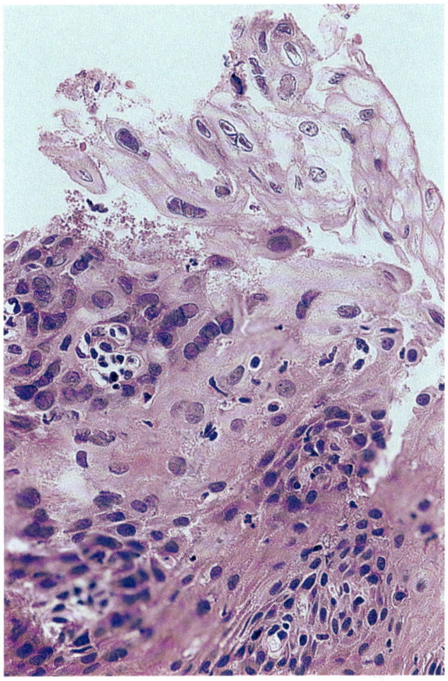

图1.7　单纯疱疹性食管炎。鳞状上皮内可见典型的核内嗜酸性包涵体。

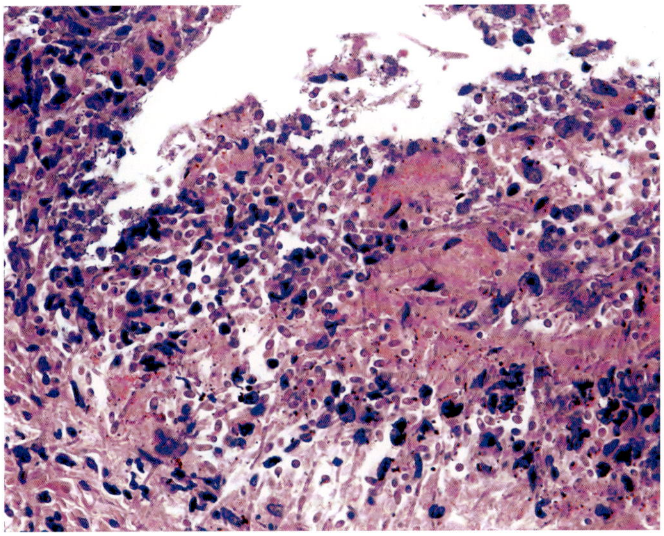

图1.8　食管念珠菌病。溃疡表面有许多真菌广泛覆盖。不要将念珠菌孢子与荚膜组织胞浆菌混淆。

AIDS 相关性慢性特发性食管溃疡形成的特征为出现伴有重度急性炎症的大的潜行性溃疡[115]。未见单纯疱疹、CMV、真菌或肿瘤，溃疡是 HIV 本身直接造成的结果[97]。

Crohn 病也可累及食管，通常同时伴有胃和（或）肠道病变[91,95]。

嗜酸细胞性（过敏性，特发性）食管炎被描述为过敏性食管炎家族中的一个独特变异型，可以累及胃肠道的任何部位[87,99,113]。嗜酸细胞性食管炎是食管局部对食物源性或血源性过敏源的超敏反应，抗原呈递细胞在其发病机制中起了重要作用[100,108]。嗜酸细胞性食管炎虽然罕见，但却在不断增多[112]，其应与反流性食管炎患者常常出现的食管黏膜嗜酸性粒细胞浸润鉴别[93]（见下节）。出现嗜酸性微脓肿和固有层纤维化提示嗜酸细胞性食管炎的诊断[107]。

表浅剥脱性食管炎（也称漂泊性食管炎）是一种依靠内镜确诊的疾病，其特征是大片的食管鳞状上皮黏膜剥脱。表浅剥脱性食管炎主要累及成年男性，病因不清。显微镜下，表现为表浅鳞状上皮成片剥脱，有时伴有大疱形成、角化不全和非特异性炎症反应[88]。

其他类型的食管炎包括由**结核**[89]、**芽生菌病**[104]、**Behçet 病**[105]、**药物**（包括铁制剂等能导致糜烂的药物[85]）、**过敏反应**（特别是在儿童[114]）、**照射**以及**摄入腐蚀性化学药品**引起的食管炎[90]。可以累及食管的皮肤疾病主要包括：**硬皮病**、**寻常性天疱疮**[96]、**扁平苔藓**[84]以及**大疱性表皮松解**。**器械**、**插管**或**摄入异物**也可以引起食管炎，有时甚至造成食管穿孔[90]。

反流性食管炎

正如病名指出的那样，这种类型的食管炎（又称胃食管反流性疾病）是胃十二指肠内容反流到食管的结果。反流性食管炎往往伴有滑动性食管裂孔疝，尽管应该强调引起异常的是反流，而不是疝[135]。有人提出，迷走神经功能障碍在本病的发生机制中可能具有重要作用[124]。也有报道认为，食管反流及其并发症是由硬皮病[131]和 Zollinger-Ellison 综合征[130]引起的。

食管反流通常伴有反胃、胃灼热、疼痛和咽下困难。大体上，重度损害表现为明显的食管充血（图 1.9）。显微镜下，早期病变表现为上皮增生以及中性粒细胞和嗜酸性粒细胞浸润，有时伴有上皮局灶坏死[121,126,128,129,132]。根据主观估计和应用形态测定技术可以证实，黏膜固有层内乳头高度和基底细胞增生程度均明显大于对照组[119,123]。扩张且充血的小静脉可以达到上皮层之间的延长乳头的顶端[122,127]。Brown 等[121]认为，上皮内嗜酸性粒细胞浸润是最常见的异常，在他们的研究中，这种异常见于半数以上的病例，而且与内镜检查的肉眼特征密切相关。然而，Tummala 等[138]发现，在对没有食管反流证据的志愿者进行食管活检时，其中 1/3 偶尔可见嗜酸性粒细胞，因此，嗜酸性粒细胞本身在评估反流性食管炎中并不是一个可靠的标准。

在反流性食管炎的上皮成分中可见核轮廓不规则的细胞，这些细胞是反应性的 T 淋巴细胞，是炎症反应的一种成分[125,140]。

反流性食管炎可以进展为浅表性溃疡，炎症扩散到食管壁可以发生环状纤维化伴狭窄形成，并与周围器官粘连[133,141]（图 1.10）。有时可形成大体和显微镜下特征均与胃溃疡相同的病变（“Barrett 溃疡”），如 20 世纪 40 年代和 50 年代的几项经典研究所显示的[117,118,120]。这种

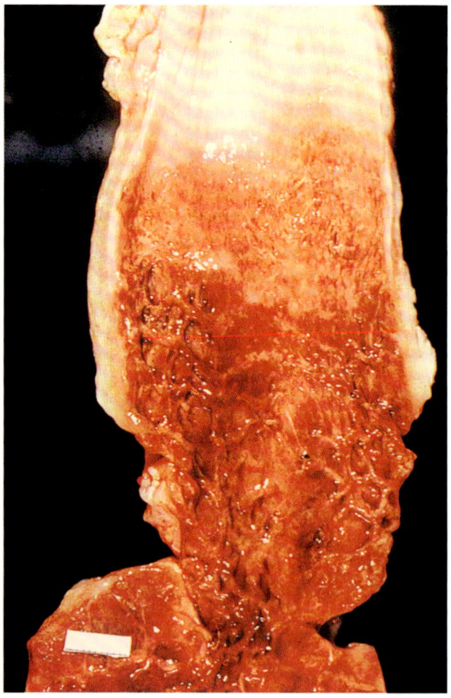

图1.9 重度反流性食管炎病例的大体表现。反流部位食管出现明显的充血，并伴有局灶出血。

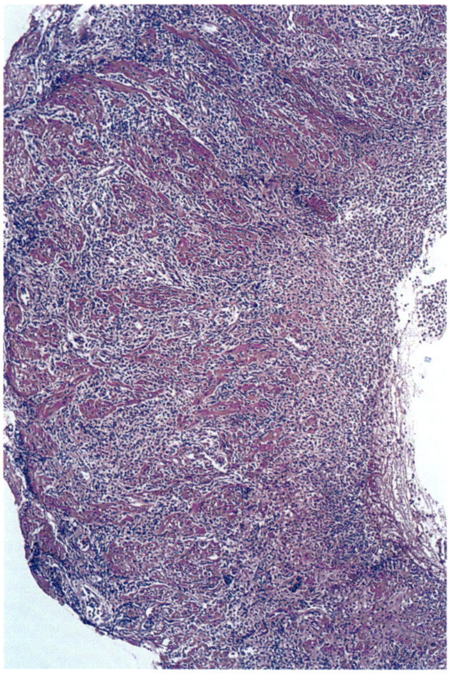

图1.10 重度反流性食管炎的显微镜下改变，特征为溃疡形成和有广泛的炎症反应。

溃疡通常较大，呈卵圆形，境界清楚，边缘隆起，呈深火山口状，可引起大出血或穿孔。解剖学上，溃疡远端的短管状部分类似于食管，但显微镜下却显示被覆胃黏膜[137]。这种情况被认为是 Barrett 食管的一种表现形式，是伴随反流性食管炎的一种改变，将在下一节讨论。偶尔，伴随反流性食管炎的炎症反应可能相当严重，以至于呈假性淋巴瘤样外观[134]。

根据症状的严重程度，对反流性食管炎可以进行内科治疗（应用促进运动的药物、H_2- 受体拮抗剂或胃质子泵抑制药物）或手术治疗[136,139]。为反流性食管炎设计的所有类型的手术方式（如在不同角度进行的胃底折叠术或后部胃固定术）都包括裂孔疝复位术，并结合构建瓣膜机制以重建胃食管的反应能力[139]。

Barrett食管

食管下端括约肌水平之上的远端食管出现特化的柱状上皮内衬（定义见下文）被称为**Barrett 食管**[199,200,202,204]。绝大多数患者是成人。然而，它也可以发生于儿童，有时伴有肺囊性纤维化（能够引起胃食管反流的一种病变）和发生于化疗后[152,153,167,168]。已经发现，Barrett 食管的发生具有遗传倾向[154]。多少年来一直存在争议的是，Barrett 食管是先天性异常还是获得性异常[169]，应该将其视为食管（由于它的形状和运动性）还是胃（由于它的内衬黏膜）。由于有关胃食管交界的本质和部位缺乏精确的定义，加之这种交界存在组织学变异，这个问题变得更加模糊（见前述正常解剖结构）[148,178,197]。然而，多数临床和实验室证据指出，这种改变是获得性的，是溃疡形成之后由于原来的食管鳞状上皮通过柱状细胞再生所致[146,165,190]。因此，应该将其看做是较常见于宫颈的腺体鳞状上皮化生现象的反向表达。在这两种情况下，机体均试图用某种类型的上皮取代受损害区域，以很好地对抗局部出现的病变。在上皮应用 Lugol 溶液染色后这两种病变的“地理上”的相似性更加明显[207]。在 Barrett 食管，溃疡形成几乎总是由胃食管反流引起的，据说这种状况发生于 10% 的患者。柱状细胞的来源仍然没有最后确定；从理论上讲，柱状细胞可能来源于胃黏膜的迁移或黏膜干细胞群中未分化成分的表型转换或黏膜下层腺体分化[147,205]。

这种柱状上皮的延伸可以是环状的，也可以表现为指样突起或岛状。Barrett 食管只有腺体出现在食管胃交界（GEJ）水平以上才能诊断为，其组织学类型的定义多少年来一直在变，目前的定义比较满意。直到最近，已描述过出现各种类型的腺体（萎缩的胃底型黏膜、贲门或交界性腺体或特化的柱状上皮）。现在，至少大多数美国病理学家认为，只有出现特化的柱状上皮才能诊断 Barrett 食管。这被认为是不完全性肠化生的一种形式，表现为绒毛状的上皮和隐窝，具有混合性的柱状上皮细胞、杯状细胞、Paneth 细胞和内分泌细胞成分[157]。在这些年龄相关性变化中[193]，出现杯状细胞对于诊断 Barrett 食管最有意义，“没有杯状细胞，就没有 Barrett 食管”这一名言强调了这个事实[142]（图 1.11）。这种观点值得商榷，因为已经知道，在食管远端出现贲门黏膜或胃底型黏膜表示有异常酸接触[149]，而且在伴有明确肠上皮特征的 Barrett 食管没有杯状细胞[150,163,182]。一个更令人疑惑的必要条件已被美国胃肠医师学会常规参数委员会（Practice Parameters Committee of the American College of Gastroentero, GIST）纳入 Barrett 食管的定义中，这种改变“可能在内镜检查时发现”[196]。我们认为，这似乎与食管下部不完全性肠化生的生物学意义相同，即使内镜医师未能辨认出来，而且我们能够提出各种理由说明为什么会发生肠化生[181,187]。

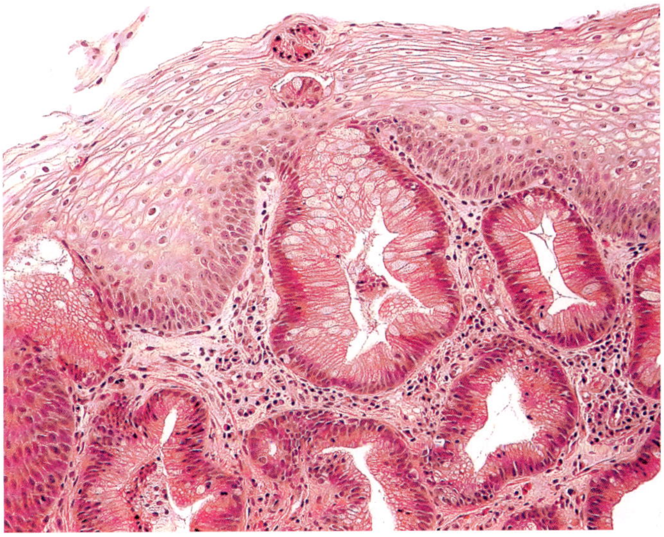

图1.11 Barrett食管伴有完全性肠化生。

在 Barrett 食管经常可以看到的一个有趣现象是：新的表浅的黏膜肌层形成（“复制”），后者将黏膜固有层分为上、下两个部分[164,175,206]。

有人提出，Barrett 食管的前体病变（也即早期或中期的柱状上皮化生）是具有鳞状和柱状两种上皮形态学和超微结构特征的多层上皮[106]。

Barrett 食管进一步分为**长节段**（为经典的 Barrett 食管，病变累及食管 3cm 或 3cm 以上）和**短节段**（小于 3cm）两种类型。实际上，对这两种人为界定的类型的治疗方法是相似的[180]。

组织化学检查显示，特化的柱状上皮内出现的黏蛋白多数是中性黏蛋白，但 70% 以上的病例还有唾液酸黏蛋白和硫酸黏蛋白[173,174,188]（图 1.12）。除了胃泌素型黏蛋白（MUC5AC、MUC6）和 TFF 肽（TFF1 和 TFF2）外[151,210]，还常常出现肠型黏蛋白 MUC2，并可应用免疫组织化学染色检测出 CDX2 蛋白的存在[161,189]。不管上皮的类型如何，嗜银染色证实，90% 的活检标本中存在内分泌细胞；免疫

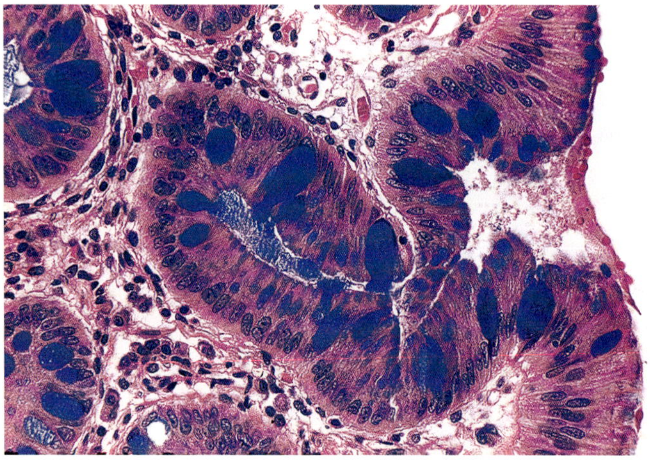

图1.12　Barrett食管的特征为分泌酸性黏蛋白，阿辛蓝（pH 2.5）染色证实了这一点。

组织化学染色可证实 5- 羟色胺、生长抑素、促胰液素和胰多肽的存在 [160]。应该记住的是，在没有 Barrett 食管的情况下，胃贲门部也能发生肠化生 [158,159,176,184]。有人提示，根据形态学的微细差别 [203] 和角蛋白免疫组织化学染色谱可将这种状况与 Barrett 食管（Barrett 食管的表浅腺体 CK20 染色呈阳性，而表浅和深部腺体 CK7 染色均呈强阳性反应）区分开来 [183,198,208]。然而，其他研究没能证实这种所见 [155,179]。有的研究显示，Barrett 食管的免疫表型和胃肠上皮化生的免疫表型非常相似 [162,191]。

Barrett 食管的最初诊断一般是通过钡餐造影检查提示。测压检查、食管内 pH 检测以及其他检查技术均对诊断有帮助，但确诊需要进行内镜检查和活检。当然，重要的是，要在食管下部括约肌上方取活检。

Barrett 黏膜可出现幽门螺杆菌 [185,194,209]，但只有当胃也存在幽门螺杆菌时才易于发现，这种状况就为反流的存在提供了另外的证据。少数情况下，Barrett 食管可伴有胰腺化生 [171] 和骨化生 [166]（也见异位章节，见 2 页）。

Barrett 食管的主要并发症与反流性食管炎的一样（即消化性溃疡、狭窄和出血），再加上发生异型增生和腺癌 [172]；异型增生和腺癌将在下一节中讨论。对缺乏异型增生性改变的 Barrett 食管的最初治疗是应用抑酸（奥美拉唑）、激光和光动力疗法 [143,211]。如果这些治疗失败，通常需要进行手术，如采取食管胃成形术、胃底折叠术或胃后固定术。手术的适应证仍有争议 [186,195]。影响判定的主要参数通常是内科治疗失败、Barrett 上皮的长度 [116,122] 以及应用各种技术检测到的异型增生。异型增生将在下一节讨论。至于这些手术多少能带来显微镜下的消退尚有争议，但多数研究提示，这种现象确实发生过，伴化生的柱状上皮出现部分或完全的鳞状上皮再生 [144,145,192,201]。在鳞状上皮内常常见到残留的腺体，有时表现为异型增生的特征 [144]。

Barrett食管的异型增生、原位癌和浸润性腺癌

Barrett 食管最常见的并发症之一是癌变，异型增生通常伴随或先于癌发生 [227,241,244]。异型增生几乎总是发生在不完全肠化生的部位，应与继发于炎症损伤引起的反应性增生鉴别 [298]，并应根据其严重程度进行分级 [242,290]。下面描述的诊断类型是 1988 年 Barrett 食管异型增生的分级会议的结果 [238,277,290]。遗憾的是，观察者之间存在着很大变差 [235,259]。

- **没有异型增生**。结构在正常范围之内。核的大小和形状无明显变化，并且位于基底部。核质比不高（图 1.13A）。核膜一般较光滑。核仁无明显增大。核可以出现局灶复层结构，正如出现少量“营养不良性”杯状细胞一样，杯状细胞的顶端与腔面没有交通。当伴有炎症、糜烂或溃疡时，细胞核可以有较明显的变化（图 1.13B）。可见数量不等的异常核分裂象。细胞胞质顶端通常出现黏液，但在有炎症时会减少或缺乏。
- **异型增生不明确**（indefinite for dysplasia, IND）。结构可以中度紊乱。核的异型性不如异型增生明显。可导致 IND 诊断的其他特征包括：较多的营养不良性杯状细胞、比较广泛的核的复层结构、黏液形成减少或缺乏、胞质嗜碱性增加和核分裂象增加（图 1.13C）。IND 的诊断应限于那些比没有异型增生明显但又不够诊断异型增生的病例。
- **低级别异型增生**（positive for low-grade dysplasia, LGD）或**高级别异型增生**（high-grade dysplasia, HGD）。LGD 或 HGD 的诊断是根据提示柱状上皮肿瘤性转化的结构和细胞学标准的严重程度做出的。在此病变中，无论是组织学结构异常还是细胞学结构异常都占有重要地位，但如果两者之中任何一项异常非常突出，就可以诊断 HGD。组织学结构异常包括：腺体出芽、分支、拥挤密集或成为不规则形腺体、乳头状结构延伸至腺腔之内以及黏膜表面呈绒毛状结构（图 1.13D 至 F）。核的特征包括：大小和形状明显改变、核和（或）核仁增大、核 / 质比增大、核深染以及异常核分裂象增多。如果核的改变累及黏膜表面，则应特别注意。在低倍显微镜下容易辨认的诊断特征是：胞质嗜碱性变并伴有黏液丧失以及广泛的核复层结构，常常从腺上皮基底膜延伸至腺腔面。虽然到目前为止具有表面成熟上皮的隐窝的异型增生的意义并不是很明确，但它可能代表着真正意义上异型增生的一个亚型 [269]。
- **黏膜内癌**。黏膜内癌的定义是癌已经穿透腺体基底膜进入固有层，但尚未侵入黏膜肌层进入黏膜下层。多数活检标本由于取材深度不够，不能排除黏膜下层浸润。当评估肿瘤分期时，肿瘤中若出现多层黏膜肌时，应该考虑有黏膜下层浸润 [212,272]。

在一些有异型增生的病例，病变的息肉样结构和

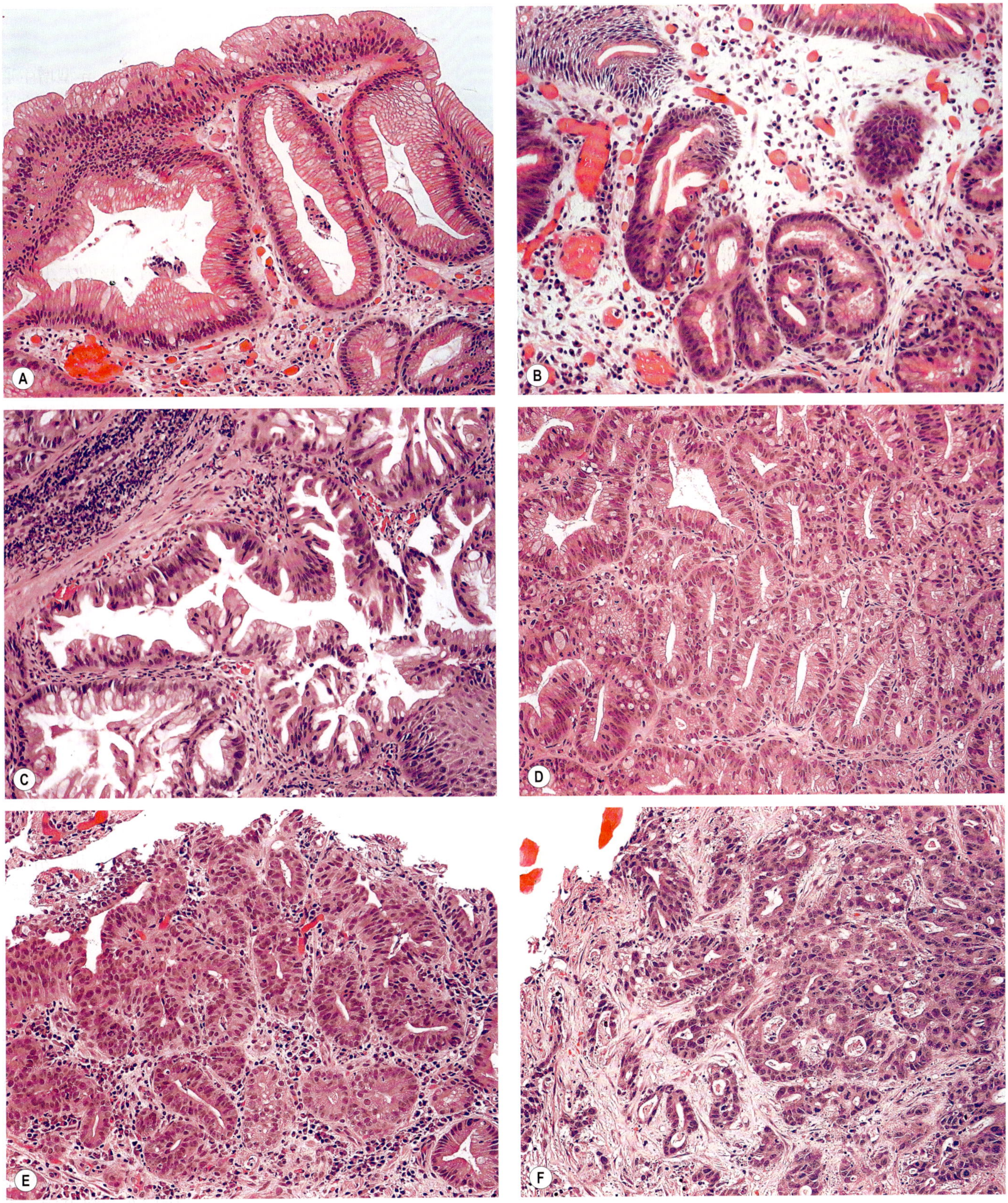

图1.13 A，Barrett食管，没有异型增生。B，Barrett食管，可见慢性炎症和腺体反应性增生，但无异型增生。C，Barrett食管，伴有不明确的腺体异型增生。D，Barrett食管，伴有低级别异型增生。E，Barrett食管，伴有高级别异型增生／原位癌。F，Barrett食管，伴黏膜内癌，整个肿瘤局限于黏膜肌层之内。

密集排列成复层的深染的细胞核类似于结肠腺瘤的改变[267,284,315]，而其他一些病例则与发生于结肠的溃疡性结肠炎合并异型增生的形态非常相似[292,305]；有研究提示，癌通常伴有后一种形态[248,292]。

按照上述定义，5% ~ 10% 的不伴有癌的 Barrett 食管病例有异型增生，而伴有癌的 Barrett 食管病例中有 68% ~ 100% 有异型增生[216,228,245,279,292,305]。最终确诊需要进行内镜活检（最好结合内镜定位[217]），但最初可以通过细胞学和流式细胞学检查发现[239,246,293,306]。伴有异型增生的 Barrett 食管患者发生浸润癌的风险必然是增高的，至少对于高级别异型增生的病如此[220]。这种风险评估的重要性仍有待于证实[311]，估计比普通人群高出 30 ~ 40 倍[224,310]。在异型增生——腺癌演进中发现的分子遗传学改变将在后面述及。

对 Barrett 食管异型增生的治疗包括从密切监测到手术切除。内镜下黏膜切除术和光动力学治疗[214]手段已逐渐应用到 Barrett 食管相关的异型增生的诊断、分期和治疗中[275]。治疗方案的选择取决于各种因素，首先，最重要的是异型增生的程度（包括表面上皮核分裂象计数[230]），有时也要结合内镜所见、DNA 倍体和（或）P53 的过表达情况[258,268,276,289,291]。在选择合适的治疗方案过程中，克隆性细胞遗传学异常、c-ERBB-2 蛋白过表达、EGFR 基因的扩增、荧光原位杂交（FISH）分析以及消旋酶（AMACR）[231]、CDC2/CDK1[250]、抗磷酸组蛋白 H_3[243]、IMP3（一种癌胚蛋白）[270]、核分裂素（mitosin）[309]、proExC[319]、存活素或凋亡蛋白酶 3[385] 是否具有明显的作用尚有待于证实[213,221,278,287,288]。在上述因素中，荧光原位杂交（FISH）分析看来更具有前瞻性[222,237]。

发生于 Barrett 食管的腺癌。从解剖学角度看，发生于 Barrett 食管的浸润癌绝大多数为食管腺上皮来源的腺癌[226,247,251]。已经报道有些病例可以发生于儿童[252]。据统计，Barrett 相关性腺癌占所有食管癌的 5% ~ 10%[245]。提示腺癌来源于 Barrett 食管的主要特征是：Barrett 黏膜（伴有或不伴有异型增生）以及 50% 以上的癌位于食管。在 Barrett 食管的整个病程中，发生高级别异型增生和早期浸润癌的概率似乎完全一样[274]。不管是否与 Barrett 化生有关[234,236,251,256,271,286,314]，胃食管交界的腺癌的形态学、免疫组织化学以及流行病学特征基本上类似于 Barrett 食管发生的腺癌。发生于 Barrett 食管的腺癌可以是多中心性生长的，诊断时常常处于晚期，伴有食管壁内蔓延和淋巴结转移[308]。多数患者是白人男性，诊断时的平均年龄为 57 岁[232,310,313]。显微镜下，有些肿瘤有时存在广泛的腺体分化[215,283]。多数这些肿瘤的结构和免疫组织化学检查类似于胃的腺癌[302]（常常会出现不同数量的神经内分泌细胞[249,260,262]），而其他肿瘤则显示为肠道表型[281]。在 Barrett 食管中，印戒细胞癌的发生远远少于在胃中[304]。

在包有异型增生 - 腺癌序列病变的 Barrett 食管标本中，已经证实了许多分子遗传学改变[219,254,294,324]。其中包括 TP53 突变和过表达[218]、各种凋亡相关性蛋白的表达改变[317]、MYC 扩增[303]、β- 连环蛋白突变和钙黏蛋白 / 连环蛋白膜复合物的其他改变[229,323]、多种肿瘤抑制基因的高度甲基化（如 APC、TERT、RUNX3 和 TIMP3）[261]、杂合性缺失（包括位于 9p21 的 P16）[222] 和微卫星不稳定性[324]、MUC 表达的改变[240] 以及 CD44 的表达[264]。P16（丢失或甲基化）和 TP53（突变或丢失）的丢失可能参与了早期的分子遗传学改变。长节段和短节段 Barrett 食管的这些分子改变似乎相同[280]；相反，当将非转移性 Barrett 食管腺癌与转移性 Barrett 食管腺癌及其相应的淋巴结转移进行比较时，却有明显不同[320]。

手术切除为主要的治疗方式，有时会结合术前新辅助放、化疗[312,321]。切除的范围取决于多种因素，包括原位癌（如果存在的话）的范围[318]。新辅助化疗后食管壁内出现的显著黏液池不应作为腺癌残留的证据，除非见到肿瘤细胞[253]。

Barrett 食管腺癌的预后很差，一项最大的病例研究发现，其 5 年生存率为 14.5%[301]。阶段研究发现，这种预后好像与普通的食管鳞状细胞癌相似[266,295]。如同在其他部位一样，主要的预后因素是肿瘤分期，特别是与肿瘤浸润深度和淋巴结转移状况有关[316]。新辅助化疗后肿瘤得到抑制的组织学证据看来也是强有力的预后指标[265]。此外，有人认为，淋巴管的密度、淋巴结被膜外受累、Her-2 扩增和 β- 连环蛋白异常表达也与预后有关[223,282]。

其他发生于 Barrett 食管的恶性肿瘤。发生于 Barrett 食管的特殊类型的恶性肿瘤包括：腺鳞癌、鳞状细胞癌、肉瘤样癌（癌肉瘤）、各种类型的神经内分泌癌、绒毛膜癌和卵黄囊瘤，它们有时单独发生，有时伴发腺癌[225,233,273,296,297,299,307,308,322]。

鳞状细胞癌

一般和临床特征

食管鳞状细胞癌通常发生于 50 岁以上的男性。在中国和其他东方国家相对常见，而且是非洲班图人最常见的消化道肿瘤[338,342]。在美国，食管鳞状细胞癌比大肠癌少见的多[349]，但发病率在一些地区却在增高[326]。吸烟和饮酒是两个重要的众所周知的危险因素[345]。在西方国家，最近有一种从吸烟和饮酒相关性食管鳞状细胞癌向 Barrett 食管相关性腺癌转变的趋势（见前一节）[331,348]。还有报道称，食管鳞状细胞癌与碱液摄入性狭窄、失弛缓症、Plummer-Vinson 综合征、憩室、乳糜泻、胼胝形成（一种常染色体显性遗传性疾病，以掌跖过度角化为特征）[325] 以及从前的照射史[332]（见本章相关部分）有关。有些作者发现，食管鳞状细胞癌患者的食管炎的发病率增高[330,334,340]，而且从前有胃切除病史[336]。

另外一个已知的伴随情况是：其他部位出现鳞状细胞癌，特别是口咽部和喉的鳞状细胞癌[333]；一项尸检研究中发现，12%的食管鳞状细胞癌病例伴有口咽部和喉的鳞状细胞癌[337]。多中心性食管肿瘤罕见，但可以同时或异时发生[3271]。有时，食管鳞状细胞癌与胃腺癌一起发生[339,343]。食管癌的主要症状是吞咽困难。这与肿瘤的局部扩散有关，而且通常表示疾病已处于晚期。据报道，少数食管癌病例伴有高钙血症[344]。

有报道，人乳头状瘤病毒（HPV）在食管癌的发生过程中具有病因学作用[328]。在食管鳞状细胞癌中寻找HPV DNA序列的研究有明显不同的结果，对北美病例的研究发现，HPV感染的概率较低[328,329,335,341,346,347]。

形态学特征和局部扩散

鳞状细胞癌可以发生于食管的任何部位，但最常见于正常解剖结构的中、下1/3[354,360]（图1.14）。大体上，肿瘤通常呈环状，常常伴有溃疡形成，边缘清楚。可以形成息肉[359]，但远比腺癌少见[360]。切面呈灰白色，肿瘤部分或完全浸润肌壁，并可延伸到周围的软组织和气管。肿瘤也可以向腔内生长，最终导致食管完全梗阻。位于远端的肿瘤常常会侵犯胃[364]。黏膜下扩散也很常见，但大体检查不易发现，有时超出肿瘤肉眼边缘的5cm或5cm以上[350,353]。上皮内扩散更为常见，伴有或不伴有腺体导管受累[356,363]。完全的壁内生长罕见，但也已有报道[366]。血管侵犯见于3/4的病例[365]。有些病例在食管或胃壁内可见独立的肿瘤结节（所谓的“壁内转移”）[361]。

显微镜下，食管鳞状细胞癌的分化程度不同，但多数肿瘤呈高分化或中分化（图1.15）。对于活检标本，主要的鉴别诊断是具有非典型性的再生性增生[351]。偶尔，肿瘤细胞缺乏黏附性，可形成假腺样结构[352]。广泛的检查或超微结构研究发现，1/5的病例有局灶性的真正腺体和（或）分泌黏液的成分[355,358,362]。当这些成分广泛出现时，称为腺鳞癌。偶尔有出现上皮内Paget病样播散的病例报道[357,367]。

免疫组织化学和分子遗传学特征

食管鳞状细胞癌角蛋白免疫反应总是呈阳性，反应的方式与肿瘤的分化程度有关[384,390]。有些肿瘤还表达波形蛋白，少数肿瘤有神经微丝的局灶性免疫反应。据说后一种现象在放疗或化疗之后的发生率较高[369]。不管肿瘤的浸润深度如何[385]，血型抗原A、B或H的缺失大约见于1/4的病例。有相似比例的病例B72.3免疫反应呈阳性，B72.3是直接抗Sialyl-Tn抗原的一种标志物（在正常上皮没有表达，在异型增生上皮仅有少数表达）[372]。即使缺乏滋养叶细胞分化的形态学证据[386]，有些低分化癌也有人绒毛膜促性腺激素（human chorionic gonadotrophin, hCG）表达。基底膜成分产物（如层粘连蛋白和Ⅳ型胶原）均与肿瘤的分化程度有关[375]。

DNA研究显示，2/3 ~ 3/4的病例为非整倍体肿瘤，这与肿瘤分级和淋巴结转移率较高相关[373,378]。显微镜下，分化差的肿瘤与显微分光光度计测定时发现的肿瘤高DNA倍体有关[383]。当比较原发肿瘤及其转移灶或不同部位的同一肿瘤时发现，有些病例常有DNA倍体的不均一性[380,387]。

食管鳞状细胞癌的发生经过了体细胞突变和原癌基因、肿瘤抑制基因、细胞黏附分子的表观遗传学改变的长期积累[374,379]。已经发现，相当高比例的食管癌有TP53突变和（或）过表达，并且常常是在早期和癌前病变[368,377,389]，因此TP53异常被认为在食管癌的发生过程中是一种常见的遗传学事件[370,371,381,382,388]。然而，并没有发现APC（adenomatous polyposis coli）基因突变参与其中[376]。

原位癌和浅表性鳞状细胞癌以及相关病变

鳞状上皮非典型性增生和**原位癌**（carcinoma in situ, CIS）（又称食管上皮内瘤变，esophageal intraepithelial neoplasia, EIN）的发生率在不断增长，特别是在世界上浸润性食管癌发病率高的地区[391,396,410,414]。一种可能的相关发现是，取自这些高险组的无症状个体的活体组织通过氚化胸苷标记显示，上皮增生程度增高[404]。食管原位癌和非典型增生的危险因素与浸润性肿瘤的危险因素相同[413]（见10页）。同在其他部位一样，原位癌可以是出现的唯一病变，也可以仅仅是浸润癌周围的成分（推测是先前存在的），后一种情况最常见。在30%的病例，浸润性肿瘤的周围可见原位癌，当没有进行术前放疗以及主要病变位置浅表时，发现原位癌的概率更高[402]；有时可见原位癌病变在解剖学上与肿瘤主体分开存在，并且伴有异型增生灶，支持场效应（field effect）这一概念[391,402,403,415]。恶性改变可延伸到黏膜下腺体的导管，其表现与宫颈鳞状细胞原位癌累及宫颈腺体的表现相同[412]。偶尔，异型增生或恶性细胞表现为Paget样生长方式，而且范围可以非常广泛[395,399]。

黏膜（内）癌这一术语用于浸润范围没有超出固有层的癌，**浅表（或微小浸润）性癌**是指浸润范围没有超出黏膜下层的癌，而**浅表扩散性癌**是指向旁边黏膜内扩散至少超出浸润范围2cm的癌[407,408,416]。一些日本学者把**早期癌**这一术语作为描述上述一些病变（特别是浅表性癌和黏膜内癌）的同义词[397,414]，但我并不赞成应用这一术语，因为这种假设的含义没有得到证实。当肿瘤浸润超出黏膜时，其增殖指数增加，而且P53过表达[401]。大体上，浅表性癌被人为地分为扁平、粗糙、疣状、息肉样和溃疡浸润型[394]。息肉样病变越明显，越有可能发生黏膜下层浸润和淋巴结转移[393,398,405,411]。这些浅表性病

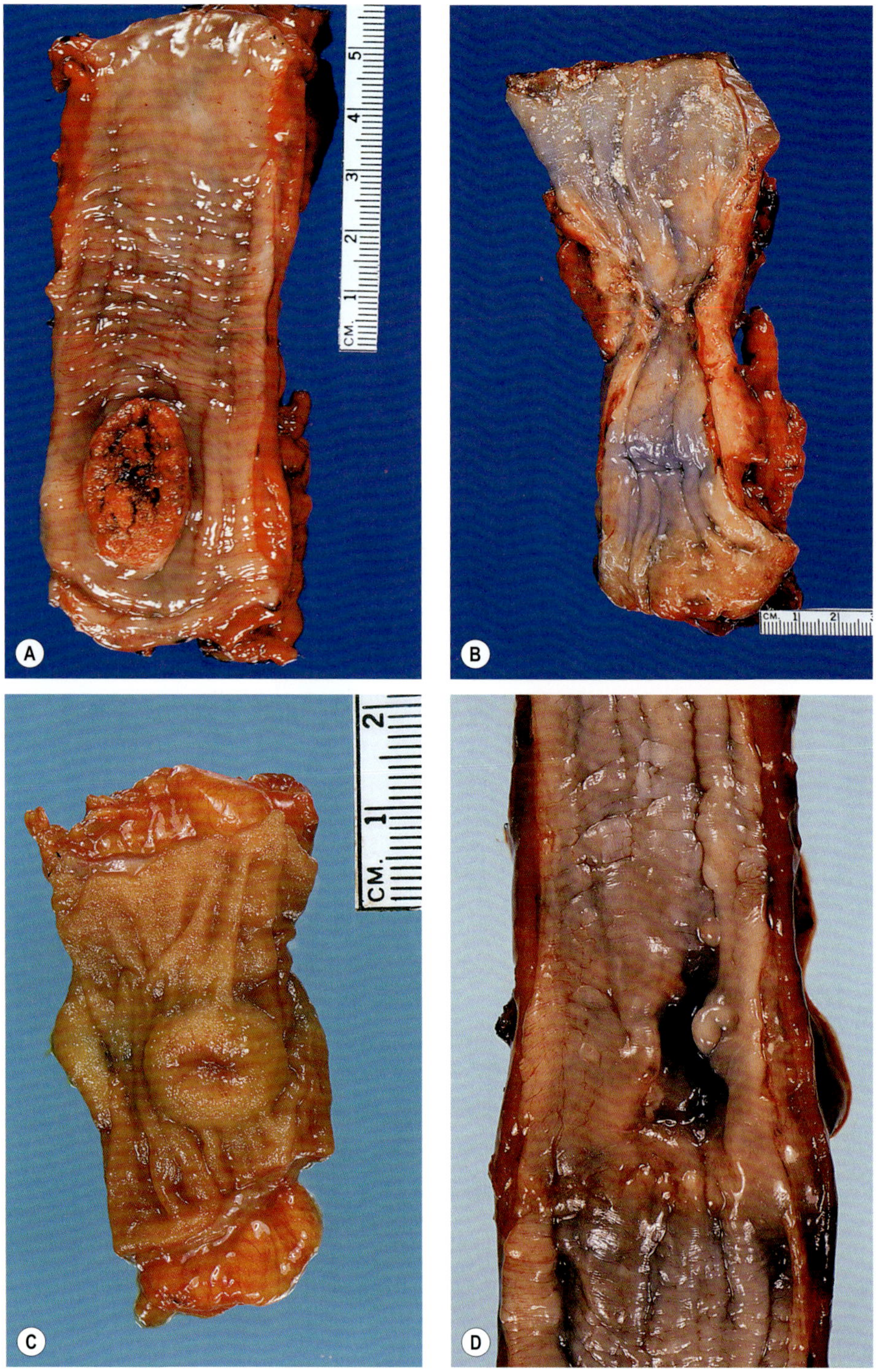

图1.14 食管鳞状细胞癌的不同大体表现。A，蛋糕样外生性肿块。B，环状狭窄性病变。C，隆起的圆形结节伴中心溃疡形成。D，广泛浸润性病变，伴有深溃疡形成。

变呈多中心性发生的概率非常高[392,406]。原位癌淋巴结转移的发生率为零，而黏膜内癌淋巴结转移的发生率实际上也为零；在有黏膜下层浸润的病例中，不同的报道的淋巴结转移发生率不同，从 20% 到 50% 不等[398,400,416]。因此，原位癌或黏膜（内）癌的 5 年生存率为 100%，而浅表性癌则下降到 50%，这并不足为奇[409]。

转 移

食管有丰富的淋巴引流，这是食管周围、横膈下方以及上至颈部淋巴结癌转移发生率高的原因[417,421]。这些淋巴结转移发生在肿瘤早期，而且是治疗失败的主要原

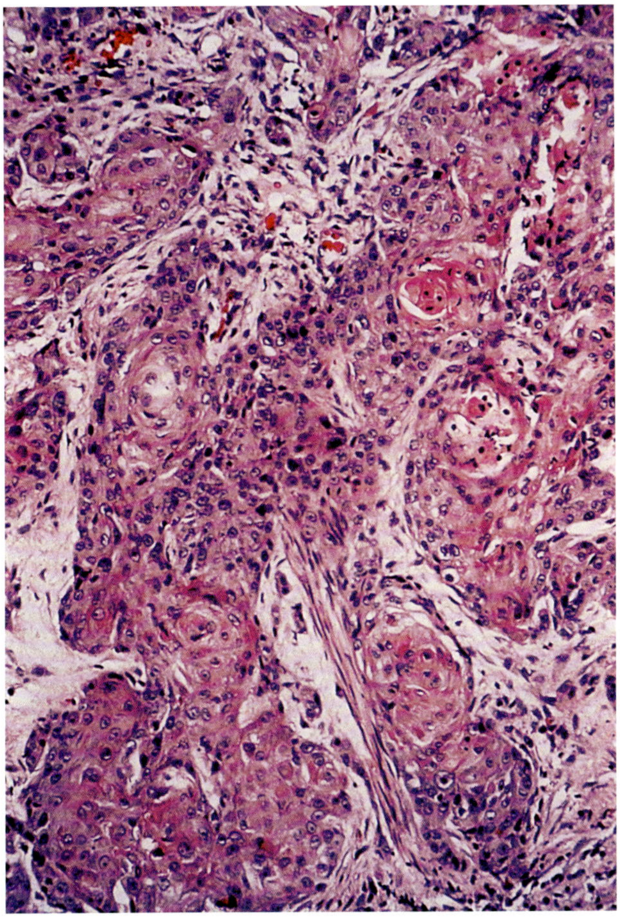

图1.15 食管的中分化浸润性鳞状细胞癌的低倍镜下所见。

因。在通过常规技术没有发现转移证据的 40 例患者中，开腹腹腔淋巴结活检显示，40% 有淋巴结转移 [419]。然而，需要指出的是，在几乎半数癌局限于食管壁的病例，淋巴结转移是孤立性的 [420]。癌转移至远隔器官也很常见，特别是肝、肺和肾上腺 [418]。肿瘤也可以通过黏膜下淋巴管转移到胃的黏膜下层 [422]。

细胞学

对于有经验的病理医师而言，脱落细胞学检查是评估食管病变的一种非常准确的技术，特别是食管下 1/3 的病变 [426,429]。多年来，大家一直认为细胞学检查优于 X 线和内镜检查 [428]。然而，自从有柔韧的纤维光学内镜以来，直观活检和细胞学检查已有同样高的诊断准确率 [424]。Prolla 等 [430] 对 183 例已证实有食管癌和胃癌的患者的直观内镜活检和刷片细胞学结果进行了对比研究，发现细胞学的正确诊断率为 95%，而内镜下活检的正确诊断率为 79%。内镜下活检结合细胞学方法的阳性诊断率为 95%。根据 Kasugai 等对 116 例食管癌病例的经验 [358]，应用纤维内镜细胞学刷片诊断的准确率为 97%，直观活检诊断的准确率为 90%，而细胞学结合活检的准确率为 99%。

在食管癌高发的国家（如中国或南非）特别值得进行诊断性细胞学检查 [427,431]，尤其是在 X 线检查阴性的无症状的患者已获得阳性结果。手术切标本除显示，原位癌或浅表浸润性癌常常伴有多灶性起源。大多数这类患者可以存活 5 年以上 [423]。

治　疗

传统上，食管上 2/3 的癌最常采取放射治疗，而食管下 1/3 的癌通常采取手术治疗（食管胃切除术）[432,435,448-450]。现在倾向于采取联合治疗方式，包括术前放疗（腔内或体外照射），随后进行手术 [438,451]，或采取联合化疗和放疗，再进行手术或不进行手术 [440,443]。

不幸的是，以上任何联合治疗方式的总的效果仍然很差，令人失望 [433,441,444,446]。

Earlam 和 Cunha-Melo[434] 回顾了来自 122 篇文章的 83 783 例食管鳞状细胞癌患者的资料。其中 58% 进行了开腹探查，39% 切除了肿瘤；13% 死在了医院。在 26% 的切除肿瘤后离开医院的患者中，18% 存活了 1 年，9% 存活了 2 年，4% 存活了 5 年。手术死亡率仍然很高，主要死于脓胸、肺部并发症、缝线漏以及出血 [436,437,442]。

在没能进行手术的病例，通过计划良好的放射治疗，相当程度的缓解仍能达到 [439,445,447]。

预　后

食管鳞状细胞癌的总体预后非常差，诊断后中位生存期不到 1 年 [474]。影响生存期的因素如下 [474]：

1. **性别**。研究显示，女性的预后比男性的预后好 [485]。
2. **分期**。如在其他部位一样，这个因素对于判断预后是最重要的 [465]（见附录 C）。原位癌和黏膜（内）癌几乎总是可以治愈，而浅表性癌的治愈率明显高于浸润较深的肿瘤的治愈率 [468]（见上文细胞学）。此外，处于Ⅱ期的患者比处于Ⅲ期的患者更有可能获得病理上的完全缓解 [478]。
3. **淋巴结转移**。这个参数当然应该包括在分期系统中。在有淋巴结转移的病例中，伴有 2 个或 2 个以上淋巴结受累者的预后比只伴有 1 个淋巴结受累者的预后差 [461,481]。因此，进行全面彻底的病理检查非常重要。已经提出建议，在判定食管癌为 pN0 期之前，至少应检查 10 个淋巴结。对免疫组织化学检查发现的微小转移的预后价值仍不清楚 [462,464]。已经发现，原发性肿瘤的 BCL-2 表达与淋巴结转移的可能性增高有关 [473]。
4. **肿瘤的最大径**。来自 SEER 项目的数据显示，在有局灶性癌的患者中，当对浸润深度进行对比时，肿瘤最大径是一个独立的死亡指征[461]。

5. **显微镜下分级**。对这个参数的重要性尚有争议，总的看来还没有得到证实[457]。有些研究显示，分化较好的肿瘤具有较好的预后，但在多变量分析中，组织学分级却没有预后意义[459,477]。
6. **其他显微镜下所见**。一项研究显示[459]，血管或淋巴管浸润以及明显的肿瘤坏死与预后不良有关，而肿瘤周围纤维化和淋巴细胞反应却伴有较好的预后；然而，只有后一个参数有统计学显著性。脉管浸润的预后价值已被其他研究证实[455,483]。还有报道认为，肿瘤的血管构成和出芽的生长方式与预后相关[453,482]。
7. **手术切缘**。手术的环状切缘受累与局部复发率高有关[479]。
8. **DNA 倍体和增殖指数**。几项研究（包括有些进行了多参数分析的研究）已经发现，非整倍体与生存率或复发时间相关[452,458,469,470]，但其他一些研究却没能证实这一观点[460,475,477]。在浅表性癌，据说 AgNOR 计数与复发可能性[467]和总的预后[471]相关。
9. **表皮生长因子受体**（EGFR）。已经发现，EGFR 过表达与肿瘤分级、淋巴结状况和预后不良相关[472,487]。EGFR 和转化生长因子 α（TGF-α）均高表达的肿瘤似乎更具有侵袭性[463]。
10. **P53**。有 P53 过表达和（或）突变的肿瘤患者的生存率比其他患者的生存率差[476,480]。
11. **对治疗的病理反应**。新辅助化疗后，应用残余肿瘤细胞的比例评估肿瘤的组织病理反应是一个独立的预后指标[454,486]。因此，对于术后标本进行适当的全面取材和精确的组织学判读（不容易）是具有临床价值的[456]。

其他类型的癌

肉瘤样癌（假肉瘤，癌肉瘤，梭形细胞癌，息肉样癌，Lane 瘤）通常表现为一个大的息肉样肿物[505,513]（图 1.16）。上皮成分可能难以发现，通常局限于原位癌或浅表浸润性癌的少数区域。肉瘤样癌通常表现为普通型或基底细胞样鳞状细胞癌（图 1.17 和 1.18）。它的大部分呈多形性肉瘤样表现（见图 1.21），有时则显示局灶性软骨、骨或骨骼肌分化[506,507]。有许多证据显示，这种成分也是上皮起源的，而且所有形态学上形形色色的肿瘤成分都具有相同的克隆性来源[494,503,508,529]。超微结构检查发现，**有些**肿瘤的**一些**肉瘤样细胞保留了上皮标志物，如桥粒和张力原纤维（图 1.19）。其他多数细胞具有肌纤维母细胞或其他间叶细胞表现[518,524]。免疫组织化学证实上皮成分角蛋白染色阳性，而且在大多数病例中，有些肉瘤样细胞角蛋白也呈阳性反应。肉瘤样细胞对波形蛋白也有强阳性反应，偶尔肌动蛋白和结蛋白呈阳性[517]，但除了软骨化生区域外，S-100 蛋白均呈阴性[551,52]。上皮成分可以显示局灶性神经内分泌特征，这是多向分化的一种征象[514,538]。肉瘤样成分比形态学上能辨认得出的癌性成分具有更高的增殖指数和非整倍体成分，这些特性为肿瘤的生长提供了有利条件，并且可能体现出了它的优势[520]。同在食管普通型鳞状细胞癌一样，肉瘤样癌常常有 P53 过表达[492]。术后大约 20% 的患者发生转移或复发，总的生存率大约为 50%[536]。淋巴结转

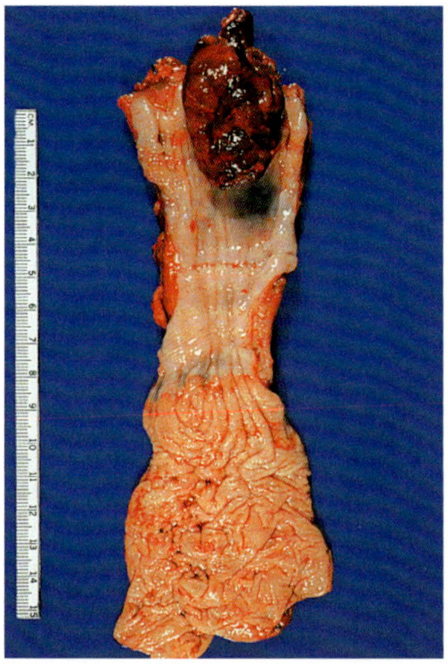

图1.16　食管肉瘤样癌的大体表现。这种肿瘤具有特征性的体积大，呈息肉状。标本的中部为贲门食管交界处，而下部为胃。

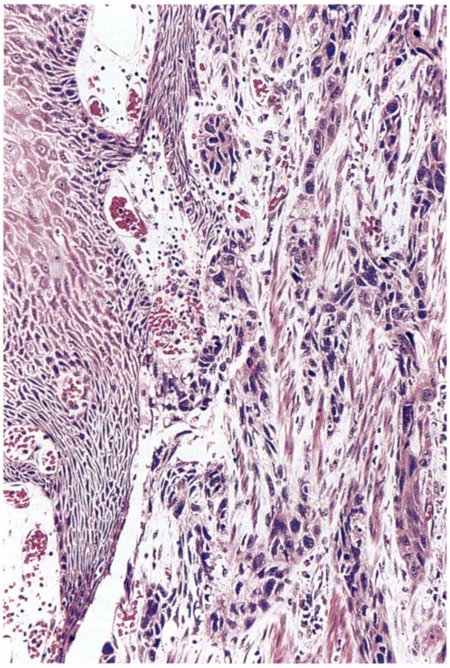

图1.17　食管的肉瘤样癌。高分化鳞状细胞癌区域与呈现束状生长方式的梭形细胞成分混合存在。

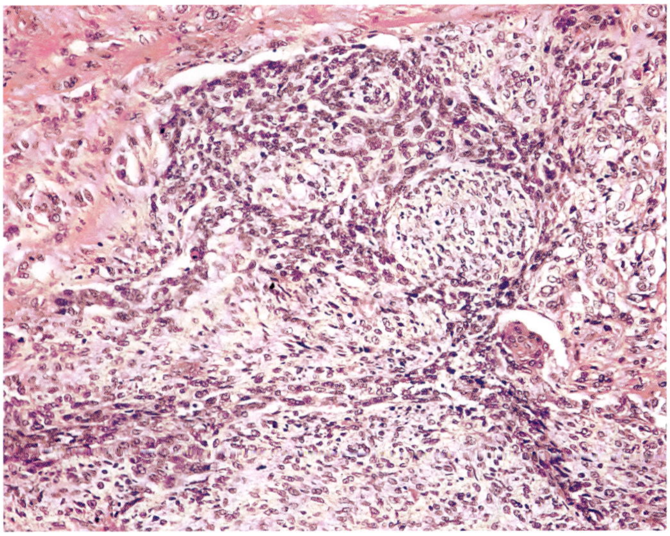

图1.18 食管的肉瘤样癌。在此例，癌的成分呈基底细胞样形态。

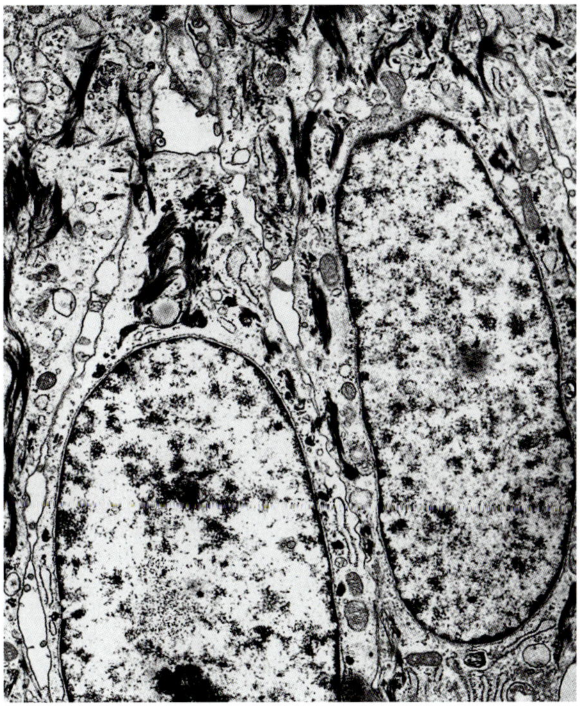

图1.19 食管肉瘤样癌的电镜表现。梭形肿瘤细胞含有明显的胞质内张力原纤维，并可见少数桥粒。（Courtesy of Dr Robert A Erlandson, Memorial Sloan-Kettering Cancer Institute）

移通常仅仅含有上皮成分，或为上皮和梭形成分混合存在；偶尔，整个转移灶是由梭形细胞成分组成的，进一步证明了这种成分的确是肿瘤性的而不是对肿瘤的间质反应 [526]。偶尔，化生灶仅仅见于转移部位 [549]。

疣状癌形态学上与较常见的口腔疣状癌一样，在食管已有报道 [490,532]。大体上，疣状癌呈息肉样；显微镜下，整个肿瘤分化良好。尽管肿瘤具有这些特征，而且不具有转移能力，但发生于食管这个特别部位的疣状癌有很高死亡率 [495]。

食管**腺癌**可以起源于 Barrett 化生的黏膜（见 10 页讨论）、异位胃黏膜灶（见 2 页）或（从理论上讲）食管的腺体 [515]。少数原发性食管腺癌有**印戒细胞**的特征 [501]；在这些病例中，应除外胃印戒细胞癌蔓延到食管。另一些食管腺癌伴有表面衬覆鳞状上皮的 Paget 样扩散 [515]。已有研究显示，食管黏膜中的 Paget 细胞几乎都与潜在的食管癌相关，这是一种类似于乳腺中所见的情形，但与其他部位所见有所不同 [489]。还有一些腺癌表现为局灶性或广泛性**横纹肌样**特征 [491]。

腺鳞癌显示鳞状细胞癌和腺癌两种分化特征 [496]。实际上，这种罕见的高度恶性的肿瘤相当于普通的鳞状细胞癌。腺鳞癌应与低度恶性的**黏液表皮样癌**和同样罕见的**碰撞瘤**鉴别，前者可以发生于涎腺型的食管黏膜下层腺体 [553]，后者是两个最初独立的肿瘤（即鳞状细胞癌和腺癌）合并在一起 [525,544]。有些分子遗传学研究显示，将碰撞瘤与腺鳞癌进行鉴别是困难的 [531]。

基底细胞样（鳞状细胞）癌是现今倾向用于诊断高度恶性的食管肿瘤的术语，常常被误诊为腺样囊性癌 [500,542]。虽然这种肿瘤被视为涎腺腺样囊性癌在食管的对应肿瘤，但两者的形态学和生物学行为却截然不同。基本上应将基底细胞样（鳞状细胞）癌视为鳞状细胞癌，它具有局灶性的或有时为广泛性的原始腺腔分化 [504,522]。它最重要的特征是：在肿瘤团巢周围，肿瘤细胞呈栅栏状排列，腺腔呈圆形，以及腺腔内有丰富的基底膜样物质沉积 [545]（图 1.20）。免疫组织化学染色显示，基底细胞样癌巢周围有明显的 CK14 和 CK19 的表达 [488]。其多潜能分化可能表现为神经内分泌和（或）肉瘤样特征 [502]。基底细胞样（鳞状细胞）癌常常出现 BCL-2 表达和 MYC 扩增 [541]，具有高度侵袭性的生物学行为 [493]。类似的肿瘤可以发生在口腔、咽、喉和肛管 [493,550]。

淋巴上皮瘤样癌在食管也有报道；如在其他部位一样，在食管淋巴上皮瘤样癌中也发现存在 EBV DNA[534]。

小细胞（神经内分泌）癌（小细胞神经内分泌癌）是一种高度恶性的食管肿瘤，具有类似于肺小细胞癌的形态学特征 [511,533]。大体上，通常表现为蕈伞样生长方式 [528]。偶尔可见多发性病灶 [539]。显微镜下，可见小细胞具有深染的圆形或卵圆形细胞核以及非常少量的细胞质，主要呈弥漫性生长，可见丰富的血管。如在肺小细胞癌一样，可有菊形团结构和灶状黏液分泌。Sevier-Munger 或 Grimelius 染色可以发现嗜银颗粒，电镜检查总能见到致密核心颗粒，免疫组织化学能够检测到神经内分泌标志物（如嗜铬粒蛋白和突触囊泡蛋白）的表达 [528,537]。此种肿瘤通过细胞学检查可以作出诊断 [516]。有些肿瘤细胞分泌 ACTH 和 5-HT[512,547]。有些肿瘤缺乏这些超微结构

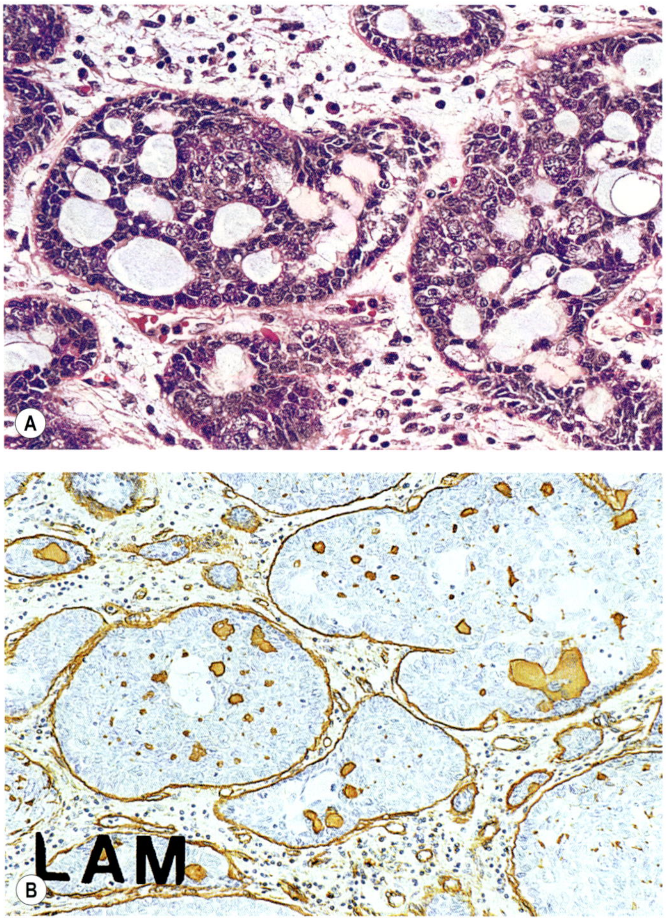

图1.20 基底细胞样（鳞状细胞）癌。A，食管发生的这类肿瘤类似于腺样囊性癌。B，层粘连蛋白免疫组织化学染色显示，肿瘤细胞巢和“圆柱”周围有明显的基底膜样物质沉积。

和组织化学标志物表达，据推测是分化较差，但在形态学和生物学行为方面却完全相同[498,546]。小细胞神经内分泌癌的预后非常差；多数患者在1年之内死于广泛转移[499,519,5215,530,535,540]。小细胞神经内分泌癌可能起源于多潜能基底细胞，后者通常发生普通的鳞状细胞癌[509]。有报道发现，小细胞癌与原位或浸润性鳞状细胞癌混合存在，这一事实支持上述观点[533,543]。

小细胞癌应与分化好的类癌明确区分开来[497,547]。食管类癌非常罕见，可能起源于正常食管黏膜的内分泌细胞[48]。其大体表现多呈息肉状。有些区域偶尔可见Barrett食管腺癌[510]。食管的**非典型类癌**和**大细胞神经内分泌癌**也有报道，其诊断标准与肺的相应肿瘤相同[523,527]。

平滑肌肿瘤和GIST型间质肿瘤

平滑肌瘤是最常见的食管良性肿瘤[563]。如果仔细检查，这种病变在尸检中的检出率接近8%[564]。同样，如果对因食管癌或食管胃交界癌切除的肿块进行进行检查，

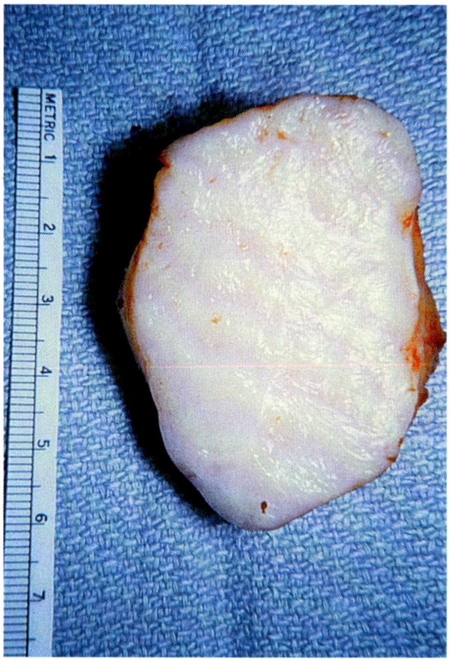

图1.21 食管平滑肌瘤的大体表现。肿瘤境界清楚，呈白色，质韧。

则平滑肌瘤的检出率可高达47%[554]。半数经手术切除平滑肌瘤的患者没有任何症状，余下的一半有吞咽困难或喉部隐痛[562]。大部分平滑肌瘤起源于肌层的内层，即环行肌层；其解剖部位大多位于食管的腹段[564]。多发性平滑肌瘤应与胃肠道间质瘤（gastrointestinal stromal tumor，GIST，见下文）和贲门肌肥大（见5页）鉴别，尽管它们在分子水平可能有相同的发病机制[557]。一些多发性平滑肌瘤的者同时有肺和子宫的平滑肌瘤，即多发性内分泌肿瘤1型（MEN 1）[559]。大体上，平滑肌瘤在食管壁内形成界限清楚的肿块，切面坚硬，呈灰色（图1.21）。当其向食管腔内生长时会侵入黏膜层，形成无蒂或有蒂的息肉。病变极少导致黏膜溃疡；相反，胃平滑肌瘤／胃肠道间质瘤常常导致溃疡形成。

显微镜下，食管平滑肌瘤的组织学特征与大多数良性平滑肌瘤一致。肿块局部手术切除或摘除通常是有效的。

与下消化道的情况相反，食管很少出现**平滑肌肉瘤**[556]。大体上，平滑肌肉瘤和平滑肌瘤不易区分，尽管肉瘤可能更大，质地更软，并常伴有出血和坏死[561]。显微镜下，辨别肉瘤的主要标准是发现多量核分裂象和坏死灶（图1.22）。

GIST型间质肿瘤也会出现在食管，主要是显微镜下偶然发现，有临床意义的病例不如胃和肠道多见[554,555]。如在其他部位一样，食管间质瘤CD117和CD34也呈特异性的阳性反应，偶尔肌动蛋白免疫反应也呈阳性[560]。在基因水平，间质瘤常出现KIT基因外显子11的突变。显微镜下，有的间质瘤可见上皮样变。还有少数间质瘤其表型具

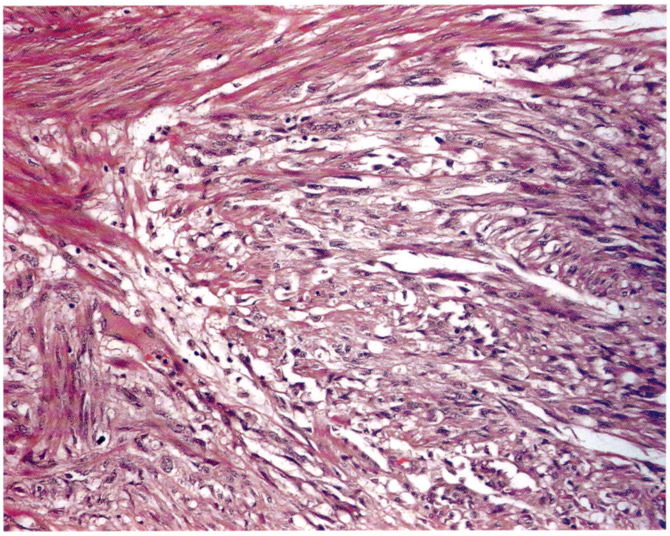

图1.22　食管恶性胃肠道间质瘤（GIST）。（Courtesy of Dr Fabio Facchetti, Brescia, Italy）

有神经源性分化的特征，这一点与胃肠道的自主神经肿瘤类似[558]。总的来说，食管间质瘤是侵袭性的，尤其是较大的和（或）可见核分裂象的病例[560]。相反，显微镜下偶然发现的刚刚萌芽的间质瘤病变在临床上是无关紧要的[554]。

其他肿瘤和瘤样病变

糖原棘皮症大体上呈多发的、大小一致的圆形或卵形的白色突起，通常直径< 1cm。这种病变曾被等同于黏膜白斑；然而，在显微镜下，这两种疾病并没有相似之处。实际上，糖原棘皮症是一种因细胞内糖原增多而导致上皮细胞局部增厚的疾病[608]。有专家提出，这种病变的形成可能与胃食管反流有关[617]。大体上，糖原棘皮症应与棘皮角化症鉴别，后者极罕见，其食管黏膜呈表皮样改变[599]。

局限型**淀粉样变性**（所谓的“淀粉样瘤”）可表现为食管壁内肿块；个别情况下，可导致穿孔和呕血[590]。

对食管静脉曲张进行的**硬化疗法**可能会导致黏膜浅或深溃疡、大片纤维化甚或血肿[577,606]。

鳞状细胞乳头状瘤极少发生在食管[581]。Winkler 等[620]在这种病变以及一种他们称为**局部上皮增生性病变**中检测出了人乳头状瘤病毒感染的证据。这些发现并未得到广泛的证实[600,570,571]。

发生于食管的**良性纤维血管性息肉**（又称炎症性纤维性息肉）通常为有蒂的单个息肉。它们可以长到非常大[615]。患者会有吞咽困难的症状，有时甚至会将息肉呕出。息肉阻塞喉部会导致患者窒息死亡。在 Jang 等[589]回顾的 53 例病例中，大部分患者为成人，大约 85% 的病变发生于食管的颈段。显微镜下，病变由纤维结缔组织和大量血管组成，伴有间质水肿和少量淋巴细胞浸润[621]。息肉表面的黏膜常常发生溃疡。这些息肉一般为非肿瘤疾病，局部切除是有效的[592]。

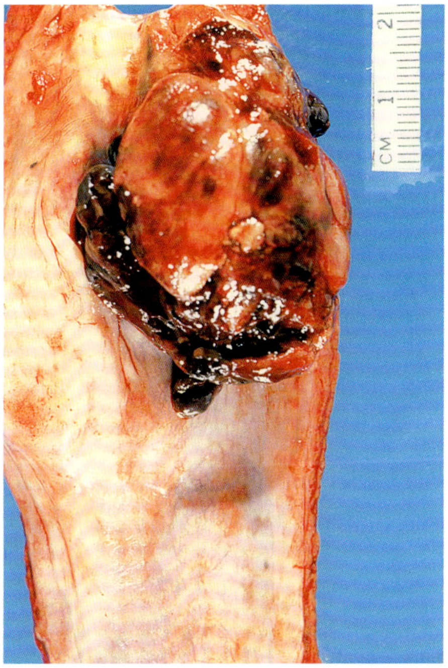

图1.23　食管恶性黑色素瘤。其具有特征性的息肉样外观，且部分区域有溃疡形成。其颜色较黑是由于黑色素沉积和出血所致。

发生于食管和胃食管交界处的**增生性息肉**的特征是：鳞状上皮细胞和（或）黏液上皮细胞增生，伴有间质的炎症反应。它们通常伴有近期发生的食管溃疡和糜烂性食管炎[565]。

发生于食管的**颗粒细胞瘤**表现为单个的或多发的结节，有时伴有相同的胃内病变[575,619]。它们可以导致肿瘤表面的黏膜假上皮瘤样增生。它们的生长方式可能是十分隐蔽并具侵袭性的[574]。曾有 1 例恶性颗粒细胞瘤的病例报道[601]。

据报道，食管发生的**其他良性肿瘤**包括：**叶状毛细血管瘤（化脓性肉芽肿）**[602,618]、**神经纤维瘤**[609]、**神经鞘瘤**[605]（包括丛状型[573]）、**神经束膜瘤**[591]、**血管外皮细胞瘤**[568]（一种可能起源于神经的独特的色素性肿瘤[567]）以及各种类型的**腺瘤**（**小管型**[583]、**导管型**[586] 和**浆液性囊腺瘤**[616]）。

类癌已在第 15 页讨论。

恶性黑色素瘤原发于食管的情况已经被充分研究过[576]。恶性黑色素瘤可以发生在食管的任何部位，但比较倾向于发生在食管的下 1/3[598]。大体上，恶性黑色素瘤通常较大，并呈明显的息肉样外观[593]（图 1.23）。显微镜下，可以见到上皮细胞、梭形细胞和多形性细胞单独或混合出现。黑色素的含量差异很大。但所有肿瘤的免疫组织化学检测 S-100 蛋白和 HMB-45 均为阳性[576,613]。还应寻找周围上皮内的病变（“交界活性”），以确定肿瘤的原发性质[610]（图

1.24)。在一些病例中，黑色素瘤伴有食管黏膜局灶性或弥漫性黑色素沉着[584,604]。在分子水平，食管黑色素瘤与其他部位的黑色素瘤存在差别[611]，其预后极差。

非 Hodgkin 恶性淋巴瘤[596,614]和**浆细胞瘤**[566]有时会导致吞咽困难。一些淋巴瘤发生于 HIV 感染患者[607]，至少有 1 例被认为原发于组织细胞[612]。食管壁还有可以发生白血病细胞浸润[578]、Hodgkin 淋巴瘤[579]和局灶淋巴组织增生[580]。

非平滑肌来源的**恶性间叶性肿瘤**也时有报道，如**骨肉瘤**[597]、**横纹肌肉瘤**[572]、**滑膜肉瘤**[569,603]、**上皮样肉瘤**[595]、**Ewing 肉瘤/原始神经外胚叶瘤**(/PNET)[594]、**伴有骨骼肌化生的恶性外周神经鞘瘤**(所谓的“triton 瘤”)[603]和**非典型性脂肪瘤**(高分化脂肪肉瘤)，也可伴有骨骼肌成分(起源于巨大纤维血管性息肉[588])。

发生于食管的**转移癌**通常来源于肺、喉、胃或甲状腺，直接或经过食管周围淋巴结转移而来[585]。极少数情况下癌可经血道转移，来自远隔脏器，如前列腺[582]、子宫内膜[622]或乳腺[587]。临床上可酷似食管失弛缓症[587]。

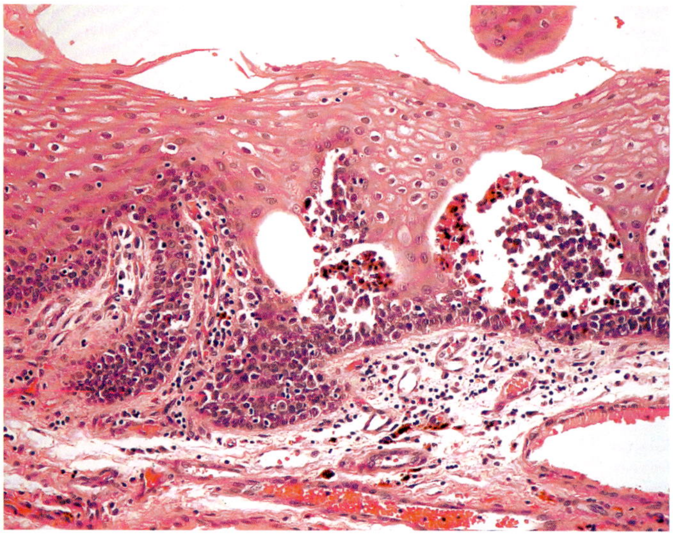

图1.24 食管原发性恶性黑色素瘤。可见突出的上皮内成分，并伴有大的肿瘤细胞巢结构。

参考文献

NORMAL ANATOMY

1 Chandrasoma P, Makarewicz K, Wickramasinghe K, Ma Y, Demeester T. A proposal for a new validated histological definition of the gastroesophageal junction. Hum Pathol 2006, **37**: 40–47.

2 Chandrasoma P. Controversies of the cardiac mucosa and Barrett's oesophagus. Histopathology 2005, **46**: 361–373.

3 DeNardi FG, Riddell RH. Esophagus. In Mills SE (ed.): Histology for pathologists, ed. 3. Philadelphia, 2007, Lippincott Williams & Wilkins, p. 565–588.

4 Geboes K, Desmet K. Histology of the esophagus. In vander Reis L (ed.): Frontier gastrointestinal research, vol. 3. Basel, 1978, Karger.

5 Meyer GW, Austin RM, Brady CE III, Castell DO. Muscle anatomy of the human esophagus. J Clin Gastroenterol 1986, **8**: 131–134.

6 Odze RD. Pathology of the gastroesophageal junction. Semin Diagn Pathol 2005, **22**: 256–265.

7 Tateishi R, Taniguchi H, Wada A, Horai T, Taniguchi K. Argyrophil cells and melanocytes in esophageal mucosa. Arch Pathol 1974, **98**: 87–89.

8 Weinstein WM, Bogoch ER, Bowes KL. The normal human esophageal mucosa. A histological reappraisal. Gastroenterology 1975, **68**: 40–44.

ATRESIA AND RELATED ANOMALIES

9 Aprigliano F. Esophageal stenosis in children. Ann Otol Rhinol Laryngol 1980, **89**: 391–396.

10 Holden MP, Wooler GH. Tracheooesophageal fistula and oesophageal atresia. Results of 30 years' experience. Thorax 1970, **25**: 406–412.

11 Holder TM, Ashcraft KW. Esophageal atresia and tracheoesophageal fistula. Ann Thorac Surg 1970, **9**: 445–467.

12 Holder TM, Cloud DT, Lewis JE Jr, Pilling GP IV. Esophageal atresia and tracheoesophageal fistula. A survey of its members by the Surgical Section of the American Academy of Pediatrics. Pediatrics 1964, **34**: 542–549.

13 Holland AJ, Ron O, Pierro A, Drake D, Curry JI, Kiely EM, Spitz L. Surgical outcomes of esophageal atresia without fistula for 24 years at a single institution. J Pediatr Surg 2009, **44**: 1928–1932.

14 Houben CH, Curry JI. Current status of prenatal diagnosis, operative management and outcome of esophageal atresia/tracheo-esophageal fistula. Prenat Diagn 2008, **28**: 667–675.

15 Manning PB, Morgan RA, Coran AG, Wesley JR, Polley TZ Jr, Behrendt DM, Kirsch MM, Sloan HE. Fifty years' experience with esophageal atresia and tracheoesophageal fistula. Beginning with Cameron Haight's first operation in 1935. Ann Surg 1986, **204**: 446–453.

16 Nakazato Y, Landing BH, Wells TR. Abnormal Auerbach plexus in the esophagus and stomach of patients with esophageal atresia and tracheoesophageal fistula. J Pediatr Surg 1986, **21**: 831–837.

17 Spitz L, Kiely E, Brereton RJ. Esophageal atresia. Five year experience with 148 cases. J Pediatr Surg 1987, **22**: 103–108.

HETEROTOPIA

18 Chatelain D, De Lajarte-Thirouard AS, Tiret E, Flejou JF. Adenocarcinoma of the upper esophagus arising in heterotopic gastric mucosa: common pathogenesis with Barrett's adenocarcinoma? Virchows Arch 2002, **441**: 406–411.

19 Christensen WN, Sternberg SS. Adenocarcinoma of the upper esophagus arising in ectopic gastric mucosa. Two case reports and review of the literature. Am J Surg Pathol 1987, **11**: 397–402.

20 Jabbari M, Goresky CA, Lough J, Yaffe C, Daly D, Côté C. The inlet patch. Heterotopic gastric mucosa in the upper esophagus. Gastroenterology 1985, **89**: 352–356.

21 Lauwers GY, Mino M, Ban S, Forcione D, Eatherton DE, Shimizu M, Sevestre H. Cytokeratins 7 and 20 and mucin core protein expression in esophageal cervical inlet patch. Am J Surg Pathol 2005, **29**: 437–442.

22 Marcial MA, Villafana M. Esophageal ectopic sebaceous glands. Endoscopic and histologic findings. Gastrointest Endosc 1994, **40**: 630–632.

23 Merino MJ, Brand M, LiVolsi VA, McCallum RW. Sebaceous glands in the esophagus diagnosed in a clinical setting. Arch Pathol Lab Med 1982, **106**: 47–48.

24 Nakanishi Y, Ochial A, Shimoda T, Yamaguchi H, Tachimori Y, Kato H, Watanabe H, Hirohashi S. Heterotopic sebaceous glands in the esophagus: histopathological and immunohistochemical study of resected esophagus. Pathol Int 1999, **49**: 364–368.

25 Popiolek D, Kahn E, Markowitz J, Daum F. Prevalence and pathogenesis of pancreatic

acinar tissue at the gastroesophageal junction in children and young adults. Arch Pathol Lab Med 2000, **124**: 1165–1167.

26 Tang P, McKinley MJ, Sporrer M, Kahn E. Inlet patch: prevalence, histologic type, and association with esophagitis, Barrett esophagus, and antritis. Arch Pathol Lab Med 2004, **128**: 444–447.

27 Variend S, Howat AJ. Upper eosophageal gastric heterotopia. A prospective necropsy study in children. J Clin Pathol 1988, **41**: 742–745.

28 Von Rahden BH, Stein HJ, Becker K, Liebermann-Meffert D, Siewert JR. Heterotopic gastric mucosa of the esophagus: literature-review and proposal of a clinicopathologic classification. Am J Gastroenterol 2004, **99**: 543–551.

DIVERTICULA

29 Altorki NK, Sunagawa M, Skinner DB. Thoracic esophageal diverticula. Why is operation necessary? J Thorac Cardiovasc Surg 1993, **105**: 260–264.

30 Benacci JC, Deschamps C, Trastek VF, Allen MS, Daly RC, Pairolero PC. Epiphrenic diverticulum. Results of surgical treatment. Ann Thorac Surg 1993, **55**: 1109–1113.

31 Ferreira LE, Simmons DT, Baron TH. Zenker's diverticula: pathophysiology, clinical presentation, and flexible endoscopic management. Dis Esophagus 2008, **21**: 1–8.

32 Graham DY, Goyal RK, Sparkman J, Cogan ME, Pogonowska MJ. Diffuse intramural esophageal diverticulosis. Gastroenterology 1975, **68**: 781–785.

33 Janes RM. Diverticula of the lower thoracic esophagus. Ann Surg 1946, **124**: 637–652.

34 Levine MS, Moolten DN, Herlinger H, Laufer I. Esophageal intramural pseudodiverticulosis. A reevaluation. AJR 1986, **147**: 1165–1170.

35 Murney RG Jr, Linne JH, Curtis J. High-amplitude peristaltic contractions in a patient with esophageal intramural pseudodiverticulosis. Dig Dis Sci 1983, **28**: 843–847.

36 Philippakis M, Karkanias GG, Sakorafas GH. Carcinoma within an epiphrenic diverticulum. Case report. Eur J Surg 1991, **157**: 617–618.

37 Pierce WS, Johnson J. Squamous cell carcinoma in a pharyngoesophageal diverticulum. Cancer 1969, **24**: 1068–1070.

38 Umlas J, Sakhuja R. The pathology of esophageal intramural pseudodiverticulosis. Am J Clin Pathol 1976, **65**: 314–320.

39 Wouters B, van Overbeek JJ. Endoscopic treatment of the hypopharyngeal (Zenker's) diverticulum. Hepatogastroenterology 1992, **39**: 105–108.

40 Wychulis AR, Gunnlaugsson GH, Claggett OT. Carcinoma occurring in pharyngoesophageal diverticulum. Report of three cases. Surgery 1969, **66**: 976–979.

CYSTS

41 Akiyama S, Sakamoto J, Suyama M, Imaizumi M, Ichihashi H, Kondo T. Esophageal cyst. A case report and a review of the literature. Jpn J Surg 1980, **10**: 338–342.

42 Harvell JD, Macho JR, Klein HZ. Isolated intra-abdominal esophageal cyst: case report and review of the literature. Am J Surg Pathol 1996, **20**: 476–479.

43 McGregor DH, Mills G, Boudet RA. Intramural squamous cell carcinoma of the esophagus. Cancer 1976, **37**: 1556–1561.

44 Olsen JB, Clemmensen O, Andersen K. Adenocarcinoma arising in a foregut cyst of the mediastinum. Ann Thorac Surg 1991, **51**: 497–499.

RINGS AND WEBS

45 Clements JL Jr, Cox GW, Torres WE, Weens HS. Cervical esophageal webs. A roentgen-anatomic correlation. Observations on the pharyngoesophagus. Am J Roentgenol Radium Ther Nucl Med 1974, **121**: 221–231.

46 Goyal RK, Bauer JL, Spiro HM. The nature and location of lower esophageal ring. N Engl J Med 1971, **284**: 1175–1180.

47 Guelrud M, Villasmil L, Mendez R. Late results in patients with Schatzki ring treated by endoscopic electrosurgical incision of the ring. Gastrointest Endosc 1987, **33**: 96–98.

48 Johnson AC, Lester PD, Johnson S, Sudarsanam D, Dunn D. Esophagogastric ring. Why and when we see it, and what it implies. A radiologic–pathologic correlation. South Med J 1992, **85**: 946–952.

49 Lindgren S. Endoscopic dilatation and surgical myectomy of symptomatic cervical esophageal webs. Dysphagia 1991, **6**: 235–238.

ACHALASIA AND RELATED MOTOR DISORDERS

50 Adams CWM, Brain RHF, Trounce JR. Ganglion cells in achalasia of the cardia. Virchows Arch [A] 1976, **372**: 75–79.

51 Campos GM, Vittinghoff E, Rabl C, Takata M, Gadenstätter M, Lin F, Ciovica R. Endoscopic and surgical treatments for achalasia: a systematic review and meta-analysis. Ann Surg 2009, **249**: 45–57.

52 Clark SB, Rice TW, Tubbs RR, Richter JE, Goldblum JR. The nature of the myenteric infiltrate in achalasia: an immunohistochemical analysis. Am J Surg Pathol 2000, **24**: 1153–1158.

53 Cohen S. Motor disorders of the esophagus. N Engl J Med 1979, **301**: 184–192.

54 Cruse JP, Edwards DAW, Smith JF, Wyllie JH. The pathology of a cricopharyngeal dysphagia. Histopathology 1979, **3**: 223–232.

55 Csendes A. Results of surgical treatment of achalasia of the esophagus. Hepatogastroenterology 1991, **38**: 474–480.

56 Csendes A, Smok G, Braghetto I, Gonzalez P, Henriquez A, Csendes P, Pizurno D. Histological studies of Auerbach's plexuses of the oesophagus, stomach, jejunum, and colon in patients with achalasia of the oesophagus. Correlation with gastric acid secretion, presence of parietal cells and gastric emptying of solids. Gut 1992, **33**: 150–154.

57 Dantas RO. Idiopathic achalasia and Chagasic megaesophagus. J Clin Gastroenterol 1988, **10**: 13–15.

58 Ferguson TB, Woodbury JD, Roper CL, Burford TH. Giant muscular hypertrophy of the esophagus. Ann Thorac Surg 1969, **8**: 209–218.

59 Gockel I, Eckardt VF, Schmitt T, Junginger T. Pseudoachalasia: a case series and analysis of the literature. Scand J Gastroenterol 2005, **40**: 378–385.

60 Goldblum JR, Whyte RI, Orringer MB, Appelman HD. Achalasia. A morphologic study of 42 resected specimens. Am J Surg Pathol 1994, **18**: 327–337.

61 Hankins JR, McLaughlin JS. The association of carcinoma of the esophagus with achalasia. J Thorac Cardiovasc Surg 1975, **69**: 355–360.

62 Heald J, Moussalli H, Hasleton PS. Diffuse leiomyomatosis of the oesophagus. Histopathology 1986, **10**: 755–759.

63 Heidet L, Boye E, Cai Y, Sado Y, Zhang X, Flejou JF, Fekete F, Ninomiya Y, Gubler MC, Antignac C. Somatic deletion of the 5′ ends of both the COL4A5 and COL4A6 genes in a sporadic leiomyoma of the esophagus. Am J Pathol 1998, **152**: 673–678.

64 Just-Viera JO, Haight C. Achalasia and carcinoma of the esophagus. Surg Gynecol Obstet 1969, **128**: 1081–1095.

65 Khelif K, De Laet M-H, Chaouchi B, Segers V, Vanderwinden J-M. Achalasia of the cardia in Allgrove's (triple A) syndrome. Am J Surg Pathol 2003, **27**: 667–672.

66 Lehman MB, Clark SB, Ormsby AH, Rice TW, Richer JE, Goldblum JR. Squamous mucosal alterations in esophagectomy specimens from patients with end-stage achalasia. Am J Surg Pathol 2001, **25**: 1413–1418.

67 Liu W, Fackler W, Rice TW, Richter JE, Achkar E, Goldblum JR. The pathogenesis of pseudoachalasia: a clinicopathologic study of 13 cases of a rare entity. Am J Surg Pathol 2002, **26**: 784–788.

68 Lonsdale RN, Roberts PF, Vaughan R, Thiru S. Familial oesophageal leiomyomatosis and nephropathy. Histopathology 1992, **20**: 127–133.

69 Meijssen MA, Tilanus HW, van Blankenstein M, Hop WC, Ong GL. Achalasia complicated by oesophageal squamous cell carcinoma. A prospective study in 195 patients. Gut 1992, **33**: 155–158.

70 Moncayo A, Ortiz Yanine MI. An update on Chagas disease (human American trypanosomiasis). Ann Trop Med Parasitol 2006, **100**: 663–677.

71 Nihoul-Fekete C, Bawab F, Lortat-Jacob S, Arhan P. Achalasia of the esophagus in childhood. Surgical treatment in 35 cases, with special reference to familial cases and glucocorticoid deficiency association. Hepatogastroenterology 1991, **38**: 510–513.

72 Palmer ED. Disorders of the cricopharyngeus muscle. A review. Gastroenterology 1976, **71**: 510–519.

73 Peracchia A, Segalin A, Bardini R, Ruol A, Bonavina L, Baessato M. Esophageal carcinoma and achalasia. Prevalence, incidence and results of treatment. Hepatogastroenterology 1991, **38**: 514–516.

74 Pohl D, Tutuian R. Achalasia: an overview of diagnosis and treatment. J Gastrointestin Liver Dis 2007, **16**: 297–303.

75 Proctor DD, Fraser JL, Mangano MM, Calkins DR, Rosenberg SJ. Small cell carcinoma of the esophagus in a patient with longstanding primary achalasia. Am J Gastroenterol 1992, **87**: 664–667.

76 Raymond L, Lach B, Shamji FM. Inflammatory aetiology of primary oesophageal achalasia: an immunohistochemical and ultrastructural study of Auerbach's plexus. Histopathology 1999, **35**: 445–453.

77 Walzer N, Hirano I. Achalasia. Gastroenterol Clin North Am 2008, **37**: 807–825, vii.

78 Williams VA, Peters JH. Achalasia of the esophagus: a surgical disease. J Am Coll Surg 2009, **208**: 151–162.

79 Wychulis AR, Woolam GL, Andersen HA, Ellis FH Jr. Achalasia and carcinoma of the esophagus. JAMA 1971, **215**: 1638–1641.

LYE STRICTURES

80 Appelqvist P, Salmo M. Lye corrosion carcinoma of the esophagus. A review of 63 cases. Cancer 1980, **45**: 2655–2658.

81 Bosher LH Jr, Burford TH, Ackerman LV. The pathology of experimentally produced lye burns and strictures of the esophagus. J Thorac Surg 1951, **21**: 483–489.

82 Burford T, Webb WR, Ackerman LV. Caustic burns of the esophagus and their surgical management. Ann Surg 1953, **138**: 453–460.

83 Isolauri J, Markkula H. Lye ingestion and carcinoma of the esophagus. Acta Chir Scand 1989, **155**: 269–271.

ESOPHAGITIS (NONREFLUX-RELATED)

84 Abraham SC, Ravich WJ, Anhalt GJ, Yardley JH, Wu TT. Esophageal lichen planus: case report and review of the literature. Am J Surg Pathol 2000, **24**: 1678–1682.

85 Abraham SC, Yardley JH, Wu TT. Erosive injury to the upper gastrointestinal tract in patients receiving iron medication: an underrecognized entity. Am J Surg Pathol 1999, **23**: 1241–1247.

86 Agha FP, Lee HH, Nostrant TT. Herpetic esophagitis. A diagnostic challenge in immunocompromised patients. Am J Gastroenterol 1986, **81**: 246–253.

87 Antonioli DA, Furuta GT. Allergic eosinophilic esophagitis: a primer for pathologists. Semin Diagn Pathol 2005, **22**: 266–272.

88 Carmack SW, Vemulapalli R, Spechler SJ, Genta RM. Esophagitis dissecans superficialis ('sloughing esophagitis'): a clinicopathologic study of 12 cases. Am J Surg Pathol 2009, **33**: 1789–1794.

89 Dow CJ. Oesophageal tuberculosis. Four cases. Gut 1981, **22**: 234–236.

90 Enterline H, Thompson J. Pathology of the esophagus. New York, 1984, Springer-Verlag.

91 Freedman PG, Dieterich DT, Balthazar EJ. Crohn's disease of the esophagus. Case report and review of the literature. Am J Gastroenterol 1984, **79**: 835–838.

92 Galbraith JC, Shafran SD. Herpes simplex esophagitis in the immunocompetent patient. Report of four cases and review. Clin Infect Dis 1992, **14**: 894–901.

93 Genevay M, Rubbia-Brandt L, Rougemont AL. Do eosinophil numbers differentiate eosinophilic esophagitis from gastroesophageal reflux disease? Arch Pathol Lab Med 2010, **134**: 815–825.

94 Greenson JK, Beschorner WE, Boitnott JK, Yardley JH. Prominent mononuclear cell infiltrate is characteristic of herpes esophagitis. Hum Pathol 1991, **22**: 541–549.

95 Haggitt RC, Meissner WA. Crohn's disease of the upper gastrointestinal tract. Am J Clin Pathol 1973, **59**: 613–622.

96 Kaneko F, Mori M, Tsukinaga I, Miura Y. Pemphigus vulgaris of esophageal mucosa. Arch Dermatol 1985, **121**: 272–273.

97 Kotler DP, Reka S, Orenstein JM, Fox CH. Chronic idiopathic esophageal ulceration in the acquired immunodeficiency syndrome. Characterization and treatment with corticosteroids. J Clin Gastroenterol 1992, **15**: 284–290.

98 Laine L, Bonacini M, Sattler F, Young T, Sherrod A. Cytomegalovirus and *Candida* esophagitis in patients with AIDS. J Acquir Immune Defic Syndr 1992, **5**: 605–609.

99 Lee RG. Marked eosinophilia in esophageal mucosal biopsies. Am J Surg Pathol 1985, **9**: 475–479.

100 Lucendo AJ, Navarro M, Comas C, Pascual JM, Burgos E, Santamaría L, Larrauri J. Immunophenotypic characterization and quantification of the epithelial inflammatory infiltrate in eosinophilic esophagitis through stereology: an analysis of the cellular mechanisms of the disease and the immunologic capacity of the esophagus. Am J Surg Pathol 2007, **31**: 598–606.

101 McBane RD, Gross JB Jr. Herpes esophagitis. Clinical syndrome, endoscopic appearance, and diagnosis in 23 patients. Gastrointest Endosc 1991, **37**: 600–603.

102 McDonald GB, Sharma P, Hackman RC, Meyers JD, Thomas ED. Esophageal infections in immunosuppressed patients after marrow transplantation. Gastroenterology 1985, **88**: 1111–1117.

103 McKay JS, Day DW. Herpes simplex oesophagitis. Histopathology 1983, **7**: 409–420.

104 McKenzie R, Khakoo R. Blastomycosis of the esophagus presenting with gastrointestinal bleeding. Gastroenterology 1985, **88**: 1271–1273.

105 Mori S, Yoshihira A, Kawamura H, Takeuchi A, Hashimoto T, Inaba G. Esophageal involvement in Behçet's disease. Am J Gastroenterol 1983, **78**: 548–553.

106 Orringer MB, Sloan H. Monilial esophagitis. An increasingly frequent cause of esophageal stenosis. Ann Thorac Surg 1978, **26**: 364–374.

107 Parfitt JR, Gregor JC, Suskin NG, Jawa HA, Driman DK. Eosinophilic esophagitis in adults: distinguishing features from gastroesophageal reflux disease: a study of 41 patients. Mod Pathol 2006, **19**: 90–96.

108 Patil DT, Liao J, Gonsalves N, Hirano I, Rao MS, Yang GY. Role of antigen presenting cells in the pathogenesis of adult eosinophilic esophagitis – a single institutional study of 285 patients. Lab Invest 2009, **89**: 145A.

109 Shortsleeve MJ, Levine MS. Herpes esophagitis in otherwise healthy patients. Clinical and radiographic findings. Radiology 1992, **182**: 859–861.

110 Singh SP, Odze RD. Multinucleated epithelial giant cell changes in esophagitis: a clinicopathologic study of 14 cases. Am J Surg Pathol 1998, **22**: 93–99.

111 Teot LA, Ducatman BS, Geisinger KR. Cytologic diagnosis of cytomegaloviral esophagitis. A report of three acquired immunodeficiency syndrome-related cases. Acta Cytol 1993, **37**: 93–96.

112 Vanderheyden AD, Petras RE, DeYoung BR, Mitros FA. Emerging eosinophilic (allergic) esophagitis: increased incidence or increased recognition? Arch Pathol Lab Med 2007, **131**: 777–779.

113 Vitellas KM, Bennett WF, Bova JG, Johnston JC, Caldwell JH, Mayle JE. Idiopathic eosinophilic esophagitis. Radiology 1993, **186**: 789–793.

114 Walsh SV, Antonioli DA, Goldman H, Fox VL, Bousvaros A, Leichtner AM, Furuta GT. Allergic esophagitis in children: a clinicopathologic entity. Am J Surg Pathol 1999, **23**: 390–396.

115 Wilcox CM, Zaki SR, Coffield LM, Greer PW, Schwartz DA. Evaluation of idiopathic esophageal ulceration for human immunodeficiency virus. Mod Pathol 1995, **8**: 568–572.

116 Young JA, Elias E. Gastro-oesophageal candidiasis. Diagnosis by brush cytology. J Clin Pathol 1985, **38**: 293–296.

REFLUX ESOPHAGITIS

117 Allison PR. Peptic ulcer of the esophagus. Thorax 1948, **3**: 20–42.

118 Barrett NR. Chronic peptic ulcer of the oesophagus and 'oesophagitis'. Br J Surg 1950, **38**: 175–182.

119 Behar J, Sheahan DC. Histologic abnormalities in reflux esophagitis. Arch Pathol 1975, **99**: 387–391.

120 Belsey R. Peptic ulcer of the esophagus. Ann R Coll Surg Engl 1954, **14**: 303–322.

121 Brown LF, Goldman H, Antonioli DA. Intraepithelial eosinophils in endoscopic biopsies of adults with reflux esophagitis. Am J Surg Pathol 1984, **8**: 899–905.

122 Collins BJ, Elliott H, Sloan JM, McFarland RJ, Love AHG. Oesophageal histology in reflux oesophagitis. J Clin Pathol 1985, **38**: 1265–1272.

123 Collins JSA, Watt PCH, Hamilton PW, Collins BJ, Sloan JM, Elliott H, Love AHG. Assessment of oesophagitis by histology and morphometry. Histopathology 1989, **14**: 381–390.

124 Cunningham KM, Horowitz M, Riddell PS, Maddern GJ, Myers JC, Holloway RH, Wishart JM, Jamieson GG. Relations among autonomic nerve dysfunction, oesophageal motility, and gastric emptying in gastro-oesophageal reflux disease. Gut 1991, **32**: 1436–1440.

125 Esposito S, Valente G, Zavallone A, Guidali P, Rapa A, Oderda G. Histological score of cells with irregular nuclear contours for the diagnosis of reflux esophagitis in children. Hum Pathol 2004, **35**: 96–101.

126 Fierson HF Jr. Histological criteria for the diagnosis of reflux esophagitis. Pathol Annu 1992, **27**(Pt 1): 87–104.

127 Geboes K, Desmet V, Vantrappen G. Esophageal histology in the early stage of gastroesophageal reflux [letter]. Arch Pathol Lab Med 1979, **103**: 205.

128 Haber MM, Lopez I. Reflux gastritis in gastroesophageal reflux disease: a histopathological study. Ann Diagn Pathol 1999, **3**: 281–286.

129 Ismail-Beigi F, Horton PF, Pope CE II. Histological consequences of gastroesophageal reflux in man. Gastroenterology 1970, **58**: 163–174.

130 Karl TR, Pindyck F, Sicular A. Zollinger–Ellison syndrome with esophagitis and Barrett mucosa. Am J Gastroenterol 1983, **78**: 611–614.

131 McKinley M, Sherlock P. Barrett's esophagus with adenocarcinoma in scleroderma. Am J Gastroenterol 1984, **79**: 438–440.

132 Riddell RH. The biopsy diagnosis of gastroesophageal reflux disease, 'carditis', and Barrett's esophagus, and sequelae of therapy. Am J Surg Pathol 1996, **20**: S31–S50.

133 Sandry RJ. Pathology of reflux esophagitis. In Skinner DB, Belsey RHR, Hendrix TR, Zuidema GD (eds.): Gastroesophageal reflux in hiatal hernia. Boston, 1972, Little, Brown, & Co.

134 Sheahan DG, West AB. Focal lymphoid hyperplasia (pseudolymphoma) of the esophagus. Am J Surg Pathol 1985, **9**: 141–147.

135 Skinner DB. Pathophysiology of gastroesophageal reflux. Ann Surg 1985, **202**: 546–556.

136 Spechler SJ, Department of Veterans Affairs Gastroesophageal Reflux Disease Study Group. Comparison of medical and surgical therapy for complicated gastroesophageal reflux disease in veterans. N Engl J Med 1992, **326**: 786–792.

137 Trier JS. Morphology of the epithelium of the distal esophagus in patients with midesophageal peptic strictures. Gastroenterology 1970, **58**: 444–461.

138 Tummala V, Barwick KW, Sontag SJ, Vlahcevic RZ, McCallum RW. The significance of intraepithelial eosinophils in the histologic diagnosis of gastroesophageal reflux. Am J Clin Pathol 1987, **87**: 43–48.

139 Tytgat GNJ, Bianchi Porro G, Feussner H, Pace F, Richter JE, Siewert JR. Longterm strategy for

the treatment of gastro-oesophageal reflux disease. Gastroenterol Int 1991, **4**: 21–32.

140 Wang HH, Mangano MM, Antonioli DA. Evaluation of T-lymphocytes in esophageal mucosal biopsies. Mod Pathol 1994, **7**: 55–58.

141 Yardley JH. Biopsy findings in low-grade reflux esophagitis. In Skinner DB, Belsey RHR, Hendrix TR, Zuidema GD (eds.): Gastroesophageal reflux and hiatal hernia. Boston, 1972, Little, Brown, & Co.

BARRETT ESOPHAGUS

142 Batts KP. Barrett esophagus – more steps forward [editorial]. Hum Pathol 2001, **32**: 357–359.

143 Biddlestone LR, Barham CP, Wilkinson SP, Barr H, Shepherd NA. The histopathology of treated Barrett's esophagus: squamous reepithelialization after acid suppression and laser and photodynamic therapy. Am J Surg Pathol 1998, **22**: 239–245.

144 Biddlestone LR, Bailey TA, Whittles CE, Shepherd NA. The clinical and molecular pathology of Barrett's oesophagus. In Kirkham N, Lemoine NR (eds.): Progress in pathology. London, 2001, Greenwich Medical Media, pp. 57–80.

145 Brand DL, Ylvisaker JT, Gelfand M, Pope CE II. Regression of columnar esophageal (Barrett's) epithelium after antireflux surgery. N Engl J Med 1980, **302**: 844–848.

146 Bremner CG, Lynch VP, Ellis FH Jr. Barrett's esophagus. Congenital or acquired? An experimental study of esophageal mucosal regeneration in the dog. Surgery 1970, **68**: 209–216.

147 Chandrasoma PT, Der R, Dalton P, Kobayashi G, Ma Y, Peters J, Demeester T. Distribution and significance of epithelial types in columnar-lined esophagus. Am J Surg Pathol 2001, **25**: 1188–1193.

148 Chandrasoma PT, Der R, Ma Y, Dalton P, Taira M. Histology of the gastroesophageal junction: an autopsy study. Am J Surg Pathol 2000, **24**: 402–409.

149 Chandrasoma PT, Lokuhetty DM, Deemester TR, Bremner CG, Peters JH, Oberg S, Groshen S. Definition of histopathologic changes in gastroesophageal reflux disease. Am J Surg Pathol 2000, **24**: 344–351.

150 Chaves P, Cardoso P, De Almeida JC, Pereira AD, Leitao CN, Soares J. Non-goblet cell population of Barrett's esophagus: an immunohistochemical demonstration of intestinal differentiation. Hum Pathol 1999, **30**: 1291–1295.

151 Chinyama CN, Marshall RE, Owen WJ, Mason RC, Kothari D, Wilkinson ML, Sanderson JD. Expression of MUC1 and MUC2 mucin gene products in Barrett's metaplasia, dysplasia and adenocarcinoma: an immunopathological study with clinical correlation. Histopathology 1999, **35**: 517–524.

152 Dahms BB, Greco MA, Strandjord SE, Rothstein FC. Barrett's esophagus in three children after antileukemia chemotherapy. Cancer 1987, **60**: 2896–2900.

153 Dahms BB, Rothstein FC. Barrett's esophagus in children. A consequence of chronic gastroesophageal reflux. Gastroenterology 1984, **86**: 318–323.

154 Fahmy N, King JF. Barrett's esophagus. An acquired condition with genetic predisposition. Am J Gastroenterol 1993, **88**: 1262–1265.

155 Glickman JN, Wang HH, Das KM, Goyal RK, Spechler SJ, Antonioli D, Odze RD. Phenotype of Barrett's esophagus and intestinal metaplasia of the distal esophagus and gastroesophageal junction: an immunohistochemical study of cytokeratins 7 and 20, Das-1 and 45M1. Am J Surg Pathol 2001, **25**: 87–94.

156 Glickman JN, Chen YY, Wang HH, Antonioli DA, Odze RD. Phenotypic characteristics of a distinctive multilayered epithelium suggests that it is a precursor in the development of Barrett's esophagus. Am J Surg Pathol 2001, **25**: 569–578.

157 Goldblum JR. The significance and etiology of intestinal metaplasia of the esophagogastric junction. Ann Diagn Pathol 2002, **6**: 67–73.

158 Goldstein NS. Gastric cardia intestinal metaplasia: biopsy follow-up of 85 patients. Mod Pathol 2000, **13**: 1072–1079.

159 Goldstein NS, Karim R. Gastric cardia inflammation and intestinal metaplasia: associations with reflux esophagitis and *Helicobacter pylori*. Mod Pathol 1999, **12**: 1017–1024.

160 Griffin M, Sweeney EC. The relationship of endocrine cells, dysplasia and carcinoembryonic antigen in Barrett's mucosa to adenocarcinoma of the oesophagus. Histopathology 1987, **11**: 53–62.

161 Groisman GM, Amar M, Meir A. Expression of the intestinal marker Cdx2 in the columnar-lined esophagus with and without intestinal (Barrett's) metaplasia. Mod Pathol 2004, **17**: 1282–1288.

162 Gulmann C, Shaqaqi OA, Grace A, Leader M, Patchett S, Butler D, Kay E. Cytokeratin 7/20 and MUC1, 2, 5AC, and 6 expression patterns in Barrett's esophagus and intestinal metaplasia of the stomach: intestinal metaplasia of the cardia is related to Barrett's esophagus. Appl Immunohistochem Mol Morphol 2004, **12**: 142–147.

163 Hahn HP, Blount PL, Ayub K, Das KM, Souza R, Spechler S, Odze RD. Intestinal differentiation in metaplastic, nongoblet columnar epithelium in the esophagus. Am J Surg Pathol 2009, **33**: 1006–1015.

164 Hahn HP, Shahsafaei A, Odze RD. Vascular and lymphatic properties of the superficial and deep lamina propria in Barrett esophagus. Am J Surg Pathol 2008, **32**: 1454–1461.

165 Hamilton SR, Yardley JA. Regeneration of cardiac type mucosa and acquisition of Barrett mucosa after esophagogastrostomy. Gastroenterology 1977, **72**: 669–675.

166 Haque S, Eisen RN, West AB. Heterotopic bone formation in the gastrointestinal tract. Arch Pathol Lab Med 1996, **120**: 666–670.

167 Hassall E, Israel DM, Davidson AG, Wong LT. Barrett's esophagus in children with cystic fibrosis. Not a coincidental association. Am J Gastroenterol 1993, **88**: 1934–1938.

168 Hassall E, Weinstein WM, Ament ME. Barrett's esophagus in childhood. Gastroenterology 1985, **89**: 1331–1337.

169 Heitmann P, Csendes A, Strauszer T. Esophageal strictures and low esophagus lined with columnar epithelium. Am J Dig Dis 1971, **16**: 307–320.

170 Iftikhar SY, James PD, Steele RJ, Hardcastle JD, Atkinson M. Length of Barrett's oesophagus. An important factor in the development of dysplasia and adenocarcinoma. Gut 1992, **33**: 1155–1158.

171 Krishnamurthy S, Dayal Y. Pancreatic metaplasia in Barrett's esophagus. An immunohistochemical study. Am J Surg Pathol 1995, **19**: 1172–1180.

172 Lagergren J, Bergstrom R, Lindgren A, Nyren O. Symptomatic gastroesophageal reflux as a risk factor for esophageal adenocarcinoma. N Engl J Med 1999, **340**: 825–831.

173 Lapertosa G, Baracchini P, Fulcheri E. Mucin histochemical analysis in the interpretation of Barrett's esophagus. Results of a multicenter study. The Operative Group for the Study of Esophageal Anatomy and Histology, Genoa, Italy. Am J Clin Pathol 1992, **98**: 5–7.

174 Lee RG. Mucins in Barrett's esophagus. A histochemical study. Am J Clin Pathol 1984, **81**: 500–503.

175 Lewis JT, Wang KK, Abraham SC. Muscularis mucosae duplication and the musculo-fibrous anomaly in endoscopic mucosal resections for Barrett esophagus: implications for staging of adenocarcinoma. Am J Surg Pathol 2008, **32**: 566–571.

176 Maru DM. Barrett's esophagus: diagnostic challenges and recent developments. Ann Diagn Pathol 2009, **13**: 212–221.

177 Menke-Pluymers MB, Hop WC, Dees J, van Blankenstein M, Tilanus HW. Risk factors for the development of an adenocarcinoma in columnar-lined (Barrett) esophagus. The Rotterdam Esophageal Tumor Study Group. Cancer 1993, **72**: 1155–1158.

178 Mittal RK, Balaban DH. The esophagogastric junction. N Engl J Med 1997, **336**: 924–932.

179 Mohammed IA, Streutker CJ, Riddel RH. Utilization of cytokeratins 7 and 20 does not differentiate between Barrett's esophagus and gastric cardiac intestinal metaplasia. Mod Pathol 2002, **15**: 611–616.

180 Nobukawa B, Abraham SC, Gill J, Hietmiller RF, Wu TT. Clinicopathologic and molecular analysis of high grade dysplasia and early adenocarcinoma in short- versus long-segment Barrett esophagus. Hum Pathol 2001, **32**: 447–454.

181 Odze RD. Update on the diagnosis and treatment of Barrett esophagus and related neoplastic precursor lesions. Arch Pathol Lab Med 2008, **132**: 1577–1585.

182 Offner FA, Lewin KJ, Weinstein WM. Metaplastic columnar cells in Barrett's esophagus: a common and neglected cell type. Hum Pathol 1996, **27**: 885–889.

183 Ormsby AH, Goldblum JR, Rice TW, Richter JE, Falk GW, Vaezi MF, Gramlich TL. Cytokeratin subsets can reliably distinguish Barrett's esophagus from intestinal metaplasia of the stomach. Hum Pathol 1999, **30**: 288–294.

184 Ormsby A, Kilgore SP, Goldblum JR, Richter JE, Rice TW, Gramlich TL. The location and frequency of intestinal metaplasia at the esophagogastric junction in 223 consecutive autopsies: implications for patient treatment and preventive strategies in Barrett's esophagus. Mod Pathol 2000, **13**: 614–620.

185 Paull G, Yardley JH. Gastric and esophageal *Campylobacter pylori* in patients with Barrett's esophagus. Gastroenterology 1988, **95**: 216–218.

186 Pera M, Trastek VF, Carpenter HA, Allen MS, Deschamps C, Pairolero PC. Barrett's esophagus with high-grade dysplasia. An indication for esophagectomy? Ann Thorac Surg 1992, **54**: 199–204.

187 Petras RE, Sivak MV Jr, Rice TW. Barrett's esophagus. A review of the pathologist's role in diagnosis and management. Pathol Annu 1991, **26**(Pt 2): 1–32.

188 Peuchmaur M, Potet F, Goldfain D. Mucin histochemistry of the columnar epithelium of the oesophagus (Barrett's oesophagus). A prospective biopsy study. J Clin Pathol 1984, **37**: 607–610.

189 Phillips RW, Frierson HF, Moskaluk CA. Cdx2 as a marker of epithelial intestinal differentiation in the esophagus. Am J Surg Pathol 2003, **27**: 1442–1447.

190 Phillips RW, Wong RK. Barrett's esophagus. Natural history, incidence, etiology, and complications. Gastroenterol Clin North Am 1991, **20**: 791–816.

191 Piazuelo MB, Haque S, Delgado A, Du JX, Rodriguez F, Correa P. Phenotypic differences between esophageal and gastric intestinal metaplasia. Mod Pathol 2004, **17**: 62–74.

192 Pope CE II. Regression of Barrett's epithelium. In Spechler SJ, Goyal RK (eds.): Barrett's esophagus. Pathophysiology, diagnosis, and management. New York, 1985, Elsevier Science, pp. 224–229.

193 Qualman SJ, Murray RD, McClung HJ, Lucas J. Intestinal metaplasia is age related in Barrett's esophagus. Arch Pathol Lab Med 1990, **114**: 1236–1240.

194 Quddus MR, Henley JD, Sulaiman RA, Palumbo TC, Gnepp DR. *Helicobacter pylori* infection and adenocarcinoma arising in Barrett's esophagus. Hum Pathol 1997, **28**: 1007–1009.

195 Rusch VW, Levine DS, Haggitt R, Reid BJ. The management of high grade dysplasia and early cancer in Barrett's esophagus. A multidisciplinary problem. Cancer 1994, **74**: 1225–1229.

196 Sampliner RE. Practice guidelines on the diagnosis, surveillance, and therapy of Barrett's esophagus. Am J Gastroenterol 1998, **93**: 1028–1031.

197 Sarbia M, Donner A, Gabbert HE. Histopathology of the gastroesophageal junction: a study on 36 operation specimens. Am J Surg Pathol 2002, **26**: 1207–1212.

198 Sarbia M, Donner A, Franke C, Gabbert HE. Distinction between intestinal metaplasia in the cardia and in Barrett's esophagus: the role of histology and immunohistochemistry. Hum Pathol 2004, **35**: 371–376.

199 Sharma P. Barrett's esophagus. N Engl J Med 2009, **361**: 2548–2556.

200 Sjogren RW Jr, Johnson LF. Barrett's esophagus. A review. Am J Med 1983, **74**: 313–321.

201 Skinner DB, Walther BC, Riddell RH, Schmidt H, Iascone C, DeMeester TR. Barrett's esophagus. Ann Surg 1983, **198**: 554–566.

202 Splechler SJ. Barrett's esophagus. N Engl Med 2002, **346**: 836–842.

203 Srivastava A, Odze RD, Lauwers GY, Redston M, Antonioli DA, Glickman JN. Morphologic features are useful in distinguishing Barrett esophagus from carditis with intestinal metaplasia. Am J Surg Pathol 2007, **31**: 1733–1741.

204 Stein HJ, Siewert JR. Barrett's esophagus. Pathogenesis, epidemiology, functional abnormalities, malignant degeneration, and surgical management. Dysphagia 1993, **8**: 276–288.

205 Suo Z, Nesland JM. Barrett's esophagus: intestinal metaplasia or phenotypic shift of undifferentiated elements in the stem cells. Ultrastruct Pathol 2002, **26**: 53–54.

206 Takubo K, Sasajima K, Yamashita K, Tanaka Y, Fujita K. Double muscularis mucosae in Barrett's esophagus. Hum Pathol 1991, **22**: 1158–1161.

207 Takubo K, Vieth M, Aryal G, Honma N, Sawabe M, Arai T, Kammori M, Mafune K, Iwakiri K. Islands of squamous epithelium and their surrounding mucosa in columnar-lined esophagus: a pathognomonic feature of Barrett's esophagus? Hum Pathol 2005, **36**: 269–274.

208 Taniere P, Borghi-Scoazec G, Saurin JC, Lombert-Bohas C, Boulez J, Berger F, Hainaut P, Scoazec JY. Cytokeratin expression in adenocarcinomas of the esophagogastric junction: a comparative study of adenocarcinomas of the distal esophagus and of the proximal stomach. Am J Surg Pathol 2002, **26**: 1203–1221.

209 Torrado J, Ruiz B, Garay J, Asenjo JL, Tovar JA, Cosme A, Correa P. Blood-group phenotypes, sulfomucins, and *Helicobacter pylori* in Barrett's esophagus. Am J Surg Pathol 1997, **21**: 1023–1029.

210 Warson C, Van De Bovenkamp JH, Korteland-van Male AM, Buller HA, Einerhand AW, Ectors NL, Dekker J. Barrett's esophagus is characterized by expression of gastric-type mucins (MUC5AC, MUC6) and TFF peptides (TFF1 and TFF2), but the risk of carcinoma development may be indicated by the intestinal-type mucin MUC2. Hum Pathol 2002, **33**: 660–668.

211 Williamson WA, Ellis FH Jr, Gibb SP, Aretz HT. Barrett's ulcer. A surgical disease? J Thorac Cardiovasc Surg 1992, **103**: 2–6.

Dysplasia, carcinoma in situ, and invasive adenocarcinoma in Barrett esophagus

212 Abraham SC, Krasinskas AM, Correa AM, Hofstetter WL, Ajani JA, Swisher SG, Wu TT. Duplication of the muscularis mucosae in Barrett esophagus: an underrecognized feature and its implication for staging of adenocarcinoma. Am J Surg Pathol 2007, **31**: 1719–1725.

213 al-Kasspooles M, Moore JH, Orringer MB, Beer DG. Amplification and overexpression of the EGFR and erbB-2 genes in human esophageal adenocarcinomas. Int J Cancer 1993, **54**: 213–219.

214 Ban S, Mino M, Nishioka NS, Puricelli W, Zukerberg LR, Shimizu M, Lauwers GY. Histopathologic aspects of photodynamic therapy for dysplasia and early adenocarcinoma arising in Barrett's esophagus. Am J Surg Pathol 2004, **28**: 1466–1473.

215 Banner BF, Memoli VA, Warren WH, Gould VE. Carcinoma with multidirectional differentiation arising in Barrett's esophagus. Ultrastruct Pathol 1983, **4**: 205–217.

216 Berenson MM, Riddell RH, Skinner DB, Freston JW. Malignant transformation of esophageal columnar epithelium. Cancer 1978, **41**: 554–561.

217 Bhargava P, Eisen GM, Holterman DA, Azumi N, Hartmann DP, Hanfelt JJ, Benjamin SB, Lippman ME, Montgomery EA. Endoscopic mapping and surrogate markers for better surveillance in Barrett esophagus. A study of 700 biopsy specimens. Am J Clin Pathol 2000, **114**: 552–563.

218 Bian YS, Osterheld MC, Bosman FT, Benhattar J, Fontilliet C. p53 gene mutation and protein accumulation during neoplastic progression in Barrett's esophagus. Mod Pathol 2001, **14**: 397–403.

219 Biddlestone LR, Bailey TA, Whittles CE, Shepherd NA. The clinical and molecular pathology of Barrett's oesophagus. In Kirkham N, Lemoine NR (eds.): Progress in pathology. London, 2001, Greenwich Medical Media, pp. 57–80.

220 Blot WJ, Devesa SS, Kneller RW, Fraumeni JF Jr. Rising incidence of adenocarcinoma of the esophagus and gastric cardia. JAMA 1991, **265**: 1287–1289.

221 Blount PL, Ramel S, Raskind WH, Haggitt RC, Sanchez CA, Dean PJ, Rabinovitch PS, Reid BJ. 17p allelic deletions and p53 protein overexpression in Barrett's adenocarcinoma. Cancer Res 1991, **51**: 5482–5486.

222 Brankley SM, Wang KK, Harwood AR, Miller DV, Legator MS, Lutzke LS, Kipp BR, Morrison LE, Halling KC. The development of a fluorescence in situ hybridization assay for the detection of dysplasia and adenocarcinoma in Barrett's esophagus. J Mol Diagn 2006, **8**: 260–267.

223 Brien TP, Odze RD, Sheehan CE, McKenna BJ, Ross JS. HER-2/neu gene amplification by FISH predicts poor survival in Barrett's esophagus associated adenocarcinoma. Hum Pathol 2000, **31**: 35–39.

224 Cameron AJ, Ott BJ, Payne WS. The incidence of adenocarcinoma in columnar-lined (Barrett's) esophagus. N Engl J Med 1985, **313**: 857–859.

225 Cary NR, Barron DJ, McGoldrick JP, Wells FC. Combined oesophageal adenocarcinoma and carcinoid in Barrett's oesophagitis. Potential role of enterochromaffin-like cells in oesophageal malignancy. Thorax 1993, **48**: 404–405.

226 Chandrasoma P, Wickramasinghe K, Ma Y, DeMeester T. Adenocarcinomas of the distal esophagus and 'gastric cardia' are predominantly esophageal carcinomas. Am J Surg Pathol 2007, **31**: 569–575.

227 Chejfec G. Atypias, dysplasias, and neoplasias of the esophagus and stomach. Semin Diagn Pathol 1985, **2**: 31–41.

228 Cho KJ, Hunter TB, Whitehouse WM. The columnar-lined lower esophagus and its association with adenocarcinoma of the esophagus. Radiology 1975, **115**: 563–586.

229 Choi YW, Heath EI, Heitmiller R, Forastiere AA, Wu TT. Mutations in beta-catenin and APC genes are uncommon in esophageal and esophagogastric junction adenocarcinomas. Mod Pathol 2000, **13**: 1055–1059.

230 Coco DP, Srivastava A, Sanchez CA, Li X, Cowan D, BJ Reid, Blount PL,Odze RD. Surface mitoses are a predictor of cancer progression in Barrett's esophagus. Lab Invest 2009, **89**: 127A.

231 Dorer R, Odze RD. AMACR immunostaining is useful in detecting dysplastic epithelium in Barrett's esophagus, ulcerative colitis, and Crohn's disease. Am J Surg Pathol 2006, **30**: 871–877.

232 Duhaylongsod FG, Wolfe WG. Barrett's esophagus and adenocarcinoma of the esophagus and gastroesophageal junction. J Thorac Cardiovasc Surg 1991, **102**: 36–41.

233 Dworak O, Koerfgen HP. Carcinosarcoma in Barrett's oesophagus. A case report with immunohistological examination. Virchows Arch [A] 1993, **422**: 423–426.

234 Fein R, Kelsen DP, Geller N, Bains M, McCormack P, Brennan MF. Adenocarcinoma of the esophagus and gastroesophageal junction. Prognostic factors and results of therapy. Cancer 1985, **56**: 2512–2518.

235 Fléjou JF, Svrcek M. Barrett's oesophagus – a pathologist's view. Histopathology 2007, **50**: 3–14.

236 Flucke U, Steinborn E, Dries V, Mönig SP, Schneider PM, Thiel J, Hölscher AH, Dienes HP, Baldus SE. Immunoreactivity of cytokeratins (CK7, CK20) and mucin peptide core antigens (MUC1, MUC2, MUC5AC) in adenocarcinomas, normal and metaplastic tissues of the distal oesophagus, oesophago-gastric junction and proximal stomach. Histopathology 2003, **43**: 127–134.

237 Fritcher EG, Brankley SM, Kipp BR, Voss JS, Campion MB, Morrison LE, Legator MS, Lutzke LS, Wang KK, Sebo TJ, Halling KC. A comparison of conventional cytology, DNA ploidy analysis, and fluorescence in situ hybridization for the detection of dysplasia and adenocarcinoma in patients with Barrett's esophagus. Hum Pathol 2008, **39**: 1128–1135.

238 Geboes K, Van Eyken P. The diagnosis of dysplasia and malignancy in Barrett's esophagus. Histopathology 2000, **37**: 99–107.

239 Geisinger KR, Teot LA, Richter JE. A comparative cytopathologic and histologic study of atypia, dysplasia, and adenocarcinoma in Barrett's esophagus. Cancer 1992, **69**: 8–16.

240 Glickman JN, Blount PL, Sanchez CA, Cowan DS, Wongsurawat VJ, Reid BJ, Odze RD. Mucin core polypeptide expression in the progression of neoplasia in Barrett's esophagus. Hum Pathol 2006, **37**: 1304–1315.

241 Goldblum JR. Barrett's esophagus and Barrett's-related dysplasia. Mod Pathol 2003, **16**: 316–324.

242 Goldblum JR, Lauwers GY. Dysplasia arising in Barrett's esophagus: diagnostic pitfalls and natural history. Semin Diagn Pathol 2002, **19**: 12–19.

243 Goodarzi M, Rashid AR, Maru DM. Anti-phosphohistone H3 shows differential expression in Barrett's esophagus, low-grade dysplasia, high-grade dysplasia, adenocarcinoma sequence. Lab Invest 2009, **89**: 131A.

244 Haggitt RC. Barrett's esophagus, dysplasia, and adenocarcinoma. Hum Pathol 1994, **25**: 982–993.

245 Haggitt RC, Dean PJ. Adenocarcinoma in Barrett's epithelium. In Spechler SJ, Goyal RK (eds.): Barrett's esophagus. Pathophysiology, diagnosis, and management. New York, 1985, Elsevier Science, pp. 153–166.

246 Haggitt RC, Reid BJ, Rabinovitch PS, Rubin CE. Barrett's esophagus. Correlation between mucin histochemistry, flow cytometry, and histologic diagnosis for predicting increased cancer risk. Am J Pathol 1988, **131**: 53–61.

247 Haggitt RC, Tryzelaar J, Ellis FH, Colcher H. Adenocarcinoma complicating columnar epithelium-lined (Barrett's) esophagus. Am J Clin Pathol 1978, **70**: 1–5.

248 Hamilton SR, Smith RRL. The relationship between columnar epithelial dysplasia and invasive adenocarcinoma arising in Barrett's esophagus. Am J Clin Pathol 1987, **87**: 301–312.

249 Hamilton K, Chiappori A, Olson S, Sawyers J, Johnson D, Washington K. Prevalence and prognostic significance of neuroendocrine cells in esophageal adenocarcinoma. Mod Pathol 2000, **13**: 475–481.

250 Hansel DE, Dhara S, Huang RC, Ashfaq R, Deasel M, Shimada Y, Bernstein HS, Harmon J, Brock M, Forastiere A, Washington MK, Maitra A, Montgomery E. CDC2/CDK1 expression in esophageal adenocarcinoma and precursor lesions serves as a diagnostic and cancer progression marker and potential novel drug target. Am J Surg Pathol 2005, **29**: 390–399.

251 Harle IA, Finley RJ, Belsheim M, Bondy DC, Booth M, Lloyd D, McDonald JWD, Sullivan S, Valberg LS, Watson WC, Frei JV, Slinger R, Troster M, Meads GE, Duff JH. Management of adenocarcinoma in a columnar-lined esophagus. Ann Thorac Surg 1985, **60**: 330–336.

252 Hassall E, Dimmick JE, Magee JF. Adenocarcinoma in childhood Barrett's esophagus. Case documentation and the need for surveillance in children. Am J Gastroenterol 1993, **88**: 282–288.

253 Hornick JL, Farraye FA, Odze RD. Prevalence and significance of prominent mucin pools in the esophagus post neoadjuvant chemoradiotherapy for Barrett's-associated adenocarcinoma. Am J Surg Pathol 2006, **30**: 28–35.

254 Jankowski JA, Wright NA, Melter SJ, Triadafilopoulos G, Geboes K, Casson AG, Kerr D, Young LS. Molecular evolution of the metaplasia-dysplasia-adenocarcinoma sequence in the esophagus. Am J Pathol 1999, **154**: 965–973.

255 Jenkins GJ, Doak SH, Parry JM, D'Souza FR, Griffiths AP, Baxter JN. Genetic pathways involved in the progression of Barrett's metaplasia to adenocarcinoma. Br J Surg 2002, **89**: 824–837.

256 Kalish RJ, Clancy PE, Orringer MB, Appelman HD. Clinical, epidemiologic, and morphologic comparison between adenocarcinomas arising in Barrett's esophageal mucosa and in the gastric cardia. Gastroenterology 1984, **86**: 461–467.

257 Kaneshiro DK, Post JC, Rybicki LA, Rice TW, Goldblum. Survival by depth of tumor invasion in PT1 esophageal adenocarcinoma: an analysis of 182 patients. Lab Invest 2009, **89**: 134A.

258 Kaye PV, Haider SA, Ilyas M, James PD, Soomro I, Faisal W, Catton J, Parsons SL, Ragunath K. Barrett's dysplasia and the Vienna classification: reproducibility, prediction of progression and impact of consensus reporting and p53 immunohistochemistry. Histopathology 2009, **54**: 699–712.

259 Kerkhof M, van Dekken H, Steyerberg EW, Meijer GA, Mulder AH, de Bruïne A, Driessen A, ten Kate FJ, Kusters JG, Kuipers EJ, Siersema PD; CYBAR study group. Grading of dysplasia in Barrett's oesophagus: substantial interobserver variation between general and gastrointestinal pathologists. Histopathology 2007, **50**: 920–927.

260 Koppert LB, Wijnhoven BP, Tilanus HW, Stijnen T, Van Dekken H, Dinjens WN. Neuroendocrine in Barrett's mucosa and adenocarcinomas of the gastroesophageal junction. Int J Surg Pathol 2004, **12**: 117–125.

261 Koppert LB, Wijnhoven BP, van Dekken H, Tilanus HW, Dinjens WN. The molecular biology of esophageal adenocarcinoma. J Surg Oncol 2005, **92**: 169–190.

262 Koppert LB, Wijnhoven BP, Tilanus HW, Stijnen T, Van Dekken H, Dinjens WN. Neuroendocrine cells in Barrett's mucosa and adenocarcinomas of the gastro-esophageal junction. Int J Surg Pathol 2004, **12**: 117–125.

263 Lagarde SM, ten Kate FJ, de Boer DJ, Busch OR, Obertop H, van Lanschot JJ. Extracapsular lymph node involvement in node-positive patients with adenocarcinoma of the distal esophagus or gastroesophageal junction. Am J Surg Pathol 2006, **30**: 171–176.

264 Lagorce-Pages C, Paraf F, Dubois S, Belghiti J, Flejou JF. Expression of CD44 in premalignant and malignant Barrett's oesophagus. Histopathology 1998, **32**: 7–14.

265 Langer R, Ott K, Feith M, Lordick F, Siewert JR, Becker K. Prognostic significance of histopathological tumor regression after neoadjuvant chemotherapy in esophageal adenocarcinomas. Mod Pathol 2009, **22**: 1555–1563.

266 Law SY, Fok M, Cheng SW, Wong J. A comparison of outcome after resection for squamous cell carcinomas and adenocarcinomas of the esophagus and cardia. Surg Gynecol Obstet 1992, **175**: 107–112.

267 Lee RG. Adenomas arising in Barrett's esophagus. Am J Clin Pathol 1986, **85**: 629–632.

268 Levine DS, Haggitt RC, Blount PL, Rabinovitch PS, Rusch VW, Reid BJ. An endoscopic biopsy protocol can differentiate high-grade dysplasia from early adenocarcinoma in Barrett's esophagus. Gastroenterology 1993, **105**: 40–50.

269 Lomo LC, Blount PL, Sanchez CA, Li X, Galipeau PC, Cowan DS, Ayub K, Rabinovitch PS, Reid BJ, Odze RD. Crypt dysplasia with surface maturation: a clinical, pathologic, and molecular study of a Barrett's esophagus cohort. Am J Surg Pathol 2006, **30**: 423–435.

270 Lu D, Vohra P, Chu PG, Woda B, Rock KL, Jiang Z. An oncofetal protein IMP3: a new molecular marker for the detection of esophageal adenocarcinoma and high-grade dysplasia. Am J Surg Pathol 2009, **33**: 521–525.

271 MacDonald WC, MacDonald JB. Adenocarcinoma of the esophagus and/or gastric cardia. Cancer 1987, **60**: 1094–1098.

272 Mandal RV, Forcione DG, Brugge WR, Nishioka NS, Mino-Kenudson M, Lauwers GY. Effect of tumor characteristics and duplication of the muscularis mucosae on the endoscopic staging of superficial Barrett esophagus-related neoplasia. Am J Surg Pathol 2009, **33**: 620–625.

273 Matea M, Koga S, Kimura A. Simultaneous superficial squamous cell carcinoma of the esophagus and early gastric adenocarcinoma. Hepatogastroenterology 1991, **38**: 554–556.

274 McArdle JE, Lewin KJ, Randall G, Weinstein W. Distribution of dysplasias and early invasive carcinoma in Barrett's esophagus. Hum Pathol 1992, **23**: 479–482.

275 Mino-Kenudson M, Brugge WR, Puricelli WP, Nakatsuka LN, Nishioka NS, Zukerberg LR, Misdraji J, Lauwers GY. Management of superficial Barrett's epithelium-related neoplasms by endoscopic mucosal resection: clinicopathologic analysis of 27 cases. Am J Surg Pathol 2005, **29**: 680–686.

276 Montgomery E, Goldblum JR, Greenson JK, Haber MM, Lamps LW, Lauwers GY, Lazerby AJ, Lewin DN, Robert ME, Washington K, Zahrak ML, Hart J. Dysplasia as a predictive marker for invasive carcinoma in Barrett esophagus: a follow-up study based on 138 cases from a diagnostic variability study. Hum Pathol 2001, **32**: 379–388.

277 Montgomery E, Bronner MP, Goldblum JR, Greenson JK, Haber MM, Hart J, Lamps LW, Lauwers GY, Lazenby AJ, Lewin DN, Robert ME, Toledano AY, Shyr Y, Washington K. Reproducibility of the diagnosis of dysplasia in Barrett esophagus: a reaffirmation. Hum Pathol 2001, **32**: 368–378.

278 Nakamura T, Nekarda H, Hoelscher AH, Bollschweiler E, Harbec N, Becker K, Siewert JR. Prognostic value of DNA ploidy and c-*erb*B-2 oncoprotein overexpression in adenocarcinoma of Barrett's esophagus. Cancer 1994, **73**: 1785–1794.

279 Neal AP, Savary M, Ozzello L. Columnar-lined lower esophagus. An acquired lesion with malignant predisposition. J Thorac Cardiovasc Surg 1975, **70**: 826–835.

280 Nobukawa B, Abraham SC, Gill J, Hietmiller RF, Wu TT. Clinicopathologic and molecular analysis of high grade dysplasia and early adenocarcinoma in short- versus long-segment Barrett esophagus. Hum Pathol 2001, **32**: 447–454.

281 Nunobe S, Nakanishi Y, Taniguchi H, Sasako M, Sano T, Kato H, Yamagishi H, Sekine S, Shimoda T. Two distinct pathways of tumorigenesis of adenocarcinomas of the esophagogastric junction, related or unrelated to intestinal metaplasia. Pathol Int 2007, **57**: 315–321.

282 Osterheld MC, Bian YS, Bosman FT, Bernhattar J, Fontoilliet C. Beta-catenin expression and its association with prognostic factors in adenocarcinoma developed in Barrett esophagus. Am J Clin Pathol 2002, **117**: 451–456.

283 Paraf F, Fléjou JF, Pignon J-P, Fékété F, Potet F. Surgical pathology of adenocarcinoma arising in Barrett's esophagus. Am J Surg Pathol 1995, **19**: 183–191.

284 Paraf F, Fléjou JF, Potet F, Molas G, Fékété F. Adenomas arising in Barrett's esophagus with

adenocarcinoma. Report of three cases. Pathol Res Pract 1992, **188**: 1028–1032.
285 Parenti A, Leo G, Porzionato A, Zaninotto G, Rosato A, Ninfo V. Expression of survivin, p53, and caspase 3 in Barrett's esophagus carcinogenesis. Hum Pathol 2006, **37**: 16–22.
286 Pera M, Cameron AJ, Trastek VF, Carpenter HA, Zinsmeister AR. Increasing incidence of adenocarcinoma of the esophagus and esophagogastric junction. Gastroenterology 1993, **104**: 510–513.
287 Ramel S, Reid BJ, Sanchez CA, Blount PL, Levine DS, Neshat K, Haggitt RC, Dean PJ, Thor K, Rabinovitch PS. Evaluation of p53 protein expression in Barrett's esophagus by two-parameter flow cytometry. Gastroenterology 1992, **102**: 1220–1228.
288 Raskind WH, Norwood T, Levine DS, Haggitt RC, Rabinovitch PS, Reid BJ. Persistent clonal areas and clonal expansion in Barrett's esophagus. Cancer Res 1992, **52**: 2946–2950.
289 Reid BJ, Blount PL, Rubin CE, Levine DS, Haggitt RC, Rabinovitch PS. Flow-cytometric and histological progression to malignancy in Barrett's esophagus. Prospective endoscopic surveillance of a cohort. Gastroenterology 1992, **102**: 1212–1219.
290 Reid BJ, Haggitt RC, Rubin CE, Roth G, Surawicz CM, Van Belle G, Lewin K, Weinstein WM, Antonioli DA, Goldman H, MacDonald W, Owen D. Observer variation in the diagnosis of dysplasia in Barrett's esophagus. Hum Pathol 1988, **19**: 166–178.
291 Rice TW, Falk GW, Achkar E, Petras RE. Surgical management of high-grade dysplasia in Barrett's esophagus. Am J Gastroenterol 1993, **88**: 1832–1836.
292 Riddell RH. Dysplasia and regression in Barrett's epithelium. In Spechler SJ, Goyal RK (eds.): Barrett's esophagus. Pathophysiology, diagnosis, and management. New York, 1985, Elsevier Science, pp. 143–152.
293 Robey SS, Hamilton SR, Gupta PK, Erozan YS. Diagnostic value of cytopathology in Barrett esophagus and associated carcinoma. Am J Clin Pathol 1988, **89**: 493–498.
294 Romagnoli S, Roncalli M, Graziani D, Cassani B, Roz E, Bonavina L, Peracchia A, Bosari S, Coggi G. Molecular alterations of Barrett's esophagus on microdissected endoscopic biopsies. Lab Invest 2001, **81**: 241–247.
295 Rosenberg JC, Budev H, Edwards RC, Singal S, Steiger Z, Sundareson AS. Analysis of adenocarcinoma in Barrett's esophagus utilizing a staging system. Cancer 1985, **55**: 1353–1360.
296 Rosengard AM, Hamilton SR. Squamous carcinoma of the esophagus in patients with Barrett esophagus. Mod Pathol 1989, **2**: 2–7.
297 Rosty C, Prevot S, Tiret E, Wendum D, De Saint-Maur PP. Adenocarcinosarcoma in Barrett's esophagus: report of a case. Int J Surg Pathol 1996, **4**: 43–48.
298 Rual A, Parenti A, Zaninotto G, Merigliano S, Costantini M, Cagol M, Alfieri R, Bonavina L, Peracchia A, Ancona E. Intestinal metaplasia is the probable common precursor of adenocarcinoma in Barrett esophagus and adenocarcinoma of gastric cardia. Cancer 2000, **88**: 2520–2528.
299 Rubio CA, Aberg B. Barrett's mucosa in conjunction with squamous carcinoma of the esophagus. Cancer 1991, **68**: 583–586.
300 Saad RS, Lindner JL, Liu Y, Silverman JF. Lymphatic vessel density as prognostic marker in esophageal adenocarcinoma. Am J Clin Pathol 2009, **131**: 92–98.
301 Sanfey H, Hamilton SR, Smith RRL, Cameron JL. Carcinoma arising in Barrett's esophagus. Surg Gynecol Obstet 1985, **161**: 570–574.
302 Sarbia M, Borchard F, Hengels KJ. Histogenetical investigations on adenocarcinomas of the esophagogastric junction. An immunohistochemical study. Pathol Res Pract 1993, **189**: 530–535.
303 Sarbia M, Arjumand J, Wolter M, Reifenberger G, Heep H, Gabbert HE. Frequent c-myc amplification in high-grade dysplasia and adenocarcinoma in Barrett esophagus. Am J Clin Pathol 2001, **115**: 835–840.
304 Sarbia M. The histological appearance of oesophageal adenocarcinoma – an analysis based on 215 resection specimens. Virchows Arch 2006, **448**: 532–538.
305 Schmidt HG, Riddell RH, Walther B, Skinner DB, Riemann JF. Dysplasia in Barrett's esophagus. Cancer Res Clin Oncol 1985, **110**: 145–152.
306 Shurbaji MS, Erozan YS. The cytopathologic diagnosis of esophageal adenocarcinoma. Acta Cytol 1991, **35**: 189–194.
307 Slavin J, Pitson G, Dowling JP. Neuroendocrine carcinoma arising in Barrett's esophagus. Int J Surg Pathol 1994, **2**: 43–46.
308 Smith RRL, Hamilton SR, Boitnott JK, Rogers EL. The spectrum of carcinoma arising in Barrett's esophagus. A clinicopathologic study of 26 patients. Am J Surg Pathol 1984, **8**: 563–573.
309 Soucy G, Coco DP, Hornick JL, Huang Q, Odze RD. Mitosin expression is a biomarker of cancer progression in Barrett's esophagus. Lab Invest 2009, **89**: 149A.
310 Spechler SJ, Goyal RK. Barrett's esophagus. N Engl J Med 1986, **315**: 362–371.
311 Spechler SJ, Robbins AH, Rubins HB, Vincent ME, Heeren T, Doos WG, Colton T, Schimmel EM. Adenocarcinoma and Barrett's esophagus. An overrated risk? Gastroenterology 1984, **87**: 927–933.
312 Stewart JR, Hoff SJ, Johnson DH, Murray MJ, Butler DR, Elkins CC, Sharp KW, Merrill WH, Sawyers JL. Improved survival with neoadjuvant therapy and resection for adenocarcinoma of the esophagus. Ann Surg 1993, **218**: 571–576.
313 Streitz JM Jr, Ellis FH Jr, Gibb SP, Balogh K, Watkins E Jr. Adenocarcinoma in Barrett's esophagus. A clinicopathologic study of 65 cases. Ann Surg 1991, **213**: 122–125.
314 Thompson JJ, Zinsser KR, Enterline HT. Barrett's metaplasia and adenocarcinoma of the esophagus and gastroesophageal junction. Hum Pathol 1983, **14**: 42–61.
315 Thurberg BL, Duray PH, Odze RD. Polypoid dysplasia in Barrett's esophagus: a clinicopathologic, immunohistochemical, and molecular study of five cases. Hum Pathol 1999, **30**: 745–752.
316 Torres CM, Turner JR, Wang HH, Richards W, Sugarbaker D, Shahsafaei A, Odze RD. Pathologic prognostic factors in Barrett's-associated adenocarcinoma. A follow-up study of 96 patients. Cancer 1999, **85**: 520–528.
317 Van Der Woude CJ, Jansen PL, Tiebosch AT, Beuving A, Homan M, Kleibeuker JH, Moshage H. Expression of apoptosis-related proteins in Barrett's metaplasia-dysplasia-carcinoma sequence: a switch to a more resistant phenotype. Hum Pathol 2002, **33**: 686–692.
318 Van Sandick JW, Van Lanschot JB, Ten Kate FJ, Offerhaus GJ, Fockens P, Tytgat GN, Obertop H. Pathology of early invasive adenocarcinoma of the esophagus or esophagogastric junction: implications for therapeutic decision making. Cancer 2000, **88**: 2429–2437.
319 Vincent GA, Birbe R, Solomides C, Durra H. ProEx c immunostain as a marker for dysplasia in Barrett's esophagus. Lab Invest 2009, **89**: 151A.
320 Walch AK, Zitzelsberger HF, Bink K, Hutzler P, Bruch J, Braselmann H, Aubele MM, Mueller J, Stein H, Silewert JR, Hofler H, Werner M. Molecular genetic changes in metastatic primary Barrett's adenocarcinoma and related lymph node metastases: comparison with nonmetastatic Barrett's adenocarcinoma. Mod Pathol 2000, **13**: 814–824.
321 Walsh TN, Noonan N, Hollywood D, Kelly A, Keeling N, Hennessy TP. A comparison of multimodal therapy and surgery for esophageal adenocarcinoma. N Engl J Med 1996, **335**: 462–467.
322 Wasan HS, Schofield JB, Krausz T, Sikora K, Waxman J. Combined choriocarcinoma and yolk sac tumor arising in Barrett's esophagus. Cancer 1994, **73**: 514–517.
323 Washington K, Chiappori A, Hamilton K, Shyr Y, Blanke C, Johnson D, Sawyers J, Beauchamp D. Expression of beta-catenin, alpha-catenin, and E-cadherin in Barrett's esophagus and esophageal adenocarcinomas. Mod Pathol 1998, **11**: 805–813.
324 Yanagi M, Keller G, Mueller J, Walch A, Werner M, Stein HJ, Siewert JR, Hofler H. Comparison of loss of heterozygosity and microsatellite instability in adenocarcinomas of the distal esophagus and proximal stomach. Virchows Arch 2000, **437**: 605–610.

SQUAMOUS CELL CARCINOMA

GENERAL AND CLINICAL FEATURES

325 Ashworth MT, Nash JR, Ellis A, Day DW. Abnormalities of differentiation and maturation in the oesophageal squamous epithelium of patients with tylosis. Morphological features. Histopathology 1991, **19**: 303–310.
326 Blot WJ. Esophageal cancer trends and risk factors. Semin Oncol 1994, **21**: 403–410.
327 Burkett FE, Johnson RL. Carcinoma of the esophagus twelve years after curative resection for carcinoma of the esophagus. Cancer 1983, **51**: 2327–2331.
328 Chang F, Syrjanen S, Wang L, Syrjanen K. Infectious agents in the etiology of esophageal cancer. Gastroenterology 1992, **103**: 1336–1348.
329 Chen B, Yin H, Dhurandhar N. Detection of human papillomavirus DNA in esophageal squamous cell carcinomas by the polymerase chain reaction using general consensus primers. Hum Pathol 1994, **25**: 920–923.
330 Crespi M, Muñoz N, Grassi A, Qiong S, Jing WK, Jien LJ. Precursor lesions of oesophageal cancer in a low-risk population in China. Comparison with high-risk populations. Int J Cancer 1984, **34**: 599–602.
331 Devesa SS, Blot WJ, Fraumeni JF Jr. Changing patterns in the incidence of esophageal and gastric carcinoma in the United States. Cancer 1998, **83**: 2049–2053.
332 Goffman TE, McKeen EA, Curtis RE, Schein PS. Esophageal carcinoma following irradiation for breast cancer. Cancer 1983, **52**: 1808–1809.
333 Kuwano H, Mortia M, Tsutsui S, Kido Y, Morei M, Sugimachi K. Comparison of characteristics of esophageal squamous cell carcinoma associated with head and neck cancer and those with gastric cancer. J Surg Oncol 1991, **46**: 107–109.
334 Kuylenstierna R, Munck-Wikland E. Esophagitis and cancer of the esophagus. Cancer 1985, **56**: 837–839.
335 Lam KY, He D, Ma L, Zhang D, Ngan HY, Wan TS, Tsao SW. Presence of human papillomavirus in esophageal squamous cell carcinoma of Hong Kong Chinese and its

relationship with p53 gene mutation. Hum Pathol 1997, **28**: 657–663.

336 Maeta M, Koga S, Andachi H, Yoshioka H, Wakatsuki T. Esophageal cancer developed after gastrectomy. Surgery 1986, **95**: 87–91.

337 Mandard AM, Chasle J, Marnay J, Villedieu B, Bianco C, Roussel A, Elie H, Vernhes JC. Autopsy findings in 111 cases of esophageal cancer. Cancer 1981, **48**: 329–335.

338 Mannell A, Murray W. Oesophageal cancer in South Africa. A review of 1926 cases. Cancer 1989, **64**: 2604–2608.

339 Matsuura H, Morita M, Tsutsui S, Kido Y, Mori M. Esophageal carcinoma is frequently accompanied with early gastric carcinoma. Int Surg 1992, **77**: 69–71.

340 Oettlé GJ, Paterson AC, Leiman G, Segal I. Esophagitis in a population at risk for esophageal carcinoma. Cancer 1986, **57**: 2222–2229.

341 Poljak M, Cerar A, Seme K. Human papillomavirus infection in esophageal carcinomas: a study of 121 lesions using multiple broad-spectrum polymerase chain reactions and literature review. Hum Pathol 1998, **29**: 266–271.

342 Schottenfeld D. Epidemiology of cancer of the esophagus. Semin Oncol 1984, **11**: 92–100.

343 Souquet J-C, Berger F, Bonvoisin S, Partensky C, Boulez J, Descos F, Lambert R. Esophageal squamous cell carcinoma associated with gastric adenocarcinoma. Cancer 1989, **63**: 786–790.

344 Stephens RL, Hansen HH, Muggia FM. Hypercalcemia in epidermoid tumors of the head and neck and esophagus. Cancer 1973, **31**: 1487–1491.

345 Sugimachi K, Sumiyoshi K, Nozoe T, Yasuda M, Watanabe M, Kitamura K, Tsutsui S, Mori M, Kuwano H. Carcinogenesis and histogenesis of esophageal carcinoma. Cancer 1995, **75**: 1440–1445.

346 Suzuk L, Noffsinger AE, Hui YZ, Fenoglio-Preiser CM. Detection of human papillomavirus in esophageal squamous cell carcinoma. Cancer 1996, **78**: 704–710.

347 Turner JR, Shen LH, Crum CP, Dean PJ, Odze RD. Low prevalence of human papillomavirus infection in esophageal squamous cell carcinomas from North America: analysis by a highly sensitive and specific polymerase chain reaction-based approach. Hum Pathol 1997, **28**: 174–178.

348 Vizcaino AP, Moreno V, Lamber R, Parkin DM. Time trends incidence of both major histologic types of esophageal carcinomas in selected countries, 1973–1995. Int J Cancer 2002, **99**: 860–868.

349 Yang PC, Davis S. Incidence of cancer of the esophagus in the U.S. by histologic type. Cancer 1988, **61**: 612–617.

MORPHOLOGIC FEATURES AND LOCAL SPREAD

350 Amano T, Matsumoto T, Hayashi T, Arakawa A, Sonoue H, Kajiyama Y, Tsurumaru M. Subepithelial extension of squamous cell carcinoma in the esophagus: histopathological study using D2-40 immunostaining for 108 superficial carcinomas. Pathol Int 2007, **57**: 759–764.

351 Arista-Nasr J, Rivera I, Martinez-Benitez B, Bornstein-Quevedo L, Orozco H, Lugo-Guevara Y. Atypical regenerative hyperplasia of the esophagus in endoscopic biopsy: a mimicker of squamous esophagic carcinoma. Arch Pathol Lab Med 2005, **129**: 899–904.

352 Drut R. Acantholytic squamous-cell carcinoma of the esophagus. Patología 1977, **15**: 81–90.

353 Fukuzumi N. Intramural spread of esophageal carcinoma. Surg Pathol 1994, **5**: 269–294.

354 Gunnlaugsson GH, Wychulis AR, Roland C, Ellis FH Jr. Analysis of the records of 1,657 patients with carcinoma of the esophagus and cardia of the stomach. Surg Gynecol Obstet 1970, **130**: 997–1005.

355 Kuwano H, Ueo H, Sugimachi K, Inokuchi K, Toyoshima S, Enjoji M. Glandular or mucus-secreting components in squamous cell carcinoma of the esophagus. Cancer 1985, **56**: 514–518.

356 Mandard AM, Marnay J, Gignoux M, Segol P, Blanc L, Ollivier JM, Borel B, Mandard JC. Cancer of the esophagus and associated lesions. Detailed pathologic study of 100 esophagectomy specimens. Hum Pathol 1984, **15**: 660–669.

357 Matsukuma S, Aida S, Shima S, Tamai S. Paget's disease of the esophagus. A case report with review of the literature. Am J Surg Pathol 1995, **19**: 948–955.

358 Newman J, Antonakopoulos GN, Darnton SJ, Matthews HR. The ultrastructure of oesophageal carcinomas. Multidirectional differentiation. A transmission electron microscopic study of 43 cases. J Pathol 1992, **167**: 193–198.

359 Sasajima K, Takai A, Taniguchi Y, Yamashita K, Hao K, Takubo K, Onda M. Polypoid squamous cell carcinoma of the esophagus. Cancer 1989, **64**: 94–97.

360 Sons HU, Borchard F. Esophageal cancer. Autopsy findings in 171 cases. Arch Pathol Lab Med 1984, **108**: 983–988.

361 Takubo K, Sasajima K, Yamashita K, Tanaka Y, Fujita K. Prognostic significance of intramural metastasis in patients with esophageal carcinoma. Cancer 1990, **65**: 1816–1819.

362 Takubo K, Sasajima K, Yamashita K, Tanaka Y, Fujita K, Mafune K, Wang Q-H. Morphological heterogeneity of esophageal carcinoma. Acta Pathol Jpn 1989, **39**: 180–189.

363 Takubo K, Takai A, Takayama S, Sasajima K, Yamashita K, Fujita K. Intraductal spread of esophageal squamous cell carcinoma. Cancer 1987, **59**: 1751–1757.

364 Tanner NC, Smithers DW (eds.): Tumours of the oesophagus. In Smithers DW (general ed.): Neoplastic disease at various sites, vol. IV. London, 1961, E & S Livingstone.

365 Theunissen PH, Borchard F, Poortvliet DC. Histopathological evaluation of oesophageal carcinoma. The significance of venous invasion. Br J Surg 1991, **78**: 930–932.

366 Von Rahden BH, Brücher BL, Sarbia M. Esophageal squamous cell carcinoma with entirely intramural growth pattern. Virchows Arch 2006, **448**: 862–866.

367 Yates DR, Ross LG. Paget's disease of the esophageal epithelium. Arch Pathol 1968, **86**: 447–452.

IMMUNOHISTOCHEMICAL AND MOLECULAR GENETIC FEATURES

368 Coggi G, Bosari S, Roncalli M, Graziani D, Bossi P, Viale G, Buffa R, Ferrero S, Piazza M, Blandamura S, Segalin A, Bonavina L, Peracchia. p53 protein accumulation and p53 gene mutation in esophageal carcinoma: a molecular and immunohistochemical study with clinicopathologic correlation. Cancer 1997, **79**: 425–432.

369 Fischer H-P, Wallner F, Maier H, Weber K, Osborn M, Altmannsberger M. Coexpression of intermediate filaments in squamous cell carcinomas of upper aerodigestive tract before and after radiation and chemotherapy. Lab Invest 1989, **61**: 433–439.

370 Hollstein MC, Metcalf RA, Welsh JA, Montesano R, Harris CC. Frequent mutation of the p53 gene in human esophageal cancer. Proc Natl Acad Sci U S A 1990, **87**: 9958–9961.

371 Huang Y, Meltzer SJ, Yin J, Tong Y, Chang EH, Srivastava S, McDaniel T, Boynton RF, Zou ZQ. Altered messenger RNA and unique mutational profiles of p53 and Rb in human esophageal carcinomas. Cancer Res 1993, **53**: 1889–1894.

372 Ikeda Y, Kuwano H, Baba K, Ikebe M, Matushima T, Adachi Y, Mori M, Sugimachi K. Expression of Sialyl-Tn antigens in normal squamous epithelium, dysplasia, and squamous cell carcinoma in the esophagus. Cancer Res 1993, **53**: 1706–1708.

373 Kaketani K, Saito T, Kobayashi M. Flow cytometric analysis of nuclear DNA content in esophageal cancer. Aneuploidy as an index for highly malignant potential. Cancer 1989, **64**: 887–891.

374 Lin J, Beerm DG. Molecular biology of upper gastrointestinal malignancies. Semin Oncol 2004, **31**: 476–486.

375 Mori M, Shimono R, Kido A, Kuwano H, Akazawa K, Sugimachi K. Distribution of basement membrane antigens in human esophageal lesions. An immunohistochemical study. Int J Cancer 1991, **47**: 839–842.

376 Ogasawara S, Maesawa C, Tamura G, Satodate R. Lack of mutations of the adenomatous polyposis coli gene in oesophageal and gastric carcinomas. Virchows Arch 1994, **424**: 607–611.

377 Parenti AR, Rugge M, Shiao YH, Ruol A, Ancona E, Bozzola L, Ninfo V. bcl-2 and p53 immunophenotypes in pre-invasive, early and advanced oesophageal squamous cancer. Histopathology 1997, **31**: 430–435.

378 Ruol A, Segalin A, Panozzo M, Stephens JK, Dalla Palma P, Skinner DB, Peracchia A, Little AG. Flow cytometric DNA analysis of squamous cell carcinoma of the esophagus. Cancer 1990, **65**: 1185–1188.

379 Sarbia M, Becker KF, Hofler H. Pathology of upper gastrointestinal malignancies. Semin Oncol 2004, **31**: 465–475.

380 Sasaki K, Murakami T, Murakami T, Nakamura M. Intratumoral heterogeneity in DNA ploidy of esophageal squamous cell carcinomas. Cancer 1991, **68**: 2403–2406.

381 Sasano H, Goukon Y, Nishihara T, Nagura H. In situ hybridization and immunohistochemistry of p53 tumor suppressor gene in human esophageal carcinoma. Am J Pathol 1992, **141**: 545–550.

382 Stemmermann G, Heffelfinger SC, Noffsinger A, Hui YZ, Miller MA, Fenoglio-Presser CM. The molecular biology of esophageal and gastric cancer and their precursors. Oncogenes, tumor suppressor genes, and growth factors. Hum Pathol 1994, **25**: 968–981.

383 Sugimachi K, Koga Y, Mori M, Huang GJ, Yang K, Zhang RG. Comparative data on cytophotometric DNA in malignant lesions of the esophagus in the Chinese and Japanese. Cancer 1987, **59**: 1947–1950.

384 Takahashi H, Shikata N, Senzaki H, Shintaku M, Tsubura A. Immunohistochemical staining patterns of keratins in normal oesophageal epithelium and carcinoma of the oesophagus. Histopathology 1995, **26**: 45–50.

385 Tauchi K, Kakudo K, Machimura T, Makuuchi H, Mitomi T. Immunohistochemical studies of blood group-related antigens in human superficial esophageal carcinomas. Cancer 1991, **67**: 3042–3050.

386 Trias I, Campo E, Benasco C, Palacin A, Cardesa A. Human chorionic gonadotropin in

esophageal carcinomas. An immunohistochemical study. Pathol Res Pract 1991, **187**: 503–507.

387 Tsutsui S, Kuwano H, Mori M, Matsuura H, Sugimachi K. A flow cytometric analysis of DNA content in primary and metastatic lesions of esophageal squamous cell carcinoma. Cancer 1992, **70**: 2586–2591.

388 Wang LD, Hong JY, Qiu SL, Gao H, Yang CS. Accumulation of p53 protein in human esophageal precancerous lesions. A possible early biomarker for carcinogenesis. Cancer Res 1993, **53**: 1783–1787.

389 Wang LD, Zhou Q, Hong JY, Qui SL, Yang CS. p53 protein accumulation and gene mutations in multifocal esophageal precancerous lesions from symptom free subjects in a high incidence area for esophageal carcinoma in Henan, China. Cancer 1996, **77**: 1244–1249.

390 Yang K, Lipkin M. AEI cytokeratin reaction patterns in different differentiation states of squamous cell carcinoma of the esophagus. Am J Clin Pathol 1990, **94**: 261–269.

IN SITU AND SUPERFICIAL SQUAMOUS CELL CARCINOMA AND RELATED LESIONS

391 Ackerman LV, Weinstein IB, Kaplan HS, other members of Delegation. Cancer of the esophagus. In Kaplan HS, Tsuchitani PJ (eds.): Cancer in China. New York, 1978, Alan R Liss, pp. 111–136.

392 Anani PA, Gardiol D, Savary M, Monnier P. An extensive morphological and comparative study of clinically early and obvious squamous cell carcinoma of the esophagus. Pathol Res Pract 1991, **187**: 214–219.

393 Araki K, Ohno S, Egashira A, Saeki H, Kawaguchi H, Sugimachi K. Pathologic features of superficial esophageal squamous cell carcinoma with lymph node and distal metastasis. Cancer 2002, **94**: 570–575.

394 Bogomoletz WV, Molas G, Gayet B, Potet F. Superficial squamous cell carcinoma of the esophagus. A report of 76 cases and review of the literature. Am J Surg Pathol 1989, **13**: 535–546.

395 Chu P, Stagias J, West AB, Traube M. Diffuse pagetoid squamous cell carcinoma in situ of the esophagus: a case report. Cancer 1997, **79**: 1865–1870.

396 Dry SM, Lewin KJ. Esophageal squamous dysplasia. Semin Diagn Pathol 2002, **19**: 2–11.

397 Goseki N, Koike M, Yoshida M. Histopathologic characteristics of early stage esophageal carcinoma. A comparative study with gastric carcinoma. Cancer 1992, **69**: 1088–1093.

398 Haruma K, Tokutomi T, Tsuda T, Yoshihara M, Sumii K, Kajiyama G. Superficial esophageal carcinoma. A report of 27 cases in Japan. Am J Gastroenterol 1991, **86**: 1723–1728.

399 Hurlimann J, Gardiol D. Immunohistochemistry of dysplasias and carcinomas of the esophageal epithelium. Pathol Res Pract 1989, **184**: 567–576.

400 Kato H, Tachimori Y, Watanabe H, Yamaguchi H, Ishikawa T, Itabashi M. Superficial esophageal carcinoma. Surgical treatment and the results. Cancer 1990, **66**: 2319–2323.

401 Kawamura T, Goseki N, Koike M, Takizawa T, Endo M. Acceleration of proliferative activity of esophageal squamous cell carcinoma with invasion beyond the mucosa: immunohistochemical analysis of Ki-67 and p53 antigen in relation to histopathologic findings. Cancer 1996, **77**: 843–849.

402 Kuwano H, Matsuda H, Matsuoka H, Kai H, Okudaira Y, Sugimachi K. Intraepithelial carcinoma concomitant with esophageal squamous cell carcinoma. Cancer 1987, **59**: 783–787.

403 Kuwano H, Morita M, Mastuda H, Mori M, Sugimachi K. Histopathologic findings of minute foci of squamous cell carcinoma in the human esophagus. Cancer 1991, **68**: 2617–2620.

404 Muñoz N, Lipkin M, Crespi M, Wahrendorf J, Grassi A, Shih-Hsien L. Proliferative abnormalities of the oesophageal epithelium of Chinese populations at high and low risk for oesophageal cancer. Int J Cancer 1985, **36**: 187–189.

405 Ohashi K, Momma K, Yamada Y, Yoshida M, Horiguchi S, Matsubayashi J, Shimizu S, Moriyama S, Hishima T, Funata N, Takizawa T, Koike M. Vertical and horizontal growth features of superficial esophageal squamous cell carcinomas: histopathological evaluation of endoscopically resected specimens. Virchows Arch 2002, **441**: 350–357.

406 Pesko P, Rakic S, Milicevic M, Bulajic P, Gerzic Z. Prevalence and clinicopathologic features of multiple squamous cell carcinoma of the esophagus. Cancer 1994, **73**: 2687–2690.

407 Rubio CA, Lie F-S, Zhao H-Z. Histological classification of intraepithelial neoplasias and microinvasive squamous carcinoma of the esophagus. Am J Surg Pathol 1989, **13**: 685–690.

408 Soga J, Tanaka O, Sasaki K, Kawaguchi M, Muto T. Superficial spreading carcinoma of the esophagus. Cancer 1982, **50**: 1641–1645.

409 Sugimachi K, Ikebe M, Kitamura K, Toh Y, Matsuda H, Kuwano H. Long-term results of esophagectomy for early esophageal carcinoma. Hepatogastroenterology 1993, **40**: 203–206.

410 Sugimachi K, Sumiyoshi K, Nozoe T, Yasuda M, Watanabe M, Kitamura K, Tsutsui S, Mori M, Kuwano H. Carcinogenesis and histogenesis of esophageal carcinoma. Cancer 1995, **75**: 1440–1445.

411 Tajima Y, Nakanishi Y, Ochial A, Tachimori Y, Kato H, Watanabe H, Yamaguchi H, Yoshimura K, Kusano M, Simoda T. Histopathologic findings predicting lymph node metastasis and prognosis of patients with superficial esophageal carcinomas: analysis of 240 surgically resected tumors. Cancer 2000, **88**: 1285–1293.

412 Tajima Y, Nakanishi Y, Tachimori Y, Kato H, Watanabe H, Yamaguchi H, Yoshimura K, Kusano M, Shimoda T. Significance of involvement by squamous cell carcinoma of the ducts of esophageal submucosal glands: analysis of 201 surgically resected superficial squamous cell carcinoma. Cancer 2000, **89**: 248–254.

413 Takiyama W, Moriwaki S, Mandai K, Takashima S. Dysplasia in the human esophagus. Clinicopathological study of 500 esophagi at autopsy. Jpn J Clin Oncol 1992, **22**: 250–255.

414 Takubo K, Aida J, Sawabe M, Kurosumi M, Arima M, Fujishiro M, Arai T. Early squamous cell carcinoma of the oesophagus: the Japanese viewpoint. Histopathology 2007, **51**: 733–742.

415 Ushigome S, Spjut HJ, Noon GP. Extensive dysplasia and carcinoma in situ of esophageal epithelium. Cancer 1967, **20**: 1023–1029.

416 Yoshinaka H, Shimazu H, Fukumoto T, Baba M. Superficial esophageal carcinoma. A clinicopathological review of 59 cases. Am J Gastroenterol 1991, **86**: 1413–1418.

METASTASES

417 Akiyama H, Tsurumaru M, Kawamura T, Ono Y. Principles of surgical treatment for carcinoma of the esophagus. Analysis of lymph node involvement. Ann Surg 1981, **194**: 438–446.

418 Anderson LL, Lad TE. Autopsy findings in squamous-cell carcinoma of the esophagus. Cancer 1982, **50**: 1587–1590.

419 Guernsey JM, Knudsen DF. Abdominal exploration in the evaluation of patients with carcinoma of the thoracic esophagus. J Thorac Cardiovasc Surg 1970, **59**: 62–66.

420 Matsubara T, Ueda M, Kaisaki S, Kuroda J, Uchida C, Kokudo N, Takahashi T, Nakajima T, Yanagisawa A. Localization of initial lymph node metastasis from carcinoma of the thoracic esophagus. Cancer 2000, **89**: 1869–1873.

421 Nishimaki T, Tanaka O, Suzuki T, Aizawa K, Hatakeyama K, Muto T. Patterns of lymphatic spread in thoracic esophageal cancer. Cancer 1994, **74**: 4–11.

422 Saito T, Iizuka T, Kato H, Watanabe H. Esophageal carcinoma metastatic to the stomach. A clinicopathologic study of 35 cases. Cancer 1985, **56**: 2235–2241.

CYTOLOGY

423 Ackerman LV, Weinstein IB, Kaplan HS, other members of Delegation. Cancer of the esophagus. In Kaplan HS, Tsuchitani PJ (eds.): Cancer in China. New York, 1978, Alan R Liss, pp. 111–136.

424 Goldman H, Antonioli DA. Mucosal biopsy of the esophagus, stomach, and proximal duodenum. Hum Pathol 1982, **13**: 423–448.

425 Kasugai T, Kobayashi S, Kuno N. Endoscopic cytology of the esophagus, stomach and pancreas. Acta Cytol (Baltimore) 1978, **22**: 327–330.

426 Koss LG. Cytologic diagnosis of oral, esophageal, and peripheral lung cancer. J Cell Biochem Suppl 1993, **17F**: 66–81.

427 Lazarus C, Jaskiewicz K, Sumeruk RA, Nainkin J. Brush cytology technique in the detection of oesophageal carcinoma in the asymptomatic, high risk subject. A pilot survey. Cytopathology 1992, **3**: 291–296.

428 MacDonald WC, Brandburg LL, Taniguchi L, Rubin CE. Esophageal exfoliative cytology. Ann Intern Med 1963, **59**: 332–337.

429 O'Donoghue J, Waldron R, Gough D, McCabe J, Kerin M, McGuire M, Horgan PG, Given HF. An analysis of the diagnostic accuracy of endoscopic biopsy and cytology in the detection of oesophageal malignancy. Eur J Surg Oncol 1992, **18**: 332–334.

430 Prolla JC, Reilly RW, Kirsner JB, Cockerham L. Direct vision endoscopic cytology and biopsy in the diagnosis of esophageal and gastric tumors. Current experience. Acta Cytol (Baltimore) 1977, **21**: 399–402.

431 Shen O, Liu SF, Dawsey SM, Cao J, Zhou B, Wang DY, Cao SG, Zhao HZ, Li GY, Taylor PR, et al. Cytologic screening for esophageal cancer. Results from 12,877 subjects from a high-risk population in China. Int J Cancer 1993, **54**: 185–188.

TREATMENT

432 Berry B, Miller RR, Luoma A, Nelems B, Hay J, Flores AD. Pathologic findings in total esophagectomy specimens after intracavitary and external-beam radiotherapy. Cancer 1989, **64**: 1833–1837.

433 Bosset JF, Gignoux M, Triboulet JP, Tiret E, Mantion G, Elias D, Lozach P, Ollier JC, Pavy JJ, Mercier M, Sahmoud T. Chemoradiotherapy followed by surgery compared with surgery alone in squamous-cell cancer of the esophagus. N Engl J Med 1997, **337**: 161–167.

434 Earlam R, Cunha-Melo JR. Oesophageal squamous cell carcinoma. I. A critical review of surgery. Br J Surg 1980, **67**: 381–390.

435 Ellis FH Jr. Treatment of carcinoma of the esophagus or cardia. Mayo Clin Proc 1989, **64**: 945–955.

436 Galandiuk S, Hermann RE, Cosgrove DM, Gassman JJ. Cancer of the esophagus. The Cleveland Clinic experience. Ann Surg 1986, **203**: 101–108.

437 Giuli R, Sancho-Garnier H. Diagnostic, therapeutic, and prognostic features of cancers of the esophagus. Results of the international prospective study conducted by the OESO group (790 patients). Surgery 1986, **99**: 614–622.

438 Hambraeus GM, Mercke CE, Hammar E, Landberg TG, Wang-Andersen W. Surgery alone or combined with radiation therapy in esophageal carcinoma. Cancer 1981, **48**: 63–68.

439 Hancock SL, Glatstein E. Radiation therapy of esophageal cancer. Semin Oncol 1984, **11**: 144.

440 Herskovic A, Martz K, al-Sarraf M, Leichman L, Brindle J, Vaitkevicius V, Cooper J, Byhardt R, Davis L, Emami B. Combined chemotherapy and radiotherapy compared with radiotherapy alone in patients with cancer of the esophagus. N Engl J Med 1992, **326**: 1593–1598.

441 Ilson DH, Kelson DP. Chemotherapy in esophageal cancer. Anticancer Drugs 1993, **4**: 287–299.

442 Isono K, Onoda S, Ishikawa T, Sato H, Nakayama K. Studies on the causes of deaths from esophageal carcinoma. Cancer 1982, **49**: 2173–2179.

443 Kelsen DP, Ahuja R, Hopfan S, Bains MS, Kosloff C, Martini N, McCormack P, Golbey RB. Combined modality therapy of esophageal carcinoma. Cancer 1981, **48**: 131–137.

444 Kelsen DP, Ginsberg R, Pajak TK, Shehan DG, Gunderson L, Mortimer J, Estes N, Haller DG, Ajani J, Kocha W, Minsky BD, Roth JA. Chemotherapy followed by surgery compared with surgery alone for localized esophageal cancer. N Engl Med 1998, **339**: 1979–1984.

445 Marcial VA, Tomé JM, Ubiñas J, Bosch A, Correa JN. The role of radiation therapy in esophageal cancer. Radiology 1966, **87**: 231–239.

446 Medical Research Council Oesophageal Cancer Working Group. Surgical resection with or without preoperative chemotherapy in oesophageal cancer: a randomised controlled trial. Lancet 2002, **359**: 1727–1733.

447 Pearson JG. The value of radiotherapy in the management of squamous oesophageal cancer. Br J Surg 1971, **58**: 794–798.

448 Pearson JG. The present status and future potential of radiotherapy in the management of esophageal cancer. Cancer 1977, **39**: 882–890.

449 Roth JA, Putnam JB Jr. Surgery for cancer of the esophagus. Semin Oncol 1994, **21**: 453–461.

450 Skinner DB. Surgical treatment for esophageal carcinoma. Semin Oncol 1984, **11**: 136–143.

451 van Andel JG, Dees J, Dijkhuis CM, Fokkens W, van Houten H, de Jong PC, van Woerkom-Eykenboom WM. Carcinoma of the esophagus. Results of treatment. Ann Surg 1979, **190**: 684–689.

PROGNOSIS

452 Bottger T, Storkel S, Stockle M, Wahl W, Jugenheimer M, Effenberger-Kim O, Vinh T, Junginger T. DNA image cytometry. A prognostic tool in squamous cell carcinoma of the esophagus? Cancer 1991, **67**: 2290–2294.

453 Brown M, Sillah K, Griffiths EA, Swindell R, West CM, Page RD, Welch IM, Pritchard SA. Tumour budding and a low host inflammatory response are associated with a poor prognosis in oesophageal and gastro-oesophageal junction cancers. Histopathology 2010, **56**: 893–899.

454 Brücher BL, Becker K, Lordick F, Fink U, Sarbia M, Stein H, Busch R, Zimmermann F, Molls M, Höfler H, Siewert JR. The clinical impact of histopathologic response assessment by residual tumor cell quantification in esophageal squamous cell carcinomas. Cancer 2006, **106**: 2119–2127.

455 Brücher BL, Stein HJ, Werner M, Siewert JR. Lymphatic vessel invasion is an independent prognostic factor in patients with a primary resected tumor with esophageal squamous cell carcinoma. Cancer 2001, **92**: 2228–2233.

456 Chang F, Deere H, Mahadeva U, George S. Histopathologic examination and reporting of esophageal carcinomas following preoperative neoadjuvant therapy: practical guidelines and current issues. Am J Clin Pathol 2008, **129**: 252–262.

457 Darnton SJ, Allen SM, Edwards CW, Matthews HR. Histopathological findings in oesophageal carcinoma with and without preoperative chemotherapy. J Clin Pathol 1993, **46**: 51–55.

458 Doki Y, Shiozaki H, Tahara H, Kobayashi K, Miyata M, Oka H, Iihara K, Mori T. Prognostic value of DNA ploidy in squamous cell carcinoma of esophagus. Analyzed with improved flow cytometric measurement. Cancer 1993, **72**: 1813–1818.

459 Edwards JM, Hillier VF, Lawson RA, Moussalli H, Hasleton PS. Squamous carcinoma of the oesophagus. Histological criteria and their prognostic significance. Br J Cancer 1989, **59**: 429–433.

460 Edwards JM, Jones DJ, Wilkes SJ, Hillier VF, Hasleton PS. Ploidy as a prognostic indicator in oesophageal squamous carcinoma and its relationship to various histological criteria. J Pathol 1989, **159**: 35–41.

461 Eloubeidi MA, Desmond R, Arguedas MR, Reed CE, Wilcox CM. Prognostic factors for the survival of patients with esophageal carcinoma in the U.S.: the importance of tumor length and lymph node status. Cancer 2002, **95**: 1434–1443.

462 Glickman JN, Torres C, Wang HH, Turner JR, Shahsafaei A, Richards WG, Sugarbaker DJ, Odze RD. The prognostic significance of lymph node micrometastasis in patients with esophageal carcinoma. Cancer 1999, **85**: 769–778.

463 Iihara K, Shiozaki H, Tahara H, Kobayashi K, Inoue M, Tamura S, Miyata M, Oka H, Doki Y, Mori T. Prognostic significance of transforming growth factor alpha in human esophageal carcinoma. Implication for the autocrine proliferation. Cancer 1993, **71**: 2902–2909.

464 Izbicki JR, Hosch SB, Pichlmeier U, Rehders A, Bush C, Niendorf A, Passlick B, Broelsch CE, Pantel K. Prognostic value of immunohistochemically identifiable tumor cells in lymph nodes of patients with completely resected esophageal cancer. N Engl J Med 1997, **337**: 1188–1194.

465 Kato H, Tachimori Y, Watanabe H, Iizuka T. Evaluation of the new (1987) TNM classification for thoracic esophageal tumors. Int J Cancer 1993, **53**: 220–223.

466 Klimstra DS. Pathologic prognostic factors in esophageal carcinoma. Semin Oncol 1994, **21**: 425–430.

467 Maesawa C, Masuda T, Tamura G, Satodate R, Ishida K, Saito K. Prognostic assessment of superficial squamous cell carcinoma of the esophagus using karyometric analysis and nucleolar organizer regions. J Surg Oncol 1992, **51**: 164–168.

468 Mariette C, Balon J-M, Piessen G, Fabre S, Van Seuningen I, Triboulet J-P. Pattern of recurrence following complete resection of esophageal carcinoma and factors predictive of recurrent disease. Cancer 2003, **97**: 1616–1623.

469 Matsuura H, Kuwano H, Morita M, Tsutsui S, Kido Y, Mori M, Sugimachi K. Predicting recurrence time of esophageal carcinoma through assessment of histologic factors and DNA ploidy. Cancer 1991, **67**: 1406–1411.

470 Matsuura H, Sugimachi K, Ueo H, Kuwano H, Koga Y, Okamura T. Malignant potentiality of squamous cell carcinoma of the esophagus predictable by DNA analysis. Cancer 1986, **57**: 1810–1814.

471 Morita M, Kuwano H, Matsuda H, Moriguchi S, Sugimachi K. Prognostic significance of argyrophilic nucleolar organizer regions in esophageal carcinoma. Cancer Res 1991, **51**: 5339–5341.

472 Mukaida H, Toi M, Hirai T, Yamashita Y, Toge T. Clinical significance of the expression of epidermal growth factor and its receptor in esophageal cancer. Cancer 1991, **68**: 142–148.

473 Ohbu M, Seagusa M, Kobauashi N, Tsukamoto H, Mieno H, Kakita A, Okayasu I. Expression of bcl-2 protein in esophageal squamous cell carcinoma and its association with lymph node metastasis. Cancer 1997, **79**: 1287–1293.

474 Oliver SE, Robertson CS, Logan RF. Oesophageal cancer. A population-based study of survival after treatment. Br J Surg 1992, **79**: 1321–1325.

475 Patil P, Redkar A, Patel SG, Krishnamurthy S, Mistry RC, Deshpande RK, Mittra I, Desai PB. Prognosis of operable squamous cell carcinoma of the esophagus. Relationship with clinicopathologic features and DNA ploidy. Cancer 1993, **72**: 20–24.

476 Ribeiro V Jr, Finkelstein SD, Safatie-Ribeiro AV, Landreneau RJ, Clarke MR, Bakker A, Swalsky PA, Gooding WE, Posner MC. p53 sequence analysis predicts treatment response and outcome of patients with esophageal carcinoma. Cancer 1998, **83**: 7–18.

477 Robey-Cafferty SS, el-Naggar AK, Sahin AA, Bruner JM, Ro JY, Cleary KR. Prognostic factors in esophageal squamous carcinoma. A study of histologic features, blood group expression, and DNA ploidy. Am J Clin Pathol 1991, **95**: 844–849.

478 Rohatgi P, Swisher SG, Correa AM, Wu TT, Liao Z, Komaki R, Walsh GL, Vaporciyan AA, Rice DC, Roth JA, Ajani JA. Characterization of pathologic complete response after preoperative chemoradiotherapy in carcinoma of the esophagus and outcome after pathologic complete response. Cancer 2005, **104**: 2365–2372.

479 Sagar PM, Johnston D, McMahon MJ, Dixon MF, Quirke P. Significance of circumferential resection margin involvement after oesophagectomy for cancer. Br J Surg 1993, **80**: 1386–1388.

480 Shimaya K, Shiozaki H, Inoue M, Tahara H, Monden T, Shimano T, Mori T. Significance of p53 expression as a prognostic factor in oesophageal squamous cell carcinoma. Virchows Arch [A] 1993, **422**: 271–276.

481 Skinner DB, Little AG, Ferguson MK, Soriano A, Staszak VM. Selection of operation for esophageal cancer based on staging. Ann Surg 1986, **204**: 391–401.

482 Tanigawa N, Matsumura M, Amaya H, Kitaoka A, Shimomatsuya T, Lu C, Muraoka T, Tanaka T. Tumor vascularity correlates with the prognosis of patients with esophageal squamous cell carcinoma. Cancer 1997, **79**: 220–225.

483 Torres CM, Wang HH, Turner JR, Richards W, Sugarbaker D, Shahsafaei A, Odze RD. Pathologic prognostic factors in esophageal squamous cell carcinoma: a follow-up study of 74 patients with or without preoperative chemoradiation therapy. Mod Pathol 1999, **12**: 961–968.

484 Twine CP, Lewis WG, Morgan MA, Chan D, Clark GW, Havard T, Crosby TD, Roberts SA, Williams GT. The assessment of prognosis of surgically resected oesophageal cancer is dependent on the number of lymph nodes examined pathologically. Histopathology 2009, **55**: 46–52.

485 Utsumi Y, Nakamura T, Nagasue N, Kubota H, Morikawa S. Role of estrogen receptors in the growth of human esophageal carcinoma. Cancer 1989, **64**: 88–93.

486 Wu TT, Chirieac LR, Abraham SC, Krasinskas AM, Wang H, Rashid A, Correa AM, Hofstetter WL, Ajani JA, Swisher SG. Excellent interobserver agreement on grading the extent of residual carcinoma after preoperative chemoradiation in esophageal and esophagogastric junction carcinoma: a reliable predictor for patient outcome. Am J Surg Pathol 2007, **31**: 58–64.

487 Yano H, Shiozaki H, Kobayashi K, Yano T, Tahara H, Tamura S, Mori T. Immunohistologic detection of the epidermal growth factor receptor in human esophageal squamous cell carcinoma. Cancer 1991, **67**: 91–98.

OTHER TYPES OF CARCINOMA

488 Abe K, Sasano H, Itakura Y, Nishihira T, Mori S, Nagura H. Basaloid-squamous carcinoma of the esophagus: a clinicopathologic, DNA ploidy, and immunohistochemical study of seven cases. Am J Surg Pathol 1996, **20**: 453–461.

489 Abraham SC, Wang H, Wang KK, Wu TT. Paget cells in the esophagus: assessment of their histopathologic features and near-universal association with underlying esophageal adenocarcinoma. Am J Surg Pathol 2008, **32**: 1068–1074.

490 Agha FP, Weatherbee L, Sams JS. Verrucous carcinoma of the esophagus. Am J Gastroenterol 1984, **79**: 844–849.

491 Amrikachi M, Ro JY, Ordonez NG, Ayala AG. Adenocarcinomas of the gastrointestinal tract with prominent rhabdoid features. Ann of Diagn Pathol 2002, **6**: 357–363.

492 Ansari-Lari MA, Hoque MO, Califano J, Westra WH. Immunohistochemical p53 expression patterns in sarcomatoid carcinomas of the upper respiratory tract. Am J Surg Pathol 2002, **26**: 1024–1031.

493 Banks ER, Frierson HF Jr, Mills SE, George E, Zarbo RJ, Swanson PE. Basaloid squamous cell carcinoma of the head and neck. A clinicopathologic and immunohistochemical study of 40 cases. Am J Surg Pathol 1992, **16**: 939–946.

494 Battifora H. Spindle cell carcinoma. Ultrastructural evidence of squamous origin and collagen production by the tumor cells. Cancer 1976, **37**: 2275–2282.

495 Biemond P, ten Kate FJ, van Blankenstein M. Esophageal verrucous carcinoma. Histologically a low-grade malignancy but clinically a fatal disease. J Clin Gastroenterol 1991, **13**: 102–107.

496 Bombi JA, Riverola A, Bordas JM, Cardesa A. Adenosquamous carcinoma of the esophagus. A case report. Pathol Res Pract 1991, **187**: 514–519.

497 Brenner S, Heimlich H, Widman M. Carcinoid of esophagus. N Y State J Med 1969, **69**: 1337–1339.

498 Briggs JC, Ibrahim NBN. Oat cell carcinoma of the oesophagus. A clinicopathological study of 23 cases. Histopathology 1983, **7**: 261–277.

499 Casas F, Ferrer F, Farrus B, Casals J, Biete A. Primary small cell carcinoma of the esophagus: a review of the literature with emphasis on therapy and prognosis. Cancer 1997, **80**: 1366–1372.

500 Cerar A, Jutersek A, Vidmar S. Adenoid cystic carcinoma of the esophagus. A clinicopathologic study of three cases. Cancer 1991, **67**: 2159–2164.

501 Chejfec G, Jablokow VR, Gould VE. Linitis plastica carcinoma of the esophagus. Cancer 1983, **51**: 2139–2143.

502 Cho KJ, Jang JJ, Lee SS, Zo JI. Basaloid squamous carcinoma of the oesophagus: a distinct neoplasm with multipotential differentiation. Histopathology 2000, **36**: 331–340.

503 Du Boulay CEH, Isaacson P. Carcinoma of the oesophagus with spindle cell features. Histopathology 1981, **5**: 403–414.

504 Epstein JI, Sears DL, Tucker RS, Eagan JW Jr. Carcinoma of the esophagus with adenoid cystic differentiation. Cancer 1984, **53**: 1131–1136.

505 Gal AA, Martin SE, Kernen JA, Patterson MJ. Esophageal carcinoma with prominent spindle cells. Cancer 1987, **60**: 2244–2250.

506 Guarino M, Reale D, Micoli G, Forloni B. Carcinosarcoma of the oesophagus with rhabdomyoblastic differentiation. Histopathology 1993, **22**: 493–498.

507 Hanada M, Nakano K, Ii Y, Yamashita H. Carcinosarcoma of the esophagus with osseous and cartilaginous production. A combined study of keratin immunohistochemistry and electron microscopy. Acta Pathol Jpn 1984, **34**: 669–678.

508 Handra-Luca A, Terris B, Couvelard A, Molas G, Degott C, Flejou JF. Spindle cell squamous carcinoma of the oesophagus: an analysis of 17 cases, with new immunohistochemical evidence for a clonal origin. Histopathology 2001, **39**: 125–132.

509 Ho K-J, Herrera GA, Jones JM, Alexander CB. Small cell carcinoma of the esophagus. Evidence for a unified histogenesis. Hum Pathol 1984, **15**: 460–468.

510 Hoang MP, Hobbs CM, Sobin LH, Albores-Saavedra J. Carcinoid tumor of the esophagus: a clinicopathologic study of four cases. Am J Surg Pathol 2002, **26**: 517–522.

511 Hoda SA, Hajdu SI. Small cell carcinoma of the esophagus. Cytology and immunohistology in four cases. Acta Cytol 1992, **36**: 113–120.

512 Horai T, Nishihara H, Tateishi R, Matsuda M, Hattori S. Oat-cell carcinoma of the lung simultaneously producing ACTH and serotonin. J Clin Endocrinol Metab 1973, **37**: 212–219.

513 Iezzoni J, Mills SF. Sarcomatoid carcinomas (carcinosarcomas) of the gastrointestinal tract. A review. Semin Diagn Pathol 1993, **10**: 176–187.

514 Kanamoto A, Nakanishi Y, Ochiai A, Shimoda T, Yamaguchi H, Tachimori Y, Kato H, Watanabe H. A case of small polypoid esophageal carcinoma with multidirectional differentiation, including neuroendocrine, squamous, ciliated glandular, and sarcomatous component. Arch Pathol Lab Med 2000, **124**: 1685–1687.

515 Haleem A, Kfoury H, Al Juboury M, Al Husseini H. Paget's disease of the oesophagus associated with mucous gland carcinoma of the lower oesophagus. Histopathology 2003, **42**: 61–65.

516 Hurlimann J, Gardiol D. Immunohistochemistry of dysplasias and carcinomas of the esophageal epithelium. Pathol Res Pract 1989, **184**: 567–576.

517 Kimura N, Tezuka F, Ono I, Ishioka K, Sasano N. Myogenic expression in esophageal polypoid tumors. Arch Pathol Lab Med 1989, **113**: 1159–1165.

518 Lagacé R, Schurch W, Seemayer TA. Carcinome polypoïde pseudosarcomateux. Histogènese. Evidence d'une réponse myofibroblastique. Ann Pathol 1981, **1**: 27–37.

519 Lam KY, Law S, Tung PH, Wong J. Esophageal small cell carcinomas: clinicopathologic parameters, p53 overexpression, proliferation marker and their impact on pathogenesis. Arch Pathol Lab Med 2000, **124**: 228–233.

520 Lauwers GY, Grant LD, Scott GV, Carr NJ, Sobin LH. Spindle cell squamous carcinoma of the esophagus: analysis of ploidy and tumor proliferative activity in a series of 13 cases. Hum Pathol 1998, **29**: 863–868.

521 Law SY, Fok M, Lam KY, Loke SL, Ma LT, Wong J. Small cell carcinoma of the esophagus. Cancer 1994, **73**: 2894–2899.

522 Li TJ, Zhang YX, Wen J, Cowan DF, Hart J, Xiao SY. Basaloid squamous cell carcinoma of the esophagus with or without adenoid cystic features. Arch Pathol Lab Med 2004, **128**: 1124–1130.

523 Lindberg GM, Molberg KH, Vuitch F, Albores-Saavedra J. Atypical carcinoid of the esophagus: a case report and review of the literature. Cancer 1997, **79**: 1476–1481.

524 Linder J, Stein RB, Roggli VL, Vollmer RT, Croker BP, Postlethwait RW, Shelburne JD. Polypoid tumor of the esophagus. Hum Pathol 1987, **18**: 692–700.

525 Majmudar B, Dillard R, Susann PW. Collision carcinoma of the gastric cardia. Hum Pathol 1978, **9**: 471–473.

526 Martin MR, Kahn LB. So-called pseudosarcoma of the esophagus. Nodal metastases of the spindle cell element. Arch Pathol Lab Med 1977, **101**: 604–609.

527 Maru DM, Khurana H, Rashid A, Correa AM, Anandasabapathy S, Krishnan S, Komaki R, Ajani JA, Swisher SG, Hofstetter WL. Retrospective study of clinicopathologic features and prognosis of high-grade neuroendocrine carcinoma of the esophagus. Am J Surg Pathol 2008, **32**: 1404–1411.

528 Matsusaka T, Watanabe H, Enjoji M. Anaplastic carcinoma of the esophagus. Report of three cases and their histogenetic consideration. Cancer 1976, **37**: 1352–1358.

529 Matsusaka T, Watanabe H, Enjoji M. Pseudosarcoma and carcinosarcoma of the esophagus. Cancer 1976, **37**: 1546–1555.

530 Medgyesy DC, Wolff RA, Putnam JB Jr, Ajani JA. Small cell carcinoma of the esophagus: the University of Texas M.D. Anderson cancer center experience and literature review. Cancer 2000, **88**: 262–267.

531 Milne AN, Carvalho R, van Rees BP, van Lanschot JJ, Offerhaus GJ, Weterman MA. Do collision tumors of the gastroesophageal junction exist? A molecular analysis. Am J Surg Pathol 2004, **28**: 1492–1498.

532 Minielly JA, Harrison EG Jr, Fontana RS, Payne WS. Verrucous squamous cell carcinoma of the esophagus. Cancer 1967, **20**: 2078–2087.

533 Mori M, Matsukuma A, Adachi Y, Miyagahara T, Matsuda H, Kuwano H, Sugimachi K, Enjoji M. Small cell carcinoma of the esophagus. Cancer 1989, **63**: 564–573.

534 Mori M, Watanabe M, Tanaka S, Mimori K, Kuwano H, Sugimachi K. Epstein–Barr virus-associated carcinomas of the esophagus

and stomach. Arch Pathol Lab Med 1994, **118**: 998–1001.

535 Nichols GL, Kelsen DP. Small cell carcinoma of the esophagus. The Memorial Hospital experience 1970 to 1987. Cancer 1989, **64**: 1531–1533.

536 Osamura RY, Shimamura K, Hata J, Tamaoki N, Watanabe K, Kubota M, Yamazaki S, Mitomi T. Polypoid carcinoma of the esophagus. A unifying term for 'carcinosarcoma' and 'pseudosarcoma'. Am J Surg Pathol 1978, **2**: 201–208.

537 Reyes CV, Chejfec G, Jao W, Gould VE. Neuroendocrine carcinomas of the esophagus. Ultrastruct Pathol 1980, **1**: 367–376.

538 Robertson NJ, Rahamim J, Smith ME. Carcinosarcoma of the oesophagus showing neuroendocrine, squamous and glandular differentiation. Histopathology 1997, **31**: 263–266.

539 Rosenthal SN, Lemkin JA. Multiple small cell carcinomas of the esophagus. Cancer 1983, **51**: 1944–1946.

540 Sabanathan S, Graham GP, Salama FD. Primary oat cell carcinoma of the oesophagus. Thorax 1986, **41**: 318–321.

541 Sarbia M, Loberg C, Wolter M, Arjumand J, Heep H, Reifenberger G, Gabbert HE. Expression of bcl-2 and amplification of c-myc are frequent in basaloid squamous cell carcinomas of the esophagus. Am J Pathol 1999, **155**: 1027–1032.

542 Sarbia M, Verreet P, Bittinger F, Dutkowski P, Heep H, Willers R, Gabbert HE. Basaloid squamous cell carcinoma of the esophagus: diagnosis and prognosis. Cancer 1997, **79**: 1871–1878.

543 Sato T, Mukai M, Ando N, Tashiro Y, Iri H, Abe O, Watanabe Y. Small cell carcinoma (non-oat cell type) of the esophagus concomitant with invasive squamous cell carcinoma and carcinoma in situ. A case report. Cancer 1986, **57**: 328–332.

544 Spagnolo DV, Heenan PJ. Collision carcinoma at the esophagogastric junction. Report of two cases. Cancer 1980, **46**: 2702–2708.

545 Takubo K, Mafune K, Tanaka Y, Miyama T, Fujita K. Basaloid-squamous carcinoma of the esophagus with marked deposition of basement membrane substance. Acta Pathol Jpn 1991, **41**: 59–64.

546 Takubo K, Nakamura K-I, Sawabe M, Arai T, Esaki Y, Miyashita M, Mafune K, Tanaka Y, Sasajima K. Primary undifferentiated small cell carcinoma of the esophagus. Hum Pathol 1999, **30**: 216–221.

547 Tateishi R, Taniguchi K, Horai T, Iwanaga T, Taniguchi H, Kabuto T, Sano M, Ishiguro S, Wada A. Argyrophil cell carcinoma (apudoma) of the esophagus. A histopathologic entity. Virchows Arch [A] 1976, **371**: 283–294.

548 Tateishi R, Taniguchi H, Wada A, Horai T, Taniguchi K. Argyrophil cells and melanocytes in esophageal mucosa. Arch Pathol 1974, **98**: 87–89.

549 Terada N, Yamamoto R, Ishiguro S, Hata K, Sawada M, Hiramatsu Y, Hioki K, Kitamura Y. Squamous cell carcinoma of the esophagus with cartilaginous metaplasia at metastatic lesions. Acta Pathol Jpn 1990, **40**: 435–441.

550 Wain SL, Kier R, Vollmer RT, Bossen EH. Basaloid-squamous carcinoma of the tongue, hypopharynx, and larynx. Report of 10 cases. Hum Pathol 1986, **17**: 1158–1166.

551 Wang ZY, Itabashi M, Hirota T, Watanabe H, Kato H. Immunohistochemical study of the histogenesis of esophageal carcinosarcoma. Jpn J Clin Oncol 1992, **22**: 377–386.

552 Weidner N. Sarcomatoid carcinoma of the upper aerodigestive tract. Semin Diagn Pathol 1987, **4**: 157–168.

553 Woodard BH, Shelburn JD, Vollmer RT, Postlethwait RW. Mucoepidermoid carcinoma of the esophagus. A case report. Hum Pathol 1978, **9**: 352–354.

SMOOTH MUSCLE TUMORS AND GIST-TYPE STROMAL TUMORS

554 Abraham SC, Krasinskas AM, Hofstetter WL, Swisher SG, Wu TT. 'Seedling' mesenchymal tumors (gastrointestinal stromal tumors and leiomyomas) are common incidental tumors of the esophagogastric junction. Am J Surg Pathol 2007, **31**: 1629–1635.

555 Agaimy A, Wünsch PH, Dirnhofer S, Bihl MP, Terracciano LM, Tornillo L. Microscopic gastrointestinal stromal tumors in esophageal and intestinal surgical resection specimens: a clinicopathologic, immunohistochemical, and molecular study of 19 lesions. Am J Surg Pathol 2008, **32**: 867–873.

556 Athanasoulis CA, Aral IM. Leiomyosarcoma of the esophagus. Gastroenterology 1968, **54**: 271–274.

557 Heidet L, Boye E, Cai Y, Sado Y, Zhang X, Fléjou JF, Fékété F, Ninomiya Y, Gubler MC, Antignac C. Somatic deletion of the 5′ ends of both the COL4A5 and COL4A6 genes in a sporadic leiomyoma of the esophagus. Am J Pathol 1998, **152**: 673–678.

558 Lam KY, Law SY, Chu KM, Ma LT. Gastrointestinal autonomic nerve tumor of the esophagus: a clinicopathologic, immunohistochemical, ultrastructural study of a case and review of the literature. Cancer 1996, **78**: 1651–1659.

559 McKeeby JL, Li X, Zhuang Z, Vortmeyer AO, Huang S, Pirner M, Skarulis MC, James-Newton L, Marx SJ, Lubensky IA. Multiple leiomyomas of the esophagus, lung, and uterus in multiple endocrine neoplasia type 1. Am J Pathol 2001, **159**: 1121–1127.

560 Miettinen M, Sarlomo-Rikala M, Sobin LH, Lasota J. Esophageal stromal tumors: a clinicopathologic, immunohistochemical, and molecular genetic study of 17 cases and comparison with esophageal leiomyomas and leiomyosarcomas. Am J Surg Pathol 2000, **24**: 211–222.

561 Rainer WG, Brus R. Leiomyosarcoma of the esophagus. Review of the literature and report of 3 cases. Surgery 1965, **50**: 343–350.

562 Seremetis MG, Lyons WS, deGuzman VC, Peabody JW Jr. Leiomyomata of the esophagus. An analysis of 838 cases. Cancer 1976, **38**: 2166–2177.

563 Solomon MP, Rosenblum H, Rosato FE. Leiomyoma of the esophagus. Ann Surg 1984, **199**: 246–248.

564 Takubo K, Nakagawa H, Tsuchiya S, Mitomo Y, Sasajima K, Shirota A. Seedling leiomyoma of the esophagus and esophagogastric junction zone. Hum Pathol 1981, **12**: 1006–1010.

OTHER TUMORS AND TUMORLIKE CONDITIONS

565 Abraham SC, Singh VK, Yardley JH, Wu TT. Hyperplastic polyps of the esophagus and esophagogastric junction: histologic and clinicopathologic findings. Am J Surg Pathol 2001, **25**: 1180–1187.

566 Ahmed N, Ramos S, Sika J, LeVeen HH, Piccone VA. Primary extramedullary esophageal plasmacytoma. First case report. Cancer 1976, **38**: 943–947.

567 Assor D. A melanocytic tumor of the esophagus. Cancer 1975, **35**: 1438–1443.

568 Burke JS, Ranchod M. Hemangiopericytoma of the esophagus. Hum Pathol 1981, **12**: 96–97.

569 Butori C, Hofman V, Attias R, Mouroux J, Pedeutour F, Hofman P. Diagnosis of primary esophageal synovial sarcoma by demonstration of t(X;18) translocation: a case report. Virchows Arch 2006, **449**: 262–267.

570 Carr NJ, Bratthauer GL, Lichy JH, Taubenberger JK, Monihan JM, Sobin LH. Squamous cell papillomas of the esophagus. A study of 23 lesions for human papillomavirus by in situ hybridization and the polymerase chain reaction. Hum Pathol 1994, **25**: 536–540.

571 Chang F, Janatuinen E, Pikkarainen P, Syrjanen S, Syrjanen K. Esophageal squamous cell papillomas. Failure to detect human papillomavirus DNA by in situ hybridization and polymerase chain reaction. Scand J Gastroenterol 1991, **26**: 535–543.

572 Chetty R, Learmonth GM, Price SK, Taylor DA. Primary oesophageal rhabdomyosarcoma. Cytopathology 1991, **2**: 103–108.

573 Cokelaere K, Sciot R, Geboes K. Esophageal plexiform schwannoma. Int J Surg Pathol 2000, **8**: 353–357.

574 David O, Jakate S. Multifocal granular cell tumor of the esophagus and proximal stomach with infiltrative pattern: a case report and review of the literature. Arch Pathol Lab Med 1999, **123**: 967–973.

575 de S Coutinho DS, Soga J, Yoshikawa T, Miyashita K, Tanaka O, Sasaki K, Muto T, Shimizu T. Granular cell tumors of the esophagus. A report of two cases and review of the literature. Am J Gastroenterol 1985, **80**: 758–762.

576 DiCostanzo DP, Urmacher C. Primary malignant melanoma of the esophagus. Am J Surg Pathol 1987, **11**: 46–52.

577 Evans DMD, Jones DB, Cleary BK, Smith PM. Oesophageal varices treated by sclerotherapy. A histopathological study. Gut 1982, **23**: 615–620.

578 Fulp SR, Nestock BR, Powell BL, Evans JK, Geisinger KR, Gilliam JH III. Leukemic infiltration of the esophagus. Cancer 1993, **71**: 112–116.

579 Gelb AB, Medeiros LJ, Chen YY, Weiss LM, Weidner N. Hodgkin's disease of the esophagus. Am J Clin Pathol 1997, **108**: 593–598.

580 Gervaz E, Potet F, Mahe R, Lemasson G. Focal lymphoid hyperplasia of the oesophagus. Report of a case. Histopathology 1992, **21**: 187–190.

581 Goldman H, Antonioli DA. Mucosal biopsy of the esophagus, stomach, and proximal duodenum. Hum Pathol 1982, **13**: 423–448.

582 Gore RM, Sparberg M. Metastatic carcinoma of the prostate to the esophagus. Am J Gastroenterol 1982, **77**: 358–359.

583 Grimm EE, Rulyak SJ, Sekijima JH, Yeh MM. Canalicular adenoma arising in the esophagus. Arch Pathol Lab Med 2007, **131**: 1595–1597.

584 Guzman RP, Wightman R, Ravinsky E, Unruh HW. Primary malignant melanoma of the esophagus with diffuse melanocytic atypia and melanoma in situ. Am J Clin Pathol 1990, **92**: 802–804.

585 Hale RJ, Merchant W, Hasleton PS. Polypoidal intra-oesophageal thyroid carcinoma. A rare cause of dysphagia. Histopathology 1990, **17**: 475–476.

586 Harada O, Ota H, Katsuyama T, Hidaka E, Ishizaka K, Nakayama J. Esophageal gland duct adenoma: immunohistochemical comparison

with the normal esophageal gland and ultrastructural analysis. Am J Surg Pathol 2007, **31**: 469–475.

587 Herrera JL. Case report. Esophageal metastasis from breast carcinoma presenting as achalasia. Am J Med Sci 1992, **303**: 321–323.

588 Jakowski JD, Wakely PE Jr. Rhabdomyomatous well-differentiated liposarcoma arising in giant fibrovascular polyp of the esophagus. Ann Diagn Pathol 2009, **13**: 263–268.

589 Jang GC, Clouse ME, Fleischner FG. Fibrovascular polyp. A benign intraluminal tumor of the esophagus. Radiology 1969, **92**: 1196–1200.

590 Kahi CJ, Vakii S, Liepnieks JJ, Benson M. Amyloidoma of the esophagus. Am J Gastroenterol 2007, **102**: 910–911.

591 Kelesidis T, Tarbox A, Lopez M, Aish L. Perineurioma of esophagus: a first case report. Am J Med Sci 2009, **338**: 230–232.

592 LiVolsi VA, Perzin KH. Inflammatory pseudotumors (inflammatory fibrous polyps) of the esophagus. A clinicopathologic study. Am J Dig Dis 1975, **20**: 475–481.

593 Ludwig ME, Shaw R, de Suto-Nagy G. Primary malignant melanoma of the esophagus. Cancer 1981, **48**: 2528–2534.

594 Maesawa C, Lijima S, Sato N, Yoshinori N, Suzuki M, Tarusawa M, Ishida K, Tamura G, Saito K, Masuda T. Esophageal extraskeletal Ewing's sarcoma. Hum Pathol 2002, **33**: 130–132.

595 Maggiani F, Debiec-Rychter M, Ectors N, Lerut A, Sciot R. Primary epithelioid sarcoma of the oesophagus. Virchows Arch 2007, **451**: 835–838.

596 Matsuura H, Saito R, Nakajima S, Yoshihara W, Enomoto T. Non-Hodgkin's lymphoma of the esophagus. Am J Gastroenterol 1985, **80**: 941–946.

597 McIntyre M, Webb JN, Browning GCP. Osteosarcoma of the esophagus. Hum Pathol 1982, **13**: 680–682.

598 Mills SE, Cooper PH. Malignant melanoma of the digestive system. Pathol Annu 1983, **18**(Pt 2): 1–26.

599 Nakanishi Y, Ochiai A, Shimoda T, Yamaguchi H, Tachimori Y, Kato H, Watanabe H, Hirohashi S. Epidermization in the esophageal mucosa: unusual epithelial changes clearly detected by Lugol's staining. Am J Surg Pathol 1997, **21**: 605–609.

600 Odze R, Antonioli D, Shocket D, Noble-Topham S, Goldman H, Upton M. Esophageal squamous papillomas. A clinicopathologic study of 38 lesions and analysis for human papillomavirus by the polymerase chain reaction. Am J Surg Pathol 1993, **17**: 803–812.

601 Ohmori T, Arita N, Uraga N, Tabei R, Tani M, Okamura H. Malignant granular cell tumor of the esophagus. A case report with light and electron microscopic, histochemical, and immunohistochemical study. Acta Pathol Jpn 1987, **37**: 775–783.

602 Okumura T, Tanoue S, Chiba K, Tanaka S. Lobular capillary hemangioma of the esophagus. A case report and review of the literature. Acta Pathol Jpn 1983, **33**: 1303–1308.

603 Perch SJ, Soffen EM, Whittington R, Brooks JJ. Esophageal sarcomas. J Surg Oncol 1991, **48**: 194–198.

604 Piccone VA, Klopstock R, LeVeen HH, Sika J. Primary malignant melanoma of the esophagus associated with melanosis of the entire esophagus. First case report. J Thorac Cardiovasc Surg 1970, **59**: 865–870.

605 Prevot S, Bienvenu L, Vaillant JC, De Sain-Maur PP. Benign schwannoma of the digestive tract: a clinicopathologic and immunohistochemical study of five cases, including a case of esophageal tumor. Am J Surg Pathol 1999, **23**: 431–436.

606 Pushpanathan C, Idikio H. Pathological findings in the esophagus after endoscopic sclerotherapy for variceal bleeding. Am J Gastroenterol 1986, **81**: 9–13.

607 Radin DR. Primary esophageal lymphoma in AIDS. Abdom Imaging 1993, **18**: 223–224.

608 Rywlin AM, Ortega R. Glyogenic acanthosis of the esophagus. Arch Pathol 1970, **90**: 439–443.

609 Saitoh K, Nasu M, Kamiyama R, Hatakeyama S, Maruyama M, Tsuruta K, Takeshita K. Solitary neurofibroma of the esophagus. Acta Pathol Jpn 1985, **35**: 527–531.

610 Sanchez AA, Wu TT, Prieto VG, Rashid A, Hamilton SR, Wang H. Comparison of primary and metastatic malignant melanoma of the esophagus: clinicopathologic review of 10 cases. Arch Pathol Lab Med 2008, **132**: 1623–1629.

611 Sekine S, Nakanishi Y, Ogawa R, Kouda S, Kanai Y. Esophageal melanomas harbor frequent NRAS mutations unlike melanomas of other mucosal sites. Virchows Arch 2009, **454**: 513–517.

612 Seo IS, Henley JD, Min KW, Yum MN. True histiocytic lymphoma of the esophagus in an HIV-positive patient: an ultrastructural and immunohistochemical study. Ultrastruct Pathol 1999, **23**: 333–339.

613 Symmans WF, Grimes MM. Malignant melanoma of the esophagus. Histologic variants and immunohistochemical findings in four cases. Surg Pathol 1991, **4**: 222–234.

614 Taal BG, Van Heerde P, Somers R. Isolated primary oesophageal involvement by lymphoma. A rare cause of dysphagia. Two case histories and a review of other published data. Gut 1993, **34**: 994–998.

615 Totten RS, Stout AP, Humphreys GH II, Moore RL. Benign tumors and cysts of the esophagus. J Thorac Surg 1953, **25**: 606–622.

616 Tsutsumi M, Mizumoto K, Tsujiuchi T, Maruyama H, Koizumi M, Inagaki T, Toyokawa M, Konishi Y. Serous cystadenoma of the esophagus. Acta Pathol Jpn 1990, **40**: 153–155.

617 Vadva MD, Triadafilopoulos G. Glycogenic acanthosis of the esophagus and gastroesophageal reflux. J Clin Gastroenterol 1993, **17**: 79–83.

618 van Eeden S, Offerhaus GJ, Morsink FH, Van Rees BP, Busch OR, Van Noesel CJ. Pyogenic granuloma: an unrecognized cause of gastrointestinal bleeding. Virchows Arch 2004, **444**: 590–593.

619 Vuyk HD, Snow GB, Tiwari RM, van Velzen D, Veldhuizen RW. Granular cell tumor of the proximal esophagus. A rare disease. Cancer 1985, **55**: 445–449.

620 Winkler B, Capo V, Reumann W, Ma A, La Porta R, Reilly S, Green PMR, Richart RM, Crum CP. Human papillomavirus infection of the esophagus. A clinicopathologic study with demonstration of papillomavirus antigen by the immunoperoxidase technique. Cancer 1985, **55**: 149–155.

621 Wolf BC, Khettry U, Leonardi HK, Neptune WB, Bhattacharyya AK, Legg MA. Benign lesions mimicking malignant tumors of the esophagus. Hum Pathol 1988, **19**: 148–154.

622 Zarian LP, Berliner L, Redmond P. Metastatic endometrial carcinoma to the esophagus. Am J Gastroenterol 1983, **78**: 9–11.

胃

裴 斐 徐晓艳 译 郭丽梅 校

章目录

正常解剖学

胃大体上由以下部分组成：**贲门部**、**胃底部**或**胃体部**、**胃窦部**和**幽门部**。胃的上缘称为**胃小弯**，下缘则称为**胃大弯**。胃体部和胃窦部的分界线是位于胃小弯侧的**胃切迹**。在胃腔内，胃黏膜弯曲形成**胃皱褶**。小弯侧黏膜形成的凹痕称为**胃路**。

显微镜下，这些解剖区域与胃黏膜的三种形态有一定关联（但并不完全一致）[5,8]：即胃底腺、贲门腺和幽门腺，它们的交界区域则为移行形态。所有这三种类型的腺体都主要由两种结构组成：**胃小凹**和**胃腺**。胃小凹是胃癌发生的最主要部位，因为在其底部分布着干细胞[8]。不同类型的胃黏膜之间的差异取决于胃小凹和胃腺的相对比例，形成了三种显微镜下形态不同的腺体。贲门腺和幽门腺比较相似：胃小凹位于上方，胃腺位于下方。两者的区分在于：贲门腺的腺体比较松散，偶尔可见小囊。而幽门腺细胞的胞质可以呈泡沫状、空泡状、颗粒状或毛玻璃样[10]。对于小于细胞核的微小空泡形成，不应将其误解为组织化生的表现[17]。同样，胞质呈毛玻璃样的幽门腺细胞成簇地聚集在一起，也不应与印戒细胞癌混淆。幽门腺内偶尔可见纤毛细胞，主要见于日本人，通常被认为是组织化生的结果[13,18]。此外，胃黏膜的组织学特征还有一些其他地域差异[12]。

胃底腺的特征是：胃小凹仅占据黏膜层厚度的四分之一，且腺体直，由主细胞（或称酶原细胞）、壁细胞（泌酸细胞）、内分泌细胞和颈黏液细胞组成。免疫组织化学和 DNA 原位杂交检测显示，主细胞和颈黏液细胞都产生胃蛋白酶原 I（但当它们位于幽门部时，它们产生胃蛋白酶原 II）[3,14]。

最近，有学者提出了一种颇具争议的观点，即在胃食管交界处，唯一正常存在的上皮是食管鳞状上皮和胃底腺黏膜。据此观点，传统上曾经认为的贲门黏膜实际上是一种化生的柱状上皮[2]。这个争议基本上取决于如何看待问题，因为具有贲门特性的黏膜存在部位十分广泛，以至于成了正常黏膜的代表（如子宫颈）。

胃黏膜分泌的黏液几乎完全都是中性的，因此，过碘酸-希夫（PAS）染色为阳性，但阿辛蓝和Mayer黏蛋白胭脂红染色为阴性；尽管如此，正常的颈黏液细胞可以分泌少量的唾液酸黏蛋白和硫黏蛋白[4]。在免疫组织化学水平上，胃小凹上皮表达MUC1和MUC5AC，胃腺则表达MUC6。至于Lewis抗原，胃小凹上皮表达Ⅰ型长链抗原Le（a）和Le（b），而胃腺则表达Ⅱ型长链抗原Le（x）和Le（y）[15]。

在消化道黏膜中，至少已发现了16种内分泌-旁分泌细胞，它们许多都存在于胃[6,9,16]。在幽门黏膜中，大约50%的内分泌细胞是G细胞（分泌胃泌素），30%为EC细胞（分泌5-羟色胺），15%是D细胞（分泌生长抑素）。在胃底部黏膜中，主要的内分泌细胞是ECL细胞（分泌组织胺）；还有少量的X细胞（不知道分泌物）和EC细胞。ECL细胞被认为在胃酸的分泌机制中起关键作用，它们的功能和增生活动主要受胃泌素的调节[16]。

胃黏膜的另外两个结构是固有层和黏膜肌层。黏膜肌层由内环肌和外纵肌组成，并与固有层内散在分布的平滑肌束相连，甚至可达上皮细胞下。在正常情况下，黏膜固有层中没有或仅有很少淋巴滤泡[1]。

胃壁的其他各层结构分别为黏膜下层、肌层和浆膜层，与消化道的其他部位相同。黏膜下层由疏松结缔组织和弹力纤维构成，内含动脉、静脉、淋巴管和Meissner神经丛。黏膜肌层又分为三层：外层的纵行肌、内层的环形肌和最内层的斜行肌。其中，内层的环形肌纤维在胃十二指肠交界处形成了幽门括约肌。Auerbach（肌间）神经丛位于环形肌和纵行肌之间。Cajal间质细胞将在56页讨论，它们与对应的胃肠道间质瘤（GIST）之间的关系也见33页。

胃的血液供应来自腹腔干、肝动脉和脾动脉。胃的淋巴引流主要有以下四个流向：

1. 贲门和小弯侧的大部分：至胃左淋巴结
2. 幽门和小弯侧的远端：胃右淋巴结和肝淋巴结
3. 大弯侧的近端：脾门处的胰脾淋巴结
4. 大弯侧的远端：大网膜内的胃网膜右淋巴结和胰头部的幽门淋巴结。

异位组织

异位胰腺组织在临床上可表现为胃部肿块，可能是尸检或剖腹探查时的偶然发现[28,29]。有一种例外情况是，它可以导致新生儿出血[30]。大体上，异位组织可表现为半球状的肿块、不对称的锥形肿块或乳头状突起。在最后一种情况中，可以见到一条或数条导管开口于胃腔，形成一个重要的影像学征象（图1.25）。这种异位大

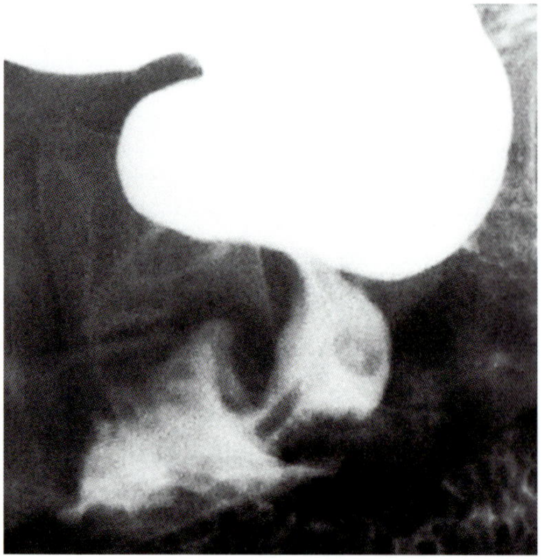

图1.25 胃窦部的异位胰腺组织的放射学检查，表现为一个小圆形结节，伴有中心脐凹形成。

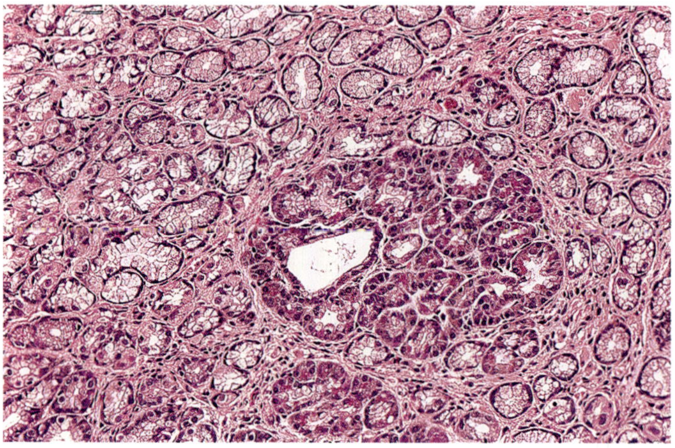

图1.26 胃黏膜内由胰腺腺泡组成的外分泌胰腺组织岛。

约85%发生在胃黏膜下层，其余多发生于肌层。它们主要见于胃窦（61%）和幽门（24%）[28]。大体上，肿块的切面与正常的胰腺组织非常相似，除了偶尔可见的囊状结构外。显微镜下，总是可以见到胰腺腺泡和导管结构，但仅1/3的病例可见胰岛。还可见黏液变性和钙化[25,26]。可能部分胃黏膜内癌起源于这些异位的胰腺组织[20,22,27]。

另一种完全不同的病变是胃黏膜的**胰腺化生**，据信是由黏膜中未分化的上皮细胞异常分化形成的（图1.26）[31,32]。这些细胞可存在于成人和儿童体内[24]，对胰脂肪酶和胰蛋白酶原免疫组织化学反应呈阳性[19,32]，这些细胞也含有淀粉酶，但其含量比异位胰腺组织的少。有时，蛋白磷酸酶（PP）和其他肽类激素也呈阳性反应[32]。

胃部的**腺肌瘤**与胰腺异位组织关系密切。这种病变很可能是错构瘤，而不是真正的肿瘤，其常见的成分有导管、Brunner腺和平滑肌束[21]。同异位胰腺组织一样，

它也有发生恶变的可能[23]。

肥大性幽门狭窄

肥大性幽门狭窄是最常见的先天性疾病之一，但它的发病率在下降，说明环境因素是其主要致病因素[38]。大部分患者是男性，起病年龄多在出生后第 3 ~ 12 周。大体上，幽门处的肌肉明显增厚，关闭了幽门，并部分阻塞了胃排空道。其病因和发病机制尚不明确，有学者提出了类似于食管失弛缓症的神经节功能障碍的假说。越来越多的证据表明，其支配胃壁平滑肌的神经组织存在异常[41,43]，而且胃十二指肠交界处的时相和强直收缩活动无法与胃窦部的收缩活动协调[39]。另一个假说是 Cajal 的间叶组织细胞可能是一个致病因素[44,45]。在过去几十年中，对此病的处置方式一直是 Fredet-Ramstedt 幽门成形术，也就是将肥大的肌肉切开而保持胃黏膜的完整性。如今这一手术主要通过内镜完成[36]，通常不需要切除任何组织。对此病的少数形态学研究也没有提出任何异议[33]。

先天性肥大性幽门狭窄的主要鉴别诊断是**幽门闭锁**——一种基因异常导致的大疱性表皮松解[35,42]。其处置方式为手术切除胃窦（Heineke-Mikulicz 术）。

发生在成年人的幽门肥大极其少见。大约 80% 的病例发生于男性。临床和影像学上通常怀疑是肿瘤，因而一般对其进行了胃切除。大体上和显微镜下，可见病变组织内只有肥大的环形平滑肌纤维，并于十二指肠处突然消失，有时伴有轻微的纤维化[46]。患者通常有慢性胃炎[34,37,47]。

在成年人，仅有幽门肥大而没有其他胃部疾病的病例极少见[40]。尽管这可能是幼儿型幽门狭窄的遗留表现，但实际上大多继发于胃窦炎症或幽门管消化性溃疡，只不过在手术时可能已经痊愈。我们还要记住的是，大体上呈幽门肥大的情况还可能是胃腺癌的弥漫性表现，也就是传统上所谓的“皮革胃”。

慢性胃炎

由于内镜胃组织活检的广泛应用，慢性胃炎的发病率和自然史已经大部分被阐明[69,70,116]。慢性胃炎的两个主要特征是：胃黏膜固有层炎细胞浸润，以及胃腺上皮萎缩。炎细胞主要是浆细胞和淋巴细胞（偶尔有淋巴滤泡形成），也可以出现嗜酸性粒细胞和中性粒细胞。当炎细胞浸润局限于胃小凹部位且不伴有腺体萎缩时，称为**慢性浅表性胃炎**。在此型胃炎中可见轻度上皮异常，包括细胞质内黏蛋白的量减少，细胞核和核仁增大，以及胃小凹处的核分裂象有某种增多。当炎症较为广泛且伴有腺体萎缩时，称为**慢性萎缩性胃炎**，并且可通过粗略评估腺体部分的厚度、与整个黏膜厚度的关系进一步将慢性萎缩性胃炎分为轻度、中度或重度[112,113]。当然，要进行这种评估就要适当调整活检方位，使活检标本包含黏膜肌层。腺体萎缩也可表现为单个腺体之间的距离增大和黏膜固有层内网织纤维聚集[66]。如果黏膜变薄但缺乏炎症改变，则称为**胃萎缩**，事实上，多数胃萎缩病例可能处于慢性萎缩性胃炎的后期。随着萎缩程度的增高，常常伴有腺体的囊性扩张和化生。在罕见的（自身）免疫性胃炎病例（见下文），萎缩可以呈片块状并导致泌酸黏膜呈假性息肉样表现[82]。在有些胃炎病例还可以见到少量淋巴细胞和组织细胞（有时混合中性粒细胞）灶状浸润少数腺体，这被称为**局灶性胃炎**，并被认为是炎症性肠病的标志物，但并未得到其他研究的证实[119]。

慢性胃炎时可以发生两种类型的**化生性改变**，即胃底黏膜的幽门腺化生和肠化生，两者常常合并存在[101]。

幽门腺化生是指胃底型腺体被分泌黏液的腺体所取代。这是一个渐进性的过程，沿着胃底 - 幽门交界处的前沿开始，并向近端前移至贲门部。肠化生是指胃黏膜逐渐被肠上皮所取代，这些肠上皮具有小肠或大肠上皮的光镜和电镜特征，包括杯状细胞、吸收（刷状缘）细胞、Paneth 细胞和各种内分泌细胞[51,86,102]。还可见到纤毛细胞[108]。肠化生可以进一步分为**完全型（Ⅰ型）**和**不完全型（Ⅱ型）**两种类型。在完全型肠化生中，胃黏膜变为几乎与小肠上皮一样的形态，在最晚期的病例可出现绒毛和隐窝。不完全型肠化生缺乏吸收细胞，而保留了具有胃小凹形态的柱状细胞[49,84,92]。组织化学染色显示，完全型肠化生出现的黏蛋白主要为涎黏蛋白，伴有少量硫黏蛋白和（或）中性黏蛋白；而不完全型肠化生或有明显的中性黏蛋白（Ⅱ A 型）或有明显的硫黏蛋白（Ⅱ B 型）[74]。免疫组织化学检查显示，Ⅰ型肠化生的特征为 MUC2 肠型黏蛋白，而 MUC1、MUC5AC 和 MUC6 的表达却相应减少或缺乏。Ⅱ型肠化生，正如预期的那样，共同表达 MUC2 和正常情况下存在于胃的黏蛋白[95]。肠化生还伴有对免疫球蛋白分泌成分[110]和对 T（Thomsen-Friedenreich）抗原免疫反应的增加，后者表现为黏蛋白糖基化异常[53]。肠化生的腺体还保持有肝细胞抗原（Hep-Par-1）的免疫反应性[55]，并表达鸟苷酰基环化酶 C（一种肠上皮细胞选择性表达的受体）[50]。

胃的肠化生和幽门螺杆菌之间的关系引起了人们的注意。Ⅰ型肠化生灶通常缺乏幽门螺杆菌，而Ⅱ型肠化生灶却常常可见幽门螺杆菌，也就是说Ⅱ型肠化生灶还保留了一些胃的特征[88]。Ⅱ B 型肠化生与肠型胃癌的关系据说比与其他类型胃癌的关系更为密切[64,73,94]，但文献报道的结果存在矛盾[83]。

非特异性慢性胃炎是一种非常常见的疾病，它在美国人群中的流行情况尚不清楚，但来自欧洲和日本的未经选择的人群资料显示，其发病率随着年龄的增长而增高，超过 60 岁的人半数以上有非特异性慢性胃炎[79,98]。多数有轻度胃炎的患者没有症状。

内镜和大体检查发现，明显的萎缩性胃炎和胃萎缩表现为胃黏膜薄而光滑，并可见过于明显的黏膜下血管。根据内镜活检评估的胃萎缩程度与胃酸分泌实验结果之间有着极好的相关性。相反，组织学改变与症状、放射学和胃镜检查所见之间却无明显相关性 [89]。

慢性胃炎分为两种类型，它们具有相似的组织学特征（正如已经描述的那样），但据推测它们的发病机制不同。第一种类型并不常见，称为 **A 型**或**免疫性胃炎** [61,104]。A 型胃炎的病变通常弥漫累及胃底，不侵犯胃窦，伴有抗壁细胞抗体、胃酸过少症或胃酸缺乏症以及血清胃泌素水平增高。这种被假设为自身免疫性疾病的主要分子靶点是胃质子泵的 α 和 β 亚单位，其可以进展为恶性贫血 [103,107]。其有一种变异型，即萎缩性自身免疫性全胃炎，胃窦和胃体黏膜也会受累，但无神经内分泌细胞增生 [75]。

第二种类型是迄今为止最常见的胃炎，起于胃窦并向近端进展，导致胃底 - 幽门交界处逐渐隆起 [57,79]。这种胃炎被称为 **B 型**或**非免疫性胃炎** [104]。在一些分类中，B 型胃炎有被进一步分为两种亚型，一种局限于胃窦，伴有胃酸过多症并常常有十二指肠消化性溃疡（**高分泌性胃炎**）；而另一种累及胃窦和胃底，开始呈片块状，最后弥漫分布（**环境性胃炎**）[56,77,78]。

慢性萎缩性胃炎通常出现在胃癌病例，其严重程度一般与肿瘤范围成正比。胃消化性溃疡患者多数伴有胃窦和胃底胃炎，而十二指肠溃疡患者如果有胃炎，也是局限于胃窦部。胃癌切除标本中肠化生的发生率最高且范围最广，十二指肠溃疡肠化生的发生率最低且程度最轻，而胃溃疡处于中间状态 [87]。

B 型慢性胃炎的发病机制传统上认为是多因素的和可变的。已知与 B 型胃炎有关的具有统计学意义的因素包括：饮酒、吸烟、十二指肠反流（反流性胃炎）、食物过敏和各种药物（特别是抗炎药物）[62,90,99,100]。在 B 型慢性胃炎（和其他胃疾病，如消化性溃疡、癌和恶性淋巴瘤）中，最重要的进展是认识到了幽门螺杆菌所起的决定性作用 [52,85,96,97,105,115,118]。幽门螺杆菌是一种弯曲的螺旋样杆菌，从前称为幽门弯曲菌，存在两种主要基因型 [106]。幽门螺杆菌可以通过各种方式定居在胃黏膜（特别是胃窦和贲门），包括游离于黏液中、黏着在胃表面以及位于上皮细胞之间 [54]。有幽门螺杆菌细胞内繁殖的病例会显示最大程度的上皮损害 [54]。这些改变包括上皮崩解和上皮尖端黏液丧失，伴有上皮小凹形成以及不常出现的糜烂和溃疡 [72]。据推测，产生这些变化的主要机制是这种细菌的能动性和脲酶活性 [59,70]。幽门螺杆菌感染和淋巴滤泡的形成之间也有关系 [60,67]（见 60 页）。

药物治疗可以消除幽门螺杆菌并使黏膜炎症消退 [68]。

在常规 HE 切片上可以辨认出幽门螺杆菌，并且在多数情况下完全可以满足诊断的需要 [114]。然而，如果幽门螺杆菌的密度低，那么通过包括 Giemsa、Warthin-Starry 或 Steiner 银染色（图 1.27）[65,81]、阿辛黄 - 甲苯胺蓝方法和 Genta 染色在内的特殊染色或免疫组织化学染色可以更易发现幽门螺杆菌 [48]。没有明确的证据显示其中一种方法比另外一种方法更优越 [76,109]。也可应用聚合酶链反应（PCR）检查幽门螺杆菌 [71,93,111]。在一项研究中，大约 20% 的组织学阴性的胃活检标本应用 PCR 检测出了幽门螺杆菌 [120]，这个比例在胃炎切片中上升至 40%[80]。

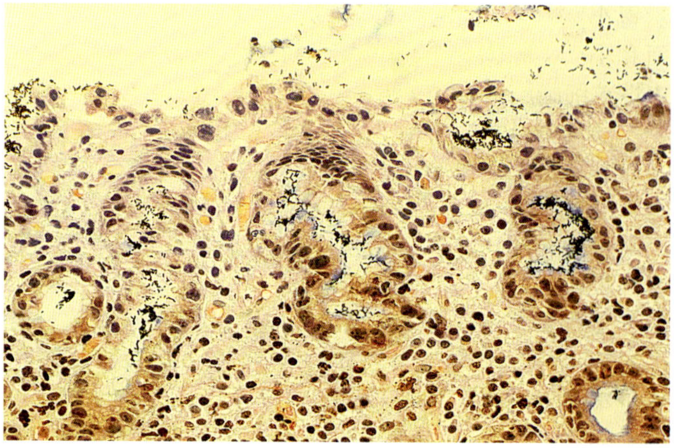

图1.27　银染色证实的幽门螺杆菌。

随着这些技术的应用，我们发现，90% 的慢性胃炎、95% 的十二指肠溃疡、70% 的胃溃疡和 50% 的胃癌患者存在幽门螺杆菌 [117]。

1991 年提出了一种胃炎的综合性组织学报告方法，这种方法被称为“悉尼方法”（the Sydney system）[91]，后来在 Baylor 对其又进行了改进 [58,63]，现推荐如下：

1. 胃窦和胃体活检应分别评估
2. 胃炎应分类为
   急性
   慢性
   特异性（如淋巴细胞性、肉芽肿性）
3. 下述病变应进行分级
   幽门螺杆菌
   慢性炎症
   中性粒细胞（作为活动的一种象征）
   萎缩
   肠化生
4. 提供一个结论性的总结，指出病因（如果知道）、部位（胃窦、胃体或全胃）和形态学（包括所有的变异）。

其他类型的胃炎

急性胃炎可由于摄入酒精、水杨酸盐和其他抗炎药物所致，或由于胆盐反流所致，也称为**反应性**或**化学性胃病** [133]。这种情况很少做内镜活检。如做活检，可以显示胃小凹增生、水肿、充血、局灶性新鲜出血，以及表面和小凹细胞的局灶性坏死。虽然胃小凹和腺腔内可见中性粒细胞浸润，但通常没有临床意义[133,134]。

急性感染性非细菌性胃肠炎（Norwalk 致病因子引起的一种常见病变）通过组织学检查无法发现胃黏膜损害，至少普通的轻型病如此[160]。

出血性胃炎是一种急性危及生命的疾病，通常发生在慢性胃炎的背景上[162]。酒精中毒、抗炎药物和应激是本病的促发因素[121,130]。有些病例是由于巨细胞病毒（CMV）感染所致[150]。手术时胃表现为特征性的全胃黏膜多发性出血区（图 1.28）。显微镜下，出血性胃炎的表现不如据手术所见预期的那么明显。有些病例可见多发性浅表糜烂（因此用了**糜烂性胃炎**一词），但在大多数病例，活检中所见异常仅为慢性萎缩性胃炎，黏膜固有层内可伴有某种程度的血液外漏。在 Lulu 和 Dragstedt 的病例研究中[141]，出血性胃炎的总死亡率为 55%。他们主张将迷走神经切除和高位胃次全切除作为出血性胃炎的治疗方法。胃的病变呈弥漫性则常常为门脉高压的并发症，有时可导致严重的出血，这常常被作为出血性胃炎的一种形式报道，但其显微镜下改变比较符合黏膜血管扩张（“充血性胃病”），通常伴有轻度的继发性炎症性改变[143]。

胶原性胃炎是一种非常罕见的病变，如同更常见的胶原性结肠炎，其特征是上皮下胶原带增厚，伴有黏膜嗜酸性粒细胞为主的炎细胞浸润[155]。报道的小儿病例表现为严重的贫血并局限于胃，而成人病例通常累及回肠和结肠（而非十二指肠）[140]。

淋巴细胞性胃炎一词并不用于伴有突出的小淋巴细胞成分（多数慢性胃炎如此）的任何慢性胃炎，而是用于类似于乳糜泻和淋巴细胞性结肠炎的病变[158]。事实上，多数病例伴有乳糜泻，虽然其他一些病例可能与幽门螺杆菌感染有关。显微镜下，淋巴细胞性胃炎的特征为小凹和表面上皮淋巴细胞增多（上皮内淋巴细胞增多症）[164]。

过敏性胃肠炎在胃活检中表现为黏膜固有层内嗜酸性粒细胞浸润，在严重的病例中，嗜酸性粒细胞弥漫性浸润，并伴有表面和小凹上皮变性和再生性改变[135]。

弥漫性嗜酸细胞性胃肠炎累及胃的远端部分和十二指肠的近端部分，并能引起幽门梗阻[138,146]。它可以伴有过敏现象和外周血嗜酸性粒细胞明显增多[129]。显微镜下，可见明显的水肿和弥漫性嗜酸性粒细胞浸润。有些病例可见坏死性血管炎[144]。本病的大多数病例可能是由于对摄入的过敏原所起的局部反应所致。Ashby 等[123]认为他们的许多病例是继发于 Eustoma rotundatum 感染，后者是北海鲱鱼的一种寄生虫。在另外一些情况下，本病可能是诸如硬皮病、多发性肌炎或多动脉炎一类胶原血管性疾病的一种表现[128]。弥漫性嗜酸细胞性胃肠炎应与含有多量嗜酸性粒细胞的其他疾病鉴别，如炎症性纤维性胃息肉（见 40 页）、恶性淋巴瘤甚至癌。没有证据

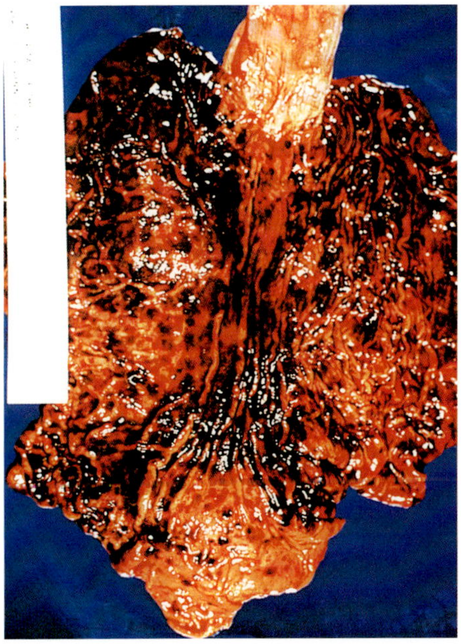

图1.28　尸体解剖显示的出血性胃炎的大体表现。整个胃黏膜有新鲜出血。

表明弥漫性嗜酸细胞性胃肠炎和炎症性纤维性息肉是相关性疾病。**局限性（“孤立性”）**嗜酸性胃炎变异型也有报道，其大体上表现为巨大的胃皱襞[145]。

肉芽肿性胃炎可由结核[129]、真菌病[129]、结节病[153]或 Crohn 病[126,148,163]引起，也可作为血管炎综合征的一部分[149]。当炎症的原因仍没有弄清时，可以应用**特发性肉芽肿性胃炎**这一术语，但随着对本病认识的不断加深，认为其并不是一种特异性疾病。事实上，这样的病例多数可能是由于 Crohn 病或结节病累及胃所致[152]。若肉芽肿微小、表浅且伴有小糜烂或溃疡，则考虑与幽门螺杆菌感染有关[142]。

胃梅毒现在非常罕见，但仍能遇到。开始表现为幽门部的糜烂或溃疡性损害[125,132,139]。在晚期阶段，胃皱缩并纤维化，呈皮革瓶状外观，X 线和大体检查都酷似皮革胃[161]。显微镜下，可见溃疡形成、富于浆细胞的慢性炎症和纤维化，并可出现闭塞性动脉内膜炎。其他病例可能显示重度淋巴细胞浸润[124,136]。应用 PCR 方法已从一些病例中分离出了密螺旋体 DNA[137]。

软斑病可以表现为局灶性胃损害。像在其他部位一样，其显微镜下特征为有含有 Michaelis-Gutmann 小体的组织细胞的明显浸润[131,147]。

巨细胞病毒感染在骨髓移植受体和其他免疫损害患者的胃活检中已有诊断；这种感染提示是全身性疾病[154]。它可以并发穿孔和瘘管形成[122]。诊断巨细胞病毒感染可能需要依靠免疫细胞化学和原位杂交技术[151]。

隐球菌病是见于易感个体的胃和消化道的其他部分的另一种感染性疾病[156]。

杆菌性血管瘤病可以累及 HIV 感染患者的胃，导致

严重的呕血[127]。

移植物抗宿主病发生于同种骨髓移植后，患者胃的病变轻微，包括凋亡、腺体破坏、少量炎细胞浸润以及扩张的腺体内有颗粒状嗜酸性碎屑。后者是一种非常特异但相对并不敏感的标志。当缺乏这种表现时，可能与CMV感染无法鉴别[157]。口服质子泵抑制剂会干扰胃活检病理诊断[159]。

消化性溃疡和其他良性溃疡

消化性溃疡可以发生于与胃酸接触的任何部位的黏膜，包括胃、十二指肠、食管下1/3、胃空肠吻合口的边缘以及伴有异位胃黏膜的Meckel 憩室。溃疡形成的基本原因是胃酸的消化作用，但黏膜对胃酸消化的易感性在发病机制中也具有重要作用。

典型的十二指肠溃疡（比胃溃疡常见，虽然其相对发病率似乎在减少）通常伴有胃酸分泌过多，而多数胃溃疡患者的胃酸分泌或在正常下限或低于正常。因此，胃溃疡的最初事件似乎是出现了黏膜损害，使黏膜对胃酸消化比较易感。在一些情况下，这种黏膜损害是由胆汁和胰液反流所致，解剖学上表现为存在胃炎，后者几乎是消化性溃疡患者的一个恒定表现。近年来已有充分证据提示，幽门螺杆菌在溃疡病的发病机制中具有重要作用[167,172,181,184,187]。幽门螺杆菌阳性的非萎缩性胃炎患者发生消化性溃疡的风险大约为正常胃的10倍；而当有胃窦萎缩时，这种风险进一步增高（2～3倍）。相反，存在胃体萎缩可使溃疡的发病率降低（当胃体完全萎缩时，几乎降低为0）[183]。

急性胃溃疡是尸体解剖病例一个常见发现，通常为终末期改变（图1.29）。急性胃溃疡也可见于任何消耗性疾病、脓毒症、手术或创伤后（应激性溃疡）、有中枢神经系统损伤或疾病（**Cushing 溃疡**）、摄入阿司匹林、有广泛烧伤的患者（**Curling 溃疡**），可以作为长期应用类固醇治疗的一种并发症（**类固醇性溃疡**），作为放疗或肝动脉化疗的一种并发症，可以发生于插入胃管后[166,171,177,179,182,186]。在肝动脉灌注化疗引起的损害中，可见明显的上皮非典型性增生，应注意不要将其误诊为癌[170,176]。如果溃疡仅仅累及黏膜（通常称为**糜烂**），则可以完全愈合；但如果有肌层破坏，则会被纤维结缔组织取代并留下凹陷。所有这些溃疡如果足够深，均可引起穿孔，这种并发症在放疗引起的溃疡中特别常见。

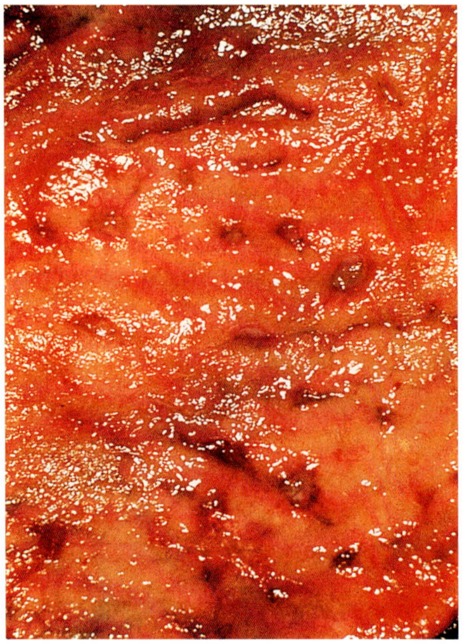

图1.29　胃的多发性急性溃疡，发生于一个慢性衰竭患者。显微镜下，可见溃疡底纤维组织反应非常轻微。

慢性消化性溃疡总是发生在缺乏胃酸的黏膜区（即被覆幽门型胃黏膜的部位）。多达95%的慢性消化性溃疡位于胃小弯（所谓的胃路）接近角切迹的部位；但由于慢性胃炎常伴有从幽门向近端进展的胃底黏膜的胃窦化生，消化性溃疡可见于胃的任何部位，虽然其周围总是围绕着胃窦型黏膜。

慢性消化性溃疡确诊时的平均年龄为50岁，但其可以发生于任何年龄组，包括儿童。男性发病居多，但似有下降趋势。大约5%的溃疡为多发性的。放射学诊断的准确率大约为95%。不典型病例与癌确实无法区别。从前巨大溃疡（＞3cm）或位于胃大弯的溃疡被认为非常可能是恶性病变，但现在大多数作者认为并非如此。光导纤维胃镜的应用大大提高了消化性溃疡的诊断率，它使内镜医师可以直接观察溃疡、照相并从其边缘取活检。对于标准大小的溃疡，提倡多取活检标本（大约10块）。

大体上，一个活动性的溃疡境界清楚，通常为卵圆形或圆形，但有时呈线状，伴有黏膜皱襞向溃疡边缘集中（图1.30A）。溃疡的近侧缘倾向于悬垂，而远侧缘通常倾斜（图1.30B）。在切面上，可见边缘破坏（特别是近侧），肌层完全被灰白色的纤维结缔组织取代。在浆膜面，可以出现浆膜下纤维化和炎症性肿大的局部淋巴结。如溃疡周围边缘呈明显的结节状改变，则提示为癌；然而，应当记住，大体检查可能无法区别消化性溃疡和溃疡型癌。事实上，大约10%～15%的胃癌大体上表现为良性溃疡。

显微镜下，典型的活动性慢性消化性溃疡有四层特殊结构：（1）表层为脓性渗出物、细菌和坏死碎屑；（2）纤维素样坏死组织；（3）肉芽组织；以及（4）纤维化取代肌层并延伸至浆膜下层（图1.31）。在溃疡边缘，黏膜肌层似乎与固有肌层融合。溃疡底部其他常见的特征有：血管内皮下纤维组织增生导致的血管壁增厚和神经束肥大。这两种特征可能均为继发性改变。坏死的表面可以有白色念珠菌感染[174]。

如前所述，溃疡周围的黏膜为幽门型黏膜，含有胃泌素（和生长抑素）免疫反应细胞成分[173]。在有幽门螺杆菌感染的病例，溃疡边缘可见典型的星座样形态学

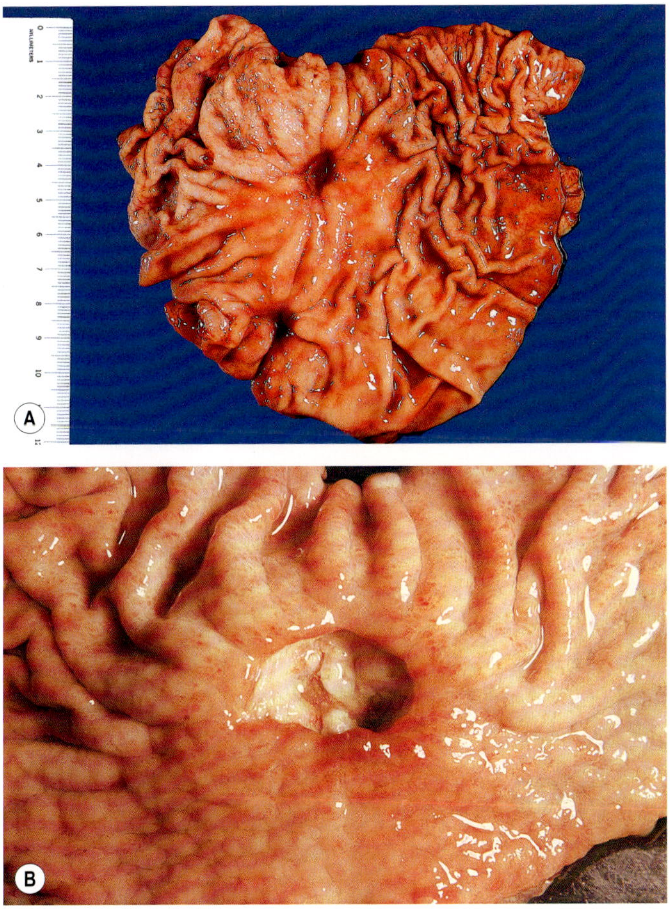

图1.30 A，胃的慢性消化性溃疡的典型大体表现。B，境界清楚的慢性消化性溃疡，可见上半部分黏膜皱襞悬垂。溃疡底覆盖着纤维素性脓性渗出物。

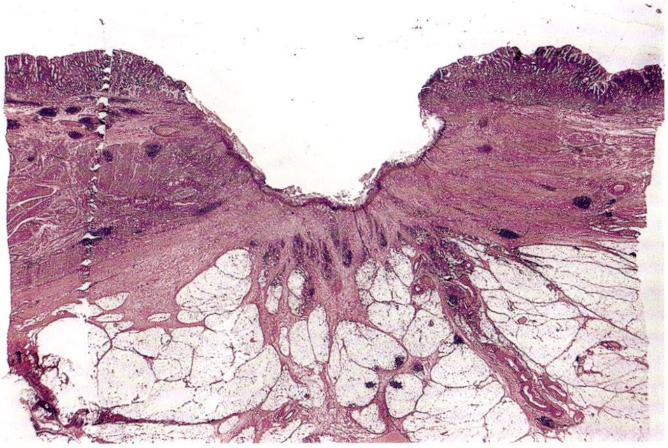

图1.31 慢性消化性溃疡的整体观。可见固有肌层完全破坏。注意一侧黏膜突出，而另一侧黏膜倾斜。

改变（上皮细胞的顶端部分丢失和脱落，上皮小凹形成，糜烂和细胞成簇）[168]。

消化性溃疡可以根据形状和大小（圆形 - 卵圆形、巨大、线性）、活动性（活动性溃疡或瘢痕性溃疡）、穿透深度（黏膜下层、固有肌层或肌层外）或综合应用这些标准进行分类[180]。

在消化性溃疡愈合的过程中，再生的上皮覆盖表面。生长在黏膜肌层中断部位上的任何上皮均被认为是再生的上皮。这种上皮常常表现肠化生特征，当溃疡位于胃底时，还可以出现主细胞和壁细胞[180]。不要将其深部出现的不规则改变误诊为癌。对于动脉灌注化疗引起的溃疡，过诊断的风险很大，因为其可以出现明显的上皮非典型性[186]。有关消化性溃疡可能恶变的问题将在以后讨论（见 49 页）。

胃溃疡的药物治疗包括中和胃酸的药物［抗胃酸药、质子泵抑制剂和（或）H_2 阻断剂］和杀灭幽门螺杆菌的抗生素[175,178,185]。溃疡充分愈合的标准通常是：在积极的药物治疗 6 ~ 8 周后，龛影大小至少缩小 50%。药物治疗达不到这一目的、出现并发症（出血、穿孔和梗阻）和溃疡复发为手术指征。巨大溃疡（> 3cm）为另一手术指征，虽然对这些病例进行药物治疗也能获得成功[165]。应当记住的是，多达 15% 的胃癌可以通过上述的“愈合试验”缩小，而有些良性溃疡在试验期间反而可能变大。通常用于消化性溃疡的外科手术是：次全胃切除不加迷走神经切断术、迷走神经干切断术和引流（胃肠吻合术或幽门成形术）；迷走神经干切断术加胃窦切除术。当部分胃切除后，重建手术包括胃十二指肠吻合术（Billroth Ⅰ）或胃空肠吻合术（Billroth Ⅱ）。80% 以上的患者的手术长期效果良好[169]。

其他非肿瘤性病变

胃重复是一种非常罕见的异常，表现为内衬胃黏膜的单房或多房性囊肿[189]。它与正常胃腔可以有交通，但通常没有交通，其结果是扩张并伴有分泌物潴留，导致梗阻和一个可以触及的肿块[195,210]。

憩室大多发生在接近贲门的部位，其原因可能是这个区域解剖学上较薄弱。其余的憩室可以发生于胃的任何部位，并常伴有后天性疾病，如消化性溃疡[92,215]。

囊肿可以见于胃黏膜或黏膜下层[218]。黏膜内囊肿最常见，根据其内衬上皮不同可以分为不同类型。内衬上皮似乎常常伴有肠化生[214]。黏膜下囊肿也叫**深在性囊性胃炎**（gastritis cystica profunda）[194]（图 1.32）。据说两者均较常见于胃癌患者[199,202,223]。虽然有些囊肿可能是异位表现[222]，但大多数病例可能是后天性的[199]。

粪石是胃内异物，偶尔可见于手术标本（图 1.33）。绝大多数粪石属于以下两种：由毛发构成的毛粪石和由植物构成的植物粪石[198]。85% 以上的植物粪石是由于进食未成熟的柿子所致[191]。促使粪石发生的因素有：缺齿、迷走神经切断术和胃出口的梗阻性病变[188]。

胃血管**动脉瘤**（Dieulafoy 病、管径不变动脉畸形）被

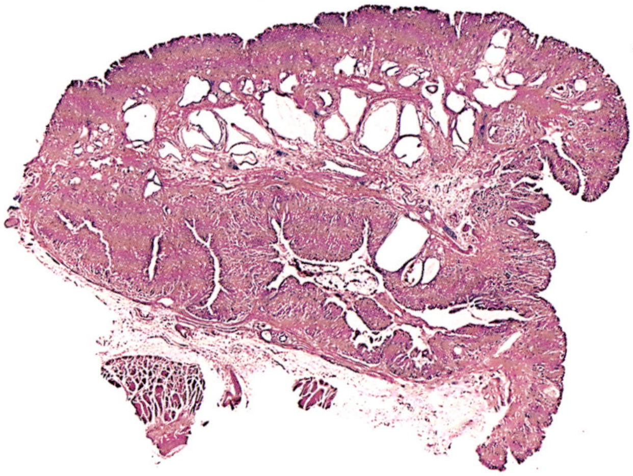

图1.32 深在性囊性胃炎的全面观。

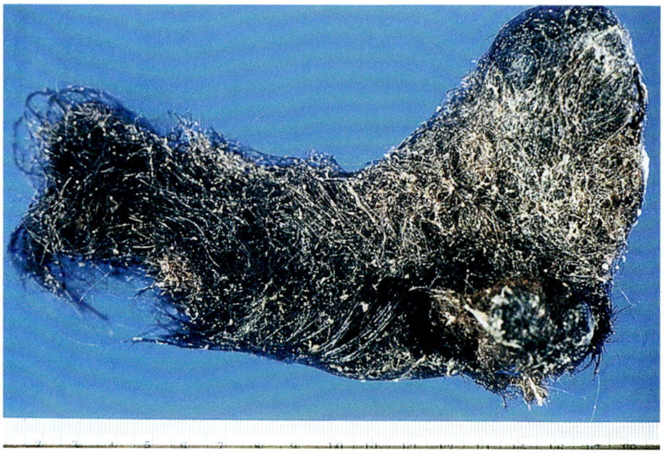

图1.33 从胃内取出的巨大毛粪石。这个由毛发缠结构成的肿块看上去像胃腔的铸型。

认为是畸形而不是变性[207,208]。它们通常为单发性的，位于黏膜下，一般在胃小弯的近侧，特征是一个大的扭曲血管表面被覆有小缺损的黏膜[208]。血管壁可有淀粉样物质沉积[220]。血管破裂时可引起有时是致死性的大出血[208]。

胃窦血管扩张（或“西瓜胃”）是胃的一种后天性血管疾病，可以导致出血和缺铁性贫血。内镜下，在胃窦黏膜皱襞嵴上可见平行排列的红色条纹，类似于西瓜条纹。这种病例在贲门部也有描述[216]。显微镜下，胃活检标本的病变轻微，表现为血管数量增加和管径增大，出现纤维素性血栓以及纤维结缔组织和平滑肌组织增生[217,219]。这种有点模糊的疾病需要与幽门增生性胃病鉴别，应用CD61免疫组织化学染色有助于二者的鉴别[221]。

胃黄色瘤（黄斑瘤）是一个小的黄色黏膜内病变，特征为黏膜固有层内含有中性脂肪的泡沫样组织细胞集聚。这种病变没有临床意义，在日本似乎相对常见，许多年前德国病理学家曾将其称为Lipoidinsel der Magenschleinhaut，显微镜下不要与早期癌或印戒细胞癌混淆，但黄色瘤可以与癌共存[203,212]。

其他少见的非肿瘤性胃病变大多无明确的临床意义，通常与溃疡或炎症有关，有的可能最初表现为血管周围纤维性病变，包括**弹力假黄色瘤**（可导致严重的出血）[190]、**弹力纤维瘤**[193,197,201]、**黏膜钙质沉着症**（继发于服用含铝的抗酸剂或器官移植患者应用硫糖铝疗法）[196]、**铁沉着症**（表现为胃窦和胃底上皮内的广泛铁沉着）、**玻璃样变性**（黏膜下层明显的玻璃样物质沉积）[206,211]、**淀粉样变性**（弥漫性或局灶性，有时合并出血）[200]、**钡肉芽肿**（发生于放射检查之后的胃壁）[204]、孤立性**Langerhans细胞组织细胞增生症**[209]和**寄生虫感染**（如免疫受损患者发生的类圆线虫病）[213]。

息　肉

胃的息肉的命名一直令人困惑，其原因之一是：过去人们认为它们与直结肠息肉的情况相似[267,276]。遗憾的是，大多数类型的额胃息肉在大肠都没有对应的病变[273]。

增生性息肉（也称为再生性息肉、炎症性息肉、错构瘤性息肉，以及日本学者使用的Ⅰ型和Ⅱ型息肉）占全部胃息肉的75%[269]。我们不应继续使用错构瘤性息肉这一名称，因为它容易引起误解，使人将增生性息肉与Peutz-Jeghers综合征（黑斑息肉综合征）混淆。增生性息肉这一名称比较确切，但应强调的是，这种病变的形态学特征与大肠的增生性息肉的形态学特征相差很大。胃的增生性息肉大多发生在胃酸过少、低水平的胃蛋白酶原Ⅰ、高胃泌素血症、慢性胃炎和胃萎缩背景下[228,240]。巧合的是，胃的增生性息肉在进行过器官移植的人群中很常见[250]。

增生性息肉在胃内的分布并无规律，通常小而无蒂，多发，外形光滑或略呈分叶状（图1.34A）。显微镜下，它们显示胃小凹变长、扭曲和扩张（常为囊性扩张），深部可见幽门腺或（不常见）胃底腺成分。间质通常明显，特征为水肿、片块状纤维化、炎症细胞和来自黏膜肌层的散在的平滑肌束（图1.34B）。少数情况下，可见泡沫状巨噬细胞聚集（不要与印戒细胞混淆）。上皮非典型增生或缺乏或轻微，属于再生性增生，并局限于胃小凹的顶端。如果出现明显的局灶非典型性，应考虑诊断为混合性（增生性和肿瘤性）息肉（见下文讨论）。有些作者根据腺体的相对量和间质变化将增生性息肉和炎症性息肉区分开来，但它们之间存在着一系列连续改变，提示两者为同一病变的不同阶段[258]。罕见的是，间质内出现非典型性反应性细胞，酷似恶性病变[233,281]。

由Menétrier命名为**息肉样多腺瘤**的胃病变可能相当于多发性增生性息肉[264]（见下一节）。有时发生于胃肠吻合口胃侧的息肉样病变也可以具有类似于增生性息肉的显微镜下改变，只是病变比较弥漫；此部位也可发生

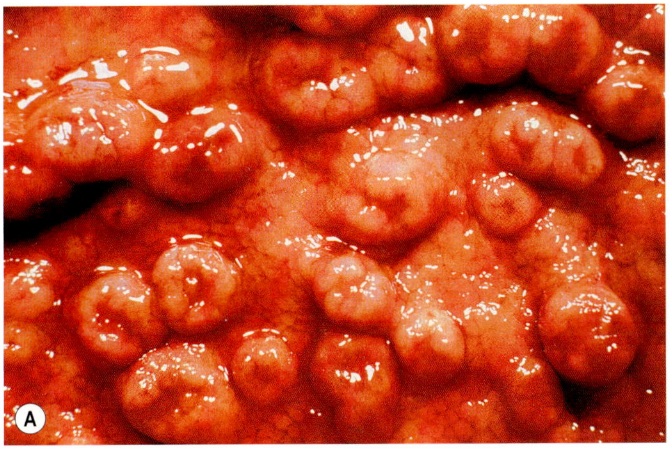

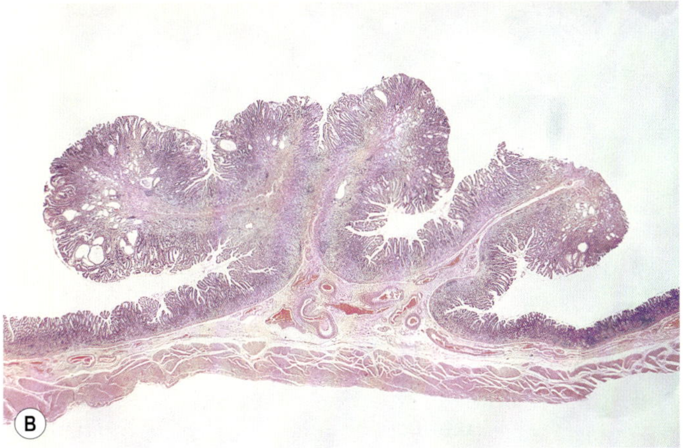

图1.34 A，胃的增生性息肉的大体表现。许多病变显示有中心脐凹形成。B，胃的增生性息肉的低倍观。可见左侧腺体囊性扩张较明显。

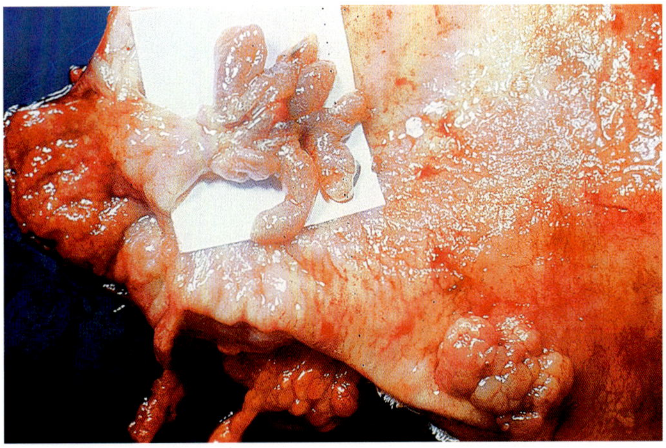

图1.35 胃的腺瘤性息肉的大体表现。可见病变较大，表现为缠绕的指样突起。

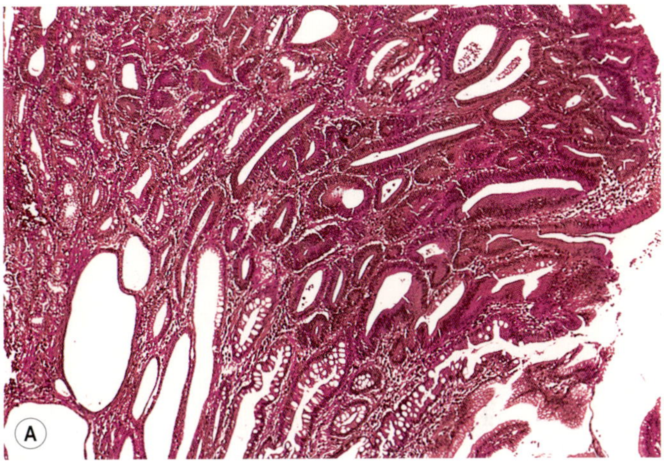

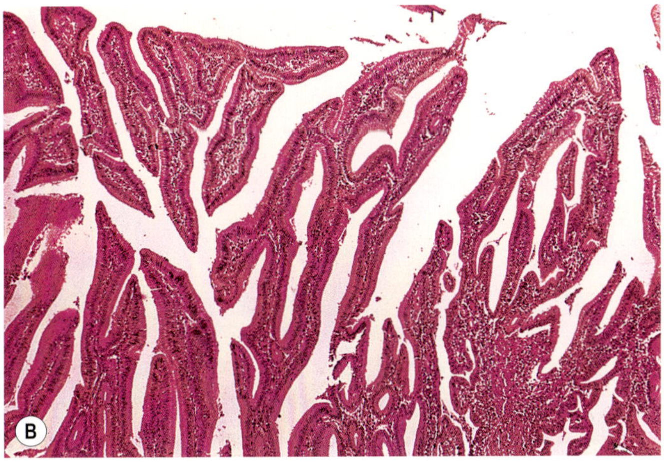

图1.36 A，腺瘤性息肉。B，绒毛状腺瘤。（From Oota K, Sobin LH. Histological typing of gastric and oesophageal tumours, Geneva, 1977, World Health Organization）

腺瘤性和异型增生性改变[236,284]。

已经发现，增生性息肉常常与胃癌共存[266,286]，但这一观点带有偏见，因为用于研究的多数病例是因胃癌而进行切除的标本。进行内镜下增生性息肉切除之后，胃癌的发生率较低，癌与常常伴随息肉发生的萎缩性胃炎的关系可能比与息肉的关系更为密切[234]；来自德国的一项有7年随访资料的研究表明，息肉癌变的发生率仅为1.4%[280]。

正如病名指出的那样，传统上认为增生性息肉是非肿瘤性病变；然而，它与下面描述的腺瘤性病变具有一些共同的分子遗传学改变。此外，增生性息肉也可以进展为异型增生并发生癌变，虽然这种可能性远远低于腺瘤性息肉癌变的可能性[268,271]。息肉恶变时常伴有细胞增殖活性增高和P53表达[268,298]。

腺瘤（日本学者称为Ⅲ型息肉和Ⅳ型息肉）通常位于胃窦部，一般为单发性的，体积较大，有蒂或无蒂（图1.35）。显微镜下，腺瘤由**异型增生的**腺体组成，伴有假复层上皮，显示核有异型性，核分裂象增多[269,286]。根据腺上皮的性质，可将腺瘤进一步分为**胃型**和**肠型**[224]。肠型腺瘤最常见，与结直肠腺瘤的表现和自然病程相似，被认为发生于肠化生的基础之上[247]。同大肠腺瘤一样，胃腺瘤也分为**腺瘤性息肉**（**管状腺瘤**）、**绒毛状管状息肉**

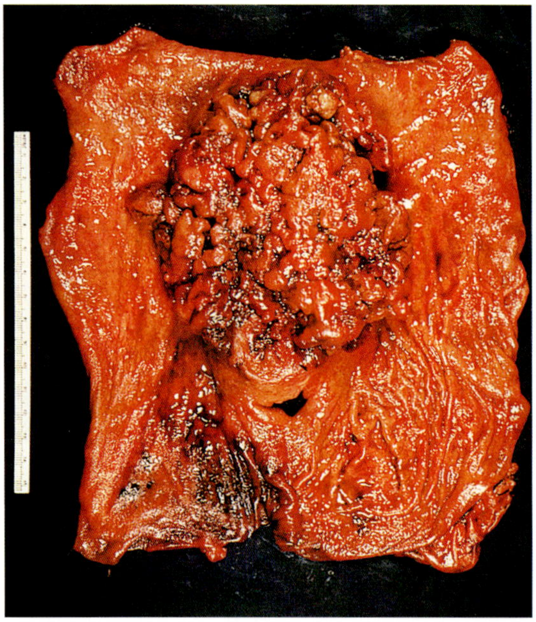

图1.37 胃的巨大绒毛状腺瘤，含有腺癌区域。可见肿瘤位置邻近贲门。

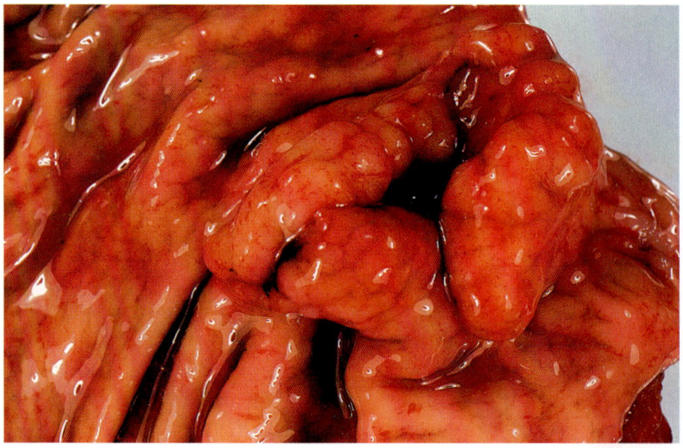

图1.38 胃的炎症性纤维性息肉的大体表现。可见表面呈结节状。

（管状绒毛状或**管状乳头状腺瘤**）和及**绒毛状腺瘤**（**乳头状腺瘤**）[249,265]（图 1.36）。腺瘤性息肉大体上表现为一个表面扁平的隆起性病变。显微镜下，显示特征性的两层结构，上层为异型增生的上皮，下层为没有异型增生的囊性扩张的腺体。常见散在的内分泌细胞，其中多数 5- 羟色胺免疫组织化学染色呈阳性 [247]。还可以见到含有溶菌酶的 Paneth 细胞，偶尔它们可能是腺瘤性息肉的主要成分 [277]。少数腺瘤性息肉表现为浅的黏膜凹陷而不是隆起，称为**凹陷性腺瘤** [248,297]。与腺瘤性息肉相比，绒毛状腺瘤较少出现内分泌细胞成分。各种类型的腺瘤均常见 CEA 反应和 P53 过表达，特别是细胞学具有异型性的区域 [257]。尽管多数选择手术切除这种息肉的病例据报道与癌无关，但治疗选择仍明显地倾向于手术切除 [286]。然而，这两种病变无疑是有关的，这种息肉本身可以发生恶变，类似于结直肠腺瘤发生恶变 [232,252,253,260]（图 1.37）。这种并发症的确切发病率尚不清楚，但似乎相对较低。来自德国的一项有 7 年随访资料的研究发现，其发生率为 3.4%[280]。有些作者认为，肠型腺瘤恶变的概率高于胃型腺瘤 [224]，尽管已经发现这两型息肉的分子遗传学改变相似 [226]。

混合性（增生性和腺瘤性）息肉也存在。应与上面提到的更为常见的增生性息肉的表面上皮的局灶性再生性改变鉴别开来 [242]。

HLA-DR 抗原表达在上面描述的所有息肉均比在非息肉性胃黏膜更常见 [294]。

胃底腺息肉（胃底腺增生、错构瘤性囊性息肉和伴有胃底腺囊肿的息肉）表现为胃底或胃体的多发性小（平均直径为 2.3mm）息肉样突起 [255,263,287]。其独特的显微镜下特征是：存在微小囊肿——内衬含有嗜酸性细胞的胃底上皮，表面小凹通常变短 [235,259,282]。胃的平滑肌成分也有增多，常常分布于囊肿的周围 [274]。这些息肉可以以散在的形式发生，也可以见于 Zollinger-Ellison 综合征患者、长期应用质子泵抑制剂治疗的患者 [230] 以及结肠息肉病患者。在后者，它们更易出现局灶性异型增生 [227,296]。有人认为，散发性胃底腺息肉的主要分子遗传学改变是 β- 连环蛋白基因突变 [225]。

其他类型的胃上皮性息肉样病变包括：**胃小凹增生／胃小凹型腺瘤**（发生于萎缩性胃炎的背景上，可能是增生性息肉的早期阶段 [239]）、**胃窦腺增生**（可能与所谓的“幽门腺腺瘤”有关 [229,292]）、伴随 Peutz-Jeghers **综合征的错构瘤性息肉**以及**潴留性（幼年性）息肉** [283]。

应当说明的是，不同类型的息肉可以共存于同一个胃内。有时病变不能被恰当地归入某一特殊类型，特别是在小活检标本中。

胃肠道的**息肉病综合征**常常累及胃。在家族性结肠息肉病和相关的 Gardner 综合征中，50% 以上的病例出现胃的病变；胃的息肉可以是腺瘤性、增生性或为胃底腺息肉型的 [231,244,246,283,290,293]。如上所述，这些患者的胃底腺息肉易出现异型增生并显示与结肠息肉病有关的体细胞基因改变 [225]。应当注意的是，如前所述，虽然胃底腺息肉特别常见于家族性息肉病，它们并不是这种疾病特有的。它们还可以发生于所谓的“遗传性扁平腺瘤综合征”，或发生于没有上述这些疾病的患者中 [262,289]。在家族性结肠息肉病中描述的其他胃肿瘤是腺癌和类癌 [290,293]。在 Peutz-Jeghers 综合征中，大约 20% 的病例可见错构瘤性胃息肉（有时伴有腺瘤性成分），偶尔可见胃腺癌 [237,245]。在一般的幼年性息肉病和相关的 Cronkhite-Canada 综合征中，胃潴留性（幼年性）息肉的发病率非常高 [261]，并且偶尔有胃腺癌的病例 [278]。Cowden 综合征（多发性错构瘤综合征）也可以伴有小而无蒂的胃息肉，其中多数似乎是增生性息肉 [283]。

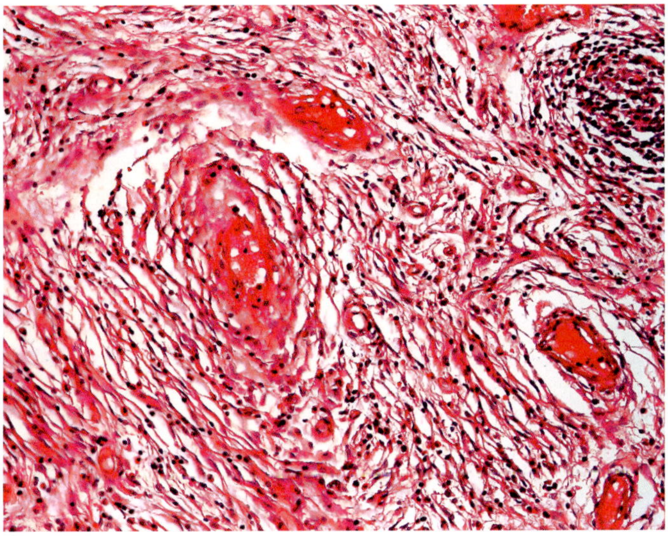

图1.39 胃的炎症性纤维性息肉。特征表现包括血管周围同心圆性纤维化、散在嗜酸性粒细胞浸润和淋巴滤泡形成。

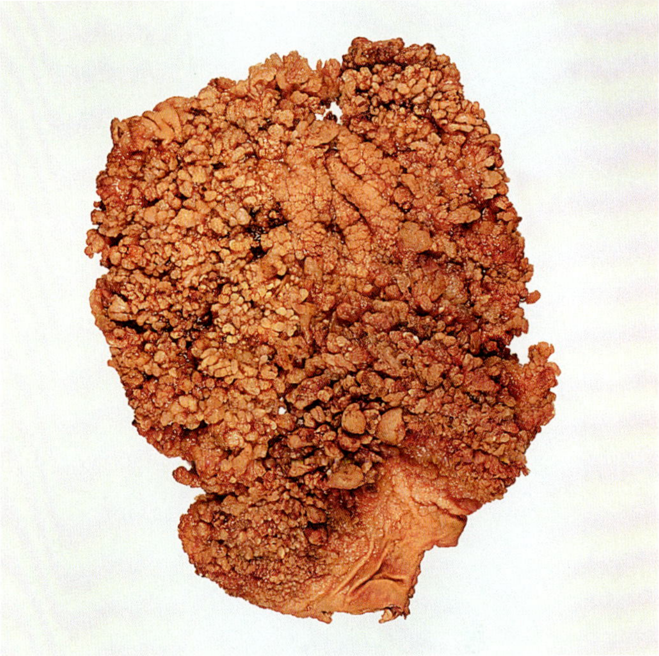

图1.40 Menétrier病的大体表现。可见整个胃底黏膜显著增生。注意，胃底和胃窦交界处境界清楚，胃窦并不受累。

炎症性纤维性息肉是现在喜欢用于一种非肿瘤性胃病变的术语，从前应用不同的名称，如嗜酸性肉芽肿、炎症性假瘤、颗粒母细胞瘤、神经纤维瘤和血管外皮细胞瘤[251]。它常常伴有胃酸过少或胃酸缺乏，病变通常位于胃窦部[243]。放射学、内镜检查和大体上，它表现为一个无蒂或有蒂的肿块[238]（图1.38）。显微镜下，病变集中在黏膜下层，其特征为血管和纤维母细胞增生（常常围绕血管呈旋涡状排列）和混合性炎症反应，通常主要为嗜酸性粒细胞浸润（图1.39）。超微结构检查，多数增生的细胞具有肌纤维母细胞的特征，与炎症反应性的病变本质一致[270]。免疫组织化学染色显示，梭形细胞波形蛋白、CD34、BCL-2、肌动蛋白、fascin和CD35（局灶）呈阳性，后者提示病变中存在明显的辅助免疫细胞（树状突／网状细胞）[241,254,256,275,291,295]，有可能进展为所谓的炎症性肌纤维母细胞瘤[272]。内皮细胞也有很好的表达[288]。局部切除（有时选择在内镜下切除）是治疗的首选，因为其临床经过是良性的[285]。最近有研究发现，胃炎症性纤维性息肉常常表达血小板源性生长因子受体α，且发现70%的病例有PDGFRA基因突变[279]。后者提示本病可能是肿瘤性病变。

Menétrier病和Zollinger-Ellison综合征

1888年，Menétrier应用多腺瘤这个术语描述了两种不同的胃疾病[305,306]。第一种为息肉样多腺瘤，可能相当于多发性增生性息肉（见38页）。第二种为弥漫性多腺瘤，即现在的Menétrier **病**。Menétrier病也称为肥大性或增生性胃病、巨大肥厚性胃炎和巨大胃皱襞肥厚。Menétrier病伴有胃酸过少或胃酸缺乏，并常常伴有明显的低蛋白血症。长期而严重的病例通常发生在成人，而报道的少数几例儿科病例则有自限性[304]。放射学、内镜和大体检查时可能会将本病与恶性淋巴瘤和癌混淆。Menétrier病的病变常沿胃大弯分布，其大体特征是：黏膜皱襞明显肥大，类似于脑回。正常黏膜与病变黏膜的界限总是非常分明（图1.40）。在典型的Menétrier病，病变弥漫累及胃底而不累及胃窦。在局限性Menétrier病，有境界清楚的脑回样肿块，或位于胃底，或位于胃窦部[309]。显微镜下，有明显的**胃小凹增生**，伴有高黏液性改变、扭曲、不同程度的囊性扩张并延伸到腺体基底，有时甚至超出黏膜肌层（图1.41）。腺体成分减少，间质有水肿并有炎症，其中可见嗜酸性粒细胞浸润[303]。这里需要提及的是，放射科医师和胃镜医师诊断为肥大性胃炎的许多病例并不具备诊断Menétrier病的病理形态学特征，而是显示伴有明显淋巴细胞浸润和不同程度腺体萎缩的慢性胃炎（"肥大性淋巴细胞性胃炎"）的特征[311]。后一种病变（有时被内镜医师称为"痘疹样胃炎"）和典型的Menétrier病之间的关系还不清楚[301]。鉴别诊断还包括幼年性息肉病的胃累及[312]。

Menétrier病受累的胃可同时发生胃癌，但其发生率似乎并不高于一般萎缩性胃炎的[302,307]。

Zollinger-Ellison综合征可伴有胃病变，放射学和大体检查类似于Menétrier病的胃病变；然而，显微镜下检查显示其主要病变是胃底腺的分泌部增生而不是小凹部增生，虽然小凹部也可以受累（图1.42）。这种增生主要是壁细胞增生，但也可以有ECL细胞增多，据推测这两种

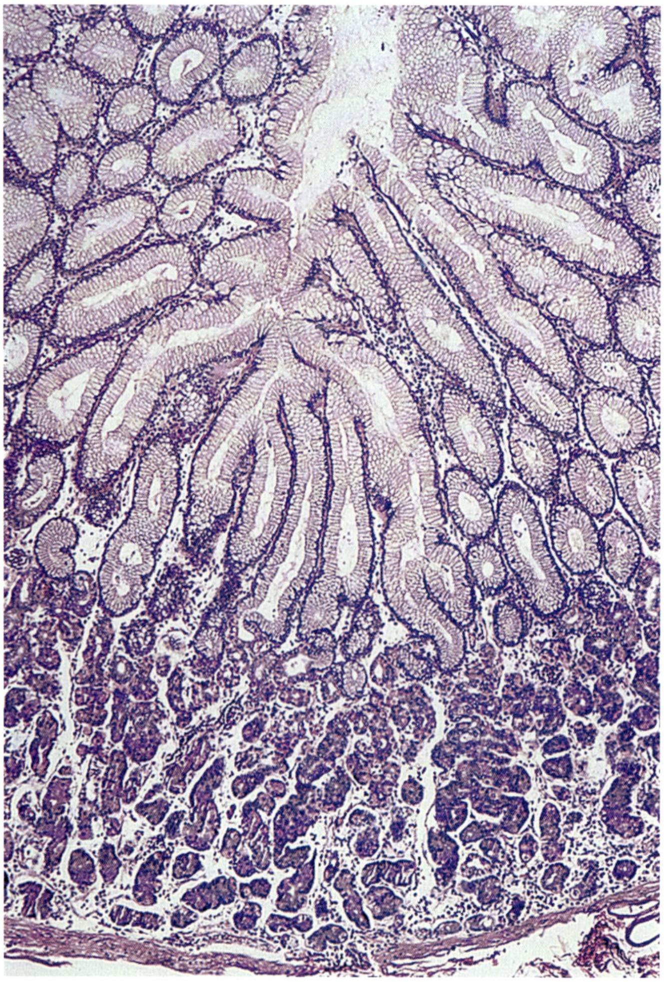

图1.41 Menétrier病的显微镜下表现。可见胃小凹明显增生，其下方腺体轻度萎缩。

现象均为胃泌素刺激所致[300]。在一些患者中，Zollinger-Ellison 综合征是多发性内分泌肿瘤的一部分。我们见过几例 Zollinger-Ellison 综合征伴有多中心性类癌的病例，主要位于胃底部并由 ECL 细胞构成（见 53 页）。

可见于 Zollinger-Ellison 综合征患者的其他胃黏膜异常包括：胃底腺息肉（见 40 页）和胃壁内囊肿，后者可能是前者的前期病变[299]。

具有类似于 Zollinger-Ellison 综合征的形态学特征，但没有高胃泌素血症（其中有些伴有蛋白丢失，而另外一些伴有胃腺癌）的胃病变的发生，提示在这些了解得并不深入的病变中存在一些临床病理学变异[303,308,310]。

再生性增生和异型增生

再生性增生常发生于胃黏膜受损区域，如胃炎和胃溃疡。再生性增生可以分为单纯性和非典型性增生两种类型。在**单纯性**增生中，细胞不成熟，胞质嗜碱性，核深染，黏液分泌减少或缺乏。这些细胞的大小和形状一致，核位于基底部或中心，成排排列；假复层结构轻微或缺乏。存在向着表面的成熟和分化。还可以出现腺体扩张和某种程度的腺体内乳头状结构。在**非典型性**增生中，有比较明显的复层结构，细胞密集，成熟和分化程度较差，但细胞学特征没有本质上的区别。通常伴有炎症反应，有时炎症反应显著，常见局灶糜烂。据报道，一种特殊类型的非典型性反应性增生可发生于食管癌化放疗后[313]。

异型增生应与再生性增生进行明确的区分。目前普遍认同，大多数胃癌伴有异型增生，并常常发生于异型增生之后；因此，活检时如发现异型增生，应予以重视，这表示患者可能有胃癌，或胃癌的患病风险很高。有意思的

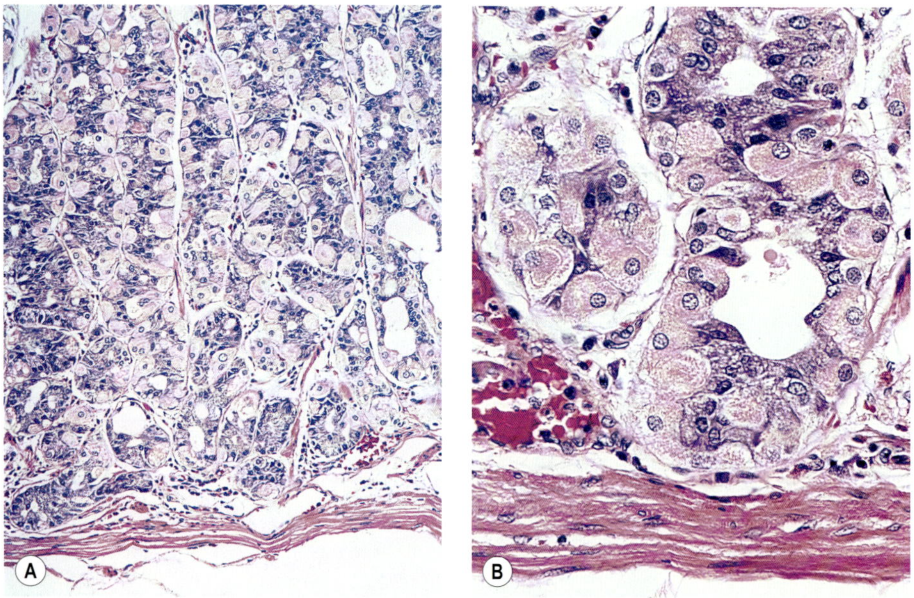

图1.42 A和B，Zollinger-Ellison综合征患者的胃黏膜的中倍观和高倍观。注意壁细胞明显增生。

是，这种风险在亚洲人和欧洲人比在美国人要高得多[330]。异型增生的细胞增生明显，伴有细胞大小、形状和极向的异常。黏液分泌减少或缺乏，核质比增高，核的极向消失，呈假复层结构。核分裂象多见，有的为病理性核分裂象[333]。并常伴有腺体结构紊乱，导致细胞密集、腺腔内皱折以及腺体出芽和分枝。胃异型增生可分为肠型（腺瘤型，1 型）、胃型（小凹型，2 型）和混合（杂合）型三种亚型，每种亚型有不同形式的黏液表达和标志物[325,326,331]。异型增生的分级有许多方法[321,332]，现在最常用的一种方法是将其分为两个级别：**低级别**和**高级别**[322,327,329]。高级别异型增生被认为是原位癌的同义词，必须与黏膜内癌鉴别，在后者腺体基底膜有破坏（见 50 页）。几个病理学小组给这些概念提出了具体建议[328,334,338]，将胃活检标本的病理报告分为如下几个类别：

1. 没有异型增生
2. 异型增生不明确
3. 低级别异型增生
4. 高级别异型增生／原位癌
5. 黏膜内癌
6. 浸润癌

低级别异型增生发生浸润癌的风险小，而高级别异型增生／原位癌发生浸润癌的风险相当大，以至于每当发现高级别异型增生／原位癌改变时，均应考虑进行手术切除（包括胃切除术）[315-318,335,337]。

相对于常规染色切片的显微镜检查而言，细胞增殖指数、AgNOR 计数、形态学测量分析或免疫组织化学标志物（如跨膜蛋白 -1[323]）是否是评估异型增生的存在和程度的一个较为客观而有效的方法尚有待于观察[314,319,324,339]。在一项研究中，36% 的异型增生病例细胞核 P53 呈阳性，而在病变更严重的病例中这个比例上升到 64%[336]。其他一些作者提出，异型增生可出现微卫星的不稳定性（在不伴有异型增生的胃的肠化生中通常缺乏这种分子遗传学改变）[320]。我们希望通过阐述异型增生 - 癌演进中的分子遗传学基础最终找到一些具有强有力的预后和预示价值的标志物[340]。

癌

一般特征

胃癌的发病机制与环境因素密切相关[367]。近年来胃癌的发病率在一些国家明显降低，如美国和英国[348,350,352,384]，而在其他一些国家，如日本、智利和意大利，胃癌的发病率仍然很高[368]。然而，越来越多的证据表明，遗传倾向至少在部分患者中可能也具有重要作用，约 10% 的病例有家族聚集性倾向（见 46 页）[360,369]。

多数患者的年龄超过 50 岁[351]，但也有发生于较年轻者甚至儿童的病例报道[353,372,380,382]。几个临床病理特征在年龄很小和年龄很大的胃癌病例与通常年龄的胃癌病例不同[342]。

实际上，所有的胃癌均发生于胃小凹的生发细胞（干细胞／基底细胞）[379]，在多数情况下发生于慢性萎缩性胃炎伴肠化生的背景上，并且先前存在不同阶段的异型增生、原位癌和浅表性癌[343,356]。据说有些病例起源于胃壁的异位胰腺组织或其他内衬上皮的黏膜下囊肿[359]，但这是一种非常少见的情况（见 32 页和 37 页）。

85% ~ 90% 的胃癌病例伴有胃酸过低，而且胃酸过低显示先于胃癌几年出现。据推测，胃内高 pH 可以促进细菌生长，而细菌能将饮食中的硝酸盐分解为亚硝酸盐，然后在亚硝酸盐存在的情况下，将饮食中的胺转变为致癌的 N- 亚硝基化合物[355]。慢性萎缩性胃炎常与胃癌共存，但对两者之间在病因和发病机制的联系以及前者恶变的相对风险仍有争议[347,358,366,373,374]。对于恶性贫血来说存在着同样的问题：恶性贫血患者胃癌的发生率虽然明显增高，但还不到对无症状的患者进行监控的程度[370]。

在这个领域中，最重要的发现是：通过认识到幽门螺杆菌在慢性胃炎中的作用而认识到其在胃癌中是一个重要的致病因素[349,361,365,385]。

有人提出，有上面描述的流行病学和一系列改变特征的肿瘤只是胃癌的一种类型，虽然是最常见的一型胃癌；Lauren[362] 将其称为**肠型腺癌**（见 44 页）。另外一型胃癌被称为**弥漫型胃癌**，缺乏上述伴随情况，似乎与环境影响无关[375,377]。因此在高危地区主要为肠型胃癌；而且，当人群显示胃癌的发病率下降时，这种下降主要是肠型胃癌的发病率下降[341,346,347,363]。

其他被认为与胃癌发病机制有关的因素有：胃息肉、Ménétrier 病、胃消化性溃疡和残胃（见本章相关各节）。

在年轻患者因为其他恶性肿瘤而进行放疗和化疗后发生胃癌的病例也有报道[344]。偶尔，胃腺癌和食管鳞状细胞癌共同存在[376]。

有些胃腺癌病例与 EBV 有关，但其发生率变化很大，从日本和欧洲的 6% ~ 7%，到美国的 16% 不等[364,371,381]。EBV 感染在男性比在女性更常见[371]，且 EBV 感染发生率在一些国家比在另一些国家高[345,357]。与 EBV 有关的肿瘤通常呈淋巴上皮瘤样改变（见 48 页）。如果存在 EBV 感染，其似乎是与 BCL2 表达和 P53 积累无关的早期事件[354,378]。

形态学特征和分类

胃癌的大体表现变化很大。在主要向胃腔内生长的蕈伞型癌和在胃壁内呈扁平、溃疡和深部浸润性生长的癌之间，存在许多中间阶段[389,414]（图 1.43 和 1.44）。传统的 Borrman[386] 分类方法根据外生和内生成分的相对比例将胃癌大体上分为四种类型。与位于幽门区的癌相比，胃底癌多

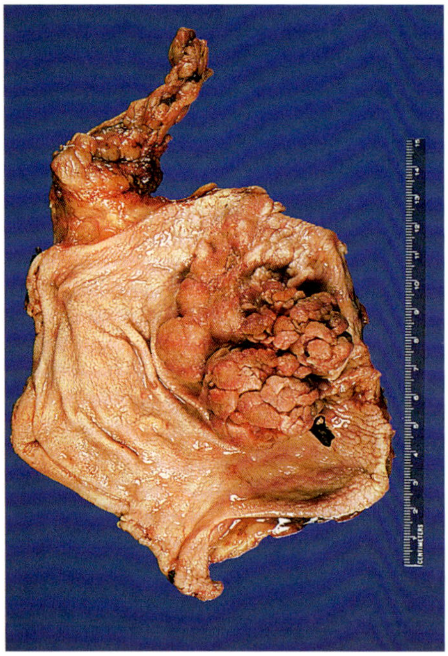

图1.43　息肉型胃腺癌的大体表现。

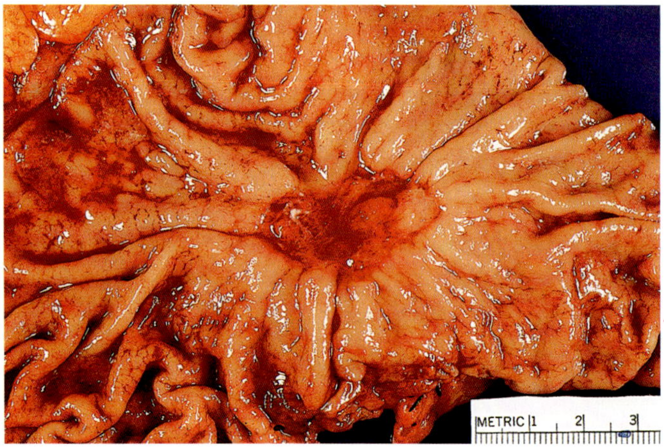

图1.44　溃疡型胃腺癌的大体表现，显示与慢性消化性溃疡非常相似（与图1.30对比）。

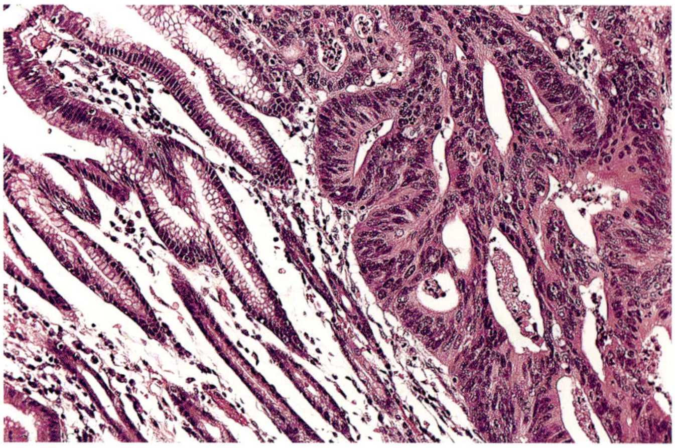

图1.45　肠型胃腺癌。

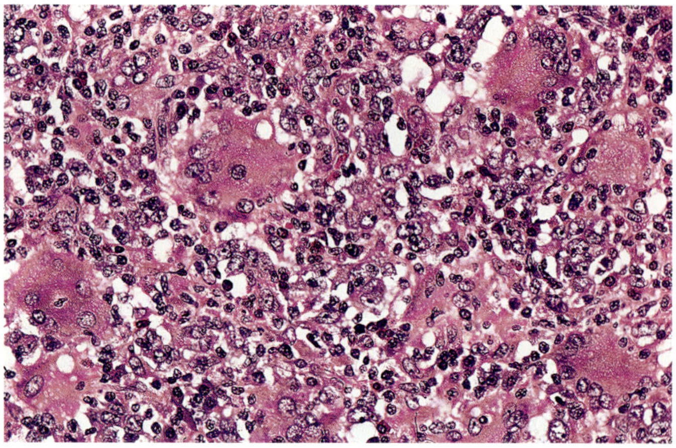

图1.46　伴有明显组织细胞反应的胃腺癌。

半浸润黏膜下层，手术时往往已超出黏膜下层[417]。大体上，癌可以呈牛肉样、纤维性或胶状，主要取决于黏液分泌的相对量以及引起的纤维组织增生性反应的程度。就部位而言，胃的任何部位均可受累：前壁和后壁，小弯和大弯（依照常见的顺序）[418]。多发性肿瘤见于大约6%的病例[392,404]。

邻近癌的非肿瘤性黏膜常常增厚，这可能是导致假阴性内镜活检的一个原因；黏膜增厚是由于癌产生的表皮生长因子所致[406]。显微镜下，几乎所有的胃癌均为腺癌，由以下四型细胞的一种或多种组成：胃小凹细胞、黏液胃蛋白酶（mucopeptic）细胞、肠柱状细胞和杯状细胞[394]。如已指出的那样，存在由Lauren[405]命名的**肠型**（53%）和**弥漫型**（33%）两种主要类型；其余的或是混合型，或是无法分类型[393,420]。

肠型腺癌被认为是来源于肠化生的胃上皮，这一假设得到了电镜和免疫组织化学研究的支持[409]。癌的分化程度差别很大，并与癌的大小负相关[400]。在分化较好的癌中，多数癌细胞呈柱状并分泌黏液（图1.45）。有时，肿瘤分化非常好，以至于与完全型肠化生十分相似[391]。在低分化的癌，肿瘤细胞主要呈实性生长[402,410]。偶尔，分化较好的癌细胞呈纤毛上皮细胞样[388]。黏液产生量差别很大；当黏液丰富时，其常常伴有钙化。有时，在原发性癌或转移性癌中可出现骨化生。应用银染色或免疫组织化学染色可以证实存在散在的内分泌细胞（见47页）。易于辨认的Paneth细胞并不常见，但也有报道[397]。在罕见情况下，Paneth细胞可能是肿瘤的主要成分[403,411]。偶尔，癌的间质内有大量的中性粒细胞或组织细胞浸润（图1.46）[413]。

弥漫型腺癌的最典型的改变是被称为**皮革胃**的胃癌，现在称为**印戒细胞（腺）癌**。它是一种在年轻人中发病率非常高的胃癌[396,407,415]；在美国其相对发病率似乎在不

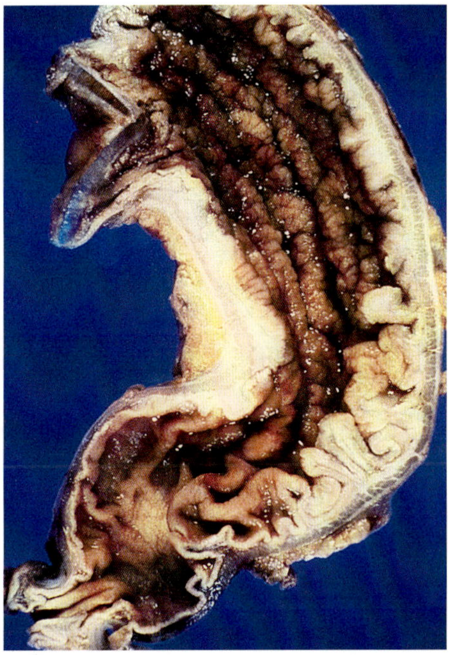

图1.47 所谓的“皮革胃”型弥漫性胃癌的典型大体表现。实际上，癌几乎累及整个胃壁。注意突出的胃皱襞。

断地增长[385,398]。大体上，改变通常始于幽门前区。当胃壁增厚和僵硬时常常发生幽门梗阻（图 1.47）。切面显示胃壁黏膜下层明显纤维化，伴有或不伴有黏膜溃疡形成。肌层肥厚并被薄而平行的灰白色纵行条纹所分隔，形成一种梳子样外观。这些条纹与浆膜下增厚灶相连。

显微镜下，可见癌细胞弥漫浸润，伴有广泛的纤维化和炎症。常常累及整个胃壁。虽然有**黏膜内型**印戒细胞癌[419]，但多数印戒细胞癌病例其黏膜受到的影响不如深层组织受到的影响。大多数癌细胞在间质中单个生长，很少形成腺体（图 1.48）。产生的黏液主要位于细胞质内，形成了典型的印戒样外观（图 1.49）。细胞外黏液池也可以出现，但只要印戒细胞明显，肿瘤就应归入印戒细胞癌而不是黏液癌（见 47 页）。

显微镜下，人体中几乎没有什么恶性肿瘤比这种类型的胃癌更容易造成误诊了。多年来，我们见过来自胃壁、淋巴结、网膜、肠系膜、盆腔腹膜和卵巢的标本，由于肿瘤细胞不明显和有显著的炎症和纤维化，早期被误诊为良性病变。这种肿瘤也可以非常类似于恶性淋巴瘤，因为它们具有弥漫性生长方式，并且肿瘤细胞和细胞核均呈圆形改变。

有关胃癌的重要分类方法如框内文所示，包括前面已经提到的 Lauren 分类方法[416]。

在活检标本中，胃癌的鉴别诊断包括：重度异型增生和各种反应性或非肿瘤性病变；这些病变可能类似于癌，例如，伴随化疗或放化疗出现的奇异的上皮细胞非典型性[387,412]，肝外钇微粒植入的选择性内放射治疗诱导的上皮细胞非典型性[390]，伴随糜烂和再生出现的上皮细胞变性（特征为显著的嗜酸性粒细胞浸润）[401]，与肉芽组织有关的肥胖的反应性间质细胞[401]，伴有毛玻璃样胞质的成簇的幽门细胞（见 31 页），聚乙烯吡咯烷酮贮积病[399]，胃的“黄色瘤”（见 38 页）。后三种疾病的细胞学特征类似于印戒细胞癌。

胃癌分类

Bormann, 1926[386]

Ⅰ型（息肉型）

Ⅱ型（蕈伞型）

Ⅲ型（溃疡型）

Ⅳ型（浸润型）

Stout（肿瘤病理学图谱），1953[414]

蕈伞型

穿透型

扩散型

浅表扩散型

皮革胃

非特异型

Lauren, 1965[405]

肠型

弥漫型

Ming, 1977[408]

膨胀型

浸润型

日本胃癌学会，1981[402]

乳头型

管状型

低分化型

黏液型

印戒细胞型

世界卫生组织，2000[416]

腺癌

肠型

弥漫型

乳头状腺癌

管状腺癌

黏液腺癌

印戒细胞癌

腺鳞癌

鳞状细胞癌

小细胞癌

未分化癌

其他

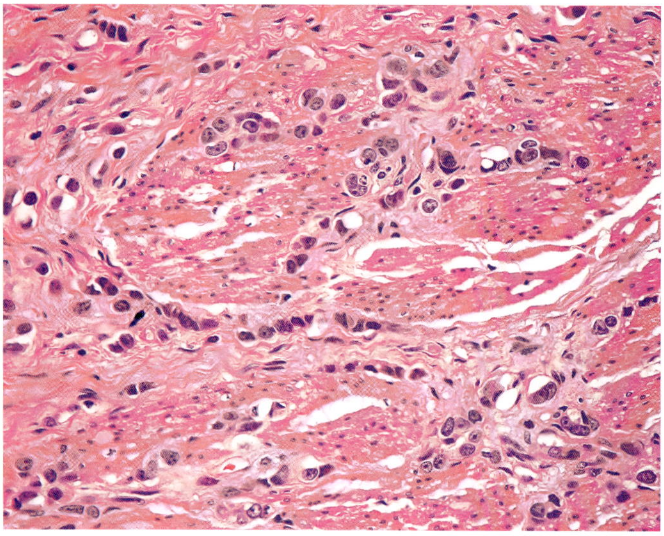

图1.48 弥漫型胃腺癌。可见癌细胞在固有肌层内呈单行排列的浸润方式。

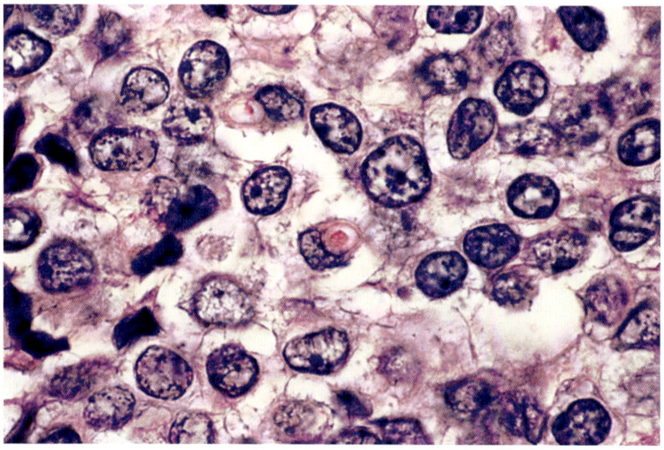

图1.49 应用Mayer黏液卡红染色显示的细胞质内黏液小滴。

组织化学、免疫组织化学和超微结构特征

应用 Mayer 黏液卡红、阿辛蓝或胶样铁染色发现，多数胃腺癌（特别是肠型胃癌）的分泌产物是酸性黏液，且具有与肠型黏液相似的特征[436,441]。通过组织化学或免疫组织化学染色可以发现，这些黏液可以发生各种涎酸化改变[467]。弥漫型胃癌分泌的黏液和印戒细胞癌胞质中的黏液为酸性或中性黏液，而在一些胃癌病例中则以中性黏液为主[425]。

在免疫组织化学水平，肠型胃癌、弥漫型胃癌和胃黏液腺癌表达的主要黏液类型分别是 MUC1、MUC5AC 和 MUC2（见下文）[430,435,448]。黏液类型与肿瘤部位之间的关系密切，MUC5AC 主要见于胃窦癌，而 MUC2 在贲门癌中有多量表达。90% 的胃癌病例表达 CDX2，而约 80% 的病例表达 HepPar-1[424]。前者出现在胃癌的极早期阶段，提示了从胃型上皮向肠型上皮转变的过程[433,444]。

至于其他免疫标志物，胃腺癌角蛋白、EMA 和 CEA 通常呈阳性[445]。角蛋白通常是低分子量角蛋白，但有时也能发现见于正常鳞状上皮的角蛋白（如 CK13 和 CK16）[437]。胃癌 CK7/CK20 的表达方式有很大差异；总的看来，大约 70% 的病例 CK7$^+$，20% 的病例 CK20$^+$[447]。一些病例（特别是弥漫型胃癌）有角蛋白和波形蛋白的共同表达[460]。提示特异性胃分化的标志物包括胃蛋白酶，如胃蛋白酶原Ⅰ、胃蛋白酶原Ⅱ和凝乳酶[428,457,461]。

多数病例 MI（一种黏蛋白抗原）以及组织蛋白酶 D 和 E（一种天冬氨酸蛋白酶）免疫反应呈阳性，代表一种向胃小凹细胞的分化[429,443]。

大约 1/3 的胃癌病例溶菌酶呈阳性，可能是 Paneth 细胞分化的不完全表达[422,454]。α_1- 抗胰蛋白酶、α_1- 抗糜蛋白酶和 α_2- 巨球蛋白也常呈阳性，特别是在进展期的癌[455]。散在的 hCG 阳性的癌细胞见于 10% ~ 50% 的病例，取决于癌的不同类型[432,440,465]；这些癌的显微镜下所见与其他肿瘤通常没有区别，因此这种现象不应与罕见的胃绒毛膜癌等同起来，不论是纯粹的还是伴随腺癌发生的绒毛膜癌（见 64 页）。

免疫组织化学检查在胃癌细胞中发现的其他抗原还有：胰腺分泌的胰蛋白酶抑制物（pancreatic secretory trypsin inhibitor, PSTI）[431]、激素受体[434,464]、激素受体相关蛋白 p52 和 ERD5[423]、表皮生长因子（EGF）和表皮生长因子受体（EGFR）（提示肿瘤生长存在自分泌机制）[453]、免疫球蛋白和分泌成分[456]、绒毛蛋白（与刷状缘微绒毛中轴微丝束相关的一种细胞骨架蛋白）[421]、α- 连环蛋白（特化细胞连接的一种细胞膜下蛋白）[442]、超氧化物歧化酶和芳香酶[446,450]、CDw75 抗原（黏蛋白的一种涎酸化碳水化合物成分）[426]、CD44（一种细胞黏着分子）[462]、Sox2（一种 HMG- 盒胃转录因子）[459]、Pdx-1（另一种转录因子）[438]、maspin（一种丝氨酸蛋白酶抑制物）[468]、胎盘碱性磷酸酶[463]、HLA-DR 抗原（特别是在肠型胃癌）[458]、（PTH）- 相关蛋白（特别是在有异位骨化生的病例，不论是原发性肿瘤还是转移性肿瘤）[466]、hCG-1（不要与 bHCG 混淆）[439]、Reg Ⅳ和 claudin-18（后两种抗原见于印戒细胞癌）[451]。肠型胃癌比弥漫型胃癌更常表达基底膜成分，如层粘连蛋白和Ⅳ型胶原[427]。

AgNOR 计数在腺癌比在异型增生高，但两者的数值之间有相当大的重叠[449,452]。

分子遗传学特征

肠型胃癌和弥漫型胃癌因包含不同的原癌基因和抑癌基因，似乎向不同方向发展[491]。肠型胃癌是一个多步骤演进过程，从慢性胃炎到肠化生、异型增生和癌。此外，弥漫型胃癌的癌前病变并不清楚。基因的表观遗传学显示，弥漫型胃癌显示与细胞 - 基质相互作用和细胞外基质成分相关的基因表达会发生改变，而肠型胃癌则

表现为细胞生长加强[479]。

E-钙黏蛋白（E-cadherin, CDH1）基因的截短突变已见于有遗传性弥漫型胃癌的家族。由于这种突变的外显率很高，有些作者认为，对这些患者应进行预防性胃切除[470,477]。在胃切除病例中，经常能发现潜隐的黏膜内印戒细胞癌。携带CDH1突变的女性乳腺小叶癌的患病风险增高[471]。在高达50%的弥漫型胃癌散发病例中，可见体细胞的CDH1基因突变或其启动子的过甲基化，而这些在肠型胃癌中很少见[409,487,493]。这种分子遗传学改变会导致E-钙黏蛋白（黏着连接的一种成分）表达减少或缺失，这为弥漫型胃癌的不黏着生长提供了一个简明的解释[492]。

微卫星不稳定性大约见于15%～50%的肠型胃癌[481,491,494]，通常与TGFβII、IGFIIR、BAX、MSH6、MSH3和E2F4基因的位移突变有关[473,483]。它们还常常显示TP53突变和hTERT高表达[474,475,486,495]。一组病例HER2/c-ERBB-2免疫组织化学染色显示膜的强阳性，原因是HER2基因过表达（占所有胃癌的5%～15%，几乎均为肠型胃癌）[472,476,488,496]。后者是与赫塞汀靶向药物治疗有关的预后因素。

胃癌的发生与抑癌基因RUNX3有关，RUNX3是调节因子Runt结构域家族的一员，是重要的发育通路中基因表达的主要调节因子[485,490]。60%以上的胃癌可见RUNX3的高甲基化，并且在肠型胃癌比在弥漫型胃癌更常见[482,490]。

在4%～21%的胃腺癌中可见体细胞的APC基因突变，而在腺瘤性或扁平性异型增生中其发生率为76%[484,489]。这些令人吃惊的结果提示，APC基因突变在胃腺瘤演进为癌的过程中并不起重要作用。

其他组织学类型

神经内分泌分化可见于各种类型的胃肿瘤，这些肿瘤具有完全不同的形态学和生物学行为特征[503]。虽然有混合和重叠形式出现，但多数伴有神经内分泌分化的胃肿瘤可以归入以下类型：

1. 高分化和生长缓慢的**高分化神经内分泌肿瘤**（传统上称为类癌），可由胃黏膜的任何一种神经内分泌细胞组成（见52页）。
2. 伴有明显神经内分泌分化（小梁状、玫瑰花结和岛屿状；超微结构检查有致密轴心的内分泌颗粒；NSE和其他神经内分泌标志物免疫反应阳性））形态学特征的肿瘤，但其同样具有明显的非典型性形态学特征（明显的浸润、坏死和核分裂象活跃）。同它们在肺的对应物一样，这些肿瘤被不同的作者称为**非典型性类癌**和**大细胞神经内分泌癌**[518,524,544,552]。它可能是一组异源性肿瘤（就像其在肺中一样），这个事实可能可以解释为什么不同的肿瘤具有不同的预后。当这种肿瘤具有类似于肺大细胞神经内分泌癌的特征时，预后很差[518,524]。
3. **小细胞癌**在形态上类似于常见的肺小细胞癌，其特征为高度侵袭性的临床经过[524]。
4. 其他典型的弥漫型或肠型**腺癌**（特别是弥漫型胃癌）可包含嗜银细胞或一些有神经内分泌细胞表型的细胞[504,521,554]。偶尔，在HE切片上可以识别神经内分泌细胞，因为这些细胞具有明显的嗜酸性颗粒，类似于Paneth细胞[522]。这些肿瘤的生物学行为与普通的腺癌没有区别。Ooi等[537]通过嗜铬素A和PCNA双重免疫组织化学染色证实，这些肿瘤中的神经内分泌细胞是没有增殖能力的处于终末分化阶段的细胞。

文献中描述为**神经内分泌癌**的多数胃肿瘤属于第二类或第三类。混合存在的情况也时有发生，特别是在第三类和第四类之间[508,531]。腺癌（包括“早期”癌）同时发生类癌但又各自独立的病例也时有报道[500,558,560]。

腺鳞癌和**鳞状细胞癌**占所有胃癌的比例不足1%[506,529]。只有肿瘤周围全为胃黏膜的病例才能诊断，特别是对于纯粹鳞状细胞癌病例。累及食管下端的癌应解释为原发性食管鳞状细胞癌蔓延至胃。胃腺鳞癌的行为主要取决于腺癌的分化程度，且这种分化程度差别很大[529]。在最初认为是鳞状细胞癌的肿瘤，进行仔细的切片检查，多数均可发现少量的腺癌成分[530]。

黏液癌的特征为明显的腺体结构和丰富的黏液沉积，几乎所有的黏液均为细胞外黏液（图1.50和1.51）。这种肿瘤分泌的黏液是独特的O-酰基化性唾液酸黏蛋白，MUC2免疫反应呈阳性[546,550]。黏液癌的预后比印戒细胞癌的预后好，但与普通腺癌的预后没有差别，除非整个肿瘤都是黏液性的[497,505]。

肝样腺癌是新近描述的一种特殊类型的胃癌，它具有腺体和肝细胞两种分化，两种成分常常混合存在[516,541]。还可以出现伴有透明细胞的管状乳头状结构，这种现象被解释为肠胚分化[526]。作为一组肿瘤，肝样腺癌的特征为结节

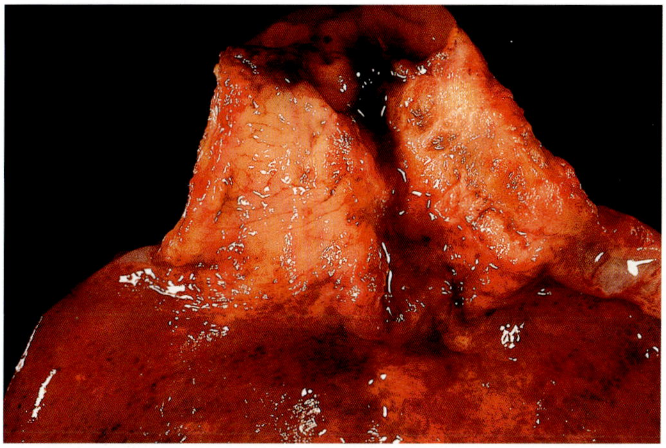

图1.50　胃黏液癌的大体表现。其切面呈均质的胶样外观。

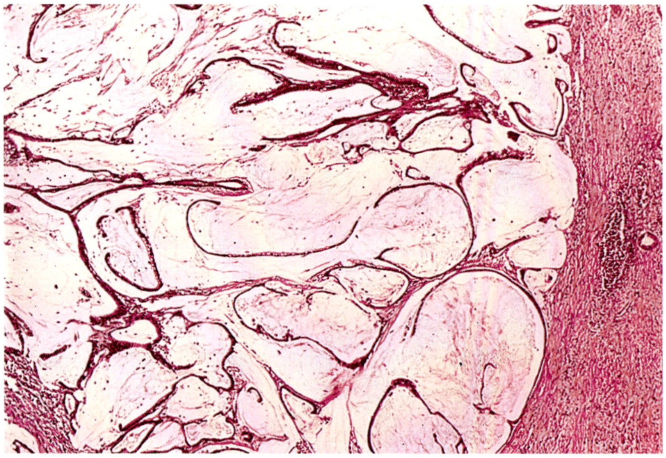

图1.51　胃黏液癌的显微镜下表现。与弥漫型胃癌不同，大部分黏液位于细胞外。

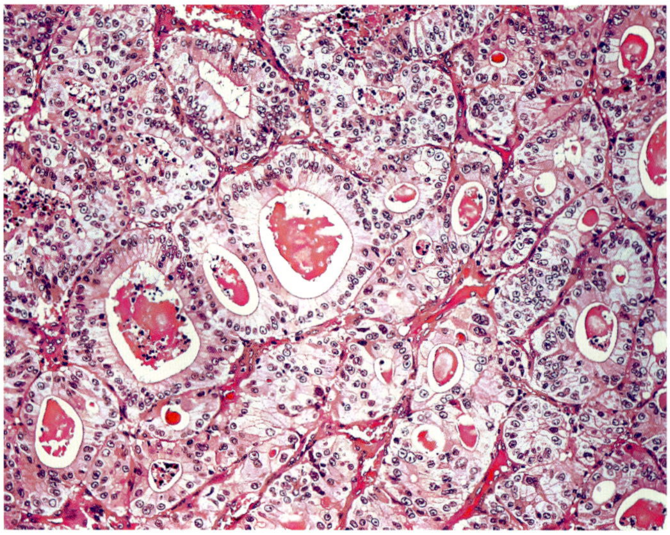

图1.52　所谓的胃的“壁细胞癌”。肿瘤细胞胞质具有嗜酸细胞样特征。

状或团块状生长，具有丰富的胞质内糖原和透明小体，有广泛的静脉浸润，预后差。有时，静脉浸润延伸到网膜和肠系膜血管，这种浸润方式类似于肝细胞癌[517]。据报道，个别病例可见神经内分泌成分[540]。应用多克隆 CEA 染色可见“小管状”结构。Hep-Par-1 免疫反应一般呈阳性[523]，AFP 免疫反应阳性大约见于半数的病例[533]。而且 PLUNC 蛋白阳性和生殖细胞标志物 SALL4 阳性已经应用于鉴别胃肝样腺癌和肝细胞癌[547,559]。肝样腺癌应与其他 AFP 免疫组织化学染色阳性的典型胃腺癌（没有肝样形态学特征）鉴别[532,533,538]。磷脂酰肌醇聚糖 3（GPC3）通常出现在产生 AFP 的胃癌中，无论其是否有肝样特征[515]。

壁细胞（嗜酸细胞）癌是另一种新近描述的胃癌[507,553]。肿瘤呈腺样或实性生长方式（可达到类似于淋巴瘤的程度），由具有丰富的嗜酸性颗粒状（嗜酸细胞）胞质的细胞组成，磷酸钨酸 - 苏木素（PTAH）和 Luxol 固蓝染色呈阳性[543]（图 1.52）。壁细胞（嗜酸细胞）癌的最具有特征性的改变是：超微结构检查时可见丰富的线粒体、管泡状结构、细胞内小管以及充满波浪状微绒毛的细胞间腔隙。将来有可能应用来自 A 型胃炎患者的壁细胞抗体进行免疫组织化学染色来发现这种类型的胃癌[555]。偶尔，在另一种肠型胃腺癌中可见灶状壁细胞样改变[509]。

胃底腺腺癌是一种新近发现的胃癌，主要由具有灰绿胞质和轻度核异型性的主细胞组成[557]。这种肿瘤通常在胃的上 1/3 发现，通常很小且预后极好。

淋巴上皮瘤样癌（未分化癌伴有显著的淋巴细胞浸润）在形态上类似于上呼吸道的同名肿瘤。报道的多数病例存在 EBV 感染[527,536,539,548]。这种肿瘤可能与已经描述的伴有淋巴细胞浸润的胃（髓样）癌有关[498,528,534]，后者也与 EBV 明显相关[510,525]。这里应当提到的是，EBV 也可见于一定比例的普通类型的胃腺癌（见 45 页）[514,561]。已经发现，富于淋巴细胞的胃癌还与微卫星不稳定性有关[513]。

肉瘤样癌（癌肉瘤）是具有两种肿瘤成分的癌，即上皮成分（通常为腺体）中混有肉瘤样梭形细胞成分[499,520,542]。肉瘤样区域可能含有异源性成分，如骨骼肌和骨[535]，而上皮成分可能含有神经内分泌细胞[511]。胃的肉瘤样癌比食管的肉瘤样癌少见的多。

这种肿瘤的一种变异型被称为**腺肉瘤**，其上皮成分是良性的，在这种情况下其与女性生殖道的同种病变的命名一致[519]。

伴有横纹肌样特征的（腺）癌是一种非常罕见的胃癌类型，这种肿瘤呈实性生长方式，其特征为胞质内出现嗜酸性包涵体，肿瘤细胞核被挤向细胞的一侧[556]。这种肿瘤显示角蛋白和波形蛋白双表达；临床经过呈高度侵袭性，通常与发生在其他任何部位的伴有横纹肌样表型的肿瘤一样[502]。

伴有破骨细胞样巨细胞的胃癌具有实性或筛状生长方式，其中散在着组织细胞标志物阳性的多核巨细胞[551]。

腺泡细胞癌可能是由胃黏膜胰腺化生引起的一种胰腺型胃癌[501]。

透明细胞（糖原丰富型）腺癌非常罕见。少数已报道的病例多为晚期胃癌[501]。

微乳头型胃癌罕见情况下可发生于胃，其病理形态类似于乳腺、膀胱和其他组织的同名肿瘤。常可见脉管侵犯和淋巴结转移[545,549]。

诊断——活检和细胞学

胃癌患者出现症状通常代表疾病已处于晚期。但如果肿瘤局限于贲门或幽门，则可能在相对早期即产生梗阻症状；其他症状不明确也不具有特异性，包括消化不良、体重减轻和贫血。有时，胃癌的第一个征象是发现淋巴结、肝或肺转移。孤立性左锁骨上淋巴结转移被称为 **Trousseau 征或 Virchow 淋巴结**。

多数胃癌病例可以通过胃的放射学检查确诊，但大约有 10% 的病例无法确定肿瘤是良性的还是恶性的。

在胃癌发病率高的国家中，特别是在日本，由于广泛应用了普查、内镜检查、细胞学检查和活检，高比例早期病例得以发现（多达 1/3），生存率也相应增高 [567,568,572,574]（见 50 页）。

传统上用于胃的细胞学检查的技术是：应用生理盐水或 Ringer 液进行强力灌洗，患者的准备工作包括禁食过夜和适当饮水；在有胃梗阻的患者，还要进行过夜抽吸，以确保患者在检查胃已全部排空。多年来这种方法对于有症状的患者提供了非常准确的结果，能够取得与应用黏液溶解剂或擦伤方法相同的或更好的效果 [565,573]；然而，这种方法的颇为复杂程序妨碍了它在未经选择的患者中作为一种普查方法的应用。此外，即使是在有诸如恶性贫血或低胃酸水平的高危患者，普查的结果也是令人失望的 [562,571]。MacDonald 等 [571] 普查了 500 例具有这些征象的患者，只发现了 3 例胃癌，其中只有 1 例有可能治愈。

随着易弯曲的纤维光导胃镜的应用，直视下活检和刷片细胞学的结果已有很大的改进 [563,566,575]（图 1.53 至 1.55）。在 Kasugai 等 [570] 研究的 63 例胃癌患者中，直视细胞学检查的准确率为 78%，活检的准确率为 85%，而联合应用两种方法的准确率为 94%。在 119 例贲门癌患者中，细胞学的阳性诊断率为 78%，活检的阳性诊断率为 73%，两者联合应用在为 89%。同一作者在 512 例胃癌患者中通过应用直视下胃灌洗细胞学检查，取得了非常高的确诊率（96%），早期病例为 95%，晚期病例为 97%。Yamada 等 [576] 描述了一种改进的、在 X 线透视下进行的选择性糜蛋白酶灌洗法。这种方法被选择性地应用到 420 例放射学和（或）内镜检查怀疑有微小癌的患者。其结果是：通过联合应用细胞学和活检方法发现 16 个患者有小癌（＜ 1cm）和“点状”癌（＜ 0.3cm）。

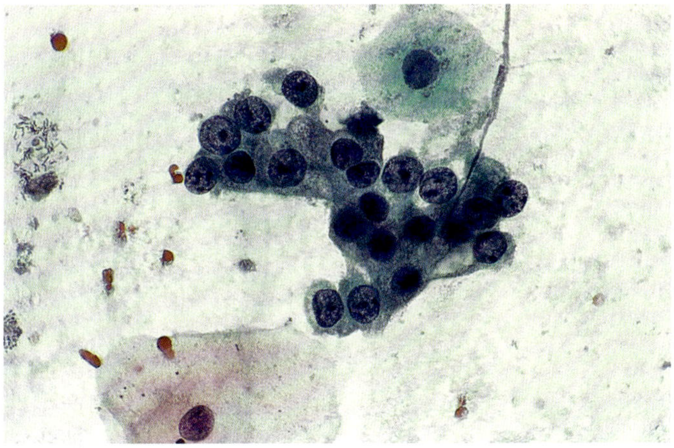

图1.53　反应性（修复性）非典型性增生的细胞学表现。

活检标本假阴性诊断最常见于溃疡性病变，并与获得的标本数量负相关 [502]。与肠型胃癌相比，弥漫型胃癌的假阴性结果的发生率相当高，这一所见不足为奇，因为弥漫型胃癌主要分布于黏膜下层（见 53 页）。有人提出，RAS 癌基因 p21 免疫细胞化学染色在胃癌的细胞学诊断中可能有一定作用 [564]。

与消化性溃疡的关系

有关胃消化性溃疡恶变的可能性已经争议多年。Stout[604]、Gômôri[583] 和其他作者持肯定态度，而同样具有权威性的作者，如 Mallory[591] 和 Palmer[595]，却持否定态度。我们认为这个问题好像应从两个不同的方面进行分析。

首先要探讨的问题是发病机制，就此可能提出如下问题：有没有可以用来推测胃癌是来自消化性溃疡的病理学标准？恶性肿瘤伴有中心溃疡，没有陡峭而突出的边缘，基底可见肿瘤细胞，并且伴有肌层保存，应考虑为原发性溃疡性癌。溃疡的两侧边缘有癌也提示，溃疡

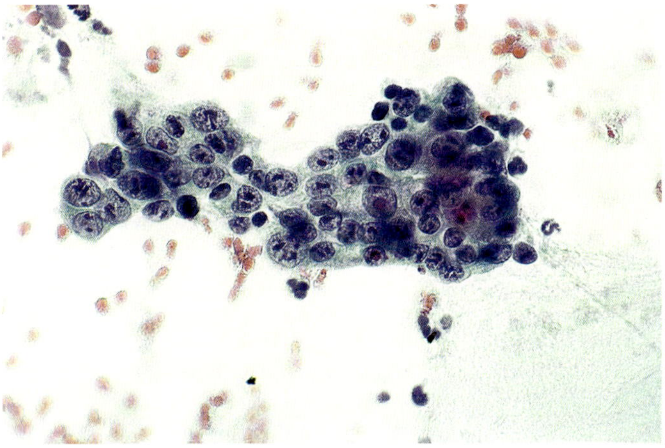

图1.54　肠型胃腺癌的细胞学表现。

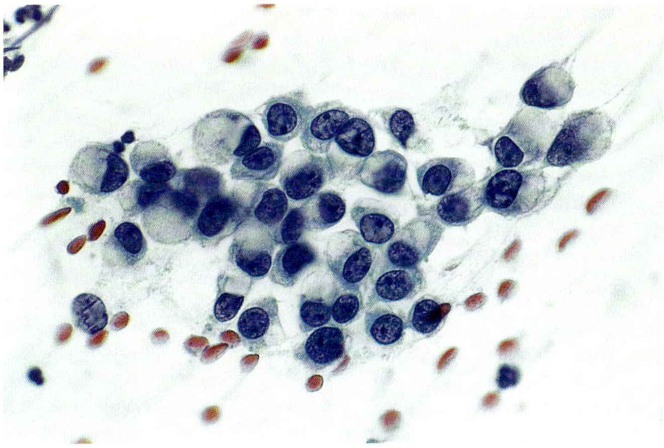

图1.55　弥漫型胃腺癌的细胞学表现。

继发于癌。诊断的主要问题在于那些伴有慢性消化性溃疡所有典型特征的病变，连续切片后仅仅发现一个边缘有癌。在这些病例中，是癌发生于溃疡一侧的黏膜，还是癌中一个部位抵抗力降低发生了溃疡，用现有的资料还不能简单回答这一问题。

第二个要探讨的问题是一个实际问题，它涉及如何处置放射学征象仅提示消化性溃疡的有症状的患者。幸运的是，现在已有足够的资料能够满意回答以下三个基本问题[585]：

1. 鉴别良性消化性溃疡和癌的诊断方法的可靠程度如何？通过放射学检查鉴别消化性溃疡和溃疡性癌容易出现错误[592]。在已发表的放射学诊断为良性病变的患者研究中，随后手术发现为癌的病例为6% ~ 15%[585]；然而，通过联合应用放射学、内镜和病理学［活检和（或）细胞学］技术，鉴别良性消化性溃疡和癌的准确率接近100%。
2. 在临床和放射学诊断为消化性溃疡并已进行药物治疗的患者中，多少患者以后会发生胃癌？在三项研究中，其发生率分别为1.1%（在473例随访10年或10年以上患者中发现5例）[585]、1.8%（在111例随访5年或5年以上患者中发现2例）[587]和1.8%（在452例随访3年或3年以上患者中发现8例）[581]。
3. 已进行外科治疗的良性消化性溃疡患者发生胃癌的风险是否高于普通人群？这仍是一个有争议的问题[590,603]。据报道，这一组患者的胃癌发生率不一，有高于[579-582,593,596,601]、类似于甚或低于[585,588,600,605]普通人群胃癌发生率的报道。这种肿瘤几乎都是腺癌[586]，但也有少数鳞状细胞癌和恶性淋巴瘤的报道[597]。残胃常见慢性萎缩性胃炎，伴有肠化生和程度不一的异型性，特别是在吻合口[577,578,594,599,601,602]，据说这是胃癌发病率增高的原因；然而，可以断定，即使这些患者发生胃癌的风险的确增加了，这种风险也很低。因此，对于胃已切除的患者，似乎没有必要进行预防性内镜检查[584]。有意思的是，发生于陈旧性胃空肠吻合口胃侧的癌常伴有黏膜的明显的增生性息肉样和囊性改变（见38页）。这种残胃癌本身与发生在完整胃的癌没有显著不同[598]。

应当提到的是，十二指肠溃疡和胃癌共存的情况极为罕见，甚至有活动性十二指肠溃疡的出现可以阻止胃癌发生的说法。然而，两者合并存在的病例确有发生，发生在这种情况下的胃癌的自然病程与其他胃癌没有明显不同[589]。

所谓的“早期”癌

日本作者将“早期“胃癌定义为：局限于黏膜或黏膜下层内（没有蔓延到固有肌层）的肿瘤，不论局部淋巴结是否有癌转移（图1.56）[611,616,617,632,645]。这一名称并不准确，因为除了癌浸润深度外，其并没有与病变存在时间联系起来。用于这种情况的其他术语还包括：**表面性**、**浅表性**、浅**表扩散性**和**微小浸润性癌**[612,615]。“早期”癌又根据肿瘤的大小进一步分为**微小癌**（最大径≤5mm）和**小癌**（最大径为6 ~ 10 mm）[630,639]。局限于黏膜内的癌称为**黏膜内癌**，需要与重度异型增生-原位癌鉴别（如43页讨论的那样）。鉴别点是癌细胞是否突破腺体的基底膜并浸润黏膜固有层，但不可否认，是否有基底膜浸润并不总是容易确定的。

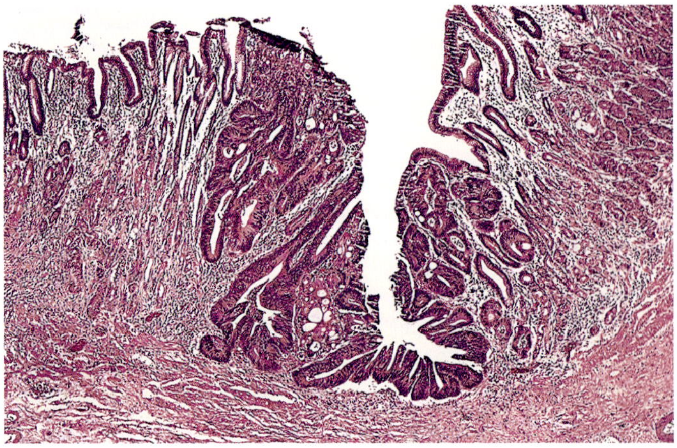

图1.56 局限于胃黏膜层的“早期”胃癌。

多数早期胃癌病例属于Lauren肠型胃癌，但也有早期弥漫型胃癌（几乎完全由印戒细胞组成）和黏液腺癌病例[608,647]（见47页）。显微镜下，癌的分化程度差别很大，分化较好的肿瘤比分化差的肿瘤血管丰富，并且与幽门螺杆菌感染之间的关系也比较密切[607,643]。癌下方的深部黏膜常常显示腺体囊性扩张[637]。早期癌可与消化性溃疡、假性淋巴瘤和类癌共存[606,609]。

早期癌的相对发生率与应用纤维光导胃镜和钡餐双重造影X线检查明显正相关，以上检查结合组织学和细胞学评估可以诊断直径为5 mm或5 mm以下的癌[618,634]。在日本，早期癌的比例已从20世纪20年代的5.7%上升为20世纪90年代的45%[611,623,628]。胃镜检查时，早期癌的大体表现与较大的胃癌相似，分为隆起型或Ⅰ型（息肉样、结节状或绒毛状）、浅表型或Ⅱ型（表浅隆起、扁平或凹陷）和溃疡型或Ⅲ型。几种类型常常混合存在[629,633]。在多数病例，癌位于胃的远侧1/3，但也可位于胃的贲门部[627,631]；大约10%的病例为是中心性的，虽然报道的发生率差别很大[610,611,619]。遗传学研究显示，这些病变确实是多中心性的，支持癌的场效应（field cancerization）理论[621]。DNA倍体异常在早期癌和晚期癌同样常见[625]。在一项研究中，非整倍性在弥漫型胃癌比在肠型胃癌更常见[614]，但另一项研究的结果却恰恰相反[613]。

平均大约 5% 的黏膜内癌会发生淋巴结转移，而黏膜下层浸润癌的淋巴结转移率则为 10% ~ 20%[612,636]。在黏膜内癌，淋巴结的转移与胃癌的组织学类型（弥漫型）和癌浸润深达黏膜肌层有关[642]。而在黏膜下层浸润癌，如果存在淋巴管癌栓、癌侵及黏膜下层下 1/2 和癌膨胀性浸润黏膜下层并完全破坏黏膜肌层，则淋巴结转移率会增高[624,640,641]。黏液表型和 β- 连环蛋白表达被认为是癌扩展到黏膜下层和淋巴结转移的良好预测因子[622]。

大多数“早期“胃癌病例通常应用微手术方式治疗，如内镜切除术或腹腔镜部分切除术。

早期胃癌患者胃切除术后 5 年生存率为 80% ~ 95%，即使出现淋巴结转移，其生存率依然很高[612]。局部复发率很低[638]。未经胃切除治疗的病例会自然进展为晚期胃癌[638]。生存率与是否有淋巴管浸润、溃疡形成以及肿瘤的大小也有关[646]。正如预期的，伴有局灶肌层浸润的早期胃癌的预后处于真正的浅表性胃癌和明显的浸润性胃癌的预后之间[635]。不经胃切除治疗的病例会自然进展为晚期胃癌[644]。

扩散和转移

相当高比例的远侧胃癌会侵犯十二指肠[666]。同样，近侧胃癌常累及食管（以至于有时与发生于 Barrett 食管的癌无法鉴别）并引起邻近食管上皮的反应性增生性改变[662]。出现浆膜扩散较为常见，呈浸润性生长方式的肿瘤发生浆膜扩散的范围比呈膨胀性生长方式的肿瘤大[648,660]。也可发生网膜、结肠、胰腺和脾的局部蔓延。胃的黏膜和黏膜下（Borrman）的丰富的淋巴管丛常常受累，因此癌可以扩散到胃周、主动脉周以及与腹腔动脉干相关的淋巴结[658]。胃远侧 1/3 的肿瘤常常累及肝十二指肠淋巴结[665]。已经发现，黏膜淋巴管扩张和局部淋巴结转移之间具有统计学相关性[661]。肿瘤也可侵犯血管（“**癌性血管炎**”）[664]。

淋巴结转移率因所应用的寻找方法不同而不同。当应用综合性脂肪清除方法[649]或应用角蛋白免疫组织化学染色显微镜下评估方法时[653,656]，淋巴结转移率明显较高。癌细胞还可以弥漫性渗透到肠淋巴丛，十二指肠上部较常见，但有时也可向下渗透到回肠远端，甚至到达结肠水平；在弥漫型胃癌，几乎毫无例外可见后者[652]。远隔转移的最常见的部位：是肝（常常在手术时偶然发现）、腹膜、肺、肾上腺和卵巢。来自于弥漫型胃癌的双侧卵巢转移构成了 **Krukenberg 瘤**的大部分病例[659]。但来自于肠型胃癌的卵巢转移也可接着发生并与原发性卵巢子宫内膜样或黏液样肿瘤混淆。转移也可发生于子宫体和子宫颈[655]。胃癌的皮肤转移可能类似于原发性汗腺肿瘤。

弥漫型胃癌比肠型胃癌更易播散，较常累及腹膜、肺和卵巢[650,651]。另一方面，肝转移则常见于肠型胃癌，特别是富于细胞的（“髓样”）癌[651,657]。偶尔，肝转移呈弥漫性的窦内生长方式并导致肝衰竭[663]。

治 疗

胃癌的标准治疗是胃切除术，手术的范围主要取决于肿瘤的范围以及周围黏膜的状况[670,677,679]。在美国，胃癌的可切除率仍然远远低于日本的[669,674]。最常应用的手术是次全胃切除术、根治性次全胃切除术和全胃切除术。这些手术常常伴有脾切除术；但没有证据表明，脾切除术能够提高生存率[673]。也没有充分的证据表明一些日本外科医师提倡的扩大性淋巴结清扫术能够明显提高生存率[668]。全胃切除术的死亡率低，但术后并发症发生率仍然很高。全胃切除术最常用于位于贲门或高位胃小弯的癌。大多数胃癌采取次全胃切除术，因为术后并发症发生率较低，尽管偶尔残胃有复发癌[675,676]。胃癌对放疗没有反应，对化疗也相对没有反应[667,671,672]。最近，HER2 已经被确认为是胃癌的一个分子治疗靶点[678]。

冰冻切片

对于一个性质有争议的胃的溃疡性病变，是否需要做冰冻切片，主要取决于溃疡的位置。如果溃疡位于胃远侧 1/2 的中部且无肿瘤扩散到胃以外的征象，最好直接切除而不做胃切开术和活体检查，因为无论这种病变是良性的还是恶性的，其切除范围并无差别。如果病变位于贲门，不仅其恶性的概率增高，而且其手术治疗范围也会因病变的性质不同也明显不同，因此，需要做冰冻切片活检，尽管理论上存在肿瘤扩散的可能性。冰冻切片还可在溃疡穿孔的边缘、手术切缘、肿大的局部淋巴结以及肝结节或腹膜种植结节处进行。

弥漫型胃癌的诊断是外科病理医师进行冰冻切片诊断时面临的最困难的问题之一。肿瘤细胞小、缺乏腺体或腺体结构不明显以及伴随这种肿瘤有明显的炎症和纤维母细胞反应，所有这些改变会使确诊非常困难。

预 后

在美国，胃癌的预后仍然很差。患者的总生存率在 4% ~ 13% 之间[683,694,710,714]。在日本和英国等一些国家，胃癌的生存率实际上要高些[714,726]。在一项来自日本福冈的包含 10 000 例病例的研究中，晚期胃癌的 5 年生存率为 46%，而“早期”胃癌的生存率高达 89%[715]。这些引人注目的数字的可能解释包括：为浅表性胃癌比较常见，标本的病理学检查较精确，进行了广泛的淋巴结清扫，以及肿瘤的生长方式存在固有差异[716]。日本和西方作者用于鉴别重度异型增生和癌的诊断标准不同，可能也是这种差异的原因[714]。

胃癌的预后还与以下一些因素有关：

1. **患者年龄**。传统上认为，年轻人的胃癌的预后很差，这是由于诊断延误和在这个年龄组弥漫型胃癌的发病率高所致[696,728]。

2. **肿瘤分期**。同在多数其他部位一样，这个参数具有非常重要的意义[705]。与分期有关的特征之一是癌浸润深度，浸润越深，转移的概率越大[721,732,735]。然而，有人报道浸润深度与生存率明显相关，而与淋巴结转移状况无关[697]。这个特征与肿瘤的大体表现直接相关，息肉样和主要向胃腔内生长的肿瘤发生转移的概率要远远低于胃壁内浸润生长为主的肿瘤。在有浆膜受累的肿瘤中，其预后和浆膜浸润的表面积似乎有关[704]。
3. **肿瘤在胃内的位置**。在 80% 的生存 5 年以上的病例中，病变位于胃的远侧 1/2。在 Dupont 等[694]报道的一项包含 1497 例胃癌病例的研究中，位于贲门、胃底或食管胃交界部位的胃癌实际上没有长期生存者。
4. **肿瘤边缘**。具有推挤性或膨胀性边缘是预后好的征象，而弥漫浸润与生存率降低相关[698,717,733]。因而，在 Ming 分类中，膨胀型胃癌的预后比浸润型胃癌的预后好[713]。
5. **肿瘤大小**。肿瘤小则预后较好，但这个因素与癌浸润深度密切相关[715]。
6. **组织学类型和分级**。在 Lauren 分类中，肠型胃癌的生物学行为相对好于弥漫型胃癌的生物学行为[680,690,713,725]。在每一种分类中，一旦排除了特殊类型的胃癌，其组织学分级与预后之间一般没有明确的关系。然而，新近有人提出，结合细胞内黏蛋白成分和管状分化的一种新的分级方法（Goseki 分级）与生存率明显相关[691]。因此，根据预后提出了另一种胃癌分组方法，按恶性程度减低的顺序排列如下：高度恶性（腺鳞癌、间变性癌和小细胞神经内分泌癌）；弥漫型和混合性癌；黏着性癌（腺管状和实性结构）[687]。最后，有人提出，在弥漫型胃癌中有两个预后显著不同的独特亚型，即低级别促纤维结缔组织增生型（预后更好）和高级别促纤维结缔组织增生型（预后更差）[688]。
7. **炎症反应**。在肿瘤和周围组织之间存在明显的炎症反应且肿瘤中常见退行性改变是预后良好的指征[714,733]。还有报道认为，存在大量 S-100 蛋白阳性的 Langerhans 细胞的晚期胃癌预后也好[729]。
8. **神经束膜浸润**。在一项 ≥ T2 的胃癌病例研究中，显示神经束膜浸润的病例的预后比没有显示神经束膜浸润者的预后差[727]。
9. **手术切缘**。当发现切缘有癌时，术后会出现早期复发[715]。
10. **局部淋巴结受累**。如果经过充分的病理学检查发现淋巴结呈阴性，则 50% 以上可以存活 5 年；而在有淋巴结受累者，这一数字下降到 10% 以下[685,698]。从预后的角度来看，淋巴结受累的数目比淋巴结分期更为重要[700]。因此，最大限度的淋巴结镜检十分重要[692]。还有一些证据表明，免疫组织化学染色发现有淋巴结微小转移，可能也具有一些预后意义[709,734]。
11. **手术类型**。在一项大型病例研究中，虽然最常采取的是次全胃切除术，但发现根治性次全胃切除术的生存率最高（22.1%）[694]。而在另一项病例研究中，根治性淋巴结清扫术的生存率比标准淋巴结清扫术的生存率高[720]。
12. **DNA 倍体和细胞增殖指数**。几项病例研究结果提示，应用流式细胞仪检查确定的 DNA 倍体和应用各种标志物（p105、PC10）确定的细胞增殖指数可能是胃癌的可靠的预后指征[701,702,706-708,711]。
13. **c-ERBB-2 蛋白**。研究发现胃癌 c-ERBB-2 蛋白过表达是预后差的一个独立指征[682,684,718,730]。然而，这些病例可能对化疗和赫赛汀（靶向治疗）联合治疗有反应[703]。与乳腺癌不同，胃癌对 c-ERBB-2 免疫染色的阳性表现为：基底侧细胞膜着色，而不是整个细胞膜着色[699]。
14. **P53 蛋白**。在一项来自英国的病例研究[712]和另一项来自葡萄牙的病例研究[719]中，有 TP53 基因产物过表达的胃癌者（57% 的病例）生存率降低[712]；而一项来自德国的病例研究却没有发现这种关系[695]。
15. **组织蛋白酶**。免疫组织化学检查发现组织蛋白酶 D 水平增高与生存率差有关[681]。同样，已经发现组织蛋白酶 B 和 L 高表达与肿瘤浸润和转移能力增强有关[693]。
16. **p27Kip1 表达**。据说免疫组织化学检查发现这种细胞周期蛋白依赖性激酶是生存率降低的指征[722]。
17. **Fhit**。初步研究似乎显示，Fhit 蛋白丢失是预后不良的一个指征[686]。
18. **T 抗原**。据说这个血 MN 系统前体表达与胃癌的浸润深度和转移有关[689]。
19. **EVB 表达**。EVB 阳性胃癌有一个较好的预后，可能与存在激活的毒性 T 细胞浸润有关[723,731]。

高分化神经内分泌肿瘤（“类癌”）

这一节讨论的是由弥漫性（神经）内分泌系统的任何细胞组成的所有高分化肿瘤，其中几种类型已知可发生在人类的正常胃[738,759,784]。传统上将这些高分化神经内分泌肿瘤（well-differentiated neuroendocrine tumor, WDNET）称为**类癌**[757]，现在这两个术语常常交替使用[777]。这可能是造成混乱的一个原因，因为有些作者喜欢将类癌一词局限用于由含有 5- 羟色胺的嗜银细胞组成的 WDNET 的亚型。因此在这一节中，除了后一种亚型（在胃非常罕见）外，我们选择避免应用类癌这一术语，而应用一般性术语 WDNET。

大体上，胃 WDNET 通常小而境界清楚，被覆扁平黏膜[757]。偶尔，它们具有息肉样外观[748]。显微镜下，WDNET 的常见的生长方式是微腺型或小梁状，或罕见的情况下呈岛屿状（图 1.57）。细胞核形态规则，染色质正常，核分裂象少见，通常没有坏死，血管丰富。个别

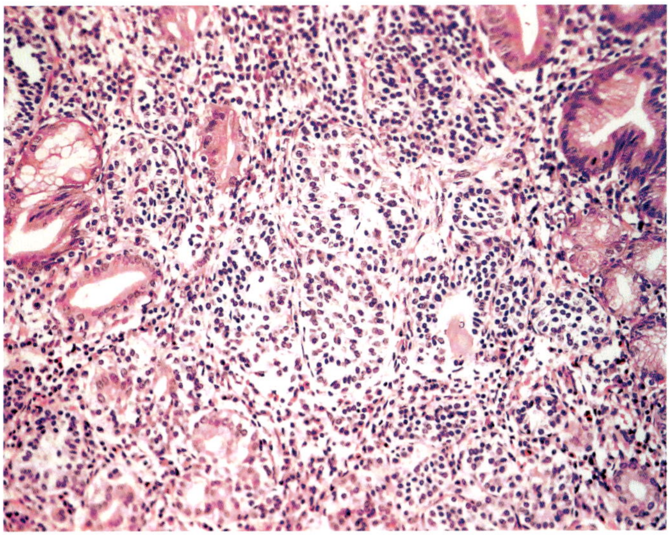

图1.57 由肠嗜铬样细胞组成的胃的微小类癌。

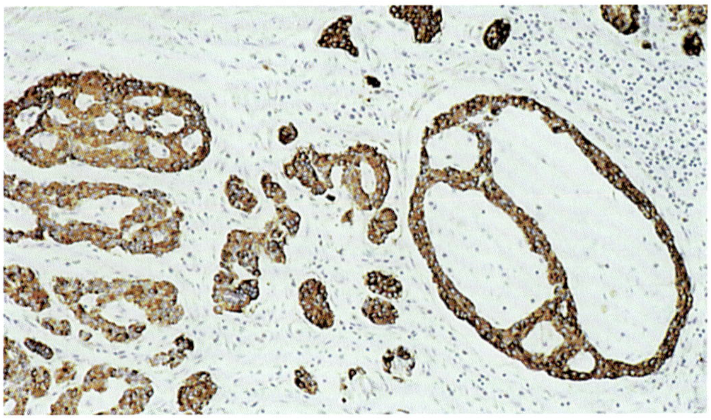

图1.58 胃类癌嗜铬素免疫组织化学染色。

情况下，肿瘤细胞胞质透明[761,768]。黏蛋白可呈局灶阳性。免疫组织化学染色NSE、嗜铬素和角蛋白呈弥漫阳性（图1.58）。超微结构检查，肿瘤细胞胞质内可见较多量具有致密核心的神经内分泌颗粒。这类肿瘤的生长速度通常非常缓慢。

胃WDNET的组织发生具有多样性，这些肿瘤分泌各种各样的产物说明了这一点，如5-羟色胺、肾上腺素、去甲肾上腺素、生长抑素、血管活性肠肽（VIP）、胰多肽（PP）、YY肽、分泌粒蛋白、促肾上腺皮质激素（ACTH）、β-黑色素细胞刺激素（β-MSH）和α_1-抗胰蛋白酶[749,752,758,764,769-772,775,776,778,779]。

结合形态学、超微结构和免疫组织化学检查所见，至少可将胃WDNET分为两种明确的亚型。第一种亚型是由**G-细胞**组成的肿瘤（胃泌素瘤），类似于常见于胰腺或十二指肠的胃泌素瘤。胃泌素瘤通常是孤立性的，位于胃窦，呈非亲银性和非嗜银性，胃泌素免疫反应呈阳性，有时伴有消化性溃疡[756]。此外，胃G-细胞肿瘤应与有争议的原发性G-细胞增生明确区分开来，后者表现为胃窦G-细胞数增多，伴有高胃泌素血症和类似于Zollinger-Ellison综合征的多溃疡综合征[760]。

第二种亚型是由**肠嗜铬样细胞**组成的肿瘤，是迄今为止最常见的胃WDNET[771,778,785]。这些病变通常是多发性的，常呈息肉状，分布于整个胃底。它们是非亲银性的，但呈强嗜银性，于任何胃十二指肠胰腺激素均无反应，并且伴有周围黏膜嗜银细胞的弥漫性增生[736,737]。可以出现平滑肌增生，可能是对碱性成纤维细胞生长因子产物的反应[739]。这些肿瘤和有关的增生通常发生在伴有肠化生的萎缩性胃炎的基础上，伴有或不伴有恶性贫血[745,755,763,776]。胃炎通常为A型（免疫性）胃炎，幽门螺杆菌感染率低[670]。这种肿瘤还可以伴有Zollinger-Ellison综合征，可单独发生或作为Ⅰ型多发性内分泌肿瘤（MEN 1）的一个组成部分[743,765,775]。这些疾病的共同特征是高胃泌素血症，而且由于已知胃泌素对ECL细胞具有营养作用，推测这些肿瘤是胃泌素连续刺激和遗传素因的联合作用的直接结果[740,767]。在上述观察的基础上，有人提出将胃的ECL细胞肿瘤分为三种类型：Ⅰ型，伴有慢性萎缩性胃炎；Ⅱ型，伴有MEN 1；以及Ⅲ型，为散发型。11q13（MEN1基因的位点）的杂合性缺失几乎可见于所有Ⅱ型ECL细胞肿瘤；值得注意的是，这种遗传学改变还常见于Ⅰ型而不是Ⅲ型肿瘤[747]。

在施行胃窦切除术和血清胃泌素水平正常后，Ⅰ型和Ⅱ型病变消退的病例已有报道[750,754]，提示其中有些病例可能是结节状ECL细胞增生，而不是真正的肿瘤。的确，在明确的增生和明确的肿瘤之间总是存在着连续变化谱，这使两种病变的区分带有主观性。有人提出将0.5mm这一数字作为区分WDNET及其前体病变的分界线[744]。

虽然在ECL肿瘤细胞中尚未发现肽分泌产物，但已知道ECL细胞内有组胺[781]，并且由嗜银性ECL样细胞组成的产生组胺的WDNET在南非的啮齿动物的胃内非常常见。

至于自然病程，多数胃WDNET的生长非常缓慢。如果发生转移，通常局限于局部淋巴结和肝，且出现转移并不影响长期生存[757,782,783]。这种良好的预后特别适用于Ⅰ型和Ⅱ型ECL细胞肿瘤，虽然也有例外情况发生[741]。相反，罕见的Ⅲ型（散发性）ECL细胞肿瘤倾向于有一个比较侵袭性的临床经过[742,746,772,778]。与预后有关的病理形态学指征是：直接浸润、转移、血管浸润、肿瘤大小以及核分裂象和（或）Ki-67指数[766,773,774,780]。

混合性肿瘤是混有腺体（外分泌）成分的WDNET。特殊情况下，腺体成分可能显示胰腺腺泡样结构[753]。内分泌-外分泌混合性肿瘤应与正常胃腺体被纯WDNET侵犯鉴别[762]。

高级别神经内分泌肿瘤和胃腺癌伴有神经内分泌分化已在胃癌一节中讨论（见47页）。

间质肿瘤（GIST和相关性病变）

组织发生问题：组织学、免疫组织化学、超微结构和分子遗传学特征

间质肿瘤构成了胃的原发性非上皮性肿瘤的大部分[816,843]。间质肿瘤是一个较大家族的成员，还可能累及小肠、消化道其他部分、网膜、肠系膜、腹膜后和其他部位（如胸膜[817]，这些肿瘤被统称为胃肠道间质瘤（gastrointestinal stromal tumor, GIST）[837,843]。这里讨论的这组复杂肿瘤的一般特征以及与其胃内分布有关的一些特征，而与其他部位相关的特征在相关各章节讨论。

GIST 显示分化途径有很大差异，这导致了人们对本病的认识有相当程度的混乱，当前尤甚。多年来，人们一直认为这些肿瘤是平滑肌源性的，并且当肿瘤由梭形细胞组成时命名为平滑肌瘤或平滑肌肉瘤，当肿瘤由上皮样细胞组成时命名为良性或恶性平滑肌母细胞瘤（或分别称为上皮样平滑肌瘤和上皮样平滑肌肉瘤）[841]。近年来，许多作者做了大量免疫组织化学和超微结构研究，发现 GIST 远比人们认识的复杂[795]。要全面了解此类肿瘤还需做进一步的工作。考虑到下面讨论的所有条件，GIST 似乎可以根据肿瘤的表型特征粗略地分为四种主要类型：

1. 显示向平滑肌细胞分化的肿瘤。免疫组织化学染色证实有平滑肌肌动蛋白（持续）、结蛋白（极少）、钙调蛋白、重型钙调结合蛋白（经常）和（或）肌球蛋白（不稳定）表达；超微结构检查证实有胞饮小泡、质膜下致密斑，胞质微丝伴有局灶性致密小体[795,804,810,819,820,826,828,845,850,865,870,871]（图 1.59）。这些肿瘤至今仍占 GIST 的绝大部分。从理论上讲，它们可能来源于固有肌层、黏膜肌层或血管壁平滑肌细胞。
2. 显示明显向神经成分分化的肿瘤。这种肿瘤主要是通过超微结构检查发现神经样特征而确定的，如有由原始细胞连接相连的类似于轴索的长的胞质突起，有散在的神经管样微管，有含有致密核心的神经内分泌颗粒（图 1.60）。这些特征被比作自主肠肌神经丛的神经细胞，因此这些肿瘤被命名为**胃肠自主神经瘤**（gastrointestinal autonomic nerve tumor, GANT）、**肠肌神经丛肿瘤**或**丛状肉瘤**[794,802,812,835,853,867]。值得注意的是，免疫组织化学并不支持上述解释，表现为诸如神经微丝、嗜铬素、突触素和 Hu 等神经/神经内分泌标志物通常呈阴性，而只有特异性较低的标志物呈阳性，如神经元烯醇化酶、Leu7 和 S-100 蛋白呈阳性[804,807,822]。根据定义，这些肿瘤缺乏平滑肌细胞分化标志物表达，它们构成了这组 GIST 的第二大类。作为一组肿瘤，GANT 显示的超微结构特征符合其为神经元来源而非神经鞘来源的，而在组织化学水平上，它们表现出的特征与中枢或外周神经鞘/神经胶质一致，如 S-100 蛋白和胶质原纤维酸性蛋白（GFAP）[844]。
3. 显示向平滑肌和神经成分双向分化的肿瘤。其定义与上文列出的标准一致。在 GIST 家族中，这种肿瘤并不常见。
4. 经过全面的免疫组织化学和超微结构检查后仍显示缺乏向平滑肌和神经成分两种细胞分化的肿瘤。有些作者将这一组特别的肿瘤称为狭义的 GIST，它同本组第三类肿瘤一样并不常见。需要注意的是，这种“未定型”的肿瘤多数 CD34 免疫反应呈阳性[829,832,833]。

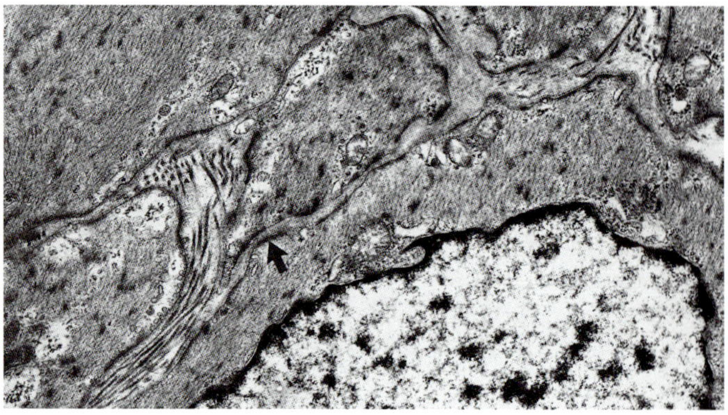

图1.59 GIST电镜检查显示向平滑肌细胞分化。可见肿瘤性平滑肌细胞含有众多伴有散在的纺锤形致密斑的肌动蛋白微丝。细胞膜附着处可见明显的电子致密斑（箭头所示）。（×21 300）（Courtesy of Dr Robert A Erlandson, Memorial Sloan-Kettering Cancer Center）

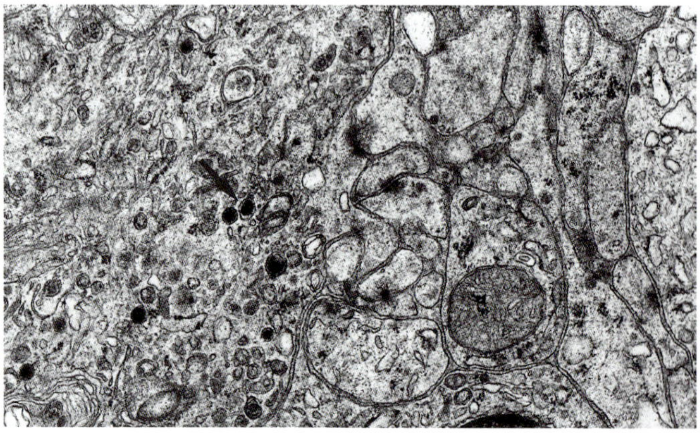

图1.60 GIST电镜检查显示向神经方向分化。可见致密核心神经内分泌颗粒（箭头所示）和复杂的细胞突起，由原始的细胞连接相连（右侧中心部）。（×73 200）（Courtesy of Dr Robert A Erlandson, Memorial Sloan-Kettering Cancer Center）

一些第一类肿瘤在 HE 切片上就能明确其平滑肌特征，它们看上去类似于子宫、食管、直肠和其他部位的平滑肌瘤。胃的平滑肌瘤通常是小的，有时是多发性的

浆膜下微小肿瘤，常为尸检或因其他原因行胃切除术时的偶然发现[824]。然而，多数临床症状明显的肿瘤（和细胞丰富的小肿瘤[831]）却难以确认其究竟属于哪一种类型。若梭形肿瘤细胞具有嗜酸性原纤维胞质且细胞核两端存在胞质空泡，则提示为平滑肌分化（图 1.61 ）。上皮样外观多半也是伴有平滑肌分化的证据，但有许多例外情况发生。这种上皮样细胞的形态学定义是：出现圆形或多角形细胞，具有位于中心的细胞核以及丰富的嗜酸性或透明胞质[791,836,857,862]，后者被认为是组织固定造成的一种人为假象[839,847]（ 图 1.62 ）。具有神经分化的肿瘤通常由梭形（但有时由上皮样）细胞组成，细胞成束状、栅栏状和旋涡状排列。无定形的嗜酸性细胞外的异常胶原（Ⅳ型胶原免疫反应阳性）集聚被称为**丝球状纤维**，通常伴随神经分化出现，但也可以见于平滑肌或双重分化的肿瘤[801,821,825,864]（图 1.63）。其他特征，如细胞丰富程度、具有奇异深染细胞核的瘤巨细胞存在、丰富的血管以及核成栅栏状排列等，均无助于确定其分化方向（图 1.64）。特殊染色一般也没有帮助，如 Masson 三色染色或 Mallory 磷钨酸 - 苏木素染色。总之，大多数这些肿瘤的再分类主要是基于上面列举的特殊染色。

已经描述的其他形态学变异（有些与上面列举的亚型有关，有些显然与它们无关）包括：含有明显的黏液样基质（据说可显示与 PDGFRA 突变的相关性，见下文）（图 1.65）[846,861]，具有印戒细胞特征（一种胞质透明的变异）[798,860]，颗粒细胞改变[773]，嗜酸细胞胞质特征（在 GANT 型肿瘤中描述的）[792]，银莲花样细胞特征（见于超微结构检查）[855]，横纹肌样特征[838]，晶体形成（伴有神经鞘分化）[873]，大量炎细胞浸润[854]，以及瘤巨细胞（图 1.66）。在免疫组织化学水平，除了上面列出的与分化方向有关的分子标志物外[863]，偶尔角蛋白和 tau 蛋白（一种微管相关蛋白）也可能呈阳性反应[789]。

在这个领域中，最重要的进展是发现：在成人中大约 95% 的 GIST 伴有 KIT（CD117）的体细胞突

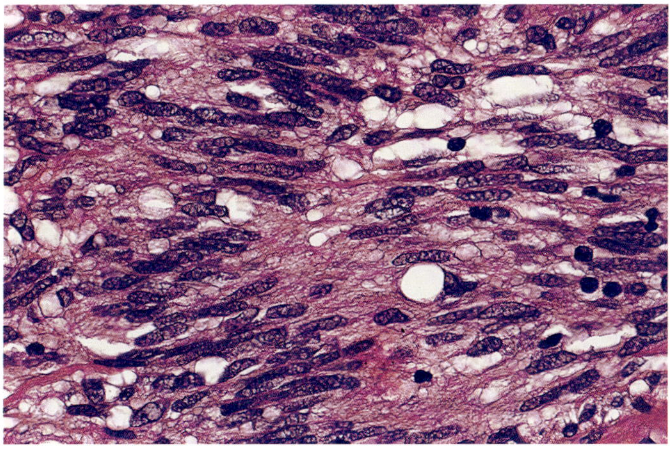

图1.61　GIST显示特征性的胞质空泡并挤压胞核。

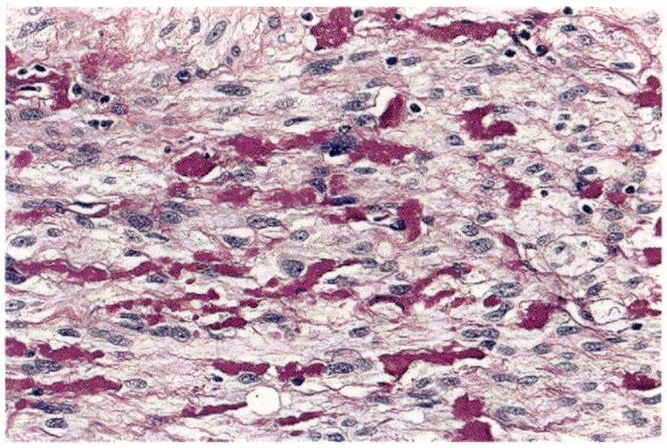

图1.63　PAS染色显示的所谓的“丝球状纤维”。

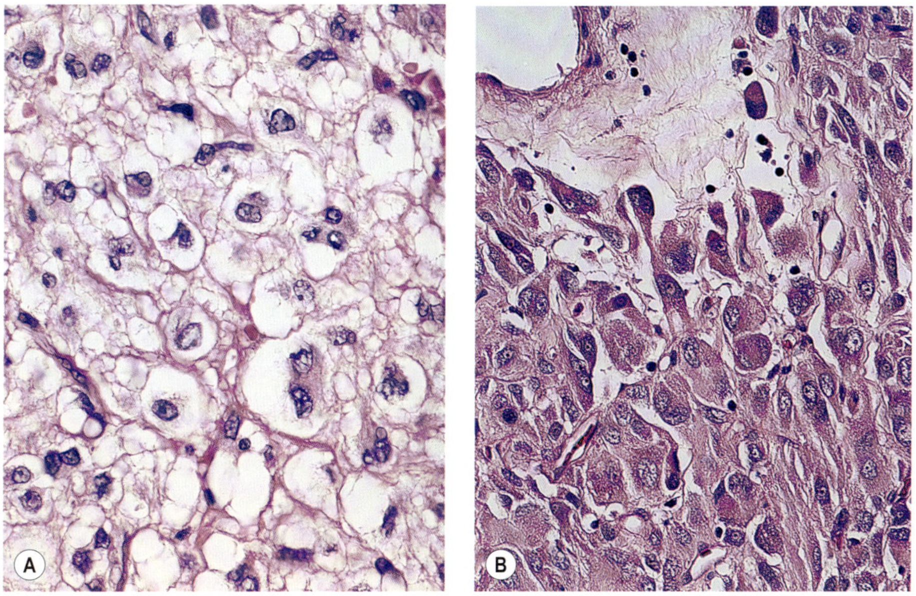

图1.62　GIST的显微镜下表现。A，肿瘤细胞具有圆形上皮样外观，胞质透明，细胞膜界限清楚。这种形态与传统上界定的平滑肌母细胞瘤一致。B，在本例，细胞也呈上皮样，但具有比较明显的多形性，且胞质呈深嗜酸性。此肿瘤在免疫组织化学水平具有平滑肌分化特征。

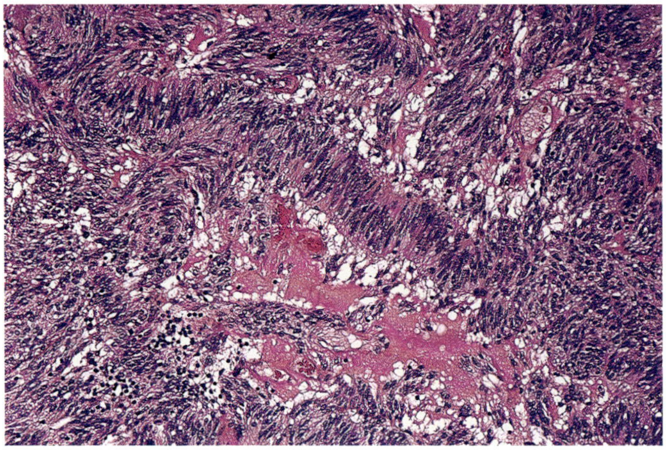

图1.64　GIST显示明显的栅栏状排列。这种特征不一定提示神经分化。

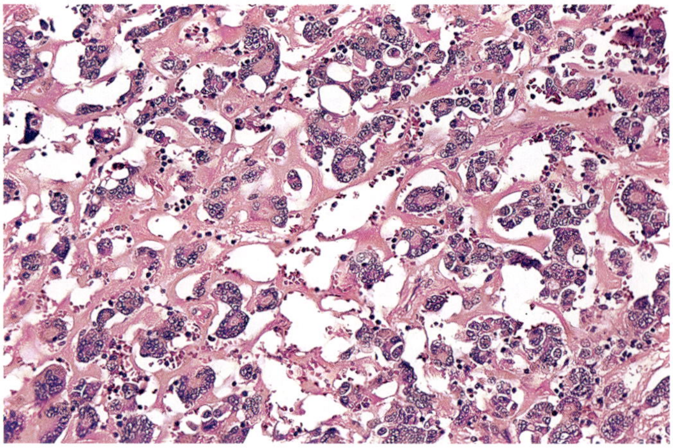

图1.66　GIST含有大量多核瘤巨细胞。

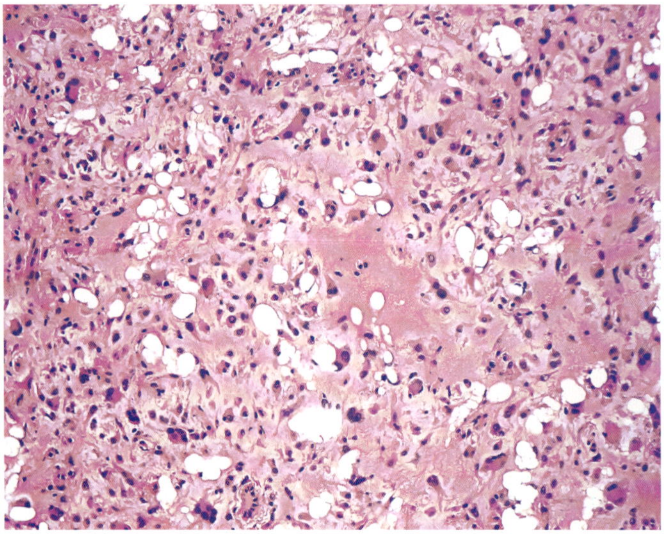

图1.65　GIST伴有丰富的黏液样基质，单个肿瘤细胞被分隔开来。

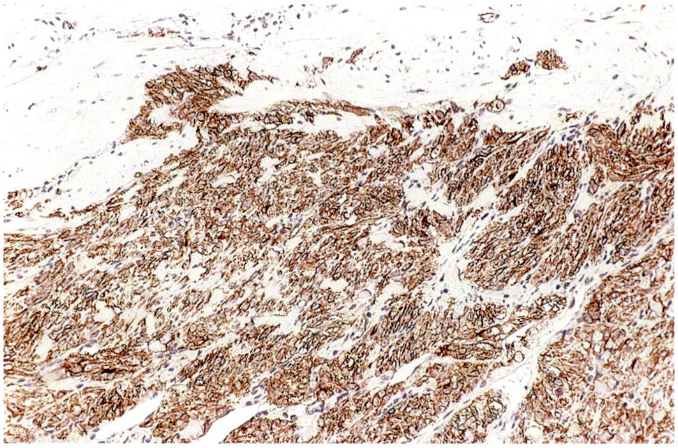

图1.67　GIST显示CD117免疫反应呈强阳性。

变，而剩余的5%则多伴有PDGFRA突变，且这些突变互不重合。KIT是一种酪氨酸激酶受体，正常情况下在Cajal间质细胞、肥大细胞和生殖细胞中均有表达[790,799,800,803,806,848]。KIT突变的发生与肿瘤的解剖部位、大小、分化方向或细胞学特征（除了有人报道其在梭形细胞肿瘤中比在上皮样细胞肿瘤中常见外[869]）无关。KIT突变（通常不发生于儿童的GIST和一些综合征，见下文）主要发生在第11号外显子，少数发生在第9号和第13号外显子，偶尔发生在其他外显子[787,818]。这种突变导致配基不依赖性受体激活，在免疫组织化学水平同样可以检测出来[842]（图1.67）。这对于确诊GIST肿瘤是一个非常有用的工具，从这个意义上讲，当肿瘤CD117呈阴性时（除了这部分提及的情况），诊断GIST就应受到质疑，而当遇到一个间叶性肿瘤CD117呈强阳性时，不诊断GIST而诊断为其他肿瘤也应受到质疑[805,827,849]。

这样就又一次引起了一些相当有争议的话题，涉及人们可能从这种现象中推测有关组织发生和预测性结论。为了防止误解，我们认为需要做以下一些说明：

1. **细胞来源**。Cajal间质细胞是一种位于胃肠道壁内的、由中胚层衍化来的细胞，被认为在传导刺激时起着“起搏细胞”（pacemarker cell）的作用，以协调平滑肌的收缩[858,859]（见33页）。因为正常情况下这种细胞表达CD117，所以CD117的阳性表达（加上超微结构也具有有些相似之处）推测是GIST这种肿瘤来源于Cajal间质细胞的证据[840,856]。实际上，已经有人为其起了一个**“胃肠起搏细胞瘤”**这样的生动术语[809,851,852]。这个论据还有缺陷，因为正如上文指出的一样，GIST的CD117表达总体上归因于一种不同的分化机制，即功能获得性突变。因为GIST和Cajal间质细胞CD34免疫反应均呈阳性就将它们联系起来尚无充分的证据，因为正常胃壁内的$CD34^+$细胞不是Cajal细胞，而是邻近它们的纤维母细胞[866]。我们的印象是，根据组织发生（即平滑肌、神经、Cajal 细胞、神经鞘和纤维等）硬性将 GIST 再分类的所有尝试都是不适当的，不论是根据超微结构、免疫组织化学，还根据综合这些所见 [797,813,844,868,874]。相反，我们认为，这些肿瘤可以沿着几个方向分化，或为单一性的，或为复合性的。

我们感到疑惑的是，这是否可能不是正常间质细胞在肿瘤表型和功能潜能水平上的表现，一些细胞主要向收缩功能分化，另一些细胞（如 Cajal 间质细胞）则向神经样传导（“起搏”）功能分化。在这个意义上，沿着前一种方向分化的肿瘤更具有平滑肌样特征，而沿着后一种方向分化的肿瘤获得了神经样特征。在这一方面引人关注的是，整个消化道中像食管和直肠这些间质细胞收缩力最明显的部位，也是间质肿瘤显示平滑肌分化证据最显著的部位；而像小肠这样比较需要协调活动的部位，却是发现神经样（GANT- 型）肿瘤较多的部位。

2. **诊断 GIST 的标准**。现在一些作者将 CD117 阳性作为诊断 GIST 的绝对必要条件。对于我们来说，正如几乎所有的根据单一标志物来确定一种疾病的提议一样，这一前提似乎还有待商榷。我们认为，具有 GIST 所有形态学特征和其他表型特征的少数肿瘤（约 4%）即使 CD117 染色呈阴性，仍应诊断为 GIST[823]；而那些已明确超出 GIST 形态学范围的肿瘤（正如已经提到的那样，界定范围实际上很宽）则不应仅仅根据 CD117 呈阳性就诊断为 GIST。此外，除了细胞质染色之外，CD117 最令人信服的阳性形态是特征性的**细胞膜染色**。除了 GIST 以外，其他可能有 CD117 染色的间叶性肿瘤（如纤维瘤病）倾向于仅仅显示粗颗粒状的胞质染色。

   如上文所述，大多数 CD117 阴性的肿瘤都有 PDGFRA 基因突变，而不是 KIT 基因突变 [834]。这些肿瘤倾向于表现为黏液样或上皮样特征 [811,843,846]，有肥大细胞浸润 [793]，含有散在的多核瘤巨细胞 [814]，并显示与普通的 CD117 阳性肿瘤细胞有微小的超微结构差异 [786]。

   GIST 的其他免疫标志物有 DOG1（一种功能未知的蛋白质）[796,830,872] 和 CD171（一种细胞黏附分子，也称为 L1）[808]。它们的表达不依赖于 KIT 和 PDGFRA 的状态，因此，可以用于识别 CD117 阴性的肿瘤 [815]，同时还要考虑到它们在特异性方面的局限性 [830]。大多数 GIST 也显示**显著的胞质** WT1 阳性，这一发现的意义还有待确认 [788]。

3. **CD117 免疫反应的分子学意义**。一个肿瘤（GIST 或其他肿瘤）出现 CD117 免疫反应并不一定代表存在 CD117 基因突变。相反，CD117 突变可以在缺乏 CD117 免疫组织化学标志物表达的情况下出现。

组织学鉴别诊断

GIST 具有各种各样的形态学改变，需要与许多其他疾病进行鉴别诊断 [877]。根据肿瘤部位和显微镜下特征，鉴别诊断包括孤立性纤维性肿瘤、纤维瘤病、炎症性纤维性息肉、血管球瘤、神经鞘瘤、平滑肌瘤 / 平滑肌肉瘤，甚至包括恶性淋巴瘤和癌。纤维瘤病（硬纤维瘤）特别容易误诊为 GIST，因为纤维瘤病可以广泛累及胃肠道，并显示 CD117 免疫反应阳性（虽然后者倾向于只有胞质染色而无胞膜染色）[886]。有时纤维瘤病发生于 GIST 患者手术治疗之后，使诊断更加困难。据说纤维瘤病 β- 连环蛋白染色核呈阳性有助于鉴别诊断 [879]。孤立性纤维性肿瘤和 GIST 均有 CD34 阳性表达，但前者 CD117 呈阴性 [884]。GIST 与平滑肌瘤 / 平滑肌肉瘤和神经鞘瘤的鉴别诊断变得非常模糊，因为 GIST 可能表现出平滑肌和（或）神经的特征。解决这个问题的简单而又有效的方法是：具有平滑肌瘤 / 平滑肌肉瘤或神经鞘瘤典型的形态学和免疫组织化学特征的肿瘤（如同我们在其他部位见到的肿瘤一样），如果缺乏 CD117 和（强的）PDGFRA 免疫反应性，就诊断为平滑肌瘤 / 平滑肌肉瘤或神经鞘瘤 [880-882]。近来发现，平滑肌蛋白（一种平滑肌特异性细胞骨架蛋白）在所有的平滑肌瘤和一些平滑肌肉瘤中表达，但在 GIST 中不表达 [876]。有人提出了诊断 GIST 的一种方法：即免疫组织化学和分子遗传学——分析 KIT 和 PDGFRA 的表达——结合的方法 [878]。已经发现，GIST、平滑肌瘤和神经鞘瘤的 DNA 类型存在差异，如有可能，应尽量将它们彼此区分开来 [883]。

一般、临床和大体特征

临床上，大多数 GIST 发生于成人，但发生于儿童和新生儿的 GIST 病例也有报道 [889,893,897,900]。大约 60% 的 GIST 发生于胃，最常见的症状是腹痛和黑便。至于肿瘤发生的特定部位，临床上最多见的胃 GIST 位于胃的中部（40%），其次位于胃窦部（25%）。虽然 20% 的病例发生在幽门附近，但梗阻却非常罕见。大约 60% 的胃 GIST 位于黏膜下，并向胃腔内生长，形成一个光滑的突起（图 1.68A）。有时，中心可能形成溃疡（较常见于临床上恶性的病例），并且溃疡可能穿透肿瘤深部并导致呕血（图 1.68B）。肿瘤外表光滑，中心有龛影，这是非常特征性的放射学表现。大约 30% 的肿瘤位于浆膜下，其余 10% 位于胃壁内。总体上，肿瘤境界清楚，光滑，呈分叶状，或切面呈螺纹绸样表现。如果贲门或幽门部的肿瘤环绕胃壁，可能形成葫芦胃。可出现显著的纤维玻璃样变区域并发生钙化。

大约 5% 的 GIST 病例发生于神经纤维瘤病（Recklinghausen 病）患者，且它们大多位于小肠 [894,899,904]。

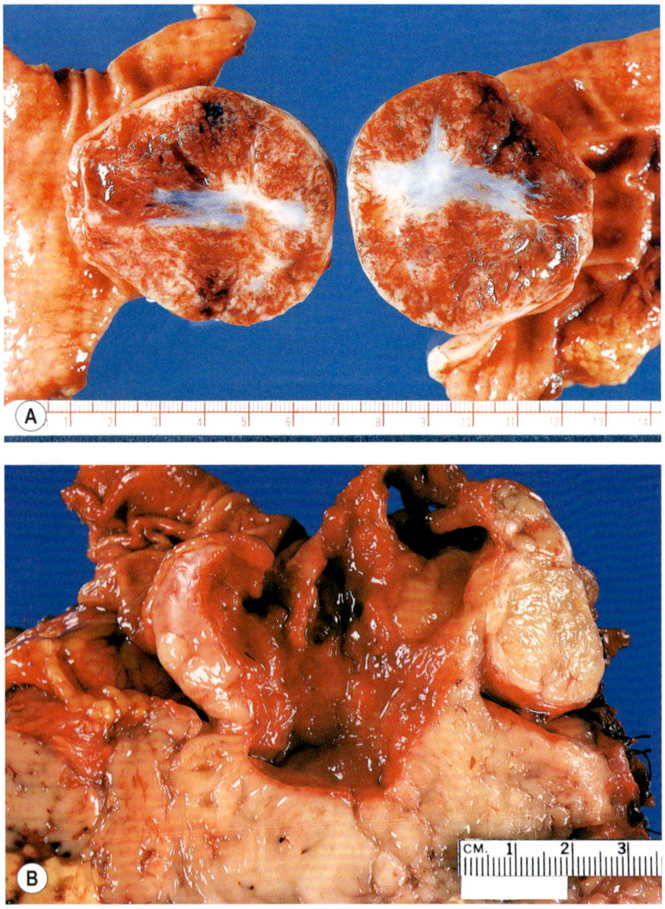

图1.68　GIST的大体表现。A，此例呈息肉样，中心有一大的瘢痕。B，此例显示深而大的溃疡，此为本病常见的并发症。（Courtesy of Dr RA Cooke, Brisbane, Australia; from Cooke RA, Stewart B. Colour atlas of anatomical pathology. Edinburgh, 2004, Churchill Livingstone）

肿瘤倾向于多发，其显微镜下表现除了常见的丝团样纤维外，不一定比其他病例更像神经分化[905,907]。它们通常缺乏 KIT 或 PDGFRA 突变[888]。其他一些 GIST 病例发生于 Carney 三联征患者，另外两种病变是肺的软骨瘤和肾上腺外副神经节瘤[890,891,903,906]。这些肿瘤的特征为多发，并具有上皮样形态学表现[908]。它们类似于儿科的 GIST，琥珀酸脱氢酶 B（SDHB）染色呈阴性[895]。一个特征为副神经节瘤和胃 GIST 的家族性综合征也有报道，与 Carney 三联征有所不同[892]。

伴有神经样特征的 GIST（所谓的“GANT”）有时表现为整个胃肠道的多发性肿瘤，发生于具有小肠神经元发育不良家族背景的患者[902]。在这些病例中，可以发现 KIT 基因的种系突变[896,901]。

个别情况下，发现胃 GIST 与解剖部位上独立的胃的上皮性肿瘤并存[898]。已有 GIST 患者发生其他部位恶性肿瘤的概率会增高的看法[887]。

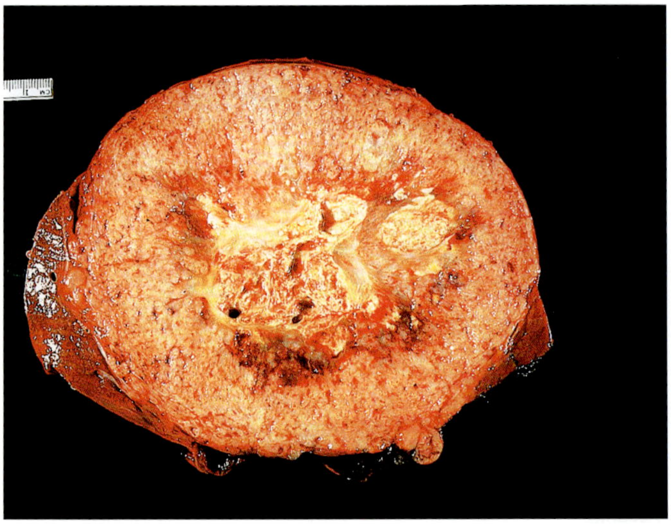

图1.69　GIST肝转移的大体表现。

肿瘤的多发性

如上文所述，GIST 可以以多发性肿瘤的形式在以下病变中出现[914]：

1. 神经纤维瘤病 1 型（Recklinghausen 病）
2. Carney 三联征
3. 与副神经节瘤相关，但不同于 Carney 三联征
4. 作为一个家族性综合征，与 KIT 种系突变和小肠神经元发育不良有关。

它们也可在上述疾病都不存在的情况下以多发性肿瘤的形式出现。这类肿瘤被称为异时性多发性 GIST。显微镜下，微型肿瘤（有时被称作 GIST 微小瘤，mGIST，或 GIST“瘤苗”）非常常见，且多发于胃上部[909,915,916]。它们具有不同的分子克隆差异，与其来源无关是一致的[910,913]。有些肿瘤显示出明显的硬化，提示其自发性退化[911,912]。

扩散和转移

恶性 GIST 的最常见的转移部位是肝、腹膜和肺[918,919]（图 1.69）。其也可向其他部位转移，如卵巢[917]。这些转移可以发生于原发性肿瘤切除 30 年之后。

治疗

GIST 的主要治疗方法是手术切除肿瘤，且切除的正常组织边缘要充分[930]。根据肿瘤部位和大小不同，可能需要进行部分、次全或全胃切除。不主张进行简单的肿瘤摘除术。也不需要进行广泛的淋巴结清扫，因为淋巴结转移非常罕见。手术的类型和范围主要取决于肿瘤的

大小和部位，而不是根据分化方向进行的病理分型。

GIST 治疗方面的主要进展是：发现这些肿瘤对酪氨酸激酶抑制剂甲磺酸伊马替尼（STI571、Gleevac、Glivec）非常敏感[923,924,927]，这种反应取决于 CD117 突变的存在和类型（第 11 号外显子突变时反应性最高，野生型反应性最弱）[925]。特别引人注目的是，甲磺酸伊马替尼治疗 GIST 取得了比以往任何时候应用药物治疗实体瘤都要好的结果，虽然肿瘤完全消退后可能还会复发。复发是由于新的突变引起肿瘤耐药所致[921,929]。至于对这种药物的反应和肿瘤组织之间的关系，病理医师应该知道，GIST- 型的形态学表现（通常伴有 KIT 突变）与 CD117 免疫反应性（与突变可能有或无关）相比更具有提示作用。

对伊马替尼治疗的反应表现为肿瘤细胞坏死，导致无细胞的黏液样玻璃样变的背景[920,922]。复发的肿瘤显示有表型改变，如 CD117 免疫反应性丢失[928] 和横纹肌母细胞样分化[926]。

预后

1. **总体情况**。在过去的（伊马替尼治疗出现之前）报道中，胃 GIST 被归类为平滑肌肉瘤，总体 5 年生存率为 56%[967]。
2. **患者年龄**。儿童出现的 GIST 在临床上通常是恶性的[949,962]。
3. **分裂活性和肿瘤大小**。长期以来人们已知道，肿瘤大小、核分裂活性、细胞丰富、坏死和出血是与这些肿瘤的预后有关的标准指征[933,934,941,956,971]。其中，核分裂计数是特别有用的预后指征（虽然可能远远不如在诊断子宫平滑肌肿瘤中那么重要），尽管公认计数方法并不准确[963,970,974]。有些作者选择联合应用肿瘤大小和核分裂活性来划分 GIST 的恶性风险类别[931,945,955]，如 2000 年发布的方法[943]。最近由 Miettinen 和 Lasota 制定的更加精细的恶性风险预测算法还考虑了肿瘤的解剖位置，因而可为 GIST 的临床生物学行为提供最全面的信息（表 1.1）[957]。

   在这些方法中，一个最吸引人的地方是它们遵循了 Franquemont 方法[945]，避免应用靠不住而又不很科学的将这些肿瘤区分为“良性”和“恶性”的做法，取而代之的是将肿瘤按风险大小进行分组，这实际上才是病理医师能够做到的事情（这是一项重要贡献）。
4. **肿瘤位置**。肿瘤的位置和临床恶变之间存在着统计学关系，从这个角度而言，胃肿瘤的预后要好于其他部位的肿瘤，而肠道肿瘤的预后则恰恰相反（表 1.1）[939,951,955,957]。

   对于由上皮样细胞组成的胃肿瘤（过去的上皮样平滑肌肉瘤）来说，提示侵袭性行为的特征是位于胃前壁的近端，而不是位于胃窦幽门区。此外，在这些上皮样细胞肿瘤中，其他提示预后较差的特征是：肿

表1.1　根据肿瘤位置、肿瘤大小和核分裂象计数分组的GIST转移率或肿瘤相关死亡率

肿瘤参数			长期随访期间疾病进展的患者百分数以及肿瘤转移风险（括号内）的特征			
分组	肿瘤大小	核分裂象计数	胃GIST	空肠和回肠GIST	十二指肠GIST	直肠GIST
1	≤2cm	≤5/50HPF	0%（无）	0%（无）	0%（无）	0%（无）
2	＞2cm到≤5cm	≤5/50HPF	1.9%（极低）	4.3%（低）	8.3%（低）	8.5%（低）
3a	＞5cm到≤10cm	≤5/50HPF	3.6%（低）	24%（中）	34%（高）[b]	57%（高）[b]
3b	＞10cm	≤5/50HPF	12%（中）	52%（高）		
4	≤2cm	＞5/50HPF	0%[a]	50%[a]	[c]	54%（高）
5	＞2cm到≤5cm	＞5/50HPF	16%（中）	73%（高）	50%（高）	52%（高）
6a	＞5cm到≤10cm	＞5/50HPF	55%（高）	85%（高）	86%（高）	71%（高）[b]
6b	＞10cm	＞5/50HPF	86%（高）	90%（高）		

[a]表示病例数量极少的肿瘤类别。

[b]3a和3b、6a和6b分别在十二指肠和直肠GIST中合并是因为病例数少。

[c]研究中没有包括这类肿瘤。

注意：在以核分裂象和肿瘤大小为依据的分类中，小肠和其他肠道GIST的预后比胃GIST的预后差。

Adapted from Miettinen M, Lasota J. Semin Diagn Pathol 2006, **23:** 70–83, with permission of Elsevier.

瘤细胞小（非常重要），腺泡状排列，以及缺乏网状纤维[932]。

5. **增殖指数**。正如预期的，细胞周期调控蛋白和预后之间有很好的相关性[950,959,964]。然而，尚无充分证据表明应用这些免疫组织化学标志物检测的肿瘤细胞的增殖活性的准确性要优于应用核分裂计数的。
6. **形态分化**。临床恶性与形态分化之间似乎也有关系[945]，虽然还不清楚这个特征是否独立于肿瘤大小和核分裂象这些指征。倾向于具有侵袭性行为的肿瘤形态包括：表现为神经型分化的肿瘤（GANT；虽然不是含有许多丝球样纤维的肿瘤），具有平滑肌和神经双重分化的肿瘤，以及两者均不表达的肿瘤，也就是仅仅波形蛋白呈阳性的肿瘤[946]。
7. **其他免疫组织化学标志物**。CD44 表达缺失[958]、埃兹蛋白过表达[973]、P16 胞质过表达[948,968]以及热休克蛋白 90（HSP90）过表达[952]都被认为是预后不良的指征。
8. **KIT 突变的发生和类型**。先前有人提出：KIT 突变类型可能与肿瘤恶性度有关，但目前这种说法尚未得到证实[940,954]。相反，正如前文所述，确定 KIT 突变的存在和类型作为一个伊马替尼反应性的预测指标非常重要[953]。特别是第 11 号外显子突变时这种反应性最强，而有野生型表型者最弱。
9. **PDGFRA 突变**。这种基因突变据说与肿瘤的低恶性风险有关，通常提示临床预后良好[953]。
10. **其他分子遗传学特征**。有人提出，应用流式细胞术检查确定 DNA 倍体数可以提供有价值的预后信息[935,936,938,944,965,972]。预后与以下参数之间似乎也有关系：凋亡率（应用 TUNEL 技术和 BCL2 染色检测）[937,969]、染色体 1p36 杂合性缺失[960]、高水平的“二次”细胞遗传学畸变[947]、端粒酶活性[966]以及 MYC 和 TP53 表达[942]。

淋巴组织肿瘤和瘤样病变

胃**原发性恶性淋巴瘤**只占胃恶性肿瘤的一小部分，但有证据表明其发病率在不断上升。如果肿瘤的主体在胃，则被视为原发性胃淋巴瘤，伴有或不伴有局部淋巴结转移。几乎所有的病例均为非 Hodgkin 淋巴瘤，且绝大多数为 B 细胞来源的[976,978,980,981,983,986]。这些肿瘤显示单一表型的免疫球蛋白表达和免疫球蛋白基因重组[985]。为了实用的目的，可以将其分为两大类：(1) 低度恶性淋巴瘤，由小淋巴细胞组成；(2) 高度恶性淋巴瘤，由大细胞组成。小细胞 - 大细胞混合性淋巴瘤也可以发生，但只有少数特殊的病例。

偶尔，在胃腺癌附近可见淋巴瘤，表现为一种碰撞瘤（collision tumor）[982,984,987]。在另一些情况下，淋巴瘤先于胃癌之前几年发生，提示癌的发生可能与淋巴瘤的治疗有关[975,977,988]。有些胃癌病例是淋巴上皮瘤样癌[979]。

黏膜相关淋巴组织的概念

黏膜相关淋巴组织（mucosa-associated lymphoid tissue, MALT）一词是由 Isaacson 等[990,1000,1001]提出的，是指对可自由渗透的胃肠道黏膜表面和其他直接暴露于外部环境的黏膜具有保护作用的免疫系统成分。MALT 是由淋巴小结（在回肠形成 Peyer 斑）、黏膜固有层内的淋巴细胞和浆细胞以及上皮内的淋巴细胞组成的。提出这种概念的依据是，MALT 这种免疫细胞成分具有独特的形态功能特征，并且的确能发生淋巴瘤（“黏膜相关淋巴组织淋巴瘤”，MALTomas）[998]。MALToma 的特征之一是当肿瘤扩散时，倾向于累及其他部位的黏膜，这种现象可以解释为 MALT 淋巴瘤细胞的正常归巢现象[1003]；实例之一是发现：胃肠道淋巴瘤发生之后特别容易发生 Waldeyer 环淋巴瘤[1011]。

最初 MALT 这一概念主要应用于小淋巴细胞性低度恶性淋巴瘤，但现在已经扩展到一些中度 / 高度恶性（大细胞）淋巴瘤，基于二者偶尔可以共存，免疫组织化学和分子遗传学表现相似，而且是单克隆性的[992,1006,1010]。这一概念的另一个有趣的推理可能与胃淋巴瘤的发病机制有关。有人提出，幽门螺杆菌感染是发生胃 MALToma 的必要背景[991,1009,1013]；并且指出，MALT 型淋巴瘤和炎症成分之间有个体基因型的一致性[996]，淋巴瘤细胞可能是抗原反应性的[999,1012]，并且淋巴瘤在清除幽门螺杆菌感染后可以退化[993,1008,1015]。

从概念的角度来看，MALT 这一概念很有吸引力，但它同时存在一些瑕疵。首先，这一概念可能仅仅是一时性的，因为正常 MALT 相关的淋巴细胞或其发生的肿瘤均不具有特殊形态学、免疫组织化学或分子遗传学特征［或许除了 t(11;18) 易位以外］。它们通常出现复合性标志物［特别是对 CD20、CD79a、CD21、CD35、BCL2、免疫球蛋白（主要是对细胞膜的，但也有对胞质的，显示出轻链限制性）的反应，加上对 CD5、CD10、CD23 和周期蛋白 D1 呈阴性反应］，据说具有特征性[989,994,1002]。其次，这一概念在胃和小肠现在已被接受，但具有这类种种表现和生物学行为的肿瘤缺乏精确的临床内涵，除非在适当限定条件下应用这个概念。事实上，人们可能会问，既然存在于正常胃的所有淋巴细胞实际上均为 MALT 系统（包括淋巴滤泡）的一部分，那么起源于这些淋巴细胞的任何肿瘤均可被视为 MALToma，而不管其表现如何。的确，一些血液病理医师认可将缺乏任何其他类型淋巴瘤特征的任何淋巴瘤都视为 MALT 型淋巴瘤[997]。

第三，无论是从概念上还是从临床角度来可能更重要的问题是：在有幽门螺杆菌感染的胃中出现分化好的淋巴细胞聚集时，患者有明显良好的临床病程，甚至在清除微生物后病变可能会消失，对于这种病变是否还应将其视为淋巴瘤，即恶性肿瘤，因为它是克隆性的[1005,1007]；不要忘记，在胃炎的淋巴滤泡中，单克隆性是一种常见的现象[1014]。Lo 等人[1004]展示了这些病变可

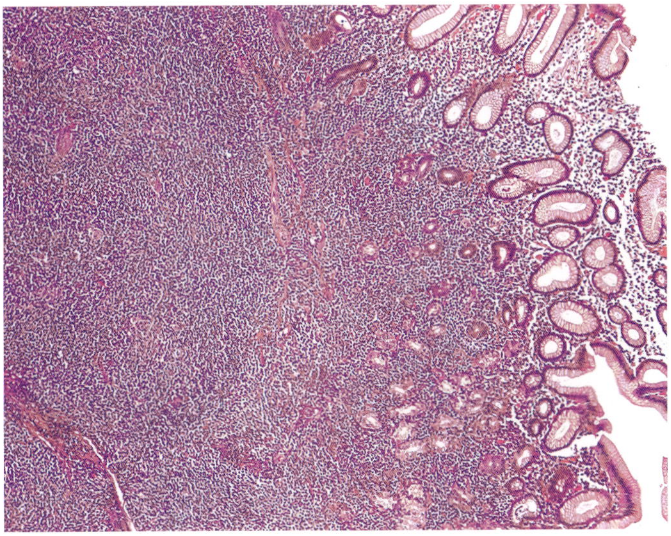

图1.70 胃的MALT型恶性淋巴瘤累及黏膜和黏膜下层。

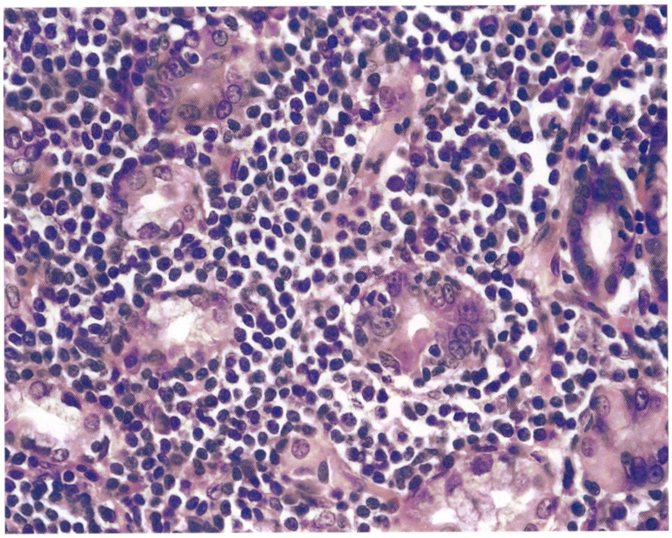

图1.71 MALT型淋巴瘤累及黏膜的高倍观。腺上皮内可见少数肿瘤性淋巴细胞。

能可以在多克隆、寡克隆和单克隆之间波动，**并指出它们中没有哪一个已被界定了向 MALT 淋巴瘤进展的不可逆期**。Genta 在他的富于创建的名为“Le lymphoma imaginaire”的述评中非常敏锐地表达了这种感受 [995]。

低度恶性淋巴瘤

低度恶性淋巴瘤约占胃淋巴瘤病例总数的一半，通常发生于 50 岁以上的个体。有些病例发生于免疫抑制患者 [1025,1037]。其临床症状常常类似于胃炎或良性消化性溃疡。大体上，晚期病例表现为巨大的脑回状改变，类似于肥大性胃炎或胃息肉 [1042]。显微镜下，病变可能累及黏膜 - 黏膜下层或胃壁全层。多数病例位于胃的远侧 1/2，但幽门却很少受累。多中心性病变常见，分子遗传学研究支持这一所见；随着病变的进展，出现显性克隆，继而播散到全胃 [1024,1040,1041]。

显微镜下，多数低度恶性淋巴瘤是所谓的“MALT 型”淋巴瘤（结外边缘带淋巴瘤）[1024]（图 1.70 和 1.71）。有小淋巴样细胞密集浸润，通常伴有散在的反应性淋巴样滤泡。淋巴样细胞组成多样，包括小淋巴细胞、中心细胞样细胞和单核样细胞。它们常常表现为局灶性或广泛性浆细胞样分化，以至于其中一些肿瘤被称为浆细胞瘤（我们认为这并不准确）。浆细胞瘤最好用于完全由成熟的和不成熟的浆细胞组成的肿瘤，它们在胃非常罕见 [1020]。在这些低度恶性淋巴瘤可见到 Dutcher 小体（由免疫球蛋白组成的真正的核内嗜酸性包涵体）。Dutcher 小体有很大的诊断价值。尽管常常出现浆细胞样特征，但这种肿瘤患者的血清中却很少出现 M 蛋白。一个重要的诊断征象是肿瘤性淋巴细胞浸润腺上皮，形成所谓的“淋巴上皮病变”。

少数低度恶性淋巴瘤为**滤泡型**淋巴瘤，由小核裂细胞组成，具有滤泡性生长方式 [1028]。还有一些被认为是**套细胞淋巴瘤**，其最常见的形式是胃肠道的多发性淋巴瘤样息肉病 [1019,1035]。低度恶性淋巴瘤的一个罕见亚型表现为：肿瘤细胞具有印戒细胞形态，这是由细胞内免疫球蛋白积聚所致，类似于印戒细胞癌 [1023,1044]。

低度恶性淋巴瘤显微镜下主要应与慢性炎症性疾病进行鉴别，包括反应性淋巴组织增生和浆细胞肉芽肿（见下文讨论）。支持淋巴瘤的最重要特征是：广泛的腺体间浸润，出现淋巴上皮病变、Dutcher 小体和（或）细胞学非典型性 [1034,1044]。

在分子遗传学水平，低度恶性 MALT 型淋巴瘤常常显示微卫星不稳定性、等位基因失衡和三体性，特别是第 3 号染色体；后者可以通过荧光原位杂交（FISH）在石蜡包埋组织中检测到 [1017]。大约半数的病例有 API2-MLT1 融合，这是 t(11;18) 易位的结果，胃的所有其他类型的淋巴瘤均缺乏这种易位 [1016]。与没有这种基因改变的 MALT 淋巴瘤相比，有 API2-MALT1 融合的胃 MALT 型淋巴瘤是由更为单一的细胞亚群组成 [1033]。这种基因变异提示它们对抗幽门螺杆菌治疗无反应 [1029,1032]，但可以明显抑制肿瘤向弥漫性大 B 淋巴细胞瘤转化 [1026,1030]。

在石蜡包埋的内镜活检标本中，应用 PCR 技术已经证实了病变的克隆性 [1018]，但对它的解释应非常小心，因为正如上文所述，出现克隆性的淋巴细胞亚群并不意味着一定存在恶性肿瘤 [1022]。

必须承认，对于一个胃的活检标本来说，在许多情况下不可能明确区分它是慢性胃炎还是淋巴瘤。在这一方面，WHO 消化系统肿瘤分类委员会得出的结论值得注意：“对于区分反应性和肿瘤性淋巴细胞浸润，组织学诊断仍然是金标准”，同时也补充到“但进一步的检测可能有助于诊断”[1038]。Wotherspoon 等 [1039] 提出了一种非常有用的分级方法，可以指示淋巴瘤确诊的程度（表 1.2）。

表1.2 提示MALT型淋巴瘤的确诊程度的分级方法

0级（正常）	固有膜内有散在浆细胞。 没有淋巴滤泡。
1级（慢性活动性胃炎）	固有膜内有小簇状淋巴细胞聚集。 没有淋巴滤泡。没有淋巴上皮病变。
2级（慢性活动性胃炎伴明显的淋巴滤泡形成）	突出的淋巴滤泡， 伴有周围套区和浆细胞。 没有淋巴上皮病变。
3级（可疑固有膜内淋巴组织浸润，可能是反应性的）	淋巴滤泡周围围绕着小淋巴细胞， 小淋巴细胞弥漫性浸润固有膜， 偶尔进入上皮。
4级（可疑固有膜内淋巴组织浸润，可能为淋巴瘤）	淋巴滤泡周围围绕着中心细胞样细胞，后者弥漫性浸润固有膜，并呈小簇状进入上皮。
5级（低度恶性B细胞MALT淋巴瘤）	固有膜内出现致密而弥漫的CCL细胞浸润， 伴有明显的淋巴上皮病变。

From Wotherspoon AC et al.[1040]

低度恶性淋巴瘤的特征为非常缓慢的临床进展，倾向于长期停留在局部，当扩散时则易累及其他部位的黏膜[1021,1036]。另外，MALT 型胃淋巴瘤可以与显微镜下表现类似的胸腺肿瘤并存[1031]。局部淋巴结受累远远不如大细胞性淋巴瘤常见[1027]。治疗取决于分期：Ⅰ期患者采取抗生素治疗和扩大范围的放疗，Ⅱ期和Ⅲ期患者采取联合放疗和化疗的治疗。大约 70% 的Ⅰ期患者可以治愈。

淋巴组织增生（“假性淋巴瘤”）和浆细胞肉芽肿

胃的**假性淋巴瘤**传统上被视为一种胃的炎症性病变，虽然放射学、大体上和显微镜检查均难以将其与淋巴瘤区别开来[1048,1052]。多数病例伴有胃溃疡形成或糜烂，并伴有广泛纤维化[1049,1051]。据说显微镜下支持假性淋巴瘤的诊断特征是：整个病变出现明显的反应性生发中心、混合性炎细胞浸润（包括成熟的淋巴细胞和浆细胞）、血管增生以及免疫球蛋白染色呈多克隆性。偶尔，病变中的淋巴小结具有进行性转化的生发中心的形态学特征[1049]，或见于巨大淋巴结病（Castleman 病）的形态学特征。

虽然假性淋巴瘤传统上被视为一种反应性病变，并认为多数病例是对消化性溃疡的一种过度的炎症反应，但一些病例存在单一表型的胞质免疫球蛋白[1047,1055]，偶尔与明确的恶性淋巴瘤并存[1053]以及有些假性淋巴瘤患者随后进展为明确的胃淋巴瘤[1046,1057]，这些事实提示解释这种病变（特别是结节性病变）时应小心，且这些患者需要进行密切随访。实际上有些作者已经提出要摒弃胃假性淋巴瘤这一术语。过去诊断为胃假性淋巴瘤的病例应归入三种类型：低度恶性 MALT 型恶性淋巴瘤（绝大部分）、反应性淋巴组织增生以及“非典型性淋巴样浸润”（用于交界性或性质不确定的病例）[1045]。

浆细胞肉芽肿是一种富于浆细胞的局灶性反应性增生性病变，应与浆细胞瘤和具有浆细胞样分化的恶性淋巴瘤进行鉴别[1050,1054]。其浆细胞是成熟的，并伴有其他炎症成分和纤维化。免疫球蛋白产物是多克隆性的。其中有些病例同时伴有胃癌[1056]。

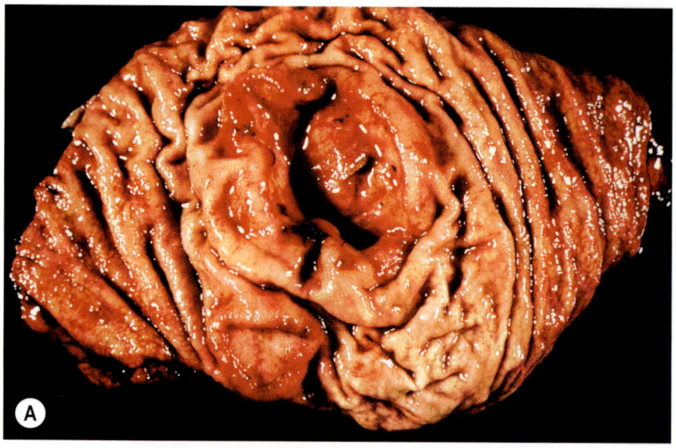

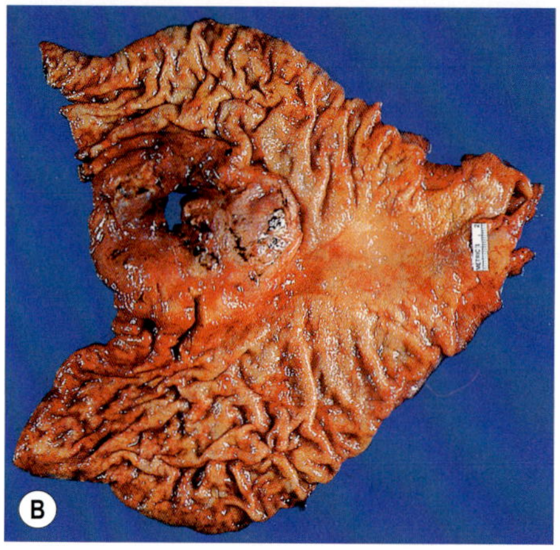

图1.72 A，胃的大细胞淋巴瘤表现为巨大的溃疡性肿块。B，胃的大细胞淋巴瘤大体上表现为大的息肉样肿块，伴有中心溃疡形成。

高度恶性（大细胞）淋巴瘤

高度恶性淋巴瘤通常见于 50 岁以上的患者，但其年龄范围比低度恶性淋巴瘤者宽。高度恶性淋巴瘤患者虽然可有大且可触及的肿块，但其身体状况仍然很好。大体上，

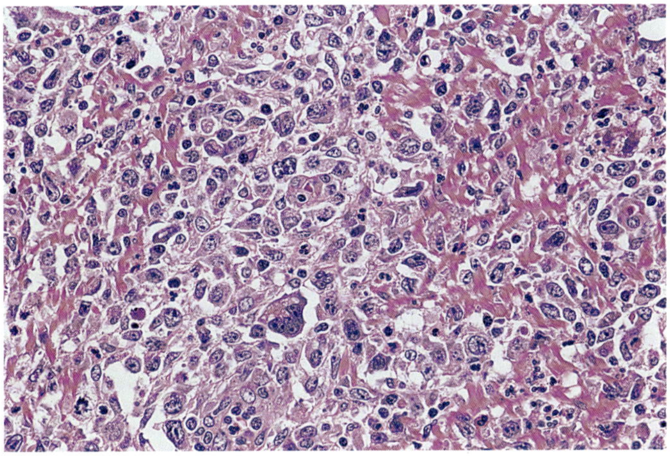

图1.73 伴有全层浸润的胃大细胞淋巴瘤的高倍观。肿瘤细胞具有多形性并且出现多核瘤巨细胞，可能会与Hodgkin淋巴瘤混淆。

肿瘤通常表现为大的分叶状（有时呈息肉样）肿块。常常出现浅表性或深在性溃疡（图1.72）。大体或放射学检查可能很难与癌鉴别。与低度恶性淋巴瘤一样，高度恶性淋巴瘤也容易发生在胃的远侧1/2，但一般不侵犯幽门。高度恶性淋巴瘤通常侵犯胃壁全层，并直接扩散到邻近器官，疾病的后期可累及局部和腹膜后淋巴结。有时可发生穿孔。

胃的大B细胞淋巴瘤为异源性肿瘤[1062]。现在多数病例被归入MALT型淋巴瘤家族，因为其存在淋巴上皮病变和（或）与低度MALT型淋巴瘤共存[1060]，其余的淋巴瘤则属于几种不同的类型[1068,1072,1082]。大部分胃大细胞淋巴瘤表达BCL6（不同于低度恶性淋巴瘤），无论它们是否与MALT淋巴瘤相关[1077]。

一些见于免疫缺陷（如移植受体）和炎症性肠病患者的胃大B细胞淋巴瘤病例显示EBV阳性[1067,1071]。这些淋巴瘤似乎与传统的胃大B细胞淋巴瘤不同，并且显示一致的P53过表达[1059]。

显微镜下，多数胃大B细胞淋巴瘤是由类似于大无核裂细胞（中心母细胞）组成，只不过胞质略显丰富，导致有时呈浆母细胞或免疫母细胞表现（图1.73）。可出现类似于Reed-Sternberg细胞的多核细胞。这种表型属于B细胞的特征。

显微镜下，大B细胞淋巴瘤主要应与未分化癌进行鉴别。支持淋巴瘤诊断的特征是：上皮和肿瘤细胞之间缺乏连续性，缺乏提示腺泡结构的形态，以及保存了黏膜肌纤维。如果仍然不能确定，应进行淋巴细胞和上皮细胞的免疫组织化学染色，几乎所有病例均可确诊。另一个需要进行鉴别诊断的是Burkitt淋巴瘤，但它极少原发于胃。

通过细胞学检查也可作出大细胞淋巴瘤的诊断，其发现率在40% ~ 60%[1078]。在活检或细胞学作出大细胞淋巴瘤的诊断之后，需要进行剖腹探查和胃切除以明确手术分期[1063,1066]。对于明显局限性的病变是否应予以术后放疗和（或）化疗，仍有争议；多数作者主张，所有各期患者均应进行联合放疗和化疗[1061,1076,1081,1084]。活检诊断之后患者也可进行放疗，但如果肿瘤累及全层，则有胃穿孔的危险。治疗失败最常表现为远隔转移[1079]。

胃大B细胞淋巴瘤比胃癌的预后好，总的5年无病生存率大约为60%[1058,1073,1075]，且与肿瘤分期直接相关[1080]。提示预后良好的指征是：肿瘤较小、胃壁浸润表浅、存在低度恶性MALT淋巴瘤区域以及无局部淋巴结转移[1058,1064,1074,1079]。有些大细胞淋巴瘤具有不同寻常的侵袭性临床经过[1083]。位于胃小弯的肿瘤一般认为预后差[1081]。有人提出，分析DNA倍体数可能可以为预后提供一些信息[1069]。

其他类型的淋巴瘤和相关病变

间变性大细胞（Ki-1）淋巴瘤作为原发性胃肿瘤很罕见[1092]。

真性组织细胞肉瘤可能存在，虽然正如已经指出的那样，过去作出这样诊断的多数病例实际上是大细胞淋巴瘤。但已报道一个病例伴有低度恶性MALT淋巴瘤[1085]。

浆细胞瘤和多发性骨髓瘤可能累及胃[1088]，但在作出这个诊断之前应该排除恶性淋巴瘤伴有浆细胞样特征的可能性。

外周T细胞淋巴瘤已有报道，主要由日本作者描述，有时与HTLV-1有关[1090,1093,1094]。

Hodgkin淋巴瘤也可以发生在胃，但非常罕见[1087,1091]；过去诊断为Hodgkin淋巴瘤的多数病例为非Hodgkin淋巴瘤。

粒细胞肉瘤可能偶尔在没有骨髓受累的情况下一开始就表现为胃肿瘤，并且可与恶性淋巴瘤或癌混淆[1086]。

Langerhans细胞组织细胞增生症在胃非常罕见，或作为一种孤立性的病变，或伴有其他部位的疾病[1089,1096]。少数情况下，这种浸润性病变（典型者S-100蛋白和CD1a免疫反应呈阳性）具有非典型性细胞学特征[1095]。

其他肿瘤

血管球瘤和相关肿瘤（如血管球肌瘤）发生在胃已有报道[1104,1120,1123]。事实上由于某种特殊的原因，胃是皮肤外血管球瘤最常见的部位之一。它们主要发生于女性[1126]。显微镜下，血管球瘤是由围绕着扩张血管排列的胞质透明的上皮样细胞组成的（图1.74）。电镜检查显示，胞质内充满肌丝，并表现为局灶性集聚[1119]。免疫组织化学检查，血管球瘤与肌动蛋白和钙调理蛋白有反应；Ⅳ型胶原和层粘连蛋白染色证实，肿瘤细胞周围有丰富的基底膜样物质。结蛋白、S-100蛋白呈阴性反应，特别是CD117（KIT）呈阴性反应[1126]。血管球瘤的临床行为几乎总是良性的，但有1例显示肿瘤呈多中心性并有广泛血管侵犯的病例报道[1114]，另外还有1例由于肿瘤肝转移导致患者死亡[1126]。

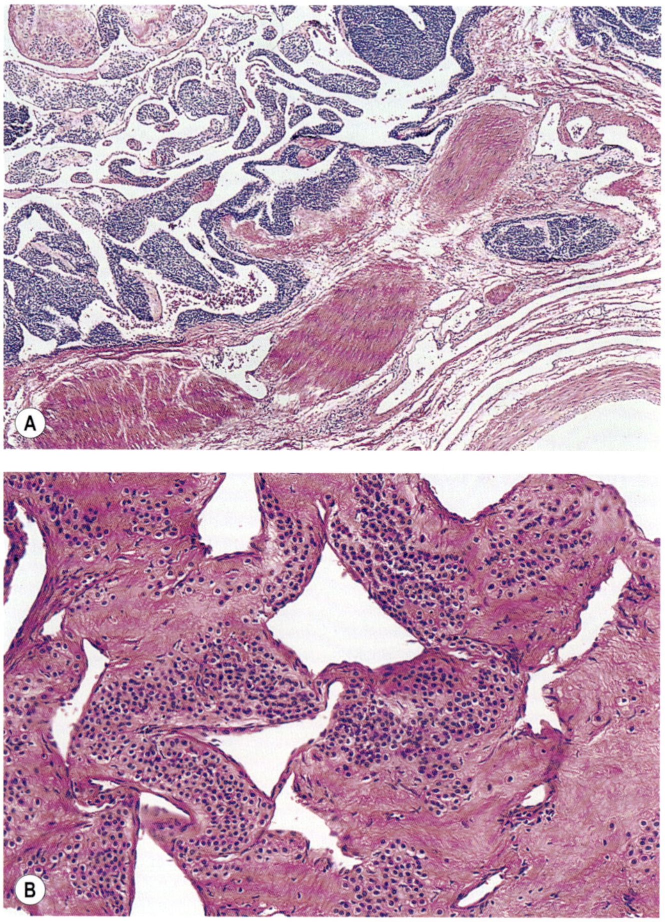

图1.74 A和B，2例胃血管球瘤。其特征为肿瘤细胞小，呈圆形上皮样，与扩张的血管关系密切。

脂肪瘤起源于胃壁，可以突向胃腔，放射学检查时可呈现典型的充盈缺损改变[1141]。有时其临床表现类似于消化性溃疡。

颗粒细胞瘤可发生于胃黏膜下，可为单发性或多发性，而且可伴有胃肠道其他部位的类似的病变[1117,1129]。

外周神经鞘肿瘤可发生于胃，需要与GIST和其他神经源性肿瘤鉴别[1102]。它们包括**神经鞘瘤**（偶尔为色素性[1107]）、**神经纤维瘤**和（**黏液样**）**神经束膜瘤**。这些肿瘤有些发生于神经纤维瘤病（Reckinghausen病）患者。很大比例的胃神经鞘瘤被淋巴细胞包绕，这是一种即使曾在它们的正常软组织中出现也极为罕见的特征[1115]。特别情况下可见印戒细胞[1140]。在分子遗传学水平，胃神经鞘瘤不仅与GIST不同，而且也与软组织的普通神经鞘瘤不同[1121]。

其他间叶性肿瘤非常罕见。**纤维瘤**和**肌纤维瘤**已有报道[1116]，但如此诊断的多数肿瘤可能是其他类型的间叶性肿瘤伴有继发性退行性改变。胃的**良性纤维组织细胞瘤**可伴有严重贫血[1103]。**炎症性肌纤维母细胞瘤**和**钙化纤维瘤**都可累及胃，需要与炎症性纤维性息肉鉴别[1101,1125]。所谓的**恶性纤维组织细胞瘤**[1100,1143]、**横纹肌肉瘤**[1110]、**血管肉瘤**（同时伴有GIST）[1099]、**Kaposi肉瘤**[1181]、**滑膜肉瘤**[1106,1124]、**腺泡状软组织肉瘤**[1145]、**滤泡树突状细胞肉瘤**[1113]、**Ewing肉瘤／PNET**[1136]、**副脊索瘤／肌上皮瘤**[1137]、**透明细胞肉瘤（软组织型）**[1132,1146]和**恶性横纹肌样瘤**[1134]在胃均有报道。后者可能不是一种特殊的疾病，而是几种不同类型的肿瘤均可出现的表型，包括癌（见48页）。

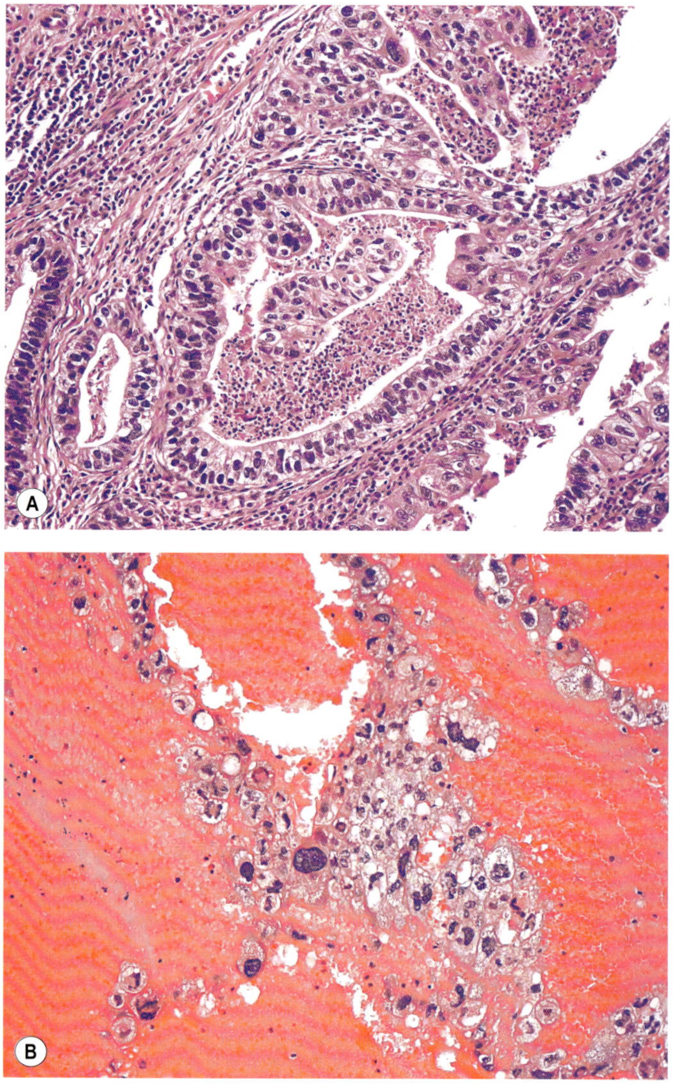

图1.75 A和B，胃的混合性腺癌和绒毛膜癌。A，腺癌部分。B，绒毛膜癌部分，周围大片出血。

胃母细胞瘤（是指一种特殊类型的上皮-间叶双相胃肿瘤，它与滑膜肉瘤相似，但缺乏滑膜肉瘤的染色体易位[1127]。

丛状纤维黏液瘤是另一种新的肿瘤，常位于胃窦，其显微镜下特征为：丛状内生性生长并有许多肌样、胶样和纤维黏液样的微结节。与GIST相比，此肿瘤CD117和CD34呈阴性，而对平滑肌肌动蛋白有免疫反应[1128]。这种肿瘤也被称为**丛状血管黏液肌纤维母细胞瘤**[1139]。

生殖细胞肿瘤可发生于胃，两种最常见的类型是**绒毛膜癌**和**卵黄囊瘤**（图1.75和1.76）。两者可单独发生、混

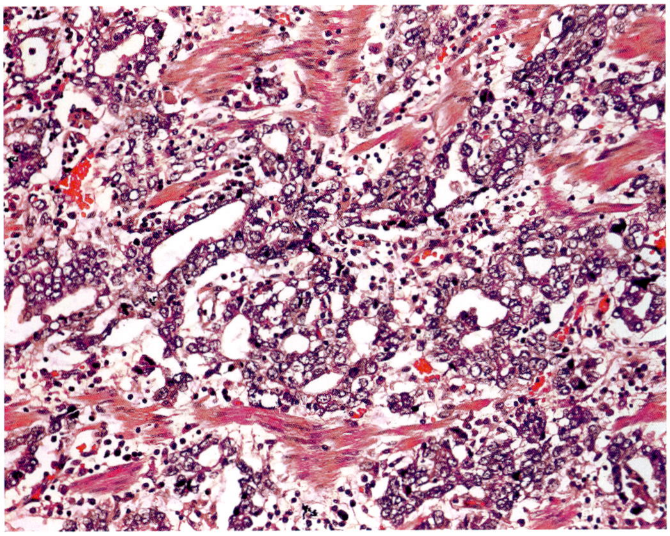

图1.76　胃卵黄囊瘤，伴有血清AFP水平明显升高。

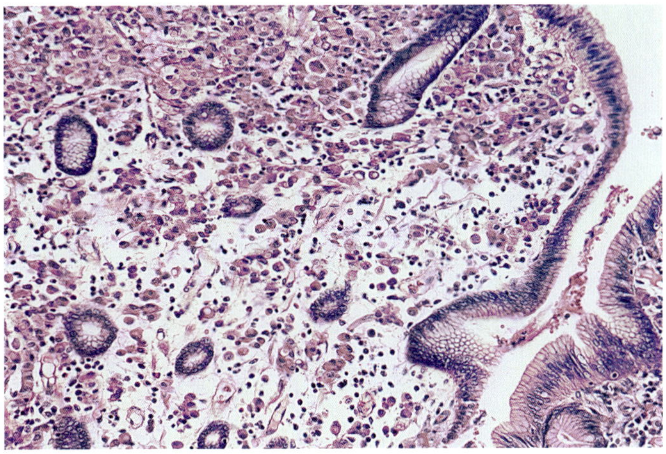

图1.77　乳腺小叶癌转移到胃。肿瘤细胞在固有膜内弥漫性浸润生长，类似于原发性弥漫性胃癌的生长方式。一些肿瘤细胞具有印戒细胞外观。

合出现或伴有普通的腺癌[1111,1130,1138,1144]。绒毛膜癌的免疫组织化学染色显示 hCG 呈阳性，而且可伴有血清 hCG 水平升高[1135,1144]。同时伴有腺癌的肿瘤（其中一些发生于残胃）显示属于同一克隆（图 1.75）[1133]。胃原发性绒毛膜癌的分子畸变兼具胃腺癌和女性生殖道绒毛膜癌的特征，提示此肿瘤是腺癌的一种特殊分化方式[1122]。

转移癌可从任何广泛播散的肿瘤转移到胃，特别是乳腺癌和肺癌[1109,1121]。内镜下，有些病变具有特征性的火山口样溃疡[1112]。乳腺小叶癌转移到胃可能无法与胃的原发性弥漫性腺癌（"皮革胃"）鉴别（图 1.77）。在美国（乳腺癌发病率高，而胃癌发病率低），据说出现皮革胃的现象多半是由于转移性乳腺小叶癌，而由于胃的原发性腺癌者少见。肿瘤细胞出现牛眼征（代表细胞内腔隙）、激素受体和 GCDFP-15 免疫反应阳性以及 E- 钙黏蛋白的缺失支持转移性乳腺癌；而 CK20、DAS-1、MUC2、MUC5AC、MUC6、CDX2 阳性支持胃的原发性肿瘤。

可转移到胃的另一个常见的恶性肿瘤是恶性黑色素瘤，作为全身性播散的一部分[1131,1142]，显微镜下可类似于各种其他肿瘤，包括恶性淋巴瘤[1105]。

参考文献

NORMAL ANATOMY

1 Carney JA. Gastric mucosal lymphoid follicles: histology, distribution, frequency, and etiologic features. Am J Surg Pathol 2010, **34**: 1019–1024.

2 Chandrasoma P. Controversies of the cardiac mucosa and Barrett's oesophagus. Histopathology 2005, **46**: 361–373.

3 Cornaggia M, Capella C, Riva C, Finzi G, Solcia E. Electron immunocytochemical localization of pepsinogen I (PgI) in chief cells, mucous-neck cells and transitional mucous-neck/chief cells of the human fundic mucosa. Histochemistry 1986, **85**: 5–11.

4 Filipe MI. Mucins in the gastro-intestinal epithelium. A review. Invest Cell Pathol 1979, **2**: 195–216.

5 Joske RA, Finckh ES, Wood IJ. Gastric biopsy. A study of 1,000 consecutive successful gastric biopsies. Q J Med 1955, **95**: 269–294.

6 Lechago J. Endocrine cells of the gastrointestinal tract and their pathology. Part 2. Pathol Annu 1978, **13**: 329–350.

7 Lewin KJ. The endocrine cells of the gastrointestinal tract. The normal endocrine cells and their hyperplasias. Part 1. Pathol Annu 1986, **21**: 1–27.

8 Owen DA. Stomach. In Mills SE (ed.): Histology for pathologists, ed. 3. Philadelphia, 2007, Lippincott Williams & Wilkins, pp. 589–602.

9 Rubin W, Ross LL, Sleisenger MJ, Jeffries GH. The normal human gastric epithelia. A fine structural study. Lab Invest 1968, **19**: 598–626.

10 Rubio CA. Five types of pyloric cells in the antral mucosa of the stomach. Pathol Res Pract 1992, **188**: 157–161.

11 Rubio C, Hirota T, Itabashi M, Hirohashi S, Kato Y. A possible error in the interpretation of gastric carcinoma. Jpn J Cancer Res 1991, **82**: 1354–1355.

12 Rubio CA, Jessurum J, de Ruiz PA. Geographic variations in the histologic characteristics of the gastric mucosa. Am J Clin Pathol 1991, **96**: 330–333.

13 Rubio CA, Stemmermann GN, Hayashi T. Ciliated gastric cells among Japanese living in Hawaii. Jpn J Cancer Res 1991, **82**: 86–89.

14 Sano J, Miki K, Ichinose M, Kimura M, Kurokawa K, Aida T, Ishizaki M, Asano G, Masugi Y, Wong RNS, Takahashi K. In situ localization of pepsinogens I and II mRNA in human gastric mucosa. Acta Pathol Jpn 1989, **39**: 765–771.

15 Silva E, Teixeira A, David L, Carneiro F, Reis CA, Sobrinho-Simoes J, Serpa J, Veerman E, Bolscher J, Sobrinho-Simoes M. Mucins as key molecules for the classification of intestinal metaplasia of the stomach. Virchows Arch 2002, **440**: 311–317.

16 Solcia E, Rindi G, Silini E, Villani L. Enterochromaffin-like (ECL) cells and their growths. Relationships to gastrin, reduced acid secretion and gastritis. Baillieres Clin Gastroenterol 1993, **7**: 149–165.

17 Thompson IW, Day DW, Wright NA. Subnuclear vacuolated mucous cells. A novel abnormality of simple mucin-secreting cells of nonspecialized gastric mucosa and Brunner's glands. Histopathology 1987, **11**: 1067–1081.

18 Torikata C, Mukai M. Pathology of ciliated metaplasia of the human stomach. Pathol Annu 1992, **27**(Pt 2): 187–212.

HETEROTOPIC TISSUES

19 Doglioni C, Laurino L, Dei Tos AP, De Boni M, Franzin G, Braidotti P, Viale G. Pancreatic (acinar) metaplasia of the gastric mucosa. Histology, ultrastructure, immunocytochemistry, and clinicopathologic correlations of 101 cases. Am J Surg Pathol 1993, **17**: 1134–1143.

20 Goldfarb WB, Bennett D, Monafo W. Carcinoma in heterotopic gastric pancreas. Ann Surg 1963, **158**: 56–58.

21 Hui Y-Z, Qian-Xin G. Adenomyoma of the stomach presenting as an antral polyp. Histopathology 1990, **16**: 99–101.

22 Jeng KS, Yang KC, Kuo SH. Malignant degeneration of heterotopic pancreas. Gastrointest Endosc 1991, **37**: 196–198.

23 Kneafsey PD, Demetrick DJ. Malignant transformation in a pyloric adenomyoma. A case report. Histopathology 1992, **20**: 433–435.

24 Krishnamurthy S, Integlia MJ, Grand RJ, Dayal Y. Pancreatic acinar cell clusters in pediatric gastric mucosa. Am J Surg Pathol 1998, **22**: 100–105.

25 Nopajaroonsri C. Mucus retention in heterotopic pancreas of the gastric antrum. A lesion mimicking mucinous carcinoma. Am J Surg Pathol 1994, **18**: 953–957.

26 Oka R, Okai T, Kitakata H, Ohta T. Heterotopic pancreas with calcification: a lesion mimicking leiomyosarcoma of the stomach. Gastrointest Endosc 2002, **56**: 939–942.

27 Osanai M, Miyokawa N, Tamaki T, Yonekawa M, Kawamura A, Sawada N. Adenocarcinoma arising in gastric heterotopic pancreas: clinicopathological and immunohistochemical study with genetic analysis of a case. Pathol Int 2001, **51**: 549–554.

28 Palmer ED. Benign intramural tumors of the stomach. A review with special reference to gross pathology. Medicine (Baltimore) 1951, **30**: 81–181.

29 Tanaka K, Tsunoda T, Eto T, Yamada M, Tajima Y, Shimogama H, Yamaguchi T, Matsuo S, Izawa K. Diagnosis and management of heterotopic pancreas. Int Surg 1993, **78**: 32–35.

30 Ueno S, Ishida H, Hayashi A, Kamagata S, Morikawa M. Heterotopic pancreas as a rare cause of gastrointestinal hemorrhage in the newborn. Report of a case. Surg Today 1993, **23**: 269–272.

31 Wang HH, Zeroogian JM, Spechler SJ, Goyal RK, Antonioli DA. Prevalence and significance of pancreatic acinar metaplasia at the gastroesophageal junction. Am J Surg Pathol 1996, **20**: 1507–1510.

32 Yamagiwa H, Onishi N, Nishii M. Heterotopic pancreas of the stomach. Histogenesis and immunohistochemistry. Acta Pathol Jpn 1992, **42**: 249–254.

HYPERTROPHIC PYLORIC STENOSIS

33 Batcup G, Spitz L. A histopathological study of gastric mucosal biopsies in infantile hypertrophic pyloric stenosis. J Clin Pathol 1979, **32**: 625–628.

34 Bateson EM, Talerman A, Walrond ER. Radiological and pathological observations in a series of seventeen cases of hypertrophic pyloric stenosis of adults. Br J Radiol 1969, **42**: 1–8.

35 Chung HJ, Uitto J. Epidermolysis bullosa with pyloric stenosis. Dermatol Clin 2010, **28**: 43–54.

36 Downey EC Jr. Laparoscopic pyloromyotomy. Semin Pediatr Surg 1998, **7**: 220–224.

37 Du Plessis DJ. Primary hypertrophic pyloric stenosis in the adult. Br J Surg 1966, **53**: 485–492.

38 Hedback G, Abrahamsson K, Husberg B, Granholm T, Oden A. The epidemiology of infantile hypertrophic pyloric stenosis in Sweden 1987–1996. Arch Dis Child 2001, **85**: 379–381.

39 Kawahara H, Imura K, Yagi M, Kubota A, Okada A. Motor abnormality in the gastroduodenal junction in patients with infantile hypertrophic pyloric stenosis. J Pediatr Surg 2001, **36**: 1641–1645.

40 Lumsden K, Truelove SC. Primary hypertrophic pyloric stenosis in the adult. Br J Radiol 1955, **31**: 261–266.

41 Ohshiro K, Puri P. Pathogenesis of infantile hypertrophic pyloric stenosis: recent progress. Pediatr Surg Int 1998, **13**: 243–252.

42 Okoye BO, Parikh DH, Buick RG, Lander AD. Pyloric atresia: five new cases, a new association, and a review of the literature with guidelines. J Pediatr Surg 2000, **35**: 1242–1245.

43 Panteli C. New insights into the pathogenesis of infantile pyloric stenosis. Pediatr Surg Int 2009, **25**: 1043–1052.

44 Vanderwinden JM. Role of interstitial cells of Cajal and their relationship with the enteric nervous system. Eur J Morphol 1999, **37**: 250–256.

45 Vanderwinden JM, Rumessen JJ. Interstitial cells of Cajal in human gut and gastrointestinal disease. Microsc Res Tech 1999, **47**: 344–360.

46 Van Roggen JG, Van Krieken JH. Adult hypertrophic pyloric stenosis: case report and review. J Clin Pathol 1998, **51**: 479–480.

47 Wellman KF, Kagan A, Fang H. Hypertrophic pyloric stenosis in adults. Gastroenterology 1964, **46**: 601–608.

CHRONIC GASTRITIS

48 Anim JT, Al-Sobkie N, Prasad A, John B, Sharma PN, Al-Hamar I. Assessment of different methods for staining *Helicobacter pylori* in endoscopic gastric biopsies. Acta Histochem 2000, **102**: 129–137.

49 Barwick KW. Chronic gastritis. The pathologist's role. Part 2. Pathol Annu 1987, **22**: 223–251.

50 Birbe R, Palazzo JP, Walters R, Weinberg D, Schulz S, Waldman SA. Guanylyl cyclase C is a marker of intestinal metaplasia, dysplasia, and adenocarcinoma of the gastrointestinal tract. Hum Pathol 2005, **36**: 170–179.

51 Bordi C, Gabrielli M, Missale G. Pathological changes of endocrine cells in chronic atrophic gastritis. An ultrastructural study on peroral gastric biopsy specimens. Arch Pathol Lab Med 1978, **102**: 129–135.

52 Buck GE, Gourley WK, Lee WK, Subramanyam K, Latimer JM, DiNuzzo AR. Relation of *Campylobacter pyloridis* to gastritis and peptic ulcer. J Infect Dis 1986, **153**: 664–669.

53 Carneiro F, Santos L, David L, Dabelsteen E, Clausen H, Sobrinho-Simoes M. T (Thomsen–Friedenreich) antigen and other simple mucin-type carbohydrate antigens in precursor lesions of gastric carcinoma. Histopathology 1994, **24**: 105–113.

54 Chan WY, Hui PK, Leung KM, Thomas TM. Modes of *Helicobacter* colonization and gastric epithelial damage. Histopathology 1992, **21**: 521–528.

55 Chu PG, Jiang Z, Weiss LM. Hepatocyte antigen as a marker of intestinal metaplasia. Am J Surg Pathol 2003, **27**: 952–959.

56 Correa P. The epidemiology and pathogenesis of chronic gastritis. Three etiologic entities. Front Gastointest Res 1980, **6**: 98–108.

57 Correa P. Clinical implications of recent developments in gastric carcinoma pathology and epidemiology. Semin Oncol 1985, **12**: 2–10.

58 Dixon MF, Genta RM, Yardley JH, Correa P. Classification and grading of gastritis: the updated Sydney system, International Workshop on the Histopathology of Gastritis, Houston 1994. Am J Surg Pathol 1996, **20**: 1161–1181.

59 Dunn BE. Pathogenic mechanisms of *Helicobacter pylori*. Gastroenterol Clin North Am 1993, **22**: 43–57.

60 Eidt S, Stolte M. Prevalence of lymphoid follicles and aggregates in *Helicobacter pylori* gastritis in antral and body mucosa. J Clin Pathol 1993, **46**: 832–835.

61 Eidt S, Oberhuber G, Schneider A, Stolte M. The histopathological spectrum of type A gastritis. Pathol Res Pract 1996, **192**: 101–106.

62 El-Zimaity HM, Genta RM, Graham DY. Histological features do not define NSAID-induced gastritis. Hum Pathol 1996, **27**: 1348–1354.

63 El-Zimaity HMT, Riddell RH, Abudayyeh S, Opekum AR, Graham DY. Gastric atrophy diagnostic accuracy: comparison of OLGA with Baylor system. Lab Invest 2009, **89**(Suppl 1): 128A.

64 Filipe MI, Potet F, Bogomoletz WV, Dawson PA, Fabiani B, Chauveinc P, Fenzy A, Gazzard B, Goldfain D, Zeegen R. Incomplete sulphomucin-secreting intestinal metaplasia for gastric cancer. Preliminary data from a prospective study from three centres. Gut 1985, **26**: 1319–1326.

65 Garvey W, Fathi A, Bigelow F. Modified Steiner for the demonstration of spirochetes. J Histotechnol 1985, **8**: 15–17.

66 Genta RM. Recognising atrophy: another step toward a classification of gastritis. Am J Surg Pathol 1996, **20**: S23–S30.

67 Genta RM, Hamner HW, Graham DY. Gastric lymphoid follicles in *Helicobacter pylori* infection. Frequency, distribution, and response to triple therapy. Hum Pathol 1993, **24**: 577–583.

68 Genta RM, Lew GM, Graham DY. Changes in the gastric mucosa following eradication of *Helicobacter pylori*. Mod Pathol 1993, **6**: 281–289.

69 Goldman H, Antonioli DA. Mucosal biopsy of the esophagus, stomach, and proximal duodenum. Hum Pathol 1982, **13**: 423–448.

70 Halter F, Hurlimann S, Inauen W. Pathophysiology and clinical relevance of *Helicobacter pylori*. Yale J Biol Med 1992, **65**: 625–638.

71 Ho SA, Hoyle JA, Lewis FA, Secker AD, Cross D, Mapstone NP, Dixon MF, Wyatt JI, Tompkins DS, Taylor GR. Direct polymerase chain reaction test for detection of *Helicobacter pylori* in humans and animals. J Clin Microbiol 1991, **29**: 2543–2549.

72 Hui PK, Chan WY, Cheung PS, Chan JK, Ng CS. Pathologic changes of gastric mucosa colonized by *Helicobacter pylori*. Hum Pathol 1992, **23**: 1314–1315.

73 Iida F, Kusama J. Gastric carcinoma and intestinal metaplasia. Significance of types of intestinal metaplasia upon development of gastric carcinoma. Cancer 1982, **50**: 2854–2858.

74 Jass JR, Filipe MI. The mucin profiles of normal gastric mucosa, intestinal metaplasia and its variants and gastric carcinoma. Histochem J 1981, **13**: 931–939.

75 Jevremovic D, Torbenson M, Murray JA, Burgart LJ, Abraham SC. Atrophic autoimmune pangastritis: a distinctive form of antral and fundic gastritis associated with systemic autoimmune disease. Am J Surg Pathol 2006, **30**: 1412–1419.

76 Jhala N, Lechago S, Lechago J, Younes M. Is immunostaining for *Helicobacter pylori* superior to the special stain thiazine in detecting small numbers of *H. pylori* in gastric biopsies? Appl Immunohistochem Mol Morphol 2002, **10**: 82–84.

77 Joske RA, Finckh ES, Wood IJ. Gastric biopsy. A study of 1,000 consecutive successful gastric biopsies. Q J Med 1955, **95**: 269–294.

78 Kekki M, Villako K. Dynamic behavior of gastritis in various populations and subpopulations. Ann Clin Res 1981, **13**: 119–122.

79 Kimura K. Chronological transition of the fundic pyloric border determined by stepwise biopsy of the lesser and greater curvatures of the stomach. Cancer 1972, **63**: 584–592.

80 Kiss S, Zsikla V, Baumann M, Triller C, Cathomas G. Detection of *H. pylori* by PCR in gastric biopsies. Lab Invest 2009, **89**(Suppl 1): 136A

81 Kolts BE, Joseph B, Achem SR, Bianchi T, Monteiro C. *Helicobacter pylori* detection. A quality and cost analysis. Am J Gastroenterol 1993, **88**: 650–655.

82 Krasinskas AM, Abraham SC, Metz DC, Furth EE. Oxyntic mucosa pseudopolyps. Am J Surg Pathol 2003, **27**: 236–241.

83 Matsukuma A, Mori M, Enjoji M. Sulphomucin-secreting intestinal metaplasia in the human gastric mucosa. An association with intestinal-type gastric carcinoma. Cancer 1990, **66**: 689–694.

84 Matsukura N, Suzuki K, Kawachi T, Aoyagi M, Sugimura T, Kitaoka H, Numajiri H, Shirota A, Itabashi M, Hirota T. Distribution of marker enzymes and mucin in intestinal metaplasia in human stomach and relation of complete and incomplete types of intestinal metaplasia to minute gastric carcinoma. J Natl Cancer Inst 1980, **65**: 231–240.

85 McColl KEL. *Helicobacter pylori* infection. N Engl J Med 2010, **362**: 1597–1604.

86 Mingazzini P, Carlei F, Malchiodi-Albedi F, Lezoche E, Covotta A, Speranza V, Polak JM. Endocrine cells in intestinal metaplasia of the stomach. J Pathol 1984, **144**: 171–178.

87 Morson BC. Intestinal metaplasia of the gastric mucosa. Br J Cancer 1955, **9**: 365–376.

88 Ota H, Katsuyama T, Nakajima S, El-Zimaity H, Kim JG, Graham DY, Genta RM. Intestinal metaplasia with adherent *Helicobacter pylori*: a hybrid epithelium with both gastric and intestinal features. Hum Pathol 1998, **29**: 846–850.

89 Owen DA. Gastritis and carditis. Mod Pathol 2003, **16**: 325–341.

90 Parl FF, Lev R, Thomas E, Pitchumoni CS. Histologic and morphometric study of chronic gastritis in alcoholic patients. Hum Pathol 1979, **10**: 45–56.

91 Price AB. The Sydney System. Histological division. J Gastroenterol Hepatol 1991, **6**: 209–222.

92 Rothery GA, Day DW. Intestinal metaplasia in endoscopic biopsy specimens of gastric mucosa. J Clin Pathol 1985, **38**: 613–621.

93 Scholte GH, van Doorn LJ, Quint WG, Lindeman J. Polymerase chain reaction for the detection of *Helicobacter pylori* in formaldehyde-sublimate fixed, paraffin-embedded gastric biopsies. Diagn Mod Pathol 1997, **6**: 238–243.

94 Segura DI, Montero C. Histochemical characterization of different types of intestinal metaplasia in gastric mucosa. Cancer 1983, **52**: 498–503.

95 Silva E, Teixeira A, David L, Carneiro F, Reis CA, Sobrinho-Simoes J, Serpa J, Veerman E, Bolscher J, Sobrinho-Simoes M. Mucins as key molecules for the classification of intestinal metaplasia of the stomach. Virchows Arch 2002, **440**: 311–317.

96 Sipponen P. *Helicobacter pylori*. A cohort phenomenon. Am J Surg Pathol 1995, **19**: S30–S36.

97 Sipponen P, Kekki M, Siurala M. The Sydney System. Epidemiology and natural history of chronic gastritis. J Gastroenterol Hepatol 1991, **6**: 244–251.

98 Siurala M, Isokoski M, Varis K, Kekki M. Prevalence of gastritis in a rural population. Bioptic study of subjects selected at random. Scand J Gastroenterol 1968, **3**: 211–223.

99 Sobala GM, O'Connor HJ, Dewar EP, King RF, Axon AT, Dixon MF. Bile reflux and intestinal metaplasia in gastric mucosa. J Clin Pathol 1993, **46**: 235–240.

100 Srivastava A, Lauwers GY. Pathology of non-infective gastritis. Histopathology 2007, **50**: 15–29.

101 Stemmermann GN. Intestinal metaplasia of the stomach. A status report. Cancer 1994, **74**: 556–564.

102 Stockton M, McColl I. Comparative electron microscopic features of normal intermediate and metaplastic pyloric epithelium. Histopathology 1983, **7**: 859–871.

103 Strickland RG. The Sydney System. Auto-immune gastritis. J Gastroenterol Hepatol 1991, **6**: 238–243.

104 Strickland RG, MacKay IR. A reappraisal of the nature and significance of chronic atrophic gastritis. Am J Dig Dis 1973, **18**: 426–440.

105 Suerbaum S, Michetti P. *Helicobacter pylori* infection. N Engl J Med 2002, **347**: 1175–1186.

106 Tham KT, Peek RM Jr, Atherton JC, Cover TL, Perez-Perez GI, Shyr Y, Blaser MJ. *Helicobacter pylori* genotypes, host factors, and gastric mucosal histopathology in peptic ulcer disease. Hum Pathol 2001, **32**: 264–273.

107 Toh BH, van Driel IR, Gleeson PA. Autoimmune gastritis. Tolerance and autoimmunity to the gastric H +/K+ ATPase (proton pump). Autoimmunity 1992, **13**: 165–172.

108 Torikata C, Mukai M, Kawakita H. Ciliated cells in the human gastric mucosa. Acta Pathol Jpn 1990, **40**: 98–106.

109 Toulaymat M, Marconi S, Garb J, Otis C, Nash S. Endoscopic biopsy pathology of *Helicobacter pylori* gastritis: comparison of bacterial detection by immunohistochemistry and Genta stain. Arch Pathol Lab Med 1999, **123**: 778–781.

110 Tsutsumi YT, Nagura H, Watanabe K. Immune aspects of intestinal metaplasia of the stomach. An immunohistochemical study. Virchows Arch [A] 1984, **403**: 345–359.

111 Versalovic J. Pathology and diagnostic strategies. *Helicobacter pylori*. Am J Clin Pathol 2003, **119**: 403–412.

112 Whitehead R. Gastritis. Clinical and pathological aspects. In Truelove SC, Jewell DP (eds): Topics in gastroenterology. Oxford, 1973, Blackwell Scientific Publications, pp. 45–57, Chapter 4.

113 Whitehead R, Truelove SC, Gear MWL. The histological diagnosis of chronic gastritis in fibreoptic gastroscope biopsy specimens. J Clin Pathol 1972, **25**: 1–11.

114 Wright CL, Kelly JK. The use of routine special stains for upper gastrointestinal biopsies. Am J Surg Pathol 2006, **30**: 357–361.

115 Wu ML, Lewin KJ. Understanding *Helicobacter pylori*. Hum Pathol 2001, **32**: 247–249.

116 Wyatt J. Routine reporting of non-neoplastic gastric biopsies. In Kirkham N, Lemoine NR (eds): Progress in pathology, vol. 5. London, 2001, GMM, pp. 121–134.

117 Wyatt JI. Gastritis and its relation to gastric carcinogenesis. Semin Diagn Pathol 1991, **8**: 137–148.

118 Wyatt JI. Histopathology of gastroduodenal inflammation. The impact of *Helicobacter pylori*. Histopathology 1995, **26**: 1–15.

119 Xin W, Greenson JK. The clinical significance of focally enhanced gastritis. Am J Surg Pathol 2004, **28**: 1347–1351.

120 Zsikla V, Hailemariam S, Baumann M, Mund MT, Schaub N, Meier R, Cathomas G. Increased rate of *Helicobacter pylori* infection detected by PCR in biopsies with chronic gastritis. Am J Surg Pathol 2006, **30**: 242–248.

OTHER TYPES OF GASTRITIS

121 Ali T, Harty RF. Stress-induced ulcer bleeding in critically ill patients. Gastroenterol Clin North Am 2009, **38**: 245–265.

122 Aqel NM, Tanner P, Drury A, Francis ND, Henry K. Cytomegalovirus gastritis with perforation and gastrocolic fistula formation. Histopathology 1991, **18**: 165–168.

123 Ashby BS, Appleton PJ, Dawson I. Eosinophilic granuloma of gastro-intestinal tract caused by herring parasite, *Eustoma rotundatum*. Br Med J 1964, **1**: 1141–1145.

124 Atten MJ, Attar BM, Teopengco E, Nadimpalli V. Gastric syphilis: a disease with multiple manifestations. Am J Gastroenterol 1994, **89**: 2227–2229.

125 Butz WC, Watts JC, Rosales-Quintana S, Hicklin MD. Erosive gastritis as a manifestation of secondary syphilis. Am J Clin Pathol 1975, **63**: 895–900.

126 Cary ER, Tremaine WJ, Banks PM, Nagorney DM. Isolated Crohn's disease of the stomach. Mayo Clin Proc 1989, **64**: 776–779.

127 Chetty R, Sabaratnam RM. Upper gastrointestinal bacillary angiomatosis causing hematemesis: a case report. Int J Surg Pathol 2003, **11**: 241–244.

128 DeSchryver-Kecskemeti K, Clouse RE. A previously unrecognized subgroup of 'eosinophilic gastroenteritis'. Association with connective tissue diseases. Am J Surg Pathol 1984, **8**: 171–180.

129 Ectors NL, Dixon MF, Geboes KJ, Rutgeerts PJ, Desmet VJ, Vantrappen GR. Granulomatous gastritis. A morphological and diagnostic approach. Histopathology 1993, **23**: 55–61.

130 Editorial. Erosive gastritis. Br Med J 1974, **2**: 211–212.

131 Flint A, Murad TM. Malakoplakia and malakoplakia like lesions of the upper gastrointestinal tract. Ultrastruct Pathol 1984, **7**: 167–176.

132 Fyfe B, Poppiti R, Lubin J, Robinson M. Gastric syphilis: primary diagnosis by gastric biopsy. Report of four cases. Arch Pathol Lab Med 1993, **117**: 820–823.

133 Genta RM. Differential diagnosis of reactive gastropathy. Semin Diagn Pathol 2005, **22**: 273–283.

134 Goldman H, Antonioli DA. Mucosal biopsy of the esophagus, stomach and proximal duodenum. Hum Pathol 1982, **13**: 423–448.

135 Goldman H, Proujansky R. Allergic proctitis and gastroenteritis in children. Clinical and mucosal biopsy features in 53 cases. Am J Surg Pathol 1986, **10**: 75–86.

136 Greenstein DB, Wilcox CM, Schwartz DA. Gastric syphilis. Report of seven cases and review of the literature. J Clin Gastroenterol 1994, **18**: 4–9.

137 Inagaki H, Kawai T, Miyata M, Nagaya S, Tateyama H, Eimoto T. Gastric syphilis: polymerase chain reaction detection of treponemal DNA in pseudolymphomatous lesions. Hum Pathol 1996, **27**: 761–765.

138 Johnstone JM, Morson BC. Eosinophilic gastroenteritis. Histopathology 1978, **2**: 335–348.

139 Kim K, Kim EJ, Kim MJ, Song HJ, Lee YS, Jung KW, Yu E. Clinicopathological features of syphilitic gastritis in Korean patients. Pathol Int 2009, **59**: 884–889.

140 Lagorce-Pages C, Fabiani B, Bouvier R, Scoazec JY, Durand L, Flejou JF. Collagenous gastritis: a report of six cases. Am J Surg Pathol 2001, **25**: 1174–1179.

141 Lulu DJ, Dragstedt LR II. Massive bleeding due to acute hemorrhagic gastritis. Arch Surg 1970, **101**: 550–554.

142 Maeng L, Lee A, Choi K, Kang CS, Kim KM. Granulomatous gastritis: a clinicopathologic analysis of 18 biopsy cases. Am J Surg Pathol 2004, **28**: 941–945.

143 McCormack TT, Sims J, Eyre-Brook I, Kennedy H, Goepel J, Johnson AG, Triger DR. Gastric lesions in portal hypertension. Inflammatory gastritis or congestive gastropathy? Gut 1985, **26**: 1226–1232.

144 McCune WS, Gusack M, Newman W. Eosinophilic gastroduodenitis with pyloric obstruction. Ann Surg 1955, **142**: 510–518.

145 McIntire M, Bradly D, Patel A, Giusto D, Jakate S. Isolated eosinophilic gastritis: a distinct and clinically unrecognized variant causing giant rugal folds. Lab Invest 2009, **89**(Suppl 1): 140A.

146 McNabb PC, Fleming CR, Higgins JA, Davis GL. Transmural eosinophilic gastroenteritis with ascites. Mayo Clin Proc 1979, **54**: 119–122.

147 Nakabayashi H, Ito T, Izutsu K, Yatani R, Ishida K. Malakoplakia of the stomach. Report of a case and review of the literature. Arch Pathol Lab Med 1978, **102**: 136–139.

148 Oberhuber G, Hirsch M, Stolte M. High incidence of upper gastrointestinal tract involvement in Crohn's disease. Virchows Arch 1998, **432**: 49–52.

149 O'Donovan C, Murray J, Staunton H, Doyle JS, Leader M. Granulomatous gastritis. Part of a vasculitic syndrome. Hum Pathol 1991, **22**: 1057–1058.

150 Ruiz AR Jr, Borum ML. Cytomegalovirus hemorrhagic gastritis. AIDS Patient Care STDS 2001, **15**: 1–5.

151 Schwartz D, Wilcox CM. Atypical cytomegalovirus inclusions in gastrointestinal biopsy specimens from patients with the acquired immunodeficiency syndrome. Diagnostic role of in situ nucleic acid hybridization. Hum Pathol 1992, **23**: 1019–1026.

152 Shapiro JL, Goldblum JR, Petras RE. A clinicopathologic study of 42 patients with granulomatous gastritis: is there really an 'idiopathic' granulomatous gastritis? Am J Surg Pathol 1996, **20**: 462–470.

153 Sirak HD. Boeck's sarcoid of the stomach simulating linitis plastica. Arch Surg 1954, **69**: 769–776.

154 Strayer DS, Phillips GB, Barker KH, Winokur T, DeSchryver-Kecskemeti K. Gastric cytomegalovirus infection in bone marrow transplant patients. An indication of generalized disease. Cancer 1981, **48**: 1478–1483.

155 Vesoulis Z, Lozanski G, Ravichandran P, Esber E. Collagenous gastritis: a case report, morphologic evaluation, and review. Mod Pathol 2000, **13**: 591–596.

156 Washington K, Gottfried MR, Wilson ML. Gastrointestinal cryptococcosis. Mod Pathol 1991, **4**: 707–711.

157 Washington K, Bentley RC, Green A, Olson J, Treem WR, Krigman HR. Gastric graft-versus-host disease: a blinded histologic study. Am J Surg Pathol 1997, **21**: 1037–1046.

158 Weinstein WM. Emerging gastritides. Curr Gastroenterol Rep 2001, **3**: 523–527.

159 Welch DC, Wirth PS, Goldenring JR, Ness E, Jagasia M, Washington K. Gastric graft-versus-host disease revisited: does proton pump inhibitor therapy affect endoscopic gastric biopsy interpretation? Am J Surg Pathol 2006, **30**: 444–449.

160 Widerlite L, Trier JS, Blacklow NR, Schreiber S. Structure of the gastric mucosa in acute infectious nonbacterial gastroenteritis. Gastroenterology 1975, **68**: 425–430.

161 Williams C, Kimmelstiel P. Syphilis of the stomach. JAMA 1940, **115**: 578–582.

162 Winawer SJ, Bejar J, McCray RS, Zamcheck N. Hemorrhagic gastritis. Importance of associated chronic gastritis. Arch Intern Med 1971, **127**: 120–131.

163 Wright CL, Riddell RH. Histology of the stomach and duodenum in Crohn's disease. Am J Surg Pathol 1998, **22**: 383–390.

164 Wu TT, Hamilton SR. Lymphocytic gastritis: association with etiology and topology. Am J Surg Pathol 1999, **23**: 153–158.

PEPTIC AND OTHER BENIGN ULCERS

165 Barragry TP, Blatchford JW III, O'Connor AM. Giant gastric ulcers. A review of 49 cases. Ann Surg 1986, **203**: 255–259.

166 Börsch G, Schmidt G. What's new in steroid and nonsteroid drug effects on gastroduodenal mucosa? Pathol Res Pract 1985, **180**: 437–444.

167 Chan FK, Leung WK. Peptic-ulcer disease. Lancet 2002, **360**: 933–941.

168 Chan WY, Hui PK, Chan JK, Cheung PS, Ng CS, Sham CH, Gwi E. Epithelial damage by *Helicobacter pylori* in gastric ulcers. Histopathology 1991, **19**: 47–53.

169 Davis Z, Verheyden CN, Van Heerden JA. The surgically treated chronic gastric ulcer. An extended followup. Ann Surg 1977, **185**: 205–209.

170 Doria MI Jr, Doria LK, Faintuch J, Levin B. Gastric mucosal injury after hepatic arterial infusion chemotherapy with floxuridine. A clinical and pathologic study. Cancer 1994, **73**: 2042–2047.

171 Fitts CD, Cathcart RS III, Artz CP, Spicer SS. Acute gastrointestinal tract ulceration. Cushing's ulcer, steroid ulcer, Curling's ulcer and stress ulcer. Am Surg 1971, **37**: 218–223.

172 Flier JS. Pathogenesis of peptic ulcer and implications for therapy. N Engl J Med 1990, **322**: 909–916.

173 Hacker GW, Bernatzky G, Graf AH, Holbling N, Stilianu L, Payreder MH, Miller K, Thurner J, Adam H. Gastrin – and somatostatin – immunoreactive cells of the antral mucosa in patients with duodenal or gastric ulcers. Pathol Res Pract 1991, **186**: 723–731.

174 Katzenstein AL, Maksem J. Candidal infection of gastric ulcers. Am J Clin Pathol 1979, **71**: 137–141.

175 Kelly KA, Malagelada JR. Medical and surgical treatment of chronic gastric ulcer. Clin Gastroenterol 1984, **13**: 621–634.

176 Kwee WS, Wils JA, Schlangen J, Nuyens CM, Arends JW. Gastric epithelial atypia complicating hepatic arterial infusion chemotherapy. Histopathology 1994, **24**: 151–154.

177 Langman MJS. Epidemiological evidence for the association of aspirin and acute gastrointestinal bleeding. Gut 1970, **11**: 627–634.

178 Malfertheiner P, Chan FK, McColl KE. Peptic ulcer disease. Lancet 2009, **374**: 1449–1461.

179 Nash S. Benign lesions of the gastrointestinal tract that may be misdiagnosed as malignant tumors. Semin Diagn Pathol 1990, **7**: 102–114.

180 Oohara T, Tohma H, Aono G, Ukawa S, Kondo Y. Intestinal metaplasia of the regenerative epithelia in 549 gastric ulcers. Hum Pathol 1983, **14**: 1066–1071.

181 Peterson WL. *Helicobacter pylori* and peptic ulcer disease. N Engl J Med 1991, **324**: 1043–1048.

182 Pruitt BA Jr, Foley FD, Moncriff JA. Curling's ulcer. A clinical-pathology study of 323 cases. Am Surg 1970, **172**: 523–539.

183 Sipponen P, Hyvarinen H. Role of *Helicobacter pylori* in the pathogenesis of gastritis, peptic ulcer and gastric cancer. Scand J Gastroenterol Suppl 1993, **196**: 3–6.

184 Suerbaum S, Michetti P. *Helicobacter pylori* infection. N Engl J Med 2002, **347**: 1175–1186.

185 Walan A, Bader J-P, Classen M, Lamers CBHW, Piper DW, Rutgersson K, Eriksson S. Effect of omeprazole and ranitidine on ulcer healing and relapse rates in patients with benign gastric ulcer. N Engl J Med 1989, **320**: 69–75.

186 Weidner N, Smith JG, LaVanway JM. Peptic ulceration with marked epithelial atypia following hepatic arterial infusion chemotherapy. A lesion initially misinterpreted as carcinoma. Am J Surg Pathol 1983, **7**: 261–268.

187 Wu ML, Lewin KJ. Understanding *Helicobacter pylori*. Hum Pathol 2001, **32**: 247–249.

OTHER NON-NEOPLASTIC LESIONS

188 Buchholz RR, Haisten AS. Phytobezoars following gastric surgery for duodenal ulcer. Surg Clin North Am 1972, **52**: 341–352.

189 Carachi R, Azmy A. Foregut duplications. Pediatr Surg Int 2002, **18**: 371–374.

190 Cunningham JR, Lippman SM, Renie WA, Francomano CA, Maumenee IH, Pyeritz RE. Pseudoxanthoma elasticum. Treatment of gastrointestinal hemorrhage by arterial embolization and observations on autosomal dominant inheritance. Johns Hopkins Med J 1980, **147**: 168–173.

191 Delia CW. Phytobezoars (diospyrobezoars). A clinicopathologic correlation and review of six cases. Arch Surg 1961, **82**: 579–583.

192 Eells RW, Simril WA. Gastric diverticula. Report of thirty-one cases. Am J Roentgenol Radium Ther Nucl Med 1952, **68**: 8–14.

193 Enjoji M, Sumiyoshi K, Sueyoshi K. Elastofibromatous lesion of the stomach in a patient with elastofibroma dorsi. Am J Surg Pathol 1985, **9**: 233–237.

194 Franzin G, Novelli P. Gastritis cystica profunda. Histopathology 1981, **5**: 535–547.

195 Goon CD. Duplication of the stomach with extension into the chest. Am Surg 1953, **19**: 721–727.

196 Greenson J, Trinidad S, Pfeil S, Brainard J, McBride T, Colijn H, Tesi R, Lucas J. Gastric mucosal calcinosis. Calcified aluminum phosphate deposits secondary to aluminum-containing antacids or sucralfate therapy in organ transplant patients. Am J Surg Pathol 1993, **17**: 45–50.

197 Hobbs CM, Burch DM, Sobin LH. Elastosis and elastofibromatous change in the gastrointestinal tract: a clinicopathologic study of 13 cases and a review of the literature. Am J Clin Pathol 2004, **122**: 232–237.

198 Holloway WD, Lee SP, Nicholson GI. The composition and dissolution of phytobezoars. Arch Pathol Lab Med 1980, **104**: 159–161.

199 Iwanaga T, Koyama H, Takahashi Y, Taniguchi H, Wada A. Diffuse submucosal cysts and carcinoma of the stomach. Cancer 1975, **36**: 606–614.

200 Jensen K, Raynor S, Rose SG, Bailey ST, Schenken JR. Amyloid tumors of the gastrointestinal tract. A report of two cases and review of the literature. Am J Gastroenterol 1985, **80**: 784–786.

201 Kai K, Kusano K, Sakai M, Tabuchi M, Yunotani S, Miyazaki K, Tokunaga O. Active neovascularization and possible vascular-centric development of gastric and periscapular elastofibromas. Virchows Arch 2009, **454**: 181–188.

202 Kato Y, Sugano H, Rubio CA. Classification of intramucosal cysts of the stomach. Histopathology 1983, **7**: 931–938.

203 Ludviková M, Michal M, Datková D. Gastric xanthelasma associated with diffuse signet ring carcinoma. A potential diagnostic problem. Histopathology 1994, **25**: 581–582.

204 Marek J, Jurek K. Comparative light microscopical and x-ray microanalysis study of barium granuloma. Pathol Res Pract 1981, **171**: 293–302.

205 Marginean EC, Bennick M, Cyczk J, Robert ME, Jain D. Gastric siderosis: patterns and significance. Am J Surg Pathol 2006, **30**: 514–520.

206 McGregor DH, Haque AU. Gastric hyalinization associated with peptic ulceration. Arch Pathol Lab Med 1982, **106**: 472–475.

207 Molnár P, Mikó T. Multiple arterial caliber persistence resulting in hematomas and fatal rupture of the gastric wall. Am J Surg Pathol 1982, **6**: 83–86.

208 Mower GA, Whitehead R. Gastric hemorrhage due to ruptured arteriovenous malformation (Dieulafoy's disease). Pathology 1986, **18**: 54–57.

209 Nihei K, Terashima K, Aoyama K, Imai Y, Sato H. Benign histiocytosis X of stomach. Previously undescribed lesion. Acta Pathol Jpn 1983, **33**: 577–588.

210 Parker BC, Guthrie J, France NE, Atwell JD. Gastric duplications in infancy. J Pediatr Surg 1972, **7**: 294–298.

211 Parrott NR, Sunter JP, Taylor RMR, Johnston IDA. Gastric hyalinization presenting in life and mimicking gastric cancer. Arch Pathol Lab Med 1986, **110**: 155–156.

212 Pieterse AS, Rowland R, Labrooy JT. Gastric xanthomas. Pathology 1985, **17**: 455–457.

213 Rivasi F, Pampiglione S, Boldorini R, Cardinale L. Histopathology of gastric and duodenal *Strongyloides stercoralis* locations in fifteen immunocompromised subjects. Arch Pathol Lab Med 2006, **130**: 1792–1798.

214 Rubio CA. Intramucosal gastric cysts simulating submucosal cysts. Pathol Res Pract 1989, **184**: 418–421.

215 Schweiger F, Noonan JS. An unusual case of gastric diverticulosis. Am J Gastroenterol 1991, **86**: 1817–1819.

216 Stotzer PO, Willen R, Kilander AF. Watermelon stomach: not only an antral disease. Gastrointest Endosc 2002, **55**: 897–900.

217 Suit PF, Petras RE, Bauer TW, Petrini JL Jr. Gastric antral vascular ectasia. A histologic and morphometric study of 'the watermelon stomach'. Am J Surg Pathol 1987, **11**: 750–757.

218 Sung ME. Histopathological study of mucosal and submucosal cysts of stomach. Acta Pathol Jpn 1991, **41**: 31–40.

219 Tanaka T, Mori Y, Morishita Y, Kojima T, Kawamori T, Amano K, Ichihara M, Tarao M, Gotoh A, Mori H. Gastric antral vascular ectasia. Hum Pathol 1991, **22**: 1053–1055.

220 Walley VM. Amyloid deposition in a gastric arteriovenous malformation. Arch Pathol Lab Med 1986, **110**: 69–71.

221 Westerhoff M, Noffsinger A, Miller J, Hart J. CD61, CD31 and CD34 improve diagnostic accuracy in gastric antral vascular ectasia and portal hypertensive gastropathy. Lab Invest 2009, **89**(Suppl 1): 149A.

222 Yamagiwa H, Matsuzaki O, Ishihara A, Yoshimura H. Heterotopic gastric glands in the submucosa of the stomach. Acta Pathol Jpn 1979, **29**: 347–350.

223 Zhu FG, Deng XJ, Cheng NJ. Intramucosal cysts in gastric mucosa adjacent to carcinoma and peptic ulcer. A histochemical study. Histopathology 1987, **11**: 631–638.

POLYPS

224 Abraham SC, Montgomery EA, Singh VK, Yardley JH, Wu TT. Gastric adenomas: intestinal-type and gastric-type adenomas differ in the risk of adenocarcinoma and presence of background mucosal pathology. Am J Surg Pathol 2002, **26**: 1276–1285.

225 Abraham SC, Nobukawa B, Giardiello FM, Hamilton SR, Wu TT. Sporadic fundic gland polyps arising through activating mutations in the beta-catenin gene. Am J Pathol 2001, **158**: 1005–1010.

226 Abraham SC, Park SJ, Lee H, Mugartegui L, Wu T-T. Genetic alterations in gastric adenomas of intestinal and faveolar phenotypes. Mod Pathol 2003, **16**: 786–795.

227 Abraham SC, Park SJ, Mugartegui L, Hamilton SR, Wu TT. Sporadic fundic gland polyps with epithelial dysplasia: evidence for preferential targeting for mutations in the adenomatous polyposis coli gene. Am J Pathol 2002, **161**: 1735–1742.

228 Abraham SC, Singh VK, Yardley JH, Wu TT. Hyperplastic polyps of the stomach: associations with histologic patterns of gastritis and gastric atrophy. Am J Surg Pathol 2001, **25**: 500–507.

229 Chen ZM, Scudiere JR, Abraham SC, Montgomery E. Pyloric gland adenoma: an entity distinct from gastric foveolar type adenoma. Am J Surg Pathol 2009, **33**: 186–193.

230 Choudhry U, Boyce HW Jr, Coppola D. Proton pump inhibitor-associated gastric polyps. A retrospective analysis of their frequency, and endoscopic, histologic, and ultrastructural characteristics. Am J Clin Pathol 1998, **110**: 615–621.

231 Church JM, McGannon E, Hull-Boiner S, Sivak MV, Van Stolk R, Jagelman DG, Fazio VW, Oakley JR, Lavery IC, Milsom JW. Gastroduodenal polyps in patients with familial adenomatous polyposis. Dis Colon Rectum 1992, **35**: 1170–1173.

232 Cristallini EG, Ascani S, Bolis GB. Association between histologic type of polyp and carcinoma in the stomach. Gastrointest Endosc 1992, **38**: 481–484.

233 Dirschmid K, Walser J, Hügel H. Pseudomalignant erosion in hyperplastic gastric polyps. Cancer 1984, **54**: 2290–2293.

234 Dirschmid K, Platz-Baudin C, Stolte M. Why is the hyperplastic polyp a marker for the precancerous condition of the gastric mucosa? Virchows Arch 2006, **448**: 80–84.

235 Elster K. Histologic classification of gastric polyps. Curr Top Pathol 1976, **63**: 77–93.

236 Griffel B, Engleberg M, Reiss R, Saba H. Multiple polypoid cystic gastritis in old gastroenteric stoma. Arch Pathol 1974, **97**: 316–318.

237 Halbert RE. Peutz-Jeghers syndrome with metastasizing gastric adenocarcinoma. Report of a case. Arch Pathol Lab Med 1982, **106**: 517–520.

238 Harned RK, Buck JL, Shekitka KM. Inflammatory fibroid polyps of the gastrointestinal tract. Radiologic evaluation. Radiology 1992, **183**: 863–866.

239 Haruma K, Sumii K, Yoshihara M, Watanabe C, Kajiyama G. Gastric mucosa in female patients with fundic glandular polyps. J Clin Gastroenterol 1991, **13**: 565–569.

240 Haruma K, Yoshihara M, Sumii K, Tari A, Watanabe C, Kodoi A, Kajiyama G. Gastric acid secretion, serum pepsinogen I, and serum gastrin in Japanese with gastric hyperplastic polyps or polypoid-type early gastric carcinoma. Scand J Gastroenterol 1993, **28**: 633–637.

241 Hasegawa T, Yang P, Kagawa N, Hirose T, Sano T. CD34 expression by inflammatory fibroid polyps of the stomach. Mod Pathol 1997, **10**: 451–456.

242 Hattori T. Morphological range of hyperplastic polyps and carcinomas arising in hyperplastic polyps of the stomach. J Clin Pathol 1985, **38**: 622–630.

243 Helwig EB, Ranier A. Inflammatory fibroid polyps of the stomach. Surg Gynecol Obstet 1953, **96**: 355–367.

244 Hizawa K, Iida M, Matsumoto T, Aoyagi K, Yao T, Fujishima M. Natural history of fundic gland polyposis without familial adenomatosis coli. Follow-up observations in 31 patients. Radiology 1993, **189**: 429–432.

245 Hizawa K, Iida M, Matsumoto T, Kohrogi N, Yao T, Fujishima M. Neoplastic transformation arising in Peutz-Jeghers polyposis. Dis Colon Rectum 1993, **36**: 953–957.

246 Iida M, Yao T, Itoh H, Watanabe H, Matsui T, Iwashita A, Fujishima M. Natural history of gastric adenomas in patients with familial adenomatosis coli/Gardner's syndrome. Cancer 1988, **61**: 605–611.

247 Ito H, Hata J, Yokozaki H, Nakatani H, Oda N, Tahara E. Tubular adenoma of the human stomach. An immunohistochemical analysis of gut hormones, serotonin, carcinoembryonic antigen, secretory component, and lysozyme. Cancer 1986, **58**: 2264–2272.

248 Ito H, Yasui W, Yoshida K, Nakayama H, Tahara E. Depressed tubular adenoma of the stomach. Pathological and immunohistochemical features. Histopathology 1990, **17**: 419–426.

249 Ito H, Yokozaki H, Ito M, Tahara E. Papillary adenoma of the stomach. Arch Pathol Lab Med 1989, **113**: 1030–1034.

250 Jewell KD, Toweill DL, Swanson PE, Upton MP, Yeh MM. Gastric hyperplastic polyps in post transplant patients: a clinicopathologic study. Mod Pathol 2008, **21**: 1108–1112.

251 Johnstone JM, Morson BC. Inflammatory fibroid polyp of the gastrointestinal tract. Histopathology 1978, **2**: 349–361.

252 Kamiya T, Morishita T, Asakura H, Miura S, Munakata Y, Tsuchiya M. Longterm follow-up study of gastric adenoma and its relation to gastric protruded carcinoma. Cancer 1982, **50**: 2496–2503.

253 Kim HS, Woo DK, Bae SI, Kim Y, Kim WH. Microsatellite instability in the adenoma–carcinoma sequence of the stomach. Lab Invest 2000, **80**: 57–64.

254 Kim MK, Higgins J, Cho EY, Ko YH, Oh YL. Expression of CD34, bcl-2, and Kit in inflammatory fibroid polyps of the gastrointestinal tract. Appl Immunohistochem Mol Morphol 2000, **8**: 147–153.

255 Kinoshita Y, Tojo M, Yano T, Kitajima N, Itoh T, Nishiyama K, Inatome T, Fukuzaki H, Watanabe M, Chiba T. Incidence of fundic gland polyps in patients without familial adenomatous polyposis. Gastrointest Endosc 1993, **39**: 161–163.

256 Kolodziejczyk P, Yao T, Tsuneyoshi M. Inflammatory fibroid polyp of the stomach. A special reference to an immunohistochemical profile of 42 cases. Am J Surg Pathol 1993, **17**: 1159–1168.

257 Lauwers GY, Wahl SJ, Melamed J, Rojas-Corona RR. p53 expression in pre-cancerous gastric lesions. An immunohistochemical study of PAb 1801 monoclonal antibody on adenomatous and hyperplastic gastric polyps. Am J Gastroenterol 1993, **88**: 1916–1919.

258 Laxén F, Sipponen P, Ihamáki T, Hakkiluoto A, Dortscheva A. Gastric polyps. Their morphological and endoscopical characteristics and relation to gastric carcinoma. Acta Pathol Microbiol Immunol Scand A 1982, **90**: 221–228.

259 Lee RG, Burt RW. The histopathology of fundic gland polyps of the stomach. Am J Clin Pathol 1986, **86**: 498–503.

260 Lee J-H, Abraham SC, Kim H-S, Nam J-H, Choi C, Lee M-C, Park C-S, Juhng S-W, Rashid A, Hamilton SR, Wu T-T. Inverse relationship between APC gene mutation gastric adenomas and development of adenocarcinoma. Am J Pathol 2002, **161**: 611–618.

261 Lipper S, Kahn LB. Superficial cystic gastritis with alopecia. A forme fruste of the Cronkhite–Canada syndrome. Arch Pathol Lab Med 1977, **101**: 432–436.

262 Lynch HT, Smyrk TC, Lanspa SJ, Jenkins JX, Lynch PM, Cavalieri J, Lynch JF. Upper gastrointestinal manifestations in families with hereditary flat adenoma syndrome. Cancer 1993, **71**: 2709–2714.

263 Marcial MA, Villafana M, Hernandez-Denton J, Colon-Pagan JR. Fundic gland polyps: prevalence and clinicopathologic features. Am J Gastroenterol 1993, **88**: 1711–1713.

264 Menétrier P. Des polyadenomes gastriques et de leures rapports avec le cancer de l'estomac. Arch Physiol Norm Pathol 1888, **1**: 32–55, 236–262, Pl. III.

265 Miller JH, Gisvold JJ, Weiland LH, Mellrath DC. Upper gastrointestinal tract villous tumors. AJR 1980, **134**: 933–936.

266 Ming SC, Goldman H. Gastric polyps. Histogenetic classification and its relation to carcinoma. Cancer 1965, **18**: 721–726.

267 Monaco AP, Roth SI, Castleman B, Welch CE. Adenomatous polyps of the stomach. A clinical and pathological study of one hundred and fifty-three cases. Cancer 1962, **15**: 456–467.

268 Murakami K, Mitomi H, Yamashita K, Tanabe S, Saigenji K, Okayasu I. P53, but not c-Ki-ras, mutation and down-regulation of p21WAF1/CIP1 and cyclin D1 are associated with malignant transformation in gastric hyperplastic polyps. Am J Clin Pathol 2001, **115**: 224–234.

269 Nakamura T, Nakano G-I. Histopathological classification and malignant change in gastric polyps. J Clin Pathol 1985, **38**: 754–764.

270 Navas-Palacios JJ, Colina-Ruizdelgado F, Sanchez-Larrea MD, Cortes-Cansino J. Inflammatory fibroid polyps of the gastrointestinal tract. An immunohistochemical and electron microscopic study. Cancer 1983, **51**: 1682–1690.

271 Nogueira AM, Carneiro F, Seruca R, Cirnes L, Viega I, Machado JC, Sobrinho-Simoes M. Microsatellite instability in hyperplastic and adenomatous polyps of the stomach. Cancer 1999, **86**: 1649–1656.

272 Nonaka D, Birbe R, Rosai J. So-called inflammatory myofibroblastic tumour: a proliferative lesion of fibroblastic reticulum cells? Histopathology 2005, **46**: 604–613.

273 Oberhuber G, Stolte M. Gastric polyps: an update of their pathology and biological significance. Virchows Arch 2000, **437**: 581–590.

274 Odze RD, Marcial MA, Antonioli D. Gastric fundic gland polyps: a morphological study including mucin histochemistry, stereometry, and MIB-1 immunohistochemistry. Hum Pathol 1996, **27**: 896–903.

275 Pantanowitz L, Antonioli DA, Pinkus GS, Shahsafaei A, Odze RD. Inflammatory fibroid polyps of the gastrointestinal tract: evidence for a dendritic cell origin. Am J Surg Pathol 2004, **28**: 107–114.

276 Park do Y, Lauwers GY. Gastric polyps: classification and management. Arch Pathol Lab Med 2008, **132**: 633–640.

277 Rubio CA. Paneth cell adenoma of the stomach. Am J Surg Pathol 1989, **13**: 325–328.

278 Sassatelli R, Bertoni G, Serra L, Bedogni G, Ponz de Leon M. Generalized juvenile polyposis with mixed pattern and gastric cancer. Gastroenterology 1993, **104**: 910–915.

279 Schildhaus HU, Cavlar T, Binot E, Buttner R, Wardelmann E, Merkelbach-Bruse S. Inflammatory fibroid polyps harbour mutations in the platelet-derived growth factor receptor alpha (PDGFRA) gene. J Pathol 2008, **216**: 176–182.

280 Seifert E, Gail K, Weismuller J. Gastric polypectomy. Long term results (survey of 23 centres in Germany). Endoscopy 1983, **15**: 8–11.

281 Shekitka KM, Helwig EB. Deceptive bizarre stromal cells in polyps and ulcers of the gastrointestinal tract. Cancer 1991, **67**: 2111–2117.

282 Sipponen P, Laxén F, Seppälä K. Cystic 'hamartomatous' gastric polyps. A disorder of oxyntic glands. Histopathology 1983, **7**: 729–737.

283 Snover DC. Benign epithelial polyps of the stomach. Pathol Annu 1985, **20**(Pt 1): 303–329.

284 Stemmermann GN, Hayashi T. Hyperplastic polyps of the gastric mucosa adjacent of gastroenterostomy stomas. Am J Clin Pathol 1979, **71**: 341–345.

285 Tada S, Iida M, Yao T, Matsui T, Kuwano Y, Hasuda S, Fujishima M. Endoscopic removal of inflammatory fibroid polyps of the stomach. Am J Gastroenterol 1991, **86**: 1247–1250.

286 Tomasulo J. Gastric polyps. Histologic types and their relationship to gastric carcinoma. Cancer 1971, **27**: 1346–1355.

287 Torbenson M, Lee J-H, Cruz-Correa M, Ravich W, Rastgar K, Abraham SC, Wu TT. Sporadic fundic gland polyposis: a clinical, histological, and molecular analysis. Mod Pathol 2002, **15**: 718–723.

288 Trillo AA, Rowden G. The histogenesis of inflammatory fibroid polyps of the gastrointestinal tract. Histopathology 1991, **19**: 431–436.

289 Tsuchikame N, Ishimaru Y, Ohshima S, Takahashi M. Three familial cases of fundic gland polyposis without polyposis coli. Virchows Arch [A] 1993, **422**: 337–340.

290 Utsunomiya J, Maki T, Iwama T, Hamaguchi E, Aoki M. Gastric lesion of familial polyposis coli. Cancer 1974, **34**: 745–754.

291 van de Rijn M, Hendrickson MR, Rouse RV. An immunohistochemical study of inflammatory fibroid polyps of the gastrointestinal tract. Appl Immunohistochem 1994, **211**: 54–59.

292 Vieth M, Kushima R, Borchard F, Stolte M. Pyloric gland adenoma: a clinico-pathological analysis of 90 cases. Virchows Arch 2003, **442**: 317–321.

293 Watanabe H, Enjoji M, Yao T, Ohsato K. Gastric lesions in familial adenomatosis coli. Their incidence and histologic analysis. Hum Pathol 1978, **9**: 269–283.

294 Wee A, Teh M, Raju GC. Expression of HLA-DR antigen in different histological types of gastric polyp. J Clin Pathol 1992, **45**: 509–512.

295 Wille P, Borchard F. Fibroid polyps of intestinal tract are inflammatory-reactive proliferations of CD34-positive perivascular cells. Histopathology 1998, **32**: 498–502.

296 Wu TT, Kornacki S, Rashid A, Yardley JH, Hamilton SR. Dysplasia and dysregulation of proliferation of foveolar and surface epithelia of fundic gland polyps from patients with familial adenomatous polyposis. Am J Surg Pathol 1998, **22**: 293–298.

297 Xuan ZX, Ambe K, Enjoji M. Depressed adenoma of the stomach, revisited. Histologic, histochemical, and immunohistochemical profiles. Cancer 1991, **67**: 2382–2389.

298 Yao T, Kajiwara M, Kuroiwa S, Iwashita A, Oya M, Kabashima A, Tsuneyoshi M. Malignant transformation of gastric hyperplastic polyps: alteration of phenotypes, proliferative activity, and p53 expression. Hum Pathol 2002, **33**: 1016–1022.

MENÉTRIER DISEASE AND ZOLLINGER–ELLISON SYNDROME

299 Aprile MR, Azzoni C, Gibril F, Jensen RT, Bordi C. Intramucosal cysts in gastric body of patients with Zollinger–Ellison syndrome. Hum Pathol 2000, **31**: 140–148.

300 Delle Fave G, Marignani M, Corleto VD, Angeletti S, D'Ambra G, Ferraro G, D'Adda T, Azzoni C, Jensen RT, Annibale B, Bordi C. Progression of gastric enterochromaffin-like cells growth in Zollinger–Ellison syndrome and atrophic body gastritis patients. Dig Liver Dis 2002, **34**: 270–278.

301 Haot J, Bogomoletz WV, Jouret A, Mainguet P. Menétrier's disease with lymphocytic gastritis: an unusual association with possible pathogenic implications. Hum Pathol 1991, **22**: 379–386.

302 Hsu CT, Ito M, Kawase Y, Sekine I, Ohmagari T, Hashimoto S. Early gastric cancer arising from localized Menétrier's disease. Gastroenterol Jpn 1991, **26**: 213–217.

303 Komorowski RA, Caya JG. Hyperplastic gastropathy. Clinicopathologic correlation. Am J Surg Pathol 1991, **15**: 577–585.

304 Kraut JR, Powell R, Hruby MA, Lloyd-Still JD. Menétrier's disease in childhood. Report of two cases and a review of the literature. J Pediatr Surg 1981, **16**: 707–711.

305 Menétrier P. Des polyadenomes gastriques et de leures rapports avec le cancer de l'estomac. Arch Physiol Norm Pathol 1888, **1**: 32–55, 236–262, Pl III.

306 Palmer ED. What Menétrier really said. Gastrointest Endosc 1968, **15**: 83–90.

307 Scharschmidt BF. The natural history of hypertropic gastropathy (Menétrier's disease). Report of a case with 16 year follow-up and review of 120 cases from the literature. Am J Med 1977, **63**: 644–652.

308 Solcia E, Capella C, Buffa R, Grigerio G, Riocca R. Pathology of the Zollinger–Ellison syndrome. In Fenoglio CM, Wolff M (eds): Progress in surgical pathology, vol. 1. New York, 1980, Masson, pp. 119–134.

309 Stamm B. Localized hyperplastic gastropathy of the mucous cell- and mixed cell-type (localized Ménétrier's disease): a report of 11 patients. Am J Surg Pathol 1997, **21**: 1334–1342.

310 Stamm B, Saremaslani P. Coincidence of fundic glandular hyperplasia and carcinoma of the stomach. Cancer 1989, **63**: 354–359.

311 Wolfsen HC, Carpenter HA, Talley NJ. Menétrier's disease. A form of hypertrophic gastropathy or gastritis? Gastroenterology 1993, **104**: 1310–1319.

312 Zuluaga Toro T, Coffey RJ, Fiske WH, Washington MK. Histologic mimics of Menétrier's disease. Lab Invest 2009, **89**(Suppl 1): 154A.

REGENERATIVE HYPERPLASIA AND DYSPLASIA

313 Brien TP, Farraye FA, Odze RD. Gastric dysplasia-like epithelial atypia associated with chemoradiotherapy for esophageal cancer: a clinicopathologic and immunohistochemical study of 15 cases. Mod Pathol 2001, **14**: 389–396.

314 Burke AP, Sobin LH, Shekitka KM, Avallone FA. Correlation of nucleolar organizer regions and glandular dysplasia of the stomach and esophagus. Mod Pathol 1990, **3**: 357–360.

315 Burke AP, Sobin LH, Shekitka KM, Helwig EB. Dysplasia of the stomach and Barrett esophagus. A follow-up study. Mod Pathol 1991, **4**: 336–341.

316 Di Gregorio C, Morandi P, Fante R, De Gaetani C. Gastric dysplasia. A follow-up study. Am J Gastroenterol 1993, **88**: 1714–1719.

317 Farinati F, Rugge M, DiMario F, Valiante F, Baffa R. Early and advanced gastric cancer in the follow-up of moderate and severe gastric dysplasia patients. A prospective study. Endoscopy 1993, **25**: 261–264.

318 Fertitta AM, Comin U, Terruzzi V, Minoli G, Zambelli A, Cannatelli G, Bodini P, Bertoli G, Negri R, Brunati S. Clinical significance of gastric dysplasia. A multicenter follow-up study. Gastrointestinal Endoscopic Pathology Study. Endoscopy 1993, **25**: 265–268.

319 Filipe MI, Mendes R, Lane DP, Morris RW. Assessment of proliferating cell nuclear antigen expression in precursor stages of gastric carcinoma using the PC10 antibody to PCNA. Histopathology 1993, **22**: 349–354.

320 Garay J, Bravo JC, Correa P, Schneider BG. Infrequency of microsatellite instability in complete and incomplete gastric intestinal metaplasia. Hum Pathol 2004, **35**: 102–106.

321 Goldstein NS, Lewin KJ. Gastric epithelial dysplasia and adenoma: historical review and histological criteria for grading. Hum Pathol 1997, **28**: 127–133.

322 Grundmann E. Classification and clinical consequences of precancerous lesions in the digestive and respiratory tracts. Acta Pathol Jpn 1983, **33**: 195–217.

323 Hansel DE, Wilentz RE, Yeo CJ, Schulick RD, Montgomery E, Maitra A. Expression of neuropilin-1 in high-grade dysplasia, invasive cancer, and metastases of the human gastrointestinal tract. Am J Surg Pathol 2004, **28**: 347–356.

324 Jarvis LR, Whitehead R. Morphometric analysis of gastric dysplasia. J Pathol 1985, **147**: 133–138.

325 Jass JR. A classification of gastric dysplasia. Histopathology 1983, **7**: 181–193.

326 Kang HJ, Lee JH, Kim GH, Lauwers GY, Shin DH, Choi KU, Lee CH, Huh GY, Sol MY, Park DY. The variants of gastric epithelial dysplasia display different biologic characteristics: an immunohistochemical study of p53, Ki-67, beta-catenin and Smad4 expression. Lab Invest 2009, **89**(Suppl 1): 135A.

327 Ming S-C, Bajtai A, Correa P, Elster K, Jarvi OH, Munoz N, Nagayo T, Stemmerman GN. Gastric dysplasia. Significance and pathologic criteria. Cancer 1984, **54**: 1794–1801.

328 Misdraji J, Lauwers GY. Gastric epithelial dysplasia. Semin Diagn Pathol 2002, **19**: 20–30.

329 Morson BC, Sobin LH, Grundmann E, Johansen A, Nagoya T, Serck-Hanssen A. Precancerous conditions and epithelial dysplasia in the stomach. J Clin Pathol 1980, **33**: 711–721.

330 Ogawa F, Genevay M, Lisovsky M, Mino-Kenudson M, Deshpande V, Odze RD, Lauwers GY. Natural history of sporadic gastric dysplasia in the U.S.A: follow up study of 54 patients. Lab Invest 2009, **89**(Suppl 1): 142A.

331 Park do Y, Srivastava A, Kim GH, Mino-Kenudson M, Deshpande V, Zukerberg LR, Song GA, Lauwers GY. Adenomatous and foveolar gastric dysplasia: distinct patterns of mucin expression and background intestinal metaplasia. Am J Surg Pathol 2008, **32**: 524–533.

332 Riddell RH, Iwafuchi M. Problems arising from Eastern and Western classification systems for gastrointestinal dysplasia and carcinoma: are they resolvable? Histopathology 1998, **33**: 197–202.

333 Rubio CA, Hirota T, Itabashi T. Atypical mitoses in elevated dysplasias of the stomach. Pathol Res Pract 1985, **180**: 372–376.

334 Rugge M, Correa P, Dixon MF, Hattori T, Leandro G, Lewin K, Riddell RH, Sipponen P, Watanabe H. Gastric dysplasia: the Padova International Classification. Am J Surg Pathol 2000, **24**: 167–176.

335 Rugge M, Farinati F, DiMario F, Baffa R, Valiante F, Cardin F. Gastric epithelial dysplasia. A prospective multicenter follow-up study from the Interdisciplinary Group on Gastric Epithelial Dysplasia. Hum Pathol 1991, **22**: 1002–1008.

336 Rugge M, Shiao YH, Correa P, Baffa R, DiMario F. Immunohistochemical evidence of p53 overexpression in gastric epithelial dysplasia. Cancer Epidemiol Biomarkers Prev 1992, **1**: 551–554.

337 Saraga E-P, Gardiol D, Costa J. Gastric dysplasia. A histological follow-up study. Am J Surg Pathol 1987, **11**: 788–796.

338 Schlemper RJ, Riddell RH, Kato Y, Borchard F, Cooper HS, Dawse SM, Dixon MF, Fenoglio-Preiser CM, Flejou JF, Geboes K, Hattori T, Hirota T, Itabashi M, Iwafuchi M, Iwashita A, Kim YI, Kirchner T, Klimpfinger M, Koike M, Lauwers GY, Lewin KJ, Oberhuber G, Offner F, Price AB, Rubio CA, Shimizu M, Shimoda T, Sipponen P, Solcia E, Stolte M, Watanabe H, Yamabe H. The Vienna classification of gastrointestinal epithelial neoplasia. Gut 2000, **47**: 251–255.

339 Tosi P, Baak J, Luzi P, Miracco C, Lio R, Barbini P. Morphometric distinction of low- and high-grade dysplasias in gastric biopsies. Hum Pathol 1989, **20**: 839–844.

340 Zukerberg L. The molecular basis of dysplasia. Semin Diagn Pathol 2002, **19**: 48–53.

CARCINOMA

GENERAL FEATURES

341 Antonioli DA. Precursors of gastric carcinoma. A critical review with a brief description of early (curable) gastric cancer. Hum Pathol 1994, **25**: 994–1005.

342 Arai T, Takubo K. Clinicopathological and molecular characteristics of gastric and colorectal carcinomas in the elderly. Pathol Int 2007, **57**: 303–314.

343 Bronner MP. Gastric cancer and intestinal metaplasia. Hum Pathol 1999, **30**: 733.

344 Brumback RA, Gerber JE, Hicks DG, Strauchen JA. Adenocarcinoma of the stomach following irradiation and chemotherapy for lymphoma in young patients. Cancer 1984, **54**: 994–998.

345 Chapel F, Fabiani B, Davi F, Raphael M, Tepper M, Champault G, Guettier C. Epstein–Barr virus and gastric carcinoma in Western patients: comparison of pathological parameters and p53 expression in EBV-positive and negative tumours. Histopathology 2000, **36**: 252–261.

346 Correa P. Clinical implications of recent developments in gastric carcinoma pathology and epidemiology. Semin Oncol 1985, **12**: 2–10.

347 Correa P. Human gastric carcinogenesis. A multistep and multifactorial process. First American Cancer Society Award Lecture on Cancer Epidemiology and Prevention. Cancer Res 1992, **15**: 6735–6740.

348 Correa P. The epidemiology of gastric cancer. World J Surg 1991, **15**: 228–234.

349 Correa P. *Helicobacter pylori* and gastric carcinogenesis. Am J Surg Pathol 1995, **19**: S37–S43.

350 Devesa SS, Blot WJ, Fraumeni JF Jr. Changing patterns in the incidence of esophageal and gastric carcinoma in the United States. Cancer 1998, **83**: 2049–2053.

351 Dupont JB Jr, Lee JR, Burton GR, Cohn I Jr. Adenocarcinoma of the stomach. Review of 1,497 cases. Cancer 1978, **41**: 941–947.

352 Fuchs CS, Mayer RJ. Gastric carcinoma. N Engl J Med 1995, **333**: 32–41.

353 Grabiec J, Owen DA. Carcinoma of the stomach in young persons. Cancer 1985, **56**: 388–396.

354 Gulley ML, Pulitzer DR, Eagan PA, Schneider BG. Epstein–Barr virus infection is an early event in gastric carcinogenesis and is independent of bcl-2 expression and p53 accumulation. Hum Pathol 1996, **27**: 20–27.

355 Hall CN, Darkin D, Brimblecombe R, Cook AJ, Kirkham JS, Northfield TC. Evaluation of the nitrosamine hypothesis of gastric carcinogenesis in precancerous conditions. Gut 1986, **27**: 491–498.

356 Hattori T. Development of adenocarcinomas in the stomach. Cancer 1986, **57**: 1528–1534.

357 Herrera-Goepfert R, Reyes E, Hernandez-Avila M, Mohar A, Shinkura R, Fujiyama C, Akiba S, Eizuru Y, Harada Y, Tokunaga M. Epstein–Barr virus-associated gastric carcinoma in Mexico: analysis of 135 consecutive gastrectomies in two hospitals. Mod Pathol 1999, **12**: 873–878.

358 Hill MJ. Etiology of gastric carcinoma. Clin Oncol 1984, **3**: 237–249.

359 Iwanaga T, Koyama H, Takahashi Y, Taniguchi H, Wada A. Diffuse submucosal cysts and carcinoma of the stomach. Cancer 1975, **36**: 606–614.

360 Keller G. Hereditary aspects of gastric cancer. Pathologica 2002, **94**: 229–233.

361 Koshida Y, Koizumi W, Sasabe M, Katoh Y, Okayasu I. Association of *Helicobacter pylori*-dependent gastritis with gastric carcinomas in young Japanese patients: histopathological comparison of diffuse and intestinal type cancer cases. Histopathology 2000, **37**: 124–130.

362 Lauren P. The two histological main types of gastric carcinoma. Diffuse and so-called intestinal type carcinoma. Acta Pathol Microbiol Scand 1965, **64**: 31–49.

363 Lauren PA, Nevalainen TJ. Epidemiology of intestinal and diffuse types of gastric carcinoma. A time-trend study in Finland with comparison between studies from high- and low-risk areas. Cancer 1993, **71**: 2926–2933.

364 Leoncini L, Vindigni C, Megha T, Funto I, Pacenti L, Musaro M, Renieri A, Seri M, Anagnostopoulos J, Tosi P. Epstein–Barr virus and gastric cancer. Data and unanswered questions. Int J Cancer 1993, **53**: 898–901.

365 Loffeld RJLF, Willems I, Flendrig JA, Arends JW. *Helicobacter pylori* and gastric carcinoma. Histopathology 1990, **17**: 537–541.

366 Murayama Y, Kikuchi M, Enjoji M, Morita N, Haraguchi Y. Changes in gastric mucosa that antedate gastric carcinoma. Cancer 1990, **66**: 2017–2026.

367 Neugut AI, Hayek M, Howe G. Epidemiology of gastric cancer. Semin Oncol 1996, **23**: 281–291.

368 Noguchi Y, Yoshikawa T, Tsuburaya A, Motohashi H, Karpeh MS, Brennan MF. Is gastric carcinoma different between Japan and the United States? Cancer 2000, **89**: 2237–2246.

369 Oliveira C, Seruca R, Carneiro F. Genetics, pathology, and clinics of familial gastric cancer. Int J Surg Pathol 2006, **14**: 21–33.

370 Schafer LW, Larson DE, Melton LJ III, Higgins JA, Zinsmeister AR. Risk of development of gastric carcinoma in patients with pernicious anemia. A population-based study in Rochester, Minnesota. Mayo Clin Proc 1985, **60**: 444–448.

371 Shibata D, Weiss LM. Epstein–Barr virus-associated gastric adenocarcinoma. Am J Pathol 1992, **140**: 769–774.

372 Siegel SM, Hays DM, Romansky S, Issacs H. Carcinoma of the stomach in childhood. Cancer 1976, **38**: 1781–1784.

373 Sipponen P, Kekki M, Haapakoski J, Ihamäki T, Siurala M. Gastric cancer risk in chronic atrophic gastritis. Statistical calcualtions of cross-sectional data. Int J Cancer 1985, **35**: 173–177.

374 Sipponen P, Kekki M, Siurala M. Atrophic chronic gastritis and intestinal metaplasia in gastric carcinoma. Comparison with a representative population sample. Cancer 1983, **52**: 1062–1068.

375 Solcia E, Fiocca R, Luinetti O, Villani L, Padovan L, Calistri D, Ranzani GN, Chaiaravalli A, Capella C. Intestinal and diffuse gastric cancers arise in a different background of *Helicobacter pylori* gastritis through different gene involvement. Am J Surg Pathol 1996, **20**: S8–S22.

376 Souquet JC, Berger F, Bonvoisin S, Partensky C, Boulez J, Descos F, Lambert R. Esophageal squamous cell carcinoma associated with gastric adenocarcinoma. Cancer 1989, **63**: 786–790.

377 Stemmermann GN, Nomura AM, Kolonel LN, Goodman MT, Wilkens LR. Gastric carcinoma: pathology findings in a multiethnic population. Cancer 2002, **95**: 744–750.

378 Takano Y, Kato Y, Saegusa M, Mori S, Shiota M, Masuda M, Mikami T, Okayasu I. The role of the Epstein–Barr virus in the oncogenesis of EBV(+) gastric carcinomas. Virchows Arch 1999, **434**: 17–22.

379 Taki K, Kuwabara N. Studies of histogenesis of the gastric carcinoma using minute cancers. Pathol Res Pract 1981, **172**: 176–190.

380 Theuer CP, Kurosaki T, Taylor TH, Anton-Culver H. Unique features of gastric carcinomas in the young: a population-based analysis. Cancer 1998, **83**: 25–33.

381 Tokunaga M, Land CE, Uemura Y, Tokudome T, Tanaka S, Sato E. Epstein–Barr virus in gastric carcinoma. Am J Pathol 1993, **143**: 1250–1254.

382 Tso PL, Bringaze WL III, Dauterive AH, Correa P, Cohn I Jr. Gastric carcinoma in the young. Cancer 1987, **59**: 1362–1365.

383 Uemura N, Okamoto S, Yamamoto S, Matsumura N, Yamaguchi S, Yamakido M, Taniyama K, Sasaki N, Schlemper RJ. *Helicobacter pylori* infection and the development of gastric cancer. N Engl J Med 2001, **345**: 784–839.

384 Whitehead R, Skinner JM, Heenan PJ. Incidence of carcinoma of stomach and tumour type. Br J Cancer 1974, **30**: 370–372.

MORPHOLOGIC FEATURES AND CLASSIFICATION

385 Antonioli DA, Goldman H. Changes in the location and type of gastric adenocarcinoma. Cancer 1982, **50**: 775–781.

386 Borrman R. Geschwülste des Magens und Duodenums. In Henske F, Lubarsch O (eds): Handbuch der Speziellen Pathologischen Antomie und Histologie. Berlin, 1926, Julius Springer.

387 Brien TP, Farraye FA, Odze RD. Gastric dysplasia-like epithelial atypia associated with chemoradiotherapy for esophageal cancer: a clinicopathologic and immunohistochemical study of 15 cases. Mod Pathol 2001, **14**: 389–396.

388 Chan WY, Hui PK, Leung KM, Robertson CS, Chung SC. Gastric adenocarcinoma with ciliated tumor cells. Hum Pathol 1993, **24**: 1107–1113.

389 Correa P. Pathology of gastric cancer. Clin Oncol 1984, **3**: 251–257.

390 Crowder CD, Grabowski C, Inampudi S, Sielaff T, Sherman CA, Batts KP. Selective internal radiation therapy-induced extrahepatic injury: an emerging cause of iatrogenic organ damage. Am J Surg Pathol 2009, **33**: 963–975.

391 Endoh Y, Tamura G, Motoyama T, Ajioka Y, Watanabe H. Well-differentiated adenocarcinoma mimicking complete-type intestinal metaplasia in the stomach. Hum Pathol 1999, **30**: 826–832.

392 Esaki Y, Hirokawa K, Yamashiro M. Multiple gastric cancers in the aged with special reference to intramucosal cancers. Cancer 1987, **59**: 560–565.

393 Fenoglio-Preiser CM, Noffsinger AE, Belli J, Stemmermann GM. Pathologic and phenotypic features of gastric cancer. Semin Oncol 1996, **23**: 292–306.

394 Fiocca R, Villani L, Tenti P, Solcia E, Cornaggia M, Frigerio B, Capella C. Characterization of four main cell types in gastric cancer. Foveolar, mucopeptic, intestinal columnar and goblet cells. An histopathologic, histochemical and ultrastructural study of 'early' and 'advanced' tumours. Pathol Res Pract 1987, **182**: 308–325.

395 Fujiyoshi Y, Eimoto T. Chromogranin A expression correlates with tumour cell type and prognosis in signet ring cell carcinoma of the stomach. Histopathology 2008, **52**: 305–313.

396 Grabiec J, Owen DA. Carcinoma of the stomach in young persons. Cancer 1985, **56**: 388–396.

397 Heitz PU, Wegmann W. Identification of neoplastic Paneth cells in an adenocarcinoma of the stomach using lysozyme as a marker and electron microscopy. Virchows Arch [A] 1980, **386**: 107–116.

398 Henson DE, Dittus C, Younes M, Nguyen H, Albores-Saavedra J. Differential trends in the intestinal and diffuse types of gastric carcinoma in the United States, 1973–2000: increase in the signet ring cell type. Arch Pathol Lab Med 2004, **128**: 765–770.

399 Hewan-Lowe K, Hammers Y, Lyons JM, Wilcox CM. Polyvinylpyrrolidone storage disease: a source of error in the diagnosis of signet ring cell gastric adenocarcinoma. Ultrastruct Pathol 1994, **18**: 271–278.

400 Ikeda Y, Mori M, Kamakura T, Haraguchi Y, Saku M, Sugimachi K. Increased incidence of undifferentiated type of gastric cancer with tumor progression in 912 patients with early gastric cancer and 1245 with advanced gastric cancer. Cancer 1994, **73**: 2459–2463.

401 Isaacson P. Biopsy appearances easily mistaken for malignancy in gastrointestinal endoscopy. Histopathology 1982, **6**: 377–389.

402 Kaibara N, Kimura O, Nishidoi H, Makino M, Kawasumi H, Koga S. High incidence of liver metastasis in gastric cancer with medullary growth pattern. J Surg Oncol 1985, **28**: 195–198.

403 Kazzaz BA, Eulderink F. Paneth cell-rich carcinoma of the stomach. Histopathology 1989, **15**: 303–311.

404 Kosaka T, Miwa K, Yonemura Y, Urade M, Ishida T, Takegawa S, Kamata T, Ooyama S, Maeda K, Sugiyama K, Fujimura T, Hasegawa H, Yamaguchi A, Miyazaki I. A clinicopathologic study on multiple gastric cancers with special reference to distal gastrectomy. Cancer 1990, **65**: 2602–2605.

405 Lauren P. The two histological main types of gastric carcinoma. Diffuse and so-called intestinal type carcinoma. Acta Pathol Microbiol Scand 1965, **64**: 31–49.

406 Lee EY, Wang TC, Clouse RE, DeSchryver-Kecskemeti K. Mucosal thickening adjacent to gastric malignancy. Association with epidermal growth factor. Mod Pathol 1989, **2**: 397.

407 Maehara Y, Sakaguchi Y, Moriguchi S, Orita H, Korenaga D, Kohnoe S, Sugimachi K. Signet ring cell carcinoma of the stomach. Cancer 1992, **69**: 1645–1650.

408 Ming SC. Gastric carcinoma. A pathobiological classification. Cancer 1977, **39**: 2475–2485.

409 Ming SC, Goldman H, Freiman DG. Intestinal metaplasia and histogenesis of carcinoma in human stomachs. Light and electron microscopic study. Cancer 1967, **20**: 1418–1429.

410 Murayama H, Imai T, Kikuchi J. Solid carcinomas of the stomach. A combined histochemical, light and electron microscopy study. Cancer 1983, **51**: 1673–1681.

411 Ooi A, Nakanishi I, Itoh T, Ueda H, Mai M. Predominant Paneth cell differentiation in an intestinal type gastric cancer. Pathol Res Pract 1991, **187**: 220–225.

412 Petras RE, Hart WR, Bukowski RM. Gastric epithelial atypia associated with hepatic arterial infusion chemotherapy. Its distinction from early gastric carcinoma. Cancer 1985, **56**: 745–750.

413 Rice AJ, Griffiths AP, Martin IG, Dixon MF. Gastric carcinoma with prominent neutrophil infiltration. Histopathology 2000, **37**: 289–290.

414 Stout AP. Tumors of the stomach. In Atlas of tumor pathology, section VI, fascicle 21, Washington DC, 1953, Armed Forces Institute of Pathology.

415 Tso PL, Bringaze WL III, Dauterive AH, Correa P, Cohn I Jr. Gastric carcinoma in the young. Cancer 1987, **59**: 1362–1365.

416 World Health Organization. Classification of tumors of the digestive system. Hamilton S, Aaltouen R, (eds). Lyon, IARC Press, 2000, p. 38.

417 Yamada Y, Kato Y. Greater tendency for submucosal invasion in fundic area gastric carcinomas than those arising in the pyloric area. Cancer 1989, **63**: 1757–1760.

418 Yamagiwa H, Yoshimura H, Tomiyama H, Onishi T, Matsuzaki O. Clinicopathological study of gastric cancers in the greater curvature. Acta Pathol Jpn 1984, **34**: 519–527.

419 Yamashina M. A variant of early gastric carcinoma. Histologic and histochemical studies of early signet ring cell carcinomas discovered beneath preserved surface epithelium. Cancer 1986, **58**: 1333–1339.

420 Zheng HC, Li XH, Hara T, Masuda S, Yang XH, Guan YF, Takano Y. Mixed-type gastric carcinomas exhibit more aggressive features and indicate the histogenesis of carcinomas. Virchows Arch 2008, **452**: 525–534.

HISTOCHEMICAL, IMMUNOHISTOCHEMICAL, AND ELECTRON MICROSCOPIC FEATURES

421 Bacchi CE, Gown AM. Distribution and pattern of expression of villin, a gastrointestinal-associated cytoskeletal protein, in human carcinomas. A study employing paraffin-embedded tissue. Lab Invest 1991, **64**: 418–424.

422 Capella C, Cornaggia M, Usellini L, Bordi C, Bondi A, Cook MG, Eusebi V. Neoplastic cells containing lysozyme in gastric carcinomas. Pathology 1984, **16**: 87–92.

423 Chaubert P, Bouzourene H, Saraga E. Estrogen and progesterone receptors and pS2 and ERD5 antigens in gastric carcinomas from the European population. Mod Pathol 1996, **9**: 189–193.

424 Chu PG, Weiss LM. Immunohistochemical characterization of signet-ring cell carcinomas of the stomach, breast, and colon. Am J Clin Pathol 2004, **121**: 884–892.

425 Cook HC. Neutral mucin content of gastric carcinomas as a diagnostic aid in the identification of secondary deposits. Histopathology 1982, **6**: 591–599.

426 David L, Nesland JM, Funderud S, Sobrinho-Simoes M. CDw75 antigen expression in human gastric carcinoma and adjacent mucosa. Cancer 1993, **72**: 1522–1527.

427 David L, Nesland JM, Holm R, Sobrinho-Simoes M. Expression of laminin, collagen IV, fibronectin, and type IV collagenase in gastric carcinoma. An immunohistochemical study of 87 patients. Cancer 1994, **73**: 518–527.

428 Fiocca R, Cornaggia M, Villani L, Capella C, Solcia E, Samloff IM. Expression of pepsinogen II in gastric cancer. Its relationship to local invasion and lymph node metastases. Cancer 1988, **61**: 956–962.

429 Fiocca R, Villani L, Tenti P, Cornaggia M, Finzi G, Riva C, Capella C, Bara J. Samloff IM, Solcia E. The foveolar cell component of gastric cancer. Hum Pathol 1990, **21**: 260–270.

430 Gurbuz Y, Kahlke V, Kloppel G. How do gastric carcinoma classification systems relate to mucin expression patterns? An immunohistochemical analysis in a series of advanced gastric carcinomas. Virchows Arch 2002, **440**: 505–511.

431 Higashiyama M, Monden T, Ogawa M, Matsuura N, Murotani M, Kawasaki Y, Tomita N, Murata A, Shimano T, Mori T. Immunohistochemical study on pancreatic secretory trypsin inhibitor (PSTI) in gastric carcinomas. Am J Clin Pathol 1990, **93**: 8–13.

432 Ito H, Tahara E. Human chorionic gonadotropin in human gastric carcinoma. A retrospective immunohistochemical study. Acta Pathol Jpn 1983, **33**: 287–296.

433 Kaimaktchiev V, Terracciano L, Tornillo L, Spichtin H, Stoios D, Bundi M, Korcheva V, Mirlacher M, Loda M, Sauter G, Corless CL. The homeobox intestinal differentiation factor CDX2 is selectively expressed in gastrointestinal adenocarcinomas. Mod Pathol 2004, **17**: 1392–1399.

434 Kojima O, Takahashi T, Kawakami S, Uehara Y, Matsui M. Localization of estrogen receptors in gastric cancer using immunohistochemical staining of monoclonal antibody. Cancer 1991, **67**: 2401–2406.

435 Lee HS, Lee HK, Kim HS, Yang HK, Kim YI, Kim WH. MUC1, MUC2, MUC5AC, and MUC6 expressions in gastric carcinomas: their roles as prognostic indicators. Cancer 2001, **92**: 1427–1434.

436 Lev R. The mucin histochemistry of normal and neoplastic gastric mucosa. Lab Invest 1965, **14**: 2080–2100.

437 Levy R, Czernobilsky B, Geiger B. Cytokeratin polypeptide in gastrointestinal adenocarcinoma displaying squamous differentiation. Hum Pathol 1992, **23**: 695–702.

438 Leys CM, Nomura S, Rudzinski E, Kaminishi M, Montgomery E, Washington MK, Goldenring JR. Expression of Pdx-1 in human gastric metaplasia and gastric adenocarcinoma. Hum Pathol 2006, **37**: 1162–1168.

439 Liu W, Zhu J, Cao L, Rodgers GP. Expression of hGC-1 is correlated with differentiation of gastric carcinoma. Histopathology 2007, **51**: 157–165.

440 Louhimo J, Nordling S, Alfthan H, von Boguslawski K, Stenman UH, Haglund C. Specific staining of human chorionic gonadotropin beta in benign and malignant gastrointestinal tissues with monoclonal antibodies. Histopathology 2001, **38**: 418–424.

441 Ma J, De Boer WGRM, Nayman J. Intestinal mucinous substances in gastric intestinal metaplasia and carcinoma studied by immunofluorescence. Cancer 1982, **49**: 1664–1667.

442 Matsui S, Shiozaki H, Inoue M, Tamura S, Doki Y, Kadowski T, Iwazawa T, Shimaya K, Nagafuchi A, Tsukita S, Mori T. Immunohistochemical evaluation of alpha-catenin expression in human gastric cancer. Virchows Arch 1994, **424**: 375–381.

443 Matsuo K, Kobayashi I, Tsukuba T, Kiyoshima T, Ishibashi Y, Miyoshi A, Yamamoto K, Sakai H. Immunohistochemical localization of cathepsins D and E in human gastric cancer: a possible correlation with local invasive and metastatic activities of carcinoma cells. Hum Pathol 1996, **27**: 184–190.

444 Mizoshita T, Tsukamoto T, Inada K, Ogasawara N, Hirata A, Kato S, Joh T, Itoh M, Yamamura Y, Tatematsu M. Immunohistochemically detectable Cdx2 is present in intestinal phenotypic elements in early gastric cancers of both differentiated and undifferentiated types, with no correlation to non-neoplastic surrounding mucosa. Pathol Int 2004, **54**: 392–400.

445 Nielsen K, Teglbjaerg PS. Carcino-embryonic antigen (CEA) in gastric adenocarcinomas Morphologic patterns and their relationship to a histogenetic classification. Acta Pathol Microbiol Immunol Scand A 1982, **90**: 393–396.

446 Oka S, Ogino K, Houbara T, Yoshimura S, Okazaki Y, Takemoto T, Kato N, Iida Y, Uda T. An immunohistochemical study of copper, zinc-containing superoxide dismutase detected by a monoclonal antibody in gastric mucosa and gastric cancer. Histopathology 1990, **17**: 231–236.

447 Park SY, Kim HS, Hong EK, Kim WH. Expression of cytokeratins 7 and 20 in primary carcinomas of the stomach and colorectum and their value in the differential diagnosis of metastatic carcinomas to the ovary. Hum Pathol 2002, **33**: 1078–1085.

448 Pinto-de-Sousa J, Reis CA, David L, Pimenta A, Cardoso-de-Oliveira M. MUC5B expression in gastric carcinoma: relationship with clinico-pathological parameters and with expression of mucins MUC1, MUC2, MUC5AC and MUC6. Virchows Arch 2004, **444**: 224–230.

449 Rosa J, Mehta A, Filipe MI. Nucleolar organizer regions in gastric carcinoma and its precursor stages. Histopathology 1990, **16**: 265–269.

450 Saitoh Y, Sasano H, Naganuma H, Ohtani H, Sasano N, Ohuchi A, Matsuno S. De novo expression of aromatase in gastric carcinoma. Light and electron microscopic immunohistochemical and immunoblot study. Pathol Res Pract 1992, **188**: 53–60.

451 Sentani K, Oue N, Tashiro T, Sakamoto N, Nishisaka T, Fukuhara T, Taniyama K, Matsuura H, Arihiro K, Ochiai A, Yasui W. Immunohistochemical staining of Reg IV and claudin-18 is useful in the diagnosis of gastrointestinal signet ring cell carcinoma. Am J Surg Pathol 2008, **32**: 1182–1189.

452 Suarez V, Newman J, Hiley C, Crocker J, Collins M. The value of NOR numbers in

neoplastic and non-neoplastic epithelium of the stomach. Histopathology 1989, **14**: 61–66.

453 Sugiyama K, Yonemura Y, Miyazaki I. Immunohistochemical study of epidermal growth factor and epidermal growth factor receptor in gastric carcinoma. Cancer 1989, **63**: 1557–1561.

454 Tahara E, Ito H, Shimamoto F, Iwamoto T, Nakagami K, Niimoto H. Lysozyme in human gastric carcinoma. A retrospective immunohistochemical study. Histopathology 1982, **6**: 409–421.

455 Tahara E, Ito H, Taniyama K, Yokozaki H, Hata J. Alpha 1-antitrypsin, alpha 1-antichymotrypsin, and alpha2-macroglobulin in human gastric carcinomas. A retrospective immunohistochemical study. Hum Pathol 1984, **15**: 957–964.

456 Takemura K, Hirokawa K, Esaki Y, Mishima Y. Distribution of immunoglobulins and secretory component in gastric cancer of the aged. Cancer 1990, **66**: 2168–2173.

457 Tatematsu M, Ichinose M, Miki K, Hasegawa R, Kato T, Ito N. Gastric and intestinal phenotypic expression of human stomach cancers as revealed by pepsinogen immunohistochemistry and mucin histochemistry. Acta Pathol Jpn 1990, **40**: 494–504.

458 Teh M, Lee YS. HLA-DR antigen expression in intestinal-type and diffuse-type gastric carcinoma. Cancer 1992, **69**: 1104–1107.

459 Tsukamoto T, Mizoshita T, Mihara M, Tanaka H, Takenaka Y, Yamamura Y, Nakamura S, Ushijima T, Tatematsu M. Sox2 expression in human stomach adenocarcinomas with gastric and gastric-and-intestinal-mixed phenotypes. Histopathology 2005, **46**: 649–658.

460 Utsunomiya T, Yao T, Masuda K, Tsuneyoshi M. Vimentin-positive adenocarcinomas of the stomach: co-expression of vimentin and cytokeratin. Histopathology 1996, **29**: 507–516.

461 Warner TF, Donnelly WJ, Hafez GR, Renwick B, Engstrand D, Barsness L. Immunocytochemical evidence of gastric proteases in adenocarcinoma of the stomach. Cancer 1986, **58**: 1328–1332.

462 Washington K, Gottfried MR, Telen MJ. Expression of the cell adhesion molecule CD44 in gastric adenocarcinomas. Hum Pathol 1994, **25**: 1043–1049.

463 Watanabe H, Tokuyama H, Ohta H, Satomura Y, Okai T, Ooi A, Mai M, Sawabu N. Expression of placental alkaline phosphatase in gastric and colorectal cancers. An immunohistochemical study using the prepared monoclonal antibody. Cancer 1990, **66**: 2575–2582.

464 Wu C-W, Chi C-W, Chang T-J, Lui W-Y, P'eng F-K. Sex hormone receptors in gastric cancer. Cancer 1990, **65**: 1396–1400.

465 Yakeishi I, Mori M, Enjoji M. Distribution of β-human chorionic gonadotropin-positive cells in noncancerous gastric mucosa and in malignant gastric tumors. Cancer 1990, **66**: 695–701.

466 Yamamura-Idei Y, Kitazawa S, Kitazawa R, Fujimori T, Chiba T, Maeda S. Parathyroid hormone-related protein in gastric cancers with heterotopic ossification. Cancer 1993, **72**: 1849–1852.

467 Yamashita Y, Chung YS, Horie R, Kannagi R, Sowa M. Alterations in gastric mucin with malignant transformation. Novel pathway for mucin synthesis. JNCI 1995, **87**: 441–446.

468 Yu M, Zheng H, Tsuneyama K, Takahashi H, Nomoto K, Xu H, Takano Y. Paradoxical expression of maspin in gastric carcinomas: correlation with carcinogenesis and progression. Hum Pathol 2007, **38**: 1248–1255.

MOLECULAR GENETIC FEATURES

469 Ascano JJ, Frierson H Jr, Moskaluk CA, Harper JC, Roviello F, Jackson CE, El-Rifai W, Vindigni C, Tosi P, Powell S. Inactivation of the E-cadherin gene in sporadic diffuse-type gastric cancer. Mod Pathol 2001, **14**: 942–949.

470 Chun YS, Lindor NM, Smyrk TC, Petersen BT, Burgart LJ, Guilford PJ, Donohue JH. Germline E-cadherin gene mutations: is prophylactic total gastrectomy indicated? Cancer 2001, **92**: 181–187.

471 Cisco RM, Norton JA. Hereditary diffuse gastric cancer: surgery, surveillance and unanswered questions. Future Oncol 2008, **4**: 553–559.

472 David L, Seruca R, Nesland JM, Soares P, Sansonetty F, Holm R, Borresen AL, Sobrinho-Simoes M. C-*erb*B-2 expression in primary gastric carcinomas and their metastases. Mod Pathol 1992, **5**: 384–390.

473 El-Rifai W, Powell SM. Molecular biology of gastric cancer. Semin Radiat Oncol 2002, **12**: 128–140.

474 Fenoglio-Preiser CM, Wang J, Stemmermann GN, Noffsinger A. TP53 and gastric carcinoma: a review. Hum Mutat 2003, **21**: 258–270.

475 Fukunaga M, Monden T, Nakanishi H, Ohue M, Fukuda K, Tomita N, Shimano T, Mori T. Immunohistochemical study of p53 in gastric carcinoma. Am J Clin Pathol 1994, **101**: 177–180.

476 Grabsch H, Sivakumar S, Gray S, Gabbert HE, Muller W. HER2 expression in gastric cancer: rare, heterogeneous and of no prognostic value – conclusions from 924 cases of two independent series. Cell Oncol 2010, **32**: 57–65.

477 Huntsman DG, Carneiro F, Lewis FR, MacLeod PM, Hayashi A, Monaghan KG, Maung R, Seruca R, Jackson CE, Caldas C. Early gastric cancer in young, asymptomatic carriers of germ-line E-cadherin mutations. N Engl J Med 2001, **344**: 1904–1909.

478 Hurlimann J, Saraga EP. Expression of p53 protein in gastric carcinomas. Association with histologic type and prognosis. Am J Surg Pathol 1994, **18**: 1247–1253.

479 Jinawath N, Furukawa Y, Hasegawa S, Li M, Tsunoda T, Satoh S, Yamaguchi T, Imamura H, Inoue M, Shiozaki H, Nakamura Y. Comparison of gene-expression profiles between diffuse- and intestinal-type gastric cancers using a genome-wide cDNA microarray. Oncogene 2004, **23**: 6830–6844.

480 Jorgensen JT. Targeted HER2 treatment in advanced gastric cancer. Oncology 2010, **78**: 26–33.

481 Kang GH, Yoon GS, Lee HK, Kwon YM, Ro JY. Clinicopathologic characteristics of replication error-positive gastric carcinoma. Mod Pathol 1999, **12**: 15–20.

482 Kim TY, Lee HJ, Hwang KS, Lee M, Kim JW, Bang YJ, Kang GH. Methylation of RUNX3 in various types of human cancers and premalignant stages of gastric carcinoma. Lab Invest 2004, **84**: 479–484.

483 Lee HS, Choi SI, Lee HK, Kim HS, Yang HK, Kang GH, Kim YI, Lee BL, Kim WH. Distinct clinical features and outcomes of gastric cancers with microsatellite instability. Mod Pathol 2002, **15**: 632–640.

484 Lee JH, Abraham SC, Kim HS, Nam JH, Choi C, Lee MC, Park CS, Juhng SW, Rashid A, Hamilton SR, Wu TT. Inverse relationship between APC gene mutation in gastric adenomas and development of adenocarcinoma. Am J Pathol 2002, **161**: 611–618.

485 Li QL, Ito K, Sakakura C, Fukamachi H, Inoue K, Chi XZ, Lee KY, Nomura S, Lee CW, Han SB, Kim HM, Kim WJ, Yamamoto H, Yamashita N, Yano T, Ikeda T, Itohara S, Inazawa J, Abe T, Hagiwara A, Yamagishi H, Ooe A, Kaneda A, Sugimura T, Ushijima T, Bae SC, Ito Y. Causal relationship between the loss of RUNX3 expression and gastric cancer. Cell 2002, **109**: 113–124.

486 Luinetti O, Fiocca R, Villani L, Alberizzi P, Ranzani GN, Solcia E. Genetic pattern, histological structure, and cellular phenotype in early and advanced gastric cancers: evidence for structure-related genetic subsets and for loss of glandular structure during progression of some tumors. Hum Pathol 1998, **29**: 702–709.

487 Machado JC, Carneiro F, Beck S, Rossi S, Lopes J, Taveira-Gomes A, Cardoso-Oliveira M. E-cadherin expression is correlated with the isolated cell-diffuse histotype and with features of biological aggressiveness of gastric carcinoma. Int J Surg Pathol 1998, **6**: 135–144.

488 Mizutani T, Onda M, Tokunaga A, Yamanaka N, Sugisaki Y. Relationship of C-*erb*B-2 protein expression and gene amplification to invasion and metastasis in human gastric cancer. Cancer 1993, **72**: 2083–2088.

489 Nakatsuru S, Yanagisawa A, Ichii S, Tahara E, Kato Y, Nakamura Y, Horii A. Somatic mutation of the APC gene in gastric cancer: frequent mutations in very well differentiated adenocarcinoma and signet-ring cell carcinoma. Hum Mol Genet 1992, **1**: 559–563.

490 Oshimo Y, Oue N, Mitani Y, Nakayama H, Kitadai Y, Yoshida K, Ito Y, Chayama K, Yasui W. Frequent loss of RUNX3 expression by promoter hypermethylation in gastric carcinoma. Pathobiology 2004, **71**: 137–143.

491 Pfeifer JD. Molecular genetic testing in surgical pathology. Philadelphia, 2006, Lippincott Williams & Wilkins.

492 Shah MA, Kelsen DP. Gastric and gastroesophageal adenocarcinoma. In Mendelsohn J, Howley PM, Israel MA, Gray JW, Thompson CB (eds): The molecular basis of cancer, ed. 3. Philadelphia, 2008, Saunders, pp. 511–517.

493 Tamura G, Yin J, Wang S, Fleisher AS, Zou T, Abraham JM, Kong D, Smolinski KN, Wilson KT, James SP, Silverberg SG, Nishizuka S, Terashima M, Motoyama T, Meltzer SJ. E-cadherin gene promoter hypermethylation in primary human gastric carcinomas. J Natl Cancer Inst 2000, **92**: 569–573.

494 Theuer CP, Campbell BS, Peel DJ, Lin F, Carpenter P, Ziogas A, Butler JA. Microsatellite instability in Japanese vs European American patients with gastric cancer. Arch Surg 2002, **137**: 960–965.

495 Yao XX, Yin L, Sun ZC. The expression of hTERT mRNA and cellular immunity in gastric cancer and precancerosis. World J Gastroenterol 2002, **8**: 586–590.

496 Yonemura Y, Ninomiya I, Ohoyama S, Kimura H, Yamaguchi A, Fushida S, Kosaka T, Miwa K, Miyazaki I, Endou Y. Expression of c-*erb*B-2 oncoprotein in gastric carcinoma. Immunoreactivity for c-*erb*B-2 protein is an independent indicator of poor short-term prognosis in patients with gastric carcinoma. Cancer 1991, **67**: 2914–2918.

OTHER MICROSCOPIC TYPES

497 Adachi Y, Mori M, Kido A, Shimono R, Maehara Y, Sugimachi K. A clinico-pathologic study of mucinous gastric carcinoma. Cancer 1992, **15**: 866–871.

498 Adachi Y, Mori M, Maehara Y, Sugimachi K. Poorly differentiated medullary carcinoma of the stomach. Cancer 1992, **70**: 1462–1466.

499 Aiba M, Hirayama A, Suzuki T, Hamano K, Nomura K. Carcinosarcoma of the stomach. Report of a case with review of the literature of gastrectomized patients. Surg Pathol 1991, **4**: 75–83.

500 Ambe K, Mori M, Enjoji M. Early gastric carcinoma with multiple endocrine cell micronests. Am J Surg Pathol 1987, **11**: 310–315.

501 Ambrosini-Spaltro A, Potì O, De Palma M, Filotico M. Pancreatic-type acinar cell carcinoma of the stomach beneath a focus of pancreatic metaplasia of the gastric mucosa. Hum Pathol 2009, **40**: 746–749.

502 Amrikachi M, Ro JY, Ordonez NG, Ayala AG. Adenocarcinomas of the gastrointestinal tract with prominent rhabdoid features. Ann Diagn Pathol 2002, **6**: 357–363.

503 Blumenfeld W, Chandhoke DK, Sagerman P, Turi GK. Neuroendocrine differentiation in gastric adenocarcinomas: an immunohistochemical study. Arch Pathol Lab Med 1996, **120**: 478–481.

504 Bonar SF, Sweeney EC. The prevalence, prognostic significance and hormonal content of endocrine cells in gastric cancer. Histopathology 1986, **10**: 53–63.

505 Brander WL, Needham PRG, Morgan AD. Indolent mucoid carcinoma of stomach. J Clin Pathol 1974, **27**: 536–541.

506 Callery CD, Sanders MM, Pratt S, Turnbull AD. Squamous cell carcinoma of the stomach. A study of four patients with comments on histogenesis. J Surg Oncol 1985, **29**: 166–172.

507 Capella C, Frigerio B, Cornaggia M, Solcia E, Pinzon-Trujillo Y, Chejfec G. Gastric parietal cell carcinoma. A newly recognized entity. Light microscopic and ultrastructural features. Histopathology 1984, **8**: 813–824.

508 Caruso ML, Pilato FP, D'Adda T, Baggi MT, Fucci L, Valentini AM, Lacatena M, Bordi C. Composite carcinoid-adenocarcinoma of the stomach associated with multiple gastric carcinoids and nonantral gastric atrophy. Cancer 1989, **64**: 1534–1539.

509 Caruso RA, Fabiano V, Rigoli L, Inferrera A. Focal parietal cell differentiation in a well-differentiated (intestinal-type) early gastric cancer. Ultrastruct Pathol 2000, **24**: 417–422.

510 Chang MS, Kim WH, Kim CW, Kim YI. Epstein–Barr virus in gastric carcinomas with lymphoid stroma. Histopathology 2000, **37**: 309–315.

511 Cruz JJ, Paz JI, Cordero M, Martin J, del Mar Abad M. Carcinosarcoma of the stomach with endocrine differentiation. A case report. Tumori 1991, **77**: 355–357.

512 Govender D, Ramdial PK, Clarke B, Chetty R. Clear cell (glycogen-rich) gastric adenocarcinoma. Ann Diagn Pathol 2004, **8**: 69–73.

513 Grogg KL, Lohse CM, Pankratz S, Halling KC, Smyrk TC. Lymphocyte-rich gastric cancer: associations with Epstein–Barr virus, microsatellite instability, histology, and survival. Mod Pathol 2003, **16**: 641–651.

514 Harn H-J, Chang J-Y, Wang M-W, Ho L-I, Lee H-S, Chiang J-H, Lee W-H. Epstein–Barr virus-associated gastric adenocarcinoma in Taiwan. Hum Pathol 1995, **26**: 267–271.

515 Hishinuma M, Ohashi KI, Yamauchi N, Kashima T, Uozaki H, Ota S, Kodama T, Aburatani H, Fukayama M. Hepatocellular oncofetal protein, glypican 3 is a sensitive marker for alpha-fetoprotein-producing gastric carcinoma. Histopathology 2006, **49**: 479–486.

516 Ishikura H, Kirimoto K, Shamoto M, Miyamoto Y, Yamagiwa H, Itoh T, Aizawa M. Hepatoid adenocarcinomas of the stomach. An analysis of seven cases. Cancer 1986, **58**: 119–126.

517 Ishikura H, Kishimoto T, Andachi H, Kakuta Y, Yoshiki T. Gastrointestinal hepatoid adenocarcinoma: venous permeation and mimicry of hepatocellular carcinoma, a report of four cases. Histopathology 1997, **31**: 47–54.

518 Jiang SX, Mikami T, Umezawa A, Saegusa M, Kameya T, Okayasu I. Gastric large cell neuroendocrine carcinomas: a distinct clinicopathologic entity. Am J Surg Pathol 2006, **30**: 945–953.

519 Kallakury BV, Bui HX, Del Rosario A, Wallace J, Solis OG, Ross JS. Primary gastric adenosarcoma. Arch Pathol Lab Med 1993, **117**: 299–301.

520 Kida Y, Miyauchi K, Takano Y. Gastric adenocarcinoma with differentiation to sarcomatous components associated with monoclonal Epstein-Barr virus infection and LMP-I expression. Virchows Arch [A] 1993, **423**: 383–388.

521 Kubo T, Watanabe H. Neoplastic argentaffin cells in gastric and intestinal carcinomas. Cancer 1971, **27**: 447–454.

522 Kuwashima Y, Nakamura T, Sawabe M, Kanno J, Kitagawa M, Matsubara O, Kasuga T. Neoplastic argentaffin cells with intracytoplasmic eosinophilic granules in a gastric adenocarcinoma. Acta Pathol Jpn 1991, **41**: 905–910.

523 Maitra A, Murakata LA, Albores-Saavedra J. Immunoreactivity for hepatocyte paraffin 1 antibody in hepatoid adenocarcinomas of the gastrointestinal tract. Am J Clin Pathol 2001, **115**: 689–694.

524 Matsui K, Jin XM, Kitagawa M, Miwa A. Clinicopathologic features of neuroendocrine carcinomas of the stomach: appraisal of small cell and large cell variants. Arch Pathol Lab Med 1998, **122**: 1010–1017.

525 Matsunou H, Konishi F, Hori H, Ikeda T, Sasaki K, Hirose Y, Yamamichi N. Characteristics of Epstein–Barr virus-associated gastric carcinoma with lymphoid stroma in Japan. Cancer 1996, **77**: 1998–2004.

526 Matsunou H, Konishi F, Jalal REA, Yamamichi N, Mukawa A. Alpha-fetoprotein-producing gastric carcinoma with enteroblastic differentiation. Cancer 1994, **73**: 534–540.

527 Min KW, Holmquist S, Peiper SC, O'Leary TJ. Poorly differentiated adenocarcinoma with lymphoid stroma (lymphoepithelioma-like carcinomas) of the stomach. Report of three cases with Epstein–Barr virus genome demonstrated by the polymerase chain reaction. Am J Clin Pathol 1991, **96**: 219–227.

528 Minamoto T, Mai M, Watanabe K, Ooi A, Kitamura T, Takahashi Y, Ueda H, Ogino T, Nakanishi I. Medullary carcinoma with lymphocytic infiltration of the stomach. Clinicopathologic study of 27 cases and immunohistochemical analysis of the subpopulations of infiltrating lymphocytes in the tumor. Cancer 1990, **66**: 945–952.

529 Mori M, Iwashita A, Enjoji M. Adenosquamous carcinoma of the stomach. A clinicopathologic analysis of 28 cases. Cancer 1986, **57**: 333–339.

530 Mori M, Iwashita A, Enjoji M. Squamous cell carcinoma of the stomach. Report of three cases. Am J Gastroenterol 1986, **81**: 339–342.

531 Morishita Y, Tanaka T, Kato K, Kawamori T, Amano K, Funato T, Tarao M, Mori H. Gastric collision tumor (carcinoid and adenocarcinoma) with gastritis cystica profunda. Arch Pathol Lab Med 1991, **115**: 1006–1010.

532 Motoyama T, Aizawa K, Watanabe H, Fukase M, Saito K. 2-Fetoprotein producing gastric carcinomas. A comparative study of three different subtypes. Acta Pathol Jpn 1993, **43**: 654–661.

533 Nagai E, Ueyama T, Yao T, Tsuneyoshi M. Hepatoid adenocarcinoma of the stomach. A clinicopathologic and immunohistochemical analysis. Cancer 1993, **72**: 1827–1835.

534 Nakamura S, Ueki T, Yao T, Ueyama T, Tsuneyoshi M. Epstein–Barr virus in gastric carcinoma with lymphoid stroma. Special reference to its detection by the polymerase chain reaction and in situ hybridization in 99 tumors, including a morphologic analysis. Cancer 1994, **73**: 2239–2249.

535 Nakayama Y, Murayana H, Iwasaki H, Iwanaga S, Kikuchi M, Ikeda S, Okada M, Lizuka Y, Iwashita A. Gastric carcinosarcoma (sarcomatoid carcinoma) with rhabdomyoblastic and osteoblastic differentiation. Pathol Int 1997, **47**: 557–563.

536 Oda K, Tamaru J, Takenouchi T, Mikata A, Nunomura M, Saitoh N, Sarashina H, Nakajima N. Association of Epstein–Barr virus with gastric carcinoma with lymphoid stroma. Am J Pathol 1993, **143**: 1063–1071.

537 Ooi A, Hayashi H, Katsuda S, Nakanishi I. Gastric carcinoma cells with endocrine differentiation show no evidence of proliferation. Hum Pathol 1993, **24**: 114–115.

538 Ooi A, Nakanishi I, Sakamoto N, Tsukada Y, Takahashi Y, Minamoto T, Mai M. Alpha-fetoprotein (AFP)-producing gastric carcinoma. Is it hepatoid differentiation? Cancer 1990, **65**: 1741–1747.

539 Pittaluga S, Loke S, So K, Cheung K, Ma L. Clonal Epstein–Barr virus in lymphoepithelioma-like carcinoma of the stomach; demonstration of viral genome by in situ hybridization and Southern blot analysis. Mod Pathol 1992, **5**: 661–664.

540 Rassidakis GZ, Delladetsima JK, Letsos SP, Polyzos A, Yannopoulos A. Hepatoid adenocarcinoma of the stomach with extensive neuroendocrine differentiation and a coexisting carcinoid tumour. Histopathology 1998, **33**: 186–188.

541 Roberts CC, Colby TV, Batts KP. Carcinoma of the stomach with hepatocyte differentiation (hepatoid adenocarcinoma). Mayo Clin Proc 1997, **72**: 1154–1160.

542 Robey-Cafferty SS, Grignon DJ, Ro JY, Cleary KR, Ayala AG, Ordonez NG, Mackay B. Sarcomatoid carcinoma of the stomach. A report of three cases with immunohistochemical and ultrastructural observations. Cancer 1990, **65**: 1601–1606.

543 Robey-Cafferty SS, Ro JY, McKee EG. Gastric parietal cell carcinoma with an unusual, lymphoma-like histologic appearance: report of a case. Mod Pathol 1989, **2**: 536–540.

544 Rogers LW, Murphy RC. Gastric carcinoid and gastric carcinoma. Am J Surg Pathol 1979, **3**: 195–202.

545 Roh JH, Jang KT, Joo M, Park CK, Kim KM. Micropapillary carcinoma of the stomach: a clinico-pathologic study of 12 cases. Lab Invest 2009, **89**(Suppl 1): 147A.

546 Saez C, Japon MA, Poveda MA, Segura DI. Mucinous (colloid) adenocarcinomas secrete distinct O-acylated forms of sialomucins: a histochemical study of gastric, colorectal and breast adenocarcinomas. Histopathology 2001, **39**: 554–560.
547 Sentani K, Oue N, Sakamoto N, Arihiro K, Aoyagi K, Sasaki H, Yasui W. Gene expression profiling with microarray and SAGE identifies PLUNC as a marker for hepatoid adenocarcinoma of the stomach. Mod Pathol 2008, **21**: 464–475.
548 Shibata D, Tokunaga M, Uemura Y, Sato E, Tanaka S, Weiss LM. Association of Epstein–Barr virus with undifferentiated gastric carcinomas with intense lymphoid infiltration. Am J Pathol 1991, **139**: 469–474.
549 Shimoda M, Okada Y, Hayashi Y, Hatano S, Kawakubo H, Omori T, Ishii S, Sugiura H. Primary invasive micropapillary carcinoma of the stomach. Pathol Int 2008, **58**: 513–517.
550 Silva E, Teixeira A, David L, Carneiro F, Reis CA, Sobrinho-Simoes J, Serpa J, Veerman E, Bolscher J, Sobrinho-Simoes M. Mucins as key molecules for the classification of intestinal metaplasia of the stomach. Virchows Arch 2002, **440**: 311–317.
551 Stracca-Pansa V, Menegon A, Donisi PM, Bozzola L, Fedeli F, Quarto F, Nappi O, Pettinato G. Gastric carcinoma with osteoclast-like giant cells. Report of four cases. Am J Clin Pathol 1995, **103**: 453–459.
552 Sweeney EC, McDonnell LM. Atypical gastric carcinoids. Histopathology 1980, **4**: 215–224.
553 Tabuko K, Honma N, Sawabe M, Arai T, Izumiyama-Shimomura N, Kammori M, Sasajima K, Esaki Y. Oncocytic adenocarcinoma of the stomach: parietal cell carcinoma. Am J Surg Pathol 2002, **26**: 458–465.
554 Tahara E, Ito H, Nakagami K, Shimamoto F, Yamamoto M, Sumii K. Scirrhous argyrophil cell carcinoma of the stomach with multiple production of polypeptide hormones, amine, CEA, lysozyme, and HCG. Cancer 1982, **49**: 1904–1915.
555 Tsutsumi Y, Hara M. Application of parietal cell autoantibody to histopathological studies. Acta Pathol Jpn 1985, **35**: 823–829.
556 Ueyama T, Nagai E, Yao T, Tsuneyoshi M. Vimentin-positive gastric carcinomas with rhabdoid features. A clinicopathologic and immunohistochemical study. Am J Surg Pathol 1993, **17**: 813–819.
557 Ueyama H, Yao T, Nakashima Y, Hirakawa K, Oshiro Y, Hirahashi M, Iwashita A, Watanabe S. Gastric adenocarcinoma of fundic gland type (chief cell predominant type): proposal for a new entity of gastric adenocarcinoma. Am J Surg Pathol 2010, **34**: 609–619.
558 Ulich TR, Kollin M, Lewin KJ. Composite gastric carcinoma. Report of a tumor of the carcinoma-carcinoid spectrum. Arch Pathol Lab Med 1988, **112**: 91–93.
559 Ushiku T, Shinozaki A, Shibahara J, Iwasaki Y, Tateishi Y, Funata N, Fukayama M. SALL4 represents fetal gut differentiation of gastric cancer, and is diagnostically useful in distinguishing hepatoid gastric carcinoma from hepatocellular carcinoma. Am J Surg Pathol 2010, **34**: 533–540.
560 Yamashina M, Flinner RA. Concurrent occurrence of adenocarcinoma and carcinoid tumor in the stomach. A composite tumor or collision tumors? Am J Clin Pathol 1985, **83**: 233–236.
561 Yuen ST, Chung LP, Leung SY, Luk IS, Chan SY, Ho J. In situ detection of Epstein–Barr virus in gastric and colorectal adenocarcinomas. Am J Surg Pathol 1994, **18**: 1158–1163.

DIAGNOSIS – BIOPSY AND CYTOLOGY

562 Boon TH, Schade ROK, Middleton GD, Reece M. An attempt at presymptomatic diagnosis of gastric carcinoma in pernicious anaemia. Gut 1964, **5**: 269–270.
563 Chambers LA, Clark WE II. The endoscopic diagnosis of gastroesophageal malignancy. A cytologic review. Acta Cytol Baltimore 1986, **30**: 110–114.
564 Czerniak B, Herz F, Koss LG, Schlom J. *ras* Oncogene p21 as a tumor marker in the cytodiagnosis of gastric and colonic carcinomas. Cancer 1987, **60**: 2432–2436.
565 Foushee JHS, Kalnins ZA, Dixon FR, Girsh S, Morehead RP, O'Brien TF, Pribor H, Tattory C. Gastric cytology. Evaluation of methods and results in 1,670 cases. Acta Cytol Baltimore 1969, **13**: 339–406.
566 Gupta RK, Rogers KE. Endoscopic cytology and biopsy in the diagnosis of gastroesophageal malignancy. Acta Cytol Baltimore 1983, **27**: 17–22.
567 Halvorsen RA Jr, Yee J, McCormick VD. Diagnosis and staging of gastric cancer. Semin Oncol 1996, **23**: 325–335.
568 Iishi H, Yamamoto R, Tatsuta M, Okuda S. Evaluation of fine-needle aspiration biopsy under direct vision gastrofiberscopy in diagnosis of diffusely infiltrative carcinoma of the stomach. Cancer 1986, **57**: 1365–1369.
569 Jorde R, Østensen H, Bostad LH, Burhol PG, Langmark FT. Cancer detection in biopsy specimens taken from different types of gastric lesions. Cancer 1986, **58**: 376–382.
570 Kasugai T, Kobayashi S, Kuno N. Endoscopic cytology of the esophagus, stomach and pancreas. Acta Cytol Baltimore 1978, **22**: 327–330.
571 MacDonald WC, Brandborg LL, Taniguchi L, Beh JE, Rubin CE. Exfoliative cytologic screening for gastric cancer. Cancer 1964, **17**: 163–169.
572 Nagata T, Ikeda M, Nakayama F. Changing state of gastric cancer in Japan. Histologic perspective of the past 76 years. Am J Surg 1983, **145**: 226–233.
573 Schade ROK. Gastric cytology. Principles, methods and results. London, 1960, Edward Arnold, pp. 38–40.
574 Shiratori Y, Nakagawa S, Kikuchi A, Ishii M, Ueno M, Miyashita T, Sakurai T, Negami J, Suzuki T, Sato I. Significance of a gastric mass screening survey. Am J Gastroenterol 1985, **80**: 831–835.
575 Tatsuta M, Iishi H, Okuda S, Oshima A, Taniguchi H. Prospective evaluation of diagnostic accuracy of gastrofiberscopic biopsy in diagnosis of gastric cancer. Cancer 1989, **63**: 1415–1420.
576 Yamada T, Murochisa B, Muto Y, Okubo H, Okamoto K, Doi K, Fujimori I. Point, minute and small cancers of the stomach at the early developmental stage detected by improved chymotrypsin lavage method for diagnostic cytology. Acta Cytol Baltimore 1978, **22**: 460–469.

RELATIONSHIP WITH PEPTIC ULCER

577 Bedossa P, Lemaigre G, Martin ED. Histochemical study of mucosubstances in carcinoma of the gastric remnant. Cancer 1987, **60**: 2224–2227.
578 Bogomoletz WV, Potet F, Barge J, Molas G, Qizilbash AH. Pathological features and mucin histochemistry of primary gastric stump carcinoma associated with gastritis cystica polyposa. A study of six cases. Am J Surg Pathol 1985, **9**: 401–410.
579 Côté R, Dockerty MB, Cain JC. Cancer of the stomach after gastric resection for peptic ulcer. Surg Gynecol Obstet 1958, **107**: 200–204.
580 Domellof L, Janunger K-G. The risk for gastric carcinoma after partial gastrectomy. Am J Surg 1977, **134**: 581–584.
581 Eckardt VF, Giessler W, Kanzler G, Bernhard G. Does endoscopic follow-up improve the outcome of patients with benign gastric ulcers and gastric cancer? Cancer 1992, **70**: 2741–2742.
582 Giarelli L, Melato M, Stanta G, Bucconi S, Manconi R. Gastric resection. A cause of high frequency of gastric carcinoma. Cancer 1983, **52**: 1113–1116.
583 Gômôri G. Carcinoma arising from chronic gastric ulcer. Surg Gynecol Obstet 1933, **57**: 439–450.
584 Graem N, Fischer AB, Beck H. Dysplasia and carcinoma in the Billroth II resected stomach. 27–35 years postoperatively. Acta Pathol Microbiol Immunol Scand A 1984, **92**: 185–188.
585 Ihre BJE, Barr H, Havermark G. Ulcer-cancer of the stomach. A follow-up study of 473 cases of gastric ulcer. Gastroenterologia (Basel) 1964, **102**: 78–91.
586 Ikeguchi M, Kondou A, Shibata S, Yamashiro H, Tsujitani S, Maeta M, Kaibara N. Clinicopathologic differences between carcinoma in the gastric remnant stump after distal partial gastrectomy for benign gastroduodenal lesions and primary carcinoma in the upper third of the stomach. Cancer 1994, **73**: 15–21.
587 Jordan S. The relationship of gastric ulcer to gastric carcinoma. Cancer 1950, **3**: 515–552.
588 Krag E. Long-term prognosis in medically treated peptic ulcer. A clinical, radiographical and statistical follow-up study. Acta Med Scand 1966, **180**: 657–670.
589 Lewis JH, Woods M III. Gastric carcinoma in patients with unoperated duodenal ulcer disease. Am J Gastroenterol 1982, **77**: 368–373.
590 MacDonald WC, Owen DA. Gastric carcinoma after surgical treatment of peptic ulcer: an analysis of morphologic features and a comparison with cancer in the nonoperated stomach. Cancer 2001, **91**: 1732–1738.
591 Mallory TB. Carcinoma in situ of the stomach and its bearing on the histogenesis of malignant ulcers. Arch Pathol 1940, **30**: 348–362.
592 Nelson SW. The discovery of gastric ulcers and the differentiated diagnosis between benignancy and malignancy. Radiol Clin North Am 1969, **7**: 5–25.
593 Nicholls JC. Carcinoma of the stomach following partial gastrectomy for benign gastroduodenal lesions. Br J Surg 1974, **61**: 244–249.
594 Offerhaus GJA, Stadt VD, Huibregtse K, Tersmette AC, Tytgat GNJ. The mucosa of the gastric remnant harboring malignancy. Histologic findings in the biopsy specimens of 504 asymptomatic patients 15 to 46 years after partial gastrectomy with emphasis on nonmalignant lesions. Cancer 1989, **64**: 698–703.
595 Palmer WL. Benign and malignant gastric ulcers. Their relation and clinical differentiation. Ann Intern Med 1939, **13**: 317–338.
596 Picton TD, Owen DA, MacDonald WC. Comparison of esophagocardiac and more

distal gastric cancer in patients with prior ulcer surgery. Cancer 1993, **71**: 5–8.

597 Ruck P, Wehrmann M, Campbell M, Horny H-P, Breucha G, Kaiserling E. Squamous cell carcinoma of the gastric stump. A case report and review of the literature. Am J Surg Pathol 1989, **13**: 317–324.

598 Safatle-Ribeiro AV, Ribeiro U Jr, Reynolds JC, Gama-Rodrigues JJ, Iriya K, Kim R, Bakker A, Swalsky PA, Pinotti HW, Finkelstein SD. Morphologic, histologic, and molecular similarities between adenocarcinomas arising in the gastric stump and the intact stomach. Cancer 1996, **78**: 2288–2299.

599 Savage A, Jones S. Histological appearances of the gastric mucosa 15–27 years after partial gastrectomy. J Clin Pathol 1979, **32**: 179–186.

600 Schafer LW, Larson DE, Melton LJ III, Higgins JA, Ilstrup DM. The risk of gastric carcinoma after surgical treatment for benign ulcer disease. A population-based study of Olmsted County, Minnesota. N Engl J Med 1983, **309**: 1210–1213.

601 Schrumpf E, Stadaas J, Myren J, Serck-Hanssen A, Aune S, Osnes M. Mucosal changes in the gastric stump 20–25 years after partial gastrectomy. Lancet 1977, **2**: 467–469.

602 Stael von Holstein C, Hammar E, Eriksson S, Huldt B. Clinical significance of dysplasia in gastric remnant biopsy specimens. Cancer 1993, **72**: 1532–1535.

603 Stalsberg H, Taksdal S. Stomach cancer following gastric surgery for benign conditions. Lancet 1971, **2**: 1175–1177.

604 Stout AP. The relationship of gastric ulcer to gastric carcinoma. Cancer 1950, **3**: 515–552.

605 Tokudome S, Kono S, Ikeda M, Kuratsune M, Sano C, Inokuchi K, Kodama Y, Ichimiya H, Nakayama F, Kaibara N, Koga S, Yamada H, Ikejiri T, Oka N, Tsurumaru H. A prospective study of primary gastric stump cancer following partial gastrectomy for benign gastroduodenal diseases. Cancer Res 1984, **44**: 2208–2212.

SO-CALLED 'EARLY' CARCINOMA

606 Adachi Y, Mori M, Enjoji M, Saku M. Coexistence of pseudolymphoma and early carcinoma in the stomach. Arch Pathol Lab Med 1986, **110**: 1080–1082.

607 Adachi Y, Mori M, Enjoji M, Sugimachi K. Microvascular architecture of early gastric carcinoma. Microvascular-histopathologic correlates. Cancer 1993, **72**: 32–36.

608 Adachi Y, Yasuda K, Inomata M, Shiraishi N, Kitano S, Sugimachi K. Clinicopathologic study of early-stage mucinous gastric carcinoma. Cancer 2001, **91**: 698–703.

609 Ambe K, Mori M, Enjoji M. Early gastric carcinoma with multiple endocrine cell micronests. Am J Surg Pathol 1987, **11**: 310–315.

610 Bearzi I, Ranaldi R. Multifocal early gastric cancer. Morphology and histogenesis. Pathol Res Pract 1986, **181**: 144–147.

611 Bogomoletz WV. Early gastric cancer. Am J Surg Pathol 1984, **8**: 381–391.

612 Bragg DG, Seaman WB, Lattes R. Roentgenologic and pathologic aspects of superficial spreading carcinoma of the stomach. Am J Roentgenol Radium Ther Nucl Med 1967, **101**: 437–446.

613 Brito MJ, Filipe MI, Williams GT, Thompson H, Ormerod MG, Titley J. DNA ploidy in early gastric carcinoma (T1). A flow cytometric study of 100 European cases. Gut 1993, **34**: 230–234.

614 Czerniak B, Herz F, Koss LG. DNA distribution patterns in early gastric carcinomas. A Feulgen cytometric study of gastric brush smears. Cancer 1987, **59**: 113–117.

615 Golden R, Stout AP. Superficial spreading carcinoma of the stomach. Am J Roentgenol Radium Ther Nucl Med 1948, **59**: 157–167.

616 Grigioni WF, D'Errico A, Milani M, Villanacci V, Avellini C, Miglioli M, Mattioli S, Biasco G, Barbara L, Possati L. Early gastric cancer. Clinico-pathological analysis of 125 cases of early gastric cancer (EGC). Acta Pathol Jpn 1984, **34**: 979–989.

617 Grundmann E, Schlake W. Histological classification of gastric cancer from initial to advanced stages. Pathol Res Pract 1982, **173**: 260–274.

618 Iishi H, Tatsuta M, Okuda S. Endoscopic diagnosis of minute gastric cancer of less than 5 mm in diameter. Cancer 1985, **56**: 655–659.

619 Isozaki H, Okajima K, Hu X, Fujii K, Sako S. Multiple early gastric carcinomas: clinicopathologic features and histogenesis. Cancer 1996, **78**: 2078–2086.

620 Kabashima A, Yao T, Sugimachi K, Tsuneyoshi M. Gastric or intestinal phenotypic expression in the carcinomas and background mucosa of multiple early gastric carcinomas. Histopathology 2000, **37**: 513–522.

621 Kang GH, Kim CJ, Kim WH, Kang YK, Kim HO, Kim YI. Genetic evidence for the multicentric origin of synchronous multiple gastric carcinoma. Lab Invest 1997, **76**: 407–417.

622 Kang HJ, Kim HY, Kim GH, Shin DH, Song GA, Kim DH, Jeon TY, Kim DH, Cho BM, Lauwers GY, Park DY. Mucin phenotype and beta-catenin are useful markers to predict submucosal invasion and lymph node metastasis in intestinal type early gastric cancer. Lab Invest 2009, **89**(Suppl 1): 135A.

623 Kitamura K, Yamaguchi T, Sawai K, Nishida S, Yamamoto K, Okamoto K, Taniguchi H, Hagiwara A, Takahashi T. Chronologic changes in the clinicopathologic findings and survival of gastric cancer patients. J Clin Oncol 1997, **15**: 3471–3480.

624 Kodama Y, Inokuchi K, Soejima K, Matsusaka T, Okamura T. Growth patterns and prognosis in early gastric carcinoma. Superficially spreading and penetrating growth types. Cancer 1983, **51**: 320–326.

625 Korenaga D, Mori M, Okamura T, Sugimachi K, Enjoji M. DNA ploidy in clinical malignant gastric lesions less than 5 mm in diameter. Cancer 1986, **58**: 2542–2545.

626 Koseki K, Takizawa T, Koike M, Ito M, Nihei Z, Sugihara K. Distinction of differentiated type early gastric carcinoma with gastric type mucin expression. Cancer 2000, **89**: 724–732.

627 Maehara Y, Okuyama T, Oshiro T, Baba H, Anai H, Akazawa K, Sugimachi K. Early carcinoma of the stomach. Surg Gynecol Obstet 1993, **177**: 593–597.

628 Maruyama M, Takeshita K, Endo M, Deakin M, Moossa A. Clinicopathological study of gastric carcinoma in high- and low-mortality countries: comparison between Japan and the United States. Gastric Cancer 1998, **1**: 64–70.

629 Mori M, Adachi Y, Kakeji Y, Korenaga D, Sugimachi K, Motooka M, Ooiwa T. Superficial flat-type early carcinoma of the stomach. Cancer 1992, **69**: 306–313.

630 Mori M, Enjoji M, Sugimachi K. Histopathologic features of minute and small human gastric adenocarcinomas. Arch Pathol Lab Med 1989, **113**: 926–931.

631 Mori M, Kitagawa S, Iida M, Sakurai T, Enjoji M, Sugimachi K, Ooiwa T. Early carcinoma of the gastric cardia. A clinicopathologic study of 21 cases. Cancer 1987, **59**: 1758–1766.

632 O'Brien MJ, Burakoff R, Robbins EA, Golding RM, Zamchek N, Gottlieb LS. Early gastric cancer. Clinicopathologic study. Am J Med 1985, **78**: 195–202.

633 Ohta H, Noguchi Y, Takagi K, Nishi M, Kajitani T, Kato Y. Early gastric carcinoma with special reference to macroscopic classification. Cancer 1987, **60**: 1099–1106.

634 Oohara T, Aono G, Ukawa S, Takezoe K, Johjima Y, Kurosaka H, Asakura R, Tohma H. Clinical diagnosis of minute gastric cancer less than 5 mm in diameter. Cancer 1984, **53**: 162–165.

635 Osterheld MC, Laurini R, Saraga E. Early gastric carcinoma with focal advanced cancer: a particular subtype of gastric carcinoma. Hum Pathol 1998, **29**: 815–819.

636 Oya M, Yao T, Nagai E, Tsuneyoshi M. Metastasizing intramucosal gastric carcinomas. Well differentiated type and proliferative activity using proliferative cell nuclear antigen and Ki-67. Cancer 1995, **75**: 926–935.

637 Rubio CA, Slezak P, Øhman U, Emas S. The histological classification of early gastric ulcer (micro-invasive carcinoma of the stomach). Acta Pathol Microbiol Immunol Scand A 1982, **90**: 311–316.

638 Sano T, Sasako M, Kinoshita T, Maruyama K. Recurrence of early gastric cancer. Follow-up of 1475 patients and review of the Japanese literature. Cancer 1993, **72**: 3174–3178.

639 Sasaki I, Yao T, Nawata H, Tsuneyoshi M. Minute gastric carcinoma of differentiated type with special reference to the significance of intestinal metaplasia, proliferative zone, and p53 protein during tumor development. Cancer 1999, **85**: 1719–1729.

640 Son HJ, Myung W, Yoo HS, Park SH, Song SY, Kwon YD, Rhee JC. Prognostic indicators of gastric carcinoma confined to the muscularis propria. Histopathology 2007, **51**: 105–110.

641 Son HJ, Song SY, Kim S, Noh JH, Sohn TS, Kim DS, Rhee JC. Characteristics of submucosal gastric carcinoma with lymph node metastatic disease. Histopathology 2005, **46**: 158–165.

642 Song SY, Park S, Kim S, Son HJ, Rhee JC. Characteristics of intramucosal gastric carcinoma with lymph node metastatic disease. Histopathology 2004, **44**: 437–444.

643 Tatsuta M, Iishi H, Okuda S, Taniguchi H, Yokota Y. The association of *Helicobacter pylori* with differentiated-type early gastric cancer. Cancer 1993, **72**: 1841–1845.

644 Tsukuma H, Mishima T, Oshima A. Prospective study of 'early' gastric cancer. Int J Cancer 1983, **31**: 421–426.

645 Xuan ZX, Ueyema T, Yao T, Tsuneyoshi M. Time trends of early gastric carcinoma. A clinicopathologic analysis of 2846 cases. Cancer 1993, **72**: 2889–2894.

646 Yamao T, Shirao K, Ono H, Kondo H, Saito D, Yamaguchi H, Sasako M, Sano T, Ochiai A, Yoshida S. Risk factors for lymph node metastasis from intramucosal gastric carcinoma. Cancer 1996, **77**: 602–606.

647 Yamashina M. A variant of early gastric carcinoma. Histologic and histochemical studies of early signet ring cell carcinomas discovered beneath preserved surface epithelium. Cancer 1986, **58**: 1333–1339.

SPREAD AND METASTASES

648 Baba H, Korenaga D, Haraguchi M, Okamura T, Saito A, Watanabe A, Sugimachi K. Width

of serosal invasion and prognosis in advanced human gastric cancer with special reference to the mode of tumor invasion. Cancer 1989, **64**: 2482–2486.

649 Candela FC, Urmacher C, Brennan MF. Comparison of the conventional method of lymph node staging with a comprehensive fat-clearing method for gastric adenocarcinoma. Cancer 1990, **66**: 1828–1832.

650 Duarte I, Llanos O. Patterns of metastases in intestinal and diffuse types of carcinoma of the stomach. Hum Pathol 1981, **12**: 237–242.

651 Esaki Y, Hirayama R, Hirokawa K. A comparison of patterns of metastasis in gastric cancer by histologic type and age. Cancer 1990, **65**: 2086–2090.

652 Fernet P, Azar HA, Stout AP. Intramural (tubal) spread of linitis plastica along the alimentary tract. Gastroenterology 1965, **48**: 419–424.

653 Fukagawa T, Sasako M, Mann GB, Sano T, Katai H, Maruyama K, Nakanishi Y, Shimoda T. Immunohistochemically detected micrometastases of the lymph nodes in patients with gastric carcinoma. Cancer 2001, **92**: 753–760.

654 Iijima M, Nakayama J, Nishizawa T, Ishida A, Ishii K, Ota H, Katsuyama T, Saida T. Usefulness of monoclonal antibody HIK1083 specific for gastric O-glycan in differentiating cutaneous metastasis of gastric cancer from primary sweat gland carcinoma. Am J Dermatopathol 2007, **29**: 452–456.

655 Imachi M, Tsukamoto N, Amagase H, Shigematsu T, Amada S, Nakano H. Metastatic adenocarcinoma to the uterine cervix from gastric cancer. A clinicopathologic analysis of 16 cases. Cancer 1993, **71**: 3472–3477.

656 Ishida K, Katsuyama T, Sugiyama A, Kawasaki S. Immunohistochemical evaluation of lymph node micrometastases from gastric carcinomas. Cancer 1997, **79**: 1069–1076.

657 Kaibara N, Kimura O, Nishidoi H, Makino M, Kawasumi H, Koga S. High incidence of liver metastasis in gastric cancer with medullary growth pattern. J Surg Oncol 1985, **28**: 195–198.

658 Lehnert T, Erlandson RA, Decosse JJ. Lymph and blood capillaries of the human gastric mucosa. A morphologic basis for metastasis in early gastric carcinoma. Gastroenterology 1985, **89**: 939–950.

659 Lerwill MF, Young RH. Ovarian metastases of intestinal-type gastric carcinoma: a clinicopathologic study of 4 cases with contrasting features to those of the Krukenberg tumor. Am J Surg Pathol 2006, **30**: 1382–1388.

660 Ludeman L, Shepherd NA. Serosal involvement in gastrointestinal cancer: its assessment and significance. Histopathology 2005, **47**: 123–131.

661 Mak KL, Hui PK, Chan WY, Leung KM. Mucosal lymphangiectasia in gastric adenocarcinoma. Arch Pathol Lab Med 1996, **120**: 78–80.

662 Okamura T, Korenaga D, Saito A, Baba H, Sugimachi K. Reactive changes in the esophageal epithelium and predictability of survival for patients with adenocarcinoma of the upper third of the stomach. Cancer 1989, **63**: 769–773.

663 Sawabe M, Kato Y, Ohashi I, Kitagawa T. Diffuse intrasinusoidal metastasis of gastric carcinoma to the liver leading to fulminant hepatic failure. A case report. Cancer 1990, **65**: 169–173.

664 Sweeney S, Utzschneider R, Fraire AE. Vasculitis carcinomatosa occurring in association with adenocarcinoma of the stomach. Ann Diagn Pathol 1998, **2**: 247–249.

665 Wu CW, Hsieh MJ, Lo SS, Tsay SH, Lui WY, P'eng FK. Lymph node metastasis from carcinoma of the distal one-third of the stomach. Cancer 1994, **73**: 3109–3114.

666 Zinninger MM. Extension of gastric cancer in the intramural lymphatics and its relation to gastrectomy. Am Surg 1954, **20**: 920–927.

TREATMENT

667 Ajani JA, Ota DM, Jessup JM, Ames FC, McBride C, Boddie A, Levin B, Jackson DE, Roh M, Hohn D. Resectable gastric carcinoma. An evaluation of preoperative and postoperative chemotherapy. Cancer 1991, **68**: 1501–1506.

668 Bonenkamp JJ, Hermans J, Sasako M, van de Velde CJ. Extended lymph-node dissection for gastric cancer. Dutch Gastric Cancer Group. N Engl J Med 1999, **340**: 908–914.

669 Brennan MF, Karpeh MS Jr. Surgery for gastric cancer: the American view. Semin Oncol 1996, **23**: 352–359.

670 Douglass HO Jr, Nava HR. Gastric adenocarcinoma. Management of the primary disease. Semin Oncol 1985, **12**: 32–45.

671 GASTRIC (Global Advanced/Adjuvant Stomach Tumor Research International Collaboration) Group, Paoletti X, Oba K, Burzykowski T, Michiels S, Ohashi Y, Pignon JP, Rougier P, Sakamoto J, Sargent D, Sasako M, Van Cutsem E, Buyse M. Benefit of adjuvant chemotherapy for resectable gastric cancer: a meta-analysis. JAMA 2010, **303**: 1729–1737.

672 Imanaga H, Nakazato H. Results of surgery for gastric cancer and effect of adjuvant mitomycin C on cancer recurrence. World J Surg 1977, **1**: 213–220.

673 Maehara Y, Moriguchi S, Yoshida M, Takahashi I, Korenaga D, Sugimachi K. Splenectomy does not correlate with length of survival in patients undergoing curative total gastrectomy for gastric carcinoma. Univariate and multivariate analyses. Cancer 1991, **67**: 3006–3009.

674 Maruyama M, Takeshita K, Endo M, Deakin M, Moossa A. Clinicopathological study of gastric carcinoma in high- and low-mortality countries: comparison between Japan and the United States. Gastric Cancer 1998, **1**: 64–70.

675 Matsusaka T, Kodama Y, Soejima K, Miyazaki M, Yoshimura K, Sugimachi K, Inokuchi K. Recurrence in early gastric cancer. A pathologic evaluation. Cancer 1980, **46**: 168–172.

676 McNeer G, VanderBerg H, Donn FY, Bowden L. A critical evaluation of subtotal gastrectomy for the cure of cancer of the stomach. Ann Surg 1951, **134**: 2–7.

677 Schein PS, Smith FP, Woolley PV, Ahlgren JD. Current management of advanced and locally unresectable gastric carcinoma. Cancer 1982, **50**: 2590–2597.

678 Shah MA, Kelsen DP. Gastric cancer: a primer on the epidemiology and biology of the disease and an overview of the medical management of advanced disease. J Natl Compr Canc Netw 2010, **8**: 437–447.

679 Shi Y, Zhou Y. The role of surgery in the treatment of gastric cancer. J Surg Oncol 2010, **101**: 687–692.

PROGNOSIS

680 Adachi Y, Yasuda K, Inomata M, Sato K, Shiraishi N, Kitano S. Pathology and prognosis of gastric carcinoma: well versus poorly differentiated type. Cancer 2000, **89**: 1418–1424.

681 Allgayer H, Babic R, Grützner KU, Beyer BC, Tarabichi A, Schildberg FW, Heiss MM. An immunohistochemical assessment of cathepsin D in gastric carcinoma: its impact on clinical prognosis. Cancer 1997, **80**: 179–187.

682 Allgayer H, Babic R, Gruetzner KU, Tarabichi A, Schildberg FW, Heiss MM. c-erbB-2 is of independent prognostic relevance in gastric cancer and is associated with the expression of tumor-associated protease systems. J Clin Oncol 2000, **18**: 2201–2209.

683 Bizer LS. Adenocarcinoma of the stomach. Current results of treatment. Cancer 1983, **51**: 743–745.

684 Brien TP, Depowski PL, Sheehan CE, Ross JS, McKenna BJ. Prognostic factors in gastric cancer. Mod Pathol 1998, **11**: 870–877.

685 Bucholtz TW, Welch CE, Malt RA. Clinical correlates of resectability and survival in gastric carcinoma. Ann Surg 1978, **188**: 711–720.

686 Capuzzi D, Santoro E, Hauck WW, Kovatich AJ, Rosato FE, Baffa R, Hubner K, McCue PA. Fhit expression in gastric adenocarcinoma: correlation with disease stage and survival. Cancer 2000, **88**: 24–34.

687 Chiaravalli AM, Cornaggia M, Furlan D, Capella C, Fiocca R, Tagliabue G, Klersy C, Solcia E. The role of histological investigation in prognostic evaluation of advanced gastric cancer. Analysis of histological structure and molecular changes compared with invasive pattern and stage. Virchows Arch 2001, **439**: 158–169.

688 Chiaravalli AM, Klersy C, Tava F, Manca R, Fiocca R, Capella C, Solcia E. Lower- and higher-grade subtypes of diffuse gastric cancer. Hum Pathol 2009, **40**: 1591–1599.

689 Chung YS, Yamashita Y, Kato Y, Nakata B, Sawada T, Sowa M. Prognostic significance of T antigen expression in patients with gastric carcinoma. Cancer 1996, **77**: 1768–1773.

690 Davessar K, Pezzullo JC, Kessimian N, Hale JH, Jauregui HO. Gastric adenocarcinoma. Prognostic significance of several pathologic parameters and histologic classifications. Hum Pathol 1990, **21**: 325–332.

691 Dixon MF, Martin IG, Sue-ling HM, Wyatt JI, Quirke P, Johnston D. Goseki grading in gastric cancer. Comparison with existing systems of grading and its reproducibility. Histopathology 1994, **25**: 309–316.

692 Doekhie FS, Mesker WE, van Krieken JH, Kok NF, Hartgrink HH, Kranenbarg EK, Putter H, Kuppen PJ, Tanke HJ, Tollenaar RA, van de Velde CJ. Clinical relevance of occult tumor cells in lymph nodes from gastric cancer patients. Am J Surg Pathol 2005, **29**: 1135–1144.

693 Dohchin A, Suzuki J, Seki H, Masutani M, Shiroto H, Kawakami Y. Immunostained cathepsins B and L correlate with depth of invasion and different metastatic pathways in early stage gastric carcinoma. Cancer 2000, **89**: 482–487.

694 Dupont JB Jr, Lee JR, Burton GR, Cohn I Jr. Adenocarcinoma of the stomach. Review of 1,497 cases. Cancer 1978, **41**: 941–947.

695 Gabbert HE, Müller W, Schneiders A, Meier S, Hommel G. The relationship of p53 expression to the prognosis of 418 patients with gastric carcinoma. Cancer 1995, **76**: 720–726.

696 Grabiec J, Owen DA. Carcinoma of the stomach in young persons. Cancer 1985, **56**: 388–396.

697 Harrison JC, Dean PJ, Vander Zwaag R, el-Zeky F, Wruble LD. Adenocarcinoma of the stomach with invasion limited to the muscularis propria. Hum Pathol 1991, **22**: 111–117.

698 Hawley PR, Westerholm P, Morson BC. Pathology and prognosis of carcinoma of the stomach. Br J Surg 1970, **57**: 877–883.

699 Hofmann M, Stoss O, Shi D, Buttner R, van de Vijver M, Kim W, Ochiai A, Ruschoff J, Henkel T. Assessment of a HER2 scoring system for gastric cancer: results from a validation study. Histopathology 2008, **52**: 797–805.

700 Ichikura T, Tomimatsu S, Okusa Y, Uefuji K, Tamakuma S. Comparison of the prognostic significance between the number of metastatic lymph nodes and nodal stage based on their location in patients with gastric cancer. J Clin Oncol 1993, **11**: 1894–1900.

701 Inokuchi K, Kodama Y, Sasaki O, Kamegawa T, Okamura T. Differentiation of growth patterns of early gastric carcinoma determined by cytophotometric DNA analysis. Cancer 1983, **51**: 1138–1141.

702 Jain S, Filipe MI, Hall PA, Waseem N, Lane DP, Levison DA. Prognostic value of proliferating cell nuclear antigen in gastric carcinoma. J Clin Pathol 1991, **44**: 655–659.

703 Jorgensen JT. Targeted HER2 treatment in advanced gastric cancer. Oncology 2010, **78**: 26–33.

704 Kaibara N, Iitsuka Y, Kimura A, Kobayashi Y, Hirooka Y, Nishihoi H, Koga S. Relationship between area of serosal invasion and prognosis in patients with gastric carcinoma. Cancer 1987, **60**: 136–139.

705 Katai H, Yoshimura K, Maruyama K, Sasako M, Sano T. Evaluation of the new International Union Against Cancer TNM staging for gastric carcinoma. Cancer 2000, **88**: 1796–1800.

706 Kimura H, Yonemura Y. Flow cytometric analysis of nuclear DNA content in advanced gastric cancer and its relationship with prognosis. Cancer 1991, **67**: 2588–2593.

707 Kimura H, Yonemura Y, Epstein AL. Flow cytometric quantitation of the proliferation-associated nuclear antigen p105 and DNA content in advanced gastric cancers. Cancer 1991, **68**: 2175–2180.

708 Korenaga D, Okamura T, Sugimachi K, Inokuchi K. Prognostic study of intramucosal carcinoma of the stomach with DNA aneuploidy. Jpn J Surg 1985, **15**: 443–448.

709 Lee E, Chae Y, Kim I, Choi J, Yeom B, Leong AS. Prognostic relevance of immunohistochemically detected lymph node micrometastasis in patients with gastric carcinoma. Cancer 2002, **94**: 2867–2873.

710 Lumpkin WM, Crow RL Jr, Hernandez CM, Cohn I Jr. Carcinoma of stomach. Review of 1,035 cases. Ann Surg 1964, **159**: 919–931.

711 Maeda K, Chung Y, Onoda N, Kato Y, Nitta A, Arimoto Y, Yamada N, Kondo Y, Sowa M. Proliferating cell nuclear antigen labeling index of preoperative biopsy specimens in gastric carcinoma with special reference to prognosis. Cancer 1994, **73**: 528–533.

712 Martin HM, Filipe MI, Morris RW, Lane DP, Silvestre F. p53 Expression and prognosis in gastric carcinoma. Int J Cancer 1992, **50**: 859–862.

713 Moutinho Ribeiro M, Sarmento JA, Sobrinho Simões MA, Bastos J. Prognostic significance of Lauren and Ming classifications and other pathologic parameters in gastric carcinoma. Cancer 1981, **47**: 780–784.

714 Nagata T, Ikeda M, Nakayama F. Changing state of gastric cancer in Japan. Histologic perspective of the past 76 years. Am J Surg 1983, **145**: 226–233.

715 Nakamura K, Ueyama T, Yao T, Xuan ZX, Ambe K, Adachi Y, Yakeishi Y, Matsukuma A, Enjoji M. Pathology and prognosis of gastric carcinoma. Findings in 10,000 patients who underwent primary gastrectomy. Cancer 1992, **70**: 1030–1037.

716 Noguchi Y, Imada T, Matsumoto A, Coit DG, Brennan MF: Radical surgery for gastric cancer. A review of the Japanese experience. Cancer 1989, **64**: 2053–2062.

717 Pagnini CA, Rugge M. Advanced gastric cancer and prognosis. Virchows Arch [A] 1985, **406**: 213–221.

718 Pinto-de-Sousa J, David L, Almeida R, Leitao D, Preto JR, Seixas M, Pimenta A. c-*erb* B-2 expression is associated with tumor location and venous invasion and influences survival of patients with gastric carcinoma. Int J Surg Pathol 2002, **10**: 247–256.

719 Pinto-de-Sousa J, Silva F, David L, Leitão D, Seixas M, Pimenta A, Cardoso-de-Oliveira M. Clinicopathological significance and survival influence of p53 protein expression in gastric carcinoma. Histopathology 2004, **44**: 323–331.

720 Roder JD, Bottcher K, Siewert JR, Busch R, Hermanek P, Meyer HJ. Prognostic factors in gastric carcinoma. Results of the German Gastric Carcinoma Study 1992. Cancer 1993, **72**: 2089–2097.

721 Serlin O, Keehn RJ, Higgins GA Jr, Harrower HW, Mendeloff GL. Factors related to survival following resection for gastric carcinoma. Analysis of 903 cases. Cancer 1977, **40**: 1318–1329.

722 Sgambato A, Migaldi M, Leocata P, Ventura L, Criscuolo M, Di Giacomo C, Capelli G, Cittadini A, De Gaetani C. Loss of p27 KIP1 expression is a strong independent prognostic factor of reduced survival in N0 gastric carcinomas. Cancer 2000, **89**: 2247–2257.

723 Song HJ, Noh JH, Joo M, Jang KT, Park CK, Kim KM. The type of host inflammatory immune response predicts survival in EBV-associated gastric carcinomas: a multivariate analyses of 109 cases. Lab Invest 2009, **89**(Suppl 1): 148A.

724 Songun I, van de Velde CJ, Arends JW, Blok P, Grond AJ, Offerhaus GJ, Hermans J, van Krieken JH. Classification of gastric carcinoma using the Goseki system provides prognostic information additional to TNM staging. Cancer 1999, **85**: 2114–2118.

725 Stemmermann GN, Brown C. A survival study of intestinal and diffuse types of gastric carcinoma. Cancer 1974, **33**: 1190–1195.

726 Sue-Ling HM, Johnston D, Martin IG, Dixon MF, Lansdown MR, McMahon MJ, Axon AT. Gastric cancer. A curable disease in Britain. Br Med J 1993, **307**: 591–596.

727 Tanaka A, Watanabe T, Okuno K, Yasutomi M. Perineural invasion as a predictor of recurrence of gastric cancer. Cancer 1994, **73**: 550–555.

728 Tso PL, Bringaze WL III, Dauterive AH, Correa P, Cohn I Jr. Gastric carcinoma in the young. Cancer 1987, **59**: 1362–1365.

729 Tsujitani S, Kakeji Y, Watanabe A, Kohnoe S, Maehara Y, Sugimachi K. Infiltration of dendritic cells in relation to tumor invasion and lymph node metastasis in human gastric cancer. Cancer 1990, **66**: 2012–2016.

730 Uchino S, Tsuda H, Maruyama K, Kinoshita T, Sasako M, Saito T, Kobayashi M, Hirohashi S. Overexpression of c-*erb*B-2 protein in gastric cancer. Its correlation with long-term survival of patients. Cancer 1993, **72**: 3179–3184.

731 van Beek J, zur Hausen A, Snel SN, Berkhof J, Kranenbarg EK, van de Velde CJ, van den Brule AJ, Middeldorp JM, Meijer CJ, Bloemena E. Morphological evidence of an activated cytotoxic T-cell infiltrate in EBV-positive gastric carcinoma preventing lymph node metastases. Am J Surg Pathol 2006, **30**: 59–65.

732 Wang LS, Wu CW, Hsieh MJ, Fahn HJ, Huang MH, Chien KY. Lymph node metastasis in patients with adenocarcinoma of gastric cardia. Cancer 1993, **71**: 1948–1953.

733 Watanabe H, Enjoji M, Imai T. Gastric carcinoma with lymphoid stroma. Its morphologic characteristics and prognostic correlations. Cancer 1976, **38**: 232–243.

734 Yasuda K, Adachi Y, Shiraishi N, Inomata M, Takeuchi H, Kitano S. Prognostic effect of lymph node micrometastasis in patients with histologically node-negative gastric cancer. Ann Surg Oncol 2002, **9**: 771–774.

735 Yasuda K, Shiraishi N, Suematsu T, Yamaguchi K, Adachi Y, Kitano S. Rate of detection of lymph node metastasis is correlated with the depth of submucosal invasion in early stage gastric carcinoma. Cancer 1999, **85**: 2119–2123.

WELL-DIFFERENTIATED NEUROENDOCRINE TUMORS ('CARCINOID TUMORS')

736 Black WC, Haffner HE. Diffuse hyperplasia of gastric argyrophil cells and multiple carcinoid tumors. A histochemical and ultrastructural study. Cancer 1968, **21**: 1080–1099.

737 Borch K, Renvall H, Kullman E, Wilander E. Gastric carcinoid associated with the syndrome of hypergastrinemic atrophic gastritis. A prospective analysis of 11 cases. Am J Surg Pathol 1987, **11**: 435–444.

738 Bordi C. Endocrine tumors of the stomach. Pathol Res Pract 1995, **191**: 373–380.

739 Bordi C, Caruana P, D'Adda T, Azzoni C. Smooth muscle cell abnormalities associated with gastric ECL cell carcinoids. Endocr Pathol 1995, **6**: 103–113.

740 Bordi C, D'Adda T, Azzoni C, Pilato FP, Caruana P. Hypergastrinemia and gastric enterochromaffin-like cells. Am J Surg Pathol 1995, **19**: S8–S19.

741 Bordi C, Falchetti A, Azzoni C, D'Adda T, Canavese G, Guariglia A, Santini D, Tomassetti P, Brandi ML. Aggressive forms of gastric neuroendocrine tumors in multiple endocrine neoplasia type I. Am J Surg Pathol 1997, **21**: 1075–1082.

742 Bordi C, Yu JY, Baggi MT, Davoli C, Pilato FP, Baruzzi G, Gardini G, Zamboni G, Franzin G, Papotti M. Gastric carcinoids and their precursor lesions. A histologic and immunohistochemical study of 23 cases. Cancer 1991, **67**: 663–672.

743 Cadiot G, Lehy T, Mignon M. Gastric endocrine cell proliferation and fundic argyrophil carcinoid tumors in patients with the Zollinger-Ellison syndrome. Acta Oncol 1993, **32**: 135–140.

744 Capella C, Heitz PU, Höfler H, Solcia E, Klöppel G. Revised classification of neuroendocrine tumors of the lung, pancreas and gut. Virchows Arch 1995, **425**: 547–560.

745 Carney JA, Go VLW, Fairbanks VF, Moore SB, Alport EC, Nora FE. The syndrome of gastric argyrophil carcinoid tumors and nonantral gastric atrophy. Ann Intern Med 1983, **99**: 761–766.

746 D'Adda T, Azzoni C, Franze A, Bordi C. Malignant enterochromaffin-like cell carcinoid of the gastric stump. An ultrastructural study. Ultrastruct Pathol 1991, **15**: 257–265.

747 D'Adda T, Keller G, Bordi C, Hofler H. Loss of heterozygosity in 11q13–14 regions in gastric neuroendocrine tumors not associated with multiple endocrine neoplasia type 1 syndrome. Lab Invest 1999, **79**: 671–677.

748 DeSchryver-Kecskemeti K, Clouse RE, Kraus FT. Surgical pathology of gastric and duodenal neuroendocrine tumors masquerading clinically as common polyps. Semin Diagn Pathol 1984, **1**: 5–12.

749 Hirata Y, Sakamoto N, Yamamoto H, Matsukura S, Imura H, Okada S. Gastric carcinoid with ectopic production of ACTH and β-MSH. Cancer 1976, **37**: 377–385.

750 Hirschowitz BI, Griffith J, Pellegrin D, Cummings OW. Rapid regression of enterochromaffin-like cell gastric carcinoids in pernicious anemia after antrectomy. Gastroenterology 1992, **102**: 1409–1418.

751 Itsuno M, Watanabe H, Iwafuchi M, Ito S, Yanaihara N, Sato K, Kikuchi M, Akiyama N. Multiple carcinoids and endocrine cell micronests in type A gastritis. Their morphology, histogenesis, and natural history. Cancer 1989, **63**: 881–890.

752 Iwafuchi M, Watanabe H, Ishihara N, Shimoda T, Iwashita A, Ito S. Peptide YY immunoreactive cells in gastrointestinal carcinoids. Immunohistochemical and ultrastructural studies of 60 tumors. Hum Pathol 1986, **17**: 291–296.

753 Jain D, Eslami-Varzaneh F, Takano AM, Ayer U, Umashankar R, Muller R, Klimstra DS. Composite glandular and endocrine tumors of the stomach with pancreatic acinar differentiation. Am J Surg Pathol 2005, **29**: 1524–1529.

754 Kern SE, Yardley JH, Lazenby AJ, Boitnott JK, Yang VW, Bayless TM, Sitzmann JV. Reversal by antrectomy of endocrine cell hyperplasia in the gastric body in pernicious anemia. A morphometric study. Mod Pathol 1990, **3**: 561–566.

755 Klöppel G, Anlauf M, Perren A. Endocrine precursor lesions of gastroenteropancreatic neuroendocrine tumors. Endocr Pathol 2007, **18**: 150–155.

756 Larraza O, Rojas ME, Rosai J, Albores Saavedra J. G cell tumor of the stomach associated with peptic ulcer, chronic atrophic gastritis and diffuse lymphocytic thyroiditis. Rev Invest Clin Mex 1980, **32**: 303–310.

757 Lattes R, Grossi C. Carcinoid tumors of the stomach. Cancer 1956, **9**: 698–711.

758 Le Gall F, Vallet VS, Thomas D, de Monti M, Duval J, Ramee MP. Immunohistochemical study of secretogranin II in 62 neuroendocrine tumors of the digestive tract and of the pancreas in comparison with other granins. Pathol Res Pract 1997, **193**: 179–185.

759 Lewin KJ. The endocrine cells of the gastrointestinal tract. The normal endocrine cells and their hyperplasias. Pathol Annu 1986, **21**(Pt 1): 1–27.

760 Lewin KJ, Yang K, Ulich T, Elashoff JD, Walsh J. Primary gastrin cell hyperplasia. Report of five cases and a review of the literature. Am J Surg Pathol 1984, **8**: 821–832.

761 Luk IS, Bhuta S, Lewin KJ. Clear cell carcinoid tumor of stomach: a variant mimicking gastric xanthelasma. Arch Pathol Lab Med 1997, **121**: 1100–1103.

762 Luong TV, Pilozzi E, Bearzi I, Bordi C. Mucosal colonization of gastric endocrine tumors mimicking mixed neoplasms. Virchows Arch 2008, **452**: 169–174.

763 Mendelsohn G, De La Monte S, Dunn JL, Yardley JH. Gastric carcinoid tumors, endocrine cell hyperplasia, and associated intestinal metaplasia. Histologic, histochemical, and immunohistochemical findings. Cancer 1987, **60**: 1022–1031.

764 Mertz H, Vyberg M, Paulsen SM, Teglbjaerg PS. Immunohistochemical detection of neuroendocrine markers in tumors of the lungs and gastrointestinal tract. Appl Immunohistochem 1998, **6**: 175–180.

765 Mignon M, Lehy T, Bonnefond A, Ruszniewski P, Labeille D, Bonfils S. Development of gastric argyrophil carcinoid tumors in a case of Zollinger–Ellison syndrome with primary hyperparathyroidism during long-term antisecretory treatment. Cancer 1987, **59**: 1959–1962.

766 Moyana TN, Xiang J, Senthilsevan A, Kulaga A. The spectrum of neuroendocrine differentiation among gastrointestinal carcinoids: importance of histologic grading, MIB-1, p53, and bcl-2 immunoreactivity. Arch Pathol Lab Med 2000, **124**: 570–576.

767 Müller J, Kirchner T, Müller-Hermelink HK. Gastric endocrine cell hyperplasia and carcinoid tumors in atrophic gastritis type A. Am J Surg Pathol 1987, **11**: 909–917.

768 Ordonez NG, Mackay B, el-Naggar A, Bannayan GA, Duncan J. Clear cell carcinoid tumour of the stomach. Histopathology 1993, **22**: 190–193.

769 Papotti M, Bongiovanni M, Volante M, Allia E, Landolfi S, Helboe L, Schindler M, Cole SL, Bussolati G. Expression of somatostatin receptor types 1-5 in 81 cases of gastrointestinal and pancreatic endocrine tumors. A correlative immunohistochemical and reverse-transcriptase polymerase chain reaction analysis. Virchows Arch 2002, **440**: 461–475.

770 Ray MB, Geboes K, Callea F, Desmet VJ. Alpha-1-antitrypsin immunoreactivity in gastric carcinoid. Histopathology 1982, **6**: 289–297.

771 Rindi G. Clinicopathologic aspects of gastric neuroendocrine tumors. Am J Surg Pathol 1995, **19**: S20–S29.

772 Rindi G, Luinetti O, Cornaggia M, Capella C, Solcia E. Three subtypes of gastric argyrophil carcinoid and the gastric neuroendocrine carcinoma. A clinicopathologic study. Gastroenterology 1993, **105**: 1264–1266.

773 Rindi G, Zaaoni C, La Rosa S, Klersy C, Paolotti D, Rappel S, Stolte M, Capella C, Bordi C, Solcia E. ECL cell tumor and poorly differentiated endocrine carcinoma of the stomach: prognostic evaluation by pathological analysis. Gastroenterology 1999, **116**: 532–542.

774 Rindi G, D'Adda T, Froio E, Fellegara G, Bordi C. Prognostic factors in gastrointestinal endocrine tumors. Endocr Pathol 2007, **18**: 145–149.

775 Solcia E, Capella C, Fiocca R, Rindi G, Rosai J. Gastric argyrophil carcinoidosis in patients with Zollinger–Ellison syndrome due to type 1 multiple endocrine neoplasia. A newly recognized association. Am J Surg Pathol 1990, **14**: 503–513.

776 Solcia E, Fiocca R, Villani L, Luinetti O, Capella C. Hyperplastic, dysplastic, and neoplastic enterochromaffin-like-cell proliferations of the gastric mucosa. Classification and histogenesis. Am J Surg Pathol 1995, **19**: S1–S7.

777 Solcia E, Kloppel G, Sobin LH (eds). Histological typing of endocrine tumours, ed. 2. World Health Organization international histological classification of tumours. Berlin, 2000, Springer.

778 Solcia R, Rindi G, Silini E, Villani L. Enterochromaffin-like (ECL) cells and their growths. Relationships to gastrin, reduced acid secretion and gastritis. Baillieres Clin Gastroenterol 1993, **7**: 149–165.

779 Solt J, Kádas I, Polak JM, Németh A, Bloom SR, Rauth J, Horváth L. A pancreatic-polypeptide-producing tumor of the stomach. Cancer 1984, **54**: 1101–1104.

780 Strosberg J, Nasir A, Coppola D, Wick M, Kvols L. Correlation between grade and prognosis in metastatic gastroenteropancreatic neuroendocrine tumors. Hum Pathol 2009, **40**: 1262–1268.

781 Sundler F, Eriksson B, Grimelius L, Hakanson R, Lonroth H, Lundell L. Histamine in gastric carcinoid tumors. Immunocytochemical evidence. Endocr Pathol 1992, **3**: 23–27.

782 Thomas RM, Baybick JH, Elsayed AM, Sobin LH. Gastric carcinoids. An immunohistochemical and clinicopathologic study of 104 patients. Cancer 1994, **73**: 2053–2058.

783 Thompson GB, van Heerden JA, Martin JK, Schutt AJ, Ilstrup DM, Carney JA. Carcinoid tumors of the gastrointestinal tract. Presentation, management, and prognosis. Surgery 1985, **98**: 1054–1063.

784 van Eeden S, Offerhaus GJ. Historical, current and future perspectives on gastrointestinal and pancreatic endocrine tumors. Virchows Arch 2006, **448**: 1–6.

785 Williams GT. Endocrine tumours of the gastrointestinal tract – selected topics. Histopathology 2007, **50**: 30–41.

STROMAL TUMORS (GISTS AND RELATED LESIONS)

HISTOGENETIC CONSIDERATIONS: MICROSCOPIC, IMMUNOHISTOCHEMICAL, ELECTRON MICROSCOPIC, AND MOLECULAR GENETIC FEATURES

786 Agaram NP, Baren A, Arkun K, Dematteo RP, Besmer P, Antonescu CR. Comparative ultrastructural analysis and KIT/PDGFRA genotype in 125 gastrointestinal stromal tumors. Ultrastruct Pathol 2006, **30**: 443–452.

787 Andersson J, Sjogren H, Meis-Kindblom JM, Stenman G, Aman P, Kindblom LG. The complexity of KIT gene mutations and chromosome rearrangements and their clinical correlation in gastrointestinal stromal (pacemaker cell) tumors. Am J Pathol 2002, **160**: 15–22.

788 Bing Z, Pasha TL, Acs G, Zhang PJ. Cytoplasmic overexpression of WT-1 in gastrointestinal stromal tumor and other soft tissue tumors. Appl Immunohistochem Mol Morphol 2008, **16**: 316–321.

789 Chambonnière ML, Mosnier-Damet M, Mosnier JF. Expression of microtubule-associated protein tau by gastrointestinal stromal tumors. Hum Pathol 2001, **32**: 1166–1173.

790 Corless CL, McGreevey L, Haley A, Town A, Heinrich MC. KIT mutations are common in incidental gastrointestinal stromal tumors one centimeter or less in size. Am J Pathol 2002, **160**: 1567–1572.

791 Cornog JL Jr. Gastric leiomyoblastoma. A clinical and ultrastructural study. Cancer 1974, **34**: 711–719.

792 Damiani S, Pasquinelli G, Eusebi V. GANT-like gastrointestinal pacemaker cell tumours with oncocytic features. Virchows Arch 1999, **435**: 143–150.

793 Daum O, Grossmann P, Vanecek T, Sima R, Mukensnabl P, Michal M. Diagnostic morphological features of PDGFRA-mutated gastrointestinal stromal tumors: molecular genetic and histologic analysis of 60 cases of gastric gastrointestinal stromal tumors. Ann Diagn Pathol 2007, **11**: 27–33.

794 Donner LR. Gastrointestinal autonomic nerve tumor: a common type of gastrointestinal stromal neoplasm. Ultrastruct Pathol 1997, **21**: 419–424.

795 Erlandson RA, Klimstra DS, Woodruff JM. Subclassification of gastrointestinal stromal tumors based on evaluation by electron microscopy and immunohistochemistry. Ultrastruct Pathol 1996, **20**: 373–394.

796 Espinosa I, Lee CH, Kim MK, Rouse BT, Subramanian S, Montgomery K, Varma S, Corless CL, Heinrich MC, Smith KS, Wang Z, Rubin B, Nielsen TO, Seitz RS, Ross DT, West RB, Cleary ML, van de Rijn M. A novel monoclonal antibody against DOG1 is a sensitive and specific marker for gastrointestinal stromal tumors. Am J Surg Pathol 2008, **32**: 210–218.

797 Eyden B, Chorneyko KA, Shanks JH, Menasce LP, Banerjee SS. Contribution of electron microscopy to understanding cellular differentiation in mesenchymal tumors of the gastrointestinal tract: a study of 82 tumors. Ultrastruct Pathol 2002, **26**: 269–285.

798 Ferrer MD, Lloreta J, Corominas JM, Ribalta T, Iglesias M, Serrano S. Signet ring epithelioid stromal tumor of the small intestine. Ultrastruct Pathol 1999, **23**: 45–50.

799 Greenson JK. Gastrointestinal stromal tumors and other mesenchymal lesions of the gut. Mod Pathol 2003, **16**: 366–375.

800 Heinrich MC, Rubin BP, Longley B, Fletcher JA. Biology and genetic aspects of gastrointestinal stromal tumors: Kit activation and cytogenetic alterations. Hum Pathol 2002, **33**: 484–495.

801 Hemmi A, Komiyama A, Ohno S, Fujii Y, Terada N, Katoh R, Yokoyama A, Kawaoi A. Autonomic nerve tumour with skeinoid fibres: ultrastructure of skeinoid fibres examined by quick-freezing and deep-etching method. Virchows Arch 1999, **434**: 267–276.

802 Herrera GA, Cerezo L, Jones JE, Sack J, Grizzle WE, Pollack J, Lott RL. Gastrointestinal autonomic nerve tumors. Arch Pathol Lab Med 1989, **113**: 846–853.

803 Hirota S, Isozaki K, Moriyama Y, Hashimoto K, Nishida T, Ishiguro S, Kawano K, Hanada M, Kurata A, Takeda M, Muhammad Tunio GM, Matsuzawa Y, Kanakura Y, Shinomura Y, Kitamura Y. Gain-of-function mutations of c-kit in human gastrointestinal stromal tumors. Science 1998, **279**: 577–580.

804 Hjermstad BM, Sobin LH, Helwig EB. Stromal tumors of the gastrointestinal tract. Myogenic or neurogenic? Am J Surg Pathol 1987, **11**: 383–386.

805 Hornick JL, Fletcher CDM. Immunohistochemical staining for KIT (CD117) in soft tissue sarcomas is very limited in distribution. Am J Clin Pathol 2002, **117**: 188–193.

806 Hornick JL, Fletcher CD. The significance of KIT (CD117) in gastrointestinal stromal tumors. Int J Surg Pathol 2004, **12**: 93–97.

807 Hurlimann J, Gardiol D. Gastrointestinal stromal tumours. An immunohistochemical study of 165 cases. Histopathology 1991, **19**: 311–320.

808 Kaifi JT, Strelow A, Schurr PG, Reichelt U, Yekebas EF, Wachowiak R, Quaas A, Strate T, Schaefer H, Sauter G, Schachner M, Izbicki JR. L1 (CD171) is highly expressed in gastrointestinal stromal tumors. Mod Pathol 2006, **19**: 399–406.

809 Kindblom LG, Remotti HE, Aldenborg F, Meis-Kindblom JM. Gastrointestinal pacemaker cell tumor (GIPACT): gastrointestinal stromal tumors show phenotypic characteristics of the interstitial cells of Cajal. Am J Pathol 1998, **152**: 1259–1269.

810 Knapp RH, Wick MR, Goellner JR. Leiomyoblastomas and their relationship to other smooth-muscle tumors of the gastrointestinal tract. An electron-microscopic study. Am J Surg Pathol 1984, **8**: 449–461.

811 Lasota J, Miettinen M. KIT and PDGFRA mutations in gastrointestinal stromal tumors (GISTs). Semin Diagn Pathol 2006, **23**: 91–102.

812 Lauwers GY, Erlandson RA, Casper ES, Brennan MF, Woodruff JM. Gastrointestinal autonomic nerve tumors. A clinicopathological, immunohistochemical, and ultrastructural study of 12 cases. Am J Surg Pathol 1993, **17**: 887–897.

813 Lee JR, Joshi V, Griffin JW Jr, Lasota J, Miettinen M. Gastrointestinal autonomic nerve tumor: immunohistochemical and molecular identity with gastrointestinal stromal tumor. Am J Surg Pathol 2001, **25**: 979–987.

814 Leung KM, Wong S, Chow TC, Lee KC. A malignant gastrointestinal stromal tumor with osteoclast-like giant cells. Arch Pathol Lab Med 2002, **126**: 972–974.

815 Liegl B, Hornick JL, Corless CL, Fletcher CD. Monoclonal antibody DOG1.1 shows higher sensitivity than KIT in the diagnosis of gastrointestinal stromal tumors, including unusual subtypes. Am J Surg Pathol 2009, **33**: 437–446.

816 Liegl-Atzwanger B, Fletcher JA, Fletcher CDM. Gastrointestinal stromal tumors. Virchows Arch 2010, **456**: 111–127.

817 Long KB, Butrynski JE, Blank SD, Ebrahim KS, Dressel DM, Heinrich MC, Corless CL, Hornick JL. Primary extragastrointestinal stromal tumor of the pleura: report of a unique case with genetic confirmation. Am J Surg Pathol 2010, **34**: 907–912.

818 Lux ML, Rubin BP, Biase TL, Chen CJ, Maclure T, Demetri G, Xiao S, Singer S, Fletcher CDM, Fletcher JA. KIT extracellular and kinase domain mutations in gastrointestinal stromal tumors. Am J Pathol 2000, **156**: 791–795.

819 Ma CK, Amin MB, Kintanar E, Linden MD, Zarbo RJ. Immunohistologic characterization of gastrointestinal stromal tumors: a study of 82 cases compared with 11 cases of leiomyomas. Mod Pathol 1993, **6**: 139–144.

820 Mackay B, Ro J, Floyd C, Ordoñez NG. Ultrastructural observations on smooth muscle tumors. Ultrastruct Pathol 1987, **11**: 593–607.

821 Matsukuma S, Doi M, Suzuki M, Ikegawa K, Sato K, Kuwabara N. Numerous eosinophilic globules (skeinoid fibers) in a duodenal stromal tumor: an exceptional case showing smooth muscle differentiation. Pathol Int 1997, **47**: 789–793.

822 Mazur MT, Clark HB. Gastric stromal tumors. Reappraisal of histogenesis. Am J Surg Pathol 1983, **7**: 507–519.

823 Medeiros F, Corless CL, Duensing A, Hornick JL, Oliveira AM, Heinrich MC, Fletcher JA, Fletcher CD. KIT-negative gastrointestinal stromal tumors: proof of concept and therapeutic implications. Am J Surg Pathol 2004, **28**: 889–894.

824 Meissner WA. Leiomyoma of the stomach. Arch Pathol 1944, **38**: 207–209.

825 Mentzel T, Katenkamp D. Gastrointestinal stromal tumour with skeinoid fibres and bidirectional immunohistochemical differentiation. Histopathology 1996, **29**: 175–177.

826 Miettinen M. Gastrointestinal stromal tumors. An immunohistochemical study of cellular differentiation. Am J Clin Pathol 1988, **89**: 601–610.

827 Miettinen M, Sobin LH, Sarlomo-Rikala M. Immunohistochemical spectrum of GISTs at different sites and their differential diagnosis with a reference to CD117 (KIT). Mod Pathol 2000, **13**: 1134–1142.

828 Miettinen M, Sarlomo-Rikala M, Kovatich AJ, Lasota J. Calponin and h-caldesmon in soft tissue tumors: consistent h-caldesmon immunoreactivity in gastrointestinal stromal tumors indicates traits of smooth muscle differentiation. Mod Pathol 1999, **12**: 756–762.

829 Miettinen M, Virolainen M, Maarit-Sarlomo-Rikala. Gastrointestinal stromal tumors. Value of CD34 antigen in their identification and separation from true leiomyomas and schwannomas. Am J Surg Pathol 1995, **19**: 207–216.

830 Miettinen M, Wang ZF, Lasota J. DOG1 antibody in the differential diagnosis of gastrointestinal stromal tumors: a study of 1840 cases. Am J Surg Pathol 2009, **33**: 1401–1408.

831 Mikami T, Terada T, Nakamura K, Okayasu I. The gastric hypercellular microleiomyoma as a precursor lesion for clinical gastrointestinal stromal tumors. Hum Pathol 1997, **28**: 1355–1360.

832 Mikhael AI, Bacchi CE, Zarbo RJ, Ma CK, Gown AM. CD34 expression in stromal tumors of the gastrointestinal tract. Appl Immunohistochem 1994, **2**: 89–93.

833 Monihan JM, Carr NJ, Sobin LH. CD 34 immunoexpression in stromal tumours of the gastrointestinal tract and in mesenteric fibromatoses. Histopathology 1994, **25**: 469–473.

834 Pauls K, Merkelbach-Bruse S, Thal D, Büttner R, Wardelmann E. PDGFRalpha- and c-kit-mutated gastrointestinal stromal tumours (GISTs) are characterized by distinctive histological and immunohistochemical features. Histopathology 2005, **46**: 166–175.

835 Perez-Atayde AR, Shamberger RC, Kozakewich HW. Neuroectodermal differentiation of the gastrointestinal tumors in the Carney triad. An ultrastructural and immunohistochemical study. Am J Surg Pathol 1993, **17**: 706–714.

836 Pizzimbono CA, Higa E, Wise L. Leiomyoblastoma of the lesser sac. Case report and review of the literature. Am Surg 1973, **39**: 692–699.

837 Reith JD, Goldblum JR, Lyles RH, Weiss SW. Extragastrointestinal (soft tissue) stromal tumors: an analysis of 48 cases with emphasis on histologic predictors of outcome. Mod Pathol 2000, **13**: 577–585.

838 Richmond JA, Mount SL, Schwarz JE. Gastrointestinal stromal tumor of the stomach with rhabdoid phenotype: immunohistochemical, ultrastructural, and immunoelectron microscopic evaluation. Ultrastruct Pathol 2004, **28**: 165–170.

839 Ritter JH, Mills SE, Gaffey MJ, Nappi O, Wick MR. Clear cell tumors of the alimentary tract and abdominal cavity. Semin Diagn Pathol 1997, **14**: 213–219.

840 Robinson TL, Sircar K, Hewlett BR, Chorneyko K, Riddel RH, Huizinga JD. Gastrointestinal stromal tumors may originate from a subset of CD34-positive interstitial cells of Cajal. Am J Pathol 2000, **156**: 1157–1163.

841 Rosai J. GIST: an update. Int J Surg Pathol 2003, **11**: 177–186.

842 Rubin BP, Fletcher JA, Fletcher CDM. Molecular insights into the histogenesis and pathogenesis of gastrointestinal stromal tumors. Int J Surg Pathol 2000, **8**: 5–11.

843 Rubin BP. Gastrointestinal stromal tumours: an update. Histopathology 2006, **48**: 83–96.

844 Rudolph P, Chiaravalli AM, Pauser U, Oschlies I, Hillemanns M, Gobbo M, Marichal M, Eusebi V, Hofler H, Capella C, Klopper G. Gastrointestinal mesenchymal tumors – immunophenotypic classification and survival analysis. Virchows Arch 2002, **441**: 238–248.

845 Sakurai S, Fukasawa T, Chong JM, Tanaka A, Fukayama M. Embryonic form of smooth muscle myosin heavy chain (SMemb/MHC-B) in gastrointestinal stromal tumor and interstitial cells of Cajal. Am J Pathol 1999, **154**: 23–28.

846 Sakurai S, Hasegawa T, Sakuma Y, Takazawa Y, Motegi A, Nakajima T, Saito K, Fukayama M, Shimoda T. Myxoid epithelioid gastrointestinal stromal tumor (GIST) with mast cell infiltrations: a subtype of GIST with mutations of platelet-derived growth factor receptor alpha gene. Hum Pathol 2004, **35**: 1223–1230.

847 Salazar H, Totten RS. Leiomyoblastoma of the stomach. An ultrastructural study. Cancer 1970, **25**: 176–185.

848 Sandberg AA, Bridge JA. Updates on the cytogenetics and molecular genetics of bone soft tissue tumors: gastrointestinal stromal tumors. Cancer Genet Cytogenet 2002, **135**: 1–22.

849 Sarlomo-Rikala M, Kovatich AJ, Barusevicius A, Miettinen M. CD117: a sensitive marker for gastrointestinal stromal tumors that is more specific than CD34. Mod Pathol 1998, **11**: 728–734.

850 Saul SH, Rast ML, Brooks JJ. The immunohistochemistry of gastrointestinal stromal tumors. Evidence supporting an origin from smooth muscle. Am J Surg Pathol 1987, **11**: 464–473.

851 Schmid S, Wegmann W. Gastrointestinal pacemaker cell tumor: clinicopathological, immunohistochemical, and ultrastructural study with special reference to c-kit receptor antibody. Virchows Arch 2000, **436**: 234–242.

852 Seidal T, Edvardsson H. Expression of c-kit (CD117) and Ki67 provides information about the possible cell origin and clinical course of gastrointestinal stromal tumours. Histopathology 1999, **34**: 416–424.

853 Shanks JH, Harris M, Banerjee SS, Eyden BP. Gastrointestinal autonomic nerve tumours: a report of nine cases. Histopathology 1996, **29**: 112–121.

854 Shek TW, Luk IS, Loong F, Ip P, Ma L. Inflammatory cell-rich gastrointestinal autonomic nerve tumor: an expansion of its histologic spectrum. Am J Surg Pathol 1996, **20**: 325–331.

855 Shia J, Erlandson RA, Antonescu CR. Metastatic epithelioid gastrointestinal stromal tumor: yet another tumor with anemone cell features. Ultrastructural Pathol 2003, **27**: 95–100.

856 Sircar K, Hewlett BR, Huizinga JD, Chorneyko K, Berezin I, Riddell RH. Interstitial cells of Cajal as precursors of gastrointestinal stromal tumors. Am J Surg Pathol 1999, **23**: 377–389.

857 Stout AP. Bizarre smooth muscle tumors of the stomach. Cancer 1962, **15**: 400–409.

858 Streutker CJ, Huizinga JD, Driman DK, Riddell RH. Interstitial cells of Cajal in health and disease. Part I: normal ICC structure and function with associated motility disorders. Histopathology 2007, **50**: 176–189.

859 Streutker CJ, Huizinga JD, Driman DK, Riddell RH. Interstitial cells of Cajal in health and disease. Part II: ICC and gastrointestinal stromal tumours. Histopathology 2007, **50**: 190–202.

860 Suster S, Fletcher CDM. Gastrointestinal stromal tumors with prominent signet-ring cell features. Mod Pathol 1996, **9**: 609–613.

861 Suster S, Sorace D, Moran CA. Gastrointestinal stromal tumors with prominent myxoid matrix. Clinicopathologic, immunohistochemical, and ultrastructural study of nine cases of a distinctive morphologic variant of myogenic stromal tumor. Am J Surg Pathol 1995, **19**: 59–70.

862 Tallquist G, Salmela H, Lindstrom BL. Leiomyoblastoma of the stomach. A clinicopathological study of 10 cases. Acta Pathol Microbiol Scand 1967, **17**: 194–202.

863 Tazawa K, Tsukada K, Makuuchi H, Tsutsumi Y. An immunohistochemical and clinicopathologic study of gastrointestinal stromal tumors. Pathol Int 2000, **49**: 786–798.

864 Tsutsumi Y, Tazawa K, Shibuya M. Type VI collagen immunoreactivity in skeinoid fibers in small intestinal stromal tumors. Pathol Int 1999, **49**: 836–839.

865 Ueyama T, Guo KJ, Hashimoto H, Daimaru Y, Enjoji M. A clinicopathologic and immunohistochemical study of gastrointestinal stromal tumors. Cancer 1992, **69**: 947–955.

866 Vanderwinden JM, Rumessen JJ, De Laet MH, Vanderhaeghen JJ, Schiffmann SN. CD34+ cells in human intestine are fibroblasts adjacent to but distinct from interstitial cells of Cajal. Lab Invest 1999, **79**: 59–65.

867 Walker P, Dvorak AM. Gastrointestinal autonomic nerve (GAN) tumor. Ultrastructural evidence for a newly recognized entity. Arch Pathol Lab Med 1986, **110**: 309–316.

868 Wang L, Vargas H, French SW. Cellular origin of gastrointestinal stromal tumors: a study of 27 cases. Arch Pathol Lab Med 2000, **124**: 1471–1475.

869 Wardelmann E, Neidt I, Bierhoff E, Speidel N, Manegold C, Fischer H-P, Pfeifer U, Pietsch T. c-kit mutations in gastrointestinal stromal tumors occur preferentially in the spindle rather than in the epithelioid cell variant. Mod Pathol 2002, **15**: 125–136.

870 Weiss RA, Mackay B. Malignant smooth muscle tumors of the gastrointestinal tract. An ultrastructural study of 20 cases. Ultrastruct Pathol 1981, **2**: 231–240.

871 Welsh RA, Meyer AT. Ultrastructure of gastric leiomyoma. Arch Pathol 1969, **87**: 71–81.

872 West RB, Corless CL, Chen X, Rubin BP, Subramanian S, Montgomery K, Zhu S, Ball CA, Nielsen TO, Patel R, Goldblum JR, Brown PO, Heinrich MC, van de Rijn M. The novel marker, DOG1, is expressed ubiquitously in gastrointestinal stromal tumors irrespective of KIT or PDGFRA mutation status. Am J Pathol 2004, **165**: 107–113.

873 Yagihashi N, Kaimori M, Katayama Y, Yagihashi S. Crystalloid formation in gastrointestinal schwannoma. Hum Pathol 1997, **28**: 304–308.

874 Yantiss RK, Rosenberg AE, Selig MK, Nielsen GP. Gastrointestinal stromal tumors: an ultrastructural study. Int J Surg Pathol 2002, **10**: 101–113.

875 Yao T, Aoyagi K, Hizawa K, Kimura Y, Tsuneyoshi M. Gastric epithelioid stromal tumor (leiomyoma) with granular changes. Int J Surg Pathol 1996, **4**: 37–42.

MICROSCOPIC DIFFERENTIAL DIAGNOSIS

876 Coco DP, Hirsch MS, Hornick JL. Smoothelin is a specific marker for smooth muscle neoplasms of the gastrointestinal tract. Lab Invest 2009, **89**(Suppl 1): 127A.

877 Dow N, Giblen G, Sobin LH, Miettinen M. Gastrointestinal stromal tumors: differential diagnosis. Semin Diagn Pathol 2006, **23**: 111–119.

878 Kim JS, Bae HI, Kim JH, Oh HJ, Kim HY, Suh IS, Kim JG. Algorithm for diagnosis of gastrointestinal stromal tumor using immunohistochemstry of c-Kit and PDGFRA with molecular analysis. Lab Invest 2009, **89**(Suppl 1): 135A.

879 Montgomery E, Torbenson MS, Kaushal M, Fisher C, Abraham SC. Beta-catenin immunohistochemistry separates mesenteric fibromatosis from gastrointestinal stromal tumor and sclerosing mesenteritis. Am J Surg Pathol 2002, **26**: 1296–1301.

880 Peterson MR, Piao Z, Weidner N, Yi ES. Strong PDGFRA positivity is seen in GISTs but not in other intra-abdominal mesenchymal tumors: immunohistochemical and mutational analyses. Appl Immunohistochem Mol Morphol 2006, **14**: 390–396.

881 Plaat BE, Hollema H, Molenaar WM, Broers GH, Pijpe J, Mastik MF, Hoekstra HJ, van den Berg E, Scheper RJ, van der Graaf WT. Soft tissue leiomyosarcomas and malignant gastrointestinal stromal tumors: differences in clinical outcome and expression of multidrug resistance proteins. J Clin Oncol 2000, **18**: 3211–3220.

882 Rossi G, Valli R, Bertolini F, Marchioni A, Cavazza A, Mucciarini C, Migaldi M, Federico M, Trentini GP, Sgambato A. PDGFR expression in differential diagnosis between KIT-negative gastrointestinal stromal tumours and other primary soft-tissue tumours of the gastrointestinal tract. Histopathology 2005, **46**: 522–531.

883 Sarlomo-Rikala M, El-Rifai W, Lahtinen T, Andersson LC, Miettinen M, Knuutila S. Different patterns of DNA copy number changes in gastrointestinal stromal tumors, leiomyomas, and schwannomas. Hum Pathol 1998, **29**: 476–481.

884 Shidham VB, Chivukula M, Gubta D, Rao RN, Komorowski R. Immunohistochemical comparison of gastrointestinal stromal tumor and solitary fibrous tumor. Arch Pathol Lab Med 2002, **126**: 1189–1192.

885 Yamaguchi U, Hasegawa T, Masuda T, Sekine S, Kawai A, Chuman H, Shimoda T. Differential diagnosis of gastrointestinal stromal tumor and other spindle cell tumors in the gastrointestinal tract based on immunohistochemical analysis. Virchows Arch 2004, **445**: 142–150.

886 Yantiss RK, Spiro IJ, Compton CC, Rosenberg AE. Gastrointestinal stromal tumor versus intra-abdominal fibromatosis of the bowel wall: a clinically important differential diagnosis. Am J Surg Pathol 2000, **24**: 947–957.

GENERAL, CLINICAL, AND GROSS FEATURES

887 Agaimy A, Wünsch PH, Sobin LH, Lasota J, Miettinen M. Occurrence of other malignancies in patients with gastrointestinal stromal tumors. Semin Diagn Pathol 2006, **23**: 120–129.

888 Andersson J, Sihto H, Meis-Kindblom JM, Joensuu H, Nupponen N, Kindblom LG. NF1-associated gastrointestinal stromal tumors have unique clinical, phenotypic, and genotypic characteristics. Am J Surg Pathol 2005, **29**: 1170–1176.

889 Bates AW, Feakins RM, Scheimberg I. Congenital gastrointestinal stromal tumour is morphologically indistinguishable from the adult form, but does not express CD117 and carries a favourable prognosis. Histopathology 2000, **37**: 316–322.

890 Carney JA. The triad of gastric epithelioid leiomyosarcoma, pulmonary chondroma, and functioning extra-adrenal paraganglioma. A five-year review. Medicine (Baltimore) 1983, **62**: 159–169.

891 Carney JA. Gastric stromal sarcoma, pulmonary chondroma, and extra-adrenal paraganglioma (Carney triad): natural history, adrenocortical component, and possible familial occurrence. Mayo Clin Proc 1999, **74**: 543–552.

892 Carney JA, Stratakis CA. Familial paraganglioma and gastric stromal sarcoma: a new syndrome distinct from the Carney triad. Am J Med Genet 2002, **108**: 132–139.

893 Cypriano MS, Jenkins JJ, Pappo AS, Rao BN, Daw NC. Pediatric gastrointestinal stromal tumors and leiomyosarcoma. Cancer 2004, **101**: 39–50.

894 Fuller CE, Williams GT. Gastrointestinal manifestations of type 1 neurofibromatosis (von Recklinghausen's disease). Histopathology 1991, **19**: 1–11.

895 Gill AJ, Chou A, Vilain R, Clarkson A, Lui M, Jin R, Tobias V, Samra J, Goldstein D, Smith C, Sioson L, Parker N, Smith RC, Sywak M, Sidhu SB, Wyatt JM, Robinson BG, Eckstein RP, Benn DE, Clifton-Bligh RJ. Immunohistochemistry for SDHB divides gastrointestinal stromal tumors (GISTs) into 2 distinct types. Am J Surg Pathol 2010, **34**: 636–644.

896 Hirota S, Okazaki T, Kitamura Y, O'Brien P, Kapusta L, Dardick I. Cause of familial and multiple gastrointestinal autonomic nerve tumors with hyperplasia of interstitial cells of Cajal is germline mutation of the c-kit gene. Am J Surg Pathol 2000, **24**: 326–327.

897 Kerr JZ, Hicks MJ, Nuchtern JG, Saldivar V, Heim-Hall J, Shah S, Kelly DR, Cain WS, Chintagumpala MM. Gastrointestinal autonomic nerve tumors in the pediatric population. A report of four cases and a review of the literature. Cancer 1999, **85**: 220–230.

898 Maiorana A, Fante R, Cesinaro A, Fano R. Synchronous occurrence of epithelial and stromal tumors in the stomach: a report of 6 cases. Arch Pathol Lab Med 2000, **124**: 682–686.

899 Miettinen M, Fetsch JF, Sobin LH, Lasota J. Gastrointestinal stromal tumors in patients with neurofibromatosis 1: a clinicopathologic and molecular genetic study of 45 cases. Am J Surg Pathol 2006, **30**: 90–96.

900 Miettinen M, Lasota J, Sobin LH. Gastrointestinal stromal tumors of the stomach in children and young adults: a clinicopathologic, immunohistochemical, and molecular genetic study of 44 cases with long-term follow-up and review of the literature. Am J Surg Pathol 2005, **29**: 1373–1381.

901 Nishida T, Hirota S, Taniguchi M, Hashimoto K, Isozaki K, Nakamura H, Kanakura Y, Tanaka T, Takabayashi A, Matsuda H, Kitamura Y. Familial gastrointestinal stromal tumours with germline mutation of the KIT gene. Nat Genet 1998, **19**: 323–324.

902 O'Brien P, Kapusta L, Dardick I, Axler J, Gnidec A. Multiple familial gastrointestinal autonomic nerve tumors and small intestinal neuronal dysplasia. Am J Surg Pathol 1999, **23**: 198–204.

903 Raafat F, Salman WD, Roberts K, Ingram L, Rees R, Mann JR. Carney's triad. Gastric leiomyosarcoma, pulmonary chondroma and extra-adrenal paraganglioma in young females. Histopathology 1986, **10**: 1325–1333.

904 Schaldenbrand JD, Appelman HD. Solitary solid stromal gastrointestinal tumors in von Recklinghausen's disease with minimal smooth muscle differentiation. Hum Pathol 1984, **15**: 229–232.

905 Takazawa Y, Sakurai S, Sakuma Y, Ikeda T, Yamaguchi J, Hashizume Y, Yokoyama S, Motegi A, Fukayama M. Gastrointestinal stromal tumors of neurofibromatosis type I (von Recklinghausen's disease). Am J Surg Pathol 2005, **29**: 755–763.

906 Wick MR, Ruebner BH, Carney JA. Gastric tumors in patients with pulmonary chondroma or extra-adrenal paraganglioma. An ultrastructural study. Arch Pathol Lab Med 1981, **105**: 527–531.

907 Yantiss RK, Rosenberg AE, Sarran L, Besmer P, Antonescu CR. Multiple gastrointestinal stromal tumors in type I neurofibromatosis: a pathologic and molecular study. Mod Pathol 2005, **18**: 475–484.

908 Zhang L, Smyrk TC, Young WF Jr, Stratakis CA, Carney JA. Gastric stromal tumors in Carney triad are different clinically, pathologically, and behaviorally from sporadic gastric gastrointestinal stromal tumors: findings in 104 cases. Am J Surg Pathol 2010, **34**: 53–64.

TUMOR MULTIPLICITY

909 Abraham SC, Krasinskas AM, Hofstetter WL, Swisher SG, Wu TT. 'Seedling' mesenchymal tumors (gastrointestinal stromal tumors and leiomyomas) are common incidental tumors of the esophagogastric junction. Am J Surg Pathol 2007, **31**: 1629–1635.

910 Agaimy A, Dirnhofer S, Wünsch PH, Terracciano LM, Tornillo L, Bihl MP. Multiple sporadic gastrointestinal stromal tumors (GISTs) of the proximal stomach are caused by different somatic KIT mutations suggesting a field effect. Am J Surg Pathol 2008, **32**: 1553–1559.

911 Agaimy A, Wünsch PH, Dirnhofer S, Bihl MP, Terracciano LM, Tornillo L. Microscopic gastrointestinal stromal tumors in esophageal and intestinal surgical resection specimens: a clinicopathologic, immunohistochemical, and molecular study of 19 lesions. Am J Surg Pathol 2008, **32**: 867–873.

912 Agaimy A, Wünsch PH, Hofstaedter F, Blaszyk H, Rümmele P, Gaumann A, Dietmaier W, Hartmann A. Minute gastric sclerosing stromal tumors (GIST tumorlets) are common in adults and frequently show c-KIT mutations. Am J Surg Pathol 2007, **31**: 113–120.

913 Haller F, Schulten HJ, Armbrust T, Langer C, Gunawan B, Füzesi L. Multicentric sporadic gastrointestinal stromal tumors (GISTs) of the stomach with distinct clonal origin: differential diagnosis to familial and syndromal GIST variants and peritoneal metastasis. Am J Surg Pathol 2007, **31**: 933–937.

914 Kang DY, Park CK, Choi JS, Jin SY, Kim HJ, Joo M, Kang MS, Moon WS, Yun KJ, Yu ES, Kang H, Kim KM. Multiple gastrointestinal stromal tumors: clinicopathologic and genetic analysis of 12 patients. Am J Surg Pathol 2007, **31**: 224–232.

915 Kawanowa K, Sakuma Y, Sakurai S, Hishima T, Iwasaki Y, Saito K, Hosoya Y, Nakajima T, Funata N. High incidence of microscopic gastrointestinal stromal tumors in the stomach. Hum Pathol 2006, **37**: 1527–1535.

916 Rossi S, Toffolatti L, Gallina G, Sartor C, Messerini L, Bearzi I, Mazzoleni G, Dei Tos AP. Microscopic gastrointestinal stromal tumors (mGIST): A series of 79 cases. Lab Invest 2009, **89**(Suppl 1): 147A.

SPREAD AND METASTASES

917 Irving JA, Lerwill MF, Young RH. Gastrointestinal stromal tumors metastatic to the ovary: a report of five cases. Am J Surg Pathol 2005, **29**: 920–926.

918 Ng EH, Pollock RE, Romsdahl MM. Prognostic implications of patterns of failure for gastrointestinal leiomyosarcomas. Cancer 1992, **69**: 1334–1341.

919 Salmela H. Smooth muscle tumours of the stomach. A clinical study of 112 cases. Acta Chir Scand 1968, **134**: 384–391.

TREATMENT

920 Abdulkader I, Cameselle-Teijeiro J, Forteza J. Pathological changes related to Imatinib treatment in a patient with a metastatic gastrointestinal stromal tumour. Histopathology 2005, **46**: 470–472.

921 Antonescu CR. Targeted therapies in gastrointestinal stromal tumors. Semin Diagn Pathol 2008, **25**: 295–303.

922 Colecchia M, Diment J. Images in pathology. Morphologic features of response to Gleevec (Imatinib) treatment of GIST. Int J Surg Pathol 2003, **11**: 119.

923 De Matteo RP, Heinrich MC, El-Rifai WM, Demetri G. Clinical management of gastrointestinal stromal tumors: before and after STI-571. Hum Pathol 2002, **33**: 466–477.

924 Demetri GD, von Mehren M, Blanke CD, Van den Abbele A, Eisenberg B, Roberts PJ, Heinrich MC, Tuveson DA, Singer S, Janicek M, Fletcher JA, Silverman SG, Silberman SL, Capdeville R, Kiese B, Peng B, Dimitrijevic S, Druker BJ, Corless C, Fletcher CD, Joensuu H. Efficacy and safety of imatinib mesylate in advanced gastrointestinal stromal tumors. N Engl J Med 2002, **347**: 472–480.

925 Hornick JL, Fletcher CD. The role of KIT in the management of patients with gastrointestinal stromal tumors. Hum Pathol 2007, **38**: 679–687.

926 Liegl B, Hornick JL, Antonescu CR, Corless CL, Fletcher CD. Rhabdomyosarcomatous differentiation in gastrointestinal stromal tumors after tyrosine kinase inhibitor therapy: a novel form of tumor progression. Am J Surg Pathol 2009, **33**: 218–226.

927 Mechtersheimer G, Egerer G, Hensel M, Rieker RJ, Libicher M, Lehnert T, Penzel R. Gastrointestinal stromal tumours and their response to treatment with the tyrosine kinase inhibitor imatinib. Virchows Arch 2004, **444**: 108–118.

928 Pauwels P, Debiec-Rychter M, Stul M, De Wever I, Van Oosterom AT, Sciot R. Changing phenotype of gastrointestinal stromal

tumours under imatinib mesylate treatment: a potential diagnostic pitfall. Histopathology 2005, **47**: 41–47.

929 Sciot R, Debiec-Rychter M. GIST under imatinib therapy. Semin Diagn Pathol 2006, **23**: 84–90.

930 van der Zwan SM, DeMatteo RP. Gastrointestinal stromal tumor: 5 years later. Cancer 2005, **104**: 1781–1788.

PROGNOSIS

931 Amin MB, Ma CK, Linden MD, Kubus JJ, Zarbo RJ. Prognostic value of proliferating cell nuclear antigen index in gastric stromal tumors. Correlation with mitotic count and clinical outcome. Am J Clin Pathol 1993, **100**: 428–432.

932 Appelman HD, Helwig EB. Gastric epithelioid leiomyoma and leiomyosarcoma (leiomyoblastoma). Cancer 1976, **38**: 709–728.

933 Appelman HD, Helwig EB. Sarcomas of the stomach. Am J Clin Pathol 1977, **67**: 2–10.

934 Appelman H, Helwig EB. Cellular leiomyomas of the stomach in 49 patients. Arch Pathol Lab Med 1977, **101**: 373–377.

935 Carillo R, Candia A, Rodriquez-Peralto JL, Caz V. Prognostic significance of DNA ploidy and proliferative index (MIB-1 index) in gastrointestinal stromal tumors. Hum Pathol 1997, **28**: 160–165.

936 Cooper PN, Quirke P, Hardy GJ, Dixon MF. A flow cytometric, clinical, and histological study of stromal neoplasms of the gastrointestinal tract. Am J Surg Pathol 1992, **16**: 163–170.

937 Cunningham RE, Abbondanzo SL, Chu WS, Emory TS, Sobin LH, O'Leary TJ. Apoptosis, bcl-2 expression, and p53 expression in gastrointestinal stromal/smooth muscle tumors. Appl Immunohistochem Mol Morphol 2001, **9**: 19–23.

938 El-Naggar AK, Ro JY, McLemore D, Garnsey L, Ordonez N, MacKay B. Gastrointestinal stromal tumors. DNA flow-cytometric study of 58 patients with at least five years of follow-up. Mod Pathol 1989, **2**: 511–515.

939 Emory TS, Sobin LH, Lukes L, Lee DH, O'Leary TJ. Prognosis of gastrointestinal smooth-muscle (stromal) tumors: dependence on anatomic site. Am J Surg Pathol 1999, **23**: 82–87.

940 Ernst SI, Hubbs AE, Przygodzki RM, Emory TS, Sobin LH, O'Leary TJ. KIT mutation portends poor prognosis in gastrointestinal stromal/smooth muscle tumors. Lab Invest 1998, **78**: 1633–1636.

941 Evans HL. Smooth muscle tumors of the gastrointestinal tract. A study of 56 cases followed for a minimum of 10 years. Cancer 1985, **56**: 2242–2250.

942 Feakins RM. The expression of p53 and bcl-2 in gastrointestinal stromal tumours is associated with anatomical site, and p53 expression is associated with grade and clinical outcome. Histopathology 2005, **46**: 270–279.

943 Fletcher CDM, Berman JJ, Corless C, Gorstein F, Lasota J, Longley BJ, Miettinen M, O'Leary TJ, Remotti H, Rubin BP, Shmookler B, Sobin LH, Weiss SW. Diagnosis of gastrointestinal stromal tumors: a consensus approach. Hum Pathol 2000, **33**: 459–465; Int J Surg Pathol 2002, **10**: 81–90.

944 Flint A, Appelman HD, Beckwith AL. DNA analysis of gastric stromal neoplasms: correlation with pathologic features. Surg Pathol 1989, **2**: 117–124.

945 Franquemont DW. Differentiation and risk assessment of gastrointestinal stromal tumors. Am J Clin Pathol 1995, **103**: 41–47.

946 Franquemont DW, Frierson HF Jr. Muscle differentiation and clinicopathologic features of gastrointestinal stromal tumors. Am J Surg Pathol 1992, **16**: 947–954.

947 Gunawan B, Bergmann F, Hoer J, Langer C, Schumpelick V, Becker H, Fuzesi L. Biological and clinical significance of cytogenetic abnormalities in low-risk and high-risk gastrointestinal stromal tumors. Hum Pathol 2002, **33**: 316–321.

948 Haller F, Agaimy A, Cameron S, Beyer M, Gunawan B, Happel N, Langer C, Ramadori G, von Heydebreck A, Füzesi L. Expression of p16[INK4A] in gastrointestinal stromal tumours (GISTs): two different forms exist that independently correlate with poor prognosis. Histopathology 2010, **56**: 305–318.

949 Hamazoe R, Shimizu N, Nishidoi H, Maeta M, Koga S. Gastric leiomyoblastoma in childhood. J Pediatr Surg 1991, **26**: 225–227.

950 Hasegawa T, Matsuno Y, Shimoda T, Hirohashi S. Gastrointestinal stromal tumor: consistent CD117 immunostaining for diagnosis, and prognostic classification based on tumor size and MIB-1 grade. Hum Pathol 2002, **33**: 669–676.

951 Joensuu H. Risk stratification of patients diagnosed with gastrointestinal stromal tumor. Hum Pathol 2008, **39**: 1411–1419.

952 Kang GH, Lee EJ, Jang KT, Kim KM, Park CK, Lee CS, Kang DY, Lee SH, Sohn TS, Kim S. Expression of HSP90 in gastrointestinal stromal tumours and mesenchymal tumours. Histopathology 2010, **56**: 694–701.

953 Lasota J, Miettinen M. Clinical significance of oncogenic KIT and PDGFRA mutations in gastrointestinal stromal tumours. Histopathology 2008, **53**: 245–266.

954 Lasota J, Jasinski M, Sarlomo-Rikala M, Miettinen M. Mutations in exon 11 of c-kit occur preferentially in malignant versus benign gastrointestinal stromal tumors and do not occur in leiomyomas or leiomyosarcomas. Am J Pathol 1999, **154**: 53–60.

955 Miettinen M, El-Rifai W, Sobin LH, Lasota J. Evaluation of malignancy and prognosis of gastrointestinal stromal tumors: a review. Hum Pathol 2002, **33**: 478–483.

956 Miettinen M, Sobin LH, Lasota J. Gastrointestinal stromal tumors of the stomach: a clinicopathologic, immunohistochemical, and molecular genetic study of 1765 cases with long-term follow-up. Am J Surg Pathol 2005, **29**: 52–68.

957 Miettinen M, Lasota J. Gastrointestinal stromal tumors: pathology and prognosis at different sites. Semin Diagn Pathol 2006, **23**: 70–83.

958 Montgomery E, Abraham SC, Fisher C, Deasel MR, Amr SS, Sheikh SS, House M, Lilliemoe K, Choti M, Brock M, Ephron DT, Zahuruk M, Chadburn A. CD44 loss in gastric stromal tumors as a prognostic marker. Am J Surg Pathol 2004, **28**: 168–177.

959 Nakamura N, Yamamoto H, Yao T, Oda Y, Nishiyama K, Imamura M, Yamada T, Nawata H, Tsuneyoshi M. Prognostic significance of expressions of cell-cycle regulatory proteins in gastrointestinal stromal tumor and the relevance of the risk grade. Hum Pathol 2005, **36**: 828–837.

960 O'Leary T, Ernst S, Przygodzki R, Emory T, Sobin L. Loss of heterozygosity at 1p36 predicts poor prognosis in gastrointestinal stromal/smooth muscle tumors. Lab Invest 1999, **79**: 1461–1467.

961 Panizo-Santos A, Sola I, Vega F, de Alava E, Lozano MD, Iodate MA, Pardo-Mindán J. Predicting metastatic risk of gastrointestinal stromal tumors: role of cell proliferation and cell cycle regulatory proteins. Int J Surg Pathol 2000, **8**: 133–144.

962 Persson S, Kindblom LG, Angervall L, Tisell LE. Metastasizing gastric epithelioid leiomyosarcomas (leiomyoblastomas) in young individuals with long-term survival. Cancer 1992, **70**: 721–732.

963 Ranchod M, Kempson RL. Smooth muscle tumors of the gastrointestinal tract and retroperitoneum. A pathologic analysis of 100 cases. Cancer 1977, **39**: 255–262.

964 Ray R, Tahan SR, Andrews C, Goldman H. Stromal tumors of the stomach. Prognostic value of the PCNA index. Mod Pathol 1994, **7**: 26–30.

965 Rudolph P, Gloeckner K, Parwaresch R, Harms D, Schmidt D. Immunophenotype, proliferation, DNA ploidy, and biological behavior of gastrointestinal stromal tumors: a multivariate clinicopathologic study. Hum Pathol 1998, **29**: 791–800.

966 Sakurai S, Fukayama M, Kaizaki Y, Saito K, Kanazawa K, Kitamura M, Iwasaki Y, Hishima T, Hayashi Y, Koike M. Telomerase activity in gastrointestinal stromal tumors. Cancer 1998, **83**: 2060–2066.

967 Shiu MH, Farr GH, Papachristou DN, Hajdu SI. Myosarcomas of the stomach. Natural history, prognostic factors and management. Cancer 1982, **49**: 177–187.

968 Steigen SE, Bjerkehagen B, Haugland HK, Nordrum IS, Løberg EM, Isaksen V, Eide TJ, Nielsen TO. Diagnostic and prognostic markers for gastrointestinal stromal tumors in Norway. Mod Pathol 2008, **21**: 46–53.

969 Steinert DM, Oyarzo M, Wang X, Choi H, Thall PF, Medeiros LJ, Raymond AK, Benjamin RS, Zhang W, Trent JC. Expression of Bcl-2 in gastrointestinal stromal tumors: correlation with progression-free survival in 81 patients treated with imatinib mesylate. Cancer 2006, **106**: 1617–1623.

970 Tornoczky T, Kalman E, Hegedus G, Horvath OP, Sapi Z, Antal L, Jakso P, Pajor L. High mitotic index associated with poor prognosis in gastrointestinal autonomic nerve tumour. Histopathology, 1999, **35**: 121–128.

971 Trupiano JK, Stewart RE, Misick C, Appelman HD, Goldblum JR. Gastric stromal tumors: a clinicopathologic study of 77 cases with correlation of features with non aggressive and aggressive clinical behaviors. Am J Surg Pathol 2002, **26**: 705–714.

972 Tsushima K, Rainwater LM, Goellner JR, van Heerden JA, Lieber MM. Leiomyosarcomas and benign smooth muscle tumors of the stomach. Nuclear DNA patterns studied by flow cytometry. Mayo Clin Proc 1987, **62**: 275–280.

973 Wei YC, Li CF, Yu SC, Chou FF, Fang FM, Eng HL, Uen YH, Tian YF, Wu JM, Li SH, Huang WW, Li WM, Huang HY. Ezrin overexpression in gastrointestinal stromal tumors: an independent adverse prognosticator associated with the non-gastric location. Mod Pathol 2009, **22**: 1351–1360.

974 Wong NACS, Young R, Malcomson RDG, Nayer AG, Jamieson LA, Save VE, Carey FA, Brewster DH, Han C, Al-Nafussi A. Prognostic indicators for gastrointestinal stromal tumors: a clinicopathological and immunohistochemical study of 108 resected cases of the stomach. Histopathology 2003, **43**: 118–126.

LYMPHOID TUMORS AND TUMORLIKE CONDITIONS

975 Appelman HD, Hirsch SD, Schnitzer B, Coon WW. Clinicopathologic overview of gastrointestinal lymphomas. Am J Surg Pathol 1985, **9**: 71–83.

976 Banks PM. Gastrointestinal lymphoproliferative disorders. Histopathology 2007, **50**: 42–54.

977 Baron BW, Bitter MA, Baron JM, Bostwick DG. Gastric adenocarcinoma after gastric lymphoma. Cancer 1987, **60**: 1876–1882.

978 Chan JK. Gastrointestinal lymphomas: an overview with emphasis on new findings and diagnostic problems. Semin Diagn Pathol 1996, **13**: 260–296.

979 Greiner A, Kirchner T, Ott G, Marx A, Fischbach W, Muller-Hermelink HK. Occurrence of multiple lymphoepithelioma-like carcinomas and MALT-type lymphoma in the stomach: detection of EBV in carcinomas but not in lymphoma. Histopathology 1996, **29**: 51–56.

980 Grody WW, Weiss LM, Warnke RA, Magidson JG, Hu E, Lewin KJ. Gastrointestinal lymphomas. Immunohistochemical studies on the cell of origin. Am J Surg Pathol 1985, **9**: 328–337.

981 Hsi ED, Eisbruch A, Greenson JK, Singleton TP, Ross CW, Schnitzer B. Classification of primary gastric lymphomas according to histologic features. Am J Surg Pathol 1998, **22**: 17–27.

982 Ioachim HL, Hajdu C, Giancotti FR, Dorsett B. Lymphoid proliferations and lymphomas associated with gastric metaplasia, dysplasia, and carcinoma. Hum Pathol 1999, **30**: 833–842.

983 Isaacson PG, Spencer J, Finn T. Primary B-cell gastric lymphoma. Hum Pathol 1986, **17**: 72–82.

984 Kane EP, Weingarten LA, Payson BA, Mori K, Sarlin JG. Synchronous ulcerating adenocarcinoma and malignant lymphoma of the stomach. Am J Gastroenterol 1982, **77**: 461–463.

985 Kossakowska A, Eyton-Jones S, Urbanski S. Immunoglobulin and T-cell receptor gene rearrangements in lesions of mucosa-associated lymphoid tissue. Diagn Mol Pathol 1993, **2**: 233–240.

986 Lewin KJ, Ranchod M, Dorfman RF. Lymphomas of the gastrointestinal tract. A study of 117 cases presenting with gastrointestinal disease. Cancer 1978, **42**: 693–707.

987 Nakamura S, Aoyagi K, Iwanaga S, Yao T, Tsuneyoshi M, Fujishima M. Synchronous and metachronous primary gastric lymphoma and adenocarcinoma: a clinicopathologic study of 12 patients. Cancer 1997, **79**: 1077–1085.

988 Shani A, Schutt AJ, Weiland LH. Primary gastric malignant lymphoma followed by gastric adenocarcinoma. Report of 4 cases and review of the literature. Cancer 1978, **42**: 2039–2044.

THE MALT CONCEPT

989 Arends JE, Bot FJ, Gisbertz IAM, Schouten HC. Expression of CD10, CD75 and CD43 in MALT lymphoma and their usefulness in discriminating MALT lymphoma from follicular lymphoma and chronic gastritis. Histopathology 1999, **35**: 209–215.

990 Banks PM, Isaacson PG. Malt lymphomas in 1997. Where do we stand? Am J Clin Pathol 1999, **111**: S75–S83.

991 Bouzourene H, Haefliger T, Delacretaz F, Saraga E. The role of *Helicobacter pylori* in primary gastric MALT lymphoma. Histopathology 1999, **34**: 118–123.

992 Chan JKC, Ng CS, Isaacson PG. Relationship between high-grade lymphoma and low-grade B-cell mucosa-associated lymphoid tissue lymphoma (MALToma) of the stomach. Am J Pathol 1990, **136**: 1153–1164.

993 de Mascarel A, Ruskone-Fourmestraux A, Lavergne-Slove A, Megraud F, Dubus P, Merlio JP. Clinical, histological and molecular follow-up of 60 patients with gastric marginal zone lymphoma of mucosa-associated lymphoid tissue. Virchows Arch 2005, **446**: 219–224.

994 Dorfman DM, Pinkus GS. Utility of immunophenotypic studies in the diagnosis of low-grade lymphoma of mucosa-associated lymphoid tissue (MALT) and other low-grade non-Hodgkin's lymphomas of extranodal sites. Appl Immunohistochem 1995, **3**: 160–167.

995 Genta RM. Le lymphome imaginaire [editorial]. Hum Pathol 1998, **29**: 769–770.

996 Greiner A, Marx A, Heesemann J, Leebmann J, Schmausser B, Muller-Hermelink HK. Idiotype identity in a MALT-type lymphoma and B cells in *Helicobacter pylori* associated chronic gastritis. Lab Invest 1994, **70**: 572–578.

997 Harris NL, Isaacson PG. What are the criteria for distinguishing MALT from non-MALT lymphoma at extranodal sites? Am J Clin Pathol 1999, **111**(Suppl): S126–S132.

998 Hussell T, Isaacson P, Crabtree J, Dogan A, Spencer J. Immunoglobulin specificity of low grade B cell gastrointestinal lymphoma of mucosa-associated lymphoid tissue (MALT) type. Am J Pathol 1993, **142**: 285–292.

999 Hussell T, Isaacson PG, Crabtree JE, Spencer J. The response of cells from low-grade B-cell gastric lymphomas of mucosa-associated lymphoid tissue to *Helicobacter pylori*. Lancet 1993, **342**: 571–574.

1000 Isaacson P, Wright DH. Malignant lymphoma of mucosa-associated lymphoid tissue. A distinctive type of B-cell lymphoma. Cancer 1983, **52**: 1410–1416.

1001 Isaacson PG. Gastrointestinal lymphoma. Hum Pathol 1994, **25**: 1020–1029.

1002 Kroft SH, Hsi ED, Ross CW, Schnitzer B, Singleton TP. Evaluation of CD23 expression in paraffin-embedded gastric lymphomas of mucosa-associated lymphoid tissue. Mod Pathol 1998, **11**: 967–970.

1003 Krol AD, Hermans J, Kramer MH, Kluin PM, Kluin-Nelemans HC, Blok P, Heering KJ, Noordijk EM, van Krieken JH. Gastric lymphomas compared with lymph node lymphomas in a population-based registry differ in stage distribution and dissemination patterns but not in patient survival. Cancer 1997, **79**: 390–397.

1004 Lo WY, Li JY, Chan YK, Lai LS, Yeung YW, Lo ST, Tsui WM, Ng CS. Instability of clonality in gastric lymphoid infiltrates: a study with emphasis on serial biopsies. Am J Surg Pathol 2005, **29**: 1582–1592.

1005 Miyamoto M, Haruma K, Hiyama T, Kamada T, Masuda H, Shimamoto F, Inoue K, Chayama K. High incidence of B-cell monoclonality in follicular gastritis: a possible association between follicular gastritis and MALT lymphoma. Virchows Arch 2002, **440**: 376–380.

1006 Montalbán C, Manzanal A, Castrillo JM, Escribano L, Bellas C. Low grade gastric B-cell MALT lymphoma progressing into high grade lymphoma. Clonal identity of the two stages of the tumour, unusual bone involvement and leukaemic dissemination. Histopathology 1995, **27**: 89–91.

1007 Nakamura S, Aoyagi K, Furuse M, Suekane H, Matsumoto T, Yao T, Sakai Y, Fuchigami T, Yamamoto I, Tsuneyoshi M, Fujishima M. B-cell monoclonality precedes the development of gastric MALT lymphoma in *Helicobacter pylori*-associated chronic gastritis. Am J Pathol 1998, **152**: 1271–1279.

1008 Ohashi S, Segawa K, Okamura S, Urano H, Kanamori S, Ishikawa H, Hara K, Hukutomi A, Shirai K, Maeda M. A clinicopathologic study of gastric mucosa-associated lymphoid tissue lymphoma. Cancer 2000, **88**: 2210–2219.

1009 Parsonnet J, Hansen S, Rodriguez L, Gelb AB, Warnke RA, Jellum E, Orentreich N, Vogelman JH, Friedman GD. *Helicobacter pylori* infection and gastric lymphoma. N Engl J Med 1994, **330**: 1267–1271.

1010 Peng H, Du M, Diss TC, Isaacson PG, Pan L. Genetic evidence for a clonal link between low and high-grade components in gastric MALT B-cell lymphoma. Histopathology 1997, **30**: 425–429.

1011 Ree HJ, Rege VB, Knisley RE, Thayer WR, D'Amico RP, Song JY, Crowley JP. Malignant lymphoma of Waldeyer's ring following gastrointestinal lymphoma. Cancer 1980, **46**: 1528–1535.

1012 Wotherspoon AC, Doglioni C, Diss TC, Pan L, Moschini A, de Boni M, Isaacson PG. Regression of primary low-grade B-cell gastric lymphoma of mucosa-associated lymphoid tissue type after eradication of *Helicobacter pylori*. Lancet 1993, **342**: 575–577.

1013 Wotherspoon AC, Ortiz-Hidalgo C, Falzon MR, Isaacson PG. *Helicobacter pylori*-associated gastritis and primary B-cell gastric lymphoma. Lancet 1992, **339**: 745–746.

1014 Wündisch T, Neubauer A, Stolte M, Ritter M, Thiede C. B-cell monoclonality is associated with lymphoid follicles in gastritis. Am J Surg Pathol 2003, **27**: 882–887.

1015 Yamashita H, Watanabe H, Ajioka Y, Nishikura K, Maruta K, Fujino MA. When can complete regression of low-grade gastric lymphoma of mucosa-associated lymphoid tissue be predicted after *Helicobacter pylori* eradication? Histopathology 2000, **37**: 131–140.

LOW-GRADE LYMPHOMAS

1016 Baens M, Maes B, Steyls A, Geboes K, Marynen P, De Wolf-Peeters C. The product of the t(11;18), an AP12-MLT fusion, marks nearly half of the gastric MALT type lymphomas without large cell proliferation. Am J Pathol 2000, **156**: 1433–1439.

1017 Blanco R, Lyda M, Davis B, Kraus M, Fenoglio-Preiser C. Trisomy 3 in gastric lymphomas of extranodal marginal zone B-cell (mucosa-associated lymphoid tissue) origin demonstrated by FISH in intact paraffin tissue sections. Hum Pathol 1999, **30**: 706–711.

1018 El-Zimaity HM, El-Zaatari FA, Dore MP, Oweiss S, Gutierrez O, Yuksul M, Ramchatesingh J, Graham DY. The differential diagnosis of early gastric mucosa-associated lymphoma: polymerase chain reaction and paraffin section immunotyping. Mod Pathol 1999, **12**: 885–893.

1019 Fraga M, Lloret E, Sanchez-Verde L, Orradre JL, Campo E, Bosch F, Piris MA. Mucosal mantle cell (centrocytic) lymphomas. Histopathology 1995, **26**: 413–422.

1020 Funakoshi N, Kanoh T, Kobayashi Y, Miyake T, Uchino H, Ochi K. IgM-producing gastric plasmacytoma. Cancer 1984, **54**: 638–643.

1021 Fung CY, Grossbard ML, Linggood RM, Younger J, Flieder A, Harris NL, Graeme-Cook F. Mucosa-associated lymphoid tissue lymphoma of the stomach. Long term outcome after local treatment. Cancer 1999, **85**: 9–17.

1022 Genta RM. Le lymphome imaginaire [editorial]. Hum Pathol 1998, **29**: 769–770.

1023 Hernandez JA, Sheehan WW. Lymphomas of the mucosa-associated lymphoid tissue. Signet ring cell lymphomas presenting in mucosal lymphoid organs. Cancer 1985, **55**: 592–597.

1024 Hoshida Y, Kusakabe H, Furukawa H, Kasugai T, Miwa H, Ishiguro S, Aozasa K. Reassessment of gastric lymphoma in light of the concept of mucosa-associated lymphoid tissue lymphoma: analysis of 53 patients. Cancer 1997, **80**: 1151–1159.

1025 Hsi ED, Singleton TP, Swinnen L, Dunphy CH, Alkan S. Mucosa-associated lymphoid tissue-type lymphomas occurring in post-transplantation patients. Am J Surg Pathol 2000, **24**: 100–106.

1026 Isaacson PG, Du MQ. MALT lymphoma: from morphology to molecules. Nat Rev Cancer 2004, **4**: 644–653.

1027 Ko YH, Han JJ, Noh JH, Ree HJ. Lymph nodes in gastric B-cell lymphoma: pattern of involvement and early histological changes. Histopathology 2002, **40**: 497–504.

1028 Lebrun D, Kamel O, Cleary M, Dorfman R, Warnke R. Follicular lymphomas of the gastrointestinal tract. Pathologic features in 31 cases and BCL-2 oncogenic protein expression. Am J Pathol 1992, **140**: 1327–1335.

1029 Liu H, Ruskon-Fourmestraux A, Lavergne-Slove A, Ye H, Molina T, Bouhnik Y, Hamoudi RA, Diss TC, Dogan A, Megraud F, Rambaud JC, Du MQ, Isaacson PG. Resistance of t(11;18) positive gastric mucosa-associated lymphoid tissue lymphoma to *Helicobacter pylori* eradication therapy. Lancet 2001, **357**: 39–40.

1030 Liu H, Ye H, Dogan A, Ranaldi R, Hamoudi RA, Bearzi I, Isaacson PG, Du MQ. T(11;18)(q21;q21) is associated with advanced mucosa-associated lymphoid tissue lymphoma that expresses nuclear BCL10. Blood 2001, **98**: 1182–1187.

1031 Nagasaka T, Lai R, Harada T, Chen YY, Chen WG, Arber DA, Weiss LM. Coexisting thymic and gastric lymphomas of mucosa-associated lymphoid tissues in a patient with Sjögren syndrome. Arch Pathol Lab Med 2000, **124**: 770–773.

1032 Nakamura S, Ye H, Bacon CM, Goatly A, Liu H, Banham AH, Ventura R, Matsumoto T, Iida M, Ohji Y, Yao T, Tsuneyoshi M, Du MQ. Clinical impact of genetic aberrations in gastric MALT lymphoma: a comprehensive analysis using interphase fluorescence in situ hybridisation. Gut 2007, **56**: 1358–1363.

1033 Okabe M, Inagaki H, Ohshima K, Yoshino T, Li C, Eimoto T, Ueda R, Nakamura S. API2-MALT1 fusion defines a distinctive clinicopathologic subtype in pulmonary extranodal marginal zone B-cell lymphoma of mucosa-associated lymphoid tissue. Am J Pathol 2003, **162**: 1113–1122.

1034 Papadaki L, Wotherspoon AC, Isaacson PG. The lymphoepithelial lesion of gastric low-grade B-cell lymphoma of mucosa-associated lymphoid tissue (MALT). An ultrastructural study. Histopathology 1992, **21**: 415–421.

1035 Salar A, Juanpere N, Bellosillo B, Domingo-Domenech E, Espinet B, Seoane A, Romagosa V, Gonzalez-Barca E, Panades A, Pedro C, Nieto M, Abella E, Solé F, Ariza A, Fernández-Sevilla A, Besses C, Serrano S. Gastrointestinal involvement in mantle cell lymphoma: a prospective clinic, endoscopic, and pathologic study. Am J Surg Pathol 2006, **30**: 1274–1280.

1036 Thieblemont C, Bastion Y, Berger F, Rieux C, Salles G, Dumontet C, Felman P, Coiffier B. Mucosa-associated lymphoid tissue gastrointestinal and nongastrointestinal lymphoma behavior: analysis of 108 patients. J Clin Oncol 1997, **15**: 1624–1630.

1037 Wotherspoon AC, Diss TC, Pan L, Singh N, Whelan J, Isaacson PG. Low grade gastric B-cell lymphoma of mucosa associated lymphoid tissue in immunocompromised patients. Histopathology 1996, **28**: 129–134.

1038 Wotherspoon A, Chott A, Gascoyne RD, Müller-Hermelink HK. Lymphoma of the stomach. In Hamilton SR, Aaltonen LA (eds): Pathology and genetics of tumours of the digetive system, World Health Organization classification of tumours. Lyon, 2000, IARC Press, pp. 57–61.

1039 Wotherspoon AC, Doglioni C, Diss TC, Pan L, Moschini A, de Boni M, Isaacson PG. Regression of primary low-grade B-cell gastric lymphoma of mucosa-associated lymphoid tissue type after eradication of *Helicobacter pylori*. Lancet 1993, **342**: 575–577.

1040 Wotherspoon AC, Doglioni C, Isaacson PG. Low-grade gastric B-cell lymphoma of mucosa-associated lymphoid tissue (MALT). A multifocal disease. Histopathology 1992, **20**: 29–34.

1041 Yamauchi A, Tomita Y, Miwa H, Sakamoto H, Sugiyama H, Aozasa K. Clonal evolution of gastric lymphoma of mucosa-associated lymphoid tissue type. Mod Pathol 2001, **14**: 957–962.

1042 Yokoi T, Nakamura T, Kasugai K, Yatabe Y, Fujita M, Kuroda M, Akaza K, Nomura C, Hamajima E, Suchi T, Seto M, Hara K, Nakamura S. Primary low-grade gastric mucosa-associated lymphoid tissue (MALT) lymphoma with polypoid appearance. Polypoid gastric MALT lymphoma: a clinicopathologic study of eight cases. Pathol Int 1999, **49**: 702–709.

1043 Zamboni G, Franzin G, Scarpa A, Bonetti F, Pea M, Mariuzzi GM, Menestrina F. Carcinoma-like signet-ring cells in gastric mucosa-associated lymphoid tissue (MALT) lymphoma. Am J Surg Pathol 1996, **20**: 588–598.

1044 Zukerberg LR, Ferry JA, Southern JF, Harris NL. Lymphoid infiltrates of the stomach. Evaluation of histologic criteria for the diagnosis of low-grade gastric lymphoma on endoscopic biopsy specimens. Am J Surg Pathol 1990, **14**: 1087–1990.

LYMPHOID HYPERPLASIA ('PSEUDOLYMPHOMA') AND PLASMA CELL GRANULOMA

1045 Abbondanzo SL, Sobin LH. Gastric 'pseudolymphoma': a retrospective morphologic and immunophenotypic study of 97 cases. Cancer 1997, **79**: 1656–1663.

1046 Brooks JJ, Enterline HT. Gastric pseudolymphoma. Its three subtypes and relation to lymphoma. Cancer 1983, **51**: 476–486.

1047 Eimoto T, Futami K, Naito H, Takeshita M, Kikuchi M. Gastric pseudolymphoma with monotypic cytoplasmic immunoglobulin. Cancer 1985, **55**: 788–793.

1048 Faris TD, Saltzstein SL. Gastric lymphoid hyperplasia. A lesion confused with lymphosarcoma. Cancer 1964, **17**: 207–212.

1049 Hyjek E, Kelényi G. Pseudolymphomas of the stomach. A lesion characterized by progressively transformed germinal centres. Histopathology 1982, **6**: 61–68.

1050 Isaacson P, Buchanan R, Mepham BL. Plasma cell granuloma of the stomach. Hum Pathol 1978, **9**: 355–358.

1051 Perez CA, Dorfman RF. Benign lymphoid hyperplasia of the stomach and duodenum. Radiology 1966, **87**: 505–510.

1052 Ranchod M, Lewin KJ, Dorfman RF. Lymphoid hyperplasia of the gastrointestinal tract. A study of 26 cases and review of the literature. Am J Surg Pathol 1978, **2**: 383–400.

1053 Scoazec J-Y, Brousse N, Potet F, Jeulain J-F. Focal malignant lymphoma in gastric pseudolymphoma. Histologic and immunohistochemical study of a case. Cancer 1986, **57**: 1330–1336.

1054 Soga J, Saito K, Suski N, Sukai T. Plasma cell granuloma of the stomach. Cancer 1970, **25**: 618–625.

1055 Spencer J, Diss TC, Isaacson PG. Primary B cell gastric lymphoma. A genotypic analysis. Am J Pathol 1989, **135**: 557–564.

1056 Tada T, Wakabayashi T, Kishimoto H. Plasma cell granuloma of the stomach. A report of a case associated with gastric cancer. Cancer 1984, **54**: 541–544.

1057 Wolf JA Jr, Spjut HJ. Focal lymphoid hyperplasia of the stomach preceding gastric lymphoma. Case report and review of the literature. Cancer 1981, **48**: 2518–2523.

HIGH-GRADE (LARGE CELL) LYMPHOMAS

1058 Brooks JJ, Enterline HT. Primary gastric lymphomas. A clinicopathologic study of 58 cases with long-term follow-up and literature review. Cancer 1983, **51**: 701–711.

1059 Chan WY, Chan EK, Chow JH. Epstein–Barr virus-associated gastric lymphomas are distinct from mucosa-associated lymphoid tissue-type lymphomas: genetic abnormalities of p53 gene. Diagn Mol Pathol 2001, **10**: 153–160.

1060 Connor J, Ashton-Key M. Gastric and intestinal diffuse large B-cell lymphomas are clinically and immunophenotypically different. An immunohistochemical and clinical study. Histopathology 2007, **51**: 697–703.

1061 Crump M, Gospodarowicz M, Shepherd FA. Lymphoma of the gastrointestinal tract. Semin Oncol 1999, **26**: 324–337.

1062 De Wolf-Peeters C, Achten R. The histogenesis of large cell gastric lymphomas. Histopathology 1999, **34**: 71–75.

1063 Dragosics B, Bauer P, Radaszkiewicz T. Primary gastrointestinal non-Hodgkin's lymphomas. A retrospective clinicopathologic study of 150 cases. Cancer 1985, **55**: 1060–1073.

1064 Ferreri AJ, Freschi M, Dell'Oro S, Viale E, Villa E, Ponzoni M. Prognostic significance of the histopathologic recognition of low- and high-grade components in stage I–II B-cell gastric lymphomas. Am J Surg Pathol 2001, **25**: 95–102.

1065 Filippa DA, Lieberman PH, Weingrad DN, Decosse JJ, Bretsky SS. Primary lymphomas of the gastrointestinal tract. Analysis of prognostic factors with emphasis on histological type. Am J Surg Pathol 1983, **7**: 363–372.

1066 Gobbi PG, Dionigi P, Barbieri F, Corbella F, Bertoloni D, Grignani G, Jemos V, Pieresca G, Ascari E. The role of surgery in the multimodal treatment of primary gastric non-Hodgkin's lymphomas. A report of 76 cases and review of the literature. Cancer 1990, **65**: 2528–2536.

1067 Guettier C, Hamilton-Dutoit S, Guillemain R, Farge D, Amrein C, Vulser C, Hofman P, Carpentier A, Diebold J. Primary gastrointestinal malignant lymphomas associated with Epstein–Barr virus after heart transplantation. Histopathology 1992, **20**: 21–28.

1068 Hatano B, Ohshima K, Tsuchiya T, Yamaguchi T, Kawasaki C, Kikuchi M. Clinicopathological features of gastric B-cell lymphoma: a series of 317 cases. Pathol Int 2002, **52**: 677–682.

1069 Joensuu H, Söderström K-O, Klemi PJ, Eerola E. Nuclear DNA content and its prognostic value in lymphoma of the stomach. Cancer 1987, **60**: 3042–3048.

1070 Krugmann J, Tzankov A, Fiegl M, Dirnhofer S, Siebert R, Erdel M. Burkitt's lymphoma of the stomach: a case report with molecular cytogenetic analysis. Leuk Lymphoma 2004, **45**: 1055–1059.

1071 Kumar S, Fend F, Quintanilla-Martinez L, Kingma DW, Sorbara L, Raffeld M, Banks PM, Jaffe ES. Epstein–Barr virus-positive primary gastrointestinal Hodgkin's disease: association with inflammatory bowel disease and immunosuppression. Am J Surg Pathol 2000, **24**: 66–73.

1072 Kwon MS, Go JH, Choi JS, Lee SS, Ko YH, Rhee JC, Ree HJ. Critical evaluation of Bcl-6 protein expression in diffuse large B-cell lymphoma of the stomach and small intestine. Am J Surg Pathol 2003, **27**: 790–798.

1073 Lewin KJ, Ranchod M, Dorfman RF. Lymphomas of the gastrointestinal tract. A study of 117 cases presenting with gastrointestinal disease. Cancer 1978, **42**: 693–707.

1074 Lim FE, Hartman AS, Tan EGC, Cady B, Meissner WA. Factors in the prognosis of gastric lymphoma. Cancer 1977, **39**: 1715–1720.

1075 Maor MH, Maddux B, Osborne BM, Fuller LM, Sullivan JA, Nelson RS, Martin RG, Libshitz HI, Velasquez WS, Bennett RW. Stages IE and IIE non-Hodgkin's lymphomas of the stomach. Comparison of treatment modalities. Cancer 1984, **54**: 2330–2337.

1076 Mittal B, Wasserman TH, Griffith RC. Non-Hodgkin's lymphoma of the stomach. Am J Gastroenterol 1983, **78**: 780–787.

1077 Omonishi K, Yoshino T, Sakuma I, Kobayashi K, Moriyama M, Akagi T. bcl-6 protein is identified in high-grade but not low-grade mucosa-associated lymphoid tissue lymphomas of the stomach. Mod Pathol 1998, **11**: 181–185.

1078 Prolla JC, Kobayashi S, Krisner JB. Cytology of malignant lymphomas of the stomach. Acta Cytol Baltimore 1970, **14**: 291–296.

1079 Shimm DS, Dosoretz DE, Anderson T, Linggood RM, Harris NL, Wang CC. Primary gastric lymphoma. An analysis with emphasis on prognostic factors and radiation therapy. Cancer 1983, **52**: 2044–2048.

1080 Shimodaira M, Tsukamoto Y, Niwa Y, Goto H, Hase S, Hayakawa T, Nagasaka T. A proposed staging system for primary gastric lymphoma. Cancer 1994, **73**: 2709–2715.

1081 Shiu MH, Karas M, Nisce L, Lee BJ, Filippa DA, Lieberman PH. Management of primary gastric lymphoma. Ann Surg 1982, **195**: 196–202.

1082 Takeshita M, Iwashita A, Kurihara K, Ikejiri K, Higashi H, Udoh T, Kikuchi M. Histologic and immunohistologic findings and prognosis of 40 cases of gastric large B-cell lymphoma. Am J Surg Pathol 2000, **24**: 1641–1649.

1083 van Krieken JHJM, Medeiros LJ, Pals ST, Raffeld M, Kluin PM. Diffuse aggressive B-cell lymphomas of the gastrointestinal tract. An immunophenotypic and gene rearrangement analysis of 22 cases. Am J Clin Pathol 1992, **97**: 170–178.

1084 Weingrad DN, Decosse JJ, Sherlock P, Straus D, Lieberman PH, Filippa DA. Primary gastrointestinal lymphoma. A 30-year review. Cancer 1982, **49**: 1258–1265.

OTHER TYPES OF LYMPHOMA AND RELATED CONDITIONS

1085 Alvaro T, Bosch R, Salvado MT, Piris MA. True histiocytic lymphoma of the stomach associated with low-grade B-cell mucosa-associated lymphoid tissue (Malt)-type lymphoma. Am J Surg Pathol 1996, **20**: 1406–1411.

1086 Brugo EA, Marshall RB, Riberi AM, Pautasso OE. Preleukemic granulocytic sarcomas of the gastrointestinal tract. Am J Clin Pathol 1977, **68**: 616–621.

1087 Devaney K, Jaffe ES. The surgical pathology of gastrointestinal Hodgkin's disease. Am J Clin Pathol 1991, **95**: 794–801.

1088 Griffiths AP, Shepherd NA, Beddall A, Williams JG. Gastrointestinal tumour masses due to multiple myeloma: a pathological mimic of malignant lymphoma. Histopathology 1997, **31**: 318–323.

1089 Iwafuchi M, Watanabe H, Shiratsuka M. Primary benign histiocytosis X of the stomach. A report of a case showing spontaneous remission after 5½ years. Am J Surg Pathol 1990, **14**: 489–496.

1090 Kawamoto K, Nakamura S, Iwashita A, Watanabe J, Oshiro Y, Nakayama Y, Nimura S, Kimura N, Aoyagi K, Yao T, Kuramochi S, Matsuyama A, Kurihara K, Ohshima K, Takeshita M. Clinicopathological characteristics of primary gastric T-cell lymphoma. Histopathology 2009, **55**: 641–653.

1091 Mori N, Yatabe Y, Narita M, Hayakawa S, Ishido T, Kikuchi M, Asai J. Primary gastric Hodgkin's disease. Morphologic, immunohistochemical, and immunogenetic analyses. Arch Pathol Lab Med 1995, **119**: 163–166.

1092 Paulli M, Rosso R, Kindl S, Boveri E, Bonoldi E, Stracca V, Motta T, Arrigoni G, Lazzarino M, Menestrina F, Magrini U. Primary gastric CD30 (Ki-1)-positive large cell non-Hodgkin's lymphomas. A clinicopathologic analysis of six cases. Cancer 1994, **73**: 541–549.

1093 Sakata H, Fujimoto K, Iwakiri R, Mizuguchi M, Koyama T, Sakai T, Inoue E, Tokunaga O, Shimamoto Y. Gastric lesions in 76 patients with adult T-cell leukaemia/lymphoma: endoscopic evaluation. Cancer 1996, **78**: 396–402.

1094 Shimada-Hiratsuka M, Fukayama M, Hayashi Y, Ushijima T, Suzuki M, Hishima T, Funata N, Koike M, Watanabe T. Primary gastric T-cell lymphoma with and without human T-lymphotropic virus type 1. Cancer 1997, **80**: 292–303.

1095 Terracciano L, Kocher T, Cathomas G, Bubendorf L, Lehmann FS. Langerhans cell histocytosis of the stomach with atypical morphological features. Pathol Int 1999, **49**: 553–556.

1096 Wada R, Yahihashi S, Konta R, Ueda T, Izumiyama T. Gastric polyposis caused by multifocal histiocytosis X. Gut 1992, **33**: 994–996.

1097 Zhang YC, Sha Z, Yu JB, Lei S, He MX, Zhang HY, Liu WP. Gastric involvement of extranodal NK/T-cell lymphoma, nasal type: a report of 3 cases with literature review. Int J Surg Pathol 2008, **16**: 450–454.

OTHER TUMORS

1098 Adair C, Ro JY, Sahin AA, El-Naggar AK, Ordoñez N, Ayala A. Malignant melanoma metastatic to gastrointestinal tract. A clinicopathologic study. Int J Surg Pathol 1994, **2**: 3–10.

1099 Adhikari M, Wu ML, Zhao X. Gastrointestinal stromal tumor colliding with angiosarcoma. Int J Surg Pathol 2006, **14**: 252–256.

1100 Agaimy A, Gaumann A, Schroeder J, Dietmaier W, Hartmann A, Hofstaedter F, Wünsch PH, Mentzel T. Primary and metastatic high-grade pleomorphic sarcoma/malignant fibrous histiocytoma of the gastrointestinal tract: an approach to the differential diagnosis in a series of five cases with emphasis on myofibroblastic differentiation. Virchows Arch 2007, **451**: 949–957.

1101 Agaimy A, Bihl MP, Tornillo L, Wünsch PH, Hartmann A, Michal M. Calcifying fibrous tumor of the stomach: clinicopathologic and molecular study of seven cases with literature review and reappraisal of histogenesis. Am J Surg Pathol 2010, **34**: 271–278.

1102 Agaimy A, Märkl B, Kitz J, Wünsch PH, Arnholdt H, Füzesi L, Hartmann A, Chetty R. Peripheral nerve sheath tumors of the gastrointestinal tract: a multicenter study of 58 patients including NF1-associated gastric schwannoma and unusual morphologic variants. Virchows Arch 2010, **456**: 411–422.

1103 Alerte F. Xanthofibroma of the stomach. Report of a case with severe secondary hypochromic anemia. Arch Pathol 1963, **75**: 99–104.

1104 Appelman HD, Helwig FB. Glomus tumors of the stomach. Cancer 1969, **23**: 203–213.

1105 Attanoos R, Griffiths D. Metastatic small cell melanoma to the stomach mimicking primary gastric lymphoma. Histopathology 1992, **21**: 173–174.

1106 Billings SD, Meisner LF, Cummings OW, Tejada E. Synovial sarcoma of the upper digestive tract: a report of two cases with demonstration of the X;18 translocation by fluorescence in situ hybridization. Mod Pathol 2000, **13**: 68–76.

1107 Burns DK, Silva FG, Forde KA, Mount PM, Clark HB. Primary melanocytic schwannoma of the stomach. Evidence of dual melanocytic and schwannian differentiation in an extra-axial site in a patient without neurofibromatosis. Cancer 1983, **52**: 1432–1441.

1108 Chetty R. Myxoid perineurioma presenting as a gastric polyp. Ann Diagn Pathol 2010, **14**: 125–128.

1109 Choi SH, Sheehan FR, Pickren JW. Metastatic involvement of the stomach by breast cancer. Cancer 1964, **17**: 791–797.

1110 Fox KR, Moussa SM, Mitre RJ, Zidar BL, Raves JJ. Clinical and pathologic features of primary gastric rhabdomyosarcoma. Cancer 1990, **66**: 772–778.

1111 Garcia RL, Ghali VS. Gastric choriocarcinoma and yolk sac tumor in a man. Observations about its possible origin. Hum Pathol 1985, **16**: 955–958.

1112 Green LK. Hematogenous metastases to the stomach. A review of 67 cases. Cancer 1990, **65**: 1596–1600.

1113 Han JH, Kim SH, Noh SH, Lee YC, Kim HG, Yang WI. Follicular dendritic cell sarcoma presenting as a submucosal tumor of the stomach. Arch Pathol Lab Med 2000, **124**: 1693–1696.

1114 Haque S, Modlin IM, West AB. Multiple glomus tumors of the stomach with intravascular spread. Am J Surg Pathol 1992, **16**: 291–299.

1115 Hou YY, Tan YS, Xu JF, Wang XN, Lu SH, Ji Y, Wang J, Zhu XZ. Schwannoma of the gastrointestinal tract: a clinicopathological, immunohistochemical and ultrastructural study of 33 cases. Histopathology 2006, **48**: 536–545.

1116 Hull MT, Jesseph JE. Ultrastructure of gastric myxofibroma with intracytoplasmic collagen. Ultrastruct Pathol 1982, **3**: 25–30.

1117 Johnston J, Helwig EB. Granular cell tumors of the gastrointestinal tract and perianal region. A study of 74 cases. Dig Dis Sci 1981, **26**: 807–816.

1118 Kahl P, Buettner R, Friedrichs N, Merkelbach-Bruse S, Wenzel J, Carl Heukamp L. Kaposi's sarcoma of the gastrointestinal tract: report of two cases and review of the literature. Pathol Res Pract 2007, **203**: 227–231.

1119 Kanwar YS, Manaligod JR. Glomus tumor of the stomach. An ultrastructural study. Arch Pathol 1975, **99**: 392–397.

1120 Kapur U, Hobbs CM, McDermott E, Mooney EE. Gastric glomus tumor. Ann Diagn Pathol 2004, **8**: 32–35.

1121 Lasota J, Wasag B, Dansonka-Mieszkowska A, Karcz D, Millward CL, Rys J, Stachura J, Sobin LH, Miettinen M. Evaluation of *NF2* and *NF1* tumor suppressor genes in distinctive gastrointestinal nerve sheath tumors traditionally diagnosed as benign schwannomas: a study of 20 cases. Lab Invest 2003, **83**: 1361–1371.

1122 Liu AY, Chan WY, Ng EK, Zhang X, Li BC, Chow JH, Chung SC. Gastric choriocarcinoma shows characteristics of adenocarcinoma and gestational choriocarcinoma: a comparative genomic hybridization and fluorescence in situ hybridization study. Diagn Mol Pathol 2001, **10**: 161–165.

1123 Lo AW, Chow LT, To KF, Yu MY. Gastric glomangiomyoma: a pedunculated extramural mass with a florid angiomyomatous pattern. Histopathology 2004, **44**: 297–298.

1124 Makhlouf HR, Ahrens W, Agarwal B, Dow N, Marshalleck JJ, Lee EL, Dotto JE, Hui P, Sobin LH, Oliveira A, Miettinen M. Synovial sarcoma of the stomach: a clinicopathologic, immunohistochemical, and molecular genetic study of 10 cases. Am J Surg Pathol 2008, **32**: 275–281.

1125 Makhlouf HR, Sobin LH. Inflammatory myofibroblastic tumors (inflammatory pseudotumors) of the gastrointestinal tract: how closely are they related to inflammatory fibroid polyps? Hum Pathol 2002, **33**: 307–315.

1126 Miettinen M, Paal E, Lasota J, Sobin JH. Gastrointestinal glomus tumors: a clinicopathologic, immunohistochemical, and molecular genetic study of 32 cases. Am J Surg Pathol 2002, **26**: 301–311.

1127 Miettinen M, Dow N, Lasota J, Sobin LH. A distinctive novel epitheliomesenchymal biphasic tumor of the stomach in young adults ('gastroblastoma'): a series of 3 cases. Am J Surg Pathol 2009, **33**: 1370–1377.

1128 Miettinen M, Makhlouf HR, Sobin LH, Lasota J. Plexiform fibromyxoma: a distinctive benign gastric antral neoplasm not to be confused with a myxoid GIST. Am J Surg Pathol 2009, **33**: 1624–1632.

1129 Mitomi H, Matsumoto Y, Mori A, Arai N, Ishii K, Tanabe S, Kobayashi K, Sada M, Mieno H. Multifocal granular cell tumors of the gastrointestinal tract: immunohistochemical findings compared with those of solitary tumors. Pathol Int 2004, **54**: 47–51.

1130 Motoyama T, Saito K, Iwafuchi M, Watanabe H. Endodermal sinus tumor of the stomach. Acta Pathol Jpn 1985, **35**: 497–505.

1131 O'Connell FP, Wang HH, Odze RD. Utility of immunohistochemistry in distinguishing primary adenocarcinomas from metastatic breast carcinomas in the gastrointestinal tract. Arch Pathol Lab Med 2005, **129**: 338–347.

1132 Pauwels P, Debiec-Rychter M, Sciot R, Vlasveld T, den Butter B, Hagemeijer A, Hogendoorn PCW. Clear cell sarcoma of the stomach. Histopathology 2002, **41**: 526–530.

1133 Puglisi F, Damante G, Pizzolitto S, Mariuzzi L, Guerra S, Pellizzari L, Binotto F, Beltrami CA. Combined yolk sac tumor and adenocarcinoma in a gastric stump: molecular evidence of clonality. Cancer 1999, **85**: 1910–1916.

1134 Read HS, Webb JN, Macintyre IM. Malignant rhabdoid tumour of stomach. Histopathology 1997, **29**: 474–477.

1135 Saigo PE, Brigati DJ, Sternberg SS, Rosen PP, Turnbull AD. Primary gastric choriocarcinoma. An immunohistological study. Am J Surg Pathol 1981, **5**: 333–342.

1136 Soulard R, Claude V, Camparo P, Dufau JP, Saint-Blancard P, Gros P. Primitive neuroectodermal tumor of the stomach. Arch Pathol Lab Med 2005, **129**: 107–110.

1137 Spivach A, Zanconati F, Tirabosco R, Falconieri G. Parachordoma of the gastric serosa: report of a myxoid mimicry in an unusual location. Int J Surg Pathol 2007, **15**: 307–310.

1138 Suzuki T, Kimura N, Shizawa S, Yabuki N, Yamaki T, Sasano H, Nagura H. Yolk sac tumor of the stomach with an adenocarcinomatous component: a case report with immunohistochemical analysis. Pathol Int 1999, **49**: 557–562.

1139 Takahashi Y, Shimizu S, Ishida T, Aita K, Toida S, Fukusato T, Mori S. Plexiform angiomyxoid myofibroblastic tumor of the stomach. Am J Surg Pathol 2007, **31**: 724–728.

1140 Tozbikian G, Shen R, Suster S. Signet ring cell gastric schwannoma: report of a new distinctive morphological variant. Ann Diagn Pathol 2008, **12**: 146–152.

1141 Turkington RW. Gastric lipoma. Report of a case and review of the literature. Am J Dig Dis 1965, **10**: 719–726.

1142 van Velthuysen ML, Taal BG, van der Hoeven JJ, Peterse JL. Expression of oestrogen receptor and loss of E-cadherin are diagnostic for gastric metastasis of breast carcinoma. Histopathology 2005, **46**: 153–157.

1143 Wright JR Jr, Kyriakos M, DeSchryver-Kecskemeti K. Malignant fibrous histiocytoma of the stomach. A report and review of malignant fibrohistiocytic tumors of the alimentary tract. Arch Pathol Lab Med 1988, **112**: 251–258.

1144 Wurzel J, Brooks JJ. Primary gastric choriocarcinoma. Immunohistochemistry, postmortem documentation, and hormonal effects in a postmenopausal female. Cancer 1981, **48**: 2756–2761.

1145 Yagihashi S, Yagihashi N, Hase Y, Nagai K, Alguacil-Garcia A. Primary alveolar soft-part sarcoma of stomach. Am J Surg Pathol 1991, **15**: 399–406.

1146 Zambrano E, Reyes-Mugica M, Franchi A, Rosai J. An osteoclast-rich tumor of the gastrointestinal tract with features resembling clear cell sarcoma of soft parts: reports of 6 cases of a GIST simulator. Int J Surg Pathol 2003, **11**: 75–81.

小 肠

裴 斐 徐晓艳 译 郭丽梅 校

章目录

正常解剖学

小肠分为三个部分：**十二指肠**（长约25cm，大部分位于腹膜后且是固定的）、**空肠**（约占可活动小肠的40%）和**回肠**（相当于远端的60%）。**Treitz 韧带**是十二指肠空肠交界处的解剖学标志，在这个位置，肠管开始游离并包裹在肠系膜中。

小肠内侧面以具有横向黏膜皱襞为特征，这种皱襞被称为**环状皱襞**（一种双重的误称）或 **Kerckring 皱襞**。这种皱襞在近端空肠明显，而在末端回肠则变得扁平或完全消失。末端回肠的另一个特征是具有集合淋巴结（Peyer's patches），它们位于末端回肠肠系膜的对侧，呈卵圆形，其长轴与肠管平行。它们代表淋巴滤泡，在年轻人中比较明显。

小肠终止于**回盲瓣**。回盲瓣是一个双唇结构，其中可见丰富的淋巴组织，有时有成熟的脂肪组织。

显微镜下，小肠有四层结构：黏膜层、黏膜下层、固有肌层和浆膜层。黏膜被覆绒毛，十二指肠绒毛短而粗（有时呈树叶状），空肠绒毛长，而回肠绒毛高度居中。黏膜由上皮细胞层、黏膜固有层和黏膜肌层构成。绒毛上皮由高柱状吸收细胞（肠细胞）和杯状细胞（在回肠数量较多）混合构成[12]。免疫组织化学方面，这些细胞 CK20 呈阳性，CK7 呈阴性[2]。

肠腺构成上皮下部的20%，并且是上皮的增生带。腺管周围有纤维母细胞鞘包绕，由多潜能干细胞（常见核分裂象，每个肠腺大约有1～2个）、Paneth 细胞（胞质内有嗜酸性粗颗粒，内含多种消化酶和溶菌酶）、散在的杯状细胞和（神经）内分泌细胞组成，其中 **Kultschitsky（亲银，嗜碱颗粒）**细胞是更为大家所熟知的具有代表性的细胞。干细胞是上述肠黏膜各种细胞的祖细胞。所有的神经内分泌细胞（也叫 APUD 细胞）构成所谓的"弥漫性内分泌系统"，这个卓越的概念是许多年前由 Feyrter 提出的。从功能上讲，这些细胞多数实际上是旁分泌细胞而不是内分泌细胞，因为它们仅仅产生局部作用。它们被认为起源于神经嵴，但许多独立的研究（尤其是 LeDouarin 应用鹌鹑 - 小鸡嵌合体模型进行的研究）显示，它们是内胚层起源的[1]，至少在哺乳动物中是这样[11]。然而，除了根据功能 / 表型特征，它们可以保留"神经内分泌"这一称谓[13]。

黏膜固有层由疏松结缔组织构成，内含淋巴细胞、浆细胞、有时可见嗜酸性粒细胞、巨噬细胞、肥大细胞和中性粒细胞。固有层还含有血管、淋巴（乳糜）管和丰富的神经。已经发现，CD38（一种与信号传导和黏附有关的跨膜糖蛋白）可以着染人淋巴（乳糜）管，但其他器官的淋巴管并不着染[5]。

黏膜下层由结缔组织、血管、淋巴管和**黏膜下（Meissner）神经丛**构成。十二指肠（尤其是上部）还含有许多分泌黏液的腺体，称为**十二指肠腺（Brunner 腺）**。

固有肌层由内层环行肌和外层纵行肌构成，两层之间有**肌间（Auerbach）神经丛**。肌间神经丛由神经节细胞、卫星细胞（类似但不同于神经鞘细胞）和神经束膜纤维母细胞构成[3,4,6,7]。此外，还存在一种“间质细胞”，由 Cajal 于 1893 年描述，他将这种细胞解释为原始神经细胞，其特征是具有几个相互吻合的长突起。Cajal 间质细胞位于神经节细胞和效应平滑肌细胞之间，具有胃肠“起搏器”的功能[14,15]。其生理学发育依靠 KIT 受体通路的信号传导[17]。正常情况下 Cajal 间质细胞对 CD117 这种分子具有免疫反应，事实上现在已经将 Cajal 间质细胞与胃肠道间质肿瘤（GIST）的组织学发生联系在一起（见 109 页）。相反，其 CD34 染色为阴性，尽管早期的报道为阳性[16]。Cajal 间质细胞的超微结构表现不同，从平滑肌样到纤维母细胞样；重要的是，它们缺乏神经分化的特征[8,10]。

Cajal 间质细胞与平滑肌细胞一样，均来源于中胚层的前体细胞而非神经嵴[9,18]。因此，这些细胞不应被视为神经来源的——一种广泛传播的错误看法。

浆膜层被覆单层扁平的间皮，正常情况下由薄层疏松结缔组织将其与肌层分开。

十二指肠淋巴液引流到肝门和幽门淋巴结，空肠和近端回肠淋巴液引流到肠系膜和肠系膜上动脉周围淋巴结，而末端回肠淋巴液引流到回肠结肠淋巴结。

先天性缺陷

异位胰腺

异位胰腺主要由胰腺导管和腺泡构成，通常缺乏胰岛组织。异位胰腺最常见于十二指肠（尤其是 Vater 壶腹）[19]，但也可以出现在空肠和（非常罕见）回肠。

有两种病变可能与异位胰腺的发生有关，即被描述为**腺肌瘤**[21]和**肌上皮错构瘤**[23]的瘤样病变。它们由外分泌型胰腺导管和平滑肌束构成，伴有或不伴有胰腺腺泡细胞成分。其他类型的小肠错构瘤在第 112 页讨论。异位胰腺在肠道开口处时可发生导管阻塞，引起导管囊性扩张、感染和脂肪坏死[20]。异位胰腺可以发生胰腺所能发生的任何病理性改变，包括急性胰腺炎、（神经）内分泌肿瘤和腺癌[22]。还有人提出，罕见的十二指肠肠壁囊肿可能是来源于异位胰腺的导管成分[24]。

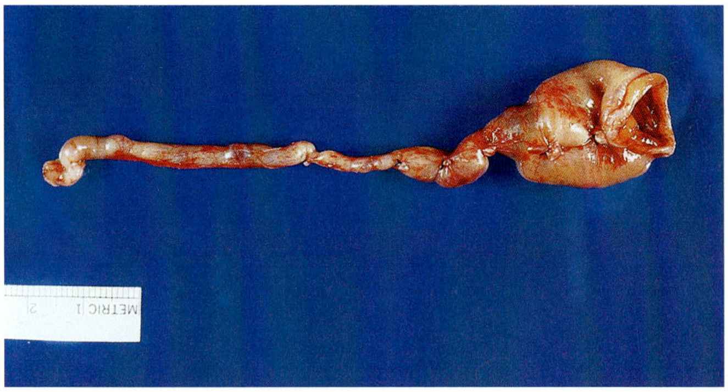

图1.78　一长段先天性小肠闭锁。

异位胃黏膜

异位的胃黏膜灶可以表现为十二指肠的散在的小结节或无蒂的息肉。显微镜下，异位的胃黏膜为胃底型的，具有主细胞和壁细胞[25,27,29]。异位胃黏膜可以发生增生和腺瘤[26,28]，并且需要与幽门腺化生区分开来。

重复、闭锁和相关缺陷

胃肠道重复和闭锁发生在小肠（尤其是回肠）的机会远远多于发生在胃或结肠。十二指肠重复（非常少见）需要与比较常见的胆总管囊肿进行鉴别。

肠重复可以呈**球形**（较常见）或**管状**，通常不完全，正常肠管与重复段之间具有共同的肌层。重复段管腔有时与正常肠腔相通，偶尔可以通向主胰管[38]。在其他情况下，重复的肠管完全独立，自由地悬挂于自身的肠系膜上。极少数情况下，肠重复可出现在肝实质中[37]。可以继发炎症性改变，治疗通常采取手术方法[39]。由于在多数情况下重复肠管难以与邻近的正常肠管分离，治疗通常采取将整个重复肠管及附着其上的正常肠管一并切除，或只切除不作为正常肠管一部分的重复肠管管壁。已有几例重复肠管内发生恶性肿瘤的报道[30]。

肠闭锁可以累及小肠的任何部分[31,33,34]，其特征是肠腔闭塞，肠管近端和远端代之以纤维性条索（图 1.78）。肠闭锁的亚型包括：**苹果皮闭锁**，**多发性肠闭锁伴有短肠综合征**，以及**近端空肠闭锁伴有巨大十二指肠**[40]。传统的观点认为，肠闭锁是一种胚胎性缺陷；现在对于本病的解释是：肠闭锁是肠血管系统在子宫内受到机械性损伤的结果[35]。这种机械性损伤可能来自肠套叠、肠扭转或肠箍闭。有一种观点认为，在妊娠中期行羊膜腔穿刺术应用亚甲蓝和空肠闭锁的发生之间存在因果关系[41]。

肠闭锁的并发症包括穿孔、胎粪性腹膜炎以及比较罕见的棕色肠综合征[42]（见 102 页）。

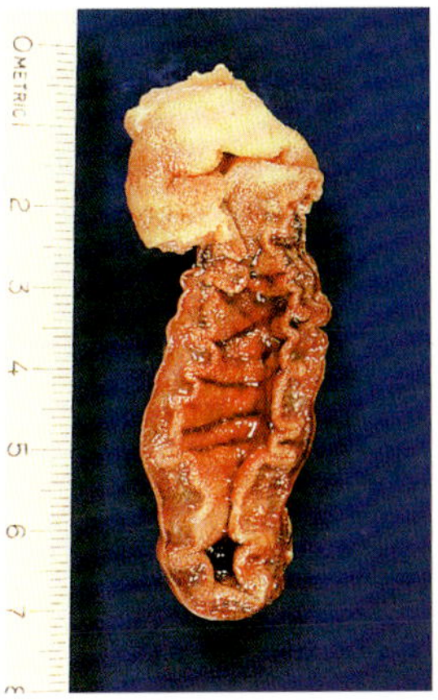

图1.79　Meckel憩室，显示由于机械性静脉梗阻引起了明显淤血。

肠道肌层先天性缺陷可导致新生儿肠穿孔[34,36]。同在先天性肠闭锁一样，对这种病变究竟是真正的先天性缺陷的结果还是宫内缺血的结果，仍有一些争议[36]。有些病例显示这两种异常可同时发生，支持两者具有共同的发病机制[32]。

Meckel憩室和相关的卵黄管异常

在胎儿早期，卵黄囊与肠道相通。到第4周时，其开口逐渐缩窄，形成管状结构，称为**卵黄管**或**脐肠系膜**。在胚胎7mm大小时，正常情况下卵黄管萎缩并闭塞，形成一条纤维性条索，将脐与肠管连接起来。随后这一条索会被吸收。

卵黄管全部或部分未能闭塞是造成各种类型的卵黄管异常的原因[56]。

残存的纤维性条索是一种实性圆形纤维性条索，一端附着于脐，另外一端则可以附着于肠壁、Meckel憩室的尖端或肠系膜上。

肠脐瘘管是整个卵黄管持续开放的结果。

Meckel憩室是卵黄管近端部分持续存在的结果，可见于2%的人群，而且较常见于男性（63%）[51,57]。大约30%的患者伴有其他先天性异常，包括气管食管瘘[45]。成人Meckel憩室通常位于回盲瓣近端大约80cm处，总是发生在肠系膜的对侧缘，这是一个重要的诊断标志，其长度从不足1cm到8cm不等（图1.79）。其内衬主要为小肠黏膜，与邻近的小肠黏膜相同；然而，胃、十二指肠或结肠黏膜也能见到，通常接近憩室尖端[44]。胰腺组织也可出现[55]。

Meckel憩室的并发症包括穿孔、膀胱憩室瘘[47]、溃疡、出血、肠套叠、附着带引起的肠梗阻和肿瘤[49,54]（图1.80和1.81）。异位胃黏膜分泌的胃酸可引起消化性溃疡，溃疡经常位于邻近的回肠而非Meckel憩室本身。消化性溃疡可导致大出血，尤其是在儿童。幽门螺杆菌感染似乎与溃疡的发生无关[48]。Meckel憩室发生的肿瘤主要为类癌，可以单独发生[52,58]，或在少数情况下伴有组织形态学相似的小肠类癌[53]。Meckel憩室发生的其他肿瘤包括绒毛状腺瘤、腺癌、GIST、平滑肌瘤、平滑肌肉瘤和恶性黑色素瘤[44,46,50]。因为存在发生以上这些并发症的可能，所以每当术中偶然发现时应予以切除。

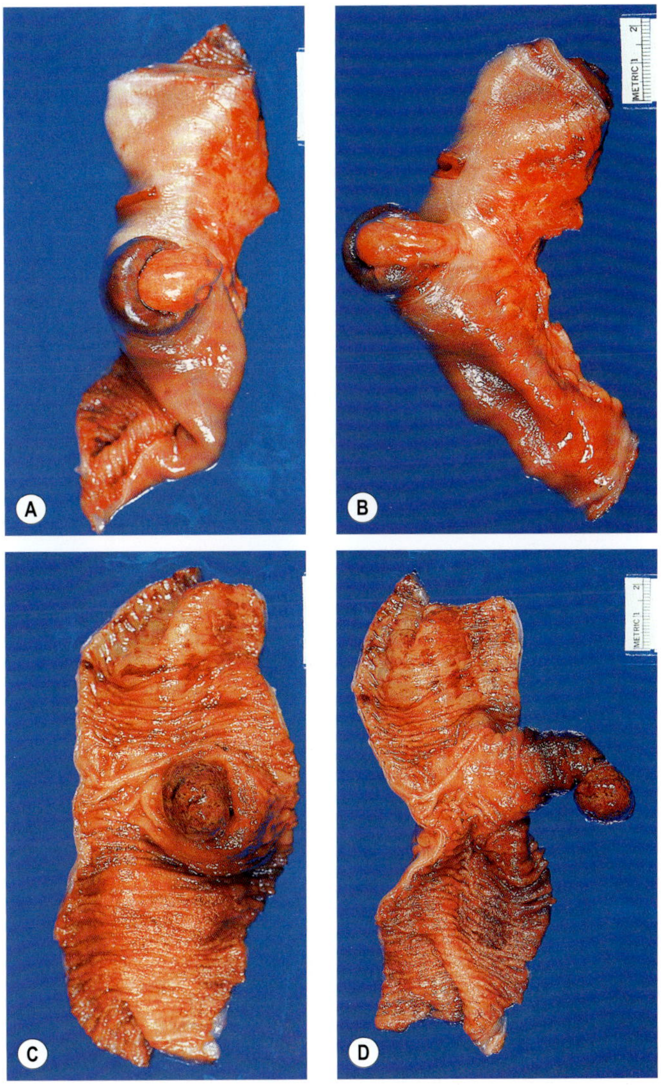

图1.80　A至D，Meckel憩室发生的肠套叠，浆膜面所见（A，B）和黏膜面所见（C，D）。

其他憩室

十二指肠憩室发生在1%～2%的个体。多数为单发性的，位于十二指肠的第二部分；它们可以很大并引起梗阻性黄疸、胰腺炎、十二指肠梗阻、瘘管、出血和穿孔[62]。有些十二指肠憩室突向管腔，形似息肉[61]。大多数十二指肠憩室沿着胰腺胚胎发生过程中的腹背融合线穿入胰腺[68]。显微镜下，多达半数的病例显示出黏膜下层有泡沫样巨噬细胞聚集[65]。

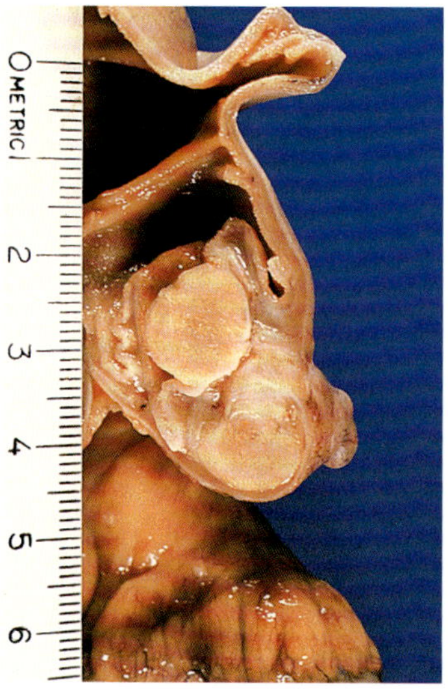

图1.81 Meckel憩室合并发生类癌，标本福尔马林固定后，切面呈特征性的黄色改变。

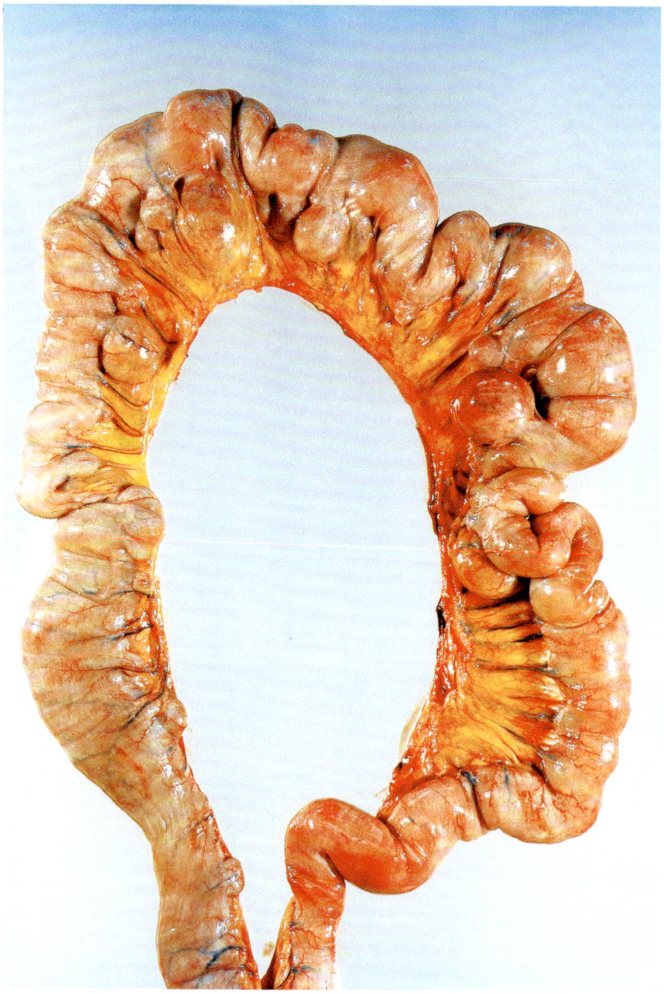

图1.82 多发性空肠憩室。它们通常沿着肠系膜缘分布。

（Courtesy of Dr RA Cooke, Brisbane, Australia. From Cooke RA, Stewart B. Colour atlas of anatomical pathology. Edinburgh, 2004, Churchill Livingstone）

空肠憩室见于 0.3% ~ 1.4% 的尸检病例。大多病例累及空肠上部，并以沿着肠系膜缘分布为特征[66,67]（图 1.82）。空肠憩室常为多发性的，憩室壁薄，伴有平滑肌纤维数目减少。它们趋向于伴有胃肠道其他部位的憩室。有些空肠憩室是先天性的，其基底部可含有异位的胰腺组织；多数空肠憩室被认为是后天性的，可能是由于肌壁或肠肌神经缺陷所致[63]。多数病例没有症状，但有些可导致出血、穿孔、脓肿形成、肠壁内含气囊肿形成以及由于肠石形成引起梗阻或代谢紊乱，如维生素 B12 缺乏和吸收障碍[59,60,64,69]。这些症状许多通常是间歇性发作的，被认为是由于憩室中细菌过度生长所致。

其他先天性缺陷

先天性巨结肠（Hirschsprung 病）当累及整个结肠时，可以延伸至小肠。这种类型的先天性巨结肠伴有很高的死亡率，最常见的并发症是小肠结肠炎[71]。

Ehlers-Danlos 综合征是一种累及全身胶原纤维的先天性缺陷，可以导致严重的肠道并发症，如自发性穿孔和大出血[70]。

吸收障碍

灵活柔软的经口的活检管的出现使小肠黏膜活检成为可能，这种检查仅有轻微的不适或风险。当活检管到达目标位置时，可通过负压将一小簇黏膜吸至管内，然后从中将用于活检的一小块完整黏膜取出来[137]；诸如出血、穿孔等严重并发症的发生率微不足道。

为了从小肠活检标本中获取最大限度的信息，必须满足两项基本要求。由于正常小肠黏膜的形态学具有部位差异；重要的是，所有患者的活检均应取自大约相同的部位。获取活检组织的最理想的部位是：十二指肠黏膜基部和末端，前者在 Treitz 韧带偏下一点的地方[92]。一旦获取活检标本，应迅速将其放置于一个平面上，使黏膜面朝上；进行这种操作时最好应用解剖显微镜；在这个过程中，常常应用滤纸和 Gelfoam（一种可吸收明胶海绵的商品名）来达到这个目的。解剖显微镜下的黏膜外观可作为大体描述的一部分。其五种基本类型是：（1）绒毛状和指状；（2）绒毛状、叶状或舌状；（3）卷曲状或脑回状；（4）镶嵌状；以及（5）扁平状。这种信息是颇有用的，是对黏膜状况进行的初步评估，但这种评估决不能取代准确的光学显微镜下检查。更重要的一点是，在黏膜处理过程中手法要极其轻柔。不应擦去表面附着的黏液[160]。

为了防止扭曲，应将组织附着于滤纸上或 Gelfoam 上之后再将其固定于福尔马林中。在随后的任何一个步骤中均应将滤纸去除，而 Gelfoam 则可与组织一起包埋在石蜡中。切片必须与黏膜表面垂直[91]。

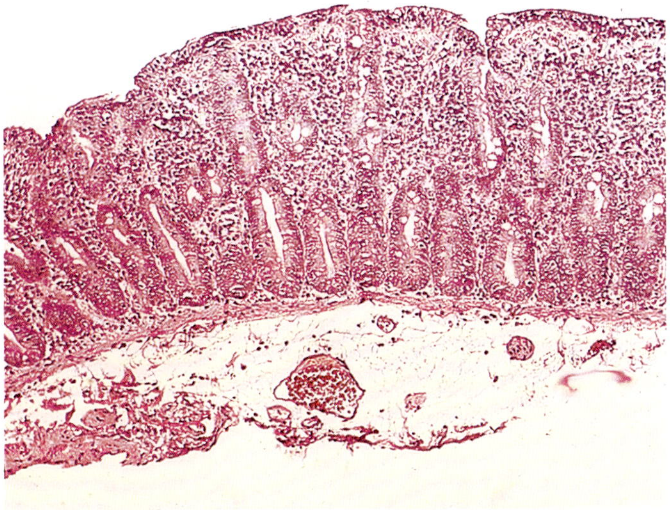

图1.83　乳糜泻的空肠黏膜。黏膜完全变平，绒毛消失，但黏膜的厚度没有减少。

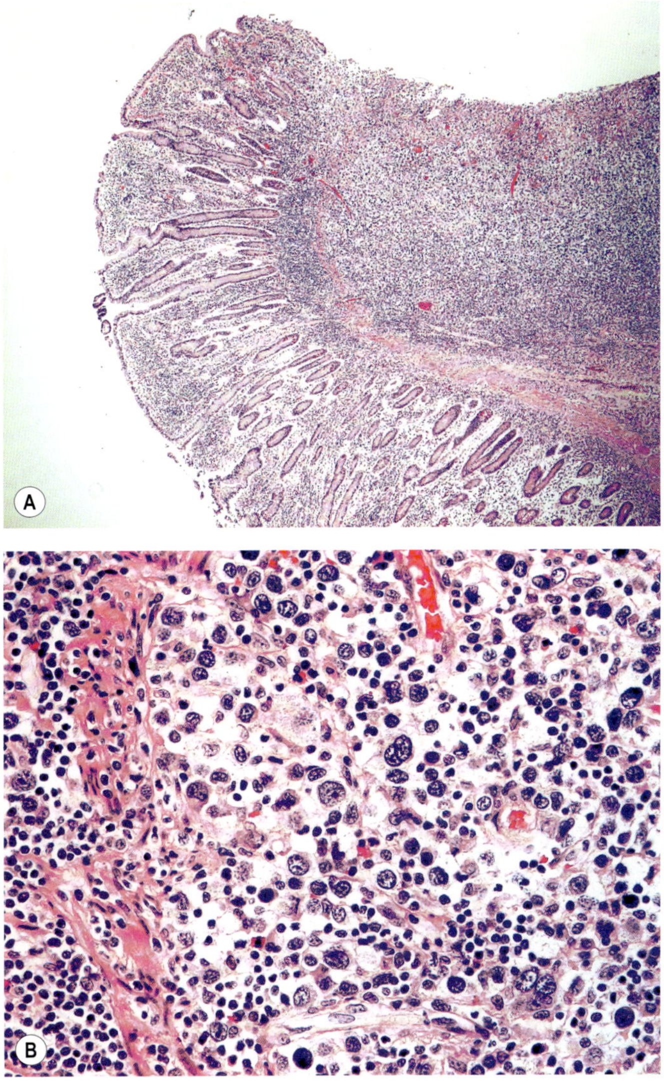

图1.84　A和B，乳糜泻合并恶性淋巴瘤。A，低倍镜下显示左侧为扁平黏膜，右侧为淋巴瘤。B，淋巴瘤的高倍镜下表现，显示瘤细胞的高度多形性。

小肠活检是评估吸收障碍状况的最重要方法。吸收障碍综合征可以由多种器质性和功能性异常导致，其中乳糜泻是最重要的原因[84,132]。

乳糜泻的特征是：在其病变发展阶段，小肠黏膜完全扁平，而当去除食物中的谷蛋白后，患者的临床症状和形态学迅速恢复正常；但当食物中的谷蛋白恢复时，病变又会复发[81,88,103]。乳糜泻的临床表现非常多样化[98]。

大体上，十二指肠皱襞减少或消失，这是内镜检查时的一个重要诊断提示[120]。显微镜下，绒毛萎缩或消失，但由于存在隐窝增生，整个黏膜的厚度基本正常（图 1.83）。黏膜固有层内伴有淋巴细胞和分泌免疫球蛋白的浆细胞增多，在上皮细胞表面出现大的脂滴聚集[153]，免疫组织化学染色显示隐窝内缺乏 α_1- 抗胰蛋白酶[129]。上皮内 T 淋巴细胞增多，但这并非其特有的特征，这个诊断线索在绒毛萎缩的标本中可能并不明显[74,80,122,127,142,145]。有意思的是，在儿科乳糜泻病例中，这些上皮内淋巴细胞还可见于胃黏膜和食管黏膜[73]。上皮细胞核分裂象增多[146]，并有含有 5- 羟色胺的神经内分泌细胞增生[125]。上皮细胞显示生命周期缩短[151]。

在小肠黏膜活检中目前使用的乳糜泻分级系统是美国国立卫生研究院采纳的一个 Marsh（Marsh-Oberhuber）标准的修订系统[134,142]：

0 级 = 正常

1 级 = 只存在上皮内淋巴细胞

2 级 = 同时存在上皮内淋巴细胞和隐窝增生

3a、3b、3c 级 = 分别为绒毛轻度、中度和重度萎缩。

应当强调的是，绒毛萎缩并不是乳糜泻病理诊断的特征性表现。Rubin[144] 等报道，同样的表现可见于疱疹性皮炎、蛋白质缺乏症（kwashiorkor）以及严重的热带口炎性腹泻病例。Weinstein 等[157] 从典型的乳糜泻中进一步分出一种亚型，其特征为：在黏膜固有层中有嗜酸性玻璃样物质沉积，这种亚型被命名为**胶原性口炎性腹泻**。现在仍不清楚胶原性口炎性腹泻是一种独特的疾病还是仅仅是乳糜泻的一种形态学变异，但前者的可能性更大[152]。

在 HLA-DQ2 或 HLA-DQ8 阳性个体中，乳糜泻的发病机制与肠 T 细胞的异常活化有关，是被来自小麦谷蛋白的抗原肽或来自大麦和黑麦的醇溶性谷蛋白激活的[81,119,121]。血循环中会出现直接抗麦胶蛋白（谷蛋白中的毒性部分）的抗体。已经提取出了一种 33-mer 的肽，这被认为是炎症反应的主要启动子[148]。现在，抗组织转谷酰胺酶抗体和抗肌内膜抗体被认为比其他血清学标志物具有更高的特异性和敏感性[134]。

乳糜泻的一种明确的并发症是**小肠恶性淋巴瘤**，虽然十分少见[105]。有长期病程的乳糜泻患者如果对去除谷蛋白的反应发生逆转，且伴有发热、体重下降、腹痛、杵状指、小肠溃疡或血清 IgA 水平持续升高等并发症，则应怀疑发生淋巴瘤的可能性。一项对伴有这种并发症的病例研究表明，乳糜泻的平均持续时间为 28 年[104]。这种并发症的临床进程是侵袭性的，预后差，部分原因可能是由于延误诊断所致[99]。

大体上，进展性的淋巴瘤病例倾向于以广泛播散的斑片状生长方式侵犯小肠，引起小肠溃疡、狭窄和穿孔[128]。显微镜下，病变是渐进性的，开始为黏膜固有层内混合性细胞浸润，随后非典型性大淋巴细胞增多，最终进展为大细胞性淋巴瘤（图 1.84A）。可以出现非典型性的双核或多核瘤巨细胞，以至于被误诊为 Hodgkin 淋巴瘤（图 1.84B）。嗜酸性粒细胞和组织细胞常常混合出现。尽管以前被认为是组织细胞肉瘤，但现在知道，乳糜泻的这种并发症其实是**细胞毒性 T 细胞淋巴瘤**（可能起源于上皮内 T 细胞亚群）[85]。这种疾病通常表现为肠病相关性 T 细胞淋巴瘤[150]。这种淋巴瘤细胞特征性地表达 CD3 和 CD103（上皮内淋巴细胞的标志物），但不表达 CD5。

已识别的肠病相关性 T 细胞淋巴瘤的两种类型为：I 型（**经典型**）和Ⅱ型（**单相型**）。I 型显示上述形态学特征，经常显示 $CD4^-$、$CD8^-$ 和 $CD56^-$ 免疫表型。而Ⅱ型不显示乳糜泻的临床症状，形态学上表现为伴有炎症反应的小到中型瘤细胞浸润，免疫表型为 $CD4^-$、$CD8^+$和 $CD56^+$[107]。

在大多数肠病相关性 T 细胞淋巴瘤病例中可见 T 细胞受体基因重排[76,77]。其特征性的基因改变是 +9q31–q33（70% 的病例）和 –16q12（23% 的病例）[86,162]。此外，I 型的特征为 +1q32–q41、+5q34–q35 和乳糜泻相关性人类白细胞抗原（HLA）表型 HLA-DQB1*02；而Ⅱ型的特征为包含 MYC 基因座的 +8q24[86]。EBV 通常呈阴性[133,156]。

据报道，乳糜泻的另一种并发症是**慢性非特异性溃疡性十二指肠空肠回肠炎**[106,123]，其特征是：在营养吸收障碍综合征的基础上发生腹痛和发热。这种情况多数可能是上述恶性淋巴瘤的初级阶段[160]，淋巴细胞群是单克隆性的支持这个观点[75]。这个观点也适用于诊断为**顽固性口炎性腹泻**的病例，其定义为（通常为严重的）吸收障碍性疾病，对去除谷蛋白的饮食没有反应[82,106,126]。Robert 等人[141]进行了一项有 10 例这种病例的回顾性研究，发现所有病例均有隐窝下慢性炎症，半数病例有胶原性口炎性腹泻的特征；其中 1 例患者发生了淋巴瘤。De Serre 等人[135]认为，顽固性口炎性腹泻可以通过免疫组织化学染色方法与乳糜泻鉴别开来，因为前者存在异常的上皮内 T 淋巴细胞，CD3 链（CD3c）胞质染色呈阳性，而表面 CD3 和 CD8 呈阴性，并且显示 T 细胞受体 -γ（TCR-γ）基因重排。

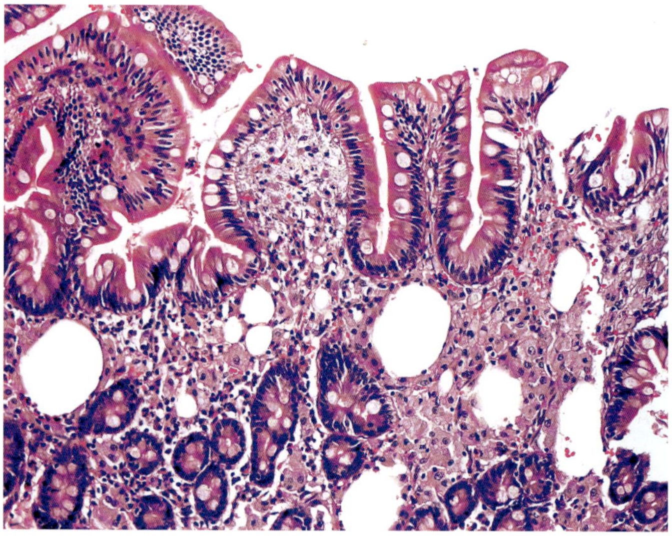

图1.85 Whipple病的空肠黏膜。黏膜固有层内充满组织细胞和圆形的空隙。后者含有脂类物质，在制片过程中被溶解了。

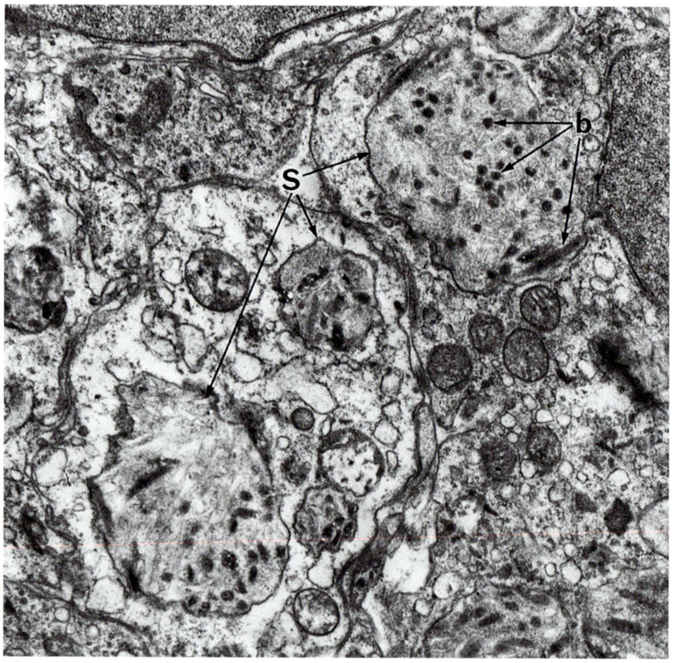

图1.86 小肠Whipple病黏膜下层巨噬细胞的电镜照片。巨噬细胞胞质内含有界膜包绕的囊泡（S），其内充满致密的球形或杆状小体（b）并混有纤细的膜样结构。这些杆状小体是引起本病的微生物。（×15 000）

成人乳糜泻还有另一种少见的并发症，那就是可以发生**癌**，通常位于空肠，但有时可位于回肠、十二指肠或食管[97,131,138]。空肠肿瘤通常为孤立性的，属于腺癌[130]。

热带口炎性腹泻是另一种完全不同的疾病[110,111,158]。它具有不同的地理分布，相对不受摄入谷蛋白的影响，而且叶酸、维生素 B12 和四环素治疗有效[102]。其形态学改变不具有特异性。大多数病例显示小肠**部分**绒毛萎缩，

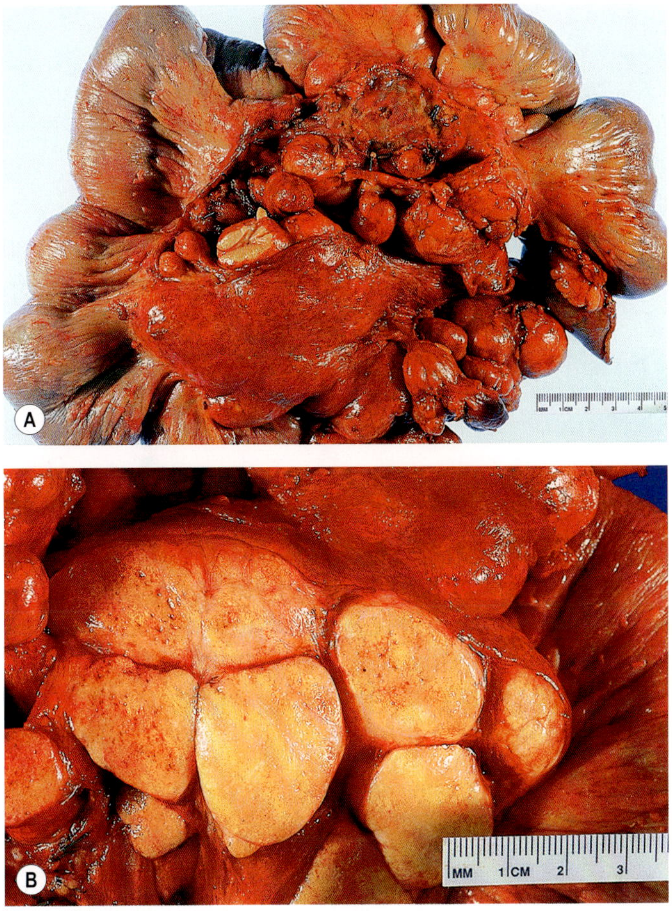

图1.87 A和B，Whipple病广泛累及肠系膜淋巴结的表面和切面。

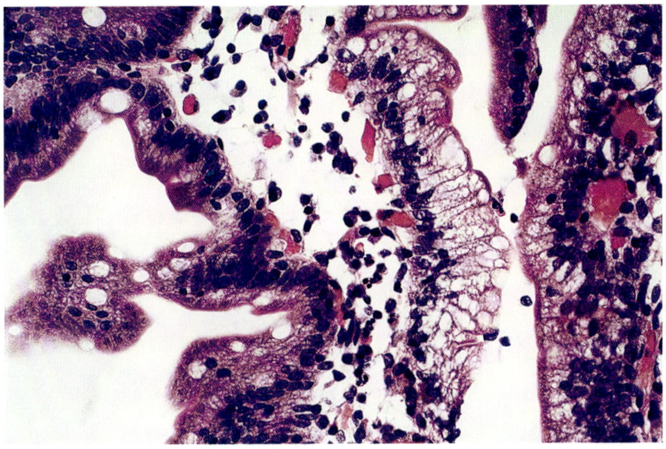

图1.88 无β脂蛋白血症的小肠腺上皮中可见明显的胞质空泡。

但黏膜正常和绒毛完全萎缩的病例也有报道[95]。现在认为，热带口炎性腹泻是由细菌引起的，伴有或不伴有脂肪的叠加作用。支持这种看法的原因是：已分离出了产生肠毒素的大肠杆菌，疾病的地方性本质（本病可累及进入疫区的旅游者），以及抗生素治疗有效。

Whipple 病（小肠脂肪代谢障碍）的空肠活检具有非常典型的病变。黏膜固有层内有密集排列的巨噬细胞，造成绒毛变形，并与空隙交替出现[154]（图 1.85）。本病偶尔局限于黏膜下层，因此，黏膜活检可能会遗漏病变[113]。组织细胞胞质内含有多量抗淀粉酶消化的 PAS 阳性物质。这是由于存在杆菌状小体所致，后者也出现在腺腔内、上皮细胞之间以及巨噬细胞中。电镜检查（图 1.86）和免疫组织化学染色[78,115]已充分证实了这一点，并且在细菌培养方面也有些成功的尝试[139]。这种被命名为 whippelii 吸收障碍菌的微生物已通过细菌 16S 核糖体 DNA PCR 扩增和测序识别[90,140]。超微结构和免疫组织化学检查不仅有助于证实这种诊断性微生物的存在，而且也能用于评估治疗是否充分以及确认疾病的早期反应[78,87,124]。虽然复发常见，但本病对抗生素治疗的反应很好[83,109]。

Whipple 病并不局限于肠道，也可见于消化道的其他部分、区域和外周淋巴结、心脏、肺、肝、脾、肾上腺、神经系统以及其他一些部位[96,100]（图 1.87）。圆形空白间隙可被巨细胞包绕并可出现在肠系膜淋巴结中，特殊染色显示空白间隙内含有中性脂肪。针吸细胞学检查也能诊断此病[147]。然而，应当记住，类似的改变（虽然不伴有 PAS 阳性的巨噬细胞）常可见于正常个体的腹腔淋巴结，可能继发于矿物油的摄入[79]。小肠活检仍是诊断 Whipple 病的最好方法，一个重要的鉴别诊断是鸟胞内分枝杆菌引起的 AIDS 肠病[118]（见 99 页）。

外周淋巴结活检如果出现典型的巨噬细胞可以提示 Whipple 病，但这并非本病的特异性表现[117]。应用免疫组织化学和 PCR 技术可以成功确诊本病[72,144]。10% 的正常人的直肠活检可以发现黏膜固有层内有吞噬黏蛋白的巨噬细胞（"噬黏液细胞"），这种细胞至少在光镜水平类似于 Whipple 病的组织细胞，这妨碍了直肠活检的诊断[94]。

至今尚不清楚 Whipple 病究竟是由于能够在细胞内存活并复制的特殊细菌引起的特殊疾病，还是由寄居于免疫受损的宿主的普通微生物引起的疾病[89]。Ector 等[88]进行的相关研究发现，本病吞噬细胞功能异常、上皮内淋巴细胞增多、CD4/CD8 细胞比率下降以及固有层的浆细胞内 IgM/IgA 比值上升。少数 Whipple 病患者可以发生肠外恶性淋巴瘤[101]。

小肠活检可能有诊断价值的其他伴有吸收障碍的疾病包括：**无 β 脂蛋白血症**（棘状红细胞增多症），绒毛顶端显示有明显的空泡，这是 β 脂蛋白合成能力丧失的结果[108]（图 1.88）；**无 γ 球蛋白血症性口炎性腹泻**，其特征为黏膜固有层内浆细胞完全消失[112]；**肠淋巴管扩张症**，其可以发生蛋白丢失性肠病，可能是由于富于蛋白的淋巴液从扩张的淋巴管进入黏膜固有层、然后又引流到肠腔所致[155]；**淀粉样变性**；**硬皮病**[116]；以及**寄生虫感染**，如贾第虫病[143,161]、钩虫病[149]、类圆线虫病[161]和毛细线虫病[159]。

Pena 和 Whitehead[136] 研究了不同类型的**双糖缺乏症**患者的小肠形态学，他们发现，孤立性乳糖酶缺乏时小

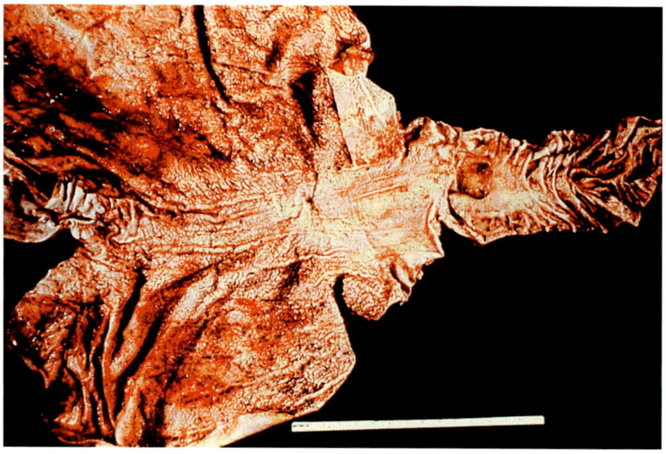

图1.89 十二指肠消化性溃疡，其特征为位于十二指肠第一部分。

肠形态并无异常。每当小肠出现形态学改变时，**所有**双糖酶（即乳糖酶、麦芽糖酶和蔗糖酶）的数值均下降。

溃 疡

十二指肠消化性溃疡仍然是一种非常常见的疾病，虽然它的发病率似乎在下降。现在认为幽门螺杆菌是最重要的病因，此外它还与损伤性因素（胃液侵蚀和黏膜消化）和防御性因素（碳酸氢盐和完整的上皮）的相互作用有关[168,173,175]。这些患者通常胃酸分泌过多，因此，完好的胃底黏膜是十二指肠消化性溃疡形成的先决条件。

大体上，十二指肠消化性溃疡通常为单发性的且在距离幽门 2cm 以内（图 1.89），虽然它也可以发生在十二指肠的第二部分。当溃疡发生在十二指肠的第二部分时，可以是上腹痛和出血的原因，但放射学检查难以发现。当十二指肠溃疡为多发性的并随机分布在十二指肠的近端和远端时，需要排除 Zollinger-Ellison 综合征的可能。非幽门螺杆菌相关性十二指肠溃疡的另一个重要的因素是应用非甾体类消炎药[170]。

消化性溃疡与周围黏膜的分界非常清楚。显微镜下，其特征与胃溃疡相似（见 36 页）。胃化生常见，这已被光镜检查、黏液组织化学染色和电镜检查所证实[164]。有时，在溃疡的基底部可见一条管腔开放的大血管。愈合性溃疡的纤维化可引起继发性憩室和十二指肠明显缩短。慢性十二指肠炎也经常出现[169]。十二指肠消化性溃疡从不发生恶变。

近年来，随着 H_2- 受体拮抗剂、质子泵抑制剂以及杀灭幽门螺杆菌药物的广泛应用，需要手术治疗的十二指肠溃疡病例的数量明显下降。难治性溃疡倾向于发生在比较年轻、溃疡较大以及伴有比较严重的十二指肠炎的患者[171]。手术治疗的指征是出现诸如出血、穿孔和梗阻等并发症以及药物治疗无效时[168]。现在采用的两种标准手术是：迷走神经切断术加胃窦切除术和胃肠吻合术，以及迷走神经切断术加幽门成形术。胃切除标本可能不包括溃疡，仅在少数病例溃疡可被完全切除。

边缘性溃疡是消化性溃疡的一种类型，它出现在胃空肠吻合口处。虽然溃疡可以位于吻合口处，但多数情况下发生于与吻合口有一定距离的空肠。这是应用胃肠吻合术治疗十二指肠消化性溃疡而不做胃切除术的常见并发症；少数情况下也可以发生在胃肠吻合术加胃切除术（Billroth 手术Ⅱ式）治疗十二指肠溃疡之后，尤其是在没有完全切除整个胃窦或空肠输入袢过长的情况下。偶尔，边缘性溃疡发生在胃溃疡或胃癌切除术后。

小肠溃疡是一种与胃十二指肠病理学无关的少见病变。大体上，可见溃疡周围充血、出血或水肿。梗阻、穿孔和出血是最常见的征象。显微镜下，其改变不具有特异性。20 世纪 60 年代初的许多病例是因为服用肠溶氯化钾片所致[163]。当肠溶氯化钾片这种药物被淘汰后，现今所见到的溃疡多数是"特发的"小肠溃疡。此外，它们与广泛的胃化生有关。需要进行鉴别的疾病包括：先天性异常、机械性失调、血管闭塞[172,144]、长期使用非类固醇类抗炎药物、辐射效应、乳糜泻、子宫内膜异位症和肿瘤[166,167]。

血管疾病

肠系膜血管闭塞造成的后果与小肠改变有关的几个问题在此讨论，如缺血性肠炎的一些改变与 Crohn 病非常相似，无论是临床还是放射学表现[195]。这些病变从完全坏疽到灶状黏膜溃疡都有，伴有广泛的黏膜下水肿[182,196,197]。黏膜内可见印戒细胞，不要误诊为恶性病变[178]。也可发生穿孔。病变愈合后可引起小肠严重狭窄。

导致这些并发症的肠血管改变通常是动脉粥样硬化的结果，但也可能是继发于术后放疗引起的粘连（见 101 页）、类风湿性关节炎[187]、结节性动脉周围炎[179]、巨细胞性动脉炎[191]、其他形式的系统性血管炎[177]、血栓闭塞性脉管炎[185]、口服避孕药[189]、摄入可卡因[181]、淀粉样变性[190]、病毒感染[194]或真菌感染[180]。静脉炎可见于没有动脉炎的病例，这种病例几乎没有累及全身的风险[179,183,193]。根据其主要的形态学变化，它们被分别命名为（**肠或肠结肠）淋巴细胞性静脉炎**、**肉芽肿性静脉炎**和**坏死性静脉炎**，但所有这些表现在发病机制上可能都是相关的[188]。这可能也适用于报道为**静脉肌内膜增生症**和**小肠静脉闭塞性疾病**的一些病例[181]，它们病程的后期可能表现相同[188,192]。尽管不是一个血管炎病例，但这里应当提及的是，抗凝治疗可能会并发小肠和大肠的大出血[184,186]。

Crohn病

Crohn 病男女发病率相同[242]。大部分患者的年龄在二三十岁[229,260]，但 Crohn 病首次发病可以在任何年龄，包

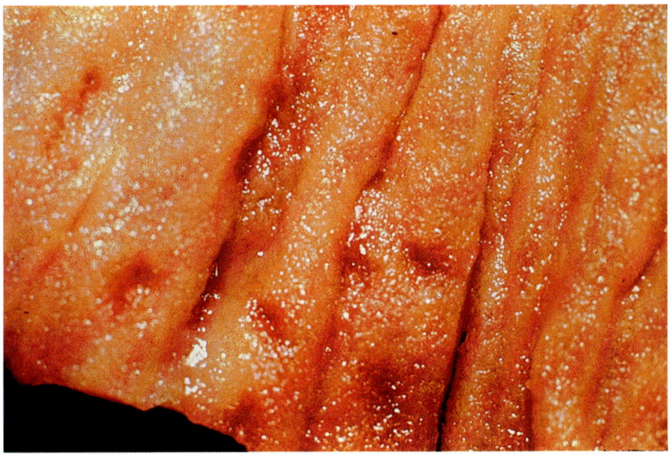

图1.90　所谓的“口疮样溃疡”，这是Crohn病的早期特征。

括儿童[205,267]和老年患者[213]。Anglo-Saxon血统的白种人较易罹患本病，且发病率似乎在上升[238]。Crohn病的病因仍然不明。已经注意到其有家族性发病倾向[246]，提示其可能有一种针对迄今尚未确定的外源性因素的HLA-DR决定的遗传素质[252,254,259,262]。各种类型的分枝杆菌（尤其是副结核杆菌）、大肠杆菌、耶尔森菌、链球菌和病毒（包括麻疹病毒）均与Crohn病有关，但其病因仍然难以确定[203,216,233,244,272,276,279,284]。现今提出的观点是，Crohn病是由免疫和其他炎症反应引起的，而这些反应是由肠腔内菌群（共生菌而不是常规致病菌）或其产物刺激启动的[198,259,288]。有病例报道，Crohn病可发生在伴有子宫内膜异位症的女性[207]。

大体上，Crohn病通常发生于回肠，虽然小肠的任何部分均可受累。事实上，Crohn病可以侵犯消化道的任何部分，包括口腔、小涎腺、食管、胃、十二指肠、结肠和肛门[215,247,250,258,273,287]。结肠受累将在本章后面讨论。

在Morson[247]进行的一项有297例Crohn病的病例研究中，66%的病例病变局限于小肠，17%局限于大肠，17%大肠和小肠均受累。新近的研究发现，只有1/3的病例病变局限于小肠。

Crohn病还可累及消化系统以外的部位，如皮肤（尤其是回肠造瘘术或结肠造瘘术周围的皮肤）[277]、外阴[209]、骨和关节[249]、骨骼肌[241]、喉和脾。Crohn病累及肠外的总发生率大约为25%[263]。Crohn病的非特异性并发症有：关节炎、肾盂积水、骨质疏松症、淀粉样变性、化脓性汗腺炎、坏疽性脓皮病以及各种眼病[199,221,270]。

大体上，在Crohn病早期，受累的小肠有湿润感。黏膜呈紫红色，可见微小的糜烂，称之为“口疮样溃疡”（图1.90）。在Crohn病晚期，溃疡变得明显。这些溃疡呈线状或匐行性，常呈纵行分布，平行排列，并由短的横行溃疡相连[261]。少数情况下，因为肉芽组织形成或结节状淋巴管扩张，黏膜呈息肉样外观[227,289]。肠壁的大体改变是从水肿进展为纤维化，管腔明显狭窄并伴有近段肠管扩张和肥大（图1.91至1.94）。在这个阶段，触诊

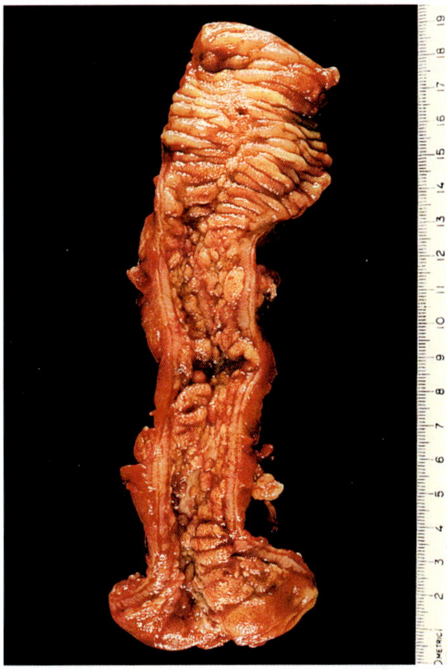

图1.91　Crohn病的大体表现。注意病变呈节段性。肠壁僵硬和黏膜扁平是特征性表现。

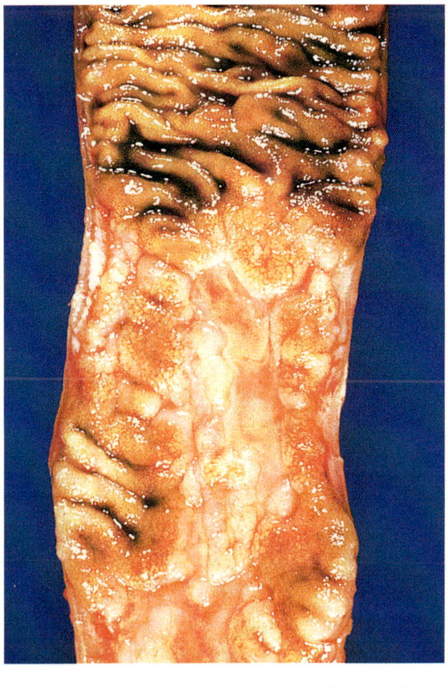

图1.92　Crohn病的大体表现。受累和未受累区域界限分明。

时给人的印象好似死后僵硬的鳗鱼。浆膜可以呈局灶性或弥漫性增厚，少数情况下可见多发性（“粟粒状”）白色小结节，这些结节是由淋巴组织集聚或肉芽肿构成的[208]。肠系膜呈纤维化和短缩改变，导致肠管的轮廓出现皱褶，肠系膜脂肪堆积。局部淋巴结中度肿大。

Crohn病的两个最明显的特征是：病变好发于小肠末段，常常呈节段性分布；病灶轮廓清楚，被表面上看

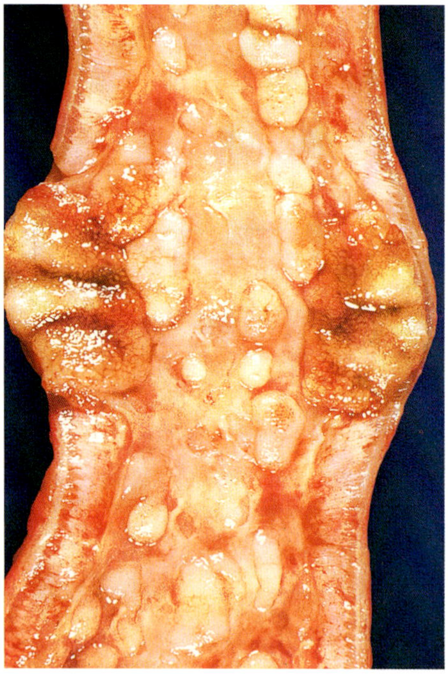

图1.93　Crohn病的大体表现。溃疡与隆起的残余黏膜混合，形成典型的鹅卵石样外观。

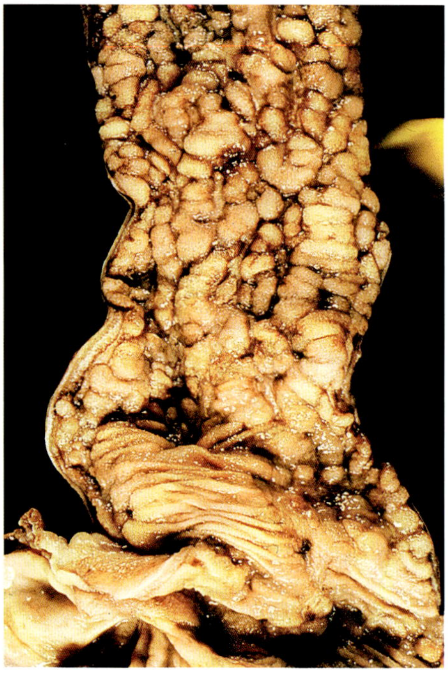

图1.94　Crohn病的大体表现。呈鹅卵石样外观的另一个病例。

似正常的肠管分割开来（“跳跃性分布”）。然而，本病偶尔可累及小肠全长（弥漫性空肠回肠炎）[278]。

Crohn 病的局部并发症包括：肠壁内脓肿和瘘管形成，小肠瘘管与其他小肠肠袢或大肠、腹壁或膀胱相通[251]。有时发生穿孔[245,282]。

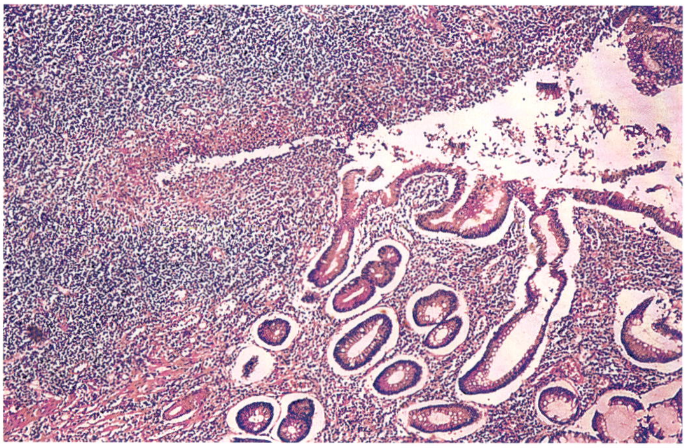

图1.95　Crohn病显示显著的炎症性改变和裂隙状溃疡形成。

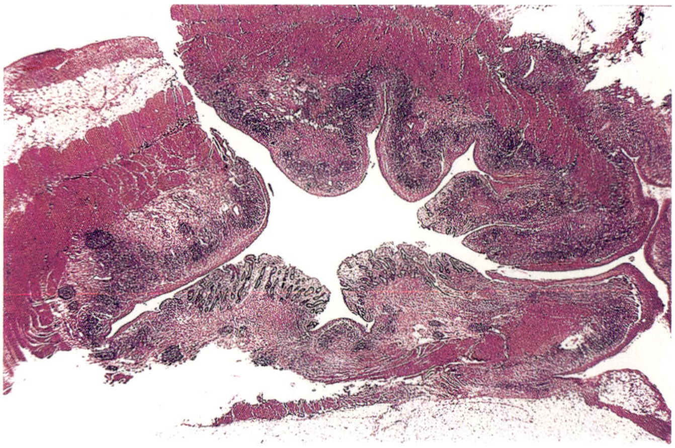

图1.96　Crohn病的整体观，显示透壁性炎症，以黏膜和黏膜下层最为显著。

显微镜下，黏膜下层淋巴水肿是最早的变化之一，伴有黏膜固有层和黏膜下层淋巴组织增生，散在的慢性炎细胞浸润，包括浆细胞（有些为双核浆细胞）、淋巴细胞、嗜酸性粒细胞、组织细胞（有些含有明显的溶酶体包涵物）[281]和肥大细胞[211,253]。光镜[210]或超微结构检查[236]发现，溃疡常始于淋巴滤泡的上方，表现为黏膜上皮大片坏死。曾有人提出，溃疡形成具有血管源性发病机制[271]。

最典型的溃疡被称为**裂隙状溃疡**，见于大约 30% 的病例。裂隙状溃疡的定义是：具有清楚的边界和狭窄的裂缝样结构，与黏膜面垂直排列，并向深部延伸，可以达到黏膜下层甚至固有肌层（图 1.95）。没有形成溃疡的黏膜通常显示萎缩和再生的混合性病变。还可出现灶状幽门化生[264,266]。

在充分进展的 Crohn 病，显微镜下检查几乎总是可见**透壁性损害**的证据，尽管这种改变在黏膜下层和浆膜下层比在固有肌层严重得多（图 1.96）。可见水肿、淋巴管扩张、充血、黏膜肌层增生以及纤维化[234,255,264]。充血通常为轻度到中度。炎症性改变可以累及静脉和动脉[219]。黏膜下层平滑肌纤维的数量增加（“闭塞性肌化”），这是可能会促进梗阻发生的改变[232]。研究发现，肌腱蛋白（一种细胞外基质蛋白，参与肌肉组织的形态发生和伤口愈合）呈强阳性表达，尤其是在狭窄部位[218]。黏膜下和肌间神经丛通常很醒目，电镜检查显示有严重而广泛的轴索坏死[212]，但一般认为这些病变是与重度炎症有关的继发性改变。极少数情况下，肠壁内可见囊性扩张的腺体，这种异常被称为**深在性囊性肠炎**[214]，将在第104页进一步讨论。

Crohn病的另一个显微镜下重要改变是出现肉芽肿，大约见于60%的病例。这些肉芽肿被描述为结节病样肉芽肿，常常出现在淋巴滤泡的中心。它们主要由上皮样细胞和多核巨细胞构成，通常没有坏死，或仅有局限于中心区域的小的坏死灶[274]。如果坏死广泛，需要进行辅助检查以除外结核和其他感染性疾病的可能。Crohn病的肉芽肿可以出现在肠壁各层（包括浆膜）、区域淋巴结（同时显示淋巴窦扩张和淋巴组织增生）以及Crohn病累及的任何其他部位。仅有少数肉芽肿与血管壁有关，有些作者认为这种特征是肉芽肿性血管炎的证据[237]。

在上述所有的显微镜下特征中，最具有诊断意义的特征是：病变累及肠壁全层、裂隙状溃疡和肉芽肿形成。然而，值得注意的是，有一种浅表型Crohn病，其炎症仅局限于黏膜和黏膜下层[239]。而且Crohn病的肉芽肿与许多其他疾病出现的肉芽肿无法鉴别，尤其是结核、耶尔森菌病以及并发的（大肠）憩室病[274]。

Crohn病具有起伏但进展性的病程，完全消退的病例罕见。偶尔，本病合并发生小肠癌，已报道的病例多数是位于回肠的腺癌[206,243,268]。有时肿瘤很小，只有在病理检查时才能发现[280]。有些癌被发现时仅仅处于原位癌阶段，伴有邻近黏膜的异型增生[228,248,257,275]。癌总是发生在肠管有炎症的部分，但大约1/3的病例发生在手术绕开的肠管[217]。混合性腺癌-类癌、单纯类癌、未分化癌、癌肉瘤和恶性淋巴瘤（包括Hodgkin病）都有过报道[201,225,226,230,256,265,283]。

对Crohn病一般首先应用内科治疗（免疫抑制、要素饮食和胃肠道外营养）；然而，由于这些治疗具有局限性和风险，常常需要进行外科手术治疗[200]。手术指征为：发生部分性或完全性肠梗阻、内瘘或外瘘、穿孔伴脓肿形成、出血以及内科治疗难以控制。

用于Crohn病患者的手术方式因人而异；但当患者情况允许时，切除病变的小肠似乎优于旁路手术，除非病变广泛并伴有几段肠管狭窄。旁路手术后再次手术的概率太高[240]。本病最初的发生部位也影响手术后的预后，同时累及回肠和结肠的疾病其复发风险高于单纯累及回肠或结肠者[222,235,285]。患者术前疾病持续时间越长，术后的复发率越低[269]。回结肠切除术后，复发更易发生在邻近结肠的回肠，而不是盲端的远段回肠[202]。

一般说来，病理类型和程度与预后几乎无关[223]。尚未发现术中冰冻切片确定的手术边缘受累和短期内复发之间具有统计学相关性[224,231]。有人认为，出现肉芽肿与预后较好有关[220]，至少大肠的Crohn病是这样[204]，但两组之间的差异没有统计学意义[286]。

AIDS相关性炎症性疾病

小肠是HIV感染和其他免疫受损患者多种异常的发生部位[292,298,301,307]，小肠活检非常有助于这些异常的诊断性评估[291]。有些异常是肿瘤性疾病（如Kaposi肉瘤、恶性淋巴瘤和平滑肌肿瘤），这些疾病将在相应的章节分别讨论。在此列举的多数异常为感染性疾病。需要说明的是，其中有些异常偶尔可见于没有免疫缺陷的患者。相反，AIDS患者也可以罹患本章讨论的一些其他感染性疾病，如结核。**AIDS肠病**这一通用术语有时被临床医师用于发生在晚期HIV感染患者的所有小肠非肿瘤性病变[290,295,301]，而腹**泻性细菌性肠炎**一词则被提议用于导致腹泻的细菌性感染（如大肠杆菌）[303]。

巨细胞病毒性十二指肠炎可以表现为溃疡型症状或

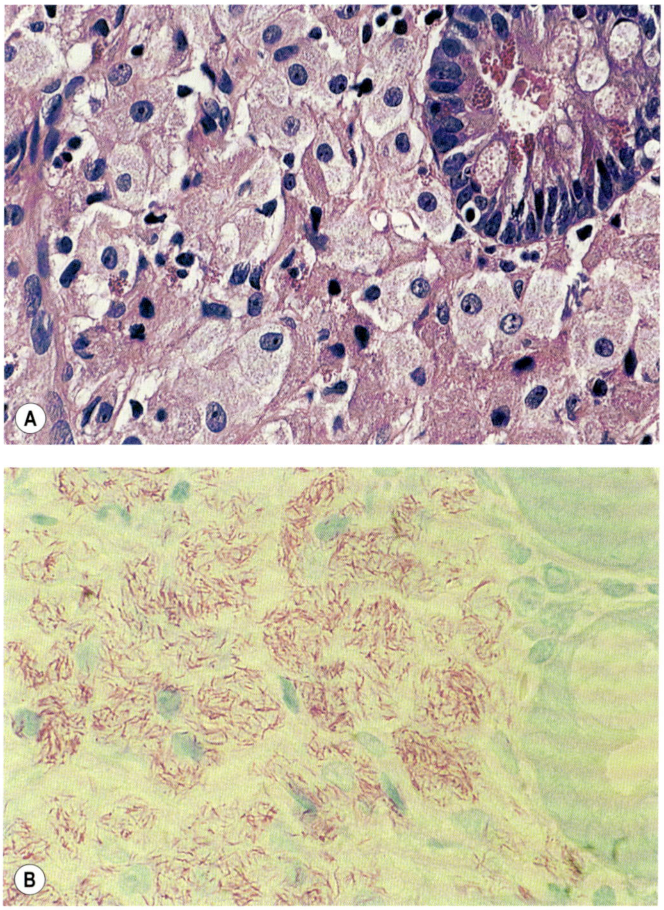

图1.97 A，HIV感染患者的小肠活检，显示固有层内充满组织细胞，与见于Whipple病的病变类似。B，同一病例的抗酸染色切片，显示多量鸟胞内分枝杆菌。

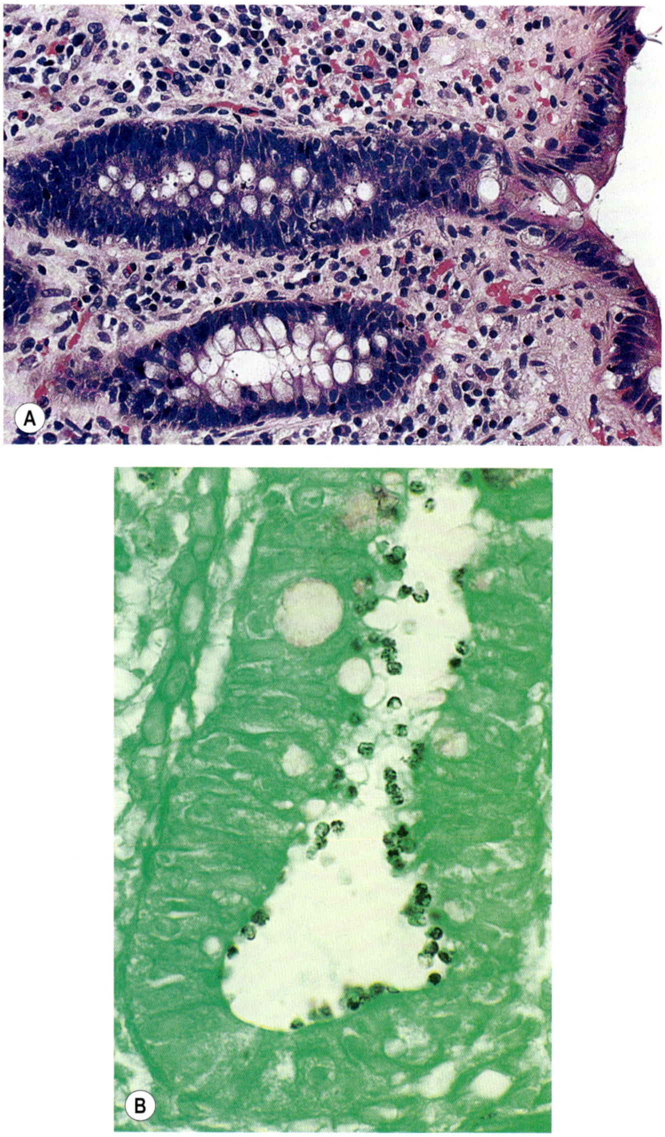

图1.98　HIV感染患者肠隐孢子虫病的小肠HE染色（A）和银染色（B）切片。

出血[310]。

非典型性分枝杆菌病是由鸟胞内分枝杆菌所致，可导致一种类似于 Whipple 病的表现（图 1.97）。肠黏膜固有层和局部淋巴结内可见肥胖的泡沫状巨噬细胞浸润，PAS 染色呈阳性，胞质内含多量病原体（与 Whipple 病相比，Ziehl-Nellsen 染色呈阳性）[296,300,306]。

隐孢子虫病是由球孢子原虫即隐孢子虫感染所致。在切片中，这种病原体表现为 2 ~ 5μm 的嗜碱性球形结构，附着于黏膜腺腔表面（图 1.98A），其外观类似于细胞碎屑或黏液。这种微生物 Giemsa、六胺银和 PAS 染色呈阳性，但抗酸染色呈阴性（图 1.98B）。隐孢子虫的超微结构是特征性的。除了伴有严重感染的病例[293]，光镜下没有明显的黏膜改变[297,299,309]。

微孢子虫病是另一种 AIDS 相关性小肠疾病，是由专性细胞内原虫感染所致[308]。这种病原体——肠孢虫——应用电镜检查能够清楚地显示，应用 Giemsa 和其他特殊染色也能检测到[294,305]。同样的检查还能检测到属于微孢子门的其他病原体。消化道中病原体寄生最严重的部位是空肠[304]，个别情况下可发生全身性播散[302]。受累肠黏膜的形态学改变轻微或缺失。

其他炎症性疾病

十二指肠炎在有消化不良的患者中易于发现，其显微镜观察和内镜检查有很好的相关性[328]。轻型病例显示浆细胞增多、水肿以及一定程度的上皮内中性粒细胞浸润。严重病例显示中性粒细胞明显浸润、绒毛萎缩和浆细胞减少[319]。对轻微病变的评估通常困难且带有主观性，明智的方法是：内镜检查时将下部十二指肠的正常黏膜一并取样活检作为对照[326]。与内镜检查正常的人相比，有十二指肠炎的患者更易发生胃黏膜化生，但其发生率有地域性差异[324]。十二指肠炎常发现有幽门螺杆菌感染，很可能直接与十二指肠炎的发病机制相关[313,315,338]。

急性（蜂窝织炎性）空肠炎是一种病因不明的疾病，多发生于 55 岁以上的人群，男女发病人数相当。报道的病例大多来自斯堪的那维亚国家[333]。大体上，受累肠袢界限清楚。炎症主要位于黏膜，但浆膜表面也可有脓液。可见肠壁水肿和轻度膨胀。急性（蜂窝织炎性）空肠炎同样可累及空肠或十二指肠。显微镜下，常有广泛的淋巴管炎和区域性淋巴结炎，伴有淋巴结肿大。肠系膜略呈玻璃样外观。肠系膜皱襞之间可见脓肿。

溃疡性空肠炎已在乳糜泻处讨论（见 94 页）。

小肠**结核**在世界部分地区仍处于高发状态[311,321]，其大体检查和显微镜检查均易与 Crohn 病混淆[327]。相对于 Crohn 病，结核性溃疡是多发的，呈圆形而不是线状匍行的[334]。深肌层破坏常见。显微镜下，结核肉芽肿易融合，中心常有干酪样坏死和外周淋巴细胞环。无论作出何种诊断，显然均需借助抗酸染色和结核分枝杆菌的 PCR 检测。

结节病可作为播散性疾病累及小肠，虽然罕见[329]。但肠壁或肠系膜淋巴结出现结节病样肉芽肿的大部分病例其实是 Crohn 病。

贾第虫病可导致吸收障碍（见前文讨论）和慢性腹泻[331]，可能与结节状淋巴组织增生有关（见 111 页）。黏膜通常完整，但可出现绒毛变钝和炎细胞增多。病原体呈泪珠状外观，有成对核（鹰眼样）和一个中心长轴[332]。

耶尔森菌病是由革兰阴性杆菌肠耶尔森菌感染所致。它可表现为溃疡性肠炎、小肠结肠炎、急性阑尾炎和（或）肠系膜淋巴结炎。小肠的病变在一定程度上与伤寒病的病变相似。可见狭长溃疡及其下方的淋巴组织增生和小斑点状口疮样溃疡[317]。在溃疡下可见革兰阴性杆菌

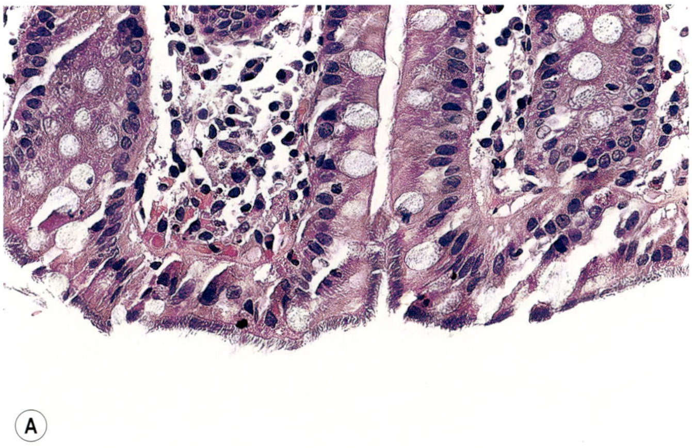

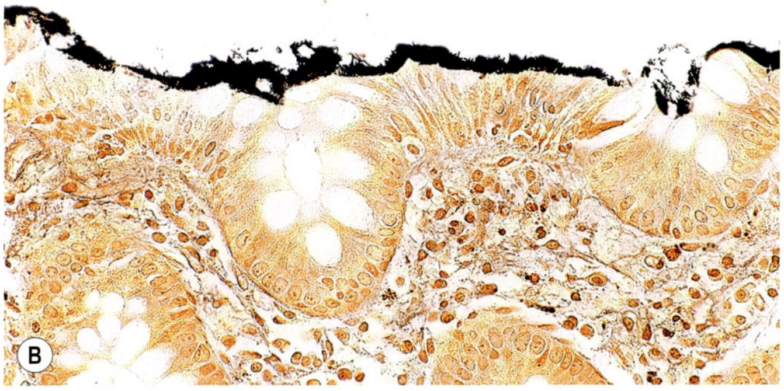

图1.99 A和B，肠螺旋体病患者的HE染色和改良的Steiner银染色。

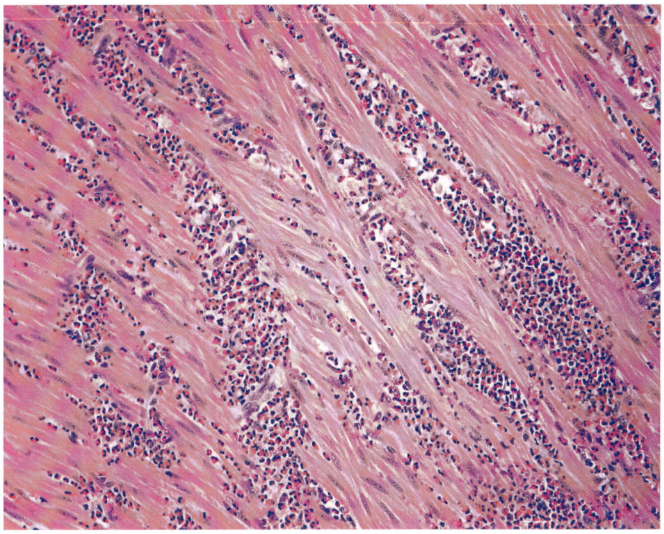

图1.100 嗜酸性肠炎患者的小肠肌层中可见多量成熟的嗜酸性粒细胞弥漫浸润。黏膜层仅轻度受累。

菌落，并在溃疡基底部可见大量中性粒细胞浸润。这两点是耶尔森菌病和伤寒病之间最重要的鉴别点 [317,320]。尽管显微镜下表现具有提示意义，但确诊有赖于从粪便、淋巴结、血液和腹腔液取样培养结果。

肠螺旋体病显微镜下，在小肠黏膜刷状缘可见螺旋体集落浸润（图 1.99A）。Giemsa 和 Steiner 染色有助于观察（图 1.99 B）。其临床症状轻微，通常不引起结肠炎，多数感染患者有免疫力 [312]。

坏死性小肠结肠炎是一种主要发生于早产儿的疾病，在第 162 页讨论。

嗜酸性肠炎和**嗜酸性胃肠炎**常伴有显著的外周血嗜酸性粒细胞增多和过敏症状。其胃肠道表现包括：恶心、呕吐、腹泻、疼痛、脂肪泻和蛋白丢失性肠病。形态学上，主要病变为肠壁内嗜酸性粒细胞弥漫浸润，并伴有其他炎细胞，血管通透性增加，并且在一些病例中可见坏死性肉芽肿和血管炎（图 1.100）[330]。病变主要累及肠壁固有肌层和浆膜下层；而后者常与嗜酸性腹膜炎和腹水有关。虽然一些病例是寄生虫感染的结果（如犬钩虫或异尖线虫 [335,337]），其他一些病例继发于胶原血管性疾病 [316]，但大多数病例的发病机制仍然不明 [330]。

医源性全肠炎已被描述为一种恶性黑色素瘤应用抗细胞毒性 T 淋巴细胞抗原 4（CTLA-4）单克隆抗体治疗的并发症。它被视为自身免疫性肠炎的一种形式 [322]。

溃疡性结肠炎通常不累及小肠，但有一些病例也可发生回肠炎、空肠炎甚至弥漫性十二指肠炎 [336]；淋巴细胞性和胶原病性结肠炎有可能累及回肠 [323,325]。与溃疡性结肠炎相关的回肠炎（占 17% 左右）被称为**"反流性"回肠炎**，将在本章下一节讨论。其主要病变是伴有隐窝再生的绒毛萎缩、固有层内中性粒细胞和单核细胞浸润、斑片状隐窝炎以及隐窝脓肿 [318]。

辐射效应

腹腔内恶性肿瘤的放射治疗可以引起肠道损伤，其损伤程度取决于多种因素 [342]。这种损伤常发生在因宫颈癌而进行放疗的患者，但在治疗 Wilms 瘤、恶性淋巴瘤或其他肿瘤的儿童患者中也有上升趋势 [340]。其临床症状常在放疗后几年内出现，大体上表现为小肠肠壁增厚。肠壁可以部分被纤维结缔组织取代，尤其是黏膜下层。通常伴有黏膜溃疡 [344]。

病变和放疗与手术之间的间隔时间密切相关 [342]。在早期，放射效应表现为黏液分泌增多和衬覆上皮细胞胞核的形态改变。之后，黏膜下水肿可以完全恢复。如果损伤严重，则可见肌层纤维化和溃疡形成。血管变化显著；其特征为血管内皮下泡沫状巨噬细胞聚集、钙化和血栓形成 [341,343]。通常需要手术切除受累的肠段 [339]。

冰冻切片是判断肠管损伤程度和预测手术切除和吻合后肠断端能否愈合的可靠方法。

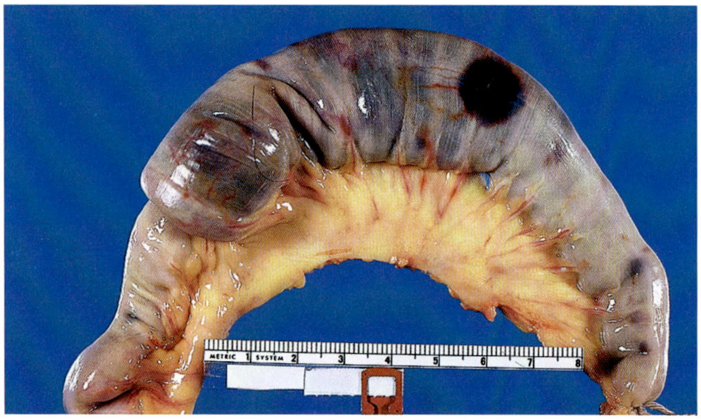

图1.101 小肠肠套叠的外面观。

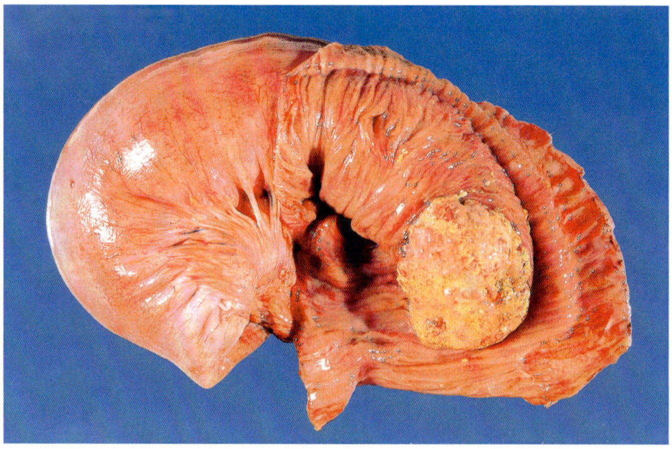

图1.102 由腺癌引起的小肠肠套叠。肿瘤位于肠套叠套入部的顶端，可见溃疡和坏死。

肠套叠

按照字义，肠套叠是指一段肠管（肠套叠鞘部）吞没紧邻的部分近端肠管。被吞入的部分（肠套叠套入部）在肠套叠鞘内向下延伸，直到由于肠系膜的牵拉不能继续套入为止（图 1.101）。肠套叠标本呈弯曲的香肠样外观，凹面朝向肠系膜根部。由于牵拉和压力增大，妨碍了肠套叠套入部的血液循环，可以导致肠壁的坏死和脱落。肠套叠鞘部上端和套入部可能结合牢固。在非常例外的情况下，肠套叠可以自然形成相当于手术端 - 端吻合的形式而自愈。

多数肠套叠发生在 5 岁以内的小儿，超过半数的患者在 1 岁之内。这可能与 1 岁以内患者的回盲部淋巴组织的量以及回盲瓣突入盲肠的程度处于最大限度有关，而 2 岁以后这两种情况明显减少[350]。现在一般认为，淋巴组织增生发生在肠套叠之前，而且常常是其原因而不是其结果，虽然必然会发生继发性炎症性改变。这种淋巴组织增生局限于黏膜和黏膜下层，在许多情况下很有可能是由于病毒感染所致，因为在 1/3 的病例可以发现细胞核内病毒包涵体[352]，而且在这些患儿中常常能分离出病毒（尤其是腺病毒）[345,347,349]。在 AIDS 患者中由淋巴组织增生引起的肠套叠也有几例报道[348]。

对于早期无并发症的病例，钡剂灌肠可以用于肠套叠的复位。不然则需要进行手术治疗。如果手术及时，手工复位肠套叠是可能的；当肠套叠不能复位时则需要将其切除。肠套叠的死亡率与发病到手术之间的时间间隔直接相关。对于儿童，肠套叠第 2 天后死亡率急剧上升。

在年龄较大的儿童和成人，肠套叠常常是由肠腔内带蒂肿物所致，如脂肪瘤、平滑肌瘤 / GIST、炎症性纤维性息肉或恶性淋巴瘤[346]（图 1.102）。CT 扫描对于确定成年患者的肠套叠最有用[351]。

其他非肿瘤疾病

棕色肠综合征的特征为肠壁有突出的棕色改变，大体检查可见浆膜面和切面呈棕色，常常伴有吸收障碍。显微镜下，平滑肌细胞胞质内可见大量脂褐素颗粒。本病发生机制尚不清楚，有人提出可能是由于维生素 E 缺乏所致[356]，还有人推测主要是由于平滑肌细胞线粒体异常所致[353]。

淀粉样变性可以累及小肠的血管或间质，可以作为全身性淀粉样变性的一部分，或者在极少数情况下表现为一种局灶性病变[357,358]。在后一种情况，淀粉样变性可导致肠梗阻[355]。

移植物抗宿主病发生于骨髓移植以后，主要累及皮肤、胃肠道和肝。小肠受累临床上表现为腹泻，显微镜下表现多种多样，其中最常见的是单个上皮细胞坏死[359]。

微绒毛包涵体病（家族性微绒毛萎缩）是一种小肠刷状缘的疾病，可导致婴儿难治性分泌性腹泻。其诊断根据超微结构检查发现微绒毛包涵体作出。最近发现，若 CD10（一种膜相关性神经肽酶）免疫组织化学染色胞质呈阳性（不同于正常线形的刷状缘染色），则高度提示本病[354]。

肿　瘤

良性上皮性肿瘤

所谓的 **Brunner 腺腺瘤**（即十二指肠腺腺瘤、息肉样错构瘤和 Brunner 瘤）其特征为组织学正常的 Brunner 腺（十二指肠腺）呈结节状增生，伴有导管和散在的间质成分，有时可以伴有纤毛囊肿和脂肪组织[362]（图 1.103）。它可能是局灶性的、多灶性的或弥漫性的病变。显微镜下，Brunner 腺腺瘤的大部分表现正常，它可能并不是真正的肿瘤，而是结节状增生或错构瘤的一种表现[388]。然而，它也可以发生小凹化生伴异型增生[389]。其最常见的发生部位是：十二指肠第一部分和第二部分交界处的后壁。它可伴有十二指肠炎和糜烂，并且是黑便或十二指肠梗阻的原因[380,387]。

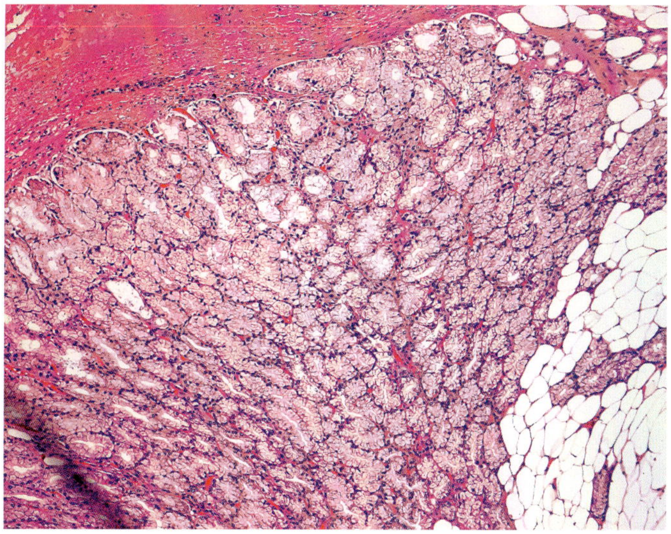

图1.103 所谓的“Brunner腺腺瘤”。显微镜下，正常的Brunner腺体紧密排列，成熟的脂肪小叶散布其中。

小肠可以发生类似于大肠腺瘤的**腺瘤**，但其发生率很低[384]。十二指肠和空肠受累比回肠受累常见。腺瘤可以单发或多发，可以有蒂或无蒂，其显微镜下表现可以是管状腺瘤、管状绒毛状腺瘤或绒毛状腺瘤[366,381]。小肠腺瘤可以发生恶变。与结肠直肠腺瘤相同，如果腺瘤呈绒毛状、体积较大和（或）为多发性的，则发生恶变的可能性较大。近年来，随着内镜的广泛应用，报道的十二指肠绒毛状腺瘤的发生率呈上升趋势，其中多数腺瘤位于 Vater 壶腹水平。它们的形态学表现和自然病程完全与大肠绒毛状腺瘤相似：体积常常较大，无蒂，具有复发倾向，以及恶性变的发生率非常高[376,384]。内镜下充分取材对于发现腺瘤恶变非常重要[360]。最近发现，腺瘤表达 LGR5，后者是一种肠干细胞标志物[374]。

有些小肠腺瘤发生在家族性腺瘤性息肉病患者。这种病例部分发生在十二指肠，包括十二指肠壶腹部。部分病例被称为所谓的“扁平”型腺瘤[365,378]，但总的来说它们与散发的病例没有什么不同。还有一些小肠腺瘤型息肉发生在回肠膀胱成形术后回肠补片上的报道[373,375]。

空肠回肠的**错构瘤性息肉**通常是 **Peutz-Jeghers 综合征**的一部分。这是一种家族性疾病，具有孟德尔常染色体显性遗传特征和不同程度的外显率，是由位于第 19 号染色体 19p13.3 的 LKB1 基因的种系突变所致，后者编码一种丝氨酸 / 苏氨酸激酶[361,370,379]。类似的息肉也可以发生在胃、十二指肠和结肠，患者的口唇、口腔黏膜、指趾以及掌跖部位具有典型的色素沉着。大体上，这些息肉与一般的腺瘤性息肉没有什么区别，但显微镜下它们表现差别很大。其腺体由宽大的平滑肌束支撑，病变中心的平滑肌束较粗，而周围的平滑肌束则较细[369]（图 1.104）。腺体和平滑肌纤维紧密交错排列，酷似浸润，以至于被误诊为癌[382]。

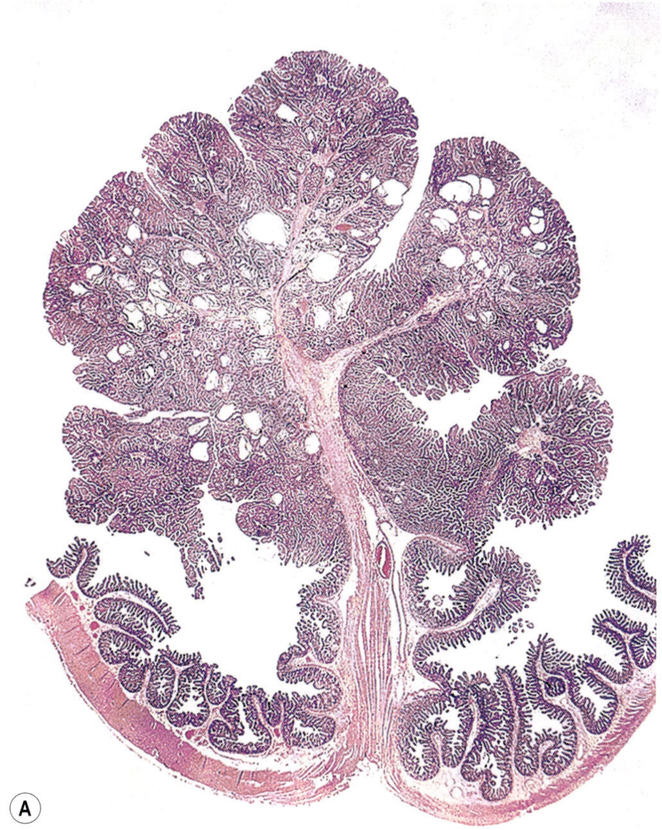

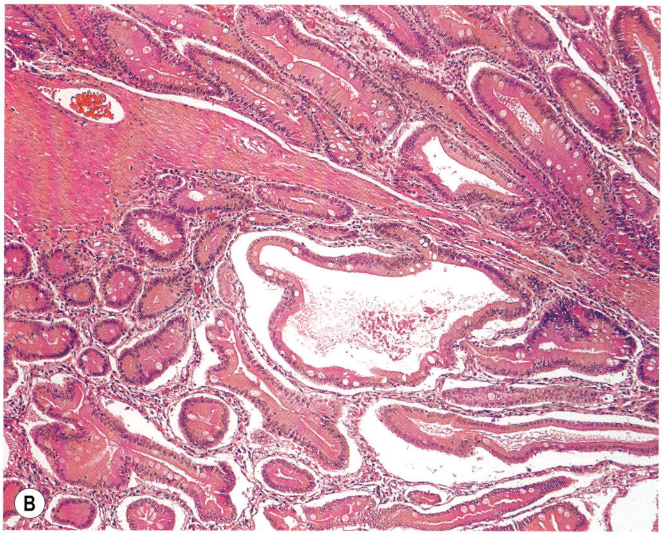

图1.104 A和B，Peutz-Jeghers综合征中的小肠错构瘤性息肉。A，显微镜下全面观。B，高倍镜下显示扩张的腺体缺乏非典型性，由平滑肌束分隔。

光镜和电镜检查证实，错构瘤性息肉存在几种类型的上皮细胞[368]。浅表部分以柱状细胞和杯状细胞为主，而 Paneth 细胞和内分泌细胞则见于邻近平滑肌构架的基底部。发生在胃肠道其他部位的息肉也具有相似的显微镜下表现，但细胞构成随部位而异[370]。有时由于肠套叠导致杯状细胞脱落，其表现酷似印戒细胞表现，可能被误诊为恶性肿瘤[364]。

有些错构瘤性息肉发生在缺乏 Peutz-Jeghers 综合征其他特征的患者。有些则伴有黏膜腺体和黏液性囊肿深埋在黏膜下层或超出黏膜下层，这种改变有时被命名为**深在性囊性肠炎**[377,390]，这是造成误诊的另一个原因[386]。发生于 Peutz-Jeghers 综合征患者胃肠道的腺癌已有几例报道，分别位于胃、小肠或大肠[371,372]。其预后很差，可能是因为诊断延误所致[367]。其中有些病例可见浸润性癌与原位癌和腺瘤性病变区域并存[383,385]。Peutz-Jeghers 综合征患者还可以发生独特类型的卵巢肿瘤，如伴有环状小管的性索肿瘤、所谓的“宫颈恶性腺瘤”、卵巢黏液性肿瘤、乳腺癌（常为双侧性的）和其他类型的恶性肿瘤[363,391]。

腺　癌

小肠腺癌比大肠腺癌少见 40 ~ 60 倍。多数患者为老年患者，没有性别差异[394,395,402]。腺癌可以发生在小肠的任何部位，但以上段肠管更常见[401,406,409,410,412]。大约 40% ~ 50% 的病例发生在十二指肠，随着纤维内镜的应用，报道的十二指肠腺癌病例数不断增加。多数十二指肠腺癌发生于壶腹部黏膜。

小肠腺癌可以发生在家族性腺瘤性息肉病[408,416]、遗传性非息肉病性结直肠癌综合征[415]、Peutz-Jeghers 综合征（见 103 页）、神经纤维瘤病（Recklinghausen 病）[399]、肠重复[393]、Crohn 病（见 99 页）、回肠造口部位[396,405]、手术旁路的十二指肠[413]、Roux-en-Y 食管空肠吻合术的空肠端[407]以及丧失功能的回肠膀胱成形术的回肠段[418]。

十二指肠癌通常具有乳头状结构，因此，应进行刷片细胞学检查[398]。十二指肠较远端肿瘤通常具有一种餐巾环外观，可引起部分性肠梗阻，伴有近端肠管的明显扩张。大约 20% 的肿瘤呈息肉样或蕈伞状，有些病例可能来自先前存在的腺瘤[401]。偶尔，这些癌表现为多发性肿瘤[419]，或伴有其他部位的原发性恶性肿瘤[397,417]。

显微镜下，这些肿瘤通常为中分化腺癌。CK7 免疫组织化学染色恒定呈阳性（局灶性或弥漫性），大多数病例 CK20 也呈阳性。这与正常的小肠黏膜（$CK20^+/CK7^-$）和结肠腺癌（通常 $CK20^+/CK7^-$）的情况相反。它们通常产生黏液且 CEA 呈阳性反应[400]。溶菌酶也可呈阳性反应，提示它们有向 Paneth 细胞的局灶性分化[414]。CDX2、COX-2、sPLA2 和 cPLA2 免疫组织化学表达常见，这种表达方式类似于大肠腺癌[420]。此外，还经常能发现它们有散在的内分泌细胞，尤其是位于回肠的肿瘤。这些内分泌细胞嗜铬素和 5- 羟色胺染色呈阳性，并可与多种肽类激素呈阳性免疫反应，包括生长抑素、YY 肽、神经降压素、胰高血糖素和肠高血糖素[411]。超微结构检查，可见明显发育的微绒毛[421]。

在作出诊断时，大多数肿瘤已经扩展到肠壁深层，并且可能已经转移到局部淋巴结[409]。预后主要取决于有无局部淋巴结受累。一项病例研究显示[401]，88% 的淋巴结阳性患者死于肿瘤，而淋巴结阴性的病例仅有 45% 死于肿瘤。

其他类型的癌

小细胞（神经内分泌）癌是一种少见类型的小肠恶性肿瘤，由小圆形或卵圆形细胞构成，胞质稀少，细胞核深染。其表现非常类似于肺小细胞癌。与肺小细胞癌相同，其超微结构检查可见具有致密核心的神经内分泌颗粒，免疫组织化学染色神经内分泌标志物呈阳性[428]。就本质而言，小细胞癌和下面将要讨论的一组肿瘤有关。小细胞癌可以单独存在，也可与普通腺癌混合存在。这种肿瘤浸润深部，非常容易转移，预后极差。

腺鳞癌也有少数病例报道，或以腺体成分为主，或以鳞状细胞成分为主[424,426]。

间变性（肉瘤样）癌由非常奇异的肿瘤细胞构成，其中一些为多核细胞，胞质丰富，没有腺体分化的征象。其临床行为极有侵袭性[422,423,425,427]。

类癌和相关的内分泌肿瘤

一般和临床特征

类癌是传统上用于胰腺和甲状腺 C 细胞以外的弥漫性内分泌系统发生的低度恶性肿瘤的一般术语，现在已经更名为**高分化（神经）内分泌肿瘤／癌**[434,439,444,448,450]。现在普遍认为，类癌代表一组相关的肿瘤而不是单一的肿瘤[440,442,449]。这种观点基于以下事实：整个消化道尤其是小肠含有多种类型的内分泌细胞，其中任何一种均可单独或混合出现在这些肿瘤中[431,442,443]。最常见的类癌称为典型类癌或岛屿状类癌。当“类癌”一词被用于小肠肿瘤而不加修饰时，通常就是指这种类型，它约占所有小肠肿瘤的 1/3[436]。

大多数小肠类癌发生在成年人，但也有发生于儿童的报道[433]。多数位于回肠（包括 Meckel 憩室），其后依次位于空肠和十二指肠远端[432,445]。也有类癌发生在乳糜泻[435]和 Crohn 病[446]累及的小肠、肠重复[447]以及伴有神经纤维瘤病[430,438]和炎性息肉的报道[429]。15% ~ 35% 的小肠类癌为多发性的[452]，有时伴有其他组织学类型的胃肠道恶性肿瘤[441]或其他部位具有内分泌分化的肿瘤[451]（图 1.105）。克隆性分析显示，这些小肠多发类癌来自同一克隆[437]。

形态学特征

大体上，这种肿瘤表面的黏膜常常完整。通常有黏

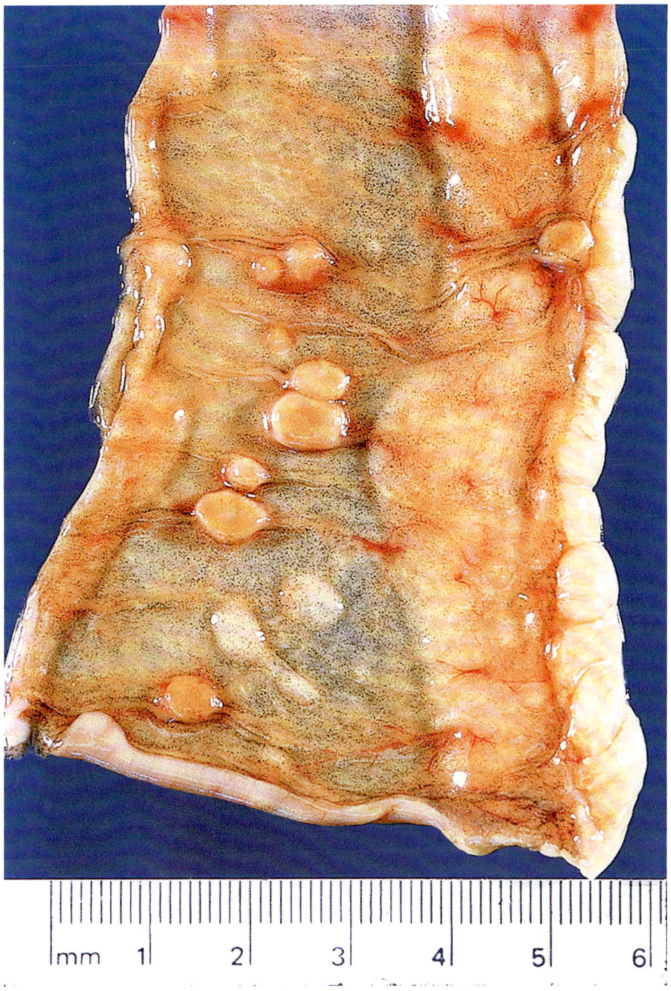

图1.105　多发性小肠类癌，表现为小的无蒂息肉。（Courtesy of Dr RA Cooke, Brisbane, Australia. From Cooke RA, Stewart B. Colour atlas of anatomical pathology. Edinburgh, 2004, Churchill Livingstone）

膜下层浸润，延伸到固有肌层者也很常见（图 1.106 至 1.108）。肿瘤浸润和伴随的纤维化可造成肠壁变形。肿瘤福尔马林固定后呈淡黄色，这种色泽在新鲜状态时不明显。显微镜下，肿瘤由形态单一的实性细胞巢组成，细胞核呈小圆形，胞质中等量，呈细颗粒状，核仁微小（图 1.109）。实性细胞巢周边常见栅栏状排列的肿瘤细胞。由于间质的人为性收缩，细胞巢的结构更明显。核分裂象稀少。淋巴管内常见瘤栓，黏膜下神经丛内也常常有肿瘤细胞，不应将其视为传统意义上的神经周围浸润，其更可能是胃肠道神经内分泌系统及其肿瘤向神经系统返祖的一种现象。

类癌周围的黏膜可以呈富含血管的息肉样改变，可类似于 Crohn 病 [455]；一些作者认为这种改变是由于肿瘤细胞分泌的转化生长因子所致 [454]，而另一些作者认为这是继发于黏膜脱垂的一种非肿瘤性反应 [453]。

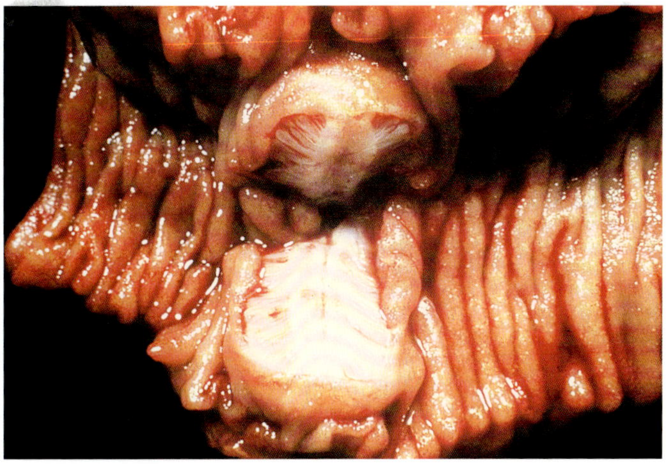

图1.106　回肠类癌的切面观。肿瘤呈实性，略带黄色，伴有固有肌层明显增厚。

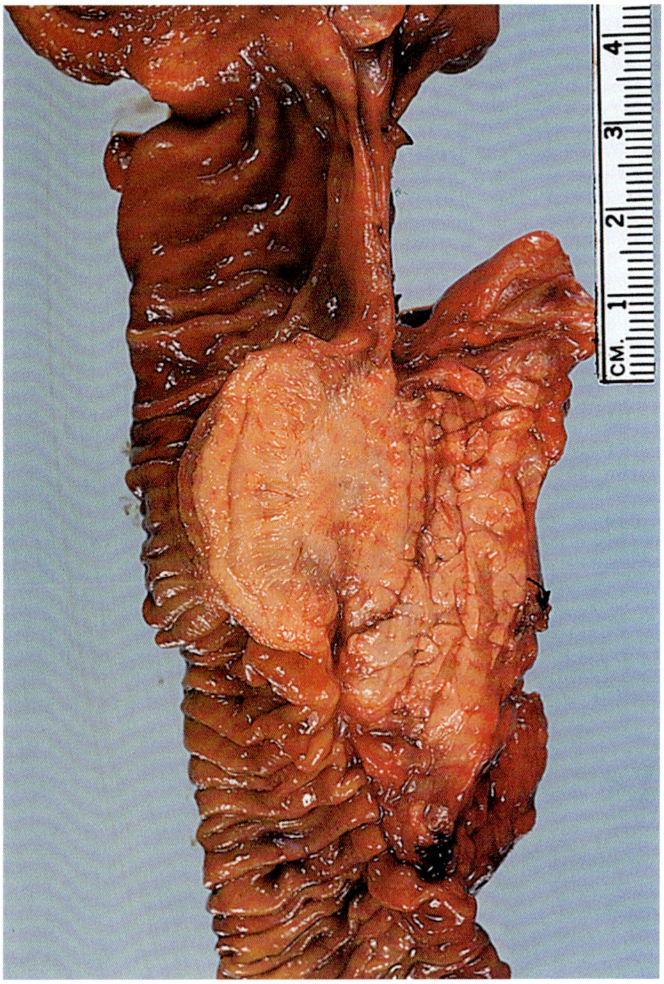

图1.107　十二指肠的巨大类癌。这个病变由D细胞（分泌生长抑素）构成。

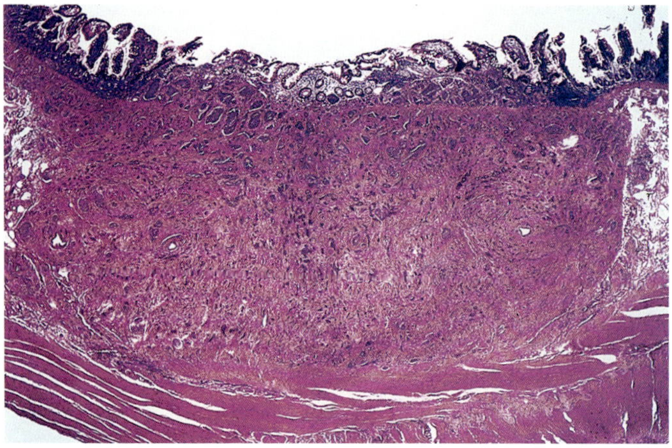

图1.108 回肠类癌的整体观，可见肿瘤累及全层，大部分黏膜保留。

组织学类型

上述类癌存在多种变异型。可以出现小梁状或腺样（管状）结构，后者腔内有时含有黏液。以腺样结构为主的类癌称为**腺类癌**。偶尔，内分泌和外分泌特征可见于同一细胞（所谓的“双分泌细胞”）[457-459]。由于存在各种变异型，因此类癌主要根据其生长方式分为 A、B、C、D 和 E 型 [461]，或岛屿状、小梁状、腺样、未分化和混合性 [460]。这些不同的类型与不同的生物学行为相关；然而，小肠类癌的这些变异型比阑尾类癌者少见。有时典型的类癌结构可伴有腺癌结构出现，无论是在原发性肿瘤还是在转移性肿瘤 [462]。此外，Carstens 等 [456] 报道了 1 例具有类癌光镜特征的肠道肿瘤（但银染色呈阴性），具有类似于肠小凹细胞的电镜特征（胞质微丝、原纤维和小凹）。

组织化学、免疫组织化学和超微结构特征

典型类癌的独特的表型分布可通过各种特殊染色证实。在组织化学水平，肿瘤具有亲银性（因此也具有嗜银性），重氮反应呈阳性，且黏液染色通常呈阴性（图

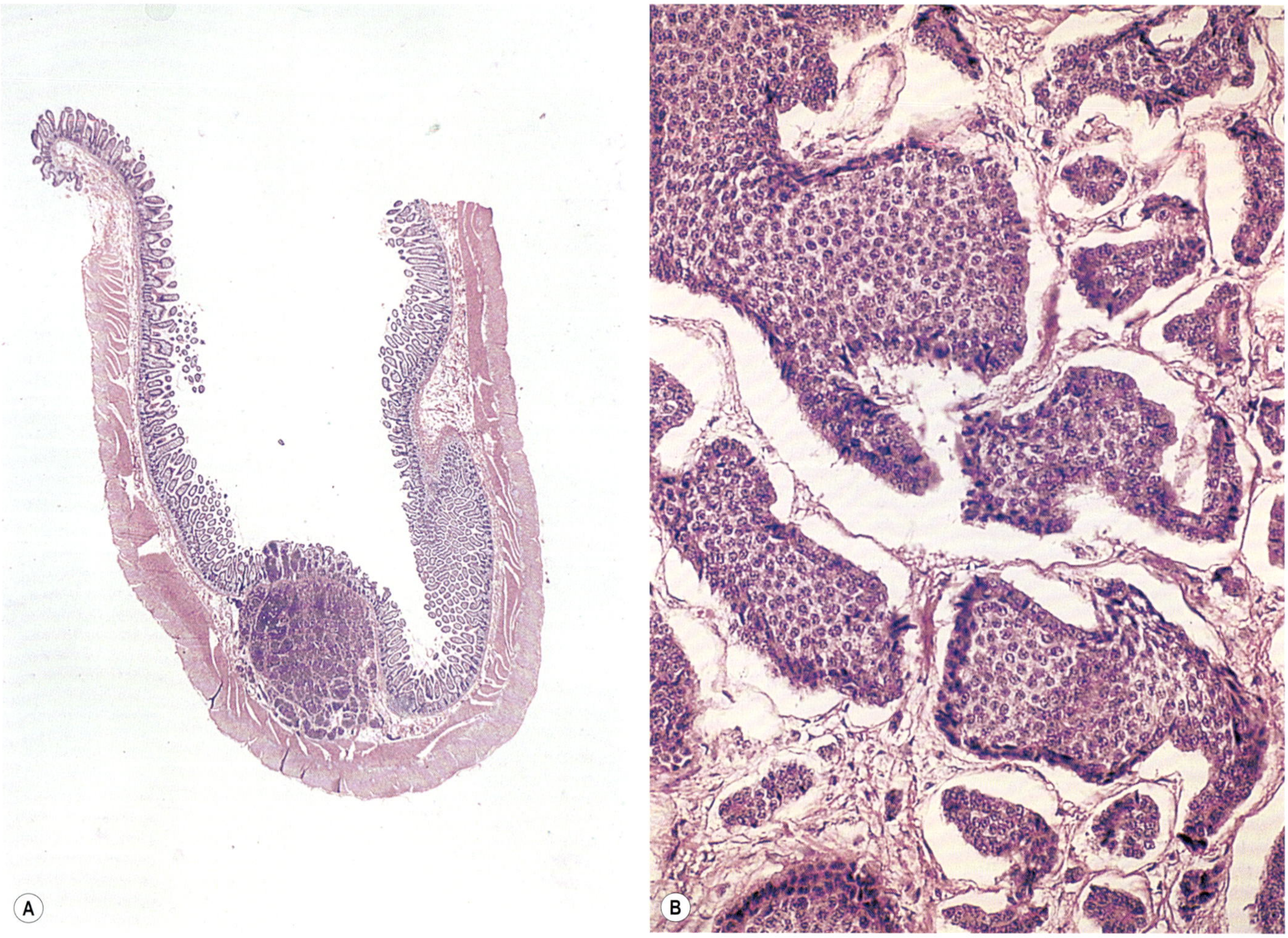

图1.109 A和B，小肠类癌。A，黏膜下结节的全面观。B，放大后显示巢状（岛屿状）生长方式。

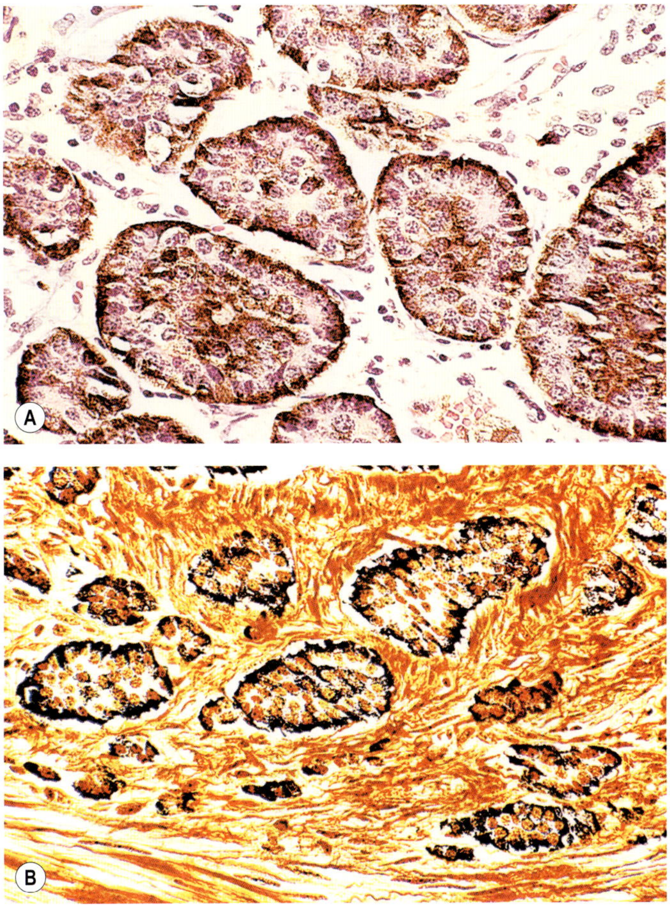

图1.110 小肠类癌。A，亲银反应（Fontana-Masson）。B，嗜银反应（Sevier-Munger）。

1.110）。超微结构检查，可见整个胞质内散布着许多有致密核心的多形性内分泌颗粒 [469]。免疫组织化学染色提示，肿瘤有向上皮、肠道和神经内分泌多向分化的特征。首先是有角蛋白表达——在有腺样成分的肿瘤中，细胞顶端或腺腔内有 CEA 阳性反应 [483,486,500]。在角蛋白中，大约 10% 的病例表达 CK7，大约 25% 表达 CK20 [466]。

类癌向肠道分化的证据是 CDX-2 免疫组织化学持续呈强阳性，CDX-2 是肠道发育和分化必需的一种同源基因表达产物 [464,471,476]。相反，小肠类癌 TTF-1 通常呈阴性，而胃类癌通常呈弱阳性，肺类癌通常呈阳性 [466,491]。

类癌的第二个特征是与一系列“广谱内分泌”标志物呈阳性反应，如神经元特异性烯醇化酶、嗜铬素、突触素、Leu7 和 PGP9.5 [481,489,490,492,496]。

无论是在切片还是在涂片，免疫组织化学或被福尔马林诱导的荧光都可以证实存在 5- 羟色胺 [499]。这些肿瘤还可以表达多种肽类激素，包括 P 物质（至今最为常见）、胃泌素、生长抑素（和生长抑素受体 [495]）、胰高血糖素、肠高血糖素、胰多肽、铃蟾肽、促分泌素 [477]、胃泌素释放肽和生长激素释放因子 [465,467,478,482,486,488,497,498,501]。小肠类癌中很少出现 YY 肽，这与直肠类癌总是出现 YY 肽阳性表达有所不同 [470,494]。神经丝一般呈阴性反应 [484]。在胃肠道类癌中发现的其他物质包括：钙结合蛋白 -D28K（有些神经和神经内分泌细胞表达的一种钙结合蛋白）[472]、绒毛蛋白 [502] 和肌球蛋白 XVA（肌球蛋白超级家族的一个成员）[475]。小肠类癌 S-100 蛋白染色呈阴性，而阑尾类癌通常呈阳性，据说这可能与这些肿瘤的起源不同有关：小肠类癌的内分泌细胞来源于肠腺，而阑尾类癌的内分泌细胞则来源于上皮下与神经有关的内分泌细胞 [479,480,485]。奇怪的是，有些类癌已发现前列腺酸性磷酸酶免疫反应呈阳性 [493]，但这在回肠类癌中不如在直肠类癌中常见 [463]。

在小肠类癌中已经发现了几种生长因子及其受体，提示它们参与了肿瘤生长的自分泌调节 [473,474,487]。

类癌转移灶多数具有与原发性肿瘤相同的免疫组织化学反应，但有些转移灶可以产生其他激素或不产生激素 [501]。这些患者的血清中有些物质（5- 羟色胺、嗜铬素、P 物质，偶尔还有 NSE）可能会升高，因此可以作为这些肿瘤的血循环标志物 [468]。

有单发性或多发性类癌的小肠的非肿瘤性黏膜可能会显示内分泌细胞增生，虽然这种增生并不像一些类型的胃类癌那么常见和明显。

分子遗传学特征

小肠类癌的最常见的分子遗传学改变是第 18 号染色体全部或大部分缺失，随之而来的是 9p 和 16q 的杂合性缺失 [505]。它们通常还伴有位于 14q 的编码抗凋亡蛋白 DAD1 基因的重获 [505]。

半数以上的回肠类癌出现非整倍体，这种特征可能与预后有关 [504]。

空回肠类癌通常缺乏位于染色体 11q 的 MEN-1 基因位点的杂合性缺失，提示 MEN-1 基因不参与其发病机制 [503]。

在类癌中 P53 免疫反应罕见 [507]，但据说其在转移性病变中比较常见 [506]。

扩散和转移

典型的类癌为低度恶性肿瘤，生长速度缓慢，但也有具有高度侵袭性和发生转移的病例 [509,510]。转移最常发生在局部淋巴结和肝，但也可见于其他部位，如骨、皮肤、甲状腺和乳腺 [511,512]。肝转移通常为多发性实性结节，偶尔有明显的囊性成分 [508]。

治疗和预后

类癌的治疗主要是广泛切除原发性肿瘤和清扫淋巴结 [519]。孤立性肝转移灶也应手术切除。由于类癌具有多发性且有伴有其他胃肠道肿瘤的倾向，因此需要充分探查腹腔。

小肠类癌的 5 年总生存率在 50% ~ 65% 之间 [516]，但在肿瘤局限于肠壁的患者（5 年生存率 85%）和病变侵犯浆膜或超出浆膜的患者（5年生存率为5%）之间存在明显差异[520,522]。肿瘤大小与预后相关。在WHO分类中，根据肿瘤大小和其他病变特征[513,514]，这些肿瘤有点武断地被分为良性、交界性和低度恶性肿瘤。还有一个TNM分期系统，目前认为其与预后直接相关[521]。据说CEA的表达与侵袭性更高的临床经过有关[515,517]。即使有广泛的肝转移，切除原发性肿瘤也是有意义的，因这样有可能延长患者的生存期[518]。

类癌综合征

类癌可以伴有类癌综合征[524,528]。几乎所有已报道的类癌综合征均发生在有肝转移的类癌患者，推测是因为肝对于进入门脉循环中的活性物质具有生物灭活能力；然而也有例外发生[525]。类癌综合征的临床特征是：面部和前胸青紫、间断性高血压、心悸以及频繁的水样便。传统上认为，类癌综合征是由5-羟色胺引起的。5-羟色胺是由肿瘤细胞有规律地分泌的一种吲哚胺，在尿中很容易检测到它的分解代谢产物5-羟吲哚乙酸；然而，这一标志物的血清水平与综合征的发生之间并无关系，尤其是有关其血管舒张成分。已知由类癌分泌的其他物质，如速激肽、前列腺素和组胺，都曾被假定与类癌综合征有关[527,530,534]。很显然，类癌细胞必定分泌了一些物质，引起细胞外结缔组织沉积在肿瘤的周围，有时还可沉积在较远的部位。这一现象的表现形式包括：广泛的纤维硬化，常常见于肿瘤本身；右心瓣膜纤维硬化，导致所谓的“类癌性心脏病”[533]；肠系膜血管闭塞性弹力纤维硬化症，可导致小肠坏疽[523,532]；以及皮肤硬化，导致硬皮病样损害[526]。少数类癌可造成自发性低血糖[529]，很显然这是由于肿瘤细胞产生胰岛素所致[531]。

十二指肠内分泌肿瘤

内镜下，十二指肠内分泌肿瘤表现为光滑圆形的隆起，直径通常介于5～20mm之间，但偶尔肿瘤较大[546]（见图1.107）。显微镜下，很少具有前一节中描述的典型类癌的特征。已报道的病例多数是由G细胞或D细胞构成的，已分别被胃泌素和生长抑素免疫反应证实[535-538,541,555]。个别情况下，十二指肠内分泌肿瘤为胰腺B细胞型肿瘤[550]。

G细胞肿瘤（胃泌素瘤）可能伴有Zollinger-Ellison综合征和Ⅰ型MEN综合征[547,551,554]。它们也可与幽门螺杆菌感染性胃炎和长期应用质子泵抑制剂有关，非肿瘤性十二指肠黏膜通常存在G细胞增生背景[549]。D细胞瘤（生长抑素瘤）临床上激素水平一般不活跃[553]。多数主要由D细胞构成的十二指肠肿瘤发生于伴有神经纤维瘤病的黑人[540,543,556]。确定细胞具体类型需要进行免疫组织化学染色；然而，这些肿瘤的本质在常规染色切片中已经可以发现端倪，G细胞肿瘤和D细胞肿瘤趋向于存在发育良好的腺体成分，此外，D细胞肿瘤有许多砂粒体，通常位于腺腔内[542,545,548]。然而，需要注意的是，砂粒体对于D细胞肿瘤并不是特异性的，它还可以见于其他类型的类癌以及胰腺的B细胞肿瘤[544]。

与回肠类癌相反，十二指肠内分泌肿瘤PDX-1呈阳性，而CDX-2呈阴性[552]。

Burke等[539]进行的研究表明，21%的十二指肠内分泌肿瘤会出现转移，3例患者死于转移性疾病。肿瘤大小和转移的概率之间具有相关性，至少D细胞肿瘤是这样[553]。

节细胞性副神经节瘤

节细胞性副神经节瘤（非嗜铬性副神经节瘤，副神经节神经瘤）是一种形态学结构独特的肿瘤，几乎完全发生在十二指肠的第二部分，通常在Vater壶腹的近端[558,566,573]（图1.111）。报道的少数形态学上相似的病例发生在较远的部位，包括空肠回肠[570]和阑尾[574]。偶尔，病变为多发性的[565]，或伴有神经纤维瘤病和类癌[567,572]。多数病变较小，有蒂，位于黏膜下，被覆黏膜常有溃疡和出血。显微镜下，其表现具有特征性，身体其他部位没有完全对应的肿瘤。它们存在三种细胞成分：（1）具有类癌样形态的内分泌细胞，紧密排列成巢状和小梁状；超微结构检查含有致密核心颗粒；免疫组织化学染色多种标志物呈阳性，尤其是胰多肽（pancreatic polypeptide, PP）；（2）孤立的神经节细胞，神经元特异性烯醇化酶和其他神经标志物免疫反应呈阳性；（3）梭形神经鞘细胞和（或）支持细胞，S-100蛋白免疫反应呈阳性[557,559,561,568,569,571]（图1.112）。神经节细胞和内分泌细胞均可分泌生长抑素[562]。一项研究显示，6个病例中有3例含有淀粉样物质[570]。这种肿瘤具有独特的位置、显著的器官样排列方式和非常突出的胰多肽细胞，提示其

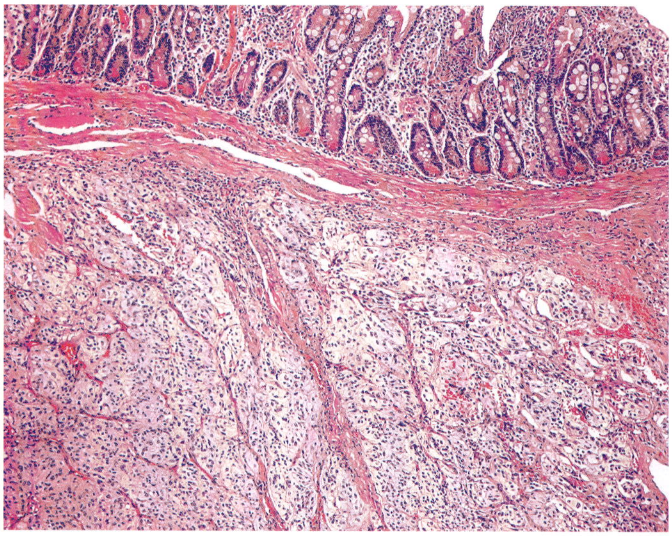

图1.111 十二指肠节细胞性副神经节瘤集中在黏膜下层，被保留的黏膜肌层与正常黏膜分开。

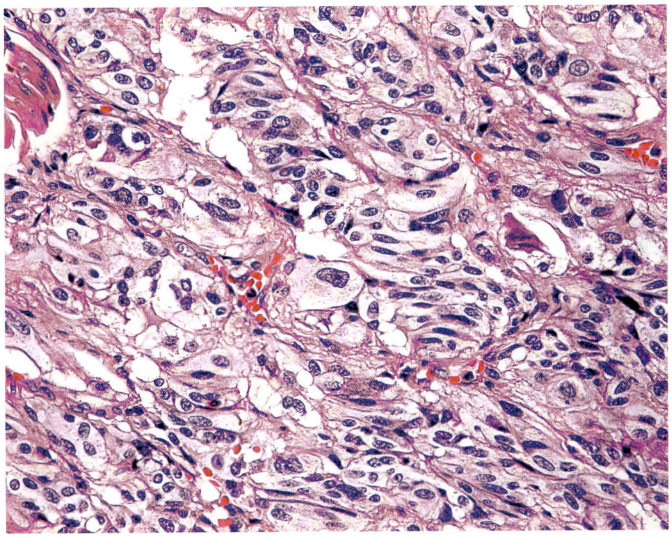

图1.112 十二指肠节细胞性副神经节瘤呈小梁状生长方式，可见散在的神经节样细胞。

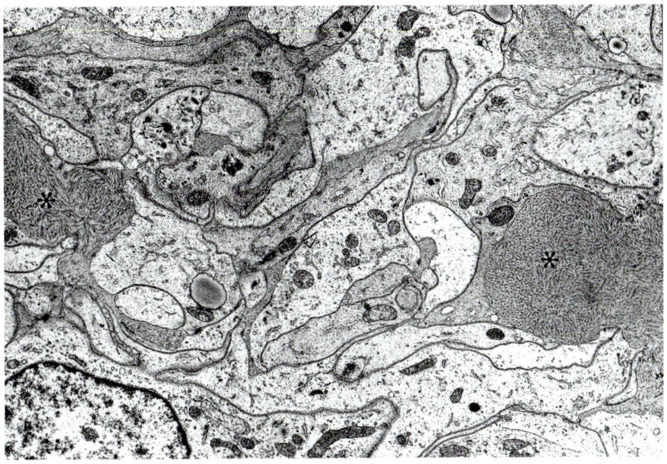

图1.113 回肠伴有神经分化的GIST（所谓的“GANT”）。图示偶尔含有致密核心神经分泌型颗粒的神经突起和丝球状胶原纤维（星号所示）。（×11 100）（Courtesy of Dr Robert A Erlandson, Memorial Sloan-Kettering Cancer Center）

可能是错构瘤性病变，来自胰腺腹侧原基[569]。至今发表的几乎所有病例均具有良性临床经过，但也有个别伴有淋巴结转移的病例报道[560,563,564]。

胃肠道间质瘤和相关肿瘤

有关胃肠道间质瘤（gastrointestinal stromal tumor, GIST）和相关肿瘤的一般问题在本章胃有关章节（见 54 页）讨论，在此不再重复。

在前 GIST 时代，在诊断为平滑肌肉瘤的小肠肿瘤中，10% 位于十二指肠，37% 位于空肠，53% 位于回肠[595]。与胃 GIST 一样，小肠 GIST 可以显示各种分化形态[582,586]。但分化比例不同，伴有神经型特征的肿瘤发生率高（尤其是位于十二指肠和空肠的肿瘤）（图 1.113），尤其是含有所谓的“丝球状纤维”的 GIST 在这个部位是特征性的。与在胃一样，不同的分化结构与临床病理学特征之间存在一些关系。累及小肠和大肠的多发性间质结节几乎总是具有明显的平滑肌性质（“平滑肌瘤病”）[593]。具有上皮样形态的肿瘤所占比例不如发生在胃 GIST 的高[594]。

小肠间质瘤的恶性风险根据用于胃间质瘤的标准进行分类。在十二指肠 GIST 中，那些由大细胞构成的、呈器官样生长方式的肿瘤恶性风险低；而高度富于细胞、细胞小和几乎没有器官样形态的肿瘤恶性风险高[578,584,592]。丝球状纤维的存在是预后良好的征象[585]。需要牢记的是，小肠 GIST 临床恶性病例的比例高于胃 GIST 的。

小肠恶性 GIST 可以直接蔓延至邻近器官，如胰腺[591]。它们还容易发生血行和远处转移[575,587]。肿瘤的分期、组织学分级和 DNA 倍体显示与预后相关[576,577,590,591]。在由 Ranchod 和 Kempson[589] 在前 GIST 时代诊断为平滑肌肉瘤的 20 例患者中，15 例发生了转移（通常转移到肝和腹膜），其余 4 例发生了腹腔内肿瘤伴有明显的腹膜后播散，最后一次随访结束时发现，仅有 1 例患者无病生存。

已有小肠多发性 GIST 伴有神经纤维瘤病和肠神经元发育不良的病例报道[579-581,588]。

随着有关 GIST 的描述出现，小肠**平滑肌瘤**和**平滑肌肉瘤**变得罕见，但它们的确存在（比例为 1/36）。根据定义，它们表达平滑肌标志物，CD117 呈阴性，并且没有 KIT 或 PDGFR 突变[586]。

发生在 AIDS 感染群体的间质肿瘤具有明确的平滑肌特征，而且显微镜下常常显示与血管壁密切相关，提示其来源于血管壁平滑肌。这些肿瘤 CD117 呈阴性，应从 GIST 中划分出来[583]。

恶性淋巴瘤和相关病变

用于小肠恶性淋巴瘤分类的重要标准包括：（1）推测它们是原发性肿瘤还是系统性病变；（2）它们的细胞谱系（B 细胞或 T 细胞）；以及（3）伴随病变和（或）易感性病变的存在和类型[600,610]。

虽然胃肠道是原发性结外淋巴瘤的最常见部位[596,611,620]，但总是需要检查其他部位是否存在淋巴瘤，因为 10% 的非 Hodgkin 淋巴瘤患者在最初评估时已有胃肠道其他部分累及[641]。下面讨论的是肠道原发性淋巴瘤。

T 细胞恶性淋巴瘤在大多数情况下是长期乳糜泻的并发症或与吸收障碍综合征有关[606,607]。这些淋巴瘤称为**肠病相关性 T 细胞淋巴瘤**，相关内容在第 94 页讨论。不伴有吸收障碍的小肠 T 细胞淋巴瘤也可以发生[606,607]。有些 T 细胞淋巴瘤（无论是否与吸收障碍有关）伴有显著的嗜酸性粒细胞浸润，可能导致诊断不明[659]。有些T细胞淋巴瘤CD56呈阳性，具有血管中心性特征，并与EB病毒有关，但是否应将其视为类似于鼻窦区域的自然杀伤细胞淋巴瘤仍有争议[608,612,638,666]。

B细胞恶性淋巴瘤可以为各种表现形式[635]。它们绝大多数被认为来自黏膜相关淋巴组织（MALT）；即为免疫系统的组成部分，被认为对胃肠道可渗透的表面上皮具有一种保护作用）[605,630,632]。

"MALT型"低度恶性边缘区B细胞淋巴瘤（不是免疫增生性小肠疾病，见下文）在小肠不如在胃常见，其大体、显微镜下和免疫组织化学特征与胃的相应肿瘤相似[647]（见60页），其主要特征为以小淋巴细胞（中心细胞样或单核细胞样B细胞）为主，形成淋巴上皮病变和反应性滤泡（图1.114）。其临床经过一般非常缓和[662]。低度恶性MALT淋巴瘤可转变为**弥漫性大B细胞淋巴瘤**，常常伴有浆细胞样形态。

免疫增生性小肠疾病（immunoproliferative small intestinal disease, IPSID）是一种独特的小肠B细胞淋巴瘤类型，被认为是一种特殊的MALT淋巴瘤形式；它也被称为地中海淋巴瘤[631,649]和中东淋巴瘤[629,649,656]。IPSID相对常见于非欧洲犹太人、中东阿拉伯人和南非黑人[633]。患者常有短期腹泻和吸收障碍病史，但在多数病例，黏膜并非完全扁平。在低度恶性型IPSID（至今最为常见）患者的小肠和局部淋巴结活检中，可见明显的淋巴浆细胞浸润，光镜和电镜检查显示这些细胞是成熟的或仅有轻微的不成熟性[640,654]。伴有胞质内[628,652]以及血清和尿中出现免疫球蛋白单克隆α重链，因此又被称为"α链病"。轻链也可以检测到[631]。有人推测，这种淋巴浆细胞浸润最初是反应性的，是对可能的感染性

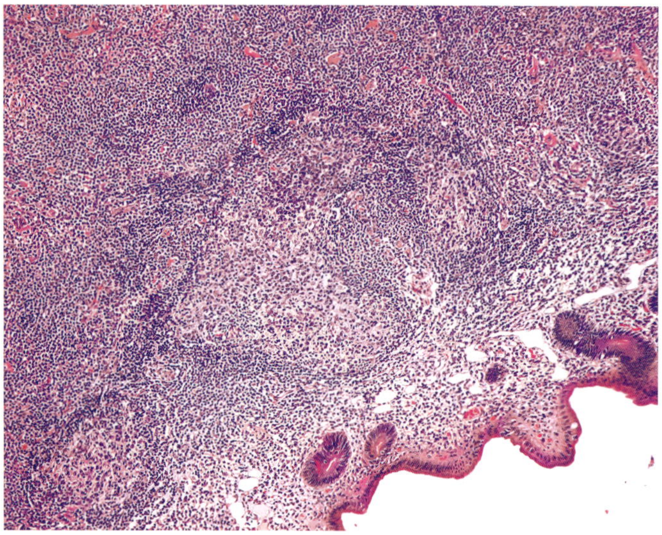

图1.114　小肠的MALT型恶性淋巴瘤。注意肿瘤细胞定植于生发中心内。

持续性抗原刺激的反应。增生初期的多克隆性以及一些病例对四环素治疗有反应支持这一观点[598]。

在高度恶性型IPSID——通常先前存在或伴有低度恶性型IPSID，显微镜下，可见高度多形性大细胞淋巴瘤，具有免疫母细胞和浆细胞的特征，以至有人将其命名为**（恶性）浆细胞瘤**。Pangalis和Rappaport[584]发现，α链免疫细胞化学染色，大的肿瘤细胞与小的淋巴浆细胞成分相似，提示它们的恶性成分是同一克隆来源的。可以出现醒目的"星空"现象和显著的淋巴滤泡增生[619,649]。

IPSID通常可通过内镜活检作出诊断，特别是当取到浸润性生长处的样本时[621]。病变中心在十二指肠远端部分和上段空肠。如果大体表现为黏膜皱襞弥漫性增厚，并伴有小的结节或散在的肿瘤生长，则肿瘤是高度恶性的，多数情况下是迅速致死的。

小肠**滤泡性淋巴瘤**是另一种类型的B细胞恶性淋巴瘤，好发于末段回肠[639,661]，但也可以发生在空肠和十二指肠[668]。其中有些病例大体表现为：整个肠管散布着无数息肉样小肿块，这种病变被称为**淋巴瘤样息肉病**。应用常规处理的组织通过PCR可以检测到14:18染色体易位，这是这种类型的淋巴瘤的典型表现[660]。免疫球蛋白基因分析提示，小肠滤泡性淋巴瘤来源于局部抗原反应性（"抗原感受性"）B细胞[601]。

有意思的是，十二指肠的原发性滤泡性淋巴瘤常在因其他多种原因进行内镜检查时意外发现[657,658,668]。其典型表现为位于Vater壶腹的微小结节。组织学上，这种肿瘤局限于黏膜或黏膜下，组织学分级低（1或2级），有BCL2表达，通常处于Ⅰ期，预后极佳，甚至只需观察。

小肠**弥漫性大B细胞淋巴瘤**通常为单发性的。回肠最常受累，其次为空肠和十二指肠[646]。大体上，它们可以是弥漫性浸润的肿块，伴有橡皮管样外观，巨大肿块伴有广泛的溃疡，或主要呈息肉样生长（图1.115和1.116）。大约半数患者有局部淋巴结累及。大多数病例显示生发中心表型，提示肿瘤来源于生发中心B细胞[609]。在Lewin等[641]进行的病例研究中，2年实际生存率为42%，低于胃和直肠恶性淋巴瘤的。生存率与临床分期有关[613]。

套细胞淋巴瘤很少为小肠的原发性肿瘤，但小肠常为全身受累的一部分。其与上文描述的其他低度恶性B细胞淋巴瘤的形态学鉴别可能非常困难，因此其免疫表型至关重要（$CD20^+$、$CD5^+$、细胞周期蛋白$D1^+$）。其大体表现可为多发性淋巴组织息肉，类似于滤泡淋巴瘤（淋巴瘤样息肉病）的表现[622,634,650]。

Burkitt淋巴瘤通常见于儿童；回肠和回盲瓣最常受累[663]。这种肿瘤相对常见于中东和阿尔及利亚。

Hodgkin淋巴瘤非常罕见。在Lewin等[574]回顾的117例胃肠道淋巴瘤中仅发现了2例。过去诊断为Hodgkin淋巴瘤的绝大多数病例其实是B细胞或T细胞来源的非Hodgkin淋巴瘤。

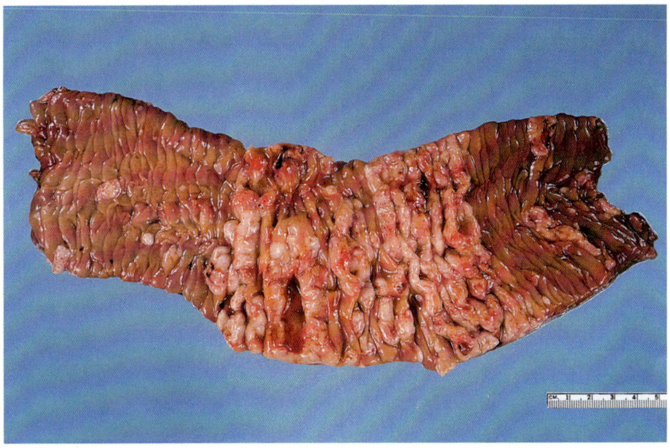

图1.115 累及回肠的恶性淋巴瘤的大体观。可见病变弥漫，形成明显的横向黏膜皱襞。

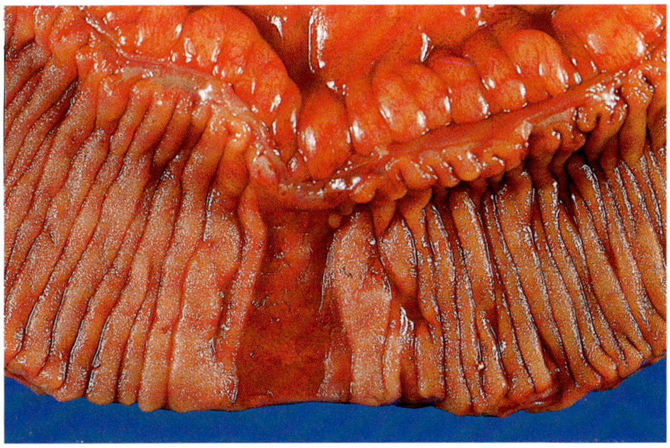

图1.116 小肠的恶性淋巴瘤表现为环周溃疡性病变并导致肠腔狭窄。

间变性大细胞淋巴瘤可以表现为小肠原发性病变；大部分报道的病例属于T细胞谱系[604]。

多发性骨髓瘤作为系统性骨髓外病变的表现可以累及肠道[616,623]。

肠道恶性淋巴瘤的临床变异型包括发生在AIDS或其他免疫损害宿主[615]（见下文）、合并Crohn病[637]（见98页）以及与腺癌共存（尽管可能没有因果关系）的病例[667]。

病理学变异型包括非常罕见的印戒细胞型[625]和黏液型[614]，前者类似于转移性印戒细胞癌，后者类似于软组织肉瘤。

移植后淋巴组织增生性疾病可以表现为小肠受累为主[618]。与在其他部位一样，淋巴细胞的形态可从多形性到单形性，而且细胞群可以是多克隆来源的也可以是单克隆来源的[648]。

真性组织细胞肉瘤可以发生在小肠，表现为肿瘤细胞具有组织细胞和（或）树突状细胞的形态学**和**免疫组织化学特征[644,645]。它们通常显示CD45、CD45RO、CD68、CD4、CD163和溶酶体免疫反应[627]。奇怪的是，它们的形态某种程度上可能提示Rosai-Dorfman病。**滤泡树状突细胞肿瘤**（这一家族的另一个成员）可以表现为原发性小肠肿块[626]。

应当记住的是，现已证实，过去基于形态学特征以及溶菌酶和α_1-抗胰蛋白酶免疫组织化学阳性诊断为组织细胞性淋巴瘤的大细胞肿瘤中多数是B细胞来源的[617]。

滤泡树状突细胞肿瘤可以表现为原发性小肠肿块[626]。

粒细胞肉瘤最初可能表现为小肠肿块，发生在急性粒细胞白血病之前[602]。它可能类似于细菌感染，因为吞噬了大量细菌的巨噬细胞Leder染色可能呈强阳性[636]。

淋巴组织增生症是一种局灶性反应性病变，又称为**假性淋巴瘤**（这一术语最好避免使用）[653,665]。回盲部是最常受累部位[655]。导致小儿肠套叠的变异型前面已讨论过（见102页）。在另一些病例（**结节性淋巴组织增生**），整个小肠布满界限清楚的淋巴组织结节。兰伯贾第鞭毛虫常常出现在后一种病变中，有些患者IgA和IgM水平低下或缺乏，IgG水平降低，容易发生感染和伴有或不伴有脂肪痢的腹泻[624,653,664]。在儿童，这种病变常常伴有病毒感染[599]。在与恶性淋巴瘤的鉴别诊断中，淋巴组织增生症的最重要的特征是：存在高度反应性增生的生发中心，具有多种细胞类型，血管丰富，以及免疫组织化学检测显示多克隆性[643]。近年来已经证实，过去单纯依靠形态学检查诊断为淋巴组织增生症的许多病例其实是低度恶性淋巴瘤[603]。同样，过去诊断为结节性淋巴组织增生症的许多病例几乎均伴有明显的淋巴瘤[642]，但至少有些含有非典型细胞多形性浸润的病变还可以应用“假性淋巴瘤”这个术语[597]。

黑色素细胞和相关肿瘤

小肠的一种类似于软组织恶性黑色素瘤（malignant melanoma of soft parts, MMSP，最初描述为腱和腱膜的透明细胞肉瘤）的肿瘤已有几位作者描述，已成为一个不断发展的故事。即：

1. 有一些小肠肿瘤在以下所有方面与MMSP一致：形态学（束状排列、胞质透明、胞核突出和偶尔有黑色素产物等）、免疫组织化学（S-100蛋白、HMB-45、Melan-A和大多数或所有其他黑色素细胞标志物呈阳性）和分子遗传学［t（11;22）（q13;q12）导致的EWS/ATF1基因融合］[671,672,679]。
2. 有一些肿瘤与MMSP的一些方面一致（包括S-100蛋白免疫反应和相同的融合基因）但缺少黑色素细胞标志物，可能代表了这种肿瘤的一种较低分化形式[669,674]。
3. 有一些肿瘤与2类肿瘤相似，其特征为有散在的破骨细胞样多核巨细胞。这些肿瘤已被报道为**胃肠道的富**

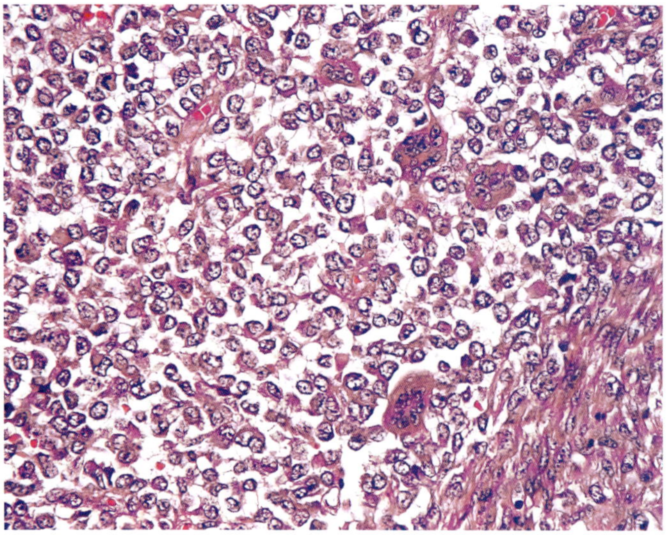

图1.117 具有软组织透明细胞肉瘤形态学和细胞遗传学特征的肿瘤累及小肠。有散在的破骨细胞样多核巨细胞是这种病例的共同特征。

含破骨细胞肿瘤，并且被视为 MMSP 的一个新变异型（图 1.117）[673,680]。

4. 有一些肿瘤具有典型的黑色素瘤的形态学和免疫组织化学特征，但拥有 MMSP 的遗传标记 [670,677]。值得注意的是，部分患者有黑色素瘤病史，他们的肿瘤因此被认为是出现在小肠的转移灶 [670]。
5. 有一些肿瘤与 4 类肿瘤相似，但缺乏 EWS/ATF1 融合基因。

这种复杂的分类方法让人不易理解。合理的分类方法是：将第 1、2 和 3 类肿瘤视为肠道的原发性肿瘤，将第 5 类肿瘤视为转移性肿瘤，将第 4 类肿瘤视为未知来源的肿瘤。然而，很显然我们需要进行更多的研究去弄清一个问题——肿瘤分类的核心原则和评判标准，这个问题具有实际意义。前三类肿瘤（无论是在肠道还是它们通常所在的软组织）是应该根据它们的表型特征视为黑色素瘤？还是应该根据它们的分子遗传学特征视为肉瘤 [678]？

会使这个问题更复杂的是，我们应该注意到，小肠肿瘤中出现的破骨细胞样巨细胞不仅出现在这里讨论的病变类别中，它们同样可以出现在 GIST、平滑肌肉瘤和其他肿瘤中 [675]。

最后一个也许不用解释的是，这里讨论的肿瘤最初被认为是软组织透明细胞肉瘤，与儿科肾的同名肿瘤并无任何关系——一个报道的回肠肿瘤病例 [676]。

其他肿瘤和瘤样病变

子宫内膜异位症可以导致肿瘤样病变并引起肠梗阻

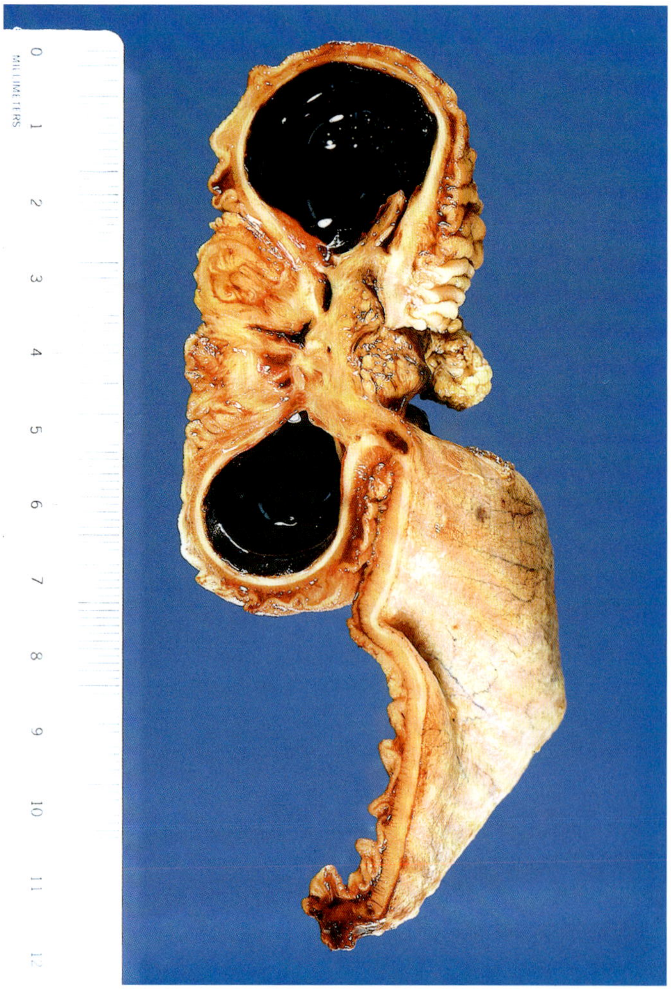

图1.118 小肠肠壁内由于子宫内膜异位症所致的大的充满血液的囊性病变。可见平滑肌增生，这是一个非常常见的表现。（Courtesy of Dr RA Cooke, Brisbane, Australia. From Cooke RA, Stewart B. Colour atlas of anatomical pathology. Edinburgh, 2004, Churchill Livingstone）

[738]（图 1.118）。显微镜下，可见子宫内膜腺体和间质、新鲜和陈旧的出血灶以及增生的平滑肌束（平滑肌可能构成病变的绝大部分）[687]。在极其个别的情况下，异位的子宫内膜灶可以发生恶变，形成子宫内膜样腺癌、Müller 腺肉瘤或子宫内膜（子宫内膜样）间质肉瘤 [739]。**宫颈内膜异位症**是一种 Müller 型相关性病变，出现的化生黏膜是宫颈内膜而不是子宫内膜 [689]。正如已经提及的（见 96 页），子宫内膜异位症可见于 Crohn 病患者。

小肠**神经肌肉和血管错构瘤**是一种黏膜下层的成熟血管、神经和平滑肌纤维的增生性病变，可以引起肠梗阻 [696]。有研究提示，这种病变可能与所谓的**膈膜病**（diaphragm disease）有关，是由于服用非甾体类抗炎药所致 [691]。

炎症性纤维性息肉大体上表现为局限于黏膜下的无蒂息肉样肿块 [704,720,727]（图 1.119）。病变偶尔可以延伸到

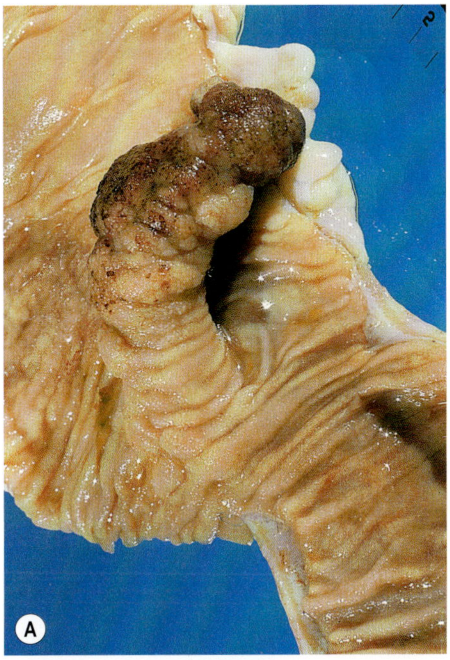

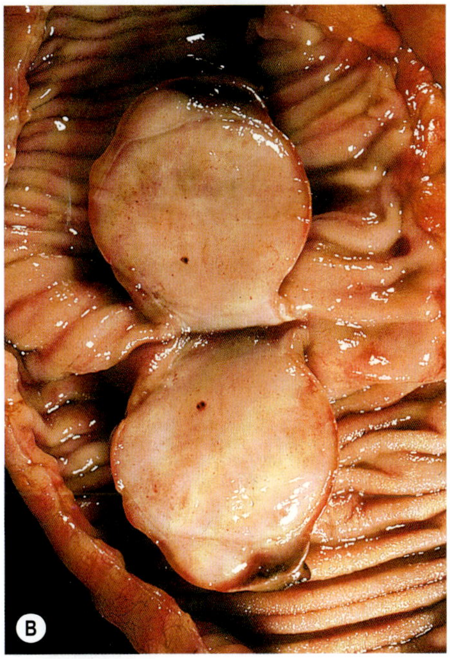

图1.119 A和B，炎症性纤维性息肉的大体形态。

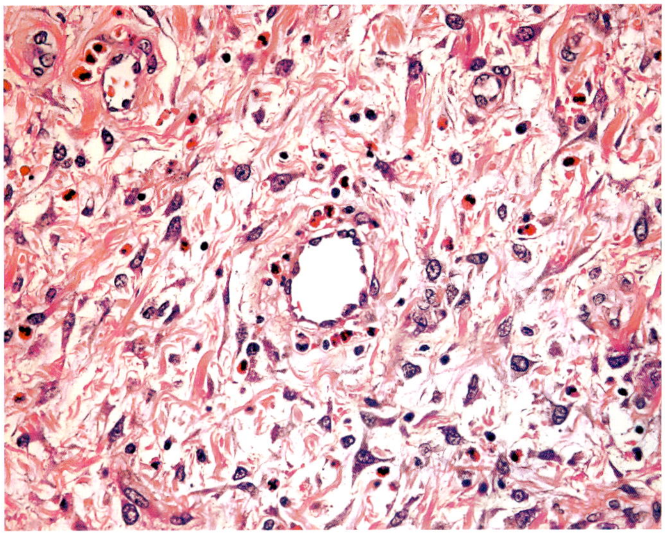

图1.120 炎症性纤维性息肉显示在硬化性背景中有肌纤维母细胞样细胞、嗜酸性粒细胞和其他炎症细胞。

肠壁全层。尽管显微镜下炎症性纤维性息肉和嗜酸性肠炎的表现有些相似，但它们可能并无关系。这种肠息肉的表现与胃内的同名病变相似，除了常见于胃内病变的神经样特征并不明显外（见 40 页）（图 1.120）。电镜观察，主要的间质细胞具有肌纤维母细胞特征。CD34 免疫组织化学染色呈一致阳性，支持这种病变主要由原始血管周细胞构成的设想[735]。BCL2 和 CD117（KIT）也呈阳性表达[709]。但其 CD117 表达与在 GIST 不同，表现为胞质粗颗粒状表达，而不是显著的细胞膜表达。有时还可见明显的组织细胞积聚[729]。最近，已有在半数以上的炎性纤维息肉病例中出现 PDGFRA 的活化突变的描述，类似于 GIST[710]。

炎症性纤维性息肉（很明显是一种良性病变）应与炎性假瘤 / 炎症性肌纤维母细胞瘤和反应性结节纤维性假瘤鉴别[693,712]。炎症性纤维性息肉为良性病变[727]。具有家族背景的多发性和复发病例也曾有报道[684]。肠梗阻和肠套叠是炎症性纤维性息肉的两个最重要的并发症[718]。

小肠**脂肪瘤**的特征是肿瘤中心在黏膜下[714,733]。大体上，其为淡黄色、圆形、有包膜的肿物，凸向黏膜面（图 1.121）。它们具有非常特征性的放射影像学表现[703]。绝大多数肿瘤为单发性肿瘤。大约 5% 为多发性肿瘤，需要与少见的脂肪瘤病鉴别。后者是一段肠管（偶尔为整个肠管）被成熟的脂肪细胞浸润，有时还伴有憩室病或肠套叠[690]。脂肪瘤的并发症有溃疡和肠套叠。

各种类型的**良性血管瘤和瘤样病变**均可发生在小肠。**血管瘤**可以单发或多发，并且可以伴有其他器官的类似病变[686,726]，可造成出血或穿孔。大体上，病变质软、隆起、略呈红色和界限不清。空肠中部是最常受累部位，但十二指肠或其他部位也可受累。显微镜下，海绵状血管瘤最多见。**淋巴管瘤**经常伴发其他部位的相似肿瘤，尤其是在儿童[700]（图 1.122 和 1.123）。它们应与**淋巴管囊肿**（**乳糜囊肿**）鉴别，后者在老年人常为偶然发现[681]。

遗传性毛细血管扩张症有黏膜和皮肤的血管病变。这些病变为多发性病变，可导致严重的胃肠道出血。在 Smith 等[728]报道的 159 例病例中有 21 例有明显的出血。这些病变术中很难显示，手术切除通常不成功。

血管内乳头状内皮细胞增生（**Masson 血管瘤**）[716]、**化脓性肉芽肿**[730]、**血管球瘤**[699,706]和**血管外皮细胞瘤**均有个例

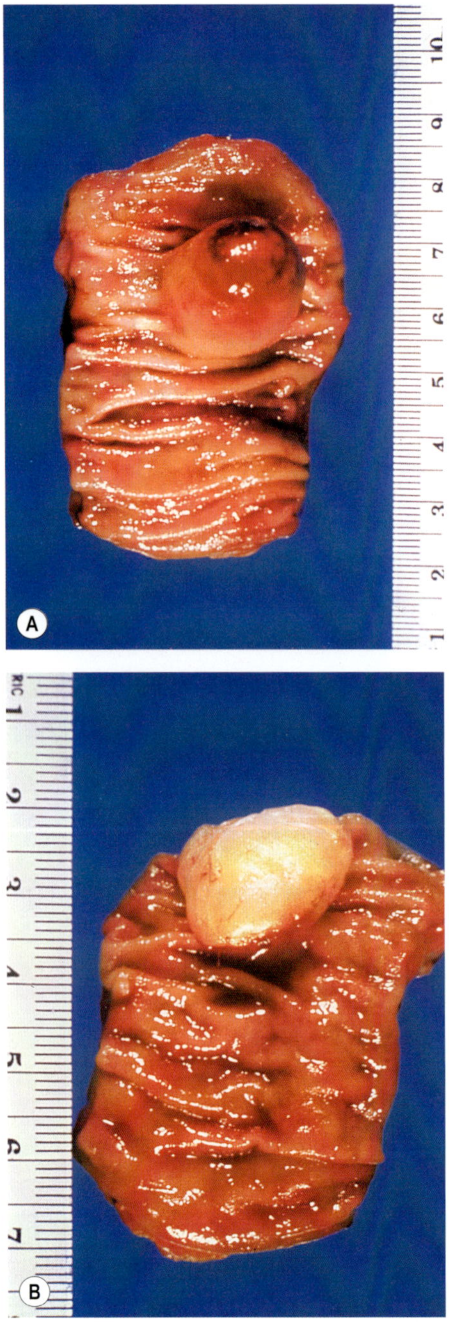

图1.121　小肠脂肪瘤的外观（A）和切面（B）。

报道；后者多数现在可能会被诊断为孤立性纤维性肿瘤。

神经鞘瘤、**神经纤维瘤**和**神经节瘤**可以为孤立性肿瘤，也可以为神经纤维瘤病或多发性内分泌肿瘤的组成部分[702,725]（图 1.124）。这里值得提出的是，神经纤维瘤病累及胃肠道可以表现为多种形式：黏膜下和肌间神经丛增生、黏膜神经节瘤病、显示不同程度神经或平滑肌分化的 GIST、富于生长抑素的十二指肠内分泌肿瘤、伴有（可能不伴有）神经内分泌特征的腺癌以及节细胞性副神经节瘤[697]。

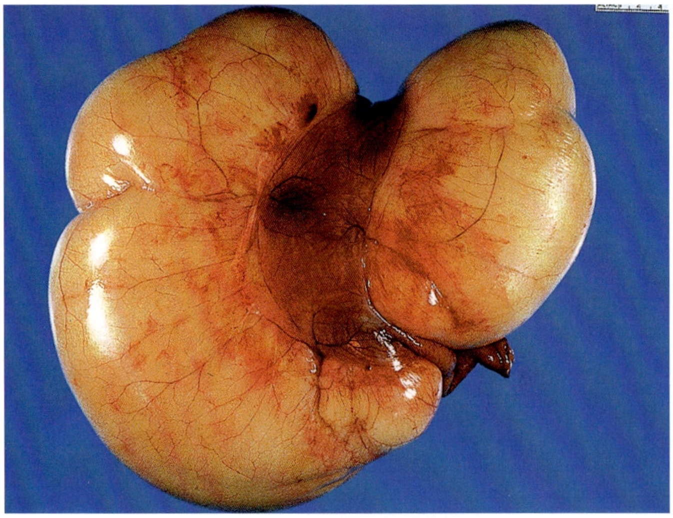

图1.122　累及小肠和邻近肠系膜的淋巴管瘤。

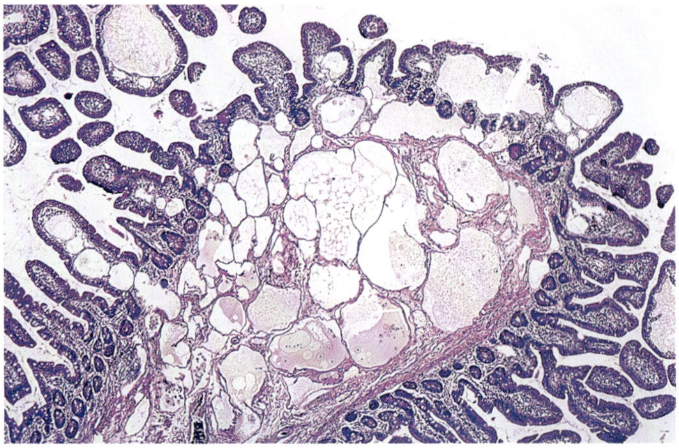

图1.123　淋巴管瘤的低倍镜观，显示病变主要累及黏膜下层。

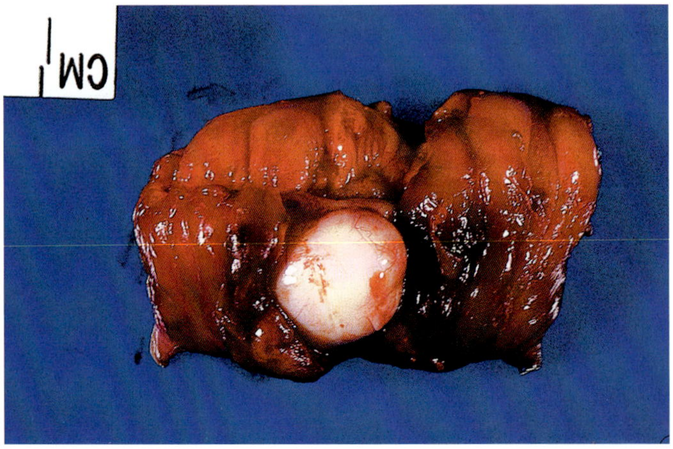

图1.124　小肠神经纤维瘤显示有特征性白色光泽的切面。

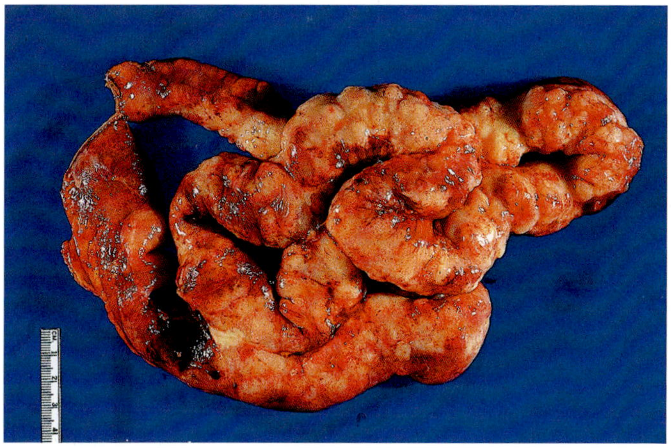

图1.125 卵巢浆液性乳头状腺癌广泛累及小肠浆膜。

先天性纤维瘤病可以形成孤立性的肠道肿块，导致新生儿肠梗阻[698]。而**成人肠系膜纤维瘤病**可累及肠壁并被误诊为GIST[723]。

淀粉样变性可能以球块状形式沉积在肠壁并形成十分明显的息肉样病变[701]。

除了这些已经描述的**原发性恶性肿瘤**外，还有**Kaposi肉瘤**（特征为多发性发生）[722]、**血管肉瘤**（也有多灶性发生的倾向，有时显示上皮样特征[685,695,719,737]）、**脂肪肉瘤**、**纤维肉瘤**、**滑膜肉瘤**[688,724]、**恶性外周神经鞘瘤**、**脂肪肉瘤**[721,731]、**恶性纤维组织细胞瘤/多形性肉瘤**[683]、**骨外骨肉瘤**、**恶性间叶瘤**、**原发性绒毛膜癌**[713]、**Ewing肉瘤/PNET**[708]、**横纹肌肉瘤**[692]、**恶性横纹肌样肿瘤**[711]和**血管外周上皮样细胞瘤**（PEComa）[717]。

转移性肿瘤可以累及小肠，常常表现为多发性息肉样肿块。这些病变可导致梗阻或穿孔，需要行姑息性手术切除[694,732,736]。转移至小肠的原发性肿瘤的最常见类型是恶性黑色素瘤（见111页）、肺癌、乳腺癌、卵巢癌和绒毛膜癌[682,705,715]（图1.125和1.126）。黑色素瘤放射影像学检查可以表现为肠腔内肿块、溃疡性病变和肠壁的弥漫性浸润或种植[707]。有多发性黑色素瘤转移的患者在行姑息性手术切除后通常一年内即死亡，而在发生孤立性转移的病例中偶尔有长期存活的病例[734]。

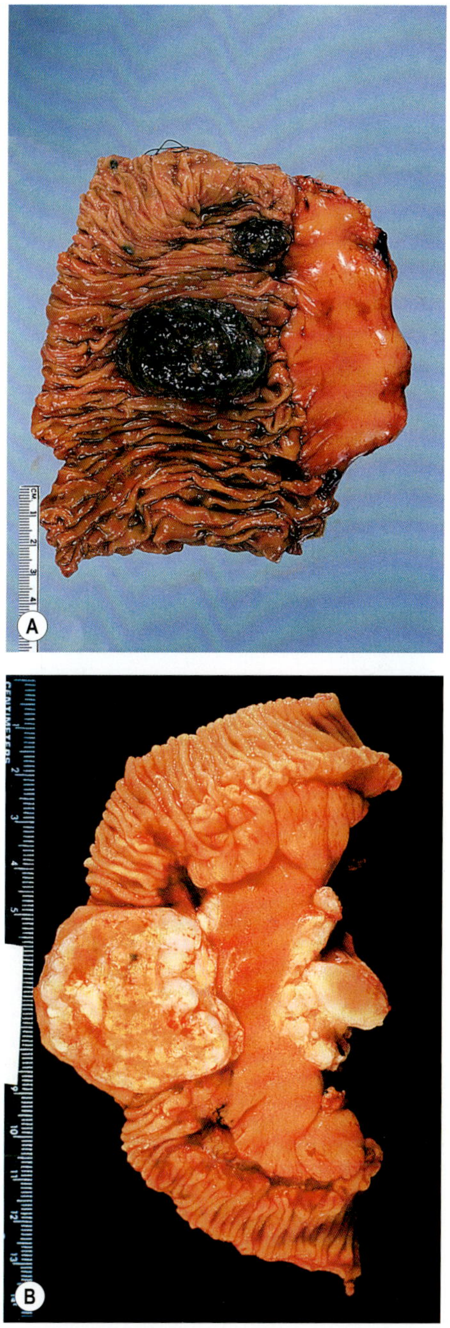

图1.126 转移至小肠的恶性黑色素瘤。A图所示肿瘤有明显色素沉积，B图所示肿瘤为无色素性黑色素瘤。

参考文献

NORMAL ANATOMY

1 Andrew A, Kramer B, Rawdon BB. The origin of gut and pancreatic neuroendocrine (APUD) cells – the last word? J Pathol 1998, **186**: 117–118.

2 Chen ZM, Wang HL. Alteration of cytokeratin 7 and cytokeratin 20 expression profile is uniquely associated with tumorigenesis of primary adenocarcinoma of the small intestine. Am J Surg Pathol 2004, **28**: 1352–1359.

3 Del Rio Hortega P, Polak M, Prado J. Investigaciones sobre la neuroglía de los ganglios sensitivos. Arch Histol Norm Patol (B Aires) 1942, **1**: 233–275.

4 Dulac C, Le Douarin NM. Phenotypic plasticity of Schwann cells and enteric glial cells in response to the microenvironment. Proc Natl Acad Sci U S A 1991, **88**: 6358–6362.

5 Farstad IN, Malavasi F, Haraldsen G, Huitfeldt HS, Brondtzeg P. CD38 is a marker of human lacteals. Virchows Arch 2002, **441**: 605–613.

6 Furness JB, Costa M. The enteric nervous system. New York, 1987, Churchill-Livingstone.

7 Goyal RK, Hirano I. The enteric nervous system. N Engl J Med 1996, **334**: 1106–1115.

8 Komuro T, Seki K, Horiguchi K. Ultrastructural characterization of the interstitial cells of Cajal. Arch Histol Cytol 1999, **62**: 295–316.

9 Lecoin L, Gabella G, Le Douarin N. Origin of the c-kit-positive interstitial cells in the avian bowel. Development 1996, **122**: 725–733.

10 Min K-W, Seo IS. Interstitial cells of Cajal in the human small intestine: immunochemical and ultrastructural study. Ultrastruct Path 2003, **27**: 67–78.

11 Rosai J. An evolutionary view of neuroendocrine cells and their tumors. Int J Surg Pathol 2001, **9**: 87–92.

12 Gramlich TL, Petras RE. Small intestine. In Mills SE (ed.): Histology for pathologists, ed. 3. Philadelphia, 2007, Lippincott Williams & Wilkins, pp. 603–626.

13 Skipper M, Lewis J. Getting to the guts of enteroendocrine differentiation. Nat Genet 2000, **24**: 3–4.

14 Takayama I, Horiguchi K, Daigo Y, Mine T, Fujino MA, Ohno S. The interstitial cells of Cajal and a gastroenteric pacemaker system. Arch Histol Cytol 2002, **65**: 1–26.

15 Thuneberg L. Interstitial cells of Cajal. Intestinal pacemaker cells? Adv Anat Embryol Cell Biol 1982, **71**: 1–130.

16 Vanderwinden JM, Rumessen JJ, De Laet MH, Vanderhaeghen JJ, Schiffmann SN. CD34 immunoreactivity and interstitial cells of Cajal in the human and mouse gastrointestinal tract. Cell Tissue Res 2000, **302**: 145–153.

17 Ward SM, Sanders KM. Physiology and pathophysiology of the interstitial cell of Cajal: from bench to bedside. I. Functional development and plasticity of interstitial cells of Cajal networks. Am J Physiol Gastrointest Liver Physiol 2001, **281**: 602–611.

18 Young HM. Embryological origin of interstitial cells of Cajal. Microsc Res Tech 1999, **47**: 303–308.

CONGENITAL DEFECTS

HETEROTOPIC PANCREAS

19 Castro Barbosa JJ, Dockerty MB, Waugh JM. Pancreatic heterotopia. Surg Gynecol Obstet 1946, **82**: 527–542.

20 Flejou JF, Potet F, Molas G, Bernades P, Amouyal P, Fekete F. Cystic dystrophy of the gastric and duodenal wall developing in heterotopic pancreas. An unrecognised entity. Gut 1993, **34**: 343–347.

21 Gal R, Rath-Wolfson L, Ginzberg M, Kessler E. Adenomyomas of the small intestine. Histopathology 1991, **18**: 369–371.

22 Makhlouf HR, Almeida JL, Sobin LH. Carcinoma in jejunal pancreatic heterotopia. Arch Pathol Lab Med 1999, **123**: 707–711.

23 Ryan A, Lafnitzegger JR, Lin DH, Jakate S, Staren ED. Myoepithelial hamartoma of the duodenal wall. Virchows Arch 1998, **432**: 191–194.

24 Suda K, Takase M, Shiono S, Yamasaki S, Nobulkawa B, Kasamaki S, Arakawa A, Suzuki F. Duodenal wall cysts may be derived from a ductal component of ectopic pancreatic tissue. Histopathology 2002, **41**: 351–356.

HETEROTOPIC GASTRIC MUCOSA

25 Franzin G, Musola R, Negi A, Mencarelli R, Fratton A. Heterotopic gastric (fundic) mucosa in the duodenum. Endoscopy 1982, **14**: 166–167.

26 Kushima R, Ruthlein HJ, Stolte M, Bamba M, Hattori T, Borchard F. 'Pyloric gland-type adenoma' arising in heterotopic gastric mucosa of the duodenum, with dysplastic progression of the gastric type. Virchows Arch 1999, **435**: 452–457.

27 Lessels AM, Martin DF. Heterotopic gastric mucosa in the duodenum. J Clin Pathol 1982, **35**: 591–595.

28 Russin V, Krevsky B, Caroline DF, Tang C-K, Ming S-C. Mixed hyperplastic and adenomatous polyp arising from ectopic gastric mucosa of the duodenum. Arch Pathol Lab Med 1986, **110**: 556–558.

29 Spiller RC, Shousha S, Barrison IG. Heterotopic gastric tissue in the duodenum. A report of eight cases. Dig Dis Sci 1982, **27**: 880–883.

DUPLICATION, ATRESIA, AND RELATED DEFECTS

30 Adair HM, Trowell JE. Squamous cell carcinoma arising in a duplication of the small bowel. J Pathol 1981, **133**: 25–31.

31 Akhtar J, Guiney EJ. Congenital duodenal obstruction. Br J Surg 1992, **79**: 133–135.

32 Alvarez SP, Greco MA, Genieser NB. Small intestinal atresia and segmental absence of muscle coats. Hum Pathol 1982, **13**: 948–951.

33 Grosfeld JL, Rescorla FJ. Duodenal atresia and stenosis. Reassessment of treatment and outcome based on antenatal diagnosis, pathologic variance, and long-term follow-up. World J Surg 1993, **17**: 301–309.

34 Izraeli S, Freud E, Mor C, Litwin A, Zer M, Merlob P. Neonatal intestinal perforation due to congenital defects in the intestinal muscularis. Eur J Pediatr 1992, **151**: 300–303.

35 Jones KL, Smith DW. Smith's recognizable patterns of human malformation, ed. 6. Philadelphia, 2006, Saunders.

36 Litwin A, Avidor I, Schujman E, Grunebaum M, Wilunsky E, Wolloch Y, Reisner SH. Neonatal intestinal perforation caused by congenital defects of the intestinal musculature. Am J Clin Pathol 1984, **81**: 77–80.

37 Seidman JD, Yale-Loehr AJ, Beaver B, Sun CC. Alimentary duplication presenting as an hepatic cyst in a neonate. Am J Surg Pathol 1991, **15**: 695–698.

38 Stern LE, Warner BW. Gastrointestinal duplications. Semin Pediatr Surg 2000, **9**: 135–140.

39 Stringer MD, Spitz L, Abel R, Kiely E, Drake DP, Agrawal M, Stark Y, Brereton RJ. Management of alimentary tract duplication in children. Br J Surg 1995, **82**: 74–78.

40 Touloukian RJ. Diagnosis and treatment of jejunoileal atresia. World J Surg 1993, **17**: 310–317.

41 van der Pol JG, Wolf H, Boer K, Treffers PE, Leschot NJ, Hey HA, Vos A. Jejunal atresia related to the use of methylene blue in genetic amniocentesis in twins. Br J Obstet Gynaecol 1992, **99**: 141–143.

42 Ward HC, Leake J, Milla PJ, Spitz L. Brown bowel syndrome. A late complication of intestinal atresia. J Pediatr Surg 1992, **27**: 1593–1595.

MECKEL DIVERTICULUM AND RELATED VITELLINE DUCT ABNORMALITIES

43 Bloch T, Tejada E, Brodhecker C. Malignant melanoma in Meckel's diverticulum. Am J Clin Pathol 1986, **86**: 231–234.

44 Cserni G. Gastric pathology in Meckel's diverticulum. Review of cases resected between 1965 and 1995. Am J Clin Pathol 1996, **106**: 782–785.

45 Ford EG, Woolley MM. Tracheoesophageal fistula associated with perforated Meckel's diverticulum. J Pediatr Surg 1992, **27**: 1223–1224.

46 Haugen OA, Pegg CS, Kyle J. Leiomyosarcoma of Meckel's diverticulum. Cancer 1970, **26**: 929–934.

47 Hudson HM II, Millham FH, Dennis R. Vesico-diverticular fistula. A rare complication of Meckel's diverticulum. Am Surg 1992, **58**: 784–786.

48 Kumar S, Small P, Nawroz I, Mohammed R. *Helicobacter pylori* and Meckel's diverticulum. J R Coll Surg Edinb 1991, **36**: 225–226.

49 Kusumoto H, Yoshida M, Takahashi I, Anai H, Maehara Y, Sugimachi K. Complications and diagnosis of Meckel's diverticulum in 776 patients. Am J Surg 1992, **164**: 382–383.

50 Kusumoto H, Yoshitake H, Mochida K, Kumashiro R, Sano C, Inutsuka S. Adenocarcinoma in Meckel's diverticulum. Report of a case and review of 30 cases in the English and Japanese literature. Am J Gastroenterol 1992, **87**: 910–913.

51 Mackey WC, Dineen P. A fifty year experience with Meckel's diverticulum. Surg Gynecol Obstet 1983, **156**: 56–64.

52 Nies C, Zielke A, Hasse C, Ruschoff J, Rothmund M. Carcinoid tumors of Meckel's diverticula. Report of two cases and review of the literature. Dis Colon Rectum 1992, **35**: 589–596.

53 Ohmori T, Okada K, Arita N, Tabei R. Multiple ileal carcinoids and appendiceal endocrine carcinoma in association with Meckel's diverticulum. A histochemical and immunohistochemical study. Arch Pathol Lab Med 1994, **118**: 283–288.

54 Pfalzgraf RR, Zumwalt RE, Kenny MR. Mesodiverticular band and sudden death in children. A report of two cases. Arch Pathol Lab Med 1988, **112**: 182–184.

55 Söderlund S. Meckel's diverticulum. A clinical and histologic study. Acta Chir Scand Suppl 1959, **248**: 1–233.

56 Steck WD, Helwig EB. Cutaneous remnants of the omphalomesenteric duct. Arch Dermatol 1964, **90**: 463–470.

57 St-Vil D, Brandt ML, Panic S, Bensoussan AL, Blanchard H. Meckel's diverticulum in children. A 20-year review. J Pediatr Surg 1991, **26**: 1289–1292.

58 Weitzner S. Carcinoid of Meckel's diverticulum. Report of a case and review of the literature. Cancer 1969, **23**: 1436–1440.

OTHER DIVERTICULA

59 Ahlman H, Bjorck S, Jonsson O, Gamklou R. Perforated jejunal diverticula. A report on two cases. Acta Chir Scand 1980, **146**: 79–80.

60 Cooke WT, Cox EV, Fone DJ, Meynell MJ, Gaddie R. The clinical and metabolic significance of jejunal diverticula. Gut 1963, **4**: 115–131.

61 Fleming CR, Newcomer AD, Stephens DH, Carlson HC. Intraluminal duodenal diverticulum. Report of two cases and review of the literature. Mayo Clin Proc 1975, **50**: 244–248.

62 Juler JL, List JW, Stemmer EA, Connolly JE. Duodenal diverticulitis. Arch Surg 1969, **99**: 572–578.

63 Krishnamurthy S, Kelly MM, Rohrmann CA, Schuffler MD. Jejunal diverticulosis. A heterogenous disorder caused by a variety of abnormalities of smooth muscle or myenteric plexus. Gastroenterology 1983, **85**: 538–547.

64 Lopez PV, Welch JP. Enterolith intestinal obstruction owing to acquired and congenital diverticulosis. Report of two cases and review of the literature. Dis Colon Rectum 1991, **34**: 941–944.

65 Matsukuma S, Suda K. Foamy cell aggregation in duodenal diverticula. Histopathology 1996, **29**: 271–274.

66 Meagher AP, Porter AJ, Rowland R, Ma G, Hoffmann DC. Jejunal diverticulosis. Aust N Z J Surg 1993, **63**: 360–366.

67 Palder SB, Frey CB. Jejunal diverticulosis. Arch Surg 1988, **123**: 889–894.

68 Suda K, Mizuguchi K, Matsumoto M. A histopathological study on the etiology of duodenal diverticulum related to the fusion of the pancreatic anlage. Am J Gastroenterol 1983, **78**: 335–338.

69 Zakhour HD, Clark RG. Intramural gas cysts in a case of diverticular disease of the jejunum. Histopathology 1982, **6**: 363–369.

OTHER CONGENITAL DEFECTS

70 Beighton PH, Murdoch JL, Votteler T. Gastrointestinal complications of the Ehlers–Danlos syndrome. Gut 1969, **10**: 1004–1008.

71 Walker AW, Kempson RL, Ternberg JL. Aganglionosis of the small intestine. Surgery 1966, **60**: 449–457.

MALABSORPTION

72 Alkan S, Beals TF, Schnitzer B. Primary diagnosis of Whipple disease manifesting as lymphadenopathy. Use of polymerase chain reaction for detection of *Tropheryma whippelii*. Am J Clin Pathol 2001, **116**: 898–904.

73 Alsaigh N, Odze R, Goldman H, Antonioli D, Ott MJ, Leichtner A. Gastric and esophageal intraepithelial lymphocytes in pediatric celiac disease. Am J Surg Pathol 1996, **20**: 865–870.

74 Antonioli DA. Celiac disease: a progress report. Mod Pathol 2003, **16**: 342–346.

75 Ashton-Key M, Diss TC, Pan L, Du MQ, Isaacson PG. Molecular analysis of T-cell clonality in ulcerative jejunitis and enteropathy-associated T-cell lymphoma. Am J Pathol 1997, **151**: 493–498.

76 Ashton-Key M, Diss TC, Pan L, Du MQ, Isaacson PG. Molecular analysis of T-cell clonality in ulcerative jejunitis and enteropathy-associated T-cell lymphoma. Am J Pathol 1997, **151**: 493–498.

77 Bagdi E, Diss TC, Munson P, Isaacson PG. Mucosal intra-epithelial lymphocytes in enteropathy-associated T-cell lymphoma, ulcerative jejunitis, and refractory celiac disease constitute a neoplastic population. Blood 1999, **94**: 260–264.

78 Baisden BL, Lepidi H, Raoult D, Argani P, Yardley JH, Dumler JS. Diagnosis of Whipple disease by immunohistochemical analysis. A sensitive and specific method for the detection of *Tropheryma whipplei* (the Whipple bacillus) in paraffin-embedded tissue. Am J Clin Pathol 2002, **118**: 742–748.

79 Boitnott JK, Margolis S. Mineral oil in human tissues. Part II. Oil droplets in lymph nodes of the porta hepatis. Bull Hopkins Hosp 1966, **118**: 414–422.

80 Brown I, Mino-Kenudson M, Deshpande V, Lauwers GY. Intraepithelial lymphocytosis in architecturally preserved proximal small intestinal mucosa: an increasing diagnostic problem with a wide differential diagnosis. Arch Pathol Lab Med 2006, **130**: 1020–1025.

81 Cardenas A, Kelly CP. Celiac sprue. Semin Gastrointest Dis 2002, **13**: 232–244.

82 Cellier C, Delabesse E, Helmer C, Patey N, Matuchansky C, Jabri B, Macintyre E, Cerf-Bensussan N, Brousse N. Refractory sprue, celiac disease, and enteropathy-associated T-cell lymphoma. French Coeliac Disease Study Group. Lancet 2000, **356**: 203–208.

83 Comer GM, Brandt LJ, Abissi CJ. Whipple's disease. A review. Am J Gastroenterol 1983, **78**: 107–114.

84 Cuvelier C, Demetter P, Mielants H, Veys EM, DeVos M. Interpretation of ileal biopsies: morphological features in normal and diseased mucosa. Histopathology 2001, **38**: 1–12.

85 De Bruin PC, Connolly CE, Oudejans JJ, Kummer JA, Jansen W, McCarthy CF, Meijer CJL. Enteropathy-associated T-cell lymphomas have a cytotoxic T-cell phenotype. Histopathology 1997, **31**: 313–317.

86 Deleeuw RJ, Zettl A, Klinker E, Haralambieva E, Trottier M, Chari R, Ge Y, Gascoyne RD, Chott A, Müller-Hermelink HK, Lam WL. Whole-genome analysis and HLA genotyping of enteropathy-type T-cell lymphoma reveals 2 distinct lymphoma subtypes. Gastroenterology 2007, **132**: 1902–1911.

87 Denholm RB, Mills PR, More IAR. Electron microscopy in the long-term follow-up of Whipple's disease. Effect of antibiotics. Am J Surg Pathol 1981, **5**: 507–516.

88 Dickson BC, Streutker CJ, Chetty R. Coeliac disease: an update for pathologists. J Clin Pathol 2006, **59**: 1008–1016.

89 Dobbins WO. Whipple's disease. Springfield, Ill, 1987, Charles C Thomas.

90 Dobbins WO III. The diagnosis of Whipple's disease [editorial]. N Engl J Med 1995, **332**: 390–392.

91 Drut R, Rua EC. The histopathology of pediatric celiac disease: order must prevail out of chaos. Int J Surg Pathol 2001, **9**: 261–264.

92 Drut R, Rúa EC. Histopathologic diagnosis of celiac disease in children without clinical evidence of malabsorption. Int J Surg Pathol 2007, **15**: 354–357.

93 Ectors N, Geboes K, De Vos R, Heidbuchel H, Rutgeerts P, Desmet V, Vantrappen G. Whipple's disease. A histological, immunocytochemical and electron microscopic study of the immune response in the small intestinal mucosa. Histopathology 1992, **21**: 1–12.

94 Ekuan JH, Hill RB Jr. Colonic histiocytosis. Clinical and pathological evaluation. Gastroenterology 1968, **55**: 619–625.

95 England N. Intestinal pathology of tropical sprue. Am J Clin Nutr 1966, **21**: 962–975.

96 Enzinger FM, Helwig EB. Whipple's disease. A review of the literature and report of fifteen patients. Virchows Arch [A] 1963, **336**: 238–269.

97 Farrell DJ, Shrimankar J, Griffin SM. Duodenal adenocarcinoma complicating coeliac disease. Histopathology 1991, **19**: 285–287.

98 Fasano A. Celiac disease – how to handle a clinical chameleon. N Engl J Med 2003, **348**: 2568–2570.

99 Gale J, Simmonds PD, Mead GM, Sweetenham JW, Wright DH. Enteropathy type intestinal T-cell lymphoma: clinical features and treatment of 31 patients in a single center. J Clin Oncol 2000, **18**: 795–803.

100 Gerard A, Sarrot-Reynauld F, Liozon E, Cathebras P, Besson G, Robin C, Vighetto A, Mosnier JF, Durieu I, Vital Durand D, Rousse H. Neurologic presentation of Whipple disease: report of 12 cases and review of the literature. Medicine (Baltimore) 2002, **81**: 443–457.

101 Gillen CD, Coddington R, Monteith PG, Taylor RH. Extraintestinal lymphoma in association with Whipple's disease. Gut 1993, **34**: 1627–1629.

102 Guerra R, Wheby MS, Bayless TM. Long-term antibiotic therapy in tropical sprue. Ann Intern Med 1965, **63**: 619–634.

103 Halter SA, Greene HL, Helinek G. Gluten-sensitive enteropathy. Sequence of villous regrowth as viewed by scanning electron microscopy. Hum Pathol 1982, **13**: 811–818.

104 Harris OD, Cooke WT, Thompson H, Waterhouse JAH. Malignancy in adult coeliac disease and idiopathic steatorrhoea. Am J Med 1967, **42**: 899–912.

105 Holmes GK. Coeliac disease and malignancy. Dig Liver Dis 2002, **34**: 229–237.

106 Ho-Yen C, Chang F, van der Walt J, Mitchell T, Ciclitira P. Recent advances in refractory coeliac disease: a review. Histopathology 2009, **54**: 783–795.

107 Isaacson PG, Chott A, Ott G, Stein H. Enteropathy-associated T-cell lymphoma. In Swerdlow SH, Campo E, Harris NL, Jaffe ES, Pileri SA, Stein H, Thiele J, Vardiman JW (eds): WHO classification of tumours of haematopoietic and lymphoid tissues, ed. 4. Lyon, 2008, IARC, pp. 289–291.

108 Isselbacher KJ, Scheig R, Plotkin GR, Caulfield JB. Congenital β lipoprotein deficiency. An hereditary disorder involving a defect in the absorption and transport of lipids. Medicine (Baltimore) 1964, **43**: 347–361.

109 Keinath RD, Merrell DE, Vlietstra R, Dobbins WO III. Antibiotic treatment and relapse in Whipple's disease. Long-term followup of 88 patients. Gastroenterology 1985, **88**: 1867–1873.

110 Klipstein FA. Tropical sprue in travelers and expatriates living abroad. Gastroenterology 1981, **80**: 590–600.

111 Klipstein FA, Baker SJ. Regarding the definition of tropical sprue. Gastroenterology 1970, **58**: 717–721.

112 Kopp WL, Trier JS, Stiehm ER, Foroozan P. 'Acquired' agammaglobulinemia with defective delayed hypersensitivity. Ann Intern Med 1968, **69**: 309–317.

113 Kuhajda FP, Belitsos NJ, Keren DF, Hutchins GM. A submucosal variant of Whipple's disease. Gastroenterology 1982, **82**: 46–50.

114 Lepidi H, Costedoat N, Piette JC, Harle JR, Raoult D. Immunohistological detection of *Tropheryma whipplei* (Whipple bacillus) in lymph nodes. Am J Med 2002, **113**: 334–336.

115 Lepidi H, Fenollar F, Gerolami R, Mege J-L, Bonzi M-F, Chappuis M, Sahel J, Raoult D. Whipple's disease: immunospecific and quantitative immunohistochemical study of intestinal biopsy specimens. Hum Pathol 2003, **34**: 589–596.

116 Levinson JD, Kirsner JB. Infiltrative diseases of the small bowel and malabsorption. Am J Dig Dis 1970, **15**: 741–766.

117 Maizell H, Ruffin JM, Dobbins WO III. Whipple's disease. A review of 19 patients from one hospital and a review of the literature since 1950. Medicine (Baltimore) 1970, **49**: 175–205.

118 Maliha GM, Hepps KS, Maia DM, Gentry KR, Fraire AE, Goodgame RW. Whipple's disease can mimic chronic AIDS enteropathy. Am J Gastroenterol 1991, **86**: 79–81.

119 Marsh MN. Gluten, major histocompatibility complex, and the small intestine. A molecular and immunobiologic approach to the spectrum of gluten sensitivity ('celiac sprue'). Gastroenterology 1992, **102**: 330–354.

120 McIntyre AS, Ng DP, Smith JA, Amoah J, Long RG. The endoscopic appearance of duodenal folds is predictive of untreated adult celiac disease. Gastrointest Endosc 1992, **38**: 148–151.

121 McManus R, Kelleher D. Celiac disease – the villain unmasked? N Engl J Med 2003, **348**: 2573–2574.

122 Mino M, Lauwers GY. Role of lymphocytic immunophenotyping in the diagnosis of gluten-sensitive enteropathy with preserved villous architecture. Am J Surg Pathol 2003, **27**: 1237–1242.

123 Modigliani R, Poitras P, Galian A, Messing B, Guyet-Rousset P, Libeskind M, Piel-Desruisseaux JL, Rambaud JC. Chronic non-specific ulcerative duodenojejunoileitis. Report of four cases. Gut 1979, **20**: 318–328.

124 Morningstar WA. Whipple's disease. An example of the value of the electron microscope in diagnosis, follow-up, and correlation of pathologic process. Hum Pathol 1975, **6**: 443–454.

125 Moyana TN, Shukoor S. Gastrointestinal endocrine cell hyperplasia in celiac disease. A selective proliferative process of serotonergic cells. Mod Pathol 1991, **4**: 419–423.

126 Mulder CJ, Wahab PJ, Moshaver B, Meijer JW. Refractory coeliac disease: a window between coelic disease and enteropathy associated T-cell lymphoma. Scand J Gastroenterol Suppl 2000, **232**: 32–37.

127 Najarian RM, Leffler D, Goldsmith JD. Focal duodenal intraepithelial lymphocytosis and underlying lymphoid aggregates: the utility of deeper histologic sections. Lab Invest 2009, **89**(Suppl 1): 141A.

128 Nash JRG, Gradwell E, Day DW. Large-cell intestinal lymphoma occurring in coeliac disease. Morphological and immunohistochemical features. Histopathology 1986, **10**: 195–205.

129 Nielsen K. Coeliac disease. Alpha-1-antitrypsin contents in jejunal mucosa before and after gluten-free diet. Histopathology 1984, **8**: 759–764.

130 Nielsen SNJ, Wold LE. Adenocarcinoma of jejunum in association with nontropical sprue. Arch Pathol Lab Med 1986, **110**: 822–824.

131 O'Brien CJ, Saverymuttu S, Hodgson HJF, Evans DJ. Coeliac disease, adenocarcinoma of jejunum and in situ squamous carcinoma of oesophagus. J Clin Pathol 1983, **36**: 62–67.

132 Owens SR, Greenson JK. The pathology of malabsorption: current concepts. Histopathology 2007, **50**: 64–82.

133 Pan L, Diss TC, Peng H, Lu Q, Wotherspoon AC, Thomas JA, Isaacson PG. Epstein–Barr virus (EBV) in enteropathy-associated T-cell lymphoma (EATL). J Pathol 1993, **170**: 137–143.

134 Patel A, Bradly D, McIntire M, Giusto D, Jakate S. Modified Marsh grade two change in duodenal biopsies is as suggestive of serological positivity in celiac disease as are higher grades. Lab Invest 2009, **89**(Suppl 1): 144A.

135 Patey-Mariaud de Serre N, Cellier C, Jabri B, Delabesse E, Verkarre V, Roche B, Lavergne A, Briere J, Mauvieux L, Leborgne M, Barbier JP, Modigliani R, Matuchansky C, Macintyre E, Cerf-Bensussan N, Brousse N. Distinction between coeliac disease and refractory sprue: a simple immunohistochemical method. Histopathology 2000, **37**: 70–77.

136 Peña AS, Whitehead R. Quoted by Whitehead.[160]

137 Perera DR, Weinstein WM, Rubin CE. Small intestinal biopsy. Hum Pathol 1975, **6**: 157–217.

138 Petreshock EP, Pessah M, Menachemi E. Adenocarcinoma of the jejunum associated with nontropical sprue. Am J Dig Dis 1975, **20**: 796–799.

139 Raoult D, Birg ML, La Scola B, Fournier PE, Enea M, Lepidi H, Roux V, Piette JC, Vandenesch F, Vital-Durand D, Marrie TJ. Cultivation of the bacillus of Whipple's disease. N Engl J Med 2000, **342**: 620–625.

140 Relman DA, Schmidt TM, MacDermott RP, Falkow S. Identification of the uncultured bacillus of Whipple's disease. N Engl J Med 1992, **327**: 293–301.

141 Robert ME, Ament ME, Weinstein WM. The histologic spectrum and clinical outcome of refractory and unclassified sprue. Am J Surg Pathol 2000, **24**: 676–687.

142 Robert ME. Gluten sensitive enteropathy and other causes of small intestinal lymphocytosis. Semin Diagn Pathol 2005, **22**: 284–294.

143 Rosekrans PCM, Lindeman J, Meijer CJLM. Quantitative histological and immunohistological findings in jejunal biopsy specimens in giardiasis. Virchows Arch [A] 1981, **393**: 145–151.

144 Rubin CE, Eidelman S, Weinstein WM. Sprue by any other name. Gastroenterology 1970, **58**: 409–413.

145 Rubinas TC, Weinstein LJ. Clinical significance and follow-up of patients with duodenal biopsy revealing intraepithelial lymphocytosis with preserved villous architecture. Lab Invest 2009, **89**(Suppl 1): 147A.

146 Rubio CA, Theorell M, Befrits R, Uribe A. The characteristics of mitotic figures in jejunal mucosa of patients with celiac disease. Am J Clin Pathol 1992, **98**: 575–578.

147 Saleh H, Williams TM, Mimda JM, Gupta PK. Whipple's disease involving the mesenteric lymph nodes diagnosed by fine-needle aspiration. Diagn Cytopathol 1992, **8**: 177–180.

148 Shan L, Molberg O, Parrot I, Hausch F, Filiz F, Gray GM, Sollid LM, Khosla C. Structural basis for gluten intolerance in celiac sprue. Science 2002, **297**: 2275–2279.

149 Sheehy TW, Meroney WH, Cox RS, Soler JE. Hookworm disease and malabsorption. Gastroenterology 1962, **42**: 148–156.

150 Spencer J, Cerf-Bensussan N, Jarry A, Brousse N, Guy-Grand D, Krajewski AS, Isaacson PG. Enteropathy associated T cell lymphoma (malignant histiocytosis of the intestine) is recognized by a monoclonal antibody (HML1) that defines a membrane molecule on human mucosal lymphocytes. Am J Pathol 1988, **132**: 1–5.

151 Trier JS, Browning TH. Epithelial-cell renewal in cultured duodenal biopsies in celiac sprue. N Engl J Med 1970, **283**: 1245–1250.

152 Vakiani E, Arguelles C, Mansukhani M, Green P, Bhagat G. Etiology and clinical implications of collagenous sprue: a single institution experience. Lab Invest 2009, **89**(Suppl 1): 151A.

153 Variend S, Placzek M, Raafat F, Walker-Smith JA. Small intestinal mucosal fat in childhood enteropathies. J Clin Pathol 1984, **37**: 373–377.

154 Von Herbay A, Maiwald M, Ditton HJ, Otto HF. Histology of intestinal Whipple's disease revisited. A study of 48 patients. Virchows Arch 1997, **429**: 335–343.

155 Waldmann TA. Protein-losing enteropathy. Gastroenterology 1966, **50**: 422–443.

156 Walsh SV, Egan LJ, Connolly CE, Stevens FM, Egan EL, McCarthy CF. Enteropathy-associated T-cell lymphoma in the West of Ireland. Low-frequency of Epstein–Barr virus in these tumors. Mod Pathol 1995, **8**: 753–757.

157 Weinstein WM, Saunders DR, Tytgat GN, Rubin CE. Collagenous sprue. An unrecognized type of malabsorption. N Engl J Med 1970, **283**: 1297–1301.

158 Westergaard H. The sprue syndromes. Am J Med Sci 1985, **290**: 249–262.

159 Whalen GE, Rosenberg EB, Strickland GT, Gutman RA, Cross JH, Watten RH, Uylangeo C, Dizou JJ. Intestinal capillariasis. A new disease in man. Lancet 1969, **1**: 13–16.

160 Whitehead R. The interpretation and significance of morphological abnormalities in jejunal biopsies. J Clin Pathol 1971, **24**(Suppl 5): 108–124.

161 Yardley JH, Takano J, Hendrix TR. Epithelial and other mucosal lesions of the jejunum in giardiasis. Jejunal biopsy studies. Bull Hopkins Hosp 1964, **115**: 389–406.

162 Zettl A, Ott G, Makulik A, Katzenberger T, Starostik P, Eichler T, Puppe B, Bentz M, Müller-Hermelink HK, Chott A. Chromosomal gains at 9q characterize enteropathy-type T-cell lymphoma. Am J Pathol 2002, **161**: 1635–1645.

ULCERS

163 Allen AC, Boley SJ, Schultz L, Schwartz S. Potassium-induced lesions of the small bowel. JAMA 1965, **193**: 85–90.

164 Bode G, Malfertheiner P, Mader U, Stanescu A, Ditschuneit H. Fine structure of active and healed duodenal ulcer. Am J Gastroenterol 1991, **86**: 179–186.

165 Canavese G, Villanacci V, Zambelli C, Bernardi A, Candelaresi G, Berardengo E, Pennazio M, Rossini FP. Gastric metaplasia and small bowel ulcerogenesis in a case of ulcerative jejunitis not related to celiac disease. Int J Surg Pathol 2004, **12**: 415–419.

166 Davies DR, Brightmore T. Idiopathic and drug-induced ulceration of the small intestine. Br J Surg 1970, **57**: 134–139.

167 Graham DY, Opekun AR, Willingham FF, Qureshi WA. Visible small-intestinal mucosal injury in chronic NSAID users. Clin Gastroenterol Hepatol 2005, **3**: 55–59.

168 Madsen JE, Vetvik K, Aase S. *Helicobacter*-associated duodenitis and gastric metaplasia in duodenal ulcer patients. APMIS 1991, **99**: 997–1000.

169 McCallum RW, Singh D, Wollman J. Endoscopic and histologic correlations of the duodenal bulb. Arch Pathol Lab Med 1979, **103**: 169–172.

170 Quan C, Talley NJ. Management of peptic ulcer disease not related to *Helicobacter pylori* or NSAIDs. Am J Gastroenterol 2002, **97**: 2950–2961.

171 Pounder RE. Duodenal ulcers that will not heal. Gut 1984, **25**: 697–702.

172 Raf LE. Ischaemic stenosis of the small intestine. Acta Clin Scand 1969, **135**: 253–259.

173 Saita H, Murakami M, Yoo JK, Teramura S, Dekigai H, Takahashi Y, Kita T. Link between *Helicobacter pylori*-associated gastritis and duodenal ulcer. Dig Dis Sci 1993, **38**: 117–122.

174 Saito K, Shimizu H, Yokoyama T, Kawata K, Matsumura T, Morioka Y. Annular ulcer of the stagnant ileum. A clinicopathological study on the morphogenesis. Acta Pathol Jpn 1983, **33**: 257–263.

175 Szabo S. Pathogenesis of duodenal ulcer disease. Lab Invest 1984, **51**: 121–147.

176 Thompson JC, Wiener I. Evaluation of surgical treatment for duodenal ulcer. Acute and long-term effects. Clin Gastroenterol 1984, **13**: 569–600.

VASCULAR DISEASES

177 Ahn E, Luk A, Chetty R, Butany J. Vasculitides of the gastrointestinal tract. Semin Diagn Pathol 2009, **26**: 77–88.

178 Biedrzycki OJ, Arnaout A, Coppen MJ, Shepherd NA. Isolated intramucosal goblet cells in subacute ischaemic enteritis: mimicry of signet ring cell carcinoma. Histopathology 2005, **46**: 460–462.

179 Burke AP, Sobin LH, Virmani R. Localized vasculitis of the gastrointestinal tract. Am J Surg Pathol 1995, **19**: 338–349.

180 Cohen R, Heffner JE. Bowel infarction as the initial manifestation of disseminated aspergillosis. Chest 1992, **101**: 877–879.

181 Endress C, Gray DG, Wollschlaeger G. Bowel ischemia and perforation after cocaine use. AJR 1992, **159**: 73–75.

182 Feurle GE, Haag B. Acute small bowel ischemia without transmural infarction. Z Gastroenterol 1991, **29**: 349–352.

183 Flaherty MJ, Lie JT, Haggitt RC. Mesenteric inflammatory veno-occlusive disease. A seldom recognized cause of intestinal ischemia. Am J Surg Pathol 1994, **18**: 779–784.

184 Gilbert AE, Jorgenson NC. Small bowel obstruction due to hemorrhage secondary to anticoagulant therapy. Am J Surg 1960, **99**: 945–948.

185 Kempezinski RF, Clark SM, Blebea J, Koelliker DD, Fenoglio-Presier C. Intestinal ischemia secondary to thromboangiitis obliterans. Ann Vasc Surg 1993, **7**: 354–358.

186 Levine S, Whelan TJ Jr. Small bowel infarction due to intramural hematoma during anticoagulant therapy. Arch Surg 1967, **95**: 245–248.

187 McCurley TL, Collins RD. Intestinal infarction in rheumatoid arthritis. Three cases due to unusual obliterative vascular lesions. Arch Pathol Lab Med 1984, **108**: 125–128.

188 Medlicott SA, Guggisberg KA, DesCôteaux JG, Beck P. Enterocolic lymphocytic phlebitis: statistical analysis of histology features in viable and ischemic bowel. Int J Surg Pathol 2006, **14**: 200–205.

189 Ottinger LW. Mesenteric ischemia. N Engl J Med 1982, **307**: 535–537.

190 Oweity T, West AB, Stokes MB. Necrotizing angiitis of the small intestine related to AA-amyloidosis: a novel association. Int J Surg Pathol 2001, **9**: 149–154.

191 Phelan MJ, Kok K, Burrow C, Thompson RN. Small bowel infarction in association with giant cell arteritis. Br J Rheumatol 1993, **32**: 63–65.

192 Saraga E, Bouzourenne H. Enterocolic (lymphocytic) phlebitis: a rare cause of intestinal ischemic necrosis: a series of six patients and review of the literature. Am J Surg Pathol 2000, **24**: 824–829.

193 Shah IA, Lewin KL, Iqbal J, Mukherjee R. Veno-occlusive disease of the small bowel: an entity in search of identity. Arch Pathol Lab Med 1996, **120**: 872–875.

194 Shintaku M, Inoue N, Sasaki M, Izuno Y, Ueda Y, Ikehara S. Cytomegalovirus vasculitis accompanied by an exuberant fibroblastic reaction in the intestine of an AIDS patient. Acta Pathol Jpn 1991, **41**: 900–904.

195 Wang CC, Reeves JD. Mesenteric vascular disease. Am J Roentgenol Radium Ther Nucl Med 1960, **83**: 895–908.

196 Whitehead R. The pathology of ischemia of the intestines. Pathol Annu 1976, **11**: 1–52.

197 Williams LF Jr. Vascular insufficiency of the intestines. Gastroenterology 1971, **61**: 757–777.

CROHN DISEASE

198 Abraham C, Cho JH. Inflammatory bowel disease. N Engl J Med 2009, **361**: 2066–2078.

199 Attanoos RL, Appleton MA, Hughes LE, Ansell ID, Douglas-Jones AG, Williams GT. Granulomatous hidradenitis suppurativa and cutaneous Crohn's disease. Histopathology 1993, **23**: 111–115.

200 Aufses AH Jr. The surgery of granulomatous inflammatory bowel disease. In Current problems in surgery. Chicago, 1983, Year Book Medical Publishers.

201 Brown I, Schofield JB, MacLennan KA, Tagart RE. Primary non-Hodgkin's lymphoma in ileal Crohn's disease. Eur J Surg Oncol 1992, **18**: 627–631.

202 Cameron JL, Hamilton SR, Coleman J, Sitzmann JV, Bayless TM. Patterns of ileal recurrence in Crohn's disease. A prospective randomized study. Ann Surg 1992, **215**: 546–551.

203 Cartun RW, Van Kruiningen HJ, Pedersen CA, Berman MM. An immunocytochemical search for infectious agents in Crohn's disease. Mod Pathol 1993, **6**: 212–219.

204 Chambers TJ, Morson BC. The granuloma in Crohn's disease. Gut 1979, **20**: 269–274.

205 Chong SKF, Blackshaw AJ, Boyle S, Williams CB, Walker-Smith JA. Histological diagnosis of chronic inflammatory bowel disease in childhood. Gut 1985, **326**: 55–59.

206 Collier PE, Turowski P, Diamond DL. Small intestinal adenocarcinoma complicating regional enteritis. Cancer 1985, **55**: 516–521.

207 Craninx M, D'Haens G, Cokelaere K, Baert F, Pennickx F, D'Hoore A, Ectors N, Rutgeerts P, Geboes K. Crohn's disease and intestinal endometriosis: an intriguing coexistence. Eur J Gastroenterol Hepatol 2000, **12**: 217–221.

208 Daum F, Boley SJ, Cohen MI. Miliary Crohn's disease. Gastroenterology 1974, **67**: 527–530.

209 Devroede G, Schlaeder G, Sanchez G, Haddad H. Crohn's disease of the vulva. Am J Clin Pathol 1975, **63**: 348–358.

210 Dourmashkin RR, Davies H, Wells C, Shah D, Price A, O'Morain C, Levi J. Epithelial patchy necrosis in Crohn's disease. Hum Pathol 1983, **14**: 643–648.

211 Dvorak AM, Monahan RA. Crohn's disease – mast cell quantitation using one micron plastic sections for light microscopic study. Part I. Pathol Annu 1983, **18**: 181–190.

212 Dvorak AM, Silen W. Differentiation between Crohn's disease and other inflammatory conditions by electron microscopy. Ann Surg 1985, **201**: 53–63.

213 Fabricius PJ, Gyde SN, Shouler P, Keighley MRB, Alexander-Williams J, Allan RN. Crohn's disease in the elderly. Gut 1985, **26**: 461–465.

214 Faul SH, Wong LK, Zinsser KR. Enteritis cystica profunda. Association with Crohn's disease. Hum Pathol 1986, **17**: 600–603.

215 Fielding JF, Toye DKM, Benton DC, Cooke WT. Crohn's disease of the stomach and duodenum. Gut 1970, **11**: 1001–1006.

216 Frank TS, Cook SM. Analysis of paraffin sections of Crohn's disease for mycobacterium paratuberculosis using polymerase chain reaction. Mod Pathol 1996, **9**: 32–35.

217 Fresko D, Lazarus SS, Dotan J, Reingold M. Early presentation of carcinoma of the small bowel in Crohn's disease ('Crohn's carcinoma'). Case reports and review of the literature. Gastroenterology 1982, **82**: 783–789.

218 Geboes K, El-Zine MY, Dalle I, El-Haddad S, Rutgeerts P, Van Eyken P. Tenascin and strictures in inflammatory bowel disease: an immunohistochemical study. Int J Surg Pathol 2001, **9**: 281–286.

219 Geller SA, Cohen A. Arterial inflammatory-cell infiltration in Crohn's disease. Arch Pathol Lab Med 1983, **107**: 473–475.

220 Glass RE, Baker WNW. Role of the granuloma in recurrent Crohn's disease. Gut 1976, **17**: 75–77.

221 Greenstein AJ, Janowitz HD, Sacher DB. The extraintestinal complications of Crohn's disease and ulcerative colitis. A study of 700 patients. Medicine (Baltimore) 1976, **55**: 401–412.

222 Greenstein AJ, Sachar DB, Pasternack BS, Janowitz HD. Reoperation and recurrence in Crohn's colitis and ileocolitis. Crude and cumulative rates. N Engl J Med 1975, **293**: 685–690.

223 Gump FE, Sakellariadis P, Wolff M, Broell JR. Clinical-pathological investigation of regional enteritis as a guide to prognosis. Ann Surg 1972, **176**: 233–242.

224 Hamilton SR. Pathologic features of Crohn's disease associated with recrudescence after resection. Pathol Annu 1983, **18**(Pt 1): 191–203.

225 Hawker PC, Gyde SN, Thompson H, Allan RN. Adenocarcinoma of the small intestine complicating Crohn's disease. Gut 1982, **23**: 188–193.

226 Hock YL, Scott KW, Grace RH. Mixed adenocarcinoma/carcinoid tumour of large bowel in a patient with Crohn's disease. J Clin Pathol 1993, **46**: 183–185.

227 Kahn E, Daum F. Pseudopolyps of the small intestine in Crohn's disease. Hum Pathol 1984, **15**: 84–86.

228 Kilgore SP, Sigel JE, Goldblum JR. Hyperplastic-like mucosal change in Crohn's disease: an unusual form of dysplasia? Mod Pathol 2000, **13**: 797–801.

229 Kirsner JB, Shorter RG. Recent developments in nonspecific inflammatory bowel disease. N Engl J Med 1982, **306**: 837–848.

230 Kortbeek J, Kelly JK, Preshaw RM. Carcinoid tumors and inflammatory bowel disease. J Surg Oncol 1992, **49**: 122–126.

231 Kotanagi H, Kramer K, Fazio VW, Petras RE. Do microscopic abnormalities at resection margins correlate with increased anastomotic recurrence in Crohn's disease? Dis Colon Rectum 1991, **34**: 909–916.

232 Koukoulis G, Ke Y, Henley JD, Cummings OW. Obliterative muscularization of the small bowel submucosa in crohn disease: a possible mechanism of small bowel obstruction. Arch Pathol Lab Med 2001, **125**: 1331–1334.

233 Lamps LW, Madhusudhan KT, Havens JM, Greenson JK, Bronner MP, Chiles MC, Dean PJ, Scott MA. Pathogenic *Yersinia* DNA is detected in bowel and mesenteric lymph nodes from patients with Crohn's disease. Int J Surg Pathol 2003, **27**: 220–227.

234 Lee EY, Stenson WF, DeSchryver-Kecskemeti K. Thickening of muscularis mucosae in Crohn's disease. Mod Pathol 1991, **4**: 87–90.

235 Lock MR, Farmer RG, Fazio VW, Jagelman DG, Lavery IC, Weakley FL. Recurrence and reoperation for Crohn's disease. The role of disease location in prognosis. N Engl J Med 1981, **304**: 1586–1588.

236 Marin ML, Geller SA, Greenstein AJ, Marin RH, Gordon RE, Aufses AH Jr. Ultrastructural pathology of Crohn's disease. Correlated transmission electron microscopy, scanning electron microscopy, and freeze fracture studies. Am J Gastroenterol 1983, **78**: 355–364.

237 Matson AP, Van Kruiningen HJ, West AB, Cartun RW, Colombel J-F, Cortot A. The relationship of granulomas to blood vessels in intestinal Crohn's disease. Mod Pathol 1995, **8**: 680–685.

238 Mayberry JF. Epidemiological aspects of Crohn's disease. A review of the literature. Gut 1984, **25**: 886–899.

239 McQuillan AC, Appelman HD. Superficial Crohn's disease. A study of 10 patients. Surg Pathol 1989, **2**: 231–240.

240 Mekhjian HS, Switz DM, Watts HD, Deren JJ, Katon RM, Beman FM. National Cooperative Crohn's Disease Study. Factors determining recurrence of Crohn's disease after surgery. Gastroenterology 1979, **77**: 907–913.

241 Menard DB, Haddad H, Blain JG, Beaudry R, Devroede G, Massé S. Granulomatous myositis and myopathy associated with Crohn's colitis. N Engl J Med 1976, **295**: 818–819.

242 Michelassi F, Balestracci T, Chappell R, Block GE. Primary and recurrent Crohn's disease. Experience with 1379 patients. Ann Surg 1991, **214**: 230–238.

243 Michelassi F, Testa G, Pomidor WJ, Lashner BA, Block GE. Adenocarcinoma complicating Crohn's disease. Dis Colon Rectum 1993, **36**: 654–661.

244 Mishina D, Katsel P, Brown ST, Gilberts ECA, Greenstein RJ. On the etiology of Crohn disease. Proc Natl Acad Sci U S A 1996, **93**: 9816–9820.

245 Mogadam M, Priest RJ. Necrotizing enteritis in Crohn's disease of the small bowel. Gastroenterology 1969, **56**: 337–341.

246 Monsen U, Bernell O, Johansson C, Hellers G. Prevalence of inflammatory bowel disease among relatives of patients with Crohn's disease. Scand J Gastroenterol 1991, **26**: 302–306.

247 Morson B. Crohn's disease. Lecture 2. Trans Med Soc Lond 1970, **86**: 177–192.

248 Noffsinger A, Unger B, Fenoglio-Preiser CM. Increased cell proliferation characterizes Crohn's disease. Mod Pathol 1998, **11**: 1198–1203.

249 Nugent FW, Glaser D, Fernandez-Herlihy L. Crohn's colitis associated with granulomatous disease. N Engl J Med 1976, **294**: 262–263.

250 Oberhuber G, Hirsch M, Stolte M. High incidence of upper gastrointestinal tract involvement in Crohn's disease. Virchows Arch 1998, **432**: 49–52.

251 Oberhuber G, Stangl PC, Vogelsang H, Schober E, Herbst F, Gasche C. Significant association of strictures and internal fistula formation in Crohn's disease. Virchows Arch 2000, **437**: 293–297.

252 Oberhuber G, Puspok A, Peck-Radosavlevic M, Kutilek M, Lamprecht A, Chott A, Vogelsang H, Stolte M. Aberrant esophageal HLA-DR expression in a high percentage of patients with Crohn's disease. Am J Surg Pathol 1999, **23**: 970–976.

253 Otto HF, Gebbers J-O. Electron microscopic, ultracytochemical and immunohistological observations in Crohn's disease of the ileum and colon. Virchows Arch [A] 1981, **391**: 189–205.

254 Pavli P, Gibson PR. Pathogenic factors in inflammatory bowel disease. Part 2. Crohn's disease. Dig Dis 1992, **10**: 72–84.

255 Pedica F, Ligorio C, Tonelli P, Bartolini S, Baccarini P. Lymphangiogenesis in Crohn's disease: an immunohistochemical study using monoclonal antibody D2-40. Virchows Arch 2008, **452**: 57–63.

256 Perosio PM, Brooks JJ, Saul SH, Haller DG. Primary intestinal lymphoma in Crohn's disease. Minute tumor with a fatal outcome. Am J Gastroenterol 1992, **87**: 894–898.

257 Perzin KH, Peterson M, Castiglione CL, Fenoglio CM, Wolff M. Intramucosal carcinoma of the small intestine arising in regional enteritis (Crohn's disease). Report of a case studied for carcinoembryonic antigen and review of the literature. Cancer 1984, **54**: 151–162.

258 Plauth M, Jenss H, Meyle J. Oral manifestations of Crohn's disease. An analysis of 79 cases. J Clin Gastroenterol 1991, **13**: 29–37.

259 Polodsky DK. Inflammatory bowel disease. N Engl J Med 1991, **325**: 928–937; 1008–1016.

260 Podolsky DK. Inflammatory bowel disease. N Engl J Med 2002, **347**: 417–429.

261 Price AB, Morson BC. Inflammatory bowel disease. The surgical pathology of Crohn's disease and ulcerative colitis. Hum Pathol 1975, **6**: 7–29.

262 Probert CS, Jayanthi V, Hughes AO, Thompson JR, Wicks AC, Mayberry JF. Prevalence and family risk of ulcerative colitis and Crohn's disease. An epidemiological study among Europeans and south Asians in Leicestershire. Gut 1993, **34**: 1547–1551.

263 Rankin GB, Watts D, Melnyk CS, Kelley ML Jr. National Cooperative Crohn's Disease Study. Extraintestinal manifestations and perianal complications. Gastroenterology 1979, **77**: 914–920.

264 Rappaport H, Bourgoyne FH, Smetana HF. The pathology of regional enteritis. Milit Surg 1951, **109**: 463–502.

265 Ribeiro MB, Greenstein AJ, Heimann TM, Yamazaki Y, Aufses AH Jr. Adenocarcinoma of the small intestine in Crohn's disease. Surg Gynecol Obstet 1991, **173**: 343–349.

266 Roberts IS, Stoddart RW. Ulcer-associated cell lineage ('pyloric metaplasia') in Crohn's disease. A lectin histochemical study. J Pathol 1993, **171**: 13–19.

267 Rubin S, Lambie RW, Chapman J. Regional ileitis in childhood. Am J Dis Child 1967, **114**: 106–110.

268 Rubio CA, Befritz R, Poppen B, Svenberg T, Slezak P. Crohn's disease and adenocarcinoma of the intestinal tract. Report of four cases. Dis Colon Rectum 1991, **34**: 174–180.

269 Sachar DB, Wolfson DM, Greenstein AJ, Goldberg J, Styezynski R, Janowitz HD. Risk factors for postoperative recurrence of Crohn's disease. Gastroenterology 1983, **85**: 917–921.

270 Salmon JF, Wright JP, Murray AD. Ocular inflammation in Crohn's disease. Ophthalmology 1991, **98**: 480–484.

271 Sankey EA, Dhillon AP, Anthony A, Wakefield AJ, Sim R, More L, Hudson M, Sawyerr AM, Pounder RE. Early mucosal changes in Crohn's disease. Gut 1993, **34**: 375–381.

272 Sarsfield P, Jones DB, Wright DH. Accessory cells in Crohn's disease of the terminal ileum. Histopathology 1996, **28**: 213–219.

273 Schnitt SJ, Antonioli DA, Jaffe B, Peppercorn MA. Granulomatous inflammation of minor salivary gland ducts. A new oral manifestation of Crohn's disease. Hum Pathol 1987, **18**: 405–407.

274 Shepherd NA. Granulomas in the diagnosis of intestinal Crohn's disease: a myth exploded? Histopathology 2002, **41**: 166–168.

275 Simpson S, Traube J, Riddell RH. The histologic appearance of dysplasia (precarcinomatous change) in Crohn's disease of the small and large intestine. Gastroenterology 1981, **81**: 492–501.

276 Stainsby KJ, Lowes JR, Allan RN, Ibbotson JP. Antibodies to *Mycobacterium paratuberculosis* and nine species of environmental mycobacteria in Crohn's disease and control subjects. Gut 1993, **34**: 371–374.

277 Sutphen JL, Cooper PH, Mackel SE, Nelson DL. Metastatic cutaneous Crohn's disease. Gastroenterology 1984, **86**: 941–944.

278 Tan WC, Allan RN. Diffuse jejunoileitis of Crohn's disease. Gut 1993, **34**: 1374–1378.

279 Tanaka K, Wilks M, Coates PJ, Farthing MJ, Walker-Smith JA, Tabaqchali S. *Mycobacterium paratuberculosis* and Crohn's disease. Gut 1991, **32**: 43–45.

280 Thompson EM, Clayden G, Price AB. Cancer in Crohn's disease – an 'occult' malignancy. Histopathology 1983, **7**: 365–376.

281 Thyberg J, Graf W, Klingenström P. Intestinal fine structure in Crohn's disease. Lysosomal inclusions in epithelial cells and macrophages. Virchows Arch [A] 1981, **391**: 141–152.

282 Tonelli F, Ficari F. Pathological features of Crohn's disease determining perforation. J Clin Gastroenterol 1991, **13**: 226–230.

283 Vanbockrijck M, Cabooter M, Casselman J, Vanvuchelen J, Van Hoof A, Michielssen P. Primary Hodgkin disease of the ileum complicating Crohn disease. Cancer 1993, **72**: 1784–1789.

284 Wakefield AJ, Pittilo RM, Sim R, Cosby SL, Stephenson JR, Dhillon AP, Pounder RE. Evidence of persistent measles virus infection in Crohn's disease. J Med Virol 1993, **39**: 345–353.

285 Whelan G, Farmer RG, Fazio VW, Goormastic M. Recurrence after surgery in Crohn's disease. Relationship to location of disease (clinical pattern) and surgical indication. Gastroenterology 1985, **88**: 1826–1833.

286 Wolfson DM, Sachar DB, Cohen A, Goldberg J, Styczynski R, Greenstein AJ, Gelernt IM, Janowitz HD. Granulomas do not affect postoperative recurrence rates in Crohn's disease. Gastroenterology 1982, **83**: 405–409.

287 Wright CL, Riddell RH. Histology of the stomach and duodenum in Crohn's disease. Am J Surg Pathol 1998, **22**: 383–390.

288 Xavier RJ, Podolsky DK. Unravelling the pathogenesis of inflammatory bowel disease. Nature 2007, **448**: 427–434.

289 Zalev AH, Gardiner GW. Crohn's disease of the small intestine with polypoid configuration. Gastrointest Radiol 1991, **16**: 18–20.

AIDS-RELATED INFLAMMATORY DISEASES

290 Church DL, Sutherland LR, Gill MJ, Visser ND, Kelly JK. Absence of an association between enteric parasites in the manifestations and pathogenesis of HIV enteropathy in gay men. Scand J Infect Dis 1992, **24**: 567–575.

291 Cranston RD, Anton PA, McGowan IM. Gastrointestinal mucosal biopsy in HIV disease and AIDS. Gastrointest Endosc Clin N Am 2000, **10**: 637–667.

292 Daniels JA, Lederman HM, Maitra A, Montgomery EA. Gastrointestinal tract pathology in patients with common variable immunodeficiency (CVID): a clinicopathologic study and review. Am J Surg Pathol 2007, **31**: 1800–1812.

293 Genta RM, Chappell CL, White AC Jr, Kimball KT, Goodgame RW. Duodenal morphology and intensity of infection in AIDS-related intestinal cryptosporidiosis. Gastroenterology 1993, **105**: 1769–1775.

294 Giang TT, Kotler DP, Garro ML, Orenstein JM. Tissue diagnosis of intestinal microsporidiosis using the chromotrope-2R modified trichrome stain. Arch Pathol Lab Med 1993, **117**: 1249–1251.

295 Greenson JK, Belitsos PC, Yardley JH, Bartlett JG. AIDS enteropathy. Occult enteric infections and duodenal mucosal alterations in chronic diarrhea. Ann Intern Med 1991, **114**: 366–372.

296 Grillin JS, Urmacher C, West R, Shike M. Disseminated *Mycobacterium avium-intracellulare* infection in acquired immunodeficiency

syndrome mimicking Whipple's disease. Gastroenterology 1983, **85**: 1187–1191.
297 Guarda LA, Stein SA, Cleary KA, Ordonez NG. Human cryptosporidiosis in the acquired immunodeficiency syndrome. Arch Pathol Lab Med 1983, **107**: 562–566.
298 Lamps LW. Infective disorders of the gastrointestinal tract. Histopathology 2007, **50**: 55–63.
299 Lefkowitch JH, Krumholz S, Feng-Chen K-C, Griffin P, Despommier D, Brasitus TA. Cryptosporidiosis of the human small intestine. A light and electron microscopic study. Hum Pathol 1984, **15**: 746–752.
300 Maliha GM, Hepps KS, Maia DM, Gentry KR, Fraire AE, Goodgame RW. Whipple's disease can mimic chronic AIDS enteropathy. Am J Gastroenterol 1991, **86**: 79–81.
301 Nannini EC, Okhuysen PC. HIV1 and the gut in the era of highly active antiretroviral therapy. Curr Gastroenterol Rep 2002, **4**: 392–398.
302 Orenstein JM, Dieterich DT, Kotler DP. Systemic dissemination by a newly recognized intestinal microsporidia species in AIDS. AIDS 1992, **6**: 1143–1150.
303 Orenstein JM, Kotler DP. Diarrheogenic bacterial enteritis in acquired immune deficiency syndrome. A light and electron microscopy study of 52 cases. Hum Pathol 1995, **26**: 481–492.
304 Orenstein JM, Tenner M, Cali A, Kotler DP. A microsporidian previously undescribed in humans, infecting enterocytes and macrophages, and associated with diarrhea in an acquired immunodeficiency syndrome patient. Hum Pathol 1992, **23**: 722–728.
305 Peacock CS, Blanshard C, Tovey DG, Ellis DS, Gazzard BG. Histological diagnosis of intestinal microsporidiosis in patients with AIDS. J Clin Pathol 1991, **44**: 558–563.
306 Roth RI, Owen RL, Keren DF. AIDS with *Mycobacterium avium-intracellulare* lesions resembling those of Whipple's disease. N Engl J Med 1983, **309**: 1324–1325.
307 Rotterdam H, Tsang P. Gastrointestinal disease in the immunocompromised patient. Hum Pathol 1994, **25**: 1123–1140.
308 Shadduck JA, Orenstein JM. Comparative pathology of microsporidiosis. Arch Pathol Lab Med 1993, **117**: 1215–1219.
309 Soave R, Danner RL, Honig CL, Ma P, Hart CC, Nash T, Roberts RB. Cryptosporidiosis in homosexual men. Ann Intern Med 1984, **100**: 504–511.
310 Wilcox CM, Schwartz DA. Symptomatic CMV duodenitis. An important clinical problem in AIDS. J Clin Gastroenterol 1992, **14**: 293–297.

OTHER INFLAMMATORY DISEASES

311 Ahmed FB. Tuberculous enteritis. Br Med J 1996, **313**: 215–217.
312 Alsaigh N, Fogt F. Intestinal spirochetosis: clinicopathological features with review of the literature. Colorectal Dis 2002, **4**: 97–100.
313 Andersen LP, Holck S, Elsborg L, Justesen T. The *Helicobacter* (*Campylobacter*) *pylori*-colonized duodenal mucosa and gastric metaplasia. APMIS (Denmark) 1991, **99**: 244–248.
314 Bradford WD, Noce PS, Gutman LT. Pathologic features of enteric infection with *Yersinia enterocolitica*. Arch Pathol 1974, **98**: 17–22.
315 Crabtree JE, Shallcross TM, Wyatt JI, Taylor JD, Heatley RV, Rathbone BJ, Losowsky MS. Mucosal humoral immune response to *Helicobacter pylori* in patients with duodenitis. Dig Dis Sci 1991, **36**: 1266–1273.
316 DeSchryver-Kecskemeti K, Clouse RE. A previously unrecognized subgroup of 'eosinophilic gastroenteritis'. Association with connective tissue diseases. Am J Surg Pathol 1984, **8**: 171–180.
317 Gleason TH, Patterson SD. The pathology of *Yersinia enterocolitica* ileocolitis. Am J Surg Pathol 1982, **6**: 347–355.
318 Haskell H, Andrews CW Jr, Reddy SI, Dendrinos K, Farraye FA, Stucchi AF, Becker JM, Odze RD. Pathologic features and clinical significance of 'backwash' ileitis in ulcerative colitis. Am J Surg Pathol 2005, **29**: 1472–1481.
319 Jenkins D, Goodall A, Gillet FR, Scott BB. Defining duodenitis. Quantitative histological study of mucosal responses and their correlations. J Clin Pathol 1985, **38**: 1119–1126.
320 Kraus MD, Amatya B, Kimula Y. Histopathology of typhoid enteritis: morphologic and immunophenotypic findings. Mod Pathol 1999, **12**: 949–955.
321 Marshall JB. Tuberculosis of the gastrointestinal tract and peritoneum. Am J Gastroenterol 1993, **88**: 989–999.
322 Oble DA, Mino-Kenudson M, Goldsmith J, Hodi FS, Seliem RM, Dranoff G, Mihm M, Hasserjian R, Lauwers GY. Alpha-CTLA-4 mAb-associated panenteritis: a histologic and immunohistochemical analysis. Am J Surg Pathol 2008, **32**: 1130–1137.
323 Padmanabhan V, Callas PW, Li SC, Trainer TD. Histopathological features of the terminal ileum in lymphocytic and collagenous colitis: a study of 32 cases and review of literature. Mod Pathol 2003, **16**: 115–119.
324 Recavarren-Arce S, Leon-Barua R, Cok J, Rodriguez C, Berendson R, Gilman RH, Ramirez-Ramos A, Watanabe J. Low prevalence of gastric metaplasia in the duodenal mucosa in Peru. J Clin Gastroenterol 1992, **15**: 296–301.
325 Sapp H, Ithamukkala S, Brien TP, Ayata G, Shaz B, Dorfman DM, Wang HH, Antonioli DA, Farraye FA, Odze RD. The terminal ileum is affected in patients with lymphocytic or collagenous colitis. Am J Surg Pathol 2002, **26**: 1484–1492.
326 Schmitz-Moormann P, Pittner PM, Reichmann L, Massarat S. Quantitative histological study of duodenitis in biopsies. Pathol Res Pract 1984, **178**: 499–507.
327 Schulze K, Warner HA, Murray D. Intestinal tuberculosis. Experience at a Canadian teaching institution. Am J Med 1977, **63**: 735–745.
328 Shousha S, Spiller RC, Parkins RA. The endoscopically abnormal duodenum in patients with dyspepsia. Biopsy findings in 60 cases. Histopathology 1983, **7**: 23–34.
329 Sprague R, Harper P, McClain S, Trainer T, Beeken W. Disseminated gastrointestinal sarcoidosis. Case report and review of the literature. Gastroenterology 1984, **87**: 421–425.
330 Suen KC, Burton JD. The spectrum of eosinophilic infiltration of the gastrointestinal tract and its relationship to other disorders of angiitis and granulomatosis. Hum Pathol 1979, **10**: 31–43.
331 Sullivan PB, Marsh MN, Phillips MB, Dewit O, Neale G, Cevallos AM, Yamson P, Farthing MJ. Prevalence and treatment of giardiasis in chronic diarrhoea and malnutrition. Arch Dis Child 1991, **66**: 304–306.
332 Sun T. The diagnosis of giardiasis. Am J Surg Pathol 1980, **4**: 265–271.
333 Svane S. Acute phlegmonous jejunitis and viridans streptococcal peritonitis associated with bronchial carcinoma. Scand J Infect Dis 2000, **32**: 421–422.
334 Tandon HD, Prakash A. Pathology of intestinal tuberculosis and its distinction from Crohn's disease. Gut 1972, **13**: 260–269.
335 Tuñon T, Zozaya E, Tabar AI, Dorronsoro MLG, Gomez B, Valenti C. Eosinophilic enteritis due to anisakis: a call for pathologists' attention. Int J Surg Pathol 1997, **5**: 69–76.
336 Valdez R, Appleman HD, Bronner MP, Greenson JK. Diffuse duodenitis associated with ulcerative colitis. Am J Surg Pathol 2000, **24**: 1407–1413.
337 Walker NI, Croese J, Clouston AD, Loukas A, Prociv P. Eosinophilic enteritis in Northeastern Australia. Pathology, association with *Ancylostoma caninum*, and implications. Am J Surg Pathol 1995, **19**: 328–337.
338 Wyatt J. Histopathology of gastroduodenal inflammation. The impact of *Helicobacter pylori*. Histopathology 1995, **26**: 1–16.

IRRADIATION EFFECT

339 Cross MJ, Frazee RC. Surgical treatment of radiation enteritis. Am Surg 1992, **58**: 132–135.
340 Donaldson SS, Jundt S, Ricour C, Sarrazin D, Lemerle J, Schweisguth O. Radiation enteritis in children. A retrospective review, clinicopathologic correlation, and dietary management. Cancer 1975, **35**: 1167–1178.
341 Hasleton PS, Carr N, Schofield PF. Vascular changes in radiation bowel disease. Histopathology 1985, **9**: 517–534.
342 Oya M, Yao T, Tsuneyoshi M. Chronic irradiation enteritis: its correlation with the elapsed time interval and morphological changes. Hum Pathol 1996, **27**: 774–781.
343 Perkins DE, Spjut JH. Intestinal stenosis following radiation therapy. Am J Roentgenol Radium Ther Nucl Med 1962, **88**: 953–966.
344 Sugg WL, Lawler WH, Ackerman LV, Butcher HR Jr. Operative therapy for severe irradiational injury in the enteral and urinary tracts. Ann Surg 1963, **157**: 62–70.

INTUSSUSCEPTION

345 Bell TM, Steyn JH. Viruses in lymph nodes of children with mesenteric adenitis and intussusception. Br Med J 1962, **1**: 700–702.
346 Grin A, Chetty R, Bailey D. Mantle cell lymphoma as a rare cause of intussusception: a report of 2 cases. Ann Diagn Pathol 2009, **13**: 398–401.
347 Guarner J, de Leon-Bojorge B, Lopez-Corella E, Ferebee-Harris T, Gooding L, Garnett LC, Shieh W-J, Dawson J, Erdman D, Zaki SR. Intestinal intussusception associated with adenovirus infection in Mexican children. Am J Clin Pathol 2003, **120**: 845–850.
348 Meyerson S, Desai TK, Polidori G, Raval MF, Ehrinpreis MN. A case of intussusception and lymphoid hyperplasia in a patient with AIDS. Am J Gastroenterol 1993, **88**: 303–306.
349 Montgomery EA, Popek EJ. Intussusception, adenovirus, and children. A brief reaffirmation. Hum Pathol 1994, **25**: 169–174.
350 Sarason EL, Prior JT, Prowda RL. Recurrent intussusception associated with hypertrophy of Peyer's patches. N Engl J Med 1955, **253**: 905–908.
351 Takeuchi K, Tsuzuki Y, Ando T, Sekihara M, Hara T, Kori T, Kuwano H. The diagnosis and treatment of adult intussusception. J Clin Gastroenterol 2003, **36**: 18–21.
352 Yunis EJ, Atchison RW, Michaels RH, DeCicco FA. Adenovirus and ileocecal intussusception. Lab Invest 1975, **33**: 347–351.

OTHER NON-NEOPLASTIC DISEASES

353 Foster CS. The brown bowel syndrome. A possible smooth muscle mitochondrial myopathy? Histopathology 1979, **3**: 1–17.

354 Groisman GM, Amar M, Livne E. CD10: a valuable tool for the light microscopic diagnosis of microvillous inclusion disease (familial microvillous atrophy). Am J Surg Pathol 2002, **26**: 902–907.

355 Hamaya K, Kitamura M, Doi K. Primary amyloid tumors of the jejunum producing intestinal obstruction. Acta Pathol Jpn 1989, **39**: 207–211.

356 Hosler JP, Kimmel KK, Moeller DD. The 'brown bowel syndrome'. A case report. Am J Gastroenterol 1982, **77**: 854–855.

357 Johnson DH, Guthrie TH, Tedesco FJ, Griffin JW, Anthony HF Jr. Amyloidosis masquerading as inflammatory bowel disease with a mass lesion simulating a malignancy. Am J Gastroenterol 1982, **77**: 141–145.

358 Smith TR, Cho KC. Small intestine amyloidosis producing a stippled punctate mucosal pattern. Radiological-pathological correlation. Am J Gastroenterol 1986, **81**: 477–479.

359 Snover DC, Weisdorf SA, Vercellotti GM, Rank B, Hutton S, McGlave P. A histopathologic study of gastric and small intestinal graft-versus-host disease following allogeneic bone marrow transplantation. Hum Pathol 1985, **16**: 387–392.

TUMORS

BENIGN EPITHELIAL TUMORS

360 Blackman E, Nash SV. Diagnosis of duodenal and ampullary epithelial neoplasms by endoscopic biopsy. A clinicopathologic and immunohistochemical study. Hum Pathol 1985, **16**: 901–910.

361 Buck JL, Harned RK, Lichtenstein JE, Sobin LH. Peutz–Jeghers syndrome. Radiographics 1992, **12**: 365–378.

362 Chatelain D, Maillet E, Boyer L, Checkouri G, Mourra N, Flejou JF. Brunner gland hamartoma with predominant adipose tissue and ciliated cysts. Arch Pathol Lab Med 2002, **126**: 734–735.

363 Chen KTK. Female genital tract tumors in Peutz–Jeghers syndrome. Hum Pathol 1986, **17**: 858–861.

364 Chen KTK. Benign signet-ring cell aggregates in Peutz–Jeghers polyps. A diagnostic pitfall. Surg Pathol 1989, **2**: 335–338.

365 Cohen M, Thomson M, Taylor C, Donatone J, Quijano G, Drut R. Colonic and duodenal flat adenomas in children with classical familial adenomatous polyposis. Int J Surg Pathol 2006, **14**: 133–140.

366 Cooperman M, Clausen KP, Hecht C, Lucas JG, Keith LM. Villous adenomas of the duodenum. Gastroenterology 1978, **74**: 1295–1297.

367 Dozois RR, Judd ES, Dahlin DC, Bartholomew LG. The Peutz–Jeghers syndrome. Is there a predisposition to the development of intestinal malignancy? Arch Surg 1969, **98**: 509–517.

368 Estrada R, Spjut HJ. Hamartomatous polyps in Peutz–Jeghers syndrome. A light histochemical, and electron-microscopic study. Am J Surg Pathol 1983, **7**: 747–754.

369 Fulcheri E, Baracchini P, Pagani A, Lapertosa G, Bussolati G. Significance of the smooth muscle cell component in Peutz–Jeghers and juvenile polyps. Hum Pathol 1991, **22**: 1136–1140.

370 Haggitt RC, Reid BJ. Hereditary gastrointestinal polyposis syndromes. Am J Surg Pathol 1986, **10**: 871–887.

371 Halbert RE. Peutz–Jeghers syndrome with metastasizing gastric adenocarcinoma. Report of a case. Arch Pathol Lab Med 1982, **106**: 517–520.

372 Hizawa K, Iida M, Matsumoto T, Kohrogi N, Yao T, Fujishima M. Neoplastic transformation arising in Peutz–Jeghers polyposis. Dis Colon Rectum 1993, **36**: 953–957.

373 Iseki M, Tsuda N, Hayashi T, Tamaru N, Anami M, Matsuya F, Tagawa Y, Toriyama K, Itakura H. Multifocal villous adenomas of the anastomotic area following ileocystoplasty: a case report and literature review. J Urol Pathol 2000, **12**: 29–38.

374 Iuga AC, Levi G, Sabour M, Ghali V, Theise N. Expression pattern of LGR5, a recently described intestinal stem cell marker, in human duodenum and duodenal adenomas. Lab Invest 2009, **89**(Suppl 1): 134A.

375 King PH, Osborn DE, Mackay EH. Tubulovillous adenoma arising 30 years after ileocystoplasty. J Clin Pathol 1992, **45**: 928–929.

376 Komorowski RA, Cohen EB. Villous tumors of the duodenum. A clinicopathologic study. Cancer 1981, **47**: 1377–1386.

377 Kyriakos M, Condon SC. Enteritis cystica profunda. Am J Clin Pathol 1978, **69**: 77–85.

378 Matsumoto T, Iida M, Nakamura S, Hizawa K, Mizuno M, Yao T, Tsuneyoshi M, Fujishima M. Depressed adenoma of the duodenum in patients with familial adenomatous polyposis: endoscopic and immunohistochemical features. Cancer 1999, **86**: 1414–1420.

379 McGarrity TJ, Amos C. Peutz–Jeghers syndrome: clinicopathology and molecular alterations. Cell Mol Life Sci 2006, **63**: 2135–2144.

380 Merine D, Jones B, Ghahremani GG, Hamilton SR, Bayless TM. Hyperplasia of Brunner glands. The spectrum of its radiographic manifestations. Gastrointest Radiol 1991, **16**: 104–108.

381 Miller JH, Gisvold JJ, Weiland LH, McIlrath DC. Upper gastrointestinal tract. Villous tumors. AJR 1980, **134**: 933–936.

382 Morson BC. Some peculiarities in the histology of intestinal polyps. Dis Colon Rectum 1962, **5**: 337–344.

383 Narita T, Eto T, Ito T. Peutz–Jeghers syndrome with adenomas and adenocarcinomas in colonic polyps. Am J Surg Pathol 1987, **11**: 76–81.

384 Perzin KH, Bridge MF. Adenomas of the small intestine. A clinicopathologic review of 51 cases and a study of their relationship to carcinoma. Cancer 1981, **48**: 799–819.

385 Perzin KH, Bridge MF. Adenomatous and carcinomatous changes in hamartomatous polyps of the small intestine (Peutz–Jeghers syndrome). Report of a case and review of the literature. Cancer 1982, **49**: 971–983.

386 Petersen VC, Sheehan AL, Bryan CP, Armstrong CP, Sherd NA. Misplacement of dysplastic epithelium in Peutz–Jeghers polyps: the ultimate diagnostic pitfall? Am J Surg Pathol 2000, **24**: 34–39.

387 ReMine WH, Brown PW Jr, Gomes MMR, Harrison EG Jr. Polypoid hamartomas of Brunner's glands. Report of six surgical cases. Arch Surg 1970, **100**: 313–316.

388 Rüfenacht H, Kasper M, Heitz PU, Streule K, Harder F. 'Brunneroma'. Hamartoma or tumor? Pathol Res Pract 1986, **181**: 107–109.

389 Sakurai T, Sakashita H, Honjo G, Kasyu I, Manabe T. Gastric foveolar metaplasia with dysplastic changes in Brunner gland hyperplasia: possible precursor lesions for Brunner gland adenocarcinoma. Am J Surg Pathol 2005, **29**: 1442–1448.

390 Spjut HJ, Helgason AH, Trabanino JG II. Jejunitis cystica profunda in a hamartomatous polyp. Report of a case. Am J Surg Pathol 1987, **11**: 328–332.

391 Trau H, Schewach-Millet M, Fisher BK, Tsur H. Peutz–Jeghers syndrome and bilateral breast carcinoma. Cancer 1982, **50**: 788–792.

392 Wagner PL, Chen YT, Yantiss RK. Immunohistochemical and molecular features of sporadic and FAP-associated duodenal adenomas of the ampullary and nonampullary mucosa. Am J Surg Pathol 2008, **32**: 1388–1395.

ADENOCARCINOMA

393 Adair HM, Trowell JE. Squamous cell carcinoma arising in a duplication of the small bowel. J Pathol 1981, **133**: 25–31.

394 Adler SN, Lyon DT, Sullivan PD. Adenocarcinoma of the small bowel. Clinical features, similarity to regional enteritis, and analysis of 338 documented cases. Am J Gastroenterol 1982, **77**: 326–330.

395 Arai T, Murata T, Sawabe M, Takubo K, Esaki Y. Primary adenocarcinoma of the duodenum in the elderly: clinicopathological and immunohistochemical study of 17 cases. Pathol Int 1999, **49**: 23–29.

396 Baciewicz F, Sparberg M, Lawrence JB, Potichá SM. Adenocarcinoma of an ileostomy site with skin invasion. A case report. Gastroenterology 1983, **84**: 168–170.

397 Barclay THC, Schapira DV. Malignant tumors of the small intestine. Cancer 1983, **51**: 878–881.

398 Bardales RH, Stanley MW, Simpson DD, Baker SJ, Steele CT, Schaefer RF, Powers CN. Diagnostic value of brush cytology in the diagnosis of duodenal, biliary, and ampullary neoplasms. Am J Clin Pathol 1998, **109**: 540–548.

399 Benharroch D, Sion-Vardi N, Goldstein J. Neurofibromatosis involving the small bowel associated with adenocarcinoma of the ileum with a neuroendocrine component. Pathol Res Pract 1992, **188**: 959–963.

400 Blackman E, Nash SV. Diagnosis of duodenal and ampullary epithelial neoplasms by endoscopic biopsy. A clinicopathologic and immunohistochemical study. Hum Pathol 1985, **16**: 901–910.

401 Bridge MF, Perzin KH. Primary adenocarcinoma of the jejunum and ileum. A clinicopathologic study. Cancer 1975, **36**: 1876–1887.

402 Chang HK, Yu E, Kim J, Bae YK, Jang KT, Jung ES, Yoon GS, Kim JM, Oh YH, Bae HI, Kim GI, Jung SJ, Gu MJ, Kim JY, Jang KY, Jun SY, Eom DW, Kwon KW, Kang GH, Park JB, Hong S, Lee JS, Park JY, Hong SM; Korean Small Intestinal Cancer Study Group. Adenocarcinoma of the small intestine: a multi-institutional study of 197 surgically resected cases. Hum Pathol 2010, **41**: 1087–1096.

403 Chen ZM, Ritter JH, Wang HL. Differential expression of alpha-methylacyl coenzyme A racemase in adenocarcinomas of the small and large intestines. Am J Surg Pathol 2005, **29**: 890–896.

404 Chen ZM, Wang HL. Alteration of cytokeratin 7 and cytokeratin 20 expression profile is uniquely associated with tumorigenesis of primary adenocarcinoma of the small intestine. Am J Surg Pathol 2004, **28**: 1352–1359.

405 Cuesta MA, Donner R. Adenocarcinoma arising at an ileostomy site. Report of a case. Cancer 1976, **37**: 949–952.

406 Dabaja BS, Suki D, Pro B, Bonnen M, Ajani J. Adenocarcinoma of the small bowel: presentation, prognostic factors, and outcome of 217 patients. Cancer 2004, **101**: 518–526.

407 Guadagni S, Catarci M, Ventura T, Leocata P, Carboni M. Primary adenocarcinoma arising in the jejunal limb of a Roux-en-Y esophagojejunostomy. A case report. Jpn J Clin Oncol 1993, **23**: 59–63.

408 Heiskanen I, Kellokumpu I, Jarvinen H. Management of duodenal adenomas in 98 patients with familial adenomatous polyposis. Endoscopy 1999, **31**: 412–416.

409 Hong S-M, Yu E, Kim JH, Bae YK, Jang K-T, Chang H-K, Jung ES, Yoon G-S, Bae H-I, Kim JM, Oh Y-H, Kim GI, Jung SJ, Gu MJ, Kim JY, Jang KY, Jun S-Y, Eom DW, Kwon KW, Kang GH, Park JB, Hong SW, Lee JS. Adenocarcinoma of the small intestine: a multi-institutional study of 197 cases. Lab Invest 2009, **89**(Suppl 1): 133A.

410 Howe JR, Karnell LH, Menck HR, Scott-Conner C. The American College of Surgeons Commission on Cancer and the American Cancer Society. Adenocarcinoma of the small bowel: review of the National Cancer Data Base, 1985-1995. Cancer 1999, **86**: 2693–2706.

411 Iwafuchi M, Watanabe H, Ishihara N, Enjoji M, Iwashita A, Yanaihara N, Ito S. Neoplastic endocrine cells in carcinomas of the small intestine. Histochemical and immunohistochemical studies of 24 tumors. Hum Pathol 1987, **18**: 185–194.

412 Lien G-S, Mori M, Enjoji M. Primary carcinoma of the small intestine. A clinicopathologic and immunohistochemical study. Cancer 1988, **61**: 316–323.

413 Lipper S, Graves GV Jr. Villous adenocarcinoma arising in the bypassed duodenum 18 years after a Billroth II subtotal gastrectomy. Report of a case and review of the literature. Am J Gastroenterol 1985, **80**: 174–176.

414 Lundqvist M, Wilander E. Exocrine and endocrine cell differentiation in small intestinal adenocarcinomas. Acta Pathol Microbiol Immunol Scand A 1983, **91**: 469–474.

415 Rodriguez-Bigas MA, Vasen HF, Lynch HT, Watson P, Myrhoj T, Jarvinen HJ, Mecklin JP, Macrae F, S.John DJ, Bertario L, Fidalgo P, Madlensky L, Rozen P. International Collaborative Group on HNPCC. Characteristics of small bowel carcinoma in hereditary nonpolyposis colorectal carcinoma. Cancer 1998, **83**: 240–244.

416 Ruys AT, Alderlieste YA, Gouma DJ, Dekker E, Mathus-Vliegen EM. Jejunal cancer in patients with familial adenomatous polyposis. Clin Gastroenterol Hepatol 2010, **8**: 731–733.

417 Stemmermann GN, Goodman MT, Nomura AM. Adenocarcinoma of the proximal small intestine. A marker for familial and multicentric cancer? Cancer 1992, **70**: 2766–2771.

418 Takahashi A, Tsukamoto TD, Kumamoto Y, Sato Y, Shibuya A, Sato M. Adenocarcinoma arising in the ileal segment of a defunctionalized ileocystoplasty. Hinyokika Kiyo 1993, **39**: 753–755.

419 Wagner KM, Thompson J, Herlinger H, Caroline D. Thirteen primary adenocarcinomas of the ileum and appendix. A case report. Cancer 1982, **49**: 797–801.

420 Wendum D, Svrcek M, Rigau V, Boëlle P-Y, Sebbagh N, Parc R, Masliah J, Trugnan G, Fléjou J-F. COX-2, inflammatory secreted PLA2, and cytoplasmic PLA2 protein expression in small bowel adenocarcinomas compared with colorectal adenocarcinomas. Mod Pathol 2003, **16**: 130–136.

421 Yamashina M. Primary adenocarcinoma of the small intestine with emphasis on microvillous differentiation. Acta Pathol Jpn 1987, **37**: 1061–1070.

OTHER TYPES OF CARCINOMA

422 Bak M, Teglbjaerg PS. Pleomorphic (giant cell) carcinoma of the intestine. An immunohistochemical and electron microscopic study. Cancer 1989, **64**: 2557–2564.

423 Fukuda T, Kamishima T, Ohnishi Y, Suzuki T. Sarcomatoid carcinoma of the small intestine: histologic, immunohistochemical and ultrastructural features of three cases and its differential diagnosis. Pathol Int 1996, **46**: 682–688.

424 Griesser GH, Schumacher U, Elfeldt R, Horny H-P. Adenosquamous carcinoma of the ileum. Report of a case and review of the literature. Virchows Arch [A] 1985, **406**: 483–487.

425 Jones EA, Flejou JF, Molas G, Potet F. Pleomorphic carcinoma of the small bowel. The limitations of immunohistochemical specificity. Pathol Res Pract 1991, **187**: 235–240.

426 Ngo N, Villamil C, Macauley W, Cole SR. Adenosquamous carcinoma of the small intestine: report of a case and review of the literature. Arch Pathol Lab Med 1999, **123**: 739–742.

427 Robey-Cafferty SS, Silva EG, Cleary KR. Anaplastic and sarcomatoid carcinoma of the small intestine. Hum Pathol 1989, **20**: 858–863.

428 Swanson PE, Dykoski D, Wick MR, Snover DC. Primary duodenal small-cell neuroendocrine carcinoma with production of vasoactive intestinal polypeptide. Arch Pathol Lab Med 1986, **110**: 317–320.

CARCINOID TUMORS AND RELATED ENDOCRINE TUMORS

General and clinical features

429 Allibone RO, Hoffman J, Gosney JR, Helliwell TR. Granulation tissue polyposis associated with carcinoid tumours of the small intestine. Histopathology 1993, **22**: 475–480.

430 Anlauf M, Garbrecht N, Bauersfeld J, Schmitt A, Henopp T, Komminoth P, Heitz PU, Perren A, Klöppel G. Hereditary neuroendocrine tumors of the gastroenteropancreatic system. Virchows Arch 2007, **451**(Suppl 1): S29–S38.

431 Bordi C, D'Adda T, Assoni C, Canavese G, Brandi ML. Gastrointestinal endocrine tumors: recent developments. Endocr Pathol 1998, **9**: 99–116.

432 Burke AP, Thomas RM, Elsayed AM, Sobin L. Carcinoids of the jejunum and ileum: an immunohistochemical and clinicopathologic study of 167 cases. Cancer 1997, **79**: 1086–1093.

433 Chow CW, Sane S, Campbell PE, Carter RF. Malignant carcinoid tumors in children. Cancer 1982, **49**: 802–811.

434 DeLellis RA, Dayal Y, Wolfe HJ. Carcinoid tumors. Changing concepts and new perspectives. Am J Surg Pathol 1984, **8**: 295–300.

435 Gardiner GW, Van Patter T, Murray D. Atypical carcinoid tumor of the small bowel complicating celiac disease. Cancer 1985, **56**: 2716–2722.

436 Godwin JD II. Carcinoid tumors. An analysis of 2837 cases. Cancer 1975, **36**: 560–569.

437 Guo Z, Li Q, Wilander E, Ponten J. Clonality analysis of multifocal carcinoid tumours of the small intestine by X-chromosome inactivation analysis. J Pathol 2000, **190**: 76–79.

438 Hough DR, Chan A, Davidson H. Von Recklinghausen's disease associated with gastrointestinal carcinoid tumors. Cancer 1983, **51**: 2206–2208.

439 Klöppel G. Oberndorfer and his successors: from carcinoid to neuroendocrine carcinoma. Endocr Pathol 2007, **18**: 141–144.

440 Klöppel G, Rindi G, Anlauf M, Perren A, Komminoth P. Site-specific biology and pathology of gastroenteropancreatic neuroendocrine tumors. Virchows Arch 2007, **451**(Suppl 1): S9–S27.

441 Kuiper DH, Gracie WA Jr, Pollard HM. Twenty years of gastrointestinal carcinoids. Cancer 1970, **25**: 1424–1430.

442 Lewin KJ. The endocrine cells of the gastrointestinal tract. The normal endocrine cells and their hyperplasias. Pathol Annu 1986, **21**(Pt 1): 1–27.

443 Lewin KJ, Ulich T, Yang K, Layfield L. The endocrine cells of the gastrointestinal tract tumors. Pathol Annu 1986, **21**(Pt 2): 181–215.

444 Lloyd RV. Overview of neuroendocrine cells and tumors. Endocr Pathol 1996, **7**: 323–328.

445 Modlin IM, Lye KD, Kidd M. A 5-decade analysis of 13,715 carcinoid tumors. Cancer 2003, **97**: 934–959.

446 Sigel JE, Goldblum JR. Neuroendocrine neoplasms arising in inflammatory bowel disease: a report of 14 cases. Mod Pathol 1998, **11**: 537–542.

447 Smith JHF, Hope PG. Carcinoid tumor arising in a cystic duplication of the small bowel. Arch Pathol Lab Med 1985, **109**: 95–96.

448 Soga J. Early-stage carcinoids of the gastrointestinal tract: an analysis of 1914 reported cases.Cancer 2005, **103**: 1587–1595.

449 Solcia E, Capella C, Buffa R, Usellini L, Fiocca R, Sessa F, Tortora O. The contribution of immunohistochemistry to the diagnosis of neuroendocrine tumors. Semin Diagn Pathol 1984, **2**: 285–296.

450 Solcia E, Fiocca R, Rindi G, Villani L, Luinetti O, Burrell M, Bosi F, Silini E. Endocrine tumors of the small and large intestine. Pathol Res Pract 1995, **191**: 366–372.

451 Wick MR, Stanley M, Cherwitz DL, Savage JE. Concomitant neuropeptide-producing endometrial carcinomas and ileal carcinoid tumors. Am J Clin Pathol 1986, **85**: 406–410.

452 Yantiss RK, Odze RD, Farraye FA, Rosenberg AE. Solitary versus multiple carcinoid tumors of the ileum. Am J Surg Pathol 2003, **27**: 811–817.

Morphologic features

453 Abrahams NA, Vesoulis Z, Petras RE. Angiogenic polypoid proliferation adjacent to ileal carcinoid tumors: a non-specific finding related to mucosal prolapse. Mod Pathol 2001, **14**: 821–827.

454 Cai YC, Barnard G, Hiestand L, Woda B, Colby J, Banner B. Florid angiogenesis in mucosa surrounding an ileal carcinoid tumor expressing transforming growth factor alpha. Am J Surg Pathol 1997, **21**: 1373–1377.

455 Vesoulis Z, Abrahams N, Becker J, Slezak F. Carcinoid-related angiomatous polyposis simulating Crohn disease. Arch Pathol Lab Med 2000, **124**: 450–454.

Microscopic types

456 Carstens PHB, Broghamer WL Jr, Hire D. Malignant fibrillo-caveolated cell carcinoma of the human intestinal tract. Hum Pathol 1976, **7**: 505–517.

457 Chejfec G, Capella C, Solcia E, Jao W, Gould VE. Amphicrine cells, dysplasias, and neoplasias. Cancer 1985, **56**: 2683–2690.

458 DeLellis RA, Tischler AS, Wolfe HJ. Multidirectional differentiation in neuroendocrine neoplasms. J Histochem Cytochem 1984, **32**: 899–904.
459 Höfler H, Klöppel G, Heitz PU. Combined production of mucus, amines and peptides by goblet-cell carcinoids of the appendix and ileum. Pathol Res Pract 1984, **178**: 555–561.
460 Johnson LA, Lavin P, Moertel CG, Weiland L, Dayal Y, Doos WG, Geller SA, Cooper HS, Nime F, Massé S, Simson IW, Sumner H, Fölsch E, Engstrom P. Carcinoids. The association of histologic growth pattern and survival. Cancer 1983, **51**: 882–889.
461 Soga J. Carcinoids. Their changing concepts and a new histologic classification. In Fujita T (ed.): Gastro-entero-pancreatic endocrine system. Stuttgart, 1974, Thieme.
462 Volante M, Rindi G, Papotti M. The grey zone between pure (neuro)endocrine and non-(neuro)endocrine tumours: a comment on concepts and classification of mixed exocrine–endocrine neoplasms. Virchows Arch 2006, **449**: 499–506.

Histochemical, immunohistochemical, and electron microscopic features

463 Azumi N, Traweek ST, Battifora H. Prostatic acid phosphatase in carcinoid tumors. Immunohistochemical and immunoblot studies. Am J Surg Pathol 1991, **15**: 785–790.
464 Barbareschi M, Roldo C, Zamboni G, Capelli P, Cavazza A, Macri E, Cangi MG, Chilosi M, Doglioni C. CDX-2 homeobox gene product expression in neuroendocrine tumors: its role as a marker of intestinal neuroendocrine tumors. Am J Surg Pathol 2004, **28**: 1169–1176.
465 Bostwick DG, Roth KA, Barchas JD, Bensch KG. Gastrin-releasing peptide immunoreactivity in intestinal carcinoids. Am J Clin Pathol 1984, **82**: 428–431.
466 Cai YC, Banner B, Glickman J, Odze RD. Cytokeratin 7 and 20 and thyroid transcription factor 1 can help distinguish pulmonary from gastrointestinal carcinoid and pancreatic endocrine tumors. Hum Pathol 2001, **32**: 1087–1093.
467 Capella C, Heitz PU, Höfler H, Solcia E, Klöppel G. Revised classification of neuroendocrine tumors of the lung, pancreas and gut. Virchows Arch 1995, **425**: 547–560.
468 Emson PC, Gilbert RFT, Martensson H, Nobin A. Elevated concentrations of substance P and 5-HT in plasma in patients with carcinoid tumors. Cancer 1984, **54**: 715–718.
469 Hammond EH, Yowell RL, Flinner RL. Neuroendocrine carcinomas: role of immunocytochemistry and electron microscopy. Hum Pathol 1998, **29**: 1367–1371.
470 Iwafuchi M, Watanabe H, Ishihara N, Shimoda T, Iwashita A, Ito S. Peptide YY immunoreactive cells in gastrointestinal carcinoids. Immunohistochemical and ultrastructural studies of 60 tumors. Hum Pathol 1986, **17**: 291–296.
471 Jaffee IM, Rahmani M, Singhal MG, Younes M. Expression of the intestinal transcription factor CDX2 in carcinoid tumors is a marker of midgut origin. Arch Pathol Lab Med 2006, **130**: 1522–1526.
472 Katsetos CD, Jami MM, Krishna L, Jackson R, Patchefsky AS, Cooper HS. Novel immunohistochemical localization of 28,000 molecular-weight (Mr) calcium binding protein (calbindin-D28k) in enterochromaffin cells of the human appendix and neuroendocrine tumors (carcinoids and small-cell carcinomas) of the midgut and foregut. Arch Pathol Lab Med 1994, **118**: 633–639.
473 Krishnamurthy S, Dayal Y. Immunohistochemical expression of transforming growth factor alpha and epidermal growth factor receptor in gastrointestinal carcinoids. Am J Surg Pathol 1997, **21**: 327–333.
474 La Rosa S, Uccella S, Erba S, Capella C, Sessa F. Immunohistochemical detection of fibroblast growth factor receptors in normal endocrine cells and related tumors of the digestive system. Appl Immunohistochem Mol Morphol 2001, **9**: 319–328.
475 La Rosa S, Capella C, Lloyd RV. Localization of myosin XVA in endocrine tumor of gut and pancreas. Endocr Pathol 2002, **13**: 29–37.
476 La Rosa S, Rigoli E, Uccella S, Chiaravalli AM, Capella C. CDX2 as a marker of intestinal EC-cells and related well-differentiated endocrine tumors. Virchows Arch 2004, **445**: 248–254.
477 Lai M, Lü B, Xing X, Xu E, Ren G, Huang Q. Secretagogin, a novel neuroendocrine marker, has a distinct expression pattern from chromogranin A. Virchows Arch 2006, **449**: 402–409.
478 Lundqvist M, Wilander E. Somatostatin-like immunoreactivity in mid-gut carcinoids. Acta Pathol Microbiol Scand A 1981, **89**: 335–337.
479 Lundqvist M, Wilander E. Subepithelial neuroendocrine cells and carcinoid tumours of the human small intestine and appendix. A comparative immunohistochemical study with regard to serotonin, neuron-specific enolase and S-100 protein reactivity. J Pathol 1986, **148**: 141–147.
480 Lundqvist M, Wilander E. A study of the histopathogenesis of carcinoid tumors of the small intestine and appendix. Cancer 1987, **60**: 201–206.
481 Martin JME, Maung RT. Differential immunohistochemical reactions of carcinoid tumors. Hum Pathol 1987, **18**: 941–945.
482 Mertz H, Vyberg M, Paulsen SM, Teglbjaerg PS. Immunohistochemical detection of neuroendocrine markers in tumors of the lungs and gastrointestinal tract. Appl Immunohistochem 1998, **6**: 175–180.
483 Miettinen M, Lehto V-P, Dahl D, Virtanen I. Varying expression of cytokeratin and neurofilaments in neuroendocrine tumors of human gastrointestinal tract. Lab Invest 1985, **52**: 429–436.
484 Mooney EE, Casey M, Dervan PA. Intermediate filament expression in carcinoid tumors. Ir J Med Sci 1991, **160**: 339–341.
485 Moyana TN, Satkunam N. A comparative immunohistochemical study of jejunoileal and appendiceal carcinoids. Implications for histogenesis and pathogenesis. Cancer 1992, **70**: 1081–1088.
486 Nash SV, Said JW. Gastroenteropancreatic neuroendocrine tumors. A histochemical and immunohistochemical study of epithelial (keratin proteins, carcinoembryonic antigen) and neuroendocrine (neuron-specific enolase, bombesin and chromogranin) markers in foregut, midgut, and hindgut tumors. Am J Clin Pathol 1986, **86**: 415–422.
487 Nilsson O, Wangberg B, McRae A, Dahlstrom A, Ahlman H. Growth factors and carcinoid tumours. Acta Oncol 1993, **32**: 115–124.
488 Papotti M, Bongiovanni M, Volante M, Allia E, Landolfi S, Helboe L, Schindler M, Cole SL, Bussolati G. Expression of somatostatin receptor types 1–5 in 81 cases of gastrointestinal and pancreatic endocrine tumors. A correlative immunohistochemical and reverse-transcriptase polymerase chain reaction analysis. Virchows Arch 2002, **440**: 461–475.
489 Portela-Gomes GM, Grimelius L, Johansson H, Wilander E, Stridsberg M. Cromogranin A in human neuroendocrine tumors: an immunohistochemical study with region-specific antibodies. Am J Surg Pathol 2001, **25**: 1261–1267.
490 Rode J, Dhillon AP, Doran JF, Jackson P, Thompson RJ. PGP 9.5, a new marker for human neuroendocrine tumors. Histopathology 1985, **9**: 147–158.
491 Saqi A, Alexis D, Remotti F, Bhagat G. Usefulness of CDX2 and TTF-1 in differentiating gastrointestinal from pulmonary carcinoids. Am J Clin Pathol 2005, **123**: 394–404.
492 Simpson S, Vinik AI, Marangos PJ, Lloyd RV. Immunohistochemical localization of neuron-specific enolase in gastroenteropancreatic neuroendocrine tumors. Correlation with tissue and serum levels of neuron-specific enolase. Cancer 1984, **54**: 1364–1369.
493 Sobin LH, Hjermstad BM, Sesterhenn IA, Helwig EB. Prostatic acid phosphatase activity in carcinoid tumors. Cancer 1986, **58**: 136–138.
494 Takatoh H, Iwamoto H, Ikezu M, Katoh N, Ito S, Kaneko H. Immunohistochemical demonstration of peptide YY in gastrointestinal endocrine tumors. Acta Pathol Jpn 1987, **37**: 737–746.
495 Volante M, Brizzi MP, Faggiano A, La Rosa S, Rapa I, Ferrero A, Mansueto G, Righi L, Garancini S, Capella C, De Rosa G, Dogliotti L, Colao A, Papotti M. Somatostatin receptor type 2A immunohistochemistry in neuroendocrine tumors: a proposal of scoring system correlated with somatostatin receptor scintigraphy. Mod Pathol 2007, **20**: 1172–1182.
496 Walts AE, Said JW, Shintaku IP, Lloyd RV. Chromogranin as a marker of neuroendocrine cells in cytologic material – an immunocytochemical study. Am J Clin Pathol 1985, **84**: 273–277.
497 Wick MR. Immunohistology of neuroendocrine and neurectodermal tumors. Semin Diagn Pathol 2000, **17**: 194–203.
498 Wilander E, El-Salhy M. Immuno-cyto-chemical staining of mid-gut carcinoid tumours with sequence-specific gastrin antisera. Acta Pathol Microbiol Scand A 1981, **89**: 247–250.
499 Wilander E, Lundqvist M, El-Salhy M. Serotonin in fore-gut carcinoids. A survey of 60 cases with regard to silver stains, formalin-induced fluorescence and serotonin immunocytochemistry. J Pathol 1985, **145**: 251–258.
500 Wilander E, Scheibenpflug L. Cytokeratin expression in small intestinal and appendiceal carcinoids. A basis for classification. Acta Oncol 1993, **32**: 131–134.
501 Yang K, Ulich T, Cheng L, Lewin KJ. The neuroendocrine products of intestinal carcinoids. An immunoperoxidase study of 35 carcinoid tumors stained for serotonin and eight polypeptide hormones. Cancer 1983, **51**: 1918–1926.
502 Zhang PJ, Harris KR, Alobeid B, Bros JJ. Immunoexpression of villin in neuroendocrine tumors and its diagnostic implications. Arch Pathol Lab Med 1999, **123**: 812–816.

Molecular genetic features

503 D'Adda T, Pizzi S, Azzoni C, Bottarelli L, Crafa P, Pasquali C, Davoli C, Corleto VD, Fave GD, Bordi C. Different patterns of 11q allelic losses

in digestive endocrine tumors. Hum Pathol 2002, **33**: 322–329.

504 Goolsby CL, Punyarit P, Mehl PJ, Rao MS. Flow cytometric DNA analysis of carcinoid tumors of the ileum and appendix. Hum Pathol 1992, **23**: 1340–1343.

505 Kulke MH, Freed E, Chiang DY, Philips J, Zahrieh D, Glickman JN, Shivdasani RA. High-resolution analysis of genetic alterations in small bowel carcinoid tumors reveals areas of recurrent amplification and loss. Genes Chromosomes Cancer 2008, **47**: 591–603.

506 Moyana TN, Xiang J, Senthilsevan A, Kulaga A. The spectrum of neuroendocrine differentiation among gastrointestinal carcinoids: importance of histologic grading, MIB-1, p53, and bcl-2 immunoreactivity. Arch Pathol Lab Med 2000, **124**: 570–576.

507 Weckstrom P, Hedrum A, Makridis C, Akerstrom G, Rastad J, Scheibenpflug L, Uhlen M, Juhlin C, Wilander E. Midgut carcinoids and solid carcinomas of the intestine: differences in endocrine markers and p53 mutations. Endocr Pathol 1996, **7**: 273–280.

Spread and metastases

508 Dent GA, Feldman JM. Pseudocystic liver metastases in patients with carcinoid tumors. Report of three cases. Am J Clin Pathol 1984, **82**: 275–279.

509 Lechago J. Gastrointestinal neuroendocrine cell proliferations. Hum Pathol 1994, **25**: 1114–1122.

510 Modlin IM, Sandor A. An analysis of 8305 cases of carcinoid tumors. Cancer 1997, **79**: 813–829.

511 Mosunjac MB, Kochhar R, Mosunjac MI, Lau SK. Primary small bowel carcinoid tumor with bilateral breast metastases: report of 2 cases with different clinical presentations. Arch Pathol Lab Med 2004, **128**: 292–297.

512 Rodriguez G, Villamizar R. Carcinoid tumor with skin metastasis. Am J Dermatopathol 1992, **14**: 263–269.

Treatment and prognosis

513 Bordi C, D'Adda T, Azzoni C, Pizzi S, Bottarelli L, Mormandi F, Antonetti T, Luong TV, Rindi G. Criteria for malignancy in gastrointestinal endocrine tumors. Endocr Pathol 2006, **17**: 119–129.

514 Capella C, Heitz Pu, Höfler H, Solcia E, Klöppel G. Revised classification of neuroendoerine tumors of the lung, pancreas and gut. Virchows Arch 1995, **425**: 547–560.

515 Federspiel BH, Burke AP, Shekitka KM, Sobin LH. Carcinoembryonic antigen and carcinoids of the gastrointestinal tract. Mod Pathol 1990, **3**: 586–590.

516 Godwin JD II. Carcinoid tumors. An analysis of 2837 cases. Cancer 1975, **36**: 560–569.

517 Hayashi H, Nakagawa M, Kitagawa S, Yamada T, Ishida K, Kurumaya H. Immunohistochemical analysis of gastrointestinal carcinoids. Gastroenterol Jpn 1993, **28**: 483–490.

518 Moertel CG, Sauer WG, Dockerty MB, Baggenstoss AH. Life history of the carcinoid tumor of the small intestine. Cancer 1961, **14**: 901–912.

519 Plöckinger U, Wiedenmann B. Treatment of gastroenteropancreatic neuroendocrine tumors. Virchows Arch 2007, **451**(Suppl 1): S71–S80.

520 Rindi G, D'Adda T, Froio E, Fellegara G, Bordi C. Prognostic factors in gastrointestinal endocrine tumors. Endocr Pathol 2007, **18**: 145–149.

521 Rindi G, Klöppel G, Couvelard A, Komminoth P, Körner M, Lopes JM, McNicol AM, Nilsson O, Perren A, Scarpa A, Scoazec JY, Wiedenmann B. TNM staging of midgut and hindgut (neuro) endocrine tumors: a consensus proposal including a grading system. Virchows Arch 2007, **451**: 757–762.

522 Zakariai YM, Quan SHQ, Hajdu SI. Carcinoid tumors of the gastrointestinal tract. Cancer 1975, **35**: 588–591.

Carcinoid syndrome

523 Anthony PP. Gangrene of the small intestine – a complication of argentaffin carcinoma. Br J Surg 1970, **57**: 118–122.

524 Feldman JM. Carcinoid tumors and syndrome. Semin Oncol 1987, **14**: 237–246.

525 Feldman JM, Jones RS. Carcinoid syndrome from gastrointestinal carcinoids without liver metastasis. Ann Surg 1982, **196**: 33–37.

526 Fries JF, Lindgren JA, Bull JM. Scleroderma-like lesions and the carcinoid syndrome. Arch Intern Med 1973, **131**: 550–553.

527 Ganim RB, Norton JA. Recent advances in carcinoid pathogenesis, diagnosis and management. Surg Oncol 2000, **9**: 173–179.

528 Kuwada SK. Carcinoid tumors. Semin Gastrointest Dis 2000, **11**: 157–161.

529 Modhi G, Nicolis G. Hypoglycemia associated with carcinoid tumors. A case report and review of the literature. Cancer 1984, **53**: 1804–1806.

530 Oates JA. The carcinoid syndrome. N Engl J Med 1986, **315**: 702–703.

531 Pelletier G, Cortot A, Launay J-M, Debons-Guillemain M-C, Nemeth J, Le Charpentier Y, Celerier M, Modigliani R. Serotonin-secreting and insulin secreting ileal carcinoid tumor and the use of in vitro culture of tumoral cells. Cancer 1984, **54**: 319–322.

532 Qizilbash AH. Carcinoid tumors, vascular elastosis, and ischemic disease of the small intestine. Dis Colon Rectum 1977, **20**: 554–560.

533 Quaedvlieg PF, Lamers CB, Taal BG. Carcinoid heart disease: an update. Scand J Gastroenterol Suppl 2002, **236**: 66–71.

534 Sandler M, Williams ED, Karim SMM. The occurrence of prostaglandins in amine-peptide-secreting tumours. In Mantegazza P, Horton EW (eds): Prostaglandins, peptides and amines. London, 1969, Academic Press, pp. 3–7.

Duodenal endocrine tumors

535 Alumets J, Ekelund G, Hakanson R, Ljungberg O, Ljungquist U, Sundler F, Tibblin S. Jejunal endocrine tumour composed of somatostatin and gastrin cells and associated with duodenal ulcer disease. Virchows Arch [A] 1978, **378**: 17–22.

536 Attanoos R, Williams GT. Epithelial and neuroendocrine tumors of the duodenum. Semin Diagn Pathol 1991, **8**: 149–162.

537 Bisceglia M, Giordano M, Bosman C. Argyrophil-negative G-cell duodenal carcinoid. Am J Gastroenterol 1992, **87**: 534–537.

538 Burke AP, Federspiel BH, Sobin LH, Shekitka KM, Helwig EB. Carcinoids of the duodenum. A histologic and immunohistochemical study of 65 tumors. Am J Surg Pathol 1989, **13**: 828–837.

539 Burke AP, Sobin LH, Federspiel BH, Shekitka KM, Helwig EB. Carcinoid tumors of the duodenum. A clinicopathologic study of 99 cases. Arch Pathol Lab Med 1990, **114**: 700–704.

540 Burke AP, Sobin LH, Shekitka KM, Federspiel BH, Helwig EB. Somatostatin-producing duodenal carcinoids in patients with von Recklinghausen's neurofibromatosis. A predilection for black patients. Cancer 1990, **65**: 1591–1595.

541 Capella C, Riva C, Rindi G, Sessa F, Usellini L, Chiaravalli A, Carnevali L, Solcia E. Histopathology, hormone products, and clinicopathological profile of endocrine tumors of the upper small intestine. A study of 44 cases. Endocr Pathol 1991, **2**: 92–110.

542 Dayal Y, Doos WG, O'Brien MJ, Nunnemacher G, DeLellis RA, Wolfe HJ. Psammomatous somatostatinomas of the duodenum. Am J Surg Pathol 1983, **7**: 653–665.

543 Dayal Y, Tallberg KA, Nunnemacher G, DeLellis RA, Wolfe HJ. Duodenal carcinoids in patients with and without neurofibromatosis. A comparative study. Am J Surg Pathol 1986, **10**: 348–357.

544 Greider MH, DeSchryver-Kecskemeti K, Kraus FT. Psammoma bodies in endocrine tumors of the gastroenteropancreatic axis. A rather common occurrence. Semin Diagn Pathol 1984, **1**: 19–29.

545 Griffiths DFR, Jasani B, Newman GR, Williams ED, Williams GT. Glandular duodenal carcinoid – a somatostatin rich tumor with neuroendocrine associations. J Clin Pathol 1984, **37**: 163–169.

546 Hirakawa K, Iida M, Matsui T, Matsumoto T, Nakao Y, Yao T, Fuchigami T, Fujishima M. Endoscopic findings in carcinoid tumor of the duodenum. Am J Gastroenterol 1991, **86**: 603–605.

547 Klöppel G, Anlauf M, Perren A. Endocrine precursor lesions of gastroenteropancreatic neuroendocrine tumors. Endocr Pathol 2007, **18**: 150–155.

548 Marcial MA, Pinkus GS, Skarin A, Hinrichs HR, Warhol MJ. Ampullary somatostatinoma. Psammomatous variant of gastrointestinal carcinoid tumor – an immunohistochemical and ultrastructural study. Report of a case and review of the literature. Am J Clin Pathol 1983, **80**: 755–761.

549 Merchant SH, VanderJagt T, Lathrop S, Amin MB. Sporadic duodenal bulb gastrin-cell tumors: association with *Helicobacter pylori* gastritis and long-term use of proton pump inhibitors. Am J Surg Pathol 2006, **30**: 1581–1587.

550 Miyazaki K, Funakoshi A, Nishihara S, Wasada T, Koga A, Ibayashi H. Aberrant insulinoma in the duodenum. Gastroenterology 1986, **90**: 1280–1285.

551 Pipeleers-Marichal M, Somers G, Willems G, Foulis A, Imrie C, Bishop AL, Polak JM, Häck WH, Stamm B, Heitz PU, Klöppel G. Gastrinomas in the duodenums of patients with multiple endocrine neoplasia type 1 and the Zollinger–Ellison syndrome. N Engl J Med 1990, **322**: 723–727.

552 Srivastava A, Hornick JL. Immunohistochemical staining for CDX-2, PDX-1, NESP-55, and TTF-1 can help distinguish gastrointestinal carcinoid tumors from pancreatic endocrine and pulmonary carcinoid tumors. Am J Surg Pathol 2009, **33**: 626–632.

553 Tanaka S,Yamasaki S, Matsushita H, Osawa Y, Kurosaki A, Takeuchi K, Hoshihara Y, Doi T, Watanabe G, Kawaminami K. Duodenal somatostatinoma: a case report and review of 31 cases with special reference to the relationship between tumor size and metastasis. Pathol Int 2000, **50**: 146–152.

554 Vesoulis Z, Petras RE. Duodenal microgastrinoma producing the Zollinger–Ellison syndrome. Arch Pathol Lab Med 1985, **109**: 40–42.

555 Williams GT. Endocrine tumorus of the gastrointestinal tract – selected topics. Histopathology 2007, **50**: 30–41.

556 Yoshida A, Hatanaka S, Ohi Y, Umekita Y, Yoshida H. Von Recklinghausen's disease associated with somatostatin-rich duodenal carcinoid (somatostatinoma) medullary thyroid carcinoma and diffuse adrenal medullary hyperplasia. Acta Pathol Jpn 1991, **41**: 847–856.

GANGLIOCYTIC PARAGANGLIOMA

557 Altavilla G, Chiarelli S, Fassina A. Duodenal periampullary gangliocytic paraganglioma: report of two cases with immunohistochemical and ultrastructural study. Ultrastruct Pathol 2001, **25**: 137–145.

558 Burke AP, Helwig EB. Gangliocytic paraganglioma. Am J Clin Pathol 1989, **92**: 1–9.

559 Collina G, Maiorana A, Trentini GP. Duodenal gangliocytic paraganglioma. Case report with immunohistochemical study on the expression of keratin polypeptides. Histopathology 1991, **19**: 476–478.

560 Dookhan DB, Miettinen M, Finkel G, Gibas Z. Recurrent duodenal gangliocytic paraganglioma with lymph node metastases. Histopathology 1993, **22**: 399–401.

561 Guarda LA, Ordóñez NG, del Junco GW, Luna MA. Gangliocytic paraganglioma of the duodenum. An immunocytochemical study. Am J Gastroenterol 1983, **78**: 794–798.

562 Hamid QA, Bishop AE, Rode J, Dhillon AP, Rosenberg BF, Reed RJ, Sibley RK, Polak JM. Duodenal gangliocytic paragangliomas. A study of 10 cases with immunocytochemical neuroendocrine markers. Hum Pathol 1986, **17**: 1151–1157.

563 Hashimoto S, Kawasaki S, Matsuzawa K, Harada H, Makuuchi M. Gangliocytic paraganglioma of the papilla of Vater with regional lymph node metastasis. Am J Gastroenterol 1992, **87**: 1216–1218.

564 Inai K, Kobuke T, Yonehara S, Tokuoka S. Duodenal gangliocytic paraganglioma with lymph node metastasis in a 17-year old boy. Cancer 1989, **63**: 2540–2545.

565 Kawaguchi K, Takizawa T, Koike M, Tabata I, Goseki N. Multiple paraganglioneuromas. Virchows Arch [A] 1985, **406**: 373–380.

566 Kepes JJ, Zacharias DL. Gangliocytic paragangliomas of the duodenum. Report of two cases with light and electron microscopic examination. Cancer 1971, **27**: 61–70.

567 Kheir SM, Halpern NB. Paraganglioma of the duodenum in association with congenital neurofibromatosis. Possible relationship. Cancer 1984, **53**: 2491–2496.

568 Min KW. Gangliocytic paraganglioma of the duodenum: report of a case with immunocytochemical and ultrastructural investigation. Ultrastruct Pathol 1997, **21**: 587–595.

569 Perrone T, Sibley RK, Rosai J. Duodenal gangliocytic paraganglioma. An immunohistochemical and ultrastructural study and a hypothesis concerning its origin. Am J Surg Pathol 1985, **9**: 31–41.

570 Reed RJ, Daroca PJ Jr, Harkin JC. Gangliocytic paraganglioma. Am J Surg Pathol 1977, **1**: 207–216.

571 Scheithauer BW, Nora FE, Lechago J, Wick MR, Crawford BG, Weiland LH, Carney JA. Duodenal gangliocytic paraganglioma. Clinicopathologic and immunocytochemical study of 11 cases. Am J Clin Pathol 1986, **86**: 559–565.

572 Stephens M, Williams GT, Jasani B, Williams ED. Synchronous duodenal neuroendocrine tumours in von Recklinghausen's disease. A case report of coexisting gangliocytic paraganglioma and somatostatin-rich glandular carcinoid. Histopathology 1987, **11**: 1331–1340.

573 Taylor HB, Helwig EB. Benign nonchromaffin paragangliomas of the duodenum. Virchows Arch [A] 1962, **335**: 356–366.

574 Van Eeden S, Offerhaus GJ, Peterse HL, Dingemans KP, Blaauwgeers HLG. Gangliocytic paraganglioma of the appendix. Histopathology 2000, **36**: 47–49.

GASTROINTESTINAL STROMAL TUMORS AND RELATED TUMORS

575 Brainard JA, Goldblum JR. Stromal tumors of the jejunum and ileum: a clinicopathologic study of 39 cases. Am J Surg Pathol 1997, **21**: 407–416.

576 Cooper PN, Quirke P, Hardy GJ, Dixon MF. A flow cytometric, clinical, and histological study of stromal neoplasms of the gastrointestinal tract. Am J Surg Pathol 1992, **16**: 163–170.

577 Cunningham RE, Federspeil BH, McCarthy WF, Sobin LH, O'Leary TJ. Predicting prognosis of gastrointestinal smooth muscle tumors. Role of clinical and histologic evaluation, flow cytometry, and image cytometry. Am J Surg Pathol 1993, **17**: 588–594.

578 Goldblum JR, Appelman HD. Stromal tumors of the duodenum. A histologic and immunohistochemical study of 20 cases. Am J Surg Pathol 1995, **19**: 71–80.

579 Handra-Luca A, Fléjou JF, Molas G, Sauvanet A, Belghiti J, Degott C, Terris B. Familial multiple gastrointestinal stromal tumours with associated abnormalities of the myenteric plexus layer and skeinoid fibres. Histopathology 2001, **39**: 359–363.

580 Ishida T, Wada I, Horiuchi H, Oka T, Machinami R. Multiple small intestinal stromal tumors with skeinoid fibers in association with neurofibromatosis 1 (von Recklinghausen's disease). Pathol Int 1996, **46**: 689–695.

581 Jeng YM, Mao TL, Hsu WM. Congenital interstitial cell of Cajal hyperplasia with neuronal intestinal dysplasia. Am J Surg Pathol 2000, **24**: 1568–1572.

582 Ma CK, Peralta MN, Amin MB, Linden MD, Dekovich AA, Kubus JJ, Zarbo RJ. Small intestinal stromal tumors. A clinicopathologic study of 20 cases with immunohistochemical assessment of cell differentiation and the prognostic role of proliferation antigens. Am J Clin Pathol 1997, **108**: 641–651.

583 McClain KL, Leach CT, Jenson HB, Joshi W, Pollock BH, Parmley RT, DiCarlo FJ, Chadwick EG, Murphy SB. Association of Epstein–Barr virus with leiomyosarcomas in young people with AIDS. N Engl J Med 1995, **332**: 12–18.

584 Miettinen M, Kopczynski J, Makhlouf HR, Sarlomo-Rikala M, Gyorffy H, Burke A, Sobin LH, Lasota J. Gastrointestinal stromal tumors, intramural leiomyomas, and leiomyosarcomas in the duodenum. Am J Surg Pathol 2003, **27**: 625–641.

585 Miettinen M, Makhlouf H, Sobin LH, Lasota J. Gastrointestinal stromal tumors of the jejunum and ileum: a clinicopathologic, immunohistochemical, and molecular genetic study of 906 cases before imatinib with long-term follow-up. Am J Surg Pathol 2006, **30**: 477–489.

586 Miettinen M, Sobin LH, Lasota J. True smooth muscle tumors of the small intestine: a clinicopathologic, immunhistochemical, and molecular genetic study of 25 cases. Am J Surg Pathol 2009, **33**: 430–436.

587 Ng EH, Pollock RE, Munsell MF, Atkinson EN, Romsdahl MM. Prognostic factors influencing survival in gastrointestinal leiomyosarcomas. Implications for surgical management and staging. Ann Surg 1992, **215**: 68–77.

588 O'Brien P, Kapusta L, Dardick I, Axler J, Gnidec A. Multiple familial gastrointestinal autonomic nerve tumors and small intestinal neuronal dysplasia. Am J Surg Pathol 1999, **23**: 198–204.

589 Ranchod M, Kempson RL. Smooth muscle tumors of the gastrointestinal tract and retroperitoneum. A pathologic analysis of 100 cases. Cancer 1977, **39**: 255–262.

590 Ricci A Jr, Ciccarelli O, Cartun RW, Newcomb P. A clinicopathologic and immunohistochemical study of 16 patients with small intestinal leiomyosarcoma. Limited utility of immunophenotyping. Cancer 1987, **60**: 1790–1799.

591 Shiu MH, Farr GH, Egeli RA, Quan SHG, Hajdu SI. Myosarcomas of the small and large intestine. A clinicopathologic study. J Surg Oncol 1983, **24**: 67–72.

592 Tworek JA, Appelman HD, Singleton TP, Greenson JK. Stromal tumors of the jejunum and ileum. Mod Pathol 1997, **10**: 200–209.

593 Vallaeys JH, Cuvelier CA, Bekaert L, Roels H. Combined leiomyomatosis of the small intestine and colon. Arch Pathol Lab Med 1993, **116**: 281–283.

594 Weiss RA, Mackay B. Malignant smooth muscle tumors of the gastrointestinal tract. An ultrastructural study of 20 cases. J Ultrastruct Pathol 1981, **2**: 231–240.

595 Wilson JM, Melvin DB, Gray GF, Thorbjarnarson B. Primary malignancies of the small bowel. A report of 96 cases and review of the literature. Ann Surg 1974, **180**: 175–179.

MALIGNANT LYMPHOMA AND RELATED DISORDERS

596 Appelman HD, Hirsch SD, Schnitzer B, Coon WW. Clinicopathologic overview of gastrointestinal lymphomas. Am J Surg Pathol 1985, **9**: 71–83.

597 Artinian B, Lough JO, Palmer JD. Idiopathic ulcer of small bowel with pseudolymphomatous reactions. A clinicopathological study of six cases. Arch Pathol 1971, **91**: 327–333.

598 Asselah F, Slavin G, Sowter G, Asselah H. Immunoproliferative small intestinal disease in Algerians. Part I. Light microscopic and immunochemical studies. Cancer 1983, **52**: 227–237.

599 Atwell JD, Burge D, Wright D. Nodular lymphoid hyperplasia of the intestinal tract in infancy and childhood. J Pediatr Surg 1985, **20**: 25–29.

600 Banks PM. Gastrointestinal lymphoproliferative disorders. Histopathology 2007, **50**: 42–54.

601 Bende RJ, Smit LA, Bossenbroek JG, Aarts WM, Spaargaren M, De Leval L, Boeckxstaens GEE, Pals ST, Van Noesel CJM. Primary follicular lymphoma of the small intestine. Am J Pathol 2003, **162**: 105–113.

602 Brugo EA, Larkin E, Molina-Escobar J, Costanzi J. Primary granulocytic sarcoma of the small bowel. Cancer 1975, **35**: 1333–1340.

603 Burke JS, Sheibani K, Nathwani BN, Winberg CD, Rappaport H. Monoclonal small (well-differentiated) lymphocytic proliferations of the gastrointestinal tract resembling lymphoid hyperplasia. A neoplasm of uncertain malignant potential. Hum Pathol 1987, **18**: 1238–1245.

604 Carey MJ, Medeiros LJ, Roepke JE, Kjeldsberg CR, Elenitoba-Johnson KS. Primary anaplastic

large cell lymphoma of the small intestine. Am J Clin Pathol 1999, **112**: 696–701.

605 Chan JK. Gastrointestinal lymphomas: an overview with emphasis on new findings and diagnostic problems. Semin Diagn Pathol 1996, **13**: 260–296.

606 Chott A, Dragosics B, Radaszkiewicz T. Peripheral T-cell lymphomas of the intestine. Am J Pathol 1992, **141**: 1361–1371.

607 Chott A, Vesely M, Simonitsch I, Mosberger I, Hanak H. Classification of intestinal T-cell neoplasms and their differential diagnosis. Am J Clin Pathol 1999, **111**: S68–S74.

608 Chott A, Haedicke W, Mosberger I, Fodinger M, Winkler K, Mannhalter C, Muller-Hermelink HK. Most CD56+ intestinal lymphomas are CD8+CD5– T-cell lymphomas of monomorphic small to medium size histology. Am J Pathol 1998, **153**: 1483–1490.

609 Connor J, Ashton-Key M. Gastric and intestinal diffuse large B-cell lymphomas are clinically and immunophenotypically different. An immunohistochemical and clinical study. Histopathology 2007, **51**: 697–703.

610 Crump M, Gospodarowicz M, Shepherd NA. Lymphoma of the gastrointestinal tract. Semin Oncol 1999, **26**: 324–337.

611 Domizio P, Owen RA, Shepherd NA, Talbot IC, Norton AJ. Primary lymphoma of the small intestine. A clinicopathological study of 119 cases. Am J Surg Pathol 1993, **17**: 429–442.

612 Drut R, Drut RM. Primary angiocentric T-cell intestinal lymphoma with Epstein–Barr virus in a 5-year-old boy. Int J Surg Pathol 2001, **9**: 163–168.

613 Filippa DA, Lieberman PH, Weingrad DN, Decosse JJ, Bretsky SS. Primary lymphomas of the gastrointestinal tract. Analysis of prognostic factors with emphasis on histological type. Am J Surg Pathol 1983, **7**: 363–372.

614 Fung DT, Chan JK, Tse CC, Sze WM. Myxoid change in malignant lymphoma. Pathogenetic considerations. Arch Pathol Lab Med 1992, **116**: 103–105.

615 Gonzalez-Vitale JC, Gomez LG, Goldblum RM, Goldman AS, Patterson M. Immunoblastic lymphoma of small intestine complicating late-onset immunodeficiency. Cancer 1982, **49**: 445–449.

616 Griffiths AP, Shepherd NA, Beddall A, Williams JG. Gastrointestinal tumour masses due to multiple myeloma: a pathological mimic of malignant lymphoma. Histopathology 1997, **31**: 318–323.

617 Grody WW, Weiss LM, Warnke RA, Magidson JG, Hu E, Lewin KJ. Gastrointestinal lymphomas. Immunohistochemical studies on the cell of origin. Am J Surg Pathol 1985, **9**: 328–337.

618 Guettier C, Hamilton-Dutoit S, Guillemain R, Farge D, Amrein C, Vulser C, Hofman P, Carpentier A, Diebold J. Primary gastrointestinal malignant lymphomas associated with Epstein–Barr virus after heart transplantation. Histopathology 1992, **20**: 21–28.

619 Haghighi P, Kharazmi A, Gerami C, Haghshenass M, Abadi P, Omidi H, Mostafavi N. Primary upper small intestinal lymphoma and alpha-chain disease. Report of 10 cases emphasizing pathological aspects. Am J Surg Pathol 1978, **2**: 147–157.

620 Hall PA, Levison DA. Malignant lymphoma in the gastrointestinal tract. Semin Diagn Pathol 1991, **8**: 163–177.

621 Halphen M, Najjar T, Jaafoura H, Cammoun M, groupe Trufali. Diagnostic value of upper intestinal fiber endoscopy in primary small intestinal lymphoma. A prospective study by the Tunisian–French Intestinal Lymphoma Group. Cancer 1986, **58**: 2140–2145.

622 Hashimoto Y, Nakamura N, Kuze T, Ono N, Abe M. Multiple lymphomatous polyposis of the gastrointestinal tract is a heterogenous group that includes mantle cell lymphoma and follicular lymphoma: analysis of somatic mutation of immunoglobulin heavy chain gene variable region. Hum Pathol 1999, **30**: 581–587.

623 Henry K, Farrer-Brown G. Primary lymphomas of the gastrointestinal tract. Part I. Plasma cell tumors. Histopathology 1977, **1**: 53–76.

624 Hermans PE, Huizenga KA, Hoffman HN, Brown AL, Markowitz H. Dysgammaglobulinemia associated with nodular lymphoid hyperplasia of the small intestine. Am J Med 1966, **40**: 78–89.

625 Hernandez JA, Sheehan WW. Lymphomas of the mucosa-associated lymphoid tissue. Signet ring cell lymphomas presenting in mucosal lymphoid organs. Cancer 1985, **55**: 592–597.

626 Holowood K, Stamp G, Zouvani J, Fletcher CDM. Extranodal follicular dendritic cell sarcoma of the gastrointestinal tract. Morphologic, immunohistochemical and ultrastructural analysis of two cases. Am J Clin Pathol 1995, **103**: 90–97.

627 Hornick JL, Jaffe ES, Fletcher CD. Extranodal histiocytic sarcoma: clinicopathologic analysis of 14 cases of a rare epithelioid malignancy. Am J Surg Pathol 2004, **28**: 1133–1144.

628 Isaacson P. Middle East lymphoma and α-chain disease. An immunohistochemical study. Am J Surg Pathol 1979, **3**: 431–441.

629 Isaacson PG. Middle Eastern intestinal lymphoma. Semin Diagn Pathol 1985, **2**: 210–223.

630 Isaacson PG. Gastrointestinal lymphoma. Hum Pathol 1994, **25**: 1020–1029.

631 Isaacson PG, Price SK. Light chains in Mediterranean lymphoma. J Clin Pathol 1985, **38**: 601–607.

632 Isaacson PG. Gastrointestinal lymphomas of T- and B-cell types. Mod Pathol 1999, **12**: 151–158.

633 Khojasteh A, Haghshenass M, Haghighi P. Immunoproliferative small intestinal disease. A 'third-world lesion'. N Engl J Med 1983, **308**: 1401–1405.

634 Kodama T, Ohshima K, Nomura K, Taniwaki M, Nakamura N, Nakamura S, Kohno S, Yamamoto J, Karube K, Yamasita Y, Shirakusa T, Kikuchi M. Lymphomatous polyposis of the gastrointestinal tract, including mantle cell lymphoma, follicular lymphoma and mucosa-associated lymphoid tissue lymphoma. Histopathology 2005, **47**: 467–478.

635 Kohno S, Ohshima K, Yoneda S, Kodama T, Shirakusa T, Kikuchi M. Clinicopathological analysis of 143 primary malignant lymphomas in the small and large intestines based on the new WHO classification. Histopathology 2003, **43**: 135–143.

636 Kraemer BB, Foucar K, Osborne B, Butler JJ. Bacterial infection simulating granulocytic sarcoma of the small bowel. Am J Clin Pathol 1981, **76**: 227–231.

637 Kwee WS, Wils JAMJ, van den Tweel JG. Malignant lymphoma, immunoblastic with plasmacytic differentiation, complicating Crohn's disease. Histopathology 1985, **9**: 1115–1120.

638 Lavergne A, Brocheriou I, Delfau MH, Copie-Bergman C, Houdart R, Gaulard PH. Primary intestinal gamma-delta T-cell lymphoma with evidence of Epstein–Barr virus. Histopathology 1998, **32**: 271–276.

639 LeBrun DP, Kamel OW, Cleary ML, Dorfman RF, Warnke RA. Follicular lymphomas of the gastrointestinal tract. Pathologic features in 31 cases and bcl-2 oncogenic protein expression. Am J Pathol 1992, **140**: 1327–1335.

640 Lewin KJ, Kahn LB, Novis BH. Primary intestinal lymphoma of 'Western' and 'Mediterranean' type, alpha chain disease and massive plasma cell infiltration. A comparative study of 37 cases. Cancer 1976, **38**: 2511–2528.

641 Lewin KJ, Ranchod M, Dorfman RF. Lymphomas of the gastrointestinal tract. A study of 117 cases presenting with gastrointestinal disease. Cancer 1978, **42**: 693–707.

642 Matuchansky C, Touchard G, Lemaire M, Babin P, Demeocq F, Fonck Y, Meyer M, Preud'homme J-L. Malignant lymphoma of the small bowel associated with diffuse nodular lymphoid hyperplasia. N Engl J Med 1985, **313**: 166–171.

643 McDonald GB, Schuffler MD, Kadin ME, Tytgat GNJ. Intestinal pseudoobstruction caused by diffuse lymphoid infiltration of the small intestine. Gastroenterology 1985, **89**: 882–889.

644 Miettinen M, Fletcher CD, Lasota J. True histiocytic lymphoma of small intestine. Analysis of two S-100 protein-positive cases with features of interdigitating reticulum cell sarcoma. Am J Clin Pathol 1993, **100**: 285–292.

645 Milchgrub S, Kamel OW, Wiley E, Vuitch F, Cleary ML, Warnke RA. Malignant histiocytic neoplasms of the small intestine. Am J Surg Pathol 1992, **16**: 11–20.

646 Najem AZ, Porcaro JL, Rush BF Jr. Primary non-Hodgkin's lymphoma of the duodenum. Case report and literature review. Cancer 1984, **54**: 895–898.

647 Nakamura S, Matsumoto T, Takeshita M, Kurahara K, Yao T, Tsuneyoshi M, Iida M, Fujishima M. A clinicopathologic study of primary small intestine lymphoma: prognostic significance of mucosa-associated lymphoid tissue-derived lymphoma. Cancer 2000, **88**: 286–294.

648 Nalesnik MA. Involvement of the gastrointestinal tract by Epstein–Barr virus-associated posttransplant lymphoproliferative disorders. Am J Surg Pathol 1990, **14**(Suppl 1): 92–100.

649 Nassar VH, Salem PA, Shahid MJ, Alami SY, Balikian JB, Salem AA, Nasrallah SM. 'Mediterranean abdominal lymphoma' or immunoproliferative small intestinal disease. Part II. Pathological aspects. Cancer 1978, **41**: 1340–1354.

650 O'Briain DS, Kennedy MJ, Daly PA, O'Briain AA, Tanner WA, Rogers P, Lawlor E. Multiple lymphomatous polyposis of the gastrointestinal tract. A clinicopathologically distinctive form of non-Hodgkin's lymphoma of B-cell centrocytic type. Am J Surg Pathol 1989, **13**: 691–699.

651 Pangalis GA, Rappaport H. Common clonal origin of lymphoplasmacytic proliferation and immunoblastic lymphoma and intestinal alpha-chain disease. Lancet 1977, **2**: 880.

652 Price SK. Immunoproliferative small intestinal disease. A study of 13 cases with alpha heavy-chain disease. Histopathology 1990, **17**: 7–17.

653 Ranchod M, Lewin KJ, Dorfman RF. Lymphoid hyperplasia of the gastrointestinal tract. A study of 26 cases and review of the literature. Am J Surg Pathol 1978, **2**: 383–400.

654 Rappaport H, Ramot B, Hulu N, Park JK. The pathology of so-called Mediterranean abdominal lymphoma with malabsorption. Cancer 1972, **29**: 1502–1514.

655 Rubin A, Isaacson PG. Florid reactive lymphoid hyperplasia of the terminal ileum in adults. A condition bearing a close resemblance to low-grade malignant lymphoma. Histopathology 1990, **17**: 19–26.

656 Salem P, El-Hashimi L, Anaissie E, Geha S, Habboubi N, Ibrahim N, Khalyl M, Allam C. Primary small intestinal lymphoma in adults. A comparative study of IPSID versus non-IPSID in the Middle East. Cancer 1987, **59**: 1670–1676.

657 Sato Y, Ichimura K, Tanaka T, Takata K, Morito T, Sato H, Kondo E, Yanai H, Ohara N, Oka T, Yoshino T. Duodenal follicular lymphomas share common characteristics with mucosa-associated lymphoid tissue lymphomas. J Clin Pathol 2008, **61**: 377–381.

658 Sentani K, Maeshima AM, Nomoto J, Maruyama D, Kim SW, Watanabe T, Kobayashi Y, Tobinai K, Matsuno Y. Follicular lymphoma of the duodenum: a clinicopathologic analysis of 26 cases. Jpn J Clin Oncol 2008, **38**: 547–552.

659 Shepherd NA, Blackshaw AJ, Hall PA, Bostad L, Coates PJ, Lowe DG, Levison DA, Morson BC, Stansfeld AG. Malignant lymphoma with eosinophilia of the gastrointestinal tract. Histopathology 1987, **11**: 115–130.

660 Shepherd NA, McCarthy KP, Hall PA. 14;18 translocation in primary intestinal lymphoma. Detection by polymerase chain reaction in routinely processed tissue. Histopathology 1991, **18**: 415–419.

661 Shia J, Teruya-Feldstein, Pan D, Hegde A, Klimstra DS, Chaganti RSK, Qin J, Portlock CS, Filippa DA. Primary follicular lymphoma of the gastrointestinal tract: a clinical and pathologic study of 26 cases. Am J Surg Pathol 2002, **26**: 216–224.

662 Thieblemont C, Bastion Y, Berger F, Rieux C, Salles G, Dumontet C, Felman P, Coiffier B. Mucosa-associated lymphoid tissue gastrointestinal and nongastrointestinal lymphoma behavior: analysis of 108 patients. J Clin Oncol 1997, **15**: 1624–1630.

663 Van Krieken JH, Medeiros LP, Pals ST, Raffeld M, Kluin PM. Diffuse aggressive B-cell lymphomas of the gastrointestinal tract. An immunophenotypic and gene rearrangement analysis of 22 cases. Am J Clin Pathol 1992, **97**: 170–178.

664 Ward H, Jalan KN, Maitra TK, Agarwal SK, Mahalanabis D. Small intestinal nodular lymphoid hyperplasia in patients with giardiasis and normal serum immunoglobulins. Gut 1983, **24**: 120–126.

665 Weaver DK, Batsakis JG. Pseudolymphomas of the small intestine. Am J Gastroenterol 1965, **44**: 374–381.

666 Weiss RL, Lazarus KH, Macon WR, Gulley ML, Kjeldsberg CR. Natural killer-like T-cell lymphoma in the small intestine of a child without evidence of enteropathy. Am J Surg Pathol 1997, **21**: 964–969.

667 Williamson RCN, Welch CE, Malt RA. Adenocarcinoma and lymphoma of the small intestine. Distribution and etiologic associations. Ann Surg 1983, **197**: 172–178.

668 Yoshino T, Miyake K, Ichimura K, Mannami T, Ohara N, Hamazaki S, Akagi T. Increased incidence of follicular lymphoma in the duodenum. Am J Surg Pathol 2000, **24**: 688–693.

MELANOCYTIC AND RELATED NEOPLASMS

669 Comin CE, Novelli L, Tornaboni D, Messerini L. Clear cell sarcoma of the ileum: report of a case and review of literature. Virchows Arch 2007, **451**: 839–845.

670 Covinsky M, Gong S, Rajaram V, Perry A, Pfeifer J. EWS-ATF1 fusion transcripts in gastrointestinal tumors previously diagnosed as malignant melanoma. Hum Pathol 2005, **36**: 74–81.

671 Donner LR, Trompler RA, Dobin S. Clear cell sarcoma of the ileum: the crucial role of cytogenetics for the diagnosis. Am J Surg Pathol 1998, **22**: 121–124.

672 Ekfors TO, Kujari H, Isomaki M. Clear cell sarcoma of tendons and aponeuroses (malignant melanoma of soft parts) in the duodenum. The first visceral case. Histopathology 1993, **22**: 255–259.

673 Friedrichs N, Testi MA, Moiraghi L, Modena P, Paggen E, Plötner A, Wiechmann V, Mantovani-Löffler L, Merkelbach-Bruse S, Buettner R, Wardelmann E. Clear cell sarcoma-like tumor with osteoclast-like giant cells in the small bowel: further evidence for a new tumor entity. Int J Surg Pathol 2005, **13**: 313–318.

674 Granville L, Hicks J, Popek E, Dishop M, Tatevian N, Lopez-Terrada D. Visceral clear cell sarcoma of soft tissue with confirmation by EWS-ATF1 fusion detection. Ultrastruct Pathol 2006, **30**: 111–118.

675 Insabato L, Di Vizio D, Ciancia G, Pettinato G, Tornillo L, Terracciano L. Malignant gastrointestinal leiomyosarcoma and gastrointestinal stromal tumor with prominent osteoclast-like giant cells. Arch Pathol Lab Med 2004, **128**: 440–443.

676 Kataoka Y, Shimada H, Sugimoto T, Mine H, Hachitanda Y, Doi Y, Sawada T, Weeks DA. Congenital sarcoma in the terminal ileum histologically resembling clear cell sarcoma of the kidney. A case report with an immunohistochemical study. Hum Pathol 1993, **24**: 1026–1030.

677 Lyle PL, Amato CM, Fitzpatrick JE, Robinson WA. Gastrointestinal melanoma or clear cell sarcoma? Molecular evaluation of 7 cases previously diagnosed as malignant melanoma. Am J Surg Pathol 2008, **32**: 858–866.

678 Rosai J. Editorial: clear cell sarcoma and osteoclast-rich clear cell sarcoma-like tumor of the gastrointestinal tract: one tumor type or two? Melanoma or sarcoma? Int J Surg Pathol 2005, **13**: 309–311.

679 Taminelli L, Zaman K, Gengler C, Peloponissios N, Bouzourene H, Coindre JM, Hostein I, Guillou L. Primary clear cell sarcoma of the ileum: an uncommon and misleading site. Virchows Arch 2005, **447**: 772–777.

680 Zambrano E, Reyes-Mugica M, Franchi A, Rosai J. An osteoclast-rich tumor of the gastrointestinal tract with features resembling clear cell sarcoma of soft parts: reports of 6 cases of a GIST simulator. Int J Surg Pathol 2003, **11**: 75–81.

OTHER TUMORS AND TUMORLIKE CONDITIONS

681 Aase S, Gundersen R. Submucous lymphatic cysts of the small intestine. An autopsy study. Acta Pathol Microbiol Immunol Scand A 1983, **91**: 191–194.

682 Adair C, Ro JY, Sahin AA, El-Naggar AK, Ordóñez NG, Ayala AG. Malignant melanoma metastatic to gastrointestinal tract. A clinicopathologic study. Int J Surg Pathol 1994, **2**: 3–10.

683 Agaimy A, Gaumann A, Schroeder J, Dietmaier W, Hartmann A, Hofstaedter F, Wünsch PH, Mentzel T. Primary and metastatic high-grade pleomorphic sarcoma/malignant fibrous histiocytoma of the gastrointestinal tract: an approach to the differential diagnosis in a series of five cases with emphasis on myofibroblastic differentiation. Virchows Arch 2007, **451**: 949–957.

684 Allibone RO, Nanson JK, Anthony PP. Multiple and recurrent inflammatory fibroid polyps in a Devon family ('Devon polyposis syndrome'). An update. Gut 1992, **33**: 1004–1005.

685 Allison KH, Yoder BJ, Bronner MP, Goldblum JR, Rubin BP. Angiosarcoma involving the gastrointestinal tract: a series of primary and metastatic cases. Am J Surg Pathol 2004, **28**: 298–307.

686 Boyle L, Lack EE. Solitary cavernous hemangioma of small intestine. Case report and literature review. Arch Pathol Lab Med 1993, **117**: 939–941.

687 Cappell MS, Friedman D, Mikhail N. Endometriosis of the terminal ileum simulating the clinical, roentgenographic, and surgical findings in Crohn's disease. Am J Gastroenterol 1991, **86**: 1057–1062.

688 Chan GS, Yuen ST, Chan KW. Synovial sarcoma presenting as a polypoid jejunal mass. Histopathology 2004, **44**: 191–193.

689 Chen KT. Endocervicosis of the small intestine. Int J Surg Pathol 2002, **10**: 65–67.

690 Climie ARW, Wylin RF. Small intestinal lipomatosis. Arch Pathol Lab Med 1981, **105**: 40–42.

691 Cortina G, Wren S, Armstrong B, Lewin K, Fajardo L. Clinical and pathologic overlap in nonsteroidal anti-inflammatory drug-related small bowel diaphragm disease and the neuromuscular and vascular hamartoma of the small bowel. Am J Surg Pathol 1999, **23**: 1414–1417.

692 Damiani S, Nappi O, Eusebi V. Primary rhabdomyosarcoma of the ileum in an adult. Arch Pathol Lab Med 1991, **115**: 235–238.

693 Daum O, Vanecek T, Sima R, Curik R, Zamecnik M, Yamanaka S, Mukensnabl P, Benes Z, Michal M. Reactive nodular fibrous pseudotumors of the gastrointestinal tract: report of 8 cases. Int J Surg Pathol 2004, **12**: 365–374.

694 de Castro CA, Dockerty MB, Mayo CW. Metastatic tumors of the small intestine. Surg Gynecol Obstet 1957, **105**: 159–165.

695 Delvaux V, Sciot R, Neuville B, Moerman P, Peeters M, Filez L, Van Beckvoort D, Ectors N, Geboes K. Multifocal epithelioid angiosarcoma of the small intestine. Virchows Arch 2000, **437**: 90–94.

696 Fernando SS, McGovern VJ. Neuromuscular and vascular hamartoma of small bowel. Gut 1982, **23**: 1008–1012.

697 Fuller CE, Williams GT. Gastrointestinal manifestations of type 1 neurofibromatosis (von Recklinghausen's disease). Histopathology 1991, **19**: 1–11.

698 Gonzalez-Crussi F, Noronha R. Solitary intestinal fibromatosis in the newborn. Rare cause of neonatal intestinal obstruction. Arch Pathol Lab Med 1985, **109**: 97–99.

699 Hamilton CW, Shelburne JD, Bossen EH, Lowe JE. A glomus tumor of the jejunum masquerading as a carcinoid tumor. Hum Pathol 1982, **13**: 859–861.

700 Hanagiri T, Baba M, Shimabukuro T, Hashimoto M, Takemoto H, Inoue A, Sugitani A, Shirakusa T. Lymphangioma in the small intestine. Report of a case and review of the Japanese literature. Surg Today 1992, **22**: 363–367.

701 Hemmer PR, Topazian MD, Gertz MA, Abraham SC. Globular amyloid deposits isolated to the small bowel: a rare association with AL amyloidosis. Am J Surg Pathol 2007, **31**: 141–145.

702 Hou YY, Tan YS, Xu JF, Wang XN, Lu SH, Ji Y, Wang J, Zhu XZ. Schwannoma of the gastrointestinal tract: a clinicopathological, immunohistochemical and ultrastructural study of 33 cases. Histopathology 2006, **48**: 536–545.

703 Hurwitz MM, Redleaf PD, Williams HJ, Edwards JE. Lipomas of the gastrointestinal tract. An analysis of 72 tumors. AJR 1967, **99**: 84–89.

704 Johnstone JM, Morson BC. Inflammatory fibroid polyp of the gastrointestinal tract. Histopathology 1978, **2**: 349–361.

705 Jorge E, Harvey HA, Simmonds MA, Lipton A, Joehl RJ. Symptomatic malignant melanoma of the gastrointestinal tract. Operative treatment and survival. Ann Surg 1985, **193**: 328–331.

706 Jundi M, Lack EE, Brun EA, Esquivel J, Kumar D. Glomus tumor of the duodenum: a case report. Int J Surg Pathol 2004, **12**: 411–414.

707 Kawashima A, Fishman EK, Kuhlman JE, Schuchter LM. CT of malignant melanoma. Patterns of small bowel and mesenteric involvement. J Comput Assist Tomogr 1991, **15**: 570–574.

708 Kie J-H, Lee M-K, Kim C-J, Lee K, Kwon K-W, Yang W-I. Primary Ewing's sarcoma of the duodenum. A case report. Int J Surg Pathol 2003, **11**: 331–337.

709 Kim MK, Higgins J, Cho EY, Ko YH, Oh YL. Expression of CD34, bcl-2, and Kit in inflammatory fibroid polyps of the gastrointestinal tract. Appl Immunohistochem Mol Morphol 2000, **8**: 147–153.

710 Lasota J, Wang ZF, Sobin LH, Miettinen M. Gain-of-function PDGFRA mutations, earlier reported in gastrointestinal stromal tumors, are common in small intestinal inflammatory fibroid polyps. A study of 60 cases. Mod Pathol 2009, **22**: 1049–1056.

711 Lee JR, Chamberlain CR, Gerrity RG, McKee EM, Gadacz TR, Rao RN. Malignant rhabdoid tumor of the duodenum. Ann Diagn Pathol 1998, **2**: 25–30.

712 Makhlouf HR, Sobin LH. Inflammatory myofibroblastic tumors (inflammatory pseudotumors) of the gastrointestinal tract: how closely are they related to inflammatory fibroid polyps? Hum Pathol 2002, **33**: 307–315.

713 Matthews TH, Heaton GE, Christopherson WM. Primary duodenal choriocarcinoma. Arch Pathol Lab Med 1986, **110**: 550–552.

714 Mayo CW, Pagtalunan RJG, Brown CJ. Lipoma of the alimentary tract. Surgery 1963, **53**: 598–603.

715 McNeill PM, Wagman LD, Neifeld JP. Small bowel metastases from primary carcinoma of the lung. Cancer 1987, **59**: 1486–1489.

716 Mestiri S, Karoui M, Charachon A, Deux JF, Chaumette MT. Intravascular papillary endothelial hyperplasia of the jejunum: an unusual cause of melena. Int J Surg Pathol 2007, **15**: 192–195.

717 Mhanna T, Ranchere-Vince D, Hervieu V, Tardieu D, Scoazec JY, Partensky C. Clear cell myomelanocytic tumor (PEComa) of the duodenum in a child with a history of neuroblastoma. Arch Pathol Lab Med 2005, **129**: 1484–1486.

718 Nkanza NK, King M, Hutt MSR. Intussusception due to inflammatory fibroid polyps of the ileum. A report of 12 cases from Africa. Br J Surg 1980, **67**: 271–274.

719 Ordóñez NG, del Junco GW, Ayala AG, Ahmed N. Angiosarcoma of the small intestine. An immunoperoxidase study. Am J Gastroenterol 1983, **78**: 218–221.

720 Ozolek JA, Sasatomi E, Swalsky PA, Rao U, Krasinskas A, Finkelstein SD. Inflammatory fibroid polyps of the gastrointestinal tract: clinical, pathologic, and molecular characteristics. Appl Immunohistochem Mol Morphol 2004, **12**: 59–66.

721 Papadopoulos T, Kirchner T, Bergmann M, Muller-Hermelink HK. Primary liposarcoma of the jejunum. Pathol Res Pract 1990, **186**: 803–808.

722 Parfitt JR, Rodriguez-Justo M, Feakins R, Novelli MR. Gastrointestinal Kaposi's sarcoma: CD117 expression and the potential for misdiagnosis as gastrointestinal stromal tumour. Histopathology 2008, **52**: 816–823.

723 Rodriguez JA, Guarda LA, Rosai J. Mesenteric fibromatosis with involvement of the gastrointestinal tract. A GIST simulator: a study of 25 cases. Am J Clin Pathol 2004, **121**: 93–98.

724 Schreiber-Facklam H, Bode-Lesniewska B, Frigerio S, Flury R. Primary monophasic synovial sarcoma of the duodenum with SYT/SSX2 type of translocation. Hum Pathol 2007, **38**: 946–949.

725 Shekitka KM, Sobin LH. Ganglioneuromas of the gastrointestinal tract. Relation to von Recklinghausen disease and other multiple tumor syndromes. Am J Surg Pathol 1994, **18**: 250–257.

726 Shepherd JA. Angiomatous conditions of the gastrointestinal tract. Br J Surg 1953, **40**: 409–421.

727 Shimer GR, Helwig EB. Inflammatory fibroid polyps of the intestine. Am J Clin Pathol 1984, **81**: 708–714.

728 Smith CR Jr, Bartholomew LG, Cain JC. Hereditary hemorrhagic telangiectasia and gastrointestinal hemorrhage. Gastroenterology 1963, **44**: 1–6.

729 van de Rijn M, Hendrickson MR, Rouse RV. An immunohistochemical study of inflammatory fibroid polyps of the gastrointestinal tract. Appl Immunohistochem 1994, **2**: 54–59.

730 van Eeden S, Offerhaus GJ, Morsink FH, van Rees BP, Busch OR, van Noesel CJ. Pyogenic granuloma: an unrecognized cause of gastrointestinal bleeding. Virchows Arch 2004, **444**: 590–593.

731 Vartanian RK, O'Connell JX, Holden JK, MacFarlane J, Owen DA. Primary jejunal well-differentiated liposarcoma (atypical lipomatous tumor) with leiomyosarcomatous dedifferentiation. Int J Surg Pathol 1996, **4**: 29–36.

732 Washington K, McDonagh D. Secondary tumors of the gastrointestinal tract. Surgical pathologic findings and comparison with autopsy survey. Mod Pathol 1995, **8**: 427–433.

733 Weisberg T, Feldman M Sr. Lipomas of the gastrointestinal tract. Am J Clin Pathol 1955, **25**: 272–281.

734 Willbanks OL, Fogelman MJ. Gastrointestinal melanosarcoma. Am J Surg 1970, **120**: 602–606.

735 Wille P, Borchard F. Fibroid polyps of intestinal tract are inflammatory-reactive proliferations of CD34-positive perivascular cells. Histopathology 1998, **32**: 498–502.

736 Winchester DP, Merrill JR, Victor TA, Scanlon EF. Small bowel perforation secondary to metastatic carcinoma of the lung. Cancer 1977, **40**: 410–415.

737 Wolov RB, Sato N, Azumi N, Lack EE. Intra-abdominal angiosarcomatosis. Report of two cases after pelvic irradiation. Cancer 1991, **67**: 2275–2279.

738 Yantiss RK, Clement PB, Young RH. Endometriosis of the intestinal tract: a study of 44 cases of a disease that may cause diverse challenges in clinical and pathologic evaluation. Am J Surg Pathol 2001, **25**: 445–454.

739 Yantiss RK, Clement PB, Young RH. Neoplastic and preneoplastic changes in gastrointestinal endometriosis: a study of 17 cases. Am J Surg Pathol 2000, **24**: 513–524.

阑　尾

郭丽梅　译　　裴　斐　校

章目录

正常解剖学

人类的阑尾是一个无明显功能的残遗结构，它起自盲肠中部管壁，长度平均 6 ~ 7cm，最大直径为 0.7cm。阑尾的位置变化范围很大，可位于盲肠或升结肠后（最常见的位置），结肠周沟，末端回肠的前面或后面，腰大肌上方，也可位于肝的下方 [2]。

除了具有较多的淋巴组织外（青春期尤其显著），阑尾黏膜类似于大肠黏膜。大体上，阑尾黏膜呈淡黄色，手术创伤常引起新鲜出血灶。显微镜下，上皮含有吸收细胞、杯状细胞、神经内分泌细胞（主要是位于基底的 Kultschitsky 细胞）和非常少的 Paneth 细胞 [4]。固有层内的神经内分泌细胞应用嗜铬素或相关染色可以检出，这些细胞与腺体不相连，而与神经密切相关（见 139 页）。在常规染色切片上偶尔可以辨认出这些神经内分泌细胞，因为其具有明显的嗜酸性胞质内颗粒，但注意不要与 Paneth 细胞混淆 [3]。存在于固有层内的多数浆细胞产生 IgA。在性质上，黏膜下层、肌层和浆膜层与其余下部肠管的相应部分类似。大体上，浆膜光滑，具有光泽，而且呈半透明状。表面血管充血通常与手术损伤有关。阑尾系膜主要由脂肪组织构成，内含供应阑尾的血管。非常少见的是，阑尾系膜内可见一个或几个小淋巴结，将淋巴引流到结肠周围和肠系膜上淋巴结。

阑尾尖端闭塞常见，其发生机制尚有争议。有人认为这是正常的衰老性变化，其他人则认为这是消退了的急性阑尾炎的结局 [1]。与此相反的现象是，管腔中度扩张，这种没有意义的病变通常伴有某种程度的黏膜萎缩，有时也被称为阑尾扩张。不要将其称为黏液囊肿，更不应该将其视为黏液性肿瘤（见 134 页）。

急性阑尾炎

流行病学和发病机制

急性阑尾炎主要是西方世界的一种疾病。它在美国和英国尤其常见，在亚洲和非洲则非常少见。在美国，白人比黑人或东方人更常发生 [13]。这种差异可由饮食不同来解释，当饮食量减少，而摄入纤维素含量低和高蛋白饮食时，患病的风险最高 [7]。

尽管近来受到一些挑战 [8,12]，但大多数人认为，多数急性阑尾炎病例是由管腔阻塞发展而来的。在有压力的情况下引起的分泌可降低阑尾黏膜对微生物侵犯的抵御能力，正如 Wagensteen 对人进行的开拓性研究 [18] 以及实验动物模型所显示的。黏膜损伤发生在某一部位，形成溃疡，之后炎症由此扩散 [9,11,17]。先前正常的阑尾出现阻塞时比纤维性管腔闭塞的阑尾更易发生感染。引起阻塞最常见的原因是粪石，但也可以是异物、真性结石、胆石、盲肠肿瘤或阑尾原发性肿瘤 [6,10,14,15,20]。在 10 岁以上的儿童到年轻人中，弥漫性淋巴组织增生是引起梗阻的另外一个原因 [13]。非梗阻性阑尾炎可能继发于全身性感染，通常为病毒引起的 [15]。

除了白细胞计数上升趋势略低之外，AIDS 患者的阑尾炎与具有免疫功能个体的阑尾炎没有明显差别 [5,19]。

临床特征

急性阑尾炎主要见于年轻男性，但男女以及任何年龄均可发生。发生于儿童 [28,31] 和老年人 [32,34] 的病例多半处置失当，因为未能考虑这一诊断以及临床表现常不典型。急性阑尾炎通常表现为脐周绞痛和呕吐，其后疼痛固定于右下腹。这些症状常伴有发热、白细胞增多、血沉加快、C- 反应蛋白升高 [33]。如果发生阑尾穿孔，腹痛可能暂时缓解，且随后出现急性腹膜炎的征象。临床诊断的准确率大约为 80%[25]。女性的假阳性诊断是男性的 2 倍。与阑尾炎症状非常类似有：肠系膜淋巴结炎、妇科疾患、急性憩室炎、Meckel 憩室炎、大网膜梗死以及见于儿童白血病和其他恶性肿瘤化疗引起的盲肠炎 [22,23,25]。盲肠肿块以及钡灌肠时阑尾没有充盈均支持急性阑尾炎的诊断，但这些放射影像学改变并非完全特异 [24]。

对于这些患者的最初检查，非增强 CT 是一项准确的影像学技术 [26,27]，而超声影像的实际价值却存在争议 [21,29,30]。70% 以上的病例腹膜吸取呈“阳性”（显示急性炎症细胞和一些间皮增生）[35]。

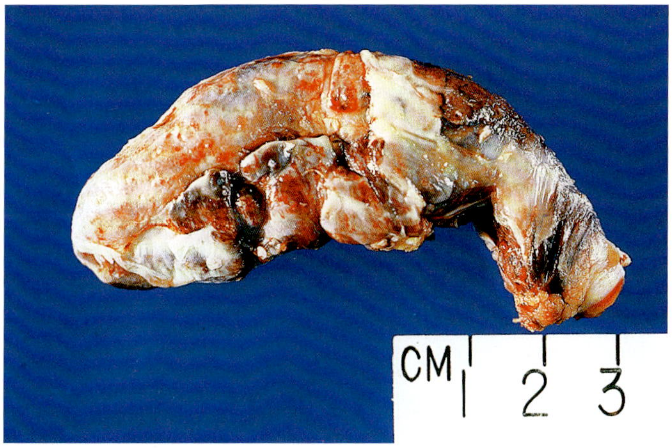

图1.127 阑尾急性炎症受累的外观。浆膜可见厚脓苔，伴有显著充血。

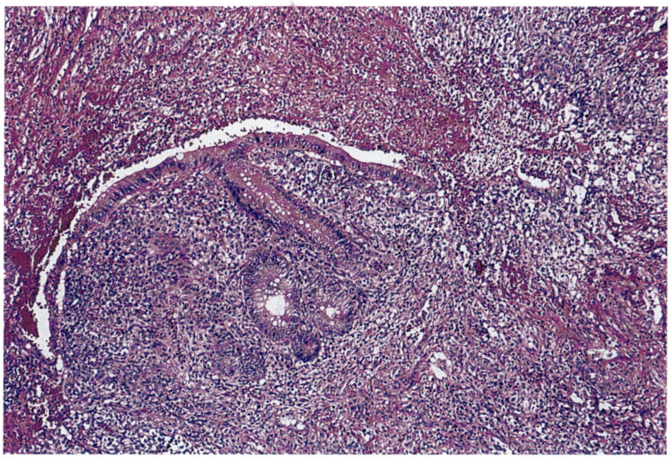
图1.128 急性阑尾炎有大量炎症细胞浸润、广泛的溃疡和出血。中心可见有重度炎症浸润的残留黏膜岛。

病理学特征

大体上，在急性炎症充分发展的阑尾，其浆膜面具有纤维蛋白性或脓性覆盖物，伴有血管充血（图 1.127）。在明显充血的背景上可见黏膜溃疡区域。大约 1/4 ~ 1/3 的病例可以发现粪石或某些其他物质引起的管腔梗阻 [38]。显微镜下，病变从轻微的局灶性炎症到阑尾壁完全坏死，病变的严重程度部分取决于从症状发作到手术之间的间隔时间（图 1.128）。在病变早期，在小块上皮缺损附近的隐窝基底部可见中性粒细胞浸润。炎症到达黏膜下层后迅速扩散到阑尾的其他部分 [47]。在病变晚期，黏膜消失，管壁坏死。1/4 的病例血管内可见血栓 [44]。浆膜血管内可充满淋巴细胞，这一变化可能类似于慢性淋巴细胞性白血病 [40]。

管腔内出现成堆中性粒细胞时应寻找黏膜炎症的证据，但它们本身并不能诊断急性阑尾炎。

不同阶段的急性阑尾炎有时可以分别命名为**急性局灶性阑尾炎**、**急性化脓性阑尾炎**、**坏疽性（蜂窝织炎性）阑尾炎**和**穿孔性阑尾炎**。急性阑尾炎不同阶段的炎症浸润类型以及在阑尾组织和腹腔液中找到细菌的可能性也不同 [36,50]。半数以上的病例可以发现厌氧菌，可能是继发性定殖 [45]。具有显著组织细胞成分并有成群黄色瘤型细胞的病例被称为**黄色肉芽肿性阑尾炎** [37]。后者被视为阑尾炎的一种独特愈合方式，与普通的阑尾炎不同，其特征是管腔内出现肉芽组织条索 [39]。

外科医师观察的大体表现与病理医师显微镜下发现的相关性并不紧密。在一病例研究中，1/3 的切除时看起来正常的阑尾在显微镜水平显示有炎症 [46]。当由病理医师来做研究时，急性阑尾炎的大体表现和显微镜下发现之间有更高的相关性。在一项经典研究中，Therkelsen[49] 复查了 154 例有显微镜下证据的急性阑尾炎病例；大体检查炎症证据明显者有 125 例，25 例不能肯定，4 例无炎症证据。有人提出，有一种急性阑尾炎显微镜下检查正常，只有通

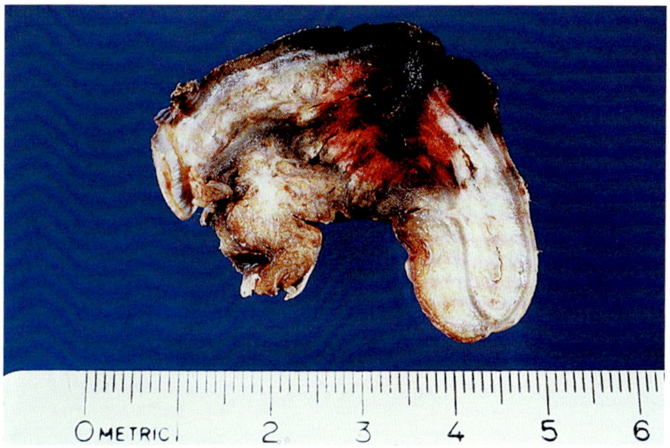

图1.129 继发于透壁性急性阑尾炎的阑尾破裂。

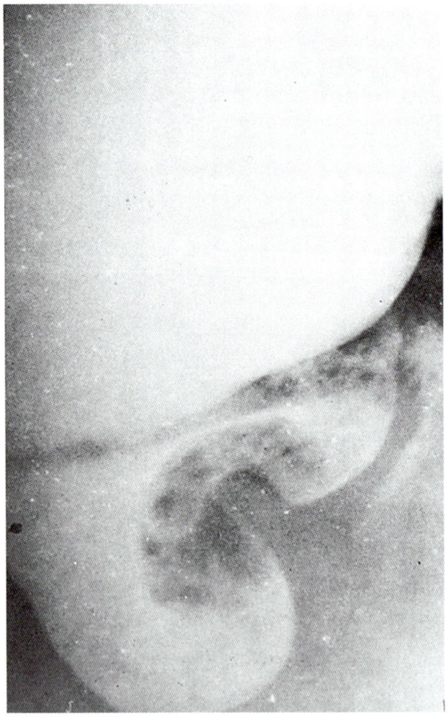

图1.130 急性阑尾炎形成肿块的病例，显示回盲部充盈缺损。这个病变被误诊为癌而施行了根治性切除。

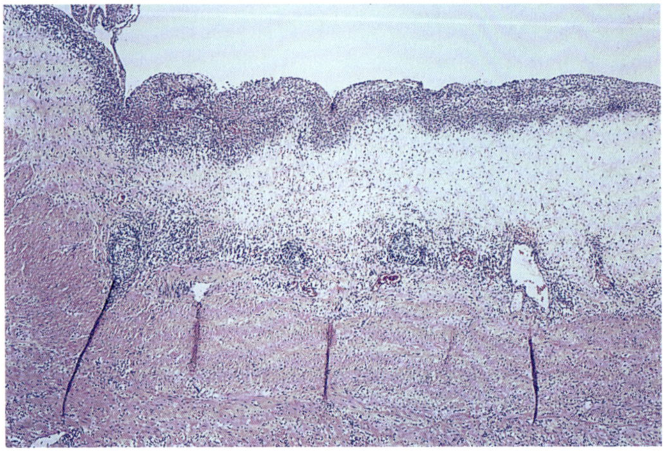

图1.131 急性阑尾周围炎。阑尾浆膜明显水肿，表面被覆一层中性粒细胞。正如本例一样，这些改变可能是急性阑尾炎向浆膜扩展的结果。然而，在缺乏黏膜改变的病例也可以出现浆膜病变，这种改变可能来自腹腔内其他器官炎症的播散。

过“炎症标志物”（如环氧化酶1和2、前列腺素E）[43] 的表达才能确认，我们认为这种看法是非常值得怀疑。

急性阑尾炎最常见的并发症是穿孔，后者可导致弥漫性腹膜炎，或导致阑尾周围脓肿或纤维性硬结（“木样盲肠周围炎”）（图1.129）[45,51]。这种病变临床上可能类似于肿瘤，通常位于盲肠外侧的右髂窝（图1.130），但也可发生在其他部位，取决于阑尾原来的位置（见130页）。阑尾周围脓肿可穿入盲肠、回肠或直肠，甚或开口于皮肤表面。阑尾炎穿孔也可引起输卵管梗阻，导致女性不育[41]。另外一种严重的并发症是炎症经由回结肠静脉、肠系膜上静脉和门静脉扩散到肝，伴有肝内“门静脉炎性”脓肿形成。

阑尾周围炎是指阑尾浆膜层急性或慢性炎症（图1.131）[42]。它总是出现在阑尾炎的后期，但也可见于没有阑尾原发性炎症的情况下，作为诸如女性附件等其他部位炎症播散的结果[42]。在出现阑尾周围炎时，需要仔细寻找黏膜受累的证据，如果没有发现黏膜受累的证据，应诊断为阑尾周围炎而不是阑尾炎，其含义是：炎症的原发部位可能在别处。为了不致过诊断这种病变，必须记住，手术操作也可引起浆膜层的中性粒细胞浸润。

治　疗

1886年，Reginald H. Fitz（据证实是第一位美国外科病理学医师）证明了阑尾是右髂窝出现的难以理解的经常是致命的炎症性病变的起源，那时候急性阑尾炎还被称为盲肠周围炎[54]。3年以后，McBurney强调了早期正确诊断和及时手术治疗的重要性。到了1900年，急性阑尾炎的死亡率已经下降到35%[52,55]。在以后的30年中，急性阑尾炎的死亡率进一步下降至5%，其原因是患者和医师对急性阑尾炎的症状和体征有了较好的了解，采取了早期手术治疗，以及认识到了诊断不明的腹痛患者使用导泻剂和吗啡的危险。

在随后的25年中，由于手术技术的提高，术前术后护理的完善，麻醉学的进步，以及有效抗菌药物的发展，死亡率进一步下降到1%。急性阑尾炎死亡风险降低主要见于三类患者：穿孔和腹膜炎患者、非常年轻的以及非常年老的患者[53]。

慢性阑尾炎

原发性慢性阑尾炎是否是一种临床或病理疾病争议很大，其症状和体征如同病理学表现一样模糊不清。阑尾切除之后术前模糊的症状消失，并不一定能够证明这些症状与阑尾有关。在解剖结构上，因诊断为慢性阑尾炎而切除的阑尾与没有腹部症状个体的阑尾并无差异。不幸的是，有些病理医师情愿迎合临床上随意诊断慢性阑尾炎的外科医师。这些病理医师从不报告阑尾正常。用力触摸和钳夹阑尾可以引起黏膜出血和浆膜血管充血。在正常情况下，阑尾肌层内可有淋巴细胞聚集，黏膜内可见少量浆细胞或嗜酸性粒细胞。无论其发生机制如何，阑尾尖端纤维性闭塞并不引起症状。最后，急性阑尾炎消退后的阑尾可能残留一些改变。如果发生过坏疽，可能仅保留阑尾残干；在其他情况下，炎症病变破坏了肌层，可以出现纤维组织替代；如果原发性病变表浅且局限在黏膜和黏膜下层，则不遗留任何改变。临床上诊断

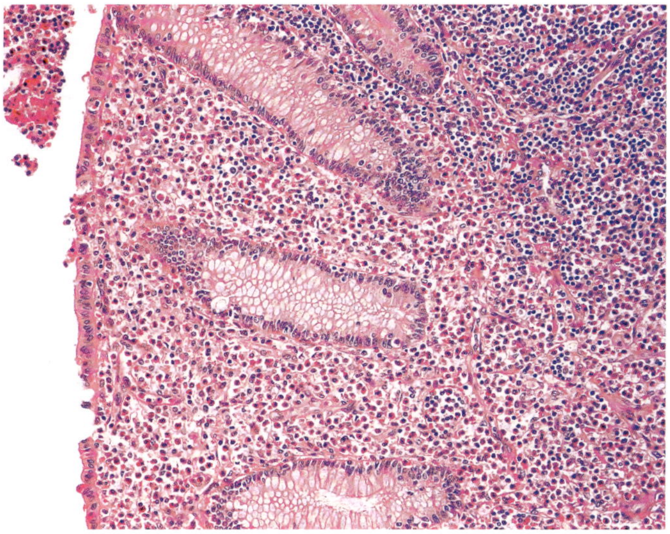

图1.132 显著的嗜酸细胞性阑尾炎。此为继发于脊形管圆线虫感染。

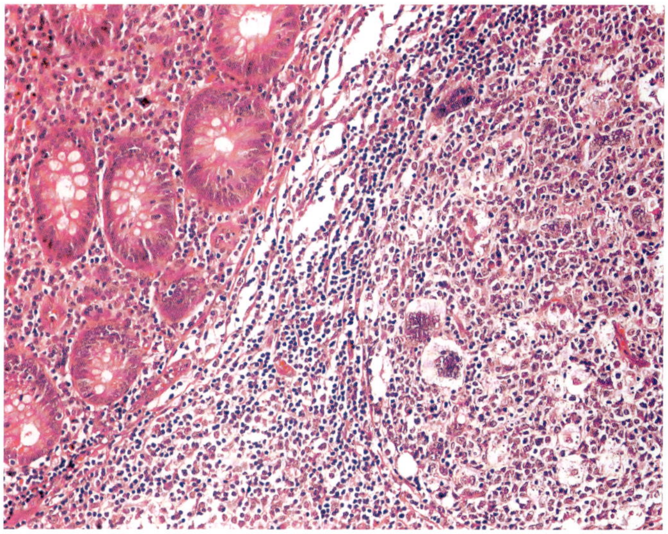

图1.133 一位麻疹患儿阑尾中出现Warthin-Finkeldey多核巨细胞。

为慢性阑尾炎的许多病例是复发性急性阑尾炎，病理学所见取决于阑尾切除术是在急性发作期还是在两次发作的间歇期进行的。在临床诊断为急性阑尾炎的病例，如果发现神经纤维、神经鞘细胞以及增大的神经节细胞数目显著增加，则可能提示炎症反复发作[56]。

其他炎症性病变

在美国，在大约3%的阑尾切除标本中发现有**蛲虫病**。这种被称为蛲虫的寄生虫最常见于7～11岁儿童的阑尾中。蛲虫感染不是阑尾炎的原因，虽然其症状可能类似于阑尾炎。蛲虫感染在正常阑尾比在急性炎症的阑尾更为常见[93]。蛲虫可以广泛游走并常常侵犯女性下生殖道。然后，它们沿子宫和输卵管上行，可以到达腹腔。蛲虫引起的肉芽肿可以见于子宫内膜、输卵管、卵巢、肠系膜和阑尾系膜[92]。

嗜酸细胞性阑尾炎的特征是弥漫性嗜酸性粒细胞浸润，或出现由上皮样细胞、成纤维细胞和大量嗜酸性粒细胞组成的阑尾肉芽肿，伴有中心坏死和周围弥漫性嗜酸性粒细胞浸润（图1.132）。这些改变与粪便检查发现粪类圆线虫有关[88]；在肉芽肿中很少能够找到粪类圆线虫的幼虫[80]。

血吸虫病可以累及阑尾，但对其在急性阑尾炎发病中可能起到的作用仍有争议[62,85]。

在对116例阑尾切除标本进行的研究中，van Spreeuwel等[91]应用免疫组织化学技术发现，3例有幽门螺杆菌。这些阑尾的组织学改变类似于幽门螺杆菌性结肠炎结肠活检的改变（见大肠部分）。

急性坏死性动脉炎可以见于阑尾血管。在大多数病

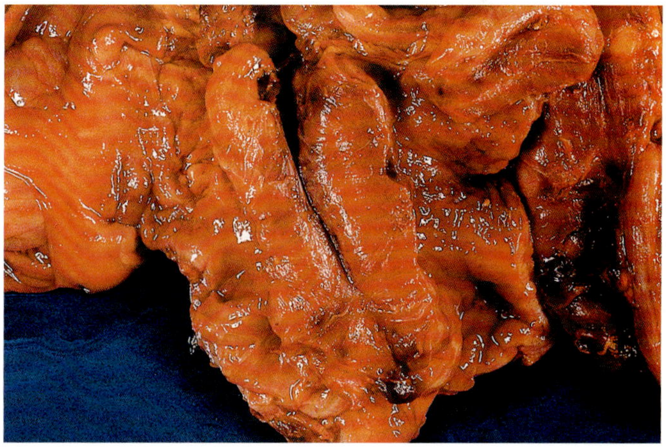

图1.134 Crohn病严重累及阑尾，阑尾病变与回肠和结肠病变相连续。

例，病变局限于阑尾，但少数患者会发生系统性疾病[51,77]。

麻疹前期可伴有阑尾炎。显微镜检查可显示明显的淋巴组织增生伴Warthin-Finkeldey型多核巨细胞出现，与扁桃体中出现的多核细胞相似[68]（图1.133）。根据这种改变，一个敏锐的病理医师可据此告知临床医师患儿即将出现典型的麻疹[67]。在麻疹后期，可能出现化脓性成分[83]。

传染性单核细胞增多症也可伴发阑尾淋巴组织显著增生，伴有由于小淋巴细胞和免疫母细胞混合性增生造成黏膜固有层增厚，有些免疫母细胞类似于Reed-Sternberg细胞[81]。

大约50%的**溃疡性结肠炎**病例累及阑尾。几乎总是与盲肠病变相连续，但有时也可发生“跳跃性”病变[64,69,73,86]。

Crohn病可以累及阑尾，在临床上类似于急性阑尾炎（图1.134）[72,82,87]。事实上，相当数量的Crohn病

患者曾有阑尾切除病史；然而，在切除的阑尾中具有提示 Crohn 病的肉芽肿性改变的患者，胃肠道其他部分却很少发生 Crohn 病 [58,59]。因此，所谓的“局限于阑尾的 Crohn 病”实际上是特发性肉芽肿性阑尾炎的一种形式，在疾病分类学上，大多数病例与真正的 Crohn 病无关 [57,59]。在某些情况下，肉芽肿可以出现在普通的急性阑尾炎，其原因仅仅在于手术被拖延（所谓的“间期阑尾切除术”）[70]。据说，阑尾肉芽肿的数目越多，诊断回肠 Crohn 病的可能性越小 [66]，但这种对应关系不是很好。因此，对所有这些病例均应进行随访 [71]。

结节病是少数报道的阑尾肉芽肿性炎症病例的原因 [63,90]。

耶尔森菌病是由小肠结肠炎耶尔森菌引起的，可以导致阑尾肉芽肿，伴有中心坏死和微脓肿形成，可见少数 Langerhans 巨细胞。确定本病诊断必须有阳性的培养结果和血清学试验，或 PCR 鉴定的病原体 [60,74,89]。

巨细胞病毒阑尾炎已有可以发生在 HIV 感染患者报道 [65,79]。

Rosai-Dorfman 病在非常罕见的情况下可以累及阑尾，或作为孤立性病变发生，或与胃肠道其他部分的病变伴随发生 [75]。

浸润性念珠菌病已有可以导致免疫抑制患者发生肉芽肿性阑尾炎的报道 [78]。

阑尾其他罕见的感染包括**阿米巴病** [76] 和**隐孢子虫病** [84]。

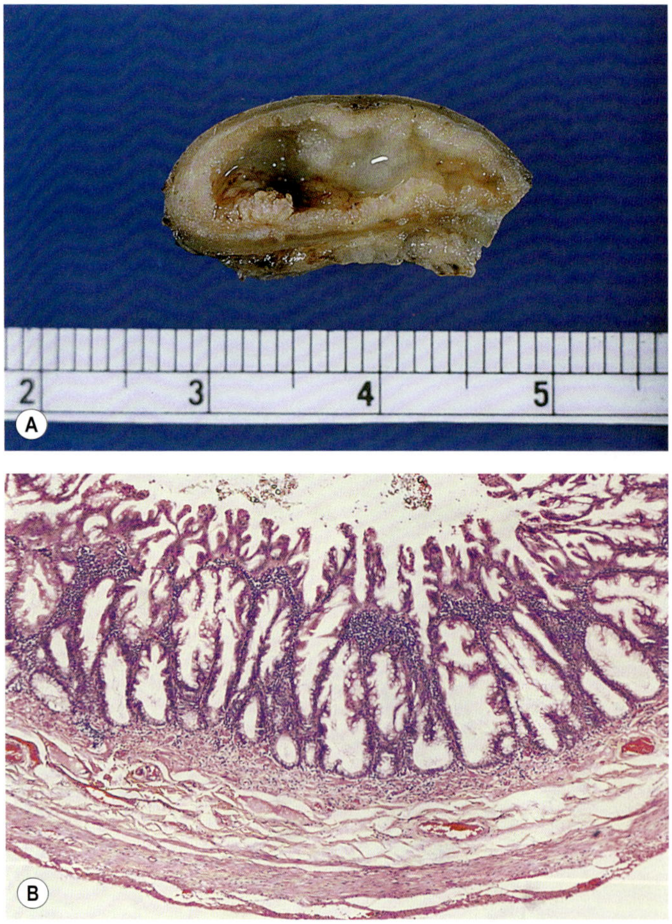

图1.135 A，阑尾黏膜增生的大体表现。管腔轻度扩张，内含黏液物质。黏膜中度增厚，接近阑尾尖端处更为明显。这个病变是偶然发现的。B，黏膜增生的低倍显微镜下表现，其特征类似于大肠增生性息肉的特征。表面部分显示典型的微乳头结构。

肿　瘤

黏液性肿瘤和瘤样病变（包括所谓的“黏液囊肿”）

在传统上诊断为**黏液囊肿**的阑尾疾病中，阑尾显示局限性或弥漫性球形增大。管腔扩张并含有大量卵白状黏液。过去推测这些改变继发于管腔近端的梗阻。Cheng 的实验模型 [98] 常被用来支持这一观点。实际上，Cheng 的实验显示，通过手术闭塞兔的“阑尾”管腔，可以造成远端扩张、上皮变扁和黏液积聚；并且如果将黏液种植到兔的腹膜，可以作为异物而被及时吸收。

按照我们的观点，应避免应用黏液囊肿这一名称，因为它没有说明造成黏液积聚的基本原因，这些原因可以是增生性病变也可以是恶性病变 [106]。黏液囊肿这一术语的应用等价于“血囊肿”一词被用于任何一种含血病变，不管其基本病变是血肿、海绵状血管瘤、血管瘤样恶性纤维组织细胞瘤，还是血管肉瘤。目前，已很少有人仍将黏液囊肿一词用于阑尾病变，但不幸的是，有些作者仍将这个术语用在其他部位，如乳腺和胰腺。与在阑尾相同，那些部位的黏液囊肿也不是独立疾病。重要的是基本病变的性质，而不是病变产生大量黏液这个现象。

少数情况下，阑尾黏液囊肿这种大体表现是子宫内膜异位、类癌或某些其他病变引起的管腔阻塞的结果 [102]。其被覆上皮扁平、萎缩，不具有任何非典型性特征。在囊性纤维化中，“黏液囊肿”是由于浓稠黏液累积引起的。在其他一些病例中，可见局灶性**黏膜增生**，与结肠直肠的增生性息肉不能区别 [95,97,106,122]（图 1.135）。其余的病例占统称为“黏液囊肿”病例的多数，具有真正的黏液性肿瘤的形态学、组织化学和超微结构特征 [106,108,123]。尽管存在兼备二者特征的病例，但增生性和肿瘤性病例之间的鉴别诊断一般相当容易 [106,136]。

绝大多数的黏液性肿瘤是良性的（如**黏液性囊腺瘤**）（图 1.136）它们被覆非典型性黏液性上皮，而且至少在某些部位具有乳头状结构（图 1.137）。其中某些病变开始很可能是腺瘤性息肉、绒毛腺管状息肉或绒毛状腺瘤 [105,135]，由于管腔内的黏液进行性积累，最后使这些疾病失去了其

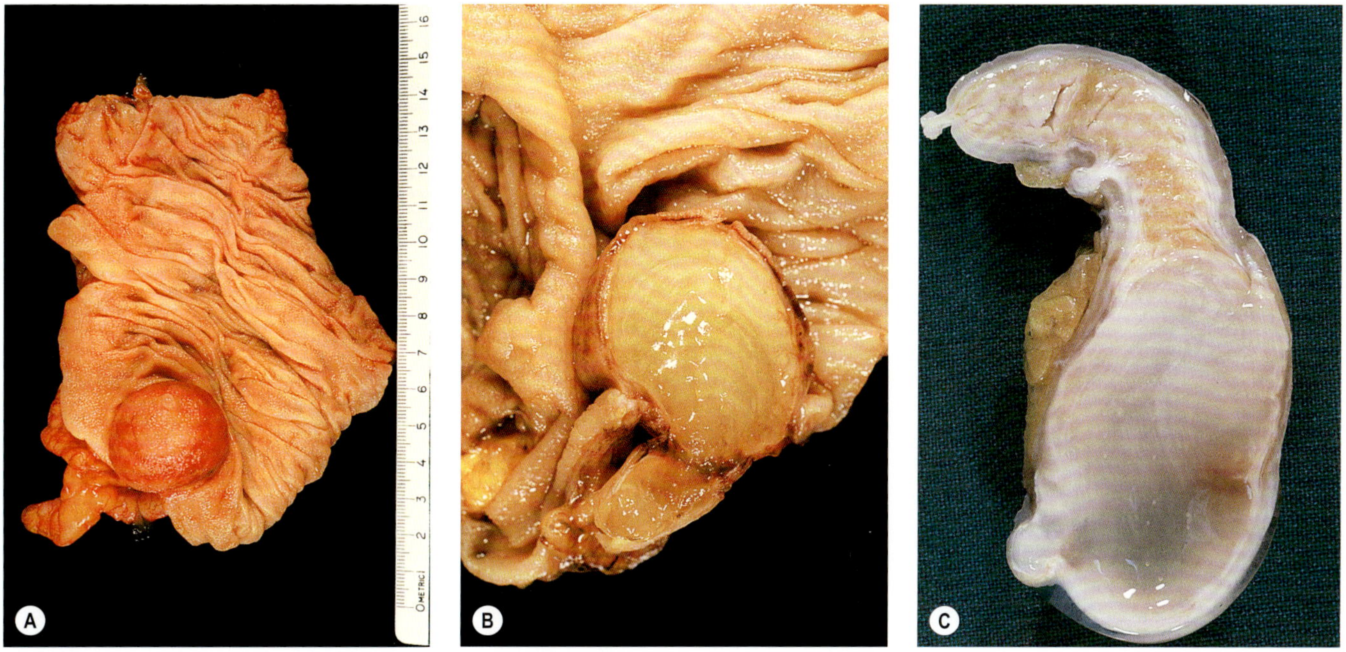

图1.136 A，阑尾黏液性囊腺瘤的大体表现，表面被覆盲肠黏膜，肿物突入盲肠中。B，同一肿瘤的切面显示管腔囊性扩张，其内充满浓稠黏液。C，黏液性囊腺瘤累及阑尾近侧1/2并伴有憩室形成。

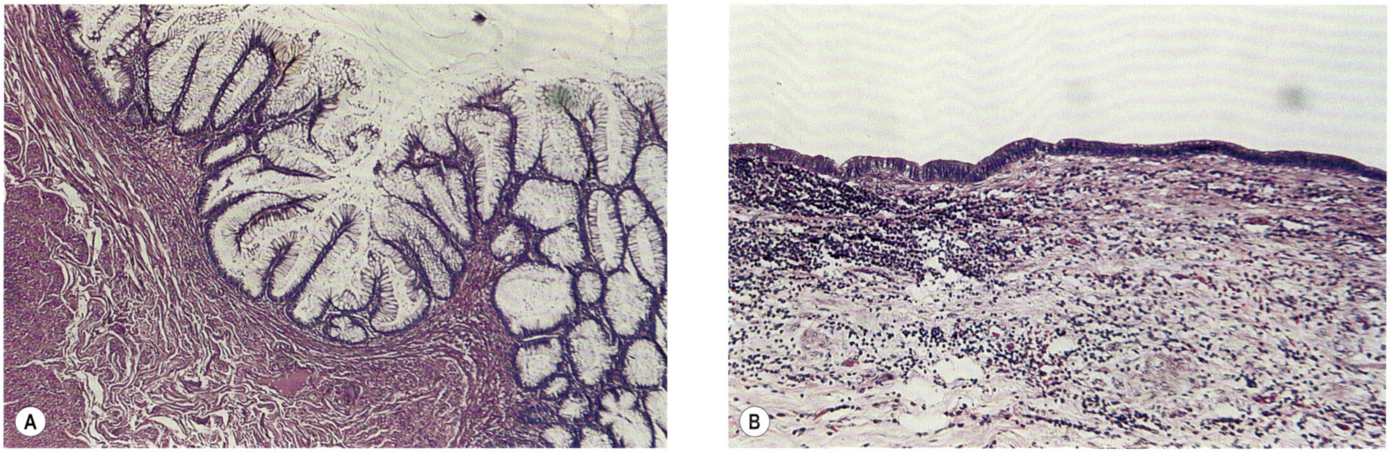

图1.137 阑尾黏液性囊腺瘤的显微镜下表现。A图肿瘤显示增生并具有一些乳头状结构，而B图显示黏膜扁平，伴有其下囊壁萎缩、纤维化和慢性炎症。

诊断性特征[101,123]。然而，如果按照某些学者的建议将所有这些病变都称为绒毛状腺瘤又具有太多的推测性，因为这样不仅忽略了这些阑尾病变与普通的大肠绒毛状腺瘤之间的一些差异，而且也是对具有典型形态学特征病例的不准确的描述。

黏液性囊腺瘤的继发性改变包括囊壁变薄、形成广泛溃疡和钙化。钙化在放射学影像中可以很明显。由于管腔内压力增加，黏液可能穿透管壁（通过一个类似于憩室病的过程[109]）到达浆膜层，手术时表现为阑尾周围或腹膜后肿块（图1.138）。即使存在后一种并发症，切除阑尾也可治愈。相当一部分病例伴有卵巢黏液性囊腺瘤，其显微镜下表现与阑尾病变十分相似[128,142]。伴有结肠其他部位的同时性或异时性肿瘤的概率也很高[106,137,141]。

恶性成分，如**黏液性囊腺癌**，与黏液性囊腺瘤具有同样的大体特征和许多共同的显微镜下特征[107]（图1.139），而且可以伴有卵巢相似的独立性病变。我们应用两条标准诊断这些恶性病变：（1）阑尾壁可见明显的恶性腺体侵犯；以及（2）当腹膜有黏液性沉积物时，可见清楚的可辨认的上皮细胞（无论其是否具有非典型性）（图1.140）。根据另外一个部位（即腹腔）的所见以不同的方式来命名这些阑尾肿瘤是否恰当，人们可能存有争议，但从预后的角度看，这种区分无疑是非常重

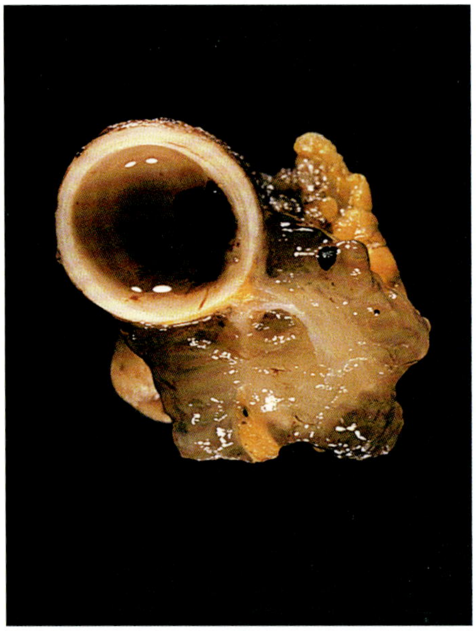

图1.138 伴有阑尾周围区域黏液溢出的阑尾黏液性囊腺瘤。显微镜下，黏液池中没有上皮细胞。

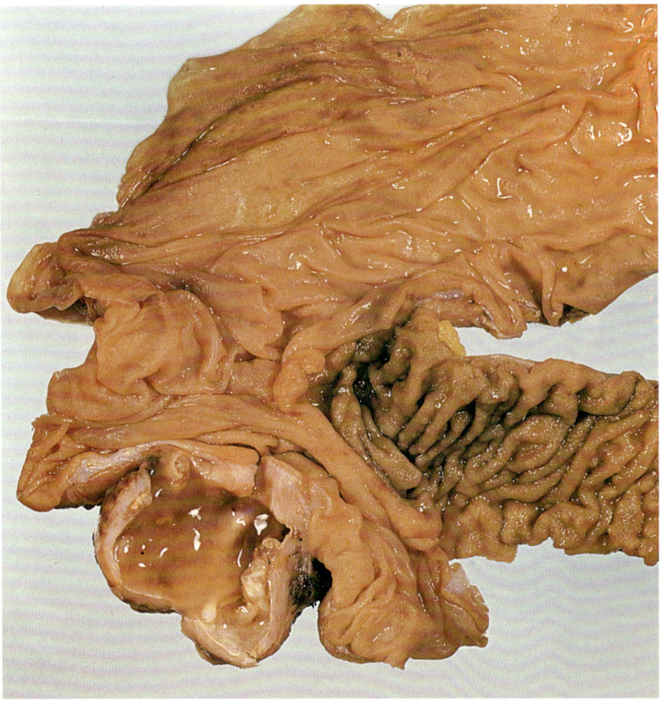

图1.139 阑尾黏液性囊腺癌。大体上其与黏液性囊腺瘤无法区分。

要的 [106,110,113]。如果将现在应用于卵巢黏液性囊腺瘤的命名应用到这些阑尾肿瘤上，许多病例都将归入交界性肿瘤范畴。事实上，有些作者已经将它们定义为交界性黏液性肿瘤或具有不确定恶性潜能的肿瘤 [127]。两个最新的命名方法（我们欣喜地发现其高度支持我们以前的命名方法）如下所示：

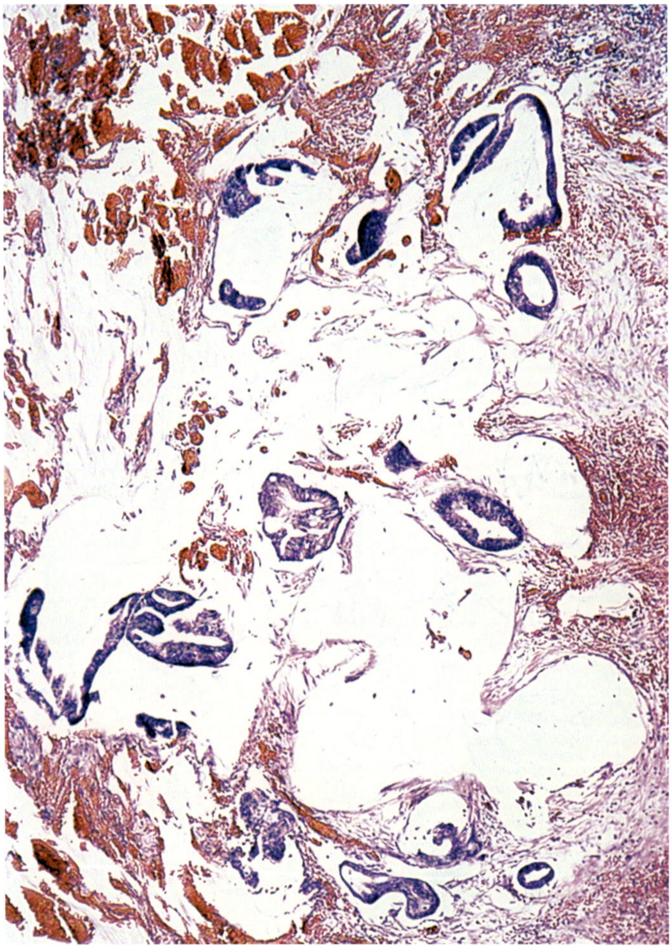

图1.140 腹膜假黏液瘤。诊断是通过分化良好的腺上皮与细胞外黏液混合存在做出的。

Misdraji 等（2004）[113,114]：

1. 低级别黏液性肿瘤，当分化好且没有浸润时。
2. 黏液性囊腺癌，当具有高度非典型性和（或）浸润时。

Pai 等（2009）[119]：

1. 黏液腺瘤，当病变局限于阑尾，且缺乏高级别细胞学变化、结构的复杂性或浸润时。
2. 低级别黏液性肿瘤伴低度复发风险，当具有低级别细胞学改变并伴随无细胞性腹膜黏液沉积时。
3. 低级别黏液性肿瘤伴高度复发风险，当具有低级别细胞学改变但伴随出现阑尾以外肿瘤性上皮成分时。
4. 黏液性囊腺癌，当出现浸润或具有高度细胞学改变时。应该明确，高度细胞学改变与下节介绍的腺癌混合出现。

免疫组织化学方面，阑尾黏液性肿瘤一致性表达

CK20，并且其中大约1/3的病例表达CK7[138]。所有病例均表达MUC2，接近1/3的病例表达MUC1和MUC5AC[138]。与更常见的低级别肿瘤相比，高级别肿瘤更倾向于包含一定数量的嗜铬素阳性的神经内分泌细胞[138]。在分子遗传学水平，阑尾黏液性（以及非黏液性）腺癌常见18q缺失[112]。

腹膜假黏液瘤

腹腔内出现黏液传统上称为**腹膜假黏液瘤**[111,129]。我们认为这个命名应该用于那些有广泛播散（而不是局限在阑尾周围的小黏液池）**和**显微镜下有可以辨认的上皮性肿瘤细胞的病例。事实上，这两个特征经常一起存在。广泛播散的腹膜黏液沉积物内几乎总是伴有可存活的上皮性肿瘤细胞存在（无论这些上皮分化得多么好），而局限于阑尾周围的黏液沉积物多数是无细胞的[140]。按照这种定义，腹膜假黏液瘤可以形成胶冻样结节，有时可引起患者死亡，死亡原因可以是感染，也可以是侵犯周边组织，如膀胱、腹壁和肠管引起的肠梗阻。腹膜假黏液瘤可以累及脾的表面[103]并通过横膈扩散形成胸膜假黏液瘤[116]。腹膜假黏液瘤也可能形成有蒂的腹膜表面息肉[132]。最后，腹膜假黏液瘤能延伸到腹股沟和其他疝囊，事实上，在组织学检查疝修补术标本时本病首次诊断者也不少见[104,143]。相比之下，无细胞且局限的阑尾周围黏液沉积通常可以通过阑尾切除术治愈。然而，当这些黏液沉积物中包含肿瘤性上皮细胞时，则倾向于易复发，并最终形成广泛播散[140]。

有时当一个阑尾黏液性肿瘤与一个形态学相似的卵巢肿瘤并存时，通常伴有腹膜假黏液瘤，但有时也不伴有[128,142]。在少部分病例，卵巢肿瘤为双侧性的，当为单侧性时倾向发生在右侧卵巢。卵巢和阑尾病变常为同时发生，但也可以是一种病变出现在另一种病变切除之后数年[117]。一些学者[121,142,144]认为，卵巢肿瘤系继发于阑尾肿瘤，而另一些学者则倾向于卵巢和阑尾病变均为独立性疾病[1128,133]。虽然争议尚未完全解决[99]，但公平地说，大量免疫组织化学和超微结构证据均支持卵巢肿瘤来自于阑尾肿瘤种植/转移这种假说[100,124,125,134]。类似的结论还来自于一些不寻常的病例，其中可见分化好的黏液性上皮沿子宫内膜和宫颈内膜排列，推测是通过输卵管途径到达这些部位的[115]。

显微镜下，腹膜假黏液瘤的巨大包块是由细胞外黏液组成的，伴有充血、纤维化和间皮反应。其中还存在（为诊断所必需的）通常分化非常好的产生黏液的肿瘤细胞条索。

腺黏蛋白沉积病一词被提议用于这种分化非常好的疾病类型，而**腹膜黏液性癌病**一词保留给细胞结构非典型性更大的病例[126]。这种差别虽然具有预后意义，但应当认识到，这些是指恶性病变的不同级别，并且将病变称为**腺黏蛋白沉积病**可能导致病变的潜在侵袭性生物学行为被低估[96]。

腹膜假黏液瘤的一个有趣问题是细胞外黏液积聚的机制。最近有报道称，假黏液瘤的特征是产生MUC2——一种形成凝胶的黏液，它因与间质构成牢固结合而著称，而且具有肿瘤抑制的活性[94,118]。细胞外黏液积聚的另外一个致病因素是细胞极性的改变，以致造成分泌的糖蛋白主要出现在肿瘤细胞朝向间质的表面。这一点与普通的腺癌不同，腺癌中黏液物质要么是在高分化区域的腺腔面，要么是在低分化区域散布在整个细胞质内。甚至有人提出，细胞极性的改变可能影响细胞增殖的调节，从而引起肿瘤[120]。

现在腹膜假黏液瘤的治疗包括：尽可能多地切除肿瘤（“细胞减灭”），并结合腹腔内化疗[130,131]。预后取决于病变的体积和显微镜下的分化程度[126,139]。

腺 癌

巨大的盲肠癌继发累及阑尾根部的病例并不少见，这些肿瘤有时被错误地认为是原发性阑尾来源的肿瘤。

在除外黏液性囊腺癌和伴有腺体和黏液产生的类癌（腺类癌）（见相应的章节）的诊断之后，阑尾原发性腺癌是一种少见的疾病[145]。它可以位于阑尾的任何部分。其症状类似于急性阑尾炎，实际上，除了癌以外，还常发现炎症存在[151]。显微镜下，其表现与结直肠腺癌基本相同，而且实际上是指结肠型腺癌[135,136]（图1.141）。除了非常表浅的高分化肿瘤可以通过单纯阑尾切除治愈外，治疗应选择右半结肠切除术[150]。正如在结直肠的状况，Dukes分期系统与预后密切相关[151]。

原发性阑尾肿瘤的一种非常罕见的类型是**印戒细胞癌**，与胃的弥漫性癌（皮革癌）相似[149]，需要与胃或乳腺癌转移以及杯状细胞类癌鉴别（见下文）。印戒细胞癌

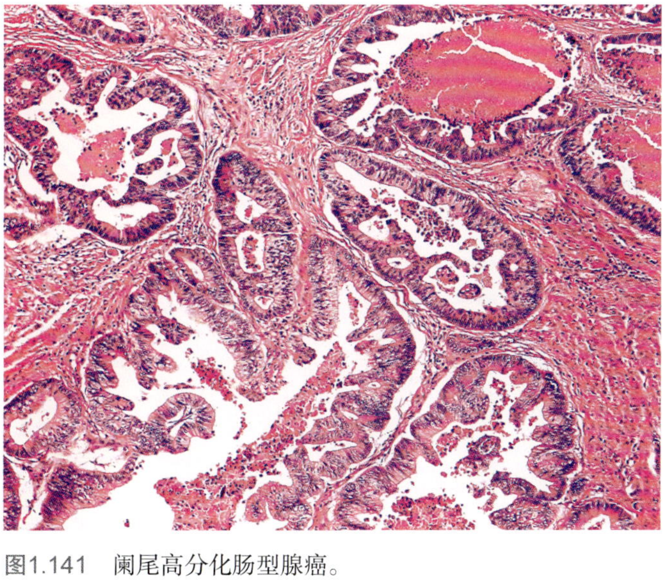

图1.141 阑尾高分化肠型腺癌。

比黏液性类癌具有更为广泛的黏膜受累，更明显的细胞核非典型性，以及更复杂而不规则的浸润方式，并且缺乏神经内分泌分化的超微结构和免疫组织化学特征。另一个差异可能是杯状细胞类癌保存了 E- 钙粘连蛋白和 β- 连环蛋白，而纯粹的印戒细胞腺癌有 E- 钙粘连蛋白和 β- 连环蛋白的丢失 [147]。

有趣的（并且在某种程度上是令人吃惊的）是，结肠型腺癌和黏液性（囊）腺癌之间的微卫星不稳定性、P53 过表达以及 KRAS 突变等遗传学改变几乎完全相同 [146]。

类癌和相关神经内分泌肿瘤

全部或部分由神经内分泌细胞构成的阑尾肿瘤被分成两个不同类型：典型的类癌（伴少量变型），以及杯状细胞类癌及其变型。

典型的（岛屿状）类癌在每 300 例常规切除的阑尾中大约可以发现 1 例 [190]，代表了最常见的阑尾肿瘤 [189]。其发病高峰年龄为 21 ～ 40 岁，但可以发生在任何年龄组，包括儿童 [199]。大多数病例为偶然发现，但也可能因管腔阻塞引起急性阑尾炎而被发现。特殊情况下它们可以分泌 ACTH 并引起 Cushing 综合征样临床表现 [175]。在 Moertel 等 [190] 报道的病例研究中，5 例（4.2%）阑尾类癌伴有回肠类癌，19 例（13%）伴有第二个原发性癌。继发于阑尾类癌的类癌综合征非常少见，并且几乎总是与肝转移的发生相关 [184]。

从阑尾内病变部位来看，在 Moertel 等 [190] 报道的 144 例阑尾类癌中，71% 位于阑尾尖端，22% 位于阑尾体部，7% 位于阑尾根部。70% 的病变直径＜ lcm，只有 2 例的直径为 2cm 或＞ 2cm。大体检查，典型的（岛屿状）类癌质硬，呈灰白色，界限相当清楚，但没有包膜（图 1.142）。福尔马林固定后的肿瘤显示特征性的黄色改变，位于尖端的类癌常常形成典型的“钟锤”结构。很多病变小到仅能在显微镜下发现，这使人怀疑将它们全部当成肿瘤、当成与结节状神经内分泌细胞增生相反的病变是否正确，这些病变类似于在肺支气管扩张见到的“微小瘤”和在慢性炎性胰腺组织内见到的胰岛细胞增生（参见相关章节）。

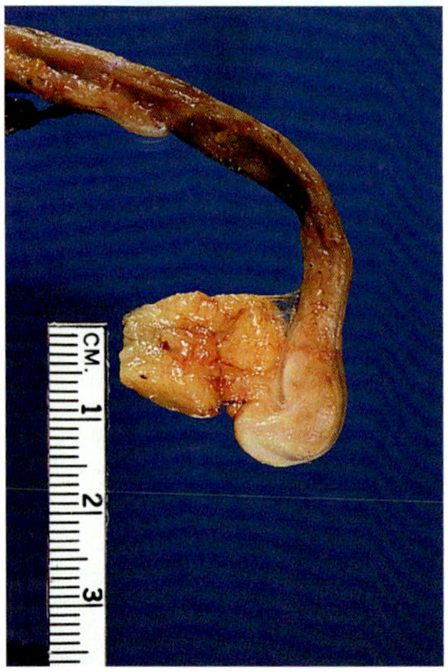

图1.142　阑尾类癌的大体表现。肿瘤呈实性，略呈灰白色，特征性地位于阑尾尖端。显微镜下为典型的（岛屿状）类癌。

显微镜下，典型的（岛屿状）类癌由小而单一的细胞形成实性巢，偶尔伴有腺泡或玫瑰花结形成 [201]（图 1.143）。核分裂象非常少见。肿瘤周边明显回缩，与间质分离。有些肿瘤细胞可出现在阑尾壁内的神经中，这种特征可能与它们的组织发生有关，而不是肿瘤沿神经播散 [167,168,182]。通常均有肌肉和淋巴管浸润，扩散至腹膜表面者也不少见。

绝大多数典型的阑尾类癌由肠嗜铬（enterochromaffin, EC; Kulchitsky）细胞构成。肿瘤细胞为亲银性和嗜银性的；超微结构显示，肿瘤细胞内充满多形性致密核心分泌颗粒；免疫组织化学染色，典型的阑尾类癌显示神经元特异性烯醇化酶（NSE）、嗜铬素 A、突触素、蛋白基因产物 9.5、5- 羟色胺、钙结合蛋白 -D28k 呈阳性反应，并且不恒定地表达多种肽类激素，包括生长抑素、P 物质、YY 肽和胰高血糖素 [156,173,177]。角蛋白染色一般比回肠类癌弱 [209]，CK20 通常为阴性 [181]。肿瘤特征性表达 CDX2，提示其为中肠来源 [174]。肿瘤细胞与 S-100 蛋白阳性的神经鞘样细胞密切相关，这些神经鞘样细胞可能

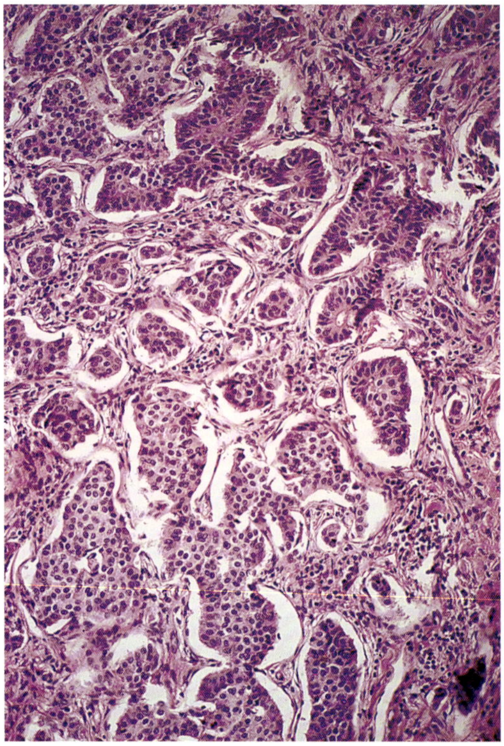

图1.143　典型的类癌。

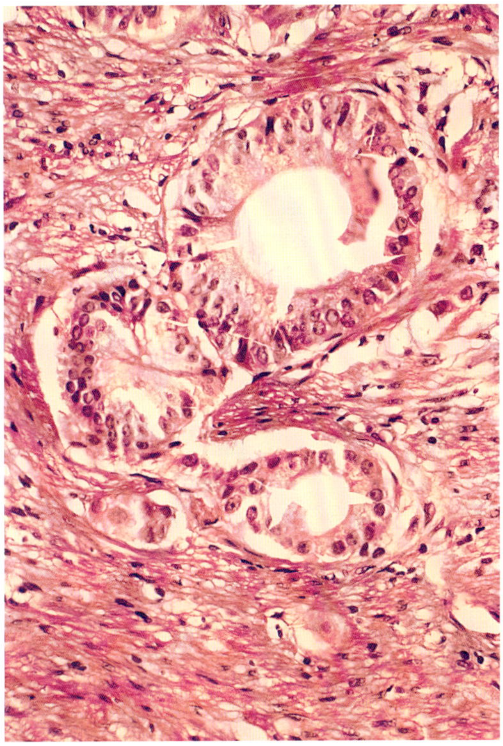

图1.144 管状型腺类癌。

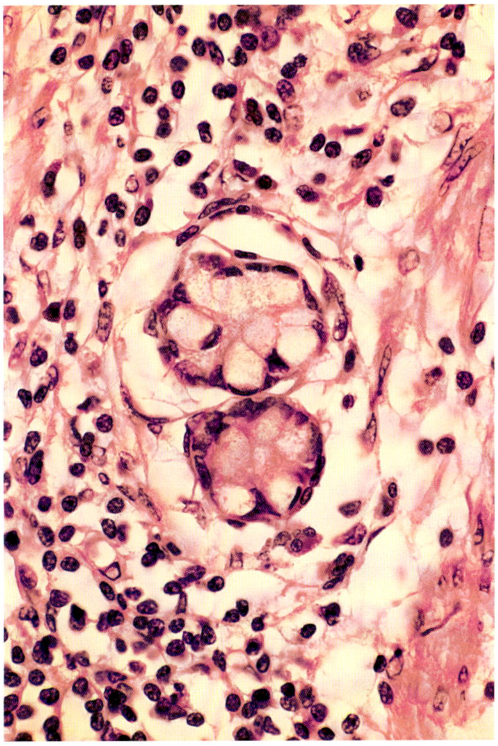

图1.145 杯状细胞型腺类癌。

属于前述的阑尾壁内神经[167]。

少数典型的类癌由 L 细胞而非 EC 细胞构成。它们倾向于形成腺样结构而非实性巢团[164]（图 1.144），并因此被称为管状型腺类癌[208]，但这一名称最好避免使用。与由 EC 细胞构成的类癌相比，那些由 L 细胞构成的类癌多表现为嗜铬素 A 染色呈阴性[210]，而黏蛋白通常呈阳性[167]。这些病例中的 75% 亲银染色呈阳性，89% 嗜银染色呈阳性[208]。缺少核分裂象和非典型性、排列有序、起源于其他正常黏膜腺体的基底部，这些特征可引导我们作出正确诊断，避免与原发性或转移性腺癌混淆。

偶尔，肿瘤细胞胞质内有大的嗜酸性颗粒，类似于 Paneth 细胞，这一特征有时也出现在正常 Kulchitsky 细胞中[187]。免疫组织化学和原位杂交显示，这些肿瘤常常分泌胰高血糖素[156,200]，并与 IgA 也有免疫反应性[149]。其他肿瘤可见胞质透明，这通常是由于脂质沉积（即富于脂质或透明细胞类癌）所致[160,180]。

典型的类癌细胞无疑具有与正常位于肠腺基底的 EC 细胞类似的形态学、免疫组织化学和超微结构特征，但肿瘤是起源于这些 EC 细胞，还是起源于有相似表型的位于黏膜固有层和黏膜下层的与神经密切相关的类似细胞，仍有争议。后者有时形成被称为**上皮下神经内分泌复合体**的独立单位，后者是由 Masson 最先确定的[167,182,185,188,192,194]。

大多数阑尾典型类癌的行为非常隐匿[158]，转移性扩散不常见，常常局限在局部淋巴结并通常发生于肿瘤直径 > 2cm 的病例，但偶尔也有例外[183]。多数作者同意阑尾单纯切除足以治疗 < 1cm 的类癌，而右半结肠切除则适用于 > 2cm 的少见的类癌[166,190,191,196,197]。对于 1 ~ 2cm 大、伴有或不伴有阑尾系膜浸润的类癌的治疗，仍有争议，对年轻患者倾向于施行更为彻底的手术方法[163,196,203]。

杯状细胞类癌是传统的阑尾神经内分泌肿瘤中的另一个主要类型[155,159,176,202]。它也被称为**杯状细胞型腺类癌**[208]、**黏液性类癌**[179]、**微腺体性癌**[211]和**隐窝细胞癌**[172]（见下文）。大体上，杯状细胞类癌可以见于阑尾的任何部分，表现为略带白色的区域，有时为管腔没有扩张的黏液样硬结；急性阑尾炎是一种常见的并发症。显微镜下，杯状细胞类癌的特征表现为突出的黏膜下生长。杯状细胞类癌扩展到肌肉和浆膜层者很常见。除了肿瘤细胞巢和隐窝基底部明显相连的部位以外，黏膜不受侵犯是其特征。杯状细胞类癌本身由小而一致的杯状细胞巢构成，常呈微腺性方式排列，有时伴有细胞外黏液（图 1.145）。具有 Paneth 细胞特征的溶菌酶阳性的细胞也可以作为一种成分[172]，并且局部腺体可类似于 Brunner 腺[182]。杯状细胞类癌黏液卡红和 CEA 染色恒定呈阳性，大约 88% 的病例嗜银染色显示细胞质内颗粒[178,208]（图 1.146）。所有病例 CK20 染色均呈阳性，CK7 在大约 70% 的病例表达且常为局灶阳性[153]。CK18 和 CD99 也常有表达[154]。电镜观察可见黏液小滴和神经分泌型颗粒，其中有些可能位于同一细胞内（“双分泌细胞”）[152,162,195]。这种类型的类癌的形态学、免疫组织化学和超微结构特征表明，正常存在于肠隐窝的所有细胞均可出现在类癌内[172,206]。事实上，小的隐窝样结构也常出

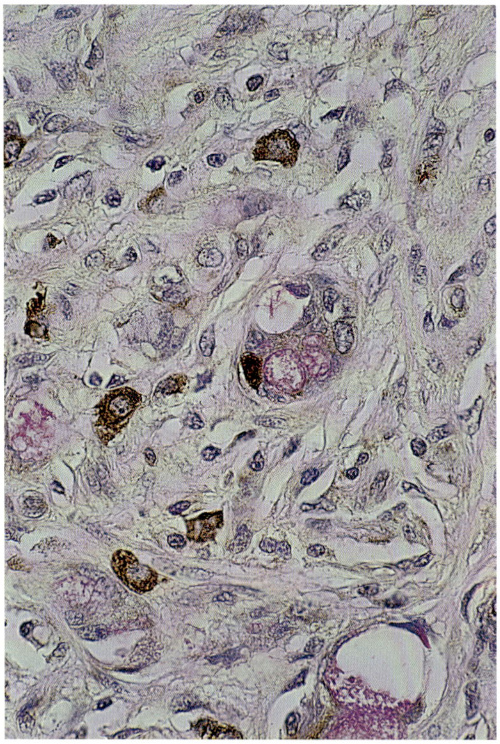

图1.146 杯状细胞型腺类癌，显示Mayer黏液卡红（粉红色）和嗜铬素（棕色）双阳性。一些嗜铬素阳性的细胞位于腺体内，而另一些则表现为孤立成分，周围围绕着富于细胞的间质。

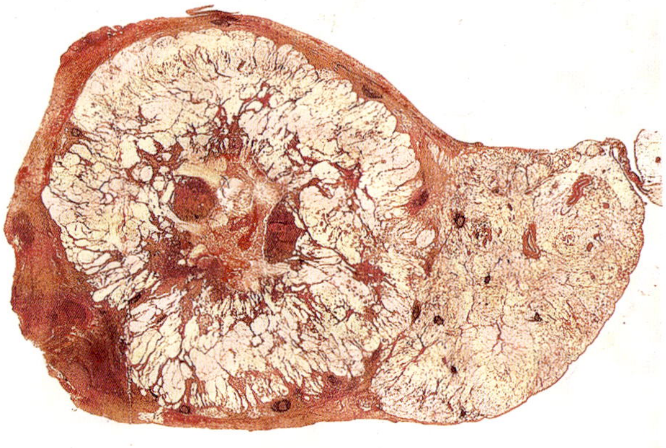

图1.147 杯状细胞型腺类癌显示透壁累及和大量黏蛋白产物。

现在类癌内[157]。因此可能有人会有疑问，将仅仅具有几种神经内分泌成分中的一种成分的肿瘤放到类癌这个范畴里而不强调其中更为显著的成分，是否是明智的。从实际意义来看，重要的是记住，杯状细胞类癌比典型类癌具有更强的侵袭行为，尤其是透壁浸润的肿瘤（图 1.147）或手术时已扩散到盲肠的肿瘤。据报道，8% ~ 20% 的病例可以发生转移[165,193,202,208,211]。卵巢转移特别常见，它们可获得 Krukenberg 瘤的特征[169-177,186]（图 1.148）。

事实上，使问题更为复杂的是，杯状细胞类癌除了

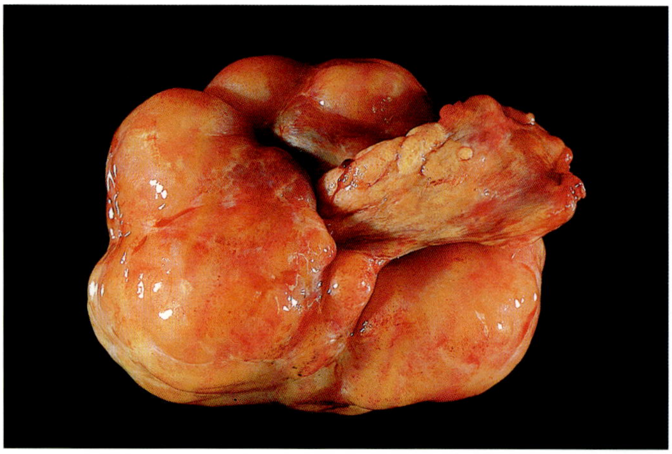

图1.148 阑尾杯状细胞型腺类癌的卵巢转移。有时这是这种类型肿瘤的最初表现。

像上面提到的“单纯”形式（如 Tang 等人提出的 A 组）外，还可以与印戒细胞型腺癌（B 组）或低分化腺癌（C 组）混合存在。后两者具有不良的预后特征[157,181,204,207]。进一步来说，典型的类癌和杯状细胞类癌有时可例外性地一起发生[161]。

对杯状细胞类癌的推荐治疗，不论其是单纯性的还是混合性的，通常均施行右半结肠切除术，尤其是对扩散到阑尾外和（或）核分裂象多的病例[208]。

在结束阑尾神经内分泌肿瘤这一主题之前，应该注意两个个案报道中提到的基本消失的罕见类型：1 例为混合性腺癌 - 小细胞神经内分泌癌[198]，另 1 例被当成阑尾原发性神经节细胞副神经节瘤[205]。

其他病变

阑尾**先天异常**包括阑尾缺如和阑尾重复[232]。

阑尾**异位胃和食管组织**已有报道[218]。

阑尾**黑变病**是指黏膜固有层的巨噬细胞中出现黑色素样色素。它类似于大肠的同名病变，在显微镜下检查儿童和成人的阑尾时都相对常见[221,240]。

子宫内膜异位、输卵管内膜异位和异位蜕膜反应（“蜕膜病”）有时为阑尾浆膜下和肌壁的偶然发现[214,233,237,244]；极少数情况下，子宫内膜异位可以导致阑尾破裂。正如在其他部位一样，它也可以伴有黏液性上皮（“宫颈内膜异位”）和（或）非典型性 / 异型增生性改变[1227]。阑尾子宫内膜异位也可以造成管腔阻塞，伴有黏液囊肿样远端扩张[217]。

阑尾**憩室**常为多发性的（图 1.149）。它们为“假”憩室，发生于薄弱部位，是腔内压力增高的结果。憩室炎可以发生，其临床表现与急性阑尾炎无法区分[216,239]。它们也可以穿孔，有时类似于低级别阑尾黏液性肿瘤[223]。阑尾憩室病可能具有多方面的病因[229]。有时是

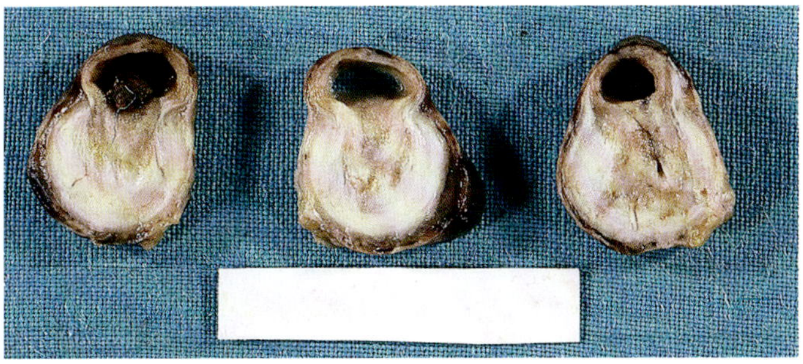

图1.149　阑尾憩室病的横切面。

邻近存在的小而不易察觉的肿瘤引起的结果[219]。阑尾憩室病相对常见于囊性纤维化患者，据推测是由浓缩的黏液引起管腔内压力升高所致[220]。

来自从前阑尾切除术的**内翻性阑尾残端**在钡检查时可能表现为盲肠充盈缺损，类似于一个肿瘤。

阑尾可以自发性**套叠**内陷进入盲肠腔内；可以是整个阑尾套入，也可以是比较常见的仅阑尾根部套入[224,226]。其根本原因常常是淋巴组织增生。

类似于较常见于小肠和胃肠道其他部位的**炎性纤维性息肉**也能累及阑尾[231]。

颗粒细胞瘤可累及阑尾壁[225]。在大约5%的阑尾切除标本中，壁内可见单个或成簇的形态类似于颗粒细胞瘤的颗粒细胞[222]，这些细胞似乎是变化了的平滑肌细胞，而不是神经鞘细胞[242]。

位于阑尾系膜的**副神经节瘤**也曾有描述[215]。

大体形态表现为纤维性闭塞的阑尾**神经瘤**（神经源性增生）50年前曾由Masson详尽描述过[228,230]（图1.150）。最近，免疫组织化学和超微结构研究证实了Masson的论述是正确的[235,243]。内分泌细胞常常出现在肥大的神经束中，类癌很可能就来源于这些细胞。

阑尾或阑尾系膜的**神经纤维瘤**和**神经鞘瘤**也有报道，后者可以是孤立的病变，也可以作为神经纤维瘤病的一个组成部分[234]。

阑尾**血管平滑肌脂肪瘤**也有报道，形态学上类似于所谓的上皮样单型性血管平滑肌脂肪瘤[238]。

在少数情况下，阑尾可以作为**GIST**的原发部位，报道的病例多数具有丝团状（skenoid）纤维特征[231]。**阑尾平滑肌瘤和平滑肌肉瘤**也有单独报道[201]，后者中部分发生在HIV感染患者。

恶性淋巴瘤可以累及阑尾；Burkitt淋巴瘤、大细胞淋巴瘤、低级别B细胞淋巴瘤和粒细胞肉瘤病例可以见到，其中部分临床上可呈阑尾炎表现[232,236,241]。

在HIV感染的个体中，**Kaposi肉瘤**可以累及阑尾并导致急性阑尾炎[245]。

阑尾的**转移性肿瘤**通常来自胃肠道、乳腺或女性生殖道[213]（图1.151）。

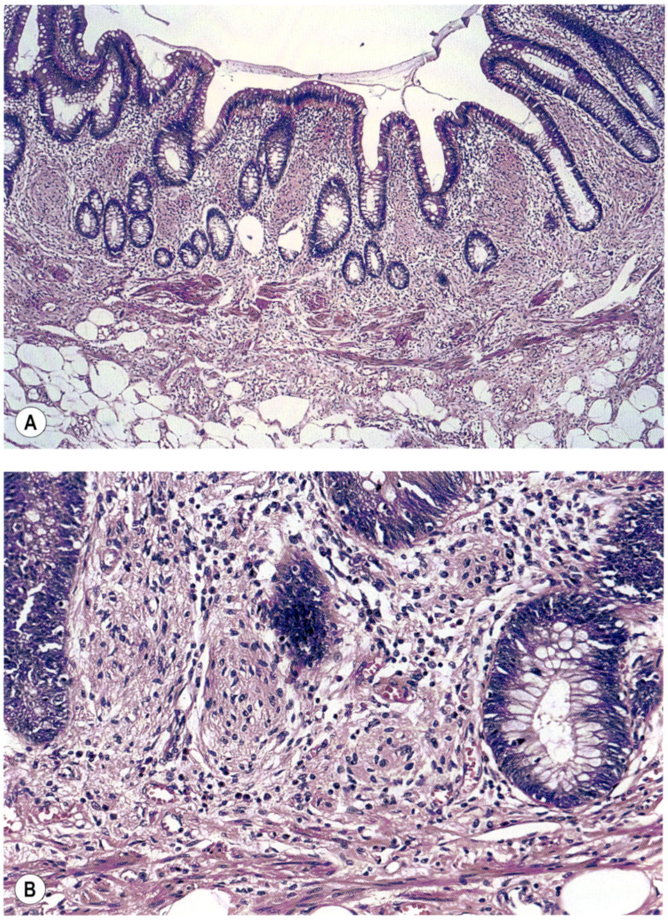

图1.150　A和B，阑尾神经瘤（神经元性增生）的低倍镜和高倍镜表现。这些图像中增生的梭形细胞S-100蛋白免疫反应呈强阳性。

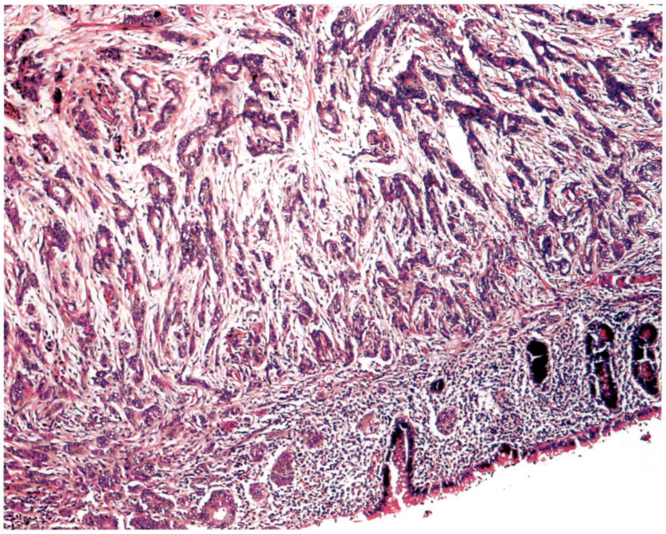

图1.151　乳腺癌转移到阑尾，转移癌被轻度萎缩的黏膜遮盖。

参考文献

NORMAL ANATOMY

1 Andreou P, Blain S, Du Boulay CE. A histopathological study of the appendix at autopsy and after surgical resection. Histopathology 1990, **17**: 427–431.

2 Guidry SP, Poole GV. The anatomy of appendicitis. Am Surg 1994, **60**: 68–71.

3 Millikin PD. Eosinophilic argentaffin cells in the human appendix. Arch Pathol 1974, **98**: 393–395.

4 Gramlich TL, Petras RE. Vermiform appendix. In Mills SE (ed.): Histology for pathologists, ed. 3. Philadelphia, 2007, Lippincott Williams & Wilkins, pp. 649–662.

ACUTE APPENDICITIS

EPIDEMIOLOGY AND PATHOGENESIS

5 Binderow SR, Shaked AA. Acute appendicitis in patients with AIDS/HIV infection. Am J Surg 1991, **162**: 9–12.

6 Bizer LS. Acute appendicitis is rarely the initial presentation of cecal cancer in an elderly patient. J Surg Oncol 1993, **54**: 45–46.

7 Burkitt DP. The aetiology of appendicitis. Br J Surg 1971, **58**: 695–699.

8 Carr NJ. The pathology of acute appendicitis. Ann Diagn Pathol 2000, **4**: 46–58.

9 Dymock RB. Pathological changes in the appendix. A review of 1000 cases. Pathology 1977, **9**: 331–339.

10 Forbes GB, Lloyd-Davies RW. Calculous disease of the vermiform appendix. Gut 1966, **7**: 583–592.

11 Gray GF Jr, Wackym PA. Surgical pathology of the vermiform appendix. Part 2. Pathol Annu 1986, **21**: 111–144.

12 Lamps LW. Appendicitis and infections of the appendix. Semin Diagn Pathol 2004, **21**: 86–97.

13 Luckmann R, Davis P. The epidemiology of acute appendicitis in California. Racial, gender, and seasonal variation. Epidemiology 1991, **2**: 323–330.

14 Nathans AA, Merenstein H, Brown SS. Lymphoid hyperplasia of the appendix. Pediatrics 1955, **12**: 516–524.

15 Peltokallio P. Acute appendicitis associated with carcinoma of the colon. Dis Colon Rectum 1966, **9**: 453–456.

16 Reif RM. Viral appendicitis. Hum Pathol 1981, **12**: 193–196.

17 Sisson RG, Ahlvin RC, Harlow MC. Superficial mucosal ulceration and the pathogenesis of acute appendicitis in childhood. Am J Surg 1971, **122**: 378–380.

18 Wangensteen OH, Dennis C. Experimental proof of the obstructive origin of appendicitis in man. Ann Surg 1939, **110**: 629–647.

19 Whitney TM, Macho JR, Russell TR, Bossart KJ, Heer FW, Schecter WP. Appendicitis in acquired immunodeficiency syndrome. Am J Surg 1992, **164**: 467–470.

20 Zarabi M, LaBach JP. Ganglioneuroma causing acute appendicitis. Hum Pathol 1982, **13**: 1143–1146.

CLINICAL FEATURES

21 Albiston E. The role of radiological imaging in the diagnosis of acute appendicitis. Can J Gastroenterol 2002, **16**: 451–463.

22 Alecce AA, Sullivan SG, Ashworth W. Spontaneous idiopathic segmental infarction of the omentum. Ann Surg 1955, **142**: 316–320.

23 Angel CA, Rao BN, Wrenn E Jr, Lobe TE, Kumar AP. Acute appendicitis in children with leukemia and other malignancies. Still a diagnostic dilemma. J Pediatr Surg 1992, **27**: 476–479.

24 Fedyshin P, Kelvin FM, Rice RP. Nonspecificity of barium enema findings in acute appendicitis. Am J Radiol 1984, **143**: 99–102.

25 Gilmore OJA, Browett JP, Griffin PH, Ross IK, Brodribb AJM, Cooke TJC, Higgs MJ, Williamson RCN. Appendicitis and mimicking conditions. A prospective study. Lancet 1975, **2**: 421–424.

26 Hershko DD, Sroka G, Bahouth H, Ghersin E, Mahajna A, Krausz MM. The role of selective computed tomography in the diagnosis and management of suspected acute appendicitis. Am Surg 2002, **68**: 1003–1007.

27 Malone AJ Jr, Wolf CR, Malmed AS, Melliere BF. Diagnosis of acute appendicitis. Value of unenhanced CT. AJR Am J Roentgenol 1993, **160**: 763–766.

28 Marrero RR Jr, Barnwell S, Hoover EL. Appendicitis in children. A continuing clinical challenge. J Natl Med Assoc 1992, **84**: 850–852.

29 Ooms HW, Koumans RK, Ho Kang You PJ, Puylaert JB. Ultrasonography in the diagnosis of acute appendicitis. Br J Surg 1991, **78**: 315–318.

30 Puig S, Hormann M, Rebhandl W, Felder-Puig R, Prokop M, Paya K. US as a primary diagnostic tool in relation to negative appendectomy: six years experience. Radiology 2003, **226**: 101–104.

31 Reynolds SL. Missed appendicitis in a pediatric emergency department. Pediatr Emerg Care 1993, **9**: 1–3.

32 Thorbjarnarson B, Loehr WJ. Acute appendicitis in patients over the age of sixty. Surg Gynecol Obstet 1967, **125**: 1277–1280.

33 van Dieijen-Visser MP, Go PM, Brombacher PJ. The value of laboratory tests in patients suspected of acute appendicitis. Eur J Clin Chem Clin Biochem 1991, **29**: 749–752.

34 Williams JS, Hale HW Jr. Acute appendicitis in the elderly. Review of 83 cases. Ann Surg 1965, **162**: 208–212.

35 Young VK, Caldwell MT, Watson RG. Correlation of peritoneal aspiration cytology with acute appendicitis. Ir J Med Sci 1993, **162**: 306–308.

PATHOLOGIC FEATURES

36 Baron EJ, Bennion R, Thompson J, Strong C, Summanen P, McTeague M, Finegold SM. A microbiological comparison between acute and complicated appendicitis. Clin Infect Dis 1992, **14**: 227–231.

37 Birch PJ, Richmond I, Bennett MK. Xanthogranulomatous appendicitis. Histopathology 1993, **22**: 597–598.

38 Butler C. Surgical pathology of acute appendicitis. Hum Pathol 1981, **12**: 870–878.

39 Carr NJ, Montgomery E. Patterns of healing in the appendix. The morphologic changes in resolving primary acute appendicitis and a comparison with Crohn's disease. Int J Surg Pathol 1994, **2**: 23–30.

40 Lee S, Ogilvie RT, Dupre M, Gao ZH. Intravascular lymphocytosis in acute appendicitis: potential mimicry of chronic lymphocytic leukaemia. Histopathology 2009, **55**: 660–664.

41 Mueller BA, Daling JR, Moore DE, Weiss NS, Spadoni LR, Stadel BV, Soules MR. Appendectomy and the risk of tubal infertility. N Engl J Med 1986, **315**: 1506–1508.

42 Mukherjee A, Schlenker E, LaMasters T, Johnson M, Brunz J, Thomas E. Periappendicitis: is it a clinical entity? Am Surg 2002, **68**: 913–916.

43 Nemeth L, Reen DJ, O'Briain DS, McDermott M, Puri P. Evidence of an inflammatory pathologic condition in 'normal' appendices following emergency appendectomy. Arch Pathol Lab Med 2001, **125**: 759–764.

44 Remington JH, McDonald JR. Vascular thrombosis in acute appendicitis. Surgery 1948, **24**: 787–792.

45 Rex JC, Harrison EG Jr, Priestley JT. Appendicitis and ligneous perityphlitis. Arch Surg 1961, **82**: 735–745.

46 Roberts JK, Behravesh M, Dmitrewski J. Macroscopic findings at appendicectomy are unreliable: implications for laparoscopy and malignant conditions of the appendix. Int J Surg Pathol 2008, **16**: 386–390.

47 Sisson RG, Ahlvin RC, Harlow MC. Superficial mucosal ulceration and the pathogenesis of acute appendicitis in childhood. Am J Surg 1971, **122**: 378–380.

48 Thadepalli H, Mandal AK, Chuah SK, Lou MA. Bacteriology of the appendix and the ileum in health and in appendicitis. Am Surg 1991, **57**: 317–322.

49 Therkelsen F. On histologic diagnosis of appendicitis. Acta Chir Scand 1948, **94**(Suppl 108): 1–48.

50 Tsuji M, Puri P, Reen DJ. Characterization of the local inflammatory response in appendicitis. J Pediatr Gastroenterol Nutr 1993, **16**: 43–48.

51 Young RH. Howard Atwood Kelly, Elizabeth Hurdon, and their great work: 'The vermiform appendix and its diseases'. Semin Diagn Pathol 2004, **21**: 77–85.

TREATMENT

52 Berry J Jr, Malt RA. Appendicitis near its centenary. Ann Surg 1984, **200**: 567–575.

53 Maxwell JM, Ragland JJ. Appendicitis. Improvements in diagnosis and treatment. Am Surg 1991, **57**: 282–285.

54 Scully RE, Vickery AL. Surgical pathology at the hospitals of Harvard Medical School. In Rosai J (ed.): Guiding the surgeon's hand. The history of American Surgical Pathology. Washington DC, 1997, American Registry of Pathology, pp. 88–89.

55 Williams GR. A history of appendicitis. With anecdotes illustrating its importance. Ann Surg 1983, **197**: 495–506.

CHRONIC APPENDICITIS

56 Xiong S, Puri P, Nemeth L, O'Briain DS, Reen DJ. Neuronal hypertrophy in acute appendicitis. Arch Pathol Lab Med 2000, **124**: 1429–1433.

OTHER INFLAMMATORY PROCESSES

57 AbdullGaffar B. Granulomatous diseases and granulomas of the appendix. Int J Surg Pathol 2010, **18**: 14–20.

58 Allen DC, Biggart JD. Granulomatous disease in the vermiform appendix. J Clin Pathol 1983, **36**: 632–638.

59 Ariel I, Vinograd I, Hershlag A, Olsha O, Argov S, Klausner JM, Rabau MY, Freund U, Rosenmann E. Crohn's disease isolated to the appendix. Truths and fallacies. Hum Pathol 1986, **17**: 1116–1121.

60 Bennion RS, Thompson JE Jr, Gil J, Schmit PJ. The role of *Yersinia enterocolitica* in appendicitis in the southwestern United States. Am Surg 1991, **57**: 766–768.

61 Burke AP, Sobin LH, Virmani R. Localized vasculitis of the gastrointestinal tract. Am J Surg Pathol 1995, **19**: 338–349.

62 Collins DC. 71,000 human appendix specimens. A final report, summarizing forty years' study. Am J Proctol 1963, **14**: 265–281.

63 Cullinane DC, Schultz SC, Zellos L, Holt RW. Sarcoidosis manifesting as acute appendicitis: report of a case. Dis Colon Rectum 1997, **40**: 109–111.

64 Davison AM, Dixon MF. The appendix as a 'skip lesion' in ulcerative colitis. Histopathology 1990, **16**: 93–95.

65 Dieterich DT, Kim MH, McMeeding A, Rotterdam H. Cytomegalovirus appendicitis in a patient with acquired immunodeficiency syndrome. Am J Gastroenterol 1991, **86**: 904–906.

66 Dudley TH Jr, Dean PJ. Idiopathic granulomatous appendicitis, or Crohn's disease of the appendix revisited. Hum Pathol 1993, **24**: 595–601.

67 Galloway WH. Appendicitis in the course of measles. Br Med J 1957, **2**: 1412–1414.

68 Gaulier A, Sabatier P, Prevot S, Fournier JG. Do measles early giant cells result from fusion of non-infected cells? An immunohistochemical and in situ hybridization study in a case of morbillous appendicitis. Virchows Arch [A] 1991, **419**: 245–249.

69 Goldblum JR, Appelman HD. Appendiceal involvement in ulcerative colitis. Mod Pathol 1992, **5**: 607–610.

70 Guo G, Greenson JK. Histopathology of interval (delayed) appendectomy specimens. Am J Surg Pathol 2003, **27**: 1147–1151.

71 Huang JC, Appelman HD. Another look at chronic appendicitis resembling Crohn's disease. Mod Pathol 1996, **9**: 975–981.

72 Kahn E, Markowitz J, Daum F. The appendix in inflammatory bowel disease in children. Mod Pathol 1992, **5**: 380–383.

73 Kroft SH, Stryker SJ, Rao MS. Appendiceal involvement as a skip lesion in ulcerative colitis. Mod Pathol 1994, **7**: 912–914.

74 Lamps LW, Madhusudhan KT, Greenson JK, Pierce RH, Massoll NA, Chiles MC, Dean PJ, Scott MA. The role of *Yersinia enterocolitica* and *Yersinia pseudotuberculosis* in granulomatous appendicitis: a histologic and molecular study. Am J Surg Pathol 2001, **25**: 508–515.

75 Lauwers GY, Perez-Atayde A, Dorfman RF, Rosai J. The digestive system manifestations of Rosai-Dorfman disease (sinus histiocytosis with massive lymphadenopathy): review of 11 cases. Hum Pathol 2000, **31**: 380–385.

76 Malik AK, Hanum N, Yip CH. Acute isolated amoebic appendicitis. Histopathology 1994, **24**: 87–88.

77 Moyana TN. Necrotizing arteritis of the vermiform appendix. A clinicopathologic study of 12 cases. Arch Pathol Lab Med 1988, **112**: 738–741.

78 Moyana TN, Kulaga A, Xiang J. Granulomatous appendicitis in acute myeloblastic leukaemia: expanding the clinicopathologic spectrum of invasive candidiasis. Arch Pathol Lab Med 1996, **120**: 203–205.

79 Neumayer LA, Makar R, Ampel NM, Zukoski CF. Cytomegalovirus appendicitis in a patient with human immunodeficiency virus infection. Case report and review of the literature. Arch Surg 1993, **128**: 467–468.

80 Noodleman JS. Eosinophilic appendicitis. Demonstration of *Strongyloides stercoralis* as a causative agent. Arch Pathol Lab Med 1981, **105**: 148–149.

81 O'Brien A, O'Briain DS. Infectious mononucleosis. Appendiceal lymphoid tissue involvement parallels characteristic lymph node changes. Arch Pathol Lab Med 1985, **109**: 680–682.

82 Oren R, Rachmilewitz D. Preoperative clues to Crohn's disease in suspected, acute appendicitis. Report of 12 cases and review of the literature. J Clin Gastroenterol 1992, **15**: 306–310.

83 Paik SY, Oh JT, Choi YJ, Know KW, Yang WI. Measles-related appendicitis: differing histologic findings according to the stage. Arch Pathol Lab Med 2002, **126**: 82–84.

84 Ramsden K, Freeth M. Cryptosporidial infection presenting as an acute appendicitis. Histopathology 1989, **14**: 209–211.

85 Satti MB, Tamimi DM, Sohaibani MA, Quorain AA. Appendicular schistosomiasis. A cause of clinical acute appendicitis? J Clin Pathol 1987, **40**: 424–428.

86 Scott IS, Sheaff M, Coumbe A, Freakins RM, Rampton DS. Appendiceal inflammation in ulcerative colitis. Histopathology 1998, **33**: 168–173.

87 Stangl PC, Herbst F, Birner P, Oberhuber G. Crohn's disease of the appendix. Virchows Arch 2002, **440**: 397–403.

88 Stemmerman GN. Eosinophilic granuloma of the appendix. A study of its relation to *Strongyloides* infestation. Am J Clin Pathol 1961, **36**: 524–531.

89 Timmcke AE. Granulomatous appendicitis. Is it Crohn's disease? Report of a case and review of the literature. Am J Gastroenterol 1986, **81**: 283–287.

90 Tinker MA, Viswanathan B, Laufer H, Margolis IB. Acute appendicitis and pernicious anemia as complications of gastrointestinal sarcoidosis. Am J Gastroenterol 1984, **79**: 868–872.

91 van Spreeuwel JP, Lindeman J, Bax R, Elbers HJR, Sybrandy R, Meijer CJLM. *Campylobacter*-associated appendicitis. Prevalence and clinicopathologic features. Pathol Annu 1987, **22**(Pt 1): 55–65.

92 Vinuela A, Fernandez-Rojo F, Martinez-Merino A. *Oxyuris* granulomas of pelvic peritoneum and appendicular wall. Histopathology 1979, **3**: 69–77.

93 Wiebe BM. Appendicitis and *Enterobius vermicularis*. Scand J Gastroenterol 1991, **26**: 336–338.

TUMORS

MUCINOUS TUMORS AND TUMORLIKE CONDITIONS (INCLUDING SO-CALLED 'MUCOCELE'); PSEUDOMYXOMA PERITONEI

94 Adsay NV, Merati K, Nassar H, Shia J, Sarkar F, Pierson CR, Cheng JD, Visscher DW, Hruban RH, Klimstra DS. Pathogenesis of colloid carcinoma of exocrine organs. Coupling of gel-forming mucin (MUC2) production with altered cell polarity and abnormal cell-stroma interaction may be the key factor in the morphogenesis and indolent behavior of colloid carcinoma in the breast and pancreas. Am J Surg Pathol 2003, **27**: 571–578.

95 Bellizzi AM, Rock J, Marsh WL, Frankel WL. Serrated lesions of the appendix: a morphologic and immunohistochemical appraisal. Am J Clin Pathol 2010, **133**: 623–632.

96 Bradley RF, Stewart JH 4th, Russell GB, Levine EA, Geisinger KR. Pseudomyxoma peritonei of appendiceal origin: a clinicopathologic analysis of 101 patients uniformly treated at a single institution, with literature review. Am J Surg Pathol 2006, **30**: 551–559.

97 Carr NJ, Sobin LH. Unusual tumors of the appendix and pseudomyxoma peritonei. Semin Diagn Pathol 1996, **13**: 314–325.

98 Cheng KK. An experimental study of mucocele of the appendix and pseudomyxoma peritonei. J Pathol Bacteriol 1940, **61**: 217–225.

99 Chuaqui RF, Zhuang Z, Emmert-Buck MR, Bryant BR, Nogales F, Tavassoli FA, Merino MJ. Genetic analysis of synchronous mucinous tumors of the ovary and appendix. Hum Pathol 1996, **27**: 165–171.

100 Cuatrecasas M, Matias-Guiu X, Prat J. Synchronous mucinous tumors of the appendix and the ovary associated with pseudomyxoma peritonei: a clinicopathologic study of six cases with comparative analysis of c-Ki-ras mutations. Am J Surg Pathol 1996, **20**: 739–746.

101 Darby AJ, Doctor A. Villous papilloma of the appendix associated with mucocoele and intussusception. Postgrad Med J 1974, **50**: 650–654.

102 Driman DK, Melega DE, Vilos GA, Plewes EA. Mucocele of the appendix secondary to endometriosis. Report of two cases, one with localized pseudomyxoma peritonei. Am J Clin Pathol 2000, **113**: 860–864.

103 Du Plessis DG, Louw JA, Wranz PA. Mucinous epithelial cysts of the spleen associated with pseudomyxoma peritonei. Histopathology 1999, **35**: 551–557.

104 Esquivel J, Sugarbaker PH. Pseudomyxoma peritonei in a hernia sac: analysis of 20 patients in whom mucoid fluid was found during a hernia repair. Eur J Surg Oncol 2001, **27**: 54–58.

105 Hameed K. Villous adenoma of the vermiform appendix with Cushing's syndrome. Ultrastructural study of a case. Cancer 1971, **27**: 681–686.

106 Higa E, Rosai J, Pizzimbono CA, Wise L. Mucosal hyperplasia, mucinous cystadenoma and mucinous cystadenocarcinoma of the appendix. A reevaluation of appendiceal 'mucocele'. Cancer 1973, **32**: 1525–1541.

107 Hilsabeck JR, Judd ES Jr, Woolner LB. Carcinoma of the vermiform appendix. Surg Clin North Am 1951, **31**: 995–1011.

108 Klemi PJ, Nevalainen TJ, Aho AJ. The histogenesis of mucinous cystadenoma of the appendix. Arch Pathol 1980, **104**: 162–163.

109 Lamps LW, Gray GF, Dilday BR, Washington MK. The coexistence of low-grade mucinous neoplasms of the appendix and appendiceal diverticula: a possible role in the pathogenesis of pseudomyxoma peritonei. Mod Pathol 2000, **13**: 495–501.

110 Landen S, Bertrand C, Maddern GJ, Herman D, Pourbaix A, de Neve A, Schmitz A. Appendiceal mucoceles and pseudomyxoma peritonei. Surg Gynecol Obstet 1992, **175**: 401–404.

111 Little JM, Halliday JP, Glenn DC. Pseudomyxoma peritonei. Lancet 1969, **2**: 659–663.

112 Maru DM, Canada A, Rashid A, Wu TT, Cleary KC, Hamilton SR. Frequent 18q loss in appendiceal mucinous and non-mucinous adenocarcinoma [abstract]. Mod Pathol 2003, **16**: 127A.

113 Misdraji J, Yantiss RK, Graeme-Cook FM, Balis UJ, Young RH. Appendiceal mucinous neoplasms: a clinicopathological analysis of 107 cases. Am J Surg Pathol 2003, **27**: 1089–1103.
114 Misdraji J, Young RH. Primary epithelial neoplasms and other epithelial lesions of the appendix (excluding carcinoid tumors). Semin Diagn Pathol 2004, **21**: 120–133.
115 Moore WF, Bentley RC, Kim KR, Olatidoye B, Gray SR, Robboy SJ. Goblet-cell mucinous epithelium lining the endometrium and endocervix: evidence of a metastasis from an appendiceal primary tumor through the use of cytokeratin-7 and -20 immunostains. Int J Gynecol Pathol 1998, **17**: 363–367.
116 Mortman KD, Sugarbaker PA, Shmookler BM, DeGuzman VC, Soberman MS. Pulmonary metastases in pseudomyxoma peritonei syndrome. Ann Thorac Surg 1997, **64**: 1434–1436.
117 Nogales FF, Caballero T, Fernandez PL, Linares J, Ruiz-Avila I. Pseudomyxoma peritonei et ovarii associated with sequential ovarian and appendicular tumors and acromegaly. Gynecol Oncol 1991, **40**: 78–80.
118 O'Connell JT, Tomlinson JS, Roberts AA, McGonigle KF, Barsky SH. Pseudomyxoma peritonei is a disease of MUC2-expressing goblet cells. Am J Pathol 2002, **161**: 551–564.
119 Pai RK, Beck AH, Norton JA, Longacre TA. Appendiceal mucinous neoplasms: clinicopathologic study of 116 cases with analysis of factors predicting recurrence. Am J Surg Pathol 2009, **33**: 1425–1439.
120 Peifer M. Travel bulletin – traffic jams cause tumors. Science 2000, **289**: 67–69.
121 Prayson RA, Hart WR, Petras RE. Pseudomyxoma peritonei. A clinicopathologic study of 19 cases with emphasis on site of origin and nature of associated ovarian tumors. Am J Surg Pathol 1994, **18**: 591–603.
122 Qizilbash AH. Hyperplastic (metaplastic) polyps of the appendix. Report of 19 cases. Arch Pathol 1974, **97**: 385–388.
123 Qizilbash AH. Mucoceles of the appendix. Their relationship to hyperplastic polyps, mucinous cystadenomas, and cystadenocarcinomas. Arch Pathol 1975, **99**: 548–555.
124 Ronnett BM, Kurman RJ, Shmookler BM, Sugarbaker PH, Young RH. The morphologic spectrum of ovarian metastases of appendiceal adenocarcinomas: a clinicopathologic and immunohistochemical analysis of tumors often misinterpreted as primary ovarian tumors or metastatic tumors from other gastrointestinal sites. Am J Surg Pathol 1997, **21**: 1144–1155.
125 Ronnett BM, Shmookler BM, Diener-West M, Sugarbaker PH, Kurman RJ. Immunohistochemical evidence supporting the appendiceal origin of pseudomyxoma peritonei in women. Int J Gynecol Pathol 1997, **16**: 1–9.
126 Ronnett BM, Yan H, Kurman RJ, Shmookler BM, Wu L, Sugarbaker PH. Patients with pseudomyxoma peritonei associated with disseminated peritoneal adenomucinosis have a significantly more favorable prognosis than patients with peritoneal mucinous carcinomatosis. Cancer 2001, **92**: 85–91.
127 Schwartz MR. Mucoceles and epithelial tumors of the appendix: a new look at nomenclature and prognostic factors. Adv Anat Pathol 1996, **3**: 355–361.
128 Seidman JD, Elsayed AM, Sobin LH, Tavassoli FA. Association of mucinous tumors of the ovary and appendix. A clinicopathologic study of 25 cases. Am J Surg Pathol 1993, **17**: 22–34.
129 Smith JW, Kemeny N, Caldwell C, Banner P, Sigurdson E, Huvos A. Pseudomyxoma peritonei of appendiceal origin. The Memorial Sloan-Kettering Cancer Center experience. Cancer 1992, **70**: 396–401.
130 Sugarbaker PH. Cytoreduction including total gastrectomy for pseudomyxoma peritonei. Br J Surg 2002, **89**: 208–212.
131 Sugarbaker PH, Chang D. Results of treatment of 385 patients with peritoneal surface spread of appendiceal malignancy. Ann Surg Oncol 1999, **6**: 727–731.
132 Sugarbaker PH, Yan H, Shmookler B. Pedunculated peritoneal surface polyps in pseudomyxoma peritonei syndrome. Histopathology 2001, **39**: 525–528.
133 Sumithran E, Susil BJ. Concomitant mucinous tumors of appendix and ovary. Result of a neoplastic field change? Cancer 1992, **70**: 2980–2983.
134 Szych C, Staebler A, Connolly DC, Wu R, Cho KR, Ronnett BM. Molecular genetic evidence supporting the clonality and appendiceal origin of pseudomyxoma peritonei in women. Am J Pathol 1999, **154**: 1849–1855.
135 Williams GR, du Boulay CE, Roche WR. Benign epithelial neoplasms of the appendix. Classification and clinical associations. Histopathology 1992, **21**: 447–451.
136 Williams RA, Whitehead R. Non-carcinoid epithelial tumours of the appendix – a proposed classification. Pathology 1986, **18**: 50–53.
137 Wolff M, Ahmed N. Epithelial neoplasms of the vermiform appendix (exclusive of carcinoid). Part II. Cystadenomas, papillary adenomas, and adenomatous polyps of the appendix. Cancer 1976, **37**: 2511–2522.
138 Yajima N, Wada R, Yamagishi S, Mizukami H, Itabashi C, Yagihashi S. Immunohistochemical expressions of cytokeratins, mucin core proteins, p53, and neuroendocrine cell markers in epithelial neoplasm of appendix. Hum Pathol 2005, **36**: 1217–1225.
139 Yan H, Pestieau SR, Shmookler BM, Sugarbaker PH. Histopathologic analysis in 46 patients with pseudomyxoma peritonei syndrome: failure versus success with a second-look operation. Mod Pathol 2001, **14**: 164–171.
140 Yantiss RK, Shia J, Klimstra DS, Hahn HP, Odze RD, Misdraji J. Prognostic significance of localized extra-appendiceal mucin deposition in appendiceal mucinous neoplasms. Am J Surg Pathol 2009, **33**: 248–255.
141 Younes M, Katikaneni PR, Lechago J. Association between mucosal hyperplasia of the appendix and adenocarcinoma of the colon. Histopathology 1995, **26**: 33–37.
142 Young RH, Gilks CB, Scully RE. Mucinous tumors of the appendix associated with mucinous tumors of the ovary and pseudomyxoma peritonei. A clinicopathological analysis of 22 cases supporting an origin in the appendix. Am J Surg Pathol 1991, **15**: 415–429.
143 Young RH, Rosenberg AE, Clement PB. Mucin deposits within inguinal hernia sacs: a presenting finding of low-grade mucinous cystic tumors of the appendix. A report of two cases and a review of the literature. Mod Pathol 1997, **10**: 1228–1232.
144 Young RH. Pseudomyxoma peritonei and selected other aspects of the spread of appendiceal neoplasms. Semin Diagn Pathol 2004, **21**: 134–150.

ADENOCARCINOMA

145 Carr NJ, McCarthy WF, Sobin LH. Epithelial noncarcinoid tumors and tumor-like lesions of the appendix. A clinicopathologic study of 184 patients with a multivariate analysis of prognostic factors. Cancer 1995, **75**: 757–768.
146 Kabbani W, Houlihan PS, Luthra R, Hamilton SR, Rashid A. Mucinous and nonmucinous appendiceal adenocarcinomas: different clinicopathological features but similar genetic alterations. Mod Pathol 2002, **15**: 599–605.
147 Li CC, Hirokawa M, Qian ZR, Xu B, Sano T. Expression of E-cadherin, beta-catenin, and Ki-57 in goblet cell carcinoids of the appendix: an immunohistochemical study with clinical correlation. Endocr Pathol 2002, **13**: 47–58.
148 McCusker ME, Cotè TR, Clegg LX, Sobin LH. Primary malignant neoplasms of the appendix: a population-based study from the surveillance, epidemiology and end-result program, 1973–1998. Cancer 2002, **94**: 3307–3312.
149 Qizilbash AH. Primary adenocarcinoma of the appendix. A clinicopathological study of 11 cases. Arch Pathol 1975, **99**: 556–562.
150 Steinberg M, Cohn I Jr. Primary adenocarcinoma of the appendix. Surgery 1967, **61**: 644–660.
151 Wolff M, Ahmed N. Epithelial neoplasms of the vermiform appendix (exclusive of carcinoid). Part I. Adenocarcinoma of the appendix. Cancer 1976, **37**: 2493–2510.

CARCINOID TUMOR AND RELATED NEUROENDOCRINE NEOPLASMS

152 Abt AB, Carter SL. Goblet cell carcinoid of the appendix. An ultrastructural and histochemical study. Arch Pathol Lab Med 1976, **100**: 301–306.
153 Alsaad KO, Serra S, Schmitt A, Perren A, Chetty R. Cytokeratins 7 and 20 immunoexpression profile in goblet cell and classical carcinoids of appendix. Endocr Pathol 2007, **18**: 16–22.
154 Alsaad KO, Serra S, Perren A, Hsieh E, Chetty R. CK19 and CD99 immunoexpression profile in goblet cell (mucin-producing neuroendocrine tumors) and classical carcinoids of the vermiform appendix. Int J Surg Pathol 2007, **15**: 252–257. [Alsaad-2]
155 Anderson NH, Somerville JE, Johnston CF, Hayes DM, Buchanan KD, Sloan JM. Appendiceal goblet cell carcinoids. A clinicopathological and immunohistochemical study. Histopathology 1991, **18**: 61–65.
156 Burke AP, Sobin LH, Federspiel BH, Shekitka KM. Appendiceal carcinoids. Correlation of histology and immunohistochemistry. Mod Pathol 1989, **2**: 630–637.
157 Burke AP, Sobin LH, Federspiel BH, Shekitka KM, Helwig EB. Goblet cell carcinoids and related tumors of the vermiform appendix. Am J Clin Pathol 1990, **94**: 27–35.
158 Carr NJ, Sobin LH. Neuroendocrine tumors of the appendix. Semin Diagn Pathol 2004, **21**: 108–119.
159 Chen V. Goblet cell carcinoid tumors of the appendix. Arch Pathol Lab Med 1979, **103**: 180–182.
160 Chetty R, Serra S. Lipid-rich and clear cell neuroendocrine tumors ('carcinoids') of the appendix: potential confusion with goblet cell carcinoid. Am J Surg Pathol 2010, **34**: 401–404.
161 Chetty R, Klimstra DS, Henson DE, Albores-Saavedra J. Combined classical carcinoid and goblet cell carcinoid tumor: a new morphologic variant of carcinoid tumor of the appendix. Am J Surg Pathol 2010, **34**: 1163–1167.
162 Cooper PH, Warkel RL. Ultrastructure of the goblet cell type of adenocarcinoid of the appendix. Cancer 1978, **42**: 2687–2695.
163 Deschamps L. Endocrine tumors of the appendix. Arch Pathol Lab Med 2010, **134**: 871–875.

164 Dische FE. Argentaffin and non-argentaffin carcinoid tumours of the appendix. J Clin Pathol 1968, **21**: 60–66.

165 Edmonds P, Merino MJ, LiVolsi VA, Duray PH. Adenocarcinoid (mucinous carcinoid) of the appendix. Gastroenterology 1984, **86**: 302–309.

166 Glasser CM, Bhagavan BS. Carcinoid tumors of the appendix. Arch Pathol Lab Med 1980, **104**: 272–275.

167 Goddard MJ, Lonsdale RN. The histogenesis of appendiceal carcinoid tumours. Histopathology 1992, **20**: 345–349.

168 Hirose T, Sano T, Hizawa K. Ultrastructural study on an appendiceal carcinoid tumor showing intra-nerve fiber growth. Acta Pathol Jpn 1986, **36**: 123–131.

169 Hirschfield LS, Kahn LB, Winkler B, Bochner RZ, Gibstein AA. Adenocarcinoid of the appendix presenting as bilateral Krukenberg's tumor of the ovaries. Immunohistochemical and ultrastructural studies and literature review. Arch Pathol Lab Med 1985, **109**: 930–933.

170 Hristov AC, Young RH, Vang R, Yemelyanova AV, Seidman JD, Ronnett BM. Ovarian metastases of appendiceal tumors with goblet cell carcinoidlike and signet ring cell patterns: a report of 30 cases. Am J Surg Pathol 2007, **31**: 1502–1511.

171 Ikeda E, Tsutsumi Y, Yoshida H, Yanagi K. Goblet cell carcinoid of the vermiform appendix with ovarian metastasis mimicking mucinous cystadenocarcinoma. Acta Pathol Jpn 1991, **41**: 455–460.

172 Isaacson P. Crypt cell carcinoma of the appendix (so-called adenocarcinoid tumor). Am J Surg Pathol 1981, **5**: 213–224.

173 Iwafuchi M, Watanabe H, Kijima H, Ajioka Y, Shimoda T, Iwashita A, Ito S. Immunohistochemical and ultrastructural studies of twelve argentaffin and six argyrophil carcinoids of the appendix vermiformis. Hum Pathol 1990, **21**: 773–780.

174 Jaffee IM, Rahmani M, Singhal MG, Younes M. Expression of the intestinal transcription factor CDX2 in carcinoid tumors is a marker of midgut origin. Arch Pathol Lab Med 2006, **130**: 1522–1526.

175 Johnston WH, Waisman J. Carcinoid tumor of the vermiform appendix with Cushing's syndrome. Cancer 1971, **27**: 681–686.

176 Kanthan R, Saxena A, Kanthan SC. Goblet cell carcinoids of the appendix: immunophenotype and ultrastructural study. Arch Pathol Lab Med 2001, **125**: 386–390.

177 Katsetos CD, Jami MM, Krishna L, Jackson R, Patchefsky AS, Cooper HS. Novel immunohistochemical localization of 28,000 molecular-weight (Mr) calcium binding protein (calbindin-D28k) in enterochromaffin cells of the human appendix and neuroendocrine tumors (carcinoids and small-cell carcinomas) of the midgut and foregut. Arch Pathol Lab Med 1994, **118**: 633–639.

178 Klappenbach RS, Kurman RJ, Sinclair CF, James LP. Composite carcinoma–carcinoid tumors of the gastrointestinal tract. A morphologic, histochemical, and immunocytochemical study. Am J Clin Pathol 1985, **84**: 137–143.

179 Klein HZ. Mucinous carcinoid tumor of the vermiform appendix. Cancer 1974, **33**: 770–777.

180 La Rosa S, Finzi G, Puppa G, Capella C. Lipid-rich variant of appendiceal well-differentiated endocrine tumor (carcinoid). Am J Clin Pathol 2010, **133**: 809–814.

181 Lin BT, Gown AM. Mixed carcinoid and adenocarcinoma of the appendix: report of 4 cases with immunohistochemical studies and a review of the literature. Appl Immunohistochem Mol Morphol 2004, **12**: 271–276.

182 Lundqvist M, Wilander E. A study of the histopathogenesis of carcinoid tumors of the small intestine and appendix. Cancer 1987, **60**: 201–206.

183 MacGillivray DC, Heaton RB, Rushin JM, Cruess DF. Distant metastasis from a carcinoid tumor of the appendix less than one centimeter in size. Surgery 1992, **111**: 466–471.

184 Markgraf WH, Dunn TM. Appendiceal carcinoid with carcinoid syndrome. Am J Surg 1964, **107**: 730–732.

185 Masson P. Carcinoids (argentaffin-cell tumors) and nerve hyperplasia of the appendicular mucosa. Am J Pathol 1928, **4**: 181–211.

186 Merino MJ, Edmonds P, LiVolsi V. Appendiceal carcinoma metastatic to the ovaries and mimicking primary ovarian tumors. Int J Gynecol Pathol 1985, **4**: 110–120.

187 Millikin PD. Eosinophilic argentaffin cells in the human appendix. Arch Pathol 1974, **98**: 393–395.

188 Millikin PD. Extraepithelial enterochromaffin cells and Schwann cells in the human appendix. Arch Pathol Lab Med 1983, **107**: 189–194.

189 Modlin IM, Lye KD, Kidd M. A 5-decade analysis of 13,715 carcinoid tumors. Cancer 2003, **97**: 934–959.

190 Moertel CG, Dockerty MB, Judd ES. Carcinoid tumors of the vermiform appendix. Cancer 1968, **21**: 270–278.

191 Moertel CG, Weiland LH, Nagorney DM, Dockerty MB. Carcinoid tumor of the appendix. Treatment and prognosis. N Engl J Med 1987, **317**: 1699–1701.

192 Moyana TN, Satkunam N. A comparative immunohistochemical study of jejunoileal and appendiceal carcinoids. Implications for histogenesis and pathogenesis. Cancer 1992, **70**: 1081–1088.

193 Olsson B, Ljungberg O. Adenocarcinoid of the vermiform appendix. Virchows Arch [A] 1980, **386**: 201–210.

194 Rode J, Dhillon AP, Papadaki L, Griffiths D. Neurosecretory cells of the lamina propria of the appendix and their possible relationship to the carcinoids. Histopathology 1982, **6**: 69–79.

195 Rodriguez FH Jr, Sarma DP, Lunseth JH. Goblet cell carcinoid of the appendix. Hum Pathol 1982, **13**: 286–288.

196 Roggo A, Wood WC, Ottinger LW. Carcinoid tumors of the appendix. Ann Surg 1993, **217**: 385–390.

197 Rossi G, Valli R, Bertolini F, Sighinolfi P, Losi L, Cavazza A, Rivasi F, Luppi G. Does mesoappendix infiltration predict a worse prognosis in incidental neuroendocrine tumors of the appendix? Am J Clin Pathol 2003, **120**: 706–711.

198 Rossi G, Bertolini F, Sartori G, Bigiani N, Cavazza A, Foroni M, Valli R, Rindi G, De Gaetani C, Luppi G. Primary mixed adenocarcinoma and small cell carcinoma of the appendix: a clinicopathologic, immunohistochemical, and molecular study of a hitherto unreported tumor. Am J Surg Pathol 2004, **28**: 1233–1239.

199 Ryden SE, Drake RM, Franciosi RA. Carcinoid tumors of the appendix in children. Cancer 1975, **36**: 1538–1542.

200 Shaw PA, Pringle JH. The demonstration of a subset of carcinoid tumours of the appendix by in situ hybridization using synthetic probes to proglucagon mRNA. J Pathol 1992, **167**: 375–380.

201 Soga J, Tazawa K. Pathologic analysis of carcinoids. Histologic re-evaluation of 62 cases. Cancer 1971, **28**: 990–998.

202 Subbuswamy SG, Gibbs NM, Ross CF, Morson BC. Goblet cell carcinoid of the appendix. Cancer 1974, **34**: 338–344.

203 Syracuse DC, Perzin KH, Price JB, Wiedel PD, Mesa-Tejada R. Carcinoid tumors of the appendix. Mesoappendiceal extension and nodal metastases. Ann Surg 1979, **190**: 58–63.

204 Tang LH, Shia J, Soslow RA, Dhall D, Wong WD, O'Reilly E, Qin J, Paty P, Weiser MR, Guillem J, Temple L, Sobin LH, Klimstra DS. Pathologic classification and clinical behavior of the spectrum of goblet cell carcinoid tumors of the appendix. Am J Surg Pathol 2008, **32**: 1429–1443.

205 van Eeden S, Offerhaus GJ, Peterse HL, Dingemans KP, Blaauwgeers HL. Gangliocytic paraganglioma of the appendix. Histopathology 2000, **36**: 47–49.

206 van Eeden S, Offerhaus GJ, Hart AA, Boerrigter L, Nederlof PM, Porter E, van Velthuysen ML. Goblet cell carcinoid of the appendix: a specific type of carcinoma. Histopathology 2007, **51**: 763–773.

207 Volante M, Righi L, Asioli S, Bussolati G, Papotti M. Goblet cell carcinoids and other mixed neuroendocrine/nonneuroendocrine neoplasms. Virchows Arch 2007, **451**(Suppl 1): S61–S69.

208 Warkel RL, Cooper PH, Helwig EB. Adenocarcinoid, a mucin-producing carcinoid tumor of the appendix. A study of 39 cases. Cancer 1978, **42**: 2781–2793.

209 Wilander E, Scheibenpflug L. Cytokeratin expression in small intestinal and appendiceal carcinoids. A basis for classification. Acta Oncol 1993, **32**: 131–134.

210 Williams GT. Endocrine tumours of the gastrointestinal tract – selected topics. Histopathology 2007, **50**: 30–41.

211 Wolff M, Ahmed N. Epithelial neoplasms of the vermiform appendix (exclusive of carcinoid). Part I. Adenocarcinoma of the appendix. Cancer 1976, **37**: 2493–2510.

OTHER LESIONS

212 my A, Pelz AF, Wieacker P, Roessner A, Wünsch PH, Schneider-Stock R. Gastrointestinal stromal tumors of the vermiform appendix: clinicopathologic, immunohistochemical, and molecular study of 2 cases with literature review. Hum Pathol 2008, **39**: 1252–1257.

213 Bolker H, Shapiro AL. Appendiceal metastasis in carcinoma of the breast. N Y State J Med 1940, **40**: 219–220.

214 Cajigas A, Axiotis CA. Endosalpingiosis of the vermiform appendix. Int J Gynecol Pathol 1990, **9**: 291–295.

215 Clark DE, Stocks JF, Wilkis JL. Mesoappendiceal paraganglioma. Am J Gastroenterol 1985, **80**: 340–342.

216 Deschenes L, Couture J, Garneau R. Diverticulitis of the appendix. Report of sixty-one cases. Am J Surg 1971, **121**: 706–709.

217 Driman DK, Melega DE, Vilos GA, Plewes EA. Mucocele of the appendix secondary to endometriosis, report of two cases one with localized pseudomyxoma peritonei. Am J Clin Pathol 2000, **113**: 860–864.

218 Droga BW, Levine S, Baker JJ. Heterotopic gastric and esophageal tissue in the vermiform appendix. Am J Clin Pathol 1963, **40**: 190–193.

219 Dupre MP, Jadavji I, Matshes E, Urbanski SJ. Diverticular disease of the vermiform appendix: a diagnostic clue to underlying appendiceal neoplasm. Hum Pathol 2008, **39**: 1823–1826.

220 George DH. Diverticulosis of the vermiform appendix in patients with cystic fibrosis. Hum Pathol 1987, **18**: 75–79.

221 Graf NS, Arbuckle S. Melanosis of the appendix: common in the paediatric age group. Histopathology 2001, **39**: 243–249.

222 Hausman R. Granular cells in musculature of appendix. Arch Pathol 1963, **75**: 360–372.

223 Hsu M, Young RH, Misdraji J. Ruptured appendiceal diverticula mimicking low-grade appendiceal mucinous neoplasms. Am J Surg Pathol 2009, **33**: 1515–1521.

224 Jevon JP, Daya D, Qizilbash AH. Intussusception of the appendix. A report of four cases and review of the literature. Arch Pathol Lab Med 1992, **116**: 960–964.

225 Johnston J, Helwig EB. Granular cell tumors of the gastrointestinal tract and perianal region. A study of 74 cases. Dig Dis Sci 1981, **26**: 807–816.

226 Lauwers GY, Prendergast NC, Wahl SJ, Bagchi S. Invagination of vermiform appendix. Dig Dis Sci 1993, **38**: 565–568.

227 Mai KT, Burns BF. Development of dysplastic mucinous epithelium from endometriosis of the appendix. Histopathology 1999, **35**: 368–372.

228 Masson P. Carcinoids (argentaffin-cell tumors) and nerve hyperplasia of the appendicular mucosa. Am J Pathol 1928, **4**: 181–211.

229 Medlicott SAC, Urbansi SJ. Acquired diverticulosis of the vermiform appendix: a disease of multiple etiologies. Int J Surg Pathol 1998, **6**: 23–28.

230 Michalany J, Galindo W. Classification of neuromas of the appendix. Beitr Pathol Bd 1973, **150**: 213–228.

231 Miettinen M, Sobin LH. Gastrointestinal stromal tumors in the appendix: a clinicopathologic and immunohistochemical study of four cases. Am J Surg Pathol 2001, **25**: 1433–1437.

232 Misdraji J, Graeme-Cook FM. Miscellaneous conditions of the appendix. Semin Diagn Pathol 2004, **21**: 151–163.

233 Nielsen M, Lykke J, Thomsen JL. Endometriosis of the vermiform appendix. Acta Pathol Microbiol Immunol Scand (A) 1983, **91**: 253–256.

234 Olsen BS. Giant appendicular neurofibroma. A light and immunohistochemical study. Histopathology 1987, **11**: 851–855.

235 Olsen BS, Holck S. Neurogenous hyperplasia leading to appendiceal obliteration. An immunohistochemical study of 237 cases. Histopathology 1987, **11**: 843–849.

236 Palomino-Portilla EA, Valbuena JR, Quinones-Avila Mdel P, Medeiros LJ. Myeloid sarcoma of appendix mimicking acute appendicitis. Arch Pathol Lab Med 2005, **129**: 1027–1031.

237 Pollheimer MJ, Leibl S, Pollheimer VS, Ratschek M, Langner C. Cystic endosalpingiosis of the appendix. Virchows Arch 2007, **450**: 239–241.

238 Prasad ML, Keating JP, Teoh HH, McCarthy SW, Battifora H, Wasef E, Rosai J. Pleomorphic angiomyolipoma of digestive tract: a heretofore unrecognized entity. Int J Surg Pathol 2000, **8**: 67–72.

239 Rabinovitch J. Diverticulosis and diverticulitis of the vermiform appendix. Ann Surg 1962, **155**: 434–440.

240 Rutty GN, Shaw PA. Melanosis of the appendix: prevalence, distribution and review of the pathogenesis of 47 cases. Histopathology 1997, **30**: 319–323.

241 Sin IC, Ling E-T. Prentice RSA. Burkitt's lymphoma of the appendix. Report of two cases. Hum Pathol 1980, **11**: 465–470.

242 Sobel HJ, Marquet E, Schwarz R. Granular degeneration of appendiceal smooth muscle. Arch Pathol 1971, **92**: 427–432.

243 Stanley MW, Cherwitz D, Hagen K, Snover DC. Neuromas of the appendix. A light-microscopic, immunohistochemical and electron-microscopic study of 20 cases. Am J Surg Pathol 1986, **10**: 801–815.

244 Suster S, Moran CA. Deciduosis of the appendix. Am J Gastroenterol 1990, **85**: 841–845.

245 Zebrowska G, Walsh NM. Human immunodeficiency virus-related Kaposi's sarcoma of the appendix and acute appendicitis. Report of a case and review of the literature. Arch Pathol Lab Med 1991, **115**: 1157–1160.

大 肠

郭丽梅 译 裴 斐 校

章目录

正常解剖学

大肠构成胃肠道末端的1 ~ 1.5m，分为盲肠、升（右）结肠、横结肠、降（左）结肠、乙状结肠和直肠几个部分。肝曲位于升结肠与横结肠交界部位，而脾曲位于横结肠与降结肠交界部位。直肠形成腹膜外大肠的远侧部分，长8 ~ 15cm，位于盆腔内，终止于肛管。

大肠壁由四层结构构成：黏膜层、黏膜下层、外肌层（固有肌层）和浆膜层（或在直肠称为肌周围组织）。黏膜含有三种成分：上皮、固有层和黏膜肌层。黏膜表面被覆单层矮柱状或立方上皮。肠腺（Lieberkuhn隐窝）或者开口于上皮表面本身（占大多数），或者通向无名沟[23]。表面上皮由吸收细胞（细胞核位于基底部，细胞质呈嗜酸性，黏液染色呈阴性，顶端有朝向腔面的纹状缘）和杯状细胞（合成、储存并分泌黏液颗粒）组成。表面上皮细胞位于连续的薄层基底膜之上，其间可见淋巴细胞，偶见嗜酸性粒细胞[18]。肠腺呈管状、试管样，彼此平行排列。这些腺体很少出现分支现象；出现分支通常代表有静止的炎症性疾病。这种分支要与几个肠腺开口于一个无名沟所形成的苜蓿叶状结构鉴别[5,11]。

肠腺上皮类似于表面上皮，含有成熟的吸收细胞和杯状细胞，但除此以外，它还含有未成熟的和未分化的前体细胞、内分泌细胞和Paneth细胞，这是肠腺的特征。前体细胞和内分泌细胞主要位于肠腺基底部[12]。与在小肠一样，前体细胞是所有其他类型的上皮性黏膜细胞的祖细胞[4]。Paneth细胞的确认依靠它们具有无数嗜酸性分泌颗粒（比内分泌细胞的颗粒大得多），含有溶酶体、表皮生长因子和其他物质。在正常情况下，Paneth细胞仅出现在盲肠和右结肠近端；Paneth细胞出现在结肠其他部位是化生的标志，通常继发于慢性炎症[20]。

免疫组织化学方面，正常结肠黏膜上皮细胞包含CK8、18、19和20，而不包含CK7。当细胞朝隐窝表面向上生长时，CK19的免疫反应性增强[15]。

黏膜固有层含有少量淋巴细胞（既有T细胞又有B细胞）、浆细胞、组织细胞以及散在于胶原纤维网、平滑肌束以及血管和神经中的肥大细胞[2,10]。也可以见到黏膜内神经节细胞，它们呈单个或簇状分布，不具有病理学意义[21]。另外，可以发现散在分布的多核间质巨细胞，推测其本质为肌纤维母细胞，它们与那些常见于被覆在鳞状上皮黏膜下方的细胞相似[24]。**淋巴腺复合体**（又称

“微小囊”）是由深部肠腺上皮被淋巴滤泡包绕形成的正常结构，可从黏膜通过黏膜肌层延伸到黏膜下层[9,16]。**腺管周围纤维母细胞鞘**是由位于肠腺周围和黏膜固有层最表浅部分的纤维母细胞或肌纤维母细胞聚集而成[8]。

黏膜固有层的巨噬细胞可以含有由含铁血黄素（通常为先前黏膜出血的结果）或“假黑色素”（摄入蒽类泻药造成的）组成的棕色色素[7]。在后一种情况，如果足够广泛，大体检查就能发现，则称为**结肠黑变病**[19,22]。含有黏液的“巨噬细胞”是一种正常所见，不要与Whipple病的细胞或印戒细胞癌的细胞混淆[1,14]。当这种细胞集聚成簇时，被称为**结肠组织细胞增生症**，但它们不是一种疾病的表现，而很可能是先前发生的不重要的局部损伤的表现[3,17]。组织化学染色发现，它们可能含有中性或酸性黏蛋白，主要是涎黏蛋白[3,5]。

黏膜固有层的脉管由毛细血管（规则分布）和淋巴管（局限在紧靠黏膜肌层的上方）组成。

黏膜下层由疏松结缔组织构成，其细胞组成与黏膜固有层相似[13]。黏膜下层还含有黏膜下Meissner神经丛。外肌层（固有肌层）包括内环和外纵两层，二者之间有Auerbach肠肌神经丛。浆膜层由单层扁平至立方形间皮细胞及其下方的纤维弹力组织构成。

与在胃肠道其他部分相同，Cajal间质细胞散布在肠壁全层。

大肠的血供来自肠系膜上动脉（从盲肠至脾曲）和肠系膜下动脉（脾曲以远）的分支。直肠下段的营养来自直肠中动脉和下动脉——它们是髂内动脉的分支。

结肠的淋巴引流主要通过肠系膜到达沿血管弓边缘排列的结肠周围淋巴结，然后流入中间淋巴结（更接近近心端，在主要动脉分支水平）、中心或主要淋巴结（邻近肠系膜上、下动脉）以及整个主动脉旁淋巴链。直肠淋巴引流到肠系膜下动脉淋巴结、痔上淋巴链以及下腹和髂总淋巴结。

Hirschsprung病和相关异常

Hirschsprung病是一种常见的先天性异常（每5000个新生儿中发现有1例），它是由内源性抑制性神经支配丧失、造成大肠远端缺乏协调性推进运动引起的[88]。Hirschsprung病的原因是：肠壁内或黏膜下神经丛缺乏副交感神经节细胞，这可能是由神经嵴迁移障碍或免疫介导性神经元坏死所致[56,66]（图1.152）。多数患者在生后一年内得到诊断，但也可出现得晚些，甚至偶尔出现在成人中[38]。大约80%的患者为男性，10%患有Down综合征，另有5%具有其他严重的神经性异常[78,82]。患者还可能伴有肠闭锁[60]和肛门直肠畸形[96]。家族性病例也曾有描述[44,69,84]。现在认为，Hirschsprung病是一种具有复杂遗传模式的遗传病。似乎有多达8个基因参与，其中RET原癌基因显然具有主要作用[27,43]。在所有结肠神经节细胞缺乏症型Hirschsprung病中，有超过70%的病例中发现有RET基因胚系突变[65,70,92]。

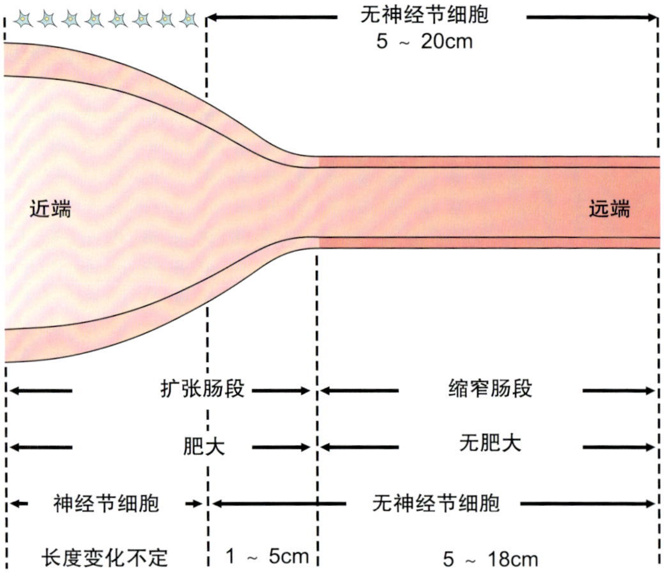

图1.152　15例Hirschsprung病病例的大体和显微镜下改变图解。

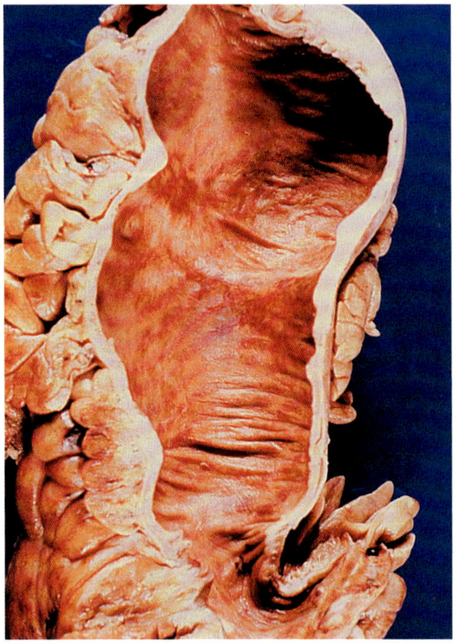
图1.153　Hirschsprung病的大体标本。近端肠管扩张段被切除。

症状通常在出生后不久开始出现，表现为腹部气性膨胀，胎粪排泄迟延，肛门紧闭。随着时间的推移，病变近侧大肠管腔扩张，肌壁肥厚，而病变段肠管狭窄（图1.153）。在有神经节和无神经节的肠管交界处可以看到黏膜脱垂，尤其是在年纪大的患者[36]。最重要的并发症是急性肠梗阻和小肠结肠炎[53,59,75]。

显微镜下，Hirschsprung 病的标志是：一段肠管的**两种**神经丛内都有神经节细胞缺失（神经节细胞缺乏症）[31,66,98]。这与无神经节肠段中伴有肾上腺素能型和非肾上腺素能型肥大而紊乱的无髓鞘神经纤维的出现有关[61]——失去了对肠肌层正常的神经支配[99]。还可能有：Cajal 间质细胞分布改变[76]，位于无神经节肠管与扩张肠管之间移行区域的动脉的纤维肌性发育不良[89]，以及淋巴腺复合体增生（后者是继发性转向性结肠炎的一种表现）[37]。

根据无神经节细胞肠管的范围和位置，Hirschsprung 病被分为以下几种类型：

1. **典型型**：无神经节细胞肠管起始于结、直肠远部并延伸到邻近扩张肠管内相当一段距离。
2. **短节段型**：无神经节细胞区域累及直肠和直肠乙状结肠，长度仅为几厘米。
3. **超短型**：无神经节细胞区域非常狭窄，如果活检部位过高，可能造成漏诊[93]。
4. **长节段型**：病变比较广泛，累及大肠大部或全长，偶尔可延伸到小肠[30,52,71]。这些患者表现肠梗阻症状，不出现巨结肠。
5. **区域性结肠神经节细胞缺乏症**：仅有一小段肠管受累，与其他类型不同，这种类型的神经节细胞在病变区域两侧均有存在[55,63]。

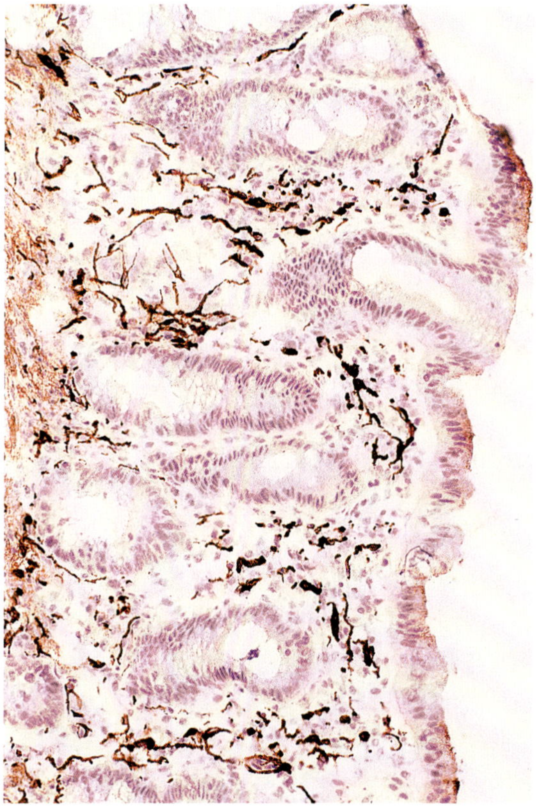

图1.154　Hirschsprung病患者的结肠黏膜的乙酰胆碱酯酶染色。黏膜固有层内神经纤维数目明显增加。

形态学显示 Hirschsprung 病的传统方法是通过 Swenson 等提出的活检程序[87]，活检标本为包括肌壁全层的一段直肠，用来检查肠肌神经丛内有无神经节细胞。因为正常情况下靠近肛门内括约肌处的神经节细胞稀少，所以标准的活检部位应该在婴儿肛瓣以上 2cm，在较大儿童应该在肛瓣以上 3cm[26,97]，尽管有些作者认为活检标本取自肛瓣以上 1 ~ 1.5cm 已经足够[93]。标本中出现鳞状或移行上皮提示活检部位过低。这项技术非常准确，但其要求操作者技术精良且患者需要全身麻醉，并且有可能产生并发症。由于这些原因，现在经常使用“抽吸”或直肠黏膜活检来替代诊断 Hirschsprung 病的传统活检方法[28,49]。这些方法是基于 Hirschsprung 病中的神经节细胞的缺乏范围恰好接近黏膜下和肠肌神经丛的前提建立，正如 Gherardi 在显微镜下所做的仔细测绘研究那样[45]。黏膜下神经丛的神经节细胞比位于肌间的神经节细胞小，分布不规则，确认它们需要专门知识、耐心并对得到的活检标本进行连续切片。应该寻找的另外一个异常是：存在大的（40μm 或更大）黏膜下神经干，因为它们与缺乏神经节细胞密切相关[68]。Yunis 等[101]发现，对于有经验的病理医师而言，这项技术是除外 Hirschsprung 病的简单而又有效的方法。这些活检标本也可用于测定乙酰胆碱酯酶活性，这种酶的活性在 Hirschsprung 病患者的整个黏膜固有层和黏膜肌层中显著升高[29,35,54,67,73]（图 1.154）。对于诊断困难的病例，测定乙酰胆碱酯酶与丁酰胆碱酯酶比值可能会有帮助[34]。还有两组免疫组织化学染色方法是诊断本病的辅助方法[77]。一组包括神经元特异性烯醇化酶（NSE）、PGP9.5、神经微丝、微管相关（“Tau”）和 MAP-2 蛋白、抗突触小泡 171B.5、Neu N、BMPRIA、ret 癌蛋白和组织蛋白酶 D（明确显示存在肥大的神经纤维以及缺乏神经节细胞）。另一组以 S-100 蛋白为代表（显示缺乏正常神经节细胞周围的卫星细胞，并使增大的神经束更加突出）[25,32,33,40,47,58,79,90,91,94,100]。还有一个很有前景的标志物——钙网素，神经表达丢失是 Hirschsprung 病的特征[46,57]。这些改变伴有黏膜内分泌细胞数量增加[83]。

存在于近段肠管的神经节细胞，HE 染色和上面列举的普通神经元染色表现正常，但可能不与诸如 VIP、GAL、SP、NPY、CGRP 以及 Met-ENR 等结肠神经肽类反应。大约 20% 的病例术后结果不满意，有人提出，肠神经支配异常可能是其原因[77]。

近来另外一个有趣的发现是，在无神经节细胞的区域，Ⅱ型主要组织相容性抗原明显升高（不出现在由于其他原因引起的慢性便秘患者中），提示本病具有潜在的自身免疫性发病机制[48]。

冰冻切片常规用于判定缺乏神经节细胞，并且用于决定手术中切除肠管的水平。如果外科医师能够给病理医师提供一块包括整个肌壁在内的长方形组织，使组织可以正确定位，那么冰冻切片就可以满足要求。为了确保冰冻切片诊断的可靠性，送检组织至少应有 4mm 长，并且要做多个连续切面。即使在这些理想的情况下，也应该知道冰冻切片的不准确率相对较高，显著高于一般情况下的冰冻切片诊断 [64]。

治疗 Hirschsprung 病的最常见的手术是：Swenson 直肠切除术并将有神经节细胞的肠管拉到肛门；把有神经节细胞的肠管与缺乏神经节细胞的直肠残端进行 Duhamel 侧 - 侧吻合；以及 Soave 直肠内牵拉，即剥除直肠黏膜并将有神经节细胞的肠管降低到肛门 [51,82]。

偶尔，手术成功的患者会再次出现梗阻症状，并且会被发现，原有神经节细胞的受牵拉的肠管出现神经节细胞缺乏症 [37]。

神经节细胞过少症是一种有争议的疾病，表现为神经节细胞不足而不是缺失 [98]。需要牢记的是，在普通的 Hirschsprung 病中，神经节细胞过少症通常出现在正常肠管与无神经节细胞肠管的交界处。

肠神经元发育不良（又称结肠神经元发育不良、神经节细胞过多症）是另外一种或一组有争议的疾病，包括一组不很明确的通常称为假 Hirschsprung 病的异常 [74]。肠肌神经增生伴有巨大的神经节，孤立的神经节细胞出现在黏膜下层中，乙酰胆碱酯酶染色增强 [80]；曾有本病伴有神经纤维瘤病和多发性内分泌肿瘤的报道 [31,85]。正如几位作者指出的那样 [62]，这种疾病的定义并不明确，它的诊断适用于那些不伴有梗阻或其他已知疾病的少数增生旺盛的病例，并且只有在得到了包括充足的黏膜下层或贯穿肠壁（更为可取）在内的多处活检时，才能作出诊断 [81]。

慢性特发性肠假性梗阻是一种综合征，是指肠梗阻症状出现在缺乏机械性梗阻的情况下。其发生原因是由于有肠推进系统的生理性异常。其中部分病例可见 CD117 呈阳性（推测为 Cajal 间质细胞）和 CD34 阳性细胞缺失 [86]。Bcl2 染色据说在评估不成熟肠神经节细胞方面是一个有用的工具，据说在慢性特发性肠假性梗阻以及本节列出的其他一些模糊不清的疾病可以显示 [72]。

缓慢输送性便秘是另一种结肠运动障碍，特征为粪便通过结肠时延迟性移动。据说在这种疾病中，Cajal 间质细胞和肠神经微丝的平均数量显著减少，尤其是环形肌层内 [95]。

巨结肠也可由**巨细胞病毒感染**和 **Chagas 病**引起，作为获得性神经丛异常的结果 [41]。在 Chagas 病中，肠内神经丛中可见丰富的细胞毒性 T 细胞浸润，并伴有神经节细胞和胶质细胞的变性 [39,50]。

憩室病

多数憩室病病例是后天性的，发生在 40 岁以上的患者。在这个年龄组中，10% 以上的患者有憩室病的临床证据，但手术并发症仅发生在其中 10% 的病例 [124]。当然，尸体解剖时发现憩室病的概率更高；一项来自澳大利亚的研究表明，在 200 例尸体解剖病例中，45% 可见大肠憩室 [118]。有散在的报道表明憩室可以发生在儿童、Marfan 综合征或、Ehlers-Danlos 综合征、年轻患者以及多囊肾病患者 [102]。

憩室病的发生有明显的地域差异；其常出现于北美、欧洲和大洋洲，而在亚洲、非洲和南美部分区域则不常见 [116]。憩室病的主要保护性因素似乎是高残渣饮食，尽管尚无结论性的证据 [109,135]。高残渣饮食被认为可以降低结肠分节运动的程度，后者是黏膜疝形成的原因 [129]。憩室病的特征是多发性，易于累及左半结肠。在上面提到的来自澳大利亚的尸体解剖研究显示 [118]，99% 的标本乙状结肠受累，其中 41% 的病例仅累及乙状结肠；30% 的病例扩散到降结肠；4% 扩散到横结肠；16% 累及全结肠。只有直肠很少受累。来自远东的患者憩室分布与众不同，主要累及右半结肠 [123,134]。

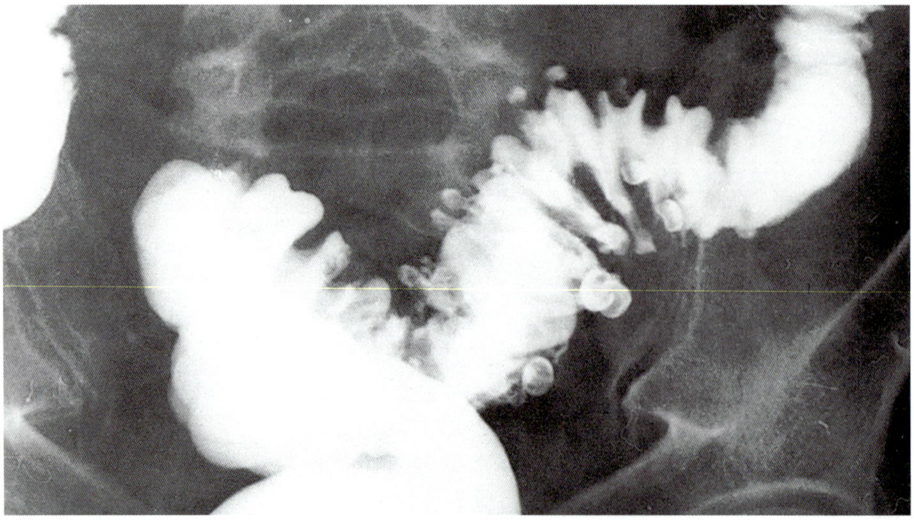

图 1.155 憩室病的典型放射影像学表现。

图 1.156　乙状结肠有广泛憩室病伴肠管分节和缩短。剖开后，憩室清晰可见。环形肌增厚呈波纹状。

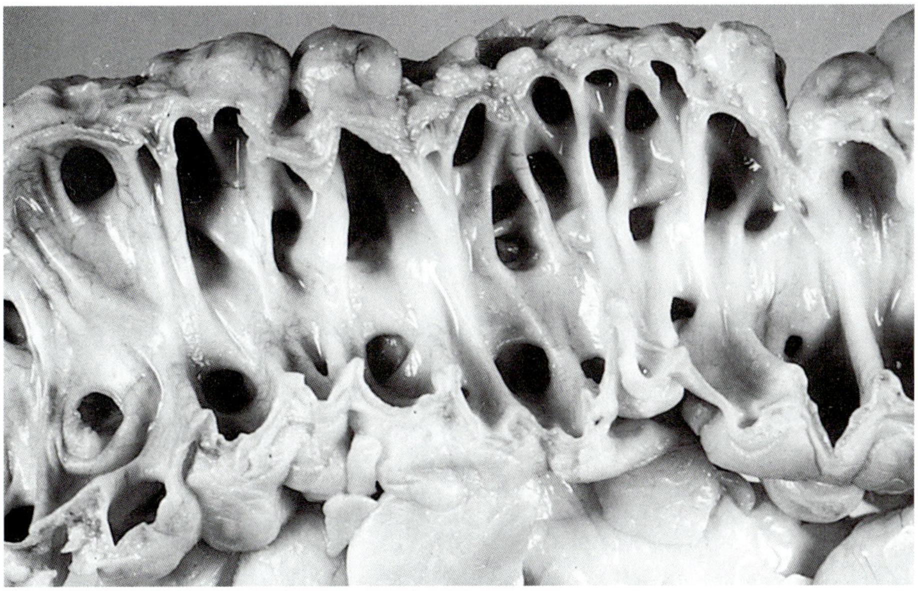

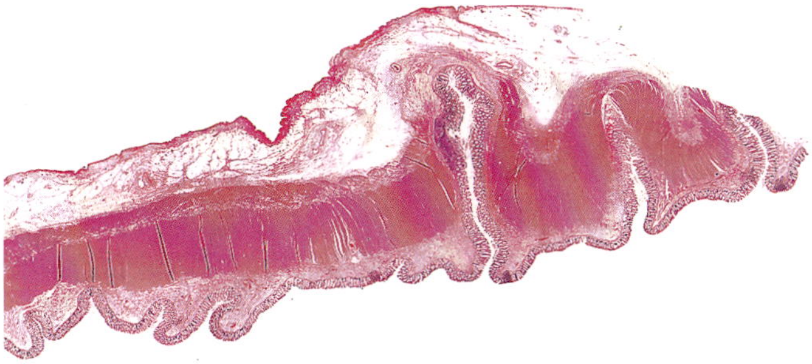

图 1.157　憩室病结肠的整体观。

放射影像学和大体观察显示，憩室位于结肠的肠系膜侧和肠侧（图 1.155 和 1.156）。它们具有烧瓶样外观，可以充满粪便和黏液。有些延伸到阑尾系膜并突出于浆膜面，但在肥胖患者，手术时可能仍然难以辨认。憩室病部位的肠管肌壁通常显示异常，呈突出的带状改变，伴有软骨样外观。环行肌层增厚，由于肌肉的交错性病变，肠管呈现波纹状外观[118,126]。显微镜下，除了残留的黏膜肌束外，憩室缺少肌层（图 1.157）。邻近的肠管，包括肠肌神经丛在内，没有明显的异常。可以出现息肉样脱垂的黏膜皱襞，可能是静脉性充血和肌层痉挛性收缩导致的黏膜重复的结果[119]。

盲肠憩室可能有两种类型[105]。一种通常为多发性的，其各个方面均与左半结肠憩室类似，而且两者常常合并发生；另一种被认为是先天性的，通常为单发性的，不伴有其他部位的憩室病，通常位于盲肠中部接近回盲瓣的位置，具有外肌层[121]。

憩室病的主要并发症是出血、穿孔和憩室炎[116]。在大约半数病例可见出血且出血量可以很大，由走行于憩室侧面的结肠营养血管破裂所致[104]。动脉造影和微血管造影技术可显示，憩室顶或肠系膜对侧缘朝向管腔的一条血管呈特征性不对称破裂[120,125]。

憩室穿孔可导致结肠周围或盲肠周围脓肿形成，到后期可形成硬化性肿块，临床和放射影像学上可与癌混淆[128]（图 1.158）。脓肿可以引流到膀胱或邻近肠管，导致瘘管形成（“分离性憩室炎”），X 线检查可显示双通道。少数情况下，瘘管可以延伸到会阴、阴囊、臀部、髋部，甚至延伸到下肢[131]。急性穿孔至腹膜者很少见。有时憩室内的黏液释放出来，形成结肠周围黏液囊肿样结构。个别情况下，在憩室穿孔区域内可发现与常见于口腔的透明环（pulse granulomas）相似的病变[139]。

憩室炎放射影像学上表现为锯齿状结构和管腔狭窄。憩室炎可能与癌类似，但受累肠管通常较长且黏膜完整。显微镜下，可见急性或慢性炎症，主要围绕在憩室基底的周围（图 1.159）。有时憩室周围有肉芽肿性炎症，类似于 Crohn 病[106,113]。在另外一些少见的情况下，如果没有临床和内镜资料，局限于乙状结肠憩室的慢性结肠炎很难与特发性炎症性肠病鉴别[112,122,127]。炎症可以扩散到肠系膜，造成脂膜炎，不要与称为炎症性纤维硬化症的一组疾病混淆[103]。

疼痛是憩室病的常见症状，可能是继发于这些炎症性改变；然而，疼痛也可以出现在没有憩室炎的情况下，可能是由肌肉异常引起的。需要指出的是，长期应用皮质类固醇治疗可能造成结肠穿孔，与其表现伴有憩室炎的憩室病的表现非常类似[137]。极个别情况下，发现憩室内有息肉或癌[130]。

急性无并发症性憩室炎通常可单独应用抗生素成功治疗[110,136]。手术切除常用于出现憩室炎并发症的患者，诸如出现出血、溃疡形成、穿孔、脓肿形成、瘘管形成、狭窄、梗阻和门静脉炎的患者[107,114,115,132,138]。已反复强调，对于有憩室穿孔和播散性腹膜炎的患者，及时手术是明智

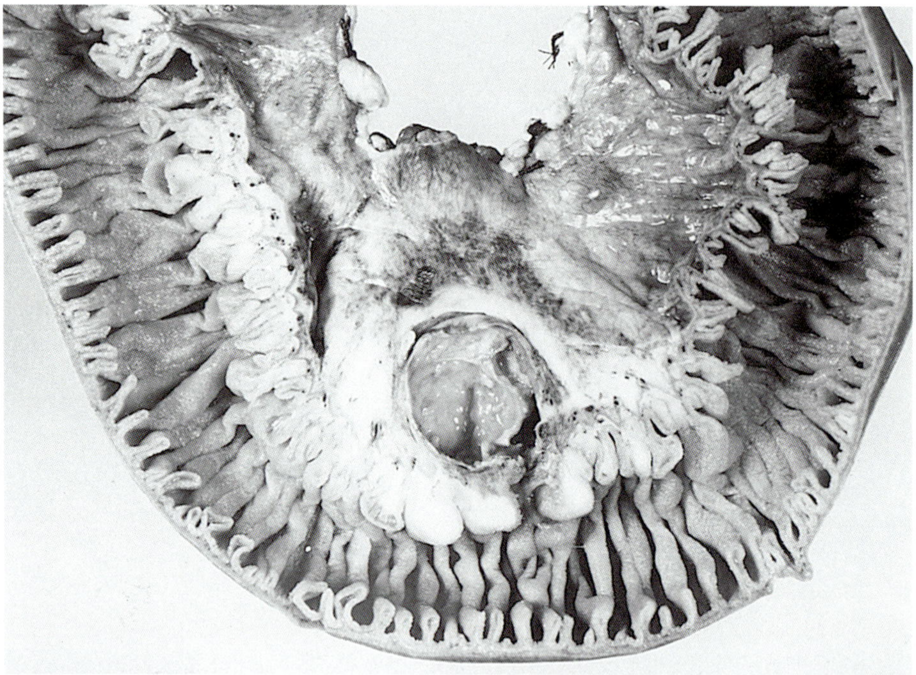

图 1.158　在这个有广泛憩室病的结肠，其中一个憩室有穿孔，在肠系膜内形成大的炎性肿块。

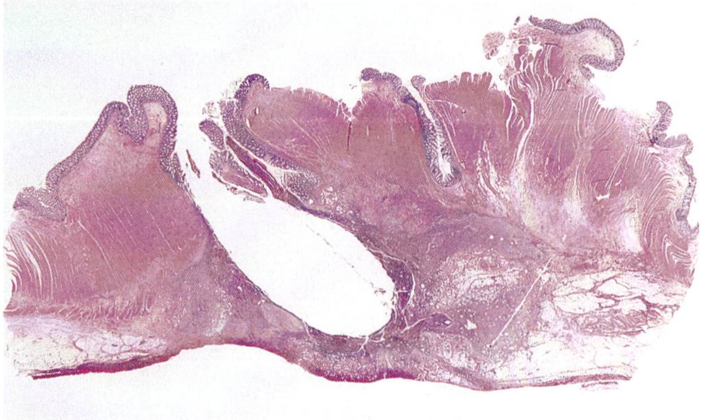

图 1.159　结肠憩室病的整体观。一个憩室显示明显的慢性憩室周围炎。注意肌层肥大。

的[108,117]。当然，与没有并发症的急性憩室炎相比，这些患者的手术致病率和死亡率均较高[111]。手术的其他指征有：在良好的医疗看护下，憩室炎反复发作以及产生泌尿系症状，后者可能是即将发生乙状结肠 - 膀胱瘘的表现。

结肠炎

炎症性肠病一词有时前面被冠以特发性这一修饰语，用于一组炎症性疾病，目前认为其发病与一组导致上皮防御功能缺陷的易感基因以及由正常肠腔内菌群驱动的黏膜免疫系统的激活有关[140,141]。其中两个主要的代表性疾病是：溃疡性结肠炎和 Crohn 病（肉芽肿性结肠炎）。如下面所讨论的那样，尚不清楚这是两个不同的疾病还是同一疾病的不同阶段。

溃疡性结肠炎

溃疡性结肠炎男女发病相同。其最常见于 20 ~ 30 岁的患者，第二个发病高峰年龄为 70 ~ 80 岁；然而，任何年龄均可发病，包括儿童在内[151,154,158,176]。溃疡性结肠炎的病因仍然不清。越来越多的证据表明其具有遗传易感性，尽管其遗传的重要性似乎不如 Crohn 病明显。病程一般很长，伴有多次缓解和加重，常伴有营养缺乏和贫血[183]。

溃疡性结肠炎的特征是左半结肠发病，通常起始于直肠乙状结肠区域。有些病例局限在直肠（溃疡性直肠炎[152]），但大多数病例向近端播散，有时可累及整个结肠（全结肠炎）。

大体上，病变的表现随着疾病病程而变化[173]（图 1.160）。在急性期，肠管黏膜的表面有血和黏液附着，呈现湿润而有光泽的外观，而且常见瘀点状出血。随后出现大小不同的不规则形的溃疡。有些溃疡从底部破坏黏膜，表现为黏膜搭桥形成，其下发生炎症性浸润。广泛的纵行溃疡，特别是有横行溃疡相连时，不是溃疡性结肠炎的特征，而更应被视为肉芽肿性结肠炎的特征。被称为假息肉的广基隆起性略带红色的结节常见于表面平坦的区域（图 1.161）。典型的结节小而多发。少数情况下可能有线形结构；有时结节体积很大，临床和放射影像学检查怀疑为癌[167]。

在病变更为进展的阶段，整个肠管变得纤维化、缩窄、变短。伴有炎性包块的瘢痕性狭窄临床和放射影像检查时可能会误诊为癌。在结肠切除术前，如果由于回肠造口术或结肠造口术而使结肠丧失了功能，那么结肠可以显示管腔极度狭窄、肠壁各层严重萎缩以及结肠周

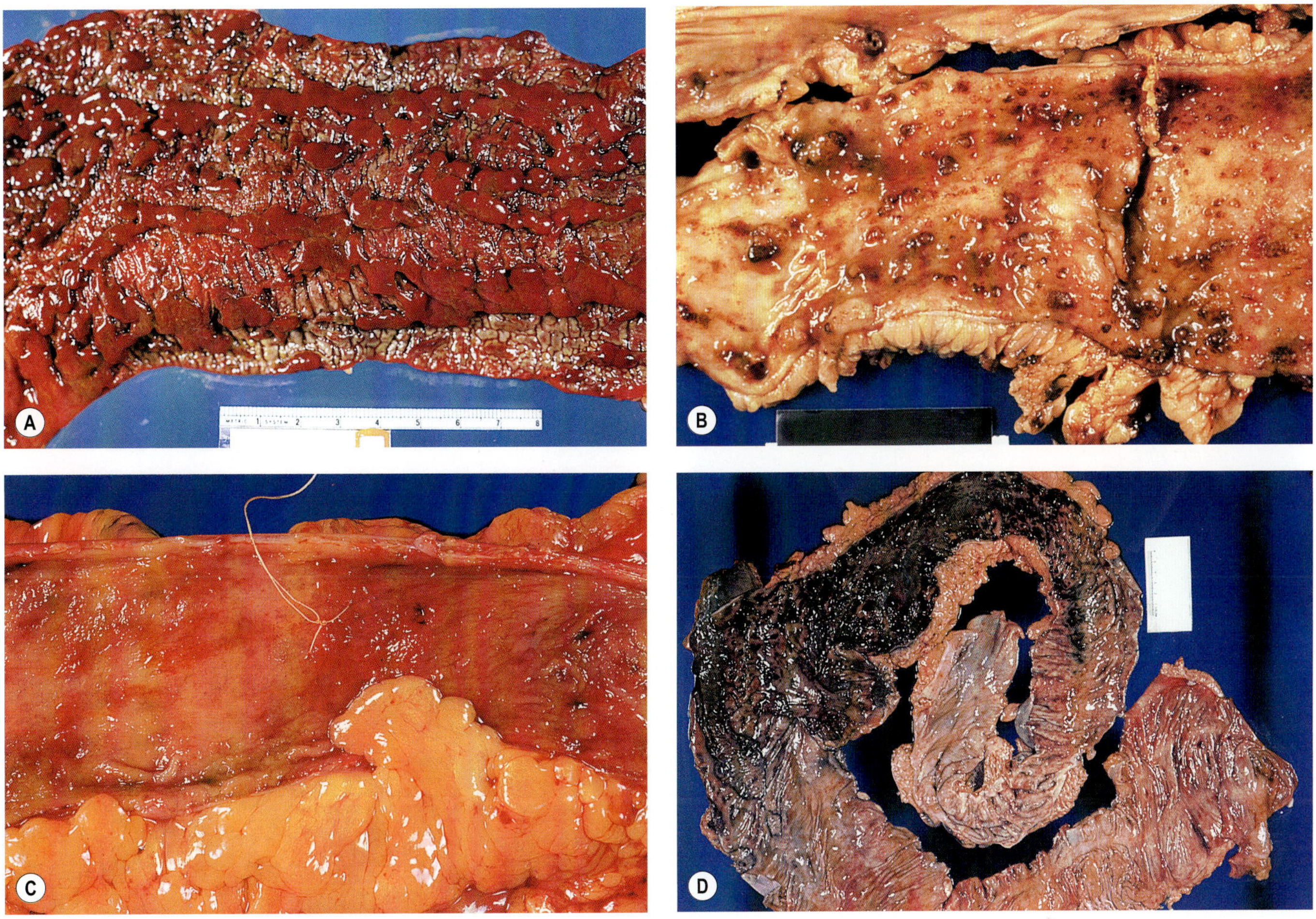

图 1.160　A-D，溃疡性结肠炎的各种大体表现。A，急性期，伴有明显的充血。B，慢性期，显示黏膜溃疡，伴有残余的隆起和充血的黏膜灶。C，晚期，显示黏膜完全萎缩。D，合并中毒性巨结肠的病例。

围脂肪明显增多。然而，在静止期，却没有溃疡，表现为黏膜萎缩，黏膜下可有广泛脂肪沉积，其中一些病例的黏膜大体表现可以正常。

显微镜下，溃疡性结肠炎的病变主要位于黏膜和黏膜下层 [197]。在急性期，黏膜固有层炎症细胞数目增加，包括浆细胞增多。隐窝脓肿（即腺腔内中性粒细胞聚集）出现；在此之前，隐窝基底部可能有中性粒细胞聚集（图 1.162）。以上改变可导致腺体进行性破坏，表现为细胞质内黏液明显减少，以及由于萎缩和再生性改变，腺体形状不规则。这些再生性改变还表现为核增大和核分裂活性增加，后者不再像正常黏膜一样局限于隐窝下部，应用特殊技术检查，这一特征也很明显 [153,165]。黏蛋白总量减少伴黏蛋白的特殊类型改变，使一些作者推测溃疡性结肠炎是由于一种特殊黏蛋白的缺陷造成的 [169]。在正常个体，盲肠以远通常缺乏 Paneth 细胞，其出现是化生的表现 [196]。Paneth 细胞也可出现在大肠其他炎症性和肿瘤性病变中 [192]。

溃疡性结肠炎的间质炎症浸润包括中性粒细胞、淋巴细胞（其中多数为活化的 T 淋巴细胞 [159]）、浆细胞、少数组织细胞和其他“辅助性免疫”细胞、散在的嗜酸性粒细胞和肥大细胞 [146,177,194]。通常缺乏含有上皮样细胞或多核巨细胞的肉芽肿，这是与 Crohn 病鉴别诊断的重要标准。然而，与隐窝有关的黏膜内肉芽肿可以发生在溃疡性结肠炎，这是隐窝破裂的结果 [174]。浆细胞为产生 IgG、IgM 和 IgA 的多克隆群体 [168]。肥大细胞据说集中在正常与异常黏膜交界处 [170]。炎症浸润可能伴有多量淋巴滤泡，尤其是在直肠，并能造成隐窝明显变形。可见血管扩张，可见黏膜毛细血管血栓 [149]。炎症可以局限在黏膜肌层以上，也可以延伸到黏膜下层。溃疡有非特异性肉芽组织覆盖。假息肉主要也是由肉芽组织组成，混有炎症性和充血性黏膜。这些假息肉中偶尔出现明显的反应性间质细胞，不要将这种特征与恶性肿瘤混淆 [163,182]。在一些情况下，黏膜再生，形成与小肠黏膜类似的绒毛状外观 [172]。随着疾病时期的不同，黏膜下层可以表现为正常或炎症、充血、脂肪浸润或纤维化；有时含有通过黏膜肌层间隙疝入的通常肥大的腺体 [143,150,188]。在大约 10% 的病例，黏膜下动脉显示闭塞性动脉内膜炎的特征，伴有或不伴有血栓形成。黏膜肌可以表现为重复 [191]。固有肌层通常正常或轻度肥厚，浆膜下可有轻度的纤维化。

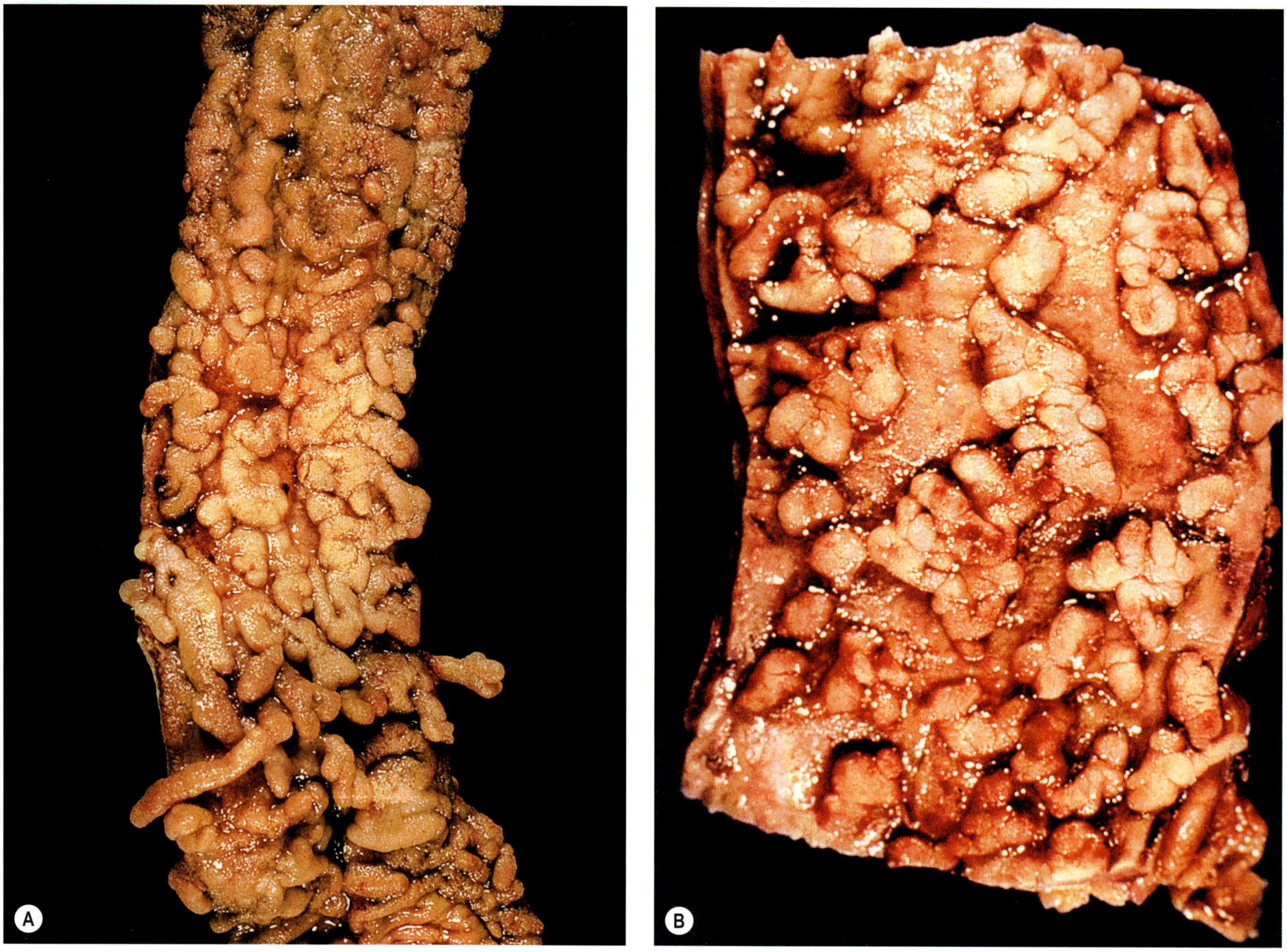

图 1.161　A 和 B，溃疡性结肠炎中的假息肉。

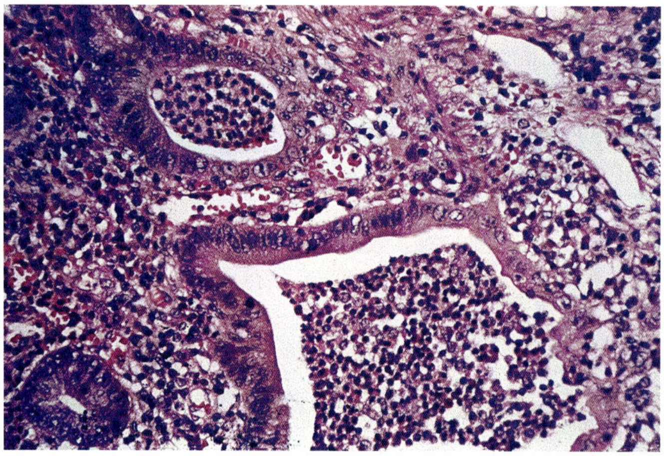

图 1.162　溃疡性结肠炎的特征性隐窝脓肿。

正如已经陈述的那样，在溃疡性结肠炎的静止期或消退期，大体上黏膜表现可以正常，黏蛋白含量几乎完全恢复。然而，显微镜下，能发现轻微的异常，表现为腺体分支且不规则（不是平行而均匀分布的腺体），腺体基底与黏膜肌层之间存在缝隙，出现 Paneth 细胞，神经内分泌细胞增生，中性粒细胞增多，以及黏膜固有层内出现脂肪细胞岛 [148]。如果显微镜下一个结肠炎患者直肠活检表现正常，诊断溃疡性结肠炎是靠不住的 [164,180,186]。但最好记住，上述改变可以非常轻微 [171]，尤其是在儿童 [155,175,187] 和（或）服用过类固醇或经过 5- 氨基水杨酸灌肠的患者 [181]。对于一位已知患有溃疡性结肠炎的患者，在临床复发出现之前进行活检即可显示活动性病变。

溃疡性结肠炎可以扩散到胃肠道的其他部分。接近 1/5 ~ 1/3 的病例累及回肠。这种累及（有时称为**回流性回肠炎**）病变表浅，几乎不具有临床重要性，并且常与结肠病变相延续（如果不是总是）；其偶尔可能会播散到距回盲瓣 10cm 以上的回肠，而且可能伴有肠腔扩张（与 Crohn 病的典型的狭窄形成鲜明对照）[157]。曾有少数溃疡性结肠炎患者发生弥漫型**十二指肠炎**的病例描述 [193]。

有趣的是，直肠结肠切除患者的回肠造口部位可以发生结肠化生和溃疡性结肠炎样损害，包括炎性息肉 [145]。类似的改变可以发生在构建于溃疡性结肠炎患者体内的盆腔回肠池（又叫回肠隐窝）（**结肠切除后黏膜炎**）[190]。如果结肠切除标本显示阑尾炎症，这种并发症就更可能发生 [198]。

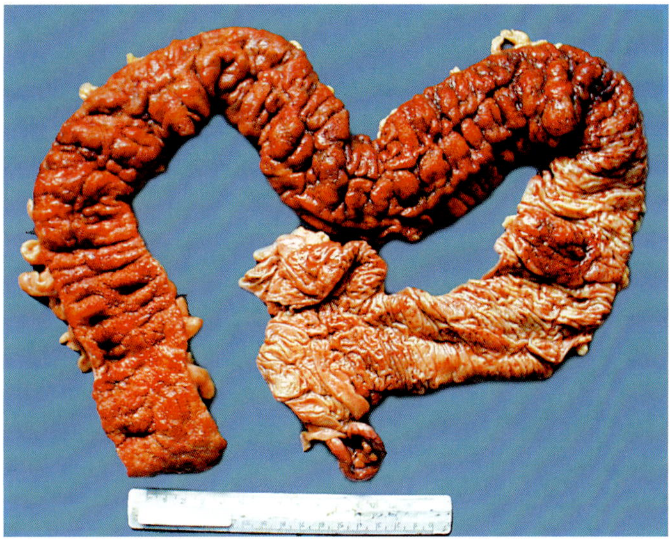

图1.163 溃疡性结肠炎并发中毒性巨结肠。（Courtesy of Dr Fabio Facchetti, Brescia, Italy）

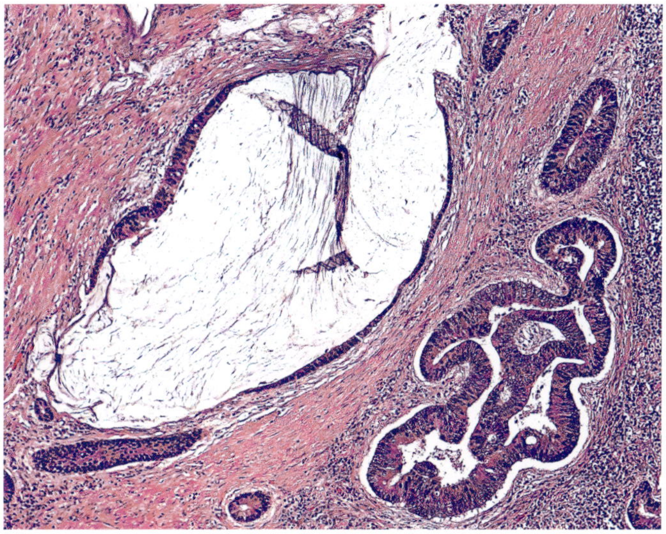

图 1.164 发生于溃疡性结肠炎受累结肠的黏液性腺癌。这是这种特殊情况下的一种常见肿瘤亚型。

另外，功能丧失的直肠可能显示类似于肉芽肿性结肠炎的改变，这被认为这是功能丧失合并活动性溃疡性结肠炎的结果[195]。

20% ~ 60% 的病例累及阑尾；它们可以与邻近受累的盲肠病变相延续，也可以为跳跃性病变[156,189]。在肛管，腺上皮常常受累[144]，有时移行区黏膜具有增生性改变。肛门病变可见于 10% 的病例，可以形成中线背侧肛裂，皮肤脱落，急性肛周和坐骨直肠脓肿，或直肠阴道瘘。

有些溃疡性结肠炎患者伴有肝疾病，包括脂肪浸润、脓肿、肝硬化、硬化性胆管炎、胆管周围炎以及少数情况下的胆管癌[147,161,162,179,184]。胆管癌这一并发症的发病年龄小于直接发生癌的患者的年龄[185]。在出现胆管癌症状之前，结肠炎平均已存在近 20 年[121]。

溃疡性结肠炎的其他远隔表现还有关节炎、眼色素层炎、坏疽性脓皮病和局限性 Wegener 肉芽肿病[166]。这些表现通常局限于结肠广泛受累的患者，而极少出现在仅有直肠受累的患者。

溃疡性结肠炎的局部并发症是：伴有腹膜炎和脓肿的穿孔、中毒性巨结肠（图 1.163）、静脉血栓形成（最常发生在髂静脉）以及癌。并发癌的情况在下一节讨论。

溃疡性结肠炎的治疗取决于病变的范围、严重程度和病程，治疗方法包括局部或全身性类固醇治疗以及全结肠切除术[178]。

溃疡性结肠炎中的癌和异型增生

溃疡性结肠炎患者发生大肠癌（实际上异型增生常在其之前发生）的发生率明显增高[225,233,272]。在早先的报道中，这种并发症总的发生率在 5% ~ 10% 之间[218,226]，但近来的发生率接近 2%[248]。其在普通人群只占所有结直肠癌病例的 1%[248]。当整个结肠受累，病变持续而无缓解，病程长（超过 10 年）[218]，以及在儿童期开始发病[221,234,266]，则发生癌的风险增高。在 Devroede 等[216]报道的 396 例儿童溃疡性结肠炎病例中，溃疡性结肠炎发生后 10 年发生癌者为 3%，20 年为 23%，到了 35 年为 43%。胆管周围炎和硬化性胆管炎也是发生异型增生和癌的危险因素[217]。

早期的研究人员非常注重发生在溃疡性结肠炎基础上的癌的不典型大体表现，即在大肠中的分布较为均匀，常为多发性的（10% ~ 20% 的病例），容易发生于年轻人，几乎总是发生在平坦黏膜而并非息肉状黏膜[215,226,246]。癌也可以发生在回肠直肠吻合术后的直肠残端[222,230,268]。

大体上，最早的改变常常是黏膜增厚，伴有细小结节状或天鹅绒样外观[247]。显微镜下，大部分肿瘤为不同分化程度的腺癌。然而，与非炎症性黏膜发生的癌相比，低分化癌和黏液癌所占比例较高[246]（图 1.164），但少见的低级别高分化管状腺癌类型也存在[238]。发生于溃疡性结肠炎基础上的癌习惯上被认为预后不好，然而在与无结肠炎的群体进行的分期和组织学分级对照研究中，并未发现两者之间存在生存率差异[231,235,258,265]。这种明显的不一致性可能与溃疡性结肠炎组中不能手术和恶性度高的病例比例较高有关[258]。

正如已描述的那样，腺癌的发生总是伴有（而且可能总是在腺癌之前）结直肠黏膜的异型增生性改变[249]。这些异型增生性改变易于发生在扁平萎缩的黏膜，需要与比较常见的、来自再生的非典型性改变鉴别[227]。在活动性炎症区域通常不进行异型增生的诊断。这些改变的评估很难，而且带有某些主观性[244]，但如果做法适当，可以成功地确认发生结直肠癌的高危群体[275]。正如最初报道陈述的那样[249]，出现异型增生性改变并不一定表明患者肠管其他部位存在浸润性癌[214]。此外，缺少这些改变并不能保证附近没有癌，虽然这种可能性极小[200,218]。为了发现异型增生，主张进行直肠多处活检[253,257]（图 1.165）。异

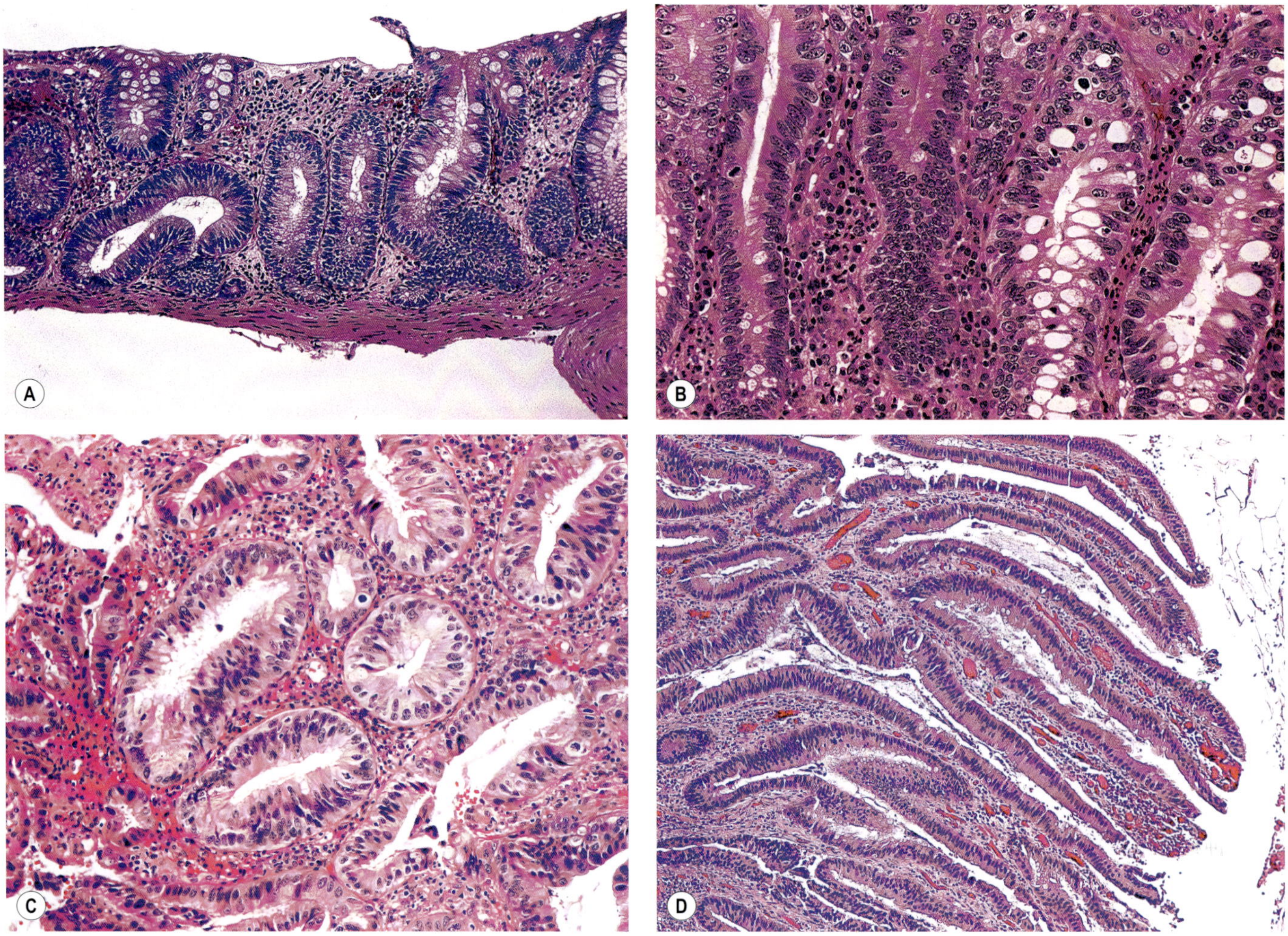

图 1.165 A 至 D，溃疡性结肠炎中的异型增生。A，异型增生不能确定。B，低级别异型增生。C，高级别异型增生。D，具有乳头状特征的异型增生。

型增生的标准分类已有推荐办法 [256]，其使用以下术语：

1. 没有异型增生
2. 异型增生不能确定，可能没有
3. 异型增生不能确定，不知道有无
4. 异型增生不能确定，可能有
5. 有异型增生，低级别
6. 有异型增生，高级别

读者可以通过原文了解这些分类的具体定义 [256]。形态计量分析是否能够提高这一评估的准确性仍有待于确定 [201,232]。

1类和 2 类患者的处置方法是连续定期随访；3 类和 4 类患者是进行短期随访；6 类患者诊断明确后应考虑施行结肠切除术。对于 5 类患者，或进行短期随访，或在诊断确立后施行结肠切除术，尤其是对存在大体病变的患者。几项研究结果都强调了内镜检查发现大体病变对于发现异型增生或癌的重要性。这些病变可以表现为息肉状、隆起状、结节状或绒毛状、溃疡或狭窄 [207,255,269]。

在免疫组织化学水平，异型增生性改变伴有涎黏蛋白产物相对过多 [2219,220,224]，癌胚抗原（CEA）反应性增高 [254]，出现蔗糖酶 - 异麦芽糖酶胞质染色（在炎症性和再生性黏膜中仅显示胞膜染色）[202]，免疫球蛋白分泌成分的染色降低 [199]，植物凝集素结合异常 [213]，P53 免疫反应性增强 [203,271,273]，以及腺体基底 2/3 以上 MIB-1（Ki-67）呈阳性 [273]。扫描电镜可见结构改变 [263]。流式细胞术检查发现 DNA 含量异常 [239,240]。在分子遗传学水平，出现在异型增生性腺体的异常包含 TP53 突变 [206,229,251,276]、KRAS 突变 [208,209,241] 以及微卫星不稳定性 [241]。因为同散发性结肠癌相比，TP53 突变在多步骤基因模型中发生于早期时间点，溃疡性结肠炎相关的息肉样异型增生比发生在溃疡性结肠炎背景中的散发性腺瘤更倾向显示强而广泛的 P53 蛋白免疫反应。另外还发现，在伴有异型增生和（或）癌的溃疡性结肠炎患者比缺乏异型增生 / 癌形态学特征的患者，异型增生以及没有异型增生部位的黏膜都有更高程度的基因组不稳定性 [210]。

一个有趣的话题是，溃疡性结肠炎异型增生性病变的免疫组织化学和分子学改变（以及出现表现和进展的机制）与结肠直肠腺瘤的运行机制是相同的还是不同的（当然，腺瘤也能存在于溃疡性结肠炎患者）[250,270]。虽然来自不同研究小组的结果并不总是一致，但正在开始达成的一致看法是：溃疡性结肠炎患者的扁平状异型增生性病变与原发性结直肠腺瘤具有许多本质性差异，而同一位患者的息肉状异型增生性病变却非常近似于或等同于原发性腺瘤 [204,223,252]。

出现这些免疫组织化学或分子生物学改变可能有助于证实异型增生的存在，并最终有助于其分级，但目前异型增生的诊断主要依靠常规染色切片中上皮的形态。对溃疡性结肠炎患者进行监测的方案已经设计出来，建议对广泛性结肠炎 8 ~ 10 年后、对左侧结肠炎 15 年后开始实施。就胃肠病医师和病理医师而言，诊断分别取决于他们的内镜和显微镜检查技巧和经验 [237,246,248,259,274]。这种密切监测是否有益，仍需继续观察 [205,211,212,261]。这里需要强调的是，结直肠活检缺乏异型增生并不能排除患者将来发生腺癌的可能性 [267,268]。

伴随溃疡性结肠炎而发生的其他结直肠恶性肿瘤有多种类型：神经内分泌肿瘤（微小类癌、非典型性类癌和小细胞神经内分泌癌）[242,243,245,260,264] 和恶性淋巴瘤 [228,262]。

Crohn病（肉芽肿性结肠炎）

Crohn 病最初被描述为一种小肠疾病，现在已经认识到其累及大肠者占所有病例的 40%，可伴有或不伴有回肠受累。

Crohn 病的病因仍未确定。Crohn 病具有遗传易感性，提示遗传参与了其发生 [294]。分枝杆菌或其他细菌感染的可能性已被反复提出 [278]，但现在尚未发现感染源的确切证据。需要考虑的另外一种可能性是：大肠 Crohn 病可能不是独立的疾病，而是对包括血管异常在内的多种原因的一种反应形式。有人提出，至少一些发生于老年人的 Crohn 病病例具有血管性发病机制 [285,306,312]。

大体上，病变的两个重要诊断特征是呈节段性分布（具有放射影像可以证实的“跳跃”区域）和好发于右侧结肠 [289]。其他重要的大体表现包括：狭窄形成、裂隙和鹅卵石样外观、累及全层和脂肪包裹（图 1.166）[307]。溃疡（裂隙）可呈线状、匍行性且不连续，其间可夹杂正常或水肿（但不具有明显的异常）的黏膜。溃疡常常为较长的纵行溃疡，并有短的横行溃疡相连接（图 1.167）。这种病变愈合后会形成长的铁轨状瘢痕。有时可以形成假息肉（通常为线状或巨大型）和肠壁桥状病变，类似于溃疡性结肠炎 [277,287,295,298]。显微镜下，大肠

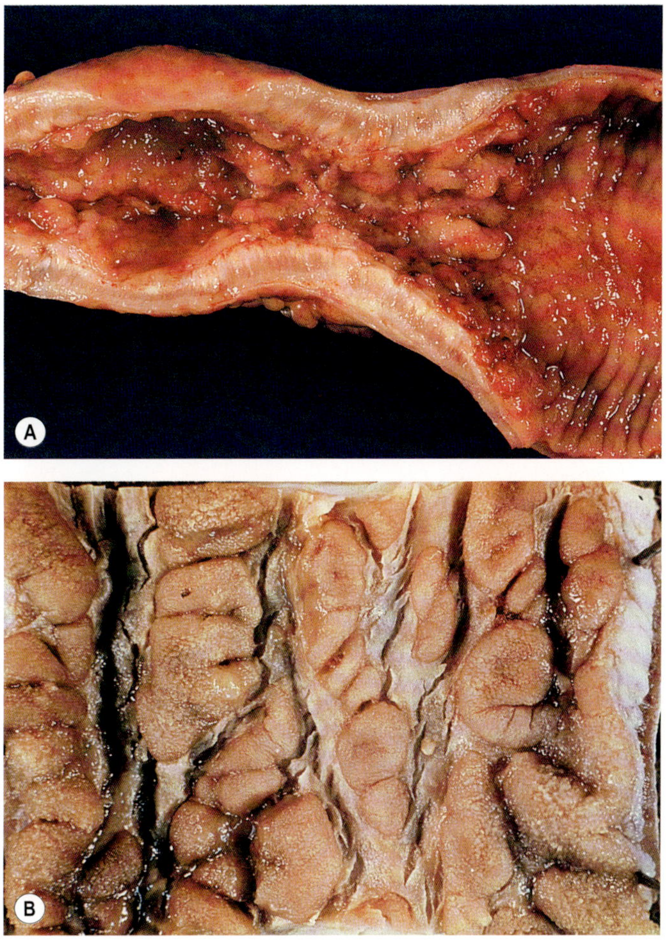

图 1.166　A 和 B，大肠 Crohn 病的大体表现。A，伴有透壁性扩散的节段性受累。这种表现非常类似于小肠的同名疾病。B，典型的鹅卵石样外观。

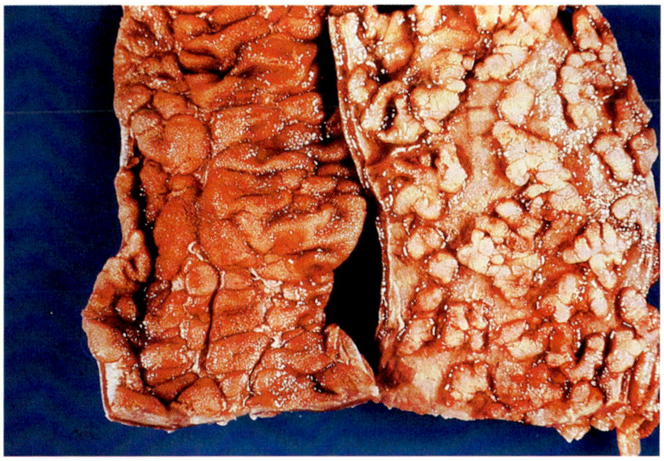

图 1.167　溃疡性结肠炎的假息肉（左）和 Crohn 病的鹅卵石形态（右）的比较。

Crohn 病的表现与小肠 Crohn 病的表现没有本质的区别。典型的表现有：裂隙、非干酪性结节病样肉芽肿（存在于 40% ~ 60% 的病例）以及病变累及肠壁全层（图

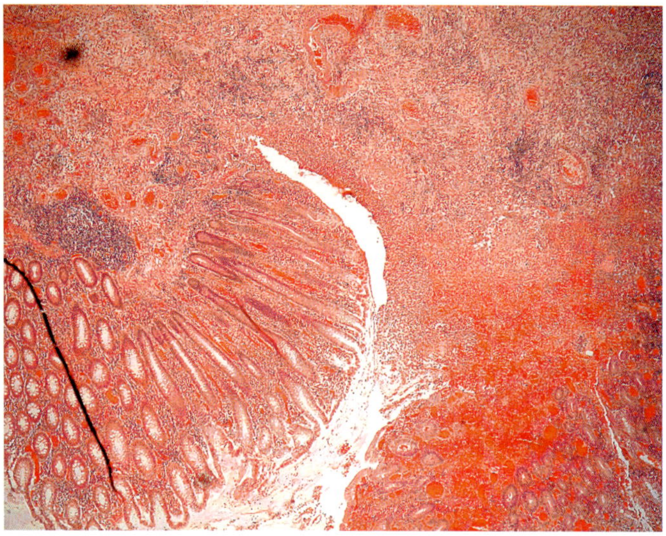

图 1.168 大肠 Crohn 病显示的明显的裂隙状溃疡。

1.168）。黏膜形态相对正常并含有相当多的黏液，即使在紧邻溃疡的区域也如此。产生免疫球蛋白的浆细胞明显少于溃疡性结肠炎 [304]。当界限清楚的炎症细胞病灶被非炎症性的组织学正常的黏膜包绕时，应该特别想到 Crohn 病，深达黏膜并延伸到黏膜下层的突出的炎症浸润也如此（“不均衡的炎症”）。然而，病变偶尔表浅（即局限于黏膜层和黏膜下层），在这种情况下，鹅卵石外观比典型的 Crohn 病弥漫，而且结节更为细小 [291]。

内镜活检要寻找的主要特征是肉芽肿、杯状细胞和腺体结构的保留 [300]。为了显示肉芽肿，可能需要连续切片。肉芽肿常常伴有重度炎症 [293,302,303,310]。直肠活检可能正常或显示轻微的非特异性改变 [297,301]。实际上，在有明确的结肠炎而直肠活检显示正常的病例，更有力地支持 Crohn 病的诊断，而不是溃疡性结肠炎的诊断 [297]。如果 Crohn 病累及含有憩室的结肠，炎症性病变也经常扩散到憩室中 [292]。在这样的病例，与憩室炎或憩室周围炎的鉴别诊断可能会变得非常困难（见 150 页）。

大约 50% 的大肠 Crohn 病累及回肠 [297]。肛门病变见于 75% 的病例，可以表现为慢性肛裂、瘘管和溃疡。肛门病变可以是 Crohn 病的第一个临床表现，通过显微镜下出现肉芽肿可以确认 [282]。不要将这些改变与常见于非特异性肛瘘中的异物性肉芽肿混淆。局部淋巴结常有肿大，显微镜下除了偶尔具有肉芽肿外，与溃疡性结肠炎没有明显区别 [309]。

Crohn 病的最常见的并发症之一是在肛裂的基础上形成瘘管。尽管肛门周围瘘管在 Crohn 病和溃疡性结肠炎中均可见到，但内瘘实际上是 Crohn 病的特有病征。

Crohn 病的其他并发症有皮肤溃疡（肛周皮肤、结肠造口和回肠造口周围以及其他部位）和中毒性巨结肠 [283]。在一项在 Cleveland 诊所进行的有 615 例 Crohn 病病例的研究中 [281]，中毒性巨结肠的总的发生率为 4%。当 Crohn 病局限于小肠时，没有发现巨结肠；但当病变位于回肠结肠时，巨结肠的发生率为 2%；而在结肠 Crohn 病中，中毒性巨结肠的发病率高达 11%。需要指出的是，如果是在已经发生中毒性巨结肠的情况下才切除肠管，可能无法鉴别基础性疾病的本质 [293]。此时特别需要注意的是，透壁性炎症这一鉴别诊断标准已经失去了其重要性。为了解决这一难题，有必要在静止期进行活检 [296]。

另一个 Crohn 病的重要并发症是大肠癌 [311]，尽管其发生率明显低于溃疡性结肠炎，但毫无疑问，其风险确实高于正常人群 [280,284,286]。与溃疡性结肠炎一样，大体检查很难确认恶性 [313]，而且也可以伴有和（或）先前存在结肠黏膜异型增生性改变 [279,305,308,315]。异型增生的诊断标准和命名也与溃疡性结肠炎相同 [299]。相关的免疫组织化学所见和 DNA 倍体异常也十分相似 [290]。此外，有人提出，在 Crohn 病累及的大肠中有时可见的类似于结直肠增生性息肉的特殊黏膜改变，可能是 Crohn 病特征性的异型增生的另外一种类型 [288]。

多数大肠 Crohn 病患者最终需要施行手术，切除病变肠管。是否施行手术决定于病变程度和部位，是否有肛周受累以及患者的年龄 [294,314]。

未定型结肠炎

溃疡性结肠炎和结直肠 Crohn 病之间的主要鉴别诊断非常困难。许多年来，人们将没有特殊病原体的大肠慢性炎症性疾病等同于溃疡性结肠炎。现已明确其中多数病例事实上是累及结肠的 Crohn 病。这两种疾病患者的临床、放射影像学和形态学差异现已有明确描述（表 1.3）。令人沮丧的是，这样的经验澄清了一个事实，即没有什么诊断标准对两种疾病是确定性的，大约 15% 的病例具有两者的特征，以至于不能进行鉴别诊断 [327]。对于这个杂合性群体，建议使用未定型结肠炎这一名称 [320,322]。举一个例子，一个病例显示了所有溃疡性结肠炎的特征，但却出现浅表的裂隙 [326]。长期随访显示，大多数病例的行为类似溃疡性结肠炎，很少出现 Crohn 病的特征 [321,324]。接受回肠隐窝 - 肛门吻合术的未定型结肠炎患者似乎易于发生会阴并发症 [319,327]。

这些过渡型或未定型病例的发生，偶尔小肠的典型 Crohn 病和大肠溃疡性结肠炎并存于同一位患者，溃疡性结肠炎患者直肠结肠切除术和回肠隐窝 - 肛门吻合术后发生 Crohn 病样并发症 [317]，以及这两种疾病发生在同一家庭 [318]，提示二者的区别可能没有那么严格 [316,353]。无论如何，大部分病例有足够的临床和病理学差异将二者区分开来，这一点具有预后和治疗意义。作为一个准则，重要的是在活检标本，不要把未定型结肠炎这一名称当成垃圾箱样的诊断使用。特征不够明确的标本最好诊断为“慢性炎症性肠病，未分类性”、“未明确 / 非特异性

表1.3 溃疡性结肠炎和Crohn病（肉芽肿性结肠炎）之间的鉴别

特征	溃疡性结肠炎	Crohn病
临床		
直肠出血	常见	不明显
腹部包块	几乎没有	10% ~ 15%
腹痛	常为左侧	常为右侧
乙状结肠镜	95%有异常	异常少于50%
游离性穿孔	12%	4%
结肠癌	5% ~ 10%	非常罕见
肛门并发症	少而轻	75%；肛裂、瘘管、溃疡
类固醇治疗反应	75%	25%
手术结果	非常好	尚好
回肠造口功能丧失	罕见	常见
放射影像学		
直肠无损害	罕见	90%
回肠受累	罕见，扩张（回流性回肠炎）	常见；狭窄
狭窄	无	常见
跳跃性分布	无	常见
内瘘	无	可以出现
纵行和横行溃疡	罕见	常见
裂隙	无	常见
拇指征	无	常见
形态学		
病变分布	弥漫；以左侧为主；黏膜和黏膜下层	局限；以右侧为主；全层
黏膜萎缩和再生	显著	轻微
细胞质内黏蛋白	减少	维持正常
淋巴组织聚集	罕见	常见
水肿	轻微	显著
充血	可以非常严重	轻微
肉芽肿	无	60%出现
裂隙	无	存在
隐窝脓肿	常见	罕见
直肠受累	非常普遍	50%
回肠受累	轻微，扩张，不超过10cm	50%，狭窄，全层炎
淋巴结	反应性增生	可以含有肉芽肿

慢性炎症性肠病”或“炎症性肠病，未分类性”[321]。最近有报道称在结肠活检中，Das-1 和 CG-3 的染色方式可能有助于区分二者[325]。

缺血性结肠炎和梗阻性结肠炎

缺血性结肠炎（又称结肠缺血）过去常与 Crohn 病

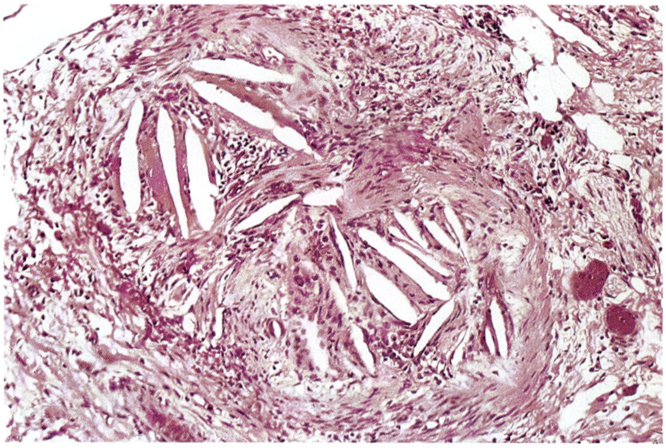

图 1.169 导致缺血性结肠炎的肠系膜血管内胆固醇栓子。

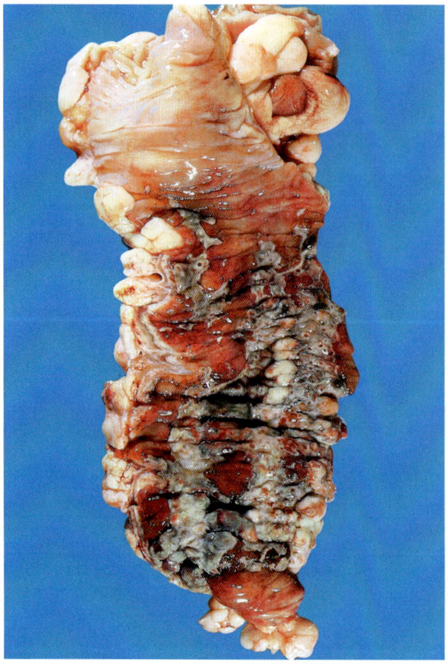

图1.170 缺血性结肠炎。典型的病变位于脾曲。黏膜显著充血并被覆纤维素性脓性渗出物。（Courtesy of Dr RA Cooke, Brisbane, Australia. From Cooke RA, Stewart B. Colour atlas of anatomical pathology. Edinburgh, 2004, Churchill Livingstone）

和溃疡性结肠炎混淆，现在这种情况在某种程度上依然存在。多数缺血性结肠炎病例为 50 岁以上的患者，易于患病的因素通常有：动脉硬化、糖尿病和血管手术[331,334,338,341]。缺血性结肠炎也可见于伴有胶原 - 血管疾病（如硬皮病和类风湿关节炎）、Wegener 肉芽肿病[335]、特发性淋巴细胞性静脉炎[343,344,348]、淀粉样变性[347]的年轻患者以及作为服用避孕药的并发症[331,336]。动脉硬化导致缺血性结肠炎的原因可以是结肠血管本身梗阻或动脉粥样化栓塞[340]（图 1.169）。缺血性结肠炎本身通常表现为突发性的出血和腹痛。缺血性结肠炎是一种节段性的疾病，脾曲由于血液供给相对不足成为典型的受累部位；然而，包括直肠在内的其他部位也均可发生。Morson[339]曾描述过三种形态学变异：梗死、一过性缺血和缺血性狭窄（图 1.170）。缺血性狭窄多半见于手术标本。典型的放射学征象是：肠壁中出现气体和“拇指征”[342]。缺血性结肠炎在放射影像学、内镜检查和手术中均可能与癌混淆[330]。大体上，缺血性结肠炎除了溃疡和纤维化以外，还可出现假息肉[330]。显微镜下，缺血性结肠炎可见覆盖肉芽组织的溃疡，肉芽组织可以延伸到黏膜下层且围绕黏膜肌层的个别平滑肌纤维。含铁血黄素丰富，小血管腔内可见透明血栓。血管腔内出现胆固醇结晶支持动脉粥样硬化栓塞的诊断。缺乏裂隙、淋巴滤泡和肉芽肿，但可见隐窝脓肿[329]。提示缺血性坏死的显微镜下特征是：急性期出现黏膜全层坏死，而愈合期则出现固有层玻璃样变、出血和萎缩性微小腺体[332]。可能造成过诊断的改变是：奇异的间质细胞、酷似异型增生的上皮非典型性反应性改变[350]以及类似于肿瘤性印戒细胞的孤立性杯状细胞（“印戒细胞改变”）[333,349]。

缺血性结肠炎主要应与 Crohn 病进行鉴别诊断。尽管 Crohn 病可以发生于任何年龄组的患者，但应该记住，缺血性结肠炎是老年人最常见的结肠炎[329]。

积极的处置对于减轻缺血性结肠损害是极其重要的。如果有腹膜炎、全层梗死或穿孔的证据，则是手术介入的指征[328]。

梗阻性结肠炎是指发生在结肠梗阻性病变近端的炎症性且常常是溃疡性的疾患，通常为腺癌[337,346]。大体上，梗阻性结肠炎改变可能是局限性的小溃疡或融合性的环周性病变。这些改变总是与远端梗阻性病变分开，其间可有一段 2.5 ~ 35cm 长的看起来正常的结肠[346]。显微镜下，肉芽组织累及黏膜和黏膜下层，偶尔延伸到固有肌层。其中许多特征提示梗阻性结肠炎是缺血性结肠炎的一种类型。

其他类型的结肠炎

非特异性细菌性结肠炎（又称为急性自限性结肠炎、急性感染性结肠炎）是一种自限性腹泻性疾病，被认为是由感染性因子引起的，尤其是弯曲菌属、沙门菌属和志贺菌属；然而，半数以上的病例病因仍不清楚[439]。显微镜下，可见黏膜固有层内炎症性浸润、水肿、充血和出血，这些改变与溃疡性结肠炎的早期病变不能鉴别[367,471,472]，而随访期间的活检对区分二者可能是必需的[372,375]。沙门菌属和志贺菌属引起的感染尤其以能产生类似于溃疡性结肠炎的临床和放射影像学特征而著称[352]。显微镜下，非特异性细菌性结肠炎可表现为从非特异性水肿和炎症性改变，直至严重病例出现的隐窝脓肿、广泛坏死和出血以及微血栓形成[436]。大肠（埃希）杆菌容易引起急性出血性结肠炎[365,369]，活检显微镜下所见不同，从正常到感染性结肠炎[412,413]。急性炎症与慢性炎症不成比例提示感染性

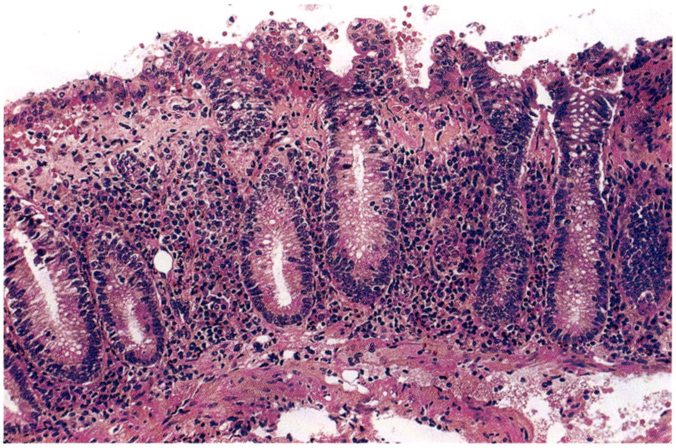

图 1.171 胶原性结肠炎。表面上皮下可见增厚的玻璃样变胶原层。

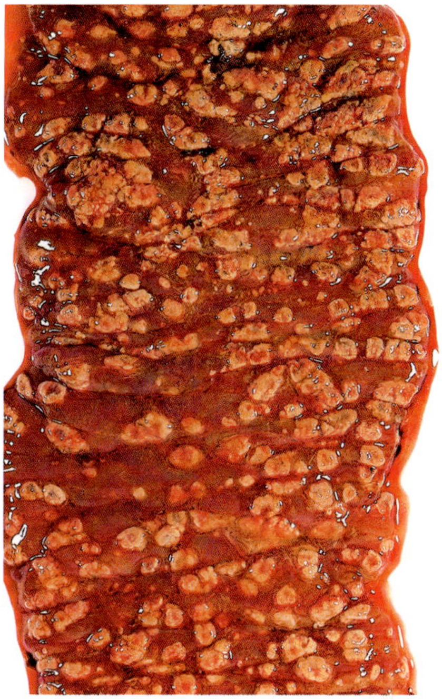

图 1.172 伪膜性肠炎。黏膜表面脓性渗出形成多发性散在的白色斑块。患者服用了氨苄西林。（Courtesy of Dr RA Cooke, Brisbane, Australia. From Cooke RA, Stewart B. Colour atlas of anatomical pathology. Edinburgh, 2004, Churchill Livingstone）

病因。反之，腺体变形以及黏膜基底部浆细胞浸润支持溃疡性结肠炎的诊断 [424,465]。如果症状出现后 4 天内进行活检，则上述两种疾病的鉴别比较容易 [394,439]。

过敏性结肠炎和**直肠炎**与食物有关（尤其是牛奶），较常见于婴儿和儿童 [440,482]。它们表现为直肠出血，有时伴有腹泻。直肠活检的主要显微镜下异常是黏膜水肿和嗜酸性粒细胞浸润。嗜酸性粒细胞倾向于集聚在淋巴小结周围，其余的位于隐窝脓肿和黏膜肌束间 [396,469,484]。

胶原性结肠炎常见于中年女性，临床上通常表现为慢性水样腹泻 [478]。内镜和放射影像学检查常常正常。显微镜下，胶原性结肠炎的特征表现为表面上皮下胶原沉积，这种均匀的玻璃样胶原层可以厚达 10μm 或以上 [467]（图 1.171）。这种改变可以呈斑片状，不是诊断依据的唯一标准 [427,467]。横结肠的病变据说比较明显 [441]。黏膜显示局限性或弥漫性损害以及淋巴细胞和其他炎症细胞浸润的证据 [359,406]。隐窝内可以出现淋巴细胞和中性粒细胞，而且黏膜固有层炎症细胞数目增加。位于增厚胶原之上的基底膜正常 [384]。韧粘素（tenascin）免疫染色可显示明显的上皮下反应性并支持这个诊断 [351]。最近还报道了一种**伪膜性胶原性结肠炎** [489]。

胶原性结肠炎的发病机制据推测为免疫性发病机制且与乳糜泻有关 [353,406]。有人进一步提出，在一些病例中非甾体类抗炎药可能起到病因作用 [393,452]。胶原性结肠炎临床经过良好，显微镜下改变可以消退 [366,385,415]。曾有 1 例伴有结肠癌的报道 [390]。

淋巴细胞性（显微镜下）结肠炎与胶原性结肠炎密切相关 [358,405,480]。这两种疾病之间偶尔有过渡，有人将其归入**"水样腹泻 - 结肠炎综合征"** [457]。二者之间的主要组织学差异是：淋巴细胞性结肠炎缺乏增厚的胶原层，并且具有突出的上皮内淋巴细胞 [395,426,428]。在形态学改变上，乳糜泻患者的大肠活检所见总是与淋巴细胞性结肠炎无法区分，进一步提示这些疾病之间具有发病相关性 [485]。

胶原性或淋巴细胞性结肠炎可以累及末段回肠 [456]。最近报道了一种淋巴细胞性（显微镜下）结肠炎的亚型，其上皮下区域含有散在的多核巨细胞 [432,454,458]。

淋巴细胞性结肠炎是不是一种特殊的疾病仍不清楚。有人提出它是一组多相性疾病，病因一直受到关注 [479]。在某些情况下，显微镜下具有淋巴细胞性结肠炎特征的患者后来被发现有 Crohn 病 [397]。有些胶原性 / 淋巴细胞性结肠炎病例可能有腺体不规则、中性粒细胞隐窝炎以及隐窝脓肿，使情况变得更复杂 [355]。最后应该提及的是，显微镜下，取自 **Brainerd 腹泻**（一种病因不明的水样腹泻，特征为急性发作和病程长）患者的结肠活检的表现类似于淋巴细胞性结肠炎，但通常缺少表面的变性改变 [362]。

局灶活动性结肠炎是指在大肠活检标本中存在局部腺体和表面上皮中性粒细胞浸润并伴有固有层炎症细胞增加的病变。它是一种反应方式而不是一个特异的诊断。多数病例在临床上与感染性结肠炎有关，但有时局灶活动性结肠炎是 Crohn 病的先兆，尤其在儿童 [399,474,486]。

伪膜性结肠炎在大多数情况下被认为是由梭状芽孢杆菌产生的毒素引起的 [381,391,447]。相当多的病例与服用抗生素 lincomysin 和 clindamysin 有关 [437,449,464]，少数病例发生在先天性巨结肠（Hirschsprung 病）切除之后 [356]。也有人认为一些病例是胶原性结肠炎谱系的一部分（见 160 页）。病变明显的伪膜性结肠炎病例在临床和放射影像学方面与溃疡性结肠炎和 Crohn 病难以于区分。伪膜性结肠炎可以表现为急腹症[470]。CT和超声检查可见肠壁增厚[374,383]。大体上，可见散在的黄白色黏膜斑块（图1.172）。显微镜下，特有的征象是“局灶性爆发性黏膜病变”，其特征是由附着在黏膜腺体表面的黏液和中性粒细胞构成的蘑菇样肿块[398,464]，紧邻这些病变的黏膜明显正常。肠壁可显示重度水肿，可能是血管损伤的结果[461]。黏膜内可以出现印戒样细胞，并有可能过诊断为恶性肿瘤[363,371,459]（见182页）。出现并发症者需要急诊手术治疗，并发症包括结肠穿孔和中毒性结肠炎[370,476]。

转向性结肠炎是由回肠造口术或结肠造口术造成的粪流转向而引起的炎症性肠道疾患。其发病机制尚不清楚，据推测是：粪流中存在的移动的短链脂肪酸可能起着重要作用[376]。转向性结肠炎既可发生在成人，也可发生在儿童[475]。这种异常可从轻微的黏膜碎片到大体上形成溃疡[382]。显微镜下，最常见的改变是黏膜固有层轻度至中度慢性炎、隐窝脓肿和滤泡状淋巴组织增生[392]。多数严重的病例有口疮样溃疡[401,419,433]。在所有这些改变中，淋巴滤泡增生最常见，而且最明显[488]。重新吻合后这些异常可迅速恢复。

新生儿坏死性小肠结肠炎是一种主要影响早产儿或交换输血的新生儿的病变[416]。少数病例发生在腹主动脉血栓形成之后[407,421]，提示缺血是一个重要的危险因素。这种病变也可作为先天性巨结肠（Hirschsprung病）的一种并发症（见148页）。多数病例于生后一周之内开始发病，表现为腹胀、肠鸣音消失和排出少量血便[455,463]。最常累及的部位是末段回肠和升结肠。黏膜坏死并可部分脱落。常常出现小的黏膜下含气囊肿（图1.173）；囊肿可经放射影像学检查发现，这是一个最重要的诊断性征象[446]。新生儿坏死性小肠结肠炎可以发生肠穿孔。对于这种病例，需要切除穿孔和坏死的肠管[483]。

瘀斑性结肠炎这一病名是有时用于引起新生儿孤立性直肠出血的一种病变。它的特征是内镜下可见瘀斑性黏膜损害，显微镜下表现为以中性粒细胞为主的炎症，局灶性出血，以及有时出现积气灶。其原因不明[364]。

阿米巴结肠炎在临床上非常类似于溃疡性结肠炎或Crohn病[444]。乙状结肠镜下，典型的表现是被覆渗出物的散在的溃疡，溃疡之间的黏膜正常，但许多病例会偏离这种描述。阿米巴病可以累及肠管的任何部分，但倾向于发生于盲肠和升结肠（图1.174）。在许多病例，整个大肠受累，甚至可延伸到末端回肠[361,400]。5%～10%的病例发生穿孔。显微镜下，直肠活检的表现没有特异性，尽管溃疡下的炎症细胞相对稀少以及烧瓶状溃疡本身可以提醒病理医师阿米巴结肠炎的诊断。确诊的依据是找到溶组织内阿米巴滋养体。HE切片中可以见到滋养体，没有经验的观察者可能会将其与吞噬细胞混淆（反之亦然）。典型的表现是：寄生虫周围有人为的透明间隙[417]。滋养体为圆形或卵圆形，直径为6～40nm，含有大量的、具有独特表现的空泡状胞质；核相对较小，呈圆形，具有明显的核膜和位于中心的染色质核仁。滋养体吞噬红细胞现象经常出现，Heidenhain铁苏木素染色易于证实。无论是在切片还是在涂片，这种病原体还可以经PAS和免疫过氧化物酶染色显示[418,435,445,448]。

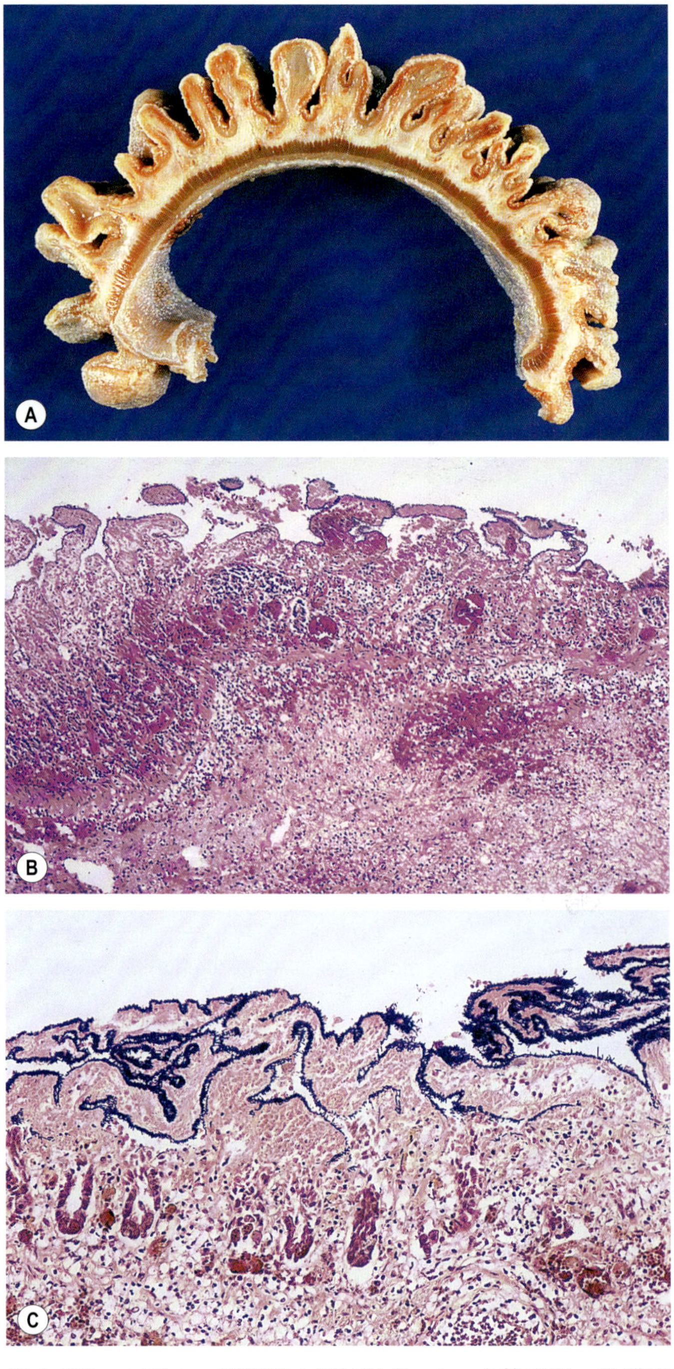

图1.173 A至C，坏死性小肠结肠炎。A，大体表现。黏膜坏死，肠壁内存在许多小的含气囊肿。B，低倍显微镜下，显示广泛的溃疡、坏死和出血。C，革兰染色显示坏死性肠炎病原体覆盖在溃疡表面。

结核可在肺内疾病轻微时就累及胃肠道[377,410,442]。其

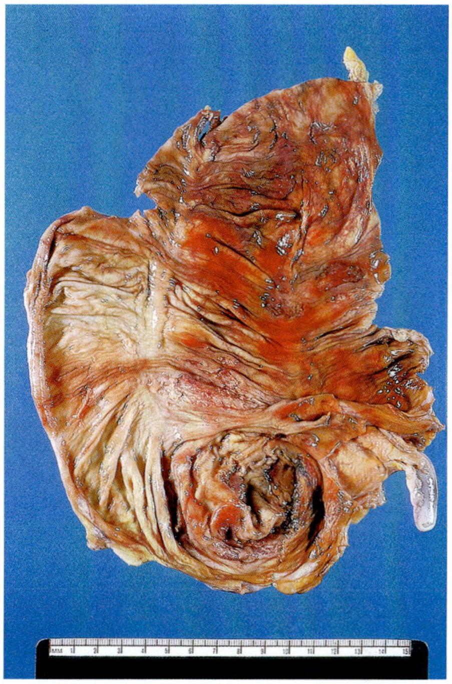

图1.174 阿米巴结肠炎。盲肠和升结肠的多发性潜行性溃疡。（Courtesy of Dr RA Cooke, Brisbane, Australia. From Cooke RA, Stewart B. Colour atlas of anatomical pathology. Edinburgh, 2004, Churchill Livingstone）

通常位于回盲部，在大约半数的病例可触及一个包块（“结核瘤”）[403]。大体上，可见溃疡形成，伴有贯穿肠壁全层的弥漫性纤维化，可引起狭窄和梗阻。仅有少数病例并存结核性腹膜炎。显微镜下，常存在典型的肉芽肿，伴有溃疡和广泛的纤维组织增生。肉芽肿可为干酪性、非干酪性、化脓性或纤维性（愈合性）[387]。可以出现血管炎[434]。在某些情况下，局部可见非特异性弥漫性慢性炎症，伴有纤维化而没有肉芽肿，或者在极少数情况下这种非特异性炎症是唯一的表现[387]。确立诊断必须通过切片染色或培养证实抗酸杆菌。需要牢记的是，在美国和西欧，回盲部肉芽肿性病例绝大多数是Crohn病[429]。支持结核而不是支持Crohn病的特征是：肉芽肿具有干酪样坏死且相互融合[468]。多数继发性结肠溃疡性结核患者可用药物治疗。包括回结肠切除术在内的手术方式仅用于大的盲肠结核瘤。

巨细胞病毒性结肠炎在免疫功能受损患者的发生率在不断增加，如在器官移植受体以及AIDS感染个体[373,379,420,423,438,466]。巨细胞病毒性结肠炎发病也与甾体类药物难治性溃疡性结肠炎高度相关[409]。巨细胞病毒性结肠炎好发于回盲部，可以伴有广泛的溃疡，有时形成一个孤立的包块[451]。包涵体主要见于肠壁细胞内或黏膜下显示血管炎特征的血管的内皮细胞内，但也可见于纤维母细胞和上皮细胞内[386]。诊断可经免疫组织化学染色证实[386]（图1.175和1.176）。导致大量出血的病例可能需要手术切除。

HIV感染患者也可发生由肺囊虫[357]、组织胞浆菌[368,425]、腺病毒[404,487]和弓形虫[443,460]引起的结肠炎。此外，有人认为，HIV本身也可能是这个群体中某些慢性结肠炎病例的原因[402]。

类圆线虫结肠炎临床上可能与溃疡性结肠炎相似，如不治疗，会导致患者死亡[450]。

Behçet结肠炎（即Behçet综合征相关性结肠炎）的特征是可累及大肠任何部分的不同大小、形状和深度的多发性溃疡，伴有黏膜下静脉淋巴细胞性血管炎[414,431]。它可能非常类似于Crohn病的表现[430]。

移植物抗宿主病（graft-versus-host disease, GVHD）发生在接受同种异体骨髓移植的患者，在胃肠道主要表现为结肠炎[462]。显微镜下，有局灶性隐窝上皮细胞凋亡，这一特征被认为是细胞介导的细胞溶解[360,378,389,453]。隐窝脓肿亦可出现。病变严重者可导致隐窝丧失、黏膜脱落和炎性息肉形成[388,462]。在慢性期，结构变形（表面呈绒毛状，伴有腺体分支和萎缩）类似于特发性炎症性肠病[354]。急性GVHD的组织学表现可以类似于细胞减灭剂和病毒感染引起的病变，尤其是CMV感染。类似的改变也可见于AIDS患者，推测发病机制与免疫有关，而不是感染性因素[422,481]。

盲肠炎是以盲肠为中心或局限于盲肠的结肠炎。报道的病例多数见于急性白血病患者，病因可能是细菌性或真菌性的[411]。

中性粒细胞减少性结肠炎是对血液恶性疾病和少数实体瘤施行化疗后出现的少见并发症[380]。肠壁全层受累可导致穿孔，需要手术治疗[473,477]。

以上提到的几种类型的结肠炎可能导致**中毒性巨结肠**，尽管这种并发症的发生率远远低于溃疡性结肠炎[408]。

其他非肿瘤性病变

结肠闭锁远不如小肠闭锁常见，可经节段切除术和吻合术治疗[534]。

极少数情况下，**异位的胃上皮**和**涎腺组织**可以出现在直肠[499,515,556]。其临床表现为无蒂的息肉样肿块[546]。

各种类型的**神经元贮积病**均可伴有黏膜下和肠肌神经丛神经节细胞的改变，这种病变经直肠活检可以诊断[495,514,533]。

结肠黑变病这一名称用于黏膜固有层内出现充满脂褐素样色素（“假黑色素”）的巨噬细胞的一种疾病（见147页）（图1.177）[507]。如果含有色素的巨噬细胞数量过多，黏膜可呈棕色至黑色（图1.178A）。有趣的是，可能存在于这种黏膜中的腺瘤性息肉无色素沉着（图1.178B）。结肠黑变病与摄入蒽类轻泻药有关[547,551]，但也可见于没有这种病史的患者。凋亡增加似乎是这种改变的发病机制[497]。

这里需要提及的是，其他色素有时也可见于来自这

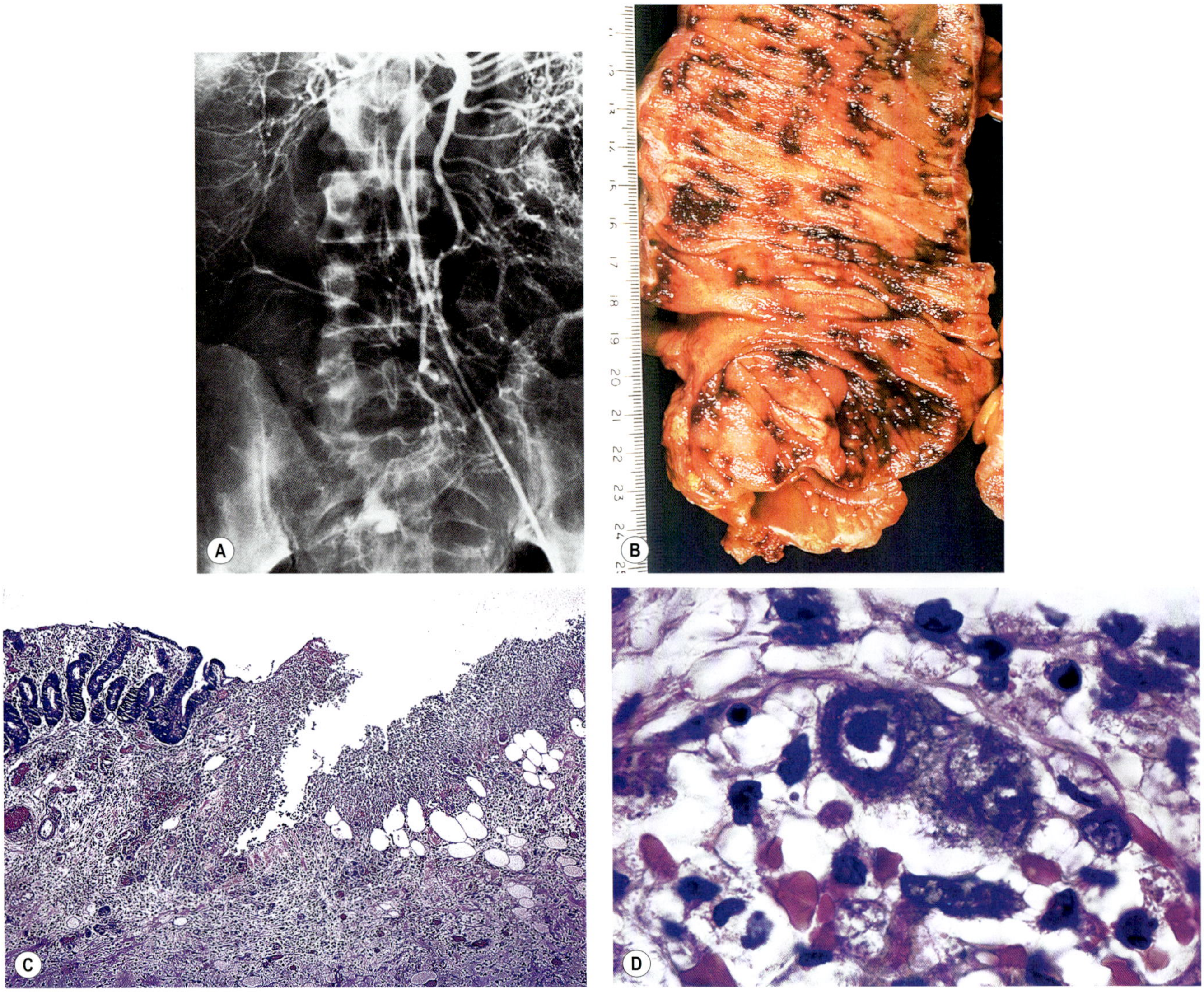

图 1.175 A 至 D，肾移植受体患者的大肠 CMV 感染。A，动脉造影显示盲肠出血部位。B，切除标本的大体表现，显示多发性表浅溃疡形成。C，显微镜下显示炎症和溃疡。D，高倍显微镜下显示有巨大核内包涵体的感染细胞。

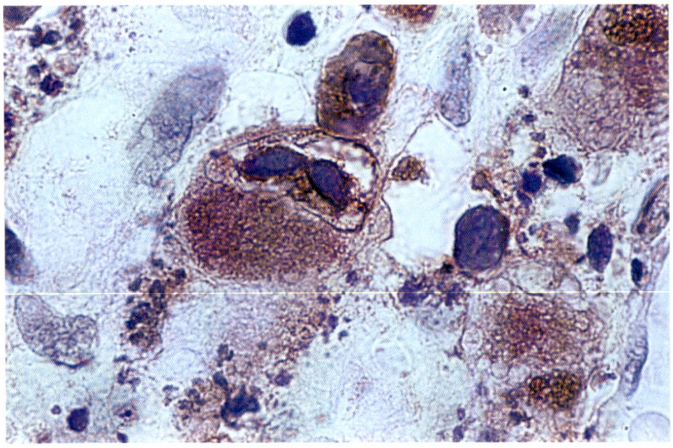

图 1.176 免疫抑制患者的 CMV 结肠炎。免疫过氧化物酶染色显示胞核和胞质呈阳性。

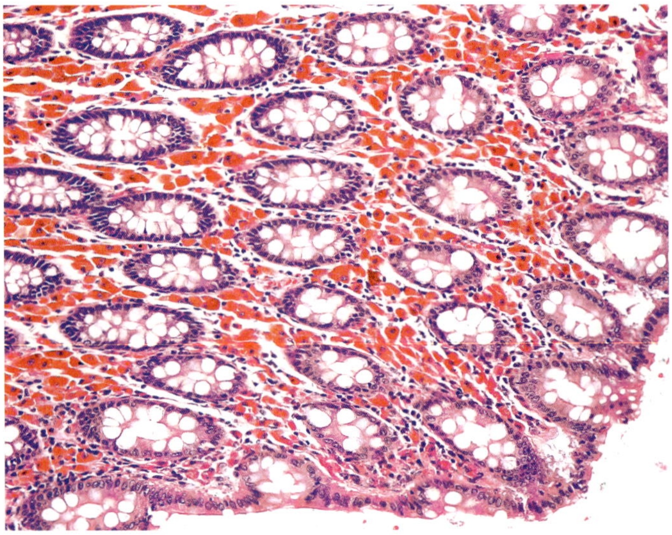

图 1.177 结肠黑变病。含有色素的巨噬细胞聚集在固有层。

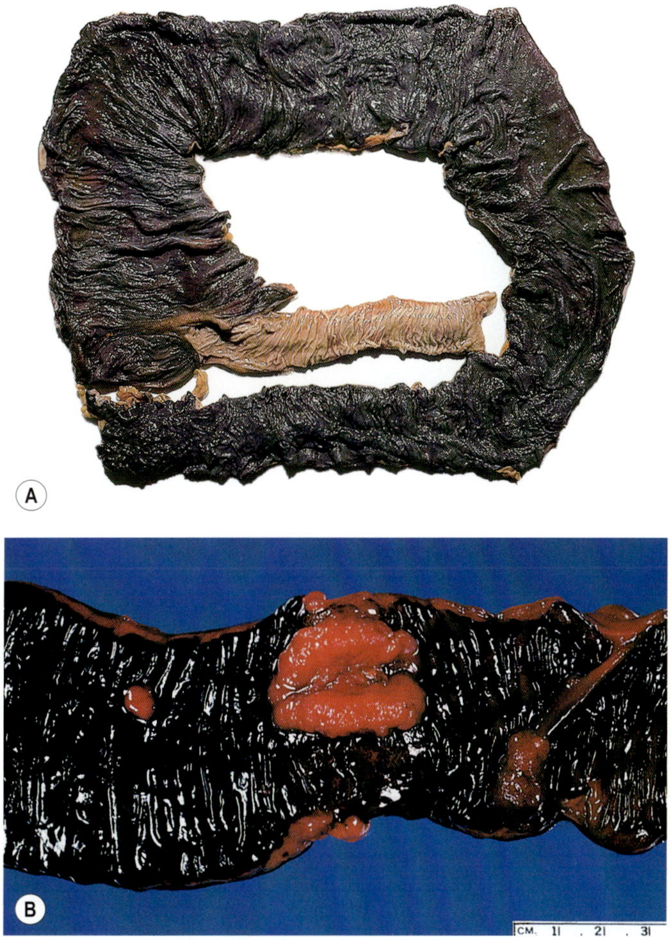

图 1.178　A 和 B，结肠黑变病的大体表现。病变明显起自回盲瓣（A）。有趣的是，出现在第二个标本中的癌和息肉未被黑变病累及（B）。B，黑变病弥漫累及大肠。还有一个癌（中部）和几个腺瘤性息肉。肿瘤性病变未被黑变病累及。

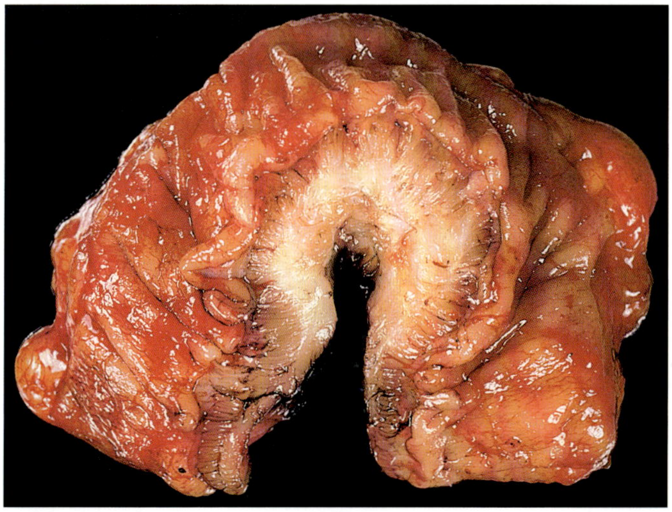

图 1.179　大肠的子宫内膜异位症，显示肠壁增厚伴肌肉增生，导致部分性梗阻。

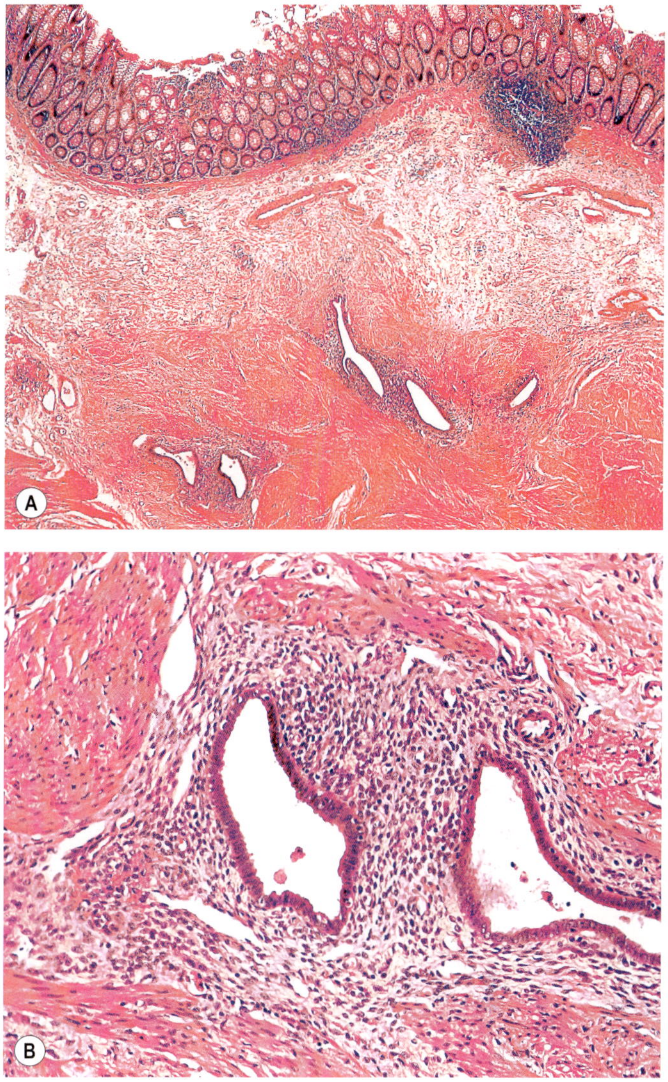

图 1.180　A 和 B，大肠的子宫内膜异位症。病变位于肠壁深层，由子宫内膜腺体和间质组成。

个部位的标本，包括用作内镜染色物的墨水和亚甲蓝 [518]。

子宫内膜异位症可以累及大肠肠壁，引起继发性平滑肌肥大，导致几乎完全性的肠梗阻 [559]（图 1.179）。显微镜下，可见子宫内膜腺体和间质，周围围绕增生的平滑肌和成群积聚的含有含铁血黄素的巨噬细胞（图 1.180）。表面上皮可能显示不同类型的炎症和溃疡性改变，活检标本可能类似于炎症性肠病或孤立性直肠溃疡综合征 [496,498,519]。偶尔，与子宫内膜异位症受累的淋巴结共存 [513]。

这些子宫内膜异位病灶可以发生肿瘤性转化，通常表现为子宫内膜样腺癌，也可以是 Müller 腺肉瘤和子宫内膜间质肉瘤 [492,530,543,558]。这些改变有时伴有或先前存在非典型增生或原位癌 [558]。

淀粉样变性可以累及大肠并可经直肠活检诊断 [505]。其检出率与肾活检可有一比，优于肝活检。重要的是，活检标本应包括黏膜下层，因为黏膜下层可能是淀粉样物沉积

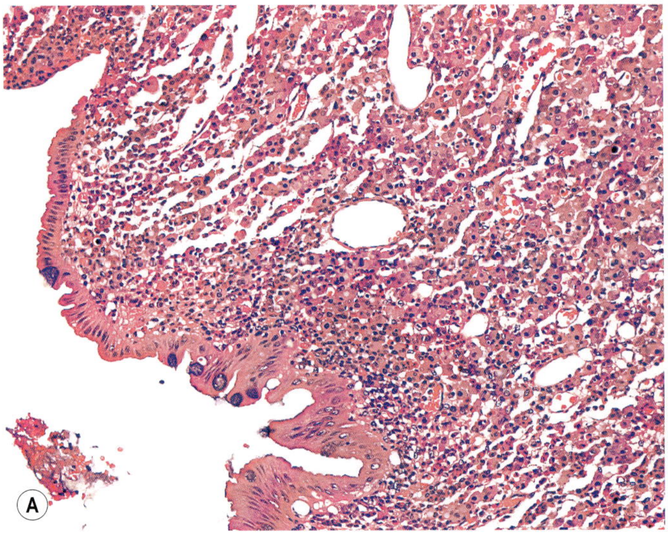
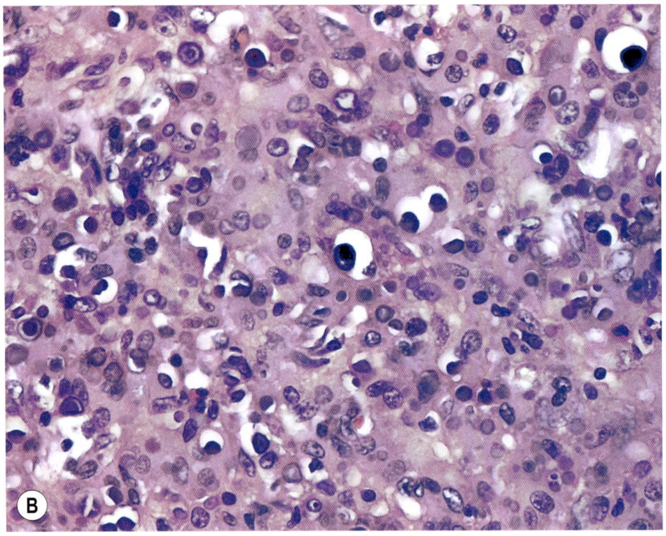

图 1.181 A 和 B，软斑病。A，低倍显微镜显示，固有层内有密集的富于组织细胞的炎症性浸润。B，高倍显微镜显示，众多组织细胞，有些含有 Michaelis-Gutmann 小体。

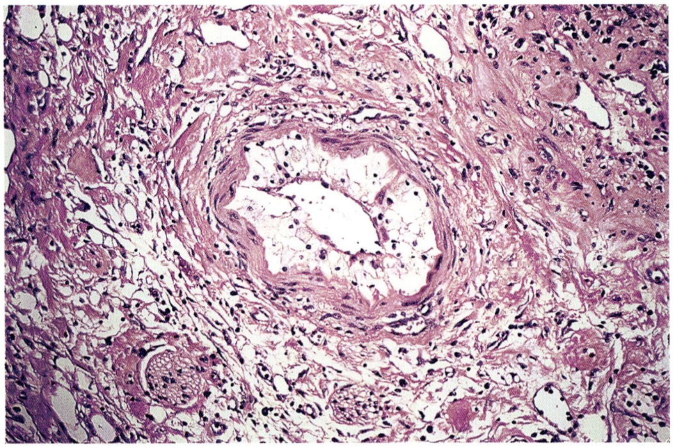

图 1.182 放射性结肠炎的一个血管显示，内皮下有泡沫状巨噬细胞积聚。

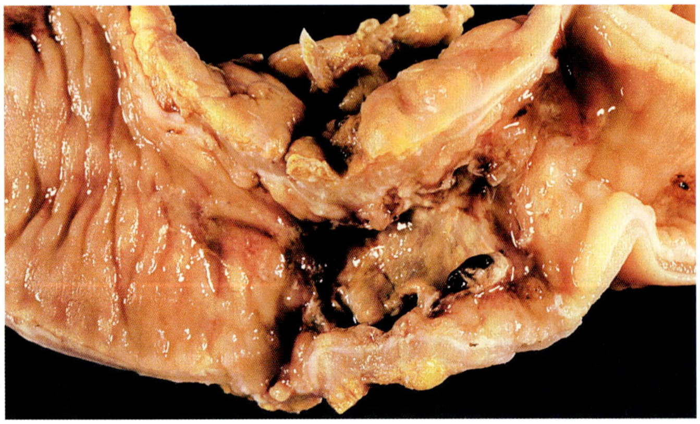

图 1.183 放射性结肠炎导致肠壁增厚、溃疡形成和穿孔。

的唯一部位 [517]。如果淀粉样物主要沉积在上皮下，其表现可能类似于胶原性结肠炎 [509]。淀粉样物沉积偶尔可导致结肠缺血性改变（见 159 页）。黏膜肌层和黏膜下层内的**弹力组织变性和弹力纤维瘤性沉积**可以与淀粉样变性类似，内镜检查看起来像结肠息肉，不具有临床重要性 [512]。

大肠**肠扭转**是急性肠梗阻的少见原因 [508]。大约 25% ~ 40% 的病例发生在盲肠 [527]。及时的手术治疗是绝对必要的。在探查时，大约 25% 的病例发现有坏疽，这是手术切除的明确指征。

软斑病可以弥漫性累及结肠 [532,550]（图 1.181）。患者多数为成年人，但婴儿病例也有报道 [541]。软斑病可以作为溃疡性结肠炎 [524] 和副球孢子菌病 [535] 的并发症，也可以作为腺瘤性息肉间质的局部改变（见 169 页）。它也可以伴随腺癌发生 [537]。

钡灌肠后直肠和直肠周围组织可以发生**钡肉芽肿**。钡是通过由感染、肿瘤、异物或外伤引起的黏膜破口进入直肠和直肠周围组织而引起肉芽肿性反应的。钡结晶在偏振光下容易辨认 [493]。

结肠和直肠的**放射性改变**可以伴有隐窝上皮的奇异性细胞改变。炎症也可出现，甚至伴有隐窝脓肿形成；嗜酸性粒细胞数量可以很多 [506,521,554]。这种急性改变常在 1 ~ 2 个月内消退。晚期改变包括由于巨噬细胞在内皮下积聚而导致的动脉狭窄（图 1.182）。严重的放射性改变包括溃疡、坏死、出血和穿孔 [536,554]（图 1.183）。少数情况下，腺体发生非典型性增生，由此可以发生放射后腺癌 [539]。

孤立性盲肠溃疡病因不清，显微镜下表现不具有特异性 [496,525]。

发生在婴儿的**肠囊样积气症**通常表现为坏死性小肠结肠炎的一个组成部分，往往会引起死亡 [555]。极少数情况下，它可以发生在囊性纤维化患者 [557]。在成人（平均年龄为 56 岁），肠囊样积气症可以表现为一种特发性所见，或者伴有机械性肠梗阻、慢性肺疾病或硬皮病 [544]。当不伴有其他异常时，肠囊样积气症呈慢性而平稳的临

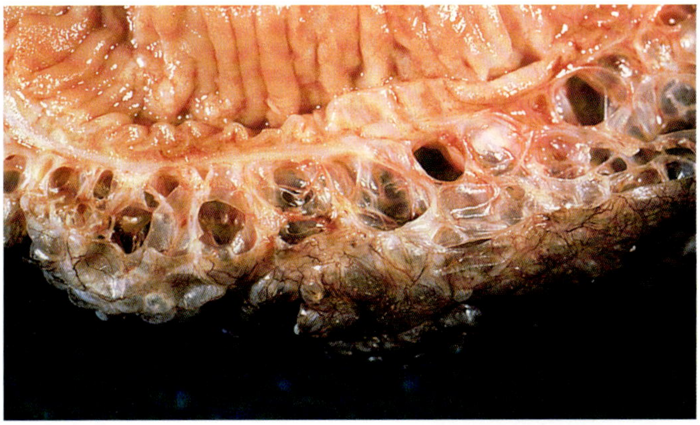

图 1.184 肠囊样积气症发生于一位有硬皮病的患者。

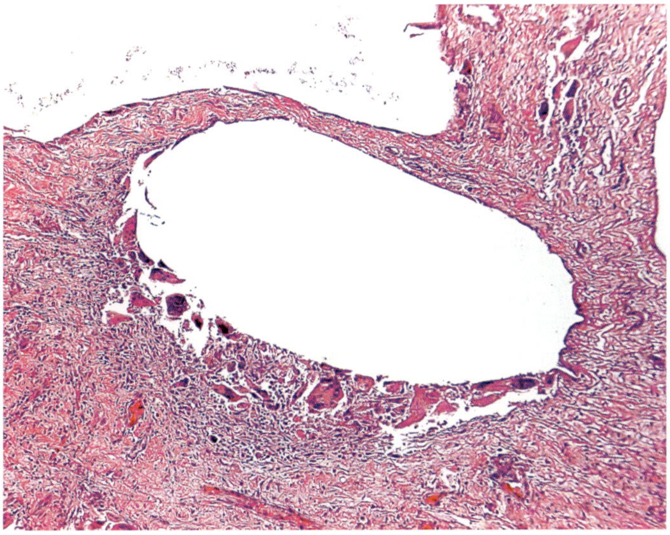

图 1.185 肠囊样积气症。部分囊肿内衬多核巨细胞。

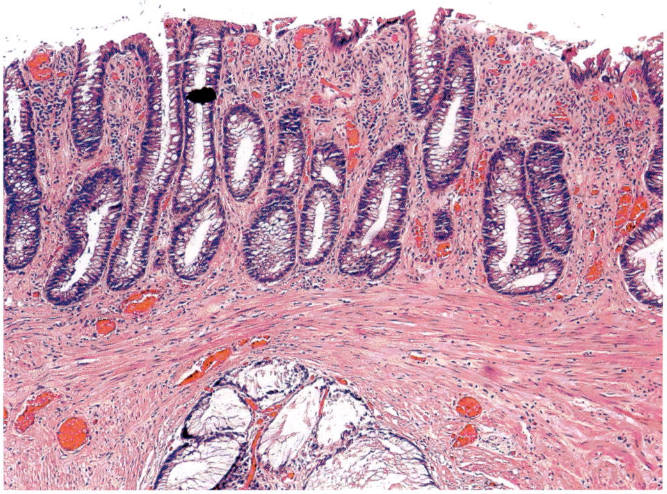

图 1.186 所谓的“孤立性直肠溃疡“。固有层突出的纤维化导致腺体变形。黏膜肌增厚，有些腺体错位到黏膜下层。

床经过，尽管在有些情况可以产生肠梗阻的征象，导致放射影像学检查错误地诊断为癌。大体上，黏膜下积气囊肿突向黏膜，形成息肉状葡萄样包块（图 1.184）。显微镜下，囊壁被覆异物性多核巨细胞（图 1.185）。其上黏膜可以显示隐窝炎、隐窝脓肿、慢性炎症和肉芽肿（即类似于炎症性肠病，尤其是 Crohn 病的改变）[549]。巨细胞围绕完整、部分或萎陷的囊肿排列是一个关键的诊断特征 [516]。气体被认为是在肠腔或炎症性隐窝内产生的，并由此穿过黏膜肌层集聚成黏膜下囊肿 [531]。有人提出囊肿为淋巴管来源，但这种观点似乎不太可能 [510]。

黏膜假脂肪瘤病是用于一种可能与积气症相关的特殊疾病的名称，它的含气囊肿非常小，并且局限于黏膜固有层，导致了一种类似于脂肪瘤病的内镜下表现 [545]。

深在性囊性结肠炎是一种非肿瘤性疾病，特征为结肠和直肠壁内出现含有黏液的囊肿。深在性囊性结肠炎可以表现为单个息肉样肿块，也可以广泛累及肠管 [491,501]。局限型深在性囊性结肠炎也叫错构瘤性内翻性息肉 [491]，典型者位于直肠，距肛缘 5 ~ 12cm。它表现为斑块、结节或息肉，并且伴有慢性直肠炎 [553]。这一类型可能与孤立性直肠溃疡有关（见下文）。

弥漫型深在性囊性结肠炎病例大多数是肠管炎症和溃疡的结果，如溃疡性结肠炎、Crohn 病或放射性改变所见 [526]；溃疡可使黏膜沿肉芽通道蔓延，并在黏膜下层形成黏液湖。本病可能会被误认为是直肠或直肠乙状结肠黏液癌 [540]；然而，深在性囊性结肠炎中黏蛋白的产生不伴有上皮非典型性，只有在少数情况下超出黏膜下层。

孤立性直肠溃疡有时也叫做孤立性溃疡综合征或良性特发性复发性直肠溃疡，表现为距肛缘 4 ~ 18cm 处的孤立性溃疡性或息肉样病变，常伴有黏膜脱垂 [502,538,542]。一般症状是血便和黏液便，排便习惯改变和疼痛 [502]。显微镜下，可见非常表浅的和不规则的黏膜溃疡，肠腺增生（其中一些形成独特的菱形），倾向于形成绒毛状结构，黏膜固有层被纤维母细胞、弹力蛋白和来自黏膜肌层的平滑肌细胞充填，淋巴细胞和浆细胞数目减少，黏膜肌层增厚伴有肌纤维束展开 [503,538,552]（图 1.186）。在慢性病例可以发生类似于深在性囊性结肠炎的改变 [548]。事实上，上面描述的局限型深在性囊性结肠炎（错构瘤性内翻性息肉）以及所谓的“炎性泄殖腔原性息肉”很可能是孤立性直肠溃疡的又一种变型，它们具有相同的发病机制 [523]。曾经有人提出，多数孤立性直肠溃疡病例是会阴下降综合征的结果，并且建议将**黏膜脱垂综合征**一词作为本病和相关异常的统一概念 [494,500]；然而，有些病例没有直肠黏膜脱垂的证据 [504,538]。

重要的是要意识到，与孤立性直肠溃疡一致的形态学改变可以与低位直肠腺瘤、原发性和转移性癌的继发性改变有关 [522,528]。

小肠结肠淋巴细胞性静脉炎的特征是黏膜下和（或）浆膜下小静脉周围有显著的淋巴细胞浸润，动脉不受累。

一般认为小肠结肠淋巴细胞性静脉炎是高敏感性反应表现，它更倾向发生在伴有与溃疡性结肠炎或 Crohn 病相关的转向性结肠炎的结肠[511]。

Rosai-Dorfman 病可能累及大肠，这是一种特别少见的情况；通常伴有本病的其他淋巴结外表现[490,520]。

纤维性结肠病是一种罕见的疾病，见于应用高强度酶替代治疗的囊性纤维化患者。形态学上，受累结肠具有鹅卵石样外观、黏膜下纤维化、固有肌层增厚和黏膜慢性炎[529]。

肿　瘤

上皮性息肉

这里讨论的结直肠息肉为上皮来源的息肉，占所有息肉的绝大多数[647]。上皮性息肉可以分为几种独特的类型，其间存在过渡类型[579]。

腺瘤性息肉（管状腺瘤）相当规律地分布在整个大肠，40% 见于右半结肠，40% 见于左半结肠，20% 在直肠[563,579,641]。尸体解剖中，大约 30% ~ 35% 的成人个体可以发现腺瘤性息肉，其发生率随着年龄增加而上升[720]。黑人的发病率比白人低，并且主要为右半结肠病变[670]。多数息肉没有症状，但可因扭转或血管阻塞而造成出血[702]。如果息肉大到一定程度，可引起排便习惯改变或肠套叠。大体上，多数息肉直径小于 1cm。息肉可以无蒂或有蒂，可以单发或多发（图 1.187）。息肉为多发性息肉时具有成簇聚集的倾向[598]。有蒂的息肉可以通过短蒂或长蒂附着于狭窄的基底；无蒂的息肉可呈突起状、扁平状或凹陷状（在这种病例中，“息肉”是一种误称，但仍是腺瘤）[642,724]。已有扁平和凹陷腺瘤发生率不断增高的描述，尤其是应用高放大倍数彩色内镜技术的日本学者[629]。无论无蒂或有蒂，这些肿瘤的表面常呈球样突起。

显微镜下，与正常黏膜相比，每一单位面积的腺体和细胞数目增加。细胞密集，含有大而深染的细胞核，核分裂象增加，有些可能具有非典型性[686]（图 1.188 和 1.189）。尽管对早期的观点尚有异议，但息肉样、扁平和凹陷型腺瘤之间并没有一致的形态学差异[691,728]。黏蛋白生成差异很大，但通常是减少的。基底膜没有增厚。这些改变最先累及腺体的表面部分，体内掺入氚标记的胸苷实验证实了这一事实[588]。在电镜水平，可见明显的细胞核和细胞质改变，如异常的分泌小滴[660]。免疫组织化学染色，显示 CEA 染色增加，尤其是在高度非典型性区域[630]。各种类型的角蛋白均有表达，形式类似于在腺癌中的表达[605]。流式细胞术检查发现，大约 35% 的腺瘤性息肉为非整倍体[614,661]，少数病例可见 P53 过表达，几乎所有病例均有 BCL-2 免疫反应性[574,638]。

腺瘤性息肉局部区域常见绒毛状结构[607,708]。Fung 和 Goldman[607] 在解剖显微镜引导下经过多个切面仔细检查了 67 个息肉，发现 35% 具有绒毛状结构。绒毛状结构的发生率与息肉大小有关，当息肉直径＞ 1cm 时，绒毛状结构的发生率可达到 76%。息肉中腺瘤性和绒毛状成分大致相等时，被称为**绒毛腺管状息肉**、**管状绒毛状腺瘤**或**乳头状腺瘤**[680]；最后一个术语应避免使用，因为它可能与绒毛状腺瘤混淆（图 1.190 和 1.191）。

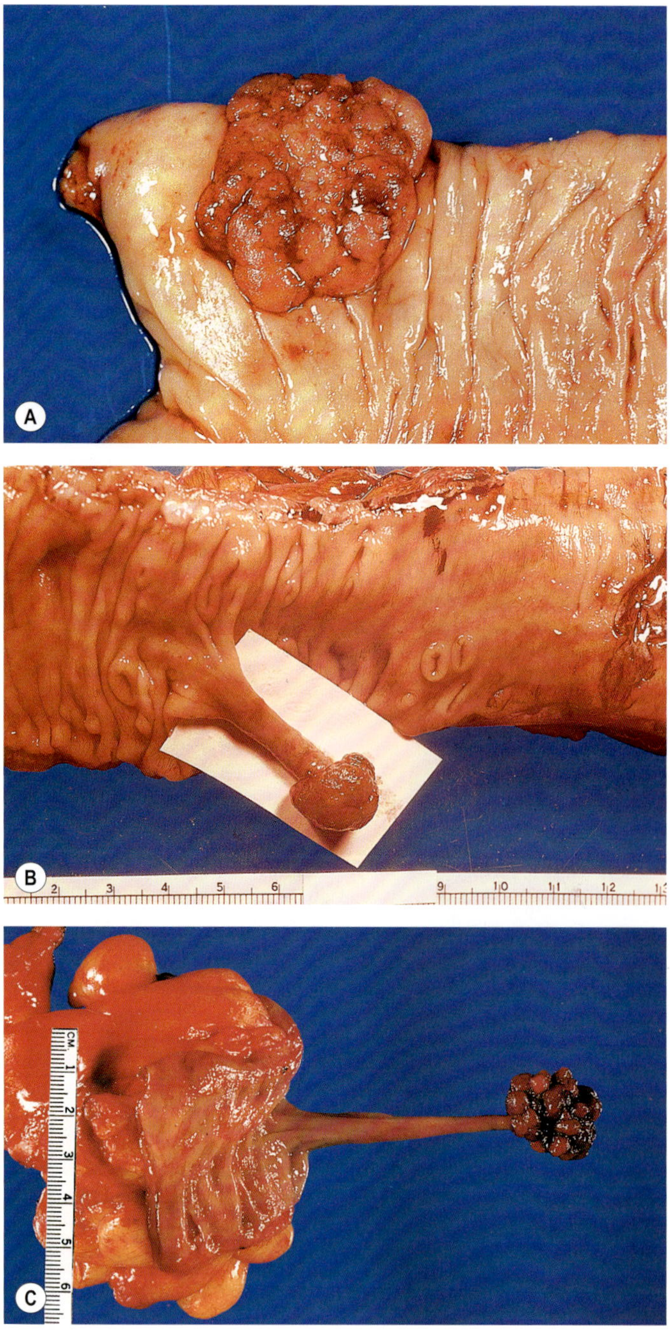

图 1.187　A 至 C，腺瘤性绒毛腺管状息肉的各种大体表现。A，无蒂息肉。B 和 C，带蒂息肉。

腺瘤性息肉的非典型性程度与年龄增长、每位患者息肉的数目、息肉的大小以及绒毛状改变的存在有关[641]。非典型性增生可以分为轻度、中度和重度，或低级别和高

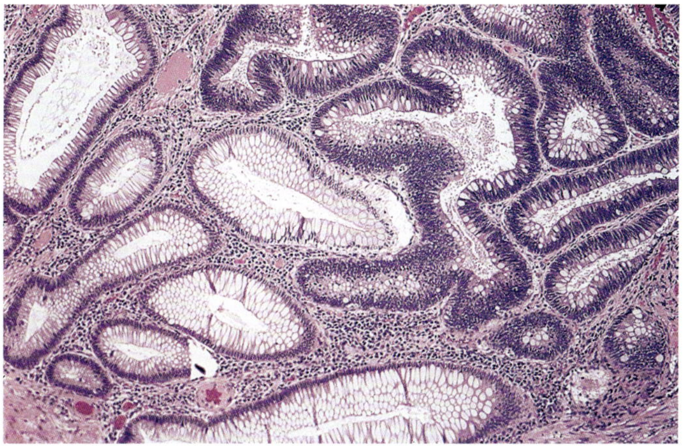

图 1.188　腺瘤性息肉显示，息肉的异型增生的腺体和邻近的正常腺体之间明显不同。

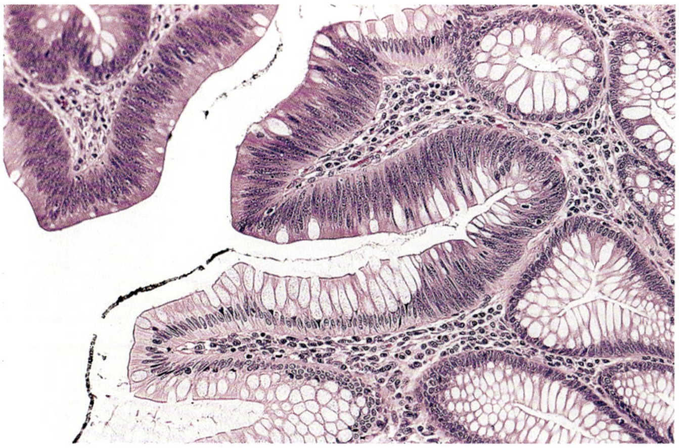

图 1.189　在腺瘤性息肉的这个部分，异型增生性改变和正常杯状细胞截然分开。

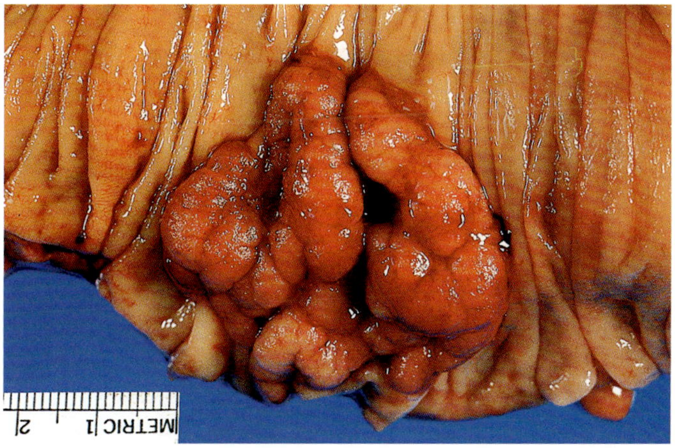

图 1.190　绒毛腺管状息肉的大体表现。

级别异型增生。高级别异型增生等同于原位癌。

有时在腺瘤性息肉或绒毛腺管状息肉的黏膜肌层下方，可见成簇的非典型性腺体，可能导致误诊为恶变[612]。这种情况并不少见，事实上它可能比真正的恶变更为普

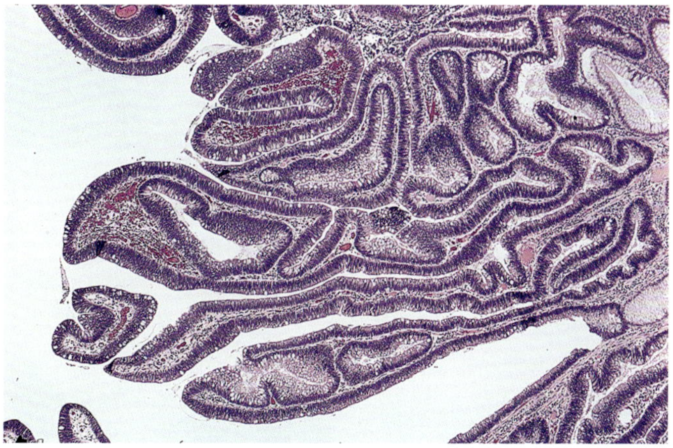

图 1.191　绒毛腺管状息肉的显微镜下表现。绒毛状和腺管状结构混合存在。

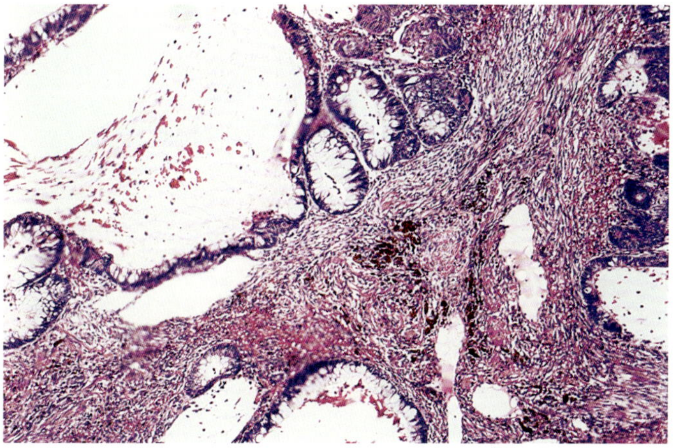

图 1.192　腺瘤性息肉的假浸润。纤维化、充满含铁血黄素的巨噬细胞局部聚集以及腺体囊性扩张是诊断的线索。

遍。以下特征可供识别[662]：(1) 位置异常腺体的细胞学特征类似于表面的腺体；(2) 腺体由炎性疏松的间质和散在的黏膜肌束包绕，而不是与癌有关的纤维组织增生性反应；(3) 肿瘤性腺体周围有丰富的含铁血黄素颗粒（图 1.192）。有些腺体可以形成囊肿、破裂，导致黏液湖形成。总的表现类似于局限性深在性囊性结肠炎，可能具有相同的发病机制。Muto 等[662]认为，这种假癌性浸润是息肉蒂反复扭转的结果。支持这种解释的证据来自对活检取材也能造成类似改变的观察[595]。息肉的间质可以见到轻度至中度的炎症浸润[564,569]。

少数情况下，腺瘤性息肉可以显示桑葚样结构（具有含有生物素的透明细胞核）[692,693,640]，局灶性鳞状化生[561]，胞质透明细胞改变[596,696]，少量的 Paneth 细胞成分[714]，多核上皮样巨细胞[635]，群集的（神经）内分泌（Grimelius 染色呈阳性）细胞[565]，甚至微小类癌[677]，息肉间质内软斑病[682]（图 1.193），骨化生[617]，或息肉内出现其他部位肿瘤的转移灶[722]。

“异常的腺体”最初是在接触结肠致癌剂的实验动物

中发现的，可以通过对整个切片进行亚甲蓝染色进行辨认。类似的结构在人体中也能出现。显微镜下，腺体变大并增生，常常显示局灶异型增生[594,699]。它们可能是最早可以辨认的"腺瘤性"改变，已提出的替代术语是"**微小腺瘤**"[676,683]。它们似乎更常出现在有癌的结肠，而不是没有癌的结肠[664,667,697]。并不奇怪的是，它们可能被视为癌的前驱病变，尤其是体积大和（或）具有异型增生的病灶[706]。

腺瘤性和绒毛腺管状息肉的标准治疗是息肉切除术，其后要反复进行结肠镜检查[644,723]。在一项平均随访26个月的病例研究中，新息肉的发生率为30%[665]。

绒毛状腺瘤（又叫**绒毛状乳头状瘤**）是一种独特的、相对少见的息肉类型，在多数病例表现为老年人直肠或直肠乙状结肠的单发性肿物，有时伴有体液或电解质丢失[681,703]。绒毛状腺瘤持续性生长可能会完全环绕肠管。其质地甚软，以致在指诊时可能被完全遗漏[678]。绒毛状腺瘤具有乳头状绒毛状突起，通常由宽的基底附着于肠壁所致（图1.194），不足10%的病例有蒂；因此，如果一个具有明确蒂的息肉样病变的活检标本出现绒毛状区域时，最可能的诊断是绒毛腺管状息肉。显微镜下，绒毛状突起呈分枝状，形成一个细长的乳头状花冠样肿物（图1.195）。绒毛状腺瘤黏蛋白类型和CEA反应性与腺瘤性息肉相似[630]。在没有癌的情况下，选择局部切除治疗；但有时由于病变体积巨大，需要进行经腹会阴切除[718]。

锯齿状结构是一组息肉状大肠病变具有的常见形态

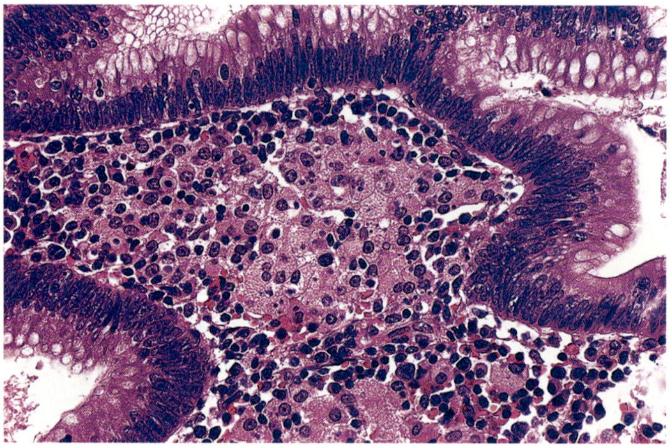

图1.193 腺瘤性息肉间质中的软斑病，这是一种非常特殊的情况。

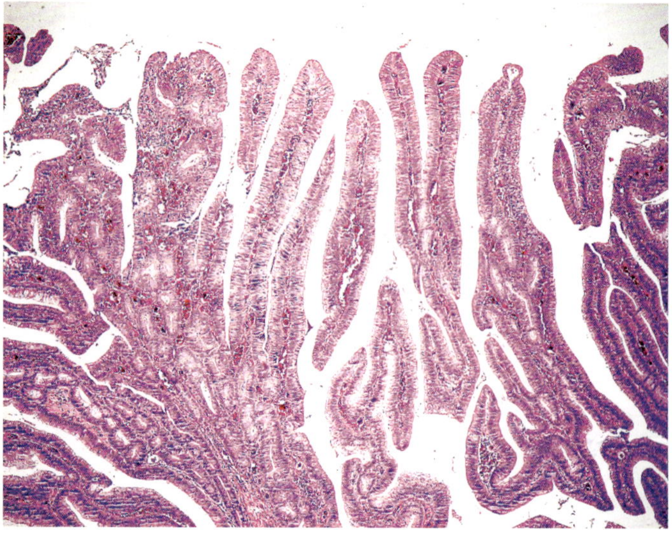

图1.194 绒毛状腺瘤的低倍显微镜下表现。绒毛长，垂直于黏膜平行排列。

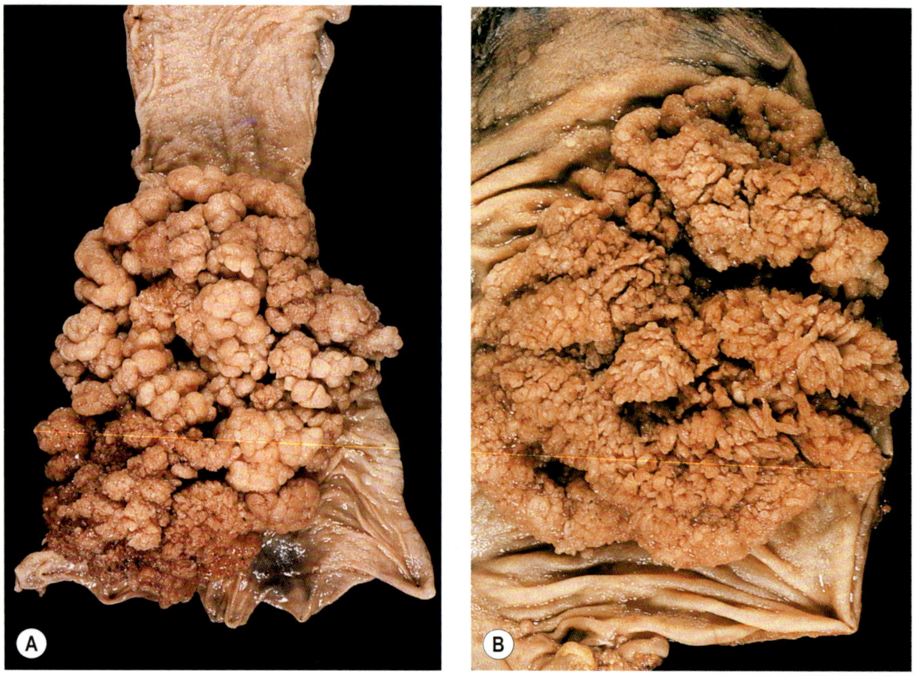

图1.195 A和B，绒毛状腺瘤的大体表现。病变特征为大而扁平且具有分枝状结构。

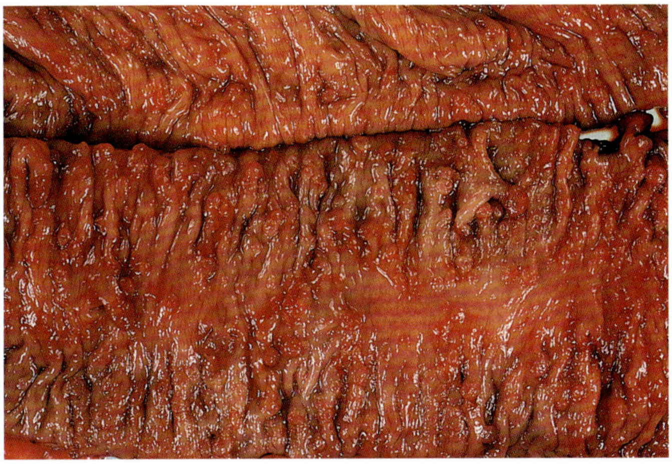

图 1.196 多发性增生性息肉的大体表现。这种病变的特征是小而无蒂，颜色较浅。

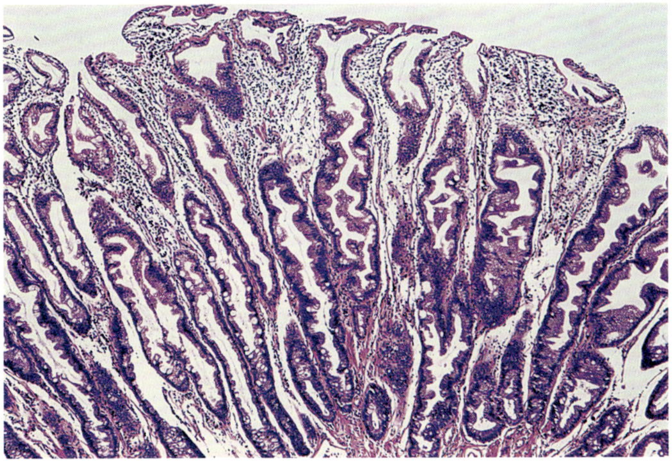

图 1.197 增生性息肉的显微镜下表现。单个腺体的中心部分显示典型的锯齿状外观。

学共同点，近来已经吸引了大量关注并已经有一套仍在不断演变的命名系统，至少在笔者看来，这个命名目前仍令人迷惑。这组病变中范例性成员是由美国病理学家定义的传统的**增生性息肉**和由英国病理学家定义的**化生性息肉**。这种病变的特征是无蒂和体积小，直径极少超过 5mm，有时呈内翻性（图 1.196）[600,645,701,721]。如果有蒂和（或）体积大，应该考虑属于这组病变中其他成员的可能性。如果对结肠黏膜进行仔细的大体检查，30% ~ 50% 的成人个体可见增生性息肉 [583]。显微镜下，腺体变长伴腺腔内内折，形成锯齿样外观，这构成了它的形态学标签，并被推测是细胞凋亡受抑制的结果（图 1.197）[707]。核分裂活性增加仅见于基底部，与正常黏膜相似，而与腺瘤性息肉和绒毛状腺瘤显著不同 [719]。另外，上皮细胞具有不明显的位于基底的细胞核，胞质丰富，充满黏液。表面上皮下的基底膜增厚，这种改变在 HE 染色的切片上可能容易见到。表面上皮呈微乳头外观，而且常被“核尘”浸润。大约 8% 的病例存在 Paneth 细胞。

这组病变中的其他成员包括多种亚型的**锯齿状腺瘤：传统的**、**无蒂**和**线形** [601,710,711,727]。它们倾向比“纯粹的”增生性息肉体积更大，并出现结构和分化改变，伴有 CEA 分泌增加，血型抗原表达改变 [589]，以及涎黏蛋白分泌减少 [633]。更为显著的是，锯齿状腺瘤会出现类似于那些见于腺瘤性息肉的异型增生性改变。基于这点，一段时间来，它们被解释为混合性增生性 - 腺瘤性息肉 [600,603]。事实上，它们的黏蛋白组织化学、Ki-67、P53 和 BCL-2 表达介于纯粹的腺瘤性息肉和增生性息肉之间，看来也支持这样的定位 [567,636,650,687,700]。无蒂锯齿状腺瘤（无蒂锯齿状息肉）不显示清晰的上皮异型增生性改变。它的特征包括：隐窝扩张，隐窝基底呈分枝状或水平方向，以及上皮呈锯齿状结构并朝向基底延伸。大约半数无蒂锯齿状腺瘤表达 MUC6，这个百分比比其他息肉样大肠病变要高 [568]。目前，在锯齿状分类中的息肉（包括增生性息肉）被视为肿瘤性发病途径的形态学表现，有别于腺瘤性息肉，但也具有进展为异型增生性改变并最终恶变的潜能（这些潜能类似于腺瘤性息肉，但发生率更低）[616,666,669]。特别是，无蒂锯齿状腺瘤这一类型被认为是锯齿状腺癌的前驱病变。因为其与其他类型的锯齿状腺瘤的分离尚不明确，有人建议这个名词（以及它所包含的预后相关信息）应限于那些体积大的（1cm 或更大）、位于近端部位的、具有融合形态特征的息肉 [584]。有趣的是，部分这样的病例发生于炎症性肠病的背景下 [704]。

幼年性（潴留性）息肉是儿童最常见的结肠息肉，但大约 1/3 的病例发生在成人 [684]。传统上将其描述为单发的、位于直肠乙状结肠部位；然而，随着内镜检查应用的增加，现已发现许多病例不只有一个息肉，而且有很高比例的息肉发生在乙状结肠近侧 [590,656]。幼年性息肉通常表现为直肠出血，息肉常自行脱落并经直肠排出。

大体上，幼年性息肉表面呈红色颗粒状，切面呈囊性、格子样表现（图 1.198）。显微镜下，表面常见肉芽组织覆盖的溃疡，其下为充满黏液的囊性扩张的腺体，缺少非典型性特征，腺体被炎性和水肿的间质分开（图 1.199）。大约 20% 的病例存在黏膜增生性改变。正如病名所示，传统上并不认为幼年性（潴留性）息肉是肿瘤性病变 [602,628,668]。然而，其中偶尔可见重度异型增生／原位癌的病灶以及遗传学改变（如 KRAS 突变），这就令人对它们的真正本质产生了怀疑 [585,586,726]。

Peutz-Jeghers 息肉实际上总是被看成一种综合征（见下文）的一部分，具有与 Peutz-Jeghers 综合征小肠病变相似的组织学特征。其最重要的特征是缺乏非典型性，腺体排列紊乱，具有几种细胞类型（包括 Paneth 细胞）和来自黏膜肌层的平滑肌纤维（赋予这种病变一种“错构瘤”的表现）[606]（图 1.200）。腺体排列紊乱以及酷似浸润的上皮错位，不要与恶性肿瘤混淆（见息肉病综合征部分）[572,715]。

过渡性息肉是指结直肠的一种小息肉状病变，特征为腺体变长、增宽以及杯状细胞增大，伴有黏蛋白产物增加[624]。这种表现与常见于癌和其他肿瘤附近的黏膜相似。

息肉病综合征

家族性腺瘤性息肉病（又称结肠息肉病）以出现遍布大肠的成百或成千个息肉为特征。大多数患者的病变在显微镜下，无论用光镜还是用电镜标准，都无法与散发性腺瘤性息肉区别，但有些看起来像“结肠异常隐窝”、扁平腺瘤、凹陷型腺瘤或绒毛状腺瘤[587,592,621,643]。这种遗传缺陷属于常染色体显性遗传，具有很高的外显率[580,688,690]。效应基因（APC）位于染色体 5q21[571,646]。少部分病例由碱基切除修复基因 MYH 的胚系突变引起[698]。家族性腺瘤性息肉病患者的肿瘤出现的时间比普通的腺瘤性息肉患者早很多，通常在 11 ~ 20 岁[576]。分子技术通过相关基因胚系突变的检测，在症状出现之前能够被用于诊断这种异常[562,659,675]。

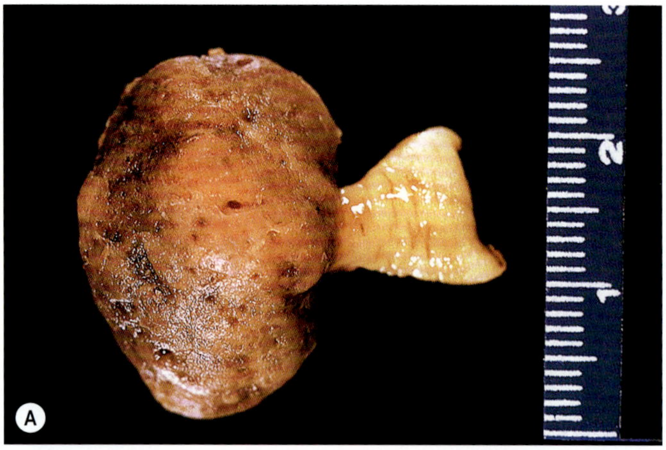

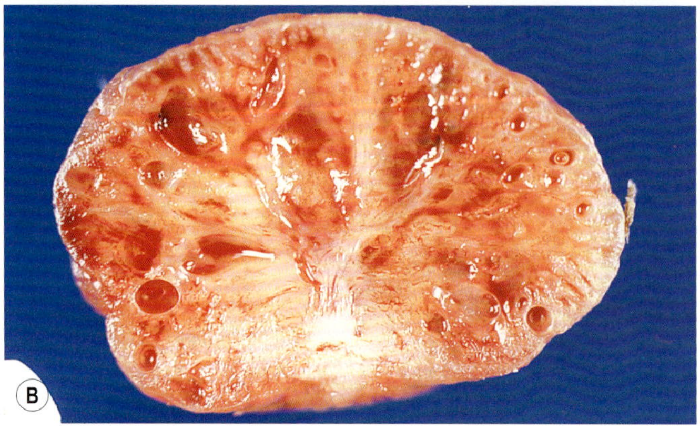

图 1.198　A 和 B，幼年性（潴留性）息肉的外观和切面。注意溃疡性、高度充血的表面（A），以及水肿间质中囊性扩张的腺体（B）。（Courtesy of Dr RA Cooke, Brisbane, Australia. From Cooke RA, Stewart B. Colour atlas of anatomical pathology. Edinburgh, 2004, Churchill Livingstone）

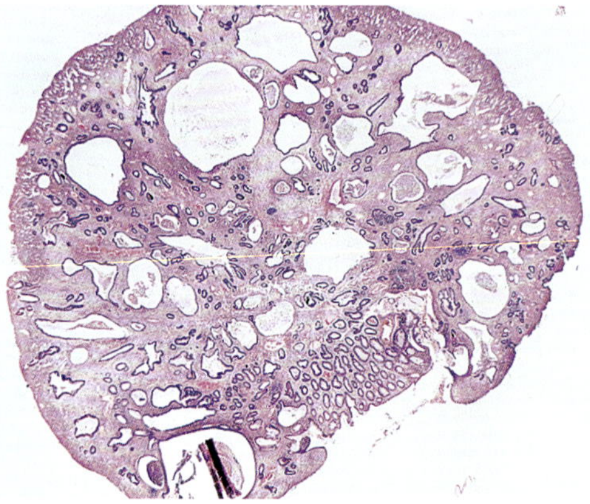

图 1.199　一个幼年性（潴留性）息肉的整体观。

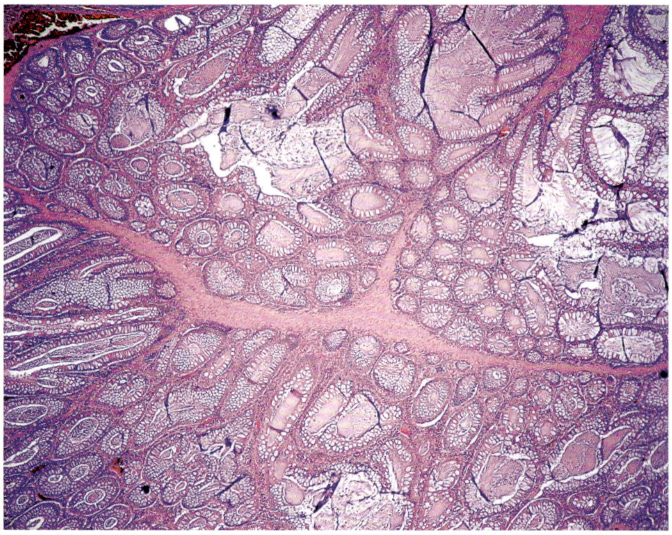

图 1.200　Peutz-Jeghers 息肉。注意缺乏异型增生，黏液分泌增多，以及分枝状的平滑肌束。

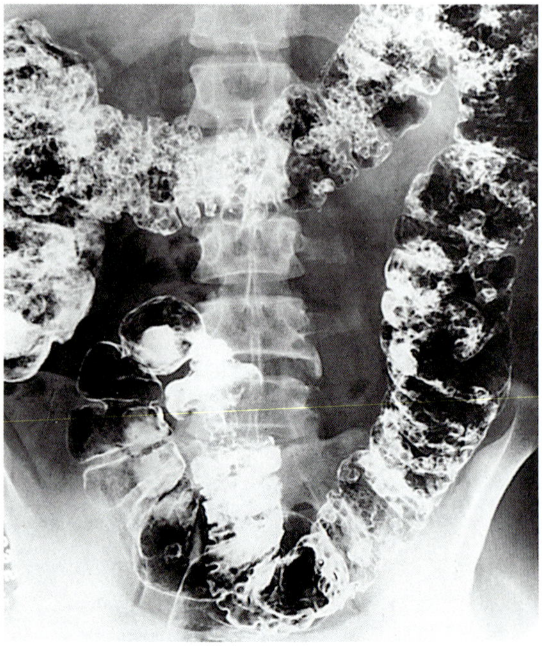

图 1.201　家族性息肉病累及整个肠管。

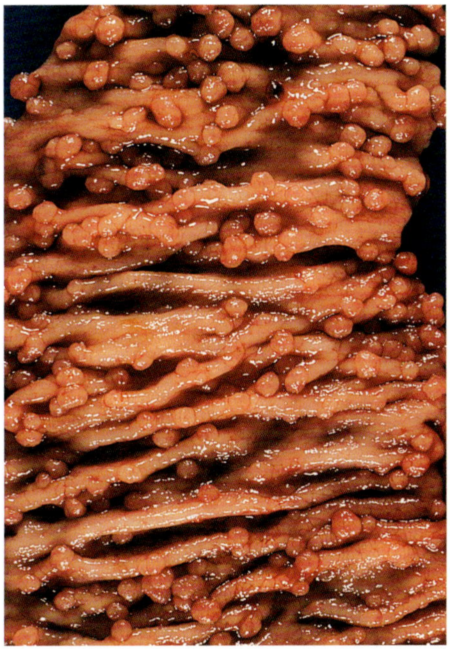

图 1.202 家族性息肉病的大体表现。整个大肠均被累及。注意实际上所有的息肉均为无蒂小息肉。

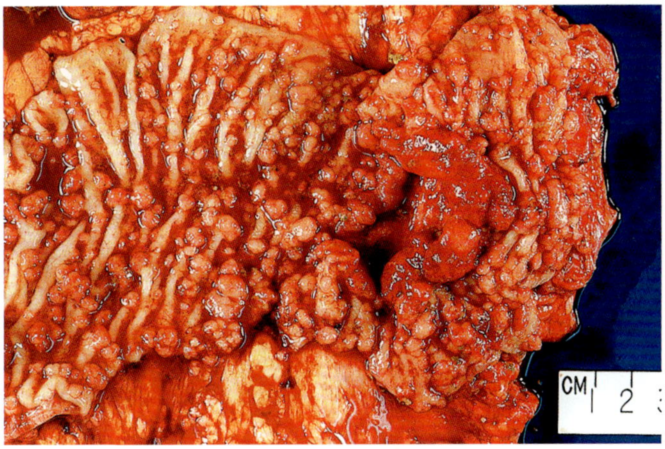

图 1.203 伴有腺癌的家族性结肠息肉病。

放射影像学和大体检查发现，肠管布满息肉，从略微隆起的正常黏膜到相对大的肿块不等（图 1.201 和 1.202）。出现几个腺瘤性息肉的患者并不一定代表具有家族性腺瘤性息肉病。最少存在 100 个息肉才能在形态学上作出家族性息肉病的诊断。实际上，正如已经指出的，多数家族性腺瘤性息肉病病例有上千个息肉。家族性腺瘤性息肉病患者的显微放射自显影研究显示，被覆息肉的上皮细胞以及息肉之间扁平黏膜的表层细胞均有持续性的 DNA 合成（已被氚标记的胸腺嘧啶核苷所证实）[593,649]。相似地的是，发现息肉和其间的扁平黏膜中的鸟氨酸脱羧酶均有升高，后者是肠黏膜增生必需的酶 [651]。

大约 1/4 的息肉病可见 KRAS 突变，其发生率与散在性病例相似 [575]。这些突变在形态学正常的黏膜也有增加 [581]。细胞遗传学研究显示，家族性腺瘤性息肉病患者的息肉的结构异常比散发性腺瘤性息肉的少；在两种病变的诸多异常中，最常见的是染色体异常 [561]。

家族性腺瘤性息肉病可以累及胃肠道其他部位，如胃和小肠 [679,729]。然而，应该牢记的是，家族性腺瘤性息肉病患者的回肠的多数息肉样病变是淋巴组织增生灶 [625,690]，而多数胃部病变为胃底腺息肉 [560,725]。

如果对家族性腺瘤性息肉病未给予治疗，几乎每一个病例都将发生一个或几个大肠癌。息肉呈固定性改变或表面出现溃疡，提示恶变（图 1.203）。在家族性息肉病背景上发生的癌其发生年龄比普通的结直肠癌大约早 20 年，其中多数是在刚过 30 岁即有表现，因此对患者最晚要在其 20 ~ 25 岁之间施行预防性结肠切除术 [632]。如果为了保留肛门功能而进行腹部结肠切除术伴回肠直肠吻合术，提倡密切监测直肠残端，因为有发生息肉和癌的可能性。实际上，在某些报道中这一并发症的发生率很高（术后随访 23 年时高达 59%），以至于有些外科医师主张，如果患者能够接受，一开始就应该施行结肠直肠切除术 [716]。

家族性息肉病患者也能发生其他器官的癌，如胆囊、胰腺、甲状腺和肾上腺的癌 [571,611,619,671]。发生在这些患者的甲状腺癌具有独特的显微镜下表现，其特征为筛状和桑葚样结构 [623]。伴随家族性息肉病发生的其他疾病有：肝母细胞瘤 [640]、多发性内分泌肿瘤 [673,694] 和鼻咽部血管纤维瘤 [610]。

家族性息肉病的一种特殊类型被称为遗传性扁平腺瘤综合征。息肉扁平而不是隆起状，其数目通常少于 100 个，以右半结肠为主 [653]。染色体异常与普通的家族性腺瘤性息肉病相同，也出现在 APC 基因 [653]，而且患者可以发生同一种类型的上消化道病变 [652]。

Gardner 综合征是一种家族性腺瘤性息肉病的变异型，其特征为大肠腺瘤性息肉伴有颅骨和下颌骨多发性骨瘤、皮肤多发性角质囊肿和软组织肿瘤，尤其是纤维瘤病 [608]。多数纤维瘤病位于腹腔内，并且发生在手术治疗之后 [672]。这些病变显示有体细胞和胚系 APC 基因突变，提示这一基因的两个等位基因失活参与它们的发生 [658]。由于外显率程度不同，也可能仅仅出现一种结肠外病变，如纤维瘤病 [634]。腺瘤性息肉也能出现在小肠和胃。发生大肠癌的可能性似乎与家族性息肉病的同样高。此外，Gardner 综合征患者可以发生小肠癌，尤其是在壶腹周围区域 [654]。Gardner 综合征结直肠病变的治疗与家族性息肉病相似 [717]。

Turcot 综合征这一病名用于结直肠腺瘤性息肉和脑肿瘤这种不寻常的组合，通常为胶质母细胞瘤 [599,631,648,655,695]。这是一种不同于家族性腺瘤性息肉病的疾病，具有隐性遗传的特征 [709]。这种综合征来自 APC 基因或一个错配修复基因的胚系突变 [622]。

增生性 / 锯齿状息肉病综合征的特征为多发性增生性息肉 / 无蒂腺瘤，其中一些体积大并有时伴发腺癌 [570,576,721]。

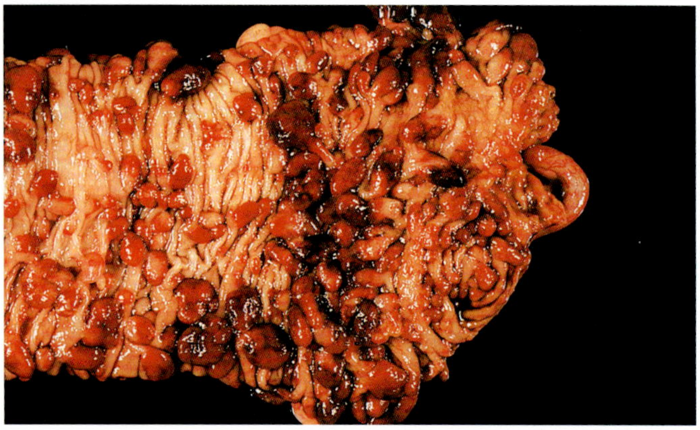

图 1.204 幼年性息肉病。明显充血是本病的特征。

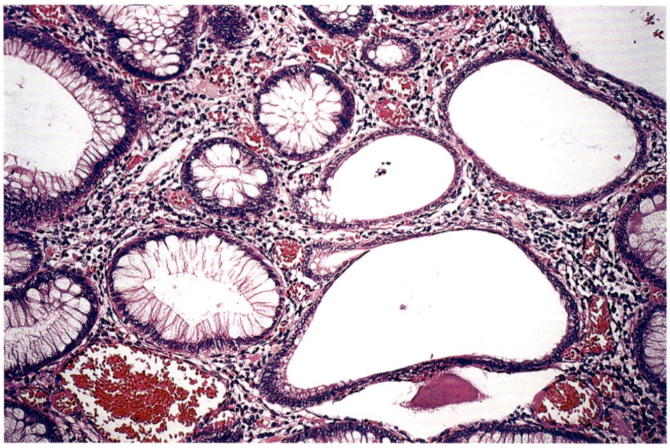

图 1.205 Cronkhite-Canada 综合征患者的结肠息肉。其表现为幼年性（潴留性）息肉。

幼年性息肉病被定义为出现遍及整个肠管的多发性幼年性息肉（图 1.204）。这种情况可能会危及生命[576,620,713]，并且伴有大肠、十二指肠、胃或胰腺腺瘤性息肉和腺癌的发生[615,618,685,705]。幼年性息肉病的某些息肉兼有幼年性和腺瘤性息肉的特征[604,657]。伴有节神经瘤性增生的病例也有报道[674]。幼年性息肉病的遗传缺陷来自 SMAD4 或 BMPR1A 基因灭活突变，这种灭活局限于间质细胞[712]。

Cronkhite-Canada 综合征是一种非遗传性疾病，表现为结直肠多发性幼年性息肉，并且伴有外胚层改变（脱发、指甲萎缩和色素沉着增多）[591,639,689]（图 1.205）。与其他幼年性息肉相比，伴随这种综合征的息肉有蒂者较少[578]。这些患者也可以发生腺瘤性改变和结直肠癌[609,637]。另外一种与潴留性息肉（但混有腺瘤性息肉成分）具有某些形态学形似之处的病变是：有时发生在输尿管乙状结肠吻合处的息肉样改变。

Peutz-Jeghers 综合征患者除了典型的 Peutz-Jeghers 息肉（见上文）以外，还可能出现伴显著程度非典型性的腺瘤性息肉。这些患者中的有一些可能发生结直肠腺癌[626,627,663]。Peutz-Jeghers 综合征是由于 LKB1 基因胚系

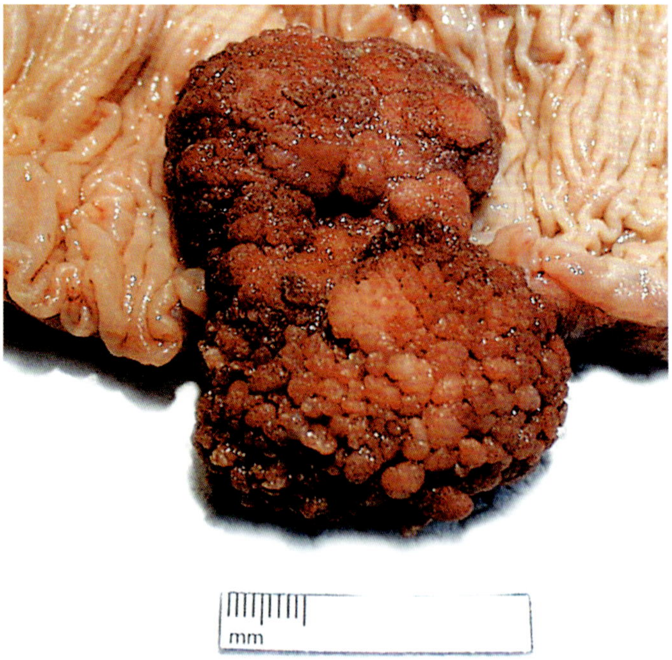

图 1.206 伴有中心溃疡型腺癌的巨大绒毛状腺瘤。

突变引起的[566]。

Cowden 综合征（多发性错构瘤综合征）是一种常染色体显性遗传性疾病，其特征为黏膜皮肤病变（面部外毛根鞘瘤、肢端角化症和口腔黏膜乳头状瘤）、结直肠息肉以及不同部位恶性肿瘤发生率升高。息肉具有错构瘤性特征，伴有黏膜肌层紊乱和增生，但其显微镜下表现与 Peutz-Jeghers 综合征的息肉不同[582,621]。Cowden 综合征的原因为 PTEN 基因胚系突变。

与癌的关系和治疗

在肿瘤病理学中，多少年来，人们很难想象有比结直肠上皮性息肉作为癌前驱病变的本质更具有争议的话题[730,738,755,779,783,800]。目前，即便这个话题依旧很复杂，这种癌前驱状态已无须争论。有些现有的完整资料已为我们提供了解决这一问题的一些原则：

1. 孤立性增生性息肉 / 无蒂腺瘤（代表绝大多数结肠上皮性息肉）、潴留性息肉以及 Peutz-Jeghers 综合征中的息肉恶性变的发生率可以忽略不计。
2. 具有任何类型息肉病综合征的患者发生大肠癌的风险均有增高。在家族性腺瘤性息肉病和 Gardner 综合征中，癌的发生率极高（几乎为 100%）；在 Peutz-Jeghers 综合征、幼年性息肉病和增生性 / 无蒂腺瘤性息肉病中，癌的发生率较低，但在不断增加。很明显，这与任何一种息肉病综合征的某些息肉可能伴有异型增生性改变有关。正如已经指出的，家族性腺瘤性息肉病

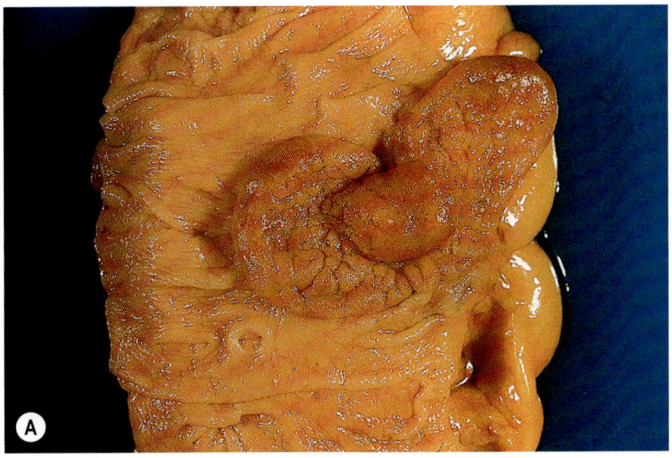

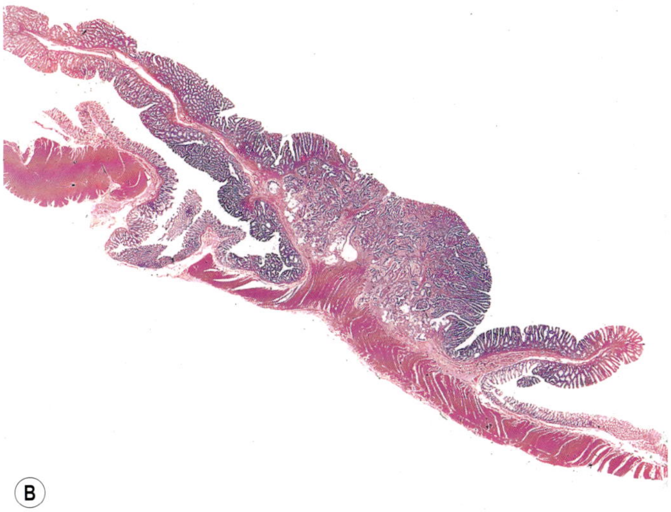

图 1.207 A 和 B，合并腺癌发生的大肠息肉的大体表现（A）和全面观（B）。

患者发生十二指肠和壶腹部腺癌的风险也升高 [786]。

3. 绒毛状腺瘤可以变成恶性，而且恶变的比例很高（29% ~ 70%）[732,807,808]（图 1.206 和 1.207）。直肠指诊时，癌所在区域的质地比周围腺瘤的质地更硬；因此，对绒毛状腺瘤中任一变硬的区域进行活检很重要。例外的情况出现在有嗜酸性特征的腺癌 [788]。
4. 腺瘤性息肉可以恶变。每一个有经验的病理医师都曾见过伴有局灶癌的腺瘤性息肉。这一论点也适于扁平腺瘤和绒毛腺管状息肉。为了便于讨论，它们常被归入腺瘤性息肉中 [806]。
5. 并非所有腺瘤性息肉均会变为恶性，至少在个体正常生存期间不是这样。如果所有的腺瘤性息肉均能恶变，而且知道在普通人群中腺瘤性息肉的发生率，癌的发病率至少比目前高 20 倍。同样，带病 20 年或以上的大肠家族性息肉病患者（确实具有数以千计的腺瘤性息肉）可能不是发生一个甚或几个结直肠癌，而是发生几百个癌。从实用的观点考虑，最重要的问题是应该知道，腺瘤性息肉在一生中都具有转变为恶性的可能性。如果我们假设所有的结直肠癌均发生在息肉的基础上（这一假设尚未被证实），并且将普通人群中腺瘤性息肉和癌的发生率进行比较，那么所得的数字在 5% 左右。低于这一百分数的报道通常是指病理检查时腺瘤性息肉中出现局灶性癌的病例数目，这一结果可以理解，因为这些息肉仅仅是在其自然病程的某一时刻受到检查的。息肉越大，绒毛状结构越明显，含有灶状癌的可能性也越大，这一点似乎已经明确 [759]。进一步有人令人惊奇地指出，包含一致性伸长细胞的腺瘤性息肉发生异时性癌的风险更高 [797]。
6. 已有确凿的证据表明腺瘤性息肉与结肠癌之间具有对应关系。流行病学研究显示，息肉发生率高的群体癌的发生率也高，反之亦然 [735,740,746]。具有癌的大肠标本其他部位发生息肉的发生率高于没有癌的大肠标本 [750]。腺瘤性息肉是预测发生结肠癌风险的一个良好的流行病学标志。腺癌与腺瘤性息肉非典型性最严重的区域具有极其相似的形态学、组织化学（黏液染色）、免疫组织化学（CEA、血型物质）、流式细胞学、核形态测量以及超微结构特征 [734,736,743,744,760,782,785,796,804,814]。
7. 息肉恶变（所谓的“腺瘤 - 癌序列”）在化学诱导的动物结直肠肿瘤中已有过详尽记录 [765,778]，并且已经成为上皮组织恶变过程的范例。这就使得证实从伴有轻度异型性的腺瘤性息肉进展为中度、重度异型增生（“原位癌”）以及浸润癌和转移癌的形态学进展伴有（推测可能是起因）一系列分子改变成为可能（图 1.208）[739,753,762,763,770]。这些改变包括癌基因突变激活和抑癌基因的失活。一般认为，产生一个完全恶性表型至少需要 4 或 5 个基因突变。其中包括 RAS 癌基因突变激活（见于大约 50% 的结直肠癌，在伴有中度或重度非典型性腺瘤性息肉中也有相近的百分比）、位于 17 号染色体的 TP53 基因突变 [733,767]、位于 18 号染色体的 DCC（deleted in colonic carcimoma）基因缺失 [752] 以及位于 5 号染色体的可能存在的 MCC（mutated on colonic carcinoma）基因突变 [772]。在家族性腺瘤性息肉病，另外一个（非常早期的）改变是位于 5 号染色体的 APC（adenomatous polyposis coli）基因突变 [764,789]。

为了从根本上理解肿瘤进展过程以及证实癌发生的多步骤理论，可能需要指出以下几点：

a. 上述各种基因改变中，没有一个是散发性腺瘤性息肉的普遍特征 [769]。
b. 当这些改变发现时，并不总是按照图 1.208 列出的顺序发生 [737]。
c. 这些改变并不能导致从良性肿瘤向恶性肿瘤的转化，如同腺瘤和腺癌名称所意味的那样。按照我们的观点，腺瘤性息肉、绒毛腺管状息肉和绒毛状腺瘤不是腺瘤（即腺体组织的良性肿瘤）。它们

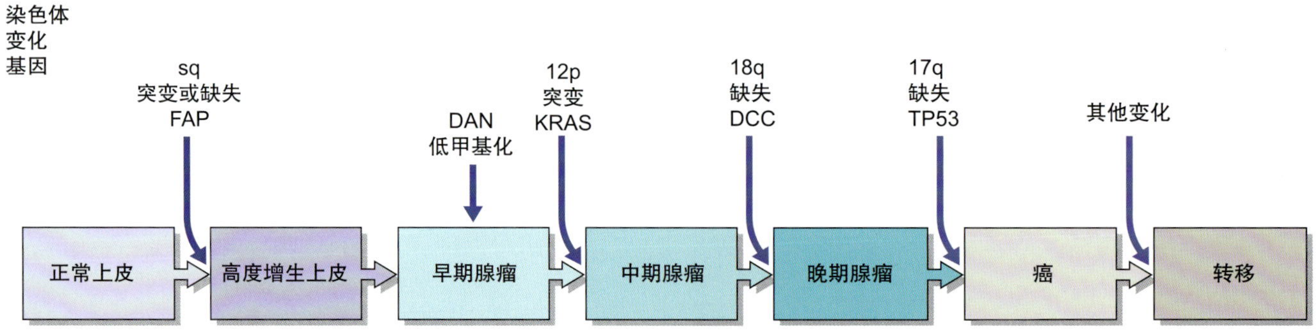

图 1.208 图解结肠直肠肿瘤发生过程中的形态学和分子改变。（From Fearon ER, Vogelstein B. A genetic model for colorectal tumorigenesis. Cell 1990, **61:** 759–767）

是局灶性的上皮异型增生或非典型性增生，具有突向肠腔表面的倾向（即变成息肉状）。从这一观点考虑，腺瘤性息肉（即类似于腺瘤的突出性病变，但不是腺瘤）这一术语比管状腺瘤准确，后者将这种病变错误地归入到良性肿瘤范畴中。

8. 结肠镜息肉切除术的结果显示，在易患结直肠癌的人群中，结直肠癌的发生率比预期的要低，支持现今寻找并切除腺瘤性息肉的做法 [810]。
9. 有证据提示，某些结直肠癌起源于自身，而不是发生在先前存在的息肉的基础上 [766,794]。与其他作者的经验不同 [749,783]，我们很少能在癌的边缘发现残留的腺瘤性上皮 [799]。即使是极其微小的癌（直径小至 3mm[798]）也是如此；在如此小的癌中，用恶性肿瘤完全取代息肉来解释是站不住脚的。这些病例的存在似乎可能提示，结肠癌可以发生于扁平黏膜 [748,781,792,805]。此外，息肉和癌在结肠中的分布也有所不同 [768]。最后，重要而又有争议的问题是，具有孤立性小息肉的患者其大肠癌的发生率是否增高。多数大的病例研究显示发生率略有升高，不论息肉是大是小 [777,790,795]。

这些正是我们所看到的事实。应用这些知识，我们可以开始解决处置结直肠息肉时所遇到的主要实际问题。首先，治疗孤立性幼年性息肉并不困难，单纯性切除就足够了。而在另一个极端，因为所有未经治疗的家族性腺瘤性息肉病患者最终都要发生结肠癌，所以即使患者年轻也要施行结肠切除术 [801]。根据直肠息肉的数目，手术可由全结肠切除术加上结肠造口术或结肠切除术加回肠直肠吻合术组成 [784]。

绒毛状腺瘤应该完全切除，最好能够作为一个整块切除。这样能够保证标本的正确定位，以便评估肿瘤中存在的局灶癌的范围，这对于决定是否进一步手术具有重要的提示作用。

单发性腺瘤性息肉常规在内镜下切除。由于光导纤维内镜的优势，大肠内任何位置的任何息肉样病变，一旦被内镜检查到，就可以去除，除非存在非常明显的禁忌证 [759,809,812,813]。这样可避免如果息肉原位存留所需的定期放射影像学检查。经过这种治疗，随后发生癌的长期风险很小。内镜检查随访的时间间隔至少允许在 3 年以上 [811]；其他作者甚至怀疑息肉切除术后是否有必要进行随访 [731,771]。

内镜下做切除获得的标本常常呈碎块状，难以定位。当息肉中存在局灶癌时，可能无法确定息肉蒂部是否受到侵犯。取自息肉样结肠病变顶端的活检标本也许可以在显微镜下正确地诊断为癌，但随后检查结肠切除标本时可能却仅显示腺瘤性息肉伴有局灶性癌，而息肉蒂部并未受到侵犯。

当存在几个息肉时，可以通过逐个切除这些息肉而对患者进行安全的处置，而不进行部分或全部结肠切除术。

如果位于近端的病变很大，小的内镜活检标本可能检测不到恶性变区域；因此，对这样的病变最好通过预先切除小段肠管进行治疗。

对典型的腺瘤性息肉出现局灶癌变的患者应该如何治疗？为了回答这个问题，大家需要了解这一过程包括三个不同的阶段，它们可经病理学检查识别并与治疗方案直接相关 [745]：

1. 癌变的腺体可能仅仅存在于黏膜肌层以上的黏膜和固有层（“原位癌”，图 1.209）。正如在胃，原位结直肠癌应该与黏膜内癌有所区别；在黏膜内癌中，固有层内有肿瘤浸润（但不超出固有层）[775]。
2. 癌组织可能延伸到黏膜肌层以下，但并未侵及息肉蒂部（“局灶性癌”，图 1.210）。
3. 癌组织可能侵及或超出蒂的基底（“局灶性癌伴有蒂部浸润”）；其中一些病例的肿瘤似乎已延伸至切缘，在定位适当的标本，应用典型的透热法效应可以辨认。

第一种情况，通过背靠背的腺体伴随腺体极性完全消失和腺体之间缺乏间质（CIS）或固有层内肿瘤细胞侵入（黏膜内癌）的结构形式来确认。这种情况实际看来从未发现伴有淋巴结转移。情况可能的确如此，因为在大肠黏膜固有层中，淋巴管只是局限于紧贴黏膜肌层以

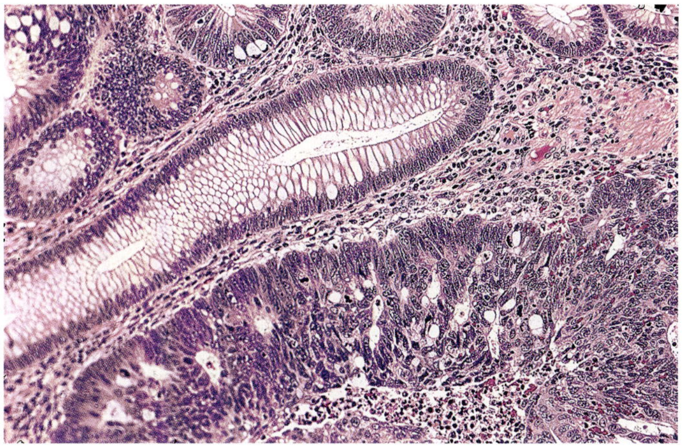

图 1.209 腺瘤性息肉伴有完全位于黏膜肌层上方的腺癌。

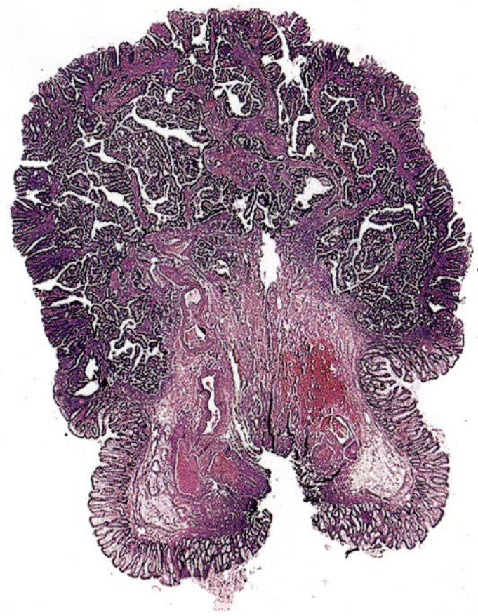

图 1.210 腺瘤性息肉伴有局灶性癌浸润间质，但没有累及息肉蒂部和手术切缘。对于具有这些特征的病例，息肉切除术几乎总是可以治愈。

上的区域，这与在小肠不同 [754]。很明显，在这种情况除了单纯性息肉切除术外，无需进行任何其他处置 [758]。有些著名的病理学家甚至怀疑在这种情况下是否应当作出癌的诊断。对于这样的病例，我们主张应用**重度异型增生/原位癌**一词，与胃肠道其他部位的类似情况应用的命名一致。因为根据定义，每一个腺瘤性息肉都显示某种程度的异型增生，我们仅将前面的描述用于符合原位癌形态学诊断标准的息肉。

第二种情况（蒂未受侵犯的"局灶性癌"）可能导致淋巴结转移 [773,802]，但其发生率很低（低于 1%）。对这种病变施行单纯性息肉切除术似乎也是合乎逻辑的治疗 [756,774,780]。可能的例外是少数病变为未分化癌，具有印戒细胞特征，并伴有明显的血管侵犯 [742,747,757,793,803]。

第三种情况，一旦发生蒂的侵犯，淋巴结转移的可能性尽管仍然相对较低，但可能已经达到有理由施行正规的大肠和区域淋巴结切除的地步。当癌出现在其下结肠壁的黏膜下层和（或）手术切缘时，肠切除的指征变得更加明确 [747,761,776,791]。

在这方面短时间内不太可能取得完全一致的意见。事实上，不同时期发表的文章总是根据值得高度怀疑的数据提倡一种比较激进的手术方式 [741]。与此同时，我们认为采取相当保守的方式将有助于避免患有结直肠息肉的患者遭受不必要的根治性、花费多且具有潜在风险的手术方式。显然，充分的病理学评估对于决定治疗是至关重要的 [751]。

癌

一般特征

大肠癌在西北欧、北美和其他盎格鲁 - 撒克逊地区常见，而在非洲、亚洲和南美的某些区域较少发生 [816,818,819]。在美国，它是男性和女性中第三最常见的癌症，处于癌症致死的第二位。同时，它也是迄今为止最可能治愈的胃肠道癌。有一些证据显示，大肠癌的发生在进一步增加，尤其是在年轻黑人中 [826]。男女发病相同。发病的平均年龄为 62 岁。发生在年轻人（小于 40 岁）的病例通常位于远端结肠和直肠，并倾向于显示与侵袭性生物学行为相关的特征，或具有遗传性结直肠癌综合征之一 [833]。发生在老年人的病例中髓样型肿瘤占更高百分率 [815]。

结直肠癌的病因和发病机制与环境和遗传两种因素有关 [825,832]。前者主要是饮食因素，尤其是脂肪和动物蛋白；这与其对肠道菌群的影响有关，并且最终将影响肠腔内容物的化学组成 [821,823]。特别需要指出的是，牛肉的消费以及大量动物脂肪的摄入与结肠癌的发生率密切相关；然而，这个问题十分复杂，其间的精确关系还远未弄清 [831]。

遗传因素本身以多种方式表现，最明显的是，结直肠癌非常好发于家族性腺瘤性息肉病患者（到 50 岁时几乎 100% 发生癌，见上文）、其他息肉病类型（癌发生的程度非常低，见上文）以及那些具有遗传性非息肉病结直肠癌综合征（**Lynch 综合征**）和相关的与非息肉病有关的遗传性疾病患者。这些将在下一节讨论。

有关上皮性息肉与结直肠癌之间关系的争议，以及在这些病变中发现的分子改变的次序，已经进行了讨论。炎症性肠病（尤其是溃疡性结肠炎）患者的确容易发生结直肠癌，但他们仅占普通人群大肠癌患者的一小部分。有些结直肠癌病例是盆腔放射性照射的晚期并发症，通常发生于宫颈癌放疗后 [817,828]。少数其他病例发生在输尿管移植的部位 [829,830]。此外，移行细胞癌、未分化癌以及幼年性息肉和（或）腺瘤性息肉也能发生在这一接合处 [820,822,827]。有趣的是，结肠黏蛋白分泌方式异常可以发生在这些改变之前 [824]。

遗传性非息肉病结直肠癌综合征（Lynch 综合征）和其他家族性结直肠癌类型

遗传性非息肉病结直肠癌综合征（hereditary nonpolyposis colorectal cancer syndrome, HNPCC）的原因

是负责 DNA 错配修复基因中一个基因发生了胚系突变，大多常见于 MLH1、MSH2、MSH6 和 PMS2，导致高水平微卫星不稳定性。在直接遗传谱系中，受累患者一级亲属发生结直肠癌的风险是 50%[835,836,850,856]。癌大多累及近端结肠。HNPCC 患者的身体其他部位发生恶性肿瘤的风险也有增高，如肝（胆管癌）、子宫体、膀胱和其他几个器官[835,836,850,856]。

HNPCC 的一种变型表现为：易患结直肠癌家族患者具有右半结肠扁平腺瘤。息肉的数目介于家族性腺瘤性息肉病与典型的 HNPCC 之间；癌多数也发生在右侧，与其他两种情况相比，发病年龄较大[846]。

在 **Torre-Muir 综合征**中，结直肠肿瘤（常为多发）伴有多发性皮脂腺肿瘤和角化棘皮瘤[834]。

在家族性结直肠癌（定义为两位或以上一级亲属有这种肿瘤），受累个体的一级亲属的发病风险增加了 3 倍[847]。HRAS-1 微卫星等位基因突变者易患这种疾病[843,849,853]。

HNPCC 中发生的结直肠癌倾向于显示下述特征中的几个，然而，这几个特征中没有一个能被视为特殊病征性的：年轻患者的年龄、发病的右半位置、黏液性特征、低分化（实性或髓样表现）、肿瘤内淋巴细胞浸润、缺乏“污秽的”坏死以及 Crohn 病样炎性反应出现[838,841,857]。有趣的是，偶尔出现于 HNPCC 患者结肠的腺瘤性息肉内也倾向发生淋巴细胞浸润[852]。

对于应用基于 PCR 方法的肿瘤微卫星不稳定的表型检测，与应用包含 4 个抗体的测试板进行免疫组织化学染色作为 HNPCC 患者的一线筛查、再继续寻找潜在受累基因的胚系突变，它们的相对价值已有很多争论[839,855]。尽管争论依然存在[858]，多数观点认为，考虑到所有科学的、流行病学的和经济的因素，免疫组织化学方法可以在严格且高度可控的方式下进行，因而更为可取[837,842,854]。事实上，在检测 DNA 错配修复方面，已有人认为联合检测 2 个抗体（PMS2 和 MSH6）与联合检测 4 个抗体一样有效[853]。

临床特征

大肠癌可以表现为直肠出血、大便习惯改变（如腹泻与便秘交替）、慢性失血性贫血以及隐约的腹痛。当肿瘤位于左半结肠时，常发生肠梗阻；而盲肠或升结肠的肿瘤则很少发生肠梗阻。1/4 的盲肠癌表现为提示阑尾炎的征象。少数情况下可能发生穿孔，后者或者出现在癌的部位，或者发生在盲肠，这是由梗阻性直肠乙状结肠癌引起膨胀的结果。内镜表现通常具有特征性，但有些炎症性病变可能类似于癌，而且有些未分化癌可能具有良性外观。

不幸的是，上述症状常提示为晚期癌。为了早期发现癌，许多年来已经做过许多尝试[867,868]。方法之一是对 40 岁以上的男性和女性定期进行直肠乙状结肠镜检查[861]。大便潜血检查也是发现早期无症状癌的有效而经济的方法[860,865]。一项研究显示，结直肠癌引起的 13 年累计死亡率降低了 33%[862]。

癌胚抗原（carcinoembryonic antigen, CEA）是一种多糖蛋白质复合物相关抗原，在 72% ~ 97% 的结直肠癌患者的血清中可以发现[866,870]。CEA 在肿瘤切除之后消失，而在肿瘤复发或转移的情况下再次出现。在播散到肠壁外的肿瘤、低分化肿瘤以及伴有血管、淋巴管和周围神经侵犯的肿瘤，CEA 值较高[869]。循环血液中的 CEA 值升高也发生于胃癌、胰腺癌、乳腺癌、肺癌、前列腺癌和甲状腺癌（髓样癌）。实际上，正常个体的血清 CEA 值从不升高；但 CEA 值升高可见于慢性肝病或肾病患者[869]。不幸的是，CEA 值检测在结直肠癌的早期阶段常呈阴性，因此不是一个好的普查指标。CEA 值检测主要用于治疗监测、早期发现转移，并且可作为二次手术探查的指征[859,863]。

一种新而颇具前景的普查方法是：在粪便中检测 RAS 和 APC 基因突变，可惜的是这项检测方法不能将息肉和癌区分开来[864]。

部位和大体特征

所有的癌中大约 50% 发生在直肠乙状结肠区域，尽管它们的相对发生率似乎正在降低[882]。过去几十年来已经注意到，癌的发生部位在向结肠近端迁移[872]；而且已经发现，有些临床特征和肿瘤的解剖部位之间存在一些有趣的对应关系[874]。右半结肠肿瘤据说较常见于年长者[884]、黑人[887]和具有憩室病的患者[885]。多中心癌见于 3% ~ 6% 的病例[876,878]。

大体上，多数结直肠癌可以被描述为息肉状或溃疡/浸润型[873]（图 1.211）。前者表现为边界分明的大的肿块，周边卷曲，与正常肠管之间有一清楚的分界线[877]。后者表面隆起不明显，中心有溃疡。结直肠癌的一种特殊变型是“扁平”或“凹陷”癌，它们被认为一开始就是癌，而不是通过腺瘤恶变而来[879,880]。与比较常见的息肉性癌相比，扁平癌更容易发生深层间质侵犯和淋巴血管浸润[881,886]。

一般说来，大体上，肿瘤边缘和显微镜下边缘之间存在良好的对应关系。常见于胃癌的广泛的两侧表浅扩散型癌在结直肠肿瘤中非常罕见，但的确可以发生[888]。5% 以下的病例发生肠壁内逆行播散[871,883]。切面可见灰白组织取代肠壁。边缘可能非常清楚，或从主体肿块中延伸出指状突起。黏液丰富的肿瘤呈胶样、润泽外观，黏液层可将肠壁各层分开。

大体检查时进行评估的重要特征是：肿瘤是否局限于肠壁，或者是否延伸到结肠周围组织，有无大体上可见的静脉侵犯[875]，以及其余的结肠有无其他各种类型的癌或息肉。

组织学特征

大肠常见的恶性肿瘤是分泌不等量黏蛋白的高 - 中

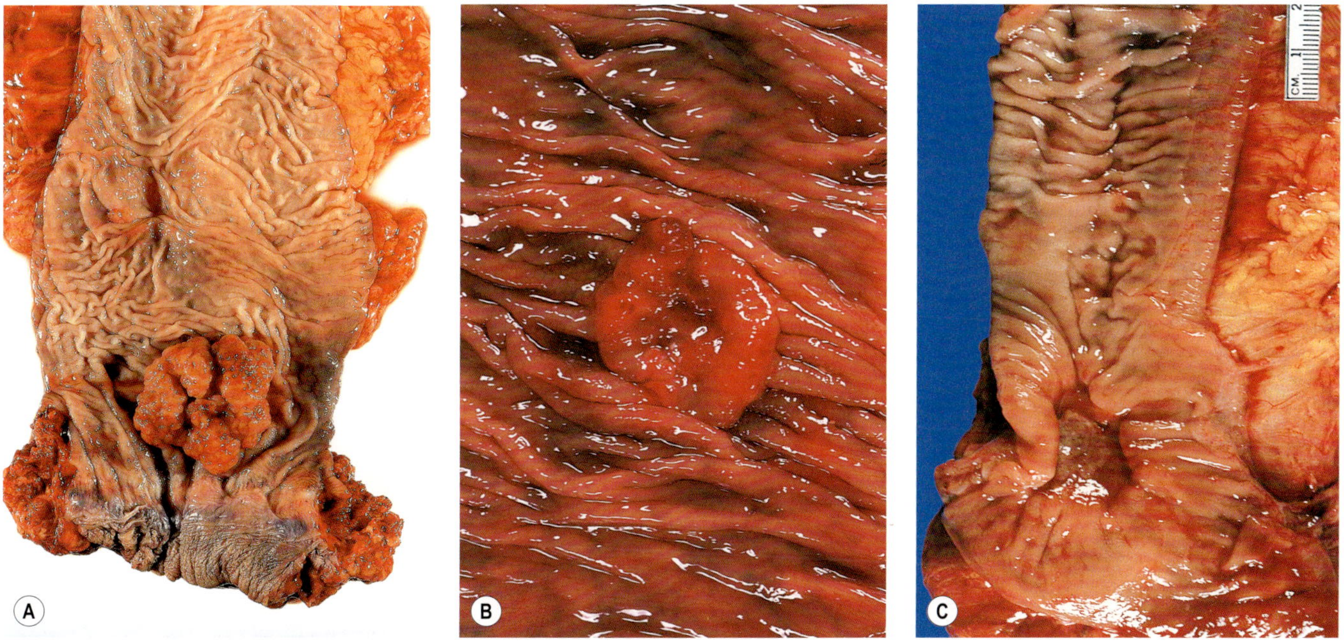

图 1.211　A 至 C，大肠腺癌的各种大体表现。A，呈息肉样生长方式的直肠病变。B，饼状外观伴有中心溃疡。C，深层穿透和溃疡性肿物。（Courtesy of Dr RA Cooke, Brisbane, Australia. From Cooke RA, Stewart B. Colour atlas of anatomical pathology. Edinburgh, 2004, Churchill Livingstone）

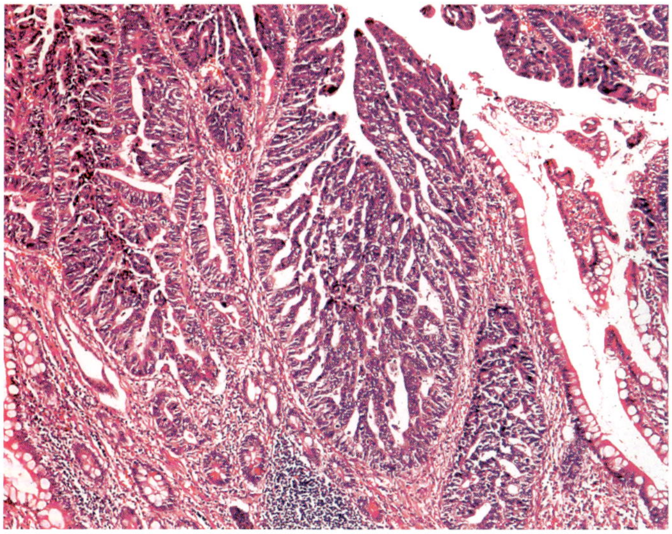

图 1.212　中度分化的结肠腺癌。

分化腺癌（图 1.212）。肿瘤细胞由柱状和杯状细胞混合组成，偶尔可见（神经）内分泌细胞（见 183 页），Paneth 细胞极为罕见 [904]。癌总是引起炎症和纤维组织增生性反应，在肿瘤的边缘尤其明显。炎症细胞主要为 T 淋巴细胞 [895]，但也可出现 B 淋巴细胞、浆细胞、组织细胞和 S-100 蛋白阳性的树突状细胞 [890]。偶尔可见多量嗜酸性粒细胞，这一特征被认为是由白细胞介素 -5 产物所致 [906]。

肿瘤表面可具有乳头状或绒毛状轮廓，要与上述的残留的绒毛状腺瘤和下面将论述的微乳头生长方式鉴别 [899]。肿瘤可以侵及肠壁全层并蔓延到结肠周围脂肪，弥散到神经束膜间隙，并侵犯静脉。最后一种特征具有预后意义，可经弹力纤维染色（Verhoeff-van Gieson）或平滑肌肌动蛋白或 fascin 染色（应用免疫组织化学技术）进行更好的显示 [889,891,900]。少数情况下，肿瘤间质可能显示化生性骨形成 [893]。

肿瘤边缘可能显示残余的息肉灶，但这个部位更常见的是腺体的增生性改变，其比正常黏膜腺上皮高、更加扭曲，含有更多的杯状细胞 [902]。这种改变伴有组织化学可以检测到的黏蛋白分泌的改变 [901]，被称为过渡性黏膜 [892,897]。这可能是一种反应性改变，因为其也可能发生在其他肿瘤（如恶性淋巴瘤和转移癌）的边缘以及非肿瘤性病变，包括吻合部位 [894,896,898,903,905]。

组织化学、免疫组织化学和超微结构特征

组织化学检查显示，绝大多数结直肠癌黏蛋白染色呈阳性。免疫组织化学染色显示，大肠普通型腺癌表达的主要黏蛋白核心是 MUC1 和 MUC3（与黏液癌中的 MUC2 相对）[913,946]。MUC13 也可以表达，尤其是在低分化肿瘤 [942]。与胰癌和胆管癌不同，MUC5AC 通常不表达 [846]。

结直肠腺癌角蛋白一致呈阳性 [920]。一种常见的形式是角蛋白 20 呈阳性和角蛋白 7 呈阴性，而相反的情况非常罕见。这一事实非常有助于鉴别结直肠腺癌和其他部位的腺癌，如肺和卵巢的腺癌 [910,929,931]。然而，异常的免疫反应模式（如 CK7 呈阳性）可能见于低分化癌 [928,936]。CEA 通常也呈阳性。事实上，CEA 阴性的腺癌不大可能是结肠直肠来源的 [934]。在多数病例中，CEA 这种阳性标

志物均匀地分布在细胞表面，不同于在正常黏膜和分化较好的肿瘤中的极性分布[907,924]。结直肠腺癌的免疫组织化学反应方式与血清水平明显相关，但与肿瘤分期或分化程度无关[921,935]。针对CEA分子不同抗原决定簇的各种单克隆抗体均可得到，其中识别1型抗原决定簇或2型抗原决定簇的单克隆抗体具有最高的敏感性和特异性[919]。然而，没有证据表明有部位特异性的CEA存在[939]。

CDX2是新近克隆的一种尾部型同源异型框（caudal-type homeobox）基因，编码一个在肠上皮细胞增生和分化过程中起重要作用的转录因子。免疫组织化学染色发现，CDX2存在于绝大多数结直肠癌[927]，但也见于卵巢、膀胱和肺的原发性产黏液性癌，以及胰和胆管的腺癌[932,944]。

可以被单克隆抗体B72.3识别的肿瘤相关性糖蛋白（TAG-72）不仅100%地出现在浸润性结直肠癌中，而且也出现在多数腺瘤性和增生性息肉中，甚至出现在正常黏膜中；然而，反应出现的频率和表达的形式却随疾病不同而各异[930]。

大肠癌常显示血型同种异体抗原和人类白细胞抗原（human leucocyte antigen, HLA）A、B和C表达的丧失，尤其是在分化差的病例[918,933]。相应地，这些肿瘤获得了对血型物质H的反应性[916,938]。大约半数病例具有对免疫球蛋白分泌性成分的免疫反应性，而且在高分化肿瘤中尤其明显[908]。

以同样合成方式合成的血型抗原在同一细胞中可能有共同表达，不同蛋白主链的抗原偶尔也在同一细胞中出现，只是分布在不同的亚细胞区域[917]。

植物凝集素结合异常也曾有描述，反映了细胞表面糖蛋白唾液化（sialylation）的增加，是特异性唾液酸转移酶直接表达的结果[937]。

其他结直肠癌一致表达并与分化无关的标志物是绒毛蛋白（一种与微绒毛刷状缘轴微丝束相关的细胞骨架蛋白）[909]、组织蛋白酶B（一种溶酶体半胱氨酸蛋白酶）[911]、神经毡蛋白（一种正常存在于发育中的神经系统的分子）[925]、SRCA2（一种对很多细胞功能都关键的ATP酶）[915]以及钙粘着蛋白-17（也称为肝-肠钙粘着蛋白）[841]。

少数结直肠腺癌可能表达钙网膜蛋白（尤其是未分化癌），这一事实在与间皮瘤鉴别诊断时应当记住[922]。

高百分比的结直肠癌显示对人绒毛膜促性腺激素（hCG）的免疫组织化学反应性[912,923]，这在黏液性和低分化肿瘤似乎更为常见[912]。大约在10%的结直肠癌中发现了胎盘碱性磷酸酶（PLAP）[943]。雌激素和孕激素受体通常缺乏，或只出现在一小部分肿瘤细胞中[940,945]。消旋酶（一种前列腺腺癌的标志物）在超过半数的大肠腺癌中表达，是造成误诊的潜在来源[914]。

超微结构显示，结直肠癌的一个恒定特征是：存在明显的微丝集聚，它们垂直于细胞膜并进入刷状缘[926]（图1.213）。这种特征尽管有帮助，但不具有诊断性。它们还可能出现在胃、小肠、胆囊和胰腺的肠型癌中。

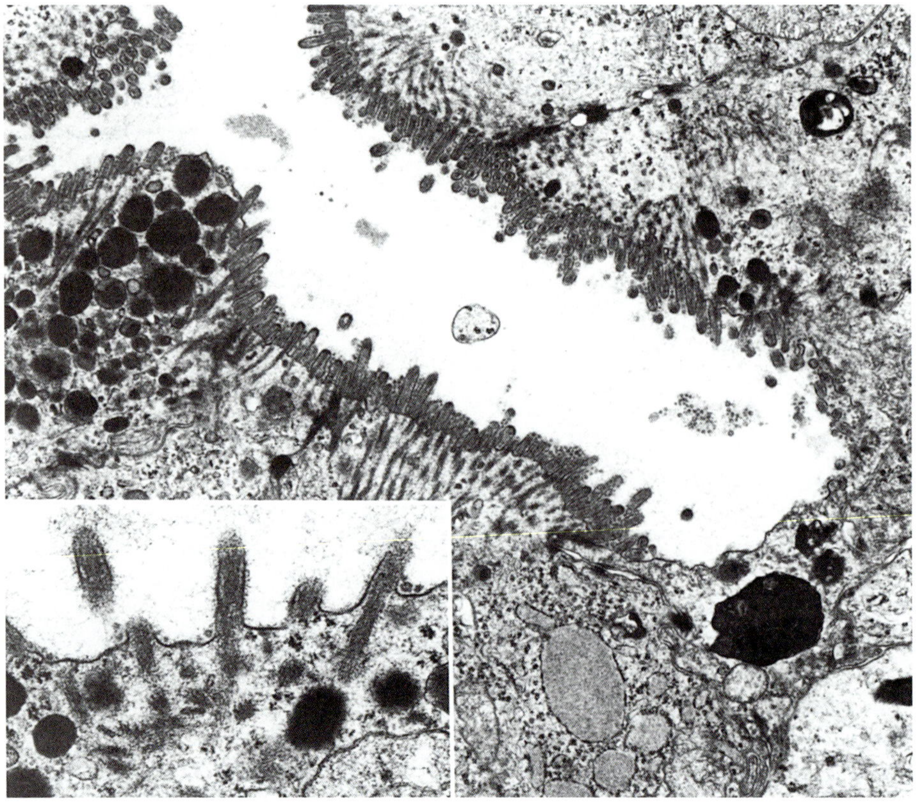

图1.213 结肠腺癌具有真腺腔形成和黏蛋白分泌产物。与刷状缘有关的、突出的微丝聚集物是结肠腺癌以及其他器官肠型癌的特征。插图，微丝进入刷状缘和黏蛋白分泌产物。（×11 230；插图 ×25 270）

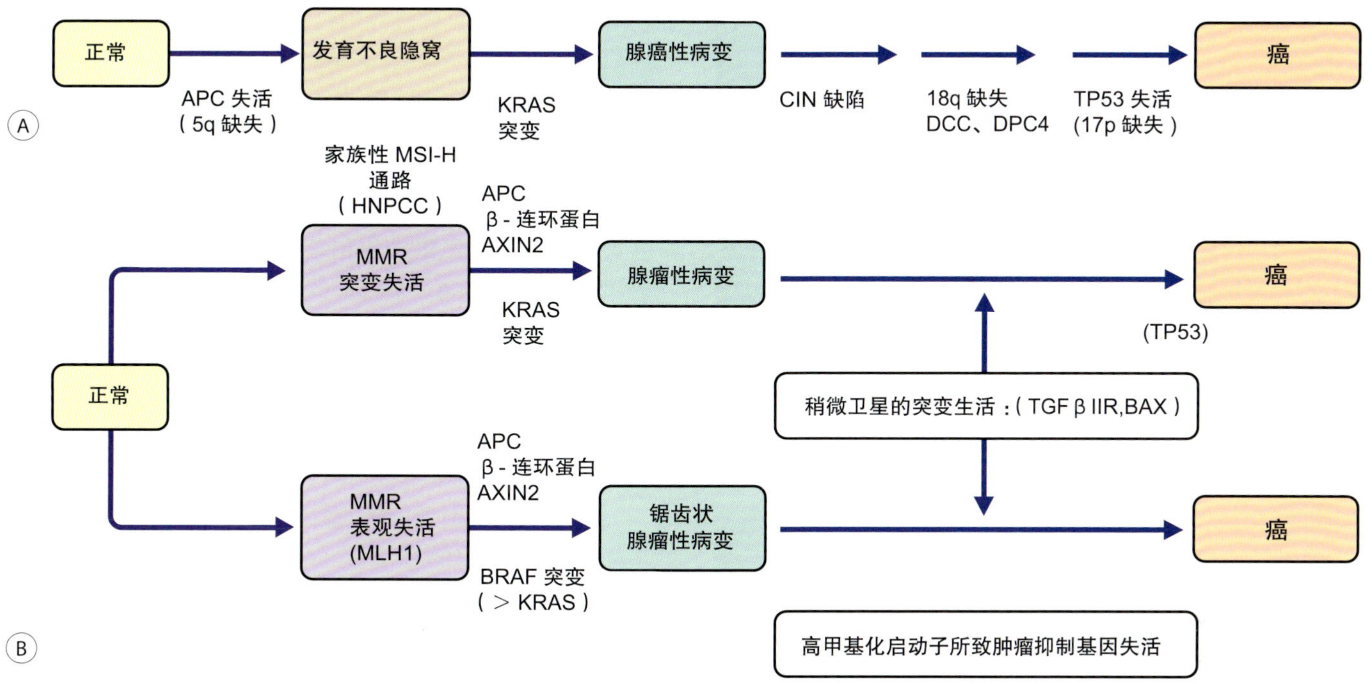

图1.214 结直肠癌的基因模型。A，大多数结直肠癌据信来源于生长数年甚或数十年的腺瘤性息肉。遗传性和体细胞性基因改变据信是肿瘤发生和演进的基础，被认为是肿瘤发生机制。尽管它们的顺序也会变化，基因突变显示出了与肿瘤发生独特阶段的高度相关性。B，在大约20%的结直肠癌，错配修复（mismatch respair, MMR）功能失活，导致微卫星不稳定性（MSI-H），这要么是由体细胞突变所致，要么是由表观遗传性失活所致。MMR基因的突变性失活最常作为已经携带MMR基因胚系突变患者的二次打击被观察到，属于遗传性非息肉病性结直肠癌综合征。MMR基因的表观遗传性失活最常影响MLH1启动子的高度甲基化。这些肿瘤通常最初表现为锯齿状腺瘤性病变，显示很多基因的高度甲基化（CpG岛甲基化表型，CIMP）和BRAF突变。在家族性和散发性MSI-H肿瘤中，编码序列中有重复成分（微卫星）的基因的失活可能参与肿瘤演进（如TGFβIIRon、BAX）。（From Bommer GT, Fearon ER. Molecular abnormalities in colon and rectal cancer. In Mendelsohn J, Howley PM, Israel MA, Gray JW, Thompson CB (eds): The molecular basis of cancer, ed. 3. Philadelphia, 2008, Saunders, pp. 409–421）

分子遗传学特征

通过对几种类型的家族性大肠癌进行的研究，发现了一些与这些肿瘤相关的（推测是发病机制）遗传学改变[962,968]。这些研究显示，这些基因的体细胞突变也发生在散发性结直肠癌，例如，APC 和错配修复基因[948,959,961,966]。代表结肠癌发生的模型仍然是 Fearon 和 Vogelstein 在 20 世纪 80 年代末提出的，但很多变化的存在越发明显，并且不是所有结直肠癌在癌症发生过程中都遵循相同的遗传学途径。特别是，DNA 错配修复缺陷及其导致的微卫星不稳定性被发现是一条重要的替代性通道，存在于大约 15% 的病例；它在遗传性非息肉病性结直肠癌中[952,954,964]以及常发生于右半、起源于锯齿状病变的息肉的散发性癌中起作用（图 1.124）[947,957,960,965]。

伴有微卫星不稳定性的肿瘤倾向于为黏液性或低分化肿瘤，具有明显的宿主反应、局限性的生长方式以及位于右半结肠。一项研究发现，肿瘤出现淋巴细胞浸润是微卫星不稳定性的最好的组织学预后指标[955,972]。进一步的研究指出，可能存在差异，取决于涉及的错配修复基因的具体类型[973]。

结直肠癌中通常显示体细胞突变的癌基因有：KRAS、BRAF、PI3K 和 CTNNB1（β- 连环蛋白基因）[947]。在大约 40% 的结直肠癌中可以发现 RAS 癌基因突变，特别是在伴有转移的病例中[953,967]（见 187 页）。RAS 癌基因的出现与抗上皮生长因子受体的治疗缺乏反应相关[969]。

与 APC 蛋白相关的 β- 连环蛋白的功能障碍可以是 APC 突变（超过 70%）或 CTNNB1 突变（2% ~ 5%）的结果，导致 β- 连环蛋白这个分子的异常的核内定位，如通过免疫组织化学染色在高比例病例中显示的那样[949,950,958,963]。

常参与结直肠癌的肿瘤抑制基因有：TP53、APC、DPC4/SMAD4、DCC 和 MCC[947,966]。TP53 突变已通过分子技术检测在大多数结直肠癌中发现[971]，并与免疫组织化学检测到的这种异常基因编码的蛋白的过表达相关。接近半数的肿瘤显示 P53 阳性染色，这与部位、分化或 DNA 倍体似乎无关[956,970]。如预期的那样，P53 染色在癌的边缘与正常黏膜之间的"过渡性"黏膜一致呈阴性[951]。

其他组织学类型

黏液癌是一种特殊类型的结直肠癌，其细胞外黏液

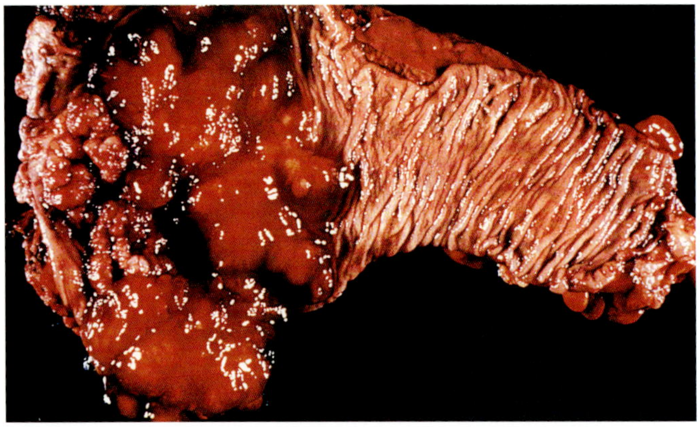

图 1.215　直肠黏液性腺癌。肿瘤巨大且质地有光泽。

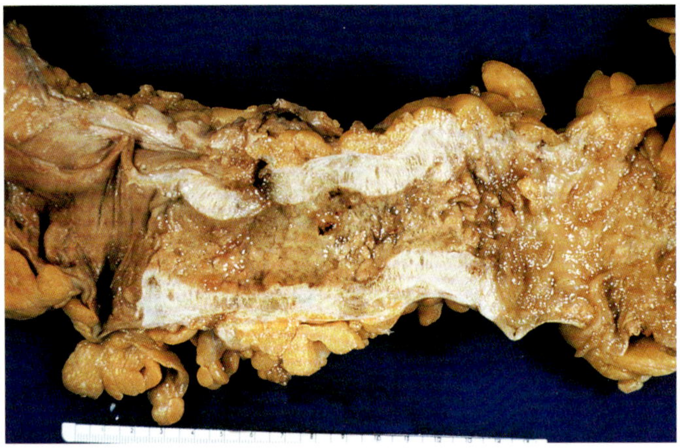

图1.216　印戒细胞癌的大体表现。这种类型的肿瘤是高度恶性的，管腔缩窄，具有卵石样黏膜表面和增厚的肌壁。

形成大的黏液湖，其中混有肿瘤细胞团[1029]（图 1.215）。根据定义，这些黏液灶至少应占据肿瘤的一半[985]。在分子学水平，它们显示高比率的微卫星不稳定性[1008]。这些肿瘤分泌含有 MUC-2 蛋白核心的独特的 O- 酰化型黏液[998,1026]。这些肿瘤通常呈外生性生长，不要将其等同于下面描述的纯粹的印戒细胞癌[986]。黏液癌占结直肠癌的 15%，最常发生在直肠。在 Symonds 和 Vickery[1039] 报道的包含 132 个病例的研究中，31% 伴有绒毛状腺瘤，7% 伴有溃疡性结肠炎，8% 伴有结肠炎，5% 有先前盆腔照射史。黏液癌伴有结肠直肠其他部位腺瘤的机会比普通腺癌高[1037]，并且发现时往往已经处于晚期[1048]。黏液癌的预后比普通类型的腺癌稍差，至少位于直肠和（或）处于 B 期的黏液癌如此[985,995,1025]。

印戒细胞癌（皮革样胃型癌）是一种罕见类型的结直肠恶性肿瘤，通常累及年轻患者。与黏液癌相似，大约 1/3 的病例呈现微卫星不稳定性 - 高度[1007]。与比较常见的胃的印戒细胞癌一样，大体检查，结肠直肠的印戒细胞癌的肠壁通常也表现为弥漫性浸润[991,1014]，尽管也有发生在腺瘤性息肉中的报道[997]（图 1.216）。显微镜下，结肠直肠的印戒细胞癌呈弥漫性生长，几乎没有腺体结构[974,1033]。大部分或全部黏液均位于细胞内，与黏液癌的形态不同。细胞内黏液集聚，造成细胞核移位，细胞形成典型的印戒样外观。转移倾向于发生在淋巴结、腹膜表面和卵巢，而不是肝。扩散方式主要是腹膜播散，预后极差[975,1017]。在作出结直肠原发性印戒细胞癌的诊断之前，总要考虑到来自胃或乳腺的原发癌转移到结直肠的可能性[977,1035]。免疫组织化学染色，$CK7^-/CK20^+$ 支持大肠原发性癌，而 $CK7^+/CK20^-$ 支持转移癌[992]。结直肠印戒细胞癌也表达 MUC2、MUC5AC 和 CDX2，它的整体表达形式与相应的乳腺肿瘤不同，而与相应的胃肿瘤极为相似[983]。

应该小心区分印戒细胞癌和可能伴随伪膜性结肠炎和其他炎症性疾病出现的良性印戒细胞改变[1042]。

在一些产生黏液的结直肠腺癌病例中，细胞外黏液和细胞内黏液混合存在，形成混合性黏液 - 印戒细胞癌[985]。印戒细胞癌成分越多，预后越差。因此，对于黏液性肿瘤，特别指出印戒细胞的存在及其百分比是很有用的[1038]。

微乳头结构已被发现存在于大约 20% 的结直肠腺癌中，这一现象与更熟悉的在乳腺、膀胱、肺和其他脏器见到的部分癌类似[1009,1047]。这一结构与出现频率更高的淋巴血管浸润和淋巴结转移相关，因此生存率降低（见下述预后部分）[989,1027]。

锯齿状腺癌近来被提出作为一个形态学上独特的结直肠腺癌类型，这基于一些分子遗传学发现。据推测它们与锯齿状腺瘤的肿瘤发生途径相关，并可能源自锯齿状腺瘤[1012]。锯齿状腺癌被描述为有："锯齿状、黏液性或小梁状生长方式，丰富的嗜酸性胞质，染色质凝聚，完好的极向，没有坏死[1040]。据称这一类型占到所有结直肠癌的 7.5%，占到位于近端肿瘤的 10% ~ 15%[1015]。

类似于肛管同名肿瘤的**基底细胞样（泄殖腔源性）癌**偶尔见于结肠直肠，可以近至结肠脾曲[996,1018]。

透明细胞癌不是一种特殊类型，而是腺癌的一种较小的形态学变异，细胞质的透明表现是由糖原蓄积所致[1006]。

肝样腺癌可以发生在结肠，表现类似于比较常见的胃的同名疾病（见 47 页）[1004]。

髓样（实性，低分化）腺癌通常发生于女性的盲肠和右半结肠。一些细胞结构特征提示神经内分泌分化，但神经内分泌标志物呈阴性反应[1044]。鉴别诊断还包括低分化腺癌。同低分化腺癌相比，髓样癌显示 MLH1 和 CDX2 染色的一致性缺失[1046]。取而代之的是，其常显示 MUC1、MUC2 和 TF3 的免疫反应[1046]。其生物学行为几乎总是不像形态学表现提示的那样凶险[1005,1036]。遗传学上，大部分肿瘤的特征为微卫星不稳定性[1013,1024]。

间变性（梭形细胞和巨细胞，肉瘤样）癌应与上述肿瘤明确区分开来。其表现类似于许多其他器官的相应病变，其行为是非常具有侵袭性的[1023,1024,1031]。

鳞状分化可能见于结直肠癌，较常见于盲肠肿瘤中，但也可见于大肠的其他任何部位 [988,1003]。大多数情况下，鳞状成分伴有腺体成分（**腺鳞癌**），但偶尔也可以单独出现（**鳞状细胞癌**）。有一例这种病例发生在结肠肠重复中 [1002]，另一例则通过产生甲状旁腺样物质导致了高钙血症 [982]。已经注意到，结直肠癌的鳞状改变与溃疡性结肠炎有关。有人推测其中有些鳞状细胞癌可能来自先前存在的腺瘤性息肉中的鳞状分化区域 [1045]。在部分直肠病例，通过检测 p16INK4A，已经发现人乳头状瘤病毒 16 参与发病机制的证据，其表达方式与在肛管癌中的发现相似 [1010]。类似地，对于位于直肠下部的鳞状细胞癌，应考虑肛管鳞状细胞癌向上蔓延或黏膜下转移的可能性。

滋养细胞分化可以局灶性地发生在结直肠腺癌，如胃和胆囊的肿瘤一样 [1011]。免疫组织化学染色可以显示，肿瘤细胞中含有 hCG[1022]。偶尔，整个肿瘤具有绒毛膜癌的表现 [1020]。这种现象要与普通形态的腺癌中常发现的 hCG 阳性加以鉴别。

玻璃状细胞癌，类似于在子宫颈的相应肿瘤，在大肠发生已有描述 [976]。

与胃肠道其他部位肿瘤相同，**（神经）内分泌分化**本身可以表现为多种形式：

1. **散在的内分泌细胞**出现在典型的腺癌（尤其是黏液癌）中，这一特征似乎并不单独影响这些肿瘤的预后或自然病程 [978,989,1034,1041]。嗜铬素等神经内分泌标志物的免疫组织化学染色或杂交检测显示，15% ~ 50% 的腺癌具有散在的内分泌细胞 [1021]。这种现象在化疗和放疗之后似乎比较常见，提示可能是由这些治疗引起的 [1032]。
2. 以伴有一种**混合性成分**的肿瘤形式出现，其中典型的腺癌与明确显示内分泌分化的成分互相混合 [1000,1001]。这些肿瘤的存在可以解释为：肿瘤可能起源于位于隐窝基底部的内胚层衍生的多潜能细胞，它们在肿瘤形成过程中向几个不同的方向分化 [987]。与其他器官相同，神经内分泌分化可以作为多方向分化的组成成分，这种多方向分化还包括腺体（外分泌）和鳞状成分 [938]。
3. 以完全显示为**神经内分泌癌**的肿瘤形式出现，但具有比较明显的器官样形态，并且由比下面描述的小细胞癌大的细胞组成 [990]。这些肿瘤曾被不同的作者称为非典型性类癌（在这种情况下最好避免应用这一名称）、高级别神经内分泌癌和大细胞神经内分泌癌。
4. 以**小细胞（神经内分泌）癌**的形式出现，这种肿瘤具有与肺的同名肿瘤相似的组织学表现 [984,1030]。多数病例位于右半结肠 [979]。电镜检查常常显示少数胞质内致密核心分泌颗粒，而免疫组织化学染色可能显示 NSE 以及其他诸如突触素等内分泌标志物的阳性反应 [994,1043]。整个肿瘤可能都具有这种表现，或者可以具有局灶性腺体分化，伴有或不伴有黏液形成 [993]，还可能出现鳞状分化 [979]。有些小细胞癌发生在腺瘤的基础上，通常为绒毛状腺瘤 [1016,1028]（图 1.217）。其预后差，早期即可发生淋巴结和肝转移 [979]。
5. 以典型的**类癌**形式出现，这在 187 页讨论。

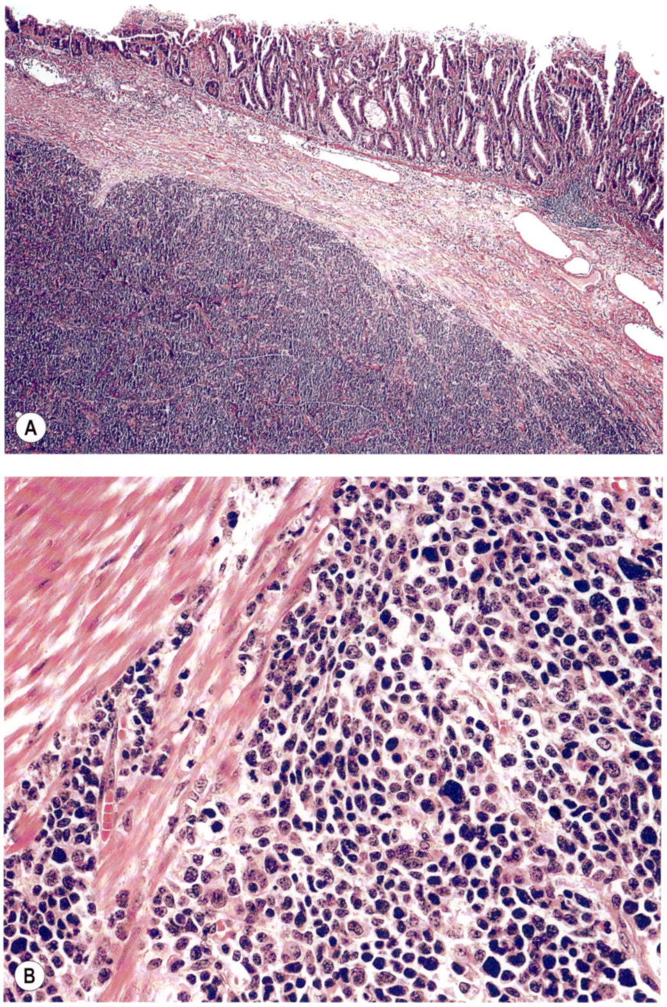

图 1.217 A 和 B，绒毛状腺瘤并发小细胞神经内分泌癌。高倍显微镜下（B）显示，主要成分是小细胞，伴有散在的大细胞。

横纹肌样特征可以见于盲肠和大肠其余部位的腺癌 [980]，与在其他部位一样，它们具有侵袭性行为。

直肠的**嗜酸细胞腺癌**偶有报道，有时在术前放化疗之后或由伴有嗜酸性改变的绒毛状腺瘤进展而来（见上文）[981]。它们应该与伴有鳞状化生的肿瘤细胞和淡染的嗜酸性肿瘤细胞鉴别。

活组织检查

在进行结直肠癌根治性手术之前必须获得阳性活检结果。对于大的病变，建议在不同区域取几处活检；中心部位可能仅显示肉芽组织，太靠周围的活检可能仅含有增生性（所谓的“过渡性”）结肠上皮。多数腺癌容易诊断，主要问题在于对分化较好的肿瘤和高度恶性的印戒细胞癌的诊断，后者的活检标本中可能仅出现少量肿瘤细胞。一旦癌被认出，有时一个比较困难（但非常关键）的问题是确定癌的位置和范围。很显然，含有腺癌的组织碎块是取自有蒂息肉的尖端还是取自大的溃疡性肿块的边缘其意义显著不同。与内镜医师和外科医师密切联系，足够大小和深度的完整活检，以及标本的正确定位，是活检诊断所必需的。

对于直肠肿瘤，建议活检黏膜下浸润性肿瘤的前沿，因为见于这个部位的形态学特征可以估计局部肿瘤扩散[1049]。

细胞学

细胞学无疑是诊断结直肠癌的有效方法，但至今尚未证实具有明显的实用价值。在 Raskin 和 Pleticka[1051] 研究的 87 例结肠癌患者中，70 例（80%）正确诊断为恶性；在 438 例患者中假阳性率为 0.45%。然而，由于获得这种标本的技术要求彻底清洁结肠，然后对患者进行诊断性灌肠，这导致来自临床医师的响应并不积极。

低位直肠病变可能容易取样[1052]。刷片细胞学检查也可经过纤维光镜进行。它是一种敏感的技术，甚至超过内镜活检[1050,1053]，但尚未得到广泛承认。

分期和分级

1937 年，Dukes[1056,1057] 提出了著名的直肠癌分期方法，这种方法可能也适用于结肠癌。由于这种方法与预后直接相关，至今仍在广泛使用。**A 期**肿瘤仅累及肠壁，**B 期**肿瘤完全穿透肠壁，而 **C 期**肿瘤有淋巴结转移。一个常见的错误概念是将侵犯肠肌层的癌自动归入 Dukes 分期的 B 期，这是由于若干年前人们已经接受了有关结肠肿瘤研究的诸多影响[1065]。如果肠管的浆膜面（或者其肌层周围的脂肪，如果肿瘤位于腹膜反折以下时）未受侵犯，肿瘤仍然属于 A 期。存在的部分问题是，对于这种简单而有效的方法已提出几种修改意见。首先，Dukes 本人将 C 期癌进一步分为仅有区域淋巴结转移者（C1）和有肠系膜血管结扎处淋巴结转移者（C2）[1065]。后来，其他作者又加上了 D 期，以代表出现远处的转移者[1065]。

1954 年，Astler 和 Coller[1054] 基于 Kirklin 等[1064] 的方法提出了一种不同的分期方法。这种方法本身虽然有用，但由于它常被错误地认为与 Dukes 方法有关，因而造成了相当的混乱。它将肿瘤分为 A 期（局限于黏膜）、Bl（累及固有肌层但没有穿透）、B2（穿透固有肌层）、Cl（局限于肠壁，但有淋巴结转移）和 C2（穿透肠壁并有淋巴结转移）。

另一种分期方法比较详细，但其预后意义不一定比 Dukes 或 Astler-Coller 分期准确，是由美国癌症联合会（AJCC）和国际抗癌联盟（UICC）通过将 TNM 成分分组而提出的[1055,1061]。

此外，Jass 等[1062] 也提出了一种结直肠癌的分期方法，这种方法将肿瘤周围淋巴细胞浸润（“Crohn 样”）和肿瘤生长方式作为提示预后的重要指征[1059,1062]。

在一项根据前三种方法对 745 例直肠癌进行分期的研究中，发现 Dukes 分期方法最简单，而且是与预后最一致的方法，为了进一步提高其应用价值，需要进行的修改可能仅仅是根据 Astler 和 Coller 的标准而不是按 Dukes 本人的意见对 C 期病例进行再分类[1058]。

最近，直肠内超声检查已被用来提高直肠癌分期的准确性，它既可检测直肠壁受累的深度，又可检测是否存在局部淋巴结肿大[1060,1063]。

无论应用哪种分期方法，病理医师争论的共同问题是，对于腹膜表面存在的肿瘤，B 期肿瘤的准确定义是什么[1066]。我们认为要求在腹膜表面辨认肿瘤细胞的做法是不现实的，因为浸润性肿瘤几乎总是包绕着一层纤维组织增生性间质[1068]。肿瘤和浆膜表面之间缺乏可以辨认的来自外肌层的平滑肌纤维，足以将肿瘤纳入 B 期范畴之内。

显微镜下，结直肠癌可以分为Ⅰ级（高分化）、Ⅱ级（中分化）和Ⅲ级（低分化）。这是一种花费时间和精力但与预后有关的方法，它具有主观评估的所有缺点，尤其是在活检材料中[1062,1067]。

扩散和转移

结直肠癌最常见的转移部位是局部淋巴结和肝。淋巴结转移常见于低分化肿瘤以及呈高度浸润性生长的肿瘤[1083]。如果肿瘤出现在淋巴结中，有必要检查淋巴结附近的组织，因为肿瘤常常蔓延到淋巴结被膜外并侵犯周围的静脉。

淋巴结转移具有重大的预后价值，必须仔细寻找淋巴结，不论是新鲜标本还是固定过的标本，也不论是有没有经过脂肪清除的标本。有时，转移只存在于 1 ~ 2mm 大小的淋巴结内[1070]。部分作者总结，结直肠癌手术切除标本最少应发现 14 ~ 15 个淋巴结[1075,1094]；其他人也提出，对于直肠癌，可以接受的最小中位数为 8[1081]。同时应该承认，术前放化疗会减少可发现的淋巴结数量[1088]；我们个人的经验是：这些病例中淋巴结数目低得令人不能接受。因此，在米兰国家癌症研究所进行的连续切除的 50 个直肠癌病例中，Andreola 等[1069] 发现，没有清除脂肪，经过细心的手工分离，每位患者平均可以发现 36 个淋巴结。

通过分步的 HE 切片、角蛋白和其他标志物的免疫组织化学染色，以及 PCR 技术检测 CK19/20 或 KRAS 突变，可以发现淋巴结微小转移[1071,1077,1090]，它们可能具有的预后重要性在 187 页讨论。

有时孤立的肿瘤结节见于神经周围、血管周围或位于固有肌层以外的血管内。这些是指**结肠周围肿瘤沉积**，应与淋巴结转移区分开[1076]。对这些沉积的本质的解释，可以部分依据它们的形状进行推断，对结直肠癌的 TNM 分期系统有影响，但仍未达成一致的看法[1084,1086,1093]。

肝转移较常见于显示血管侵犯证据的肿瘤[1078]。其他相对常见的转移部位包括腹膜、肺和卵巢。卵巢转移的发生率很高，以至于有理由在绝经后妇女切除结肠直肠肿瘤时进行预防性的双侧卵巢切除术。少见的转移部位有中枢神经系统、骨、睾丸、子宫和口腔[1074,1082,1089]。有些来自结直肠腺癌的转移非常类似于相应器官的原发性肿瘤，卵巢尤其如此。卵巢转移可能被误诊为原发性子宫内膜样癌（包括分泌型）或透明细胞癌[1072,1079,1092,1095]。免疫组织化学和分子学研究有助于鉴别诊断[1073,1080]。膀胱继发性侵犯也可能类似于膀胱原发性肿瘤[1091]；肿瘤累及前列腺有可能被误认为原发性前列腺腺癌[1085]；而在肝胆管内生长，则可能类似于胆道的原发性肿瘤[1087]。

治 疗

结直肠癌的标准治疗是手术切除，手术方式取决于肿瘤的部位[1096,1104,1131]。对于盲肠或升结肠癌，选择回肠结肠切除术。对应位于腹膜反折以下的肿瘤，传统上采取经腹会阴切除治疗[1106]，但几家研究中心的经验显示，如果仔细选择病例，保留肛门括约肌是非常有效的[1099,1116]。对于位于大肠其他部位的癌，通过术前治疗，手术范围包括切除可能受累的淋巴结。广泛切除肿瘤可能治愈某些不经根治性治疗必定的患者[1107]。局部复发有时可发生在吻合口，这是由于手术时肿瘤细胞种植于手术切面所致。现已发明了减少这种复发的手术技术[1103,1111]。目前结直肠癌的可切除率为 92%，为治愈而进行切除的手术死亡率为 2%。手术后第一年内定期内镜检查对于发现可能治愈的复发是非常重要的[1101]。

如果肿瘤小、表浅、高分化[1105,112,1115,1129]和（或）如果患者不适于经腹会阴切除[1121]，则电灼疗法、内镜经直肠切除肿瘤以及肠壁全层局部切除是可以接受的直肠癌替代疗法。如果一个局部切除的标本显示肿瘤广泛“出芽”、微腺泡结构、未分化细胞和（或）血管侵犯，则淋巴结转移的机会会增高，需要考虑辅助治疗[1110]。

几个研究中心已对有关术前或术后放疗和（或）化疗对于可以手术的大肠癌（尤其是直肠癌）的作用做过调查[1109,1113,1118,1119,1122,1127,1132]。一项研究显示，术后放疗可以略微改善 Dukes C 期肿瘤的生存率，而对 Dukes B 期肿瘤则没有明显作用[1100]。另外两项研究显示，直肠癌术后联合应用化疗和盆腔放疗可以降低局部复发的可能性，并且可以延长直肠癌患者的生存期[1117,1120]。

最后，两项大的欧洲研究发现，术前放疗结合直肠系膜完全切除可以改善生存[1114]。

肝和其他器官的孤立性（有时甚至是多个）转移灶可通过手术切除获益；有些病例可能得以长期存活[1097,1102,1108,1126,1130]。

经过辅助性放疗化疗治疗的肿瘤会出现很多形态上的改变，包括：伴有或不伴有明显炎症的显著的纤维化，缺少活跃的肿瘤坏死，黏液产生增加和黏液湖形成，显著的胞质嗜酸性（有时导致典型的嗜酸细胞表型），显著的核非典型性但伴有较低的核分裂活性[1098,1123,1124,1128]。这些特征中的一部分带有较好预后的暗示，尤其是出现伴有最少的炎症性浸润的纤维性间质反应[1128]。在接受过放化疗，尤其是奥沙利铂治疗的患者，其伴有转移性结直肠癌的肝中血管损伤很常见[1125]。

预 后

在大多数大样本病例研究中，结直肠癌治愈性切除后的 5 年生存率大约在 40% ~ 60%[1164,1187,1203]。在手术失败的病例，局部复发和（或）区域淋巴结转移的发生率超过 90%，其中半数病例转移仅局限于这些部位[1144,1170,1205,1216,1217]。在所有复发病例中，最初 2 年内明显复发者为 71%，到 5 年时为 91%[1169]。

结直肠癌的预后与许多临床和病理学参数有关[1147]。很多病理学参数有赖于病理医师对标本的全面而精确的检查[1167]。

Ⅰ类
得到文献的大力支持，一般用于患者处置，而且对于修正 TNM 分期非常重要
ⅡA 类
广泛的生物学和（或）临床研究。对于治疗有预后价值，应该在病理学报告中注明
ⅡB 类
研究充分，但还不足以在Ⅰ或ⅡA 类确立
Ⅲ类
尚未确立符合Ⅰ或Ⅱ类的标准
Ⅳ类
研究显示没有一致的预后意义

值得注意的是，这些不是按照重要性的顺序列出的，而是按照这些特征在前面讨论的顺序列出的。对于读者而言，确定这些参数的相对价值极其困难，因为根据统计学标准，大多数研究不是结论性的，并且来自不同病例研究的结果和结论经常彼此冲突。美国癌症预后因素联合会结直肠协商工作组在一次会议上做了一个勇敢尝试[1148]，即按照上框内文的方案将这些因素根据已知的实用价值进行了分类。需要时，可将这个小组提出的分类列在下面条目的圆括号中。

1. **年龄**。发生在非常年轻或非常年老的患者的肿瘤预

后不好[1169]。在第一组中，可能是由以下因素混合所致：明显地延误诊断导致分期较晚，发生于溃疡性结肠炎患者的比例较高，以及印戒细胞癌和黏液癌的数目较多[1200,1212,1222]。年龄据说在直肠肿瘤比在结肠肿瘤中具有更重要的作用[1231]。

2. **性别**。女性的预后明显好于男性的[1169]。
3. **血清 CEA 值**。血清 CEA 值升高（大于 5.0ng/ml）是独立于肿瘤分期的一个不利的预后因素[1172,1184]（**AJC 类型 I**）。
4. **肿瘤部位**。这一因素仍有争议。在一项大型研究中，位于左半结肠的病变预后最好，而位于乙状结肠和直肠的预后最差[1217]。在另外一项研究中，发现肿瘤位置的诊断重要性很小[1226]。在有长期随访资料的第三项研究中，显示左侧病变具有较高的晚期复发倾向[1155]。
5. **复合性肿瘤**。大肠具有同时或异时性多发性恶性肿瘤的患者的生存率与单发性结直肠癌患者的相似[1177]。
6. **局部范围**。如果是在显微镜下息肉中偶尔发现局灶性癌，其预后非常好。肿瘤局限在黏膜和黏膜下层者一般预后也好。在有局部淋巴结转移的肿瘤中，蔓延至肠壁外者预后差。
7. **肿瘤大小**。尽管肿瘤大小与预后存在相关性[1227]，但例外太多，不能作为一个可靠的预后指标[1140]。依此类推，肿瘤大小与淋巴结转移的发生率之间也几乎没有关系[1239]（**AJC 类型Ⅲ**）。
8. **肿瘤边界**。具有非息肉状边界的晚期结直肠癌的预后似乎比息肉状肿瘤的预后差[1162]（**AJC 类型Ⅲ**）。
9. **梗阻**。在一些病例研究中，发现梗阻这种特征是独立于 Dukes 分期的预示不良的指标[1169,1226,1241]，而在另外一些研究中则并非如此[1179]。
10. **穿孔**。由肿瘤广泛侵犯肠壁造成穿孔者的预后不好[1226]。Welch 和 Donaldson[1237] 的研究发现，一旦发生腹腔游离穿孔，则基本上没有治愈可能。
11. **肿瘤边缘和炎症反应**。具有推挤式边缘以及在肿瘤和邻近组织界面有炎症浸润的癌（由浆细胞和淋巴细胞组成，并且伴有肿瘤的退行性改变）的预后，比缺少这些特征的癌的预后好[1193,1225]（**AJC 类型Ⅱ A**）。有时这种浸润类似于 Crohn 病[1166]。已经注意到，这种表现与预后良好具有内在联系，这一点已被归入到一种分期方法中[1171]（**AJC 类型Ⅱ B**）。曾有报道指出，肿瘤间质有嗜酸性粒细胞[1208] 和 S-100 蛋白阳性的树状突细胞[1134] 浸润是与预后改善有关的特征。相反，一项研究发现，在 ×30 油镜视野下出现 4 个或以上肥大细胞，则整体生存率降低[1159]。
12. **肿瘤出芽**。这个特征被定义为在肿瘤浸润前沿出现孤立的肿瘤细胞或超过 5 个细胞的细胞团，肿瘤出芽出现可以作为一个强而又独立的预后较差的指标[1207,1234]。
13. **脉管侵犯**。当存在静脉侵犯时，无论是通过常规 HE 染色来评估，还是通过弹力组织染色来评估，远隔转移的发生都有显著增加，并且相关的 5 年生存率也明显下降[1180,1192,1202,1228,1230]。肠壁外血管受累比肠壁内血管受累具有更大的预后价值[1152,1181,1211]。淋巴管侵犯的重要性比血管侵犯的重要性小，但当淋巴管侵犯广泛出现在Ⅲ期患者时则是一种预后不良的因素[1223]（**AJC 类型Ⅱ A**）。
14. **结肠周围肿瘤沉积**。出现这些肿瘤沉积，多数可能是肿瘤侵犯并破坏脉管的表现，显著提示预后较差[1209]。
15. **神经周围侵犯**。神经周围侵犯通常是晚期疾病的征兆，并且常常伴有其他预后不良的病理学表现（**AJC 类型Ⅱ A**）。
16. **手术切缘**。在直肠癌，肿瘤累及放射状切缘（定义为非腹膜表面的外膜软组织边缘）可能是预测直肠癌局部复发的最关键的单一因素[1133]（**AJC 类型Ⅱ A**）。此外，如果肿瘤距环状切缘不足 2mm，则全直肠系膜切除后直肠腺癌局部复发的风险增高[1194]。
17. **肿瘤厚度**。据说在“中心凹陷区域”测量肿瘤的厚度与淋巴结和肝转移的发生率以及预后有关[1173]。
18. **显微镜下肿瘤类型**。黏液癌、印戒细胞癌和间变型癌的预后比普通类型的腺癌的预后差，据说髓样癌的预后较好（**AJC 类型Ⅱ B**）。
19. **腺泡形态**。微腺泡生长方式与不良预后有关，但并不是一个独立的预后因素[1238]。
20. **神经内分泌细胞的存在**。至于免疫组织化学染色检测到神经内分泌细胞是否具有预后意义，文献报道的结果并不一致（**AJC 类型 III**）[1151,1158,1161,1165,1186,1219]。
21. **肿瘤血管新生**。几项独立的研究得出的结论是：肿瘤血管生成能够预测结直肠癌复发，并与生存期降低有关[1138,1157,1185,1229]（**AJC 类型Ⅲ**）。
22. **黏蛋白相关抗原**。据说表达黏蛋白相关性抗原 sialyl-Tn 和 sialyl-Lewis（x）抗原的结直肠癌具有更为侵袭性的临床经过[1175,1195]。最近的一项研究显示，具有 MUC1 和 sialyl-Lewis（x）免疫反应的肿瘤，肿瘤进展的发生率较高，而且 MUC1 是一个独立预后指标[1137]（**AJC 类型Ⅲ**）。
23. **Fascin**。免疫组织化学检测到的 fascin 高表达被发现与生存率降低有关[1145]。
24. **HLA-DR 表达**。在一组病例中，HLA-DR 强表达的肿瘤患者生存率最高，即使是在相同的 Dukes 分期中[1135]。在另外一组病例中，发现 HLA-A 表达下调的患者预后较好[1190]。
25. **pRb 和 p16^{INK4}**。这两个分子的异常表达，无论是单独的还是联合的，被指出可以作为结直肠癌切除术后的

预后较差的指标 [1146]。

26. **hCG 表达**。没有发现 hCG 免疫反应是结直肠癌预后不良的指征，尽管有些早期的报道与此相反 [1149]。

27. **BCL-2 蛋白表达**。有报道称，BCL-2 免疫组织化学染色阳性与预后改善有关 [1182]（**AJC 类型Ⅱ B**）。

28. **DNA 倍体**。流式细胞术检查与 Dukes 分期、肿瘤分化的显微镜下分级以及肿瘤进展相关 [1156,1220,1221,1232]。肿瘤的 DNA 模式通常是均一的，有几项研究显示，非整倍体与复发风险相关，尤其是在直肠肿瘤 [1136,1163,1215]。然而，这项技术是否具有独立于分期的预后价值，仍有争议 [1139,1150,1160,1233,1244]。

29. **细胞增殖**。一些研究显示，S 期的比例与生存率相关 [1140]，而另一些研究结果则不然。

30. **Claudin-1**。这种紧密连接相关蛋白的缺失据说是Ⅱ期结肠癌患者疾病复发和生存率较差的较强的预测指标 [1213]。

31. **染色体 18q 等位缺失**。这种核型改变在结直肠癌中具有明显的负面预后重要性 [1176,1201]（**AJC 类型Ⅱ B**）。同样，在微卫星稳定肿瘤中有染色体 18q 等位基因保留，则Ⅲ期结肠癌辅助化疗后具有较好的预后 [1236]。

32. **TGF-β1 突变**。在具有高水平微卫星不稳定性的癌中，TGF-β_1 Ⅱ型受体基因突变是预后好的特征 [1236]。

33. **癌基因和肿瘤抑制基因表达**。在某些编码部位的 KRAS 突变被发现更常见于复发病例中 [1142]（**AJC 类型Ⅱ B**）。当对结直肠癌患者考虑应用抗上皮生长因子受体治疗时，检查 KRAS 基因突变状态是需要的，因为存在 KRAS 突变（占所有病例的 30% ~ 40%）预示着对药物缺乏反应 [1206]。

    一项研究显示，P53 过表达的肿瘤的相对致死风险高于其他肿瘤的致死风险，尽管 P53 表达与组织学分级或分期无关 [1243]。其他几项研究发现，P53 过表达是生存的独立指标 [1141,1143,1243]（**AJC 类型Ⅱ B**）。CMYC 癌基因表达被发现与肿瘤分化程度有关 [1224]。

    肿瘤中出现微卫星不稳定性似乎能改善患者的生存 [1218]；在一项研究中，具有微卫星稳定性或基本稳定的Ⅱ ~ Ⅲ期结肠癌患者可受益于基于氟尿嘧啶的辅助化疗，而那些显示高频率微卫星不稳定的肿瘤则不然 [1214]。胸苷酸合成酶 mRNA 或蛋白过表达与预后不良和化疗抵抗相关 [1242]。P27（可能具有肿瘤抑制功能的一种细胞周期抑制物）表达缺失与预后差有关 [1188]（**AJC 类型Ⅱ B**）。

    端粒酶阴性的Ⅱ期结直肠癌与预后不良有关 [1178]。

34. **淋巴结受累**。肿瘤一旦扩散到淋巴结，5 年生存率明显下降（**AJC 类型Ⅰ**，作为分期的一部分）。淋巴结受累部位和范围也很重要。当不是紧邻肿瘤的淋巴结受累时，极少能够治愈 [1174,1197]。累及顶点淋巴结是一个非常不祥的征兆 [1189,1198]。受累淋巴结的数目越多，预后越差。一项研究 [1225] 发现，如果 6 个以上的淋巴结含有转移癌，患者超过 5 年的生存率不足 10%；如果 16 个以上的肠系膜淋巴结含有癌，所有患者都在 5 年之内死亡。前一种累及范围不出现在最大直径小于 2cm 的癌中，而后一种受累范围不出现在直径小于 3cm 的癌中。在这些参数中，淋巴结受累程度与肿瘤大小有关。对于使用免疫组织化学（对 CK20）或 PCR（对 CEA）检测的淋巴结微小转移是否具有预后显著性，仍缺乏一致意见 [1168,1183,1191,1199]（**AJC 类型Ⅲ**）。

35. **淋巴结反应方式**。有人发现，区域淋巴结显示具有细胞介导的免疫反应形态学证据 [表现为副皮质区免疫母细胞和（或）窦组织细胞数目增加] 的结直肠癌患者比那些淋巴结没有这些改变的患者存活期长 [1204]。

36. **分期**。这种分期方法是对局部范围（和淋巴结受累）的混合评估，是预测结直肠癌患者预后的强有力的方法，不论是应用 Dukes 提出的原始方案，还是应用后来提出的任何修改方案 [1227,1235]（**AJC 类型Ⅰ**）。

37. **组织学分级**。肿瘤组织学分级与其预后明显相关 [1153,1154,1169,1196]，尤其是应用两级而不是三级或五级分类法时（低级别和高级别）（**AJC 类型Ⅱ A**）。有人提出，肿瘤分级应由最差的生长方式而不是主要的方式来决定 [1210]。

类 癌

类癌 [高分化（神经）内分泌肿瘤和癌] 可以发生在大肠的任何部位，但较常见于直肠。位于结肠的类癌多半较大，侵犯肠壁较深，并且易于累及区域淋巴结。直肠类癌常位于前壁或侧壁，呈圆形，通常缺少溃疡形成。在 Caldarola 等 [1247] 检查的 147 例直肠类癌病例中，105 例直径＜ 0.5cm；仅有 3 例伴有淋巴结转移，而且这 3 例类癌的直径均＞ 2cm。新近的研究同样发现，肿瘤大小与淋巴结转移的可能性密切相关 [1256]。曾有直肠类癌发生在溃疡性结肠炎 [1251] 或 Crohn 病 [1253] 累及的肠管的报道；在这些情况下，它们趋向于多中心发生，而且常常有不典型性 [1260]。也有它们伴有卵巢类癌的报道 [1272]，同时伴有管状腺瘤性成分作为碰撞瘤表现 [1257]。结直肠类癌几乎从不伴有类癌综合征。

大体上，类癌可以表现为扁平、略微凹陷的斑块，或表现为息肉样病变 [1259]。类癌最独有的特征之一是经福尔马林固定后呈黄色。显微镜下，间质中浸润的细胞小而一致，呈缎带状或花环状生长方式（图 1.218）。类癌可能伴有隐窝细胞微小增生灶（推测是前期病变）[1258,1261]。还可能出现少量伴有黏蛋白产物的管状和（或）腺泡成分 [1245]。这些肿瘤嗜银染色一致呈阳性，但亲银染色通常呈阴性 [1248,1265]。然而，几例亲银性直肠类癌也

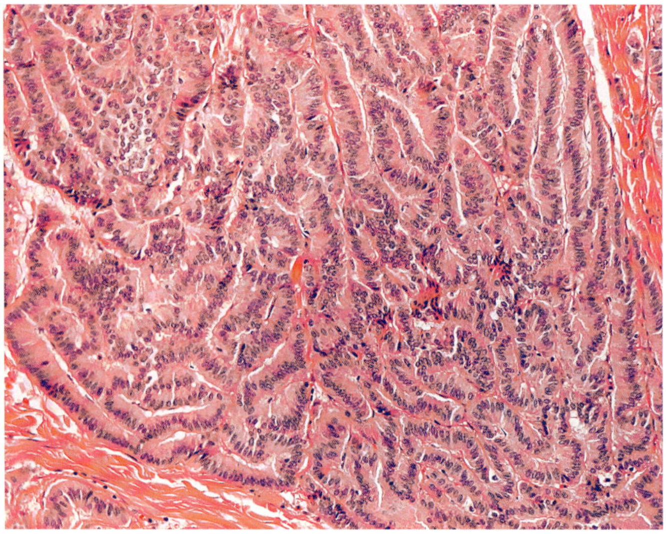

图 1.218　直肠类癌。小梁状排列是直肠的典型高分化神经内分泌肿瘤的特征。

有记载[1248,1273]。免疫组织化学染色显示，类癌广谱内分泌标志物（NSE、嗜铬素、突触素）以及多种肽激素呈阳性反应[1248]。最常表达的是生长抑素、胰高血糖素、P物质和YY肽，而胃泌素/胆囊收缩肽、降钙素、胰多肽和促胃动素也出现在某些病例中[1252,1263-1265,1270,1271]。多数肿瘤是多激素的[1263]。胰高血糖素-肠高血糖素以及PP-PYY家族肽的出现特别引人注意，因为它们通常不出现在其他部位的类癌[1246,1254,1268]。CDX-2和TTF-1反应呈阴性是不变的[1267]。直肠类癌常常还有CEA[1248]、hCG[1249,1250]以及前列腺酸性磷酸酶[1248,1266]的免疫反应。后一种现象具有实用性，不论是真实的还是交叉反应结果，因为转移性前列腺癌需要与类癌进行鉴别。鉴别点在于（包含其他理由）：类癌的前列腺特异性抗原（PSA）免疫反应总是呈阴性[1266]。

< 2cm且局限于黏膜或黏膜下层的直肠类癌最好通过局部切除进行治疗；体积较大和（或）表现为固有肌层浸润的类癌通常采取根治性手术治疗，因为它们具有淋巴结转移的可能性[1247,1255,1262]，尽管有人怀疑广泛手术的生存率是否优于局部切除的生存率[1256]。一项研究显示，所有19例无转移的类癌病例流式细胞术检查呈二倍体，而所有3例转移性类癌均为非整倍体[1269]。如果这种显著的相关性得到证实，则DNA倍体分析可能成为决定直肠类癌手术范围的重要依据。

恶性淋巴瘤和相关病变

大肠**恶性淋巴瘤**不如小肠或胃恶性淋巴瘤常见[1286]。位于回盲部的恶性淋巴瘤已在109页讨论过。有些大肠淋巴瘤病例见于免疫抑制患者（HIV感染者或移植受者）或溃疡性结肠炎患者[1277,1281,1283,1295,1298]。这些肿瘤可以发生在结肠直肠的任何节段[1283,1302]，它们可以形成明显的黏膜皱折、显著的溃疡、大的肿块或孤立性息肉，甚至形成遍布整个直肠结肠的多发性小息肉，并可延伸到小肠（“淋巴瘤性息肉病”）[1284,1289,1294,1300]。

大约半数病例累及区域淋巴结。

结直肠恶性淋巴瘤几乎总是非Hodgkin型淋巴瘤[1286]。多数低度恶性的肿瘤被认为属于MALT型淋巴瘤。它们常常显示浆细胞分化的证据；当这种特征广泛并伴有丰富的免疫球蛋白产物时（偶尔也有淀粉样物沉积），过去有时也将它们称为浆细胞瘤[1279]。

报道的其他类型的结直肠淋巴瘤有套细胞淋巴瘤[1291]（图1.219）、间变性大细胞淋巴瘤[1299]（1例发生在回肠结肠吻合部位，1例发生在心脏移植受者[1276,1296]）、血管免疫母细胞性T细胞淋巴瘤[1292]和Hodgkin淋巴瘤[1301]。

正如已经提及的，有些结直肠淋巴瘤病例表现为无数的小息肉（“**淋巴瘤性息肉病**”）；最初这种表现被认为较常见于套细胞淋巴瘤[1285,1288,1289]，但也有记载发生于滤泡中心细胞淋巴瘤[1293]、MALT型淋巴瘤[1303]和大细胞淋巴瘤[1280]。

淋巴性息肉是有时出现在直肠部位的良性（反应性）病变[1297]，它们也被称为**淋巴组织增生**、**假淋巴瘤**和“**直肠扁桃体**”。淋巴性息肉表现为质软、表浅的息肉，表面通常被覆完整、灰色而又光滑的黏膜。患者主诉可以为肿块、出血或脱垂。在Helwig和Hanson报道的病例中[1282]，40例为单发性的，25例为多发性的。显微镜下，这些病变位于黏膜下层，由具有滤泡结构的淋巴组织、分叶状形态和生发中心组成。它们可能造成黏膜肌层扭曲，甚至延伸到固有肌层。非破坏性淋巴上皮病变也可能出现[1278]。在表浅或小块的活检组织中，可能被误诊为恶性淋巴瘤。局部切除可以治愈。

Langerhans细胞组织细胞增生症可以累及胃肠道并通过直肠活检诊断[1290]。

已报道的累及结肠直肠区域的其他血液淋巴组织异常包括：**真性组织细胞性肉瘤**[1275]、**滤泡树状突细胞瘤**[1274]和**肥大细胞肉瘤**[1287]。

胃肠间质瘤和平滑肌肿瘤

胃肠间质瘤和平滑肌肿瘤（gastrointestinal stromal and smooth muscle tumor, GIST）的一般特征已在胃一章节中讨论过（见54页），这里不再重复。在大肠，GIST（目前的定义是根据它们对CD34以及尤其是对CD117的免疫反应性，不论它们是否有肌动蛋白共同表达）和平滑肌肿瘤[CD34和CD117均为阴性，而肌动蛋白、结蛋白和（或）平滑肌蛋白[1304]为阳性]的比例不同于在小肠。GIST仍然占有优势，但显示平滑肌分化明确证据

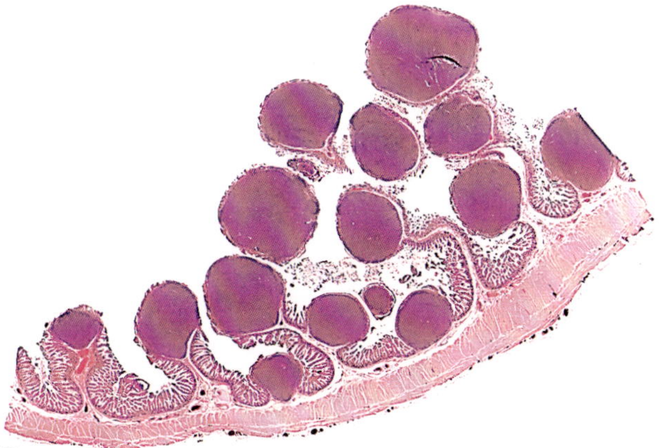

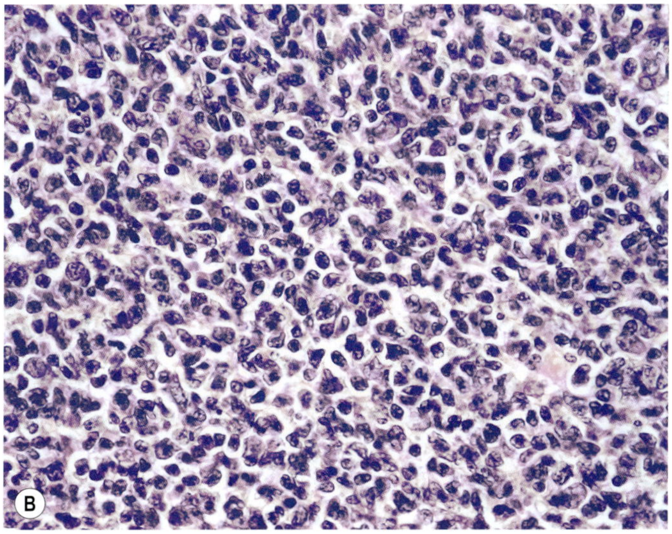

图 1.219 A 和 B，大肠套细胞淋巴瘤，形成所谓的“淋巴瘤性息肉病”。高倍显微镜显示（B），肿瘤细胞核形不规则。

且缺少 CD34 和 CD117 免疫反应性的肿瘤的数目也并不少 [1308,1309]。后一组肿瘤包括**平滑肌肉瘤** [1308] 和发生于黏膜肌层的**浅表平滑肌瘤** [1310,1313]。平滑肌肉瘤趋向于呈息肉状生长，预后明显好于 GIST。浅表平滑肌瘤体积小，界限清楚，缺少核分裂象和坏死。它们一般也缺少非典型性，尽管个别含有奇异而深染的细胞核（“合胞体平滑肌瘤”）的病例也有报道 [1310]。位于高位结肠的平滑肌肿瘤的恶性概率较高 [1305,1306,1312]。少数平滑肌肉瘤含有散在的破骨细胞样多核巨细胞，与较常见于子宫的病变相似 [1314]。偶尔，这些肿瘤为多发性的，并与小肠类似的肿瘤相关 [1316,1317]。在 1 例免疫抑制患者表现为多个微小息肉 [1307]。GIST / 平滑肌肉瘤的预后参数与胃肠道其他部位的 GIST / 平滑肌肉瘤相似 [1308,1309,1315]（见 54 页）。与在胃肠道其他部位相同，肿瘤大小是预示行为的良好指征 [1311]。

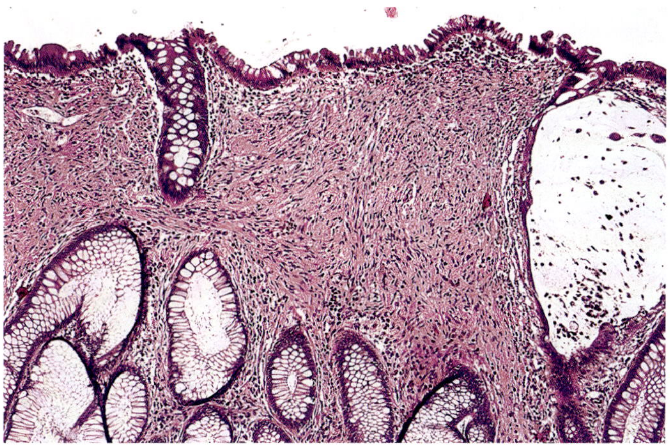

图 1.220 结肠节神经瘤病。神经鞘样梭形细胞缠绕成束，使固有层膨胀。

神经性肿瘤和相关疾病

神经瘤、**神经纤维瘤**和（**弥漫性**）**神经节瘤病**可以伴有神经纤维瘤病（Recklinghausen 病）[1322,1329]、2b 型多发性内分泌肿瘤，或者不伴有上述任一病变（图 1.220）[1319]。多数病例好像来自肠壁神经丛（透壁型），而其他病例则主要分布在黏膜（黏膜型），有时还伴有幼年性息肉、腺瘤性息肉和（或）腺癌 [1318,1327,1330,1331]。

神经鞘瘤也可以发生在结肠和直肠，具有与发生在软组织的同类肿瘤相似的形态学特征，最常表现为息肉状肿块 [1328]。免疫组织化学染色，S-100 蛋白、p75、Ⅳ型胶原和 GFAP 呈阳性，而 CD117 呈阴性。少数病例具有**丛状**或**上皮样**结构 [1328]。1 例报道的病例中出现了上皮膜抗原（EMA）阳性的神经周细胞的额外成分，成为一个神经周细胞瘤 - 神经鞘瘤杂交瘤的例子 [1320]。黏膜神经鞘细胞错构瘤是最近描述的另一个不同类型，表现为孤立的、小而无蒂的息肉样病变，S-100 蛋白呈强阳性。同上述病变相比，它与神经纤维瘤病无关 [1323]。

（良性）纤维母细胞性息肉这个名称最初是指发生在大肠的小的息肉状病变，由细胞学上形态温和的梭形细胞构成，它们位于固有膜内并取代正常腺体，具有纤维母细胞表型 [1321,1325]。接下来的一个研究提出，鉴于它们对 EMA 和 Claudin-1 的通常的免疫组织化学反应性，这些病变是由神经周细胞组成的 [1326]，并提议将这些病变视为**神经周细胞瘤** [1324]。

在读过各种有关这个主题的文章并对一些私人病例进行检查后，我们倾向把这部分内容列出的所有病变视为良性（其中部分可能甚至不是肿瘤性的）的“神经样”梭形细胞增生，它们可以表现神经周细胞的表型、神经鞘细胞的表型或两者兼有，又或一种表型也没有。显而易见，为全面理解这些莫测的梭形细胞息肉的本质和显著特征，需要进一步研究。

其他肿瘤和瘤样病变

盲肠区域的**皮样囊肿**已有报道 [1374]。

大肠的**瘤样病变**包括**炎性肌腺性息肉**，它是一种发生在左半结肠（尤其是乙状结肠）的孤立性有蒂的息肉样病变，其特征为黏膜下肉芽组织、平滑肌增生和腺体增生，偶尔伴有囊性扩张 [1354]。

另外一种瘤样病变表现为**奇异型间质细胞**，它们有时出现在胃肠道息肉和溃疡中，有时出现在没有任何病理变化时（见 160 页）。这些细胞的特征是呈锥体形，具有强嗜碱性胞质。它们可能是反应性肌纤维母细胞，不要与恶性细胞混淆 [1364]。

三种假恶性血管病变是：继发于肠套叠和肌层脱垂的**鲜红的血管增生**、**化脓性肉芽肿** [1376] 以及非常少见的**反应性血管内皮细胞瘤病** [1356]。所有这些良性病变都有可能被过诊断为血管肉瘤 [1333]。

另外两种可以累及这个区域的瘤样病变是**黄色肉芽肿** [1352] 和**反应性结节状纤维性假瘤**。后者源于浆膜，是角蛋白阳性的间皮下纤维母细胞的增生 [1336]。

右半结肠**血管扩张**已被公认是老年人下部肠道出血的重要原因。它们又被称为血管瘤、血管发育不良和动静脉畸形，这些不同的名称反映了它们的本质尚未确定 [1335,1350,1359]。多数病例似乎有后天性发病机制。右半结肠血管扩张可能伴有主动脉狭窄 [1371] 和 von Willebrand 病 [1337]，有时含有胆固醇栓子。这种病变常常较小、多发，通过动脉造影检查容易发现；但在结肠活检标本或结肠切除标本，血管塌陷后却很难辨认 [1367]。注入硅酮橡胶或其他化合物后清洁标本，可以明确显示病变 [1368]（图 1.221）。这些胆固醇栓子可以导致梗死和大肠穿孔。血管扩张要与结肠静脉曲张鉴别，后者可能是门脉高压的并发症 [1369]。

血管瘤很少累及大肠。多数为海绵状血管瘤，可以是多中心性的 [1349]。其他一些是富于细胞型血管瘤，发生在幼儿 [1345]。

大肠**脂肪瘤**罕见，均发生在黏膜下，因此可能引起肠套叠 [1200]（图 1.222 和 1.223）。脂肪瘤也能以多发性息肉的形式出现于结肠 [1363]。有些脂肪瘤可能含有非典型性间质细胞，酷似恶性肿瘤 [1366]。回盲瓣或结肠其他部位的**脂肪瘤病**（可能属于非肿瘤性病变）在放射影像学检查时可能被误诊为肿瘤 [1377]。

淋巴管平滑肌瘤病可以以弥漫的形式累及结肠，并可与平滑肌瘤病混淆 [1341]；HMB-45 免疫反应性是诊断的一个关键。**血管平滑肌脂肪瘤**是一种 HMB-45 阳性的平滑肌细胞相关性肿瘤，可以发生在大肠，既可以是普通型，也可以是上皮样型（PEComa）[1347,1358,1365]。

颗粒细胞瘤可累及直肠，有时与胃肠道其他部位的相似肿瘤有关 [1351,1358,1365]。

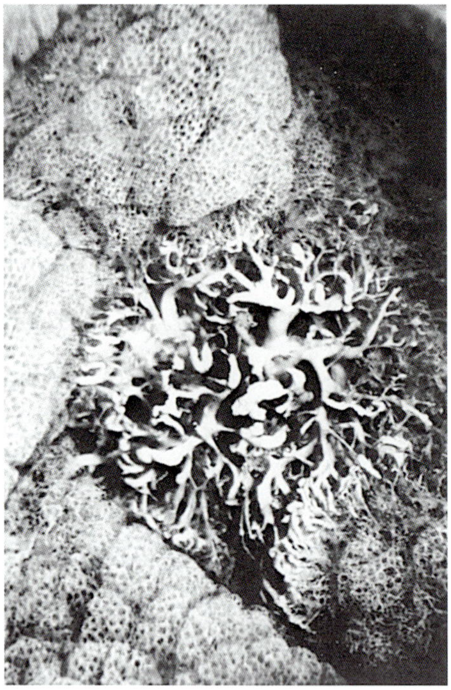

图1.221　注入硅酮橡胶和清洁的标本证实，结肠黏膜血管发育不良。（Reprinted, by permission, from Case Records of the Massachusetts General Hospital – Weekly Clinicopathologic Exercises: Case 36-1974. N Engl J Med 1974, **291:** 569–575）

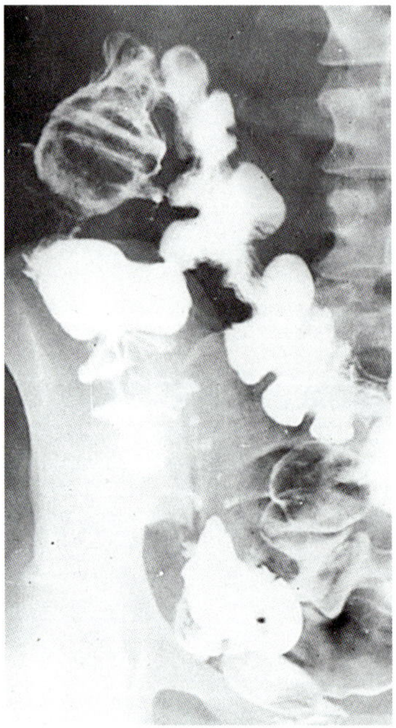

图 1.222　由脂肪瘤引起的充盈缺损。这种表现非常独特。

肛管直肠部位的**黑色素瘤**在 227 页讨论。这里要说的是位于低位直肠的多数黑色素瘤病例是由于原发于肛管的肿瘤向上蔓延或转移所致 [1355]。

Kaposi 肉瘤可以累及大肠；偶尔，本病可能首先表

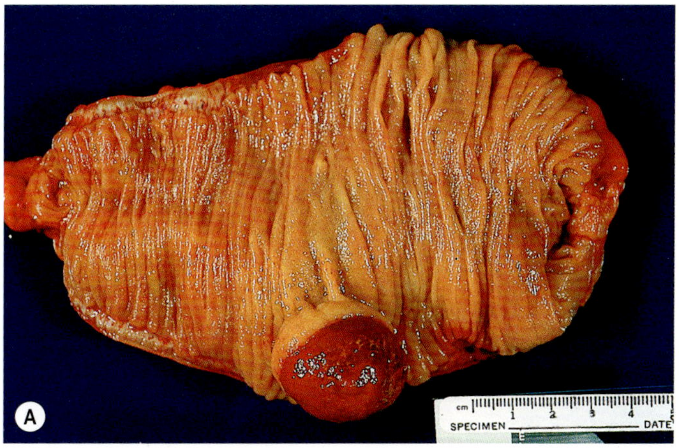

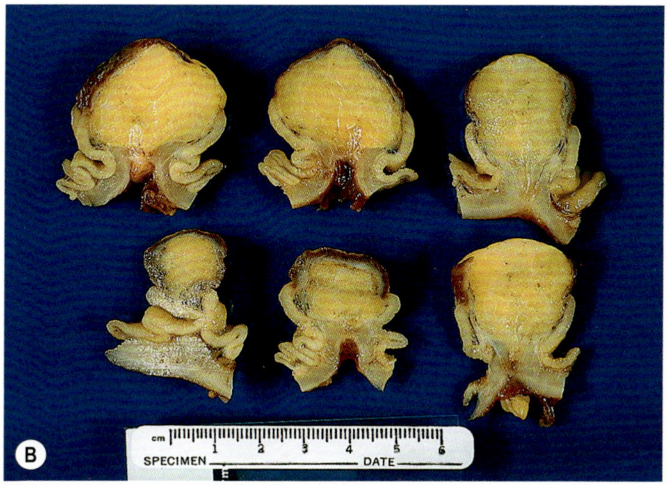

图 1.223 A 和 B，结肠脂肪瘤，从黏膜表面和切面观察。

现为肠道症状，而且类似于溃疡性结肠炎的表现，尤其是在 AIDS 患者中 [1361,1372]。

血管肉瘤可以表现为孤立性或多中心性肿块 [1332]。如同在其他部位一样，在非常少见的情况下，它可能由包绕异物的肉芽组织发生 [1334]。这些肿瘤可以为普通型，也可以为上皮样型 [1370]。

大肠的**其他原发性恶性肿瘤**都非常罕见，包括**恶性纤维组织细胞瘤 / 多形性肉瘤** [1353]、**脂肪肉瘤** [1346]、**硬化性上皮样纤维肉瘤** [1339]、**癌肉瘤** [1373]、**恶性 rhabdoid 瘤** [1375] 以及**恶性巨细胞瘤** [1338]。

转移性肿瘤可以是播散性疾病的一部分。这些肿瘤形成中心有溃疡的盘状区域；正常黏膜可向溃疡延伸，这是转移灶开始位于黏膜下层的间接证据。这种现象在恶性黑色素瘤和原发性肺癌尤其常见。

前列腺癌可以蔓延到直肠，直肠活检时类似于直肠原发性肿瘤 [1340,1344,1357]。

转移性恶性间皮瘤被发现表现为多发性结肠息肉 [1348]。我们所见到的最奇异的病例是：肾细胞癌转移至肠类癌中，大体检查类似于腺瘤性息肉。

CDX2 的免疫组织化学染色非常有助于鉴别大肠的原发性和转移性癌，在原发性癌中其呈一致性强阳性表达，在多数转移癌中呈阴性，可用于常规鉴别 [1342]。

参考文献

NORMAL ANATOMY

1 Azzopardi JG, Evans DJ. Mucoprotein-containing histiocytes (muciphages) in the rectum. J Clin Pathol 1966, **19**: 368–374.

2 Bartnik W, ReMine SG, Chiba M, Thayer WR, Shorter RG. Isolation and characterization of colonic intraepithelial and lamina propria lymphocytes. Gastroenterology 1980, **78**: 976–985.

3 Bejarano PA, Aranda-Michel J, Fenoglio-Preiser C. Histochemical and immunohistochemical characterization of foamy histiocytes (muciphages and xanthelasma) of the rectum. Am J Surg Pathol 2000, **24**: 1009–1015.

4 Cheng H, Leblond CP. Origin, differentiation and renewal of the four main epithelial cell types in the mouse small intestine. Part V. Unitarian theory of the origin of the four epithelial cell types. Am J Anat 1974, **141**: 537–561.

5 Dahl J, Greenson JK. Colon. In Mills SE (ed.): Histology for pathologists, ed. 3. Philadelphia, 2007, Lippincott Williams & Wilkins, pp. 627–648.

6 Filipe MI. Mucins in the human gastrointestinal epithelium. A review. Invest Cell Pathol 1979, **2**: 195–216.

7 Ghadially FN, Walley VM. Pigments of the gastrointestinal tract. A comparison of light microscopic and electron microscopic findings. Ultrastruct Pathol 1995, **19**: 213–220.

8 Kaye GI, Pascal RR, Lane N. The colonic pericryptal fibroblast sheath. Replication, migration, and cytodifferentiation of a mesenchymal cell system in adult tissue. III. Replication and differentiation in human hyperplastic and adenomatous polyps. Gastroenterology 1971, **60**: 515–536.

9 Kealy WF. Colonic lymphoid-glandular complex (microbursa). Nature and morphology. J Clin Pathol 1976, **29**: 241–244.

10 Leonard RCF, MacLennan ICM. Distribution of plasma cells in normal rectal mucosa. J Clin Pathol 1982, **35**: 820–823.

11 Levine DS, Haggitt RC. Normal histology of the colon. Am J Surg Pathol 1989, **13**: 966–984.

12 Lewin KJ. The endocrine cells of the gastrointestinal tract. The normal endocrine cells and their hyperplasias. Pathol Annu 1986, **21**(Pt 1): 1–27.

13 Lord MG, Valies P, Broughton AC. A morphologic study of the submucosa of the large intestine. Surg Gynecol Obstet 1977, **145**: 55–60.

14 Lou TY, Teplitz C, Thayer WR. Ultrastructural morphogenesis of colonic PAS-positive macrophages ('colonic histiocytosis'). Hum Pathol 1971, **2**: 421–439.

15 McKinley M, Listrom MB, Fenoglio-Preiser CM. Cytokeratin 19. A potential marker of colonic differentiation. Surg Pathol 1990, **3**: 107–114.

16 O'Leary AD, Sweeney EC. Lymphoglandular complexes of the colon. Structure and distribution. Histopathology 1986, **10**: 267–283.

17 Salto-Tellez M, Price AB, Shepherd NA. The significance of muciphages in otherwise normal colorectal biopsies. What is the significance of muciphages in colorectal biopsies? Histopathology 2000, **36**: 556–562.

18 Shamsuddin AM, Phelps PC, Trump BF. Human large intestinal epithelium. Light microscopy, histochemistry, and ultrastructure. Hum Pathol 1982, **13**: 790–803.

19 Steer HW, Colin-Jones DG. Melanosis coli. Studies of the toxic effects of irritant purgatives. J Pathol 1975, **115**: 199–205.

20 Symonds DA. Paneth cell metaplasia in diseases of the colon and rectum. Arch Pathol 1974, **97**: 343–347.

21 Tunru-Dinh V, Wu ML. Intramucosal ganglion cells in normal adult colorectal mucosa. Int J Surg Pathol 2007, **15**: 31–37.

22 Walker NI, Bennett RE, Axelsen RA. Melanosis coli. A consequence of anthraquinone-induced apoptosis of colonic epithelial cells. Am J Pathol 1988, **131**: 465–476.

23 Williams I. Innominate grooves in the surface of mucosa. Radiology 1965, **84**: 877–880.

24 Wu ML, Zhao X. Multinucleated stromal giant cells in colonic lamina propria. Histopathology 2007, **50**: 584–590.

HIRSCHSPRUNG DISEASE AND RELATED DISORDERS

25 Abu-Alfa AK, Kuan SF, West AB, Reyes-Mugica M. Cathepsin D in intestinal ganglion cells: a potential aid to diagnosis in suspected Hirschsprung's disease. Am J Surg Pathol 1997, **21**: 201–205.

26 Aldridge RT, Campbell PE. Ganglion cell distribution in the normal rectum and anal canal. A basis for the diagnosis of Hirschsprung's disease by anorectal biopsy. J Pediatr Surg 1968, **3**: 475–490.

27 Amiel J, Lyonnet S. Hirschsprung disease, associated syndromes, and genetics: a review. J Med Genet 2001, **38**: 729–739.

28 Ariel I, Vinograd I, Lernau OZ, Nissan S, Rosenmann E. Rectal mucosal biopsy in aganglionosis and allied conditions. Hum Pathol 1983, **14**: 991–995.

29 Barr LC, Booth J, Filipe MI, Lawson JON. Clinical evaluation of the histochemical diagnosis of Hirschsprung's disease. Gut 1985, **26**: 393–399.

30 Bickler SW, Harrison MW, Campbell TJ, Campbell JR. Long-segment Hirschsprung's disease. Arch Surg 1992, **127**: 1047–1050.

31 Blisard KS, Kleinman R. Hirschsprung's disease. A clinical and pathologic overview. Hum Pathol 1986, **17**: 1189–1191.

32 Brewer KC, Mwizerva O, Goldstein AM. BMPRIA is a promising marker for evaluating ganglion cells in the enteric nervous system – a pilot study. Hum Pathol 2005, **36**: 1120–1126.

33 Burtelow MA, Longacre TA. Utility of microtubule associated protein-2 (MAP-2) immunohistochemistry for identification of ganglion cells in paraffin-embedded rectal suction biopsies. Am J Surg Pathol 2009, **33**: 1025–1030.

34 Causse E, Vaysse P, Fabre J, Valdiguie P, Thouvenot J-P. The diagnostic value of acetylcholinesterase/butyrylcholinesterase ratio in Hirschsprung's disease. Am J Clin Pathol 1987, **88**: 477–480.

35 Challa VR, Moran JR, Turner CS, Lyerly AD. Histologic diagnosis of Hirschsprung's disease. The value of concurrent hematoxylin and eosin and cholinesterase staining of rectal biopsies. Am J Clin Pathol 1987, **88**: 324–328.

36 Chetty R, Govender D. Mucosal prolapse changes in Hirschsprung's disease. Histopathology 1997, **30**: 324–327.

37 Cohen MC, Moore SW, Neveling U, Kaschula RO. Acquired aganglionosis following surgery for Hirschsprung's disease. A report of five cases during a 33-year experience with pull-through procedures. Histopathology 1993, **22**: 163–168.

38 Crocker NL, Messmer JM. Adult Hirschsprung's disease. Clin Radiol 1991, **44**: 257–259.

39 da Silveira AB, Lemos EM, Adad SJ, Correa-Oliveira R, Furness JB, D'Avila Reis D. Megacolon in Chagas disease: a study of inflammatory cells, enteric nerves, and glial cells. Hum Pathol 2007, **38**: 1256–1264.

40 Deguchi E, Iwai N, Goto Y, Yanagihara J, Fushiki S. An immunohistochemical study of neurofilament and microtubule-associated Tau protein in the enteric innervation in Hirschsprung's disease. J Pediatr Surg 1993, **28**: 886–890.

41 Dimmick JE, Bove KE. Cytomegalovirus infection of the bowel in infancy. Pathogenetic and diagnostic significance. Pediatr Pathol 1984, **2**: 95–102.

42 Drut R, Drut RM. Hyperplasia of lymphoglandular complexes in colon segments in Hirschsprung's disease. A form of diversion colitis. Pediatr Pathol 1992, **12**: 575–581.

43 Eng C. Seminars in medicine of the Beth Israel Hospital, Boston. The RET proto-oncogene in multiple endocrine neoplasia type 2 and Hirschsprung's disease. N Engl J Med 1996, **335**: 943–951.

44 Engum SA, Petrites M, Rescorla FJ, Grosfeld JL, Morrison AM, Engles D. Familial Hirschsprung's disease. 20 cases in 12 kindreds. J Pediatr Surg 1993, **28**: 1286–1290.

45 Gherardi GJ. Pathology of the ganglionic–aganglionic junction in congenital megacolon. Arch Pathol 1960, **69**: 520–523.

46 Guinard-Samuel V, Bonnard A, De Lagausie P, Philippe-Chomette P, Alberti C, El Ghoneimi A, Peuchmaur M, Berrebi-Binczak D. Calretinin immunohistochemistry: a simple and efficient tool to diagnose Hirschsprung disease. Mod Pathol 2009, **22**: 1379–1384.

47 Hall CL, Lampert PW. Immunohistochemistry as an aid in the diagnosis of Hirschsprung's disease. Am J Clin Pathol 1985, **83**: 177–181.

48 Hirobe S, Doody DP, Ryan DP, Kim SH, Donahoe PK. Ectopic class II major histocompatibility antigens in Hirschsprung's disease and neuronal intestinal dysplasia. J Pediatr Surg 1992, **27**: 357–362.

49 Hirose R, Hirata Y, Yamada T, Kawana T, Taguchi T, Suita S. The simple technique of rectal mucosal biopsy for the diagnosis of Hirschsprung's disease. J Pediatr Surg 1993, **28**: 942–944.

50 Iantorno G, Bassotti G, Kogan Z, Lumi CM, Cabanne AM, Fisogni S, Varrica LM, Bilder CR, Munoz JP, Liserre B, Morelli A, Villanacci V. The enteric nervous system in chagasic and idiopathic megacolon. Am J Surg Pathol 2007, **31**: 460–468.

51 Ikeda K, Goto S. Diagnosis and treatment of Hirschsprung's disease in Japan. An analysis of 1628 patients. Ann Surg 1984, **199**: 400–405.

52 Ikeda K, Goto S. Total colonic aganglionosis with or without small bowel involvement. An analysis of 137 patients. J Pediatr Surg 1986, **21**: 319–322.

53 Imamura A, Puri P, O'Briain DS, Reen DJ. Mucosal immune defence mechanisms in enterocolitis complicating Hirschsprung's disease. Gut 1992, **33**: 801–806.

54 Ito Y, Tatekawa I, Nishiyama F, Hirano H. Ultrastructural localization of acetylcholinesterase activity in Hirschsprung's disease. Arch Pathol Lab Med 1987, **111**: 161–165.

55 Kadair RG, Sims JE, Critchfield CF. Zonal colonic hypoganglionosis. JAMA 1977, **238**: 1838–1840.

56 Kapur RP. Contemporary approaches toward understanding the pathogenesis of Hirschsprung disease. Pediatr Pathol 1993, **13**: 83–100.

57 Kapur RP, Reed RC, Finn LS, Patterson K, Johanson J, Rutledge JC. Calretinin immunohistochemistry versus acetylcholinesterase histochemistry in the evaluation of suction rectal biopsies for Hirschsprung Disease. Pediatr Dev Pathol 2009, **12**: 6–15.

58 Karim S, Hession C, Marconi S, Gang DL, Otis CN. The identification of ganglion cells in Hirschsprung disease by the immunohistochemical detection of ret oncoprotein. Am J Clin Pathol 2006, **126**: 49–54.

59 Klein MD, Philippart AI. Hirschsprung's disease. Three decades' experience at a single institution. J Pediatr Surg 1993, **28**: 1291–1294.

60 Lally KP, Chwals WJ, Weitzman JJ, Black T, Singh S. Hirschsprung's disease. A possible cause of anastomotic failure following repair of intestinal atresia. J Pediatr Surg 1992, **27**: 469–470.

61 Larsson LT, Malmfors G, Ekblad E, Ekman R, Sundler F. NPY hyperinnervation in Hirschsprung's disease. Both adrenergic and nonadrenergic fibers contribute. J Pediatr Surg 1991, **26**: 1207–1214.

62 Lumb PD, Moore L. Back to the drawing board. Intestinal neuronal dysplasia type B: not a histological entity yet. Virchows Arch 1998, **432**: 99–102.

63 MacMahon RA, Moore CCM, Cussen LJ. Hirschsprung-like syndromes in patients with normal ganglion cells on suction rectal biopsy. J Pediatr Surg 1981, **16**: 835–839.

64 Maia DM. The reliability of frozen-section diagnosis in pathologic evaluation of Hirschsprung's disease. Am J Surg Pathol 2000, **24**: 1675–1677.

65 Martucciello G. Hirschsprung's disease, one of the most difficult diagnoses in pediatric surgery: a review of the problems from clinical practice to the bench. Eur J Pediatr Surg 2008, **18**: 140–149.

66 Meier-Ruge W. Hirschsprung's disease. Its aetiology, pathogenesis and differential diagnosis. In Grundmann E, Kirsten WH (eds): Current topics in pathology, vol. 59. New York, 1974, Springer-Verlag.

67 Meier-Ruge W, Lutterbeck PM, Herzog B, Morger R, Moser R, Schärli A. Acetylcholinesterase activity in suction biopsies of the rectum in the diagnosis of Hirschsprung's disease. J Pediatr Surg 1972, **7**: 11–17.

68 Monforte-Munoz H, Gonzalez-Gomez I, Rowland JM, Landing BH. Increased submucosal nerve trunk caliber in aganglionosis: a 'positive' and objective finding in suction biopsies and segmental resections in Hirschsprung's disease. Arch Pathol Lab Med 1998, **122**: 721–725.

69 Moore SW, Rode H, Millar AJ, Albertyn R, Cywes S. Familial aspects of Hirschsprung's disease. Eur J Pediatr Surg 1991, **1**: 97–101.

70 Moore SW, Zaahl M. Clinical and genetic differences in total colonic aganglionosis in Hirschsprung's disease. J Pediatr Surg 2009, **44**: 1899–1903.

71 N-Fékété C, Ricour C, Martelli H, Lortat Jacob S, Pellerin D. Total colonic aganglionosis (with or without ileal involvement). A review of 27 cases. J Pediatr Surg 1986, **21**: 251–254.

72 Park SH, Min H, Chi JG, Park KW, Yang HR, Seo JK. Immunohistochemical studies of pediatric intestinal pseudo-obstruction: bcl2, a valuable biomarker to detect immature enteric ganglion cells. Am J Surg Pathol 2005, **29**: 1017–1024.

73 Patrick WJA, Besley GTN, Smith II. Histochemical diagnosis of Hirschsprung's disease and a comparison of the histochemical and biochemical activity of acetylcholinesterase in rectal mucosal biopsies. J Clin Pathol 1980, **33**: 336–343.

74 Qualman SJ, Murray R. Aganglionosis and related disorders. Hum Pathol 1994, **25**: 1141–1149.

75 Rescorla FJ, Morrison AM, Engles D, West KW, Grosfeld JL. Hirschsprung's disease. Evaluation of mortality and long-term function in 260 cases. Arch Surg 1992, **127**: 934–941.

76 Rolle U, Piasecza Piotrowska A, Nemeth L, Puri P. Altered distribution of interstitial cells of Cajal in Hirschsprung disease. Arch Pathol Lab Med 2002, **126**: 928–933.

77 Romanska HM, Bishop AE, Brereton RJ, Spitz L, Polak JM. Immunocytochemistry for neuronal markers shows deficiencies in conventional histology in the treatment of Hirschsprung's disease. J Pediatr Surg 1993, **28**: 1059–1062.

78 Ryan ET, Ecker JL, Christakis NA, Folkman J. Hirschsprung's disease. Associated abnormalities and demography. J Pediatr Surg 1992, **27**: 76–81.

79 Sams VR, Bobrow LG, Happerfield L, Keeling J. Evaluation of PGP 9.5 in the diagnosis of Hirschsprung's disease. J Pathol 1992, **168**: 55–58.

80 Schärli AF, Meier-Ruge W. Localized and disseminated forms of neuronal intestinal dysplasia mimicking Hirschsprung's disease. J Pediatr Surg 1981, **16**: 164–170.

81 Schofield DE, Yunis EJ. What is intestinal neuronal dysplasia? Pathol Annu 1992, **27**(Pt 1): 249–262.

82 Sieber WK. Hirschsprung's disease. In Welch KJ, Randolph JG, Ravitch MM (eds): Pediatric surgery, ed. 4. Chicago, 1986, Year Book Medical Publishers.

83 Soeda J, O'Briain DS, Puri P. Mucosal neuroendocrine cell abnormalities in the colon of patients with Hirschsprung's disease. J Pediatr Surg 1992, **27**: 823–827.

84 Stannard VA, Fowler C, Robinson L, Besner G, Glick PL, Allen JE, Jewett TC, Cooney DR. Familial Hirschsprung's disease. Report of autosomal dominant and probable recessive X-linked kindreds. J Pediatr Surg 1991, **26**: 591–594.

85 Staple TW, McAlister WH, Anderson MS. Plexiform neurofibromatosis of the colon simulating Hirschsprung's disease. Am J Roentgenol Radium Ther Nucl Med 1964, **91**: 840–845.

86 Streutker CJ, Huizinga JD, Campbell F, Ho J, Riddell RH. Loss of CD117 (c-kit)- and CD34-positive ICC and associated CD34-positive fibroblasts defines a subpopulation of chronic intestinal pseudo-obstruction. Am J Surg Pathol 2003, **27**: 228–235.

87 Swenson O, Fisher JH, MacMahon HE. Rectal biopsy as an aid in the diagnosis of Hirschsprung's disease. N Engl J Med 1955, **253**: 632–635.

88 Swenson O. Hirschsprung's disease: a review. Pediatrics 2002, **109**: 914–918.

89 Taguchi T, Tanaka K, Ikeda K. Fibromuscular dysplasia of arteries in Hirschsprung's disease. Gastroenterology 1985, **88**: 1099–1103.

90 Taguchi T, Tanaka K, Ikeda K. Immunohistochemical study of neuron specific enolase and S-100 protein in Hirschsprung's disease. Virchows Arch [A] 1985, **405**: 399–409.

91 Tam PK, Owen G. An immunohistochemical study of neuronal microtubule-associated proteins in Hirschsprung's disease. Hum Pathol 1993, **24**: 424–431.

92 Tam PK, Garcia-Barcelo M. Genetic basis of Hirschsprung's disease. Pediatr Surg Int 2009, **25**: 543–558.

93 Venugopal S, Mancer K, Shandling B. The validity of rectal biopsy in relation to morphology and distribution of ganglion cells. J Pediatr Surg 1981, **16**: 433–437.

94 Vinores SA, May E. Neuron-specific enolase as an immuno-histochemical tool for the diagnosis of Hirschsprung's disease. Am J Surg Pathol 1985, **9**: 281–285.

95 Wang LM, McNally M, Hyland J, Sheahan K. Assessing interstitial cells of Cajal in slow transit constipation using CD117 is a useful diagnostic test. Am J Surg Pathol 2008, **32**: 980–985.

96 Watanatittan S, Suwatanaviroj A, Limprutithum T, Rattanasuwan T. Association of Hirschsprung's disease and anorectal malformation. J Pediatr Surg 1991, **26**: 192–195.

97 Weinberg AG. The anorectal myenteric plexus. Its relation to hypoganglionosis of the colon. Am J Clin Pathol 1970, **54**: 637–642.

98 Weinberg AG. Hirschsprung's disease. A pathologist's view. In Rosenberg HS, Bolande RP (eds): Perspectives in pediatric pathology, vol. 2. Chicago, 1975, Year Book Medical Publishers.

99 Yamataka A, Miyano T, Urao M, Nishiye H. Hirschsprung's disease. Diagnosis using monoclonal antibody 171B5. J Pediatr Surg 1992, **27**: 820–822.

100 Yang S, Donner LR. Detection of ganglion cells in the colonic plexuses by immunostaining for neuron-specific marker NeuN: an aid for the diagnosis of Hirschsprung disease. Appl Immunohistochem Mol Morphol 2002, **10**: 218–220.

101 Yunis EJ, Dibbins AW, Sherman FE. Rectal suction biopsy in the diagnosis of Hirschsprung's disease in infants. Arch Pathol Lab Med 1976, **100**: 329–333.

DIVERTICULOSIS

102 Almy TP, Howell DA. Diverticular disease of the colon. N Engl J Med 1980, **302**: 324–331.

103 Bak M. Nodular intra-abdominal panniculitis: an accompaniment of colorectal carcinoma and diverticular disease. Histopathology 1996, **29**: 21–27.

104 Bateman AC, Beer TW, Bass PS, Odurny A, Gallagher PJ. Massive arterial haemorrhage from the lower gastrointestinal tract. Histopathology 1996, **29**: 225–231.

105 Bova JG, Hopens TA, Goldstein HM. Diverticulitis of the right colon. Dig Dis Sci 1984, **29**: 150–156.

106 Burroughs SH, Bowrey DJ, Morris-Stiff GJ, Williams GT. Granulomatous inflammation in sigmoid diverticulitis: two diseases or one? Histopathology 1998, **33**: 349–353.

107 Dozois EJ. Operative treatment of recurrent or complicated diverticulitis. J Gastrointest Surg 2008, **12**: 1321–1323.

108 Eng K, Ranson JHC, Localio SA. Resection of the perforated segment. A significant advance in treatment of diverticulitis with free perforation or abscess. Am J Surg 1977, **133**: 67–72.

109 Fisher N, Berry CS, Fearn T, Gregory JA, Hardy J. Cereal dietary fiber consumption and diverticular disease. A lifespan study in rats. Am J Clin Nutr 1985, **42**: 788–804.

110 Floch CL; NDSG. Emergent and elective surgery for diverticulitis. J Clin Gastroenterol 2008, **42**: 1152–1153.

111 Giffin JM, Butcher HR Jr, Ackerman LV. The surgical management of colonic diverticulitis. Arch Surg 1967, **94**: 619–626.

112 Goldstein NS, Ahmad E. Histology of the mucosa in sigmoid colon specimens with diverticular disease. Observations for the interpretation of sigmoid colonoscopic biopsy specimens. Am J Clin Pathol 1997, **107**: 438–444.

113 Goldstein NS, Leon-Armin C, Mani A. Crohn's colitis-like changes in sigmoid diverticulitis specimens is usually an idiosyncratic inflammatory response to the diverticulosis rather than Crohn's colitis. Am J Surg Pathol 2000, **24**: 668–675.

114 Gouge TH, Coppa GF, Eng K, Ranson JHC, Localio SA. Management of diverticulitis of the ascending colon. Ten years' experience. Am J Surg 1983, **145**: 387–391.

115 Hackford AW, Veidenheimer MC. Diverticular disease of the colon. Current concepts and management. Surg Clin North Am 1985, **65**: 347–363.

116 Heise CP. Epidemiology and pathogenesis of diverticular disease. J Gastrointest Surg 2008, **12**: 1309–1311.

117 Himal HS, Ashby DB, Duignan JP, Richardson DM, Miller SL, MacLean LD. Management of perforating diverticulitis of the colon. Surg Gynecol Obstet 1977, **144**: 225–226.

118 Hughes LE. Postmortem survey of diverticular disease of the colon. Part I. Diverticulosis and diverticulitis. Part II. The muscular abnormality in the sigmoid colon. Gut 1969, **10**: 336–351.

119 Kelly JK. Polypoid prolapsing mucosal folds in diverticular disease. Am J Surg Pathol 1991, **15**: 871–878.

120 Lewis M; NDSG. Bleeding colonic diverticula. J Clin Gastroenterol 2008, **42**: 1156–1158.

121 Magness LJ, Sanfelippo PM, van Heerden JA, Judd ES. Diverticular disease of the right colon. Surg Gynecol Obstet 1975, **140**: 30–32.

122 Makapugay LM, Dean PJ. Diverticular disease-associated chronic colitis. Am J Surg Pathol 1996, **20**: 94–102.

123 Markham NI, Li AK. Diverticulitis of the right colon – experience from Hong Kong. Gut 1992, **33**: 547–549.

124 Martel J, Raskin JB; NDSG. History, incidence, and epidemiology of diverticulosis. J Clin Gastroenterol 2008, **42**: 1125–1127.

125 Meyers MA, Alonso DR, Gray GF, Baier JW. Pathogenesis of bleeding colonic diverticulosis. Gastroenterology 1976, **71**: 577–583.

126 Morson BC. The muscle abnormality in diverticular disease of the colon. Proc R Soc Med 1963, **56**: 798–800.

127 Mulhall AM, Mahid SS, Petras RE, Galandiuk S. Diverticular disease associated with inflammatory bowel disease-like colitis: a systematic review. Dis Colon Rectum 2009, **52**: 1072–1079.

128 Nicholas ER, Frymark WB, Raffensperger JR. Acute cecal diverticulitis. Report of 25 cases. JAMA 1962, **182**: 157–160.

129 Painter NS, Burkitt DP. Diverticular disease of the colon. A deficiency disease of Western civilization. Br Med J 1971, **2**: 450–454.

130 Prescott RJ, Haboubi NY, Dunaway DJ, Kiff ES. Carcinoma arising in a diverticulum of sigmoid colon. Histopathology 1992, **21**: 387–389.

131 Ravo B, Khan SA, Ger R, Mishrick A, Soroff HS. Unusual extraperitoneal presentations of diverticulitis. Am J Gastroenterol 1985, **80**: 346–351.

132 Smirniotis V, Tsoutsos D, Fotopoulos A, Pissiotis AC. Perforated diverticulitis. A surgical dilemma. Int Surg 1992, **77**: 44–47.

133 Sorger K, Wacks MR. Exsanguinating arterial bleeding associated with diverticulating disease of the colon. Arch Surg 1971, **102**: 9–14.

134 Sugihara K, Muto T, Morioka T, Asano A, Yamamoto T. Diverticular disease of the colon in Japan. A review of 615 cases. Dis Colon Rectum 1984, **27**: 531–537.

135 Talbot JM. Role of dietary fiber in diverticular disease and colon cancer. Fed Proc 1981, **40**: 2337–2342.

136 Touzios JG, Dozois EJ. Diverticulosis and acute diverticulitis. Gastroenterol Clin North Am 2009, **38**: 513–525.

137 Warshaw AL, Welch JP, Ottinger LW. Acute perforation of the colon associated with chronic corticosteroid therapy. Am J Surg 1976, **131**: 442–446.

138 West AB; NDSG. The pathology of diverticulitis. J Clin Gastroenterol 2008, **42**: 1137–1138.

139 Zhai J, Maluf HM. Peridiverticular colonic hyaline rings (pulse granulomas): report of two cases associated with perforated diverticula. Ann Diagn Pathol 2004, **8**: 375–379.

COLITIS

140 Abraham C, Cho JH. Inflammatory bowel disease. N Engl J Med 2009, **361**: 2066–2078.

141 Xavier RJ, Podolsky DK. Unravelling the pathogenesis of inflammatory bowel disease. Nature 2007, **448**: 427–434.

ULCERATIVE COLITIS

142 Akwari OE, Van Heerden JA, Foulk WT, Baggenstoss AH. Cancer of the bile ducts associated with ulcerative colitis. Ann Surg 1975, **181**: 303–309.

143 Allen DC, Biggart JD. Misplaced epithelium in ulcerative colitis and Crohn's disease of the colon and its relationship to malignant mucosal changes. Histopathology 1986, **10**: 37–52.

144 Ambroze WL Jr, Pemberton JH, Dozois RR, Carpenter HA, O'Rourke JS, Ilstrup DM. The histological pattern and pathological involvement of the anal transition zone in patients with ulcerative colitis. Gastroenterology 1993, **104**: 514–518.

145 Berman JJ, Ullah A. Colonic metaplasia of ileostomies. Biological significance for ulcerative colitis patients following total colectomy. Am J Surg Pathol 1989, **13**: 955–960.

146 Bischoff SC, Wedemeyer J, Herrmann A, Meier PN, Trautwein C, Cetin Y, Maschek H, Stolte M, Gebel M, Manns MP. Quantitative assessment of intestinal eosinophils and mast cells in inflammatory bowel disease. Histopathology 1996, **28**: 1–13.

147 Broome U, Lindberg G, Lofberg R. Primary sclerosing cholangitis in ulcerative colitis – a risk factor for the development of dysplasia and DNA aneuploidy? Gastroenterology 1992, **102**: 1877–1880.

148 Chambers TJ, Morson BC. Large bowel biopsy in the differential diagnosis of inflammatory bowel disease. Invest Cell Pathol 1980, **3**: 159–173.

149 Dhillon AP, Anthony A, Sim R, Wakefield AJ, Sankey EA, Hudson M, Allison MC, Pounder RE. Mucosal capillary thrombi in rectal biopsies. Histopathology 1992, **21**: 127–133.

150 Dyson JL. Herniation of mucosal epithelium into the submucosa in chronic ulcerative colitis. J Clin Pathol 1975, **38**: 189–194.

151 Farmer RG, Easley KA, Rankin GB. Clinical patterns, natural history, and progression of ulcerative colitis. A long-term follow-up of 1116 patients. Dig Dis Sci 1993, **38**: 1137–1146.

152 Folley JH. Ulcerative proctitis. N Engl J Med 1970, **282**: 1362–1364.

153 Franklin WA, McDonald GB, Stein HO, Gatter KC, Jewell DP, Clarke LC, Mason DY. Immunohistologic demonstration of abnormal colonic crypt cell kinetics in ulcerative colitis. Hum Pathol 1985, **16**: 1129–1132.

154 Garland CF, Lilienfeld AM, Mendeloff AI, Markowitz JA, Terrell KB, Garland FC. Incidence rates of ulcerative colitis and Crohn's disease in fifteen areas of the United States. Gastroenterology 1981, **81**: 1115–1124.

155 Glickman JN, Bousvaros A, Farraye FA, Zholudev A, Friedman S, Wang HH, Leichtner AM, Odze RD. Pediatric patients with untreated ulcerative colitis may present initially with unusual morphologic findings. Am J Surg Pathol 2004, **28**: 190–197.

156 Goldblum JR, Appelman HD. Appendiceal involvement in ulcerative colitis. Mod Pathol 1992, **5**: 607–610.

157 Goldstein N, Dulai M. Contemporary morphologic definition of backwash ileitis in ulcerative colitis and features that distinguish it from Crohn disease. Am J Clin Pathol 2006, **126**: 365–376.

158 Gryboski JD. Ulcerative colitis in children 10 years old or younger. J Pediatr Gastroenterol Nutr 1993, **17**: 24–31.

159 Haruta J, Kusugami K, Kuroiwa A, Ina K, Shinoda M, Morise K, Iokawa H, Morita M, Ishihara A, Sarai S. Phenotypic and functional analysis of lamina propria mononuclear cells from colonoscopic biopsy specimens in patients with ulcerative colitis. Am J Gastroenterol 1992, **87**: 448–454.

160 Haskell H, Andrews CW Jr, Reddy SI, Dendrinos K, Farraye FA, Stucchi AF, Becker JM, Odze RD. Pathologic features and clinical significance of 'backwash' ileitis in ulcerative colitis. Am J Surg Pathol 2005, **29**: 1472–1481.

161 Haworth AC, Manley PN, Groll A, Pace R. Bile duct carcinoma and biliary tract dysplasia in chronic ulcerative colitis. Arch Pathol Lab Med 1989, **113**: 434–436.

162 Herzog K, Goldblum JR. Gallbladder adenocarcinoma and acalculous chronic lymphoplasmacytic cholecystitis associated with ulcerative colitis corrected. Mod Pathol 1996, **9**: 194–198.

163 Jessurun J, Paplanus SH, Nagle RB, Hamilton SR, Yardley JH, Tripp M. Pseudosarcomatous changes in inflammatory pseudopolyps of the colon. Arch Pathol Lab Med 1986, **110**: 833–836.

164 Joo M, Odze RD. Rectal sparing and skip lesions in ulcerative colitis: a comparative study of endoscopic and histologic findings in patients who underwent proctocolectomy. Am J Surg Pathol 2010, **34**: 689–696.

165 Kanemitsu T, Koike A, Yamamoto S. Study of the cell proliferation kinetics in ulcerative colitis, adenomatous polyps, and cancer. Cancer 1985, **56**: 1094–1098.

166 Kedziora JA, Wolff M, Chang J. Limited form of Wegener's granulomatosis in ulcerative colitis. Am J Roentgenol Radium Ther Nucl Med 1975, **125**: 127–133.

167 Kelly JK, Langevin JM, Price LM, Hershfield NB, Share S, Blustein P. Giant and symptomatic inflammatory polyps of the colon in idiopathic inflammatory bowel disease. Am J Surg Pathol 1986, **10**: 420–428.

168 Keren DF, Appelman HD, Dobbins WO III, Wells JJ, Whisenant B, Foley J, Dieterle R, Geisinger K. Correlation of histopathologic evidence of disease activity with the presence of immunoglobulin-containing cells in the colons of patients with inflammatory bowel disease. Hum Pathol 1984, **15**: 757–763.

169 Kim YS, Byrd JC. Ulcerative colitis. A specific mucin defect? Gastroenterology 1984, **87**: 1193–1195.

170 King T, Biddle W, Bhatia P, Moore J, Miner PB Jr. Colonic mucosal mast cell distribution at line of demarcation of active ulcerative colitis. Dig Dis Sci 1992, **37**: 490–495.

171 Kleer CG, Appelman HD. Ulcerative colitis: patterns of involvement in colorectal biopsies and changes with time. Am J Surg Pathol 1998, **22**: 983–989.

172 Lee RG. Villous regeneration in ulcerative colitis. Arch Pathol Lab Med 1987, **111**: 276–278.

173 Lennard-Jones JE, Ritchie JK, Hilde W, Spicer CC. Assessment of severity in colitis. Gut 1975, **16**: 579–584.

174 Mahadeva U, Martin JP, Patel NK, Price AB. Granulomatous ulcerative colitis: a re-appraisal of the mucosal granuloma in the distinction of Crohn's disease from ulcerative colitis. Histopathology 2002, **41**: 50–55.

175 Markowitz J, Kahn E, Grancher K, Hyams J, Treem W, Daum F. Atypical rectosigmoid histology in children with newly diagnosed ulcerative colitis. Am J Gastroenterol 1993, **88**: 2034–2037.

176 Mayberry JS. Some aspects of the epidemiology of ulcerative colitis. Gut 1985, **26**: 968–974.

177 McAuley RL, Sommers SC. Mast cells in nonspecific ulcerative colitis. Am J Dig Dis 1961, **6**: 233–236.

178 McLeod RS. Chronic ulcerative colitis. Traditional surgical techniques. Surg Clin North Am 1993, **73**: 891–908.

179 Morowitz DA, Glagov S, Dordal E, Kirsner JB. Carcinoma of the biliary tract complicating chronic ulcerative colitis. Cancer 1971, **27**: 356–361.

180 Morson B. Current concepts of colitis. Lecture 1. Trans Med Soc Lond 1970, **86**: 159–176.

181 Odze R, Antonioli D, Peppercorn M, Goldman H. Effect of topical 5-aminosalicylic acid (5-ASA) therapy on rectal mucosal biopsy morphology in chronic ulcerative colitis. Am J Surg Pathol 1993, **17**: 869–875.

182 Pitt MA, Knox WF, Haboubi NY. Multinucleated stromal giant cells of the colonic lamina propria in ulcerative colitis. J Clin Pathol 1993, **46**: 874–875.

183 Podolsky DK. Inflammatory bowel disease. N Engl J Med 1991, **325**: 928–937, 1008–1016.

184 Rasmussen HH, Fallingborg J, Mortensen PB, Freund L, Tage-Jensen U, Kruse V, Rasmussen SN. Primary sclerosing cholangitis in patients with ulcerative colitis. Scand J Gastroenterol 1992, **27**: 732–736.

185 Ritchie JK, Allan RM, Macartney J, Thompson H, Hawley PR, Cooke WT. Biliary tract carcinoma associated with ulcerative colitis. Q J Med 1974, **43**: 263–279.

186 Robert ME, Skacel M, Ullman T, Bernstein CN, Easley K, Goldblum JR. Patterns of colonic involvement at initial presentation in ulcerative colitis: a retrospective study of 46 newly diagnosed cases. Am J Clin Pathol 2004, **122**: 94–99.

187 Robert ME, Tang L, Hao LM, Reyes-Mugica M. Patterns of inflammation in mucosal biopsies of ulcerative colitis: perceived differences in pediatric populations are limited to children younger than 10 years. Am J Surg Pathol 2004, **28**: 183–189.

188 Rubio CA. Ectopic colonic mucosa in ulcerative colitis and in Crohn's disease of the colon. Dis Colon Rectum 1984, **27**: 182–186.

189 Scott IS, Sheaff M, Coumbe A, Feakins RM, Rampton DS. Appendiceal inflammation in ulcerative colitis. Histopathology 1998, **33**: 168–173.

190 Shepherd NA, Healey CJ, Warren BF, Richman PI, Thomson WH, Wilkinson SP. Distribution of mucosal pathology and an assessment of colonic phenotypic change in the pelvic ileal reservoir. Gut 1993, **34**: 101–105.

191 Soundy VC, Davies SE, Warren BF. The double muscularis mucosa in ulcerative colitis: is it all new? Histopathology 1998, **32**: 484–485.

192 Symonds DA. Paneth cell metaplasia in diseases of the colon and rectum. Arch Pathol 1974, **97**: 343–347.

193 Valdez R, Appelman HD, Bronner MP, Greenson JK. Diffuse duodenitis associated with ulcerative colitis. Am J Surg Pathol 2000, **24**: 1407–1413.

194 Waraich T, Sarsfield P, Wright DH. The accessory cell populations in ulcerative colitis: a comparison between the colon and appendix in colitis and acute appendicitis. Hum Pathol 1997, **28**: 297–303.

195 Warren BF, Shepherd NA, Bartolo DC, Bradfield JW. Pathology of the defunctioned rectum in ulcerative colitis. Gut 1993, **34**: 514–516.

196 Watson AJ, Roy AD. Paneth cells in the large intestine in ulcerative colitis. J Pathol Bacteriol 1960, **80**: 309–316.

197 Whitehead R. Mucosal biopsy of the gastrointestinal tract. In Bennington JL (consulting ed.): Major problems in pathology, ed. 3, vol. 3. Philadelphia, 1985, W.B. Saunders.

198 Yantiss RK, Sapp HL, Farraye FA, El-Zammar O, O'Brien MJ, Fruin AB, Stucchi AF, Brien TP, Becker JM, Odze RD. Histologic predictors of pouchitis in patients with chronic ulcerative colitis. Am J Surg Pathol 2004, **28**: 999–1006

Carcinoma and dysplasia in ulcerative colitis

199 Allen DC, Biggart JD, Orchin JC, Foster H. An immunoperoxidase study of epithelial marker antigens in ulcerative colitis with dysplasia and carcinoma. J Clin Pathol 1985, **38**: 18–29.

200 Allen DC, Biggart JD, Pyper PC. Large bowel mucosal dysplasia and carcinoma in ulcerative colitis. J Clin Pathol 1985, **38**: 30–43.

201 Allen DC, Hamilton PW, Watt PCH, Biggart JD. Morphometrical analysis in ulcerative colitis with dysplasia and carcinoma. Histopathology 1987, **11**: 913–926.

202 Andrews CW Jr, O'Hara CJ, Goldman H, Mercurio AM, Silverman ML, Steele GD Jr. Sucrase-isomaltase expression in chronic ulcerative colitis and dysplasia. Hum Pathol 1992, **23**: 774–779.

203 Arai N, Mitomi H, Ohtani Y, Igarashi M, Kakita A, Okayasu I. Enhanced epithelial cell turnover associated with p53 accumulation and high $p21^{WAF1/CIP1}$ expression in ulcerative colitis. Mod Pathol 1999, **12**: 604–611.

204 Aust DE, Willenbucher RF, Terdiman JP, Ferrell LD, Chang CG, Moore DH II, Molinaro-Clark A, Baretton GB, Loehrs U, Waldman FM. Chromosomal alterations in ulcerative colitis-related and sporadic colorectal cancers by comparative genomic hybridization. Hum Pathol 2000, **31**: 109–114.

205 Bernstein CN, Shanahan F, Weinstein WM. Are we telling patients the truth about surveillance colonoscopy in ulcerative colitis? Lancet 1994, **343**: 71–74.

206 Burmer GC, Rabinovitch PS, Haggitt RC, Crispin DA, Brentnall TA, Kolli VR, Stevens AC, Rubin CE. Neoplastic progression in ulcerative colitis. Histology, DNA content, and loss of a p53 allele. Gastroenterology 1992, **103**: 1602–1610.

207 Butt JH, Konishi F, Morson BC, Lennard-Jones JE, Ritchie JK. Macroscopic lesions and dysplasia and carcinoma complicating ulcerative colitis. Dig Dis Sci 1983, **28**: 18–26.

208 Chaubert P, Benhattar J, Saraga E, Costa J. K-*ras* mutations and p53 alterations in neoplastic and nonneoplastic lesions associated with longstanding ulcerative colitis. Am J Pathol 1994, **144**: 767–775.

209 Chen J, Compton C, Cheng E, Fromowitz F, Viola MV. c-Ki-*ras* mutations in dysplastic fields and cancers in ulcerative colitis. Gastroenterology 1992, **102**: 1983–1987.

210 Chen R, Ravinovitch PS, Crispin DA, Emond MJ, Koprowicz KM, Bronner MP, Rentnall TA. DNA fingerprinting abnormalities can distinguish ulcerative colitis patients with dysplasia and cancer from those who are dysplasia/cancer-free. Am J Surg Pathol 2003, **162**: 665–672.

211 Choi PM, Nugent FW, Schoetz DJ Jr, Silverman ML, Haggitt RC. Colonoscopic surveillance reduces mortality from colorectal cancer in ulcerative colitis. Gastroenterology 1993, **105**: 418–424.

212 Collins RH Jr, Feldman N, Fordtran JS. Colon cancer, dysplasia, and surveillance in patients with ulcerative colitis. A critical review. N Engl J Med 1987, **316**: 1654–1658.

213 Compton CC. Premalignancy in chronic ulcerative colitis. Lectin binding as a diagnostic adjuvant. Hum Pathol 1989, **20**: 407–409.

214 Cook MG, Goligher JC. Carcinoma and epithelial dysplasia complicating ulcerative colitis. Gastroenterology 1975, **68**: 1127–1136.

215 Counsell PB, Dukes CE. The association of chronic ulcerative colitis and carcinoma of the rectum and colon. Br J Surg 1952, **39**: 485–495.

216 Devroede GJ, Taylor WF, Sauer WG, Jackman RJ, Stickler GB. Cancer risk and life expectancy of children with ulcerative colitis. N Engl J Med 1971, **285**: 17–52.

217 D'Haens GR, Lashner BA, Hanauer SB. Pericholangitis and sclerosing cholangitis are risk factors for dysplasia and cancer in ulcerative colitis. Am J Gastroenterol 1993, **88**: 1174–1178.

218 Dukes CE, Lockhart-Mummery HE. Practical points in the pathology and surgical treatment of ulcerative colitis. A critical review. Br J Surg 1957, **45**: 25–36.

219 Ehsannulah M, Filipe MI, Gazzard B. Mucin secretion in inflammatory bowel disease. Correlation with disease activity and dysplasia. Gut 1982, **23**: 485–489.

220 Ehsannulah M, Morgan MN, Filipe MI, Gazzard B. Sialomucins in the assessment of dysplasia and cancer-risk patients with ulcerative colitis treated with colectomy and ileo-rectal anastomosis. Histopathology 1985, **9**: 223–235.

221 Ekbom A, Helmick C, Zack M, Adami HO. Ulcerative colitis and colorectal cancer. A population-based study. N Engl J Med 1990, **323**: 1228–1233.

222 Filipe MI, Edwards MR, Ehsannulah M. A prospective study of dysplasia and carcinoma in the rectal biopsies and rectal stump of eight patients following ileorectal anastomosis in ulcerative colitis. Histopathology 1985, **9**: 1139–1153.

223 Fogt F, Urbanski SJ, Sanders ME, Furth EE, Zimmerman RL, Deren JJ, Noffsinger AE, Vortmeyer AO, Hartmann CJ, Odze RL, Brown CA. Distinction between dysplasia-associated lesion or mass (DALM) and adenoma in patients with ulcerative colitis. Hum Pathol 2000, **31**: 288–291.

224 Fozard JBJ, Dixon MF, Axon ATR, Giles GR. Lectin and mucin histochemistry as an aid to cancer surveillance in ulcerative colitis. Histopathology 1987, **11**: 385–394.

225 Fujii S, Fujimori T, Kashida H. Ulcerative colitis-associated neoplasia. Pathol Int 2002, **52**: 195–203.

226 Goldgraber MB, Humphreys EM, Kirsner JB, Palmer WL. Carcinoma and ulcerative colitis. Gastroenterology 1958, **34**: 809–839.

227 Greenson JK. Dysplasia in inflammatory bowel disease. Semin Diagn Pathol 2002, **19**: 31–37.

228 Greenstein AJ, Mullin GE, Strauchen JA, Heimann T, Janowitz HD, Aufses AH Jr, Sachar DB. Lymphoma in inflammatory bowel disease. Cancer 1992, **69**: 1119–1123.

229 Greenwald BD, Harpaz N, Yin J, Huang Y, Tong Y, Brown VL, McDaniel T, Newkirk C, Resau JH, Meltzer SJ. Loss of heterozygosity affecting the p53, Rb, and mcc/apc tumor suppressor gene loci in dysplastic and cancerous ulcerative colitis. Cancer Res 1992, **52**: 741–745.

230 Grundfest AF, Fazio V, Weiss RA, Jagelman D, Lavery I, Weakley FL, Turnbull RB Jr. The risk of cancer following colectomy and ileorectal anastomosis for extensive mucosal ulcerative colitis. Ann Surg 1981, **193**: 9–14.

231 Gyde SN, Prior P, Thompson H, Waterhouse JAH, Allan RN. Survival of patients with colorectal cancer complicating ulcerative colitis. Gut 1984, **25**: 228–231.

232 Hamilton PW, Allen DC, Watt PC. A combination of cytological and architectural morphometry in assessing regenerative hyperplasia and dysplasia in ulcerative colitis. Histopathology 1990, **17**: 59–68.

233 Harpaz N, Talbot IC. Colorectal cancer in idiopathic inflammatory bowel disease. Semin Diagn Pathol 1996, **13**: 339–357.

234 Langholz E, Munkholm P, Davidsen M, Binder V. Colorectal cancer risk and mortality in patients with ulcerative colitis. Gastroenterology 1992, **103**: 1444–1451.

235 Lavery IC, Chiulli RA, Jagelman DG, Fazio VW, Weakley FL. Survival with carcinoma arising in mucosal ulcerative colitis. Ann Surg 1982, **195**: 508–512.

236 Lennard-Jones JE, Morson BC, Ritchie JK, Shove DC, Williams CB. Cancer in colitis. Assessment of the individual risk by clinical and histological criteria. Gastroenterology 1977, **73**: 1280–1289.

237 Lennard-Jones JE, Ritchie JK, Morson BC, Williams CB. Cancer surveillance in ulcerative colitis. Experience over 15 years. Lancet 1983, **2**: 149–152.

238 Levi GS, Harpaz N. Intestinal low-grade tubuloglandular adenocarcinoma in inflammatory bowel disease. Am J Surg Pathol 2006, **30**: 1022–1029.

239 Levine DS, Rabinovitch PS, Haggitt RC, Blount PL, Dean PJ, Rubin CE, Reid BJ. Distribution of aneuploid cell populations in ulcerative colitis with dysplasia or cancer. Gastroenterology 1991, **101**: 1198–1210.

240 Lofberg R, Brostrom O, Karlen P, Ost A, Tribukait B. DNA aneuploidy in ulcerative colitis. Reproducibility, topographic distribution, and relation to dysplasia. Gastroenterology 1992, **102**: 1149–1154.

241 Lyda MH, Noffsinger A, Belli J, Fenoglio-Preiser CM. Microsatellite instability and K-ras mutations in patients with ulcerative colitis. Hum Pathol 2000, **31**: 665–671.

242 Lyss AP, Thompson JJ, Glick JH. Adenocarcinoid tumor of the colon arising in preexisting ulcerative colitis. Cancer 1981, **48**: 833–839.

243 McNeely B, Owen DA, Pezim M. Multiple microcarcinoids arising in chronic ulcerative colitis. Am J Clin Pathol 1992, **98**: 112–116.

244 Melville DM, Jass JR, Morson BC, Pollock DJ, Richman PI, Shepherd NA, Ritchie JK, Love SB, Lennard-Jones JE. Observer study of the grading of dysplasia in ulcerative colitis. Comparison with clinical outcome. Hum Pathol 1989, **20**: 1008–1014.

245 Miller RR, Sumner HW. Argyrophilic cell hyperplasia and an atypical carcinoid tumor in chronic ulcerative colitis. Cancer 1982, **50**: 2920–2925.

246 Mir-Madjlessi SH, Farmer RG, Easley KA, Beck GJ. Colorectal and extra-colonic malignancy in ulcerative colitis. Cancer 1986, **58**: 1569–1574.

247 Morson BC. Current concepts of colitis. Lecture 1. Trans Med Soc Lond 1970, **86**: 159–176.

248 Morson BC. Precancer and cancer in inflammatory bowel disease. Pathology 1985, **17**: 173–180.

249 Morson BC, Pang LSC. Rectal biopsy as an aid to cancer control in ulcerative colitis. Gut 1967, **8**: 423–434.

250 Mueller JD, Bethke B, Stolte M. Colorectal de novo carcinoma: a review of its diagnosis histopathology, molecular biology, and clinical relevance. Virchows Arch 2002, **440**: 453–460.

251 Noffsinger AE, Belli JM, Miller MA, Fenoglio-Preiser CM. A unique basal pattern of p53 expression in ulcerative colitis is associated with mutation in the p53 gene. Histopathology 2001, **39**: 482–492.

252 Odze RD, Brown CA, Hartmann CJ, Noffsinger AE, Fogt F. Genetic alterations in chronic ulcerative colitis-associated adenoma-like DALMs are similar to non-colitic sporadic adenomas. Am J Surg Pathol 2000, **24**: 1209–1216.

253 Pascal RR. Dysplasia and early carcinoma in inflammatory bowel disease and colorectal adenomas. Hum Pathol 1994, **25**: 1160–1171.

254 Pavelic ZP, Pavelic L, Pavelic K, Genta RM, Ray MB, Dvornik G, Scukanec-Spoljar M, Peacock JS. Expression of carcinoembryonic antigen in ulcerative colitis, tubular adenomas and hyperplastic polyps. Correlations with the degree of dysplasia. Anticancer Res 1991, **11**: 1671–1675.

255 Ransohoff DF, Riddell RH, Levin B. Ulcerative colitis and colonic cancer. Problems in assessing the diagnostic usefulness of mucosal dysplasia. Dis Colon Rectum 1985, **28**: 383–388.

256 Riddell RH, Goldman H, Ransohoff DF, Appelman HD, Fenoglio CM, Haggitt RC, Ahren C, Correa P, Hamilton SR, Morson BC, Sommers SC, Yardley JH. Dysplasia in inflammatory bowel disease. Standardized classification with provisional clinical applications. Hum Pathol 1983, **14**: 931–968.

257 Riddell RH, Morson BC. Value of sigmoidoscopy and biopsy in detection of carcinoma and premalignant change in ulcerative colitis. Gut 1979, **20**: 575–580.

258 Ritchie JK, Hawley PR, Lennard-Jones JE. Prognosis of carcinoma in ulcerative colitis. Gut 1981, **22**: 752–755.

259 Rosenstock E, Farmer RG, Petras R, Sivak MV Jr, Rankin GB, Sullivan BH. Surveillance for colonic carcinoma in ulcerative colitis. Gastroenterology 1985, **89**: 1342–1346.

260 Rubin A, Pandya PP. Small cell neuroendocrine carcinoma of the rectum associated with chronic ulcerative colitis. Histopathology 1990, **16**: 95–97.

261 Sachar DB. Clinical and colonoscopic surveillance in ulcerative colitis. Are we saving colons or saving lives? Gastroenterology 1993, **105**: 588–597.

262 Shepherd NA, Hall PA, Williams GT, Codling BW, Jones EL, Levison DA, Morson BC. Primary malignant lymphoma of the large intestine complicating chronic inflammatory bowel disease. Histopathology 1989, **15**: 325–337.

263 Shields HM, Bates ML, Goldman H, Zuckerman GR, Mills BA, Best CJ, Bair FA, Goran DA, DeSchryver-Kecskemeti K. Scanning electron microscopic appearance of chronic ulcerative colitis with and without dysplasia. Gastroenterology 1985, **89**: 62–72.

264 Sigel JE, Goldblum JR. Neuroendocrine neoplasms arising in inflammatory bowel disease: a report of 14 cases. Mod Pathol 1998, **11**: 537–542.

265 Sugita A, Greenstein AJ, Ribeiro MB, Sachar DB, Bodian C, Panday AK, Szporn A, Pozner J, Heimann T, Palmer M, et al. Survival with colorectal cancer in ulcerative colitis. A study of 102 cases. Ann Surg 1993, **218**: 189–195.

266 Sugita A, Sachar DB, Bodian C, Ribeiro MB, Aufses AH Jr, Greenstein AJ. Colorectal cancer in ulcerative colitis. Influence of anatomical extent and age at onset on colitis-cancer interval. Gut 1991, **32**: 167–169.

267 Taylor BA, Pemberton JH, Carpenter HA, Levin KE, Schroeder KW, Welling DR, Spencer MP, Zinsmeister AR. Dysplasia in chronic ulcerative colitis. Implications for colonoscopic surveillance. Dis Colon Rectum 1992, **35**: 950–956.

268 Thomas DM, Filipe MI, Smedley FH. Dysplasia and carcinoma in the rectal stump of total colitics who have undergone colectomy and ileo-rectal anastomosis. Histopathology 1989, **14**: 289–298.

269 Torres C, Antonioli D, Odze RD. Polypoid dysplasia and adenomas in inflammatory bowel disease: a clinical, pathologic, and follow-up study of 89 polyps from 59 patients. Am J Surg Pathol 1998, **22**: 275–284.

270 Urbanski SJ, Fogt F. Dysplasia in chronic ulcerative colitis: a molecular approach to its differential diagnosis. Int J Surg Pathol 2000, **8**: 11–16.

271 Walsh SV, Loda M, Torres CM, Antonioli D, Odze RD. p53 and beta catenin expression in chronic ulcerative colitis-associated polypoid dysplasia and sporadic adenomas: an immunohistochemical study. Am J Surg Pathol 1999, **23**: 963–969.

272 Wong NA, Harrison DJ. Review. Colorectal neoplasia in ulcerative colitis – recent advances. Histopathology 2001, **39**: 221–234.

273 Wong NA, Mayer NJ, MacKell S, Gilmour HM, Harrison DJ. Immunohistochemical assessment of Ki-67 and p53 expression assists the diagnosis and grading of ulcerative colitis-related dysplasia. Histopathology 2000, **37**: 108–114.

274 Woolrich AJ, Da Silva MD, Korelitz BI. Surveillance in the routine management of ulcerative colitis. The predictive value of low-grade dysplasia. Gastroenterology 1992, **103**: 431–438.

275 Yardley JH, Keren DF. 'Precancer' lesions in ulcerative colitis. A retrospective study of rectal biopsy and colectomy specimens. Cancer 1974, **34**: 835–844.

276 Yin J, Harpaz N, Tong Y, Huang Y, Laurin J, Greenwald BD, Hontanosas M, Newkirk C, Meltzer SJ. p53 point mutations in dysplastic and cancerous ulcerative colitis lesions. Gastroenterology 1993, **104**: 1633–1639.

CROHN DISEASE (GRANULOMATOUS COLITIS)

277 Buchanan WM, Fyfe AHB. Giant pseudopolyposis in granulomatous colitis. J Pathol 1979, **127**: 51–54.

278 Chiodini RJ, Van Kruiningen HT, Thayer WR, Merkal RS, Coutu JA. Possible role of mycobacteria in inflammatory bowel disease. Part I. An unclassified *Mycobacterium* species isolated from patients with Crohn's disease. Dig Dis Sci 1984, **29**: 1073–1079.

279 Craft CF, Mendelsohn G, Cooper HS, Yardley JH. Colonic 'precancer' in Crohn's disease. Gastroenterology 1981, **80**: 578–584.

280 Farmer RG, Hawk WA, Turnbull RB Jr. Carcinoma associated with mucosal ulcerative colitis and with transmural colitis and enteritis (Crohn's disease). Cancer 1971, **28**: 289–292.

281 Farmer RG, Hawk WA, Turnbull RB Jr. Clinical patterns in Crohn's disease. A statistical study of 1615 cases. Gastroenterology 1975, **68**: 627–635.

282 Gray BK, Lockhart-Mummery HE, Morson BC. Crohn's disease of the anal region. Gut 1965, **6**: 515–524.

283 Greenstein AJ, Janowitz HD, Sachar DB. The extraintestinal complications of Crohn's disease and ulcerative colitis. A study of 700 patients. Medicine (Baltimore) 1976, **55**: 401–412.

284 Hamilton SR. Colorectal carcinoma in patients with Crohn's disease. Gastroenterology 1985, **89**: 398–407.

285 Hoffman WA, Rosenberg MA. Granulomatous colitis in the elderly. Am J Gastroenterol 1972, **58**: 508–518.

286 Jones JH. Colonic cancer and Crohn's disease. Gut 1969, **10**: 651–654.

287 Kelly JK, Langevin J, Price LM, Hershfield NB, Share S, Blustein P. Giant and symptomatic inflammatory polyps of the colon in idiopathic inflammatory bowel disease. Am J Surg Pathol 1986, **10**: 420–428.

288 Kilgore SP, Sigel JE, Goldblum JR. Hyperplastic-like mucosal change in Crohn's disease: an unusual form of dysplasia? Mod Pathol 2000, **13**: 797–801.

289 Lockhart-Mummery HE, Morson BC. Crohn's disease of the large intestine. Gut 1964, **5**: 493–509.

290 Lofberg R, Brostrom O, Karlen P, Ost A, Tribukait B. Carcinoma and DNA aneuploidy in Crohn's colitis – a histological and flow cytometric study. Gut 1991, **32**: 900–904.

291 McQuillan AC, Appelman HD. Superficial Crohn's disease. A study of 10 patients. Surg Pathol 1989, **2**: 231–240.

292 Meyers MA, Alonso DR, Morson BC, Bartram C. Pathogenesis of diverticulitis complicating granulomatous colitis. Gastroenterology 1978, **74**: 24–31.

293 Petri M, Poulsen SS, Christensen K, Jarnum S. The incidence of granulomas in serial

sections of rectal biopsies from patients with Crohn's disease. Acta Pathol Microbiol Immunol Scand (A) 1982, **90**: 145–147.

294 Podolsky DK. Inflammatory bowel disease. N Engl J Med 2002, **347**: 417–429.

295 Poller DN, Armitage NC. Mural bridging lesions in colonic Crohn's disease. Arch Pathol Lab Med 1993, **117**: 550–552.

296 Price AB. Overlap in the spectrum of non-specific inflammatory bowel disease – 'colitis indeterminate'. J Clin Pathol 1978, **31**: 567–577.

297 Price AB, Morson BC. Inflammatory bowel disease. The surgical pathology of Crohn's disease and ulcerative colitis. Hum Pathol 1975, **6**: 7–29.

298 Renison DM, Forouhar FA, Levine JB, Breiter JR. Filiform polyposis of the colon presenting as massive hemorrhage. An uncommon complication of Crohn's disease. Am J Gastroenterol 1983, **78**: 413–416.

299 Riddell RH, Goldman H, Ransohoff DF, Appelman HD, Fenoglio CM, Haggitt RC, Ahren C, Correa P, Hamilton SR, Morson BC, Sommers SC, Yardley JH. Dysplasia in inflammatory bowel disease. Standardized classification with provisional clinical applications. Hum Pathol 1983, **14**: 931–968.

300 Rotterdam H, Korelitz BI, Sommers SC. Microgranulomas in grossly normal rectal mucosa in Crohn's disease. Am J Clin Pathol 1977, **67**: 550–554.

301 Schmitz-Moormann P, Himmelmann G-W, Brandes J-W. Relationships between clinical data and histology of the large bowel in Crohn's disease and ulcerative colitis. Part I, Pathol Annu 1985, **20**: 281–301.

302 Schmitz-Moormann P, Pittner PM, Malchow H, Brandes JW. The granuloma in Crohn's disease. A bioptical study. Pathol Res Pract 1984, **178**: 467–476.

303 Schmitz-Moormann P, Pittner PM, Sangmeister M. Probability of detecting a granuloma in a colorectal biopsy of Crohn's disease. Pathol Res Pract 1984, **178**: 227–229.

304 Schneider H-M, Loos M, Storkel S, Gross M. Immunohistological differential diagnosis of inflammatory colonic diseases. Histopathology 1984, **8**: 583–588.

305 Shamsuddin AKM, Phillips RM. Preneoplastic and neoplastic changes in colonic mucosa in Crohn's disease. Arch Pathol Lab Med 1981, **105**: 283–286.

306 Shapiro PA, Peppercorn MA, Antonioli DA, Joffe N, Goldman H. Crohn's disease in the elderly. Am J Gastroenterol 1981, **76**: 132–137.

307 Sheehan AL, Warren BF, Gear MW, Shepherd NA. Fat-wrapping in Crohn's disease. Pathological basis and relevance to surgical practice. Br J Surg 1992, **79**: 955–958.

308 Sigel JE, Petras RE, Lashner BA, Fazio VW, Goldblum JR. Intestinal adenocarcinoma in Crohn's disease: a report of 30 cases with a focus on coexisting dysplasia. Am J Surg Pathol 1999, **23**: 651–655.

309 Skinner JM, Whitehead R. A morphological assessment of immunoreactivity in colonic Crohn's disease and ulcerative colitis by a study of the lymph nodes. J Clin Pathol 1974, **27**: 202–206.

310 Surawicz CM, Meisel JL, Ylvisaker T, Saunders DR, Rubin CE. Rectal biopsy in the diagnosis of Crohn's disease. Value of multiple biopsies and serial sectioning. Gastroenterology 1981, **81**: 66–71.

311 Svrcek M, Cosnes J, Beaugerie L, Parc R, Bennis M, Tiret E, Fléjou JF. Colorectal neoplasia in Crohn's colitis: a retrospective comparative study with ulcerative colitis. Histopathology 2007, **50**: 574–583.

312 Tchirkow G, Lavery IC, Fazio VW. Crohn's disease in the elderly. Dis Colon Rectum 1983, **26**: 177–181.

313 Thompson EM, Clayden G, Price AB. Cancer in Crohn's disease. An 'occult' malignancy. Histopathology 1983, **7**: 365–376.

314 Tjandra JJ, Fazio VW. Surgery for Crohn's colitis. Int Surg 1992, **77**: 9–14.

315 Warren R, Barwick KW. Crohn's colitis with carcinoma and dysplasia. Report of a case and review of 100 small and large bowel resections for Crohn's disease to detect incidence of dysplasia. Am J Surg Pathol 1983, **7**: 151–159.

INDETERMINATE COLITIS

316 Goldman J, Hinrichs R, Glotzer DJ, Gardner RC, Zeitzel L. Ulcerative versus granulomatous colitis. Lab Invest 1970, **22**: 497–498.

317 Goldstein NS, Sanford WW, Bodzin JH. Crohn's-like complications in patients with ulcerative colitis after total proctocolectomy and ileal pouch-anal anastomosis. Am J Surg Pathol 1997, **21**: 1343–1353.

318 Kirsner JB. Ulcerative colitis; mysterious, multiplex, and menacing. J Chronic Dis 1971, **23**: 681–684.

319 Koltun WA, Schoetz DJ Jr, Roberts PL, Murray JJ, Coller JA, Veidenheimer MC. Indeterminate colitis predisposes to perineal complications after ileal pouch–anal anastomosis. Dis Colon Rectum 1991, **34**: 857–860.

320 Lee KS, Medline A, Shockey S. Indeterminate colitis in the spectrum of inflammatory bowel disease. Arch Pathol Lab Med 1979, **103**: 173–176.

321 Martland GT, Shepherd NA. Indeterminate colitis: definition, diagnosis, implications and a plea for nosological sanity. Histopathology 2007, **50**: 83–96.

322 Odze R. Diagnostic problems and advances in inflammatory bowel disease. Mod Pathol 2003, **16**: 347–358.

323 Schachter H, Goldstein MJ, Rappaport H, Fennessy JJ, Kirsner JB. Ulcerative and 'granulomatous' colitis – validity of differential diagnostic criteria. A study of 100 patients treated by total colectomy. Ann Intern Med 1970, **72**: 841–851.

324 Wells AD, McMillan I, Price AB, Ritchie JK, Nicholls RJ. Natural history of indeterminate colitis. Br J Surg 1991, **78**: 179–181.

325 Yantiss RK, Das KM, Farraye FA, Odze RD. Alterations in the immunohistochemical expression of Das-1 and CG-3 in colonic mucosal biopsy specimens helps distinguish ulcerative colitis from Crohn disease and from other forms of colitis. Am J Surg Pathol 2008, **32**: 844–850.

326 Yantiss RK, Farraye FA, O'Brien MJ, Fruin AB, Stucchi AF, Becker JM, Reddy SI, Odze RD. Prognostic significance of superficial fissuring ulceration in patients with severe 'indeterminate' colitis. Am J Surg Pathol 2006, **30**: 165–170.

327 Yantiss RK, Odze RD. Diagnostic difficulties in inflammatory bowel disease pathology. Histopathology 2006, **48**: 116–132.

ISCHEMIC AND OBSTRUCTIVE COLITIS

328 Bower TC. Ischemic colitis. Surg Clin North Am 1993, **73**: 1037–1053.

329 Brandt L, Boley S, Goldberg L, Mitsudo S, Berman A. Colitis in the elderly. A reappraisal. Am J Gastroenterol 1981, **76**: 239–245.

330 Brandt LJ, Katz HJ, Wolf EL, Mitsudo S, Boley SJ. Simulation of colonic carcinoma by ischemia. Gastroenterology 1985, **88**: 1137–1142.

331 Deana DG, Dean PJ. Reversible ischemic colitis in young women. Association with oral contraceptive use. Am J Surg Pathol 1995, **19**: 454–462.

332 Dignan CR, Greenson JK. Can ischemic colitis be differentiated from C difficile colitis in biopsy specimens? Am J Surg Pathol 1997, **21**: 706–710.

333 Galli C. Signet ring cells in ischemic ileitis. Int J Surg Pathol 2000, **8**: 239.

334 Gillespie IE. Intestinal ischaemia. Gut 1985, **26**: 653–655.

335 Haworth SJ, Pusey CD. Severe intestinal involvement in Wegener's granulomatosis. Gut 1984, **25**: 1296–1300.

336 Kilpatrick ZM, Silverman JF, Betancourt E, Farman J, Lawson JP. Vascular occlusion of the colon and oral contraceptives. Possible relation. N Engl J Med 1968, **278**: 438–440.

337 Levine TS, Price AB. Obstructive enterocolitis. A clinico-pathological discussion. Histopathology 1994, **25**: 57–64.

338 Longo WE, Ballantyne GH, Gusberg RJ. Ischemic colitis. Patterns and prognosis. Dis Colon Rectum 1992, **35**: 726–730.

339 Morson BC. Ischaemic colitis. Postgrad Med J 1968, **44**: 665–666.

340 O'Briain DS, Jeffers M, Kay EW, Hourihane DO. Bleeding due to colorectal atheroembolism. Diagnosis by biopsy of adenomatous polyps or of ischemic ulcer. Am J Surg Pathol 1991, **15**: 1078–1082.

341 Parish KL, Chapman WC, Williams LF Jr. Ischemic colitis. An ever-changing spectrum? Am Surg 1991, **57**: 118–121.

342 Robson NK, Khan SM, Rawlinson J, Dewbury KC. Ischaemic colitis. Clinical, radiological and pathological correlation in three cases. Clin Radiol 1992, **46**: 337–339.

343 Saraga E, Bouzourenne H. Enterocolic (lymphocytic) phlebitis: a rare cause of intestinal ischemic necrosis: a series of six patients and review of the literature. Am J Surg Pathol 2000, **24**: 824–829.

344 Saraga EP, Costa J. Idiopathic entero-colic lymphocytic phlebitis. A cause of ischemic intestinal necrosis. Am J Surg Pathol 1989, **13**: 303–308.

345 Serra S, Chetty R. Bizarre stromal cells in ischemic bowel disease. Ann Diagn Pathol 2005, **9**: 193–196.

346 Toner M, Condell D, O'Briain DS. Obstructive colitis. Ulceroinflammatory lesions occurring proximal to colonic obstruction. Am J Surg Pathol 1990, **14**: 719–728.

347 Trinh TD, Jones B, Fishman EK. Amyloidosis of the colon presenting as ischemic colitis. A case report and review of the literature. Gastrointest Radiol 1991, **16**: 133–136.

348 Tuppy H, Haidenthaler A, Schandalik R, Oberhuber G. Idiopathic enterocolic lymphocytic phlebitis: a rare cause of ischemic colitis. Mod Pathol 2000, **13**: 897–899.

349 Weinrach DM, Wang K, Ramirez J, Keh P, Rao MS. Signet ring cell change versus signet ring cell carcinoma: a comparative morphological and immunohistochemical analysis [abstract]. Mod Pathol 2003, **16**: 136a.

350 Zhang S, Ashraf M, Schinella R. Ischemic colitis with atypical reactive changes that mimic dysplasia (pseudodysplasia). Arch Pathol Lab Med 2001, **125**: 224–227.

OTHER TYPES OF COLITIS

351 Anagnostopoulos I, Schuppan D, Riecken EO, Gross UM, Stein H. Tenascin labelling in colorectal biopsies: a useful marker in the diagnosis of collagenous colitis. Histopathology 1999, **34**: 425–431.

352 Anand BS, Malhotra V, Bhattacharya SK, Datta P, Datta D, Sen D, Bhattacharya MK, Mukherjee PP, Pal SC. Rectal histology in acute bacillary dysentery. Gastroenterology 1986, **90**: 654–660.

353 Armes J, Gee DC, Macrae FA, Schroeder W, Bhathal PS. Collagenous colitis: jejunal and colorectal pathology. J Clin Pathol 1992, **45**: 784–787.

354 Asplund S, Gramlich TL. Chronic mucosal changes of the colon in graft-versus-host disease. Mod Pathol 1998, **11**: 513–515.

355 Ayata G, Ithamukkala S, Sapp H, Shaz BH, Brien TP, Wang HH, Antonioli DA, Farraye FA, Odze RD. Prevalence and significance of inflammatory bowel disease-like morphologic features in collagenous and lymphocytic colitis. Am J Surg Pathol 2002, **26**: 1414–1423.

356 Bagwell CE, Langham MR Jr, Mahaffey SM, Talbert JL, Shandling B. Pseudomembranous colitis following resection for Hirschsprung's disease. J Pediatr Surg 1992, **27**: 1261–1264.

357 Bellomo AR, Perlman DC, Kaminsky DL, Brettholz EM, Sarlin JG. Pneumocystis colitis in a patient with the acquired immunodeficiency syndrome. Am J Gastroenterol 1992, **87**: 759–761.

358 Bogomoletz WV. Collagenous, microscopic and lymphocytic colitis. An evolving concept. Virchows Arch 1994, **424**: 573–579.

359 Bogomoletz WV, Flejou JF. Newly recognized forms of colitis. Collagenous colitis, microscopic (lymphocytic) colitis, and lymphoid follicular proctitis. Semin Diagn Pathol 1991, **8**: 178–189.

360 Bombi JA, Nadal A, Carreras E, Ramírez J, Muñoz J, Rozman C, Cardesa A. Assessment of histopathologic changes in the colonic biopsy in acute graft-versus-host disease. Am J Clin Pathol 1995, **103**: 690–695.

361 Brandt H, Perez-Tamayo R. Pathology of human amebiasis. Hum Pathol 1970, **1**: 351–385.

362 Bryant DA, Mintz ED, Puhr ND, Griffin PM, Petras RE. Colonic epithelial lymphocytosis associated with an epidemic of chronic diarrhoea. Am J Surg Pathol 1996, **20**: 1102–1109.

363 Cameselle-Teijeiro J, Abdulkader I, Forteza J. Signet-ring cell change in pseudomembranous colitis versus signet-ring cell carcinoma [letter]. Am J Surg Pathol 2004, **28**: 1111.

364 Canioni D, Pauliat S, Gaillard JL, Mougenot JF, Bompard Y, Berche P, Schmitz J, Brousse N. Histopathology and microbiology of isolated rectal bleeding in neonates: the so-called 'ecchymotic colitis'. Histopathology 1997, **30**: 472–477.

365 Cantey JR. Infectious diarrhea. Pathogenesis and risk factors. Am J Med 1985, **78**: 65–75.

366 Carpenter HA, Tremaine WJ, Batts KP, Czaja AJ. Sequential histologic evaluations in collagenous colitis. Correlations with disease behavior and sampling strategy. Dig Dis Sci 1992, **37**: 1903–1909.

367 Choudari CP, Mathan M, Rajah DP, Raghavan R, Mathan VI. A correlative study of etiology, clinical features and rectal mucosal pathology in adults with acute infectious diarrhea in southern India. Pathology 1985, **37**: 443–450.

368 Clarkston WK, Bonacini M, Peterson I. Colitis due to *Histoplasma capsulatum* in the acquired immune deficiency syndrome. Am J Gastroenterol 1991, **86**: 913–916.

369 Cohen MB, Giannella RA. Hemorrhagic colitis associated with *Escherichia coli* O157:H7. Adv Intern Med 1992, **37**: 173–195.

370 Counihan TC, Roberts PL. Pseudomembranous colitis. Surg Clin North Am 1993, **73**: 1063–1074.

371 Damiani S, Campidelli C. Pseudomembranous colitis with signet-ring cells. Histopathology 2002, **41**: 176–177.

372 Dickinson RJ, Gilmour HM, McClelland DBL. Rectal biopsy in patients presenting to an infectious disease unit with diarrhoeal disease. Gut 1979, **20**: 141–148.

373 Dieterich DT, Rahmin M. Cytomegalovirus colitis in AIDS. Presentation in 44 patients and a review of the literature. J Acquir Immune Defic Syndr 4 (Suppl) 1991, **1**: S29–S35.

374 Downey DB, Wilson SR. Pseudomembranous colitis. Sonographic features. Radiology 1991, **180**: 61–64.

375 Dundas SA, Dutton J, Skipworth P. Reliability of rectal biopsy in distinguishing between chronic inflammatory bowel disease and acute self-limiting colitis. Histopathology 1997, **31**: 60–66.

376 Edwards CM, George B, Warren B. Diversion colitis – new light through old windows. Histopathology 1999, **34**: 1–5.

377 Ehsannulah M, Isaacs A, Filipe MI, Gazzard BG. Tuberculosis presenting as inflammatory bowel disease. Report of two cases. Dis Colon Rectum 1984, **27**: 134–136.

378 Epstein RJ, McDonald GB, Sale GE, Shulman HM, Thomas ED. The diagnostic accuracy of the rectal biopsy in acute graft- versus-host disease. A prospective study of thirteen patients. Gastroenterology 1980, **78**: 764–771.

379 Esforzado N, Poch E, Almirall J, Bombi JA, Lopez-Pedret J, Revert L. Cytomegalovirus colitis in chronic renal failure. Clin Nephrol 1993, **39**: 275–278.

380 Ettinghausen SE. Collagenous colitis, eosinophilic colitis, and neutropenic colitis. Surg Clin North Am 1993, **73**: 993–1016.

381 Fekety R, Shah AB. Diagnosis and treatment of *Clostridium difficile* colitis. JAMA 1993, **269**: 71–75.

382 Ferguson CM, Siegel RJ. A prospective evaluation of diversion colitis. Am Surg 1991, **57**: 46–49.

383 Fishman EK, Kavuru M, Jones B, Kuhlman JE, Merine DS, Lillimoe KD, Siegelman SS. Pseudomembranous colitis. CT evaluation of 26 cases. Radiology 1991, **180**: 57–60.

384 Flejou JF, Grimaud JA, Molas G, Baviera E, Patet F. Collagenous colitis. Ultrastructural study and collagen immunotyping of four cases. Arch Pathol Lab Med 1984, **108**: 977–982.

385 Foerster A, Fausa O. Collagenous colitis. Pathol Res Pract 1985, **180**: 99–104.

386 Foucar E, Mukai K, Foucar K, Sutherland DER, Van Buren CT. Colon ulceration in lethal cytomegalovirus infection. Am J Clin Pathol 1981, **76**: 788–801.

387 Gaffney EF, Condell D, Majmudar B, Nolan N, McDonald GSA, Griffin M, Sweeney EC. Modification of caecal lymphoid tissue and relationship to granuloma formation in sporadic ileocaecal tuberculosis. Histopathology 1987, **11**: 691–704.

388 Galati JS, Wisecarver JL, Quigley EM. Inflammatory polyps as a manifestation of intestinal graft versus host disease. Gastrointest Endosc 1993, **39**: 719–722.

389 Gallucci BB, Sale GE, McDonald GB, Epstein R, Shulman HM, Thomas ED. The fine structure of human rectal epithelium in acute graft-versus-host disease. Am J Surg Pathol 1982, **6**: 293–305.

390 Gardiner GW, Goldberg R, Currie D, Murray D. Colonic carcinoma associated with an abnormal collagen table. Collagenous colitis. Cancer 1984, **54**: 2973–2977.

391 George RH, Symonds JM, Dimock F, Brown JD, Arabi Y, Shinagawa N, Keighley MRB, Alexander-Williams J, Burden DW. Identification of *Clostridium difficile* as a cause of pseudomembranous colitis. Br Med J 1978, **1**: 695.

392 Geraghty JM, Talbot IC. Diversion colitis. Histological features in the colon and rectum after defunctioning colostomy. Gut 1991, **32**: 1020–1023.

393 Gibson GR, Whitacre EB, Ricotti CA. Colitis induced by nonsteroidal antiinflammatory drugs. Report of four cases and review of the literature. Arch Intern Med 1992, **152**: 625–632.

394 Goldman H. Acute versus chronic colitis. How and when to distinguish by biopsy. Gastroenterology 1984, **86**: 199–201.

395 Goldman H. Interpretation of large intestinal mucosal biopsy specimens. Hum Pathol 1994, **25**: 1150–1159.

396 Goldman H, Proujansky R. Allergic proctitis and gastroenteritis in children. Clinical and mucosal biopsy features in 53 cases. Am J Surg Pathol 1986, **10**: 75–86.

397 Goldstein NS, Gyorfi T. Focal lymphocytic colitis and collagenous colitis: patterns of Crohn's colitis? Am J Surg Pathol 1999, **23**: 1075–1081.

398 Goulston SJM, McGovern VJ. Pseudomembranous colitis. Gut 1965, **6**: 207–212.

399 Greenson JK, Stern RA, Carpenter SL, Barnett JL. The clinical significance of focal active colitis. Hum Pathol 1997, **28**: 729–733.

400 Haque R, Huston CD, Hughes M, Houpt E, Petri WA. Amebiasis. N Engl J Med 2003, **348**: 1565–1573.

401 Haque S, Eisen RN, West AB. The morphologic features of diversion colitis. Studies of a pediatric population with no other disease of the intestinal mucosa. Hum Pathol 1993, **24**: 211–219.

402 Hing MC, Goldschmidt C, Mathijs JM, Cunningham AL, Cooper DA. Chronic colitis associated with human immunodeficiency virus infection. Med J Aust 1992, **156**: 683–687.

403 Howell JS, Knapton PJ. Ileo-caecal tuberculosis. Gut 1964, **5**: 524–529.

404 Janoff EN, Orenstein JM, Manischewitz JF, Smith PD. Adenovirus colitis in the acquired immunodeficiency syndrome. Gastroenterology 1991, **100**: 976–979.

405 Jawhari A, Talbot IC. Microscopic, lymphocytic and collagenous colitis. Histopathology 1996, **29**: 101–110.

406 Jessurun J, Yardley JH, Giardiello FM, Hamilton SR, Bayless TM. Chronic colitis with thickening of the subepithelial collagen layer (collagenous colitis). Histopathologic findings in 15 patients. Hum Pathol 1987, **18**: 839–848.

407 Joshi VV, Draper DA, Bates RD III. Neonatal necrotizing enterocolitis. Occurrence secondary to thrombosis of abdominal aorta following umbilical arterial catheterization. Arch Pathol 1975, **99**: 540–543.

408 Kalkay MN, Ayanian ZS, Lehaf EA, Baldi A. *Campylobacter*-induced toxic megacolon. Am J Gastroenterol 1983, **78**: 557–559.

409 Kambham N, Vij R, Cartwright CA, Longacre T. Cytomegalovirus infection in steroid-refractory ulcerative colitis: a case-control study. Am J Surg Pathol 2004, **28**: 365–373.

410 Kasulke RJ, Anderson WJ, Gupta SK, Gliedman ML. Primary tuberculous enterocolitis. Report of three cases and review of the literature. Arch Surg 1981, **116**: 110–113.

411 Katz JA, Wagner ML, Gresik MV, Mahoney DH, Fernbach DJ. Typhilitis. An 18-year experience and postmortem review. Cancer 1990, **65**: 1041–1047.

412 Kelly J, Oryshak A, Wenetsek M, Grabiec J, Handy S. The colonic pathology of *Escherichia coli* 0157:H7 infection. Am J Surg Pathol 1990, **14**: 87–92.

413 Kelly JK, Pai CH, Jadusingh IH, Macinnis ML, Shaffer EA, Hershfield NB. The histopathology of rectosigmoid biopsies from adults with bloody diarrhea due to verotoxin-producing *Escherichia coli*. Am J Clin Pathol 1987, **88**: 78–82.

414 Kim HJ, Piao Z, Kim H. Pathologic features of recurrent intestinal Behçet's disease. Int J Surg Pathol 1997, **5**: 11–18.

415 Kingham JGC, Levison DA, Morson BC, Dawson AM. Collagenous colitis. Gut 1986, **27**: 570–577.

416 Kliegman RM, Fanaroff AA. Necrotizing enterocolitis. N Engl J Med 1984, **310**: 1093–1103.

417 Knight R. Hepatic amebiasis. Semin Liver Dis 1984, **4**: 277–292.

418 Kobayashi TK, Koretoh O, Kamachi M, Watanabe S, Ishigooka S, Matsushita I, Sawaragi I. Cytologic demonstration of *Entamoeba histolytica* using immunoperoxidase techniques. Report of two cases. Acta Cytol (Baltimore) 1985, **29**: 414–418.

419 Komorowski RA. Histologic spectrum of diversion colitis. Am J Surg Pathol 1990, **14**: 548–554.

420 Komorowski RA, Cohen EB, Kauffman HM, Adams MB. Gastrointestinal complications in renal transplant recipients. Am J Clin Pathol 1986, **86**: 161–167.

421 Kosloske AM. Necrotizing enterocolitis in the neonate. Surg Gynecol Obstet 1979, **148**: 259–269.

422 Kotler DP, Weaver SC, Terzakis JA. Ultrastructural features of epithelial cell degeneration in rectal crypts of patients with AIDS. Am J Surg Pathol 1986, **10**: 531–538.

423 Kraus MD, Feran-Doza M, Garcia-Moliner ML, Antin J, Odze RD. Cytomegalovirus infection in the colon of bone marrow transplantation patients. Mod Pathol 1998, **11**: 29–36.

424 Kumar NB, Nostrant TT, Appelman HD. The histopathologic spectrum of acute self-limited colitis (acute infectious-type colitis). Am J Surg Pathol 1982, **6**: 523–529.

425 Lamps LW. Infective disorders of the gastrointestinal tract. Histopathology 2007, **50**: 55–63.

426 Lazenby AJ. Collagenous and lymphocytic colitis. Semin Diagn Pathol 2005, **22**: 295–300.

427 Lazenby AJ, Yardley JH, Giardiello FM, Bayless TM. Pitfalls in the diagnosis of collagenous colitis. Experience with 75 cases from a registry of collagenous colitis at the Johns Hopkins Hospital. Hum Pathol 1990, **21**: 905–910.

428 Lazenby AJ, Yardley JH, Giardiello FM, Jessurun J, Bayless TM. Lymphocytic ('microscopic') colitis. A comparative histopathologic study with particular reference to collagenous colitis. Hum Pathol 1989, **20**: 18–28.

429 Lee FD, Roy AD. Ileo-caecal granulomata. Gut 1964, **5**: 517–523.

430 Lee RG. The colitis of Behçet's syndrome. Am J Surg Pathol 1986, **10**: 888–893.

431 Leonard N, Palazzo J, Jameson J, Denman AM, Talbot IC, Price AB. Behçet's colitis has distinctive pathological features. Int J Surg Pathol 1998, **6**: 1–4.

432 Libbrecht L, Croes R, Ectors N, Staels F, Geboes K. Microscopic colitis with giant cells. Histopathology 2002, **40**: 335–338.

433 Ma CK, Gottlieb C, Haas PA. Diversion colitis. A clinicopathologic study of 21 cases. Hum Pathol 1990, **21**: 429–436.

434 Mapstone NP, Dixon MF. Vasculitis in ileocaecal tuberculosis. Similarities to Crohn's disease. Histopathology 1992, **21**: 477–479.

435 McAllister TA. Diagnosis of amoebic colitis on routine biopsies from rectum and sigmoid colon. Br Med J 1962, **1**: 362–364.

436 McGovern VJ, Savutin LJ. Pathology of salmonella colitis. Am J Surg Pathol 1979, **3**: 483–490.

437 Medline A, Shin DH, Medline NM. Pseudomembranous colitis associated with antibiotics. Hum Pathol 1976, **7**: 693–703.

438 Meiselman MS, Cello JP, Margaretten W. Cytomegalovirus colitis. Report of the clinical, endoscopic, and pathologic findings in two patients with the acquired immune deficiency syndrome. Gastroenterology 1985, **88**: 171–175.

439 Nostrant TT, Kumar NB, Appelman HD. Histopathology differentiates acute self-limited colitis from ulcerative colitis. Gastroenterology 1987, **92**: 318–328.

440 Odze RD, Bines J, Leichtner AM, Goldman H, Antonioli DA. Allergic proctocolitis in infants. A prospective clinicopathologic biopsy study. Hum Pathol 1993, **24**: 668–674.

441 Offner FA, Jao RV, Lewin KJ, Havelec L, Weinstein WM. Collagenous colitis: a study of the distribution of morphological abnormalities and their histological detection. Hum Pathol 1999, **30**: 451–457.

442 Palmer KR, Patil DH, Basran GS, Riordan JF, Silk DBA. Abdominal tuberculosis in urban Britain. A common disease. Gut 1985, **26**: 1296–1305.

443 Pauwels A, Meyohas MC, Eliaszewicz M, Legendre C, Mougeot G, Frottier J. *Toxoplasma* colitis in the acquired immunodeficiency syndrome. Am J Gastroenterol 1992, **87**: 518–519.

444 Pittman FE, Hashimi WK, Pittman JC. Studies of human amebiasis. Part 1. Clinical and laboratory findings in eight cases of acute amebic colitis. Gastroenterology 1973, **65**: 581–587.

445 Pittman FE, Hennigar GR. Sigmoidoscopic and colonic mucosal biopsy findings in amebic colitis. Arch Pathol 1974, **97**: 155–158.

446 Pochaczevsky R, Kassner EG. Necrotizing enterocolitis in infancy. Am J Roentgenol Radium Ther Nucl Med 1971, **113**: 283–296.

447 Pothoulakis C, La Mont JT. *Clostridium difficile* colitis and diarrhea. Gastroenterol Clin North Am 1993, **22**: 623–637.

448 Prathap K, Gilman R. The histopathology of acute intestinal amebiasis. Am J Pathol 1970, **60**: 229–245.

449 Price AB, Davies DR. Pseudomembranous colitis. J Clin Pathol 1977, **30**: 1–12.

450 Qu Z, Kundu UR, Abadeer RA, Wanger A. Strongyloides colitis is a lethal mimic of ulcerative colitis: the key morphologic differential diagnosis. Hum Pathol 2009, **40**: 572–577.

451 Rich JD, Crawford JM, Kazanjian SN, Kazanjian PH. Discrete gastrointestinal mass lesions caused by cytomegalovirus in patients with AIDS. Report of three cases and review. Clin Infect Dis 1992, **5**: 609–614.

452 Riddell RH, Tanaka M, Mazzoleni G. Non-steroidal anti-inflammatory drugs as a possible cause of collagenous colitis. A case-control study. Gut 1992, **33**: 683–686.

453 Sale GE, Shulman HM, McDonald GB, Thomas ED. Gastrointestinal graft-versus-host disease in man. A clinicopathologic study of the rectal biopsy. Am J Surg Pathol 1979, **3**: 291–299.

454 Sandmeier D, Bouzourene H. Microscopic colitis with giant cells: a rare new histopathologic subtype? Int J Surg Pathol 2004, **12**: 45–48.

455 Santulli TV, Schullinger JN, Heird WC, Gongawore RD, Wigger J, Barlow B, Blanc WA, Berdon WE. Acute necrotizing enterocolitis in infancy. A review of 64 cases. Pediatrics 1975, **55**: 376–387.

456 Sapp H, Ithamukkala S, Brien TP, Ayata G, Shaz B, Dorfman DM, Wang HH, Antonioli DA, Farraye FA, Odze RD. The terminal ileum is affected in patients with lymphocytic or collagenous colitis. Am J Surg Pathol 2002, **26**: 1484–1492.

457 Saul SH. The watery diarrhea-colitis syndrome. A review of collagenous and microscopic/lymphocytic colitis. Int J Surg Pathol 1993, **1**: 65–82.

458 Saurine TJ, Brewer JM, Eckstein RP. Microscopic colitis with granulomatous inflammation. Histopathology 2004, **45**: 82–86.

459 Schiffman R. Signet-ring cells associated with pseudomembranous colitis. Am J Surg Pathol 1996, **20**: 599–602.

460 Schmitt SL, Wexner SD. Bacterial, fungal, parasitic, and viral colitis. Surg Clin North Am 1993, **73**: 1055–1062.

461 Schnitt SJ, Antonioli DA, Goldman H. Massive mural edema in severe pseudomembranous colitis. Arch Pathol Lab Med 1983, **107**: 211–213.

462 Snover DC. Graft-versus-host disease of the gastrointestinal tract. Am J Surg Pathol 1990, **14**(Suppl 1): 101–108.

463 Stevenson JK, Graham CB, Oliver TK Jr, Goldenberg VE. Neonatal necrotizing enterocolitis. A report of twenty-one cases with fourteen survivors. Am J Surg 1969, **118**: 260–272.

464 Sumner HW, Tedesco FJ. Rectal biopsy in clindamycin-associated colitis. An analysis of 23 cases. Arch Pathol 1975, **99**: 237–241.

465 Surawicz CM, Belic L. Rectal biopsy helps to distinguish acute self-limited colitis from idiopathic inflammatory bowel disease. Gastroenterology 1984, **86**: 104–113.

466 Sutherland DER, Chan FY, Foucar E, Simmons PL, Howard RJ, Najarian JS. The bleeding cecal ulcer in transplant patients. Surgery 1979, **86**: 386–398.

467 Tanaka M, Mazzoleni G, Riddell RH. Distribution of collagenous colitis. Utility of flexible sigmoidoscopy. Gut 1992, **33**: 65–70.

468 Tandon HD, Prakash A. Pathology of intestinal tuberculosis and its distinction from Crohn's disease. Gut 1972, **13**: 260–269.

469 Thomas DW, Talley NJ, Mahnovski V, Haight M, Sinatra FR. Rectal mucosal major basic protein in infants with dietary protein-induced colitis. Ann Allergy 1993, **71**: 66–69.

470 Triadafilopoulos G, Hallstone AE. Acute abdomen as the first presentation of pseudomembranous colitis. Gastroenterology 1991, **101**: 685–691.

471 Van Spreeuwel JP, Duursma GC, Meijer CJLM, Bax R, Rosekrans PCM, Lindeman J. *Campylobacter* colitis. Histological, immunohistochemical, and ultrastructural findings. Gut 1985, **26**: 945–951.

472 Vesterby A, Baandrup U, Jacobsen NO, Albertsen K. *Campylobacter* enterocolitis. An important differential diagnosis in ulcerative colitis. Acta Pathol Microbiol Immunol Scand (A) 1983, **91**: 31–33.

473 Vohra R, Prescott RJ, Banerjee SS, Wilkinson PM, Schofield PF. Management of neutropenic colitis. Surg Oncol 1992, **1**: 11–15.

474 Volk EE, Shapiro BD, Easley KA, Goldblum JR. The clinical significance of a biopsy-based diagnosis of focal active colitis: a clinicopathologic study of 31 cases. Mod Pathol 1998, **11**: 789–794.

475 Vujanic GM, Dojcinov SD. Diversion colitis in children: an iatrogenic appendix vermiformis? Histopathology 2000, **36**: 41–46.

476 Waddell TK, McLeod RS, Rotstein OD, Cohen Z. Surgical management of fulminant pseudomembranous colitis. Can J Surg 1992, **35**: 555–559.

477 Wade DS, Nava HR, Douglass HO Jr. Neutropenic enterocolitis. Clinical diagnosis and treatment. Cancer 1992, **69**: 17–23.

478 Wang KK, Perrault J, Carpenter HA, Schroeder KW, Tremaine WJ. Collagenous colitis. A clinicopathologic correlation. Mayo Clin Proc 1987, **62**: 665–671.

479 Wang N, Dumot JA, Achkar E, Easley KA, Petras RE, Goldblum JR. Colonic epithelial lymphocytosis without a thickened subepithelial collagen table: a clinicopathologic study of 40 cases supporting a heterogeneous entity. Am J Surg Pathol 1999, **23**: 1068–1074.

480 Warren BF, Edwards CM, Travis SP. 'Microscopic colitis': classification and terminology. Histopathology 2002, **40**: 374–376.

481 Weber JR Jr, Dobbins WO III. The intestinal and rectal epithelial lymphocyte in AIDS. An electron-microscope study. Am J Surg Pathol 1986, **10**: 627–639.

482 Whitehead R. Forms of colitis. A review of recent developments. Pathology 1985, **17**: 204–208.

483 Wilson SE, Woolley MM. Primary necrotizing enterocolitis in infants. Arch Surg 1969, **99**: 563–566.

484 Winter HS, Antonioli DA, Fukagawa N, Marcial M, Goldman H. Allergy-related proctocolitis in infants. Diagnostic usefulness of rectal biopsy. Mod Pathol 1990, **3**: 5–10.

485 Wolber R, Owen D, Freeman H. Colonic lymphocytosis in patients with celiac sprue. Hum Pathol 1990, **21**: 1092–1096.

486 Xin W, Brown PI, Greenson JK. The clinical significance of focal active colitis in pediatric patients. Am J Surg Pathol 2003, **27**: 1134–1138.

487 Yan Z, Nguyen S, Poles M, Melamed J, Scholes JV. Adenovirus colitis in human immunodeficiency virus infection: an underdiagnosed entity. Am J Surg Pathol 1998, **22**: 1101–1106.

488 Yeong ML, Bethwaite PB, Prasad J, Isbister WH. Lymphoid follicular hyperplasia – a distinctive feature of diversion colitis. Histopathology 1991, **19**: 55–61.

489 Yuan S, Reyes V, Bronner MP. Pseudomembranous collagenous colitis. Am J Surg Pathol 2003, **27**: 1375–1379.

OTHER NON-NEOPLASTIC LESIONS

490 Alatassi H, Ray MB, Galandiuk S, Sahoo S. Rosai–Dorfman disease of the gastrointestinal tract: report of a case and review of the literature. Int J Surg Pathol 2006, **14**: 95–99.

491 Allen MS Jr. Hamartomatous inverted polyps of the rectum. Cancer 1966, **19**: 257–265.

492 Amano S, Yamada N. Endometrioid carcinoma arising from endometriosis of the sigmoid colon. A case report. Hum Pathol 1981, **12**: 845–848.

493 Beddoe H, Kaye S, Kaye S. Barium granuloma of the rectum. Report of case. JAMA 1954, **154**: 747–748.

494 Bogomoletz WV. Solitary rectal ulcer syndrome. Mucosal prolapse syndrome. Pathol Annu 1992, **27**(Pt 1): 75–86.

495 Brett EM, Berry CL. Value of rectal biopsy in pediatric neurology. Report of 165 biopsies. Br Med J 1967, **3**: 400–403.

496 Brodey PA, Hill RP, Baron S. Benign ulceration of the cecum. Radiology 1977, **122**: 323–327.

497 Byers RJ, Marsh P, Parkinson D, Haboubi NY. Melanosis coli is associated with an increase in colonic epithelial apoptosis and not with laxative use. Histopathology 1997, **30**: 160–164.

498 Daya D, O'Connell G, DeNardi F. Rectal endometriosis mimicking solitary rectal ulcer syndrome. Mod Pathol 1995, **8**: 599–602.

499 Downs-Kelly E, Hoschar AP, Prayson RA. Salivary gland heterotopia in the rectum. Ann Diagn Pathol 2003, **7**: 124–126.

500 Du Boulay CE, Fairbrother J, Isaacson PG. Mucosal prolapse syndrome. A unifying concept for solitary ulcer syndrome and related disorders. J Clin Pathol 1983, **36**: 1264–1268.

501 Epstein SE, Ascari WQ, Albow RC, Seaman WB, Lattes R. Colitis cystica profunda. Am J Clin Pathol 1966, **45**: 186–201.

502 Ford MJ, Anderson JR, Gilmour HM, Holt S, Sircus W, Heading RC. Clinical spectrum of 'solitary ulcer' of the rectum. Gastroenterology 1983, **84**: 1533–1540.

503 Franzin G, Scarpa A, Dina R, Novelli P. 'Transitional' and hyperplastic-metaplastic mucosa occurring in solitary ulcer of the rectum. Histopathology 1981, **5**: 527–533.

504 Gad A. Benign idiopathic recurrent rectal ulceration (BIRRU). Scand J Gastroenterol 1979, **54**(Suppl): 111–113.

505 Gafni J, Sohar E. Rectal biopsy for the diagnosis of amyloidosis. Am J Med Sci 1960, **240**: 332–336.

506 Gelfand MD, Tepper M, Katz LA, Binder HJ, Vesner R, Flock MH. Acute irradiation proctitis in man. Development of eosinophilic crypt abscesses. Gastroenterology 1968, **54**: 401–411.

507 Ghadially FN, Walley VM. Melanoses of the gastrointestinal tract. Histopathology 1994, **25**: 197–207.

508 Grodsinsky C, Ponka JL. Volvulus of the colon. Dis Colon Rectum 1977, **20**: 314–324.

509 Groisman GM, Lachter J, Vlodavsky E. Amyloid colitis mimicking collagenous colitis. Histopathology 1997, **31**: 201–202.

510 Haboubi NY, Honan RP, Hasleton PS, Ali HH, Anfield C, Hobbiss J, Schofield PF. Pneumatosis coli. A case report with ultrastructural study. Histopathology 1984, **8**: 145–155.

511 Hafezi S, Montgomery E, Chetty R. Enterocolic lymphocytic phlebitis is a common accompaniment of diversion colitis with coexistent inflammatory bowel disease. Lab Invest 2009, **89**(Suppl 1): 131A.

512 Hobbs CM, Burch DM, Sobin LH. Elastosis and elastofibromatous change in the gastrointestinal tract: a clinicopathologic study of 13 cases and a review of the literature. Am J Clin Pathol 2004, **122**: 232–237.

513 Insabato L, Pettinato G. Endometriosis of the bowel with lymph node involvement – a report of three cases and review of the literature. Pathol Res Pract 1996, **192**: 957–961.

514 Kamoshita S, Landing BH. Distribution of lesions in myenteric plexus and gastrointestinal mucosa in lipidoses and other neurologic disorders of children. Am J Clin Pathol 1968, **49**: 312–318.

515 Kawahara K, Mishima H, Nakamura S. Heterotopic respiratory mucosa in the rectum: a first case report. Virchows Arch 2007, **451**: 977–980.

516 Koreishi A, Lauwers GY, Misdraji J. Pneumatosis intestinalis: a challenging biopsy diagnosis. Am J Surg Pathol 2007, **31**: 1469–1475.

517 Kyle RA, Spencer RJ, Dahlin DC. Value of rectal biopsy in the diagnosis of primary systemic amyloidosis. Am J Med Sci 1966, **251**: 501–506.

518 Lane KL, Vallera R, Washington K, Gottfried MR. Endoscopic tattoo agents in the colon: tissue responses and clinical implications. Am J Surg Pathol 1996, **20**: 1266–1270.

519 Langlois NE, Park KG, Keenan RA. Mucosal changes in the large bowel with endometriosis. A possible cause of misdiagnosis of colitis? Hum Pathol 1994, **25**: 1030–1034.

520 Lauwers GY, Perez-Atayde A, Dorfman RF, Rosai J. The digestive system manifestations of Rosai–Dorfman disease (sinus histiocytosis with massive lymphadenopathy): Review of 11 cases. Hum Pathol 2000, **31**: 380–385.

521 Leupin N, Curschmann J, Kranzbuhler H, Mauer CA, Laissue JA, Mazzucchelli L. Acute radiation colitis in patients treated with short-term preoperative radiotherapy for rectal cancer. Am J Surg Pathol 2002, **26**: 498–504.

522 Li SC, Hamilton SR. Malignant tumors in the rectum simulating solitary rectal ulcer syndrome in endoscopic biopsy specimens. Am J Surg Pathol 1998, **22**: 106–112.

523 Lobert PF, Appelman HD. Inflammatory cloacogenic polyp. A unique inflammatory lesion of the anal transition zone. Am J Surg Pathol 1981, **5**: 761–766.

524 MacKay EH. Malakoplakia in ulcerative colitis. Arch Pathol Lab Med 1978, **102**: 140–145.

525 Madigan R, Morson BC. Solitary ulcer of the rectum. Gut 1969, **10**: 871–881.

526 Magidson JG, Lewin KJ. Diffuse colitis cystica profunda. Report of a case. Am J Surg Pathol 1981, **5**: 393–399.

527 O'Mara CS, Wilson TH Jr, Stonesifer GL, Cameron JL. Cecal volvulus. Analysis of 50 patients with long-term follow-up. Ann Surg 1979, **189**: 724–731.

528 Parfitt JR, Shepherd NA. Polypoid mucosal prolapse complicating low rectal adenomas: beware the inflammatory cloacogenic polyp! Histopathology 2008, **53**: 91–96.

529 Pawel BR, de Chadarevian JP, Franco ME. The pathology of fibrosing colonopathy of cystic

fibrosis: a study of 12 cases and review of the literature. Hum Pathol 1997, **28**: 395–399.

530 Petersen VC, Underwood JC, Wells M, Shepherd NA. Primary endometrioid adenocarcinomas of the large intestine arising in colorectal endometriosis. Histopathology 2002, **40**: 171–176.

531 Pieterse AS, Leong AS-Y, Rowland R. The mucosal changes and pathogenesis of pneumatosis cystoides intestinalis. Hum Pathol 1985, **16**: 683–688.

532 Ranchod M, Kahn LB. Malakoplakia of the gastrointestinal tract. Arch Pathol 1972, **94**: 90–97.

533 Rapola J, Santavuori P, Savilahti E. Suction biopsy of rectal mucosa in the diagnosis of infantile and juvenile types of neuronal ceroid lipofuscinoses. Hum Pathol 1984, **15**: 352–360.

534 Rescorla FJ, Grosfeld JL. Intestinal atresia and stenosis. Analysis of survival in 120 cases. Surgery 1985, **98**: 668–676.

535 Rocha N, Suguiama EH, Maia D, Costa H, Coelho KI, Franco M. Intestinal malakoplakia associated with paracoccidioidomycosis: a new association. Histopathology 1997, **30**: 79–83.

536 Roswit B, Malsky SJ, Reid CB. Severe radiation injuries of the stomach, small intestine, colon, and rectum. Am J Roentgenol Radium Ther Nucl Med 1972, **114**: 460–475.

537 Sandmeier D, Guillou L. Malakoplakia and adenocarcinoma of the caecum. A rare association. J Clin Pathol 1993, **46**: 959–960.

538 Saul SH. Inflammatory cloacogenic polyp. Relationship to solitary rectal ulcer syndrome/mucosal prolapse and other bowel disorders. Hum Pathol 1987, **18**: 1120–1125.

539 Shamsuddin AKM, Elias EG. Rectal mucosa. Malignant and premalignant changes after radiation therapy. Arch Pathol Lab Med 1981, **105**: 150–151.

540 Silver H, Stolar J. Distinguishing features of well-differentiated mucinous adenocarcinoma of the rectum and colitis cystica profunda. Am J Clin Pathol 1969, **51**: 493–500.

541 Sinclair-Smith C, Kahn LB, Cywes S. Malacoplakia in childhood. Case report with ultrastructural observations and review of the literature. Arch Pathol 1975, **99**: 198–203.

542 Singh B, Mortensen NJ, Warren BF. Histopathological mimicry in mucosal prolapse. Histopathology 2007, **50**: 97–102.

543 Slavin RE, Krum R, Van Dinh T. Endometriosis-associated intestinal tumors: a clinical and pathologic study of 6 cases and review of the literature. Hum Pathol 2000, **31**: 456–463.

544 Smith BH, Welter LH. Pneumatosis intestinalis. Am J Clin Pathol 1967, **48**: 455–465.

545 Snover DC, Sandstad J, Hutton S. Mucosal pseudolipomatosis of the colon. Am J Clin Pathol 1985, **84**: 575–580.

546 Srinivasan R, Loewenstine H, Mayle JE. Sessile polypoid gastric heterotopia of rectum: a report of 2 cases and review of the literature. Arch Pathol Lab Med 1999, **123**: 222–224.

547 Steer HW, Colin-Jones DG. Melanosis coli. Studies of the toxic effects of irritant purgatives. J Pathol 1975, **115**: 199–205.

548 Stuart M. Proctitis cystica profunda. Incidence, etiology, and treatment. Dis Colon Rectum 1984, **27**: 153–156.

549 Suarez V, Chesner IM, Price AB, Newman J. Pneumatosis cystoides intestinalis. Histological mucosal changes mimicking inflammatory bowel disease. Arch Pathol Lab Med 1989, **113**: 898–901.

550 Terner JY, Lattes R. Malakoplakia of colon and retroperitoneum. Am J Clin Pathol 1965, **44**: 20–31.

551 Walker NI, Bennett RE, Axelsen RA. Melanosis coli. A consequence of anthraquinone-induced apoptosis of colonic epithelial cells. Am J Pathol 1988, **131**: 465–476.

552 Warren BF, Dankwa EK, Davies JD. 'Diamond-shaped' crypts and mucosal elastin. Helpful diagnostic features in biopsies of rectal prolapse. Histopathology 1990, **17**: 129–134.

553 Wayte DM, Helwig EB. Colitis cystica profunda. Am J Clin Pathol 1967, **48**: 159–169.

554 Weisbrot IM, Liber AF, Gordon BS. The effects of therapeutic radiation on colonic mucosa. Cancer 1975, **36**: 931–940.

555 Wilson SE, Woolley MM. Primary necrotizing enterocolitis in infants. Arch Surg 1969, **99**: 563–566.

556 Wolff M. Heterotopic gastric epithelium in the rectum. A report of three new cases with a review of 87 cases of gastric heterotopia in the alimentary canal. Am J Clin Pathol 1971, **55**: 604–616.

557 Wood RE, Herman CJ, Johnson KW, di Sant'Agnese PA. Pneumatosis coli in cystic fibrosis. Clinical, radiological, and pathological features. Am J Dis Child 1975, **129**: 246–248.

558 Yantiss RK, Clement PB, Young RH. Neoplastic and preneoplastic changes in gastrointestinal endometriosis: a study of 17 cases. Am J Surg Pathol 2000, **24**: 513–524.

559 Yantiss RK, Clement PB, Young RH. Endometriosis of the intestinal tract: a study of 44 cases of a disease that may cause diverse challenges in clinical and pathologic evaluation. Am J Surg Pathol 2001, **25**: 445–454.

TUMORS

EPITHELIAL POLYPS; POLYPOSIS SYNDROMES

560 Abraham SC, Nobukawa B, Giardiello FM, Hamilton SR, Wu TT. Fundic gland polyps in familial adenomatous polyposis. Neoplasms with frequent somatic adenomatous polyposis coli gene alterations. Am J Pathol 2000, **157**: 747–754.

561 Almagro UA, Pintar K, Zellmer RB. Squamous metaplasia in colorectal polyps. Cancer 1984, **53**: 2679–2682.

562 Ando H, Miyoshi Y, Nagase H, Baba S, Nakamura Y. Detection of 12 germ-line mutations in the adenomatous polyposis coli gene by polymerase chain reaction. Gastroenterology 1993, **104**: 989–993.

563 Arminski TC, McLean DW. Incidence and distribution of adenomatous polyps of the colon and rectum based on 1,000 autopsy examinations. Dis Colon Rectum 1964, **7**: 249–261.

564 Banner BF, Sonmez-Alpan E, Yousem SA. An immunophenotypic study of the inflammatory cell populations in colon adenomas and carcinomas. Mod Pathol 1993, **6**: 295–301.

565 Bansal M, Fenoglio CM, Robboy SJ, West King D. Are metaplasias in colorectal adenomas truly metaplasias? Am J Pathol 1984, **115**: 253–265.

566 Bardeesy N, Sinha M, Hezel AF, Signoretti S, Hathaway NA, Sharpless NE, Loda M, Carrasco DR, DePinho RA. Loss of the Lkb1 tumour suppressor provokes intestinal polyposis but resistance to transformation. Nature 2002, **419**: 162–166.

567 Bariol C, Hawkins NJ, Turner JJ, Meagher AP, Williams DB, Ward RL. Histopathological and clinical evaluation of serrated adenomas of the colon and rectum. Mod Pathol 2003, **16**: 417–423.

568 Bartley AN, Thompson PA, Buckmeier JA, Kepler CY, Hsu CH, Snyder MS, Lance P, Bhattacharyya A, Hamilton SR. Expression of gastric pyloric mucin, MUC6, in colorectal serrated polyps. Mod Pathol 2010, **23**: 169–176.

569 Bedossa P, Poynard T, Bacci J, Naveau S, Lemaigre G, Chaput JC, Martin E. Expression of histocompatibility antigens and characterization of the lymphocyte infiltrate in hyperplastic polyps of the large bowel. Hum Pathol 1990, **21**: 319–324.

570 Bengoechea O, Martínez-Peñuela JM, Larrínaga B, Valerdi J, Borda F. Hyperplastic polyposis of the colorectum and adenocarcinoma in a 24-year-old man. Am J Surg Pathol 1987, **11**: 323–327.

571 Bodmer WF, Bailey CJ, Bodmer J, Bussey HJR, Ellis A, Gorman P, Lucibello FC, Murday VA, Rider SH, Scambler P, Sheer D, Solomon E, Spurr NK. Localization of the gene for familial adenomatous polyposis on chromosome 5. Nature 1987, **328**: 614–616.

572 Bolwell JS, James PD. Peutz–Jeghers syndrome with pseudoinvasion of hamartomatous polyps and multiple epithelial neoplasms. Histopathology 1979, **3**: 39–50.

573 Bombi JA, Rives A, Astudillo E, Pera C, Cardesa A. Polyposis coli associated with adenocarcinoma of the gallbladder. Report of a case. Cancer 1984, **53**: 2561–2563.

574 Bosari S, Moneghini L, Graziani D, Lee AKC, Murray JJ, Coggi G, Viale G. bcl-2 oncoprotein in colorectal hyperplastic polyps, adenomas, and adenocarcinomas. Hum Pathol 1995, **26**: 534–540.

575 Boughdady IS, Kinsella AR, Haboubi NY, Schofield PF. *K-ras* gene mutation in colorectal adenomas and carcinomas from familial adenomatous polyposis patients. Surg Oncol 1992, **1**: 269–274.

576 Bronner MP. Gastrointestinal inherited polyposis syndromes. Mod Pathol 2003, **16**: 359–365.

577 Burkart AL, Sheridan T, Lewin M, Fenton H, Ali NJ, Montgomery E. Do sporadic Peutz–Jeghers polyps exist? Experience of a large teaching hospital. Am J Surg Pathol 2007, **31**: 1209–1214.

578 Burke AP, Sobin LH. The pathology of Cronkhite–Canada polyps. A comparison to juvenile polyposis. Am J Surg Pathol 1989, **13**: 940–946.

579 Bussey HJR. Gastrointestinal polyposis. Gut 1970, **11**: 970–978.

580 Bussey HJR. Familial polyposis coli. Baltimore, 1975, Johns Hopkins University Press.

581 Campbell F, Geraghty JM, Appleton MAC, Williams ED, Williams GT. Increased stem cell somatic mutation in the non-neoplastic colorectal mucosa of patients with familial adenomatous polyposis. Hum Pathol 1998, **29**: 1531–1535.

582 Carlson GJ, Nivatvongs S, Snover DC. Colorectal polyps in Cowden's disease (multiple hamartoma syndrome). Am J Surg Pathol 1984, **8**: 763–770.

583 Chapman I. Adenomatous polypi of large intestine. Incidence and distribution. Ann Surg 1963, **157**: 223–226.

584 Chung SM, Chen YT, Panczykowski A, Schamberg N, Klimstra DS, Yantiss RK. Serrated polyps with 'intermediate features' of sessile serrated polyp and microvesicular hyperplastic polyp: a practical approach to the classification of nondysplastic serrated polyps. Am J Surg Pathol 2008, **32**: 407–412.

585 Cleary K. Juvenile polyp – a premalignant lesion? Adv Anat Pathol 1998, **5**: 95–98.

586 Coffin CM, Dehner LP. What is a juvenile polyp? An analysis based on 21 patients with solitary and multiple polyps. Arch Pathol Lab Med 1996, **120**: 1032–1038.

587 Cohen M, Thomson M, Taylor C, Donatone J, Quijano G, Drut R. Colonic and duodenal flat adenomas in children with classical familial adenomatous polyposis. Int J Surg Pathol 2006, **14**: 133–140.

588 Cole JW, McKalen A. Studies on the morphogenesis of adenomatous polyps in the human colon. Cancer 1963, **16**: 998–1002.

589 Cooper HS, Marshall C, Ruggerio F, Steplewski Z. Hyperplastic polyps of the colon and rectum. An immunohistochemical study with monoclonal antibodies against blood groups antigens (sialosyl = Le^a, Le^b, Le^x, Le^y, A, B, H). Lab Invest 1987, **57**: 421–428.

590 Dajani YF, Kamal MF. Colorectal juvenile polyps. An epidemiological and histopathological study of 144 cases in Jordanians. Histopathology 1984, **8**: 765–779.

591 Daniel ES, Ludwig SL, Lewin KJ, Ruprecht RM, Rajacich GM, Schwabe AD. The Cronkhite–Canada syndrome. An analysis of clinical and pathologic features and therapy in 55 patients. Medicine (Baltimore) 1982, **61**: 293–309.

592 Dawson PA, Filipe MI, Bussey HJR. Ultrastructural features of the colonic epithelium in familial polyposis coli. Histopathology 1977, **1**: 105–113.

593 Deschner EE, Lipkin M. Proliferative patterns in colonic mucosa in familial polyposis. Cancer 1975, **35**: 413–418.

594 Di Gregorio C, Losi L, Fante R, Modica S, Ghidoni M, Pedroni M, Tamassia MG, Gafa L, Ponz De Leon M, Roncucci L. Histology of aberrant crypt foci in the human colon. Histopathology 1997, **30**: 328–334.

595 Dirschmid K, Kiesler J, Mathis G, Beller S, Stoss F, Schobel B. Epithelial misplacement after biopsy of colorectal adenomas. Am J Surg Pathol 1993, **17**: 1262–1265.

596 Domoto H, Terahata S, Senoh A, Sato K, Aida S, Tamai S. Clear cell change in colorectal adenomas: its incidence and histological characteristics. Histopathology 1999, **34**: 250–256.

597 Drut R. Colonic aberrant crypts in children with familial adenomatous polyposis. Int J Surg Pathol 2007, **15**: 258–261.

598 Eide TJ, Schweder T. Clustering of adenomas in the large intestine. Gut 1984, **25**: 1262–1267.

599 Erbe RW. Current concepts in genetics. Inherited gastrointestinal-polyposis syndromes. N Engl J Med 1976, **394**: 1101–1104.

600 Estrada RG, Spjut HJ. Hyperplastic polyps of the large bowel. Am J Surg Pathol 1980, **4**: 127–133.

601 Farris AB, Misdraji J, Srivastava A, Muzikansky A, Deshpande V, Lauwers GY, Mino-Kenudson M. Sessile serrated adenoma: challenging discrimination from other serrated colonic polyps. Am J Surg Pathol 2008, **32**: 30–35.

602 Franzin G, Zamboni G, Dina R, Scarpa A, Fratton A. Juvenile and inflammatory polyps of the colon. A histological and histochemical study. Histopathology 1983, **7**: 719–728.

603 Franzin G, Zamboni G, Scarpa A, Dina R, Iannuci A, Novelli P. Hyperplastic (metaplastic) polyps of the colon. A histologic and histochemical study. Am J Surg Pathol 1984, **8**: 687–698.

604 Friedman CJ, Fechner RE. A solitary juvenile polyp with hyperplastic and adenomatous glands. Dig Dis Sci 1982, **27**: 946–948.

605 Fujisaki J, Shimoda T. Expression of cytokeratin subtypes in colorectal mucosa, adenoma, and carcinoma. Gastroenterol Jpn 1993, **28**: 647–656.

606 Fulcheri E, Baracchini P, Pagani A, Lapertosa G, Bussolati G. Significance of the smooth muscle cell component in Peutz–Jeghers and juvenile polyps. Hum Pathol 1991, **22**: 1136–1140.

607 Fung CH, Goldman H. The incidence and significance of villous change in adenomatous polyps. Am J Clin Pathol 1970, **53**: 21–25.

608 Gardner EJ. Follow-up study of a family group exhibiting dominant inheritance for a syndrome including intestinal polyps, osteomas, fibromas, and epidermal cysts. Am J Hum Genet 1962, **14**: 375–389.

609 Giardiello FM, Hamilton SR, Kern SE, Offerhaus GJ, Green PA, Celano P, Krush AJ, Booker SV. Colorectal neoplasia in juvenile polyposis or juvenile polyps. Arch Dis Child 1991, **66**: 971–975.

610 Giardiello FM, Hamilton SR, Krush AJ, Offerhaus JA, Booker SV, Petersen GM. Nasopharyngeal angiofibroma in patients with familial adenomatous polyposis. Gastroenterology 1993, **105**: 1550–1552.

611 Giardiello FM, Offerhaus GJ, Lee DH, Krush AJ, Tersmette AC, Booker SV, Kelley NC, Hamilton SR. Increased risk of thyroid and pancreatic carcinoma in familial adenomatous polyposis. Gut 1993, **34**: 1394–1396.

612 Greene FL. Epithelial misplacement in adenomatous polyps of the colon and rectum. Cancer 1974, **33**: 206–217.

613 Griffin CA, Lazar S, Hamilton SR, Giardiello FM, Long P, Krush AJ, Booker SV. Cytogenetic analysis of intestinal polyps in polyposis syndromes: comparison with sporadic colorectal adenomas. Cancer Genet Cytogenet 1993, **67**: 14–20.

614 Griffioen G, Cornelisse CJ, Verspaget HW, Sier CF, Eulderink F, Bosman FT, Lamers CB. Association of aneuploidy in index adenomas with metachronous colorectal adenoma development and a comparison. Cancer 1992, **70**: 2035–2043.

615 Grigioni WF, Alampi G, Martinelli G, Piccaluga A. Atypical juvenile polyposis. Histopathology 1981, **5**: 361–376.

616 Groff RJ, Nash R, Ahnen DJ. Significance of serrated polyps of the colon. Curr Gastroenterol Rep 2008, **10**: 490–498.

617 Groisman GM, Benkov KJ, Adsay V, Dische MR. Osseous metaplasia in benign colorectal polyps. Arch Pathol Lab Med 1994, **118**: 64–65.

618 Grotsky HW, Rickert RR, Smith WD, Newsome JF. Familial juvenile polyposis coli. A clinical and pathologic study of a large kindred. Gastroenterology 1982, **82**: 494–501.

619 Gupta C, Mazzara PF. High-grade pancreatic intraepithelial neoplasia in a patient with familial adenomatous polyposis. Arch Pathol Lab Med 2005, **129**: 1398–1400.

620 Haggitt RC, Pitcock JA. Familial juvenile polyposis of the colon. Cancer 1970, **26**: 1232–1238.

621 Haggitt RC, Reid BJ. Hereditary gastrointestinal polyposis syndromes. Am J Surg Pathol 1986, **10**: 871–887.

622 Hamilton SR, Liu B, Parsons RE, Papadopoulos N, Jen J, Powell SM, Krush AJ, Berk T, Cohen Z, Tetu B, Burger C, Wood PA, Taqui F, Booker SV, Petersen GM, Offerhaus GJA, Tersmette AC, Giardiello FM, Vogelstein B, Kinzler KW. The molecular basis of Turcot's syndrome. N Engl J Med 1995, **332**: 839–847.

623 Harach HR, Williams GT, Williams ED. Familial adenomatous polyposis associated thyroid carcinoma. A distinct type of follicular cell neoplasm. Histopathology 1994, **25**: 549–561.

624 Heillmann KL, Schmidbauer G, Schyma G. The transitional polyp of the colorectal mucosa. Pathol Res Pract 1987, **182**: 690–693.

625 Helwig EB, Hanson J. Lymphoid polyps (benign lymphoma) and malignant lymphoma of the rectum and anus. Surg Gynecol Obstet 1951, **92**: 233–243.

626 Hizawa K, Iida M, Matsumoto T, Kohrogi N, Kinoshita H, Yao T, Fujishima M. Cancer in Peutz–Jeghers syndrome. Cancer 1993, **72**: 2777–2781.

627 Hizawa K, Iida M, Matsumoto T, Kohrogi N, Yao T, Fujishima M. Neoplastic transformation arising in Peutz–Jeghers polyposis. Dis Colon Rectum 1993, **36**: 953–957.

628 Horrilleno EG, Eckert C, Ackerman LV. Polyps of the rectum and colon in children. Cancer 1957, **10**: 1210–1220.

629 Hurlstone DP, Brown S, Cross SS. The role of flat and depressed colorectal lesions in colorectal carcinogenesis: new insights from clinicopathological findings in high-magnification chromoscopic colonoscopy. Histopathology 2003, **43**: 413–426.

630 Isaacson P, LeVann HP. The demonstration of carcinoembryonic antigen in colorectal carcinoma and colonic polyps using an immunoperoxidase technique. Cancer 1976, **38**: 1348–1356.

631 Itoh H, Hirata K, Ohsato K. Turcot's syndrome and familial adenomatous polyposis associated with brain tumor. Review of related literature. Int J Colorectal Dis 1993, **8**: 87–94.

632 Järvinen HJ. Time and type of prophylactic surgery for familial adenomatosis coli. Ann Surg 1985, **202**: 93–97.

633 Jass JR, Filipe MI, Abbas S, Falcon CAJ, Wilson Y, Lovell D. A morphologic and histochemical study of metaplastic polyps of the colorectum. Cancer 1984, **53**: 510–515.

634 Jones IT, Jagelman DG, Fazio VW, Lavery IC, Weakley FL, McGannon E. Desmoid tumors in familial polyposis coli. Ann Surg 1986, **204**: 94–97.

635 Kambham N, Troxell M, Longacre TA. Multinucleated epithelial giant cells in colorectal polyps: a potential mimic of viropathic and/or dysplastic changes. Am J Surg Pathol 2005, **29**: 912–919.

636 Kang M, Mitomi H, Sada M, Tokumitsu Y, Takahashi Y, Igarashi M, Katsumata T, Okayasu I. Ki-67, p53, and Bcl-2 expression of serrated adenomas of the colon. Am J Surg Pathol 1997, **21**: 417–423.

637 Katayama Y, Kimura M, Konn M. Cronkhite–Canada syndrome associated with a rectal cancer and adenomatous changes in colonic polyps. Am J Surg Pathol 1985, **9**: 65–71.

638 Kawasaki Y, Monden T, Morimoto H, Murotani M, Miyoshi Y, Kobayashi T, Shimano T, Mori T. Immunohistochemical

study of p53 expression in microwave-fixed, paraffin-embedded sections of colorectal carcinoma and adenoma. Am J Clin Pathol 1992, **97**: 244–249.

639 Kindblom L-G, Angervall L, Santesson B, Selander S. Cronkhite-Canada syndrome. Case report. Cancer 1977, **39**: 2651–2657.

640 Kingston JE, Herbert A, Draper GJ, Mann JR. Association between hepatoblastoma and polyposis coli. Arch Dis Child 1983, **58**: 959–962.

641 Konishi F, Morson BC. Pathology of colorectal adenomas. A colonoscopic survey. J Clin Pathol 1982, **35**: 830–841.

642 Kubota O, Kino I. Minute adenomas of the depressed type in familial adenomatous polyposis of the colon. A pathway to ordinary polypoid adenomas. Cancer 1993, **72**: 1159–1164.

643 Kubota O, Kino I. Depressed adenomas of the colon in familial adenomatous polyposis. Histology, immunohistochemical detection of proliferating cell nuclear antigen (PCNA), and analysis of the background mucosa. Am J Surg Pathol 1995, **19**: 318–327.

644 Lambert R, Sobin LH, Waye JD, Stalder GA. The management of patients with colorectal adenomas. CA 1984, **34**: 167–176.

645 Lane N, Kaplan H, Pascal RR. Minute adenomatous and hyperplastic polyps of the colon. Divergent patterns of epithelial growth with specific associated mesenchymal changes; contrasting roles in the pathogenesis of carcinoma. Gastroenterology 1971, **60**: 537–551.

646 Leppert M, Dobbs M, Scambler P, O'Connell P, Nakamura Y, Stauffer D, Woodward S, Burt R, Hughes J, Gardner E, Lathrop M, Wasmuth J, Lalouel J-M, White R. The gene for familial polyposis coli maps to the long arm of chromosome 5. Science 1987, **238**: 1411–1413.

647 Levine JS, Ahnen DJ. Clinical practice. Adenomatous polyps of the colon. N Engl J Med 2006, **355**: 2551–2557.

648 Lewis JH, Ginsberg AL, Toomey KE. Turcot's syndrome. Evidence for autosomal 15 dominant inheritance. Cancer 1983, **51**: 524–528.

649 Lipkin M, Blattner WA, Gardner EJ, Burt RW, Lynch H, Deschner E, Winawer S, Fraumeni JF Jr. Classification and risk assessment of individuals with familial polyposis, Gardner's syndrome, and familial non-polyposis colon cancer from [^{3}H]thymidine labeling patterns in colonic epithelial cells. Cancer Res 1984, **44**: 4201–4207.

650 Longacre TA, Fenoglio-Preiser CM. Mixed hyperplastic adenomatous polyps/serrated adenomas. A distinct form of colorectal neoplasia. Am J Surg Pathol 1990, **14**: 524–537.

651 Luk GD, Baylin SB. Ornithine decarboxylase as a biologic marker in familial colonic polyposis. N Engl J Med 1984, **311**: 80–83.

652 Lynch HT, Smyrk TC, Lanspa SJ, Jenkins JX, Lynch PM, Cavalieri J, Lynch JF. Upper gastrointestinal manifestations in families with hereditary flat adenoma syndrome. Cancer 1993, **71**: 2709–2714.

653 Lynch HT, Smyrk TC, Watson P, Lanspa SJ, Lynch PM, Jenkins JX, Rouse J, Cavalieri J, Howard L, Lynch J. Hereditary flat adenoma syndrome. A variant of familial adenomatous polyposis? Dis Colon Rectum 1992, **35**: 411–421.

654 MacDonald JM, David WC, Crago HR, Berk AD. Gardner's syndrome and periampullary malignancy. Am J Surg 1967, **113**: 425–430.

655 Mastronardi L, Ferrante L, Lunardi P, Cervoni L, Fortuna A. Association between neuroepithelial tumor and multiple intestinal polyposis (Turcot's syndrome). Report of a case and critical analysis of the literature. Neurosurgery 1991, **28**: 449–452.

656 Mestre JR. The changing pattern of juvenile polyps. Am J Gastroenterol 1986, **81**: 312–314.

657 Mills SE, Fechner RE. Unusual adenomatous polyps in juvenile polyposis coli. Am J Surg Pathol 1982, **6**: 177–183.

658 Miyaki M, Konishi M, Kikuchi-Yanoshita R, Enomoto M, Tanaka K, Takahashi H, Muraoka M, Mori T, Konishi F, Iwama T. Coexistence of somatic and germ-line mutations of APC gene in desmoid tumors from patients with familial adenomatous polyposis. Cancer Res 1993, **53**: 5079–5082.

659 Miyoshi Y, Ando H, Nagase H, Nishisho I, Horii A, Miki Y, Mori T, Utsunomiya J, Baba S, Petersen G, et al. Germ-line mutations of the APC gene in 53 familial adenomatous polyposis patients. Proc Natl Acad Sci U S A 1992, **89**: 4452–4456.

660 Mughal S, Filipe MI, Jass JR. A comparative ultrastructural study of hyperplastic and adenomatous polyps, incidental and in association with colorectal cancer. Cancer 1981, **48**: 2746–2755.

661 Murad T, Bauer K, Scarpelli DG. Histopathologic and flow cytometric analysis of adenomatous colonic polyps. Arch Pathol Lab Med 1989, **113**: 1003–1008.

662 Muto T, Bussey HJR, Morson BC. Pseudo-carcinomatous invasion in adenomatous polyps of the colon and rectum. J Clin Pathol 1973, **26**: 25–31.

663 Narita T, Eto T, Ito T. Peutz–Jeghers syndrome with adenomas and adenocarcinomas in colonic polyps. Am J Surg Pathol 1987, **11**: 76–81.

664 Nascimbeni R, Villanacci V, Mariani PM, De Betta E, Ghirardi M, Donato F, Salerni B. Aberrant crypt foci in the human colon: frequency and histologic patterns in patients with colorectal cancer or diverticular disease. Am J Surg Pathol 1999, **23**: 1256–1263.

665 Neugut AI, Johnsen CM, Forde KA, Treat MR. Recurrence rates for colorectal polyps. Cancer 1985, **55**: 1586–1589.

666 Noffsinger AE. Serrated polyps and colorectal cancer: new pathway to malignancy. Annu Rev Pathol 2009, **4**: 343–364.

667 Nucci MR, Robinson CR, Longo P, Campbell P, Hamilton SR. Phenotypic and genotypic characteristics of aberrant crypt foci in human colorectal mucosa. Hum Pathol 1997, **28**: 1396–1407.

668 Nugent KP, Talbot IC, Hodgson SV, Phillips RK. Solitary juvenile polyps. Not a marker for subsequent malignancy. Gastroenterology 1993, **105**: 698–700.

669 O'Brien MJ. Hyperplastic and serrated polyps of the colorectum. Gastroenterol Clin North Am 2007, **36**: 947–968, viii.

670 Offerhaus GJ, Giardiello FM, Tersmette KW, Mulder JW, Tersmette AC, Moore GW, Hamilton SR. Ethnic differences in the anatomical location of colorectal adenomatous polyps. Int J Cancer 1991, **49**: 641–644.

671 Painter TA, Jagelman DG. Adrenal adenomas and adrenal carcinomas in association with hereditary adenomatosis of the colon and rectum. Cancer 1985, **55**: 2001–2004.

672 Penna C, Tiret E, Parc R, Sfairi A, Kartheuser A, Hannoun L, Nordinger B. Operation and abdominal desmoid tumors in familial adenomatous polyposis. Surg Gynecol Obstet 1993, **177**: 263–268.

673 Perkins JT, Blackstone MO, Riddell RH. Adenomatous polyposis coli and multiple endocrine neoplasia type 2b. A pathogenetic relationship. Cancer 1985, **55**: 375–381.

674 Pham BN, Villanueva RP. Ganglioneuromatous proliferation associated with juvenile polyposis coli. Arch Pathol Lab Med 1989, **113**: 91–94.

675 Powell SM, Petersen GM, Krush AJ, Booker S, Jen J, Giardiello FM, Hamilton SR, Vogelstein B, Kinzler KW. Molecular diagnosis of familial adenomatous polyposis. N Engl J Med 1993, **329**: 1982–1987.

676 Pretlow TP, Barrow BJ, Ashton WS, O'Riordan MA, Pretlow TG, Jurcisek JA, Stellato TA. Aberrant crypts. Putative preneoplastic foci in human colonic mucosa. Cancer Res 1991, **51**: 1564–1567.

677 Pulitzer M, Xu R, Suriawinata AA, Waye JD, Harpaz N. Microcarcinoids in large intestinal adenomas. Am J Surg Pathol 2006, **30**: 1531–1536.

678 Ramirez RF, Culp CE, Jackman RJ, Dockerty MB. Villous tumors of the lower part of the large bowel. JAMA 1965, **194**: 121–125.

679 Ranzi T, Castagnone D, Velio P, Bianchi P, Polli EE. Gastric and duodenal polyps in familial polyposis coli. Gut 1981, **22**: 363–367.

680 Reissenweber N, Gualco G, Zrdao G, Velazquez S, Kliche I, Fosman E, Almeida E. The interrelationship between tubular and papillary sectors of tubulo-villous colorectal adenomas: comparative morphometric analysis and evaluation of cell proliferation. Hum Pathol 1998, **29**: 431–437.

681 Rickert RR. Papillary adenoma of the large intestine: a historical perspective. Cancer 1998, **83**: 825–829.

682 Robert J, Lagace R, Delage C. Malakoplakia of the colon associated with a villous adenoma. Report of a case. Dis Colon Rectum 1974, **17**: 668–671.

683 Roncucci L, Stamp D, Meline A, Cullen JB, Bruce WR. Identification and quantification of aberrant crypt foci and microadenomas in the human colon. Hum Pathol 1991, **22**: 387–394.

684 Roth SI, Helwig EB. Juvenile polyps of the colon and rectum. Cancer 1963, **16**: 468–479.

685 Rozen P, Baratz M. Familial juvenile colonic polyposis with associated colon cancer. Cancer 1982, **49**: 1500–1503.

686 Rubio CA. Atypical mitoses in colorectal adenomas. Pathol Res Pract 1991, **187**: 508–513.

687 Rubio CA, Slezak P, Rodensjo M. Differences in the distribution of acidic mucins between flat tubular adenomas and flat serrated adenomas of the colorectal mucosa. In Vivo 1996, **10**: 383–388.

688 Rustgi AK. Hereditary gastrointestinal polyposis and nonpolyposis syndromes. N Engl J Med 1994, **331**: 1694–1702.

689 Ruymann FB. Juvenile polyps with cachexia. Report of an infant and comparison with Cronkhite–Canada syndrome in adults. Gastroenterology 1969, **57**: 431–438.

690 Sachatello CR. Familial polyposis of the colon. A four-decade follow-up. Cancer 1971, **28**: 581–587.

691 Samowitz WS, Burt RL. The nonspecificity of histological findings reported for flat adenomas. Hum Pathol 1995, **26**: 571–573.

692 Sarlin JG, Mori K. Morules in epithelial tumors of the colon and rectum. Am J Surg Pathol 1984, **8**: 281–285.

693 Sasaki A, Yokoyama S, Arita T, Inomata M, Kashima K, Nakayama I. Morules with biotin-containing optically clear nuclei in colonic tubular adenoma. Am J Surg Pathol 1999, **23**: 336–341.

694 Schneider NR, Cubilla AL, Chaganti RSK. Association of endocrine neoplasia with multiple polyposis of the colon. Cancer 1983, **51**: 1171–1175.

695 Schröder S, Moehrs D, von Weltzien J, Winkler R, Otto HF. The Turcot syndrome. Report of an additional case and review of the literature. Dis Colon Rectum 1983, **26**: 533–538.

696 Shi C, Scudiere JR, Cornish TC, Lam-Himlin D, Park JY, Fox MR, Montgomery EA. Clear cell change in colonic tubular adenoma and corresponding colonic clear cell adenocarcinoma is associated with an altered mucin core protein profile. Am J Surg Pathol 2010, **34**: 1344–1350.

697 Shpitz B, Bornstein Y, Mekori Y, Cohen R, Kaufman Z, Neufeld D, Galkin M, Bernheim J. Aberrant crypt foci in human colons: distribution and histomorphologic characteristics. Hum Pathol 1998, **29**: 469–475.

698 Sieber OM, Lipton L, Crabtree M, Heinimann K, Fidalgo P, Phillips RKS, Bisgaard M-L, Orntoft TF, Aaltonen LA, Hodgson SV, Thomas HJW, Tomlinson IPM. Multiple colorectal adenomas, classic adenomatous polyposis, and germ-line mutations in MYH. N Engl J Med 2003, **348**: 791–799.

699 Siu IM, Pretlow TG, Amini SB, Pretlow TP. Identification of dysplasia in human colonic aberrant crypt foci. Am J Pathol 1997, **150**: 1805–1813.

700 Snover DC. Serrated polyps of the large intestine. Semin Diagn Pathol 2005, **22**: 301–308.

701 Sobin LH. Inverted hyperplastic polyps of the colon. Am J Surg Pathol 1985, **9**: 265–272.

702 Sobin LH. The histopathology of bleeding from polyps and carcinomas of the large intestine. Cancer 1985, **55**: 577–581.

703 Solomon SS, Moran JM, Nabseth DC. Villous adenoma of rectosigmoid accompanied by electrolyte depletion. JAMA 1965, **194**: 117–122.

704 Srivastava A, Redston M, Farraye FA, Yantiss RK, Odze RD. Hyperplastic/serrated polyposis in inflammatory bowel disease: a case series of a previously undescribed entity. Am J Surg Pathol 2008, **32**: 296–303.

705 Stemper TJ, Kent TH, Sommers RW. Juvenile polyposis and gastrointestinal carcinoma. A study of a kindred. Ann Intern Med 1975, **83**: 639–646.

706 Takayama T, Katsuki S, Takahashi Y, Ohi M, Nojiri S, Sakamaki S, Kato J, Kogawa K, Miyake H, Niitsu Y. Aberrant crypt foci of the colon as precursors of adenoma and cancer. N Engl J Med 1998, **339**: 1277–1284.

707 Tateyama H, Li W, Takahashi E, Miura Y, Sugiura H, Eimoto T. Apoptosis index and apoptosis-related antigen expression in serrated adenoma of the colorectum: the saw-toothed structure may be related to inhibition of apoptosis. Am J Surg Pathol 2002, **26**: 249–256.

708 Thompson JJ, Enterline HT. The macroscopic appearance of colorectal polyps. Cancer 1981, **48**: 151–160.

709 Tops CM, Vasen HF, van Berge Henegouwen G, Simoons PP, van de Klift HM, van Leeuwen SJ, Breukel C, Fodde R, den Hartog Jager FC, Nagengast FM, et al. Genetic evidence that Turcot syndrome is not allelic to familial adenomatous polyposis. Am J Med Genet 1992, **43**: 888–893.

710 Torlakovic E, Skovlund E, Snover DC, Torlakovic G, Nesland JM. Morphologic reappraisal of serrated colorectal polyps. Am J Surg Pathol 2003, **27**: 65–81.

711 Torlakovic EE, Gomez JD, Driman DK, Parfitt JR, Wang C, Benerjee T, Snover DC. Sessile serrated adenoma (SSA) vs. traditional serrated adenoma (TSA). Am J Surg Pathol 2008, **32**: 21–29.

712 Van Der Weyden L, Jonkers J, Bradley A. Stuck at first base. Nature 2002, **419**: 127–128.

713 Veale AMO, McColl I, Bussey HJR, Morson BC. Juvenile polyposis coli. J Med Genet 1969, **3**: 5–16.

714 Wada R, Miwa H, Abe H, Santo RM, Kitamura S, Kuwabara N, Suda K, Kondo K, Yamada S, Hamada T, et al. Incidence of Paneth cells in minute tubular adenomas and adenocarcinomas of the large bowel. Acta Pathol Jpn 1992, **42**: 579–584.

715 Warner AS, Glick ME, Fogt F. Multiple large hyperplastic polyps of the colon coincident with adenocarcinoma. Am J Gastroenterol 1994, **89**: 123–125.

716 Watne AL, Carrier JM, Durham JP, Hrabovsky EE, Chang W. The occurrence of carcinoma of the rectum following ileoproctostomy for familial polyposis. Ann Surg 1983, **197**: 550–554.

717 Watne AL, Lai H-Y, Carrier J, Coppula W. The diagnosis and surgical treatment of patients with Gardner's syndrome. Surgery 1977, **82**: 327–333.

718 Welch JP, Welch CE. Villous adenomas of the colorectum. Am J Surg 1976, **131**: 185–191.

719 Wiebecke B, Brandts A, Eder M. Epithelial proliferation and morphogenesis of hyperplastic adenomatous and villous polyps of the human colon. Virchows Arch [A] 1974, **364**: 35–49.

720 Williams AR, Balasooriya BAW, Day DW. Polyps and cancer of the large bowel. A necropsy study in Liverpool. Gut 1982, **23**: 835–842.

721 Williams GT, Arthur JF, Bussey HJR, Morson BC. Metaplastic polyps and polyposis of the colorectum. Histopathology 1980, **4**: 155–170.

722 Wiltz O, O'Toole K, Fenoglio CM. Breast carcinoma metastatic to a solitary adenomatous polyp in the colon. Arch Pathol Lab Med 1984, **108**: 318–320.

723 Winawer SJ, Stewart ET, Zauber AG, Bond JH, Ansel H, Waye JD, Hall D, Hamlin JA, Schapiro M, O'Brien MJ, Sternberg SS, Gottlieb LS. A comparison of colonoscopy and double-contrast barium enema for surveillance after polypectomy. A National Polyp Study Work Group. N Engl J Med 2000, **342**: 1766–1772.

724 Wolber RA, Owen DA. Flat adenomas of the colon. Hum Pathol 1991, **22**: 70–74.

725 Wu TT, Kornacki S, Rashid A, Yardley JH, Hamilton SR. Dysplasia and dysregulation of proliferation in foveolar and surface epithelia of fundic gland polyps from patients with familial adenomatous polyposis. Am J Surg Pathol 1998, **22**: 293–298.

726 Wu TT, Rezai B, Rashid A, Luce MC, Cayouette MC, Kim C, Sani N, Mishra L, Moskaluk CA, Yardley JH, Hamilton SR. Genetic alterations and epithelial dysplasia in juvenile polyposis syndrome and sporadic juvenile polyps. Am J Pathol 1997, **150**: 939–947.

727 Yantiss RK, Oh KY, Chen YT, Redston M, Odze RD. Filiform serrated adenomas: a clinicopathologic and immunophenotypic study of 18 cases. Am J Surg Pathol 2007, **31**: 1238–1245.

728 Yokoo H, Usman I, Wheaton S, Kampmeier PA. Colorectal polyps with extensive absorptive enterocyte differentiation. Histologically distinct variant of hyperplastic polyps. Arch Pathol Lab Med 1999, **123**: 404–410.

729 Yonemoto RH, Slayback JB, Byron RL Jr, Rosen RB. Familial polyposis of the entire gastrointestinal tract. Arch Surg 1969, **99**: 427–434.

Relationship with carcinoma and treatment

730 Ackerman LV. Malignant potential of polypoid lesions of the large intestine. Trans Stud Coll Phys Phila 1964, **32**: 5–14.

731 Atkin WS, Morson BC, Cuzick J. Long-term risk of colorectal cancer after excision of rectosigmoid adenomas. N Engl J Med 1992, **326**: 658–662.

732 Bacon HE, Eisenberg SW. Papillary adenoma or villous tumor of the rectum and colon. Ann Surg 1971, **174**: 1002–1008.

733 Baker SJ, Fearon ER, Nigro JM, Hamilton SR, Preisinger AC, Jessup JM, Van Tuinen P, Ledbetter DH, Barker DF, Nakamura YH, White R, Vogelstein B. Chromosome 17 deletions and p53 gene mutations in colorectal carcinomas. Science 1989, **244**: 217–221.

734 Banner BF, Chacho MS, Roseman DL, Coon JS. Multiparameter flow cytometric analysis of colon polyps. Am J Clin Pathol 1987, **87**: 313–318.

735 Bat L, Pines A, Ron E, Rosenblum Y, Niv Y, Shemesh E. Colorectal adenomatous polyps and carcinoma in Ashkenazi and non-Ashkenazi Jews in Israel. Cancer 1986, **58**: 1167–1171.

736 Boland CR, Montgomery CK, Kim YS. A cancer-associated mucin alteration in benign colonic polyps. Gastroenterology 1982, **82**: 664–672.

737 Boland CR, Sato J, Appelman HD, Bresalier RS, Feinberg AP. Microallelotyping defines the sequence and tempo of allelic losses at tumour suppressor gene loci during colorectal cancer progression. Nat Med 1995, **1**: 902–909.

738 Castleman B, Krikstein HI. Do adenomatous polyps of the colon become malignant? N Engl J Med 1962, **267**: 469–475.

739 Cho KR, Vogelstein B. Genetic alterations in the adenoma–carcinoma sequence. Cancer 1992, **70**: 1727–1731.

740 Clark JC, Collan Y, Eide TJ, Estève J, Ewen S, Gibbs NM, Jensen OM, Koskela E, MacLennan R, Simpson JG, Stalsberg H, Zaridze DG. Prevalence of polyps in an autopsy series from areas with varying incidence of large-bowel cancer. Int J Cancer 1985, **36**: 179–186.

741 Colacchio TA, Forde KA, Scantlebury VP. Endoscopic polypectomy. Inadequate treatment for invasive colorectal carcinoma. Ann Surg 1981, **194**: 704–707.

742 Cooper HS. Surgical pathology of endoscopically removed malignant polyps of the colon and rectum. Am J Surg Pathol 1983, **7**: 613–623.

743 Cooper HS, Reuter VE. Peanut lectin-binding sites in polyps of the colon and rectum. Lab Invest 1983, **49**: 655–661.

744 Cooper HS, Cox J, Patchevsky AS. Immunohistologic study of blood group substances in polyps of the distal colon. Expression of a fetal antigen. Am J Clin Pathol 1980, **73**: 345–350.

745 Cooper HS, Deppisch LM, Kahn EI, Lev R, Manley PN, Pascal RR, Qizilbash AH, Rickert

RR, Silverman JF, Wirman JA. Pathology of the malignant colorectal polyp. Hum Pathol 1998, **29**: 15–26.

746 Correa P, Strong JP, Reif A, Johnson WD. The epidemiology of colorectal polyps. Prevalence in New Orleans and international comparisons. Cancer 1977, **39**: 2258–2264.

747 Coverlizza S, Risio M, Ferrari A, Fenoglio-Preiser CM, Rossini FP. Colorectal adenomas containing invasive carcinoma. Pathologic assessment of lymph node metastatic potential. Cancer 1989, **64**: 1937–1947.

748 Crawford BE, Stromeyer FW. Small nonpolypoid carcinomas of the large intestine. Cancer 1983, **51**: 1760–1763.

749 Eide TJ. Remnants of adenomas in colorectal carcinomas. Cancer 1983, **51**: 1866–1872.

750 Eide TJ. Prevalence and morphological features of adenomas of the large intestine in individuals with and without colorectal carcinoma. Histopathology 1986, **10**: 111–118.

751 Euscher ED, Niemann TH, Lucas JG, Kurokawa AM, Frankel WL. Large colorectal adenomas: an approach to pathologic evaluation. Am J Clin Pathol 2001, **116**: 336–340.

752 Fearon ER, Cho KR, Nigro JM, Kern SE, Simons JW, Ruppert JM, Hamilton SR, Preisingter AC, Thomas G, Kinzler KW, Vogelstein B. Identification of a chromosome 18q gene that is altered in colorectal cancers. Science 1990, **247**: 49–56.

753 Fearon ER, Vogelstein B. A genetic model for colorectal tumorigenesis. Cell 1990, **61**: 759–767.

754 Fenoglio CM, Kaye GI, Lane N. Distribution of human colonic lymphatics in normal, hyperplastic, and adenomatous tissue. Its relationship to metastasis from small carcinomas in pedunculated adenomas, with two case reports. Gastroenterology 1973, **64**: 51–66.

755 Fenoglio CM, Lane N. The anatomical precursor of colorectal carcinoma. Cancer 1974, **34**: 819–823.

756 Frei JV. Endoscopic large bowel polypectomy. Adequate treatment of some completely removed, minimally invasive lesions. Am J Surg Pathol 1985, **9**: 355–359.

757 Fried GM, Hreno A, Duguid WP, Hampson LG. Rational management of malignant colon polyps based on long-term follow-up. Surgery 1984, **96**: 815–822.

758 Fucini C, Wolff BG, Spencer RJ. An appraisal of endoscopic removal of malignant colonic polyps. Mayo Clin Proc 1986, **61**: 123–126.

759 Gillespie PE, Chambers TJ, Chan KW, Doronzo F, Morson BC, Williams CB. Colonic adenomas. A colonoscopic survey. Gut 1979, **20**: 240–245.

760 Griffioen G, Bosman FT, Verspaget HW, de Bruin PA, Biemond I, Lamers CB. Mucin profiles and potential for malignancy of human colorectal adenomatous polyps. Cancer 1989, **63**: 1587–1591.

761 Haggitt RC, Glotzbach RE, Soffer EE, Wruble LD. Prognostic factors in colorectal carcinomas arising in adenomas. Implications for lesions removed by endoscopic polypectomy. Gastroenterology 1985, **89**: 328–336.

762 Hamilton SR. Molecular genetics of colorectal carcinoma. Cancer 1992, **70**: 1216–1221.

763 Hamilton SR. The adenoma-adenocarcinoma sequence in the large bowel. Variations on a theme. J Cell Biochem Suppl 1992, **16G**: 41–46.

764 Heppner Goss KH, Groden J. Biology of the adenomatous polyposis coli tumor suppressor. J Clin Oncol 2000, **18**: 1967–1979.

765 Hermanek PJ Jr, Giedl J. The adenoma-carcinoma sequence in AMMN-induced colonic tumors of the rat. Pathol Res Pract 1984, **178**: 548–554.

766 Hornick JL, Farraye FA, Odze RD. Clinicopathologic and immunohistochemical study of small apparently 'de novo' colorectal adenocarcinomas. Am J Surg Pathol 2007, **31**: 207–215.

767 Hosaka S, Aoki Y, Akamatsu T, Nakamura N, Hosaka N, Kiyosawa K. Detection of genetic alterations in the p53 suppressor gene and the K-ras oncogene among different grades of dysplasia in patients with colorectal adenomas. Cancer 2002, **94**: 219–227.

768 Hultborn KA. The causal relationship between benign epithelial tumors and adenocarcinoma of the colon and rectum. Acta Radiol Suppl 1954, **113**: 1–71.

769 Ichii S, Takeda S, Horii A, Nakatsuru S, Miyoshi Y, Emi M, Fujiwara Y, Koyama K, Furuyama J, Utsunomiya J, et al. Detailed analysis of genetic alterations in colorectal tumors from patients with and without familial adenomatous polyposis (FAP). Oncogene 1993, **8**: 2399–2405.

770 Iino H, Fukayama M, Maeda Y, Koike M, Mori T, Takahashi T, Kikuchi-Yanoshita R, Miyaki M, Mizuno S, Watanabe S. Molecular genetics for clinical management of colorectal carcinoma. 17p, 18q, and 22q loss of heterozygosity and decreased DCC expression are correlated with the metastatic potential. Cancer 1994, **73**: 1324–1331.

771 Jorgensen OD, Kronborg O, Fenger C. The Funen Adenoma Follow-up Study. Incidence and death from colorectal carcinoma in an adenoma surveillance program. Scand J Gastroenterol 1993, **28**: 869–874.

772 Kinzler KW, Nilbert MC, Vogelstein B, Bryan TM, Levy DB, Smith KJ, Preisinger AC, Hamilton SR, Hedge P, Markham A, et al. Identification of a gene located at chromosome 5q21 that is mutated in colorectal cancers. Science 1991, **251**: 1366–1370.

773 Kraus FT. Pedunculated adenomatous polyp with carcinoma in the tip and metastasis to lymph nodes. Dis Colon Rectum 1965, **8**: 283–286.

774 Kyzer S, Begin LR, Gordon PH, Mitmaker B. The care of patients with colorectal polyps that contain invasive adenocarcinoma. Endoscopic polypectomy or colectomy? Cancer 1992, **70**: 2044–2050.

775 Lewin MR, Fenton H, Burkart AL, Sheridan T, Abu-Alfa AK, Montgomery EA. Poorly differentiated colorectal carcinoma with invasion restricted to lamina propria (intramucosal carcinoma): a follow-up study of 15 cases. Am J Surg Pathol 2007, **31**: 1882–1886.

776 Lipper S, Kahn LB, Ackerman LV. The significance of microscopic invasive cancer in endoscopically removed polyps of the large bowel. A clinicopathologic study of 51 cases. Cancer 1983, **52**: 1691–1699.

777 Lotfi AM, Spencer RJ, Ilstrup DM, Melton LJ III. Colorectal polyps and the risk of subsequent carcinoma. Mayo Clin Proc 1986, **61**: 337–343.

778 Madara JL, Harte P, Deasy J, Ross D, Lahey S, Steele G Jr. Evidence for an adenoma-carcinoma sequence in dimethylhydrazine-induced neoplasms of rat intestinal epithelium. Am J Pathol 1983, **110**: 230–235.

779 Morson BC. The pathogenesis of colorectal cancer. In Bennington JL (consulting ed.): Major problems in pathology, vol. 10. Philadelphia, 1978, W.B. Saunders.

780 Morson BC, Whiteway JE, Jones EA, Macrae FA, Williams CB. Histopathology and prognosis of malignant colorectal polyps treated by endoscopic polypectomy. Gut 1984, **25**: 437–444.

781 Mueller JD, Bethke B, Stolte M. Colorectal de novo carcinoma: a review of its diagnosis, histopathology, molecular biology, and clinical relevance. Virchows Arch 2002, **440**: 453–460.

782 Mulder JW, Offerhaus GJ, de Feyter EP, Floyd JJ, Kern SE, Vogelstein B, Hamilton SR. The relationship of quantitative nuclear morphology to molecular genetic alterations in the adenoma-carcinoma sequence of the large bowel. Am J Pathol 1992, **141**: 797–804.

783 Muto T, Bussey HJR, Morson BC. The evolution of cancer of the colon and rectum. Cancer 1975, **36**: 2251–2270.

784 Nugent KP, Spigelman AD, Phillips RK. Life expectancy after colectomy and ileorectal anastomosis for familial adenomatous polyposis. Dis Colon Rectum 1993, **36**: 1059–1062.

785 Offerhaus GJ, De Feyter EP, Cornelisse CJ, Tersmette KW, Floyd J, Kern SE, Vogelstein B, Hamilton SR. The relationship of DNA aneuploidy to molecular genetic alterations in colorectal carcinoma. Gastroenterology 1992, **102**: 1612–1619.

786 Offerhaus GJ, Giardiello FM, Krush AJ, Booker SV, Tersmette AC, Kelley NC, Hamilton SR. The risk of upper gastrointestinal cancer in familial adenomatous polyposis. Gastroenterology 1992, **102**: 1980–1982.

787 Owen DA. Flat adenoma, flat carcinoma, and de novo carcinoma of the colon. Cancer 1996, **77**: 3–6.

788 Piana S, Asioli S, Foroni M. Oncocytic adenocarcinoma of the rectum arising on a villous adenoma with oncocytic features. Virchows Arch 2006, **448**: 228–231.

789 Powell SM, Zilz N, Beazer-Barclay Y, Bryan TM, Hamilton SR, Thibodeau SN, Vogelstein B, Kinzler KW. APC mutations occur early during colorectal tumorigenesis. Nature 1992, **359**: 235–237.

790 Read TE, Read JD, Butterly LF. Importance of adenomas 5 mm or less in diameter that are detected by sigmoidoscopy. N Engl J Med 1997, **336**: 8–12.

791 Riddell RH. Hands off 'cancerous' large bowel polyps. Gastroenterology 1985, **89**: 432–441.

792 Shamsuddin AM, Kato Y, Kunishima N, Sugano H, Trump BF. Carcinoma *in situ* in nonpolypoid mucosa of the large intestine. Report of a case with significance in strategies for early detection. Cancer 1985, **56**: 2849–2854.

793 Shatney CH, Lober PH, Gilbertsen VA, Sosin H. The treatment of pedunculated adenomatous colorectal polyps with focal cancer. Surg Gynecol Obstet 1974, **139**: 845–850.

794 Shimoda T, Ikegami M, Fujisaki J, Matsui T, Aizawa S, Ishikawa E. Early colorectal carcinoma with special reference to its development de novo. Cancer 1989, **64**: 1138–1146.

795 Simons BD, Morrison AS, Lev R, Verhoek-Oftedahl W. Relationship of polyps to cancer of the large intestine. J Natl Cancer Inst 1992, **84**: 962–966.

796 Skinner JM, Whitehead R. Tumor-associated antigens in polyps and carcinoma of the human large bowel. Cancer 1981, **47**: 1241–1245.

797 Soreide K, Buter TC, Janssen EA, van Diermen B, Baak JP. A monotonous population of elongated cells (MPECs) in colorectal adenoma indicates a high risk of metachronous cancer. Am J Surg Pathol 2006, **30**: 1120–1129.

798 Spjut HJ, Frankel NB, Appel MF. The small carcinoma of the large bowel. Am J Surg Pathol 1979, **3**: 39–46.

799 Spratt JS Jr, Ackerman LV. Small primary adenocarcinomas of the colon and rectum. JAMA 1962, **179**: 337–346.

800 Spratt JS Jr, Moyer C, Ackerman LV. Relationship of polyps of the colon to colonic cancer. Ann Surg 1958, **148**: 682–698.

801 Spratt JS Jr, Watson FR. The rationale of practice for polypoid lesions of the colon. Cancer 1971, **28**: 153–159.

802 Stamm B, Ristivojevic B. Small pedunculated tubular adenoma of the colon with carcinoma restricted to the head, invasion of lymphatics and widespread metastases. Case report and review of the literature. Virchows Arch [A] 1983, **402**: 83–89.

803 Tandon M, Sostek M, Klein MA. Focus of signet ring cell carcinoma in an adenoma of the sigmoid colon. Arch Pathol Lab Med 1999, **123**: 957–959.

804 van den Ingh HF, Bara J, Cornelisse CJ, Nap M. Aneuploidy and expression of gastric-associated mucus antigens M[1] and CEA in colorectal adenomas. Am J Clin Pathol 1987, **87**: 174–179.

805 Wada R, Matsukuma S, Abe H, Kuwabara N, Suda K, Arakawa A, Kitamura S. Histopathological studies of superficial-type early colorectal carcinoma. Cancer 1996, **77**: 44–50.

806 Watanabe T, Muto T, Sawada T, Miyaki M. Flat adenoma as a precursor of colorectal carcinoma in hereditary nonpolyposis colorectal carcinoma. Cancer 1996, **77**: 627–634.

807 Welch JP, Welch CE. Villous adenomas of the colorectum. Am J Surg 1976, **131**: 185–191.

808 Wheat MW Jr, Ackerman LV. Villous adenomas of the large intestine. Clinicopathologic evaluation of 50 cases of villous adenomas with emphasis on treatment. Ann Surg 1958, **147**: 476–487.

809 Williams C, Muto T, Rutter KRP. Removal of polyps with fibreoptic colonoscope. A new approach to colonic polypectomy. Br Med J 1973, **1**: 451–452.

810 Winawer SJ, Zauber AG, Ho MN, O'Brien MJ, Gottlieb LS, Sternberg SS, Waye JD, Schapiro M, Bond JH, Panish JF, Ackroyd F, Shike M, Kurtz RC, Hornsby-Lewis L, Gerdes H, Stewart ET, and the National Polyp Study Workgroup. Prevention of colorectal cancer by colonoscopic polypectomy. N Engl J Med 1993, **329**: 1977–1981.

811 Winawer SJ, Zauber AG, O'Brien MJ, Ho MN, Gottlieb L, Sternberg SS, Waye JD, Bond J, Schapiro M, Stewart ET, et al. Randomized comparison of surveillance intervals after colonoscopic removal of newly diagnosed adenomatous polyps. The National Polyp Study Workgroup. N Engl J Med 1993, **328**: 901–906.

812 Wolff WI, Shinya H. Polypectomy via the fiberoptic colonoscope. Removal of neoplasms beyond reach of the sigmoidoscope. N Engl J Med 1973, **288**: 329–332.

813 Wolff WI, Shinya H. Endoscopic polypectomy. Therapeutic and clinicopathologic aspects. Cancer 1975, **36**: 683–690.

814 Zotter S, Lossnitzer A, Hageman PC, Delemarre JFM, Hilkens J, Hilgers J. Immunohistochemical localization of the epithelial marker MAM-6 in invasive malignancies and highly dysplastic adenomas of the large intestine. Lab Invest 1987, **57**: 193–199.

CARCINOMA

General features

815 Arai T, Takubo K. Clinicopathological and molecular characteristics of gastric and colorectal carcinomas in the elderly. Pathol Int 2007, **57**: 303–314.

816 Berg JW, Howell MA. The geographic pathology of bowel cancer. Cancer 1974, **34**: 807–814.

817 Black WC, Ackerman LV. Carcinoma of the large intestine as a late complication of pelvic radiotherapy. Clin Radiol 1965, **16**: 278–281.

818 Boyle P, Zaridze DG, Smans M. Descriptive epidemiology of colorectal cancer. Int J Cancer 1985, **36**: 9–18.

819 Center MM, Jemal A, Smith RA, Ward E. Worldwide variations in colorectal center. CA Cancer J Clin 2009, **59**: 366–378.

820 Cipolla R, Garcia RL. Colonic polyps and adenocarcinoma complicating ureterosigmoidostomy. Report of a case. Am J Gastroenterol 1984, **79**: 453–457.

821 Hill MJ. Bacteria and the etiology of colonic cancer. Cancer 1974, **34**: 815–818.

822 Lasser A, Acosta AE. Colonic neoplasms complicating ureterosigmoidostomy. Cancer 1975, **35**: 1218–1222.

823 Levin B. Nutrition and colorectal cancer. Cancer 1992, **70**: 1723–1726.

824 Marcheggiano A, Iannoni C, Pallone F, Frieri G, Gallucci M, Caprilli R. Abnormal patterns of colonic mucin secretion after ureterosigmoidostomy. Hum Pathol 1984, **15**: 647–650.

825 Mendeloff AI. Dietary fiber and the gastrointestinal tract. Critical assessment. In Beek JE (ed.): Developments in digestive diseases. Philadelphia, 1979, Lea & Febiger.

826 Mills SE, Allen MS Jr. Colorectal carcinoma in the first decades of life. Am J Surg Pathol 1979, **3**: 443–448.

827 O'Higgins N, Digney J, Duff FA, Kelly DG. Three polypoid colorectal tumours associated with different types of ureterocolic implantation. Br J Urol 1981, **53**: 278–279.

828 Qizilbash AH. Radiation-induced carcinoma of the rectum. A late complication of pelvic irradiation. Arch Pathol 1974, **98**: 118–121.

829 Rivard J-Y, Bedard A, Dionne L. Colonic neoplasm following ureterosigmoidostomy. J Urol 1975, **113**: 781–786.

830 Schipper H, Decter A. Carcinoma of the colon arising at ureteral implant sites despite early external diversion. Pathogenetic and clinical implications. Cancer 1981, **47**: 2062–2065.

831 Stemmermann GN, Nomura AMY, Heilbrun LK. Dietary fat and the risk of colorectal cancer. Cancer Res 1984, **44**: 4633–4637.

832 Weisburger JH. Causes, relevant mechanisms, and prevention of large bowel cancer. Semin Oncol 1991, **18**: 316–336.

833 Yantiss RK, Goodarzi M, Zhou XK, Rennert H, Pirog EC, Banner BF, Chen YT. Clinical, pathologic, and molecular features of early-onset colorectal carcinoma. Am J Surg Pathol 2009, **33**: 572–582.

Hereditary nonpolyposis colorectal cancer syndrome (HNPCC; Lynch syndrome) and other familial forms of colorectal cancer

834 Alessi E, Brambilla L, Luporini G, Mosca L, Bevilacqua G. Multiple sebaceous tumors and carcinomas of the colon. Torre syndrome. Cancer 1985, **55**: 2566–2574.

835 Broaddus RR, Lynch PM, Lu KH, Luthra R, Michelson SJ. Unusual tumors associated with the hereditary nonpolyposis colorectal cancer syndrome. Mod Pathol 2004, **17**: 981–989.

836 Carcangiu ML, Radice P, Casalini P, Bertario L, Merola M, Sala P. Lynch syndrome – related endometrial carcinomas show a high frequency of nonendometrioid types and of high FIGO grade endometrioid types. Int J Surg Pathol 2010, **18**: 21–26.

837 Chapusot C, Martin L, Puig PL, Ponnelle T, Cheynel N, Bouvier AM, Rageot D, Roignot P, Rat P, Faivre J, Piard F. What is the best way to assess microsatellite instability status in colorectal cancer? Am J Surg Pathol 2004, **28**: 1553–1559.

838 Greenson JK, Huang SC, Herron C, Moreno V, Bonner JD, Tomsho LP, Ben-Izhak O, Cohen HI, Trougouboff P, Bejhar J, Sova Y, Pinchev M, Rennert G, Gruber SB. Pathologic predictors of microsatellite instability in colorectal cancer. Am J Surg Pathol 2009, **33**: 126–133.

839 Hampel H, Frankel WL, Martin E, Arnold M, Khanduja K, Kuebler P, Nakagawa H, Sotamaa K, Prior TW, Westman J, Panescu J, Fix D, Lockman J, Comeras I, de la Chapelle A. Screening for the Lynch syndrome (hereditary nonpolyposis colorectal cancer). N Engl J Med 2005, **352**: 1851–1860.

840 Jass JR. Diagnosis of hereditary non-polyposis colorectal cancer. Histopathology 1998, **32**: 491–497.

841 Jenkins MA, Hayashi S, O'Shea AM, Burgart LJ, Smyrk TC, Shimizu D, Waring PM, Ruszkiewicz AR, Pollett AF, Redston M, Barker MA, Baron JA, Casey GR, Dowty JG, Giles GG, Limburg P, Newcomb P, Young JP, Walsh MD, Thibodeau SN, Lindor NM, Lemarchand L, Gallinger S, Haile RW, Potter JD, Hopper JL, Jass JR; Colon Cancer Family Registry. Pathology features in Bethesda guidelines predict colorectal cancer microsatellite instability: a population-based study. Gastroenterology 2007, **133**: 48–56.

842 Jover R, Payá A, Alenda C, Poveda MJ, Peiró G, Aranda FI, Pérez-Mateo M. Defective mismatch-repair colorectal cancer: clinicopathologic characteristics and usefulness of immunohistochemical analysis for diagnosis. Am J Clin Pathol 2004, **122**: 389–394.

843 Krontiris TG, Devlin B, Karp DD, Robert NJ, Risch N. An association between the risk of cancer and mutations in the HRAS1 minisatellite locus. N Engl J Med 1993, **329**: 517–523.

844 Lynch HT, de la Chapelle A. Hereditary colorectal cancer. N Engl J Med 2003, **348**: 919–932.

845 Lynch HT, Kimberling W, Albano WA, Lynch JF, Biscone K, Schuelke GS, Sandberg AA, Lipkin M, Deschner EE, Mikol YB, Elston RC, Bailey-Wilson JE, Danes BS. Hereditary nonpolyposis colorectal cancer (Lynch syndromes I and II). Part I. Clinical description of resource. Cancer 1985, **56**: 934–938.

846 Lynch HT, Smyrk TC, Lanspa SJ, Lynch PM, Watson P, Strayhorn PC, Bronson EK, Lynch JF, Priluck IA, Appelman HD. Phenotypic

variation in colorectal adenoma/cancer expression in two families. Hereditary flat adenoma syndrome. Cancer 1990, **66**: 909–915.

847 Lynch HT, Watson P, Smyrk TC, Lanspa SJ, Borna BM, Boland CR, Lynch JF, Cavalieri RJ, Leppert M, White R, et al. Colon cancer genetics. Cancer 1992, **70**: 1300–1312.

848 Lynch HT, Smyrk TC. Hereditary colorectal cancer. Semin Oncol 1999, **26**: 478–484.

849 Marra G, Boland CR. Hereditary nonpolyposis colorectal cancer. The syndrome, the genes, and historical perspectives. J Natl Cancer Inst 1995, **87**: 1114–1125.

850 Mecklin JP, Jarvinen HJ, Virolainen M. The association between cholangiocarcinoma and hereditary nonpolyposis colorectal carcinoma. Cancer 1992, **69**: 1112–1114.

851 Peltomaki P, Aaltonen LA, Sistonen P, Pykkanen L, Mecklin JP, Jarvinen H, Green JS, Jass JR, Weber JL, Leach FS, et al. Genetic mapping of a locus predisposing to human colorectal cancer. Science 1993, **260**: 810–812.

852 Polydorides AD, Mukherjee B, Gruber SB, McKenna BJ, Appelman HD, Greenson JK. Adenoma-infiltrating lymphocytes (AILs) are a potential marker of hereditary nonpolyposis colorectal cancer. Am J Surg Pathol 2008, **32**: 1661–1666.

853 Shia J, Tang LH, Vakiani E, Guillem JG, Stadler ZK, Soslow RA, Katabi N, Weiser MR, Paty PB, Temple LK, Nash GM, Wong WD, Offit K, Klimstra DS. Immunohistochemistry as first-line screening for detecting colorectal cancer patients at risk for hereditary nonpolyposis colorectal cancer syndrome: a 2-antibody panel may be as predictive as a 4-antibody panel. Am J Surg Pathol 2009, **33**: 1639–1645.

854 Shia J. Immunohistochemistry versus microsatellite instability testing for screening colorectal cancer patients at risk for hereditary nonpolyposis colorectal cancer syndrome. Part I. The utility of immunohistochemistry. J Mol Diagn 2008, **10**: 293–300.

855 Vasen HF, Möslein G, Alonso A, Bernstein I, Bertario L, Blanco I, Burn J, Capella G, Engel C, Frayling I, Friedl W, Hes FJ, Hodgson S, Mecklin JP, Møller P, Nagengast F, Parc Y, Renkonen-Sinisalo L, Sampson JR, Stormorken A, Wijnen J. Guidelines for the clinical management of Lynch syndrome (hereditary non-polyposis cancer). J Med Genet 2007, **44**: 353–362.

856 Watson P, Lynch HT. Extracolonic cancer in hereditary nonpolyposis colorectal cancer. Cancer 1993, **71**: 677–685.

857 Yearsley M, Hampel H, Lehman A, Nakagawa H, de la Chapelle A, Frankel WL. Histologic features distinguish microsatellite-high from microsatellite-low and microsatellite-stable colorectal carcinomas, but do not differentiate germline mutations from methylation of the MLH1 promoter. Hum Pathol 2006, **37**: 831–838.

858 Zhang L. Immunohistochemistry versus microsatellite instability testing for screening colorectal cancer patients at risk for hereditary nonpolyposis colorectal cancer syndrome. Part II. The utility of microsatellite instability testing. J Mol Diagn 2008, **10**: 301–307.

Clinical features

859 American Society of Clinical Oncology. Clinical practice guidelines for the use of tumor markers in breast and colorectal cancer. Adopted on May 17, 1966 by the American Society of Clinical Oncology. J Clin Oncol 1996, **14**: 2843–2877.

860 Gilbertsen VA, McHugh R, Schuman L, Williams SE. The earlier detection of colorectal cancers. A preliminary report of the results of the occult blood study. Cancer 1980, **45**: 2889–2901.

861 Levin B, Lieberman DA, McFarland B, Smith RA, Brooks D, Andrews KS, Dash C, Giardiello FM, Glick S, Levin TR, Pickhardt P, Rex DK, Thorson A, Winawer SJ; American Cancer Society Colorectal Cancer Advisory Group; US Multi-Society Task Force; American College of Radiology Colon Cancer Committee. Screening and surveillance for the early detection of colorectal cancer and adenomatous polyps, 2008: a joint guideline from the American Cancer Society, the US Multi-Society Task Force on Colorectal Cancer, and the American College of Radiology. CA Cancer J Clin 2008, **58**: 130–160.

862 Mandel JS, Bond JH, Church TR, Snover DC, Broadley GM, Schuman LM, Ederer F. For the Minnesota Colon Cancer Control Study. Reducing mortality from colorectal cancer by screening for fecal occult blood. N Engl J Med 1993, **328**: 1365–1371.

863 Minton JP, Hoehn JL, Gerber DM, Horsley JS, Connolly DP, Salwan F, Fletcher WS, Cruz AB Jr, Gatchell FG, Oviedo M, Meyer KK, Leffall LD Jr, Berk RS, Stewart PA, Kurucz SE. Results of a 400-patient carcinoembryonic antigen second-look colorectal cancer study. Cancer 1985, **55**: 1284–1290.

864 Sidransky D, Tokino T, Hamilton SR, Kinzler KW, Levin B, Frost P, Vogelstein B. Identification of *ras* oncogene mutations in the stool of patients with curable colorectal tumors. Science 1992, **256**: 102–105.

865 Thomas WM, Pye G, Hardcastle JD, Walker AR. Screening for colorectal carcinoma. An analysis of the sensitivity of haemoccult. Br J Surg 1992, **79**: 833–835.

866 Thompson DMP, Krupey J, Freedman SO, Gold P. The radioimmunoassay of circulating carcinoembryonic antigen of the human digestive system. Proc Natl Acad Sci U S A 1969, **64**: 161–167.

867 Toribara NW, Sleisenger MH. Screening for colorectal cancer. N Engl J Med 1995, **332**: 861–867.

868 Winawer S, Schottenfeld D, Sherlock P. Screening for colorectal cancer. The issues. Gastroenterology 1985, **88**: 841–844.

869 Zamcheck N, Doos WG, Prudente R, Lurie BB, Gottlieb LS. Prognostic factors in colon carcinoma. Correlation of serum carcinoembryonic antigen level and tumor histopathology. Hum Pathol 1975, **6**: 31–45.

870 Zamcheck N, Moore TL, Dhar P, Kupchik H. Immunologic diagnosis and prognosis of human digestive-tract cancer. Carcinoembryonic antigens. N Engl J Med 1972, **286**: 83–86.

Site and gross features

871 Black WA, Waugh JM. The intramural extension of carcinoma of the descending colon, sigmoid, and recto-sigmoid. Surg Gynecol Obstet 1948, **87**: 457–464.

872 Cady B, Stone MD, Wayne J. Continuing trends in the prevalence of right-sided lesions among colorectal carcinomas. Arch Surg 1993, **128**: 505–509.

873 Cooper HS, Slemmer JR. Surgical pathology of carcinoma of the colon and rectum. Semin Oncol 1991, **18**: 367–380.

874 Dubrow R, Bernstein J, Holford TR. Age-period-cohort modelling of large-bowel-cancer incidence by anatomic sub-site and sex in Connecticut. Int J Cancer 1993, **53**: 907–913.

875 Dukes CE. Cancer of the rectum. An analysis of 1,000 cases. J Pathol Bacteriol 1940, **50**: 527–539.

876 Ekelund GR. Multiple carcinomas of the colon and rectum. Cancer 1974, **33**: 1630–1634.

877 George SM, Makinen MJ, Jernvall P, Makela J, Vihko P, Karttunen TJ. Classification of advanced colorectal carcinomas by tumor edge morphology: evidence for different pathogenesis and significance of polypoid and nonpolypoid tumors. Cancer 2000, **89**: 1901–1909.

878 Greenstein AJ, Slater G, Heimann TM, Sachar DB, Aufses AH Jr. A comparison of multiple synchronous colorectal cancer in ulcerative colitis, familial polyposis coli, and *de novo* cancer. Ann Surg 1986, **203**: 123–128.

879 Iishi H, Tatsuta M, Tsutsui S, Imanishi K, Otani T, Okuda S, Ishiguro S, Taniguchi H. Early depressed adenocarcinoma of the large intestine. Cancer 1992, **69**: 2406–2410.

880 Kuramoto S, Oohara T. Flat early cancers of the large intestine. Cancer 1989, **64**: 950–955.

881 Nasir A, Boulware D, Kaiser HE, Bodey B, Siegel S, Crawley S, Yeatman T, Marcet JE, Coppola D. Flat and polypoid adenocarcinomas of the colorectum: a comparative histomorphologic analysis of 47 cases. Hum Pathol 2004, **35**: 604–611.

882 Netscher DT, Larson GM. Colon cancer. The left to right shift and its implications. Surg Gastroenterol 1983, **2**: 13–18.

883 Quer RE, Dahlin DC, Mayo CW. Retrograde intramural spread of carcinoma of the rectum and rectosigmoid. A microscopic study. Surg Gynecol Obstet 1953, **96**: 24–30.

884 Slater G, Papatestas AE, Tartter PI, Mulvihill M, Aufses AH Jr. Age distribution of right- and left-sided colorectal cancers. Am J Gastroenterol 1982, **77**: 63–66.

885 Stefansson T, Ekbom A, Sparen P, Pahlman L. Increased risk of left sided colon cancer in patients with diverticular disease. Gut 1993, **34**: 499–502.

886 Tada S, Yao T, Iida M, Koga H, Hizawa K, Fujishima M. A clinicopathologic study of small flat colorectal carcinoma. Cancer 1994, **74**: 2430–2435.

887 Thomas CR Jr, Jarosz R, Evans N. Racial differences in the anatomical distribution of colon cancer. Arch Surg 1992, **127**: 1241–1245.

888 Yasuda K, Ajioka Y, Watanabe H, Matsuda K, Kitano S. Morphogenesis and development of superficial spreading tumor of the colon and rectum. Pathol Int 1997, **47**: 769–774.

Microscopic features

889 Abdulkader M, Abdulla K, Rakha E, Kaye P. Routine elastic staining assists detection of vascular invasion in colorectal cancer. Histopathology 2006, **49**: 487–492.

890 Ambe K, Mori M, Enjoji M. S-100 protein-positive dendritic cells in colorectal adenocarcinomas. Distribution and relation to the clinical prognosis. Cancer 1989, **63**: 496–503.

891 Bellis D, Marci V, Monga G. Light microscopic and immunohistochemical evaluation of vascular neural invasion in colorectal cancer. Pathol Res Pract 1993, **189**: 443–447.

892 Dawson PA, Filipe MI. An ultrastructural and histochemical study of the mucous membrane adjacent to and remote from carcinoma of the colon. Cancer 1976, **37**: 2388–2398.

893 Dukes CE. Ossification in rectal cancer. Proc R Soc Med 1939, **32**: 1489–1494.
894 Franzin G, Grigioni WF, Dina R, Scarpa A, Zamboni G. Mucin secretion and morphological changes of the mucosa in non-neoplastic diseases of the colon. Histopathology 1983, **7**: 707–718.
895 Horny H-P, Horst H-A. Lymphoreticular infiltrates in adenocarcinoma of the large intestine. Pathol Res Pract 1987, **182**: 222–227.
896 Isaacson P, Atwood PRA. Failure to demonstrate specificity of the morphological and histochemical changes in mucosa adjacent to colonic carcinoma (transitional mucosa). J Clin Pathol 1979, **32**: 214–218.
897 Lev R, Lance P, Camara P. Histochemical and morphologic studies of mucosa bordering rectosigmoid carcinomas. Comparisons with normal, diseased, and malignant colonic epithelium. Hum Pathol 1985, **16**: 151–161.
898 Listinsky CM, Riddell RH. Patterns of mucin secretion in neoplastic and non-neoplastic diseases of the colon. Hum Pathol 1981, **12**: 923–929.
899 Loy TS, Kaplan PA. Villous adenocarcinoma of the colon and rectum: a clinicopathologic study of 36 cases. Am J Surg Pathol 2004, **28**: 1460–1465.
900 Puppa G, Colombari R, Chilosi M, Pelosi G. Colorectal adenocarcinoma spread through small vessels. Int J Surg Pathol 2008, **16**: 438–439.
901 Robey-Cafferty SS, Ro JY, Ordóñez NG, Cleary KR. Transitional mucosa of colon. A morphological, histochemical, and immunohistochemical study. Arch Pathol Lab Med 1990, **114**: 72–75.
902 Saffos RO, Rhatigan RM. Benign (nonpolypoid) mucosal changes adjacent to carcinomas of the colon. A light microscopic study of 20 cases. Hum Pathol 1977, **8**: 441–449.
903 Sawady J, Friedman MI, Katin WE, Mendselsohn G. Role of the transitional mucosa of the colon in differentiating primary adenocarcinoma from carcinomas metastatic to the colon. An immunohistochemical study. Am J Surg Pathol 1991, **15**: 136–144.
904 Shousha S. Paneth cell-rich papillary adenocarcinoma and a mucoid adenocarcinoma occurring synchronously in colon. A light and electron microscopic study. Histopathology 1979, **3**: 489–501.
905 Sunter JP, Higgs MJ, Cowan WK. Mucosal abnormalities at the anastomosis site in patients who have had intestinal resection for colonic cancer. J Clin Pathol 1985, **38**: 385–389.
906 Tajima K, Yamakawa M, Inaba Y, Katagiri T, Sasaki H. Cellular localization of interleukin-5 expression in rectal carcinoma with eosinophilia. Hum Pathol 1998, **29**: 1024–1027.

Histochemical, immunohistochemical, and electron microscopic features

907 Ahnen DJ, Nakane PK, Brown WR. Ultrastructural localization of carcinoembryonic antigen in normal intestine and colon cancer. Abnormal distribution of CEA on the surfaces of colon cancer cells. Cancer 1982, **49**: 2077–2090.
908 Arends JW, Wiggers T, Thijs CT, Verstijnen C, Swaen GJV, Bosman FT. The value of secretory component (SC) immunoreactivity in diagnosis and prognosis of colorectal carcinomas. Am J Clin Pathol 1984, **82**: 267–274.
909 Bacchi CE, Gown AM. Distribution and pattern of expression of villin, a gastrointestinal-associated cytoskeletal protein, in human carcinomas. A study employing paraffin-embedded tissue. Lab Invest 1991, **64**: 418–424.
910 Berezowski K, Stastny JF, Kornstein MJ. Cytokeratins 7 and 20 and carcinoembryonic antigen in ovarian and colonic carcinoma. Mod Pathol 1996, **9**: 426–429.
911 Campo E, Muñoz J, Miquei R, Palacín A, Cardesa A, Sloane BF, Emmert-Buck MR. Cathepsin B expression in colorectal carcinomas correlates with tumor progression and shortened patient survival. Am J Pathol 1994, **145**: 301–309.
912 Campo E, Palacín A, Benasco C, Quesada E, Cardesa A. Human chorionic gonadotropin in colorectal carcinoma. An immunohistochemical study. Cancer 1987, **59**: 1611–1616.
913 Cao Y, Schlag PM, Karsten U. Immunodetection of epithelial mucin (MUC1, MUC3) and mucin-associated glycotopes (TF, Tn, and sialosyl-Tn) in benign and malignant lesions of colonic epithelium: apolar localization corresponds to malignant transformation. Virchows Arch 1997, **431**: 159–166.
914 Chen ZM, Ritter JH, Wang HL. Differential expression of alpha-methylacyl coenzyme A racemase in adenocarcinomas of the small and large intestines. Am J Surg Pathol 2005, **29**: 890–896.
915 Chung FY, Lin SR, Lu CY, Yeh CS, Chen FM, Hsieh JS, Huang TJ, Wang JY. Sarco/endoplasmic reticulum calcium-ATPase 2 expression as a tumor marker in colorectal cancer. Am J Surg Pathol 2006, **30**: 969–974.
916 Compton C, Wyatt R, Konugres A, Ehrenthal D, Durda P. Immunohistochemical studies of blood group substance H in colorectal tumors using a monoclonal antibody. Cancer 1987, **59**: 118–127.
917 Cooper HS, Malecha MJ, Bass C, Fagel PL, Steplewski Z. Expression of blood group antigens H-2, Le(y) and sialylated-Le(a) in human colorectal carcinoma. An immunohistochemical study using double-labelling techniques. Am J Pathol 1991, **138**: 103–110.
918 Ernst C, Thurin J, Atkinson B, Wurzel H, Herlyn M, Stromberg N, Civin C, Koprowski H. Monoclonal antibody localization of A and B isoantigens in normal and malignant fixed human tissues. Am J Pathol 1984, **117**: 451–461.
919 Esteban JM, Paxton R, Mehta P, Battifora H, Shively JE. Sensitivity and specificity of Gold types 1 to 5 anti-carcinoembryonic antigen monoclonal antibodies. Immunohistologic characterization in colorectal cancer and normal tissues. Hum Pathol 1993, **24**: 322–328.
920 Garin Chesa P, Rettig WJ, Melamed MR. Expression of cytokeratins in normal and neoplastic colonic epithelial cells. Implications for cellular differentiation and carcinogenesis. Am J Surg Pathol 1986, **10**: 829–835.
921 Goslin R, O'Brien MJ, Steele G, Mayer R, Wilson R, Corson JM, Zamcheck N. Correlation of plasma CEA and CEA tissue staining in poorly differentiated colorectal cancer. Am J Med 1981, **71**: 246–253.
922 Gotzos V, Wintergerst ES, Musy JP, Spichtin HP, Genton CY. Selective distribution of calretinin in adenocarcinomas of the human colon and adjacent tissues. Am J Surg Pathol 1999, **23**: 701–711.
923 Hainsworth JD, Greco FA. Human chorionic gonadotropin production by colon carcinoma. Biochemical heterogeneity and identification of a chemotherapy-sensitive cell subpopulation. Cancer 1985, **56**: 1337–1340.
924 Hamada Y, Yamamura M, Hioki K, Yamamoto M, Nagura H, Watanabe K. Immunohistochemical study of carcinoembryonic antigen in patients with colorectal cancer. Correlation with plasma carcinoembryonic antigen levels. Cancer 1985, **55**: 136–141.
925 Hansel DE, Wilentz RE, Yeo CJ, Schulick RD, Montgomery E, Maitra A. Expression of neuropilin-1 in high-grade dysplasia, invasive cancer, and metastases of the human gastrointestinal tract. Am J Surg Pathol 2004, **28**: 347–356.
926 Hickey WF, Seiler MW. Ultrastructural markers of colonic adenocarcinoma. Cancer 1981, **47**: 140–145.
927 Kaimaktchiev V, Terracciano L, Tornillo L, Spichtin H, Stoios D, Bundi M, Korcheva V, Mirlacher M, Loda M, Sauter G, Corless CL. The homeobox intestinal differentiation factor CDX2 is selectively expressed in gastrointestinal adenocarcinomas. Mod Pathol 2004, **17**: 1392–1399.
928 Kende AI, Carr NJ, Sobin LH. Expression of cytokeratins 7 and 20 in carcinomas of the gastrointestinal tract. Histopathology 2003, **42**: 137–140.
929 Lagendijk JH, Mullink H, Van Diest PJ, Meijer GA, Meijer CJL. Tracing the origin of adenocarcinomas with unknown primary using immunohistochemistry: differential diagnosis between colonic and ovarian carcinomas as primary sites. Hum Pathol 1998, **29**: 491–497.
930 Listrom MB, Little JV, McKinley M, Fenoglio-Preiser CM. Immunoreactivity of tumor-associated glycoprotein (TAG-72) in normal, hyperplastic, and neoplastic colon. Hum Pathol 1989, **20**: 994–1000.
931 Loy TS, Calaluce RD. Utility of cytokeratin immunostaining in separating pulmonary adenocarcinomas from colonic adenocarcinomas. Am J Clin Pathol 1994, **102**: 764–767.
932 Mazziotta RM, Borczuk AC, Powell CA, Mansukhani M. CDX2 immunostaining as a gastrointestinal marker: expression in lung carcinomas is a potential pitfall. Appl Immunohistochem Mol Morphol 2005, **13**: 55–60.
933 Momburg F, Degener T, Bacchus E, Moldenhauer G, Hömmerling GJ, Möller P. Loss of HLA-A, B, C and *de novo* expression of HLA-D in colorectal cancer. Int J Cancer 1986, **37**: 179–184.
934 O'Brien MJ, Zamsheck N, Burke B, Kirkham S, Saravis C, Gottlieb LS. Immunocytochemical localization of carcinoembryonic antigen in benign and malignant colo-rectal tissues. Assessment of diagnostic value. Am J Clin Pathol 1981, **75**: 283–290.
935 Pihl E, McNaughton J, Ma J, Ward HA, Nairn RC. Immunohistological patterns of carcinoembryonic antigen in colorectal carcinoma. Correlation with staging and blood levels. Pathology 1980, **12**: 7–13.
936 Saad RS, Silverman JF, Khalifa MA, Rowsell C. CDX2, cytokeratins 7 and 20 immunoreactivity in rectal adenocarcinoma. Appl Immunohistochem Mol Morphol 2009, **17**: 196–201.
937 Sata T, Roth J, Zuber C, Stamm B, Heitz PU. Expression of alpha 2,6-linked sialic acid

residues in neoplastic but not in normal human colonic mucosa. A lectin-gold cytochemical study with *Sambucus nigra* and *Maackia amurensis* lectins. Am J Pathol 1991, **139**: 1435–1448.

938 Schoentag R, Williams V, Kuhns W. The distribution of blood group substance H and CEA in colorectal carcinoma. Cancer 1984, **53**: 503–509.

939 Sheahan K, O'Brien MJ, Burke B, Dervan PA, O'Keane JC, Gottlieb LS, Zamcheck N. Differential reactivities of carcinoembryonic antigen (CEA) and CEA-related monoclonal and polyclonal antibodies in common epithelial malignancies. Am J Clin Pathol 1990, **94**: 157–164.

940 Slattery ML, Samowitz WS, Holden JA. Estrogen and progesterone receptors in colon tumors. Am J Clin Pathol 2000, **113**: 364–368.

941 Su MC, Yuan RH, Lin CY, Jeng YM. Cadherin-17 is a useful diagnostic marker for adenocarcinomas of the digestive system. Mod Pathol 2008, **21**: 1379–1386.

942 Walsh MD, Young JP, Leggett BA, Williams SH, Jass JR, McGuckin MA. The MUC13 cell surface mucin is highly expressed by human colorectal carcinomas. Hum Pathol 2007, **38**: 883–892.

943 Watanabe H, Tokuyama H, Ohta H, Satomura Y, Okai T, Ooi A, Mai M, Sawabu N. Expression of placental alkaline phosphatase in gastric and colorectal cancers. An immunohistochemical study using the prepared monoclonal antibody. Cancer 1990, **66**: 2575–2582.

944 Werling RW, Yaziji H, Bacchi CE, Gown AM. CDX2, a highly sensitive and specific marker of adenocarcinomas of intestinal origin. Am J Surg Pathol 2003, **27**: 303–310.

945 Witte D, Chirala M, Younes A, Li Y, Younes M. Estrogen receptor beta is expressed in human colorectal adenocarcinoma. Hum Pathol 2001, **32**: 940–944.

946 Zhang H, Maitra A, Tabacka P, Wilentz RE, Hruban RH, Adsay NV. Differential MUC1, MUC2 and MUC5AC expression in colorectal, ampullary and pancreatobiliary carcinomas: potential biologic and diagnostic implications [abstract]. Mod Pathol 2003, **16**: 138A.

Molecular genetic features

947 Bommer GT, Fearon ER. Molecular abnormalities in colon and rectal cancer. In Mendelsohn J, Howley PM, Israel MA, Gray JW, Thompson CB (eds): The molecular basis of cancer, ed. 3. Philadelphia, 2008, Saunders, pp. 409–421.

948 Bosman FT. Molecular pathology of colorectal cancer. Cytogenet Cell Genet 1999, **86**: 112–117.

949 Brabletz T, Jung A, Reu S, Prozner M, Hlubek F, Kunz-Schughart LA, Knuechel R, Kirchner T. Variable beta-catenin expression in colorectal cancers indicates tumors progression driven by the tumor environment. Proc Natl Acad Sci U S A 2001, **98**: 10356–10361.

950 Brabletz T, Jung A, Kirchner T. Beta-catenin and the morphogenesis of colorectal cancer. Virchows Arch 2002, **441**: 1–11.

951 Connelly JH, Bruner JM, Robey-Cafferty SS, Sahin A. p53 protein expression in transitional mucosa and adenocarcinomas of the colorectum. Mod Pathol 1992, **5**: 537–539.

952 Edmonston TB, Cuesta KH, Burkholder S, Barusevicius V, Rose D, Kovatich AJ, Boman B, Fry R, Fishel R, Palazzo JP. Colorectal carcinomas with high microsatellite instability: defining a distinct immunologic and molecular entity with respect to prognostic markers. Hum Pathol 2000, **31**: 1506–1514.

953 Finkelstein SD, Sayegh R, Christensen S, Swalsky PA. Genotypic classification of colorectal adenocarcinoma. Biologic behavior correlates with K-*ras*-2 mutation type. Cancer 1993, **71**: 3827–3838.

954 Gafà R, Maestri I, Matteuzzi M, Santini A, Ferretti S, Cavazzini L, Lanza G. Sporadic colorectal adenocarcinomas with high-frequency microsatellite instability. Cancer 2000, **89**: 2025–2037.

955 Greenson JK, Bonner JD, Ben-Yzhak O, Cohen HI, Miselevich I, Resnick MB, Trougouboff P, Tomsho LD, Kim E, Low M, Almog R, Rennert G, Gruber SB. Phenotype of microsatellite unstable colorectal carcinomas. Am J Surg Pathol 2003, **27**: 563–570.

956 Hanski C, Bornhoeft G, Shimoda T, Hanski ML, Lane DP, Stein H, Riecken EO. Expression of p53 protein in invasive colorectal carcinomas of different histologic types. Cancer 1992, **70**: 2772–2777.

957 Hawkins NJ, Ward RL. Sporadic colorectal cancer with microsatellite instability and their possible origin in hyperplastic polyps and serrated adenomas. J Natl Cancer Inst 2001, **93**: 1307–1313.

958 Henderson BR. Nuclear–cytoplasmic shuttling of APC regulates beta-catenin subcellular localization and turnover. Nat Cell Biol 2000, **2**: 653–660.

959 Ilyas M, Tomlinson IP. Genetic pathways in colorectal cancer. Histopathology 1996, **28**: 389–399.

960 Jass JR. Classification of colorectal cancer based on correlation of clinical, morphological and molecular features. Histopathology 2007, **50**: 113–130.

961 Jothy S, Flanders TY, Nowacki PM. New developments in the molecular pathology of human colon cancer relevance to pathogenesis and diagnosis. Adv Anat Pathol 1996, **3**: 343–350.

962 Kinzler KW, Vogelstein B. Lessons from hereditary colorectal cancer. Cell 1996, **87**: 159–170.

963 Lifschitz-Mercer B, Amitai R, Maymon BB, Shechtman L, Czernobilsky B, Leider-Trejo L, Ben-Ze'ev A, Geiger B. Nuclear localization of beta-catenin and plakoglobin in primary and metastatic human colonic carcinomas, colonic adenomas, and normal colon. Int J Surg Pathol 2001, **9**: 273–279.

964 Loukola A, Salovaara R, Kristo P, Moisio A-L, Kaariainen H, Ahtola H, Eskelinen M, Harkonen N, Julkunen R, Kangas E, Ojala S, Tulikoura J, Valkamo E, Jarvinen H, Mecklin JP, de la Chapelle A, Aaltonen LA. Microsatellite instability in adenomas as a marker for hereditary nonpolyposis colorectal cancer. Am J Pathol 1999, **155**: 1849–1853.

965 Makinen MJ. Colorectal serrated adenocarcinoma. Histopathology 2007, **50**: 131–150.

966 Markowitz SD, Bertagnolli MM. Molecular basis of colorectal cancer. N Engl J Med 2009, **361**: 2449–2460.

967 Meyers FJ, Gumerlock PH, Kokoris SP, deVere White RW, McCormick F. Human bladder and colon carcinomas contain activated *ras* p21. Cancer 1989, **63**: 2177–2181.

968 Parsons R. Molecular genetics and hereditary cancer: hereditary nonpolyposis colorectal carcinoma as a model. Cancer 1997, **80**: 533–536.

969 Plesec TP, Hunt JL. KRAS mutation testing in colorectal cancer. Adv Anat Pathol 2009, **16**: 196–203.

970 Purdie CA, O'Grady J, Piris J, Wylie AH, Bird CC. p53 expression in colorectal tumors. Am J Pathol 1991, **138**: 807–813.

971 Rodrigues NR, Rowan A, Smith MEF, Kerr IB, Bodmer WF, Gannon JV, Lane DP. p53 mutations in colorectal cancer. Proc Natl Acad Sci U S A 1990, **87**: 7555–7559.

972 Shia J, Ellis NA, Paty PB, Nash GM, Qin J, Offit K, Zhang X-M, Markowitz AJ, Nafa K, Guillem JG, Wong D, Gerald WL, Klimstra DS. Value of histopathology in predicting microsatellite instability in hereditary non-polyposis colorectal cancer and sporadic colorectal cancer. Am J Surg Pathol 2003, **27**: 1407–1417.

973 Wright CL, Stewart ID. Histopathology and mismatch repair status of 458 consecutive colorectal carcinomas. Am J Surg Pathol 2003, **27**: 1393–1406.

Other microscopic types

974 Almagro UA. Primary signet-ring carcinoma of the colon. Cancer 1983, **52**: 1453–1457.

975 Amorn Y, Knight WA Jr. Primary linitis plastica of the colon. Report of two cases and review of the literature. Cancer 1978, **41**: 2420–2425.

976 Aru A, Rasmussen LA, Federspiel B, Horn T. Glassy cell carcinoma of the colon with human chorionic gonadotropin-production: a case report with immunohistochemical and ultrastructural analysis. Am J Surg Pathol 1996, **20**: 187–192.

977 Balthazar EJ, Rosenberg HD, Davidian MM. Primary and metastatic scirrhous carcinoma of the rectum. Am J Roentgenol 1979, **132**: 711–715.

978 Bosman FT. Neuroendocrine cells in colonic tumors. Mod Pathol 1992, **5**: 312–314.

979 Burke AB, Shekitka KM, Sobin LH. Small cell carcinomas of the large intestine. Am J Clin Pathol 1991, **95**: 315–321.

980 Chetty R, Bhathal PS. Caecal adenocarcinoma with rhabdoid phenotype. An immunohistochemical and ultrastructural analysis. Virchows Arch [A] 1993, **422**: 179–182.

981 Chetty R, Serra S, Kennedy E, Govender D. Oncocytic rectal adenocarcinomas. Hum Pathol 2009, **40**: 478–483.

982 Chevinsky AH, Berelowitz M, Hoover HC Jr. Adenosquamous carcinoma of the colon presenting with hypercalcemia. Cancer 1987, **60**: 1111–1116.

983 Chu PG, Weiss LM. Immunohistochemical characterization of signet-ring cell carcinomas of the stomach, breast, and colon. Am J Clin Pathol 2004, **121**: 884–892.

984 Clery AP, Dockerty MB, Waugh JM. Small-cell carcinoma of the colon and rectum. A clinicopathologic study. Arch Surg 1961, **83**: 164–172.

985 Connelly JH, Robey-Cafferty SS, Cleary KR. Mucineous carcinomas of the colon and rectum. An analysis of 62 stage B and C lesions. Arch Pathol Lab Med 1991, **115**: 1022–1025.

986 Connelly JH, Robey-Cafferty SS, el-Naggar AK, Cleary KR. Exophytic signet-ring cell carcinoma of the colorectum. Arch Pathol Lab Med 1991, **115**: 134–136.

987 Cox WF Jr, Pierce GB. The endodermal origin of the endocrine cells of an adenocarcinoma of the colon of the rat. Cancer 1982, **50**: 1530–1538.

988 Crissman JD. Adenosquamous and squamous cell carcinoma of the colon. Am J Surg Pathol 1978, **2**: 47–54.

989 de Bruine AP, Wiggers T, Beek C, Volovics A, von Meyenfieldt M, Arends JW, Bosman FT. Endocrine cells in colorectal adenocarcinomas. Incidence, hormone profile and prognostic relevance. Int J Cancer 1993, **54**: 765–771.

990 Gaffey MJ, Mills SE, Lack EE. Neuroendocrine carcinoma of the colon and rectum. A clinicopathologic, ultrastructural, and immunohistochemical study of 24 cases. Am J Surg Pathol 1990, **14**: 1010 1023.

991 Giacchero A, Aste H, Baracchini P, Conio M, Fulcheri E, Lapertosa G, Tanzi R. Primary signet-ring carcinoma of the large bowel. Report of nine cases. Cancer 1985, **56**: 2723–2726.

992 Goldstein NS, Long A, Kuan SF, Hart J. Colon signet ring cell adenocarcinoma: immunohistochemical characterization and comparison with gastric and typical colon adenocarcinoma. Appl Immunohistochem Mol Morphol 2000, **8**: 183–188.

993 Gould VE, Chejfec G. Neuroendocrine carcinomas of the colon. Ultrastructural and biochemical evidence of their secretory function. Am J Surg Pathol 1978, **2**: 31–38.

994 Grabowski P, Schonfelder J, Ahnert-Hilger G, Foss HD, Heine B, Schindler I, Stein H, Berger G, Zeitz M, Scherubl H. Expression of neuroendocrine markers: a signature of human undifferentiated carcinoma of the colon and rectum. Virchows Arch 2002, **441**: 256–263.

995 Green JB, Timmcke AE, Mitchell WT, Hicks TC, Gathright JB Jr, Ray JE. Mucinous carcinoma – just another colon cancer? Dis Colon Rectum 1993, **36**: 49–54.

996 Hall-Craggs M, Toker C. Basaloid tumor of the sigmoid colon. Hum Pathol 1982, **13**: 497–500.

997 Hamazaki M, Kono S, Mimaya J, Ishihara A. Signet ring cell carcinoma in a polyp of the colon. A case report of a six-year old boy. Acta Pathol Jpn 1987, **37**: 1679–1684.

998 Hara A, Saegusa M, Mitomi H, Kurihara M, Ishihara K, Hotta K, Okayasu I. Colonic mucin-carbohydrate components in colorectal tumors and their possible relationship to MUC2, p53 and DCC immunoreactivities. Pathol Res Pract 2000, **196**: 159–166.

999 Haupt B, Ro JY, Schwartz MR, Shen SS. Colorectal adenocarcinoma with micropapillary pattern and its association with lymph node metastasis. Mod Pathol 2007, **20**: 729–733.

1000 Hernandez FJ, Fernandez BB. Mucus-secreting colonic carcinoid tumors. Light- and electron-microscopic study of three cases. Dis Colon Rectum 1974, **17**: 387–396.

1001 Hernandez FJ, Reid JD. Mixed carcinoid and mucus-secreting intestinal tumors. Arch Pathol 1969, **88**: 489–496.

1002 Hickey WF, Corson JM. Squamous cell carcinoma arising in a duplication of the colon. Case report and literature review of squamous cell carcinoma of the colon and of malignancy complicating colonic duplication. Cancer 1981, **47**: 602–609.

1003 Horne BD, McCulloch CF. Squamous cell carcinoma of the cecum. A case report. Cancer 1978, **42**: 1879–1882.

1004 Ishikura H, Kishimoto T, Andachi H, Kakuta Y, Yoshiki T. Gastrointestinal hepatoid adenocarcinoma: venous permeation and mimicry of hepatocellular carcinoma, a report of four cases. Histopathology 1997, **31**: 47–54.

1005 Jessurun J, Romero-Guadarrama M, Manivel JC. Medullary adenocarcinoma of the colon: clinicopathologic study of 11 cases. Hum Pathol 1999, **30**: 843–848.

1006 Jewell LD, Barr JR, McCaughey WTE, Nguyen G-K, Owen DA. Clear-cell epithelial neoplasms of the large intestine. Arch Pathol Lab Med 1988, **112**: 197–199.

1007 Kakar S, Smyrk TC. Signet ring cell carcinoma of the colorectum: correlations between microsatellite instability, clinicopathologic features and survival. Mod Pathol 2005, **18**: 244–249.

1008 Kazama Y, Watanabe T, Kanazawa T, Tada T, Tanaka J, Nagawa H. Mucinous carcinomas of the colon and rectum show higher rates of microsatellite instability and lower rates of chromosomal instability: a study matched for T classification and tumor location. Cancer 2005, **103**: 2023–2029.

1009 Kim MJ, Hong SM, Jang SJ, Yu E, Kim JS, Kim KR, Gong G, Ro JY. Invasive colorectal micropapillary carcinoma: an aggressive variant of adenocarcinoma. Hum Pathol 2006, **37**: 809–815.

1010 Kong CS, Welton ML, Longacre TA. Role of human papillomavirus in squamous cell metaplasia-dysplasia-carcinoma of the rectum. Am J Surg Pathol 2007, **31**: 919–925.

1011 Kubosawa H, Nagao K, Kondo Y, Ishige H, Inaba N. Coexistence of adenocarcinoma and choriocarcinoma in the sigmoid colon. Cancer 1984, **54**: 866–868.

1012 Laiho P, Kokko A, Vanharanta S, Salovaara R, Sammalkorpi H, Järvinen H, Mecklin JP, Karttunen TJ, Tuppurainen K, Davalos V, Schwartz S Jr, Arango D, Mäkinen MJ, Aaltonen LA. Serrated carcinomas form a subclass of colorectal cancer with distinct molecular basis. Oncogene 2007, **26**: 312–320.

1013 Lanza G, Gafa R, Matteuzzi M, Santini A. Medullary-type poorly differentiated adenocarcinoma of the large bowel: a distinct clinicopathologic entity characterized by microsatellite instability and improved survival. J Clin Oncol 1999, **17**: 2429–2438.

1014 Laufman H, Saphir O. Primary linitis plastica type of carcinoma of the colon. Arch Surg 1951, **62**: 79–91.

1015 Mäkinen MJ. Colorectal serrated adenocarcinoma. Histopathology 2007, **50**: 131–150.

1016 Mills SE, Allen MS Jr, Cohen AR. Small-cell undifferentiated carcinoma of the colon. A clinicopathological study of five cases and their association with colonic adenomas. Am J Surg Pathol 1983, **7**: 643–651.

1017 Nakahara H, Ishikawa T, Itabashi M, Hirota T. Diffusely infiltrating primary colorectal carcinoma of linitis plastica and lymphangiosis types. Cancer 1992, **69**: 901–906.

1018 Newell KJ, Penswick JL, Driman DK. Basaloid carcinoma of the colon arising at the splenic flexure. Histopathology 2001, **38**: 232–236.

1019 Onishi R, Sano T, Nakamura Y, Namiuchi S, Sawada S, Ihara C, Shimatsu A. Ectopic adrenocorticotropin syndrome associated with undifferentiated carcinoma of the colon showing multidirectional neuroendocrine, exocrine, and squamous differentiation. Virchows Arch 1996, **427**: 537–541.

1020 Ordóñez NG, Luna MA. Choriocarcinoma of the colon. Am J Gastroenterol 1984, **79**: 39–42.

1021 Pagani A, Papotti M, Abbona GC, Bussolati G. Chromogranin gene expressions in colorectal adenocarcinomas. Mod Pathol 1995, **8**: 626–632.

1022 Park CH, Reid JR. Adenocarcinoma of the colon with choriocarcinoma in its metastases. Cancer 1980, **46**: 570–575.

1023 Reyes CV, Siddiqui MT. Anaplastic carcinoma of the colon: clinicopathologic study of eight cases of a poorly recognized lesion. Ann Diagn Pathol 1997, **1**: 19–25.

1024 Ruschoff J, Dietmaier W, Luttges J, Seitz G, Bocker T, Zirngibl H, Schlegel J, Schackert HK, Jauch KW, Hofstaedter F. Poorly differentiated colonic adenocarcinoma, medullary type. Clinical, phenotypic, and molecular characteristics. Am J Pathol 1997, **150**: 1815–1825.

1025 Sadahiro S, Ohmura T, Saito T, Akatsuka S. An assessment of the mucous component in carcinoma of the colon and rectum. Cancer 1989, **64**: 1113–1116.

1026 Saez C, Japon MA, Poveda MA, Segura DI. Mucinous (colloid) adenocarcinomas secrete distinct O-acylated forms of sialomucins: a histochemical study of gastric, colorectal and breast adenocarcinomas. Histopathology 2001, **39**: 554–560.

1027 Sakamoto K, Watanabe M, De La Cruz C, Honda H, Ise H, Mitsui K, Namiki K, Mikami Y, Moriya T, Sasano H. Primary invasive micropapillary carcinoma of the colon. Histopathology 2005, **47**: 479–484.

1028 Sarsfield P, Anthony PP. Small cell undifferentiated ('neuroendocrine') carcinoma of the colon. Histopathology 1990, **16**: 357–363.

1029 Sasaki O, Atkin WS, Jass JR. Mucinous carcinoma of the rectum. Histopathology 1987, **11**: 259–272.

1030 Schwartz AM, Orenstein JM. Small-cell undifferentiated carcinoma of the rectosigmoid colon. Arch Pathol Lab Med 1985, **109**: 629–632.

1031 Serio G, Aguzzi A. Spindle and giant cell carcinoma of the colon. Histopathology 1997, **30**: 383–385.

1032 Shia J, Tickoo SK, Guillem JG, Qin J, Nissan A, Hoos A, Stojadibovic A, Ruo L, Wong WD, Paty PB, Weiser MR, Minsky BD, Klimstra DS. Increased endocrine cells in treated rectal adenocarcinomas: a possible reflection of endocrine differentiation in tumor cells induced by chemotherapy and radiotherapy. Am J Surg Pathol 2002, **26**: 863–872.

1033 Shirouzu K, Isomoto H, Morodomi T, Ogata Y, Akagi Y, Kakegawa T. Primary linitis plastica carcinoma of the colon and rectum. Cancer 1994, **74**: 1863–1868.

1034 Smith DM Jr, Haggitt RC. The prevalence and prognostic significance of argyrophil cells in colorectal carcinomas. Am J Surg Pathol 1984, **8**: 123–128.

1035 Stevens WR, Ruiz P. Primary linitis plastica carcinoma of the colon and rectum. Mod Pathol 1989, **2**: 265–269.

1036 Sugao Y, Yao T, Kubo C, Tsuneyoshi M. Improved prognosis of solid-type poorly differentiated colorectal adenocarcinoma: a clinicopathological and immunohistochemical study. Histopathology 1997, **31**: 123–133.

1037 Sunblad AS, Paz RA. Mucinous carcinomas of the colon and rectum and their relation to polyps. Cancer 1982, **50**: 2504–2509.

1038 Sung CO, Seo JW, Kim KM, Do IG, Kim SW, Park CK. Clinical significance of signet-ring cells in colorectal mucinous adenocarcinoma. Mod Pathol 2008, **21**: 1533–1541.

1039 Symonds DA, Vickery AL Jr. Mucinous carcinoma of the colon and rectum. Cancer 1976, **37**: 1891–1900.

1040 Tuppurainen K, Mäkinen JM, Junttila O, Liakka A, Kyllönen AP, Tuominen H, Karttunen TJ, Mäkinen MJ. Morphology and microsatellite instability in sporadic serrated and non-serrated colorectal cancer. J Pathol 2005, **207**: 285–294.

1041 Ulich TR, Cheng L, Glover H, Yang K, Lewin KJ. A colonic adenocarcinoma with argentaffin cells. An immunoperoxidose study demonstrating the presence of numerous neuroendocrine products. Cancer 1983, **51**: 1483–1489.

1042 Wang K, Weinrach D, Lal A, Musunuri S, Ramirez J, Ozer O, Keh P, Rao S. Signet-ring cell change versus signet-ring cell carcinoma. A comparative analysis. Am J Surg Pathol 2003, **27**: 1429–1433.

1043 Wick MR, Weatherby RP, Weiland LH. Small cell neuroendocrine carcinoma of the colon and rectum. Clinical, histologic, and ultrastructural study and immunohistochemical comparison with cloacogenic carcinoma. Hum Pathol 1987, **18**: 9–21.

1044 Wick MR, Vitsky JL, Ritter JH, Swanson PE, Mills SE. Sporadic medullary carcinoma of the colon: a clinicopathologic comparison with nonhereditary poorly differentiated enteric-type adenocarcinoma and neuroendocrine colorectal carcinoma. Am J Clin Pathol 2005, **123**: 56–65.

1045 Williams GT, Blackshaw AJ, Morson BC. Squamous carcinoma of the colorectum and its genesis. J Pathol 1979, **129**: 139–147.

1046 Winn B, Tavares R, Fanion J, Noble L, Gao J, Sabo E, Resnick MB. Differentiating the undifferentiated: immunohistochemical profile of medullary carcinoma of the colon with an emphasis on intestinal differentiation. Hum Pathol 2009, **40**: 398–404.

1047 Xu F, Xu J, Lou Z, Di M, Wang F, Hu H, Lai M. Micropapillary component in colorectal carcinoma is associated with lymph node metastasis in T1 and T2 stages and decreased survival time in TNM stages I and II. Am J Surg Pathol 2009, **33**: 1287–1292.

1048 Younes M, Katikaneni PR, Lechago J. The value of the preoperative mucosal biopsy in the diagnosis of colorectal mucinous adenocarcinoma. Cancer 1993, **72**: 3588–3592.

Biopsy

1049 Ueno H, Mochizuki H, Shinto E, Hashiguchi Y, Hase K, Talbot IC. Histologic indices in biopsy specimens for estimating the probability of extended local spread in patients with rectal carcinoma. Cancer 2002, **94**: 2882–2891.

Cytology

1050 Ehya H, O'Hara BJ. Brush cytology in the diagnosis of colonic neoplasms. Cancer 1990, **66**: 1563–1567.

1051 Raskin HF, Pleticka S. The cytologic diagnosis of cancer of the colon. Acta Cytol (Baltimore) 1964, **8**: 131–140.

1052 Wilson MS, El Teraifi H, Schofield PF. The value of exfoliative cytology in the diagnosis of rectal malignancy. Int J Colorectal Dis 1993, **8**: 78–80.

1053 Winawer SJ, Leidner SD, Hajdu SI, Sherlock P. Colonoscopic biopsy and cytology in the diagnosis of colon cancer. Cancer 1978, **42**: 2849–2853.

Staging and grading

1054 Astler VB, Coller FA. The prognostic significance of direct extension of carcinoma of the colon and rectum. Ann Surg 1954, **139**: 846–851.

1055 Beahrs OH. Staging of cancer of the colon and rectum. Cancer 1992, **70**: 1393–1396.

1056 Dukes CE. Histologic grading of rectal carcinoma. Proc R Soc Med 1937, **30**: 371–376.

1057 Dukes CE. Peculiarities in the pathology of cancer of the anorectal region. Proc R Soc Med 1946, **39**: 763–765.

1058 Fisher ER, Sass R, Palekar A, Fisher B, Wolmark N, contributing National Surgical Adjuvant Breast and Bowel Projects Investigators. Dukes' classification revisited. Findings from the National Surgical Breast and Bowel Projects (Protocol R-01). Cancer 1989, **64**: 2354–2360.

1059 Harrison JC, Dean PJ, el-Zeky F, Vander Zwaag R. From Dukes through Jass. Pathological prognostic indicators in rectal cancer. Hum Pathol 1994, **25**: 498–505.

1060 Hawes RH. New staging techniques. Endoscopic ultrasound. Cancer 1993, **71**: 4207–4213.

1061 Hutter RVP, Sobin LH. A universal staging system for cancer of the colon and rectum. Let there be light. Arch Pathol Lab Med 1986, **110**: 367–368.

1062 Jass JR, Atkin WS, Cuzick J, Bussey HJR, Morson BC, Northover JMA, Todd IP. The grading of rectal cancer. Historical perspectives and a multivariate analysis of 447 cases. Histopathology 1986, **10**: 437–459.

1063 Jochem RJ, Reading CC, Dozois RR, Carpenter HA, Wolff BG, Charboneau JW. Endorectal ultrasonographic staging of rectal carcinoma. Mayo Clin Proc 1990, **65**: 1571–1577.

1064 Kirklin JW, Dockerty MB, Waugh JM. The role of the peritoneal reflection in the prognosis of carcinoma of the rectum and sigmoid colon. Surg Gynecol Obstet 1949, **88**: 326–331.

1065 Kyriakos M. The President's cancer, the Dukes classification, and confusion. Arch Pathol Lab Med 1985, **109**: 1063–1066.

1066 Ludeman L, Shepherd NA. Serosal involvement in gastrointestinal cancer: its assessment and significance. Histopathology 2005, **47**: 123–131.

1067 Thomas GDH, Dixon MF, Smeeton NC, Williams NS. Observer variation in the histological grading of rectal carcinoma. J Clin Pathol 1983, **36**: 385–391.

1068 Zang Z, Cohen AM, Hajdu S, Sternberg SS, Sigurdson ER, Enker W. Serosal cytologic study to determine free mesothelial penetration of intraperitoneal colon cancer. Cancer 1992, **70**: 737–740.

Spread and metastases

1069 Andreola S, Leo E, Belli F, Bufalino R, Tomasic G, Lavfarino C, Baldini MT, Meroni E. Manual dissection of adenocarcinoma of the lower third of the rectum specimens for detection of node metastases smaller than 5 mm. Cancer 1996, **77**: 607–612.

1070 Andreola S, Leo E, Belli F, Gallino G, Sirizzotti G, Sampietro G. Adenocarcinoma of the lower third of the rectum: metastases in lymph nodes smaller than 5 mm and occult micrometastases: preliminary results on early tumor recurrence. Ann Surg Oncol 2001, **8**: 413–417.

1071 Davidson BR, Sams VR, Styles J, Deane C, Boulos PB. Detection of occult nodal metastases in patients with colorectal carcinoma. Cancer 1990, **65**: 967–970.

1072 Daya D, Nazerali L, Frank GL. Metastatic ovarian carcinoma of large intestinal origin simulating primary ovarian carcinoma. A clinicopathologic study of 25 cases. Am J Clin Pathol 1992, **97**: 751–758.

1073 Dionigi A, Facco C, Tibiletti MG, Bernasconi B, Riva C, Capella C. Ovarian metastases from colorectal carcinoma. Clinicopathologic profile, immunophenotype, and karyotype analysis. Am J Clin Pathol 2000, **114**: 111–122.

1074 Goldstein J, Mazor M, Leiberman JR. Primary carcinoma of the cecum with uterine metastases. Hum Pathol 1981, **12**: 1139–1140.

1075 Goldstein NS. Lymph node recoveries from 2427 pT3 colorectal resection specimens spanning 45 years: recommendations for a minimum number of recovered lymph nodes based on predictive probabilities. Am J Surg Pathol 2002, **26**: 179–189.

1076 Goldstein NS, Turner JR. Pericolonic tumor deposits in patients with T3N+M0 colon adenocarcinomas: markers of reduced disease free survival and intra-abdominal metastases and their implications for TNM classification. Cancer 2000, **88**: 2228–2238.

1077 Gunn J, McCall JL, Yun K, Wright PA. Detection of micrometastases in colorectal cancer patients by K19 and K20 reverse-transcription polymerase chain reaction. Lab Invest 1996, **75**: 611–616.

1078 Inada K, Shimokawa K, Ikeda T, Hayashi M, Azuma S. Development of liver metastasis in colorectal carcinoma. With special reference to venous invasion and basement membrane laminin. Acta Pathol Jpn 1991, **41**: 2240–2245.

1079 Judson K, McCormick C, Vang R, Yemelyanova AV, Wu LS, Bristow RE, Ronnett BM. Women with undiagnosed colorectal adenocarcinomas presenting with ovarian metastases: clinicopathologic features and comparison with women having known colorectal adenocarcinomas and ovarian involvement. Int J Gynecol Pathol 2008, **27**: 182–190.

1080 Krebs PA, Albuquerque A, Quezado M, Bryant B, Sobel ME, Merino MJ, Otis CN. The use of microsatellite instability in the distinction between synchronous endometrial and colonic adenocarcinoma. Int J Gynecol Pathol 1999, **18**: 320–324.

1081 Mekenkamp LJ, van Krieken JH, Marijnen CA, van de Velde CJ, Nagtegaal ID; for the Pathology Review Committee and the Co-operative Clinical Investigators. Lymph node retrieval in rectal cancer is dependent on many factors – the role of the tumor, the patient, the surgeon, the radiotherapist, and the pathologist. Am J Surg Pathol 2009, **33**: 1547–1553.

1082 Moore JB, Law DK, Moore EE, Dean CM. Testicular mass. An initial sign of colon carcinoma. Cancer 1982, **49**: 411–412.

1083 Morodomi T, Isomoto H, Shirouzu K, Kakegawa K, Irie K, Morimatsui M. An index for estimating the probability of lymph node metastasis in rectal cancers. Lymph node metastasis and the histopathology of actively invasive regions of cancer. Cancer 1989, **63**: 539–543.

1084 Nagtegaal ID, Quirke P. Colorectal tumour deposits in the mesorectum and pericolon; a critical review. Histopathology 2007, **51**: 141–149.

1085 Osunkoya AO, Netto GJ, Epstein JI. Colorectal adenocarcinoma involving the prostate: report of 9 cases. Hum Pathol 2007, **38**: 1836–1841.

1086 Puppa G, Ueno H, Kayahara M, Capelli P, Canzonieri V, Colombari R, Maisonneuve P, Pelosi G. Tumor deposits are encountered in advanced colorectal cancer and other adenocarcinomas: an expanded classification with implications for colorectal cancer staging system including a unifying concept of in-transit metastases. Mod Pathol 2009, **22**: 410–415.

1087 Riopel MA, Klimstra DS, Godellas CV, Blumgart LH, Westra WH. Intrabiliary growth of metastatic colonic adenocarcinoma: a pattern of intrahepatic spread easily confused with primary neoplasia of the biliary tract. Am J Surg Pathol 1997, **21**: 1030–1036.

1088 Rullier A, Laurent C, Capdepont M, Vendrely V, Belleannée G, Bioulac-Sage P, Rullier E. Lymph nodes after preoperative chemoradiotherapy for rectal carcinoma: number, status, and impact on survival. Am J Surg Pathol 2008, **32**: 45–50.

1089 Rusthoven JJ, Fine S, Thomas G. Adenocarcinoma of the rectum metastatic to the oral cavity. Two cases and a review of the literature. Cancer 1984, **54**: 1110–1112.

1090 Sasaki M, Watanabe H, Jass JR, Ajioka Y, Kobayashi M, Hatakeyama K. Immunoperoxidase staining for cytokeratins 8 and 18 is very sensitive for detection of occult node metastasis of colorectal cancer: a comparison with genetic analysis of K-ras. Histopathology 1998, **32**: 199–208.

1091 Silver SA, Epstein JI. Adenocarcinoma of the colon simulating primary urinary bladder neoplasia. A report of nine cases. Am J Surg Pathol 1993, **17**: 171–178.

1092 Taal BG, Hageman PC, Delemarre JF, Bonfrer JM, den Hartog Jager FC. Metastatic ovarian or colonic cancer. A clinical challenge. Eur J Cancer 1992, **28**: 394–399.

1093 Ueno H, Mochizuki H, Hashiguchi Y, Ishiguro M, Miyoshi M, Kajiwara Y, Sato T, Shimazaki H, Hase K. Extramural cancer deposits without nodal structure in colorectal cancer: optimal categorization for prognostic staging. Am J Clin Pathol 2007, **127**: 287–294.

1094 Wong JH, Severino R, Honnebier MB, Tom P, Namiki TS. Number of nodes examined and staging accuracy in colorectal carcinoma. J Clin Oncol 1999, **17**: 2896–2900.

1095 Young RH, Hart WR. Metastatic intestinal carcinomas simulating primary ovarian clear cell carcinoma and secretory endometrioid carcinoma: a clinicopathologic and immunohistochemical study of five cases. Am J Surg Pathol 1998, **22**: 805–815.

Treatment

1096 Abcarian H. Operative treatment of colorectal cancer. Cancer 1992, **70**: 1350–1354.

1097 Ambiru S, Miyazaki M, Ito H, Nakagawa K, Shimizu H, Kato A, Nakamura S, Omoto H, Nakajima N. Resection of hepatic and pulmonary metastases in patients with colorectal carcinoma. Cancer 1998, **82**: 274–278.

1098 Ambrosini-Spaltro A, Salvi F, Betts CM, Frezza GP, Piemontese A, Del Prete P, Baldoni C, Foschini MP, Viale G. Oncocytic modifications in rectal adenocarcinomas after radio and chemotherapy. Virchows Arch 2006, **448**: 442–448.

1099 Andreola S, Leo E, Belli F, Bonfanti G, Sirizzotti G, Greco P, Valvo F, Tomasic G, Gallino FG. Adenocarcinoma of the lower third of the rectum surgically treated with a <10-mm distal clearance: preliminary results in 35 N0 patients. Ann Surg Oncol 2001, **8**: 611–615.

1100 Balslev IB, Pedersen M, Teglbjaerg PS, Hanberg-Soerensen F, Bone J, Jacobsen NO, Overgaard J, Sell A, Bertelsen K, Hage E, Fenger C, Kronborg O, Hansen L, Hoestrup H, Noergaard-Pedersen B. Postoperative radiotherapy in Dukes' B and C carcinoma of the rectum and rectosigmoid. A randomized multicenter study. Cancer 1986, **58**: 22–28.

1101 Bühler H, Seefeld U, Deyhle P, Buchmann P, Metzger U, Ammann R. Endoscopic follow-up after colorectal cancer surgery. Early detection of local recurrence? Cancer 1984, **54**: 791–793.

1102 Cady B, Stone MD. The role of surgical resection of liver metastases in colorectal carcinoma. Semin Oncol 1991, **18**: 399–406.

1103 Cole WH, McDonald GO, Roberts SS, Southwick HW. Dissemination of cancer. Prevention and therapy. New York, 1961, Appleton-Century-Crofts.

1104 Cooper HS, Slemmer JR. Surgical considerations in patients with cancer of the colon and rectum. Semin Oncol 1991, **18**: 381–387.

1105 De Cosse JJ, Wong RJ, Quan SH, Friedman NB, Sternberg SS. Conservative treatment of distal rectal cancer by local excision. Cancer 1989, **63**: 219–223.

1106 Enker WE. Designing the optimal surgery for rectal carcinoma. Cancer 1996, **78**: 1847–1850.

1107 Falterman KW, Hill CB, Markey JC, Fox JW, Cohn I Jr. Cancer of the colon, rectum, and anus. A review of 2313 cases. Cancer 1974, **34**: 951–959.

1108 Fong Y, Cohen AM, Fortner JG, Enker WE, Turnbull AD, Cilt DG, Marrero AM, Prasad M, Blumgart LH, Brennan MF. Liver resection for colorectal metastases. J Clin Oncol 1997, **15**: 938–946.

1109 Foswit B, Higgins GA, Humphrey EW, Robinette CD. Preoperative irradiation of operable adenocarcinoma of the rectum and rectosigmoid colon. Report of a randomized study. Radiology 1973, **108**: 389–395.

1110 Goldstein NS, Hart J. Histologic features associated with lymph node metastasis in stage T1 and superficial T2 rectal adenocarcinomas in abdominoperineal resection specimens. Identifying a subset of patients for whom treatment with adjuvant therapy or completion abdominoperineal resection should be considered after local excision. Am J Clin Pathol 1999, **111**: 51–58.

1111 Goligher JC, Dukes CE, Bussey HJR. Local recurrences after sphincter-saving excisions for carcinoma of the rectum and rectosigmoid. Br J Surg 1951, **39**: 199–211.

1112 Grem JL. Current treatment approaches in colorectal cancer. Semin Oncol 1991, **18**: 17–26.

1113 Higgins GA, Humphrey EW, Dwight RW, Roswit B, Lee LE Jr, Keehn RJ. Preoperative radiation and surgery for cancer of the rectum. Veterans Administration Surgical Oncology Group Trial II. Cancer 1986, **58**: 352–359.

1114 Kapiteijn E, Marijnmen CA, Nagtegaal ID, Putter H, Steup WH, Wiggers T, Rutten HJ, Pahlman L, Glimelius B, van Krieken JH, Leer JW, van de Velde CH, for the Dutch Colorectal Cancer Group. Preoperative radiotherapy combined with total mesorectal excision for resectable rectal cancer. N Engl Med 2001, **345**: 638–646.

1115 Karita M, Tada M, Okita K, Kodama T. Endoscopic therapy for early colon cancer: the strip biopsy resection technique. Gastrointest Endosc 1991, **37**: 128–132.

1116 Leo E, Belli F, Andreola S, Gallino G, Bonfanti G, Ferro F, Zingaro E, Sirizzotti G, Civelli E, Valvo F, Gios M, Brunelli C. Total rectal resection and complete mesorectum excision followed by coloendoanal anastomosis as the optimal treatment for low rectal cancer: the experience of the National Cancer Institute of Milano. Ann Surg Oncol 2000, **7**: 125–132.

1117 Mayer RJ, O'Connell MJ, Tepper JE, Wolmark N. Status of adjuvant therapy for colorectal cancer. J Natl Cancer Inst 1989, **81**: 1359–1364.

1118 Minsky BD, Cohen AM, Enker WE, Mies C. Sphincter preservation in rectal cancer by local excision and postoperative radiation therapy. Cancer 1991, **67**: 908–914.

1119 Mohiuddin M, Ahmed MM. Critical issues in the evolving management of rectal cancer. Semin Oncol 1997, **24**: 732–744.

1120 O'Connell MJ, Martenson JA, Wieand HS, Krook JE, Macdonald JS, Haller DG, Mayer RJ, Gunderson LL, Rich TA. Improving adjuvant therapy for rectal cancer by combining protracted-infusion fluorouracil with radiation therapy after curative surgery. N Engl J Med 1994, **331**: 502–507.

1121 Ottery FD, Bruskewitz RC, Weese JL. Endoscopic transrectal resection of rectal tumors. Cancer 1986, **57**: 563–566.

1122 Rosenthal SA, Yeung RS, Weese JL, Eisenberg BL, Hoffman JP, Coia LR, Hanks GE. Conservative management of extensive low-lying rectal carcinomas with transanal local excision and combined preoperative and postoperative radiation therapy. A report of a phase I–II trial. Cancer 1992, **69**: 335–341.

1123 Rullier A, Laurent C, Vendrely V, Le Bail B, Bioulac-Sage P, Rullier E. Impact of colloid response on survival after preoperative radiotherapy in locally advanced rectal carcinoma. Am J Surg Pathol 2005, **29**: 602–606.

1124 Ryan R, Gibbons D, Hyland JM, Treanor D, White A, Mulcahy HE, O'Donoghue DP, Moriarty M, Fennelly D, Sheahan K. Pathological response following long-course neoadjuvant chemoradiotherapy for locally advanced rectal cancer. Histopathology 2005, **47**: 141–146.

1125 Ryan P, Nanji S, Pollett A, Moore M, Moulton CA, Gallinger S, Guindi M. Chemotherapy-induced liver injury in metastatic colorectal cancer: semiquantitative histologic analysis of 334 resected liver specimens shows that vascular injury but not steatohepatitis is associated with preoperative chemotherapy. Am J Surg Pathol 2010, **34**: 784–791.

1126 Saclarides TJ, Krueger BL, Szeluga DJ, Warren WH, Faber LP, Economou SG. Thoracotomy for colon and rectal cancer metastases. Dis Colon Rectum 1993, **36**: 425–429.

1127 Schnall SF, Macdonald JS. Adjuvant therapy in colorectal carcinoma. Semin Oncol 1991, **18**: 560–570.

1128 Shia J, Guillem JG, Moore HG, Tickoo SK, Qin J, Ruo L, Suriawinata A, Paty PB, Minsky BD, Weiser MR, Temple LK, Wong WD, Klimstra DS. Patterns of morphologic alteration in residual rectal carcinoma following preoperative chemoradiation and their association with long-term outcome. Am J Surg Pathol 2004, **28**: 215–223.

1129 Stearns MW Jr, Sternberg SS, DeCosse JJ. Treatment alternatives. Localized rectal cancer. Cancer 1984, **54**: 2691–2694.

1130 Turk PS, Wanebo HJ. Results of surgical treatment of nonhepatic recurrence of colorectal carcinoma. Cancer 1993, **71**: 4267–4277.

1131 Winawer SJ, Zauber AG, Stewart E, O'Brien MJ. The natural history of colorectal cancer. Opportunities for intervention. Cancer 1991, **67**: 1143–1149.

1132 Withers HR, Romsdahl MM. Post-operative radiotherapy for adenocarcinoma of the rectum and rectosigmoid. Int J Radiat Oncol Biol Phys 1977, **2**: 1069–1074.

Prognosis

1133 Adam IJ, Mohamdee MO, Martin IG, Scott N, Finan PJ, Johnston D, Dixon MF, Quirke P. Role of circumferential margin involvement in the local recurrence of rectal cancer. Lancet 1994, **344**: 707–711.

1134 Ambe K, Mori M, Enjoji M. S-100 protein-positive dendritic cells in colorectal adenocarcinomas. Distribution and relation to the clinical prognosis. Cancer 1989, **63**: 496–503.

1135 Anderson SN, Rognum TO, Lund E, Meling GI, Hauge S. Strong HLA-DR expression in large bowel carcinomas is associated with good prognosis. Br J Cancer 1993, **68**: 80–85.

1136 Armitage NC, Ballantyne KC, Sheffield JP, Clarke P, Evans DF, Hardcastle JD. A prospective evaluation of the effect of tumor cell DNA content on recurrence in colorectal cancer. Cancer 1991, **67**: 2599–2604.

1137 Baldus SE, Monig SP, Hanish FG, Zirbes TK, Flucke U, Oelert S, Zilkens G, Madejczik B, Thiele J, Schneider PM, Holscher AH, Dienes HP. Comparative evaluation of the prognostic value of MUC1, MUC2, sialyl-Lewis(a) and sialyl-Lewis(x) antigens in colorectal adenocarcinoma. Histopathology 2002, **40**: 440–449.

1138 Banner BF, Whitehouse R, Baker SP, Swanson RS. Tumor angiogenesis in stage II colorectal carcinoma association with survival. Am J Clin Pathol 1998, **109**: 733–737.

1139 Bauer KD, Bagwell CB, Giaretti W, Melamed M, Zarbo RJ, Witzig TE, Rabinovitch PS. Consensus review of the clinical utility of DNA flow cytometry in colorectal cancer. Cytometry 1993, **14**: 486–491.

1140 Bauer KD, Lincoln ST, Vera-Roman JM, Wallemark CB, Chmiel JS, Madurski ML, Murad T, Scarpelli DG. Prognostic implications of proliferative activity and DNA aneuploidy in colonic adenocarcinomas. Lab Invest 1987, **57**: 329–335.

1141 Belluco C, Guillem JG, Kemeny N, Huang Y, Klimstra D, Berger MF, Cohen AM. p53 nuclear protein overexpression in colorectal cancer: a dominant predictor of survival in patients with advanced hepatic metastases. J Clin Oncol 1996, **14**: 2696–2701.

1142 Benhattar J, Losi L, Chaubert P, Givel JC, Costa J. Prognostic significance of K-*ras* mutations in colorectal carcinoma. Gastroenterology 1993, **104**: 1044–1048.

1143 Bosari S, Viale G, Bossi P, Maggioni M, Coggi G, Murray JJ, Lee AK. Cyto plasmic accumulation of p53 protein. An independent prognostic indicator in colorectal adenocarcinomas. J Natl Cancer Inst 1994, **86**: 681–687.

1144 Cass AW, Million RR, Pfaff WW. Patterns of recurrence following surgery alone for adenocarcinoma of the colon and rectum. Cancer 1976, **37**: 2861–2865.

1145 Chan C, Jankova L, Fung CL, Clarke C, Robertson G, Chapuis PH, Bokey L, Lin BP, Dent OF, Clarke S. Fascin expression predicts survival after potentially curative resection of node-positive colon cancer. Am J Surg Pathol 2010, **34**: 656–666.

1146 Cui X, Shirai Y, Wakai T, Yokoyama N, Hirano S, Hatakeyama K. Aberrant expression of pRb and p16(INK4), alone or in combination, indicates poor outcome after resection in patients with colorectal carcinoma. Hum Pathol 2004, **35**: 1189–1195.

1147 Compton CC. Colorectal carcinoma: diagnostic, prognostic and molecular features. Mod Pathol 2003, **16**: 376–388.

1148 Compton C, Fenoglio-Preiser CM, Pettigrew N, Fielding LP. American Joint Committee on Cancer Prognostic Factors Consensus Conference: colorectal working group. Cancer 2000, **88**: 1739–1757.

1149 Connelly JH, Johnston DA, Bruner JM. The prognostic value of human chorionic gonadotropin expression in colorectal adenocarcinomas. An immunohistochemical study of 102 stage B2 and C2 nonmucinous adenocarcinomas. Arch Pathol Lab Med 1993, **117**: 824–826.

1150 Deans GT, Williamson K, Heatley M, Hamilton P, Arthurs K, Crockard A, Patterson CC, Rowlands BJ, Parks G, Spence RA. The role of flow cytometry in carcinoma of the colon and rectum. Surg Gynecol Obstet 1993, **177**: 377–382.

1151 de Bruine AP, Wiggers T, Beek C, Volovics A, von Meyenfieldt M, Arends JW, Bosman FT. Endocrine cells in colorectal adenocarcinomas. Incidence, hormone profile and prognostic relevance. Int J Cancer 1993, **54**: 765–771.

1152 Dirschmid K, Lang A, Mathis G, Haid A, Hansen M. Incidence of extramural venous invasion in colorectal carcinoma: findings with a new technique. Hum Pathol 1996, **27**: 1227–1230.

1153 Dukes CE. The significance of the unusual in the pathology of intestinal tumor. Ann R Coll Surg Engl 1949, **4**: 90–103.

1154 Dukes CE. The surgical pathology of rectal cancer. J Clin Pathol 1949, **2**: 95–98.

1155 Eisenberg B, DeCosse JJ, Harford F, Michalek J. Carcinoma of the colon and rectum. The natural history reviewed in 1704 patients. Cancer 1982, **49**: 1131–1134.

1156 Enblad P, Glimelius B, Bengtsson A, Pontén J, Påhlman L. DNA content in carcinoma of the rectum and rectosigmoid. Acta Pathol Microbiol Immunol Scand (A) 1985, **93**: 277–284.

1157 Engel CJ, Bennett ST, Chambers AF, Doig GS, Kerkvliet N, O'Malley FP. Tumor angiogenesis predicts recurrence in invasive colorectal cancer when controlled for Dukes staging. Am J Surg Pathol 1996, **20**: 1260–1265.

1158 Ferraro S, Buffa R, Pruneri G, Siccardi AG, Pelagi M, Lee AKC, Coggi G, Bosari S. The prevalence and clinical significance of chromogranin A and secretogranin II immunoreactivity in colorectal adenocarcinomas. Virchows Arch 1995, **426**: 587–592.

1159 Fisher ER, Paik SM, Rockette H, Jones J, Caplan R, Fisher B. Prognostic significance of eosinophils and mast cells in rectal cancer. Findings from the National Surgical Adjuvant Breast and Bowel Project (protocol R-01). Hum Pathol 1989, **20**: 159–163.

1160 Fisher ER, Siderits RH, Sass R, Fisher B. Value of assessment of ploidy in rectal cancers. Arch Pathol Lab Med 1989, **113**: 525–528.

1161 Foley EF, Gaffey MJ, Frierson HF Jr. The frequency and clinical significance of neuroendocrine cells within stage III adenocarcinomas of the colon. Arch Pathol Lab Med 1998, **122**: 912–914.

1162 George SM, Makinen MJ, Jernvall P, Makela J, Vihko P, Karttunen TJ. Classification of advanced colorectal carcinomas by tumor edge morphology: evidence for different pathogenesis and significance of polypoid and nonpolypoid tumors. Cancer 2000, **89**: 1901–1909.

1163 Giaretti W, Danova M, Geido E, Mazzini G, Sciallero S, Aste H, Scivetti P, Riccardi A, Marsano B, Merlo F, et al. Flow cytometric DNA index in the prognosis of colorectal cancer. Cancer 1991, **67**: 1921–1927.

1164 Glenn F, McSherry CK. Carcinoma of the distal large bowel – 32-year review of 1026 cases. Ann Surg 1966, **163**: 838–849.

1165 Grabowski P, Schindler I, Anagnostopoulos I, Foss HD, Riecken EO, Mansmann U, Stein H, Berger G, Buhr HJ, Scherübl H. Neuroendocrine differentiation is a relevant prognostic factor in stage III–IV colorectal cancer. Eur J Gastroenterol Hepatol 2001, **13**: 405–411.

1166 Graham DM, Appelman HD. Crohn's-like lymphoid reaction and colorectal carcinoma. A potential histologic prognosticator. Mod Pathol 1990, **3**: 332–335.

1167 Greco P. Pathologic examination and staging of rectal carcinoma: a critical review. Pathologica 2010, **102**: 12–27.

1168 Greenson JK, Isenhart CE, Rice R, Mojzisik C, Houchens D, Martin EW Jr. Identification of occult micrometastases in pericolic lymph nodes of Duke's B colorectal cancer patients using monoclonal antibodies against cytokeratin and CC49. Correlation with long-term survival. Cancer 1994, **73**: 563–569.

1169 Griffin MP, Bergstralh EJ, Coffey RJ, Beart RW Jr, Melton LJ III. Predictors of survival after curative resection of carcinoma of the colon and rectum. Cancer 1987, **60**: 2318–2324.

1170 Gunderson LL, Sosin H. Areas of failure found at reoperation (second or symptomatic look) following 'curative surgery' for adenocarcinoma of the rectum. Clinicopathologic correlation and implications for adjuvant therapy. Cancer 1974, **34**: 1278–1292.

1171 Harrison JC, Dean PJ, el-Zeky F, Vander Zwaag R. From Dukes through Jass. Pathological prognostic indicators in rectal cancer. Hum Pathol 1994, **25**: 498–505.

1172 Harrison LE, Guillem JG, Paty P, Cohen AM. Preoperative carcinoembryonic antigen predicts outcomes in node-negative colon cancer patients: a multivariate analysis of 572 patients. J M Coll Surg 1997, **185**: 55–59.

1173 Hasebe T, Morihiro M, Sasaki S, Shimoda T, Sugitoh M, Moriya Y, Ono M, Arai T, Ochiai A. Tumor thickness is a histopathologic predictive parameter of tumor metastasis and prognosis in patients with Dukes stage C ulcerative-type colorectal carcinoma: a two hospital-based study. Cancer 2000, **89**: 35–45.

1174 Hermanek P, Altendorf A. Classification of colorectal carcinomas with regional lymphatic metastases. Pathol Res Pract 1981, **173**: 1–11.

1175 Itzkowitz SH, Bloom EJ, Kokal WA, Modin G, Hakomori S, Kim YS. Sialosyl-Tn. A novel mucin antigen associated with prognosis in colorectal cancer patients. Cancer 1990, **66**: 1960–1966.

1176 Jen J, Kim H, Piantadosi S, Liu ZF, Levitt RC, Sistonen P, Kinzler KW, Vogelstein B, Hamilton SR. Allelic loss of chromosome 18q and prognosis in colorectal cancer. N Engl J Med 1994, **331**: 213–221.

1177 Kaibara N, Koga S, Jinnai D. Synchronous and metachronous malignancies of the colon and rectum in Japan with special reference to a coexisting early cancer. Cancer 1984, **54**: 1870–1874.

1178 Kawanishi-Tabata R, Lopez F, Fratantonio S, Kim N, Goldblum J, Tubs R, Elson P, Lavery I, Bukowski RM, Ganapathi R, Ganapathi MK. Telomerase activity in stage II colorectal carcinoma. Cancer 2002, **95**: 1834–1839.

1179 Korenaga D, Ueo H, Mochida K, Kusumoto T, Baba H, Tamura S, Moriguchi S, Sugimachi K. Prognostic factors in Japanese patients with colorectal cancer. The significance of large bowel obstruction – univariate and multivariate analyses. J Surg Oncol 1991, **47**: 188–192.

1180 Krasna MJ, Flancbaum L, Cody RP, Shneibaum S, Ari GB. Vascular and neural invasion in colorectal carcinoma. Incidence and prognostic significance. Cancer 1988, **61**: 1018–1023.

1181 Lapertosa G, Baracchini P, Fulcheri E, Tanzi R. Prognostic value of the immunocytochemical detection of extramural venous invasion in Dukes' C colorectal adenocarcinomas. A preliminary study. Am J Pathol 1989, **135**: 939–945.

1182 Leahy DT, Mulcahy HE, O'Donoghue DP, Parfrey NA. bcl-2 protein expression is associated with better prognosis in colorectal cancer. Histopathology 1999, **35**: 360–367.

1183 Liefers GJ, Cleton-Jansen AM, van de Velde CJ, Hermans J, van Krieken JH, Cornelisse CJ, Tollenaar RA. Micrometastases and survival in stage II colorectal cancer. N Engl J Med 1998, **339**: 223–228.

1184 Lindmark G, Bergstrom R, Pahlman L, Glimelius B. The association of preoperative serum tumour markers with Dukes' stage and survival in colorectal cancer. Br J Cancer 1995, **71**: 1090–1094.

1185 Lindmark G, Gerdin B, Sundberg C, Pahlman L, Bergstrom R, Glimelius B. Prognostic significance of the microvascular count in colorectal cancer. J Clin Oncol 1996, **14**: 461–466.

1186 Lloyd RV, Schroeder F, Bauman MD, Krook JE, Jin L, Goldberg RM, Farr GH Jr. Prevalence and prognostic significance of neuroendocrine differentiation in colorectal carcinomas. Endocr Pathol 1998, **9**: 35–42.

1187 Lockhart-Mummery HE, Ritchie JK, Hawley PR. The results of surgical treatment for carcinoma of the rectum at St. Mark's Hospital from 1948 to 1972. Br J Surg 1976, **63**: 673–677.

1188 Loda M, Cukor B, Tam SW, Lavin P, Fiorentino M, Draetta GF, Jessup JM, Pagano M. Increased proteasome-dependent degradation of the cyclin-dependent kinase inhibitor p27 in aggressive colorectal carcinomas. Nat Med 1997, **3**: 231–234.

1189 Malassagne B, Valleur P, Serra J, Sarnacki S, Galian A, Hoang C, Hautefeuille P. Relationship of apical lymph node involvement to survival in resected colon carcinoma. Dis Colon Rectum 1993, **36**: 645–653.

1190 Menon AG, Morreau H, Tollenaar RAEM, Alphenaar E, van Puijenbroek M, Putter H, Janssen-Van Rijn CM, van de Velde CJH, Fleuren GJ, Kuppen PjK. Down-regulation of HLA-A expression correlates with a better prognosis in colorectal cancer patients. Lab Invest 2002, **82**: 1725–1733.

1191 Messerini L, Cianchi F, Cortesini C, Comin CE. Incidence and prognostic significance of occult tumor cells in lymph nodes from patients with stage IIA colorectal carcinoma. Hum Pathol 2006, **37**: 1259–1267.

1192 Minsky BD, Mies C, Recht A, Rich TA, Chaffey JT. Resectable adenocarcinoma of the rectosigmoid and rectum. Part II. The influence of blood vessel invasion. Cancer 1988, **61**: 1417–1424.

1193 Nacopoulou L, Azaris P, Papacharalampous N, Davaris P. Prognostic significance of histologic host response in cancer of the large bowel. Cancer 1981, **47**: 930–936.

1194 Nagtegaal ID, Marijnen CA, Kranenbarg EK, van de Velde CJ, van Krieken JH, for the pathology review committee and the cooperative clinical investigators. Circumferential margin involvement is still an important predictor of local recurrence in rectal carcinoma: not one millimeter but two millimeters is the limit. Am J Surg Pathol 2002, **26**: 350–357.

1195 Nakamori S, Kameyama M, Imaoka S, Furukawa H, Ishikawa O, Sasaki Y, Kabuto T, Iwanaga T, Matsushita Y, Irimura T. Increased expression of sialyl Lewis^x antigen correlates with poor survival in patients with colorectal carcinoma. Clinicopathological and immunohistochemical study. Cancer Res 1993, **53**: 3632–3637.

1196 Newland RC, Chapuis PH, Pheils MT, MacPherson JG. The relationship of survival to staging and grading of colorectal carcinoma. A prospective study of 503 cases. Cancer 1981, **47**: 1424–1429.

1197 Newland RC, Chapuis PH, Smyth EJ. The prognostic value of substaging colorectal carcinoma. A prospective study of 1117 cases with standardized pathology. Cancer 1987, **60**: 852–857.

1198 Newland RC, Dent OF, Lyttle MN, Chapuis PH, Bokey EL. Pathologic determinants of survival associated with colorectal cancer with lymph node metastases. A multivariate analysis of 579 patients. Cancer 1994, **73**: 2076–2082.

1199 Nicastri DG, Doucette JT, Godfrey TE, Hughes SJ. Is occult lymph node disease in colorectal cancer patients clinically significant? A review of the relevant literature. J Mol Diagn 2007, **9**: 563–571.

1200 Odone V, Chang L, Caces J, George SL, Pratt CB. The natural history of colorectal carcinoma in adolescents. Cancer 1982, **49**: 1716–1720.

1201 Ogunbiyi OA, Goodfellow PJ, Herfarth K, Gagliardi G, Swantson PE, Birnbaum EH, Read TE, Fleshman JW, Kodner IJ, Moley JF. Confirmation that chromosome 18Q allelic loss in colon cancer is a prognostic indicator. J Clin Oncol 1998, **16**: 427–433.

1202 Ouchi K, Sugawara T, Ono H, Fujiya T, Kamiyama Y, Kakugawa Y, Mikuni J, Tateno H. Histologic features and clinical significance of venous invasion in colorectal carcinoma with hepatic metastasis. Cancer 1996, **78**: 2313–2317.

1203 Patel SC, Tovee EB, Langer B. Twenty-five years of experience with radical surgical treatment of carcinoma of the extraperitoneal rectum. Surgery 1977, **82**: 460–465.

1204 Patt DJ, Brynes RK, Vardiman JW, Coppleson LW. Mesocolic lymph node histology is an important prognostic indicator for patients with carcinoma of the sigmoid colon. An immunomorphologic study. Cancer 1975, **35**: 1388–1397.

1205 Pilipshen SJ, Heilweil M, Quan SHQ, Sternberg SS, Enker WE. Patterns of pelvic recurrence following definitive resections of rectal cancer. Cancer 1984, **53**: 1354–1362.

1206 Plesec TP, Hunt JL. KRAS mutation testing in colorectal cancer. Adv Anat Pathol 2009, **16**: 196–203.

1207 Prall F. Tumour budding in colorectal carcinoma. Histopathology 2007, **50**: 151–162.

1208 Pretlow TP, Keith EF, Cryar AK, Bartolucci AA, Pitts AM, Pretlow TG II, Kimball PM, Boohaker EA. Eosinophil infiltration of human colonic carcinomas as a prognostic indicator. Cancer Res 1983, **43**: 2997–3000.

1209 Puppa G, Maisonneuve P, Sonzogni A, Masullo M, Capelli P, Chilosi M, Menestrina F, Viale G, Pelosi G. Pathological assessment of pericolonic tumor deposits in advanced colonic carcinoma: relevance to prognosis and tumor staging. Mod Pathol 2007, **20**: 843–855.

1210 Purdie CA, Piris J. Histopathological grade, mucinous differentiation and DNA ploidy in relation to prognosis in colorectal carcinoma. Histopathology 2000, **36**: 121–126.

1211 Quirke P, Morris E. Reporting colorectal cancer. Histopathology 2007, **50**: 103–112.

1212 Rao BN, Pratt CB, Fleming ID, Dilawari RA, Green AA, Austin BA. Colon carcinoma in children and adolescents. A review of 30 cases. Cancer 1985, **55**: 1322–1326.

1213 Resnick MB, Konkin T, Routhier J, Sabo E, Pricolo VE. Claudin-1 is a strong prognostic indicator in stage II colonic cancer: a tissue microarray study. Mod Pathol 2005, **18**: 511–518.

1214 Ribic CM, Sargent DJ, Moore MJ, Thibodeau SN, French AJ, Goldberg RM, Hamilton SR, Laurent-Puig P, Gryfe R, Shepherd LE, Tu D, Redston M, Gallinger S. Tumor microsatellite-instability status as a predictor of benefit from fluorouracil-based adjuvant chemotherapy for colon cancer. N Engl J Med 2003, **349**: 247–257.

1215 Robey-Cafferty SS, El-Naggar AK, Grignon DJ, Cleary KR, Ro JY. Histologic parameters and DNA ploidy as predictors of survival in Stage B adenocarcinoma of colon and rectum. Mod Pathol 1990, **3**: 261–266.

1216 Russell AH, Pelton J, Reheis CE, Wisbeck WM, Tong DY, Dawson LE. Adenocarcinoma of the colon. An autopsy study with implications for new therapeutic strategies. Cancer 1985, **56**: 1446–1451.

1217 Russell AH, Tong D, Dawson LE, Wisbeck W. Adenocarcinoma of the proximal colon. Sites of initial dissemination and patterns of recurrence following surgery alone. Cancer 1984, **53**: 360–367.

1218 Sankila R, Aaltonen LA, Jarvinen HJ, Mecklin JP. Better survival rates in patients with MLH1-associated hereditary colorectal cancer. Gastroenterology 1996, **110**: 682–687.

1219 Scherübl H, Grabowski P. The chromogranin-secretogranin family. N Engl J Med 2003, **348**: 2570–2581.

1220 Scott CA, Desinan L, Avellini C, Bardus P, Rimondi G, Rizzi V, Beltrami CA. DNA index shift with disease progression in colorectal adenocarcinoma: a morphological and flow cytometric study. Hum Pathol 1998, **29**: 482–490.

1221 Scott NA, Grande JP, Weiland LH, Pemberton JH, Beart RW Jr, Lieber MM. Flow cytometric DNA patterns from colorectal cancers. How reproducible are they? Mayo Clin Proc 1987, **62**: 331–337.

1222 Sessions RT, Reiddell DJ. Cancer of the large bowel in the young adult. Am J Surg 1961, **102**: 66–69.

1223 Shirouzu K, Isomoto H, Morodomi T, Kakegawa T. Carcinomatous lymphatic permeation. Prognostic significance in patients with rectal carcinoma. A long term prospective study. Cancer 1995, 75.

1224 Sikora K, Chan S, Evan G, Gabra H, Markham N, Stewart J, Watson J. *c-myc* oncogene expression in colorectal cancer. Cancer 1987, **59**: 1289–1295.

1225 Spratt JS Jr, Spjut HJ. Prevalence and prognosis of individual clinical and pathologic variables associated with colorectal carcinoma. Cancer 1967, **20**: 1976–1985.

1226 Steinberg SM, Barkin JS, Kaplan RS, Stablein DM. Prognostic indicators of colon tumors. The Gastrointestinal Tumor Study Group experience. Cancer 1986, **57**: 1866–1870.

1227 Steinberg SM, Barwick KW, Stablein DM. Importance of tumor pathology and morphology in patients with surgically resected colon cancer. Findings from the Gastrointestinal Tumor Study Group. Cancer 1986, **58**: 1340–1345.

1228 Suzuki A, Togashi K, Nokubi M, Koinuma K, Miyakura Y, Horie H, Lefor AT, Yasuda Y. Evaluation of venous invasion by Elastica van Gieson stain and tumor budding predicts local and distant metastases in patients with T1 stage colorectal cancer. Am J Surg Pathol 2009, **33**: 1601–1607.

1229 Takebayashi Y, Akiyama S, Yamada K, Akiba S, Aikou T. Angiogenesis as an unfavorable prognostic factor in human colorectal carcinoma. Cancer 1996, **78**: 226–231.

1230 Talbot IC, Ritchie S, Leighton M, Hughes AO, Bussey HJR, Morson BC. Invasion of veins by carcinoma of rectum. Method of detection, histological features and significance. Histopathology 1981, **5**: 141–163.

1231 Tominaga T, Sakabe T, Koyama Y, Hamano K, Yasutomi M, Takahashi T, Kodaira S, Kato T, Ogawa N. Prognostic factors for the patients with colon or rectal carcinoma treated with resection only: five-year follow-up report. Cancer 1996, **78**: 403–408.

1232 Tribukait B, Hammarberg C, Rubio C. Ploidy and proliferation patterns in colorectal adenocarcinomas related to Dukes' classification and to histopathological differentiation. A flow-cytometric DNA study. Pathol Microbiol Immunol Scand (A) 1983, **91**: 89–95.

1233 Visscher DW, Zarbo RJ, Ma CK, Sakr WA, Crissman JD. Flow cytometric DNA and clinicopathologic analysis of Dukes' A&B colonic adenocarcinomas. A retrospective study. Mod Pathol 1990, **3**: 709–712.

1234 Wang LM, Kevans D, Mulcahy H, O'Sullivan J, Fennelly D, Hyland J, O'Donoghue D, Sheahan K. Tumor budding is a strong and reproducible prognostic marker in T3N0 colorectal cancer. Am J Surg Pathol 2009, **33**: 134–141.

1235 Washington MK. Colorectal carcinoma: selected issues in pathologic examination and staging and determination of prognostic factors. Arch Pathol Lab Med 2008, **132**: 1600–1607.

1236 Watanabe T, Wu TT, Catalano PJ, Ueki T, Satriano R, Haller DG, Benson AB III, Hamilton SR. Molecular predictors of survival after adjuvant chemotherapy for colon cancer. N Engl J Med 2001, **344**: 1196–1206.

1237 Welch JP, Donaldson GA. Perforative carcinoma of the colon and rectum. Ann Surg 1974, **180**: 734–740.

1238 Whittaker MA, Carr NJ, Midwinter MJ, Badham DP, Higgins B. Acinar morphology in colorectal cancer is associated with survival but is not an independent prognostic variable. Histopathology 2000, **36**: 439–442.

1239 Wolmark N, Cruz I, Redmond CK, Fisher B, Fisher ER and contributing NSABP investigators. Tumor size and regional lymph node metastasis in colorectal cancer. A preliminary analysis from the NSABP clinical trials. Cancer 1983, **51**: 1315–1322.

1240 Wolmark N, Fisher ER, Wieand HS, Fisher B and contributing NSABP investigators. The relationship of depth of penetration and tumor size to the number of positive nodes in Dukes C colorectal cancer. Cancer 1984, **53**: 2707–2712.

1241 Wolmark N, Wieand HS, Rockette HE, Fisher B, Glass A, Lawrence W, Lerner H, Cruz AB, Volk H, Shibata H, Evans J, Prager D and other NSABP investigators. The prognostic significance of tumor location and bowel obstruction in Dukes B and C colorectal cancer. Findings from the NSABP clinical trials. Ann Surg 1987, **198**: 743–752.

1242 Yamachika T, Nakanishi H, Inada K, Tsukamoto T, Kato T, Fukushima M, Inoue M, Tatematsu M. A new prognostic factor for colorectal carcinoma, thymidylate synthase, and its therapeutic significance. Cancer 1998, **82**: 70–77.

1243 Yamaguchi A, Kurosaka Y, Fushida S, Kanno M, Yonemura Y, Miwa K, Miyazaki I. Expression of p53 protein in colorectal cancer and its relationship to short-term prognosis. Cancer 1992, **70**: 2778–2784.

1244 Zarbo RJ, Nakleh RE, Brown RD, Kubus JJ, Ma CK, Mackowiak P. Prognostic significance of DNA ploidy and proliferation in 309 colorectal carcinomas as determined by two-color multiparametric DNA flow cytometry. Cancer 1997, **79**: 2073–2086.

CARCINOID TUMOR

1245 Arai T, Kino I. Histochemical and ultrastructural analyses of glandular differentiation in typical carcinoid tumor of the hindgut. Pathol Int 1994, **44**: 49–56.

1246 Bordi C, D'Adda T, Assoni C, Canavese G, Brandi ML. Gastrointestinal endocrine tumors: recent developments. Endocr Pathol 1998, **9**: 99–116.

1247 Caldarola VT, Jackman RJ, Moertel CG, Dockerty MB. Carcinoid tumors of the rectum. Am J Surg 1964, **107**: 844–849.

1248 Federspiel BH, Burke AP, Sobin LH, Shekitka KM. Rectal and colonic carcinoids. A clinicopathologic study of 84 cases. Cancer 1990, **65**: 135–140.

1249 Fukayama M, Hayashi Y, Koike M. Human chorionic gonadotropin in the rectosigmoid colon. Immunohistochemical study on unbalanced distribution of subunits. Am J Pathol 1987, **127**: 83–89.

1250 Fukayama M, Hayashi Y, Shiozawa Y, Okabe S, Koike M. Human chorionic gonadotropin alpha-subunit in rectal carcinoids. Its mode of presence and the change of granule morphology. Am J Pathol 1989, **135**: 1065–1072.

1251 Gledhill A, Hall PA, Cruse JP, Pollock DJ. Enteroendocrine cell hyperplasia, carcinoid tumours and adenocarcinoma in long-standing ulcerative colitis. Histopathology 1986, **10**: 501–508.

1252 Grönstad K, Grimelius L, Ekman R, Kewenter J, Ahiman H. Disseminated rectal carcinoid tumor with production of immunoreactive motilin. Endocrinol Pathol 1992, **3**: 194–200.

1253 Hock YL, Scott KW, Grace RH. Mixed adenocarcinoma/carcinoid tumour of large bowel in a patient with Crohn's disease. J Clin Pathol 1993, **46**: 183–185.

1254 Iwafuchi M, Watanabe H, Ishihara N, Shimoda T, Iwashita A, Ito S. Peptide YY immunoreactive cells in gastrointestinal carcinoids. Immunohistochemical and ultrastructural studies of 60 tumors. Hum Pathol 1986, **17**: 291–296.

1255 Jetmore AB, Ray JE, Gathright JB Jr, McMullen KM, Hicks TC, Timmcke AE. Rectal carcinoids. The most frequent carcinoid tumor. Dis Colon Rectum 1992, **35**: 717–725.

1256 Koura AN, Giacco GG, Curley SA, Skibber JM, Feig BW, Ellis LM. Carcinoid tumors of the rectum: effect of size, histopathology, and surgical treatment on metastasis free survival. Cancer 1997, **79**: 1294–1298.

1257 Lyda MH, Fenoglio-Preiser CM. Adenoma-carcinoid tumors of the colon. Arch Pathol Lab Med 1998, **122**: 262–265.

1258 Maruyama M, Fukayama M, Koike M. A case of multiple carcinoid tumors of the rectum with extraglandular endocrine cell proliferation. Cancer 1988, **60**: 131–136.

1259 Matsui K, Iwase T, Kitagawa M. Small, polypoid-appearing carcinoid tumors of the rectum. Clinicopathologic study of 16 cases and effectiveness of endoscopic treatment. Am J Gastroenterol 1993, **88**: 1949–1953.

1260 McNeely B, Owen DA, Pezim M. Multiple microcarcinoids arising in chronic ulcerative colitis. Am J Clin Pathol 1992, **98**: 112–116.

1261 Moyana TN, Satkunam N. Crypt cell proliferative micronests in rectal carcinoids. An immunohistochemical study. Am J Surg Pathol 1993, **17**: 350–356.

1262 Naunheim KS, Zeitels J, Kaplan EL, Sugimoto J, Shen K-L, Lee C-H, Straus FH II. Rectal carcinoid tumors. Treatment and prognosis. Surgery 1983, **94**: 670–676.

1263 O'Briain DS, Dayal Y, DeLellis RA, Tischler AS, Bendon R, Wolfe HJ. Rectal carcinoids as tumors of the hindgut endocrine cells. A morphological and immunohistochemical analysis. Am J Surg Pathol 1982, **6**: 131–142.

1264 Ratzenhofer R, Gamse R, Höfler H, Auböck L, Popper H, Pohl P, Lembeck F. Substance P in an argentaffin carcinoid of the caecum. Biochemical and biological characterization. Virchows Arch [A] 1981, **392**: 21–31.

1265 Shimoda T, Ishikawa E, Sano T, Watanabe K, Ikegami M. Histopathological and immunohistochemical study of neuroendocrine tumors of the rectum. Acta Pathol Jpn 1984, **34**: 1059–1077.

1266 Sobin LH, Hjermstad BM, Sesterhenn IA, Helwig EB. Prostatic acid phosphatase activity in carcinoid tumors. Cancer 1986, **58**: 136–138.

1267 Srivastava A, Hornick JL. Immunohistochemical staining for CDX-2, PDX-1, NESP-55, and TTF-1 can help distinguish gastrointestinal carcinoid tumors from pancreatic endocrine and pulmonary carcinoid tumors. Am J Surg Pathol 2009, **33**: 626–632.

1268 Takatoh H, Iwamoto H, Ikezu M, Katoh N, Ito S, Kaneko H. Immunohistochemical demonstration of peptide YY in gastrointestinal endocrine tumors. Acta Pathol Jpn 1987, **37**: 737–746.

1269 Tsioulias G, Muto T, Kubota Y, Masaki T, Suzuki K, Akasu T, Morioka Y. DNA ploidy pattern in rectal carcinoid tumors. Dis Colon Rectum 1991, **34**: 32–36.

1270 Wilander E, El-Salhy M, Lundqvist M, Grimelius L, Terenius L, Lundberg JM, Tatemoto K, Schwartz TW. Polypeptide YY (PYY) and pancreatic polypeptide (PP) in rectal carcinoids. An immunocytochemical study. Virchows Arch [A] 1983, **401**: 67–72.

1271 Wilander E, Portela-Gomes G, Grimelius L, Lundqvist G, Skoog V. Enteroglucagon and substance P-like immunoreactivity in argentaffin and argyrophil rectal carcinoids. Virchows Arch [Cell Pathol] 1977, **25**: 117–124.

1272 Williams RM. A light and electron microscopic study of an ovarian and rectal carcinoid. Histopathology 1979, **3**: 19–30.

1273 Yoshida A, Yano M, Fujinaga Y, Sano C, Mori H, Yoshida H, Fukunishi R. Argentaffin carcinoid tumor of the rectum. Cancer 1981, **48**: 2103–2106.

MALIGNANT LYMPHOMA AND RELATED LESIONS

1274 Chang KC, Jin YT, Chen FF, Su IJ. Follicular dendritic cell sarcoma of the colon mimicking stromal tumour. Histopathology 2001, **38**: 25–29.

1275 Chin NW, Gangi M, Fani K, De Soto-La Paix F, Papandreou C, Surapaneni RK, Landor JH. Colonic histiocytic neoplasm mimicking malignant histiocytosis and presenting as intussusception. Hum Pathol 1995, **26**: 682–686.

1276 Cooperberg MR, Fiedler PN. Ki-1 anaplastic large-cell lymphoma occurring at the site of ileocolonic anastomosis in a patient treated surgically for colonic adenocarcinoma: case report and review of the literature. Ann Diagn Pathol 2001, 5: 162–167.

1277 DePond W, Said JW, Tasaka T, de Vos S, Kahn D, Cesarman E, Knowles DM, Koeffler HP. Kaposi's sarcoma-associated herpesvirus and human herpesvirus 8 (KSHV/HHV8)-associated lymphoma of the bowel: report of two cases in HIV-positive men with secondary effusion lymphomas. Am J Surg Pathol 1997, **21**: 719–724.

1278 Farris AB, Lauwers GY, Ferry JA, Zukerberg LR. The rectal tonsil: a reactive lymphoid proliferation that may mimic lymphoma. Am J Surg Pathol 2008, **32**: 1075–1079.

1279 Gleason TH, Hammar SP. Plasmacytoma of the colon. Case report with lambda light chain, demonstrated by immunoperoxidase studies. Cancer 1982, **50**: 130–133.

1280 Gloeckner K, Leithaeuser F, Lang W, Merz H, Feller AC. Colonic primary large cell lymphoma with marginal zone growth pattern presenting as multiple polyps. Am J Surg Pathol 1999, **23**: 1149–1153.

1281 Greenstein AJ, Mullin GE, Strauchen JA, Heimann T, Janowitz HD, Aufses AH Jr, Sachar DB. Lymphoma in inflammatory bowel disease. Cancer 1992, **69**: 1119–1123.

1282 Helwig EB, Hanson J. Lymphoid polyp (benign lymphoma) and malignant lymphoma of the rectum and anus. Surg Gynecol Obstet 1951, **92**: 233–243.

1283 Ioachim HL, Antonescu C, Giancotti F, Dorsett B, Weinstein MA. EBV-associated anorectal lymphomas in patients with acquired immune deficiency syndrome. Am J Surg Pathol 1997, **21**: 997–1006.

1284 Isaacson PG, Maclennan KA, Subbuswamy SG. Multiple lymphomatous polyposis of the gastrointestinal tract. Histopathology 1984, **8**: 641–656.

1285 Kodama T, Ohshima K, Nomura K, Taniwaki M, Nakamura N, Nakamura S, Kohno S, Yamamoto J, Karube K, Yamasita Y, Shirakusa T, Kikuchi M. Lymphomatous polyposis of the gastrointestinal tract, including mantle cell lymphoma, follicular lymphoma and mucosa-associated lymphoid tissue lymphoma. Histopathology 2005, **47**: 467–478.

1286 Kohno S, Ohshima K, Yoneda S, Kodama T, Shirakusa T, Kikuchi M. Clinicopathological analysis of 143 primary malignant lymphomas in the small and large intestines based on the new WHO classification. Histopathology 2003, **43**: 135–143.

1287 Kojima M, Nakamura S, Itoh H, Ohno Y, Masawa N, Joshita T, Suchi T. Mast cell carcoma with tissue eosinophilia arising in the ascending colon. Mod Pathol 1999, **12**: 739–743.

1288 Lavergne A, Brouland JP, Launay E, Nemeth J, Ruskone-Fourmestraux A, Galian A. Multiple lymphomatous polyposis of the gastrointestinal tract. An extensive histopathologic and immunohistochemical study of 12 cases. Cancer 1994, **74**: 3042–3050.

1289 Le Brun DP, Kamel OW, Cleary ML, Dorfman RF, Warnke RA. Follicular lymphomas of the gastrointestinal tract. Pathologic features in 31 cases and bcl-2 oncogenic protein expression. Am J Pathol 1992, **140**: 1327–1335.

1290 Lee RG, Braziel RM, Stenzel P. Gastrointestinal involvement in Langerhans cell histiocytosis (histiocytosis X). Diagnosis by rectal biopsy. Mod Pathol 1990, **3**: 154–157.

1291 McCullough JE, Kim CH, Banks PM. Mantle zone lymphoma of the colon simulating diffuse inflammatory bowel disease. Role of immunohistochemistry in establishing the diagnosis. Dig Dis Sci 1992, **37**: 934–938.

1292 Mezwa DG, Feczko PJ, Korensky T. Angioimmunoblastic lymphadenopathy of the colon with malignant transformation. Gastrointest Radiol 1991, **16**: 348–350.

1293 Moynihan MJ, Bast MA, Chan WC, Delabie J, Wickert RS, Wu G, Weisenburger DD. Lymphomatous polyposis: a neoplasm of either follicular mantle or germinal center cell origin. Am J Surg Pathol 1996, **20**: 442–452.

1294 O'Briain DS, Kennedy MJ, Daly PA, O'Brien AAJ, Tanner WA, Rogers P, Lawlor E. Multiple lymphomatous polyposis of the gastrointestinal tract. A clinicopathologically distinctive form of non-Hodgkin's lymphoma of B-cell centrocytic type. Am J Surg Pathol 1989, **13**: 691–699.

1295 Pinkus GS, Wilson RE, Corson JM. Reticulum cell sarcoma of the colon following renal transplantation. Cancer 1974, **34**: 2103–2108.

1296 Pitman SD, Rowsell EH, Cao JD, Huang Q, Wang J. Anaplastic large cell lymphoma associated with Epstein–Barr virus following cardiac transplant. Am J Surg Pathol 2004, **28**: 410–415.

1297 Ranchod M, Lewin KJ, Dorfman RF. Lymphoid hyperplasia of the gastrointestinal tract. A study of 26 cases and review of the literature. Am J Surg Pathol 1978, **2**: 383–400.

1298 Robert ME, Kuo FC, Longtine JA, Sklar JL, Schrock T, Weidner N. Diffuse colonic mantle cell lymphoma in a patient with presumed ulcerative colitis: detection of a precursor monoclonal lymphoid population using polymerase chain reaction and immunohistochemistry. Am J Surg Pathol 1996, **20**: 1024–1031.

1299 Ross CW, Hanson CA, Schnitzer B. CD30 (Ki-1)-positive, anaplastic large cell lymphoma mimicking gastrointestinal carcinoma. Cancer 1991, **70**: 2517–2523.

1300 Schmid C, Vazquez JJ, Diss TC, Isaacson PG. Primary B-cell mucosa-associated lymphoid tissue lymphoma presenting as a solitary colorectal polyp. Histopathology 1994, **24**: 357–362.

1301 Thomas DB, Huston BM, Lamm K, Maia D. Primary Hodgkin's disease of the sigmoid colon: a case report and review of the literature. Arch Pathol Lab Med 1997, **121**: 528–532.

1302 Van der Henle B, Taylor CR, Terry R, Lukes RJ. Presentation of malignant lymphoma in the rectum. Cancer 1982, **49**: 2602–2607.

1303 Yatabe Y, Nakamura S, Nakamura T, Seto M, Ogura M, Kimura M, Kuhara H, Kobayashi T, Taniwaki M, Morishima Y, Koshikawa T, Suchi T. Multiple polypoid lesions of primary mucosa-associated lymphoid-tissue lymphoma of colon. Histopathology 1998, **32**: 116–125.

GASTROINTESTINAL STROMAL AND SMOOTH MUSCLE TUMORS

1304 Coco DP, Hirsch MS, Hornick JL. Smoothelin is a specific marker for smooth muscle neoplasms of the gastrointestinal tract. Am J Surg Pathol 2009, **33**: 1795–1801.

1305 Haque S, Dean PJ. Stromal neoplasms of the rectum and anal canal. Hum Pathol 1992, **23**: 762–767.

1306 MacKenzie DA, McDonald JR, Waugh JM. Leiomyoma and leiomyosarcoma of the colon. Ann Surg 1954, **139**: 67–75.

1307 Medlicott SA, Devlin S, Helmersen DS, Yilmaz A, Mansoor A. Early post-transplant smooth muscle neoplasia of the colon presenting as diminutive polyps: a case complicating post-transplant lymphoproliferative disorder. Int J Surg Pathol 2006, **14**: 155–161.

1308 Miettinen M, Furlong M, Sarlomo-Rikala M, Burke A, Sobin LH, Lasota J. Gastrointestinal stromal tumors, intramural leiomyomas, and leiomyosarcomas in the rectum and anus: a clinicopathologic, immunohistochemical, and molecular genetic study of 144 cases. Am J Surg Pathol 2001, **25**: 1121–1133.

1309 Miettinen M, Sarlomo-Rikala M, Sobin LH, Lasota J. Gastrointestinal stromal tumors and leiomyosarcomas in the colon: a clinicopathologic, immunohistochemical, and molecular genetic study in 44 cases. Am J Surg Pathol 2000, **24**: 1339–1352.

1310 Miettinen M, Sarlomo-Rikala M, Sobin LH. Mesenchymal tumors of muscularis mucosae of colon and rectum are benign leiomyomas that should be separated from gastrointestinal stromal tumors – a clinicopathologic and immunohistochemical study of eighty-eight cases. Mod Pathol 2001, **14**: 950–956.

1311 Moyana TN, Friesen R, Tan LK. Colorectal smooth-muscle tumors. A pathobiologic study with immunohistochemistry and histomorphometry. Arch Pathol Lab Med 1991, **115**: 1016–1021.

1312 Ranchod M, Kempson RL. Smooth muscle tumors of the gastrointestinal tract and retroperitoneum. A pathologic analysis of 100 cases. Cancer 1977, **39**: 255–262.

1313 Tarasidis G, Brown BC, Skandalakis LJ, Mackay G, Lauer RC, Gray SW, Skandalakis JE. Smooth muscle tumors of the appendix and colon. A collective review of the world literature. J Med Assoc Ga 1991, **80**: 667–683.

1314 Terada T, Endo K, Maeta H, Horie S, Otha T. Epithelioid leiomyosarcoma with osteoclast-like giant cells in the rectum. Arch Pathol Lab Med 2000, **124**: 438–440.

1315 Tworek JA, Goldblum JR, Weiss SW, Greenson JK, Appelman HD. Stromal tumors of the abdominal colon: a clinicopathologic study of 20 cases. Am J Surg Pathol 1999, **23**: 937–945.

1316 Vallaeys JH, Cuvelier CA, Bekaert L, Roels H. Combined leiomyomatosis of the small intestine and colon. Arch Pathol Lab Med 1992, **116**: 281–283.

1317 Zornig C, Thoma G, Schroder S. Diffuse leiomyosarcomatosis of the colon. Cancer 1990, **65**: 570–572.

NEURAL TUMORS AND RELATED CONDITIONS

1318 d'Amore ES, Manivel JC, Pettinato G, Niehans GA, Snover DC. Intestinal ganglioneuromatosis. Mucosal and transmural types. A clinicopathologic and immunohistochemical study of six cases. Hum Pathol 1991, **22**: 276–286.

1319 DeSchryver-Kecskemeti K, Clouse RE, Goldstein MN, Gersell D, O'Neal L. Intestinal ganglioneuromatosis. A manifestation of overproduction of nerve growth factor? N Engl J Med 1983, **308**: 635–640.

1320 Emanuel P, Pertsemlidis DS, Gordon R, Xu R. Benign hybrid perineurioma–schwannoma in the colon. A case report. Ann Diagn Pathol 2006, **10**: 367–370.

1321 Eslami-Varzaneh F, Washington K, Robert ME, Kashgarian M, Goldblum JR, Jain D. Benign fibroblastic polyps of the colon: a histologic, immunohistochemical, and ultrastructural study. Am J Surg Pathol 2004, **28**: 374–378.

1322 Fuller CE, Williams GT. Gastrointestinal manifestations of type 1 neurofibromatosis (von Recklinghausen's disease). Histopathology 1991, **19**: 1–11.

1323 Gibson JA, Hornick JL. Mucosal Schwann cell 'hamartoma': clinicopathologic study of 26 neural colorectal polyps distinct from neurofibromas and mucosal neuromas. Am J Surg Pathol 2009, **33**: 781–787.

1324 Groisman GM, Polak-Charcon S. Fibroblastic polyp of the colon and colonic perineurioma: 2 names for a single entity? Am J Surg Pathol 2008, **32**: 1088–1094.

1325 Groisman GM, Polak-Charcon S, Appelman HD. Fibroblastic polyp of the colon: clinicopathological analysis of 10 cases with emphasis on its common association with serrated crypts. Histopathology 2006, **48**: 431–437.

1326 Hornick JL, Fletcher CD. Intestinal perineuriomas: clinicopathologic definition of a new anatomic subset in a series of 10 cases. Am J Surg Pathol 2005, **29**: 859–865.

1327 Mendelsohn G, Diamond MP. Familial ganglioneuromatous polyposis of the large bowel. Report of a family with associated juvenile polyposis. Am J Surg Pathol 1984, **8**: 515–520.

1328 Miettinen M, Shekitka KM, Sobin LH. Schwannomas in the colon and rectum: a clinicopathologic and immunohistochemical study of 20 cases. Am J Surg Pathol 2001, **25**: 846–855.

1329 Shekitka KM, Sobin LH. Ganglioneuromas of the gastrointestinal tract. Relation to von Recklinghausen disease and other multiple tumor syndromes. Am J Surg Pathol 1994, **18**: 250–257.

1330 Snover DC, Weigent CE, Sumner HW. Diffuse mucosal ganglioneuromatosis of the colon associated with adenocarcinoma. Am J Clin Pathol 1981, **75**: 225–229.

1331 Weidner N, Flanders DJ, Mitros FA. Mucosal ganglioneuromatosis associated with multiple colonic polyps. Am J Surg Pathol 1984, **8**: 779–786.

OTHER TUMORS AND TUMORLIKE CONDITIONS

1332 Allison KH, Yoder BJ, Bronner MP, Goldblum JR, Rubin BP. Angiosarcoma involving the gastrointestinal tract: a series of primary and metastatic cases. Am J Surg Pathol 2004, **28**: 298–307.

1333 Bavikatty NR, Goldblum JR, Abdul-Karim FW, Nielsen SL, Greenson JK. Florid vascular proliferation of the colon related to intussusception and mucosa prolapse: potential diagnostic confusion with angiosarcoma. Mod Pathol 2001, **14**: 1114–1118.

1334 Ben-Izhak O, Kerner H, Brenner B, Lichtig C. Angiosarcoma of the colon developing in a capsule of a foreign body. Report of a case with associated hemorrhagic diathesis. Am J Clin Pathol 1992, **97**: 416–420.

1335 Boley SJ, Sammartano R, Adams A, DiBiase A, Kleinhaus S, Sprayregen S. On the nature and etiology of vascular ectasias of the colon. Degenerative lesions of aging. Gastroenterology 1977, **72**: 650–660.

1336 Daum O, Vanecek T, Sima R, Curik R, Zamecnik M, Yamanaka S, Mukensnabl P, Benes Z, Michal M. Reactive nodular fibrous pseudotumors of the gastrointestinal tract: report of 8 cases. Int J Surg Pathol 2004, **12**: 365–374.

1337 Duray PH, Marcal JM, LiVolsi VA, Fisher R, Scholhamer C, Brand MH. Gastrointestinal angiodysplasia. A possible component of von Willebrand's disease. Hum Pathol 1984, **15**: 539–544.

1338 Eshun-Wilson K. Malignant giant-cell tumor of the colon. Acta Pathol Microbiol Scand (A) 1973, **81**: 137–144.

1339 Frattini JC, Sosa JA, Carmack S, Robert ME. Sclerosing epithelioid fibrosarcoma of the cecum: a radiation-associated tumor in a previously unreported site. Arch Pathol Lab Med 2007, **131**: 1825–1828.

1340 Fry DE, Amin M, Harbrecht PJ. Rectal obstruction secondary to carcinoma of the prostate. Ann Surg 1979, **189**: 488–492.

1341 Goh SG, Ho JM, Chuah KL, Tan PH, Poh WT, Riddell RH. Leiomyomatosis-like lymphangioleiomyomatosis of the colon in a female with tuberous sclerosis. Mod Pathol 2001, **14**: 1141–1146.

1342 Groisman GM, Bernheim J, Halpern M, Brazowsky E, Meir A. Expression of the intestinal marker Cdx2 in secondary adenocarcinomas of the colorectum. Arch Pathol Lab Med 2005, **129**: 920–923.

1343 Haller JD, Roberts TW. Lipomas of the colon. Clincopathologic study of 20 cases. Surgery 1964, **55**: 773–781.

1344 Lane Z, Epstein JI, Ayub S, Netto GJ. Prostatic adenocarcinoma in colorectal biopsy: clinical and pathologic features. Hum Pathol 2008, **39**: 543–549.

1345 Lanjewar DN, Jain P, Shiveshwarkar WS, Kirtane JM. Cellular haemangioma of caecum in a child. Histopathology 1996, **29**: 585–586.

1346 Magro G, Gurrera A, Di Cataldo A, Licata A, Vasquez E. Well differentiated lipoma-like liposarcoma of the caecum. Histopathology 2000, **36**: 378–380.

1347 Maluf H, Dieckgraefe B. Angiomyolipoma of the large intestine: report of a case. Mod Pathol 1999, **12**: 1132–1136.

1348 Masangkay AV, Susin M, Baker R, Ward R, Kahn E. Metastatic malignant mesothelioma presenting as colonic polyps. Hum Pathol 1997, **28**: 993–995.

1349 Matsuhashi N, Nakagama H, Moriya K, Ohnishi S, Gunji T, Saito T, Sugano K, Imawari M, Takaku F, Minami M, et al. Multiple diffuse hemangiomas of the large intestine. Gastroenterol Jpn 1991, **26**: 654–660.

1350 Meyer CT, Troncale FJ, Galloway S, Sheahan DG. Arteriovenous malformations of the bowel. An analysis of 22 cases and a review of the literature. Medicine (Baltimore) 1981, **60**: 36–48.

1351 Mitomi H, Matsumoto Y, Mori A, Arai N, Ishii K, Tanabe S, Kobayashi K, Sada M, Mieno H. Multifocal granular cell tumors of the gastrointestinal tract: immunohistochemical findings compared with those of solitary tumors. Pathol Int 2004, **54**: 47–51.

1352 Morimatsu M, Shirozu K, Nakashima T, Fujimi T, Isomoto H. Xanthogranuloma of the rectum. Acta Pathol Jpn 1985, **35**: 165–171.

1353 Murata I, Makiyama K, Miyazaki K, Kawamoto AS, Yoshida N, Muta K, Itsuno M, Hara K, Nakagoe T, Tomita M, et al. A case of inflammatory malignant fibrous histiocytoma of the colon. Gastroenterol Jpn 1993, **28**: 554–563.

1354 Nakamura S, Kino I, Akagi T. Inflammatory myoglandular polyps of the colon and rectum. A clinicopathological study of 32 pedunculated polyps, distinct from other types of polyps. Am J Surg Pathol 1992, **16**: 772–779.

1355 Nicholson AG, Cox PM, Marks CG, Cook MG. Primary malignant melanoma of the rectum. Histopathology 1993, **22**: 261–264.

1356 Ogawa K, Tada T, Takeuchi Y, Suenaga M, Suzuki S, Shirai T. Reactive angioendotheliomatosis of the intestine. Am J Surg Pathol 2004, **28**: 257–261.

1357 Owens CL, Epstein JI, Netto GJ. Distinguishing prostatic from colorectal adenocarcinoma on biopsy samples: the role of morphology and immunohistochemistry. Arch Pathol Lab Med 2007, **131**: 599–603.

1358 Parfitt JR, McLean CA, Joseph MG, Streutker CJ, Al-Haddad S, Driman DK. Granular cell tumours of the gastrointestinal tract: expression of nestin and clinicopathological evaluation of 11 patients. Histopathology 2006, **48**: 424–430.

1359 Pounder DJ, Rowland R, Pieterse AS, Freeman R, Hunter R. Angiodysplasias of the colon. J Clin Pathol 1982, **35**: 824–829.

1360 Prasad ML, Keating JP, Teoh HH, McCarthy SW, Battifora H, Wasef E, Rosai J. Pleomorphic angiomyolipoma of digestive tract: a heretofore unrecognized entity. Int J Surg Pathol 2000, **8**: 67–72.

1361 Roth JA, Schell S, Panzarino S, Coronato A. Visceral Kaposi's sarcoma presenting as colitis. Am J Surg Pathol 1978, **2**: 209–214.

1362 Ryan P, Nguyen VH, Gholoum S, Carpineta L, Abish S, Ahmed NN, Laberge JM, Riddell RH. Polypoid PEComa in the rectum of a 15-year-old girl: case report and review of PEComa in the gastrointestinal tract. Am J Surg Pathol 2009, **33**: 475–482.

1363 Santos-Briz A, Garcia JP, Gonzales C, Colina F. Lipomatous polyposis of the colon. Histopathology 2001, **38**: 81–83.

1364 Shekitka KM, Helwig EB. Deceptive bizarre stromal cells in polyps and ulcers of the gastrointestinal tract. Cancer 1991, **67**: 2111–2117.

1365 Singhi AD, Montgomery EA. Colorectal granular cell tumor: a clinicopathologic study of 26 cases. Am J Surg Pathol 2010, **34**: 1186–1192.

1366 Snover DC. Atypical lipomas of the colon. Report of two cases with pseudomalignant features. Dis Colon Rectum 1984, **27**: 485–488.

1367 Stamm B, Heer M, Bühler H, Ammann R. Mucosal biopsy of vascular ectasia (angiodysplasia) of the large bowel detected during routine colonoscopic examination. Histopathology 1985, **9**: 639–646.

1368 Thelmo WL, Vetrano A, DiMaio TM, Cruz-Vetrano WP, Kim DS. Angiodysplasia of colon revisited. Pathologic demonstration without the use of intravascular injection technique. Hum Pathol 1992, **23**: 37–40.

1369 Vella-Camilleri FC, Friedrich R, Vento AO. Diffuse colonic varices. An uncommon cause of intestinal bleeding. Am J Gastroenterol 1986, **81**: 492–494.

1370 Watanabe K, Hoshi N, Suzuki T. Epithelioid angiosarcoma of the intestinal tract with endothelin-1-like immunoreactivity. Virchows Arch [A] 1993, **423**: 309–314.
1371 Weaver GA, Alpern HD, Davis JS, Ramsey WH, Reichelderfer M. Gastrointestinal angiodysplasia associated with aortic valve disease. Part of a spectrum of angiodysplasia of the gut. Gastroenterology 1979, **77**: 1–11.
1372 Weber JN, Carmichael DJ, Boylston A, Munro A, Whitear WP, Pinching AJ. Kaposi's sarcoma of the bowel presenting as apparent ulcerative colitis. Gut 1985, **26**: 295–300.
1373 Weidner N, Zekan P. Carcinosarcoma of the colon. Report of a unique case with light and immunohistochemical studies. Cancer 1986, **58**: 1126–1130.
1374 Wilkinson N, Cairns A, Benbow EW, Donnai P, Buckley CH. Dermoid cyst of the caecum. Histopathology 1996, **29**: 186–188.
1375 Yang AH, Chen WY, Chiang H. Malignant rhabdoid tumour of colon. Histopathology 1994, **24**: 89–91.
1376 Yao T, Nagai E, Utsunomiya T, Tsuneyoshi M. An intestinal counterpart of pyogenic granuloma of the skin. A newly proposed entity. Am J Surg Pathol 1995, **19**: 1054–1060.
1377 Yatto RP. Colonic lipomatosis. Am J Gastroenterol 1982, **77**: 436–437.

肛　门

郭丽梅　译　　裴　斐　校

章目录

正常解剖学

肛管为一管状结构，长 3 ～ 4cm。它从会阴皮肤延伸至直肠下端，下界由内括约肌的近切缘和远边缘划出（图 1.224）[3]。肛管和会阴皮肤的交界处称为**肛缘**或 **Hilton** 线。显微镜下，肛缘通过发现皮肤附属器来辨认 [10]。**梳状（齿状）线**位于肛管的正中心。齿状线正下方的一段肛管有许多纵行皱襞，称为**肛柱**。直肠下端类似的结构称为 **Morgagni 直肠柱**，直肠柱之间的凹陷称为 **Morgagni 直肠窦**。在齿状线部位，肛柱通过**肛瓣**或**半月瓣（横行皱襞）**相互连接。肛瓣构成称为 **Morgagni 肛隐窝小袋**的内缘。

肛管上部被覆柱状上皮；而下部被覆角化性或非角化性鳞状上皮，称为**肛门梳**。在柱状上皮和鳞状上皮的中间，大约相当于齿状线的部位，有 0.3 ～ 1.1cm 宽的闪光而又具有皱缩表现的环状带，由于肛乳头的存在，环状带显得不连续 [3]。环状带的被覆上皮称为**移行上皮**、**中间性上皮**或**泄殖腔源性上皮**。移行上皮由 4 ～ 9 层细胞组成，从基底部的小的基底细胞延伸至表面细胞（可以

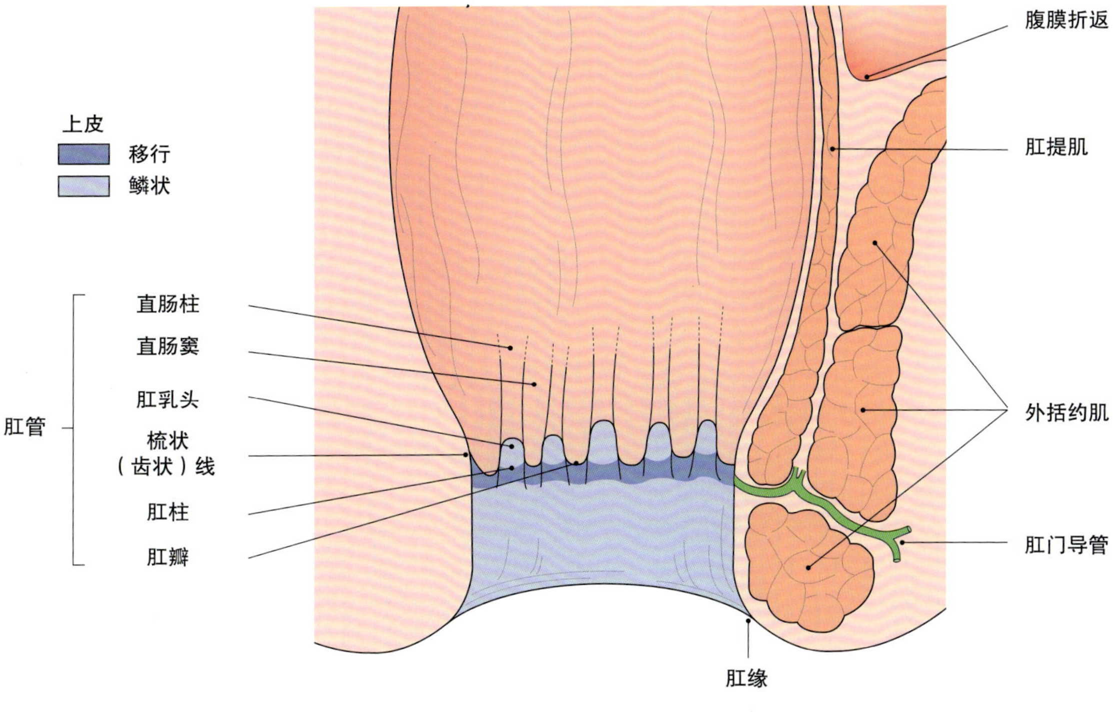

图 1.224　正常的肛管结构图解。大多数肛管癌病例发生于狭小的移行上皮区域。

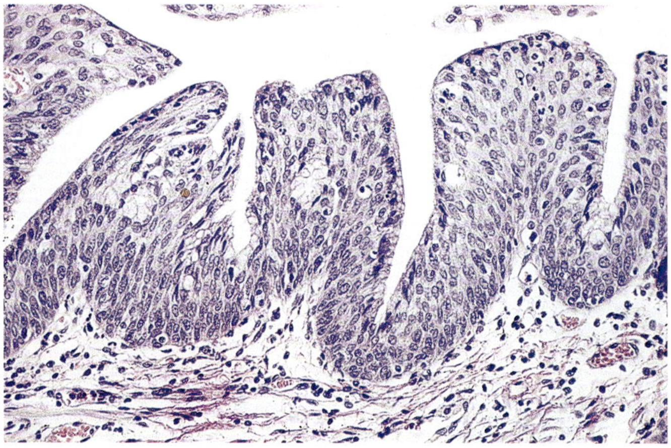

图 1.225 肛管的正常移行黏膜的显微镜下表现。

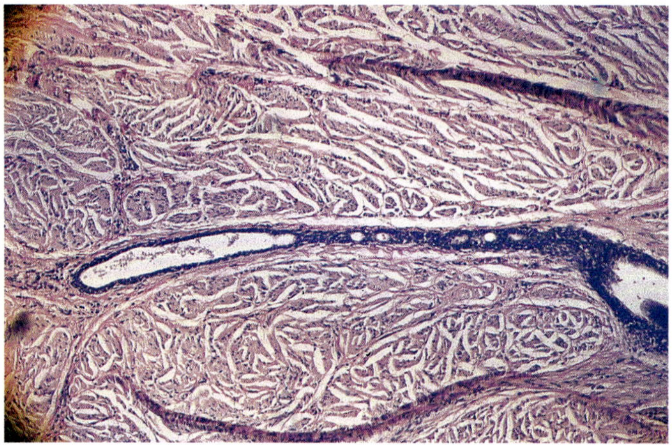

图 1.226 正常肛门导管纵行穿过肌壁。

为柱状、立方形或多角形）（图 1.225）。显微镜下，环状带的移行上皮类似于膀胱上皮，但两者在免疫组织化学和超微结构水平有所不同 [4]。免疫组织化学染色，环状带的移行上皮表达 CK7 和 CK19，而不表达 CK20[8,11]。这种上皮的基底层有时可见散在的神经内分泌细胞 [5]。黑色素细胞在肛管鳞状上皮区域比在移行上皮区域多见 [1]。

肛乳头为位于肛柱顶端的齿状突起，向上延伸至直肠，是鳞状黏膜直接连接直肠黏膜的嵴。肛隐窝和肛乳头具有明显的个体差异，偶尔可见缺乏肛隐窝和肛乳头。**肛门腺**分泌物通过肛门导管排入肛隐窝，肛门导管可以向上延伸，或比较常见的向下延伸。肛门导管穿入括约肌，有时延伸到肛门周围脂肪组织 [6,7]（图 1.226）。肛门导管的内衬上皮类似于表面的移行上皮，含有少量特征为缺乏 O- 酰化涎酸的黏液产物 [4]。免疫组织化学检查，肛门腺 CK7 呈强阳性，而 CK20 呈阴性，这种所见与表面黏膜非常相似 [8]。

有人提出，移行上皮带是泄殖腔膜的残余；这的确是事实，但应该指出的是，不仅是移行带，整个肛管都是由泄殖腔衍化而来的。一种应用全标本包埋阿辛染料染色对这种肛管移行带进行大体观察的方法已有描述 [2]。

肛门的血液供应来自上、中和下直肠动脉。可见特征为复杂的卷曲表现的个别特殊的血管，称为**肛小球**，由肛小球形成的网状结构称为“**直肠海绵体**” [9]。

肛门肌肉系统的两个最重要的成分是**肛门内括约肌**（直肠环状肌层的延续）和**肛门外括约肌**（复杂的三环结构）。

肛管下部（齿状线以下）和肛门皮肤引流到腹股沟浅表淋巴结；肛管上部淋巴引流范围较广，包括下腹、闭孔肌和髂内淋巴结。

胚胎缺陷

每 3000 ~ 5000 个新生儿中大约有 1 例发生肛门直肠异常。他们常常伴有其他异常 [12] 并被分为三种主要类型，取决于下部肠管与肛提肌中耻骨直肠肌的相互关系 [14-16]。**高位或肛提肌上异常**（40%）（又称为肛门直肠发育不全）的特征为缺乏肛管，直肠终止于肛提肌的上方。因为有严重的梗阻，常常伴有其他先天性异常（脊柱和泌尿道）以及盆腔肌肉神经支配缺陷，所以这种异常预后不好。直肠膀胱瘘、直肠尿道瘘或直肠阴道瘘经常形成。**低位或平肛提肌异常**（40%）包括（会阴、前庭或外阴）肛门异位、肛门狭窄和肛门覆盖。这些异常很少引起严重的梗阻。盆腔肌肉神经支配正常，很少伴有其他异常。瘘管可以形成，也可以不形成。**中间性异常**少见（15%），包括肛门发育不全、肛门直肠狭窄和肛门直肠膜。其他各种类型的异常非常罕见（5%），包括**会阴沟**和**永久性肛门膜**。

为了正确诊断和适当治疗肛门直肠异常，必须熟悉直肠肛门异常的解剖学变异，并进行全面的放射学检查（X 线平片、膀胱造影和瘘管造影）。1980 年，随着引入后矢状途径手术方法，修复这些缺陷的手术方法已大大地改变了 [13]。手术失败会导致狭窄和结肠梗阻，最后可能需要进行永久性的结肠造口术。

炎症性疾病

肛裂是延伸到肛管黏膜组织的一个单发性线状裂隙 [28]。将近 90% 的肛裂见于括约肌分支环绕直肠处上方的后联合。显微镜下表现无特异性。

肛门溃疡呈慢性经过，通常为卵圆形，延伸到肌层。溃疡上方为肥大的肛乳头，肛乳头的后方为感染的肛隐窝。溃疡具有非特异性的显微镜下表现，周围有慢性水肿和纤维化。

肛瘘为一异常的管道，内口通向肛管，通常在齿状线的部位 [21]。瘘管可以通向皮肤，也可以以盲端的形式终止于会阴软组织。肛瘘可根据解剖学关系分为五种类型 [29]。肛瘘腔面由肉芽组织构成，虽然在其两端可有上皮覆盖。多数肛瘘是由来源于肛门导管的括约肌间脓肿所致[26,31]，具有非特异性的显微镜下表现。然而，肛瘘也可能是结核[22,27]、Crohn 病[20,23]、溃疡性结肠炎[25]和放线菌病[19]的一种表现。因此，对于取自肛瘘的组织进行组织学检查非常重要。在圣 Mark 医院（伦敦），过去 50 年间由结核导致的肛瘘的发病率已从 16% 下降到 1% 以下[27]。放射学检查时，这些患者几乎均有肺结核的证据。Crohn 病引起的肛瘘常常复杂，无痛，边缘不规则，几乎没有硬结形成[20]。非干酪性肉芽肿的存在可以提示 Crohn 病的诊断，但重要的是不要与异物反应性病灶混淆，后者有时可见于非特异性瘘管。常常发现肛管移行上皮的增生性改变与这个部位的 Crohn 病和其他炎症性病变有关。

腹股沟肉芽肿是由肉芽肿荚膜杆菌引起的慢性浅表溃疡，可能会延伸到会阴部位，在临床上可能与鳞状细胞癌混淆（图 1.227）。在这样的病例，如果在 Warthin-Starry 或 Giemsa 染色切片中发现 Donovan 小体，活检可以作出明确诊断。

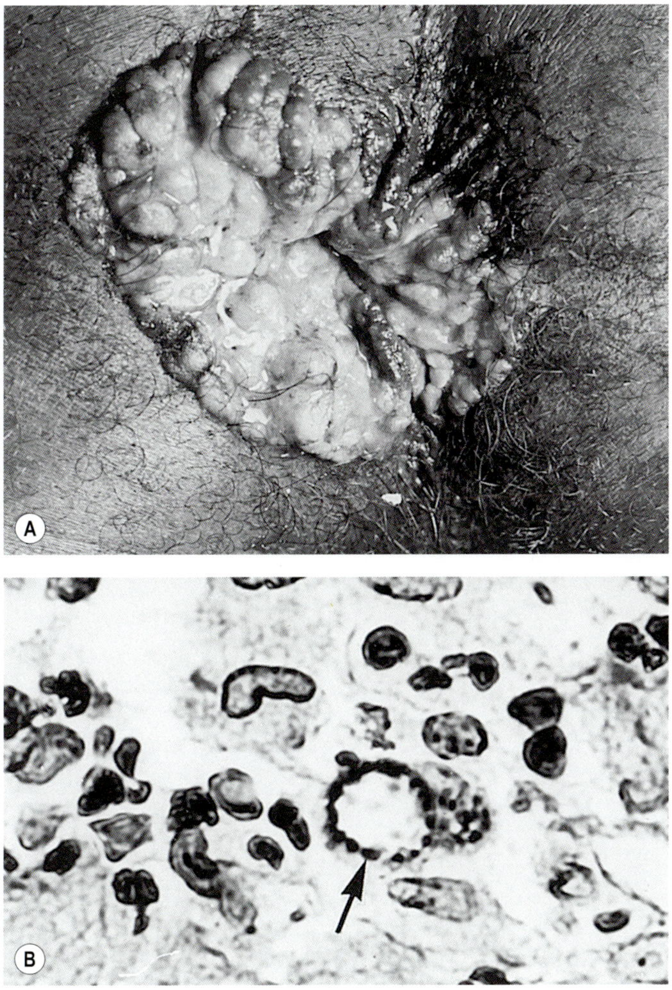

图 1.227　A，腹股沟肉芽肿，临床上类似于癌。B，腹股沟肉芽肿患者的巨噬细胞胞质内有 Donovan 小体（箭头所示）。（B，Warthin-Starry 染色）

性病性淋巴肉芽肿是由沙眼衣原体引起的一种性传播性疾病，其发病率有上升趋势。它可以引起肉芽肿性直肠炎，与 Crohn 病非常类似。显微镜下，主要改变是肠壁有滤泡性淋巴组织细胞和浆细胞浸润，伴有神经瘤性增生和广泛的纤维化[18]。病程长者可能导致直肠狭窄和直肠鳞状化生。偶尔，鳞状细胞癌在这些病变的基础上发生（图 1.228）。

HIV 感染患者的肛门部位可能发生各种炎症性疾病。除了这一节中已经列出的一些疾病外，还有脓肿[17]、CMV 和单纯疱疹病毒性肛周溃疡形成[24,32]以及 HPV 相关性病变。后者包括肿瘤或瘤样病变，在 222 页讨论。

肥大性肛乳头

肛乳头可由于水肿、炎症和纤维化而增大，并呈息肉样突入肛管，常见于肛门溃疡上方（图 1.229）。显微镜下，肥大的肛乳头被覆鳞状上皮，并含有由水肿和炎症性纤维血管间质组成的轴心。其外观类似于皮肤的“纤维上皮性息肉”或“皮赘”[35]。偶尔，病变内可见非典型性间质细胞，核大和（或）多核，胞质有星状突起[34,37]。这些细胞免疫组织化学染色 CD34 呈阳性[36]。玻璃样变血管是一种常见的伴随改变[36]。

痔

痔是痔静脉丛扩张的结果。它们被分为**外痔**（肛缘外、下直肠静脉所属区）和**内痔**（直肠内、上直肠静脉所属区）。痔静脉丛血流淤滞常可被简单地引发。然而，痔静脉回流途径的某些病理学改变也能引起继发性充血。因此，痔的出现可能是某些其他疾病的指征，如肝硬化伴门脉高压、直肠癌、子宫平滑肌瘤或妊娠。一些作者

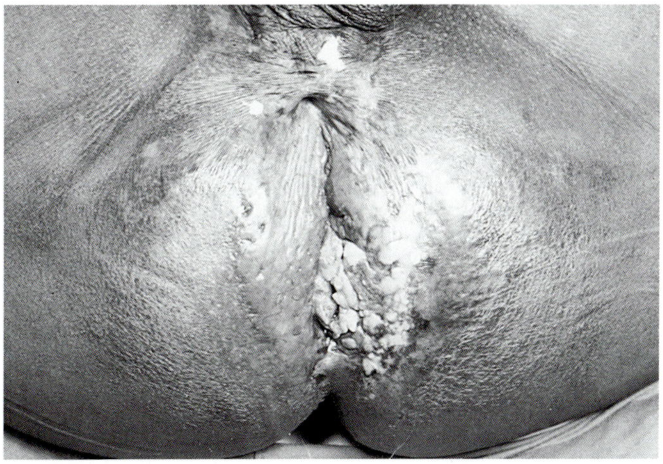

图 1.228　性病性淋巴肉芽肿合并鳞状细胞癌。Frei 试验（性病性淋巴肉芽肿皮内试验）呈阳性。

根据发病机制描绘了普通的痔和见于门脉高压的扩张血管（曲张的静脉）之间的区别[42,45]。实际上，已有人指出，**痔垫**是这个部位的一种正常的解剖学成分[41]。

外痔血栓形成常见。这些血栓的机化和再通可导致明显的乳头状血管内皮增生，这种改变可被过诊断为血管肉瘤[43]；事实上，Pierre Masson 最初描述的这种病变是在痔的血管中。炎症性改变是继发于表面溃疡而不是血栓形成[44]。虽然在多数情况下需要手术治疗，但如果除去了静脉梗阻的原因，痔可以消失。

在临床上诊断为痔而送检的组织中，显微镜下检查，偶尔显示非特异性肉芽肿、结核、恶性淋巴瘤、HPV 有关的挖空细胞改变、肛门上皮内瘤变（anal intraepithelial neoplasia, AIN）、浸润性鳞状细胞癌甚或恶性黑色素瘤[38-40,46]。因为后者呈息肉状并呈暗棕色，有时被临床解释为血栓性痔，所以所有这样的标本都必须进行显微镜下检查。

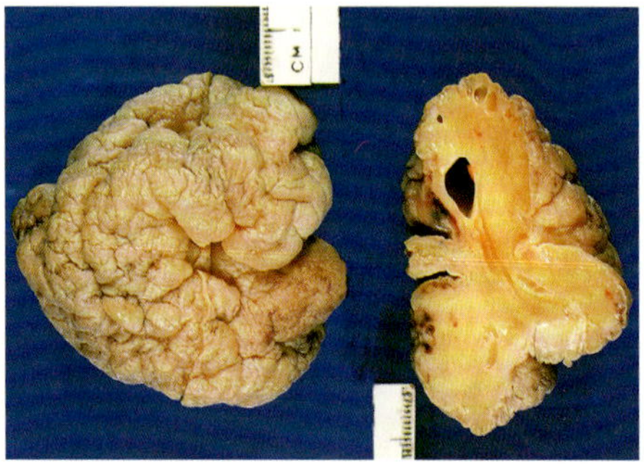

图 1.229　肛门的巨大纤维性息肉。这个大的病变可以被视为非常显著的肥大性肛乳头。

肿　瘤

湿疣和其他HPV相关性病变

在肛门区域，HPV 与多种良性和恶性增生性肛门病变有关，很可能就是这些病变的原因，其中**尖锐湿疣**比较常见且了解的比较清楚[49,50]（图 1.230）。尖锐湿疣表现为一个或一个以上的被覆角化性鳞状上皮的乳头状突起，通常出现不同程度的挖空细胞改变。有时缺乏挖空细胞，推测是因为病毒感染已经消退[52]。

在组织学或细胞学检查时，大约 7% ~ 20% 的湿疣显示有异型增生性改变[47,51]。最常见到的 HPV 的类型是 6、11、16 和 18，但还发现有 HPV 31、35 和 39[51]。伴有高风险 HPV 感染的湿疣和其他增生性肛门鳞状上皮病变常常显示 p16（一种肿瘤抑制基因产物）过表达、Rb 核染色消失和高 Ki67（MIB-1）指数[48,53]。常常遇到的含有 HPV 的其他病变包括肛门上皮内瘤变（见下一节）、疣状癌 / Buschke-Löwenstein 巨大尖锐湿疣（见 226 页）以及鳞状细胞 / 基底细胞样癌（见下文），即实际上包括了这个部位的鳞状上皮增生的主要类型。HIV 感染人群尤其处于所有这些疾病的风险之中。

肛门上皮内瘤变

肛门上皮内瘤变（anal intraepithelial neoplasia, AIN）这一术语目前是指包括传统定义上的异型增生、鳞状细胞原位癌（CIS）和肛门 Bowen 病[63]。尽管肛管是 AIN 病变的常见部位，但肛周皮肤也可见。病变常为多中心

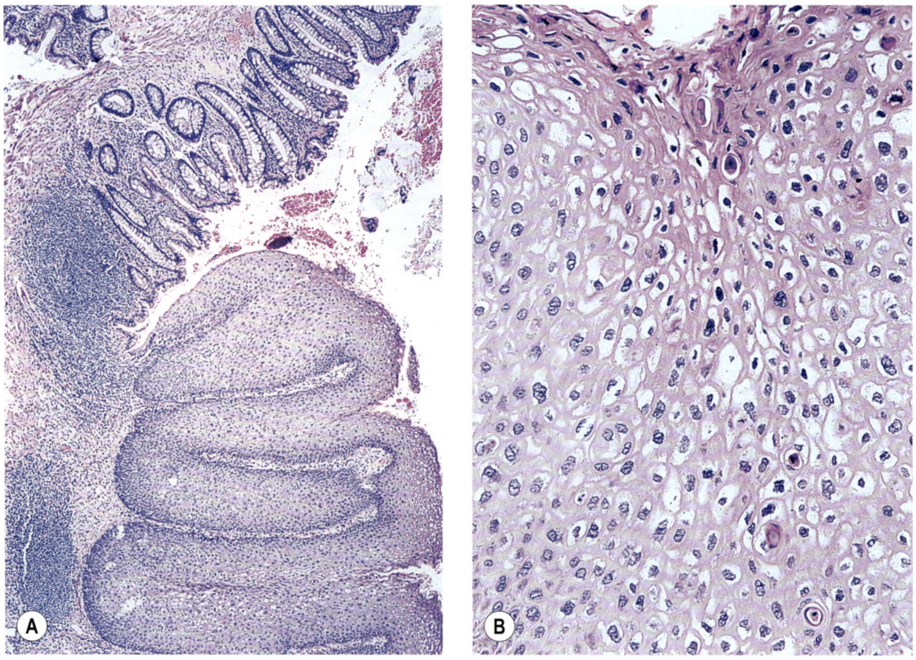

图 1.230　A 和 B，肛门尖锐湿疣。A，低倍显微镜显示，从鳞 - 柱交界处开始有湿疣性增生。B，高倍显微镜显示有挖空细胞改变。

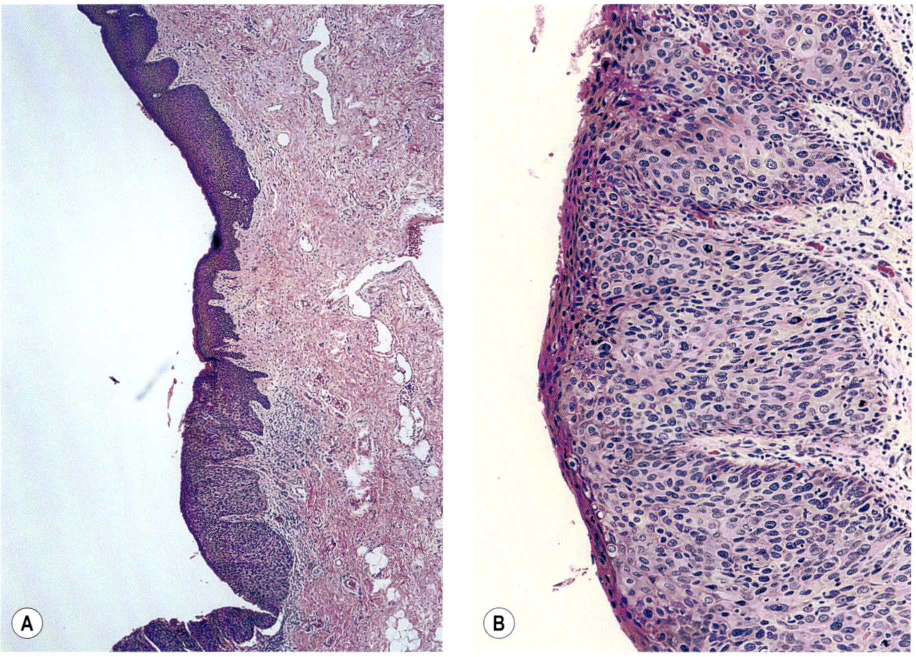

图 1.231 A 和 B，肛门上皮内瘤变（AIN 3）。A，低倍显微镜显示，正常黏膜和异常黏膜之间界限分明。异常黏膜增厚，其下间质内可见淋巴细胞性炎性浸润。B，高倍显微镜显示，上皮全层有明显的非典型性，核分裂活性增加。

性的 [62]。正如已经指出的，有时它们是显微镜检查痔切除术标本时的偶然发现 [58]。HIV 感染个体处于高度风险中 [57,59]。细胞学检查对于检测 AIN 病变非常有用 [60]。

AIN 的形态学改变可以发生（并局限）于尖锐湿疣（见前述），也可以发生于扁平的黏膜 [64]。在这些病变中常可检测到 HPV。

AIN 病变被分为三个级别（AIN1、AIN2 和 AIN3），依赖于它们在显微镜下的严重程度，可以使用与宫颈病变相似的判别标准（图 1.231）。AIN 级别与 p16、ProEx C 的表达以及 Ki67（MIB-1）免疫染色程度高度相关 [54-56,65]。如果使用外阴上皮内瘤变的标准，AIN 也可被分为 **Bowen 样型**（更常见）和**分化型**；两种类型都表达 14-3-3 σ（一种受 p53 调节的 G2/M 期抑制剂），Bowen 样型显示强阳性而弥漫的 p16 免疫反应，而 p53 染色呈阴性；分化型显示基底和基底上层细胞 p53 呈阳性，而 p16 呈阴性 [61]。

癌

一般和临床特征

肛门癌的发病率在男女两性均有增加 [70,71]。目前，女性发病与男性发病的比例大约为 3:1，但这一比例似乎在增高 [71]。临床上，肛门癌表现为出血（50%）、疼痛（40%，比结肠癌常见得多）、肿块（25%）和瘙痒（15%）。大约 25% 的患者没有症状。在有些情况下，肛门癌的发生与尖锐湿疣（见前两部分内容）、Crohn 病 [78] 或性病性淋巴肉芽肿伴随 [66]。肛门癌也可伴有女性下生殖道（特别是宫颈）的独立的癌 [66,73,75]。有充分的证据表明，性传播性 HPV 感染是肛门癌的一个重要原因 [71]；尤其是，已经发现，肛门癌和与同性恋行为相关的肛交之间有强相关关系 [68]。肛门癌和吸烟之间也有统计学相关性 [67]。

肛门癌中有 HPV 感染可通过各种技术检测，包括免疫组织化学、原位杂交和斑点印迹杂交技术，其发生率差异很大，取决于应用的技术 [68,71,79,81]。在一项病例研究中，应用斑点印迹杂交技术发现，85% 的病例有 HPV DNA；在阳性病例中，82% 为 HPV 16 亚型 [69]。这与直肠腺癌明显不同，在后者 HPV 总是呈阴性 [72]。在肛门癌的各种主要组织学类型之间，HPV 的阳性率没有显著差异 [72,77,80]。肛门癌肿瘤细胞内存在 HPV 与细胞增生率增高和非整倍体状况明显相关 [74]。HPV 阴性的肛门癌发生在老年患者，多数不伴有邻近上皮的 AIN[72]。

形态学特征

大体上，肛门癌最常发生于齿状线附近，可以向上生长进入直肠和周围组织，也可向外生长到肛门周围组织 [85]（图 1.232）。有时肿瘤接近齿状线，但并不侵犯齿状线。当肿瘤侵犯齿状线时其大体表现可能与直肠腺癌无法区别，只有在活检之后才能作出正确诊断。肛周皮肤受累可能是表浅性的，仅表现为表面溃疡和边缘轻微隆起。这样的病变有可能被误认为是炎症性疾病。在另外一些情况下，可见深在性溃疡性肿瘤，伴有卷起的边缘。肿瘤局部向上延伸可潜伏于被顶起的表面上皮下方，在较高的部位形成溃疡。

近些年来，对肛管癌的组织病理学解释已经发生了相当大的改变。传统上，这些肿瘤被认为是鳞状细胞（表皮样）癌 [83]。然后有人提出，肛管有两种不同类型的癌：（1）**鳞状细胞**癌，与皮肤其他部位的鳞状细胞癌相同（图 1.233）；（2）**泄殖腔源**（移行上皮或基底细

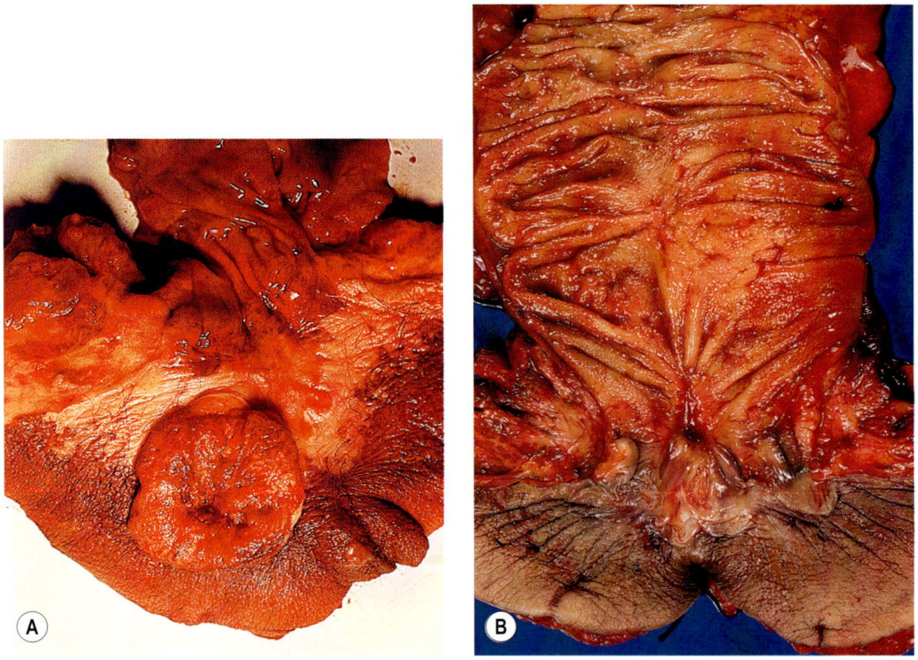

图 1.232 A 和 B，肛管癌的大体表现。两个肿瘤均累及齿状线。A，肿瘤显示为外生性的，伴有溃疡形成。B，显示肿瘤虽然也有溃疡形成，但主要呈浸润性生长。

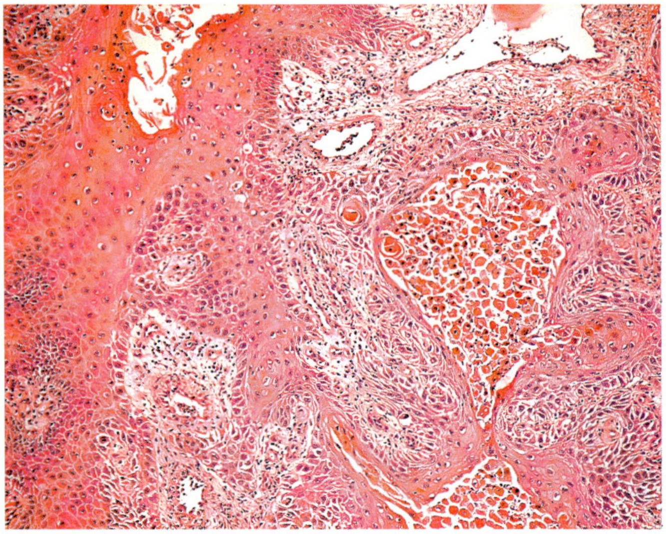

图 1.233 肛管浸润性高分化鳞状细胞癌。

胞样）癌，据推测来源于这个部位的移行上皮，在光镜和电镜水平上均能重现移行上皮的特征[87,88,91]。泄殖腔原癌大约占所有肛管癌的 20%，其特征为周围成栅栏状排列的实性肿瘤细胞巢，有些类似于皮肤的基底细胞癌（因此，替代性的术语为**基底细胞样**）（图 1.234）。有时伴有分泌黏液的病灶和鳞状分化部位[89,92,94]。随着经验的增多，在实践中明显感觉区分这两种类型的肿瘤不仅困难，而且从组织发生上看也没有必要。我们探讨的结果是：肛管癌基本上属于鳞状细胞癌，但在不同程度上表现出向腺体（附属器）分化的倾向，类似于有时见于口腔、喉、食管或其他器官的现在称为基底细胞样癌的肿瘤。实际上，如果从符合命名学的角度来看，这种肛管肿瘤最好诊断为基底细胞样癌。如同上消化道的同名肿瘤，这些肛管肿瘤的表现也有许多变异。Dougherty 和 Evans[84] 提出将其进一步分为五种类型：角化型、非角化型、基底细胞样、伴有黏液囊肿和假腺样囊性型。最后一种类型需要与真正的涎腺腺样囊性癌鉴别，二者在免疫组织化学水平可以区分[82]。

过去描述为肛管黏液表皮样癌的肿瘤现在已被合并到普通的肛管癌中，尽管这样的做法是否合理仍有待于证实。一些肛管癌具有透明细胞癌的特征[93]，另一些肛管癌伴有大量的成熟嗜酸性粒细胞浸润[90]——这一特征也与发生在其他黏膜部位的癌相似，特别是鳞状细胞癌。浸润性肛管癌附近的上皮内常可见局灶 AIN 病变[86]。

免疫组织化学和分子遗传学特征

免疫组织化学方面，肛管癌与所有主要类型的角蛋白、EMA、CEA 和血型同种抗原均呈阳性反应。其细胞角蛋白多肽表达类似于肛门鳞状上皮基底层、移行上皮和肛门腺体的基底细胞[99]。Williams 等[105] 发现，大部分肿瘤表达角蛋白 4、13、17、18 和 19，而少数肿瘤表达角蛋白 1、7 和 10；这种免疫表达谱与肛缘的鳞状细胞癌有些不同[95]。

雌激素和孕激素受体检查结果呈阴性[98]。已经发现，接近 70% 的病例 MYC 癌基因呈强阳性[101]。85% 以上的病例有 P53 过表达[102,104]，但 TP53 基因突变非常少见（4%）[103]。肛门癌也显示 SOX2（一种 HMG 盒胚胎干细胞转录因子）的高表达，但不表达 CDX2[100]。

在多数病例，HPV 感染是一个起始事件，但 HPV DNA 整合似乎是从 AIN 1 或 AIN 2 转变至 AIN 3 的过程中的一个重要步骤，并可能触发单克隆性细胞群的出现[97]。

图 1.234 肛管基底细胞样癌的低倍镜（A）和中倍显微镜（B）表现。其表现类似于上呼吸消化道的基底细胞样鳞状细胞癌。

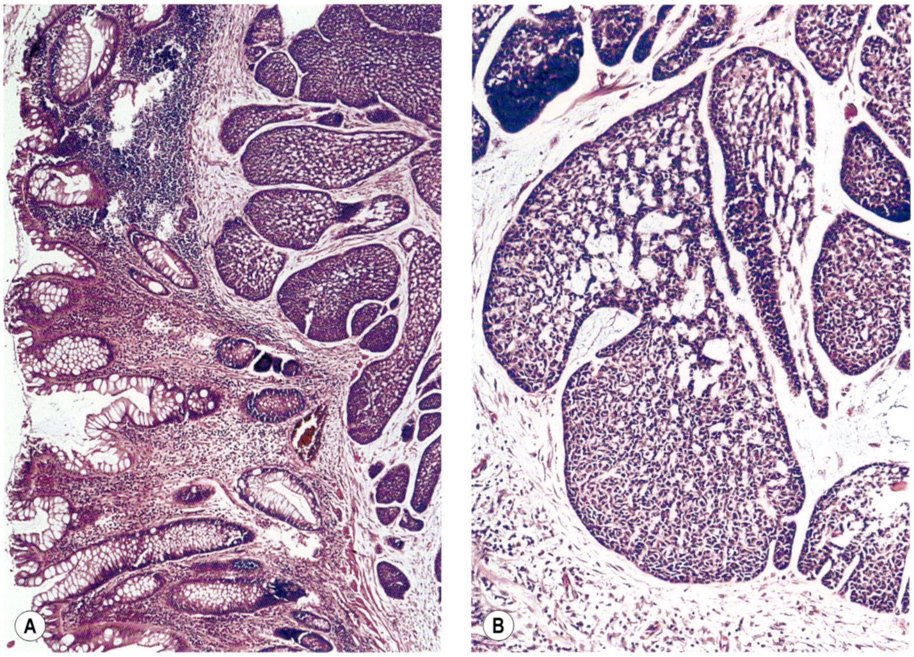

11q 的杂合子缺失在肛门癌的发生上是一个常见的早期事件[97]。向浸润性癌进展可能需要其他分子改变，如 5q（APC）、17p（TP53）和 18q（DCC）的等位基因缺失[97]。HIV 阳性患者从 AIN 到浸润性癌的进展更为迅速，并且 HPV 导致的基因不稳定性可能起着更为重要的作用。在这些患者的肿瘤中，11q 的杂合子缺失常见，而 5q、17p 和 18q（DCC）的等位基因缺失非常少见[97]。

在 AIN 2、AIN 3 和肛门癌，DNA 甲基化异常常见（> 70%），尤其是 IGSF4 和 DAPK1 基因，而在 AIN 1 和正常黏膜未见甲基化[106]。应用非监督群集分析显示，基因表达谱显示两个不同组别，其中伴有 MCM7（受 E2F 调节并由 HPV 引起）高水平表达的一组显示，应用放疗和（或）化疗生存率改善[96]。

扩散和转移

这种肿瘤向肛管上下扩散的局部方式已经提到（见 223 页）。至于淋巴结转移，沿着直肠以及腹股沟部位的淋巴结均可受累，因为齿状线具有双重淋巴供应。

治 疗

肛管癌的传统治疗是施行经腹会阴切除术[111,112]，有时结合下腹部淋巴结清扫，在女性还有后部阴道切除术[109,120]。应用放疗和化疗（单独或联合应用）方法的替代治疗已经提出[107,110,113,116,121]，现在是首选治疗方法[114,118,119]。联合应用化疗和放疗，随后施行局部切除或经腹会阴切除术这种治疗方法也有应用[117]。对于小的肿瘤，局部切除已经足够[108,120]。在不同的病例研究中，总的 5 年生存率从 50% 到 70% 不等[108,115]，在应用联合治疗的病例研究中，这一数字上升到 82%[117]。

预 后

肛管癌的预后与几个参数有关。

1. **患者年龄**。年龄大的患者预后较差。
2. **肿瘤部位**。更近端的肿瘤生存率降低。
3. **肿瘤分期**。预后主要取决于由浸润深度和淋巴结受累情况决定的肿瘤分期[122,124,129]。腹股沟淋巴结受累是特别重要的预后征象[128]。
4. **肿瘤大小**。肿瘤大小与分期有关，与预后呈负相关。
5. **肿瘤复发**。施行经腹会阴切除术后，盆腔或会阴部位的肿瘤复发患者预后不良；相反，发生腹股沟淋巴结转移的患者经腹股沟淋巴结切除术后仍能长期生存[123,126]。
6. **组织学类型和分级**。评估不同组织学亚型的预后意义非常困难，因为应用的术语差异很大[122,124,125,128]。

   在 Pang 和 Morson 的一项病例研究中[112]，高分化、中分化和低分化肿瘤的 5 年生存率分别为 90%、60% 和 0%。由于这项研究中的低分化肿瘤等于出现基底细胞样特征的肿瘤，这种显著的生存率差异与这种状况也有关，即基底细胞样改变越显著，肿瘤的预后就越差。另外，这与上消化道的状况没有明显的不同。然而，在这两个部位，如果对这些组织学类型或亚型的肿瘤进行分期对应比较，则这种差异就下降了。
7. **HPV 的存在**。尽管 HPV 与肛门癌紧密相关，但它不构成一个预后因素[130]。

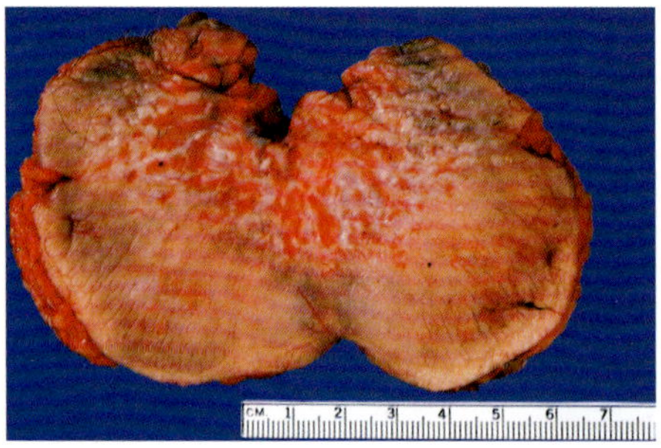

图 1.235 肛门 Paget 病的大体表现。病变是糜烂和充血的，边界不清。

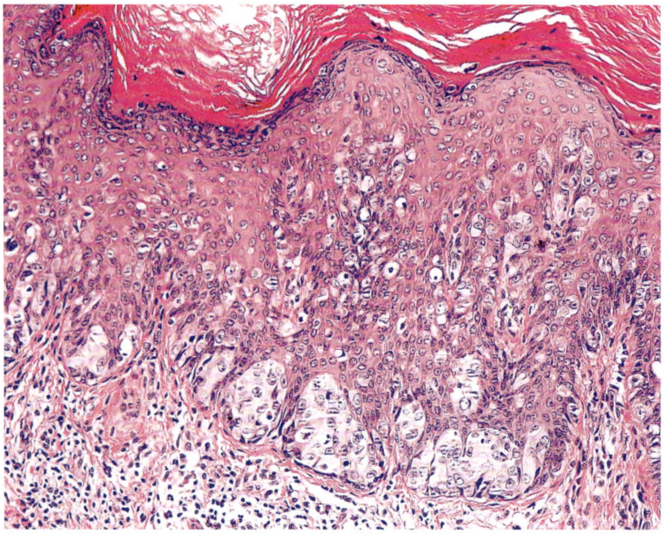

图 1.236 肛管 Paget 病。肿瘤细胞单个排列和沿基底层成巢排列。

Paget病

肛门区域的 Paget 病是一种恶性腺性肿瘤，主要或全部位于上皮内。临床上，表现为红斑状、溃疡性病变，湿疹样外观（图 1.235）。显微镜下，Paget 细胞主要沿上皮基底层分布（图 1.236）。Paget 细胞多数单个排列，但偶尔成巢和形成腺样结构。这些细胞大，胞质丰富、淡染。偶尔，肿瘤细胞具有印戒细胞外观[134]。

根据肛门 Paget 病的分化形式可以将其分为两种类型：一种（目前为止最常见）类似于顶浆分泌腺（皮肤型），另一种类似于结直肠腺癌（内胚层型）[134,135,140]。前者通常完全位于上皮内（如同外阴 Paget 病一样），而后者常伴有浸润性直肠腺癌[134,137]。顶浆分泌型 Paget 病可能来源于基底层的多潜能上皮细胞，它们具有向腺上皮细胞分化的能力[138]。值得注意的是，在肛门部位已经发现了与 Toker 在乳头描述的同样的细胞（V Eusebi，私人交流，2003）。

组织化学染色方面，肛门生殖部位 Paget 病的细胞总是含有酸性黏液物质，这是与黑色素瘤和 Bowen 病鉴别的一个重要特征（过去比现在更重要）[142,143]。免疫组织化学方面，角蛋白、CEA 和 EMA 呈阳性反应[136]。向顶浆分泌型上皮分化的 Paget 病 CK7 和 GCDFP-15 通常呈阳性，而 CK20 呈阴性；结直肠型 Paget 病 CK7、CK20、B72.3 和 CD15 通常呈阳性，而 GCDFP-15 呈阴性[134,139,144]。这种染色形态与不伴有 Paget 病的普通结直肠腺癌不同，后者 CK7 通常呈阴性[141]。有趣的是，乳腺外（包括肛门）Paget 病的细胞总是缺乏雌激素和孕激素受体，而常表达雄激素受体，而且雄激素受体被发现具有结构上的变化[132,133]。

有时，Paget 病伴有邻近角质形成细胞的非典型性增生[131]；在大多数情况下，这种增生可能是继发性的反应性改变，但我们见到的一些病例也可能是肿瘤性的，或许表示肿瘤细胞向腺上皮和鳞状上皮的双重分化。

Paget 病的预后主要取决于有无浸润性成分，如果没有浸润性成分，则要看局部淋巴结是否受累[137]。由于病变边界不清，局部复发非常常见，有时为多灶性的，大体上难以确定病变。

其他组织学类型

小细胞（神经内分泌）癌是一种高级别肿瘤，表现为由小而深染的细胞构成大的实性巢，伴有中心坏死；其表现类似于肺的小细胞癌。超微结构和免疫组织化学检查发现，这些病变有神经内分泌分化征象[156]。小细胞（神经内分泌）癌的行为具有高度侵袭性。在 HIV 感染患者中已有小细胞癌的病例报道[153]。这个区域的**大细胞神经内分泌癌**也已有报道[147]。

梭形细胞（肉瘤样）癌不如在上消化道常见，但肛门部位的确可以发生梭形细胞（肉瘤样）癌[152]。已经报道了 1 例显示神经内分泌和横纹肌母细胞特征的引人注意的病例[155]。

疣状癌表现为息肉样肿瘤，显微镜下，由分化非常好的鳞状上皮组成，但却以推挤的方式浸润下方的间质（图 1.237）。这种病变与所谓的 **Buschke-Löwenstein 巨大尖锐湿疣**密切相关。实际上，在 HPV 引起的伴有或不伴有 AIN 的尖锐湿疣、"巨大"尖锐湿疣和疣状癌之间似乎存在一个连续谱系[148]。这些病变在形态学上与女性下生殖道和其他部位的疣状癌相同。

腺癌累及肛管通常表现为直肠肿瘤向下生长。然而，某些原发性恶性腺性肿瘤可以发生在这个部位，并被认为是起源于肛门腺体；其特征是伴有少量黏液产物的小的腺体杂乱排列，浸润管壁，而且缺乏黏膜成分[150]。

黏液（胶样）腺癌有时见于肛门部位，常表现为多发性瘘管，少数情况下表现为阴道囊肿[146]。这种肿瘤也被认为起源于肛门导管的上皮，或者开始就是肿瘤，或者发生在先前存在的肛瘘的基础上[149,157]。Jones 和 Morson[151] 提出，某些伴有瘘管的黏液癌起源于后肠远端的先天性重复。这些肿瘤需要与位于直肠下端的产生黏液的腺癌加以鉴别[154]。

基底细胞癌可以发生于肛缘部位的皮肤，通过局部切除或放射治疗可以治愈[158]；在作出这个诊断之前，应该更多地考虑基底细胞样癌的可能性，特别是当肿瘤侵犯肛管时。这种鉴别非常重要，因为这两种肿瘤的行为有很大差异[145]。

恶性黑色素瘤

在肛门直肠部位，大约每 8 例鳞状细胞癌和每 250 例腺癌之中就有 1 例黑色素瘤[171,173]。大多数病例发生在成人，但也能发生在儿童和青春期人群[166]。大体上，其典型表现是单发性或多发性息肉样肿块，表面光滑（图 1.238）。临床上，在早期阶段可能类似于血栓性痔[167]。肿瘤通常位于或接近齿状线，因此肿瘤易于向直肠壶腹部生长。有时，肿瘤沿着黏膜下向近端延伸很长一段距离，之后在一个高点位置穿过上面的黏膜，这种情况类似于一个原发性直肠肿瘤[169]。直肠出血、可以触及的肿块以及疼痛是最常见的主诉[160]。显微镜下，肿瘤通常是色素性的，2/3 的病例的邻近黏膜显示有雀斑状表现的“交界性”成分[172]（图 1.239）。它们的表现和组织学变化类似于其他黏膜的黑色素瘤，包括偶尔出现促纤维组织增生性改变[159]。免疫组织化学表达谱方面，除了有人主张 DMBT1（恶性脑肿瘤缺失蛋白 1）有相当高水平的表达外，也与皮肤的黑色素瘤相似[168]。

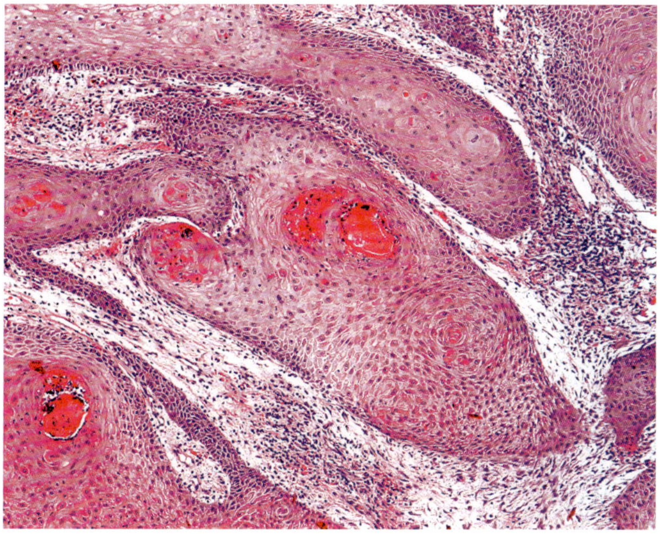

图 1.237 肛管疣状癌。

总体预后一般非常不好，与肿瘤大小和浸润深度直接相关[161,163,170,172]。据说与细胞增生标志物也有关[162]。没有其他细胞学和免疫组织化学特征看来与预后相关[165]。

这个部位的恶性黑色素瘤应该与这个部位的非常罕见的、肿瘤细胞内含有丰富的黑色素的腺癌加以鉴别，后者或许是通过一种定居（colonization）机制形成的，类似于有时见于乳腺癌的病例[164]。

其他肿瘤和瘤样病变

肛管部位的**异位前列腺组织**已有报道[188]。

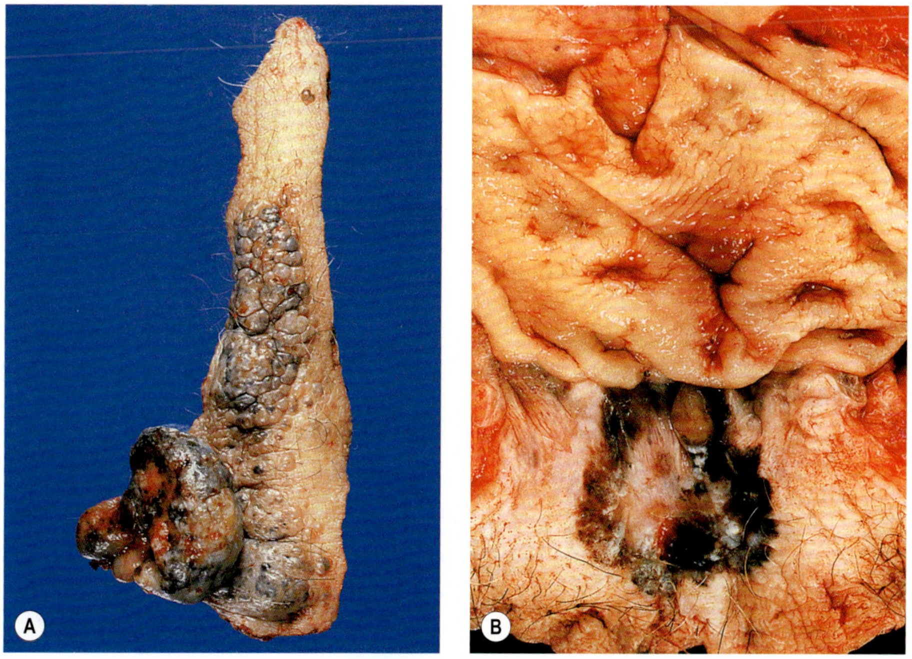

图 1.238 A，肛管的恶性黑色素瘤的大体表现。其特征是肿瘤大，呈息肉状，色素沉着明显，并且延伸至周围的黏膜。B，另一例肛管恶性黑色素瘤，显示边缘不规则，局部色素沉着明显。

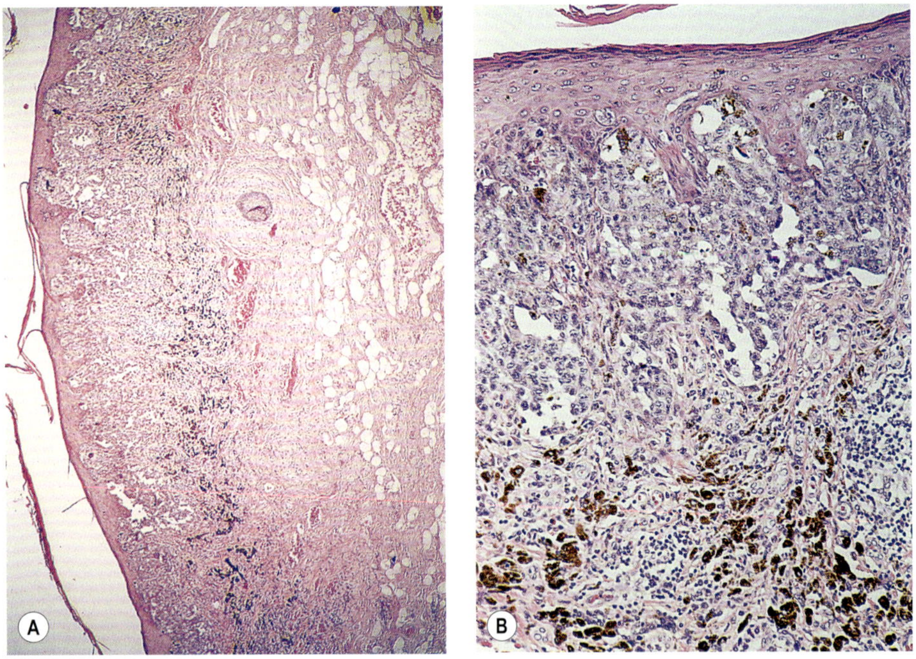

图 1.239　A，恶性黑色素瘤的低倍显微镜下表现，显示真皮表皮交界部位弥漫受累，并有带样含有黑色素的巨噬细胞浸润。B，恶性黑色素瘤的中倍显微镜下表现，显示大片恶性黑色素细胞。

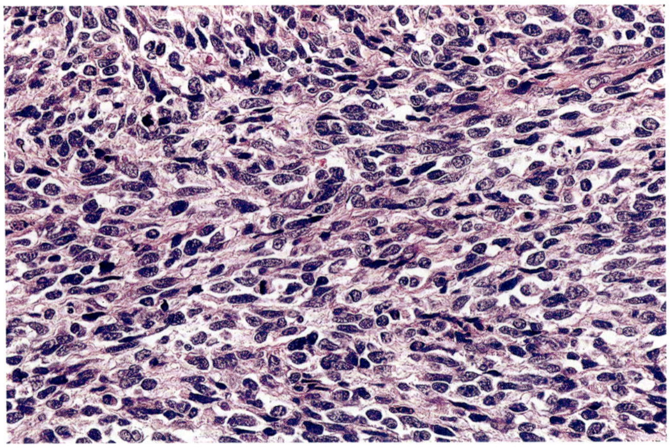

图 1.240　肛周部位的胚胎性横纹肌肉瘤。

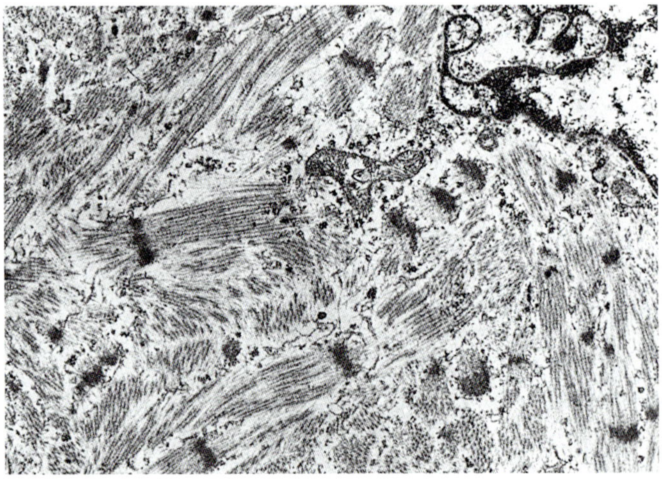

图1.241　肛周部位的胚胎性横纹肌肉瘤的电镜表现。有明显的骨骼肌分化的证据，包括Z线形成。（Courtesy of Dr J Magidson, Brookhaven, NY）

通过应用硬化剂消除痔可以形成**假瘤** [174]。

Langerhans 细胞组织细胞增生症可以累及肛周皮肤 [187]。

外阴切开术瘢痕部位继发的**子宫内膜异位症**累及肛门外括约肌的病例已有报道 [191]。

炎症性泄殖腔源性息肉在大肠一节中讨论（见 167 页）。

肛管部位的表皮型**角质囊肿**可能是所谓的包涵囊肿 [176]。

除了已经提到的 Paget 病外，这个部位还可能发生来源于大汗腺的各种类型的**汗腺肿瘤**（见 226 页），包括**汗腺腺瘤** [195]、**纤维腺瘤** [175,177] 和**含有丰富软骨的大汗腺混合瘤** [179]。这些病变中的一部分可能来源于异位的乳腺型组织。实际上，部分肿瘤具有类似叶状的外观 [184]。

如果不将肥大性肛乳头诊断为“纤维瘤”，那么肛门的**良性间叶性肿瘤**非常少见。

颗粒细胞瘤可能相对较大并有溃疡形成，因此临床上类似于恶性肿瘤的表现 [183]。**海绵状血管瘤** [193]、**平滑肌瘤** [178,194] 和**肛周梭形细胞脂肪瘤** [189] 均有报道。

平滑肌肉瘤是肛门部位最常见的原发性恶性间叶性肿瘤 [197]。有时难以确定这些肿瘤是肛门肿瘤还是直肠肿瘤 [186,194,196]。鉴别诊断包括胃肠间质瘤和梭形细胞 / 促纤维增生性黑色素瘤。

胚胎性横纹肌肉瘤可以发生于婴儿和儿童的肛周部

位[192]（图 1.240）。部分横纹肌肉瘤为葡萄状肉瘤。免疫组织化学和电镜检查有助于本病的识别，尽管现在电镜技术已很少应用于这个目的（图 1.241）。

HIV 感染患者发生肛门直肠部位的**恶性淋巴瘤**已有报道[182,185]。其中某些淋巴瘤与 EB 病毒有关[180]。

肛门部位的**转移性肿瘤**常常来自直肠癌。也有来自诸如肾等远隔部位的报道[190]。有时，这些转移发生在新近痔切除的部位[181]。

参考文献

NORMAL ANATOMY

1 Clemmensen OJ, Fenger C. Melanocytes in the anal canal epithelium. Histopathology 1991, **18**: 237–241.

2 Fenger C. The anal transitional zone. Acta Pathol Microbiol Scand (A) 1978, **86**: 225–230.

3 Fenger C. Anal canal. In Mills SE (ed.): Histology for pathologists, ed. 3. Philadelphia, 2007, Lippincott Williams & Wilkins, pp. 663–684.

4 Fenger C, Knoth M. The anal transitional zone. A scanning and transmission electron microscopic investigation of the surface epithelium. Ultrastruct Pathol 1981, **2**: 163–173.

5 Fetissof F, Dubois MP, Assan R, Arbeille-Brassart B, Baroudi A, Tharanne MJ, Jobard P. Endocrine cells in the anal canal. Virchows Arch [A] 1984, **404**: 39–47.

6 Grinvalsky HT, Helwig EB. Carcinoma of the anorectal junction. Part I. Histological considerations. Cancer 1956, **9**: 480–488.

7 Klotz RG, Pamukcoglu T, Souillard DH. Transitional cloacogenic carcinoma of the anal canal. Cancer 1967, **20**: 1727–1745.

8 Ramalingam P, Hart WR, Goldblum JR. Cytokeratin subset immunostaining in rectal adenocarcinomas and normal anal glands. Arch Pathol Lab Med 2001, **125**: 1074–1077.

9 Stelzner F, Staubesand J, Machleidt H. Das Corpus Cavernosum Recti – die Grundlage der inneren Hämorrhoiden. Langenbecks Arch Klin Chir 1962, **299**: 302–312.

10 Van der Putte SCJ. Anogenital 'sweat' glands. Histology and pathology of a gland that may mimic mammary glands. Am J Dermatopathol 1991, **13**: 557–567.

11 Williams GR, Talbot IC. Keratin expression in the normal anal canal. Histopathology 1995, **26**: 39–44.

EMBRYOLOGIC DEFECTS

12 Cushieri A, EUROCAT Working Group. Anorectal anomalies associated with or as part of other anomalies. Am J Med Genet 2002, **110**: 122–130.

13 Levitt MA, Peña A. Anorectal malformations. Orphanet J Rare Dis 2007, **2**: 33.

14 Louw JH, Cywes S, Cremin BJ. Anorectal malformations. Classification and clinical features. S Afr J Surg 1971, **9**: 11–20.

15 Santulli TV, Kiesewetter WB, Bill AH Jr. Anorectal anomalies. A suggested international classification. J Pediatr Surg 1970, **5**: 281–287.

16 Van der Putte SCJ. Normal and abnormal development of the anorectum. J Pediatr Surg 1986, **21**: 434–440.

INFLAMMATORY DISEASES

17 Corfitsen MT, Hansen CP, Christensen TH, Kaae HH. Anorectal abscesses in immunosuppressed patients. Eur J Surg 1992, **158**: 51–53.

18 de la Monte SM, Hutchins GM. Follicular proctocolitis and neuromatous hyperplasia with lymphogranuloma venereum. Hum Pathol 1985, **16**: 1025–1032.

19 Fry GA, Martin WJ, Dearing WH, Culp CE. Primary actinomycosis of the rectum with multiple perianal and perineal fistulae. Mayo Clin Proc 1965, **40**: 296–299.

20 Gray BK, Lockhart-Mummery HE, Morson BC. Crohn's disease of the anal region. Gut 1965, **6**: 515–525.

21 Hanley PH. Anorectal abscess fistula. Surg Clin North Am 1978, **58**: 487–503.

22 Harland RW, Varkey B. Anal tuberculosis. Report of two cases and literature review. Am J Gastroenterol 1992, **87**: 1488–1491.

23 Hughes LE. Clinical classification of perianal Crohn's disease. Dis Colon Rectum 1992, **35**: 928–932.

24 Kamel PL. Cytomegalovirus-associated perianal ulcerations in AIDS. J Clin Gastroenterol 1992, **14**: 105–108.

25 Lennard-Jones JE, Lockhart-Mummery HE, Chir M, Morson BC. Clinical and pathological differentiation of Crohn's disease and proctocolitis. Gastroenterology 1968, **54**: 1162–1170.

26 Lilius HG. Fistula-in-ano. An investigation of human foetal anal ducts and intramuscular glands and a clinical study of 150 patients. Acta Chir Scand 1968, **383**(Suppl): 1–88.

27 Logan VS. Anorectal tuberculosis. Proc R Soc Med 1969, **62**: 1227–1230.

28 Madoff RD, Fleshman JW. AGA technical review on the diagnosis and care of patients with anal fissure. Gastroenterology 2003, **124**: 235–245.

29 Marks CG, Ritchie JK. Anal fistulas at St. Mark's Hospital. Br J Surg 1977, **64**: 84–91.

30 O'Farrell N. Donovanosis: an update. Int J STD AIDS 2001, **12**: 423–427.

31 Parks AG, Morson BC. The pathogenesis of fistula-in-ano. Proc R Soc Med 1962, **55**: 751–754.

32 Puy-Montbrun T, Denis J, Ganansia R, Mathoniere F, Lemarchand N, Arnous-Dubois N. Anorectal lesions in human immunodeficiency virus-infected patients. Int J Colorectal Dis 1992, **7**: 26–30.

33 Seghal VN, Sharma HK. Donovanosis. J Dermatol 1992, **19**: 932–946.

HYPERTROPHIED PAPILLAE

34 Groisman GM, Amar M, Polak-Charcon S. Multinucleated stromal cells of the anal mucosa: a common finding. Histopathology 2000, **36**: 224–228.

35 Groisman GM, Polak-Charcon S. Fibroepithelial polyps of the anus: a histologic, immunohistochemical and ultrastructural study, including comparison with the normal anal subepithelial layer. Am J Surg Pathol 1998, **22**: 70–76.

36 Sakai Y, Matsukuma S. CD34+ stromal cells and hyalinized vascular changes in the anal fibroepithelial polyps. Histopathology 2002, **41**: 230–235.

37 Schinella RA. Stromal atypia in anal papillae. Dis Colon Rectum 1976, **19**: 611–613.

HEMORRHOIDS

38 Cataldo PA, MacKeigan JM. The necessity of routine pathologic evaluation of hemorrhoidectomy specimens. Surg Gynecol Obstet 1992, **174**: 302–304.

39 Foust RL, Dean PJ, Stoler MH, Moinuddin SM. Intraepithelial neoplasia of the anal canal in hemorrhoidal tissue. A study of 19 cases. Hum Pathol 1991, **22**: 528–534.

40 Gordsky L. Unsuspected anal cancer discovered after minor anorectal surgery. Dis Colon Rectum 1967, **10**: 471–478.

41 Hulme-Moir M, Bartolo DC. Hemorrhoids. Gastroenterol Clin North Am 2001, **30**: 183–197.

42 Jacobs DM, Bubrick MP, Onstad GR, Hitchcock CR. The relationship of hemorrhoids to portal hypertension. Dis Colon Rectum 1980, **23**: 567–569.

43 Kuo TT, Sayers CP, Rosai J. Masson's 'vegetant intravascular hemangioendothelioma'; a lesion often mistaken for angiosarcoma: study of seventeen cases located in the skin and soft tissues. Cancer 1976, **38**: 1227–1236.

44 Laurence AE, Murray AJ. Histopathology of prolapsed and thrombosed hemorrhoids. Dis Colon Rectum 1962, **5**: 56–61.

45 McCormack TT, Bailey HR, Simms JM, Johnson AG. Rectal varices are not piles. Br J Surg 1984, **71**: 163.

46 Val-Bernal JF, Pinto J. Pagetoid dyskeratosis is a frequent incidental finding in hemorrhoidal disease. Arch Pathol Lab Med 2001, **125**: 1058–1062.

TUMORS

CONDYLOMA AND OTHER HUMAN PAPILLOMA VIRUS-RELATED LESIONS

47 Law CL, Qassim M, Thompson CH, Rose BR, Grace J, Morris BJ, Cossart YE. Factors associated with clinical and sub-clinical anal human papillomavirus infection in homosexual men. Genitourin Med 1991, **67**: 92–98.

48 Lu DW, El-Mofty SK, Wang HL. Expression of p16, Rb, and p53 proteins in squamous cell carcinomas of the anorectal region harbouring human papillomavirus DNA. Mod Pathol 2003, **16**: 692–699.

49 Noffsinger A, Witte D, Fenoglio-Preiser CM. The relationship of human papillomavirus to anorectal neoplasia. Cancer 1992, **70**: 1276–1287.

50 Palefsky JM. Human papillomavirus-associated anogenital neoplasia and other solid tumors in human immunodeficiency virus-infected individuals. Curr Opin Oncol 1991, **3**: 881–885.

51 Puy-Montbrun T, Denis J, Ganansia R, Mathoniere F, Lemarchand N, Arnous-Dubois N. Anorectal lesions in human immunodeficiency virus-infected patients. Int J Colorectal Dis 1992, **7**: 26–30.

52 Rock B, Shah KV, Farmer ER. A morphologic, pathologic, and virologic study of anogenital warts in men. Arch Dermatol 1992, **128**: 495–500.

53 Samama B, Lipsker D, Boehm N. p16 expression in relation to human papillomavirus in anogenital lesions. Hum Pathol 2006, **37**: 513–519.

ANAL INTRAEPITHELIAL NEOPLASIA

54 Balasubramaniam R, Kong CS, Erickson J, Pourmand N, Welton ML, Longacre TA. ProEX C is more sensitive than p16INK4a in detecting HR-HPV in problematic squamous lesions of the anal canal. Lab Invest 2009, **89**: 123A.

55 Bean SM, Eltoum I, Horton DK, Whitlow L, Chhieng DC. Immunohistochemical expression of p16 and Ki-67 correlates with degree of anal intraepithelial neoplasia. Am J Surg Pathol 2007, **31**: 555–561.

56 Bernard JE, Butler MO, Sandweiss L, Weidner N. Anal intraepithelial neoplasia: correlation of grade with p16INK4a immunohistochemistry and HPV in situ hybridization. Appl Immunohistochem Mol Morphol 2008, **16**: 215–220.

57 Fenger C. Anal neoplasia and its precursors. Facts and controversies. Semin Diagn Pathol 1991, **8**: 190–201.

58 Grodsky L. Unsuspected anal cancer discovered after minor anorectal surgery. Dis Colon Rectum 1967, **10**: 471–478.

59 Kiviat NB, Critchlow CW, Holmes KK, Kuypers J, Sayers J, Dunphy C, Surawicz C, Kirby P, Wood R, Daling JR. Association of anal dysplasia and human papillomavirus with immunosuppression and HIV infection among homosexual men. AIDS 1993, **7**: 43–49.

60 Palefsky JM, Holly EAM, Gonzales J, Lamborn K, Hollander H. Natural history of anal cytologic abnormalities and papillomavirus infection among homosexual men with group IV HIV disease. J Acquir Immune Defic Syndr 1992, **5**: 1258–1265.

61 Roma AA, Goldblum JR, Fazio V, Yang B. Expression of 14-3-3σ, P16 and P53 proteins in anal squamous intraepithelial neoplasm and squamous cell carcinoma. Int J Clin Exp Pathol 2008, **1**: 419–425.

62 Scholefield JH, Hickson WG, Smith JH, Rogers K, Sharp F. Anal intraepithelial neoplasia. Part of a multifocal disease process. Lancet 1992, **340**: 1271–1273.

63 Strauss RJ, Fazio VW. Bowen's disease of the anal and perianal area. Am J Surg 1979, **137**: 231–234.

64 Surawicz CM, Kirby P, Critchlow C, Sayer J, Dunphy C, Kiviat N. Anal dysplasia in homosexual men. Role of anoscopy and biopsy. Gastroenterology 1993, **105**: 658–666.

65 Walts AE, Lechago J, Bose S. P16 and Ki-67 immunostaining is a useful adjunct in the assessment of biopsies for HPV-associated anal intraepithelial neoplasia. Am J Surg Pathol 2006, **30**: 795–801.

CARCINOMA

General and clinical features

66 Cabrera A, Tsukada Y, Pickren JW, Moore R, Bross IDJ. Development of lower genital carcinomas in patients with anal carcinomas. A more than casual relationship. Cancer 1966, **19**: 470–480.

67 Daling JR, Sherman KJ, Hislop TG, Maden C, Mandelson MT, Beckmann AM, Weiss NS. Cigarette smoking and the risk of anogenital cancer. Am J Epidemiol 1992, **135**: 180–189.

68 Daling JR, Weiss NS, Hislop TG, Maden C, Coates RJ, Sherman KJ, Ashley RL, Beagrie M, Ryan JA, Coney L. Sexual practices, sexually transmitted diseases, and the incidence of anal cancer. N Engl J Med 1987, **317**: 973–977.

69 Duggan MA, Boras VF, Inoue M, McGregor SE. Human papillomavirus DNA in anal carcinomas. Comparison of in situ and dot blot hybridization. Am J Clin Pathol 1991, **96**: 318–325.

70 Frisch M, Melbye M, Moller H. Trends in incidence of anal cancer in Denmark. Br Med J 1993, **306**: 419–422.

71 Frisch M, Glimelius B, van den Brule AJ, Wohlfahrt J, Meijer CJ, Walboomers JM, Goldman S, Svensson C, Adami HO, Melbye M. Sexually transmitted infection as a cause of anal cancer. N Engl J Med 1997, **337**: 1350–1358.

72 Higgins GD, Uzelin DM, Phillips GE, Pieterse AS, Burrell CJ. Differing characteristics of human papillomavirus RNA-positive and RNA-negative anal carcinomas. Cancer 1991, **68**: 561–567.

73 Melbye M, Sprogel P. Aetiological parallel between anal cancer and cervical cancer. Lancet 1991, **338**: 657–659.

74 Noffsinger AE, Hui YZ, Suzuk L, Yochman LK, Miller MA, Hurtubise P, Gal AA, Fenoglio-Preiser CM. The relationship of human papillomavirus to proliferation and ploidy in carcinoma of the anus. Cancer 1995, **75**: 958–967.

75 Rabkin CS, Biggar RJ, Melbye M, Curtis RE. Second primary cancers following anal and cervical carcinoma: evidence of shared etiologic factors. Am J Epidemiol 1992, **136**: 54–58.

76 Rainey R. The association of lymphogranuloma inguinale and cancer. Surgery 1954, **35**: 221–235.

77 Shroyer KR, Brookes CG, Markham NE, Shroyer AL. Detection of human papillomavirus in anorectal squamous cell carcinoma. Correlation with basaloid pattern of differentiation. Am J Clin Pathol 1995, **104**: 299–305.

78 Slater G, Greenstein A, Aufses AH Jr. Anal carcinoma in patients with Crohn's disease. Ann Surg 1984, **199**: 348–350.

79 Vincent-Salomon A, de al Rochefordiere AR, Salmon R, Validire P, Zafrani B, Sastre-Garau X. Frequent association of human papillomavirus 16 and 18 DNA with anal squamous cell and basaloid carcinoma. Mod Pathol 1996, **9**: 614–620.

80 Wolber R, Dupuis B, Thiyagaratnam P, Owen D. Anal cloacogenic and squamous carcinomas. Comparative histologic analysis using in situ hybridization for human papillomavirus DNA. Am J Surg Pathol 1990, **14**: 176–182.

81 Zaki SR, Judd R, Coffield LM, Greer P, Rolston F, Evatt BL. Human papillomavirus infection and anal carcinoma. Retrospective analysis by in situ hybridization and the polymerase chain reaction. Am J Pathol 1992, **140**: 1345–1355.

Morphologic features

82 Chetty R, Serra S, Hsieh E. Basaloid squamous carcinoma of the anal canal with an adenoid cystic pattern: histologic and immunohistochemical reappraisal of an unusual variant. Am J Surg Pathol 2005, **29**: 1668–1672.

83 Dillard BM, Spratt JS Jr, Ackerman LV, Butcher HR Jr. Epidermoid cancer of anal margin and canal. Review of 79 cases. Arch Surg 1963, **16**: 772–776.

84 Dougherty BG, Evans HL. Carcinoma of the anal canal. A study of 79 cases. Am J Clin Pathol 1985, **83**: 159–164.

85 Fenger C. Anal canal tumors and their precursors. Pathol Annu 1988, **23**(Pt 1): 45–46.

86 Fenger C, Nielsen VT. Precancerous changes in the anal canal epithelium in resection specimens. Acta Pathol Microbiol Immunol Scand (A) 1986, **94**: 63–69.

87 Gillespie JJ, MacKay B. Histogenesis of cloacogenic carcinoma. Fine structure of anal transitional epithelium and cloacogenic carcinoma. Hum Pathol 1978, **9**: 579–587.

88 Grinvalsky HT, Helwig EB. Carcinoma of the anorectal junction. Part I. Histological consideration. Cancer 1956, **8**: 480–488.

89 Klotz RG Jr, Pamukcoglu T, Souillard DH. Transitional cloacogenic carcinoma of the anal canal. Clinicopathologic study of three hundred and seventy-three cases. Cancer 1967, **20**: 1727–1745.

90 Lowe D, Fletcher CDM. Eosinophilia in squamous cell carcinoma of the oral cavity, external genitalia, and anus. Clinical correlations. Histopathology 1984, **8**: 627–632.

91 Morson BC, Pang LSC. Pathology of anal cancer. Proc R Soc Med 1968, **61**: 623–626.

92 Pang LSC, Morson BC. Basaloid carcinoma of the anal canal. J Clin Pathol 1967, **20**: 128–135.

93 Watson PH. Clear-cell carcinoma of the anal canal. A variant of anal transitional zone carcinoma. Hum Pathol 1990, **21**: 350–351.

94 Williams GR, Talbot IC. Anal carcinoma. A histological review. Histopathology 1994, **25**: 507–516.

Immunohistochemical and molecular genetic features

95 Behrendt GC, Hansmann ML. Carcinomas of the anal canal and anal margin differ in their expression of cadherin, cytokeratins and p53. Virchows Arch 2001, **439**: 782–786.

96 Bruland O, Fluge O, Immervoll H, Balteskard L, Myklebust M, Skarstein A, Dahl O. Gene expression reveals two distinct groups of anal carcinomas with clinical implications. Br J Cancer 2008, **98**: 1264–1273.

97 Gervaz P, Hirschel B, Morel P. Molecular biology of squamous cell carcinoma of the anus. Br J Surg 2006, **93**: 531–538.

98 Goldman S, Skoog L, Wilking N. Immunocytochemical analysis of receptors for estrogen and progesterone in fine needle aspirates from anal epidermoid carcinoma. Dis Colon Rectum 1992, **35**: 163–165.

99 Levy R, Czernobilsky B, Geiger B. Cytokeratin polypeptide expression in a cloacogenic carcinoma and in the normal anal canal epithelium. Virchows Arch [A] 1991, **418**: 447–455.

100 Long KB, Hornick JL. SOX2 is highly expressed in squamous cell carcinomas of the gastrointestinal tract. Lab Invest 2009, **89**: 138A.

101 Ogunbiyi OA, Scholefield JH, Rogers K, Sharp F, Smith JH, Polacarz SV. C-*myc* oncogene expression in anal squamous neoplasia. J Clin Pathol 1993, **46**: 23–27.

102 Ogunbiyi OA, Scholefield JH, Smith JH, Polacarz SV, Rogers K, Sharp F.

Immunohistochemical analysis of p53 expression in anal squamous neoplasia. J Clin Pathol 1993, **46**: 507–512.

103 Patel H, Polanco-Echeverry G, Segditsas S, Volikos E, McCart A, Lai C, Guenther T, Zaitoun A, Sieber O, Ilyas M, Northover J, Silver A. Activation of AKT and nuclear accumulation of wild type TP53 and MDM2 in anal squamous cell carcinoma. Int J Cancer 2007, **121**: 2668–2673.

104 Walts AE, Koeffler HP, Said JW. Localization of p53 protein and human papillomavirus in anogenital squamous lesions. Immunohistochemical and in situ hybridization studies in benign, dysplastic, and malignant epithelia. Hum Pathol 1993, **24**: 1238–1242.

105 Williams GR, Talbot IC, Leigh IM. Keratin expression in anal carcinoma: an immunohistochemical study. Histopathology 1997, **30**: 443–450.

106 Zhang J, Martins CR, Fansier ZB, Roemer KL, Kincaid EA, Gustafson KS, Heitjan DF, Clark DP. DNA methylation in anal intraepithelial lesions and anal squamous cell carcinoma. Clin Cancer Res 2005, **1**: 6544–6549.

Therapy

107 Allal A, Kurtz JM, Pipard G, Marti MC, Miralbell R, Popowski Y, Egeli R. Chemoradiotherapy versus radiotherapy alone for anal cancer. A retrospective comparison. Int J Radiat Oncol Biol Phys 1993, **27**: 59–66.

108 Boman BM, Moertel CG, O'Connell MJ, Scott M, Weiland LH, Beart RW, Gunderson LL, Spencer RJ. Carcinoma of the anal canal. A clinical and pathologic study of 188 cases. Cancer 1984, **54**: 114–125.

109 Clark J, Petrelli N, Herrera L, Mittelman A. Epidermoid carcinoma of the anal canal. Cancer 1986, **57**: 400–406.

110 Cummings BJ, Keane TJ, O'Sullivan B, Wong CS, Catton CN. Mitomycin in anal canal carcinoma. Oncology 1993, **50**: 63–69.

111 Dillard BM, Spratt JS Jr, Ackerman LV, Butcher HR Jr. Epidermoid cancer of anal margin and canal. Review of 79 cases. Arch Surg 1963, **16**: 772–776.

112 Frost DB, Richards PC, Montague ED, Giacco GG, Martin RG. Epidermoid cancer of the anorectum. Cancer 1984, **53**: 1285–1293.

113 Johnson D, Lipsett J, Leong L, Wagman LD, Terz JJ. Carcinoma of the anus treated with primary radiation therapy and chemotherapy. Surg Gynecol Obstet 1993, **177**: 329–334.

114 Klas JV, Rothenberger DA, Wong WD, Madoff RD. Malignant tumors of the anal canal: the spectrum of disease, treatment, and outcomes. Cancer 1999, **85**: 1685–1693.

115 Klotz RG Jr, Pamukcoglu T, Souillard DH. Transitional cloacogenic carcinoma of the anal canal. Clinicopathologic study of three hundred and seventy-three cases. Cancer 1967, **20**: 1727–1745.

116 Martenson JA Jr, Gunderson LL. External radiation therapy without chemotherapy in the management of anal cancer. Cancer 1993, **71**: 1736–1740.

117 Miller EJ, Quan SH, Thaler HT. Treatment of squamous cell carcinoma of the anal canal. Cancer 1991, **67**: 2038–2041.

118 Myerson RJ, Karnell LH, Menck HR. The National Cancer Data Base report on carcinoma of the anus. Cancer 1997, **80**: 805–815.

119 Ryan DR, Compton CC, Mayer RJ. Carcinoma of the anal canal. N Engl J Med 2000, **342**: 792–800.

120 Schraut WH, Wang C-H, Dawson PJ, Block GE. Depth of invasion, location, and size of cancer of the anus dictate operative treatment. Cancer 1983, **51**: 1291–1296.

121 Touboul E, Schlienger M, Buffat L, Lefkopoulos D, Pene F, Parc R, Tiret E, Gallot D, Malafosse M, Laugier A. Epidermoid carcinoma of the anal canal. Results of curative-intent radiation therapy in a series of 270 patients. Cancer 1994, **73**: 1569–1579.

Prognosis

122 Boman BM, Moertel CG, O'Connell MJ, Scott M, Weiland LH, Beart RW, Gunderson LL, Spencer RJ. Carcinoma of the anal canal. A clinical and pathologic study of 188 cases. Cancer 1984, **54**: 114–125.

123 Dillard BM, Spratt JS Jr, Ackerman LV, Butcher HR Jr. Epidermoid cancer of anal margin and canal. Review of 79 cases. Arch Surg 1963, **16**: 772–776.

124 Dougherty BG, Evans HL. Carcinoma of the anal canal. A study of 79 cases. Am J Clin Pathol 1985, **83**: 159–164.

125 Frost DB, Richards PC, Montague ED, Giacco GG, Martin RG. Epidermoid cancer of the anorectum. Cancer 1984, **53**: 1285–1293.

126 Greenall MJ, Magill GB, Quan SHQ, DeCosse JJ. Recurrent epidermoid cancer of the anus. Cancer 1986, **57**: 1437–1441.

127 Pang LSC, Morson BC. Basaloid carcinoma of the anal canal. J Clin Pathol 1967, **20**: 128–135.

128 Schraut WH, Wang C-H, Dawson PJ, Block GE. Depth of invasion, location, and size of cancer of the anus dictate operative treatment. Cancer 1983, **51**: 1291–1296.

129 Shepherd NA, Scholefield JH, Love SB, England J, Northover JMA. Prognostic factors in anal squamous carcinoma. A multivariate analysis of clinical, pathological and flow cytometric parameters in 235 cases. Histopathology 1990, **16**: 545–556.

130 Stoll L, Johnson M, Montgomery E. The prognostic significance of human papillomavirus (HPV) in invasive and in situ squamous cell carcinoma (SCC) of the anus. Lab Invest 2009, **89**: 149A.

Paget disease

131 Brainard J, Hart WR. Proliferative epidermal lesions associated with anogenital Paget's disease. Am J Surg Pathol 2000, **24**: 543–552.

132 Diaz de Leon E, Carcangiu ML, Prieto VG, McCue PA, Burchette JL, To G, Norris BA, Kovatich AJ, Sanchez RL, Krigman HR, Gatalica Z. Extramammary Paget's disease is characterized by the consistent lack of estrogen and progesterone receptors but frequently expresses androgen receptor. Am J Clin Pathol 2001, **113**: 572–575.

133 Fujimoto A, Takata M, Hatta N, Takehara K. Expression of structurally unaltered androgen receptor in extramammary Paget's disease. Lab Invest 2000, **80**: 1465–1471.

134 Goldblum JR, Hart WR. Perianal Paget's disease: a histologic and immunohistochemical study of 11 cases with and without associated rectal adenocarcinoma. Am J Surg Pathol 1998, **22**: 170–179.

135 Goldman S, Ihre T, Lagerstedt U, Svensson C. Perianal Paget's disease. Report of five cases. Int J Colorectal Dis 1992, **7**: 167–169.

136 Helm KF, Goellner JR, Peters MS. Immunohistochemical stains in extramammary Paget's disease. Am J Dermatopathol 1992, **14**: 402–407.

137 Helwig EB, Graham JH. Anogenital (extramammary) Paget's disease. A clinicopathological study. Cancer 1963, **16**: 387–403.

138 Liegl B, Leibl S, Gogg-Kamerer M, Tessaro B, Horn LC, Moinfar F. Mammary and extramammary Paget's disease: an immunohistochemical study of 83 cases. Histopathology 2007, **50**: 439–447.

139 Miller LR, McCunniff AJ, Randall ME. An immunohistochemical study of perianal Paget's disease. Possible origins and clinical implications. Cancer 1992, **69**: 2166–2171.

140 Nowak MA, Guerrier-Kovach P, Pathan A, Campbell TE, Deppisch LM. Perianal Paget's disease: distinguishing primary and secondary lesions using immunohistochemical studies including gross cystic disease fluid protein-15 and cytokeratin 20 expression. Arch Pathol Lab Med 1998, **122**: 1077–1081.

141 Ramalingam P, Hart WR, Goldblum JR. Cytokeratin subset immunostaining in rectal adenocarcinomas and normal anal glands. Arch Pathol Lab Med 2001, **125**: 1074–1077.

142 Wood WS, Culling CFA. Perianal Paget disease. Histochemical differentiation utilizing the borohydride-KOH-PAS reaction. Arch Pathol 1975, **99**: 442–445.

143 Yoshii N, Kitajima S, Yonezawa S, Matsukita S, Setoyama M, Kanzaki T. Expression of mucin core proteins in extramammary Paget's disease. Pathol Int 2002, **52**: 390–399.

144 Zeng HA, Cartun R, Ricci A Jr. Potential diagnostic utility of CDX-2 immunophenotyping in extramammary Paget's disease. Appl Immunohistochem Mol Morphol 2005, **13**: 342–346.

Other microscopic types

145 Alvarez-Canas MC, Fernandez FA, Rodilla IG, Val-Bernal JF. Perianal basal cell carcinoma: a comparative histologic, immunohistochemical, and flow cytometric study with basaloid carcinoma of the anus. Am J Dermatopathol 1996, **18**: 371–379.

146 Askin FB, Muhlendorf K, Walz BJ. Mucinous carcinoma of anal duct origin presenting clinically as a vaginal cyst. Cancer 1978, **42**: 566–569.

147 Balachandra B, Marcus V, Jass JR. Poorly differentiated tumours of the anal canal: a diagnostic strategy for the surgical pathologist. Histopathology 2007, **50**: 163–174.

148 Bogomoletz WV, Potet F, Molas G. Condylomata acuminata, giant condyloma acuminatum (Buschke–Loewenstein tumour) and verrucous squamous carcinoma of the perianal and anorectal region. A continuous precancerous spectrum? Histopathology 1985, **9**: 1155–1169.

149 Dukes CE, Galvin C. Colloid carcinoma arising within fistulae in the anorectal region. Ann R Coll Surg Engl 1956, **18**: 246–261.

150 Hobbs CM, Lowry MA, Owen D, Sobin LH. Anal gland carcinoma. Cancer 2001, **92**: 2045–2049.

151 Jones EA, Morson BC. Mucinous adenocarcinoma in anorectal fistulae. Histopathology 1984, **8**: 279–292.

152 Kalogeropoulos NK, Antonakopoulos GN, Agapitos MB, Papacharalampous NX. Spindle cell carcinoma (pseudosarcoma) of the anus. A light, electron microscopic and immunocytochemical study of a case. Histopathology 1985, **9**: 987–994.

153 Nakahara H, Moriya Y, Shinkai T, Hirota T. Small cell carcinoma of the anus in a human HIV carrier. Report of a case. Surg Today 1993, **23**: 85–88.

154 Prioleau PG, Allen MS Jr, Roberts T. Perianal mucinous adenocarcinoma. Cancer 1977, **39**: 1295–1299.

155 Roncaroli F, Montironi R, Feliciotti F, Losi L, Eusebi V. Sarcomatoid carcinoma of the anorectal junction with neuroendocrine and rhabdomyoblastic features. Am J Surg Pathol 1995, **19**: 217–223.

156 Wick MR, Weatherby RP, Weiland LH. Small cell neuroendocrine carcinoma of the colon and rectum. Clinical, histologic, and ultrastructural study and immunohistochemical comparison with cloacogenic carcinoma. Hum Pathol 1987, **18**: 9–21.

157 Winkelman J, Grosfeld J, Bigelow B. Colloid carcinoma of anal-gland origin. Am J Clin Pathol 1964, **42**: 395–401.

158 Wittoesch JH, Woolner LB, Jackman RJ. Basal cell epithelioma and basaloid lesions of the anus. Surg Gynecol Obstet 1957, **104**: 75–80.

MALIGNANT MELANOMA

159 Ackermann DM, Polk HC Jr, Schrodt GR. Desmoplastic melanoma of the anus. Hum Pathol 1985, **16**: 1277–1279.

160 Angeras U, Jönsson N, Jönsson P-E. Primary anorectal malignant melanoma. J Surg Oncol 1983, **22**: 261–264.

161 Antoniuk PM, Tjandra JJ, Webb BW, Petras RE, Milsom JW, Fazio VW. Anorectal malignant melanoma has a poor prognosis. Int J Colorectal Dis 1993, **8**: 81–86.

162 Ben-Izhak O, Bar-Chana M, Sussman L, Dobiner V, Sandbank J, Cagnano M, Cohen H, Sabo E. Ki67 antigen and PCNA proliferation markers predict survival in anorectal malignant melanoma. Histopathology 2002, **41**: 519–525.

163 Ben-Izhak O, Levy R, Weill S, Groisman G, Cohen H, Stajerman S, Misselevich I, Nitecky S, Eidelman S, Kerner H. Anorectal malignant melanoma: a clinicopathologic study, including immunohistochemistry and DNA flow cytometry. Cancer 1997, **79**: 18–25.

164 Chumas JC, Lorelle CA. Melanotic adenocarcinoma of the anorectum. Am J Surg Pathol 1981, **5**: 711–717.

165 Chute DJ, Cousar JB, Mills SE. Anorectal malignant melanoma: morphologic and immunohistochemical features. Am J Clin Pathol 2006, **126**: 93–100.

166 Ellis ZM, Jassim AD, Wick MR. Anorectal melanoma in childhood and adolescence. Ann Diagn Pathol 2010, **14**: 69–73.

167 Felz MW, Winburn GB, Kallab AM, Lee JR. Anal melanoma: an aggressive malignancy masquerading as hemorrhoids. South Med J 2001, **94**: 880–885.

168 Helmke BM, Renner M, Poustka A, Schirmacher P, Mollenhauer J, Kern MA. DMBT1 expression distinguishes anorectal from cutaneous melanoma. Histopathology 2009, **54**: 233–240.

169 Mason JK, Helwig EB. Ano-rectal melanoma. Cancer 1966, **19**: 39–50.

170 Mills SE, Cooper PH. Malignant melanoma of the digestive system. Pathol Annu 1983, **18**(Pt 2): 1–26.

171 Morson BC, Volkstädt H. Malignant melanoma of the anal canal. J Clin Pathol 1963, **16**: 126–132.

172 Wanebo HJ, Woodruff JM, Farr GH, Quan SH. Anorectal melanoma. Cancer 1981, **47**: 1891–1900.

173 Weinstock MA. Epidemiology and prognosis of anorectal melanoma. Gastroenterology 1993, **104**: 174–178.

OTHER TUMORS AND TUMORLIKE CONDITIONS

174 Al-Ghnaniem R, Leather AJ, Rennie JA. Survey of methods of treatment of hemorrhoids and complications of injection sclerotherapy. Ann R Coll Surg Engl 2001, **83**: 325–328.

175 Assor D, Davis JB. Multiple apocrine fibroadenomas of the anal skin. Am J Clin Pathol 1977, **68**: 397–398.

176 Bonser GM, Raper FP, Shuchsmith HS. Epidermoid cysts in the region of the rectum and anus. A report of four cases. Br J Surg 1950, **37**: 303–306.

177 Doganavsargil B, Akalin T, Ylmaz M, Kandiloglu G. Perianal fibroadenoma, case report. Am J Dermatopathol 2008, **30**: 81–83.

178 Haque S, Dean PJ. Stromal neoplasms of the rectum and anal canal. Hum Pathol 1992, **23**: 762–767.

179 Hirsch P, Helwig EB. Chondroid syringoma. Mixed tumor of skin, salivary gland type. Arch Dermatol 1961, **84**: 835–847.

180 Ioachim HL, Antonescu C, Giancotti F, Dorsett B, Weinstein MA. EBV-associated anorectal lymphomas in patients with acquired immune deficiency syndrome. Am J Surg Pathol 1997, **21**: 997–1006.

181 Isbister WH. Unusual 'recurrence' sites for colorectal cancer. Dig Surg 2000, **17**: 81–83.

182 Joachim HL, Weinstein MA, Robbins RD, Sohn N, Lugo PN. Primary anorectal lymphoma. A new manifestation of the acquired immune deficiency syndrome (AIDS). Cancer 1987, **60**: 1449–1453.

183 Johnston J, Helwig EB. Granular cell tumors of the gastrointestinal tract and perianal region. A study of 74 cases. Dig Dis Sci 1981, **26**: 807–816.

184 Kazakov DV, Spagnolo DV, Stewart CJ, Thompson J, Agaimy A, Magro G, Bisceglia M, Vazmitel M, Kacerovska D, Kutzner H, Mukensnabl P, Michal M. Fibroadenoma and phyllodes tumors of anogenital mammary-like glands: a series of 13 neoplasms in 12 cases, including mammary-type juvenile fibroadenoma, fibroadenoma with lactation changes, and neurofibromatosis-associated pseudoangiomatous stromal hyperplasia with multinucleated giant cells. Am J Surg Pathol 2010, **34**: 95–103.

185 Mehta K, Pawel BR. Human immunodeficiency virus-associated large-cell immunoblastic lymphoma presenting as a perianal abscess. Arch Pathol Lab Med 1989, **113**: 531–533.

186 Minsky BD, Cohen AM, Hajdu SI. Conservative management of anal leiomyosarcoma. Cancer 1991, **68**: 1633–1639.

187 Morales AR, Fine G, Horn RC Jr, Watson JHL. Langerhans cells in a localized lesion of the eosinophilic granuloma type. Lab Invest 1969, **20**: 412–423.

188 Morgan MB. Ectopic prostatic tissue of the anal canal. J Urol 1992, **147**: 165–166.

189 Robb JA, Jones RA. Spindle cell lipoma in a perianal location. Hum Pathol 1982, **13**: 1052.

190 Sawh RN, Borkowski J, Broaddus R. Metastatic renal cell carcinoma presenting as a hemorrhoid. Arch Pathol Lab Med 2002, **126**: 856–858.

191 Sayfan J, Benosh L, Segal M, Orda R. Endometriosis in episiotomy scar with anal sphincter involvement. Report of a case. Dis Colon Rectum 1991, **34**: 713–716.

192 Srouji MN, Donaldson MH, Chatten J, Koblenzer CS. Perianal rhabdomyosarcoma in childhood. Cancer 1976, **38**: 1008–1012.

193 Takamatsu H, Akiyama H, Noguchi H, Tahara H, Kajiya H. Endorectal pull-through operation for diffuse cavernous hemangiomatosis of the sigmoid colon, rectum and anus. Eur J Pediatr Surg 1992, **2**: 245–247.

194 Tarasidis G, Brown BC, Skandalakis LJ, Mackay G, Lauer RC, Gray SW, Skandalakis JE. Smooth muscle tumors of the rectum and anus. A collective review of the world literature. J Med Assoc Ga 1991, **80**: 685–699.

195 Teloh HA. Apocrine adenoma of the anus. Cancer 1954, **7**: 367–372.

196 Tworek JA, Goldblum JR, Weiss SW, Greenson JK, Appelman HD. Stromal tumors of the anorectum: a clinicopathologic study of 22 cases. Am J Surg Pathol 1999, **23**: 936–954.

197 Ueyama T, Hashimoto H, Tsuneyoshi M. Leiomyosarcoma of the anus. A clinicopathologic and immunohistochemical study. Int J Surg Pathol 1994, **1**: 221–226.

大小涎腺

2

张建运 译 李铁军 校

章目录

正常解剖学

大涎腺包括腮腺、颌下腺（下颌下腺）和舌下腺。腮腺重 14 ~ 28g，颌下腺重 7 ~ 8g，舌下腺重 3g。腮腺的主导管（Stensen 导管）在上颌第二磨牙相对处开口于口腔。颌下腺导管（Wharton 导管）和舌下腺导管（Bartholin 导管）均开口于口底的舌系带两侧。

腮腺由一个宽大的浅叶和较小的深叶构成，面神经居于两叶之间。不过这种解剖结构以及面神经的分布也可以发生变异[2]。

涎腺组织还存在于头颈部的许多其他部位，并可发生炎症性疾病、良性肿瘤和恶性肿瘤。这些病变的发病部位从某种程度上可影响其临床表征和症状、形态学改变以及治疗。涎腺组织可见于唇（上唇多于下唇）、牙龈、口底、颊、硬腭和软腭、舌、扁桃体区以及口咽。

显微镜下，涎腺属于复合性外分泌性腺体，由导管和腺泡两部分构成，后者又可分为浆液性和黏液性两类[6]。腮腺为纯浆液性腺体，颌下腺为以浆液性腺泡为主的混合性腺体，而舌下腺为以黏液性腺泡为主的混合性腺体。闰管和腺泡是腺体系统的终末部分（导管腺泡单位）。在正常情况下，皮脂腺也可附属于腮腺和颌下腺的导管系统。闰管的储备细胞是腺泡组织和终末导管系统再生的来源，它们也被认为是大多数涎腺肿瘤的先祖细胞（也包括密切相关的肌上皮细胞）[4]。然而，有人指出，所有导管系统的基底细胞和腔面组织甚至腺泡细胞仍具有合成 DNA 和核分裂的能力，因此，它们都具有发生肿瘤的潜能[3]。

免疫组织化学染色，腔面细胞表达低分子量角蛋白、癌胚抗原（CEA）和上皮膜抗原（EMA）；闰管细胞 CK7 和溶菌酶呈阳性，而 S-100 呈阴性。肌上皮细胞成分可因部位不同而在其免疫组织化学表达方面有所差异：位于腮腺的肌上皮细胞主要表达钙调理蛋白和 h- 钙介质素；位于颌下腺者还可表达平滑肌肌动蛋白；位于小涎腺者还可另外表达平滑肌肌球蛋白的重链[5]。肌上皮细胞还表达 p63、CD10 和 maspin[1]。

涎腺导管上皮具有可恒定表达前列腺特异性抗原的特征，在某些来源于这些结构的肿瘤中也有表达[8]。

位于涎腺区的淋巴样组织以腮腺内或附近的小结节和散在分布于腺泡和导管周围结缔组织中的淋巴样细胞为代表，后者可能是所谓的黏膜相关性淋巴组织（MALT）的一部分[6]。

涎腺异位

涎腺组织的异位分为**结内型**和**结外型**两类[14]。结内型最多见，婴儿时几乎所有位于腮腺内或附近的淋巴结内均含涎腺组织，成人中的发生率没有如此之高，但也很常见。涎腺组织位于淋巴结的髓质区，主要由闰管和小叶内导管组成，也可含腺泡（主要为浆液性腺泡）和未成熟的小导管[15]。

结外型涎腺异位又可依据其在头颈部的部位分为**高位**和**低位**两种。发生高位性涎腺异位的部位包括：下颌骨、耳、腭扁桃体、下颌舌骨肌、垂体腺和小脑脑桥角等；发生这些异常的基础都可解释为涎腺的胚胎性迁移。低位性涎腺异位的发生与鳃囊关系密切，多与下颈部和甲状腺处的囊肿和窦腔相关[10,16,17]。最常见部位分布于右侧胸锁乳突肌的近中缘，邻近胸锁关节处[17]。

与正常位置的涎腺一样，异位的涎腺组织可罹患相同的疾病，包括囊肿形成、嗜酸细胞化生、导管增生和肿瘤[15]。在其所发生的肿瘤中以 Warthin 瘤最为常见（详见下文），其他良恶性肿瘤也有报道[11,12,13]。

涎石病

颌下腺、舌下腺和腮腺的主导管内可发生结石，有时可多发，也可双侧同时受累[25,26]。颌下腺发生的结石比腮腺发生的结石更多见，可能是由于前者所分泌的唾液的钙盐成分更为饱和所致[21]（图 2.1）。在极少数情况下，小涎腺也可发生结石[20]。有些涎石具有一个异物或细菌性的核，另一些则没有明确的核心，而呈分层状，由晶状碳酸磷灰石晶体化合物构成[18]。结石形成可阻塞分泌物的排出，并导致远端涎腺组织肿胀。如果导管持续梗阻，腺体可发生炎症，并随着腺泡组织的破坏而硬结化。若导管梗阻发生于颌下腺和舌下腺，口底可出现硬结，触诊时可误认为是肿瘤。导管开口处呈红肿状，放射线检查可显示一个阻塞性包块。涎管 X 线造影可证实导管的部分或完全阻塞。结石也可用超声检查测出[19,28]。显微镜下，受累腺体的导管可见扩张，有时可发生上皮鳞状化生、中度至显著的慢性炎症和不同程度的腺泡破坏。免疫组织化学和超微结构观察，可见分泌细胞和肌上皮细胞的退行性改变[27]。

对于有症状的涎石病，治疗包括手术切除或碎石，

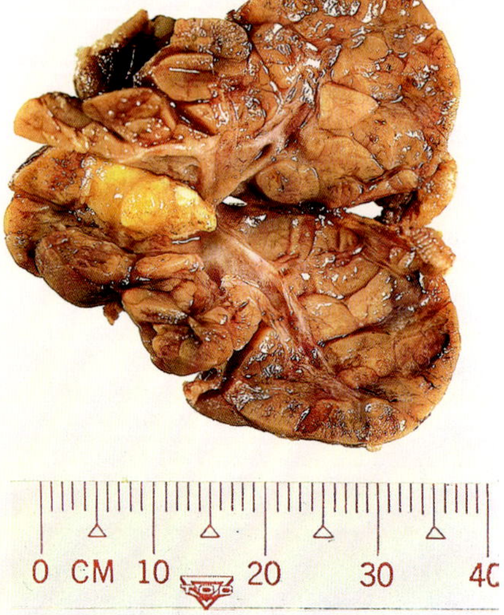

图2.1 涎石病继发慢性涎腺炎。可见阻塞涎腺主导管的大结石。

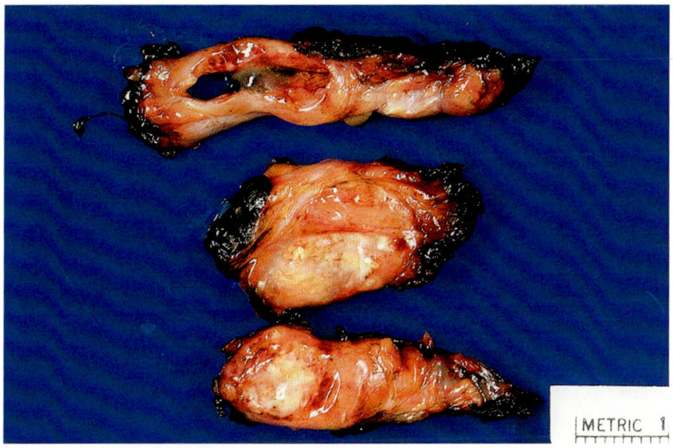

图2.2 化脓性腮腺炎的大体表现。

后者包括体内或体外的振波碎石术[22,24]。大部分病例都可保留腺体[23]。

涎腺炎

急性涎腺炎可发生于单个涎腺（通常为腮腺或颌下腺），也可作为系统感染的局部表现。**病毒性**涎腺炎（极少有手术或活检标本）可由副黏液病毒（腮腺炎）、EB病毒、柯萨奇病毒、流感病毒A和副流感病毒所致[31]。**急性化脓性涎腺炎**通常由金黄色葡萄球菌、链球菌和革兰阴性菌感染所致。脱水、营养不良、免疫抑制和涎石病是易患因素。如有脓肿形成，需行手术切开排脓（图2.2）[31]。

以大涎腺的轻度淋巴细胞浸润为特征的**慢性涎腺炎**较常见，临床上一般无症状。有些病例的病变本质是局部阻塞性的，可伴有腺体实质的萎缩、纤维化和小结石形成[36,49]；另一些多见于女性，与年龄有关，在统计学上与类风湿关节炎相关，可能是免疫介导性的[39,44]。在典型的临床病例中，涎石病是最常见的病因。

颌下腺的慢性硬化性涎腺炎被称为**Kuttner瘤**[32,43]。这种病变通常为单侧发生，表现为浆细胞和淋巴细胞的导管周围浸润，最终导管被增厚的纤维组织环绕[42]，其小叶结构仍保留。浸润这些病变上皮成分的淋巴细胞主要为B细胞。其中浆细胞含有大量IgG4，提示Kuttner瘤为范围广泛的IgG4相关疾病谱的一部分[34,37]。有些淋巴细胞广泛浸润的病例与边缘区B细胞淋巴瘤相似[38]。有些病例需手术切除[40]。

硬化性多囊性腺病是存在争议的一种疾病，常形成包块（腮腺多见），由透明纤维性间质环绕扩张、增生的导管和腺泡结构组成。可见顶浆分泌样化生和与腺腔交通，并呈筛状生长[30,48]。其表现类似于乳腺的硬化性腺病和纤维囊性乳腺病，部分上皮细胞胞质含有大而透亮的嗜酸性颗粒，临床表现为典型的惰性[35]。我们所遇到的几例均表现导管上皮成分的显著非典型性，这使我们怀疑其炎症性病变的本质，是否应考虑低度恶性肿瘤的可能性。其他作者也有类似的担心[46]。一项基于HUMARA技术的研究表明，硬化性多囊性腺病为克隆性的[47]。

肉芽肿性涎腺炎可由结核、真菌病、结节病、结石或恶性肿瘤引起的导管阻塞所致[45]。在后一种情况，肉芽肿是由于导管破裂引起的，可含有小的黏液池[50]。**黄色肉芽肿型**涎腺炎也有描述[41]。在作出腮腺炎的临床或病理诊断之前，应牢记的一点是，这种病变可能与波及腮腺内或腮腺周的淋巴结炎症类似[29]。

Kimura病也可由邻近的淋巴结播散至涎腺（尤其是腮腺）[33]。

良性淋巴上皮囊肿和HIV相关性病变

良性淋巴上皮囊肿是发生于腮腺或上颈部淋巴结的病变，呈多房性囊性改变，囊肿内衬腺性或鳞状上皮，其周围有大量淋巴样组织增生，并含有明显的生发中心[52,53,60]。淋巴组织的数量差异较大[68]。囊肿衬里上皮内常伴有淋巴细胞浸润[55,67]。我们认为，良性淋巴上皮囊肿是鳃囊源性或鳃囊类上皮在增生的淋巴样组织的诱导下增殖而引发的获得性疾病，其病理过程可能涉及上皮细胞和某一淋巴细胞亚群之间的特异性相互作用[65]。发生于头颈部的其他类似病变还有鳃裂囊肿、偶见于桥本甲状腺炎的鳃裂囊肿样改变以及多房性胸腺囊肿。

涎腺Warthin瘤可能与这类疾病有关，特别是与良性淋巴上皮囊肿有关。Wanhin瘤是公认的肿瘤性病变（见下文），但也有观点将其视为良性淋巴上皮囊肿的一种嗜酸细胞变异型[65]。基于这一观点，有关Warthin瘤最终伴发Hodgkin淋巴瘤的1例病例报道也格外有意义[51]。

在此还应讨论的一种涎腺病变是**HIV相关性淋巴上皮囊肿**（图2.3）[56,61]。这种病变的形态学改变包括：相似于以上描述的淋巴上皮囊肿，实性淋巴上皮病变（所谓的上皮肌上皮岛，类似于Mikulicz病中的表现，见下节），以及两者的混合[59,61,63,66]。这种混合性改变越显著，HIV感染的可能性也越大。三维重建技术显示，囊肿发生于小叶内导管系统，而不是发生于腮腺内的淋巴结[57]。

HIV诱发的涎腺病变的淋巴滤泡中存在明显的滤泡树突状细胞构成的网络以及大量滤泡内$CD8^+$淋巴细胞。这些滤泡树突状细胞HIV-1主要核蛋白和HIV-1 RNA呈强阳性，提示细胞内存在病毒的复制活性[58]。

有两种涎腺的多囊性疾病需要进行鉴别，一种是**多**

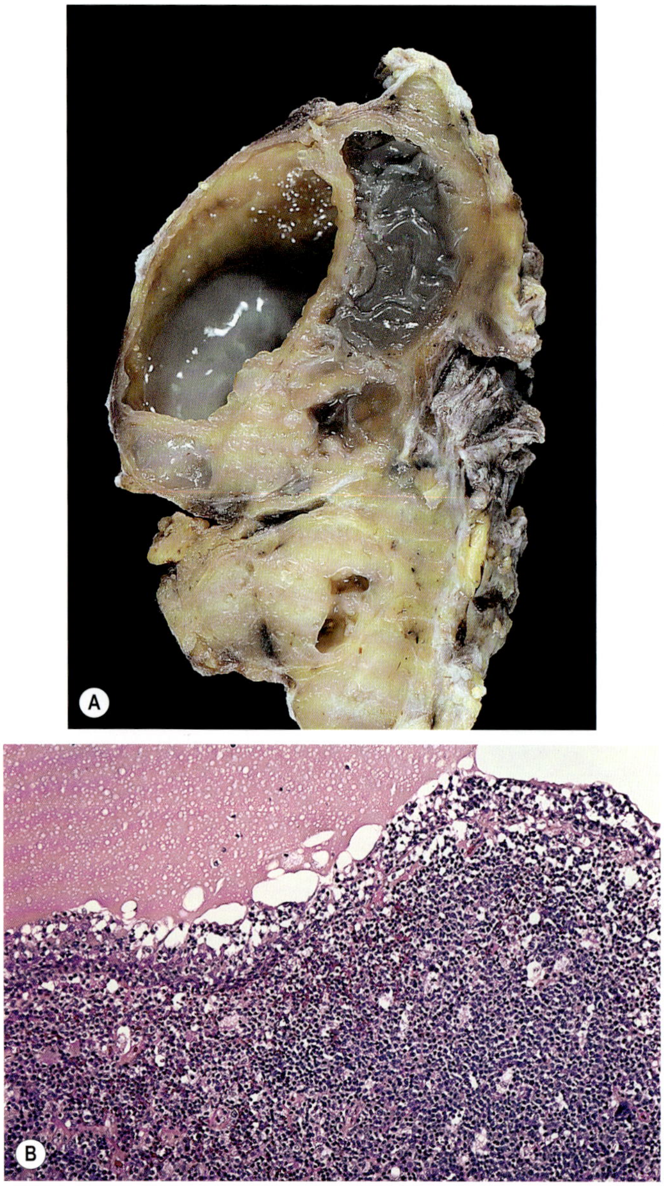

图2.3　A，HIV感染患者的腮腺淋巴上皮囊肿。实性白色区域相当于淋巴样组织浸润区。B，HIV感染患者腮腺的淋巴上皮囊肿，可见上皮淋巴细胞浸润。

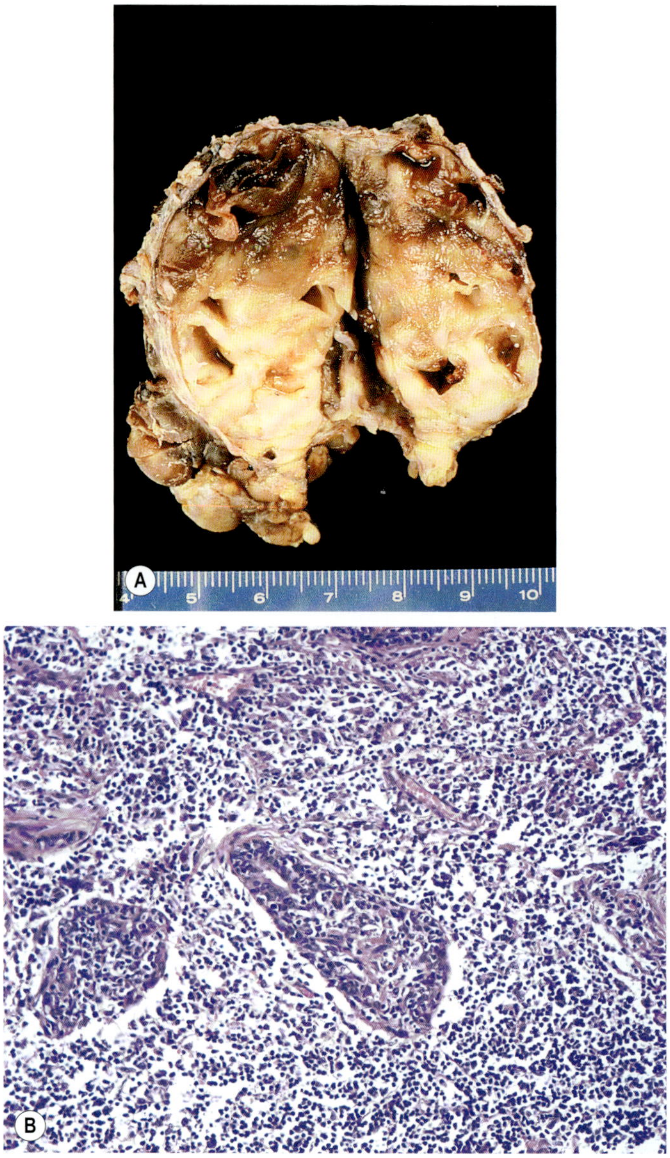

图2.4　A，腮腺Mikulicz病的大体表现。病变由实性和囊性两部分构成，前者由淋巴细胞浸润所致，后者则代表扩张的管腔。B，Mikulicz病患者的呈显著增殖的导管上皮

囊性（发育不全性）疾病——属于发育异常，至今仅见于女性，可表现为双侧腺体肿大[54,62,64]。另一种是已经讨论过的**硬化性多囊性腺病**。还应牢记的是，有些涎腺肿瘤可发生显著的囊性变，特别是黏液表皮样癌和皮脂淋巴腺瘤，良性混合瘤有时也可见。

Mikulicz病和干燥综合征

Mikulicz病（良性淋巴上皮病变）多为缓慢增大的涎腺肿块，最终可导致涎腺和泪腺的显著增大。通常为双侧涎腺对称性受累，但也有单侧和局部受累的病例，至少临床表现如此。如果合并感染，肿胀可时消时长。

大体上，腺体增大，呈白色，有时可见囊性区（图2.4A）。显微镜下，两种主要表现为淋巴样组织浸润和所谓的“上皮肌上皮岛”[88]。基于这两种表现，有学者又采用了一个易记的同义词“**肌上皮涎腺炎**”来描述本病，最近又修订为**淋巴上皮涎腺炎**[82]。淋巴样组织内含大量发育良好的生发中心，由B和T淋巴细胞亚群混合构成，并伴有散在的组织细胞和树突状网状细胞。所谓的上皮肌上皮岛呈实性巢状，被淋巴细胞环绕和浸润，主要为单核细胞样B细胞（图2.4B）。有透明样物质沉积于细胞之间，超微结构显

示它们是基底膜物质，包括Ⅳ型胶原[84,89]。有关上皮岛中细胞的本质，无论是腺泡或是导管、基底细胞或肌上皮细胞，目前尚存争议[71,72,84]。最近的研究证实，并无肌上皮细胞的参与。如果这果真属实，则“上皮肌上皮岛”这个名称就不正确，采用“淋巴上皮病变”可能更为适合[83]。

Mikulicz 病可局限于涎腺，但更多情况是所谓的**干燥综合征**全身性症候群中的一种表现，其他症状还包括角膜结膜炎、口干症、类风湿关节炎和高丙种球蛋白血症[79,80,87]。患者泪腺和口腔小涎腺内可表现与大涎腺相同的淋巴细胞浸润，这一点具有诊断学意义，因此，Mikulicz 病常采用唇腺活检来诊断[70]，不过在这些区域上皮肌上皮岛相对较少或缺如。有时淋巴组织浸润可波及其他器官，如淋巴结、肺、肾、骨髓、骨骼肌、皮肤或肝等[74,97]。有趣的是，皮肤病变可在汗腺内形成类似的上皮肌上皮岛[94]。也可伴发自身免疫性甲状腺炎和系统性脉管炎[93,96]，还可在不同部位发生淀粉样物质沉积[94]。

伴有或不伴有干燥综合征的 Mikulicz 病的病因仍不清楚。对于 EB 病毒是否参与本病目前仍存争议[75,98]。在 HIV 阳性患者中，本病的发生率显著增加。事实上，HIV 感染患者的干燥综合征与上一节讨论的 HIV 相关性病变的形态学表现（可能与发病关系密切）极为相似。有趣的是，在形态学上，慢性淋巴细胞性涎腺炎与发生于 HCV 相关的慢性肝病患者的 Mikulicz 病也很相似[92]。

多数学者认为，Mikulicz 病是一种系统性自身免疫性疾病，在典型病例中其淋巴细胞是多种类型的，这也符合其反应性疾病的性质。但通过 Southern 印迹法可以证实：这种细胞群可能发生小部分的克隆扩增[78,79,85,86]。有些病变（包括发生于涎腺或腺体以外的病变）可转变为成熟性淋巴瘤[69,86]。有些病变为大 B 细胞淋巴瘤（常呈免疫母细胞样），有些是浆细胞样或非浆细胞样小细胞淋巴瘤（见下文），Hodgkin 病和外周型 T 细胞淋巴瘤也有少数报道[73,91,95]。如果这些类型淋巴瘤中的一种发生，其诊断并不困难。令人困扰的是：如何解释在由形态学成熟（“良性”）的淋巴细胞构成的一般 Mikulicz 病病例，特别是通过分子技术检测出有单一细胞成分的病变。它是否是反应性的、自身免疫性疾病，病变有进展为明确的恶性淋巴瘤的可能性？或它是否已经代表恶性淋巴瘤存在？目前尚存争议[76,77,99]。一些学者持后一种观点，主要是基于分子检测结果将 Mikulicz 病归属于正在不断扩充的 MALT 淋巴瘤一类。但我们认为，将一种在临床上或形态学上均无恶性证据的疾病归为恶性肿瘤，无论是从概念上还是从医疗角度都是不妥的[82]。现阶段只将形态学表现恶性的病变诊断为淋巴瘤是明智的。其最重要的特征是单核细胞样 B 细胞的数量和分布。如果这些细胞存在于淋巴上皮病变之外并形成较宽的融合带，则提示淋巴瘤的可能；成片的浆细胞（伴有或不伴有 Dutcher 小体）也是诊断证据[81,90]。

不应将 Mikulicz 病患者中发生的淋巴瘤与所谓的恶性淋巴上皮病变混淆。后者是指伴有大量淋巴样间质的低分化癌，我们认为其与 Mikulicz 病无关（见下文）。

辐射效应

颌下腺常在口腔肿瘤的放疗野之内，放疗可导致腺体肿大和变硬。这些改变在临床上有时可能被误诊为颌下淋巴结转移癌，甚至导致不必要的根治手术。显微镜下，可见腺泡成分萎缩和间质的慢性炎症。导管内衬上皮可呈显著的鳞状上皮化生。在实验动物中，涎腺照射 24 小时内即可出现功能异常[101]。在人类，血清淀粉酶水平增高可作为辐射对涎腺早期影响的可靠指征，可能是浆液性腺泡细胞发生坏死的一种反映，但这与以前曾描述过的晚期放射效应并无必然关系[100]。

其他非肿瘤性病变

反应性**淋巴组织病变**可累及腮腺内淋巴结，临床上可与原发性涎腺肿瘤混淆。这类病变包括非特异性滤泡性增生、愈合后的脓肿和肉芽肿性炎症（如猫抓病）。

表皮型角质囊肿也可发生于腮腺。它们可能是发生于这个区域的皮肤附属器的迷芽瘤样病变（见下文）。

淀粉样变性可累及涎腺，也可作为全身性疾病的一部分表现，还可为局限性假瘤性包块（“淀粉样肿瘤”），也可引起 Sicca 综合征[107]。细针针吸活检常可诊断[105]。

结节性筋膜炎可表现为原发性腮腺内病变，其显微镜下所见与更为常见的软组织病变一致[103]。

炎性假瘤以水肿和炎症性改变为背景，主要由肌纤维母细胞组成[108]。与发生在其他部位病变类似，均应考虑是否为肿瘤性疾病的可能性，所以炎性假瘤还被称为炎症性肌纤维母细胞瘤。

Rosai-Dorfman 病（伴有巨大淋巴结病的窦组织细胞增生症）可累及大涎腺，伴有或不伴有淋巴结肿大[104,106]。

大涎腺的**腺瘤样导管增生**可与多种涎腺肿瘤并存（特别是上皮 - 肌上皮癌），也可与慢性腮腺炎伴随[109]。它由闰管上皮组成，因此有别于主要见于口内涎腺的腺瘤样腺泡增生[102]。有学者认为，腺瘤样导管增生可能是涎腺肿瘤的前体病变（见下文）。

上皮性肿瘤

分 类

涎腺肿瘤的分类相当困难和棘手，如果进行分类，它们甚至比乳腺和汗腺肿瘤更为复杂。其主要障碍之一是：大多数涎腺肿瘤或起源于或分化至相同的细胞类别——上皮（闰管或腺泡）和肌上皮——这就导致肿瘤的表现在各个水平上可发生相当程度的重叠，而且肿瘤细胞还可发生多种类型的化生（如嗜酸细胞、皮脂腺、鳞状上皮和软骨样组织）。目前仍缺乏一个概念明确的涎腺肿瘤分类。WHO 的分类强调了良恶性肿瘤的区别（如腺瘤和癌）[110-112]。本节以一种不同方式，尽可能依据肿瘤的分化主线来分组，随后再讨论各组中的良恶性肿瘤。

伴间质性化生的肿瘤

良性混合瘤（多形性腺瘤）

良性混合瘤是最常见的涎腺肿瘤，31 ~ 40 岁的女性好发，但也可见于儿童和老年人，男女皆可发病[152]。腮腺受累是颌下腺受累的十倍，舌下腺受累极为罕见。在腮腺，大多数肿瘤起源于浅叶的尾部（50%）或前部（25%），其余起源于腮腺深叶（25%），后者可表现为咽部的肿块，而在表面则无肿瘤征象[122]。

大体上，肿瘤形成橡皮样弹力包块，表面呈圆凸状，可生长至相当大小（图 2.5）。肿瘤的硬度取决于上皮细胞和间质的相对比例以及间质的类型。虽然肿瘤的分界清楚，但可见一些小突起突入周围的正常组织。其切面的外观也取决于上皮和间质的相对比例。软骨灶呈反光、透明样外观。少数情况下，还可见成熟的骨组织灶。

显微镜下，良性混合瘤常被初学者误诊为癌，其错综复杂的图像、细胞的极度丰富、散在的怪形细胞[186]、包膜局部浸润以及有时存在的血管内肿瘤细胞簇[113]等均可引起诊断上的困惑。有学者指出，与位于腮腺浅叶肿瘤相比，位于深叶的肿瘤包膜更厚，不易被肿瘤细胞浸润[136]。

由于上皮和间质混合存在，典型的混合瘤呈双相性改变（图 2.6 和 2.7）。大部分上皮呈腺性分化，但鳞状化生灶也很常见，有时可伴腔内角质栓形成。肿瘤性腺管结构的内衬上皮有两种细胞，位于基底侧的细胞表现肌上皮细胞的形态特征[128]，它们可呈立方状、扁平状、透明状、梭形或“玻璃样”[157]（图 2.6）。间质可呈非特异性纤维黏液样表现，有时可见大量弹力组织[129]或大量脂肪组织[146,150]；呈软骨样分化的区域也很常见。与发生于小涎腺的肿瘤相比，在腮腺和颌下腺肿瘤中，这些间质改变更常见、更突出。形态学、超微结构、免疫组织化学以及分子水平观察均证实，这些间质成分起源于上皮细胞[130,156,171]，它们为改良的肌上皮细胞[117,132]。实际上，位于基底部的肌上皮细胞与间质的黏液软骨样细胞之间常相互移行。超微结构也显示，这些细胞的胞质呈特征性的从上皮到间质细胞的连续过渡性改变[127,154,162]。

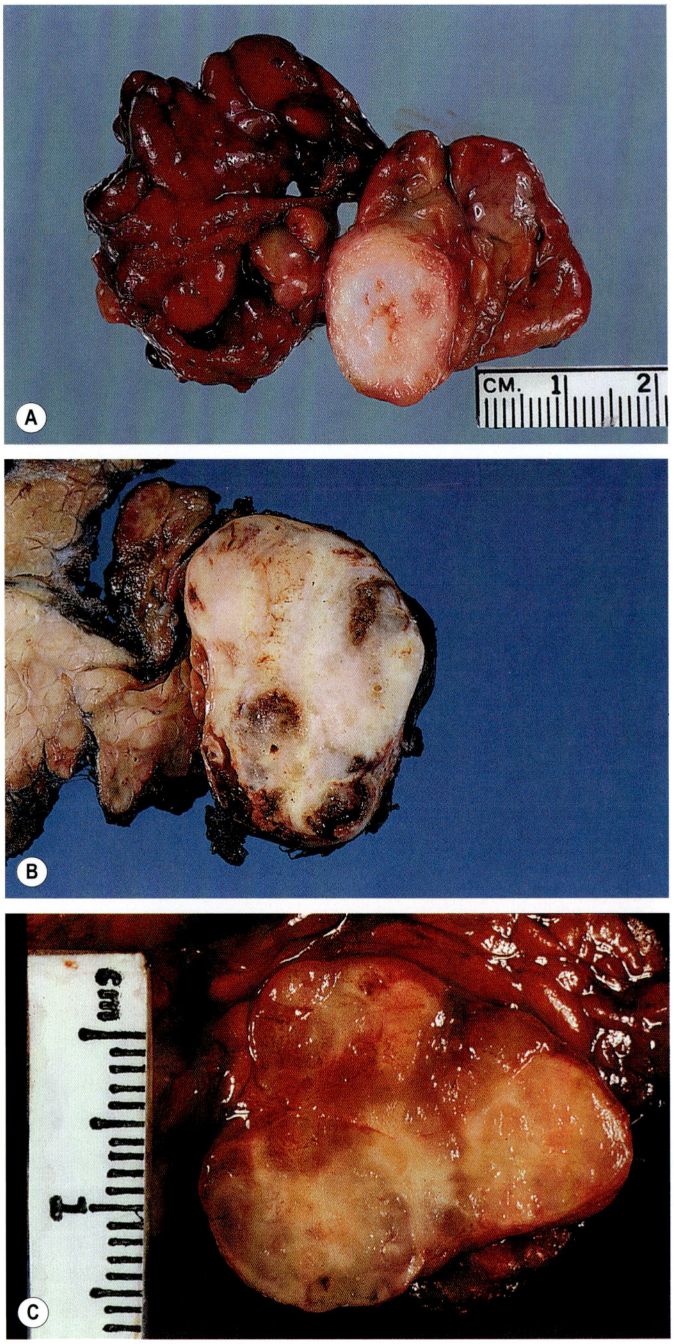

图2.5 A至C，三个腮腺良性混合瘤的大体表现。注意其分界清楚，切面大多呈实性。B和C所示肿瘤有反光面出现，提示肿瘤的软骨性分化。

良性混合瘤可形成两种黏液成分，一种是上皮型，另一种为结缔组织型[117,175]。前者含大量中性糖蛋白，后

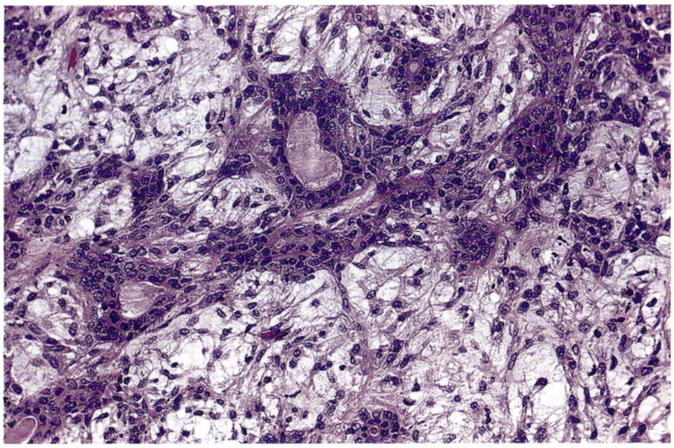

图2.6 良性混合瘤的显微镜下表现。上皮和肌上皮细胞成分很容易辨别。

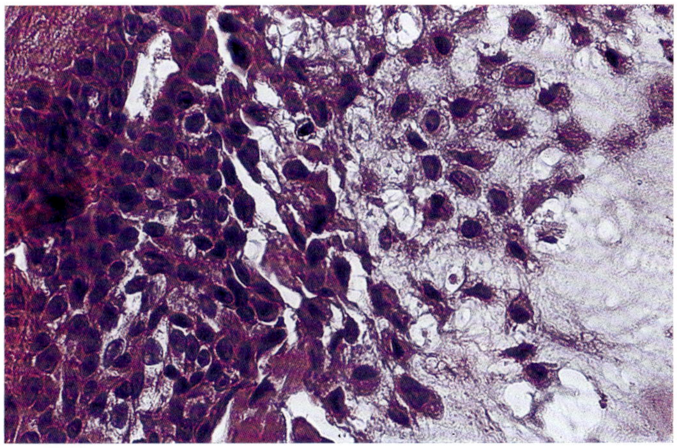

图2.7 良性混合瘤。肌上皮细胞呈软骨样化生。

者则含硫酸化和非硫酸化葡糖胺葡聚糖[145,166,168]。然而，组织培养和接种实验表明，这两种黏液成分可能均由上皮源性细胞分泌[188]。有时见于良性混合瘤中的其他物质还包括黏液样区的富于酪氨酸的类晶体[120,143]、胶原小球[180]、草酸钙晶体、淀粉样物质[189]、化学成分未明的导管内双折射类晶体[144,149]和黑色素[187]。

有些良性混合瘤的细胞成分极为丰富，肿瘤细胞呈圆形或梭形（图 2.8）。细胞学上有的表现异型性，如散在的大而深染的胞核（已证实为多倍体）[161,190]。随访观察表明，这类病变与普通类型的肿瘤的临床行为之间无明显差异，核分裂稀少和缺乏坏死的特征有助于与真性恶性肿瘤鉴别。与此类似，有些多形性腺瘤也可含貌似腺样囊性癌的瘤灶，然而这并不影响肿瘤的预后，因而可忽略不予考虑。

免疫组织化学染色显示，导管上皮成分可表达角蛋白、EMA、分泌成分、癌胚抗原（CEA）、溶菌酶、α_1-抗胰蛋白酶、α_1-抗凝乳蛋白酶、乳铁蛋白（lactoferrin）、GCDFP-15、白细胞介素 -6、类固醇 C-21 羟基化酶、β-

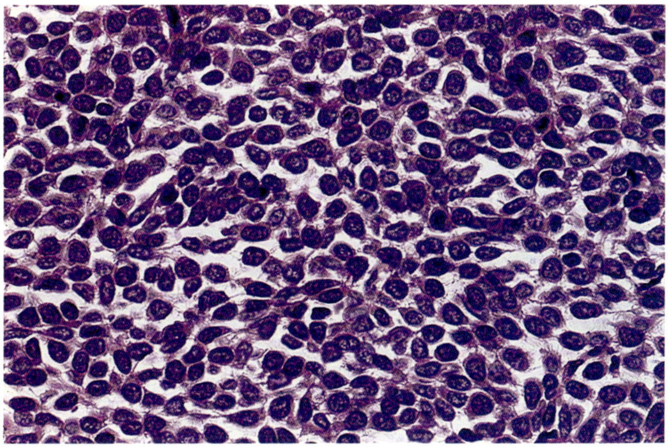

图2.8 良性混合瘤有细胞极为丰富表现。

连环蛋白和 E- 钙黏着蛋白[133,138,139,142,151,163,165,177,184]，但淀粉酶呈阴性[151]。管状结构的腔面细胞最常表达 CK19（可伴有或不伴有 CK14 的表达），CK14 染色主要见于非腔面的周围细胞[172]。大约一半的多形性腺瘤含前列腺特异性抗原（PSA）和前列腺特异性酸性磷酸酶（PSAP）阳性细胞，其意义不明[191]。肌上皮成分角蛋白、肌动蛋白、肌球蛋白、其他平滑肌特异性蛋白、p63、纤维连接蛋白和 S-100 蛋白呈阳性染色[126,158,173,178,185,198]。S-100 蛋白还在软骨区和上皮导管细胞的一类亚群中呈强阳性。还可表达骨形成蛋白[153]。上皮成分的免疫组织化学表达与正常闰管细胞相似，特别是其对乳铁蛋白和分泌成分的表达特征[151]。令人费解的是，有些肿瘤还表达神经胶质酸性蛋白和星形蛋白（astroprotein）这两种神经胶质标志物[167,182]。有人认为，这两种标志物可能与结构相似的中间丝及化学成分之间存在交叉反应[114]。无论其原因何在，这种表达特征似乎与肿瘤的软骨样分化能力有关，据此可辅助与腺样囊性癌和基底细胞腺瘤的鉴别，因为后两种肿瘤没有这种分化倾向[170,195]。

基底膜蛋白，如Ⅳ型胶原和层粘连蛋白，在多形性腺瘤中的表达较稳定[134]；在导管上皮细胞区域呈线状染色，而在与肌上皮细胞相连的区域则呈较厚、更加“膜状”的表现[179]。软骨样区域表达Ⅱ型胶原和腱糖蛋白[155,169,181]。采用 Ki-67、增殖细胞核抗原（PCNA）、银染核仁形成区（AgNOR）或流式细胞计数等检测方法均可显示肿瘤的细胞增殖指数较低[137,164,196]。

在细胞遗传学上，多形性腺瘤可表现特征性的染色体易位，包括 8q12 或 12q13-15[119,183]。位于 8q12 的 PLAG1 基因可与 CTNNB1（β- 连环蛋白）、LIFR（白血病抑制因子受体，leukemia inhibitory factor receptor）或 SII（转录延伸因子 SII）融合，或可由于 8q 重排而过表达[115,116,192,193]。位于 12q13-15 的 HMGA2 基因可与 FHIT（易碎三联组氨酸，fragile histidine triad）或 NFIB

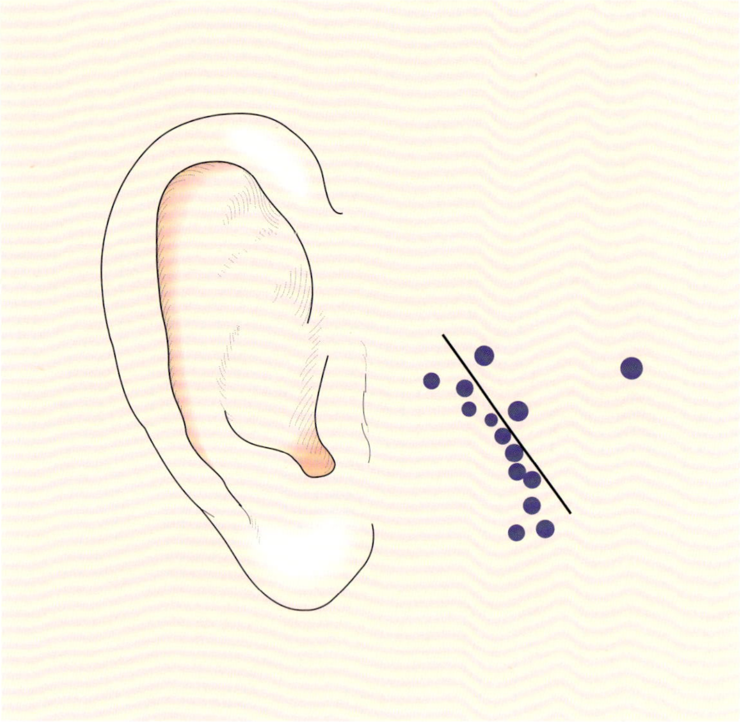

图2.9　腮腺良性混合瘤复发肿瘤结节的分布（如黑点所示），首次手术为肿瘤摘除术，再次切除后均经组织学确诊。手术瘢痕为3.5cm。（Courtesy of Dr F Leidler, Houston）

（涉及转录调控的核蛋白，nuclear protein involved in transcriptional regulation）发生融合[140,141]。在多形性腺瘤中，p53 的过表达或 TP53 基因突变较少见，这与恶性多形性腺瘤形成鲜明对照[131]。

正如几项经典研究得出的结论那样，良性混合瘤的复发率几乎完全取决于首次切除的充分与否[174]。若行肿瘤单纯摘除术，其复发率很高（图 2.9）。这是因为在肿瘤主包块的周围存在一些小而不明显的结节，它们以线状纤维丝附着于主包块[147]。它们的形状和外观类似于淋巴结，常被外科医师和病理医师误认为是淋巴结转移灶。肿瘤单纯摘除时，这些小结节可能残留，成为复发的原始病灶[135,159]。大多数复发见于术后 18 个月内，但有些例外肿瘤也可经历相当长一段时间后才复发（50 年或更长），因此长期随访十分重要。有人提出，若患者在术中出现肿瘤破溢，或有肿瘤残留时，应及时进行放疗以减少复发的可能性[118]。通常复发肿瘤的显微镜下特征几乎与原发肿瘤完全一致。复发肿瘤的手术治疗往往失败，大约 1/4 的患者可再复发，并呈多发性病灶[160]。良性混合瘤的适宜手术治疗应包括：肿瘤的完整切除，并附加正常周围涎腺组织边缘。对于浅叶腮腺肿瘤（占大多数），标准的手术方法是保留面神经的浅叶腮腺切除术，这种手术的复发率几乎是零。治疗充分的混合瘤的长期预后极佳。

在极少数情况下，显微镜下通常呈良性表现的良性混合瘤可转移至淋巴结、肺、骨或其他器官，转移瘤的表现也为原发瘤的良性特征[121,123,124]。有些病例发生于免疫抑制患者，并具有发展较快的临床病程[176]。这类转移通常发生于一次或多次局部复发之后[194]。令人费解的是，许多此类转移表现为肾的孤立性包块[125]。

还有一型完全不同的腮腺“混合”瘤，它由可能来自纹管的 Sertoliform 腺性结构和成熟脂肪组织组成；这种特殊的病变被称为脂肪腺瘤[197]，它的嗜酸细胞变异型已有报道[148]。

恶性混合瘤

恶性混合瘤主要分为两大类[213,223]。较常见的第一类可看做是先存良性混合瘤的恶变，这种情况可发生于约 5% ~ 10% 的患者中[214,216]，其临床提示指征为：长期存在的肿瘤生长突然加快、疼痛和面瘫[207,209,220]。患者常有以往手术和（或）放疗史。判定一个恶性涎腺肿瘤是否起源于一个先存的良性混合瘤并非易事，患者的病史可有一定的提示作用，但仅此不足以诊断。必须有先存良性肿瘤的组织学证据或在同一肿瘤中见到良性和恶性成分共存，才能确立诊断。这要求对肿瘤进行充分取材，有时先存的良性病变仅残留被癌细胞包绕的完全玻璃样变的圆形结节。一般认为容易发生混合瘤恶变的指征包括：颌下腺部位（与腮腺相比）、老年患者、肿瘤较大以及在显微镜下可见显著的玻璃样变区和一定程度的核分裂活性[200]。

肿瘤的恶性成分总是具有上皮性特征，通常为

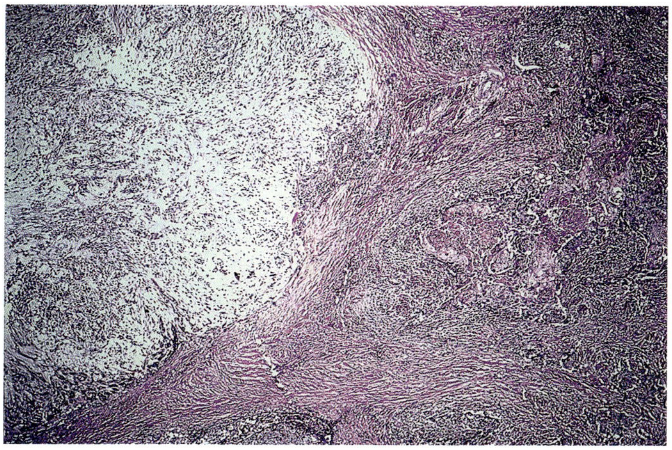

图2.10　良性混合瘤（左）伴有呈低分化癌表现的恶变区域（右）。

腔面细胞特征，少数情况下为肌上皮细胞特征，或者二者兼具（图 2.10）。肿瘤常表现为某种熟知的涎腺癌类型（如黏液表皮样癌或腺样囊性癌）[214]，不过我们的经验并非如此，也有与我们的观点一致的报道 [201,209,212]。在 Tontoledo 等进行的病例研究中 [223]，肿瘤的恶性成分为涎腺导管癌者 13 例，未分化癌 10 例，终末导管癌 9 例，肌上皮癌 3 例，未归类者 2 例。大多数肿瘤呈低分化表现。事实上，涎腺发生的难以归类的高级别腺癌均应考虑其发生于良性混合瘤的可能性 [212]。除此之外，恶性成分还表现为横纹肌样 [208]。大多数早期病变的恶性成分为导管内癌，外周围绕一层完整的肌上皮细胞 [210]。

在大部分病例，恶性细胞的免疫组织化学表型与良性成分中的导管腔面细胞类似 [199]。与良性混合瘤相比，B72.3 在各型恶性混合瘤中的免疫组织化学表达更为常见 [203]。虽然恶性区域 TP53（由突变所致）和 HER2 常过表达 [206,219,225]，但确有一小部分（有上述表达的）良性混合瘤缺乏恶性表征 [205]。介导恶性转化的遗传学改变包括 12q13-15 基因扩增（其中包括 CDK4、HMGA2、MDM2）、TP53 突变成 HER2 扩增 [215,217,218]。

LiVolsi 和 Perzin[213] 指出，如果细胞学上呈恶性的肿瘤灶完全位于良性混合瘤之内（即包膜内），则肿瘤并不表现临床恶性。只有当浸润发生于先存肿瘤的包膜之外时，病变才表现恶性临床行为。对于浸润性肿瘤，侵犯超越包膜的程度尤为重要：微小浸润（距肿瘤包膜 < 1.5mm）抑或广泛或直接浸润 [204]。在一项研究中，浸润超出包膜 8mm 的所有恶性肿瘤患者均死于肿瘤 [223]。因此，病理检查时充分取材十分重要。临床恶性度还取决于癌的组织学类型、组织学分级（与前者相关）和肿瘤的增殖指数 [223,224]。最近的研究发现，如存在肌上皮癌亚型，则复发率升高 [211]。

最常见的转移部位是区域淋巴结、肺、骨（特别是脊椎）和腹腔脏器等 [222]。

第二种类型的恶性混合瘤具有双相性成分，虽然类似于良性混合瘤的结构，但显微镜下上皮和间质样成分均表现恶性特征，前者常表现为导管癌的形式，后者则呈软骨肉瘤样改变。由于没有先存的良性肿瘤，所以被作为恶性混合瘤别称的**癌在多形性腺瘤中**显然不适用于第二种类型的肿瘤 [220]。有学者建议采用**真性恶性混合瘤**和**癌肉瘤**来描述这类肿瘤 [202,221,226]。这种肿瘤侵袭性强，常迅速致死。

伴嗜酸性（嗜酸细胞性）变的肿瘤

嗜酸细胞（oncocyte）或嗜酸性细胞（oxyphilic cell）是一种较大的导管上皮细胞，具有强嗜酸性颗粒状胞质，胞质内含大量拥挤的线粒体 [227]。这类细胞在正常涎腺内的数量随年龄而增加，其分泌功能减弱，提示属于一种退行性改变 [230]。有时多发性腮腺囊肿可内衬嗜酸细胞性上皮，其腔内含酪氨酸晶体 [228]。在另外一些病例中，嗜酸细胞可形成边界清楚的细胞簇，散在分布于腺体内。对于这些细胞簇是代表增龄性过度增生还是发生肿瘤的先兆，目前尚无定论，这也反映在对这类病变过程命名的混乱，如**嗜酸细胞增多症** [233]、**多结节性嗜酸细胞瘤** [229] 和**多灶性腺瘤样嗜酸细胞增生** [231,234]。

由嗜酸细胞组成的两大类肿瘤包括嗜酸性腺瘤和 Warthin 瘤 [232,235]。不存在这两种肿瘤之间的过渡型，提示二者的发病机制不同。

嗜酸性腺瘤和嗜酸性癌

嗜酸性腺瘤（嗜酸细胞瘤或线粒体瘤）根据 Hamperl 的经典论著是指仅含嗜酸性细胞的良性肿瘤 [241]。大多数发生于腮腺，发生于颌下腺者也有较多报道 [245]。在一组大样本病例研究中，20% 的患者曾有过局部放疗或长期职业性暴露于放射线的历史 [236]。大体上，肿瘤呈实性，分界清楚，包块较小，且呈特异性的褐色外观（图 2.11）。显微镜下，肿瘤细胞较大，核圆，胞质含大量嗜酸性颗粒（图 2.12）。超微结构观察，胞质内含大量拥挤的线粒体（图 2.13）。有些线粒体内含大量糖原，有些被分隔开，提示有分裂现象 [244]。肿瘤中无核分裂，可见从正常导管内衬细胞向肿瘤细胞移行的过渡型细胞。由于线粒体的囊性扩张，细胞有时可呈透明性变。肿瘤形成的腺腔的腔隙内还可含砂粒体 [237] 或富于酪氨酸的晶体 [238]。邻近的正常腺体中也可出现局灶性嗜酸细胞聚集。局部切除可治愈 [239]。

胞质内或囊腔内出现黏液不是嗜酸性腺瘤的特征性表现；对这种表现应考虑是否为黏液表皮样癌的嗜酸细胞亚型（见下文）。

嗜酸性癌（恶性嗜酸细胞瘤或嗜酸细胞腺癌）是与

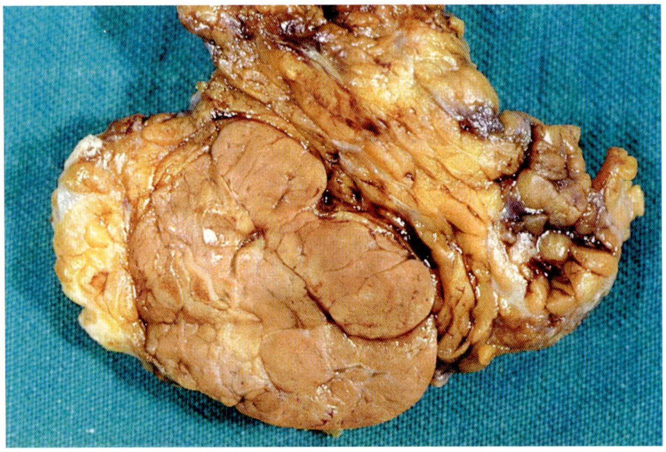

图2.11 嗜酸性腺瘤的大体表现。肿瘤分界清楚，呈实性、浅褐色。（Courtesy of Dr F Facchetti, Brescia, Italy）

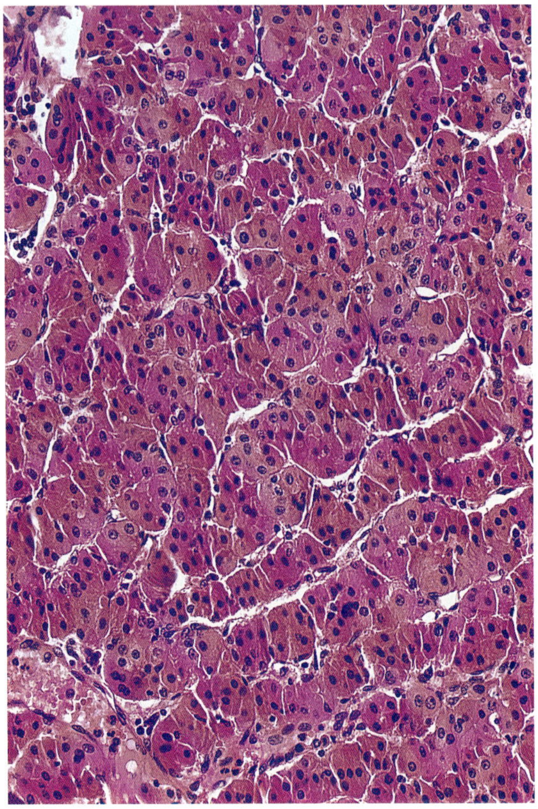

图2.12 嗜酸性腺瘤的低倍镜下表现。其生长方式呈实性，似乎有梁状结构形成。肿瘤细胞呈均一颗粒状嗜酸性染色。

嗜酸性腺瘤相对应的恶性肿瘤，极少见[236,240,242,243]。肿瘤以细胞异型性、核分裂活性和浸润性生长为特征。

Warthin瘤

Warthin 瘤（淋巴瘤性乳头状囊腺瘤）几乎只发生于腮腺[258]。但也有颌下腺受累的报道，但这也可能是起源于腮腺向下颌骨延伸的腺体部分。Warthin 瘤多见于男性，统计学上与吸烟存在相关关系[267,270]。肿瘤常为多中心性生长，有 10% ~ 15% 的病例为双侧同时受累。Warthin 瘤占所有双侧涎腺肿瘤的 70%[284]。大体上，Warthin 瘤呈分叶状包块，可与表面皮肤粘连，与于恶性肿瘤相似。切面呈典型的多囊性外观，含有液体的腔隙被厚薄不一的灰色隔膜分开（图 2.14）。有时整个肿瘤可发生坏死，其变化与出血性梗死一致[256,275]。这些改变可以自然发生，但更常见于针吸活检之后[254]。

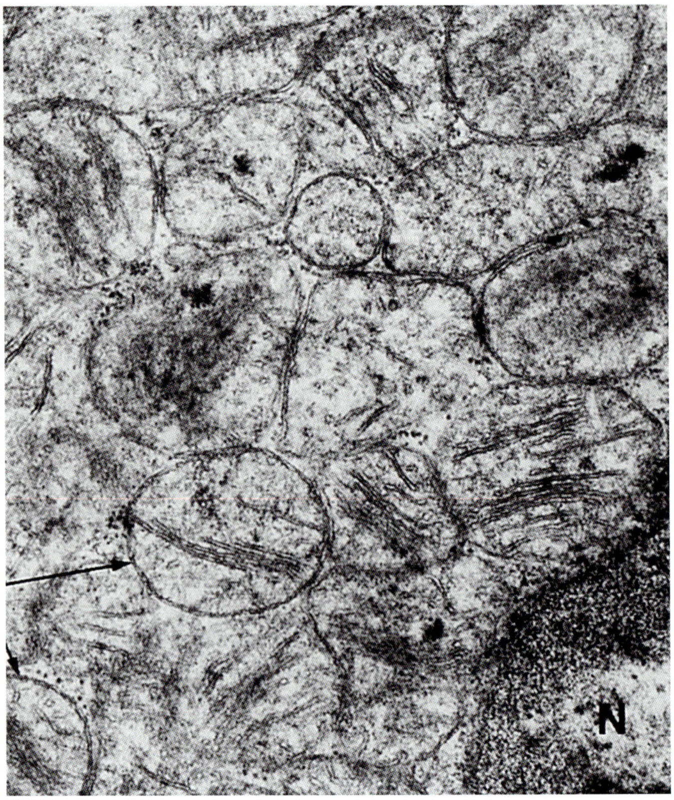

图2.13 嗜酸性腺瘤的电镜观察显示，胞质内挤满线粒体（箭头所示）。右侧显示部分细胞核（N）。（×31000）

显微镜下，Warthin 瘤淋巴样组织显著，常伴有生发中心。长久以来，大家都认为病变可能发生于腮腺内淋巴结中的分泌管（图 2.15）[283]。肿瘤内的淋巴样间质主要由 B 淋巴细胞组成[252]，但也含 T 淋巴细胞、肥大细胞和 S-100 蛋白阳性的树突状细胞[250,280,287]。淋巴细胞群属多克隆性[266]，以产生 IgA 细胞为主[263]。覆盖淋巴样组织表面的为呈嗜酸细胞特征的大上皮细胞，与嗜酸性腺瘤中的细胞相似（图 2.16）。这些细胞排列成两层，两层细胞之间的形态学和免疫组织化学染色有一定差异[264]。有些表面细胞具有纤毛[258]，在一些特殊病例中表现为印戒样特征[269]。这些嗜酸细胞角蛋白、分泌成分和线粒体相关标志物呈阳性；另外，核糖核酸酶、乳铁蛋白、CEA 和溶菌酶也可呈局灶

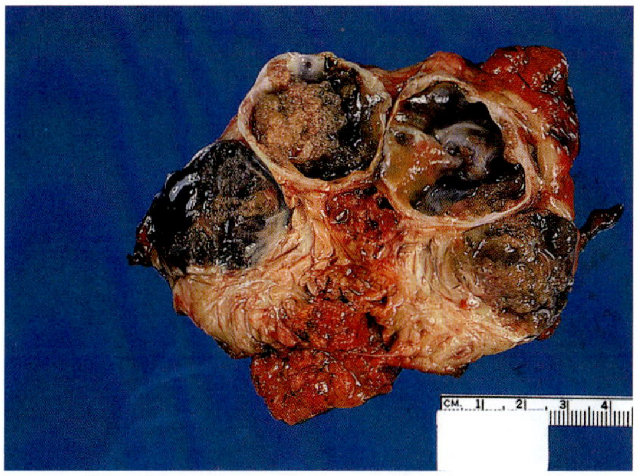

图2.14 腮腺Warthin瘤的大体表现。多个大囊腔的存在是本病的特征。

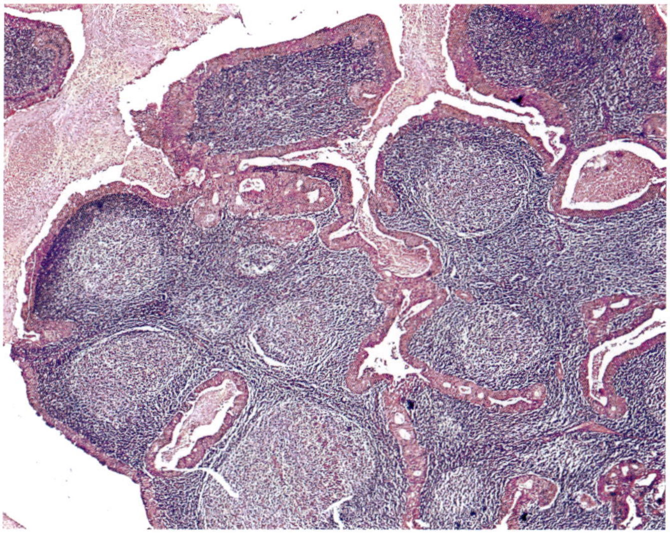

图2.15 Warthin瘤的低倍显微镜下表现。生发中心极为明显。

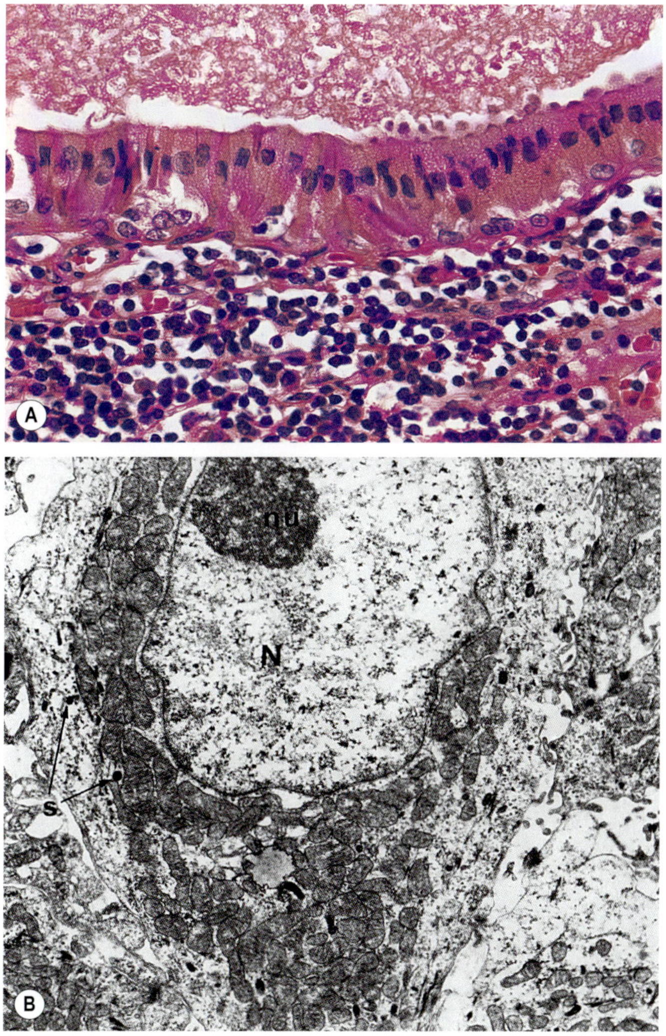

图2.16 A，Warthin瘤囊腔衬里上皮的高倍镜下表现。上皮细胞呈高柱状和嗜酸性，基底区有一层不连续的小细胞。下方间质含单一的淋巴细胞浸润。B，Warthin瘤上皮中嗜酸细胞的电镜观察，可见胞质内挤满线粒体，几乎不含其他细胞器。性质不明的致密小粒和小球散在分布于胞质内。核（N）和核仁（nu）明显。（×9000）

性阳性；但淀粉酶、波形蛋白和结蛋白则呈阴性（图2.17）[266,271,274,278]。角蛋白表达为典型柱状分化细胞的特征，如CK7、8、18和19[276]。有趣的是，有些肿瘤上皮细胞内含有生长抑素[261]。有时黏液分泌细胞和皮脂腺细胞可见于肿瘤中[256,259]，但没有肌上皮细胞成分[260]。淋巴样成分较少或缺如的病例有时也可遇到[258]。电镜观察，可见颗粒状上皮细胞的胞质内挤满线粒体。Warthin瘤中虽然没有嗜酸性腺瘤中常见的线粒体分隔现象，但存在杯状和同心环状线粒体[265]。

伴梗死样坏死的病变可发生局灶性鳞状上皮化生，有时表现类似于口腔坏死性涎腺化生的特征[281,285]，也同样会被误诊为鳞状细胞癌[255]。

Warthin瘤的治疗一般采取手术切除，局部复发率极低。

Warthin瘤的恶变极为少见，但其恶变包括淋巴样组织转化为恶性淋巴瘤[246,249,277]以及上皮成分恶变形成腺癌、黏液表皮样癌、鳞状细胞癌、嗜酸细胞癌、Warthin腺癌[247]或Merkel细胞癌[248,253,237,272,286]两类情况。

Warthin瘤是公认的真性肿瘤，故被列入本节。但我们曾提议它可能属于一类头颈部的获得性多囊性反应性疾病，这类病变还包括良性淋巴上皮囊肿（见上文）和鳃囊来源的其他病变[279]。病变中上皮成分的多克隆性以及伴发涎腺导管陷入腮腺淋巴结可支持这一观点[251,262]，这也被一些学者所接受[282]。如果这一解释正确的话，则可以将腮腺具有多囊性、有嗜酸细胞内衬、但**缺少淋巴间质的病变**（**嗜酸细胞囊腺瘤**）作为另一类疾病[258]。但这一观点并未成立，原因是：黏液表皮样癌的特征性CRTC1-MAML2基因融合出现在小部分Warthin瘤中，

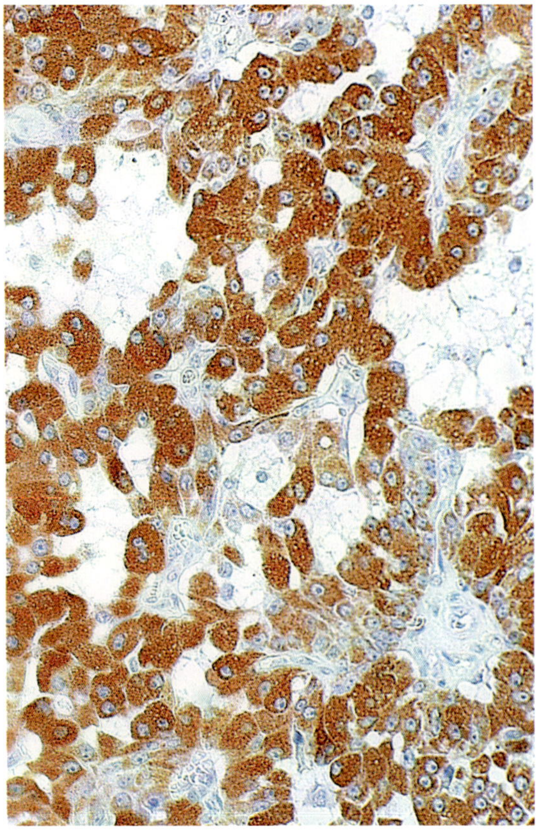

图2.17　嗜酸细胞抗线粒体抗体呈阳性。

而这也与其肿瘤性本质吻合 [257,268,273]。

单形性腺瘤

单形性腺瘤这一名称最初是指除良性混合瘤（多形性腺瘤）以外的所有良性上皮性涎腺肿瘤，因此还包括嗜酸性腺瘤、Warthin 瘤、皮脂腺淋巴腺瘤和基底细胞腺瘤等各不相同的肿瘤 [288,290]。这种包罗万象的定义以及有学者仅将其作为某种肿瘤（如基底细胞腺瘤）的同义词的观点无疑会引起混乱。因此，更为可取的做法是：不将单形性腺瘤作为某一种特异的病理诊断名称，而是将其作为一种类别性分组，并依据肿瘤的细胞成分和形态决定其归属 [289]。WHO 的涎腺肿瘤新分类方法并未采用单形性腺瘤这个名称 [291]。

基底细胞腺瘤和腺癌

基底细胞腺瘤通常发生于成人，女性稍多见 [294]。有一型极为少见的先天性肿瘤应与胚胎瘤鉴别开来（见下文）[320]。大多数病例发生于腮腺，但也有少数发生于腮腺周淋巴结的病例报道 [313]。大体上，肿瘤有包膜，常为囊性；总的来说瘤体较良性混合瘤小。显微镜下，一个重要特征是：上皮巢的周边细胞呈栅栏状排列，即呈

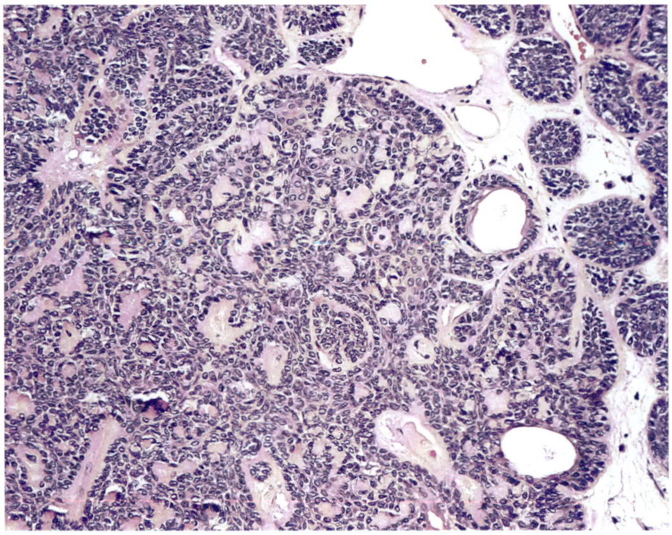

图2.18　腮腺基底细胞腺瘤。其表现类似于皮肤附属器肿瘤。

“基底细胞样”改变。生长方式主要为管状、梁状或实性 [301,304,309]。在一种被称为**膜状**或**类皮肤肿瘤**的实性变异型中，上皮巢的周围和巢内有大量基板物质沉积，其表现几乎与一种被称为外分泌性皮肤圆柱瘤的皮肤汗腺肿瘤完全一致 [292,293]（图 2.18）。实际上，有些多发性皮肤圆柱瘤患者同时伴发具有相同组织学表现的多发性腮腺肿瘤 [296,310,319]。而且两个部位的肿瘤均可表现染色体 16q 的相同的细胞遗传学异常 [300]。

另一型基底细胞腺瘤的瘤细胞表现为呈双层排列的上皮条索或柱状细胞带，并由疏松的富于血管的间质分隔。它也被称为**管状腺瘤**，目前越来越多的学者认为应将其从基底细胞腺瘤中分离出来，而作为一种独立的疾病 [302,309]，因为这型肿瘤更好发于小涎腺 [321]。但这类肿瘤内常含基底样细胞巢，而且管状和小梁状结构均可见于肿瘤内，因此，将它们绝对分开并不总是可行的 [325]。有时呈腺泡分化的区域也可见于基底细胞腺瘤，因此，涎腺肿瘤中存在腺泡细胞并不总是提示腺泡细胞癌 [318]。

其他变异型还包括：所谓的**纹管腺瘤**，由背靠背腺体组成，内衬具有明显纵纹的嗜酸性导管细胞，间质极少 [323]；**淋巴腺瘤**（见“伴皮脂腺分化的肿瘤”一节）；以及**腺纤维瘤** [299]。

基底细胞腺瘤的主要鉴别诊断包括：基底细胞腺癌（见下文）、良性混合瘤和腺样囊性癌 [315]。基底细胞腺瘤缺乏良性混合瘤中的间质样成分。与腺样囊性癌相比，基底细胞腺瘤有包膜，无间质和神经周围浸润。超微结构观察提示，与大多数其他涎腺肿瘤一样，基底细胞腺瘤来源于闰管，并有少量肌上皮细胞参与 [297,298,303,311]（图 2.19）。免疫组织化学染色，腺管状区和小梁区的导管内衬细胞角蛋白、α_1- 抗凝乳蛋白

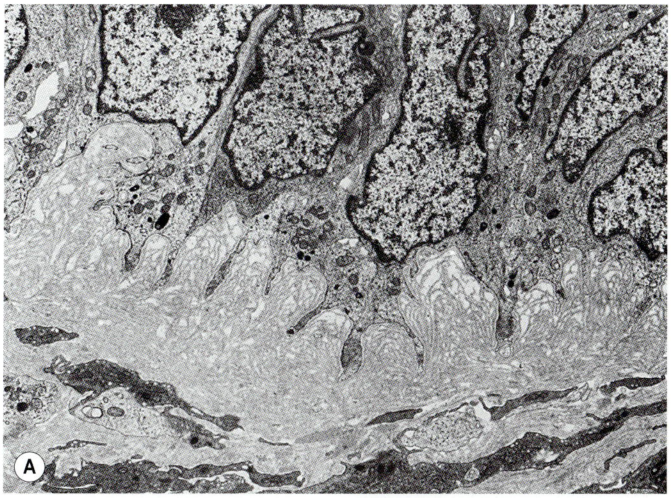

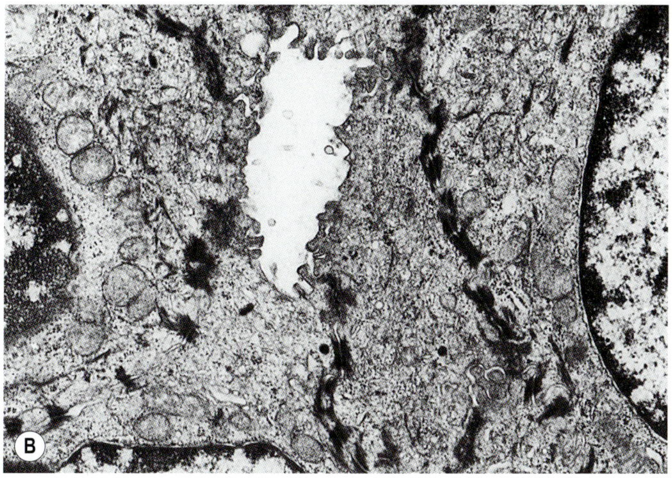

图2.19　腮腺的基底细胞腺瘤。A，基板显著加厚。细胞没有特征，有大量桥粒附着。B，这些上皮细胞含大量附着于桥粒的张力微丝，并形成真性腺腔。（A，×5065；B，×16 850）

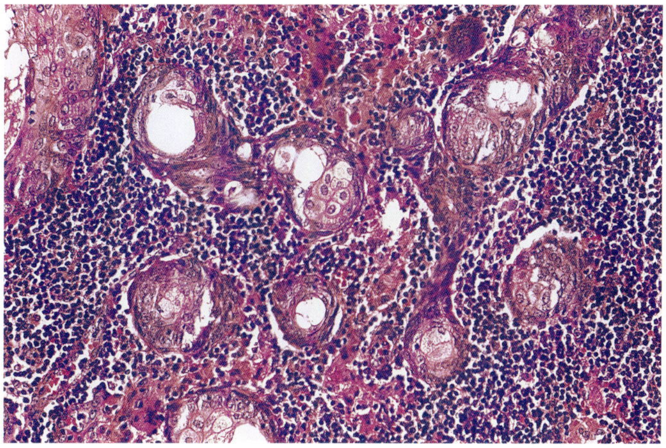

图2.20　所谓的皮脂淋巴腺瘤。导管结构与分化良好的皮脂腺融合，并被重度淋巴细胞浸润所环绕。

酶、CEA 和 S-100 蛋白的 α 亚单位均呈阳性；而小梁区和实性区的基底样细胞则表达波形蛋白、肌动蛋白和 S-100 蛋白的 β 亚单位，提示肌上皮细胞的参与[306,322]。基底细胞腺瘤的临床行为属于良性，类似于良性混合瘤，手术切除可治愈。

基底细胞腺瘤恶变较为罕见，但文献中却有较好的记载。类皮肤型肿瘤的恶变风险较高[295]。在 Luna 等[312]所报道的 6 例恶变病例中，3 例的恶性成分为腺样囊性癌，其他 3 例为基底细胞腺癌。

基底细胞腺癌（基底细胞样癌）是与基底细胞腺瘤相对应的恶性肿瘤[305,308,314]。与基底细胞腺瘤一样，它既可发生于大涎腺，也可发生于小涎腺[307]。两者的组织学结构和免疫组织化学表达谱相似[324]，但基底细胞腺癌有浸润，可沿神经周围扩散，侵犯血管并显示不同程度的细胞非典型性和核分裂象。它还趋于表达 p53、Bcl-2 和表皮生长因子受体（EGFR）[316]。基底细胞腺癌主要发生于腮腺，高峰发病年龄为 51 ~ 60 岁。实性、膜状、小梁状和管状生长方式均有描述。肿瘤可发生局部复发或淋巴结和肺部转移。与基底细胞腺瘤一样，基底细胞腺癌也可与发生于皮肤的圆柱瘤伴随发生[317]。

基底细胞腺癌应与基底细胞腺瘤的恶性变鉴别，后者相当于更为常见的多形性腺瘤恶性变的情况[317]。

伴皮脂腺分化的肿瘤

皮脂腺样细胞常见于正常腮腺内。它们也可见于多种涎腺肿瘤中。它们在 Warthin 瘤中尤其常见，但也可见于良性混合瘤、黏液表皮样癌、腺样囊性癌和上皮 - 肌上皮癌[326,328,333,334]。电镜检查和脂质薄层色谱仪分析也证实，这些细胞与皮肤皮脂腺细胞相似[335]。

主要由皮脂腺成分构成的良性肿瘤包括**皮脂腺腺瘤**和**皮脂淋巴腺瘤**，前者含单一的皮脂腺样成分，而后者还伴有显著的淋巴样间质[329,331]（图 2.20）。大体上，皮脂腺淋巴腺瘤可呈单房性囊性包块[332]。当肿瘤含有同样混合的腺上皮细胞和淋巴细胞但并无皮脂腺分化时，可以称为**淋巴腺瘤**[327,330]。与这些肿瘤对应的恶性肿瘤极少见，分别被称为**皮脂腺癌**和**皮脂淋巴腺癌**[329]。

伴肌上皮分化的肿瘤

肌上皮细胞是多种涎腺良恶性肿瘤的组成成分，特别是良性混合瘤、腺样囊性癌和终末导管癌[339,351,360,374]。只含肌上皮细胞的肿瘤一般称为**肌上皮瘤**[380]，可分为三种主要的形态学亚型：梭形细胞型、玻璃样变（浆细胞样）型和透明细胞型。然而，应当指出的是，有些肿瘤可呈混合性和中间过渡性表现，而且玻璃样变细胞型的肌上皮细胞的本质尚存疑义[356]。另

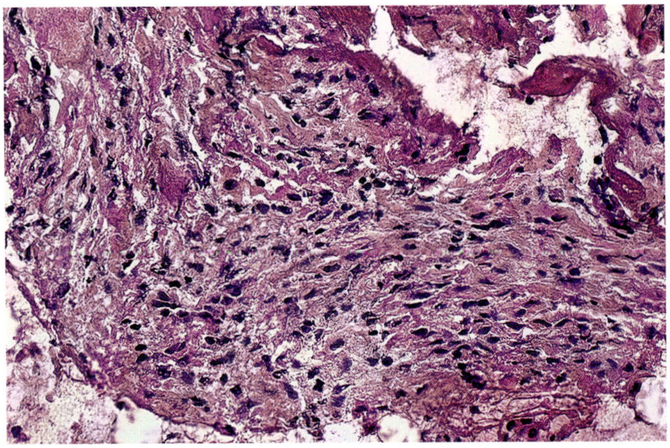

图2.21 腮腺梭形细胞肌上皮瘤。仅从形态学上很难与软组织肿瘤鉴别。

外，透明细胞型肌上皮瘤还可伴（呈终末分化的）上皮细胞成分[349,354,387]。

梭形细胞型肿瘤呈间质样表现，可与成纤维细胞、施万细胞或平滑肌细胞来源的病变混淆（图2.21）[342]。在称为**嗜酸细胞性肌上皮瘤**的亚型中，胞质呈嗜酸性颗粒状[383]。胶原间质较少，有微囊肿形成，可见不同程度的继发性黏液样改变或间质脂肪瘤样化生[378,382]。病变内还可出现胶原性类晶体[340,381]。超微结构和免疫组织化学观察可见肌动蛋白和角蛋白微丝成分[386]（图2.22）。**玻璃样（浆细胞样）细胞型**肿瘤的瘤细胞的胞核偏于一侧，有一定程度的核多型性和核深染，但核分裂象少见或缺如。细胞胞质丰富，呈**弥漫性**嗜酸性染色，与含嗜酸性细小颗粒的嗜酸细胞截然不同。细胞边界清楚，呈多边形（图2.23）。玻璃样细胞的形态可与肿瘤性浆细胞或骨骼肌细胞类似。超微结构的主要特征是含大量均一的、散在的、直径为50～100Å的微丝[384]。**透明细胞型**肿瘤由内衬单排小立方状细胞的小管及其周围一层或多层透明细胞构成，玻璃样物质可分布其间（图2.24）。这些透明细胞内有含量不同的糖原，但无脂肪或黏液。有些区域导管形成较少，病变为单一的透明细胞片块[367]。这型肿瘤还分别被称为良性透明细胞腺瘤、富于糖原的腺瘤（见下文）以及恶性的富于糖原的腺癌、管状癌和上皮-肌上皮癌[338,345,346,348,357,368,376]。上皮-肌上皮癌通常具有特征性的双相性管状组织学结构[379]，其变异包括退化（“古老型”）改变、神经鞘瘤样区、皮脂腺分化、嗜酸细胞性变和“双透明”结构[379]。上皮-肌上皮癌和闰管导管增生之间可能存在某种联系，有学者提出，后者可能是前者的前驱病变[343,388]。

免疫组织化学染色，肿瘤性肌上皮细胞角蛋白、两型S-100蛋白、p63和CD109呈阳性，有些病变还可表达波形蛋白、肌动蛋白和肌球蛋白[350,358,359,362,366,369,372,373]。

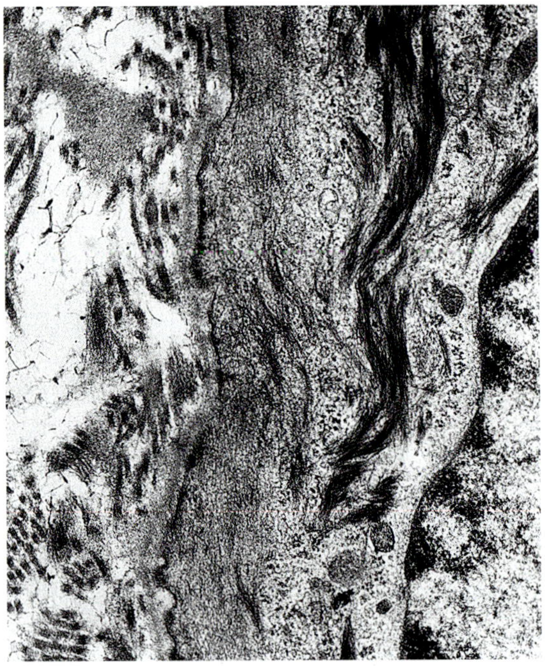

图2.22 腮腺肌上皮瘤的电镜图像。肿瘤肌上皮细胞的一部分显示（自左向右）细胞外间隙内含胶原纤维和基底膜，细胞膜上的电子致密附着斑，6nm肌动蛋白微丝的线状结构，核周的张力微丝束（标志鳞状化生）和部分胞核。（×22 900）（Courtesy of Dr Robert A Erlandson, Memorial Sloan-Kettering Cancer Center）

但应当指出的是，许多肌上皮瘤不表达平滑肌肌动蛋白[361]。肌上皮瘤各亚型之间的免疫组织化学表达谱也存在差异，即使同型肿瘤之间也有差别[369,370]。这些差异可能与正常肌上皮细胞免疫组织化学表达谱存在部位差异有关（见下文）[355]。

大多数梭形细胞型和透明细胞型肌上皮瘤发生于腮腺，而大多数单一玻璃样细胞型肌上皮瘤发生于小涎腺，特别是腭部[363,364]。

这类肿瘤（包括其良恶性代表）具有一个较宽的分化变化谱。绝大多数呈玻璃样细胞形态的肿瘤的临床行为属于良性[337]，少数例外也有报道[363]。但梭形细胞型肿瘤，特别是透明细胞型肿瘤，肿瘤有很多恶性的病例[341,347,353,371,377]，一般都具有侵袭性和细胞非典型性[337]。这些恶性肌上皮瘤可以是原发的，也可来自良性混合瘤或基底细胞腺瘤的恶变[352,385]。

基于一些学者的观点，所有透明细胞型肌上皮瘤都具有恶性潜能[365]。在一组病例研究中，37%的患者局部复发，17%的患者有淋巴结转移，9%发生远隔转移，9%的患者死于肿瘤[366]。在最近的报道中，其复发率可达36.3%[379]。如果出现去分化（一种少见但已明确报道的现象），则肿瘤具有更加显著的侵袭性，表现为高级别腺癌、未分化癌或肉瘤样癌[336,344,375]。

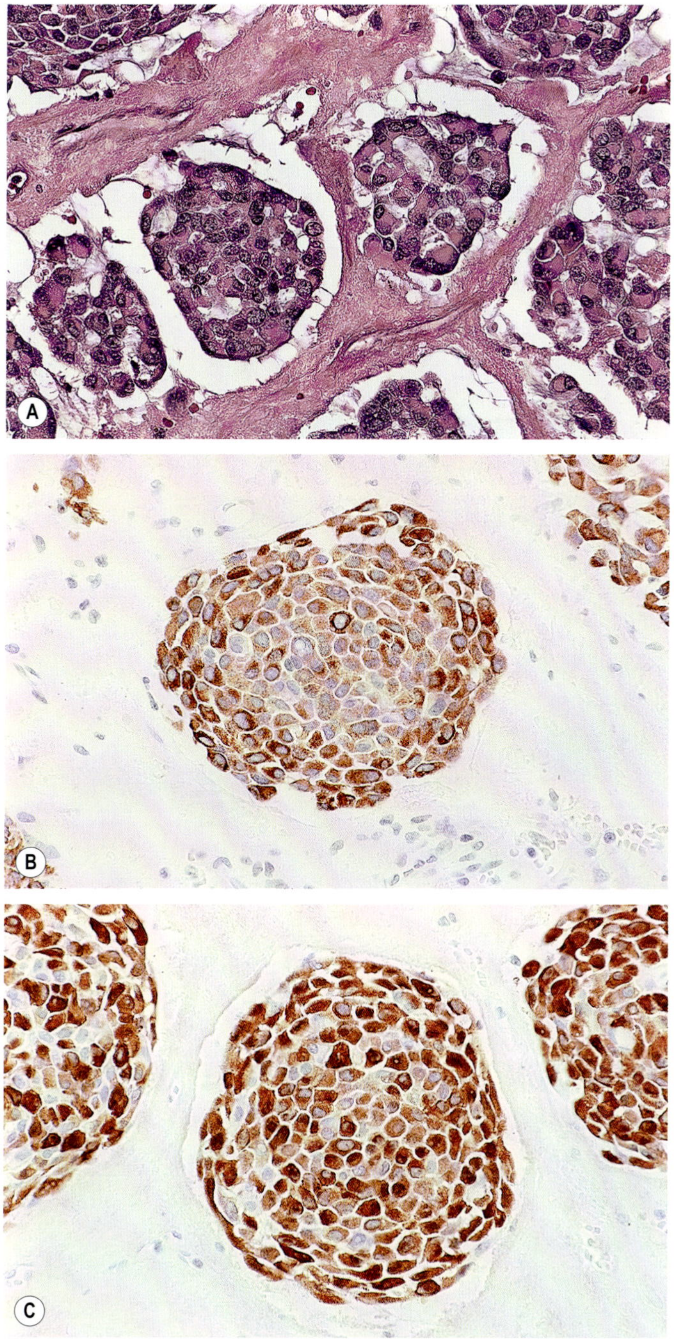

图2.23 由所谓的“玻璃样（浆细胞样）细胞”构成的肌上皮瘤。A，HE染色；B，角蛋白染色；C，S-100蛋白染色。

伴透明细胞性变的肿瘤

与大多数其他器官一样，含透明细胞的涎腺肿瘤并非一种均一性或特异性肿瘤[389-391,393]。这类肿瘤的鉴别诊断应包括：透明细胞肌上皮瘤（糖原阳性）、皮脂腺肿瘤（脂肪阳性）、黏液表皮样癌（黏液阳性）、腺泡细胞癌（非免疫染色均呈阴性）、嗜酸细胞肿瘤的透明细胞变

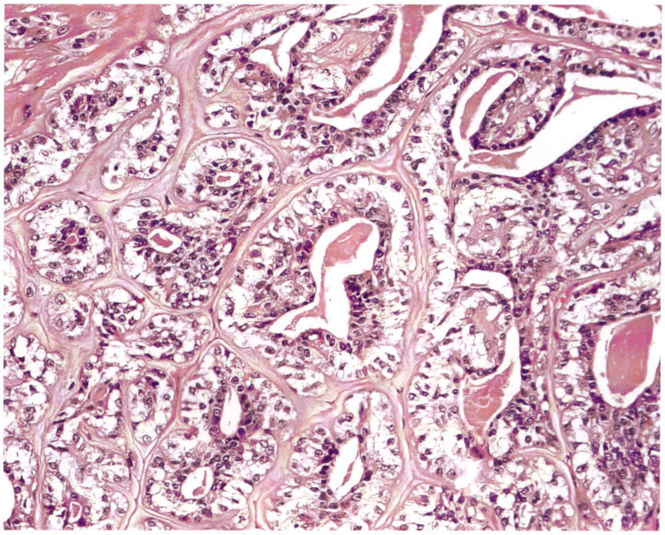

图2.24 上皮-肌上皮癌。肌上皮成分为有透明胞质的细胞。

以及转移性肾细胞癌（糖原、脂肪、波形蛋白和CD10均呈阳性，但高分子量角蛋白和CEA呈阴性）[394,395,397]。如果一些含透明细胞的涎腺恶性肿瘤无法归属于任何上述类别，则采用一种描述性名称，即透明细胞癌[392,396]。这类肿瘤大多发生于口腔，较少发生在大涎腺。大多数这类肿瘤常伴有显著的间质纤维玻璃样变（因此最近又提出了**玻璃样透明细胞癌**的命名）[392]。

黏液表皮样癌

大多数黏液表皮样癌位于腮腺[433]。在儿童，这种肿瘤为最常见的涎腺恶性肿瘤，还可能为继发性恶性病变[422,426,427]。显微镜下，可见四种细胞类型：产生黏液的细胞、鳞状细胞、中间细胞和透明细胞。大体上，分化较好的肿瘤为分界相对清楚的包块，并有含黏液的囊性区（图2.25）。显微镜下，可见大量分化良好的黏液细胞（图2.26）。高级别肿瘤多呈实性，其生长更具浸润性。鳞状、中间细胞和透明细胞为主要细胞成分，产生黏液的细胞较少。应当指出，在各型黏液表皮样癌中，显著的核异型性、核分裂象多见和广泛坏死均非典型特征。如果这些改变出现，应考虑低分化腺癌和腺鳞癌的可能性[409]。

黏液表皮样癌的组织形态学变异包括：含皮脂腺细胞成分的类型[419]、显著嗜酸细胞改变的类型（**嗜酸细胞性黏液表皮样癌**）[416,420,439]、间质显著硬化的类型（**硬化性黏液表皮样癌**）以及一种以硬化、局灶表皮样表现和嗜酸细胞浸润为特征的罕见类型（**嗜酸细胞增生性硬化性黏液表皮样癌**），后者与甲状腺同类肿瘤类似[405,438]。另外，最近报道了具有去分化成分的黏液表皮样癌，其临床进展加快[431]。

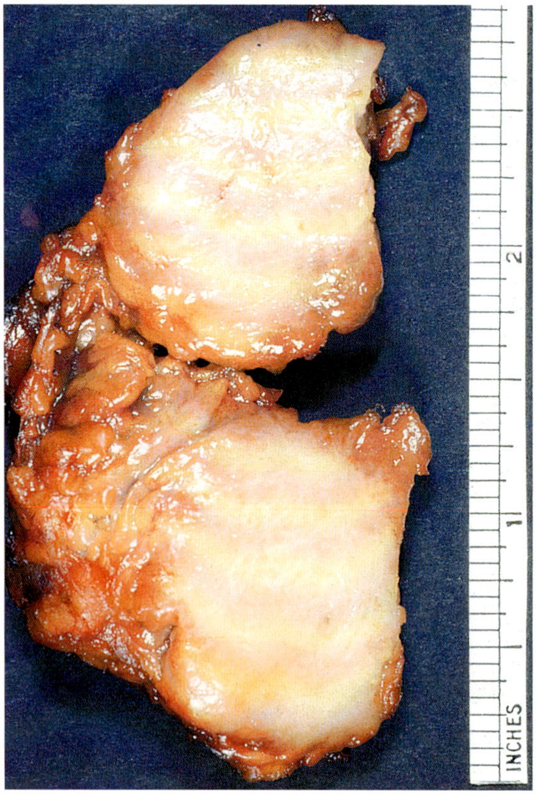

图2.25 黏液表皮样癌的大体表现。此肿瘤完全呈实性，没有低级别病变常见的囊腔形成。

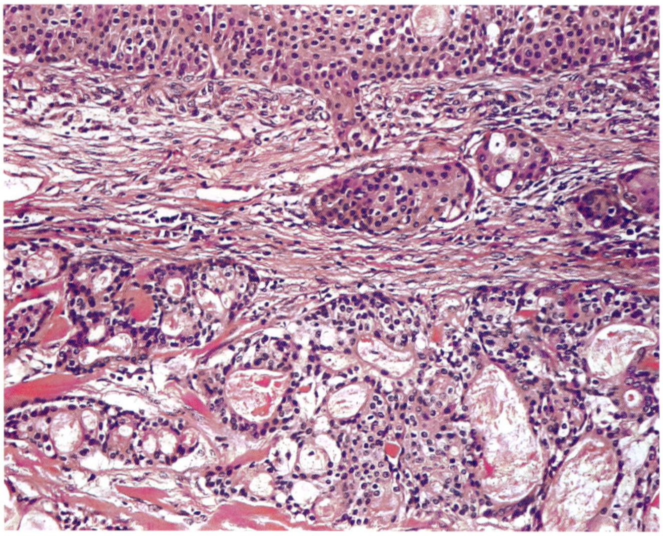

图2.26 黏液表皮样癌。可见黏液细胞、鳞状细胞和中间细胞。

当黏液表皮样癌形成的黏液或角质溢入间质组织时可引起炎症反应。尽管真性创伤后涎腺囊肿和黏液囊肿时有发生[406]，但腮腺区如果出现充满黏液的囊腔，应充分取材检查，并考虑或排除分化较好的黏液表皮样癌的可能性。肿瘤性黏液外溢有时可伴有广泛的纤维化[404]。

超微结构观察，黏液表皮样癌由腔面上皮细胞和被解释为可能为肌上皮特征的成分混合组成（见下文）[407]。

免疫组织化学染色显示，肿瘤中存在简单的黏液型糖类抗原（T、Tn 和 syalosyl-Tn）[412]。黏液表皮样癌表达的黏蛋白包括 MUC1、MUC2、MUC4、MUC5A 和 MUC5B，但不表达 MUC3（此蛋白在腺样囊性癌中表达，见下）。其中，MUC1 主要表达于高级别肿瘤，而 MUC4 主要表达于低级别肿瘤[399,418,423]。

至于角蛋白，黏液表皮样癌的表达方式通常为 $CK7^+/CK14^+/CK20^-$[429,434]。这与正常纹管细胞相同[413]。肌上皮细胞标志物通常为阴性[413]。

大约 1/3 的黏液表皮样癌有独特性的染色体易位 t(11;19)(q21;p13)，CRTC1 基因（过去称为 MECT1）与 MAML2 基因发生融合[428,430,432]。易位导致 Notch 通路激活[437]。有趣的是，其他部位的黏液表皮样癌也会出现 CRTC1 易位，如皮肤、乳腺、肺和宫颈的黏液表皮样癌[398,403,424,425]。大约 6% 的病例存在 CRTC3-MAML2 基因融合，而非 CRTC1-MAML2 基因融合[432]。与无基因融合的病例相比，存在 CRTC1-MAML2 或 CRTC3-MAML2 基因融合的黏液表皮样癌的预后更好[401,410,430,432,435]。

无论是采用传统的两级系统（低级别和高级别）还是采用近来广泛采用的、由 AFIP 学者提出的三级分级系统，如果肿瘤的恶性分级不同，则其预后可存在显著差异[402,414,415]。这是基于一个分值分级系统：囊内成分超过 20%，2 分；神经浸润，2 分；坏死，3 分；10 个高倍视野中有 4 个或更多核分裂象，3 分；间变，4 分。总分介于 0 ~ 4 之间者为低级别肿瘤，总分介于 5 ~ 6 者为中间级别肿瘤，总分为 7 或以上者提示高级别肿瘤[408]。

在 Jakobsson 等[421]报道的病例中，低级别肿瘤的 5 年生存率为 98%，而高级别肿瘤的 5 年生存率则为 56%。后一组肿瘤中的大多数是在术后 5 年之内表现其恶性行为的，这与腺样囊性癌和腺泡细胞癌不同，因为这两种肿瘤的生存率均可在一个长达 20 年的时间内持续下降。在另一组 69 例黏液表皮样癌患者中，14 例死亡患者中的 12 例和全部 6 例发生远隔转移的肿瘤为高级别病变，另外，高级别组还表现频繁的局部复发和淋巴结转移[409]。与预后相关的参考指征还包括：年龄（年轻患者预后较好）、性别（女性患者预后较好）、部位（发生于腮腺好于发生于颌下腺）、腺体外浸润、侵犯血管、坏死、核分裂、由 MIB-1 抗体测定的细胞增殖情况、DNA 倍体分析以及 ERK-1/ERK-2 通路的激活[400,402,411,414,417,436]。

腺泡细胞癌和分泌性癌

腺泡细胞癌占所有涎腺肿瘤的 1% ~ 3%，男性好发，高峰年龄组为 21 ~ 30 岁[440]。有少数家族性病例的报道[446]。大多数肿瘤位于腮腺，但也有许多发生于小涎

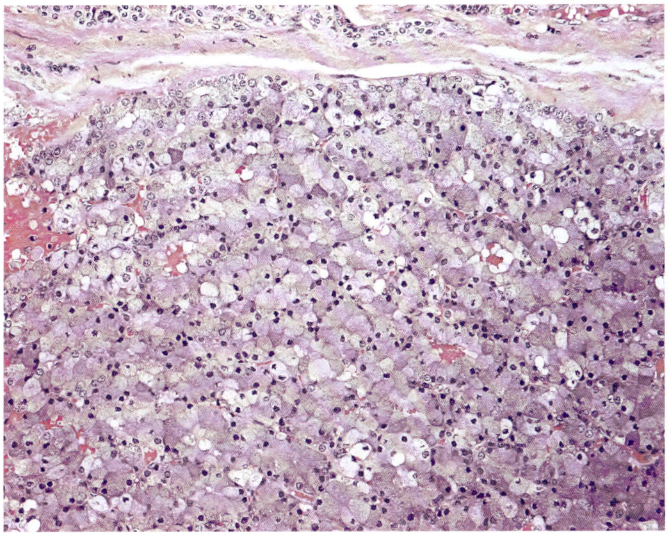

图2.27 腺泡细胞癌。细胞胞质丰富，含嗜碱性酶原颗粒。

腺的报道[441,443,466]。有些肿瘤还见于腮腺内的淋巴结[454]。

大体上，肿瘤为有包膜的圆形包块，切面呈实性，质脆，色灰白，直径一般< 3cm[440]。有时肿瘤可呈明显的囊性变。

显微镜下，不同病例的表现存在相当大的差异。生长方式主要呈实体性、微小囊性、乳头状囊性或滤泡性[440]。肿瘤细胞的形态可呈多样性。最典型的瘤细胞具有类似于正常涎腺腺泡细胞的胞质形态（颗粒状和嗜碱性）、超微结构和分泌特征[448,449]（图 2.27）。其他种类的细胞还包括闰管细胞、透明细胞、空泡状细胞和非特异性腺细胞[440]。以透明细胞成分为主的肿瘤可呈“肾上腺样”形态表现，类似于肾细胞癌。这些透明细胞不含脂肪或黏液，但可含有多少不一的糖原。不过局灶性黏液阳性可见于肿瘤的乳头状囊性或滤泡性区域[463]。这种细胞学形态和组织学结构的多样性提示：这种肿瘤可向涎腺的终末导管——腺泡单位分化，其中包括分泌性腺泡（腔面）细胞、闰管细胞、多潜能储备（基底）细胞和肌上皮细胞[442]。具有生发中心的淋巴样滤泡主要出现在肿瘤的周边部[455]，呈砂粒体外观的层板状结石可见于腺腔内[440]。

免疫组织化学染色，角蛋白呈阳性，呈局部阳性的还有淀粉酶、α_1-抗凝乳蛋白酶、转铁蛋白、乳铁蛋白、IgA、分泌成分和富脯蛋白（praline-rich protein）[464,465]。嗜银染色、超微结构显示的致密核心颗粒以及血管活性肠多肽免疫组织化学阳性染色等特征提示，肿瘤中存在少量神经内分泌成分[450]。

在 Eneroth 和 Jakobsson 报道的 37 例病例中[448]，11 例有局部复发，7 例发生转移，4 例的复可发见于区域淋巴结内。5 年生存率为 89%，20 年后生存率则降为 56%。在 Ellis 和 Corio 报道的大组病例中[447]，复发率为 12%，转移率为 7.8%，死亡率为 6.1%。区域淋巴结是最常见的转移部位[447]。

有预后意义的特征包括：疼痛或固定、肉眼可见的肿瘤浸润、间质增生、细胞异型性、核分裂活性增强和初次切除的充分与否[453]。在这些因素中，初次手术切除是否充分最为重要[457,458]。根据 Perzin 和 LiVolsi 的报道[458]，在 15 例施行有限局部切除的患者中，14 例出现了复发；而在 28 例施行扩大性局部切除的患者中，仅有 3 例复发。局部复发往往会增加肿瘤生长的局部失控和转移的发生率。除非临床提示颈部淋巴结受累，否则颈清扫并非必需。放疗对这种肿瘤的作用仍存争议；大多数研究未见明确的有益疗效[462]。

腺泡细胞癌还可与某种间变（去分化）成分伴随出现，它们通常表现为高级别腺癌、低分化癌或未分化癌。这种现象较为凶险，但幸运的是极为少见[444,451]。流式细胞分析，这种肿瘤常表现为非整倍体，在超微结构上可见特殊日光样（helioid）包涵体，并且临床病程加快[445,456]。在去分化腺泡细胞癌中未检测到 TP53 基因突变和 HER2 扩增[460]。

在本章已经完稿时，一篇有意思的文献中写道，由于涎腺腺泡细胞癌和乳腺分泌性癌两者形态学的相似性以及最近报道了乳腺原发的腺泡细胞癌，认为两者之间可能存在组织发生上的关系。两个研究小组已对此类问题进行了研究，其依据为乳腺分泌性癌与 t(12;15)(p13;q25) 易位相关，后者是导致 ETV6-NTRK3 基因融合的原因。当然，关键问题在于涎腺腺泡细胞癌是否也携带了相同的染色体易位。其中一个小组[459]研究了 3 个病例，没有发现这一易位；而另一小组[461]在对 14 例适当病例进行的研究中发现，**全部**（并不包括传统的腺泡细胞癌或其他涎腺肿瘤）具有上述细胞遗传学异常。在此重要发现的基础上，后一组学者推测，在涎腺肿瘤中存在一种独立的病变，他们建议将其称为类似于乳腺的涎腺分泌性癌（MASC），并认为应将其与真性腺泡细胞癌区别开来。显微镜下，此新病种的特征为微囊和充满大量嗜伊红分泌物的腺腔，其 PAS、黏液卡红、MUC1、MUC4 和 mammaglobulin 染色呈阳性。我们期待着新的进展。

腺样囊性癌

腺样囊性癌曾被称为圆柱瘤，其生长缓慢，但属于一种高度恶性肿瘤，因为其极易复发。在腮腺中，腺样囊性癌比黏液表皮样癌和腺泡细胞癌均少见；但在小涎腺中，腺样囊性癌是最常见的恶性肿瘤。

大体上，腺样囊性癌为实性包块，呈浸润性生长，不过有些肿瘤的界限尚清。显微镜下，典型的腺样囊性癌表现为所谓的**筛状**结构：形态单一的细胞巢或条索环绕腺样腔隙（“假囊”），呈同心圆样排列，腔隙内充满

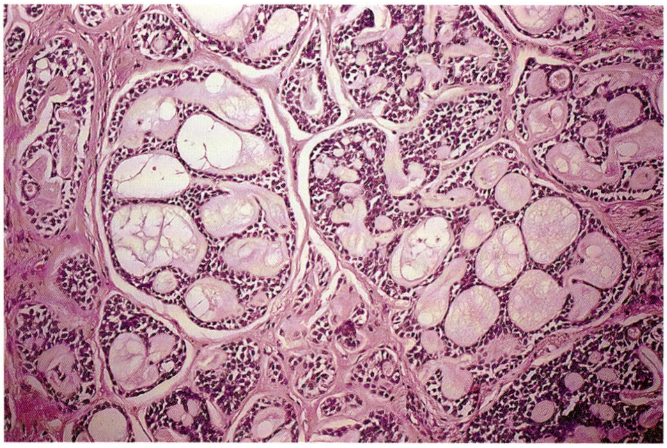

图2.28 腺样囊性癌。低倍显微镜下的典型表现。

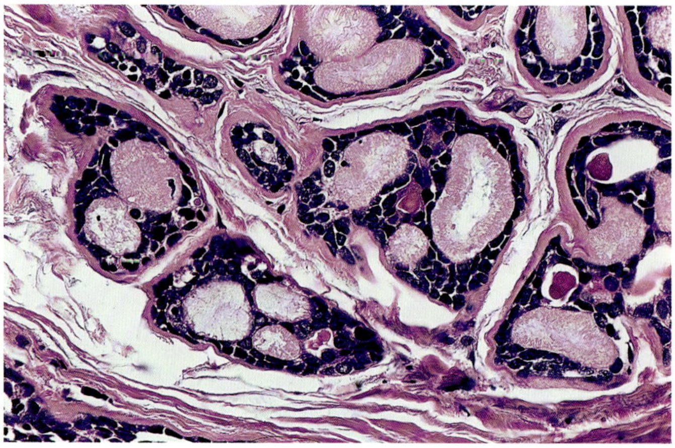

图2.29 腺样囊性癌。可见众多含均质嗜酸性物质的“圆柱”结构。

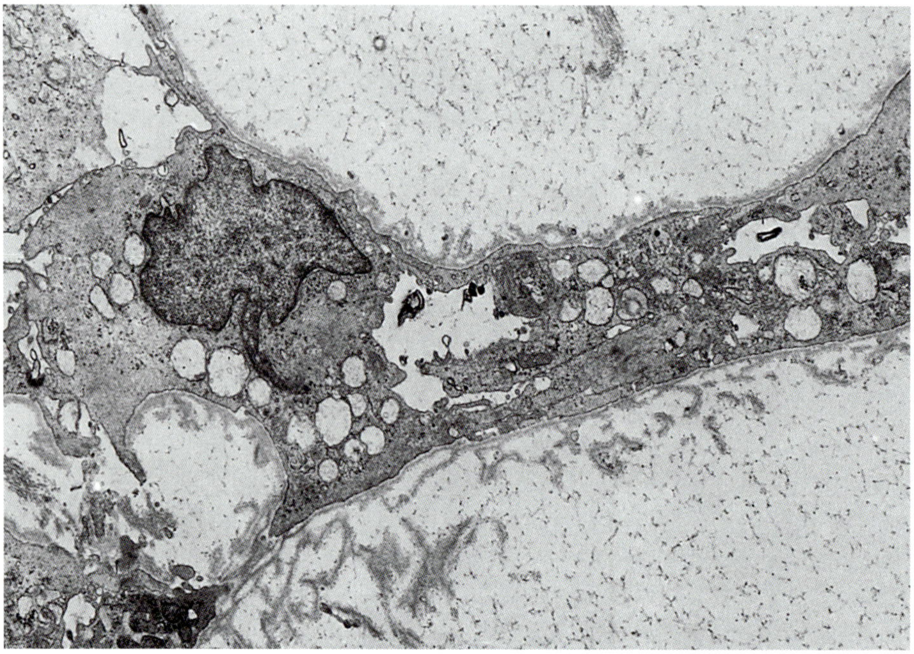

图2.30 口腔小涎腺的腺样囊性癌的超微结构表现。肿瘤由表面覆盖增厚基板的肌上皮细胞组成。假腺腔因此形成。（×7450）

均质嗜酸性 PAS 阳性物质或颗粒状嗜碱性物质（图 2.28 和 2.29）。大多数腔隙并非真性腺腔，而是细胞外空隙，内含重叠的基板物质和肿瘤细胞产生的黏蛋白[508]（图 2.30）。肿瘤中也有小的真性腺腔形成。事实上，建立腺样囊性癌诊断需要观察到假囊和真性腺腔同时存在。腺样囊性癌有显著的浸润神经周围间隙倾向，以至于如果肿瘤周边部的取材充分而未见神经周围浸润时，腺样囊性癌的诊断应存疑问（图 2.31）。有人认为，脑源性神经营养因子的产生可以导致或促进这种现象[488]。

有些腺样囊性癌主要呈**小管状**生长，有些以**实性**为主[498,504]，还有一些（极少数例外）呈**硬化性**[467]。无论是原发性的还是复发性的，肿瘤多呈混合型生长方式（图 2.32）。腺样囊性癌还可与其他类型肿瘤伴发，表现为混合或杂交性肿瘤[502]。

腺样囊性癌的主要超微结构特征是假囊腔、细胞间隙、大量基板物质和真性腺腔[489]。肿瘤细胞包括闰管细胞、肌上皮细胞、分泌细胞和多潜能储备细胞类型[475]。由此可见，腺样囊性癌的组成成分与良性混合瘤并无根本区别，提示其组织发生可能类似[495]。

免疫组织化学染色，位于可辨认的导管结构的肿瘤细胞表达与闰管细胞相同的染色特征 [角蛋白、CEA、溶菌酶、乳铁蛋白、α_1- 抗凝乳蛋白酶、S-100 蛋白和 CD117（c-KIT）阳性]，并且环绕假囊腔的细胞染色特征提示其呈肌上皮细胞分化（S-100 蛋白和肌动蛋白呈阳性，角蛋白呈不均一阳性）[469,471,472,478,484,497]。腺样囊性癌还呈基底膜成分的强阳性，特别是假囊的腔内面[509]，这些成分包括Ⅳ型胶原、层粘连蛋白、整合素配体、肝素硫酸蛋白多糖（基底膜蛋白多糖）和内功

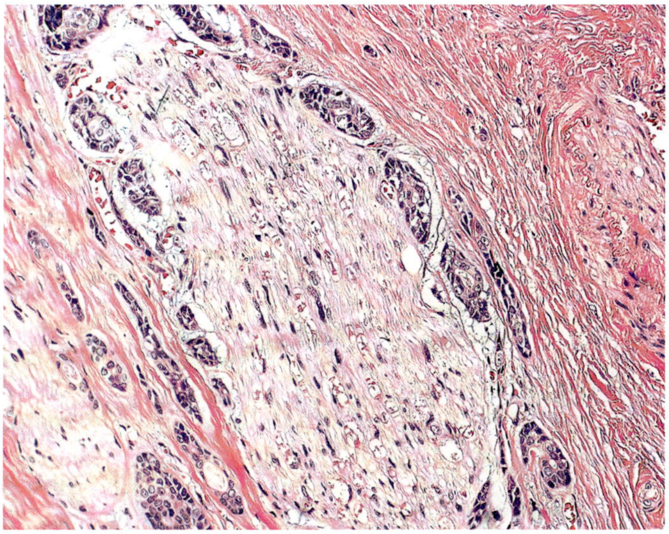

图2.31　腺样囊性癌的神经周围浸润。

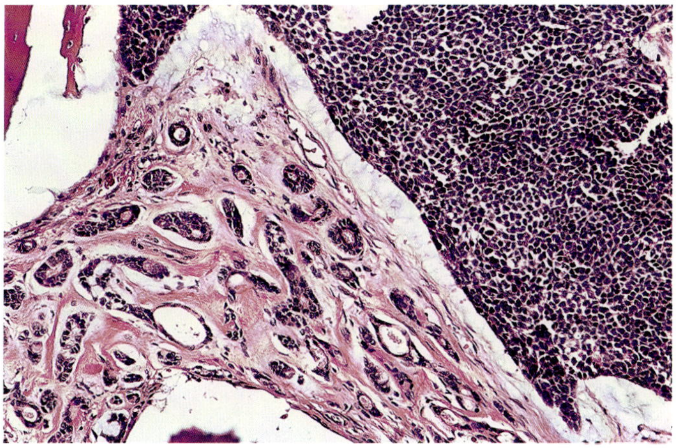

图2.32　具有管状和实性结构混合特征的腺样囊性癌。

素[476,486,490]。基底膜物质 α_1-抗胰蛋白酶也呈阳性[507]。腺样囊性癌还可表达激素受体[496]，而其中约半数 CD43 呈阳性[501]。

细胞遗传学分析发现，腺样囊性癌染色体 6q23-35 的杂合性丢失频发[499,505]；除了去分化的病例（见下文），TP53 异常较少见[487]；微阵列分析发现其通常表达提示肌上皮分化的基因，转录因子 50×4 和 AP-2y 以及 Wnt/β-连环蛋白传导通路成员[482]。部分腺样囊性癌病例（大约 30%）表现特征性的染色体易位，可导致 MYB-NKIB 融合[492]。

腺样囊性癌与良性混合瘤的鉴别诊断比较困难，两种肿瘤的组织化学反应十分相似，因此也没有特别辅助意义。唯一例外的可能是：在良性混合瘤中，非硫酸化葡糖胺葡聚糖（如透明质酸）的分布更为广泛一些[470,493]。需要着重指出的是，腺样囊性癌通常具有侵袭性，常伴有神经周围浸润，但没有间质样结构区域和鳞状化生灶。

另一个重要的鉴别诊断是多形性低度恶性腺癌，后者几乎不发生于大涎腺，其鉴别相对容易一些。显微镜下，腺样囊性癌的细胞核深染、呈多边形，而不是淡染和均一的。如前所述，腺样囊性癌 CD117（c-KIT）呈强阳性，但多形性低度恶性腺癌则呈阴性或仅呈弱阳性染色[497]。

由于腺样囊性癌的预后在很大程度上受其生长方式的影响，所以这一特征也用于肿瘤的恶性分级[491,494,498,506]。在一项报道中，小管状肿瘤的复发率为 59%，典型的筛状病变的复发率为 89%，实性型为 100%[498]。采用类似分级系统的另一研究发现，上述三种亚型肿瘤的 15 年累积生存率分别为 39%、26% 和 5%[506]。实性型或间变型腺样囊性癌的转移率较高，且临床过程较快[479,491]。对于伴有去分化或高级别转化的少数常规的腺样囊性癌病例，其行为可以想象具有侵袭性（有过之而无不及）[477,500]，已有 1 例伴有 TP53 基因突变的报道[474]。影响腺样囊性癌预后的其他因素还包括：分期（非常重要）、手术边缘、解剖部位、原发肿瘤大小、异型性的程度和淋巴结转移[498,503,506]。DNA 倍体并不是一项重要的独立的预后决定因素[480,483,486,490]。有报道已检测出 E-钙黏着蛋白表达表现异常，并且这种黏附分子表达的降低被认为与预后不良有关[481]。

腺样囊性癌常发生肺转移。转移癌通常无症状，经 X 线检查发现肺部存在多个结节的病例并不少见。淋巴结转移较少见，至少在早期如此；很多可能是肿瘤细胞经淋巴结周围软组织直接浸润的结果，而不是瘤栓性沉积的结果[468]。

无论在显微镜下的分化程度如何，腺样囊性癌的治疗都应选用根治性手术[473]。复发肿瘤的治愈极为困难。放疗几乎不能治愈，但联合手术治疗可能增强疗效[491]，而且可使无法手术的复发肿瘤出现暂时消退[485,494]。

涎腺导管肿瘤

涎腺导管乳头状瘤通常发生于小涎腺，但也有发生于腮腺的报道[521,528,533,538]。

涎腺导管癌通常见于老年男性患者，腮腺最为多发，也可见于颌下腺[523,529,534,537]。部分病例是在先前存在的多形性腺瘤基础上发展而来的。显微镜下，其表现类似于乳腺导管原位癌或浸润性导管癌，可呈粉刺样、实性、筛状、顶浆分泌性、乳头状、浸润性微乳头状、黏液性（黏液丰富）、一般浸润性甚至肉瘤样改变等多种表现[513,514,522,524,539-541,544,545,549]（图 2.33）。换句话说，与乳腺导管癌相同，涎腺导管癌可表现较宽的分化变化谱，包括低级别类型[517,536,550]。细针穿刺细胞学标本对于高级别肿瘤较容易确诊，但对于低级别肿瘤可能导致假阴性解

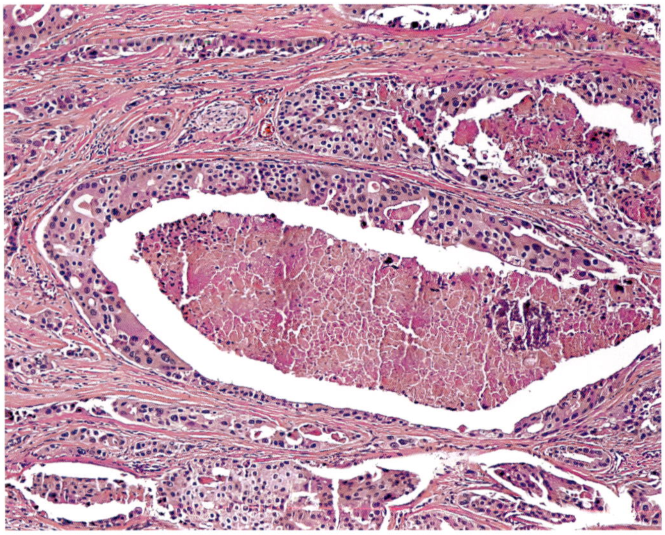

图2.33 腮腺的高级别导管型癌。有某种程度的顶浆分泌特征。

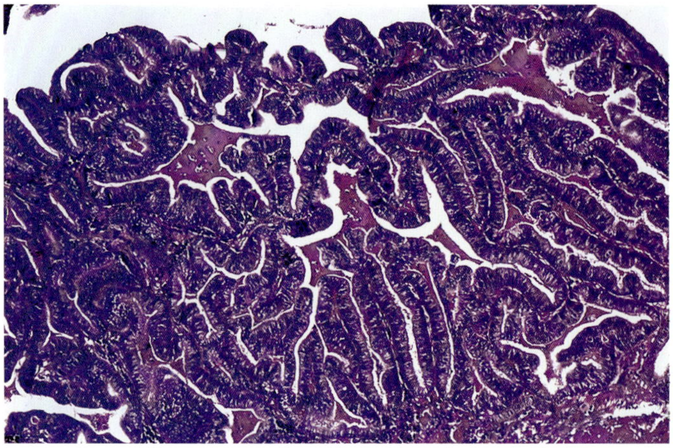

图2.34 腮腺乳头状腺癌。

释[519,532]。免疫组织化学染色，涎腺导管癌的特征与导管型腺癌的一致，并随形态而呈多种不同表现[526]。涎腺导管癌可表达角蛋白（包括CK14）[516]、HER2/neu[531,548]、CEA、B72.3和Lewis Y抗原[511,552]。涎腺导管癌还常表达雄激素受体和雌激素受体β、CD117（cKIT）、GCDFP-15（特别是导管内成分）以及前列腺特异性抗原和其他前列腺相关标志物[520,530,543,551]。

TP53突变在涎腺导管癌中普遍存在，且大约1/3的病例出现HER2扩增[529,547]。基因表达谱研究显示有凋亡相关基因CASP10和MMP11过表达[535]。

涎腺导管癌的预后取决于原位癌和浸润性癌的相对比例，以及这些成分的组织学分级[517,518]。涎腺导管癌的高级别浸润型具有高度侵袭性，区域淋巴结和远隔器官转移多见，致死率达70%[515,537]。相反，低级别肿瘤预后很好[512]。据称，微乳头成分的出现与侵袭性相关[525]。单一的导管内肿瘤行单纯切除后常可复发。复发肿瘤可呈相同的导管内肿瘤，也可表现为浸润性肿瘤[510]。

需要指出的是，对单一**导管内癌**的本质仍存在争议[527,546]。有的学者认为它是涎腺浸润性导管癌的前驱病变，而另一些学者认为它是一组独立的疾病。Cheuk和Chan[514]认为许多已报道的低级别涎腺导管癌的病例实际上是导管内癌（所有肿瘤细胞岛周围有一层完整的肌上皮细胞围绕），伴有或不伴有微浸润。

应当强调的是，“涎腺导管癌”这一名称着重于描述肿瘤的生长方式，而不代表肿瘤的解剖部位。大多数发生于Stensen导管的癌并不是涎腺导管癌，而分别为黏液表皮样癌、鳞状细胞癌和未分化癌[542]。

多形性低度恶性腺癌

多形性低度恶性腺癌又称**小叶癌**和**终末导管癌**。它们一般只发生于口腔的小涎腺[554,555,558]。发生于大涎腺的肿瘤几乎总是具有良性混合瘤的背景[556,557]。其主要的鉴别诊断是腺样囊性癌和良性混合瘤[553,559]。

乳头状腺癌

乳头状腺癌仅占所有腮腺肿瘤的比例低于3%[561,566]。肿瘤体积可以很大，并伴有出血和坏死。口腔内的类似病例也有报道[563,565]。显微镜下，典型的乳头状结构的存在是最重要的鉴别特征。乳头状腺癌常见黏液，但不含有鳞状细胞或中间细胞成分（图2.34）。如果以囊性成分为主，可被称为**（乳头状）囊腺癌**[560,562]。有时恶性乳头状成分是看似良性的黏液性囊腺瘤的局部表现[564]。鉴别诊断包括黏液表皮样癌、腺泡细胞癌、多形性低度恶性腺癌的乳头状亚型和转移癌（特别是来自甲状腺的肿瘤）。Blanck等[561]根据有无间质浸润，将乳头状腺癌分为高级别和低级别两型。前者预后较差，与腺样囊性癌类似，而后者则与低级别黏液表皮样癌的预后一致。

鳞状细胞癌

腮腺区的大多数鳞状细胞癌为口腔、上呼吸消化道其他部位以及皮肤肿瘤在腮腺内淋巴结的转移灶[569]。

涎腺的真性鳞状细胞癌极少见。有些是作为混合瘤中的恶性成分；其他则作为以鳞状细胞为主的高级别黏液表皮样癌，其内可见局灶黏液染色阳性。有时导管原位癌成分也可见[568]。鳞状细胞癌生长迅速，可浸润周围结构。治疗应行根治性手术，放疗也很有效。在 Mayo 医院报道的 18 例患者中，5 年生存率为 50%[567]。

小细胞癌和其他神经内分泌癌

有些涎腺恶性肿瘤完全由胞核深染的小细胞的实性片块构成，核分裂活性较高，胞质很少[576,583]。其中部分肿瘤与肺部的小细胞癌几乎无法区分。肿瘤可呈单一的小细胞成分，也可与呈腺性或鳞状上皮分化的区域伴随出现[572,574,578,581]。超微结构上，可在大多数（并非全部）病例中观察到提示内分泌分化的含致密核的颗粒[575,577,583]。免疫组织化学方面，一项由两组学者分别进行的研究中发现，所有病例至少表达一种神经内分泌标志物，如 Leu7、NSE、嗜铬粒蛋白或突触囊泡蛋白，通常还表达角蛋白和 EMA。

大约半数的肿瘤还表现某些类似于皮肤 Merkel 细胞癌的特征，如 CK20 免疫组织化学染色呈阳性[580,582]。在我们遇到的几例病例中，有 2 例与 Warthin 瘤相关（图 2.35）[571]。在此基础上，有学者建议将涎腺小细胞癌分为 Merkel 细胞型和肺型，后者 CK20 呈阴性。虽然是否存在临床表现上的差异仍不明确，但初步的研究表明，Merkel 细胞型有较好的生存率[570,580]。

涎腺的**大细胞神经内分泌癌**也有报道，其诊断标准与发生于肺部的同类肿瘤一样[579]。

淋巴上皮瘤样癌

淋巴上皮瘤样癌是一类也曾被称为恶性淋巴上皮病变和淋巴上皮癌的涎腺恶性肿瘤[588,591,593,594]，是未分化癌的一种重要亚型[596]。淋巴上皮瘤样癌在爱斯基摩人和中国人中尤为常见，也有家族倾向[584,586,587,590,593]。

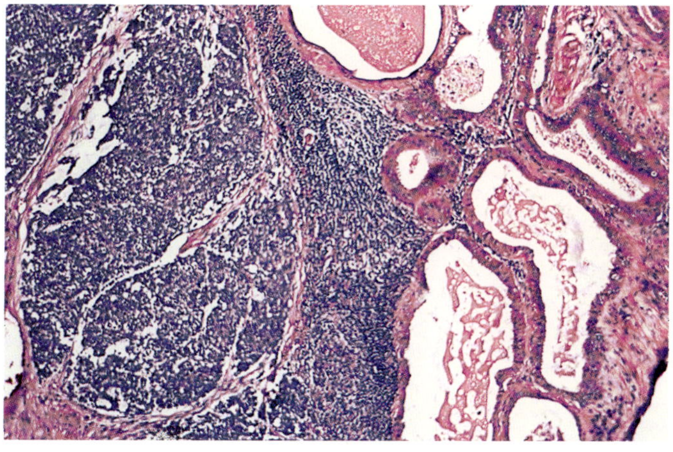

图2.35　混合表现Warthin瘤（右侧）和Merkel细胞癌（左侧）的病例。

淋巴上皮瘤样癌表现为成人腮腺或颌下腺的单侧包块，不伴有干燥综合征的其他症状。低倍显微镜下，其与 Mikulicz 病十分相似，由实性上皮岛和淋巴样组织构成，但高倍显微镜下，可见上皮表现恶性细胞学特征，为非角化性大细胞癌，有时也有梭形细胞区域，光镜和电镜下所见与鼻咽部的所谓淋巴上皮瘤均相似[591,595]。这种相似可能还不仅仅是形态学上的，因为这些患者的血清学检查证实有 EB 病毒感染[593]，并且原位杂交和其他分子技术也显示肿瘤中存在 EB 病毒 DNA[585,589,592,597]。淋巴上皮瘤样癌可出现神经周围侵犯[593]。免疫组织化学染色角蛋白呈强阳性[593]。反应性淋巴样组织形成生发中心，并呈局部的所谓“星空”样表现。区域淋巴结转移较常见，远隔转移（特别是肺、肝和骨）也可发生[587]。有关致死率的报道差异较大，但综合记录较完整的病例资料显示，其结局好于未分化癌[593,598]。

其他原发性癌

有些涎腺的**腺癌**混合有两种截然不同的组织学类型，称为**杂交癌**，其中一种成分多为肌上皮性的[600,608]。有些涎腺腺癌无法归入前述的任何一类肿瘤[599,604]，它们中大多数属于高级别肿瘤，其恶性性质在临床水平常常已明确[606]。有些可含有显著的黏液性成分[609]，有些表现为印戒细胞样[602]，其他则全部呈**实体性**或**未分化**表现[607,610]。有些还可见于儿童[601]。有些未分化癌可伴有肉瘤样成分（所谓**癌肉瘤**）[603,605]。随着涎腺导管癌、多形性低度恶性腺癌和上皮-肌上皮癌等命名的使用，诊断为非特异性腺癌的病例相对减少[599]。

内胚窦（卵黄囊）瘤是一种儿童腮腺的原发性肿瘤[611]。

恶性淋巴瘤

腮腺的恶性淋巴瘤可起源于腮腺内的淋巴结或腺体本身。在前一种情况，病变的组织学特征和自然病史与一般的淋巴结性淋巴瘤一致。涎腺组织受累时，可能是淋巴瘤播散性侵犯的一种表现，更多的情况是原发于腺体的肿瘤。绝大多数涎腺的原发性淋巴瘤发生于腮腺，但也有发生于颌下腺的病例报道[615,617,625,626]。临床上，涎腺淋巴瘤多表现为涎腺的单侧包块。几乎所有涎腺淋巴瘤均是 B 细胞来源的，MALT 淋巴瘤最常见，其次是滤泡型淋巴瘤和弥漫大 B 细胞淋巴瘤[615,625,628]。涎腺淋巴瘤的硬化很常见，尤其是在大细胞肿瘤中[633]。

有些涎腺淋巴瘤呈滤泡型并表现滤泡型淋巴瘤特征

性的 t(14:18)[622,623,628,632]。有些涎腺淋巴瘤表现硬化特征，类似于慢性硬化性涎腺炎（Kuttner 瘤；见下文）[624]。其他（大多数）涎腺淋巴瘤则由小淋巴细胞和类似于单核细胞样的 B 细胞组成，这类淋巴瘤最近被认为属于 MALT 或边缘区型[612,634]。它们常发生在 Mikulicz 病或其他免疫介导疾病的基础上（见上文），生长较缓慢，且长期预后较好[628,633]；首次确诊后 10 年或更长发生对侧腮腺、皮肤或其他部位的复发病变也不少见[616]。相反，由大细胞组成的淋巴瘤的临床进程较快[629]。

恶性淋巴瘤还可见于 Warthin 瘤[613,627]以及接受移植的患者[618]或发生于慢性硬化性涎腺炎（Kuttner 瘤）[630]。

浆细胞瘤的涎腺孤立性病变也有报道，有些后期还可出现典型多发性骨髓瘤样的骨 X 线改变[621,631]。

涎腺的 **T 细胞淋巴瘤**较少见，但有报道[620]。包括 T / 自然杀伤细胞肿瘤。它们可表现明显的淋巴上皮病变，因此无法从形态学表现明确地与 B 细胞淋巴瘤鉴别开[614]。

原发于涎腺的 **Hodgkin 淋巴瘤**罕见[619]，大多数过去曾被诊断为 Hodgkin 淋巴瘤的肿瘤如今很可能会被重新归类。

其他原发性肿瘤

血管和淋巴管型（淋巴血管瘤）**良性脉管肿瘤**可发生于腮腺[656]。

良性（婴儿）血管内皮瘤型**毛细血管瘤**是最常见的婴幼儿涎腺肿瘤[658]。它们多属于先天性的，一般发生于腮腺，可形成不附着于皮肤的、质地柔软的、弥漫性包块。显微镜下，病变由生长于涎腺导管和腺泡之间的相互交织的薄壁毛细血管构成，病变中的内皮细胞的实性增殖和核分裂出现常被误诊为恶性肿瘤[644]。这些病变并不恶变，且可自然消退。有些病例与 Kasabach-Merritt 综合征相关[664]。

脂肪瘤极少累及腮腺区[637]。脂肪瘤应当与**脂肪瘤病**鉴别，后者表现为整个腺体的弥漫性非肿瘤性脂肪组织沉积，并伴有腺体的肿大。后者可与糖尿病、肝硬化、慢性酒精中毒、营养不良和激素紊乱等伴随出现[645]。有些病例在脂肪沉积发生之前还可发生浆液性腺泡细胞肥大、间质水肿、导管萎缩等改变，即所谓的**流涎**或**涎腺病**[635]。

神经鞘瘤可起源于面神经的细小分支，从而在临床上表现为原发性涎腺肿瘤[655]。大体上，肿瘤有包膜环绕。显微镜下，其表现与其他部位的神经鞘瘤相似。如未能识别这种良性肿瘤，可能会导致不必要的面神经切除。

横纹肌瘤常见于颌下区软组织，但腺体本身极少受累[659]。

孤立性纤维瘤可发生于腮腺和颌下腺[651,653]。其形态学表现常与血管外皮瘤混淆，且其临床病程类似于发生于软组织的同类疾病[642]。

涎脂肪瘤是由成熟脂肪组织和可能内陷的腺性成分组成的良性肿瘤[661]。

皮肤附属器型肿瘤可发生于大涎腺。它们包括表现**毛发基质瘤**、**毛发腺瘤**和**角化囊性瘤**形态特征的肿瘤[660]。后者属于迷芽瘤，是由正常情况下不存在于这个区域的组织组成的发育异常[663]。也有人认为它们是真性肿瘤。

颗粒细胞瘤可发生于腮腺[648]。

胚胎瘤或**成涎细胞瘤**是指发生于新生儿和婴儿的、细胞丰富的上皮性腮腺肿瘤，呈胚胎性或“胚细胞瘤”样表现[639,641,657]。这种肿瘤可能属于上皮性，应当与更为罕见的涎腺**畸胎瘤**鉴别[662]。有些胚胎瘤可局部复发，已有个别发生区域淋巴结受累[654]和 1 例发生肺转移的报道[668]。

涎腺始基肿瘤是另一种发生于小涎腺的先天性肿瘤，仅有发生于鼻咽部的报道[647]。

肉瘤极为罕见，应与呈梭形细胞改变的上皮性、肌上皮性和黑色素细胞性肿瘤鉴别[636]。在成人中已有描述的类型包括：**恶性外周神经鞘瘤**、**纤维肉瘤**、**滑膜肉瘤**、**Kaposi 肉瘤**、**血管肉瘤**[650]、**Ewing 肉瘤 / PNET**、促结缔组织增生型小圆细胞肿瘤[669]和所谓的**恶性纤维组织细胞瘤**[636,640,643,646,667,670]。在儿童，**胚胎性横纹肌肉瘤**也可发生于腮腺区，继发性侵犯腺体[666]。

类似发生于骨或软组织的**巨细胞肿瘤**有时也可发生于涎腺[638,649]（图 2.36）。多核巨细胞在各方面均与破骨细胞相似。在一些病例中，巨细胞成分可伴有癌灶（通常为涎腺导管癌或恶性混合瘤），类似于发生于其他器官（如胰、甲状腺或乳腺）的巨细胞肿瘤[649,652]，加上这些肿瘤中的单核细胞常表达上皮性标志物，因此它们中的全部或至少绝大多数会被误认为癌[665]。

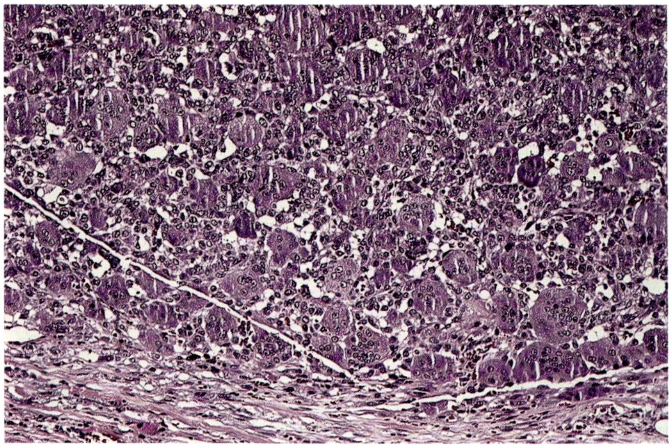

图2.36　腮腺的巨细胞瘤。其形态与骨的同名肿瘤非常类似。

转移性肿瘤

这个区域的大多数转移性肿瘤主要集中在腮腺内或颌下腺的淋巴结内[675]。随着肿瘤的生长，其转移灶与涎腺的原发肿瘤极为相似。值得注意的是，颌下区最常见的恶性肿瘤是颌下淋巴结的转移癌，而不是原发的涎腺肿瘤。最常见的肿瘤类型为鳞状细胞癌（来自上呼吸消化道或皮肤）和恶性黑色素瘤（包括促结缔组织增生型）[673,676,677]。远处转移至这个区域的肿瘤常常来自于肺、肾和乳腺[671,674,675]，其他部位还包括前列腺和大肠[672,677]。

涎腺肿瘤的一般特征

相对发病率和恶性肿瘤

发生于腮腺的涎腺肿瘤是发生于颌下腺的12倍，这种差异无法仅仅用腺体大小的差别来解释。大多数属于良性肿瘤，主要是良性混合瘤[685,695]。

在Eneroth报道的2632例涎腺肿瘤中[684]，恶性肿瘤的发生率在腮腺为17%，在颌下腺为38%，在腭部为44%。恶性肿瘤发生率最高者是在舌下腺[685]。腮腺最常见的恶性肿瘤是黏液表皮样癌，其次为未分化癌和腺泡细胞癌。腺样囊性癌为颌下腺和腭部最常见的恶性肿瘤[681]。

大多数大涎腺肿瘤为单侧单发，双侧同时受累和多发性病变仅在Warthin瘤中较常见，不过也可见于良性混合瘤和腺泡细胞癌[687]。

小涎腺肿瘤可见于口腔的任何部位，包括软硬腭、颊部、牙龈、扁桃体区和舌[686]。其肿瘤发生率似乎大致与这些区域所含的正常腺体组织的量成比例，这样也解释了为什么硬腭部好发。小涎腺肿瘤还可发生于唇部（特别是上唇）、鼻腔和鼻旁窦、耳、颌骨、咽、喉以及气管和支气管等部位。另外，涎腺型肿瘤还可发生于多种腺性结构，尤其是乳腺和汗腺。

最后，已有各种涎腺肿瘤来源于大涎腺内或周围淋巴结的描述，可能与其中的异位涎腺有关。迄今为止，Warthin瘤是最为常见的类型，但皮脂淋巴腺瘤、良性混合瘤、基底细胞腺瘤、腺泡细胞癌和黏液表皮样癌也有报道[691,694]。

人们对涎腺肿瘤的病因学所知甚少，除了罕见的淋巴上皮瘤样癌（见253页）外，涎腺肿瘤的发病并无明确的高危人群[678]。儿童时期的放射治疗史可增加良性混合瘤和其他肿瘤的发生率[693,696]；在原子弹爆炸幸存者中，癌（特别是黏液表皮样型）的发生率可能有所增高[692]。

数年前有报道称，在旧金山-奥克兰地区的男性人群中，涎腺肿瘤的发生率突然持续地成倍增加，原因不明，与AIDS病的流行也无明显关系[688]。

在儿童中，良性混合瘤是常见的涎腺肿瘤，但恶性肿瘤所占比例要高于成人。在恶性肿瘤中，黏液表皮样癌、腺样囊性癌和腺泡细胞癌最为常见[680,682,683,689]。

临床诊断

小涎腺的良性肿瘤可依据其临床和肉眼特征与高级别恶性肿瘤鉴别。存在面神经瘫痪几乎可确认恶性肿瘤的诊断。低级别腺泡细胞癌和黏液表皮样癌的临床表现与良性肿瘤几乎没有区别，因此上述鉴别标准并不适用。反之亦然，不过仅见于少数病例，例如，Warthin瘤因与皮肤粘连常被临床医师考虑为恶性肿瘤。

分　期

涎腺肿瘤的临床分期标准采用TNM分类，主要基于五项指标：原发肿瘤的大小、局部浸润、可触及区域淋巴结、区域淋巴结转移的可疑程度和远隔转移的有无（见附录C）[679,690]。

活检和细胞学检查

颌下腺肿瘤通常进行整个腺体的切除，而不做术前活检。腮腺肿瘤则可依据肿瘤的大小、部位、临床特征和病理医师的意见做以下几种选择。对于无临床恶性表现的腮腺浅叶肿瘤，可做浅叶切除和冰冻活检，后续治疗的选择取决于冰冻切片检查结果。对于伴有皮肤浸润、临床明显提示恶性的肿瘤，可切取小块组织活检，并根据诊断结果做相应治疗。其他选择还包括芯针和细针针吸活检等，虽然前者通常可提供诊断的组织材料，但由于其有沿针道发生肿瘤种植的可能性以及经常遇到鉴别诊断困难（尤其是腺样囊性癌、单形性腺瘤和良性混合瘤之间），临床和病理医师对这种方法的兴趣不大。相反，细针针吸活检在几个欧洲研究机构内（特别是瑞典的Karalinska研究所）得到了成功应用，目前在美国的应用也很广泛[697,698,711]（图2.37和2.38）。在大多数报道中，其总体准确率达到90%以上[699,703,705,706,709]。细针针吸活检操作可引起肿瘤坏死和修复性改变，特别是由嗜酸细胞组成的肿瘤[704]；不过这些改变很少会影响随后的显微镜下诊断[708]。

冰冻切片

涎腺肿瘤的术中活检是一种准确的方法，可协助外科医师确定手术范围，尤其是腮腺肿瘤[700,701]。很显然，

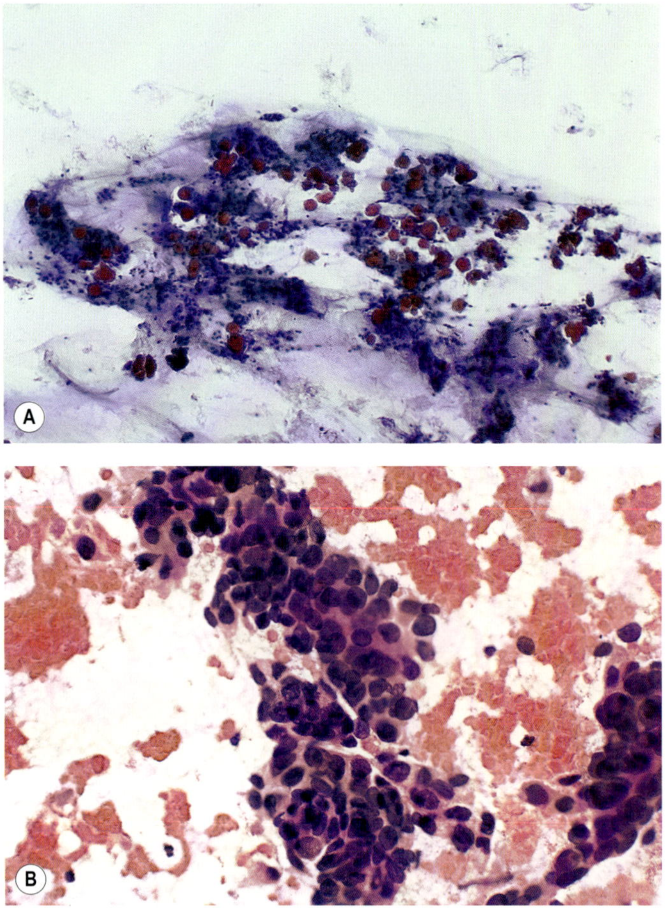

图2.37 A，腮腺良性混合瘤的细针针吸活检标本。可见良性上皮细胞簇位于蓝色黏液样基质背景中。另外还存在富于酪氨酸的结晶。B，腮腺黏液表皮样癌的细针吸针活检标本。大多数细胞属于所谓的"第三"型细胞，有些呈局灶性鳞状分化。（**A**, Courtesy of Dr Maureen Zakowski, Memorial Sloan-Kettering Cancer Center）

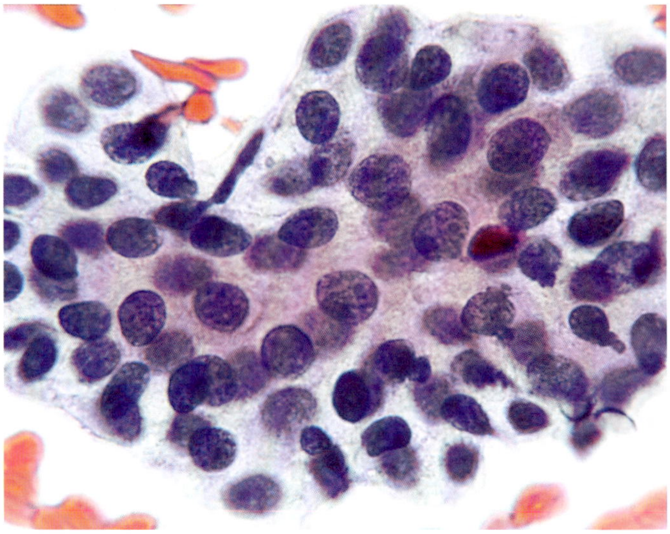

图2.38 细针针吸活检的典型腺样囊性癌表现。胞核小而深染。可见粉红色的、无定形基底膜样物质，相当于见于组织学切片中的"圆柱体"。

这种方法的价值取决于病理医师所提供诊断的准确性和外科医师对这些信息的理解和把握[710]。冰冻切片诊断最常见的错误是将黏液表皮样癌诊断为良性肿瘤[702,707]。

治　疗

对腮腺肿瘤进行手术治疗的范围取决于肿瘤的组织学类型和腮腺的解剖特征，特别是与面神经的密切关系[714,719]。

幸运的是，大多数腮腺良性混合瘤发生于浅叶，因而可采用保留面神经的浅叶或部分腮腺切除术；实际上，即使施行腮腺全切术，一些经选择的病例仍可保留面神经[720]。

对于大多数低级别恶性肿瘤，如黏液表皮样癌或腺泡细胞癌，可选择类似的治疗方法。对于晚期和（或）高级别癌，腮腺全切术并牺牲面神经往往是必需的。如果临床有淋巴结受累的证据，手术还应附加颈部淋巴结根治性清扫。对于高级别和（或）> 4cm 的恶性肿瘤，应选择广泛的清扫[712]。

颌下腺良恶性肿瘤的手术治疗均应采用颌下腺全切术。由于腺体和下颌骨的密切关系，颌下腺癌的复发率相对较高。

涎腺高级别恶性肿瘤术后复发患者的预后较差；大多数患者生存时间较短，有效的后续治疗仅见于 1/4 的患者。

放疗一般可作为无法进行手术治疗者的首选方法，也可作为术后的辅助治疗，其病例选择是基于肿瘤的组织学类型和手术方法[715,717]。有证据表明，这种综合疗法可降低局部复发率[713,716,718]。

预　后

涎腺肿瘤的预后受临床分期、部位和组织学类型的影响[724,725,728,729]（见附录 C）（图 2.39）。这导致在对预后评分的建议中包含了这些不同的参数[733]。与同类型的腮腺肿瘤相比，颌下腺恶性肿瘤的复发和转移发生率均较高[721,723]。就腺样囊性癌而言，位于腭部的肿瘤预后最好，位于腮腺者居中，发生于颌下腺者最差。伴有面神经瘫痪的腮腺恶性肿瘤预后不良。从组织学类型来看，预后最好的为低级别黏液表皮样癌和腺泡细胞癌，最差的是这些肿瘤的高级别型、腺样囊性癌、恶性混合瘤、涎腺导管癌和鳞状细胞癌。各种不同类型的肿瘤还有各自相应的预后指征。

与低级别癌和良性混合瘤相比，高级别癌（如涎腺导管癌）的 DNA 倍体分析和 AgNOR 测定具有较高价

图2.39 恶性涎腺肿瘤的生存率。（From Eneroth CM, Hamberger CA. Principles of treatment of different types of parotid tumors. Laryngoscope 1974, **84:** 1732–1740）

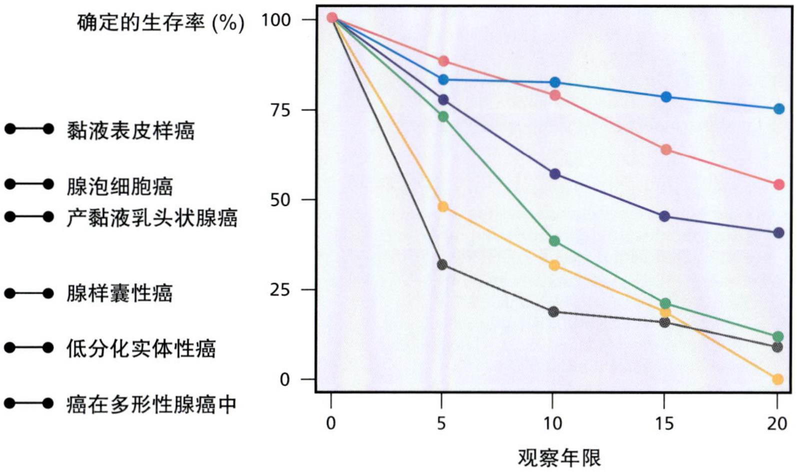

值，但它们的独立预后意义尚待进一步证实[726]。

HER2 癌基因扩增[732]和 p53 癌蛋白的表达[727]与肿瘤的侵袭性相关，但这些指标能否作为独立的预后指征目前尚不清楚[722,730,731]。

最近有研究报道，涎腺癌中孪蛋白（geminin）高表达预示临床转归较差[734]。

参考文献

NORMAL ANATOMY

1 Cheuk W, Chan JK. Advances in salivary gland pathology. Histopathology 2007, **51**: 1–20.
2 Conley J. Salivary glands and the facial nerve. New York, 1975, Grune & Stratton.
3 Dardick I, Byard RW, Carnegie JA. A review of the proliferative capacity of major salivary glands and the relationship to current concepts of neoplasia in salivary glands. Oral Surg Oral Med Oral Pathol 1990, **69**: 53–67.
4 Dardick I, van Nostrand AWP. Morphogenesis of salivary gland tumors. A prerequisite to improving classification. Pathol Annu 1987, **22**(Pt 1): 1–53.
5 Foschini MP, Scarpellini F, Gown AM, Eusebi V. Differential expression of myoepithelial markers in salivary, sweat and mammary glands. Intern J Surg Pathol 2000, **8**: 29–38.
6 Martínez-Madrigal F, Bosq J, Casiraghi O. Major salivary glands. In Mills SE (ed.): Histology for pathologists, ed. 3. Philadelphia, 2007, Lippincott Williams & Wilkins, pp. 445–469.
7 Seifert G. The pathology of the salivary gland immune system. Diseases and correlations with other organ systems. Surg Pathol 1993, **5**: 161–180.
8 Tazawa K, Kurihara Y, Kamoshida S, Tsukada K, Tsutsumi Y. Localization of prostate-specific antigen-like immunoreactivity in human salivary gland and salivary gland tumors. Pathol Int 1999, **49**: 500–505.
9 Weinreb I, Seethala RR, Hunt JL, Chetty R, Dardick I, Perez-Ordoñez B. Intercalated duct lesions of salivary gland: a morphologic spectrum from hyperplasia to adenoma. Am J Surg Pathol 2009, **33**: 1322–1329.

HETEROTOPIA

10 Carney JA. Salivary heterotopia, cysts, and the parathyroid gland: branchial pouch derivatives and remnants. Am J Surg Pathol 2000, **24**: 837–845.
11 Evans MG, Rubin SZ. Pleomorphic adenoma arising in a salivary rest in childhood. J Pediatr Surg 1991, **26**: 1314–1315.
12 Ludmer B, Joachims HZ, Ben-Arie J, Eliachar I. Adenocarcinoma in heterotopic salivary tissue. Arch Otolaryngol 1981, **107**: 547–548.
13 Luna M, Monheit J. Salivary gland neoplasms arising in lymph nodes. A clinicopathologic analysis of 13 cases [abstract]. Lab Invest 1988, **58**: 58A.
14 Martínez-Madrigal F, Bosq J, Casiraghi O. Major salivary glands. In Mills SE (ed.): Histology for pathologists, ed. 3. Philadelphia, 2007, Lippincott Williams & Wilkins, pp. 445–469.
15 Shinohara M, Harada T, Nakamura S, Oka M, Tashiro H. Heterotopic salivary gland tissue in lymph nodes of the cervical region. Int J Oral Maxillofac Surg 1992, **21**: 166–171.
16 Singer MI, Applebaum EL, Loy KD. Heterotopic salivary gland tissue in the neck. Laryngoscope 1979, **89**: 1772–1777.
17 Youngs LA, Scoffield HH. Heterotopic salivary gland tissue in the lower neck. Arch Pathol 1967, **83**: 550–556.

SIALOLITHIASIS

18 Blatt IM, Denning RM, Zumberge JH, Maxwell JH. Studies in sialolithiasis. Ann Otol Rhinol Laryngol 1958, **67**: 595–617.
19 Bruneton JN, Mourou MY. Ultrasound in salivary gland disease. ORL J Otorhinolaryngol Relat Spec 1993, **55**: 284–289.
20 Ho V, Currie WJ, Walker A. Sialolithiasis of minor salivary glands. Br J Oral Maxillofac Surg 1992, **30**: 273–275.
21 Husted E. Sialolithiasis. Acta Chir Scand 1953, **105**: 161–171.
22 Iro H, Waitz G, Nitsche N, Benninger J, Schneider T, Ell C. Extracorporeal piezoelectric shock-wave lithotripsy of salivary gland stones. Laryngoscope 1992, **102**: 492–494.
23 Iro H, Zenk J, Escudier MP, Nahlieli O, Capaccio P, Katz P, Brown J, McGurk M. Outcome of minimally invasive management of salivary calculi in 4,691 patients. Laryngoscope 2009, **119**: 263–268.
24 Konigsberger R, Feyh J, Goetz A, Kastenbauer E. Endoscopically-controlled electrohydraulic intracorporeal shock wave lithotripsy (EISL) of salivary stones. J Otolaryngol 1993, **22**: 12–13.
25 Lutcavage GJ, Schaberg SJ. Bilateral submandibular sialolithiasis and concurrent sialadenitis. A case report. J Oral Maxillofac Surg 1991, **49**: 1220–1222.
26 Raymond AK, Batsakis JG. Angiolithiasis and sialolithiasis in the head and neck. Ann Otol Rhinol Laryngol 1992, **101**: 455–457.
27 Shinohara M, Oka M, Yamada K, Hashimura K, Yuba K, Mori M. Immunohistochemical and electron microscopic studies of obstructive lesions in submandibular glands. J Oral Pathol Oral Med 1992, **21**: 370–375.
28 Traxler M, Schurawitzki H, Ulm C, Solar P, Blahout R, Piehslinger E, Schadlbauer E. Sonography of nonneoplastic disorders of the salivary glands. Int J Oral Maxillofac Surg 1992, **21**: 360–363.

SIALADENITIS

29 Akiner MN, Saatci MR, Yilmaz O, Erekul S. Intraglandular toxoplasmosis lymphadenitis of the parotid gland. J Laryngol Otol 1991, **105**: 860–862.
30 Batsakis JG. Sclerosing polycystic adenosis: newly recognized salivary gland lesion – a form of chronic sialadenitis? Adv Anat Pathol 1996, **3**: 298–304.

31 Brook I. Diagnosis and management of parotitis. Arch Otolaryngol Head Neck Surg 1992, **118**: 469–471.

32 Chan JK. Kuttner tumor (chronic sclerosing sialadenitis) of the submandibular gland: an underrecognized entity. Adv Anat Pathol 1998, **5**: 239–251.

33 Gao Y, Chen Y, Yu GY. Clinicopathologic study of parotid involvement in 21 cases of eosinophilic hyperplastic lymphogranuloma (Kimura's disease). Oral Surg Oral Med Oral Pathol Oral Radiol Endod 2006, **102**: 651–658.

34 Geyer JT, Ferry JA, Harris NL, Stone JH, Zukerberg LR, Lauwers GY, Pilch BZ, Deshpande V. Chronic sclerosing sialadenitis (Küttner tumor) is an IgG4-associated disease. Am J Surg Pathol 2010, **34**: 202–210.

35 Gnepp DR, Wang LJ, Brandwein-Gensler M, Slootweg P, Gill M, Hille J. Sclerosing polycystic adenosis of the salivary gland: a report of 16 cases. Am J Surg Pathol 2006, **30**: 154–164.

36 Harrison JD, Epivatianos A, Bhatia SN. Role of microliths in the aetiology of chronic submandibular sialadenitis: a clinicopathological investigation of 154 cases. Histopathology 1997, **31**: 237–251.

37 Kitagawa S, Zen Y, Harada K, Sasaki M, Sato Y, Minato H, Watanabe K, Kurumaya H, Katayanagi K, Masuda S, Niwa H, Tsuneyama K, Saito K, Haratake J, Takagawa K, Nakanuma Y. Abundant IgG4-positive plasma cell infiltration characterizes chronic sclerosing sialadenitis (Küttner's tumor). Am J Surg Pathol 2005, **29**: 783–791.

38 Kojima M, Nakamura S, Itoh H, Yamane Y, Shimizu K, Masawa N. Kuttner's tumor of salivary glands resembling marginal zone B-cell lymphoma of the MALT type: a histopathologic and immunohistochemical study of 7 cases. Int J Surg Pathol 2004, **12**: 389–393.

39 Kurashima C, Hirokawa K. Age-related increase of focal lymphocytic infiltration in the human submandibular glands. J Oral Pathol 1986, **15**: 172–178.

40 O'Brien CJ, Murrant BJ. Surgical management of chronic parotitis. Head Neck 1993, **15**: 445–449.

41 Padfield CJH, Choyce MQ, Eveson JW. Xanthogranulomatous sialadenitis. Histopathology 1993, **23**: 488–491.

42 Rásánen O, Jokinen K, Dammert K. Sclerosing inflammation of the submandibular salivary gland (Kuttner tumour). Acta Otolaryngol 1972, **74**: 297–301.

43 Seifert G. Tumour-like lesions of the salivary glands. The new WHO classification. Pathol Res Pract 1992, **188**: 836–846.

44 Seifert G. Aetiological and histological classification of sialadenitis. Pathologica 1997, **89**: 7–17.

45 Singh B, Maharaj TJ. Tuberculosis of the parotid gland. Clinically indistinguishable from a neoplasm. J Laryngol Otol 1992, **106**: 929–931.

46 Skálová A, Michal M, Simpson RHW, Stàrek I, Pradna J, Pfaltz M. Sclerosing polycystic adenosis of parotid gland with dysplasia and ductal carcinoma in situ. Report of three cases with immunohistochemical and ultrastructural examination. Virchows Arch 2002, **440**: 29–35.

47 Skálová A, Gnepp DR, Simpson RH, Lewis JE, Janssen D, Sima R, Vanecek T, Di Palma S, Michal M. Clonal nature of sclerosing polycystic adenosis of salivary glands demonstrated by using the polymorphism of the human androgen receptor (HUMARA) locus as a marker. Am J Surg Pathol 2006, **30**: 939–944.

48 Smith BC, Ellis GL, Slater LJ, Foss RD. Sclerosing polycystic adenosis of major salivary glands: a clinicopathologic analysis of nine cases. Am J Surg Pathol 1996, **20**: 161–170.

49 Triantafyllou A, Harrison JD, Donath K. Microlithiasis in parotid sialadenosis and chronic submandibular sialadenitis is related to the microenvironment: an ultrastructural and microanalytical investigation. Histopathology 1998, **32**: 530–535.

50 Van der Walt JD, Leake J. Granulomatous sialadenitis of the major salivary glands. A clinicopathological study of 57 cases. Histopathology 1987, **11**: 131–144.

BENIGN LYMPHOEPITHELIAL CYSTS AND HIV-RELATED LESIONS

51 Badve S, Evans G, Mady S, Coppen M, Sloane J. A case of Warthin's tumor with coexistent Hodgkin's disease. Histopathology 1993, **22**: 280–281.

52 Bernier JL, Bhaskar SN. Lymphoepithelial lesions of salivary glands. Histogenesis and classification based on 186 cases. Cancer 1958, **11**: 1156–1179.

53 Cohen MN, Rao U, Shedd DP. Benign cysts of the parotid gland. J Surg Oncol 1984, **27**: 85–88.

54 Dobson CM, Ellis HA. Polycystic disease of the parotid glands. Case report of a rare entity and review of the literature. Histopathology 1987, **11**: 953–961.

55 Elliott JN, Oertel YC. Lymphoepithelial cysts of the salivary glands. Histological and cytologic features. Am J Clin Pathol 1990, **93**: 39–43.

56 Finfer MD, Schinella RA, Chiriboga LA, Rothstein SG, Persky MS, Feiner HD. Cystic lesions of the parotid gland in patients at risk for AIDS. An immunohistochemical study. Surg Pathol 1991, **4**: 35–45.

57 Ihrler S, Zietz C, Riederer A, Diebold J, Lohrs U. HIV-related parotid lymphoepithelial cysts. Immunohistochemistry and 3-D reconstruction of surgical and autopsy material with special reference to formal pathogenesis. Virchows Arch 1996, **429**: 139–148.

58 Labouyrie E, Merlio JP, Beylot-Barry M, Delord B, Vergier B, Brossard G, Lacoste D, Beylot J, Leng B, Fleury H, et al. Human immunodeficiency virus type I replication within cystic lymphoepithelial lesion of the salivary gland. Am J Clin Pathol 1993, **100**: 41–46.

59 Maiorano E, Favia F, Viale G. Lymphoepithelial cysts of salivary glands: an immunohistochemical study of HIV-related and HIV-unrelated lesions. Hum Pathol 1998, **29**: 260–265.

60 Pieterse AS, Seymour AE. Parotid cysts. An analysis of 16 cases and suggested classification. Pathology 1981, **13**: 225–234.

61 Schiodt M. HIV-associated salivary gland disease. A review. Oral Surg Oral Med Oral Pathol 1992, **73**: 164–167.

62 Seifert G, Thomsen ST, Donath K. Bilateral dysgenetic polycystic parotid glands. Morphological analysis and differential diagnosis of a rare disease of the salivary glands. Virchows Arch [A] 1981, **390**: 273–288.

63 Shaha AR, Di Maio T, Webber C, Thelmo W, Jaffe BM. Benign lymphoepithelial lesions of the parotid. Am J Surg 1993, **166**: 403–406.

64 Smyth AG, Ward-Booth RP, High AS. Polycystic disease of the parotid glands. Two familial cases. Br J Oral Maxillofac Surg 1993, **31**: 38–40.

65 Suster S, Rosai J. Multilocular thymic cyst. An acquired reactive process. Study of 18 cases. Am J Surg Pathol 1991, **15**: 388–398.

66 Terry JH, Loree TR, Thomas MD, Marti JR. Major salivary gland lymphoepithelial lesions and the acquired immunodeficiency syndrome. Am J Surg 1991, **162**: 324–329.

67 Weidner N, Geisinger KR, Sterling RT, Miller TR, Yen TSB. Benign lymphoepithelial cysts of the parotid gland. A histologic, cytologic, and ultrastructural study. Am J Clin Pathol 1986, **85**: 395–401.

68 Wu L, Cheng J, Maruyama S, Yamazaki M, Tsuneki M, Lu Y, He Z, Zheng Y, Zhou Z, Saku T. Lymphoepithelial cyst of the parotid gland: its possible histopathogenesis based on clinicopathologic analysis of 64 cases. Hum Pathol 2009, **40**: 683–692.

MIKULICZ DISEASE AND SJÖGREN SYNDROME

69 Anderson LG, Talal N. The spectrum of benign to malignant lymphoproliferation in Sjögren's syndrome. Clin Exp Immunol 1971, **9**: 199–221.

70 Bodeutsch C, de Wilde PC, Kater L, van Houwelingen JC, van den Hoogen FH, Kruize AA, Hene RJ, van de Putte LB, Voojis GP. Quantitative immunohistochemical criteria are superior to the lymphocytic focus score criterion for the diagnosis of Sjögren's syndrome. Arthritis Rheum 1992, **35**: 1075–1087.

71 Caselitz J, Osborn M, Wustrow J, Seifert G, Weber K. Immunohistochemical investigations on the epimyoepithelial islands in lymphoepithelial lesions. Use of monoclonal keratin antibodies. Lab Invest 1986, **55**: 427–432.

72 Chaudhry AP, Cutler LS, Yamane GM, Satchidanand S, Labay G, Sunder Raj M. Light and ultrastructural features of lymphoepithelial lesions of the salivary glands in Mikulicz's disease. J Pathol 1986, **146**: 239–250.

73 Chevalier X, Gaulard P, Voisin MC, Martigny J, Farcet JP, Larget-Piet B. Peripheral T cell lymphoma with Sjögren's syndrome. A report with immunologic and genotypic studies. J Rheumatol 1991, **18**: 1744–1746.

74 Constantopoulos SH, Tsianos EV, Moutsopoulos HM. Pulmonary and gastrointestinal manifestations of Sjögren's syndrome. Rheum Dis Clin North Am 1992, **18**: 617–635.

75 Di Giuseppe JA, Wu TC, Corio RL. Analysis of Epstein–Barr virus-encoded small RNA 1 expression in benign lymphoepithelial salivary gland lesions. Mod Pathol 1994, **7**: 555–559.

76 Diss TC, Wotherspoon AC, Speight P, Pan L, Isaacson PG. B-cell monoclonality, Epstein–Barr virus, and t(14;18) in myoepithelial sialadenitis and low-grade B-cell MALT lymphoma of the parotid gland. Am J Surg Pathol 1995, **19**: 531–536.

77 Falzon M, Isaacson PG. The natural history of benign lymphoepithelial lesion of the salivary gland in which there is a monoclonal population of B cells. A report of two cases. Am J Surg Pathol 1991, **15**: 59–65.

78 Fishleder A, Tubbs R, Hesse B, Levine H. Uniform detection of immunoglobulin-gene rearrangement in benign, lymphoepithelial lesions. N Engl J Med 1987, **316**: 1118–1121.

79 Fox RI, Kang HI. Pathogenesis of Sjögren's syndrome. Rheum Dis Clin North Am 1992, **18**: 517–538.

80 Friedlaender MH. Ocular manifestations of Sjögren's syndrome. Keratoconjunctivitis sicca. Rheum Dis Clin North Am 1992, **18**: 591–608.

81 Harris NL. Lymphoid proliferations of the salivary glands. Am J Clin Pathol 1999, **111**: S94–S103.

82 Hsi ED, Siddiqui J, Schnitzer B, Alkan S, Ross CW. Analysis of immunoglobulin heavy chain gene rearrangement in myoepithelial sialadenitis by polymerase chain reaction. Am J Clin Pathol 1996, **106**: 498–503.

83 Ihrler S, Zietz C, Sendelhofert A, Riederer A, Lohrs U. Lymphoepithelial duct lesions in Sjögren-type sialadenitis. Virchows Arch 1999, **434**: 315–324.

84 Kahn LB. Benign lymphoepithelial lesion (Mikulicz's disease) of the salivary gland. An ultrastructural study. Hum Pathol 1979, **10**: 99–104.

85 Lasota J, Miettinen MM. Coexistence of different B-cell clones in consecutive lesions of low-grade MALT lymphoma of the salivary gland in Sjögren's disease. Mod Pathol 1997, **10**: 872–878.

86 McCurley TL, Collins RD, Ball E, Collins RD. Nodal and extranodal lymphoproliferative disorders in Sjögren's syndrome. A clinical and immunopathologic study. Hum Pathol 1990, **21**: 482–492.

87 Molina R, Provost TT, Arnett FC, Bias WB, Hochberg MC, Wilson RW, Alexander EL. Primary Sjögren's syndrome in men. Clinical, serologic, and immunogenetic features. Am J Med 1986, **80**: 23–31.

88 Morgan WS, Castleman B. A clinicopathologic study of 'Mikulicz's disease'. Am J Pathol 1953, **29**: 471–503.

89 Palmer RM, Eveson JW, Gusterson BA. 'Epimyoepithelial' islands in lymphoepithelial lesions. Virchows Arch [A] 1986, **408**: 603–609.

90 Quintana PG, Kapadia SB, Bahler DW, Johnson JT, Swerdlow SH. Salivary gland lymphoid infiltrates associated with lymphoepithelial lesions: a clinicopathologic, immunophenotypic, and genotypic study. Hum Pathol 1997, **28**: 850–861.

91 Schmid U, Helbron D, Lennert K. Development of malignant lymphoma in myoepithelial sialadenitis (Sjögren's syndrome). Virchows Arch [A] 1982, **395**: 11–43.

92 Scott CA, Avellini C, Desinan L, Pirisi M, Ferraccioli FG, Bardus P, Fabris C, Casatta L, Bartoli E, Beltrami CA. Chronic lymphocytic sialoadenitis in HCV-related chronic liver disease: comparison with Sjögren's syndrome. Histopathology 1997, **30**: 41–48.

93 Tsokos M, Lazarou SA, Moutsopoulos HM. Vasculitis in primary Sjögren's syndrome. Histologic classification and clinical presentation. Am J Clin Pathol 1987, **88**: 26–31.

94 van der Valk PG, Hollema H, van Voorst Vander PC, Brinker MG, Poppema S. Sjögren's syndrome with specific cutaneous manifestations and multifocal clonal T-cell populations progressing to a cutaneous pleomorphic T-cell lymphoma. Am J Clin Pathol 1989, **92**: 357–361.

95 Vivancos J, Bosch X, Grau JM, Coca A, Font J. Development of Hodgkin's disease in the course of primary Sjögren's syndrome. Br J Rheumatol 1992, **31**: 561–563.

96 Warfvinge G, Larsson A, Henricsson V, Ericsson UB, Hansen B, Manthorpe R. Salivary gland involvement in autoimmune thyroiditis, with special reference to the degree of association with Sjögren's syndrome. Oral Surg Oral Med Oral Pathol 1992, **74**: 288–293.

97 Weisbrot IM. Lymphomatoid granulomatosis of the lung, associated with a long history of benign lymphoepithelial lesions of the salivary glands and lymphoid interstitial pneumonitis. Report of a case. Am J Clin Pathol 1976, **66**: 792–801.

98 Wen S, Shimizu N, Yoshiyama H, Mizugaki Y, Shinozaki F, Takada K. Association of Epstein–Barr virus (EBV) with Sjögren's syndrome. Differential EBV expression between epithelial cells and lymphocytes in salivary glands. Am J Pathol 1996, **149**: 1511–1517.

99 Zulman J, Jaffe R, Talal N. Evidence that the malignant lymphoma of Sjögren's syndrome is a monoclonal B-cell neoplasm. N Engl J Med 1978, **299**: 1215–1220.

IRRADIATION EFFECT

100 Leslie MD, Dische S. Changes in serum and salivary amylase during radiotherapy for head and neck cancer. A comparison of conventionally fractionated radiotherapy with CHART. Radiother Oncol 1992, **24**: 27–31.

101 Nagler RM, Baum BJ, Fox PC. Acute effects of X irradiation on the function of rat salivary glands. Radiat Res 1993, **136**: 42–47.

OTHER NON-NEOPLASTIC LESIONS

102 Arafat A, Brannon RB, Ellis GL. Adenomatoid hyperplasia of mucous salivary glands. Oral Surg Oral Med Oral Pathol 1981, **52**: 51–55.

103 Fischer JR, Abdul-Karim FW, Robinson RA. Intraparotid nodular fasciitis. Arch Pathol Lab Med 1989, **113**: 1276–1278.

104 Foucar E, Rosai J, Dorfman RD. Sinus histiocytosis with massive lymphoadenopathy (Rosai–Dorfman disease). Review of the entity. Semin Diagn Pathol 1990, **7**: 19–73.

105 Herold J, Nicholson AG. Fine needle aspiration cytology in the diagnosis of amyloid in the submandibular gland. Br J Oral Maxillofac Surg 1992, **30**: 393–394.

106 Juskevicius R, Finley JL. Rosai–Dorfman disease of the parotid gland: cytologic and histopathologic findings with immunohistochemical correlation. Arch Pathol Lab Med 2001, **125**: 1348–1350.

107 Myssiorek D, Alvi A, Bhuiya T. Primary salivary gland amyloidosis causing sicca syndrome. Ann Otol Rhinol Laryngol 1992, **101**: 487–490.

108 Williams SB, Foss RD, Ellis GL. Inflammatory pseudotumors of the major salivary glands. Clinicopathologic and immunohistochemical analysis of six cases. Am J Surg Pathol 1992, **16**: 896–902.

109 Yu G-Y, Donath K, Mult D. Adenomatous ductal proliferation of the salivary gland. Oral Surg Oral Med Oral Pathol Oral Radiol Endod 2001, **91**: 215–221.

EPITHELIAL TUMORS

CLASSIFICATION

110 Seifert G, Brocheriou C, Cardesa A, Eveson JW. WHO international histological classification of salivary gland tumors. Pathol Res Pract 1990, **186**: 555–581.

111 Seifert G, Sobin LH. The World Health Organization's histological classification of salivary gland tumors. A commentary on the second edition. Cancer 1992, **70**: 379–385.

112 Simpson RHW. Classification of tumours of the salivary glands. Histopathology 1994, **24**: 187–191.

TUMORS WITH STROMAL METAPLASIA

Benign mixed tumor (pleomorphic adenoma)

113 Altini M, Coleman H, Kienle F. Intra-vascular tumour in pleomorphic adenomas – a report of four cases. Histopathology 1997, **31**: 55–59.

114 Anderson C, Knibbs DR, Abbott SJ, Pedersen C, Krutchkoff D. Glial fibrillary acidic protein expression in pleomorphic adenoma of salivary gland. An immunoelectron microscopic study. Ultrastruct Pathol 1990, **14**: 263–271.

115 Asp J, Persson F, Kost-Alimova M, Stenman G. CHCHD7–PLAG1 and TCEA1–PLAG1 gene fusions resulting from cryptic, intrachromosomal 8q rearrangements in pleomorphic salivary gland adenomas. Genes Chromosomes Cancer 2006, **45**: 820–828.

116 Åström AK, Voz ML, Kas K, Röijer E, Wedell B, Mandahl N, Van de Ven W, Mark J, Stenman G. Conserved mechanism of PLAG1 activation in salivary gland tumors with and without chromosome 8q12 abnormalities: identification of SII as a new fusion partner gene. Cancer Res 1999, **59**: 918–923.

117 Azzopardi JG, Smith OD. Salivary gland tumours and their mucins. J Pathol Bacteriol 1959, **77**: 131–140.

118 Barton J, Slevin NJ, Gleave EN. Radiotherapy for pleomorphic adenoma of the parotid gland. Int J Radiat Oncol Biol Phys 1992, **22**: 925–928.

119 Bullerdiek J, Wobst G, Meyer-Bolte K, Chilla R, Haubrich J, Thode B, Bartnitzke S. Cytogenetic subtyping of 220 salivary gland pleomorphic adenomas. Correlation to occurrence, histological subtype, and in vitro cellular behavior. Cancer Genet Cytogenet 1993, **65**: 27–31.

120 Chaplin AJ, Darke P, Patel S. Tyrosine-rich crystals in pleomorphic adenomas of parotid glands. J Oral Pathol 1983, **12**: 342–346.

121 Chen KTK. Metastasizing pleomorphic adenoma of the salivary gland. Cancer 1978, **42**: 2407–2411.

122 Chu W, Strawitz JG. Parapharyngeal growth of parotid tumors. Report of two cases. Arch Surg 1977, **112**: 709–711.

123 Collina G, Eusebi V, Carasoli PT. Pleomorphic adenoma with lymph-node metastases. Report of two cases. Pathol Res Pract 1989, **184**: 188–193.

124 Cresson DH, Goldsmith M, Askin FB, Reddick RL, Postma DS, Siegal GP. Metastasizing pleomorphic adenoma with myoepithelial cell predominance. Pathol Res Pract 1990, **186**: 795–800.

125 Czader M, Eberhart CG, Bhatti N, Cummings C, Westra WH. Metastasizing mixed tumor of the parotid: initial presentation as a solitary kidney tumor and ultimate carcinomatous transformation at the primary site. Am J Surg Pathol 2000, **24**: 1159–1164.

126 Dardick I, Ostrynski VL, Ekem JK, Leung R, Burford-Mason AP. Immunohistochemical and ultrastructural correlates of muscle-actin expression in pleomorphic adenomas and myoepitheliomas based on comparison of formalin and methanol fixation. Virchows Arch [A] 1992, **421**: 95–104.

127 Dardick I, van Nostrand AWP, Jeans MTD, Rippstein P, Edwards V. Pleomorphic adenoma. II. Ultrastructural organization of 'stromal' regions. Hum Pathol 1983, **14**: 798–809.

128 Dardick I, van Nostrand AWP, Phillips MJ. Histogenesis of salivary gland pleomorphic adenoma (mixed tumor) with an evaluation of the role of the myoepithelial cell. Hum Pathol 1982, **13**: 62–75.

129 David R, Buchner A. Elastosis in benign and malignant salivary gland tumors. Cancer 1980, **45**: 2301–2310.

130 Debiec-Richter M, Van Valckenborgh I, Van den Broeck C, Hagemeijer A, Van de Ven WJ, Kas K, Van Damme B, Voz ML. Histologic localization of PLAG1 (pleomorphic adenoma gene 1) in pleomorphic adenoma of the salivary gland: cytogenetic evidence of common origin of phenotypically diverse cells. Lab Invest 2001, **81**: 1289–1297.

131 Deguchi H, Hamano H, Hayashi Y. C-*myc*, *ras* p21 and p53 expression in pleomorphic adenoma and its malignant form of the human salivary glands. Acta Pathol Jpn 1993, **43**: 413–422.

132 Erlandson RA, Cardon-Cardo C, Higgins PJ. Histogenesis of benign pleomorphic adenoma (mixed tumor) of the major salivary glands. An ultrastructural and immunohistochemical study. Am J Surg Pathol 1984, **8**: 803–820.

133 Fantasia JE, Lally ET. Localization of free secretory component in pleomorphic adenomas of minor salivary gland origin. Cancer 1984, **53**: 1786–1789.

134 Felix A, Rosa JC, Fonseca I, Cidadao A, Soares J. Laminin and collagen IV in pleomorphic adenoma and carcinoma ex-pleomorphic adenoma: an immunohistochemical study. Hum Pathol 1999, **30**: 964–969.

135 Ferlito A, Baldan M, Andretta M, Blandamura S, Pesavento G, Piazza M. Implantation of parotid pleomorphic adenoma in the upper neck. ORL J Otorhinolaryngol Relat Spec 1991, **53**: 165–176.

136 Fliss DM, Rival R, Gullane P, Mock D, Freeman JL. Pleomorphic adenoma. A preliminary histopathologic comparison between tumors occurring in the deep and superficial lobes of the parotid gland. Ear Nose Throat J 1992, **71**: 254–257.

137 Fujita S, Takahashi H, Okabe H. Proliferative activity in normal salivary gland and pleomorphic adenoma. A study by argyrophilic nucleolar organizer region (AgNOR) staining. Acta Pathol Jpn 1992, **42**: 573–578.

138 Furuse C, Cury PR, Altemani A, dos Santos Pinto D Jr, de Araújo NS, de Araújo VC. Beta-catenin and E-cadherin expression in salivary gland tumors. Int J Surg Pathol 2006, **14**: 212–217.

139 Gandour-Edwards R, Kapadia SB, Gumerlock PH, Barnes L. Immunolocalization of interleukin-6 in salivary gland tumors. Hum Pathol 1995, **26**: 501–503.

140 Geurts JM, Schoenmakers EF, Roijer E, Astrom AK, Stenman G, van de Ven WJ. Identification of NFIB as recurrent translocation partner gene of HMGIC in pleomorphic adenomas. Oncogene 1998, **16**: 865–872.

141 Geurts JM, Schoenmakers EF, Roijer E, Stenman G, Van de Ven WJ. Expression of reciprocal hybrid transcripts of HMGIC and FHIT in a pleomorphic adenoma of the parotid gland. Cancer Res 1997, **57**: 13–17.

142 Gusterson BA, Lucas RB, Ormerod MG. Distribution of epithelial membrane antigen in benign and malignant lesions of the salivary glands. Virchows Arch [A] 1982, **397**: 227–233.

143 Harris BR, Shipkey F. Tyrosine-rich crystalloids in neoplasms and tissues of the head and neck. Arch Pathol Lab Med 1986, **110**: 709–712.

144 Harrison JD. Ultrastructural observation of calcification in a pleomorphic adenoma of the parotid gland. Ultrastruct Pathol 1991, **15**: 185–188.

145 Harrison JD, Auger DW. Mucosubstance histochemistry of pleomorphic adenoma of parotid and submandibular salivary glands of man. Light and electron microscopy. Histochem J 1991, **23**: 293–302.

146 Haskell HD, Butt KM, Woo SB. Pleomorphic adenoma with extensive lipometaplasia: report of three cases. Am J Surg Pathol 2005, **29**: 1389–1393.

147 Henriksson G, Westrin KM, Carlsoo B, Silfversward C. Recurrent primary pleomorphic adenomas of salivary gland origin: intrasurgical rupture, histopathologic features, and pseudopodia. Cancer 1998, **82**: 617–620.

148 Hirokawa M, Shimizu M, Manabe T, Ito J, Ogawa S. Oncocytic lipoadenoma of the submandibular gland. Hum Pathol 1998, **29**: 410–412.

149 Humphrey PA, Ingram P, Tucker A, Shelburne JD. Crystalloids in salivary gland pleomorphic adenomas. Arch Pathol Lab Med 1989, **113**: 390–393.

150 Jin YT, Lian JD, Yan JJ, Hwang TZ, Tsai ST. Pleomorphic adenoma with extensive adipose content. Histopathology 1996, **28**: 87–88.

151 Korsrud FR, Brandtzaeg P. Immunofluorescence study of secretory epithelial markers in pleomorphic adenomas. Virchows Arch [A] 1984, **403**: 291–300.

152 Krolls SO, Trodahl JN, Boyers RC. Salivary gland lesions in children. A survey of 430 cases. Cancer 1972, **30**: 459–469.

153 Kusafuka K, Yamaguchi A, Kayano T, Fujiwara M, Takemura T. Expression of bone morphogenetic proteins in salivary pleomorphic adenomas. Virchows Arch 1998, **432**: 247–254.

154 Lam RMY. An electron microscopic histochemical study of the histogenesis of major salivary gland pleomorphic adenoma. Ultrastruct Pathol 1985, **8**: 207–223.

155 Landini G. Immunohistochemical demonstration of type II collagen in the chondroid tissue of pleomorphic adenomas of the salivary glands. Acta Pathol Jpn 1991, **41**: 270–276.

156 Lee PS, Sabbath-Solitare M, Redondo TC, Ongcapin EH. Molecular evidence that the stromal and epithelial cells in pleomorphic adenoma of salivary gland arise from the same origin: clonal analysis using human androgen receptor gene (HUMARA) assay. Hum Pathol 2000, **31**: 498–503.

157 Lomax-Smith JD, Azzopardi JG. The hyaline cell. A distinctive feature of 'mixed' salivary tumours. Histopathology 1978, **2**: 77–92.

158 Luo M, Takagi H, Tsubone M, Ando C, Ogata K, Shrestha P, Mori M. Fibronectin expression in salivary gland pleomorphic adenoma. Arch Anat Cytol Pathol 1993, **41**: 68–74.

159 Malett KJ, Harrison MS. The recurrence of salivary gland tumours. J Laryngol Otol 1971, **85**: 439–448.

160 Maran AGD, Mackenzie IJ, Stanley RE. Recurrent pleomorphic adenomas of the parotid gland. Arch Otolaryngol 1984, **110**: 167–171.

161 Martin AR, Mantravadi J, Kotylo PK, Mullins R, Walker S, Roth LM. Proliferative activity and aneuploidy in pleomorphic adenomas of the salivary glands. Arch Pathol Lab Med 1994, **118**: 252–259.

162 Mills SE, Cooper PH. An ultrastructural study of cartilaginous zones and surrounding epithelium in mixed tumors of salivary glands and skin. Lab Invest 1981, **44**: 6–12.

163 Mori M, Sumitomo S, Iwai Y, Meenagham MA. Immunolocalization of keratins in salivary gland pleomorphic adenoma using monoclonal antibodies. Oral Surg Oral Med Oral Pathol 1986, **61**: 611–616.

164 Murakami M, Ohtani I, Hojo H, Wakasa H. Immunohistochemical evaluation with Ki-67. An application to salivary gland tumours. J Laryngol Otol 1992, **106**: 35–38.

165 Murase N, Kobayashi K, Mitani H, Mori M. Immunohistochemical localization of α1-antitrypsin and α1-antichymotrypsin in salivary pleomorphic adenomas. Virchows Arch [A] 1985, **408**: 107–116.

166 Nakanishi K, Kawai T, Suzuki M, Shinmei M. Glycosaminoglycans in pleomorphic adenoma and adenoid cystic carcinoma of the salivary gland. Arch Pathol Lab Med 1990, **114**: 1227–1231.

167 Nakazato Y, Ishizeki J, Takahashi K, Yamaguchi H, Kamei T, Mori T. Localization of S-100 protein and glial fibrillary acidic protein-related antigen in pleomorphic adenoma of the salivary glands. Lab Invest 1982, **46**: 621–626.

168 Nara Y, Takeuchi J, Yoshida K, Fukatsu T, Nagasaka T, Kawaguchi T, Meng N, Kikuchi H, Nakashima N. Immunohistochemical characterisation of extracellular matrix components of salivary gland tumours. Br J Cancer 1991, **64**: 307–314.

169 Neureiter D, Bohmer J, Kirchner T, Aigner T. Pleomorphic adenomas of the parotid express mesenchymal phenotypes: demonstration of matrix gene expression products characteristic of the fibroblastic and chondrocytic cell lineages. Histopathology 1999, **35**: 373–379.

170 Nishimura T, Furukawa M, Kawahara E, Miwa A. Differential diagnosis of pleomorphic adenoma by immunohistochemical means. J Laryngol Otol 1991, **105**: 1057–1060.

171 Noguchi S, Aihara T, Oshino K, Motomura K, Inaji H, Imaoka S, Koyama H. Demonstration of monoclonal origin of human parotid gland pleomorphic adenoma. Cancer 1996, **77**: 431–435.

172 Ogawa Y, Toyosawa S, Ishida T, Ijuhin N. Keratin 14 immunoreactive cells in pleomorphic adenomas and adenoid cystic carcinomas of salivary glands. Virchows Arch 2000, **437**: 58–68.

173 Palmer RM, Lucas RB, Knight J, Gusterson B. Immunocytochemical identification of cell types in pleomorphic adenoma, with particular reference to myoepithelial cells. J Pathol 1985, **146**: 213–220.

174 Patey DH, Thackray AC. The treatment of parotid tumours in the light of a pathological study of parotidectomy material. Br J Surg 1958, **45**: 477–487.

175 Quintarelli G, Robinson L. The glycosaminoglycans of salivary gland tumors. Am J Pathol 1967, **511**: 19–37.

176 Sampson BA, Jarcho JA, Winters GL. Metastasizing mixed tumor of the parotid gland: a rare tumor with unusually rapid progression in a cardiac transplant recipient. Mod Pathol 1998, **11**: 1142–1145.

177 Sasano H, Ohkubo T, Sasano N. Immunohistochemical demonstration of steroid C-21 hydroxylase in normal and neoplastic salivary glands. Cancer 1988, **61**: 750–753.

178 Savera AT, Gown AM, Zarbo RJ. Immunolocalization of three novel smooth muscle-specific proteins in salivary gland pleomorphic adenoma: assessment of the morphogenetic role of myoepithelium. Mod Pathol 1997, **10**: 1093–1100.

179 Skálová A, Leivo I. Basement membrane proteins in salivary gland tumours. Distribution of type IV collagen and laminin. Virchows Arch [A] 1992, **420**: 425–431.

180 Skálová A, Leivo I, Michal M, Saksela E. Analysis of collagen isotypes in crystalloid structures of salivary gland tumors. Hum Pathol 1992, **23**: 748–754.

181 Soini Y, Paakko P, Virtanen I, Lehto VP. Tenascin in salivary gland tumours. Virchows Arch A Pathol Anat Histopathol 1992, **421**: 217–222.

182 Stead RH, Qizilbash AH, Kontozoglou T, Daya AD, Riddell RH. An immunohistochemical study of pleomorphic adenomas of the salivary gland. Glial fibrillary acidic protein-like immunoreactivity identifies a major myoepithelial component. Hum Pathol 1988, **19**: 32–40.

183 Stenman G, Sahlin P, Mark J, Landys D. Structural alterations of the c-mos locus in benign pleomorphic adenomas with chromosome abnormalities of 8q12. Oncogene 1991, **6**: 1105–1108.

184 Swanson PE, Pettinato G, Lillemoe TJ, Wick MR. Gross cystic disease fluid protein-15 in salivary gland tumors. Arch Pathol Lab Med 1991, **115**: 158–163.

185 Takai Y, Mori M, Dardick I, Mackay A, Leung R, Wattimena D, Christensen H, Burford-Mason A. Myofilament localization and immunoelectron microscopic detection of muscle-specific actin in neoplastic myoepithelial cells in pleomorphic adenomas and myoepitheliomas. Ultrastruct Pathol 1994, **18**: 575–592.

186 Takeda Y. An immunohistochemical study of bizarre neoplastic cells in pleomorphic adenoma: its cytological nature and proliferative activity. Pathol Int 1999, **49**: 993–999.

187 Takeda Y, Satoh M, Nakamura S. Pigmented pleomorphic adenoma, a novel melanin-pigmented benign salivary gland tumor. Virchows Arch 2004, **445**: 199–202.

188 Takeuchi J, Sobue M, Yoshida M, Esaki T, Katok Y. Pleomorphic adenoma of the salivary gland. With special reference to histochemical and electron microscopic studies and biochemical analysis of glycosaminoglycans in vivo and in vitro. Cancer 1975, **36**: 1771–1789.

189 Tandler B. Amyloid in a pleomorphic adenoma of the parotid gland. Electron microscopic observations. J Oral Pathol 1981, **10**: 158–163.

190 Thunnissen FB, Peterse JL, Buchholtz P, Van der Beek JM, Bosman FT. Polyploidy in pleomorphic adenomas with cytological atypia. Cytopathology 1992, **3**: 101–109.

191 van Krieken JH. Prostate marker immunoreactivity in salivary gland neoplasms. A rare pitfall in immunohistochemistry. Am J Surg Pathol 1993, **17**: 410–414.

192 Voz ML, Agten NS, Van de Ven WJ, Kas K. PLAG1, the main translocation target in pleomorphic adenoma of the salivary glands, is a positive regulator of IGF-II. Cancer Res 2000, **60**: 106–113.

193 Voz ML, Astrom AK, Kas K, Mark J, Stenman G, Van de Ven WJ. The recurrent translocation t(5;8)(p13;q12) in pleomorphic adenomas results in upregulation of PLAG1 gene expression under control of the LIFR promoter. Oncogene 1998, **16**: 1409–1416.

194 Wenig BM, Hitchcock CL, Ellis GL, Gnepp DR. Metastasizing mixed tumor of salivary glands. A clinicopathologic and flow cytometric analysis. Am J Surg Pathol 1992, **16**: 845–858.

195 Wittchow R, Landas SK. Glial fibrillary acidic protein expression in pleomorphic adenoma, chordoma, and astrocytoma. A comparison of three antibodies. Arch Pathol Lab Med 1991, **115**: 1030–1033.

196 Yang L, Hashimura K, Qin C, Shrestha P, Sumimoto S, Mori M. Immunoreactivity of proliferating cell nuclear antigen in salivary gland tumours. An assessment of growth potential. Virchows Arch [A] 1993, **422**: 481–486.

197 Yau KC, Tsang WY, Chan JK. Lipoadenoma of the parotid gland with probable striated duct differentiation. Mod Pathol 1997, **10**: 242–246.

198 Zarbo RJ, Bacchi CE, Gown AM. Muscle-specific protein expression in normal salivary glands and pleomorphic adenomas. An immunocytochemical study with biochemical confirmation. Mod Pathol 1991, **4**: 621–626.

Malignant mixed tumor

199 Altemani A, Martins MT, Freitas L, Soares F, Araújo NS, Araújo VC. Carcinoma ex pleomorphic adenoma (CXPA): immunoprofile of the cells involved in carcinomatous progression. Histopathology 2005, **46**: 635–641.

200 Auclair PL, Ellis GL. Atypical features in salivary gland mixed tumors: their relationship to malignant transformation. Mod Pathol 1996, **9**: 652–657.

201 Batsakis JG. Carcinoma ex pleomorphic adenoma's 'Big Tent' has room for low- and high-grade tumors. Adv Anat Pathol 1997, **4**: 176–178.

202 Bleiweiss IJ, Huvos AG, Lara J, Strong EW. Carcinosarcoma of the submandibular salivary gland. Immunohistochemical findings. Cancer 1992, **69**: 2031–2035.

203 Brandwein MS, Huvos AG, Patil J, Jagirdar J. Tumor-associated glycoprotein distribution detected by monoclonal antibody B72.3 in salivary neoplasia. Cancer 1992, **69**: 2623–2630.

204 Cheuk W, Chan JK. Advances in salivary gland pathology. Histopathology 2007, **51**: 1–20.

205 DeRoche TC, Hoschar AP, Hunt JL. Immunohistochemical evaluation of androgen receptor, HER-2/neu, and p53 in benign pleomorphic adenomas. Arch Pathol Lab Med 2008, **132**: 1907–1911.

206 Di Palma S, Skálová A, Vanìèek T, Simpson RH, Stárek I, Leivo I. Non-invasive (intracapsular) carcinoma ex pleomorphic adenoma: recognition of focal carcinoma by HER-2/neu and MIB1 immunohistochemistry. Histopathology 2005, **46**: 144–152.

207 Eneroth C-M. Histological and clinical aspects of parotid tumours. Acta Otolaryngol (Stockh) 1964, **191**(Suppl): 1–99.

208 Fung KM, Diaz EM Jr, El-Naggar AK, Luna MA. Malignant rhabdoid tumor arising from a pleomorphic adenoma. Ann Diagn Pathol 2004, **8**: 156–161.

209 Gnepp DR. Malignant mixed tumors of the salivary glands. A review. Pathol Annu 1993, **28**(Pt 1): 279–328.

210 Ihrler S, Weiler C, Hirschmann A, Sendelhofert A, Lang S, Guntinas-Lichius O, Arnold G, Zietz C, Harrison JD. Intraductal carcinoma is the precursor of carcinoma ex pleomorphic adenoma and is often associated with dysfunctional p53. Histopathology 2007, **51**: 362–371.

211 Katabi N, Gomez D, Klimstra DS, Carlson DL, Lee N, Ghossein R. Prognostic factors of recurrence in salivary carcinoma ex pleomorphic adenoma, with emphasis on the carcinoma histologic subtype: a clinicopathologic study of 43 cases. Hum Pathol 2010, **41**: 927–934.

212 Lewis JE, Olsen KD, Sebo TJ. Carcinoma ex pleomorphic adenoma: pathologic analysis of 73 cases. Hum Pathol 2001, **32**: 596–604.

213 LiVolsi VA, Perzin KH. Malignant mixed tumors arising in salivary glands. I. Carcinomas arising in benign mixed tumors. A clinicopathologic study. Cancer 1977, **39**: 2209–2230.

214 Moberger JG, Eneroth C-M. Malignant mixed tumors of the major salivary glands. Special reference to the histologic structure in metastases. Cancer 1968, **21**: 1198–1211.

215 Muller S, Vigneswaran N, Gansler T, Gramlich T, DeRose PB, Cohen C. c-erbB-2 oncoprotein expression and amplification in pleomorphic adenoma and carcinoma ex pleomorphic adenoma: relationship to prognosis. Mod Pathol 1994, **7**: 628–632.

216 Nagao K, Matsuzaki O, Saiga H, Sugano I, Shigematsu H, Kaneko T, Katoh T, Kitamura T. Histopathologic studies on carcinoma in pleomorphic adenoma of the parotid gland. Cancer 1981, **48**: 113–121.

217 Nordkvist A, Röijer E, Bang G, Gustafsson H, Behrendt M, Ryd W, Thoresen S, Donath K, Stenman G. Expression and mutation patterns of p53 in benign and malignant salivary gland tumors. Int J Oncol 2000, **16**: 477–483.

218 Röijer E, Nordkvist A, Ström AK, Ryd W, Behrendt M, Bullerdiek J, Mark J, Stenman G. Translocation, deletion/amplification, and expression of HMGIC and MDM2 in a carcinoma ex pleomorphic adenoma. Am J Pathol 2002, **160**: 433–440.

219 Rosa JC, Fonseca I, Felix A, Soares J. Immunohistochemical study of C-erbB-2 expression in carcinoma ex-pleomorphic adenoma. Histopathology 1996, **28**: 247–252.

220 Spiro RH, Huvos AG, Strong EW. Malignant mixed tumor of salivary origin. A clinicopathologic study of 146 cases. Cancer 1977, **39**: 388–396.

221 Stephen J, Batsakis JG, Luna MA, von der Heyden U, Byers RM. True malignant mixed tumors (carcinosarcoma) of salivary glands. Oral Surg Oral Med Oral Pathol 1986, **61**: 597–602.

222 Thomas WH, Coppola ED. Distant metastasis from mixed tumors of the salivary glands. Am J Surg 1965, **109**: 724–730.

223 Tortoledo ME, Luna MA, Batsakis JG. Carcinomas ex pleomorphic adenoma and malignant mixed tumors. Histomorphologic indexes. Arch Otolaryngol 1984, **110**: 172–176.

224 Xin W, Paulino AFG. Prognostic factors in malignant mixed tumors of the salivary gland: correlation of immunohistochemical markers with histologic classification. Ann Diagn Pathol 2002, **6**: 205–210.

225 Yamamoto Y, Kishimoto Y, Wistuba II, Virmani AK, Vuitch F, Gazdar AF, Albores-Saavedra J. DNA analysis at p53 locus in carcinomas arising from pleomorphic adenomas of salivary glands: comparison of molecular study and p53 immunostaining. Pathol Int 1998, **48**: 265–272.

226 Yamashita T, Kameda N, Katayama K, Hiruta N, Nakada M, Takeda Y. True malignant mixed tumor of the submandibular gland. Acta Pathol Jpn 1990, **40**: 137–142.

TUMORS WITH OXYPHILIC (ONCOCYTIC) CHANGE

227 Chang A, Harawi SJ. Oncocytes, oncocytosis, and oncocytic tumors. Pathol Annu 1992, **27**(Pt 1): 263–304.

228 Chaushu G, Buchner A, David R. Multiple oncocytic cysts with tyrosine-crystalloids in the parotid gland. Hum Pathol 1999, **30**: 237–238.

229 Ghandur-Mnaymneh L. Multinodular oncocytoma of the parotid gland. A benign lesion simulating malignancy. Hum Pathol 1984, **15**: 485–486.

230 Muller-Hocker J. Random cytochrome-C-oxidase deficiency of oxyphil cell nodules in the parathyroid gland. A mitochondrial cytopathy related to cell aging? Pathol Res Pract 1992, **188**: 701–706.

231 Palmer TJ, Gleeson MJ, Eveson JW, Cawson RA. Oncocytic adenomas and oncocytic hyperplasia of salivary glands. A clinicopathological study of 26 cases. Histopathology 1990, **16**: 487–493.

232 Paulino AFG, Huvos AG. Oncocytic and oncocytoid tumors of the salivary glands. Semin Diagn Pathol 1999, **16**: 98–104.

233 Schwartz IS, Feldman M. Diffuse multinodular oncocytoma ('oncocytosis') of the parotid gland. Cancer 1969, **23**: 636–640.

234 Storensen M, Baunsgaard P, Frederiksen P, Haahr PA. Multifocal adenomatous oncocytic hyperplasia of the parotid gland. (Unusual clear cell variant in two female siblings.) Pathol Res Pract 1986, **181**: 254–257.

235 Tallini G. Oncocytic tumours. Virchows Arch 1998, **433**: 5–12.

Oxyphilic adenoma and oxyphilic carcinoma

236 Brandwein MS, Huvos AG. Oncocytic tumors of major salivary glands. A study of 68 cases with follow-up of 44 patients. Am J Surg Pathol 1991, **15**: 514–528.

237 Feiner HD, Goldstein S, Ittman M, Pelton K, Jacobs J. Oncocytic adenoma of the parotid gland with psammoma bodies. Arch Pathol Lab Med 1986, **110**: 640–644.

238 Gilcrease MZ, Nelson FS, Guzman-Paz M. Tyrosine-rich crystals associated with oncocytic salivary gland neoplasms. Arch Pathol Lab Med 1998, **122**: 644–649.

239 Gray SR, Cornog JL Jr, Seo IS. Oncocytic neoplasms of salivary glands. A report of fifteen cases including two malignant oncocytomas. Cancer 1976, **38**: 1306–1317.

240 Haberman RS II, Rogers WA, Haberman PH. Malignant oncocytic adenocarcinoma of the parotid gland with metastases to bone. Surg Pathol 1990, **3**: 221–226.

241 Hamperl H. Benign and malignant oncocytoma. Cancer 1962, **15**: 1019–1027.

242 Ruby SG, Kish JK. Oncocytic adenocarcinoma of minor salivary gland. An unusual glossal presentation of minor salivary gland tumor. Pathol Res Pract 1996, **192**: 856–864.

243 Sugimoto T, Wakizono S, Uemura T, Tsuneyoshi M, Enjoji M. Malignant oncocytoma of the parotid gland. A case report with an immunohistochemical and ultrastructural study. J Laryngol Otol 1993, **107**: 69–74.

244 Tandler B, Hutter RVP, Erlandson RA. Ultrastructure of oncocytoma of the parotid gland. Lab Invest 1970, **23**: 567–580.

245 Thompson LD, Wenig BM, Ellis GL. Oncocytomas of the submandibular gland: a series of 22 cases and a review of the literature. Cancer 1996, **78**: 2281–2287.

Warthin tumor

246 Banik S, Howell JS, Wright DH. Non-Hodgkin's lymphoma arising in adenolymphoma. A report of two cases. J Pathol 1985, **146**: 167–177.

247 Bell D, Luna MA. Warthin adenocarcinoma: analysis of 2 cases of a distinct salivary neoplasm. Ann Diagn Pathol 2009, **13**: 201–207.

248 Bengoechea O, Sanchez F, Larrinaga B, Martinez-Penuela JM. Oncocytic adenocarcinoma arising in Warthin's tumor. Pathol Res Pract 1989, **185**: 907–911.

249 Bunker ML, Locker J. Warthin's tumor with malignant lymphoma. DNA analysis of paraffin-embedded tissue. Am J Clin Pathol 1989, **91**: 341–344.

250 Caselitz J, Salfelder A, Seifert G. Adenolymphoma. An immunohistochemical study with monoclonal antibodies against lymphocyte antigens. J Oral Pathol 1984, **13**: 438–447.

251 Cope W, Naugler CT, Vyas T, Bullock MJ. Prevalence of salivary ductal inclusions in parotid lymph nodes of patients with Warthin tumor. Lab Invest 2009, **89**(Suppl 1): 247A.

252 Cossman J, Deegan MJ, Batsakis JG. Warthin tumor. B-lymphocytes within the lymphoid infiltrate. Arch Pathol Lab Med 1977, **101**: 354–356.

253 Damjanov I, Sneff EM, Delerme AN. Squamous cell carcinoma arising in Warthin's tumor of the parotid gland. A light, electron microscopic, and immunohistochemical study. Oral Surg Oral Med Oral Pathol 1983, **55**: 286–290.

254 Di Palma S, Simpson RH, Skálová A, Michal M. Metaplastic (infarcted) Warthin's tumour of the parotid gland: a possible consequence of fine needle aspiration biopsy. Histopathology 1999, **35**: 432–438.

255 Donath K, Seifert G. Tumour-simulating squamous cell metaplasia (SCM) in necrotic areas of salivary gland tumours. Pathol Res Pract 1997, **193**: 689–693.

256 Dreyer T, Battmann A, Silberzahn J, Glanz H, Schulz A. Unusual differentiation of a combination tumor of the parotid gland. A case report. Pathol Res Pract 1993, **189**: 577–581.

257 Enlund F, Behboudi A, Andrén Y, Oberg C, Lendahl U, Mark J, Stenman G. Altered Notch signaling resulting from expression of a WAMTP1-MAML2 gene fusion in mucoepidermoid carcinomas and benign Warthin's tumors. Exp Cell Res 2004, **292**: 21–28.

258 Eveson JW, Cawson RA. Warthin's tumor (cystadenolymphoma) of salivary glands. A clinicopathologic investigation of 278 cases. Oral Surg Oral Med Oral Pathol 1986, **61**: 256–262.

259 Gnepp DR. Warthin tumor exhibiting sebaceous differentiation and necrotizing sialometaplasia. Virchows Arch [A] 1981, **391**: 267–273.

260 Gustafsson H, Kjörell U, Carlsöö B. Cytoskeletal proteins in oncocytic tumors of the parotid gland. Arch Otolaryngol 1985, **111**: 99–105.

261 Hayashi Y, Saito H, Saito S, Yanagawa T, Yoshida H, Yura Y, Sato M. Immunoreactive somatostatin in Warthin's tumor. Am J Pathol 1985, **123**: 250–255.

262 Honda K, Kashima K, Daa T, Yokoyama S, Nakayama I. Clonal analysis of the epithelial component of Warthin's tumor. Hum Pathol 2000, **31**: 1377–1380.

263 Hsu S-M, Hsu P-L, Nayak RN. Warthin's tumor. An immunohistochemical study of its lymphoid stroma. Hum Pathol 1981, **12**: 251–257.

264 Hsu S-M, Raine L. Warthin's tumor. Epithelial cell differences. Am J Clin Pathol 1982, **77**: 78–81.

265 Kataoka R, Hyo Y, Hoshiya T, Miyahara H, Matsunaga T. Ultrastructural study of mitochondria in oncocytes. Ultrastruct Pathol 1991, **15**: 231–239.

266 Korsrud FR, Brandtzaeg P. Immunohistochemical characterization of cellular immunoglobulins and epithelial marker antigens in Warthin's tumor. Hum Pathol 1984, **15**: 361–367.

267 Kotwall CA. Smoking as an etiologic factor in the development of Warthin's tumor of the parotid gland. Am J Surg 1992, **164**: 646–647.

268 Martins C, Cavaco B, Tonon G, Kaye FJ, Soares J, Fonseca I. A study of MECT1-MAML2 in mucoepidermoid carcinoma and Warthin's tumor of salivary glands. J Mol Diagn 2004, **6**: 205–210.

269 Michal M, Hrabal P, Skálová A. Oncocytic cystadenoma of the parotid gland with prominent signet-ring cell features. Pathol Int 1998, **48**: 629–633.

270 Monk JS Jr, Church JS. Warthin's tumor. A high incidence and no sex predominance in central Pennsylvania. Arch Otolarygnol Head Neck Surg 1992, **118**: 477–478.

271 Morley DJ, Hodes JE, Calland J, Hodes ME. Immunohistochemical demonstration of ribonuclease and amylase in normal and neoplastic parotid glands. Hum Pathol 1983, **14**: 969–973.

272 Nagao T, Sugano I, Ishida Y, Tajima Y, Furuya N, Kondo Y, Nagao K. Mucoepidermoid carcinoma arising in Warthin's tumour of parotid gland: report of two cases with histopathological, ultrastructural and immunohistochemical studies. Histopathology 1998, **33**: 379–386.

273 O'Neill ID. New insights into the nature of Warthin's tumour. J Oral Pathol Med 2009, **38**: 145–149.

274 Orito T, Shinohara H, Okada Y, Mori M. Heterogeneity of keratin expression in epithelial tumor cells of adenolymphoma in paraffin sections. Pathol Res Pract 1989, **184**: 600–608.

275 Patey DH, Thackray AC. Infected adenolymphomas. A new parotid syndrome. Br J Surg 1970, **57**: 569–572.

276 Schwerer MJ, Kraft K, Baczako K, Maier H. Cytokeratin expression and epithelial differentiation in Warthin's tumour and its metaplastic (infarcted) variant. Histopathology 2001, **39**: 347–352.

277 Shikhani AH, Shikhani LT, Kuhajda FP, Allam CK. Warthin's tumor-associated neoplasms. Report of two cases and review of the literature. Ear Nose Throat J 1993, **72**: 264–269.

278 Shintaku M, Honda T. Identification of oncocytic lesions of salivary glands by anti-mitochondrial immunohistochemistry. Histopathology 1997, **31**: 408–411.

279 Suster S, Rosai J. Multilocular thymic cyst. An acquired reactive process. Study of 18 cases. Am J Surg Pathol 1991, **15**: 388–398.

280 Takahashi H, Tsuda N, Tezuka F, Okabe H. An immunoperoxidase investigation of S-100 protein in the epithelial component of Warthin's tumor. Oral Surg Oral Med Oral Pathol 1986, **62**: 57–62.

281 Taxy JB. Necrotizing squamous/mucinous metaplasia in oncocytic salivary gland tumors. A potential diagnostic problem. Am J Clin Pathol 1992, **97**: 40–45.

282 Teymoortash A, Werner JA. Tissue that has lost its track: Warthin's tumour. Virchows Arch 2005, **446**: 585–588.

283 Thompson AS, Bryant HC Jr. Histogenesis of papillary cystadenoma lymphomatosum (Warthin's tumor) of the parotid salivary gland. Am J Pathol 1950, **26**: 807–849.

284 Turnbull AD, Frazell EL. Multiple tumors of the major salivary glands. Am J Surg 1969, **118**: 787–789.

285 Weiss LM, Brodsky GL. Adenolymphoma with massive necrosis and squamous metaplasia. Acta Pathol Jpn 1984, **34**: 1469–1474.

286 Williamson JD, Simmons BH, El-Naggar A, Medeiros LJ. Mucoepidermoid carcinoma involving Warthin tumor. A report of five cases and review of the literature. Am J Clin Pathol 2000, **114**: 564–570.

287 Yamamoto H, Caselitz J, Seifert G. Cystadenolymphoma. An immunohistochemical study with special reference to IgE and mast cells. Pathol Res Pract 1985, **180**: 364–368.

MONOMORPHIC ADENOMA

288 Cho KJ, Kim YI. Monomorphic adenomas of the salivary glands. A clinicopathologic study of 12 cases with immunohistochemical observation. Pathol Res Pract 1989, **184**: 614–620.

289 Gardner DG, Daley TD. The use of the terms monomorphic adenoma, basal cell adenoma, and canalicular adenoma as applied to salivary gland tumors. Oral Surg Oral Med Oral Pathol 1983, **56**: 608–615.

290 Mintz GA, Abrams AM, Melrose RJ. Monomorphic adenomas of the major and minor salivary glands. Report of twenty-one cases and review of the literature. Oral Surg Oral Med Oral Pathol 1982, **53**: 375–386.

291 Simson RHW. Classification of tumours of salivary glands. Histopathology 1994, **24**: 187–191.

Basal cell adenoma and adenocarcinoma

292 Batsakis JG. Basal cell adenoma of the parotid gland. Cancer 1972, **29**: 226–230.

293 Batsakis JG, Brannon RB. Dermal analogue tumours of major salivary glands. J Laryngol Otol 1981, **95**: 155–164.

294 Batsakis JG, Brannon RB, Sciubba JJ. Monomorphic adenomas of major salivary glands. A histologic study of 96 tumours. Clin Otolaryngol 1981, **6**: 129–143.

295 Batsakis JG, Luna MA. Basaloid salivary carcinoma. Ann Otol Rhinol Laryngol 1991, **100**(Pt 1): 785–787.

296 Batsakis JG, Luna MA, el-Naggar AK. Basaloid monomorphic adenomas. Ann Otol Rhinol Laryngol 1991, **100**: 687–690.

297 Chaudhry AP, Cutler LS, Satchidanand S, Labay G, Sunder Raj M. Ultrastructure of monomorphic adenoma (ductal type) of the minor salivary glands. Arch Otolaryngol 1983, **109**: 118–122.

298 Chaudhry AP, Cutler LS, Satchidanand S, Labay G, Sunder Raj M, Lin C-C. Monomorphic adenomas of the parotid glands. Their ultrastructure and histogenesis. Cancer 1983, **52**: 112–120.

299 Cheuk W, Chan JK. Advances in salivary gland pathology. Histopathology 2007, **51**: 1–20.

300 Choi HR, Batsakis JG, Callender DL, Prieto VG, Luna MA, El-Naggar AK. Molecular analysis of chromosome 16q regions in dermal analogue tumors of salivary glands: a genetic link to dermal cylindroma? Am J Surg Pathol 2002, **26**: 778–783.

301 Crumpler C, Scharfenberg JC, Reed RJ. Monomorphic adenomas of salivary glands. Trabecular, tubular, canalicular, and basaloid variants. Cancer 1976, **38**: 193–200.

302 Daley TD, Gardner DG, Smout MS. Canalicular adenoma. Not a basal cell adenoma. Oral Surg Oral Med Oral Pathol 1984, **57**: 181–188.

303 Dardick I, Kahn HJ, van Nostrand AWP, Baumal R. Salivary gland monomorphic adenoma. Ultrastructural, immunoperoxidase, and histogenetic aspects. Am J Pathol 1984, **115**: 334–348.

304 Dardick I, Lytwyn A, Bourne AJ, Byard RW. Trabecular and solid-cribriform types of basal cell adenoma. A morphologic study of two cases of an unusual variant of monomorphic adenoma. Oral Surg Oral Med Oral Pathol 1992, **73**: 75–83.

305 Ellis GL, Wiscovitch JG. Basal cell adenocarcinomas of the major salivary glands. Oral Surg Oral Med Oral Pathol 1990, **69**: 461–469.

306 Ferreiro JA. Immunohistochemistry of basal cell adenoma of the major salivary glands. Histopathology 1994, **24**: 539–542.

307 Fonseca I, Soares J. Basal cell adenocarcinoma of minor salivary and seromucous glands of the head and neck region. Semin Diagn Pathol 1996, **13**: 128–137.

308 Gallimore AP, Spraggs PDR, Allen JP, Hobsley M. Basaloid carcinomas of salivary glands. Histopathology 1994, **24**: 139–144.

309 Gardner DG, Daley TD. The use of the terms monomorphic adenoma, basal cell adenoma, and canalicular adenoma as applied to salivary gland tumors. Oral Surg Oral Med Oral Pathol 1983, **56**: 608–615.

310 Herbst EW, Utz W. Multifocal dermal-type basal cell adenomas of parotid glands with co-existing dermal cylindromas. Virchows Arch [A] 1984, **403**: 95–102.

311 Jao W, Keh PC, Swerdlow MA. Ultrastructure of the basal cell adenoma of parotid gland. Cancer 1976, **37**: 1322–1333.

312 Luna MA, Batsakis JG, Tortoledo ME, del Junco GW. Carcinomas ex monomorphic adenoma of salivary glands. J Laryngol Otol 1989, **103**: 756–759.

313 Luna MA, Tortoledo ME, Allen M. Salivary dermal analogue tumors arising in lymph nodes. Cancer 1987, **59**: 1165–1169.

314 Muller S, Barner L. Basal cell adenocarcinoma of the salivary glands: Report of seven cases and review of the literature. Cancer 1996, **78**: 2471–2477.

315 Nagao K, Matsuzaki O, Saiga H, Sugano I, Shigematsu H, Kaneko T, Katoh T, Kitamura T. Histopathologic studies of basal cell adenoma of the parotid gland. Cancer 1982, **50**: 736–745.

316 Nagao T, Sugano I, Ishida Y, Hasegawa M, Matsuzaki O, Konno A, Kondo Y, Nagao K. Basal cell adenocarcinoma of the salivary glands: comparison with basal cell adenoma through assessment of cell proliferation, apoptosis, and expression of p53 and bcl-2. Cancer 1998, **82**: 439–447.

317 Nagao T, Sugano I, Ishida Y, Matsuzaki O, Konno A, Kondo Y, Nagao K. Carcinoma in basal cell adenoma of the parotid gland. Pathol Res Pract 1997, **193**: 171–178.

318 Pulitzer DR, Reed RJ, Megehee JA. Tubuloalveolar adenoma of salivary gland. Hum Pathol 1985, **16**: 641–644.

319 Reingold IM, Keasbey LE, Graham JH. Multicentric dermal-type cylindromas of the parotid glands in a patient with florid turban tumor. Cancer 1977, **40**: 1702–1710.

320 Seifert G, Donath K. The congenital basal cell adenoma of salivary glands. Contribution to the differential diagnosis of congenital salivary gland tumors. Virchows Arch 1997, **430**: 311–320.

321 Suarez P, Hammond HL, Luna MA, Stimson PG. Palatal canalicular adenoma: report of 12 cases and review of the literature. Ann Diagn Pathol 1998, **2**: 224–228.

322 Takahashi H, Fujita S, Okabe H, Tsuda N, Tezuka F. Immunohistochemical characterization of basal cell adenomas of the salivary gland. Pathol Res Pract 1991, **187**: 145–156.

323 Weinreb I, Perez-Ordonez B, Chetty R, Dardick I, Hunt JL. Striated duct adenoma: a report of 3 cases of a distinctive lesion of salivary gland. Lab Invest 2009, **89**(Suppl 1): 253A.

324 Williams SB, Ellis GL, Auclair PL. Immunohistochemical analysis of basal cell adenocarcinoma. Oral Surg Oral Med Oral Pathol 1993, **75**: 64–69.

325 Zarbo RJ, Prasad AR, Regezi JA, Gown AM, Savera AT. Salivary gland basal cell and canalicular adenomas: immunohistochemical demonstration of myoepithelial cell participation and morphogenetic considerations. Arch Pathol Lab Med 2000, **124**: 401–405.

TUMORS WITH SEBACEOUS DIFFERENTIATION

326 Cramer SF, Gnepp DR, Kiehn CL, Levitan J. Sebaceous differentiation in adenoid cystic carcinoma of the parotid gland. Cancer 1980, **46**: 1405–1410.

327 ick I, Thomas MJ. Lymphadenoma of parotid gland: two additional cases and a literature review. Oral Surg Oral Med Oral Pathol Oral Radiol Endod 2008, **105**: 491–494.

328 Gnepp DR. Sebaceous neoplasms of salivary gland origin. A review. Pathol Annu 1983, **18**(Pt 1): 71–102.

329 Gnepp DR, Brannon R. Sebaceous neoplasms of salivary gland origin. Report of 21 cases. Cancer 1984, **53**: 2155–2170.

330 Ma J, Chan J, Chow C, Orell S. Lymphadenoma: a report of three cases of an uncommon salivary gland neoplasm. Histopathology 2002, **41**: 342–350.

331 McGavran MH, Bauer WC, Ackerman LV. Sebaceous lymphadenoma of the parotid salivary gland. Cancer 1960, **13**: 1185–1187.

332 Merwin WH Jr, Barnes L, Myers EN. Unilocular cystic sebaceous lymphadenoma of the parotid gland. Arch Otolaryngol 1985, **111**: 273–275.

333 Rawson AJ, Horn RC Jr. Sebaceous glands and sebaceous gland-containing tumors of parotid salivary gland, with consideration of histogenesis of papillary cystadenoma lymphomatosum. Surgery 1950, **27**: 93–101.

334 Shinozaki A, Nagao T, Endo H, Kato N, Hirokawa M, Mizobuchi K, Komatsu M, Igarashi T, Yokoyama M, Masuda S, Sano K, Izumi M, Fukayama M, Mukai K. Sebaceous epithelial–myoepithelial carcinoma of the salivary gland: clinicopathologic and immunohistochemical analysis of 6 cases of a new histologic variant. Am J Surg Pathol 2008, **32**: 913–923.

335 Tschen JA, McGavran MH. Sebaceous lymphadenoma. Ultrastructural observations and lipid analysis. Cancer 1979, **44**: 1388–1392.

TUMORS WITH MYOEPITHELIAL DIFFERENTIATION

336 Alos L, Carrillo R, Ramos J, Baez JM, Mallofre C, Fernandez PL, Cardesa A. High-grade carcinoma component in epithelial–myoepithelial carcinoma of salivary glands: clinicopathological, immunohistochemical and flow-cytometric study of three cases. Virchows Arch 1999, **434**: 291–300.

337 Barnes L, Appel BN, Perez H, El-Attar AM. Myoepitheliomas of the head and neck. Case report and review. J Surg Oncol 1985, **28**: 21–28.

338 Batsakis JG, el-Naggar AK, Luna MA. Epithelial–myoepithelial carcinoma of salivary glands. Ann Otol Rhinol Laryngol 1992, **101**: 540–542.

339 Batsakis JG, El-Naggar AK. Myoepithelium in salivary and mammary neoplasms is host-friendly. Adv Anat Pathol 1999, **6**: 218–226.

340 Bellizzi AM, Mills SE. Collagenous crystalloids in myoepithelial carcinoma: report of a case and review of the literature. Am J Clin Pathol 2008, **130**: 355–362.

341 Brocheriou C, Auriol M, de Roquancourt A, Gaulard P, Fornes P. Epithelial–myoepithelial carcinoma of the salivary glands. Study of 15 cases and review of the literature. Ann Pathol (France) 1991, **11**: 316–325.

342 Chaudhry AP, Satchidanand S, Peer R, Cutler LS. Myoepithelial cell adenoma of the parotid gland. A light and ultrastructural study. Cancer 1982, **49**: 288–293.

343 Chetty R. Intercalated duct hyperplasia: possible relationship to epithelial–myoepithelial carcinoma and hybrid tumours of salivary glands. Histopathology 2000, **37**: 260–263.

344 Cheuk W, Chan JK. Advances in salivary gland pathology. Histopathology 2007, **51**: 1–20.

345 Cho KJ, el-Naggar AK, Ordóñez NG, Luna MA, Austin J, Batsakis JG. Epithelial–myoepithelial carcinoma of salivary glands. A clinicopathologic, DNA flow cytometric, and immunohistochemical study of Ki-67 and HER-2/neu oncogene. Am J Clin Pathol 1995, **103**: 432–437.

346 Corio RL, Sciubba JJ, Brannon RB, Batsakis JG. Epithelial–myoepithelial carcinoma of intercalated duct origin. A clinicopathologic and ultrastructural assessment of sixteen cases. Oral Surg Oral Med Oral Pathol 1982, **53**: 280–287.

347 Crissman JD, Wirman JA, Harris A. Malignant myoepithelioma of the parotid gland. Cancer 1977, **40**: 3042–3049.

348 Daley TD, Wysocki GP, Smout MS, Slinger RP. Epithelial–myoepithelial carcinoma of salivary glands. Oral Surg Oral Med Oral Pathol 1984, **57**: 512–519.

349 Dardick I, Cavell S, Boivin M, Hoppe D, Parks WR, Stinson J, Yamada S, Burns BF. Salivary gland myoepithelioma variants. Histological, ultrastructural, and immunocytological features. Virchows Arch [A] 1989, **416**: 25–42.

350 Dardick I, Ostrynski VL, Ekem JK, Leung R, Burford-Mason AP. Immunohistochemical and ultrastructural correlates of muscle-actin expression in pleomorphic adenomas and myoepitheliomas based on comparison of formalin and methanol fixation. Virchows Arch [A] 1992, **42**: 95–104.

351 Dardick I, Thomas MJ, van Nostrand AW. Myoepithelioma – new concepts of histology and classification. A light and electron microscopic study. Ultrastruct Pathol 1989, **13**: 187–224.

352 Di Palma S, Guzzo M. Malignant myoepithelioma of salivary glands. Clinicopathological features of ten cases. Virchows Arch [A] 1993, **423**: 389–396.

353 Fonseca I, Soares J. Epithelial–myoepithelial carcinoma of the salivary glands. A study of 22 cases. Virchows Arch [A] 1993, **422**: 389–396.

354 Fonseca I, Soares J. Proliferating cell nuclear antigen immunohistochemistry in epithelial–myoepithelial carcinoma of the salivary glands. Arch Pathol Lab Med 1993, **117**: 993–995.

355 Foschini MP, Scarpellini F, Gown AM, Eusebi V. Differential expression of myoepithelial markers in salivary, sweat and mammary glands. Int J Surg Pathol 2000, **8**: 29–37.

356 Franquemont DW, Mills SE. Plasmacytoid monomorphic adenoma of salivary glands. Absence of myogenous differentiation and comparison to spindle cell myoepithelioma. Am J Surg Pathol 1993, **17**: 146–153.

357 Goldman RL, Klein HZ. Glycogen-rich adenoma of the parotid gland. An uncommon benign clear-cell tumor resembling certain clear-cell carcinomas of salivary origin. Cancer 1972, **30**: 749–754.

358 Hara K, Ito M, Takeuchi J, Iijima S, Endo T, Hidaka H. Distribution of S-100b protein in normal salivary glands and salivary gland tumors. Virchows Arch [A] 1983, **401**: 237–249.

359 Hasegawa M, Hagiwara S, Sato T, Jijiwa M, Murakumo Y, Maeda M, Moritani S, Ichihara S, Takahashi M. CD109, a new marker for myoepithelial cells of mammary, salivary, and lacrimal glands and prostate basal cells. Pathol Int 2007, **57**: 245–250.

360 Hubner G, Klein HJ, Kleinsasser O, Schieffer HG. Role of myoepithelial cells in the development of salivary gland tumors. Cancer 1971, **27**: 1255–1261.

361 Jones H, Moshtael F, Simpson RH. Immunoreactivity of alpha smooth muscle actin in salivary gland tumours. A comparison with S100 protein. J Clin Pathol 1992, **45**: 938–940.

362 Kahn HJ, Baumal R, Marks A, Dardick I, van Nostrand AWP. Myoepithelial cells in salivary gland tumors. An immunohistochemical study. Arch Pathol Lab Med 1985, **109**: 190–195.

363 Kuwabara H, Uda H, Miyabe K, Saito K, Shibanushi T. Malignant plasmacytoid myoepithelioma of the palate: histological observations compared to benign predominant plasmacytoid myoepithelial cells in pleomorphic adenoma of the palate. Ultrastruct Pathol 1998, **22**: 153–160.

364 Lomax-Smith JD, Azzopardi JG. The hyaline cell. A distinctive feature of 'mixed' salivary tumors. Histopathology 1978, **2**: 77–92.

365 Luna MA, Batsakis JG, Ordóñez NG, Mackay B, Tortoledo ME. Salivary gland adenocarcinomas. A clinicopathologic analysis of three distinctive types. Semin Diagn Pathol 1987, **4**: 117–135.

366 Luna MA, Ordóñez NG, Mackay B, Batsakis JG, Guillamondegui O. Salivary epithelial–myoepithelial carcinomas of intercalated ducts. A clinical, electron microscopic, and immunocytochemical study. Oral Surg Oral Med Oral Pathol 1985, **59**: 482–490.

367 Michal M, Skálová A, Simpson RH, Rychterová V, Leivo I. Clear cell malignant myoepithelioma of the salivary glands. Histopathology 1996, **28**: 309–316.

368 Mohamed AH, Cherrick HM. Glycogen-rich adenocarcinoma of minor salivary glands. A light and electron microscopic study. Cancer 1975, **36**: 1057–1066.

369 Mori M, Ninomiya T, Okada Y, Tsukitani K. Myoepitheliomas and myoepithelial adenomas of salivary gland origin. Immunohistochemical evaluation of filament proteins, S-100 alpha and beta, glial fibrillary acidic proteins, neuron-specific enolase, and lactoferrin. Pathol Res Pract 1989, **184**: 168–178.

370 Morinaga S, Nakajima T, Shimosato Y. Normal and neoplastic myoepithelial cells in salivary glands. An immunohistochemical study. Hum Pathol 1987, **18**: 1218–1226.

371 Nagao T, Sugano I, Ishida Y, Tajima Y, Matsuzaki O, Konno A, Kondo Y, Nagao K. Salivary gland malignant myoepithelioma: a clinicopathologic and immunohistochemical study of ten cases. Cancer 1998, **83**: 1292–1299.

372 Nilsen R, Donath K. Actin containing cells in normal human salivary glands. An immunohistochemical study. Virchows Arch [A] 1981, **391**: 315–322.

373 Palmer RM. The identification of myoepithelial cells in human salivary glands. A review and comparison of light microscopical methods. J Oral Pathol 1986, **15**: 221–229.

374 Prasad AR, Savera AT, Gown AM, Zarbo RJ. The myoepithelial immunophenotype in 135 benign and malignant salivary gland tumors other than pleomorphic adenoma. Arch Pathol Lab Med 1999, **123**: 801–806.

375 Roy P, Bullock MJ, Perez-Ordoñez B, Dardick I, Weinreb I. Epithelial–myoepithelial carcinoma with high grade transformation. Am J Surg Pathol 2010, **34**: 1258–1265.

376 Saksela E, Tarkkanen J, Wartiovaara J. Parotid clear-cell adenoma of possible myoepithelial origin. Cancer 1972, **30**: 742–748.

377 Savera AT, Sloman A, Huvos AG, Klimstra DS. Myoepithelial carcinoma of the salivary glands: a clinicopathologic study of 25 patients. Am J Surg Pathol 2000, **24**: 761–774.

378 Sciubba JJ, Brannon RB. Myoepithelioma of salivary glands. Report of 23 cases, Cancer 1982, **49**: 562–572.

379 Seethala RR, Barnes EL, Hunt JL. Epithelial–myoepithelial carcinoma: a review of the clinicopathologic spectrum and immunophenotypic characteristics in 61 tumors of the salivary glands and upper aerodigestive tract. Am J Surg Pathol 2007, **31**: 44–57.

380 Simpson RHW, Jones H, Beasley P. Benign myoepithelioma of the salivary glands. A true entity? Histopathology 1995, **27**: 1–9.

381 Skálová A, Michal M. Biphasic myoepithelioma of parotid gland with collagenous crystalloids. Histopathology 1994, **24**: 583–586.

382 Skálová A, Stárek I, Simpson RH, Kucerová V, Dvorácková J, Curík R, Dusková M. Spindle cell myoepithelial tumours of the parotid gland with extensive lipomatous metaplasia. A report of four cases with immunohistochemical and ultrastructural findings. Virchows Arch 2001, **439**: 762–767.

383 Skálová A, Michal M, Ryska A, Simpson RH, Kinkor Z, Walter J, Leivo I. Oncocytic myoepithelioma and pleomorphic adenoma of the salivary glands. Virchows Arch 1999, **434**: 537–546.

384 Stromeyer FW, Haggitt RC, Nelson JF, Hardman JM. Myoepithelioma of minor salivary gland origin. Light and electron microscopical study. Arch Pathol 1975, **99**: 242–245.

385 Suzuki H, Inoue K, Fujioka Y, Ishikura H, Furuta Y, Fukuda S. Myoepithelial carcinoma with predominance of plasmacytoid cells arising in a pleomorphic adenoma of the parotid gland. Histopathology 1998, **32**: 86–87.

386 Takai Y, Mori M, Dardick I, MacKay A, Leung R, Wattimena D, Christensen H, Burford-Mason A. Myofilament localization and immunoelectron microscopic detection of muscle-specific actin in neoplastic myoepithelial cells in pleomorphic adenomas and myoepitheliomas. Ultrastruct Pathol 1994, **18**: 575–591.

387 Tanimura A, Nakamura Y, Nagayama K, Tanaka S, Hachisuka H. Myoepithelioma of the parotid gland. Report of two cases with immunohistochemical technique for S-100 protein and electron microscopic observation. Acta Pathol Jpn 1985, **35**: 409–417.

388 Weinreb I, Seethala RR, Hunt JL, Chetty R, Dardick I, Perez-Ordonez B. Intercalated duct lesions of salivary gland: a re-appraisal of 30 cases of a putative precursor lesion. Lab Invest 2009, **89**(Suppl 1): 253A.

TUMORS WITH CLEAR CELL CHANGE

389 Batsakis JG. Clear cell tumors of salivary glands. Ann Otol Rhinol Laryngol 1980, **89**(2 Pt 1): 196–197.

390 Ellis GL. Clear cell neoplasms in salivary glands: clearly a diagnostic challenge. Ann Diagn Pathol 1998, **2**: 61–78.

391 Maiorano E, Altini M, Favia G. Clear cell tumors of the salivary glands, jaws, and oral mucosa. Semin Diagn Pathol 1997, **14**: 203–212.

392 Milchgrub S, Gnepp DR, Vuitch F, Delgado R, Albores-Saavedra J. Hyalinizing clear cell carcinoma of salivary gland. Am J Surg Pathol 1994, **18**: 74–82.

393 Ogawa I, Nikai H, Takata T, Ijuhin N, Miyauchi M, Ito H, Vuhahula E. Clear cell tumors of minor salivary gland origin. An immunohistochemical and ultrastructural analysis. Oral Surg Oral Med Oral Pathol 1991, **72**: 200–207.

394 Rezende RB, Drachenberg CB, Kumar D, Blanchaert R, Ord RA, Ioffe OB, Papadimitriou JC. Differential diagnosis between monomorphic clear cell adenocarcinoma of salivary glands and renal (clear) cell carcinoma. Am J Surg Pathol 1999, **23**: 1532–1538.

395 Seifert G. Classification and differential diagnosis of clear and basal cell tumors of the salivary gland. Semin Diagn Pathol 1996, **13**: 95–103.

396 Simpson RH, Sarsfield PT, Clarke T, Babajews AV. Clear cell carcinoma of minor salivary glands. Histopathology 1990, **17**: 433–438.

397 Wang B, Brandwein M, Gordon R, Robinson R, Urken M, Zarbo RJ. Primary salivary clear cell tumors – a diagnostic approach: a clinicopathologic and immunohistochemical study of 20 patients with clear cell carcinoma, clear cell myoepithelial carcinoma, and epithelial-myoepithelial carcinoma. Arch Pathol Lab Med 2002, **126**: 676–685.

MUCOEPIDERMOID CARCINOMA

398 Achcar Rde O, Nikiforova MN, Dacic S, Nicholson AG, Yousem SA. Mammalian mastermind like 2 11q21 gene rearrangement in bronchopulmonary mucoepidermoid carcinoma. Hum Pathol 2009, **40**: 854–860.

399 Alos L, Lujan B, Castillo M, Nadal A, Carreras M, Caballero M, de Bolos C, Cardesa A. Expression of membrane-bound mucins (MUC1 and MUC4) and secreted mucins (MUC2, MUC5AC, MUC5B, MUC6 and MUC7) in mucoepidermoid carcinomas of salivary glands. Am J Surg Pathol 2005, **29**: 806–813.

400 Auclair PL, Goode RK, Ellis GL. Mucoepidermoid carcinoma of intraoral salivary glands. Evaluation and application of grading criteria in 143 cases. Cancer 1992, **69**: 2021–2030.

401 Behboudi A, Enlund F, Winnes M, Andrén Y, Nordkvist A, Leivo I, Flaberg E, Szekely L, Mäkitie A, Grenman R, Mark J, Stenman G. Molecular classification of mucoepidermoid carcinomas – prognostic significance of the MECT1–MAML2 fusion oncogene. Genes Chromosomes Cancer 2006, **45**: 470–481.

402 Brandwein MS, Ivanov K, Wallace DI, Hille JJ, Wang B, Fahmy A, Bodian C, Urken ML, Gnepp DR, Huvos A, Lumerman H, Mills SE. Mucoepidermoid carcinoma: a clinicopathologic study of 80 patients with special reference to histological grading. Am J Surg Pathol 2001, **25**: 835–845.

403 Camelo-Piragua SI, Habib C, Kanumuri P, Lago CE, Mason HS, Otis CN. Mucoepidermoid carcinoma of the breast shares cytogenetic abnormality with mucoepidermoid carcinoma of the salivary gland: a case report with molecular analysis and review of the literature. Hum Pathol 2009, **40**: 887–892.

404 Chan JKC, Saw D. Sclerosing mucoepidermoid tumour of the parotid gland. Report of a case. Histopathology 1987, **11**: 203–207.

405 Cheuk W, Chan JK. Advances in salivary gland pathology. Histopathology 2007, **51**: 1–20.

406 Cholankeril JV, Scioscia PA. Post-traumatic sialoceles and mucoceles of the salivary glands. Clin Imaging 1993, **17**: 41–45.

407 Dardick I, Daya D, Hardie J, van Nostrand AWP. Mucoepidermoid carcinoma. Ultrastructural and histogenetic aspects. J Oral Pathol 1984, **13**: 342–358.

408 Ellis GL, Auclair PL. Tumors of the salivary glands. Atlas of tumor pathology, series 3, fascicle 17. Washington DC, 1996, Armed Forces Institute of Pathology.

409 Evans HL. Mucoepidermoid carcinoma of salivary glands. A study of 69 cases with special attention to histologic grading. Am J Clin Pathol 1984, **81**: 696–701.

410 Fehr A, Meyer A, Heidorn K, Roser K, Loning T, Bullerdiek J. A link between the expression of the stem cell marker HMGA2, grading, and the fusion CRTC1–MAML2 in mucoepidermoid carcinoma. Genes Chromosomes Cancer 2009, **48**: 777–785.

411 Fonseca I, Clode AL, Soares J. Mucoepidermoid carcinoma of major and minor salivary glands. A survey of 43 cases with study of prognostic indicators. Int J Surg Pathol 1993, **1**: 3–12.

412 Fonseca I, Costa Rosa J, Felix A, Therkildsen MH, Mandel U, Soares J. Simple mucin-type carbohydrate antigens (T, Tn and sialosyl-Tn) in mucoepidermoid carcinoma of the salivary glands. Histopathology 1994, **25**: 537–544.

413 Foschini MP, Marucci G, Eusebi V. Low-grade mucoepidermoid carcinoma of salivary glands: characteristic immunohistochemical profile and evidence of striated duct differentiation. Virchows Arch 2002, **440**: 536–542.

414 Goode RK, Auclair PL, Ellis GL. Mucoepidermoid carcinoma of the major salivary glands: clinical and histopathologic analysis of 234 cases with evaluation of grading criteria. Cancer 1998, **82**: 1217–1224.

415 Guzzo M, Andreola S, Sirizzotti G, Cantu G. Mucoepidermoid carcinoma of the salivary glands: clinicopathologic review of 108 patients treated at the National Cancer Institute of Milan. Ann Surg Oncol 2002, **9**: 688–695.

416 Hamed G, Shmookler BM, Ellis GL, Punja U, Feldman D. Oncocytic mucoepidermoid carcinoma of the parotid gland. Arch Pathol Lab Med 1994, **118**: 313–314.

417 Hamper K, Schimmelpenning H, Caselitz J, Arps H, Berger J, Askensten U, Auer G, Seifert G. Mucoepidermoid tumors of the salivary glands. Correlation of cytophotometrical data and prognosis. Cancer 1989, **15**: 708–717.

418 Handra-Luca A, Lamas G, Bertrand JC, Fouret P. MUC1, MUC2, MUC4, and MUC5AC expression in salivary gland mucoepidermoid carcinoma: diagnostic and prognostic implications. Am J Surg Pathol 2005, **29**: 881–889.

419 Hayes MM, Cameron RD, Jones EA. Sebaceous variant of mucoepidermoid carcinoma of the salivary gland. A case report with cytohistologic correlation. Acta Cytol 1993, **37**: 237–241.

420 Jahan-Parwar B, Huberman RM, Donovan DT, Schwartz MR, Ostrowski ML. Oncocytic mucoepidermoid carcinoma of the salivary glands. Am J Surg Pathol 1999, **23**: 523–529.

421 Jakobsson PA, Blanck C, Eneroth C-M. Mucoepidermoid carcinoma of the parotid gland. Cancer 1968, **22**: 111–124.

422 Krolls SO, Trodahl JN, Boyers RC. Salivary gland lesions in children. A survey of 430 cases. Cancer 1972, **30**: 459–469.

423 Lee JH, Lee JH, Kim A, Kim I, Chae YS. Unique expression of MUC3, MUC5AC and cytokeratins in salivary gland carcinomas. Pathol Int 2005, **55**: 386–390.

424 Lennerz JK, Perry A, Dehner LP, Pfeifer JD, Lind AC. CRTC1 rearrangements in the absence of t(11;19) in primary cutaneous mucoepidermoid carcinoma. Br J Dermatol 2009, **161**: 925–929.

425 Lennerz JK, Perry A, Mills JC, Huettner PC, Pfeifer JD. Mucoepidermoid carcinoma of the cervix: another tumor with the t(11;19)-associated CRTC1–MAML2 gene fusion. Am J Surg Pathol 2009, **33**: 835–843.

426 Loy TS, McLaughlin R, Odom LF, Dehner LP. Mucoepidermoid carcinoma of the parotid as a second malignant neoplasm in children. Cancer 1989, **64**: 2174–2177.

427 Luna MA, Batsakis JG, el-Naggar AK. Salivary gland tumors in children. Ann Otol Rhinol Laryngol 1991, **100**: 869–871.

428 Martins C, Cavaco B, Tonon G, Kaye FJ, Soares J, Fonseca I. A study of MECT1–MAML2 in mucoepidermoid carcinoma and Warthin's tumor of salivary glands. J Mol Diagn 2004, **6**: 205–210.

429 Meer S, Altini M. CK7+/CK20– immunoexpression profile is typical of salivary gland neoplasia. Histopathology 2007, **51**: 26–32.

430 Miyabe S, Okabe M, Nagatsuka H, Hasegawa Y, Inagaki A, Ijichi K, Nagai N, Eimoto T, Yokoi M, Shimozato K, Inagaki H. Prognostic significance of p27Kip1, Ki-67, and CRTC1–MAML2 fusion transcript in mucoepidermoid carcinoma: a molecular and clinicopathologic study of 101 cases. J Oral Maxillofac Surg 2009, **67**: 1432–1441.

431 Nagao T, Gaffey TA, Kay PA, Unni KK, Nascimento AG, Serbo TJ, Serizawa H, Minato H, Lewis JE. Dedifferentiation in low-grade mucoepidermoid carcinoma of the parotid gland. Hum Pathol 2003, **34**: 1068–1072.

432 Nakayama T, Miyabe S, Okabe M, Sakuma H, Ijichi K, Hasegawa Y, Nagatsuka H, Shimozato K, Inagaki H. Clinicopathological significance of the CRTC3–MAML2 fusion transcript in mucoepidermoid carcinoma. Mod Pathol 2009, **22**: 1575–1581.

433 Nascimento AG, Amaral ALP, Prado LAF, Kligerman J, Silveira TRP. Mucoepidermoid carcinoma of salivary glands. A clinicopathologic study of 46 cases. Head Neck Surg 1986, **8**: 409–417.

434 Nikitakis NG, Tosios KI, Papanikolaou VS, Rivera H, Papanicolaou SI, Ioffe OB. Immunohistochemical expression of cytokeratins 7 and 20 in malignant salivary gland tumors. Mod Pathol 2004, **17**: 407–415.

435 Okabe M, Miyabe S, Nagatsuka H, Terada A, Hanai N, Yokoi M, Shimozato K, Eimoto T, Nakamura S, Nagai N, Hasegawa Y, Inagaki H. MECT1–MAML2 fusion transcript defines a favorable subset of mucoepidermoid carcinoma. Clin Cancer Res 2006, **12**: 3902–3907.

436 Skálová A, Lehtonen H, von Boguslawsky K, Leivo I. Prognostic significance of cell proliferation in mucoepidermoid carcinomas of the salivary gland. Clinicopathological study using MIB 1 antibody in paraffin sections. Hum Pathol 1994, **25**: 929–935.

437 Tonon G, Modi S, Wu L, Kubo A, Coxon AB, Komiya T, O'Neil K, Stover K, El-Naggar A, Griffin JD, Kirsch IR, Kaye FJ. t(11;19)(q21;p13) translocation in mucoepidermoid carcinoma creates a novel fusion product that disrupts a Notch signaling pathway. Nat Genet 2003, **33**: 208–213.

438 Veras EF, Sturgis E, Luna MA. Sclerosing mucoepidermoid carcinoma of the salivary glands. Ann Diagn Pathol 2007, **11**: 407–412.

439 Weinreb I, Seethala RR, Perez-Ordoñez B, Chetty R, Hoschar AP, Hunt JL. Oncocytic mucoepidermoid carcinoma: clinicopathologic description in a series of 12 cases. Am J Surg Pathol 2009, **33**: 409–416.

ACINIC CELL CARCINOMA AND SECRETORY CARCINOMA

440 Abrams AM, Cornyn J, Scofield HH, Hansen LS. Acinic cell adenocarcinoma of the major salivary glands. A clinicopathologic study of 77 cases. Cancer 1965, **18**: 1145–1162.

441 Batsakis JG, Chinn EK, Weimert TA, Work WP, Krause CJ. Acinic cell carcinoma. A clinicopathologic study of thirty-five cases. J Laryngol Otol 1979, **93**: 325–340.

442 Chaudhry AP, Cutler LS, Leifer C, Satchidanand S, Labay G, Yamane G. Histogenesis of acinic cell carcinoma of the major and minor salivary glands. An ultrastructural study. J Pathol 1986, **148**: 307–320.

443 Chen SY, Brannon RB, Miller AS, White DK, Hooker SP. Acinic cell adenocarcinoma of minor salivary glands. Cancer 1978, **42**: 678–685.

444 Cheuk W, Chan JK. Advances in salivary gland pathology. Histopathology 2007, **51**: 1–20.

445 Di Palma S, Corletto V, Lavarino C, Birindelli S, Pilotti S. Unilateral aneuploid dedifferentiated acinic cell carcinoma associated with bilateral-low grade diploid acinic cell carcinoma of the parotid gland. Virchows Arch 1999, **434**: 361–366.

446 Depowski PL, Setzen G, Chui A, Koltai PJ, Dollar J, Ross JS. Familial occurrence of acinic cell carcinoma of the parotid gland. Arch Pathol Lab Med 1999, **123**: 1118–1120.

447 Ellis GL, Corio RL. Acinic cell adenocarcinoma. A clinicopathologic analysis of 294 cases. Cancer 1983, **52**: 542–549.

448 Eneroth C-M, Jakobsson PA. Acinic cell carcinoma of the parotid gland. Cancer 1966, **19**: 1761–1772.

449 Gustafsson H, Carlsö B, Henriksson R. Ultrastructural morphometry and secretory behavior of acinic cell carcinoma. Cancer 1985, **55**: 1706–1710.

450 Hayashi Y, Nishida T, Yoshida H, Yanagawa T, Yura Y, Sato M. Immunoreactive vasoactive intestinal polypeptide in acinic cell carcinoma of the parotid gland. Cancer 1987, **60**: 962–968.

451 Henley JD, Geary WA, Jackson CL, Wu CD, Gnepp DR. Dedifferentiated acinic cell carcinoma of the parotid gland: a distinct rarely described entity. Hum Pathol 1997, **28**: 869–872.

452 Ito K, Kakudo K, Mori I, Horiuchi M, Osamura Y. Neuroendocrine differentiation in a case of acinic cell carcinoma of the parotid gland. Acta Pathol Jpn 1990, **40**: 279–287.

453 Lewis JE, Olsen KD, Weiland LH. Acinic cell carcinoma. Clinicopathologic review. Cancer 1991, **67**: 172–179.

454 Lidang Jensen M, Kiaer H. Acinic cell carcinoma with primary presentation in an intraparotid lymph node. Pathol Res Pract 1992, **188**: 226–231.

455 Michal M, Skálová A, Simpson RH, Leivo I, Ryska A, Stárek I. Well-differentiated acinic cell carcinoma of salivary glands associated with lymphoid stroma. Hum Pathol 1997, **28**: 595–600.

456 Nunes JF, Fonseca I, Soares J. Helioid inclusions in dedifferentiated acinic cell carcinoma of the parotid gland. Ultrastruct Pathol 1996, **20**: 443–450.

457 Oliveira P, Fonseca I, Soares J. Acinic cell carcinoma of the salivary glands. A long term follow-up study of 15 cases. Eur J Surg Oncol 1992, **18**: 7–15.

458 Perzin KH, LiVolsi VA. Acinic cell carcinomas arising in salivary glands. A clinicopathologic study. Cancer 1979, **44**: 1434–1457.

459 Reis-Filho JS, Natrajan R, Vatcheva R, Lambros MB, Marchió C, Mahler-Araújo B, Paish C, Hodi Z, Eusebi V, Ellis IO. Is acinic cell carcinoma a variant of secretory carcinoma? A FISH study using ETV6 'split apart' probes. Histopathology 2008, **52**: 840–846.

460 Skálová A, Sima R, Vanecek T, Muller S, Korabecna M, Nemcova J, Elmberger G, Leivo I, Passador-Santos F, Walter J, Rousarova M, Jedlickova K, Curik R, Geierova M, Michal M. Acinic cell carcinoma with high-grade transformation: a report of 9 cases with immunohistochemical study and analysis of TP53 and HER-2/neu genes. Am J Surg Pathol 2009, **33**: 1137–1145.

461 Skálová A, Vanecek T, Sima R, Laco J, Weinreb I, Perez-Ordonez B, Starek I, Geierova M, Simpson RH, Passador-Santos F, Ryska A, Leivo I, Kinkor Z, Michal M. Mammary analogue secretory carcinoma of salivary glands, containing the ETV6–NTRK3 fusion gene: a hitherto undescribed salivary gland tumor entity. Am J Surg Pathol 2010, **34**: 599–608.

462 Spafford PD, Mintz DR, Hay J. Acinic cell carcinoma of the parotid gland. Review and management. J Otolaryngol 1991, **20**: 262–266.

463 Spiro RH, Huvos AG, Strong EW. Acinic cell carcinoma of salivary origin. A clinicopathologic study of 67 cases. Cancer 1978, **41**: 924–935.

464 Takahashi H, Fujita S, Okabe H, Tsuda N, Tezuka F. Distribution of tissue markers in acinic cell carcinomas of salivary gland. Pathol Res Pract 1992, **188**: 692–700.

465 Warner TFCS, Seo IS, Azen EA, Hafez GR, Zarling TA. Immunocytochemistry of acinic cell carcinomas and mixed tumors of salivary glands. Cancer 1985, **56**: 2221–2227.

466 Zhaeren P, Lehmann W, Widgren S. Acinic cell carcinoma of minor salivary gland origin. J Laryngol Otol 1991, **105**: 782–785.

ADENOID CYSTIC CARCINOMA

467 Albores-Saavedra J, Wu J, Uribe-Uribe N. The sclerosing variant of adenoid cystic carcinoma: a previously unrecognized neoplasm of major salivary glands. Ann Diagn Pathol 2006, **10**: 1–7.

468 Allen MS Jr, Marsh WL Jr. Lymph node involvement by direct extension in adenoid cystic carcinoma. Absence of classic embolic lymph node metastasis. Cancer 1976, **38**: 2017–2021.

469 Azumi N, Battifora H. The cellular composition of adenoid cystic carcinoma. An immunohistochemical study. Cancer 1987, **60**: 1589–1598.

470 Bloom GD, Carlsö B, Gustafsson H, Henriksson R. Distribution of mucosubstances in adenoid cystic carcinoma. A light and electron microscopic study. Virchows Arch [A] 1977, **375**: 1–12.

471 Caselitz J, Becker J, Seifert G, Weber K, Osborn M. Coexpression of keratin and vimentin filaments in adenoid cystic carcinomas of salivary glands. Virchow Arch [A] 1984, **403**: 337–344.

472 Caselitz J, Jaup T, Seifert G. Immunohistochemical detection of carcinoembryonic antigen (CEA) in parotid gland carcinomas. Analysis of 52 cases. Virchows Arch [A] 1981, **394**: 49–60.

473 Casler JD, Conley JJ. Surgical management of adenoid cystic carcinoma in the parotid gland. Otolaryngol Head Neck Surg 1992, **106**: 332–338.

474 Chau YP, Hongyo T, Aozasa K, Chan JK. Dedifferentiation of adenoid cystic carcinoma: report of a case implicating p53 gene mutation. Hum Pathol 2001, **32**: 1403–1406.

475 Chaudhry AP, Leifer C, Cutler LS, Satchidanand S, Labay GR, Yamane GM. Histogenesis of adenoid cystic carcinoma of the salivary glands. Light and electronmicroscopic study. Cancer 1986, **58**: 72–82.

476 Cheng J, Saku T, Okabe H, Furthmayr H. Basement membranes in adenoid cystic carcinoma. An immunohistochemical study. Cancer 1992, **69**: 2631–2640.

477 Cheuk W, Chan JK, Ngan RK. Dedifferentiation in adenoid cystic carcinoma of salivary gland: an uncommon complication associated with an accelerated clinical course. Am J Surg Pathol 1999, **23**: 465–472.

478 Chomette G, Auriol M, Vaillant JM, Kasai T, Niwa M, Mori M. An immunohistochemical study of the distribution of lysozyme, lactoferrin, alpha 1-antitrypsin and alpha 1-antichymotrypsin in salivary adenoid cystic carcinoma. Pathol Res Pract 1991, **187**: 1001–1008.

479 Eby LS, Johnson DC, Baker HW. Adenoid cystic carcinoma of the head and neck. Cancer 1972, **29**: 1160–1168.

480 Eibling DE, Johnson JT, McCoy JP Jr, Barnes EL, Syms CA, Wagner RL, Campbell J. Flow cytometric evaluation of adenoid cystic carcinoma. Correlation with histologic subtype and survival. Am J Surg 1991, **162**: 367–372.

481 Franchi A, Gallo O, Bocciolini C, Franchi L, Paglierani M, Santucci M. Reduced E-cadherin expression correlates with unfavorable prognosis in adenoid cystic carcinoma of salivary glands of the oral cavity. Am J Clin Pathol 1999, **111**: 43–50.

482 Frierson H, El-Naggar A, Welsh J, Sapinoso L, Su A, Cheng J, Saku T, Moskaluk C, Hampton G. Large scale molecular analysis identifies genes with altered expression in salivary adenoid cystic carcinoma. Am J Pathol 2002, **161**: 1315–1323.

483 Greiner TC, Robinson RA, Maves MD. Adenoid cystic carcinoma. A clinicopathologic study with flow cytometric analysis. Am J Clin Pathol 1989, **92**: 711–720.

484 Holst VA, Marshall CE, Moskaluk CA, Frierson HF Jr. KIT protein expression and analysis of c-kit gene mutation in adenoid cystic carcinoma. Mod Pathol 1999, **12**: 956–960.

485 Hosokawa Y, Ohmori K, Kaneko M, Yamasaki M, Ahmed M, Arimoto T, Irie G. Analysis of adenoid cystic carcinoma treated by radiotherapy. Oral Surg Oral Med Oral Pathol 1992, **74**: 251–255.

486 Kimura S, Cheng J, Ida H, Hao N, Fujimori Y, Saku T. Perlecan (heparan sulfate proteoglycan) gene expression reflected in the characteristic histological architecture of salivary adenoid cystic carcinoma. Virchows Arch 2000, **437**: 122–128.

487 Kiyoshima T, Shima K, Kobayashi I, Matsuo K, Okamura K, Komatsu S, Rasul AM, Sakai H. Expression of p53 tumor suppressor gene in adenoid cystic and mucoepidermoid carcinomas of the salivary glands. Oral Oncol 2001, **37**: 315–322.

488 Kowalski P, Paulino A. Perineural invasion in adenoid cystic carcinoma: its causation/promotion by brain-derived neurotrophic factor. Hum Pathol 2002, **33**: 933–936.

489 Lawrence JB, Mazur MT. Adenoid cystic carcinoma. A comparative pathologic study of tumors in salivary gland, breast, lung, and cervix. Hum Pathol 1982, **13**: 916–924.

490 Loducca SVL, Raitz R, Araujo NS, Araujo VC. Polymorphous low-grade adenocarcinoma and adenoid cystic carcinoma; distinct architectural composition revealed by collagen IV, laminin and their integrin ligands (alfa2beta1 and alfa3beta1). Histopathology 2000, **37**: 118–123.

491 Matsuba HM, Spector GJ, Thawley SE, Simpson JR, Mauney M, Pikul FJ. Adenoid cystic salivary gland carcinoma. A histopathologic review of treatment failure patterns. Cancer 1986, **57**: 519–524.

492 Mitani Y, Li J, Rao PH, Zhao YJ, Bell D, Lippman SM, Weber RS, Caulin C, El-Naggar AK. Comprehensive analysis of the MYB–NFIB gene fusion in salivary adenoid cystic carcinoma: incidence, variability, and clinicopathologic significance. Clin Cancer Res 2010, **16**: 4722–4731.

493 Nakanishi K, Kawai T, Suzuki M, Shinmei M. Glycosaminoglycans in pleomorphic adenoma and adenoid cystic carcinoma of the salivary gland. Arch Pathol Lab Med 1990, **114**: 1227–1231.

494 Nascimento AG, Amaral ALP, Prado LAF, Kligerman J, Silveira TRP. Adenoid cystic carcinoma of salivary glands. A study of 61 cases with clinicopathologic correlation. Cancer 1986, **57**: 312–319.

495 Orenstein JM, Dardick I, van Nostrand AWP. Ultrastructural similarities of adenoid cystic carcinoma and pleomorphic adenoma. Histopathology 1985, **9**: 623–638.

496 Ozono S, Onozuka M, Sato K, Ito Y. Immunohistochemical localization of estradiol, progesterone, and progesterone receptor in human salivary glands and salivary adenoid cystic carcinomas. Cell Struct Funct 1992, **17**: 169–175.

497 Penner CR, Folpe AL, Budnick SD. C-kit expression distinguishes salivary gland adenoid cystic carcinoma from polymorphous low-grade adenocarcinoma. Mod Pathol 2002, **15**: 687–691.

498 Perzin KH, Gullane P, Clairmont AC. Adenoid cystic carcinomas arising in salivary glands. A correlation of histologic features and clinical course. Cancer 1978, **42**: 265–282.

499 Rutherford S, Yu Y, Rumpel CA, Frierson HF Jr, Moskaluk CA. Chromosome 6 deletion and candidate tumor suppressor genes in adenoid cystic carcinoma. Cancer Lett 2006, **236**: 309–317.

500 Seethala RR, Hunt JL, Baloch ZW, Livolsi VA, Leon Barnes E. Adenoid cystic carcinoma with high-grade transformation: a report of 11 cases and a review of the literature. Am J Surg Pathol 2007, **31**: 1683–1694.

501 Seethala RR, Pasha TL, Raghunath PN, Livolsi VA, Zhang PJ. The selective expression of CD43 in adenoid cystic carcinoma. Appl Immunohistochem Mol Morphol 2008, **16**: 165–172.

502 Snyder ML, Paulino AF. Hybrid carcinoma of the salivary gland: salivary duct adenocarcinoma and adenoid cystic carcinoma. Histopathology 1999, **35**: 380–383.

503 Spiro RH, Huvos AG. Stage means more than grade in adenoid cystic carcinoma. Am J Surg 1992, **164**: 623–628.

504 Spiro RH, Huvos AG, Strong EW. Adenoid cystic carcinoma of salivary origin. A clinicopathologic study of 242 cases. Am J Surg 1974, **128**: 512–520.

505 Stallmach I, Zenklusen P, Komminoth P, Schmid S, Perren A, Roos M, Jianming Z, Heitz PU, Pfaltz M. Loss of heterozygosity at chromosome 6q23-35 correlates with clinical and histologic parameters in salivary glands adenoid cystic carcinoma. Virchows Arch 2002, **440**: 77–84.

506 Szanto PA, Luna MA, Tortoledo ME, White RA. Histologic grading of adenoid cystic carcinoma of the salivary glands. Cancer 1984, **54**: 1062–1069.

507 Takahashi H, Tsuda N, Fujita S, Tazuka F, Okabe H. Immunohistochemical investigation of vimentin, neuron-specific enolase, alpha 1-antichymotrypsin and alpha 1-antitrypsin in adenoid cystic carcinoma of the salivary gland. Acta Pathol Jpn 1990, **40**: 655–664.

508 Tandler B. Ultrastructure of adenoid cystic carcinoma of salivary gland origin. Lab Invest 1971, **24**: 504–512.

509 Toida M, Takeuchi J, Hara K, Sobue M, Tsukidate K, Goto K, Nakashima N. Histochemical studies of intercellular components of salivary gland tumors with special reference to glycosaminoglycan, laminin and vascular elements. Virchows Arch [A] 1984, **403**: 15–26.

SALIVARY DUCT TUMORS

510 Anderson C, Muller R, Piorkowski R, Knibbs DR, Vignoti P. Intraductal carcinoma of major salivary gland. Cancer 1992, **69**: 609–614.

511 Brandwein MS, Jagirdar J, Patil J, Biller H, Kaneko M. Salivary duct carcinoma (cribriform salivary carcinoma of excretory ducts). A clinicopathologic and immunohistochemical study of 12 cases. Cancer 1990, **85**: 2307–2314.

512 Brandwein-Gensler M, Hille J, Wang BY, Urken M, Gordon R, Wang LJ, Simpson JR, Simpson RH, Gnepp DR. Low-grade salivary duct carcinoma: description of 16 cases. Am J Surg Pathol 2004, **28**: 1040–1044.

513 Chen KTK, Hafez GR. Infiltrating salivary duct carcinoma. A clinicopathologic study of five cases. Arch Otolaryngol 1981, **107**: 37–39.

514 Cheuk W, Chan JK. Advances in salivary gland pathology. Histopathology 2007, **51**: 1–20.

515 Colmenero Ruiz C, Patron Romero M, Martin Perez M. Salivary duct carcinoma. A report of nine cases. J Oral Maxillofac Surg 1993, **51**: 641–646.

516 Araújo V, Loducca S, Sobral A, Kowalski L, Soares F, Araújo N. Salivary duct carcinoma: cytokeratin 14 as a marker of in-situ intraductal growth. Histopathology 2002, **41**: 244–249.

517 Delgado R, Klimstra D, Albores-Saavedra J. Low grade salivary duct carcinoma. A distinctive variant with a low grade histology and a predominant intraductal growth pattern. Cancer 1996, **78**: 958–967.

518 Delgado R, Vuitch F, Albores-Saavedra J. Salivary duct carcinoma. Cancer 1993, **72**: 1503–1512.

519 Domson KK, Wakely PE Jr. Aspiration and imprint cytopathology of salivary duct carcinoma. Cancer Cytopathol 1997, **81**: 281–286.

520 Fan CY, Wang J, Barnes EL. Expression of androgen receptor and prostatic specific markers in salivary duct carcinoma: an immunohistochemical analysis of 13 cases and review of the literature. Am J Surg Pathol 2000, **24**: 579–586.

521 Franklin CD, Ong TK. Ductal papilloma of the minor salivary gland. Histopathology 1991, **19**: 180–182.

522 Garland TA, Innes DJ, Fechner RE. Salivary duct carcinoma. An analysis of four cases with review of literature. Am J Clin Pathol 1984, **81**: 436–441.

523 Grenko RT, Gemryd P, Tytor M, Lundqvist P-G, Boeryd B. Salivary duct carcinoma. Histopathology 1995, **26**: 261–266.

524 Henley JD, Seo IS, Dayan D, Gnepp DR. Sarcomatoid salivary duct carcinoma of the parotid gland. Hum Pathol 2000, **31**: 208–213.

525 Hong YO, Cho KJ, Ro JY. Salivary duct carcinoma with or without micropapillary components: clinicopathologic and immunohistochemical comparison. Lab Invest 2009, **89**(Suppl 1): 248A.

526 Hungermann D, Korsching E, Buerger H, Röser K, Löning T, Herbst H. Salivary duct carcinomas comprise phenotypically and genotypically diverse high-grade neoplasms. Histopathology 2007, **50**: 956–958.

527 Ihrler S, Sendelhofert A, Weiler C, Hagedorn H, Harrison JD. Preinvasive intraductal neoplasia in salivary adenocarcinoma, not otherwise specified. Virchows Arch 2006, **449**: 159–163.

528 Ishikawa T, Imada S, Ijuhin N. Intraductal papilloma of the anterior lingual salivary gland. Case report and immunohistochemical study. Int J Oral Maxillofac Surg 1993, **22**: 116–117.

529 Jaehne M, Roeser K, Jaekel T, Schepers JD, Albert N, Löning T. Clinical and immunohistologic typing of salivary duct carcinoma: a report of 50 cases. Cancer 2005, **103**: 2526–2533.

530 James GK, Pudek M, Berean KW, Diamandis EP, Archibald BL. Salivary duct carcinoma secreting prostate-specific antigen. Am J Clin Pathol 1996, **106**: 242–247.

531 Johnson CJ, Barry MB, Vasef MA, Deyoung BR. Her-2/neu expression in salivary duct carcinoma: an immunohistochemical and chromogenic in situ hybridization study. Appl Immunohistochem Mol Morphol 2008, **16**: 54–58.

532 Khurana KK, Pitman MB, Powers CN, Korourian S, Bardales RH, Stanley MW. Diagnostic pitfalls of aspiration cytology of salivary duct carcinoma. Cancer Cytopathol 1997, **81**: 373–379.

533 King PH, Hill J. Intraduct papilloma of parotid gland. J Clin Pathol 1993, **46**: 175–176.

534 Kumar RV, Kini L, Bhargava AK, Mukherjee G, Hazarika D, Shenoy AM, Anantha N. Salivary duct carcinoma. J Surg Oncol 1993, **54**: 193–198.

535 Leivo I, Jee KJ, Heikinheimo K, Laine M, Ollila J, Nagy B, Knuutila S. Characterization of gene expression in major types of salivary gland carcinomas with epithelial differentiation. Cancer Genet Cytogenet 2005, **156**: 104–113.

536 Lewis JE, McKinney BC, Weiland LH, Ferreiro JA, Olsen KD. Salivary duct carcinoma: Clinicopathologic and immunohistochemical review of 26 cases. Cancer 1996, **77**: 223–230.

537 Luna MA, Batsakis JG, Ordonez NG, Mackay B, Tortoledo ME. Salivary gland adenocarcinomas. A clinicopathologic analysis of three distinctive types. Semin Diagn Pathol 1987, **4**: 117–135.

538 Nagao T, Sugano I, Matsuzaki O, Hara H, Kondo Y, Nagao K. Intraductal papillary tumors of the major salivary glands: case reports of benign and malignant variants. Arch Pathol Lab Med 2000, **124**: 291–295.

539 Nagao T, Gaffey TA, Serizawa H, Iwaya K, Watanabe A, Yoshida T, Yamazaki K, Sageshima M, Lewis JE. Sarcomatoid variant of salivary duct carcinoma: clinicopathologic and immunohistochemical study of eight cases with review of the literature. Am J Clin Pathol 2004a, **122**: 222–231.
540 Nagao T, Gaffey TA, Visscher DW, Kay PA, Minato H, Serizawa H, Lewis JE. Invasive micropapillary salivary duct carcinoma: a distinct histologic variant with biologic significance. Am J Surg Pathol 2004b, **28**: 319–326.
541 Padberg BC, Sasse B, Huber A, Pfaltz M. Sarcomatoid salivary duct carcinoma. Ann Diagn Pathol 2005, **9**: 86–92.
542 Raymond AK, Batsakis JG. Stensen's duct carcinomas. Ann Otol Rhinol Laryngol 1991, **100**: 1035–1036.
543 Sato K, Shimode Y, Itoi A, Ueda Y, Katsuda S. Salivary duct carcinoma of the parotid gland presenting KIT (CD117) overexpression. Histopathology 2007, **51**: 114–115.
544 Simpson RH, Clarke TJ, Sarsfield PT, Babajews AV. Salivary duct carcinoma. Histopathology 1991, **18**: 229–235.
545 Simpson RHW, Prasad AR, Lewis JE, Skálová A, David L. Mucin-rich variant of salivary duct carcinoma. A clinicopathologic and immunohistochemical study of four cases. Am J Surg Pathol 2003, **27**: 1070–1079.
546 Simpson RH, Desai S, Di Palma S. Salivary duct carcinoma in situ of the parotid gland. Histopathology 2008, **53**: 416–425.
547 Skálová A, Stárek I, Vanecek T, Kucerová V, Plank L, Szépe P, Di Palma S, Leivo I. Expression of HER-2/neu gene and protein in salivary duct carcinomas of parotid gland as revealed by fluorescence in-situ hybridization and immunohistochemistry. Histopathology 2003, **42**: 348–356.
548 Skálová A, Stárek I, Vanecek T, Kucerová V, Plank L, Szépe P, Di Palma S, Leivo I. Expression of HER-2/neu gene and protein in salivary duct carcinomas of parotid gland as revealed by fluorescence in-situ hybridization and immunohistochemistry. Histopathology 2003, **42**: 348–356.
549 Weinreb I, Tabanda-Lichauco R, Van der Kwast T, Perez-Ordoñez B. Low-grade intraductal carcinoma of salivary gland: report of 3 cases with marked apocrine differentiation. Am J Surg Pathol 2006, **30**: 1014–1021.
550 Wick MR, Ockner DM, Mills SE, Ritter JH, Swanson PE. Homologous carcinomas of the breasts, skin, and salivary glands. A histologic and immunohistochemical comparison of ductal mammary carcinoma, ductal sweat gland carcinoma, and salivary duct carcinoma. Am J Clin Pathol 1998, **109**: 75–84.
551 Williams MD, Roberts D, Blumenschein GR Jr, Temam S, Kies MS, Rosenthal DI, Weber RS, El-Naggar AK. Differential expression of hormonal and growth factor receptors in salivary duct carcinomas: biologic significance and potential role in therapeutic stratification of patients. Am J Surg Pathol 2007, **31**: 1645–1652.
552 Yoshihara T, Shino A, Ishii T, Kawakami M. Ultrastructural and immunohistochemical study of salivary duct carcinoma of the parotid duct. Ultrastruct Pathol 1994, **18**: 553–559.

POLYMORPHOUS LOW-GRADE ADENOCARCINOMA

553 Anderson C, Krutchkoff D, Pedersen C, Cartun R, Berman M. Polymorphous low-grade adenocarcinoma of minor salivary gland. A clinicopathologic and comparative immunohistochemical study. Mod Pathol 1990, **3**: 76–82.
554 Castle JT, Thompson LD, Frommelt RA, Wenig BM, Kessler H. Polymorphous low grade adenocarcinoma: a clinicopathologic study of 164 cases. Cancer 1999, **86**: 207–219.
555 Evans HL, Luna MA. Polymorphous low-grade adenocarcinoma: a study of 40 cases with long-term follow-up and an evaluation of the importance of papillary areas. Am J Surg Pathol 2000, **24**: 1319–1328.
556 George MK, Mansour P, Pahor AL. Terminal parotid duct carcinoma. J Laryngol Otol 1991, **105**: 780–781.
557 Miliauskas JR. Polymorphous low-grade (terminal duct) adenocarcinoma of the parotid gland. Histopathology 1991, **19**: 555–557.
558 Norberg L, Dardick I. The need for clinical awareness of polymorphous low-grade adenocarcinoma. A review. J Otolaryngol 1992, **21**: 149–159.
559 Simpson RH, Clarke TJ, Sarsfield PT, Gluckman PG, Babajews AV. Polymorphous low-grade adenocarcinoma of the salivary glands. A clinicopathological comparison with adenoid cystic carcinoma. Histopathology 1991, **19**: 121–129.

PAPILLARY ADENOCARCINOMA

560 Batsakis JG. Cystadenocarcinoma: a specific diagnosis or just another adenocarcinoma NOS? Adv Anat Pathol 1997, **4**: 252–255.
561 Blanck C, Eneroth C-M, Jakobsson PÅN. Mucus-producing adenopapillary (nonepidermoid) carcinoma of the parotid gland. Cancer 1971, **28**: 676–685.
562 Foss RD, Ellis GL, Auclair PL. Salivary gland cystadenocarcinomas. A clinicopathologic study of 57 cases. Am J Surg Pathol 1996, **20**: 1440–1447.
563 Kardos TB, Ferguson JW, McMillan MD. Mucus-producing adenopapillary carcinoma of the oral cavity. Int J Oral Maxillofac Surg 1992, **21**: 160–162.
564 Michal M, Skálová A, Mukensnabl P. Micropapillary carcinoma of the parotid gland arising in mucinous cystadenoma. Virchows Arch 2000, **437**: 465–468.
565 Mostofi R, Wood RS, Christison W, Talerman A. Low-grade papillary adenocarcinoma of minor salivary glands. Case report and literature review. Oral Surg Oral Med Oral Pathol 1992, **73**: 591–595.
566 Nagao T, Sugano I, Matsuzaki O, Hara H, Kondo Y, Nagao K. Intraductal papillary tumors of the major salivary glands: case reports of benign and malignant variants. Arch Pathol Lab Med 2000, **124**: 291–295.

SQUAMOUS CELL CARCINOMA

567 Gaughan RK, Olsen KD, Lewis JE. Primary squamous cell carcinoma of the parotid gland. Arch Otolaryngol Head Neck Surg 1992, **118**: 798–801.
568 Leader M, Jass JR. In situ neoplasia in squamous cell carcinoma of the parotid. A case report. Histopathology 1985, **9**: 325–329.
569 Taxy JB. Squamous carcinoma in a major salivary gland: a review of the diagnostic considerations. Arch Pathol Lab Med 2001, **125**: 740–745.

SMALL CELL CARCINOMA AND OTHER NEUROENDOCRINE CARCINOMAS

570 Cheuk W, Chan JK. Advances in salivary gland pathology. Histopathology 2007, **51**: 1–20.
571 Fornelli A, Eusebi V, Pasquinelli G, Quattrone P, Rosai J. Merkel cell carcinoma of the parotid gland associated with Warthin tumour: report of two cases. Histopathology 2001, **39**: 342–347.
572 Gnepp DR, Corio RL, Brannon RB. Small cell carcinoma of the major salivary glands. Cancer 1986, **58**: 705–714.
573 Gnepp DR, Wick MR. Small cell carcinoma of the major salivary glands. An immunohistochemical study. Cancer 1990, **66**: 185–192.
574 Hayashi Y, Nagamine S, Yanagawa T, Yoshida H, Yura Y, Azuma M, Sato M. Small cell undifferentiated carcinoma of the minor salivary gland containing exocrine, neuroendocrine, and squamous cells. Cancer 1987, **60**: 1583–1588.
575 Huntrakoon M. Neuroendocrine carcinoma of the parotid gland. A report of two cases with ultrastructural and immunohistochemical studies. Hum Pathol 1987, **18**: 1212–1217.
576 Koss LG, Spiro RH, Hajdu S. Small cell (oat cell) carcinoma of minor salivary gland origin. Cancer 1972, **30**: 737–741.
577 Kraemer BB, Mackay B, Batsakis JG. Small cell carcinomas of the parotid gland. A clinicopathologic study of three cases. Cancer 1983, **52**: 2115–2121.
578 Leipzig B, Gonzales-Vitale JC. Small cell epidermoid carcinoma of salivary glands. 'Pseudo' oat cell carcinoma. Arch Otolaryngol 1982, **108**: 511–514.
579 Nagao T, Sugano I, Ishida Y, Tajima Y, Munakata S, Asoh A, Yamazaki K, Muto H, Konno A, Kondo Y, Nagao K. Primary large cell neuroendocrine carcinoma of the parotid gland: Immunohistochemical and molecular analysis of two cases. Mod Pathol 2000, **13**: 554–561.
580 Nagao T, Gaffey TA, Olsen KD, Serizawa H, Lewis JE. Small cell carcinoma of the major salivary glands: clinicopathologic study with emphasis on cytokeratin 20 immunoreactivity and clinical outcome. Am J Surg Pathol 2004, **28**: 762–770.
581 Rollins CE, Yost BA, Costa MJ, Vogt PJ. Squamous differentiation in small-cell carcinoma of the parotid gland. Arch Pathol Lab Med 1995, **119**: 183–185.
582 Tanda F, Scott C, Pittaluga S, Massarelli G. Undifferentiated neuroendocrine (Merkel cell) carcinoma of the salivary glands. A light and electron microscopic study of two cases [abstract]. Pathol Res Pract 1983, **178**: 167.
583 Wirman JA, Battifora HA. Small cell undifferentiated carcinoma of salivary gland origin. An ultrastructural study. Cancer 1976, **37**: 1840–1848.

LYMPHOEPITHELIOMA-LIKE CARCINOMA

584 Arthaud JB. Anaplastic parotid carcinoma ('malignant lymphoepithelial lesion') in seven Alaskan natives. Am J Clin Pathol 1972, **57**: 275–289.
585 Chan JKC, Yip TTC, Tsang WYW, Poon YF, Wong CSC, Ma VWS. Specific association of Epstein–Barr virus with lymphoepithelial carcinoma among tumors and tumorlike lesions of the salivary gland. Arch Pathol Lab Med 1994, **118**: 994–997.
586 Gravanis MB, Giansanti JS. Malignant histopathologic counterpart of the benign lymphoepithelial lesion. Cancer 1970, **26**: 1332–1342.
587 Hanji D, Gohao L. Malignant lymphoepithelial lesions of the salivary glands with anaplastic carcinomatous change. Report of nine cases

and review of literature. Cancer 1983, **52**: 2245–2252.

588 Kott ET, Goepfert H, Ayala AG, Ordóñez NG. Lymphoepithelial carcinoma (malignant lymphoepithelial lesion) of the salivary glands. Arch Otolaryngol 1984, **110**: 50–53.

589 Kuo T-T, Tsang N-M. Salivary gland type nasopharyngeal carcinoma: a histologic, immunohistochemical, and Epstein–Barr virus study of 15 cases including a psammomatous mucoepidermoid carcinoma. Am J Surg Pathol 2001, **25**: 80–86.

590 Merrick Y, Albeck H, Nielsen NH, Hansen HS. Familial clustering of salivary gland carcinoma in Greenland. Cancer 1986, **57**: 2097–2102.

591 Nagao K, Matsuzaki O, Saiga H, Akikusa B, Sugano I, Shigematsu H, Kaneko T, Katoh T, Kitamura T, Asano Y, Okamoto M. A histopathologic study of benign and malignant lymphoepithelial lesions of the parotid gland. Cancer 1983, **52**: 1044–1052.

592 Raab-Traub N, Rajadurai P, Flynn K, Lanier AP. Epstein–Barr virus infection in carcinoma of the salivary gland. J Virol 1991, **65**: 7032–7036.

593 Saw D, Lau WH, Ho JHC, Chan JKC, Ng CS. Malignant lymphoepithelial lesion of the salivary gland. Hum Pathol 1986, **17**: 914–923.

594 Schneider M, Rizzardi C. Lymphoepithelial carcinoma of the parotid glands and its relationship with benign lymphoepithelial lesions. Arch Pathol Lab Med 2008, **132**: 278–282.

595 Sehested M, Hainau B, Albeck H, Nielsen NH, Hansen JPH. Ultrastructural investigation of anaplastic salivary gland carcinomas in Eskimos. Cancer 1985, **55**: 2732–2736.

596 Sheen TS, Tsai CC, Ko JY, Chang YL, Hsu MM. Undifferentiated carcinoma of the major salivary glands. Cancer 1997, **80**: 357–363.

597 Tsai CC, Chen CL, Hsu HC. Expression of Epstein–Barr virus in carcinomas of major salivary glands: a strong association with lymphoepithelioma-like carcinoma. Hum Pathol 1996, **27**: 258–262.

598 Wang CP, Chang YL, Ko JY, Lou PJ, Yeh CF, Sheen TS. Lymphoepithelial carcinoma versus large cell undifferentiated carcinoma of the major salivary glands. Cancer 2004, **101**: 2020–2027.

OTHER PRIMARY CARCINOMAS

599 Batsakis JG, el-Naggar AK, Luna MA. 'Adenocarcinoma, not otherwise specified.' A diminishing group of salivary carcinomas. Ann Otol Rhinol Laryngol 1992, **101**: 102–104.

600 Croitoru CM, Suarez PA, Luna MA. Hybrid carcinomas of salivary glands: report of 4 cases and review of the literature. Arch Pathol Lab Med 1999, **123**: 698–702.

601 Donath K, Seifert G, Lentrodt J. The embryonal carcinoma of the parotid gland. A rare example of an embryonal tumor. Virchows Arch [A] 1984, **403**: 425–440.

602 Ghannoum JE, Freedman PD. Signet-ring cell (mucin-producing) adenocarcinomas of minor salivary glands. Am J Surg Pathol 2004, **28**: 89–93.

603 Latkovich P, Johnson RL. Carcinosarcoma of the parotid gland: report of a case with cytohistologic and immunohistochemical findings. Arch Pathol Lab Med 1998, **122**: 743–746.

604 Li J, Wang BY, Nelson M, Li L, Hu Y, Urken ML, Brandwein-Gensler M. Salivary adenocarcinoma, not otherwise specified: a collection of orphans. Arch Pathol Lab Med 2004, **128**: 1385–1394.

605 Lopez JI, Ballestin C, Garcia-Prats MD, De Agustin P. Carcinosarcoma of the parotid gland. Immunohistochemical study of a case. Histopathology 1994, **25**: 388–390.

606 Nagao K, Matsuzaki O, Saiga H, Sugano I, Kaneko T, Katoh T, Kitamura T, Shigematsu H, Maruyama N. Histopathologic studies on adenocarcinoma of the parotid gland. Acta Pathol Jpn 1986, **36**: 337–347.

607 Nagao K, Matsuzaki O, Saiga H, Sugano I, Shigematsu H, Kaneko T, Katoh T, Kitamura T. Histopathologic studies of undifferentiated carcinoma of the parotid gland. Cancer 1982, **50**: 1572–1579.

608 Nagao T, Sugano I, Ishida Y, Asoh A, Munakata S, Yamazaki K, Konno A, Iwaya K, Shimizu T, Serizawa H, Ebihara Y. Hybrid carcinomas of the salivary glands: report of nine cases with a clinicopathologic, immunohistochemical, and *p53* gene alteration analysis. Mod Pathol 2002, **15**: 724–733.

609 Osaki T, Hirota J, Ohno A, Tatemoto Y. Mucinous adenocarcinoma of the submandibular gland. Cancer 1990, **66**: 1796–1801.

610 Takata T, Caselitz J, Seifert G. Undifferentiated tumours of salivary glands. Immunocytochemical investigations and differential diagnosis of 22 cases. Pathol Res Pract 1987, **182**: 161–168.

611 Viva E, Zorzi F, Annibale G, Stefini S, Baronchelli C, Bonetti MF. Endodermal sinus (yolk sac) tumor of the parotid gland. A case report. Int J Pediatr Otorhinolaryngol 1992, **24**: 269–274.

MALIGNANT LYMPHOMA

612 Abbondanzo SL. Extranodal marginal-zone B-cell lymphoma of the salivary gland. Ann Diagn Pathol 2001, **5**: 246–254.

613 Banik S, Howell JS, Wright DH. Non-Hodgkin's lymphoma arising in adenolymphoma. A report of two cases. J Pathol 1985, **146**: 167–177.

614 Chan JK, Tsang WY, Hui PK, Ng CS, Sin VC, Khan SM, Siu LL. T- and T/natural killer-cell lymphomas of the salivary gland: a clinicopathologic, immunohistochemical and molecular study of six cases. Hum Pathol 1997, **28**: 238–245.

615 Dunn P, Kuo TT, Shih LY, Lin TL, Wang PN, Kuo MC, Tang CC. Primary salivary gland lymphoma: a clinicopathologic study of 23 cases in Taiwan. Acta Haematol 2004, **112**: 203–208.

616 Dunphy CH, Grosso LE, Rodriquez JJ, Dunphy FR. Bilateral mucosa-associated lymphoid tissue lymphomas of parotid glands: a 13-year interval. Mod Pathol 1996, **9**: 560–565.

617 Gleeson MJ, Bennett MH, Cawson RA. Lymphomas of salivary glands. Cancer 1986, **58**: 699–704.

618 Hsi ED, Singleton TP, Swinnen L, Dunphy CH, Alkan S. Mucosa-associated lymphoid tissue-type lymphomas occurring in post-transplantation patients. Am J Surg Pathol 2000, **24**: 100–106.

619 Hyman GA, Wolff M. Malignant lymphomas of the salivary glands. Review of the literature and report of 33 new cases, including four cases associated with the lymphoepithelial lesion. Am J Clin Pathol 1976, **65**: 421–438.

620 James M, Norton AJ, Akosa AB. Primary T-cell lymphoma of submandibular salivary gland. Histopathology 1993, **22**: 83–85.

621 Kerr PD, Dort JC. Primary extramedullary plasmacytoma of the salivary glands. J Laryngol Otol 1991, **105**: 687–692.

622 Kerrigan DP, Irons J, Chen I-M. Bcl-2 gene rearrangement in salivary gland lymphoma. Am J Surg Pathol 1990, **14**: 1133–1138.

623 Kojima M, Nakamura S, Ichimura K, Shimizu K, Itoh H, Masawa N. Follicular lymphoma of the salivary gland: a clinicopathological and molecular study of six cases. Int J Surg Pathol 2001, **9**: 287–294.

624 Kojima M, Nakamura S, Itoh H, Yamane Y, Tanaka H, Sugihara S, Sakata N, Masawa N. Sclerosing variant of follicular lymphoma arising from submandibular glands and resembling 'Küttner tumor'. A report of 3 patients. Int J Surg Pathol 2003, **11**: 303–307.

625 Kojima M, Shimizu K, Nishikawa M, Tamaki Y, Ito H, Tsukamoto N, Masawa N. Primary salivary gland lymphoma among Japanese: a clinicopathological study of 30 cases. Leuk Lymphoma 2007, **48**: 1793–1798.

626 Mehle ME, Kraus DH, Wood BG, Tubbs R, Tucker HM, Lavertu P. Lymphoma of the parotid gland. Laryngoscope 1993, **103**: 17–21.

627 Miller R, Yanagihara ET, Dubrow AA, Lukes RJ. Malignant lymphoma in a Warthin's tumor. Report of a case. Cancer 1982, **50**: 2948–2950.

628 Nakamura S, Ichimura K, Sato Y, Nakamura S, Nakamine H, Inagaki H, Sadahira Y, Ohshima K, Sakugawa S, Kondo E, Yanai H, Ohara N, Yoshino T. Follicular lymphoma frequently originates in the salivary gland. Pathol Int 2006, **56**: 576–583.

629 Nime FA, Cooper HS, Eggleston JC. Primary malignant lymphomas of the salivary glands. Cancer 1976, **37**: 906–912.

630 Ochoa ER, Harris NL, Pilch BZ. Marginal zone B-cell lymphoma of the salivary gland arising in chronic sclerosing sialadenitis (Kuttner tumor). Am J Surg Pathol 2001, **25**: 1546–1550.

631 Pascoe HR, Dorfman RF. Extramedullary plasmacytoma of the submaxillary gland. Am J Clin Pathol 1969, **51**: 501–507.

632 Pisa EK, Pisa P, Kang HI, Fox RI. High frequency of t(14;18) translocation in salivary gland lymphomas from Sjögren's syndrome patients. J Exp Med 1991, **174**: 1245–1250.

633 Schmid U, Helbron D, Lennert K. Primary malignant lymphomas localized in salivary glands. Histopathology 1982, **6**: 673–687.

634 Takahashi H, Cheng J, Fujita S, Tsuda N, Tezuka F, Liu AR, Okabe H. Primary malignant lymphoma of the salivary gland. A tumor of mucosa-associated lymphoid tissue. J Oral Pathol Med 1992, **21**: 318–325.

OTHER PRIMARY NEOPLASMS

635 Ascoli V, Albedi FM, De Blasiis R, Nardi F. Sialadenosis of the parotid gland. Report of four cases diagnosed by fine-needle aspiration cytology. Diagn Cytopathol 1993, **9**: 151–155.

636 Auclair PL, Langloss JM, Weiss SW, Corio RL. Sarcomas and sarcomatoid neoplasms of the major salivary gland regions. A clinicopathologic and immunohistochemical study of 67 cases and review of the literature. Cancer 1986, **58**: 1305–1315.

637 Baker SE, Jensen JL, Correll RW. Lipomas of the parotid gland. Oral Surg Oral Med Oral Pathol 1981, **52**: 167–171.

638 Balogh K, Wolbarsht RL, Federman M, O'Hara CJ. Carcinoma of the parotid gland with osteoclastlike giant cells. Immunohistochemical and ultrastructural observations. Arch Pathol Lab Med 1985, **109**: 756–761.

639 Batsakis JG, Frankenthaler R. Embryoma (sialoblastoma) of salivary glands. Ann Otol Rhinol Laryngol 1992, **101**: 958–960.

640 Benjamin E, Wells S, Fox H, Reeve NL, Knox F. Malignant fibrous histiocytomas of salivary glands. J Clin Pathol 1982, **35**: 946–953.

641 Brandwein M, Al-Naeif NS, Manwani D, Som P, Goldfeder L, Rothschild M, Granowetter L. Sialoblastoma: clinicopathological/ immunohistochemical study. Am J Surg Pathol 1999, **23**: 342–348.

642 Carrillo R, Rodriquez-Peralto JL, Batsakis JG, el-Naggar AK. Primary haemangiopericytomas of the parotid gland. J Laryngol Otol 1992, **106**: 659–661.

643 Castle JT, Thompson LD. Kaposi sarcoma of major salivary gland origin: a clinicopathologic series of six cases. Cancer 2000, **88**: 15–23.

644 Childers E, Furlong M, Fanburg-Smith J. Hemangioma of the salivary gland: a study of ten cases of a rarely biopsied/excised lesion. Ann Diagn Pathol 2002, **6**: 339–344.

645 Davidson D, Leibel BS, Berris B. Asymptomatic parotid gland enlargement in diabetes mellitus. Ann Intern Med 1969, **70**: 31–38.

646 Deb RA, Desai SB, Amonkar PP, Aiyer PM, Borges AM. Primary primitive neuroectodermal tumour of the parotid gland. Histopathology 1998, **33**: 375–378.

647 Dehner LP, Valbuena L, Perez-Atayde A, Reddick RL, Askin FB, Rosai J. Salivary gland anlage tumor ('congenital pleomorphic adenoma'). A clinicopathologic, immunohistochemical and ultrastructural study of nine cases. Am J Surg Pathol 1994, **18**: 25–36.

648 Dimosthenous K, Righi A. Granular cell tumor of the parotid gland: an exceptionally rare occurrence. Int J Surg Pathol 2008, **16**: 213–214.

649 Eusebi V, Martin SA, Govoni E, Rosai J. Giant cell tumor of major salivary glands. Report of three cases, one occurring in association with a malignant mixed tumor. Am J Clin Pathol 1984, **81**: 666–675.

650 Fanburg-Smith J, Furlong M, Childers E. Oral and salivary gland angiosarcoma: a clinicopathologic study of 290 cases. Mod Pathol 2003, **16**: 263–271.

651 Ferreiro JA, Nascimento AG. Solitary fibrous tumour of the major salivary glands. Histopathology 1996, **28**: 261–264.

652 Grenko RT, Tytor M, Boeryd B. Giant cell tumour of the salivary gland with associated carcinosarcoma. Histopathology 1993, **23**: 594–595.

653 Guarino M, Giordano F, Pallotti F, Ponzi S. Solitary fibrous tumour of the submandibular gland. Histopathology 1998, **32**: 571–573.

654 Hsueh C, Gonzalez-Crussi F. Sialoblastoma: a case report and review of the literature on congenital epithelial tumors of salivary gland origin. Pediatr Pathol 1992, **12**: 205–214.

655 Katz AD, Passy V, Kaplan L. Neurogenous neoplasms of major nerves of face and neck. Arch Surg 1971, **103**: 51–56.

656 Livesey JR, Soames JV. Cystic lymphangioma in the adult parotid. J Laryngol Otol 1992, **106**: 566–568.

657 Luna MA. Sialoblastoma and epithelial tumors in children: their morphologic spectrum and distribution by age. Adv Anat Pathol 1999, **6**: 287–292.

658 Mantravadi J, Roth LM, Kafrawy AH. Vascular neoplasms of the parotid gland. Parotid vascular tumors. Oral Surg Oral Med Oral Pathol 1993, **75**: 70–75.

659 Murrell GL, Barnes M, Langford FP, Kenan PD. Submandibular rhabdomyoma. Ear Nose Throat J 1992, **71**: 663–664.

660 Nagao T, Serizawa H, Iwaya K, Shimizu T, Sugano I, Ishida Y, Yamazaki K, Shimizu M, Itoh T, Konno A, Ebihara Y. Keratocystoma of the parotid gland: a report of two cases of an unusual pathologic entity. Mod Pathol 2001, **15**: 1005–1010.

661 Nagao T, Sugano I, Ishida Y, Asoh A, Munakata S, Yamazaki K, Konno A, Kondo Y, Nagao K. Sialolipoma: a report of seven cases of a new variant of salivary gland lipoma. Histopathology 2001, **38**: 30–36.

662 Rose PE, Howard ER. Congenital teratoma of the submandibular gland. J Pediatr Surg 1982, **17**: 414–416.

663 Seifert G, Donath K, Jautzke G. Unusual choristoma of the parotid gland in a girl. A possible trichoadenoma. Virchows Arch 1999, **434**: 355–360.

664 Takato T, Komuro Y, Yonehara Y. Giant hemangioma of the parotid gland associated with Kasabach-Merritt syndrome. A case report. J Oral Maxillofac Surg 1993, **51**: 425–428.

665 Tse LL, Finkelstein SD, Siegler RW, Barnes L. Osteoclast-type giant cell neoplasm of salivary gland. A microdissection-based comparative genotyping assay and literature review: extraskeletal 'giant cell tumor of bone' or osteoclast-type giant cell 'carcinoma'? Am J Surg Pathol 2004, **28**: 953–961.

666 Walterhouse DO, Pappo AS, Baker KS, Parham DM, Anderson JR, Donaldson SS, Paidas CN, Womer RN, Crist WM. Rhabdomyosarcoma of the parotid region occurring in childhood and adolescence: a report from the intergroup rhabdomyosarcoma study group. Cancer 2001, **92**: 3135–3146.

667 Wiley EL, Stewart D, Brown M, Albores-Saavedra J. Fibrous histiocytoma of the parotid gland. Am J Clin Pathol 1992, **97**: 512–516.

668 Williams SB, Ellis GL, Warnock GR. Sialoblastoma: a clinicopathologic and immunohistochemical study of 7 cases. Ann Diagn Pathol 2006, **10**: 320–326.

669 Yin WH, Guo SP, Yang HY, Chan JK. Desmoplastic small round cell tumor of the submandibular gland – a rare but distinctive primary salivary gland neoplasm. Hum Pathol 2010, **41**: 438–442.

670 Yu FH, Kobos JW, Brooks JSJ. Synovial sarcoma of the parotid gland region: a case report and review of the literature. Int J Surg Pathol 1996–1997, **4**: 239–244.

METASTATIC TUMORS

671 Brodsky G, Rabson AB. Metastasis to the submandibular gland as the initial presentation of small cell ('oat cell') lung carcinoma. Oral Surg Oral Med Oral Pathol 1984, **58**: 76–80.

672 Hrebinko R, Taylor SR, Bahnson RR. Carcinoma of prostate metastatic to parotid gland. Urology 1993, **41**: 272–273.

673 Jennings TA, Okby NT, Schroer KR, Wolf BC, Mihm MC Jr. Parotid involvement by desmoplastic melanoma. Histopathology 1996, **29**: 165–170.

674 Melnick SJ, Amazon K, Dembrow V. Metastatic renal cell carcinoma presenting as a parotid tumor: a case report with immunohistochemical findings and a review of the literature. Hum Pathol 1989, **20**: 195–197.

675 Seifert G, Hennings K, Caselitz J. Metastatic tumors to the parotid and submandibular glands. Analysis and differential diagnosis of 108 cases. Pathol Res Pract 1986, **181**: 684–692.

676 Shah JP, Kraus DH, Dubner S, Sarkar S. Patterns of regional lymph node metastases from cutaneous melanomas of the head and neck. Am J Surg 1991, **162**: 320–323.

677 Simpson RH, Skálová A. Metastatic carcinoma of the prostate presenting as parotid tumour. Histopathology 1997, **30**: 70–74.

GENERAL FEATURES OF SALIVARY GLAND TUMORS

RELATIVE INCIDENCE AND MALIGNANCY; CLINICAL DIAGNOSIS; STAGING

678 Albeck H, Nielsen NH, Hansen HE, Bentzen J, Ockelmann HH, Bretlau P, Hansen HS. Epidemiology of nasopharyngeal and salivary gland carcinoma in Greenland. Arctic Med Res 1992, **51**: 189–195.

679 Baker HW. Staging of head and neck cancer. Semin Surg Oncol 1992, **8**: 73–77.

680 Baker SR, Malone B. Salivary gland malignancies in children. Cancer 1985, **55**: 1730–1736.

681 Byers RM, Jesse RH, Guillamondegui OM, Luna MA. Malignant tumors of the submaxillary gland. Am J Surg 1973, **126**: 458–463.

682 Byers RM, Piorkowski R, Luna MA. Malignant parotid tumors in patients under 20 years of age. Arch Otolaryngol 1984, **110**: 232–235.

683 Callender DL, Frankenthaler RA, Luna MA, Lee SS, Goepfert H. Salivary gland neoplasms in children. Arch Otolaryngol Head Neck Surg 1992, **118**: 472–476.

684 Eneroth C-M. Incidence and prognosis of salivary gland tumours at different sites. A study of parotid, submandibular and palatal tumours in 2632 patients. Acta Otolaryngol (Stockh) 1970, **263**: 174–178.

685 Eveson JW, Cawson RA. Salivary gland tumours. A review of 2410 cases with particular reference to histological types, site, age, and sex distribution. J Pathol 1985, **146**: 51–58.

686 Fine G, Marshall RB, Horn RC Jr. Tumors of the minor salivary glands. Cancer 1960, **13**: 653–669.

687 Gnepp DR, Schroeder W, Heffner D. Synchronous tumors arising in a single major salivary gland. Cancer 1989, **83**: 1219–1224.

688 Horn-Ross PL, West DW, Brown SR. Recent trends in the incidence of salivary gland cancer. Int J Epidemiol 1991, **20**: 628–633.

689 Krolls SO, Trodahl JN, Boyers RC. Salivary gland lesions in children. A survey of 430 cases. Cancer 1972, **30**: 459–469.

690 Levitt SH, McHugh RB, Gómez-Marin O, Hyams VJ, Soule EH, Strong EW, Sellers AH, Woods JE, Guillamondegui OM. Clinical staging system for cancer of the salivary gland. A retrospective study. Cancer 1981, **47**: 2712–2724.

691 Luna MA, Tortoledo ME, Allen M. Salivary dermal analogue tumors arising in lymph nodes. Cancer 1987, **59**: 1165–1169.

692 Saku T, Hayashi Y, Takahara O, Matsuura H, Tokunaga M, Tokuoka S, Soda M, Mabuchi K, Land CE. Salivary gland tumors among atomic bomb survivors, 1950–1987. Cancer 1997, **79**: 1465–1475.

693 Shore-Freedman E, Abrahams C, Recant W, Schneider AB. Neurilemomas and salivary gland tumors of the head and neck following childhood irradiation. Cancer 1983, **51**: 2159–2163.

694 Smith A, Winkler B, Perzin KH, Wazen J, Blitzer A. Mucoepidermoid carcinoma arising in an intraparotid lymph node. Cancer 1985, **55**: 400–403.

695 Spiro RH. Salivary neoplasms. Overview of a 35-year experience with 2,807 patients. Head Neck Surg 1986, **8**: 177–184.

696 Spitz MR, Batsakis JG. Major salivary gland carcinoma. Descriptive epidemiology and survival of 498 patients. Arch Otolaryngol 1984, **110**: 45-49.

BIOPSY AND CYTOLOGY; FROZEN SECTION

697 Chan MK, McGuire LJ, King W, Li AK, Lee JC. Cytodiagnosis of 112 salivary gland lesions. Correlation with histologic and frozen section diagnosis. Acta Cytol 1992, **36**: 353-363.

698 Cohen MB, Reznicek MJ, Miller TR. Fine-needle aspiration biopsy of the salivary glands. Pathol Annu 1992, **27**(Pt 2): 213-245.

699 Geisinger KR, Weidner N. Aspiration cytology of salivary glands. Semin Diagn Pathol 1986, **3**: 219-226.

700 Granick MS, Erickson ER, Hanna DC. Accuracy of frozen-section diagnosis in salivary gland lesions. Head Neck Surg 1985, **7**: 465-467.

701 Heller KS, Attie JN, Dubner S. Accuracy of frozen section in the evaluation of salivary tumors. Am J Surg 1993, **166**: 424-427.

702 Hillel AD, Fee WE Jr. Evaluation of frozen section in parotid gland surgery. Arch Otolaryngol 1983, **109**: 230-232.

703 Layfield LJ, Tan P, Glasgow BJ. Fine-needle aspiration of salivary gland lesions. Comparison with frozen sections and histologic findings. Arch Pathol Lab Med 1987, **111**: 346-353.

704 Li S, Baloch ZW, Tomaszewski JE, LiVolsi VA. Worrisome histologic alterations following fine-needle aspiration of benign parotid lesions. Arch Pathol Lab Med 2000, **124**: 87-91.

705 Lussier C, Klijanienko J, Vielh P. Fine-needle aspiration of metastatic nonlymphomatous tumors to the major salivary glands: a clinicopathologic study of 40 cases cytologically diagnosed and histologically correlated. Cancer Cytopathol 2000, **90**: 350-356.

706 MacLeod CB, Frable WJ. Fine-needle aspiration biopsy of the salivary gland. Problem cases. Diagn Cytopathol 1993, **9**: 216-224.

707 Miller RH, Calcaterra TC, Paglia DE. Accuracy of frozen section diagnosis of parotid l esions. Ann Otol Rhinol Laryngol 1979, **88**: 573-576.

708 Mukunyadzi P, Bardales RH, Palmer HE, Stanley MW. Tissue effects of salivary gland fine-needle aspiration. Does this procedure preclude accurate histologic diagnosis? Am J Clin Pathol 2000, **114**: 741-745.

709 O'Dwyer P, Farrar WB, James AG, Finkelmeier W, McCabe DP. Needle aspiration biopsy of major salivary gland tumors. Its value. Cancer 1986, **57**: 554-557.

710 Rigual NR, Milley P, Loré JM Jr, Kaufman S. Accuracy of frozen-section diagnosis in salivary gland neoplasms. Head Neck Surg 1986, **8**: 442-446.

711 Zurrida S, Alasio L, Tradati N, Bartoli C, Chiesa F, Pilotti S. Fine-needle aspiration of parotid masses. Cancer 1993, **72**: 2306-2311.

TREATMENT

712 Armstrong JG, Harrison LB, Thaler HT, Friedlander-Klar H, Fass DE, Zelefsky MJ, Shah JP, Strong EW, Spiro RH. The indications for elective treatment of the neck in cancer of the major salivary glands. Cancer 1992, **69**: 615-619.

713 Elkon D, Colman M, Hendrickson FR. Radiation therapy in the treatment of malignant salivary gland tumors. Cancer 1978, **41**: 502-506.

714 Eneroth C-M, Hamberger CA. Principles of treatment of different types of parotid tumors. Laryngoscope 1974, **84**: 1732-1740.

715 Garden AS, Weber RS, Ang KK, Morrison WH, Matre J, Peters LJ. Postoperative radiation therapy for malignant tumors of minor salivary glands. Outcome and patterns of failure. Cancer 1994, **73**: 2563-2569.

716 Shingaki S, Ohtake K, Nomura T, Nakajima T. The role of radiotherapy in the management of salivary gland carcinomas. J Craniomaxillofac Surg 1992, **20**: 220-224.

717 Spiro IJ, Wang CC, Montgomery WW. Carcinoma of the parotid gland. Analysis of treatment results and patterns of failure after combined surgery and radiation therapy. Cancer 1993, **71**: 2699-2705.

718 Tu G, Hu Y, Jiang P, Qin D. The superiority of combined therapy (surgery and postoperative irradiation) in parotid cancer. Arch Otolaryngol 1982, **108**: 710-713.

719 Witten J, Hybert F, Hansen HS. Treatment of malignant tumors in the parotid glands. Cancer 1990, **65**: 2515-2520.

720 Yamashita T, Tomoda K, Kumazawa T. The usefulness of partial parotidectomy for benign parotid gland tumors. A retrospective study of 306 cases. Acta Otolaryngol Suppl 1993, **500**: 113-116.

PROGNOSIS

721 Andersen LJ, Therkildsen MH, Ockelmann HH, Bentzen JD, Schiodt T, Hansen HS. Malignant epithelial tumors in the minor salivary glands, the submandibular gland, and the sublingual gland. Prognostic factors and treatment results. Cancer 1991, **68**: 2431-2437.

722 El-Naggar AK, Hurr K, Kagan J, Gillenwater A, Callender D, Luna MA, Batsakis JG. Genotypic alterations in benign and malignant salivary gland tumors: histogenetic and clinical implications. Am J Surg Pathol 1997, **21**: 691-697.

723 Eneroth C-M, Hjertman L, Moberger G. Malignant tumours of submandibular gland. Acta Otolaryngol (Stockh) 1967, **64**: 514-536.

724 Frankenthaler RA, Luna MA, Lee SS, Ang KK, Byers RM, Guillamondegui OM, Wolf P, Goepfert H. Prognostic variables in parotid gland cancer. Arch Otolaryngol Head Neck Surg 1991, **117**: 1251-1256.

725 Fu KK, Leibel SA, Levine ML, Friedlander LM, Boles R, Phillips TL. Carcinoma of the major and minor salivary glands. Analysis of treatment results and sites and causes of failures. Cancer 1977, **40**: 2882-2890.

726 Fujita S, Takahashi H, Okabe H. Nucleolar organizer regions in malignant salivary gland tumors. Acta Pathol Jpn 1992, **42**: 727-733.

727 Gallo O, Franchi A, Bianchi S, Boddi V, Giannelli E, Alajmo E. p53 oncoprotein expression in parotid gland carcinoma is associated with clinical outcome. Cancer 1995, **75**: 2037-2044.

728 Gallo O, Franchi A, Bottai GV, Fini-Storchi I, Tesi G, Boddi V. Risk factors for distant metastases from carcinoma of the parotid gland. Cancer 1997, **80**: 844-851.

729 Hickman RE, Cawson RA, Duffy SW. The prognosis of specific types of salivary gland tumors. Cancer 1984, **54**: 1620-1624.

730 Kamio N. Coexpression of p53 and c-erbB-2 proteins is associated with histological type, tumour stage, and cell proliferation in malignant salivary gland tumours. Virchows Arch 1996, **428**: 75-84.

731 Muller S, Vigneswaran N, Gansler T, Gramlich T, De Rose PB, Cohen C. c-erbB-2 oncoprotein expression and amplification in pleomorphic adenoma and carcinoma ex pleomorphic adenoma. Relationship to prognosis. Mod Pathol 1994, **7**: 628-632.

732 Sugano S, Mukai K, Tsuda H, Hirohashi S, Furuya S, Shimosato Y, Ebihara S, Takeyama I. Immunohistochemical study of c-erbB-2 oncoprotein overexpression in human major salivary gland carcinoma. An indicator of aggressiveness. Laryngoscope 1992, **102**: 923-927.

733 Vander Poorten VLM, Balm AJ, Hilgers FJ, Tan IB, Loftus-Coll BM, Keus RB, van Leeuwen FE, Hart AA. The development of a prognostic score for patients with parotid carcinoma. Cancer 1999, **85**: 2057-2067.

734 Yamazaki M, Fujii S, Murata Y, Hayashi R, Ochiai A. High expression level of geminin predicts a poor clinical outcome in salivary gland carcinomas. Histopathology 2010, **56**: 883-892.

肝

非肿瘤性疾病、肿瘤和肿瘤样疾病

3

V.J. Desmet* 和 Juan Rosai

钱利华 译　　回允中 校

非肿瘤性疾病

章目录

*VALEER J DESMET MD PHD："非肿瘤性疾病"部分的作者（Emeritus Professor of Histology and Pathology, Department of Pathology, University Hospital St Rafael Leuven, Belgium）

正常解剖学

在肝的精细解剖学中，已经提出了几种结构和功能单位。其中与组织病理学医师诊断有关的是肝小叶和肝腺泡结构。数年来，病理学和肝病学教科书均偏爱肝腺泡结构[5]，因为其可以更好地解释连接输出和输入血管的“桥接”性病变，如汇管区 - 中央的桥接性坏死和纤维化。单个的肝腺泡为小团肝实质，由门静脉（门小静脉）和肝动脉的终末分支提供营养，血液回流通过相邻肝静脉的终末分支（终末肝小静脉）完成。除了近些年来较为时兴以外，从血管结构、形态学和组织化学分析等方面来说，肝腺泡结构经不起仔细推敲，实际上，尽管存在几种亚单位，但所有后面这些研究都支持肝小叶结构的概念。

经典的六边形 Kiernan 肝小叶相当于近来 Matsumoto 等提出的次级肝小叶结构，包含 6 ~ 8 个初级肝小叶[3]。肝腺泡的中心位于“输入性”汇管区，而经典的肝小叶周围（平均）围以 6 个汇管区且中心位于肝静脉的终末分支，即小叶中央静脉。门静脉在汇管区分支并在相邻汇管区之间水平分出一系列分支；这些分支形成肝窦，将血液引流至小叶中央。与肝腺泡 1、2、3 区相对应的区域为周围区、中间区（或小叶中间区）和小叶中心区。

肝实质细胞或肝细胞呈多角形，多数为单个细胞核，核位于细胞中央。肝细胞呈板状排列，为一个肝细胞厚度（壁），两边为肝窦，所以每个肝细胞有两面接触门脉血。壁上的每个肝细胞与相邻的肝细胞之间通过细胞间的胞面相连。细胞间部分的细胞膜含有环绕细胞的沟状结构（半微管）。相邻两个肝细胞的半微管形成细胞间胆小管，它们通过紧密连接将其余胞间隙与血液腔隙分隔开。

肝窦内衬细胞与肝细胞之间的裂隙为 Disse 隙。肝窦衬以不同种类的细胞。窦内皮细胞为有孔型细胞，Kupffer 细胞突出于肝窦腔内面，属于单核吞噬细胞系统，可因多种刺激出现反应性扩大和增生。肝星状细胞（先前也称为 Ito 细胞、脂肪贮积细胞或脂细胞）为可收缩的窦周围“外膜细胞”，位于 Disse 隙内，其细胞质的脂滴内可储存维生素 A，并且在一定刺激下能够变形、成为肌纤维母细胞样细胞。正常肝组织中的间质成分和病理性小叶内纤维化均由此产生。在常规切片中，肝星形细胞难以识别；免疫组织化学染色、突触素可标记静止和活化的星形细胞，α- 平滑肌肌动蛋白可显示活化的星形细胞 [1]。

内皮细胞中散在分布有“陷窝细胞”，为肝内淋巴细胞，属于广义的自然杀伤系统。

小叶周边的汇管区含有结缔组织、插入的肝动脉、门静脉、胆管和淋巴管分支。汇管区的大小和组成结构从肝门向外周呈递减表现。由此可以解释：为什么手术肝活检和尸检标本中常常含有较大的汇管区，而针吸活检标本中却见不到。

经皮针吸活检多数取自周边组织，微小结构差异多在深部的肝实质组织。在正常肝的周边部分，汇管区二联体（仅含有动脉、静脉和胆管三种结构中的两种）与汇管区三联体几乎一样常见 [2]。由于动脉、静脉和胆管可出现一个以上的分支，因此，每个汇管区中上述结构的平均数为 6 ± 5。一般情况下，每个汇管区可含有两个小叶间胆管、两个肝动脉和一个门静脉 [2]。

小叶间胆管一般位于汇管区的中央，通过胆小管和 Hering 管与小叶小胆管相连，后者与肝细胞和胆管细胞延续 [6]。这些细小结构在 HE 染色切片上很难见到，但细胞角蛋白免疫染色可清楚地显示 [7]。

小叶中心的肝细胞板和肝窦呈较规则的放射状排列，在周边区域中，上述结构特征为不很规则的、呈相互吻合的网状结构排列。

肝细胞呈多角形，在 HE 切片上轮廓清晰。细胞质呈颗粒状，嗜酸性。细胞核周围聚集有嗜碱性的粗面内质网。细胞核位于中心，含有 1 ～ 2 个容易识别的核仁。核分裂象极为少见。肝细胞富于糖原，其含量和分布因日常饮食不同而有差异。核内糖原聚集表现为透明空泡，主要见于汇管区周围的肝细胞。上述表现在儿童中较为常见，在一些成人疾病（如糖尿病和 Wilson 病）中也可比较明显，但病变本身无诊断意义。脂褐素表现为细小的、淡棕色、PAS 染色阳性的抗酸颗粒，位于小叶中心肝细胞的毛细胆管周围区域。铁染色呈阴性或仅显示有少量铁存在。在正常肝组织中，个别肝细胞可含有脂肪。肝窦周围的 Disse 隙在活检组织中见不到，但尸检标本中可出现扩张。

显微镜下，肝组织的表现因年龄不同可出现一些差异。髓外造血在新生儿头一个星期可持续存在。在 5 岁以下的儿童中，肝细胞板为两个肝细胞厚。如果成人肝细胞板为两个肝细胞厚，则提示有再生。随着年龄的增加，细胞核的大小差异更大（核不均），小叶中央脂褐素沉积更为显著（“衰竭性色素”），有些小叶中心肝细胞出现萎缩，相应的静脉周围肝窦变宽，肝动脉分支的管壁可能出现玻璃样变，有些（并非所有）汇管区可见少量吞噬细胞和淋巴细胞浸润，肝细胞内可见少量不很明显的可着色铁，肝被膜增厚，一些纤维成分向被膜下 1 ～ 2mm 的肝实质内扩展。

出生后，肝组织的生理改变包括三种结构成分：肝细胞增大和肝小叶的扩张和增殖。肝小叶的扩大主要是由于肝部分切除后肝的再生性生长所致；肝小叶的数量在后面一种种情况下并无改变，但其结构可较为复杂和不规则 [4]。

活 检

通过显微镜检查肝组织依然是多数肝疾病诊断和随访必不可少的部分 [16]。肝活检主要有四种方法：经皮肋间途径（经皮盲视针吸）、腹腔镜、开腹手术或经静脉活检（经颈静脉，少数经股动脉）。各种类型的针均可应用：Menghini[28] 提倡的针吸针或穿刺针（Vim-Silverman 针，随后的 Tru-cut）。

针吸活检针的直径从皮肤 Chiba 针（0.9mm）至 1.2 ～ 1.8mm 大小。Tru-cut 针已有各种大小规格，从 1 ～ 2mm。较小的针多与枪一同使用，进行局部病变活检时比较迅速。CT 或超声引导下的细针针吸是为诊断局灶肝疾病的极为有效的方法 [24]。活检方法和用针的选择是依据可疑病变（局灶或弥漫）和是否存在常规经皮活检禁忌的情况 [16]。

手术切除活检应在手术打开腹腔后即刻进行，手术结束时再进行活检会出现假象，有人称之为“手术性坏死”，表现为单个或小团肝细胞凝固性坏死，周围中性粒细胞浸润；病变一般位于小叶中心，但其范围依据肝手术持续时间和手术操作情况 [11]。被膜下区域并不代表整个器官；因为被膜下出现显著纤维化时，其深部肝实质内的改变可以很轻 [20,30]。因此，外科医师不应仅做切除活检，还应进行深部肝组织的针吸活检。

肝活检是一种创伤性手术，应仔细斟酌其适应证和活检方法。经皮肝活检的并发症包括：疼痛，迷走神经反应，横膈、胆囊或大血管穿孔，以及恶性细胞种植。标准肝活检操作迅速，死亡率为 0.1% ～ 0.01%[38]。一项来自儿童医院的、超声引导下的儿童经皮肝活检的研究显示，在专业的三级儿童保健中心，由有经验的内科医师来实施活检相当安全和有效 [31]。

肝活检的诊断作用随着时间而改变。应用血清学检查来检测急性病毒性肝炎已减少了进行肝活检的需求。肝影像学技术的精细化和内镜逆行胰胆管造影技术也大大减少了应用肝活检来鉴别肝内和肝外淤胆的例数 [38]。

目前，多数肝疾病的诊断仍然需要依靠肝组织病理学。有些研究强调，肝组织病理学在诊断和治疗中有以下作用：评估慢性转氨酶升高[21,42]、揭示酗酒患者的非酒精性肝病变[25]、确诊肉芽肿性肝疾病[15]、识别药物不良反应[17]、诊断肝硬化，包括不完全间隔性肝硬化[37]和其他病变，如非硬化性门脉高压[35]。Ferrell 对肝组织病理学的作用和诊断中存在的问题进行了讨论[19]。

随着肝移植的出现，成为诊断细胞排异[14]、分析发病主要原因和晚期死亡率的金标准[26]。肝活检可用于评估治疗结果，如慢性病毒性肝炎[18,27]和原发性胆汁性肝硬化[32]。在相当数量的病例中，专业的组织病理医师可以发现与临床假定诊断病变共存的未曾怀疑到的病变，如慢性乙型和丙型肝炎合并有 α_1-抗胰蛋白酶缺乏和遗传性血色素沉着症合并有原发性硬化性胆管炎等[16]。在近来加拿大的一项研究中，这种现象占肝炎活检的 20%[29]。

近年来，由于免疫组织化学和原位杂交技术的应用，肝组织病理学的准确性和诊断范围已显著提升[34]。在不同实验室中，常规染色的数量和种类亦有差异。与所有组织学诊断一样，HE 染色为肝病理学的支柱。特殊染色用于病变不明显或容易被忽视的表现。有些病理医师偏爱采用一套标准的染色方法，其他一些人则喜欢挑选几种染色方法并根据需要选择其他染色方法。

最基本的染色是 HE 和结缔组织染色。Perls 染色是最有用的铁染色；含有脂褐素的巨噬细胞、α_1-抗胰蛋白酶包涵体、真菌和增厚的小叶间胆管基底膜采用 PAS-淀粉酶染色；铜染色采用硫氰酸染色（用于 Wilson 病、慢性淤胆和铜中毒）；Shikata 地衣红染色可显示弹力纤维（用于鉴别陈旧性纤维化和新近坏死后萎陷）、乙型肝炎表面抗原和铜连蛋白。对地衣红有意义的替代是 Victoria 蓝染色。

“胆管型角蛋白”（角蛋白 7 和 19）免疫组织化学染色对诊断胆汁淤积性肝疾病尤其有意义，可识别早期胆酸盐淤积、胆汁淤积性肝细胞、小胆管反应和导管缺乏[16,41]。

肝组织病理学诊断的准确性取决于多种因素，并非所有病例均能准确诊断，并且定量分析很难进行。有些因素与活检标本有关。标本大小很重要，但并不绝对。由于一般针吸活检仅占肝组织的 100/50 000，取材差异和差错的可能性明显存在。汇管区非均一性改变（如慢性肝炎或原发性胆汁性肝硬化）与弥漫性病变（如经典的急性肝炎）相比，确诊需要较长的圆柱形组织。一项有关慢性肝炎的评分研究提示，标本较小会导致病变诊断过轻，针吸活检标本至少应为 15mm，或圆柱形组织至少含有 11 个完整的汇管区[12]。另一项研究认为，组织长度至少需要 25mm 才能通过半定量评分来准确评估纤维化[9]。另一方面，半定量评分如果是由有经验的观察者来完成，则即使标本只有 10mm，其结果也是令人信服的，提示检查者经验很重要[36]。由于在许多医疗中心常常得不到适当长度的针吸标本，一个专业肝病机构近来提出采用经颈静脉的活检方法，并且在此方面对肝病医师进行了培训；因为此方法安全，可提供的标本量与经皮活检的相当，并且可以进一步改善 18 号和以上规格 Tru-cut 针的应用，而且可以操作三次以上[22]。对于非酒精性脂性肝疾病（nonalcoholic fatty liver disease, NAFLD），组织学表现与标本长度和肝活检标本中独立参数数量之间有明显的关系[43]。

通过多切片可提高局限性病变（如肉芽肿、巨细胞病毒包涵体）诊断的准确性。结构改变（如肝硬化）采用 Tru-cut 针比 Menghini 针要好。对于活检标本，应注意以下两种情况：（1）理想的针吸标本长度应至少有 20mm；（2）病理医师应仔细检查大小不一的标本，以便从创伤性检查中获取最大的信息量。

影响诊断准确性的因素包括：经验、掌握的临床资料和有关临床肝病学方面的知识。即使在最为理想的条件下，个别肝活检可能也会出现没有最终的或全面性的诊断，甚至不能提供有意义的信息[16]。

近年来，由于强调有依据性的治疗，提出了一些半定量的评分系统，以便对各种诊断性特征进行（半）定量分析。如对肝内铁含量、肝纤维化、慢性肝炎的炎症坏死和纤维化程度、原发性胆汁性肝硬化、酒精性肝炎和非酒精性脂性肝炎（nonalcoholic steatohepatitis, NASH）进行评估[16,23]。

尽管要最终作出令人信服的诊断需要了解患者的临床状况，但为保证病变分析和确诊的客观性，在最初的检查过程中最好不带有任何临床资料。有关如何系统性评估肝活检已有评述[8,10,13,39,40]。美国肝病协会现有的有关病理学官方文件包括：标本大小和质量、组织分配、组织处理、标本评估和取样误差[33]。

病毒性肝炎

病毒性肝炎或由于病毒感染所致肝炎症，可因特异性亲肝病毒（“肝炎病毒”）和其他一些可引发系统性感染的病毒（如巨细胞病毒、Epstein-Barr 病毒）引起。

亲肝病毒引起的病毒性肝炎

病毒性肝炎至少可因完全不同的五种病毒引发（表 3.1）。这些病毒除了将肝作为感染的靶器官和在流行病学方面有一些类似外，在其他方面差异较大。这些病毒感染的分布均为世界范围内的分布。

当输血中心具备了适当的检测甲型肝炎（HAV）和乙型肝炎（HBV）的诊断性方法、可以对供血进行筛查时，有证据表明：一部分输血后病毒性肝炎并非由甲型或乙型肝炎病毒引发，而是由被称为非甲、非乙型肝炎引发[48]。经过十多年的细致研究，发现了丙型肝炎病

表3.1 主要的肝炎病毒

病毒	分型和分类	感染途径	发病
甲型肝炎（HAV）	RNA病毒 细小RNA病毒	粪-口	急性
乙型肝炎（HBV）	正嗜肝DNA病毒肝 嗜肝DNA病毒科	非肠道	急性、慢性
丙型肝炎（HCV）	RNA病毒黄病毒科	非肠道或散发	急性、慢性
丁型肝炎（HDV）	RNA病毒（与植物类病毒有关）	与HBV伴发	急性、慢性
戊型肝炎（HEV）	未分类的RNA病毒	粪-口 疾病暴发流行或散发	急性

其他肝炎病毒包括：G型肝炎病毒（HGV或GVB-C）（黄病毒科）[56]；输血感染性病毒（transfusion-transmitted viruse, TTV）；一种DNA病毒输血传播病毒（环病毒科）[49]和一种DNA病毒SEN-V[44]；一种外衣样病毒，有时称为HFV[47]；引发巨细胞肝炎的副黏液病毒[52]。

毒（HCV），并且发现多数非甲和非乙型肝炎均由HCV所致（表3.1）[45,53]。这些病毒中有两种病毒（HAV和HEV）主要通过粪-口途径传染，另外三种病毒（HBV、HCV、HDV）主要通过接触血液传染，但HBV常常通过未经防护的性接触传染[53]。在西方，HEV常常引起的是自限性无黄疸肝炎[46]，但在发展中国家，HEV是一个主要的健康问题，可引发高死亡率，并且在一些地方（如印度），HEV常常引发孕妇暴发性肝炎[50]。在工业化国家可能会诊断不足[54]。

最新明确的肝炎病毒（非A～E病毒）在发病机制方面尚有疑问，包括HGV、输血感染性输血传播病毒（Torque teno viruse, TTV）。HGV/GBV-C是一种黄病毒，其临床意义尚有争议。HGV/GBV-C与HBV或HCV的共同感染并不影响疾病的严重程度，但会加速慢性肝疾病的进程和发生肝细胞癌[56]。输血感染性病毒（transfusion-transmitted viruses, TTV）如TTV（Torque teno viruse）和SEN病毒似乎是极其多样的，在全球范围内在90%以上的成人中普遍存在，但TTV的人类致病性尚未完全确立[49]。其他可能的人类肝炎病毒包括一种外衣病毒样病原体，与暴发性肝炎有关[47]，有时称为HFV；另一种为副黏液病毒，可导致巨细胞肝炎的发生[52]。

人感染肝炎病毒的预后取决于一些变量，包括病毒因子（病毒量、基因型、突变等）、病毒-宿主间的相互作用、宿主特征（年龄、性别、一般状况、生活习惯、酗酒等）、病毒蛋白的表达、宿主免疫应答状况、细胞因子类型等，最终决定病毒性肝炎的组织学表现[45,51,55]。正是由于受大量因素影响，相同的病毒在不同的患者身上所引发的病变在严重程度、病程和并发症方面存在显著差异。

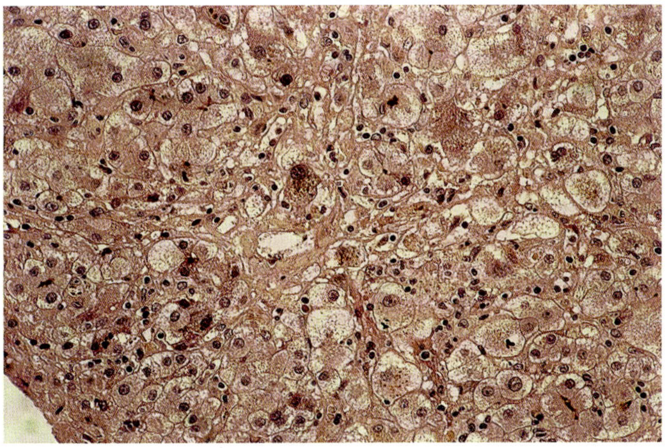

图3.1　急性乙型病毒性肝炎。肝小叶中心区域的肝细胞呈多形性表现（包括气球样肝细胞），一些毛细胆管胆红素淤积，局灶肝细胞缺失，单核（主要为淋巴细胞）炎症细胞浸润。（HE）

急性病毒性肝炎

病毒性肝炎的形态学特征过去已有详细描述[57-59]。由于采用了血清学和分子生物学方法检测肝炎病毒，对急性肝炎进行肝活检的数量已显著下降。然而，肝活检仍被用于证实诊断、评估疾病严重程度和进展情况以及除外伴随疾病（如血清HCV阳性患者的酒精性肝组织损伤）。评估肝活检时，应对肝细胞的损伤类型和程度、炎症反应特征、间质反应和实质再生进行评估。

不同肝炎病毒所致急性肝炎的组织学改变可以极其相似，鉴别很困难。首先要对一般性改变进行描述，然后对每种病毒特有的一些特征进行描述。急性病毒性肝

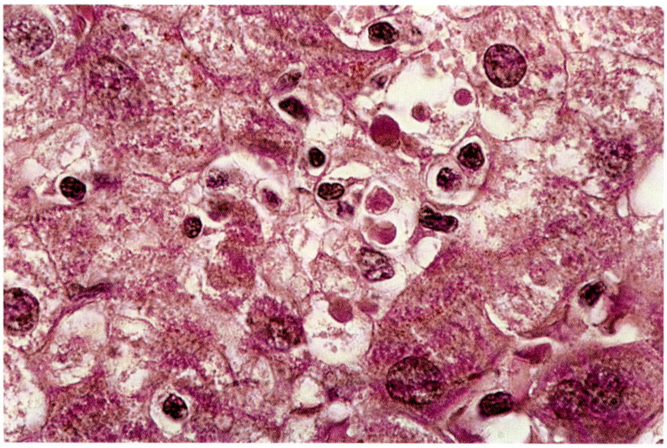

图3.2 在轻度急性病毒性丙型肝炎中，小叶实质的细节表现。肝细胞胞质的嗜酸性浓聚物（Mallory-Denk小体样）和圆形嗜酸性凋亡肝细胞碎片，周围有少数单核炎细胞。（HE）

炎的严重程度可分为轻、中、重度和致死性，以反映病变的性质和范围[60]。病变可累及肝小叶的实质成分和汇管区。中度病变，即“典型小叶性肝炎伴有点状坏死”，可作为其他类型比较的依据。

经典急性病毒性肝炎

经典急性病毒性肝炎伴有点状坏死，为全小叶性病变，但在 HBV 和 HCV 肝炎中，病变主要分布于小叶中心区域，而在 HAV 肝炎中，病变主要位于周围区域。肝细胞改变多样。有些实质细胞出现气球样变，伴有细胞体积增大和着色较淡，细胞质呈颗粒状（所谓“水肿样变”）（图 3.1）；上述表现可能为溶解性坏死或细胞崩解的前期改变。其他肝细胞可出现缩小、嗜酸性增强和细胞核固缩，均代表细胞凋亡过程[55,62]，它们常常被称为“嗜酸性小体”或（不恰当地）称为 Councilman 小体。凋亡小体可表现为细胞固缩变小或表现为成团的细胞碎片，可含有或不含有固缩的细胞核成分；凋亡细胞也可表现为裸核或类似于单核炎症细胞，或位于吞噬细胞内（图 3.2）。在各种类型的急性肝炎中都可有少数病例出现轻度脂肪变性。有些肝细胞可出现核分裂象。合体样多核巨型肝细胞为新生儿肝炎的特征，有时也可见于成人，因此不具有诊断意义。

实质细胞的多种表现（气球样变性、体积缩小、凋亡）导致肝细胞呈多形性表现，同时伴有细胞缺失和存活肝细胞的再生，导致正常肝细胞板结构缺失；这种“小叶结构紊乱”改变有助于诊断。

显微镜下，急性肝炎常常出现一些程度的胆红素淤积；这种表现反映了其常常出现程度不同的淤胆。“胆汁淤积性肝炎”一词适用于临床上出现显著长期胆汁淤积的患者。

显微镜下，实质细胞出现改变并伴有炎症细胞浸润，后者以单核和淋巴细胞为主。多数淋巴细胞为活化的记忆性 T 细胞[61,65]。病变早期也可出现浆细胞[63]。小团淋巴细胞不论是否靠近凋亡小体，均为细胞毒性淋巴细胞介导的靶细胞攻击病灶，代表“局灶炎症”、“局灶坏死”和“点状坏死”病变。

Kupffer 细胞增大并变得较为明显；它们吞噬坏死肝细胞碎片，导致细胞内聚集块状棕黄色富于脂质的“蜡样”色素，在 PAS 淀粉酶染色切片中最为明显。早期，这些“蜡样吞噬细胞”较小，单个散在分布；随着时间的推移，这些细胞变大，成团分布，多位于小叶中心和中部区域；晚期，这些细胞转入汇管区结缔组织内。在一些急性病毒性肝炎中，蜡样吞噬细胞铁染色呈阳性。

尽管急性病毒性肝炎以小叶实质病变为主，但多数汇管区也可受累。出现单核细胞浸润：淋巴细胞、浆细胞，混有一些中性粒细胞、嗜酸细胞，以及特别是在病变晚期多见的含有色素的吞噬细胞。细胞浸润常常局限于汇管区结缔组织内，界板保留完好。在一些情况下，炎症可浸润相邻的肝实质，使汇管区界限模糊，类似于慢性肝炎特有的所谓“碎片状坏死”或界板性肝炎。因此，单靠组织学很难鉴别急性肝炎和慢性肝炎；只有全面了解组织学表现和临床资料才能作出最终诊断。

急性肝炎可出现汇管区与肝实质交界部小管数量增加（所谓“小管反应”）；这种表现在典型急性小叶性肝炎中很轻，后者在 CK7 染色切片中最为明显；随着肝实质坏死程度的增高，小管反应的范围也扩大。胆管内衬细胞之间和内部可出现淋巴细胞浸润，胆管上皮可出现一定程度的损伤，尤其是在丙型病毒性肝炎[64]。

在急性自限性肝炎晚期，多数肝实质和汇管区逐步消失。其他改变包括：有些汇管区轻度炎症浸润，小叶内局灶炎症，少数巨噬细胞；相对于患者的年龄，细胞核大小不均过于显著，可持续数个月。

轻微的急性肝炎

轻微的急性肝炎的特征为：损伤及炎症程度有限。肝细胞气球样变性较轻，有一些凋亡小体，无胆汁淤积，淋巴细胞轻度浸润，有散在的巨噬细胞，轻度炎症浸润仅在部分汇管区可见，依据组织学表现很难诊断，类似于所谓的“非特异性反应性肝炎”。轻微的急性肝炎这个名称表明有轻度肝炎改变，见于肝外炎症病变（如肺炎）患者的肝。

重症急性肝炎，急性肝炎伴桥状坏死

重症坏死性肝炎出现大片肝细胞坏死。大范围的肝实质损伤常常表现为肝细胞溶解性坏死，累及相邻的肝实质结构（“融合性坏死”），主要分布于微循环周围。这种坏死模式按照肝腺泡结构最容易解释[66]。

随着病变程度的加重，融合性坏死占据位于周边的

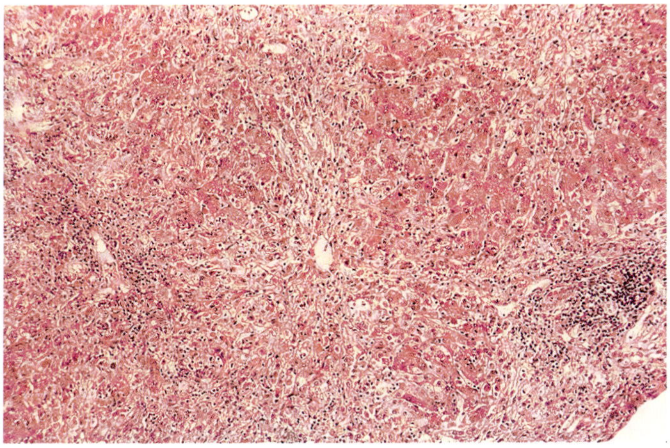

图3.3 重度坏死性急性病毒性乙型肝炎。整个肝小叶组织观；汇管区可见轻度至中度的单核细胞浸润（左下、顶部和右下）。汇管区至中央的桥状融合性溶解性坏死呈“星状”分布，中央可见小叶中央静脉，周边直达汇管区。炎症细胞散在分布于整个小叶。（HE）

腺泡 3 区的肝实质部分，导致小叶中心性融合性坏死的出现。病变严重时累及整个腺泡 3 区，导致汇管与中央静脉之间形成桥状肝坏死。尽管桥状坏死一词最初的意义较为宽泛[67,68]，但在此限定于腺泡 3 区的坏死或“汇管区 - 中央部的桥状坏死”（图 3.3）。病变更严重时表现为所有腺泡区溶解性坏死，导致全小叶和多小叶性坏死。由于难以解释的原因，这种坏死在肝内的分布常常不规则，使得通过针吸活检来确定暴发性肝炎的坏死程度缺乏可信度[60]。

桥状坏死随时间不同可有所变化。新鲜的桥状坏死所处的部位为被破坏的实质肝小叶区域，不伴有或仅有极少数塌陷的网织纤维支架。坏死区域可见单核细胞和一些小的含有脂褐素的巨噬细胞浸润。病变晚期特征为：网织纤维塌陷，间叶细胞增生，胶原沉积，残留的实质成分因再生而凸起，并且可见大量含有脂褐素的巨噬细胞。陈旧性的桥状坏死通过纤维化斑痕形成来愈合，导致汇管区 - 中央性桥状纤维化。

显著纤维化为慢性肝炎的特征而非急性肝炎的特征。慢性肝炎的桥状纤维化可通过逐步出现弹力纤维沉积来识别。因而慢性肝炎的桥状纤维化弹力纤维染色为阳性，急性肝炎中的桥状坏死弹力染色为阴性[69]。严重坏死性肝炎的特征为汇管区周围的显著的小管反应。尚有活性的肝实质可见急性肝炎改变，表现为典型小叶性肝炎，但常常伴有更为显著的局灶性坏死和胆红素淤积。

急性肝炎伴全小叶和多小叶性坏死（块状肝坏死）

严重和危重型坏死性肝炎可见于少数患者，临床上表现为暴发性肝炎伴急性肝衰竭和昏迷。在此类患者中，肝实质的溶解性融合性坏死扩展至整个肝小叶（全小叶性坏死），并累及部分相邻肝小叶（多小叶性坏死）。广泛融合性坏死一般不均匀地分布于整个肝，因而针吸活检可能见不到。

多小叶坏死中的小管反应更为明显，代表原祖肝细胞的再生。其相当于所谓的“非典型”小管反应，其上皮增生不仅包括小胆管细胞，还包括表型介于胆管细胞和肝细胞之间的所谓“过渡细胞”[70,71]。在一些伴有严重坏死或脓毒血症的病例中，有些小管可含有浓缩的胆红素染色的结石[72]；这种病变不应被误诊为胆管梗阻表现。

在存活的患者中，多小叶性坏死（或块状坏死）可导致坏死区域萎陷和纤维瘢痕形成，与存活的结节性再生的肝实质部分交替分布。

除了由肝炎病毒引起的感染外，严重坏死性肝炎还包括其他病因：自身免疫性肝炎、不良药物反应、毒性肝细胞坏死和 Wilson 病。当溶解性坏死部分中所有或大多数实质细胞消失时，极少有能够提示特殊病因的特征表现，因此，单独依据组织学表现常常不能明确病因学。

致病病毒

组织学诊断不能确定急性病毒性肝炎的病因学，因为急性甲、乙、丙、丁和戊型肝炎的组织病理学表现极为相似。虽然有一些提示性结构表现，但必须记住，当出现一种以上病毒共同感染或有伴发肝疾病（酒精性肝炎、原发性硬化性胆管炎等）时，组织病理学表现可能出现混乱。

急性甲型病毒性肝炎[73,90,97,100] 以小叶中央性淤胆为主要表现，极少有肝细胞损伤及炎症表现；可被误诊为其他原因的淤胆（如药物诱发性淤胆）。尤其在成人，HAV 感染可引起淤胆性肝炎，甚至可伴有部分胆管损伤[75]。

在一些患者中，肝组织损伤表现以汇管区周围改变为主，汇管区可见大量富于浆细胞的炎细胞浸润。汇管区周围肝实质坏死伴 Hering 管阻断可导致淤胆表现[97]。前面提到的几种肝炎的其他表现也已发现。由于甲型肝炎偶尔可出现较长的多相的临床病程——特征为转氨酶两次或多次再度升高——因此，正确诊断和判断预后需要血清学分析[102]。HAV 感染极少出现伴有多小叶坏死的严重坏死性肝炎。纤维蛋白环状肉芽肿已有报道[93,104]。

免疫组织化学染色可显示肝细胞和 Kupffer 细胞胞质内的病毒抗原[98]；可以通过原位杂交方法来定位病毒 RNA[99]。

组织病理学上，**急性乙型病毒性肝炎**与其他类型的肝炎大致相似[73,83,90,94]，肝细胞损伤及炎症表现以小叶中心为主。淋巴细胞与肝细胞紧密接触（集合现象），甚至可位于肝细胞内（伸入运动）。肝细胞损伤由 T 细胞介导，通过体液机制完成[78]。在急性乙型肝炎显著期，免疫组织化学染色极少或没有乙型肝炎表面抗原（HBsAg）和核心抗原（HBcAg）表达，与急性乙型肝炎为“排除型”疾病的说法一致，结果是排除了病毒感染，并确诊为一种自限性疾病[74]。在急性乙型肝炎中见不到毛玻璃样肝细胞；出现毛玻璃样肝细胞提示慢性病毒性乙型肝炎。与其他非肠道传播的肝炎（如丁型和丙型肝炎）一样，静脉吸毒可通过汇管区出现针状双折光的滑石粉来识别[87,88]。

多年以来有关急性期肝活检能否预示慢性病程一直都有争议。目前假设的结论为：感染早期没有任何一种病变具有判断预后的意义。初步结论是：在感染的早期阶段，没有一种单独病变具有预后意义。晚些活检（2个月以后），汇管区周围出现界板性肝炎提示预后不良；出现融合性溶解样（桥状）坏死可能预后不良；组织内出现病毒抗原（HBsAg和HBcAg）时预后肯定不好。对待汇管区周围界板性肝炎必须谨慎，避免过诊断为慢性肝疾病[79]。

一种特殊的乙型肝炎临床病理亚型，即所谓的纤维化淤胆性肝炎，可发生于肝移植后和其他伴有免疫功能损害的疾病（肾移植后，HIV感染）。其预后较差，病程进展迅速。这种亚型的组织病理学改变包括：相对轻微的汇管区炎症浸润，汇管区周围和细胞周围纤维化，小胆管反应显著，肝实质胆红素淤积明显，有时小胆管也可出现，病毒负载量极高（HBcAg免疫染色呈强阳性）[77,103]。

急性病毒性丙型肝炎。由于急性丙型肝炎一般没有症状，检测和诊断常常有困难。平均26%的患者可自行清除病毒，主要在最初3个月内[96]。与前些年对非甲非乙型肝炎所描述的一致[80,84,94]，急性丙型肝炎的病理学特征为：肝细胞肿胀、凋亡，胆汁淤积，以及小叶内淋巴细胞浸润。胆管损伤、汇管区淋巴细胞集聚和淋巴滤泡形成等多数慢性丙型肝炎的特征性表现在急性期也可见到。

在没有明显实质损伤的情况下，窦内淋巴细胞浸润可较明显（"单行"表现），类似于Epstein-Barr病毒性肝炎（"单核细胞增多症样"表现）。脂肪变性极为常见[83]。可出现急性重型肝炎伴多小叶性坏死，但在西方国家极其少见。免疫组织化学染色通过不同抗体来显示病毒抗原已反复报道，但所有结果似乎都缺乏特异性。HCV的RNA原位杂交法也是如此[89]。

与乙型病毒性肝炎一样，严重的进展性亚型"纤维化性胆汁淤积性肝炎"可发生于免疫缺陷情况下[92]。

急性病毒性丁型肝炎分为三种类型：（1）急性丁型肝炎和急性乙型肝炎同时发生；（2）在慢性乙型肝炎基础上发生急性丁型肝炎；（3）在慢性乙型肝炎基础上发生慢性丁型肝炎[95]。病毒性丁型肝炎的组织学表现与其他类型的肝炎类似，但一般较为严重，组织学上与乙型或丙型肝炎的区分并不可靠[76,85,101]。组织内HDV的抗原免疫组织化学染色是证实感染的可靠方法[76,81,101]。

在南美和非洲，急性HDV感染时，肝细胞出现微泡状改变[91]；这种"海绵样改变"或"桑葚样细胞变性"是由于受损肝细胞内聚集的小脂滴所致。

急性病毒性戊型肝炎。近来已有一些有关发达国家食源性戊型肝炎病毒本地感染的报道[82]。戊型肝炎常常引发自限性急性感染：一种胆汁淤积性肝炎，伴有汇管区混合性炎症浸润，小胆管反应，显著的胆红素淤积，胆汁淤积性花环和显著的凋亡，与HAV引起的急性肝炎有些类似[86]。

鉴别诊断

急性肝炎伴显著胆汁淤积与梗阻性胆汁淤积的区别在于：急性肝炎可出现典型小叶坏死性炎症。组织学上，药物诱发性肝炎与病毒性肝炎不能区分（药物诱发性肝疾病的"病毒性肝炎样型"）；因此，对于每一个病因学上有疑问的肝炎组织学表现，都应想到药物诱发性肝炎。提示药物诱发性肝炎的表现包括：境界清楚的小叶中心性坏死、多量嗜酸细胞和肉芽肿。然而，缺乏这些表现并不能除外药物性肝炎。自身免疫性肝炎可呈急性表现，组织学上与病毒性肝炎类似。

急性酒精性肝炎可通过显著脂肪变性、Mallory小体、中性粒细胞卫星灶和细胞周围（"细丝状"）纤维化来识别。急性和慢性肝炎的区别一般依据后者的表现：以汇管区和汇管区周围改变和纤维化为主，而急性肝炎以小叶病变为主。然而，区分起来可能较困难，有时在不了解临床资料的情况下不能区分。

慢性（病毒性和其他）肝炎

基本病变

简要地说，慢性肝炎的基本病变主要由慢性肝炎的组织病理学表现组成，包括"点状坏死"、融合性溶解性坏死、汇管区炎症、界板性肝炎、纤维化、实质再生和肝硬化[105]。"点状坏死"为老式名词，宽泛地用于指单个肝细

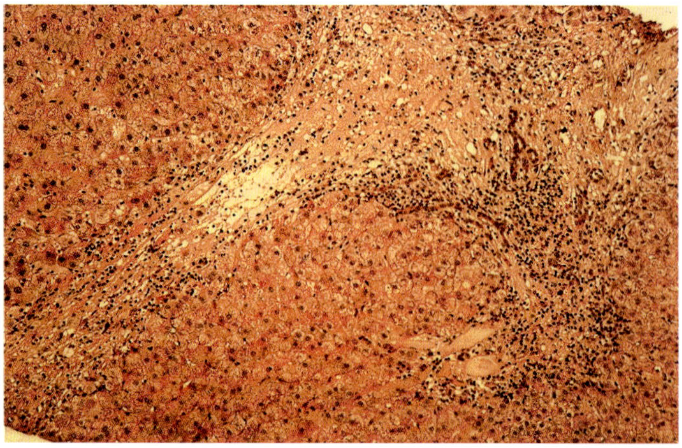

图3.4 重症慢性病毒性乙型肝炎的桥状融合的溶解性坏死。汇管区炎症通过坏死区域与小叶中央区（左下）"桥状"相连。右上部分为广泛溶解性坏死区，表现为坏死后网织纤维塌陷及早期纤维化。（HE）

胞的凋亡和真性坏死。更为恰当的形态学术语应为“局灶坏死性炎症”，表现为小团单核细胞（淋巴细胞、可伴有一些组织细胞）的周围伴有或不伴有明显的凋亡小体。慢性肝炎中的点状坏死与急性肝炎的点状坏死看似相同（见图 3.1）。肝实质溶解性融合性坏死或邻近肝细胞团消失伴网织纤维支架塌陷可见于重型慢性肝炎。常常伴有临床疾病加重[113]。与急性肝炎一样，融合性坏死的范围可从局灶、带状融合性坏死至“桥状”融合性坏死（图 3.4），到更广泛的全小叶性和多小叶性坏死。

严重肝实质坏死时，在炎性组织中常常可以见到呈腺样排列的存活的肝细胞（图 3.5）。这些“肝细胞环”周围常可见纤维结缔组织，可能为存活肝细胞在不良环境中试图再生的表现。

在慢性肝炎中，汇管区炎症可为轻、中或重度；其中含有单个核细胞，主要由淋巴细胞、数量不等的浆细胞和其他单个核细胞（组织细胞、不成熟淋巴细胞）组成。可出现淋巴细胞集聚和淋巴滤泡形成。

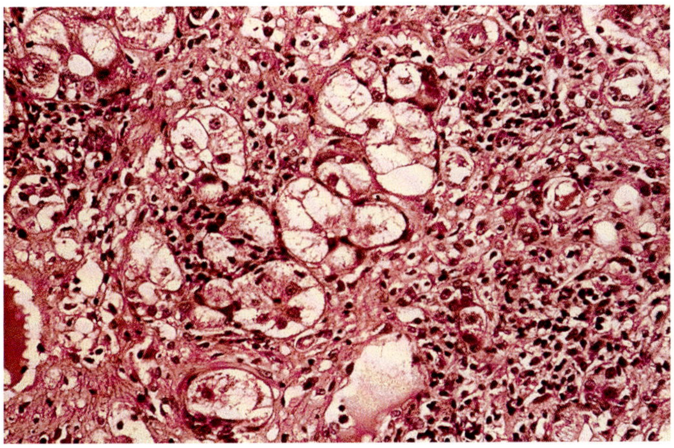

图3.5 重症慢性病毒性乙型肝炎。坏死后萎陷及早期纤维化阶段的多小叶性溶解性坏死区，伴有数个存活的肝细胞小岛，肝细胞肿胀、淡染，有时呈小管状排列（“肝细胞型肝细胞环”）。（HE）

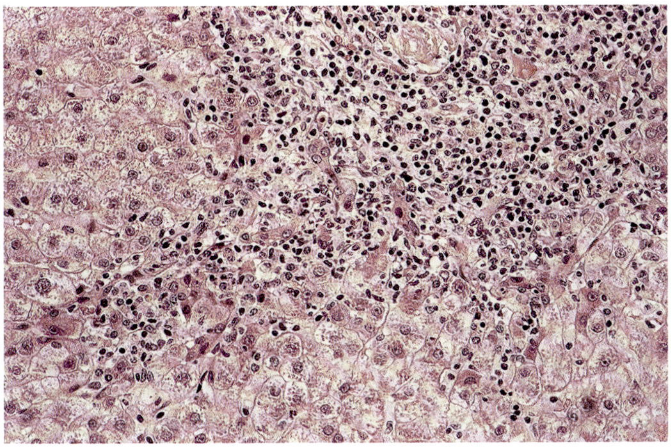

图3.6 慢性病毒性乙型肝炎中显著的界板性肝炎（“碎片状坏死”）。注意汇管区（右上）炎症和坏死性炎症的楔形扩展（指向左下），汇管区周边与围绕坏死性炎症区域的所有相邻的肝实质之间境界不规则。

界板性肝炎最初称为“碎片状坏死”，为汇管区周围病变[109]。其代表汇管区淋巴细胞浸润的范围超出了汇管区的界限，伴有肝细胞坏死（一个个的细胞坏死或“碎片状坏死”），存活的肝细胞陷入炎症浸润之中，新生血管形成和纤维化（图 3.6）。界板性肝炎是一个很好的术语，因为肝细胞死亡为凋亡，并非坏死[107,110,112]，且病变位于间叶组织（汇管区或间隔）与实质之间。界板性肝炎可为轻度（汇管区周边出现一个或几个病灶，没有明显的纤维化性扩大），也可为重度（坏死性炎症病变呈楔形扩大，并可见显著纤维化伸入小叶深部）。

界板性肝炎可导致汇管区扩大，边界不规则。应区分上述真性“淋巴细胞性碎片状坏死”和见于慢性胆管疾病的“胆管性碎片状坏死”。在后一种病变中，扩大的汇管区边界不规则并非由于淋巴细胞“浸润”所致，而是由于小管反应伴中性粒细胞浸润和汇管区周围肝细胞胆汁淤积所致[106]（见 300 页）。

活动性慢性肝炎的纤维化是进展性的。小叶内纤维化是由于持续性小叶坏死性炎症损伤所致[108]。

间隔纤维化表现为汇管区周围、汇管区至汇管区和汇管区至小叶中央性间隔纤维化。汇管区周围和汇管区至汇管区间隔纤维化可能是由于界板性肝炎所致，而汇管区至小叶中央性间隔纤维化似乎是汇管区至小叶中央（桥状）融合性坏死的结果。

进行性坏死性炎症伴进展性纤维化和实质再生最终会导致肝硬化。实质再生表现为成熟肝细胞的增殖，并且肝的干细胞有不同程度增生[111]。在肝硬化阶段，坏死性炎症改变可以出现消退（非活动性肝硬化），也可以持续存在（活动性肝硬化）。

分类

肝组织针吸活检[122]对于确认非硬化型慢性炎症性肝疾病极为有益。

在 20 世纪 60 年代，一些患者的慢性肝炎被认为是病毒性肝炎的结果，虽然有关致病因子并未明确。自身免疫型肝炎被认为是慢性活动性肝炎的“经典”型。由于明显的语义上的混乱，一些肝病学和病理学医师于 1968 年依据组织学表现提出了一种简单的慢性肝炎分类方法[116,117]。由于在那个时代免疫抑制属规范化治疗，用于较为“活动性”病变，这种分类被用于区分伴有低度活性的坏死性炎症的轻型（慢性持续性肝炎，chronic persistent hepatitis, CPH）和坏死性炎症程度较重的重型（慢性进展性或活动性肝炎，chronic aggressive or active hepatitis, CAH）。这种慢性肝炎分类方法已被广泛接受，并在世界范围内应用了近 40 年。尽管强调了 CPH 和

框3.1 慢性肝炎的病因学

病毒
- HBV、HDV、HCV
- 混合感染：B+D、B+C、C+HIV、C+HGV、B+C+D

自身免疫性

药物诱发性

隐源性

CAH 并非独立性疾病，只是病变活动程度不同而已，但随着时间的推移，这点常常逐渐被忽略。

自 1968 年以来，在慢性肝炎的多种病因学的阐述方面已取得显著进展，已发现了 HBV、HCV 和 HDV[126]（框 3.1）。药物诱发性慢性肝炎也于 1971 年[127]提出，目前被视为慢性肝炎的典型病因[125]。自身免疫性慢性肝炎仅仅是一个诊断类型，依据临床和血清学诊断可逐步明确[123]。

Wilson 病的一些病例临床和组织学上表现类似于慢性肝炎[130,131]；类似表现也可见于一种代谢性疾病，即 α_1-抗胰蛋白酶缺乏[120]。碎片状坏死是 CAH 的一个非常重要的诊断标准，但有些人（不恰当地）将其视为特定性的等同于慢性肝炎的改变；碎片状坏死还可见于慢性胆管疾病，如原发性胆汁性肝硬化和原发性硬化性胆管炎。

对慢性病毒性乙型肝炎的自然病程的研究发现，病毒复制、消除和整合的连续性过程与坏死性炎症疾病活性的较低、较高和再降低有关[114,115]。这意味着在一个患者中可连续出现 CPH 和 CAH 表现，这使将 CPH 和 CAH 视为不同疾病的人们产生了疑惑。这意味着有关慢性肝炎的看法发生了改变[128]。最重要的是，随着对慢性病毒性肝炎的更为有效的治疗的发展（干扰素和抗病毒药），需要对慢性肝炎的分类进行修订[119,121,124,129]。1994 年发布了两个对慢性肝炎进行分类的新的分类方案[118,132]。这两个方案大致相似，但第二种方案的标题包含了慢性胆管和代谢性疾病（可类似于慢性肝炎）。这两个方案的共识在于依照最初的定义，严格使用“慢性肝炎”一词：即多种病因所致的临床和病理学综合征，特征为程度不一的肝细胞坏死和炎症。由于慢性肝炎缺少更好的分类方法，因此，其仍旧被定义为（同 1968 年）存在至少持续 6 个月的没有改善的病变[118]。

为了便于理解和临床应用方便，新的分类方案考虑了：（1）病因学；（2）病变活性分级；以及（3）病变进展分期（框 3.2）。

框3.2 慢性肝炎的分类

1. 慢性肝炎的诊断
2. 病因学
3. 病变活动分级
4. 病变进展分期

病理医师在对慢性肝炎进行分类时提出的第一个问题是：“是慢性肝炎，还是另一种肝疾病？”有些肝疾病可出现与慢性肝炎类似的临床和组织学表现，需要进行鉴别，这些病变严格意义上与“慢性肝炎”不同。下一步需要明确其病因学（框 3.2），不应单靠组织学，还需要考虑临床和血清学资料。肝活检的组织病理学分析可能有助于确立、证实或明确病因学诊断。

下一步需要对病变活性程度进行分级，评估通过临床症状、转氨酶水平和肝活检组织病理学来进行。组织学上，病变的活性评估通过组织病理学表现的主要成分来进行，包括汇管区炎症、界板性肝炎、小叶内损伤和炎症以及融合性坏死。对于肝活检有几种分级系统可用于评估病变活性。在日常工作中，一个完备的报告包括精确评估各种病变，描述为微小、轻度、中度或重度。有特殊目的时，如对治疗前、后活检标本的比较和对治疗试验的评估，可采用半定量计分系统（见下文：分级和分期）。

疾病的分期是在设想的病程进展中将患者的病变进行定位[132]。进展阶段有显著的预后和治疗意义。组织学评估是基于纤维化的范围和肝硬化的形成。结缔组织染色对于分期很必要。与组织学分级一样，在日常的活检报告中，分期也采用传统性的描述。同样，有特殊目的时，可采用半定量计分系统（见下文）。

分级和分期

诊断组织病理学其他领域[143]应用的一些半定量计分系统也已被用于慢性肝炎中肝组织病变的半定量分析[133-137,147,149,154,155,158-160,165]。最初应用最为广泛的“组织学活性指数”（Histological Activity Index, HAI 或 Knodell 指数）是 1981 年发布的[158]。Scheuer 提出了一个简单的计分系统[165]且发现其使用方便并具有可重复性[149]。

作为原来的 Knodell 系统的一个扩展，“修订的 HAI”已经发布，以避免使用中出现的一些问题[154]（表 3.2 和 3.3）。就观察者自身和不同观察者之间存在的差异性而言，修订后的 HAI 已证实均有效[169]。对于评估慢性丙型肝炎，法国 METAVIR 合作研究小组[134,136,137]提出的分析系统已用于大量活检，尤其是进行病变分期时[163]。

已有一些文章倡导不同的计分系统并对其优劣性进行了讨论[139,152,153,157]。一项综述文章分析了针对慢性肝炎和其他肝疾病的全部计分系统[150]。其结论是：目前使用的每一个计分系统均存在优缺点。在慢性肝炎中通过肝活检进行组织学计分均存在问题：缺乏科学有效性、观察者差异、取材差异和病因学差异[153]。在当前这个询证医疗时代[148]，肝活检的计数计分系统仍将持续存在。病理医师应用半定量肝活检计分系统时应遵循公示的建议[136,139,153,166]。组织学计分在常规临床工作中关系不大，有特殊目的时可以应用：如比较同一患者治疗前后的活检、作为研究疾病的方法和作为临床治疗性试验的工具时[145]。应选择最为适宜的分析系统，如酒精性肝疾

表3.2 修订后的组织学活性指数——分级：坏死性炎症计分[154]

	计分
A. 汇管区周围或间隔周围界板性肝炎（碎片状坏死）	
无	0
轻度（局灶、极少数汇管区）	1
轻/中度（局灶、多数汇管区）	2
中度（连续分布不足汇管区或间隔的50%）	3
重度（连续分布超过汇管区或间隔的50%）	4
B. 融合性坏死	
无	0
局灶融合性坏死	1
一些区域的小叶中央坏死	2
多数区域的小叶中央坏死	3
小叶中央坏死+个别汇管区至中央（P-C）的桥状坏死	4
小叶中央坏死+多发性汇管区至中央的桥状坏死	5
全小叶或多小叶坏死	6
C. 局灶（点状）溶解性坏死、凋亡和局灶炎症*	
无	0
每10个显微镜视野可见1个病灶或更少	1
每10个显微镜视野可见14个病灶	2
每10个显微镜视野可见5～10个病灶	3
每10个显微镜视野可见10个以上病灶	4
D. 汇管区炎症	
无	0
轻度，一些或所有汇管区	1
中度，一些或所有汇管区	2
中度/显著，所有汇管区	3
显著，所有汇管区	4
分级的最高可能计分	**18**

*不包括弥漫性窦内炎细胞浸润。

其他一些应当注明但不计分的特征：

胆管炎症和损伤

淋巴滤泡

脂肪变性，轻度、中度或显著

肝细胞异型：大细胞或小细胞变化

异型病灶或结节

含铁或铜过量

细胞内包涵体（如PAS阳性小体、Mallory小体）

免疫组织化学表现：

有关病毒抗原、淋巴细胞亚型或其他特征的信息，如果可能，应记录并进行半定量表达。

Data (adapted to new terminologies) from Ishak et al.,[154] with permission from authors and publisher.

表3.3 修订后的组织学活性指数——分级：结构改变、纤维化和肝硬化[154]

表现	计分
无纤维化	0
一些汇管区纤维性扩张，伴有或不伴有短的纤维性间隔	1
多数汇管区纤维性扩张，伴有或不伴有短的纤维性间隔	2
多数汇管区纤维性扩张，伴有个别汇管区至汇管区的桥接	3
汇管区纤维性扩张，伴有显著桥接（汇管区至汇管区和汇管区至中央）	4
显著桥接[汇管区至汇管区和（或）汇管区至中央]，伴有个别结节（不完全性肝硬化）	5
肝硬化，可能或明确的	6
分期的最大可能计分	**6**

应当注明但不计分的其他特征：

小叶内纤维化，静脉周围（“鸡丝样”）纤维化。

终末肝小静脉（中央静脉）硬化。

Data (adapted to new terminologies) from Ishak et al.,154 with permission from authors and publisher.

病的分级[167]和分期[142]。临床工作中最为适宜的分析系统对于研究工作可能并不能提供最大的信息量。临床或研究可能需要有不同的简明的分析系统[139]。病变成分的测定应当与研究相关，并且每一种计分标准的制定应当尽可能严格[154,166]。为了保证结果的一致性和可信性，至少应有两名观察者来进行计分[122]。在研究开始前，相关的观察者应对计分标准进行讨论并达成共识[136]。大数量的活检组织的评估应当在相对较短的时间内进行（几星期而非几年），以免判定标准随着时间的延长而发生改变[166]。对观察者自身和不同观察者之间的差异应予以控制。由于不同观察者之间存在的差异确实是一个问题[148]，不同中心和不同研究的活检组织的计分的比较可能仅为大致的，不太可能进行精确的荟萃分析[166]。整个分级中的数学处理并不恰当，因为这些数据来自不同的病理学改变和非线性标度。比较应仅限于对一种单独的分级成分的计分进行。从半定量计分相关问题的角度来看，还需要研究替代方法。在慢性肝疾病中，基于分形几何学定量分析不规则的肝纤维化的一个可靠和可重复的数学计分系统的应用已经进行了评估[146]。在检测较小的纤维化方面，形态测量学[147]和图像分析定量[140,161,162]似乎比半定量计分更加敏感。这些新的方法有望获得成功，但目前仅限于特殊中心应用[151]，并且最好结合半定量组织学评估系统[161]。

对于慢性丙型肝炎，需要评估纤维化程度以确保制订适当的治疗方案；鉴于一些研究[138,164]提出了肝针吸活检存在取材差异问题，已促使我们寻找肝纤维化的无创性标志物[144]。另一个精确度提高的无创性技术是肝瞬时弹力扫描[141,156]。已有用无创性方法替代肝活检的建议；然而，肝活检和无创性方法之间并不相互排斥，需要了解每一种方法的意义和局限性[168]。近来，P. Bedossa 对肝活检与无创性标志的优劣及其在慢性丙型肝炎患者的治疗中各自的作用进行了讨论[135]。

组织病理学

慢性病毒性乙型肝炎。在慢性 HBV 感染的一些分期，有些细胞内集聚着过量的病毒抗原，可多到显微镜

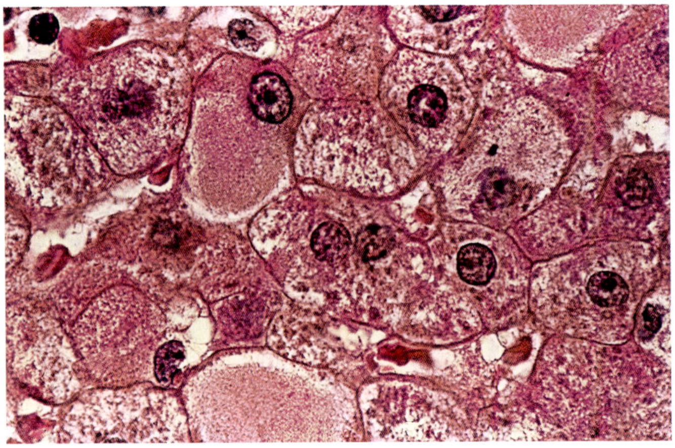

图3.7　慢性病毒性乙型肝炎，高倍镜表现。毛玻璃样肝细胞，与周围正常（更为颗粒状）肝细胞相比，其特征为细胞质染色较淡、嗜酸性和均质状。注意“毛玻璃样细胞质”与肝细胞膜之间的（人工）裂隙。左下角第一个有核肝细胞的“毛玻璃样”表现不太明显（由于滑面内质网增生和HBsAg集聚并不广泛）。（HE）

下可以识别，成为有助于疾病诊断的标志。两种这类标志物分别为“毛玻璃样肝细胞”和“沙粒样细胞核”。

“毛玻璃样肝细胞”[224] 即实质肝细胞的胞质呈细颗粒样，细胞质部分或全部淡染；“毛玻璃”区域常常借助透明的空晕与细胞膜分隔开，虽然有助于诊断，但这属于人工现象（图 3.7）。毛玻璃样表现是由于滑面内质网显著增生，取代了细胞质周边的细胞器，并含有过量丝状 HBsAg 结构[216,336]。

肝细胞的毛玻璃样表现并非绝对特异，在其他肝疾病中也可见到（表 3.4）。肝细胞的毛玻璃样表现主要见于小叶中央肝细胞的药物诱发性滑面内质网增生，其表现可类似于“毛玻璃样”改变[242,246]；抗酒精（alcohol aversion）药物（氰酰胺）引起的损伤可导致毛玻璃样表现——主要见于汇管区周围的肝细胞[184]。血纤维蛋白原减少（“纤维蛋白原贮积性疾病”）患者实质细胞内的纤维蛋白原包涵体看起来也类似于毛玻璃样肝细胞[186]。Lafora 病（肌阵挛性癫痫）[290]、Ⅳ型糖原贮积病（支链淀粉病或 Anderson 病）[174] 和复方药剂治疗中的异常糖代谢[258] 可出现类似的肝细胞改变（表 3.4）。多种原因引发的毛玻璃样肝细胞在同一活检中可共存[171]。

特殊染色，诸如 Shikata 地衣红染色[316]、Victoria 蓝[321] 和醛品红[313]，证实了 HBsAg 与毛玻璃样表现的相关性。进一步可通过特异性抗 -HBsAg 抗体的免疫组织化学染色来证实。

沙粒样细胞核[176] 即肝细胞核呈细颗粒样，细胞核中央大部分轻度嗜酸——是由于积聚了大量的 HBcAg。上述表现不易识别，特异性的免疫组织化学染色对于确认 HBcAg 极为有益。

表3.4　非肿瘤性肝组织内毛玻璃样肝细胞的鉴别诊断

部位	PAS	淀粉酶	地衣红和Victoria蓝	胶体铁	超微结构	病理学改变
随机、单个或呈团	–		+	–	滑面内质网增生伴有丝状HBsAg	慢性乙型肝炎，尤其是病毒整合阶段（HBsAg携带者）
	+	抵抗	–		滑面内质网内丝状结构	纤维蛋白原贮积性疾病
小叶中心或全小叶	–		–	–	滑面内质网增生	药物诱发
汇管区周围	+	敏感	–	–	次级溶酶体退变的细胞器、糖原、脂质	抗酒精药物（氰酰胺）诱发性损伤
	+		–	–	原纤维	Ⅳ型糖原贮积病（Anderson病）
汇管区周围	+	葡聚糖免疫染色阳性	–	+	滑面内质网集聚＋糖原	Lafora病
汇管区周围或全小叶	+	敏感	–	–	成团的异常糖原颗粒附着于胞膜	糖原包涵体 药物诱发? 复方药剂治疗（参考文献258）

Modified after Ishak.[121]

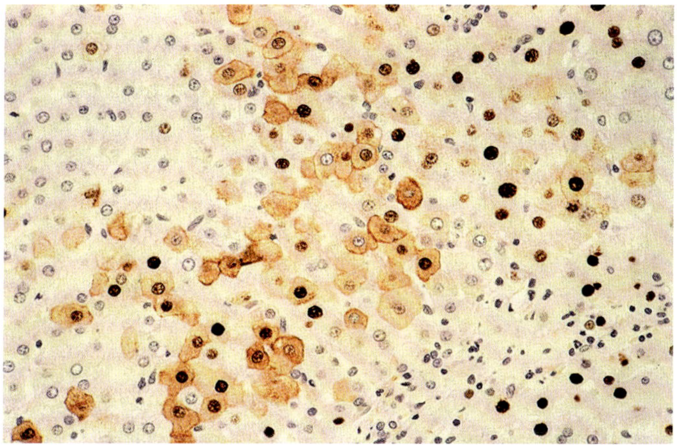

图3.8 慢性病毒性乙型肝炎：病毒复制阶段。乙型肝炎核心抗原位于肝细胞核内，也可见于一些肝细胞的胞质和胞膜。（HBcAg免疫过氧化物酶染色）

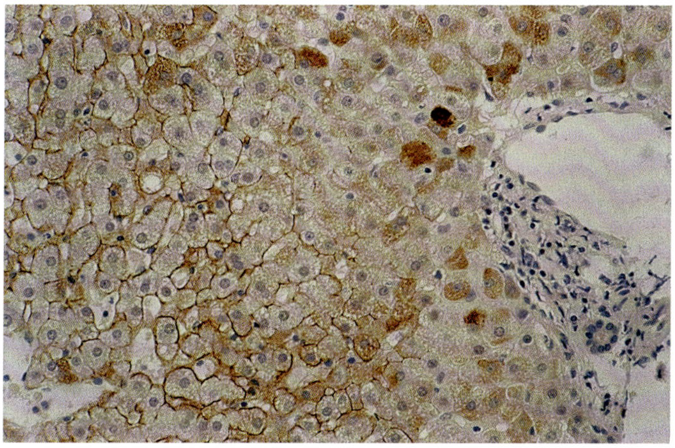

图3.9 慢性病毒性乙型肝炎：病毒复制阶段。一些肝细胞的胞质和胞膜可见数量不等的乙型肝炎表面抗原。注意汇管区和小叶内仅有轻度淋巴细胞浸润。（HBsAg免疫过氧化物酶染色）

近来一项概述对慢性病毒性乙型肝炎的临床、组织病理学和免疫组织化学表现进行了总结 [267]。在慢性病毒性乙型肝炎的整个病程中，这些表现随病毒负载量、免疫反应特性和可能伴发的疾病而有所变化 [179,259]。多数情况下，HBV 并不引发细胞病变，决定感染结局的是宿主的免疫反应。最完全的免疫反应伴发重度肝损伤和最大可能的病毒清除；而不完全的免疫反应导致慢性肝炎。除了不同的时间框架以外，慢性乙型肝炎的自然病史与急性 HBV 感染相似；一些作者将其分为四个阶段 [225,254,269,330]，而早先和其他研究者则将其分为三个阶段 [194,212,269]。

第一阶段的特征为高病毒负载量和免疫耐受。在急性感染，此期相当于潜伏期，但在新生儿的慢性感染，此期常常持续数十年。在慢性肝炎的早期病毒复制和免疫耐受阶段，肝活检仅能见到轻微的肝细胞损伤和炎症。免疫组织化学检查，病毒复制期的特征为 HBcAg[234] 和 HBeAg 的细胞核和细胞质内定位 [192]，肝细胞膜也可见

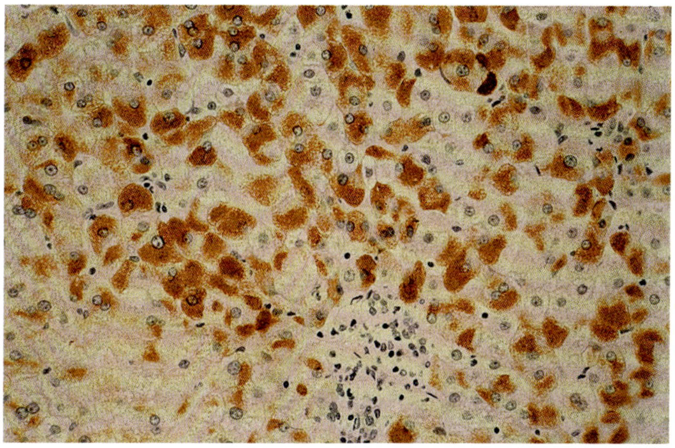

图3.10 慢性病毒性乙型肝炎：非病毒复制（整合）阶段。多量乙型肝炎表面抗原位于成片（“克隆”）肝细胞中。注意汇管区和小叶内淋巴细胞浸润相对较轻。着色较重的细胞在HE染色切片中表现为“毛玻璃样肝细胞”。（HBsAg免疫过氧化物酶染色）

（图 3.8）[337]。HBsAg 可见于一些散在肝细胞胞质和多数实质细胞的胞膜，呈蜂窝状结构（图 3.9）[193,233]。在第二阶段，出现免疫应答，导致肝细胞坏死。在慢性感染患者，第二阶段可持续 10 ~ 20 年，并导致肝硬化及其并发症。第二阶段的特征为肝细胞的免疫清除，即“病毒清除期”。肝活检显示明显的坏死性炎症，在较为严重的病例中可包含程度不同的融合性溶解性坏死 [202,262]。免疫染色显示细胞核、细胞质和细胞膜 HBcAg 着色；有些肝细胞 HBsAg 在胞质呈弱阳性，在胞膜呈阳性 [188,233]。HBeAg 染色显示细胞核和细胞质着色 [264]。

免疫反应减少了受感染细胞的数量，第三阶段始于低病毒复制，即“惰性携带”状态。在此阶段，检测不到 HBeAg，但可以检测出来其抗体；HBV 的病毒负载量显著减少，转氨酶水平正常，尽管许多患者仅 PCR 检测 HBV DNA 依旧呈阳性。活跃的 HBV 复制已经停止，但是，含有整合 HBV 基因组的肝细胞继续产生 HBsAg[189]，患者成为 HBsAg 携带者（病毒整合期）。HBsAg 在肝细胞内呈团集聚，表现为毛玻璃样细胞或免疫组织化学染色呈实质细胞周围性着色（图 3.10）。一般没有 HBcAg。血清中 HBsAg 消失后，轻度炎症可持续一些时间 [294]，但如果此时出现大量坏死性炎症，应考虑到存在其他病毒附加感染的可能。每年 HBsAg 的阴性率大约为 1%[329]。

有些患者持续出现血清 HBV DNA 和高水平转氨酶 [320]（4 期，称为 HBeAg 阴性慢性肝炎），病原是前突变乙型肝炎病毒的变种，其特征是免疫耐受 HBeAg 的合成缺乏 [185,283]。免疫染色可显示细胞质内 HBcAg[293]。在患者的免疫系统成功清除有害因子（病毒感染）的病例下，纤维化 / 纤溶平衡向有利于后者改变，结果是纤维化在很大程度上减退，肝星状细胞和肝细胞产生的金属蛋白

酶行使功能[240]。在第4期期间，有些患者当进行化疗或免疫抑制治疗时出现乙型肝炎复发。与没有HBV复制活性的携带者相比，有HBV复制活性的患者发生肝硬化、肝失代偿和肝细胞癌的风险增加。有证据表明，应用抗病毒药物控制HBV复制可减少这些并发症的发生率。

乙型肝炎病毒整合阶段出现的肝硬化进展缓慢，可长达20 ~ 30年，最终出现失代偿和其他并发症。在微小结节型病变初期，肝硬化变为大结节性的[188]，进一步可发生肝细胞癌。即便是没有肝硬化的患者，在整合期（所谓“健康HBsAg携带者”）发生肝细胞癌的风险也高于非携带者。

癌前病变（大细胞变、小肝细胞变和非典型结节）可发生于慢性病毒性乙型和丙型肝炎的硬化前期和硬化期（见第291页）。

慢性病毒性乙型肝炎＋丁型肝炎。慢性丁型肝炎在意大利一直在减少，但在欧洲其他地区并非如此[210]，仍是世界上许多HBV未得到控制的不发达地区的重大健康问题[302]。慢性丁型肝炎一般较严重，病变活性和病变进展的风险高于非复合型慢性乙型肝炎[215,265]。少数伴有活动性HBV复制患者的结局为快速进展至肝硬化。多数情况下，本病进展缓慢且呈隐匿性，多年以后可进展至肝硬化[177,301]。HDV可选择性抑制HBcAg和HBeAg，但HBsAg不受抑制[252]，HDV依赖于低度HBV倍增和释放[288]。

免疫组织化学检查，HDAg主要见于肝细胞核[287]，后者由于过量的HDAg可呈沙粒样表现[279]，HDAg还可见于肝细胞胞质和胞膜[319]。HBV和HDV抗原的双重免疫组织化学染色常常分别显示HDAg与HBsAg或HBcAg表达，但也可出现共同表达[248]。

慢性病毒性丙型肝炎。HCV感染的特征为：多数受感染个体发病时无症状，病毒存在比例较高，有发展为严重慢性肝疾病的潜能，如慢性肝炎至肝硬化，个别为肝细胞癌[323]。规模庞大的感染人口会导致大量严重危及生命的疾病，慢性HCV感染者有1亿7千万例，是惊人的世界性问题[181,334]。

在慢性丙型肝炎中，肝细胞损伤的发病机制是免疫介导性的[270]。组织学上，慢性病毒性丙型肝炎早期较轻，极少有实质损伤（主要为局灶性炎症和肝细胞凋亡）[303]。

已有携带者肝活检正常的报道[183]，而在血清丙氨酸转氨酶正常的HCV RNA阳性患者中，其肝组织学有异常表现[250,295]。慢性病毒性丙型肝炎的组织病理学尽管并不特异，但比较特殊，已在多处描述过[206,208,221,324]。

组织病理学表现一般为相对较轻的坏死性炎症；可出现自然加重[314]、免疫抑制治疗后再度活化[326]和干扰素治疗后再发。汇管区炎症中淋巴细胞较多，常常成团聚集（图3.11），甚至出现淋巴滤泡伴明显的生发中心[173,217,247,256,281,311]。这些淋巴滤泡具有功能齐全的淋巴滤泡细胞和结构[281]。淋巴滤泡并非丙型肝炎的特异性表现，也可见于乙型肝炎[173,256]、自身免疫性肝炎[173]和原发性胆汁性肝硬化。不过，在丙型肝炎中淋巴滤泡尤为显著。汇管区密集的炎症细胞是慢性丙型肝炎患者抗病毒治疗持续病毒应答的独立预测因子[187]。

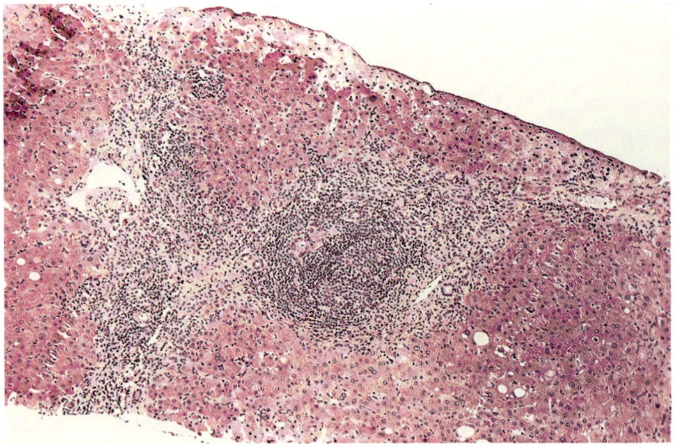

图3.11　慢性病毒性丙型肝炎。低倍显微镜下可见两个相连的汇管区，伴有致密单核细胞浸润，形成淋巴细胞聚集和淋巴滤泡。汇管区与实质交界处不规则（中度界板性肝炎）。小叶实质内可见少数散在的大泡性脂肪变性。（HE）

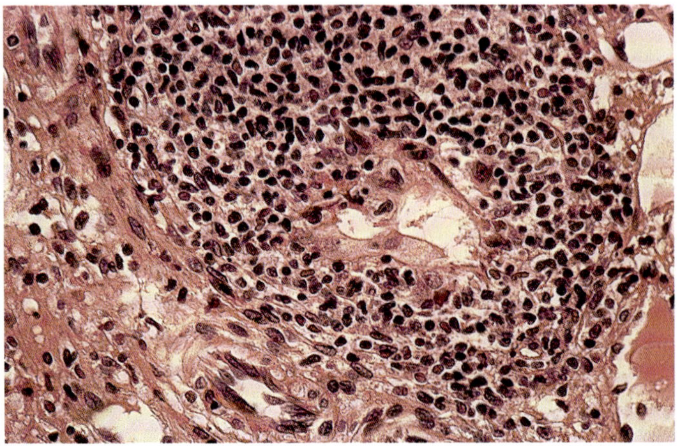

图3.12　慢性病毒性丙型肝炎。高倍显微镜下，汇管区靠近淋巴滤泡中心处可见不规则的受损的胆管。注意上皮细胞不规则和管壁内淋巴细胞浸润。（HE）

小叶间胆管的病变已有描述（图3.12），15%[221] ~ 91%的活检中可以见到[173]。如此大的差异提示：在确定“胆管病变”方面很不一致。最为常见的胆管病变包括：胆管细胞间淋巴细胞浸润，伴有不同程度的空泡形成，细胞层次增多，以及胆管内衬细胞排列拥挤。在发现HCV以前[191]，最初描述的最为明显的胆管病变特征为：胆管内衬细胞肿胀和多层化，淋巴细胞和大单核细胞浸润，胆管的基底膜保留[331]。此型肝胆管病变需要与原发性胆汁性肝硬化鉴别，个别情况下鉴别极为困难。

小叶病变可见多数嗜酸性小体（凋亡）。嗜酸性颗粒状的肝细胞（嗜酸细胞，含丰富线粒体的细胞）可见

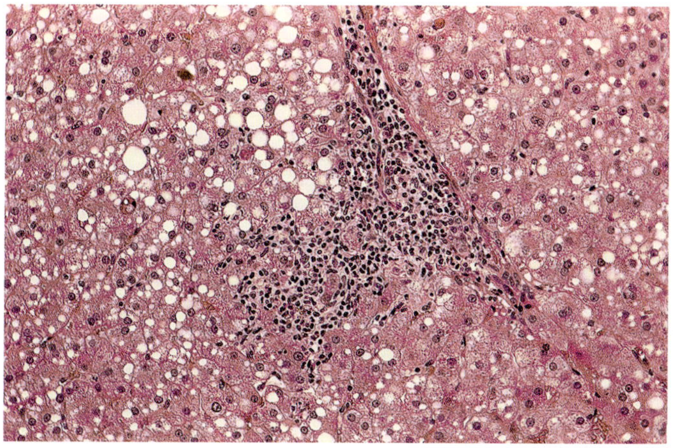

图3.13 慢性病毒性丙型肝炎：汇管区中度炎细胞浸润，局灶界板性肝炎；巨泡和中泡性脂肪变性显著；可见个别凋亡小体（中部左侧）。（HE）

于1/3以上的活检[322]。有轻度至中度的脂肪变性，一般为大泡型，根据对人群饮酒、超重、糖尿病和其他脂肪肝危险因素的研究发现，其发病率为40% ~ 80%。对于有基因型3的慢性丙型肝炎患者，脂肪变性发生率更高，也更严重（图3.13）。丙型肝炎病毒至少可通过三种独立无关的方式来干扰脂质代谢：分泌受损、降解受损和合成增加[196]。脂肪变性有利于病毒复制，因为脂滴可以作为不同病毒成分（HCV核心、功能复制复合物、病毒RNA、包膜蛋白）的平台[276,335]。

在基因型3的慢性丙型肝炎中，脂肪变性可能是一种病毒效应，后者在其他患者或可能是由于酗酒或胰岛素抵抗代谢综合征所致[285,300,305]。慢性丙型肝炎的脂肪变性和脂性肝炎伴发较多的炎症活动，并且纤维化进展较快[243]。Bedossa等发现，NASH和基因型3的慢性丙型肝炎患者没有伴发的代谢综合征，提示不论脂肪变性的病因如何，NASH可使慢性丙型肝炎的脂肪变性复杂化[175]。胰岛素抵抗似乎是慢性丙型肝炎的特殊表现（在慢性乙型肝炎少得多），与基因型1和4以及高HCV RNA水平有关[282]。因此，似乎慢性丙型肝炎与NASH和NAFLD可能具有相互增强效应：HCV基因型3感染通过提供“第一个打击”（脂肪变性）[175]和诱发胰岛素抵抗而促成NAFLD/NASH[203,286,315]；另一方面，NAFLD/NASH通过提供脂滴作为病毒组件的支架而有利于HCV复制[276,335]。

汇管区周围的肝细胞可含有粗大块状的嗜酸性细胞质（Mallory小体样）[235,256]。小叶内淋巴细胞浸润可沿肝窦分布（单行），类似于肝单核细胞增多症。也有静脉病变可类似于肝移植细胞性排异反应中见到的静脉内膜炎表现的报道[266]。

已有即使没有输血或酗酒史、慢性丙型肝炎患者肝内铁含量增加的报道[227]。由于铁含量过多可削弱干扰素治疗反应[177-179]，因此，评估慢性丙型肝炎患者肝活检应当注明肝细胞内有无过量铁[226]。肝含铁血黄素可能是由相关血色病、迟发性皮肤卟啉症、酗酒、口服铁摄入和慢性丙型肝炎先前采用利巴韦林治疗所致[190,213]。

容易引发混乱的病变是少数病例中（5%）出现上皮样肉芽肿改变[209,219,338]，为短期表现[291]。肉芽肿的形成与α-干扰素治疗相关[232]，治疗反应或好或不好[307]。移植后的肉芽肿多见于聚乙二醇干扰素治疗复发的丙型病毒性肝炎[214]。当然，必须尽可能除外临床提示的其他原因所致的肉芽肿[219]。已有慢性丙型肝炎的晚期（硬化）可见一些胆管缺失或轻度胆管缺失的报道[220]。上皮样肉芽肿和胆管缺失表现会使其与原发性胆汁性肝硬化的鉴别更加困难。也有极少数纤维蛋白环肉芽肿病例报道[218]。合体巨细胞肝炎是有慢性丙型肝炎患者HIV感染的极为少见的组织学表现；聚乙二醇干扰素和利巴韦林特异性治疗可导致其组织学消退[280]。

汇管区纤维化和汇管区周围胆管反应（肝祖细胞发展而来）之间强相关，可因脂肪变性而加重，伴有肝细胞复制受损，提示有一个不同的再生途径可促使小胆管反应，并反过来引发汇管区的纤维化[197]。与此相反，早期研究认为，纤维化相关性胆管反应是汇管区周围肝细胞的胆管化生[289]。

慢性丙型肝炎的纤维化是进展性的，即使是在较轻的病例[308]；在慢性丙型肝炎晚期，纤维化进展较快，可通过形态学检测出来[222]。

在慢性丙型肝炎，新生血管可见于汇管区、纤维间隔和小叶的汇管区周围区域。新生血管的数量与纤维化分期和炎症活性分级呈正相关[215]。

据报道，在慢性丙型肝炎儿童患者，炎症、纤维化和脂肪变性等表现比治疗过的成人慢性丙型肝炎要轻，但有些会出现桥状纤维化或硬化。炎症与感染和纤维化的持续时间和肥胖与纤维化呈正相关提示，有慢性丙型肝炎的儿童由于他们的年龄和可能有其他共病危险因素，有发展为进展性肝疾病的风险[223,238]。

HCV的基因型不同可能会对其组织病理学改变有些影响，如脂肪变性的程度、发生胆管病变的比例以及病变的活性[180,277]。临床上伴有自身免疫表现的慢性丙型肝炎患者其组织学显示炎症活性较高，尤其是界板性肝炎[201]。

HCV RNA可在冰冻肝组织通过原位杂交方法来检测。有些研究已经公布，但缺乏足够的特异性[284]。有些研究报道，免疫细胞化学染色可以显示肝细胞胞质内的病毒抗原。在石蜡包埋组织中，少数抗体可获得可重复性的和有临床意义的结果。一项研究应用抗HCV-E2的单克隆抗体检测了大量活检组织，并通过比较其临床、血清学和分子生物学资料进行了确认，认为这些抗体是可用于诊断和临床治疗的准确方法（图3.14）[328]。电镜下，在HCV感染的黑猩猩和患者的肝细胞中可检测到丙型肝炎病毒包膜物质[205]。

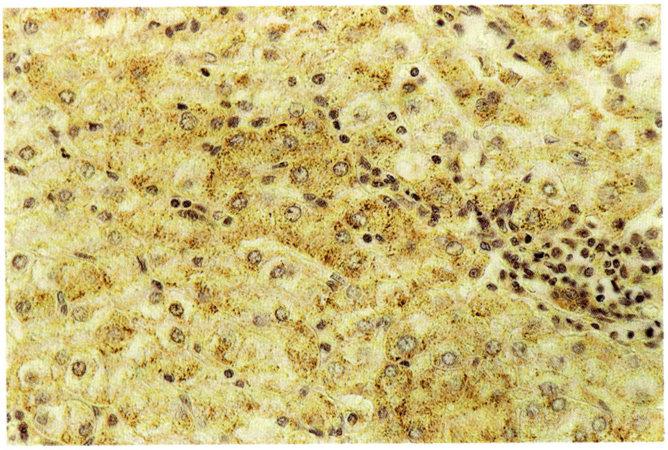

图3.14 慢性病毒性丙型肝炎。病毒抗原（HCV-E2）表现为胞质内阳性颗粒，此例主要见于汇管区周围的肝细胞。（免疫过氧化酶“Envision”法，应用的抗体为IGH222——Innogenetics, Ghent, Belgium[328]）

随着评估肝纤维化进展的无创性方法的准确性增加，肝活检数量减少。然而对于许多患者来说，肝活检依然是提供准确信息和除外相关疾病的方法[182,309,325]。

慢性病毒性乙型和丙型肝炎的癌前病变。肝细胞癌与慢性乙型[269,305,306]和丙型[207]肝炎之间强相关。癌前病变可见于慢性病毒性乙型和丙型肝炎的纤维化和硬化阶段。癌前病变包括非典型病灶（直径＜1mm）和非典型结节（＞1mm）。病灶表现为大细胞型（虽然有关，但并非直系癌前病变）或小细胞型（直系癌前病变）改变。非典型结节可包含低级别和高级别非典型亚型，后者不同于早期癌[249]。相关讨论见本章第二部分（肿瘤和瘤样病变，见第358页）。

肝的大细胞改变（先前称为大细胞型非典型增生）最初见于肝细胞癌发生率较高的非洲人群[172]。其表现为肝细胞增大，细胞核形状不规则且浓染，核仁明显。核质比例正常或仅有轻度增加[304]。大细胞型非典型增生主要见于HBV和HCV感染患者[255]。有关这些细胞的意义尚有争议；一般认为这些细胞并非直系癌前病变，但这些细胞出现是警示信号，并且是发生肝细胞癌的独立性危险因素[263]。近来一项有关乙型肝炎相关肝硬化与硬化性胆汁淤积性疾病的大细胞变的比较研究发现，HBV相关的肝大细胞变可能与非典型性更为一致，而非仅仅反应性肝细胞，因此与肝癌发生密切相关；慢性胆汁淤积性疾病的大细胞变可能更为反应性改变，保留了较为严格的细胞周期结点的控制[245]。

肝的小细胞变（以前称为小细胞非典型增生）表现为细胞较小，细胞质嗜碱性，细胞核中度增大，导致核质比例增加[332]。有些作者认为，与大细胞相比，将肝小细胞变视为癌前病变更为恰当[229]。非典型增生的肝细胞团（大细胞或小细胞）直径＜1mm时称为“非典型性病灶”[237]。

与非典型病灶不同，非典型性结节＞1mm，被认为是更为进展性的癌前病变[237]。这些非典型结节可分为低级别或高级别，肝细胞呈不同程度的非典型性，细胞成分丰富，黏附性丧失，假性腺腔，或局部网织纤维缺失[249]。

自身免疫性肝炎。一些自身免疫性肝炎的特征是具有不同类型的自身抗体[268]。正确诊断很重要，因为患者免疫抑制治疗有效。自身免疫性肝炎的组织病理学呈普通慢性肝炎表现，并伴有一些提示性的改变[201,271]。在未经治疗的患者中，坏死性炎性活动一般较高，常见特征为：桥状融合性坏死、显著界板性肝炎和肝细胞呈花环状[239]。多核巨形肝细胞可见[204,251]，但其在其他类型的肝炎中也可见到[239]。炎症浸润主要以淋巴细胞为主，但浆细胞成分也较为明显，常常呈团分布[173]。淋巴细胞聚集和淋巴滤泡也可形成，但少于病毒性丙型肝炎。免疫抑制疗法可减轻坏死性炎症和纤维化的程度[312]。已有自身免疫性肝炎的症状和胆管性病变的症状有重叠的报道（见第310页）。当真正的自身免疫性肝炎出现胆管病变甚至胆管破坏时，问题更为复杂[200]。小叶中央坏死伴有相对较轻的汇管区炎症浸润见于一些类固醇敏感性自身免疫性肝炎患者，很难与中毒性肝炎鉴别[274]。

与原发性胆汁性肝硬化鉴别困难。IgG和IgM免疫染色可能有帮助，理由是在一项研究中，原发性胆汁性肝硬化的特征为：浸润的浆细胞主要表达IgM；而包括自身免疫性肝炎（autoimmune hepatitis, AIH）在内的其他肝疾病的浆细胞以IgG表达为主[278]。而其他文章在此问题上提示，相当数量的原发性胆汁性肝硬化病例也可出现IgG表达为主，而不是以IgM表达为主[253]。

在儿童AIH患者，多核肝细胞更为常见。临床上，AIH与原发性硬化性胆管炎的鉴别常常很难，也有两者病变重叠的报道。原发性硬化性胆管炎（primary biliary cirrhosis, PSC）样组织学特征可见于AIH-PSC病变重叠的患儿[244,273,327]，尽管在胆管造影异常的患者中有1/4没有组织学改变，这种自身免疫性胆管炎只能通过胆管造影来诊断[272]。

AIH可急性发病[275]。急性AIH和慢性AIH急性发作均出现严重的急性肝炎表现：界板或小叶性肝炎伴淋巴和浆细胞浸润、花环形成、小叶中央坏死伴浆细胞浸润和巨细胞肝炎。CK19阳性的胆管细胞增生可见于大块坏死病例的汇管区周围区域，其胆管损伤比慢性病例更常见[241]。

AIH主要为临床和血清学诊断，组织病理学可提供匹配的或提示性证据，但主要作为判断肝损伤程度和阶段以及可能叠加疾病的重要信息来源。临床诊断是采用以数个参数为基础的诊断计分[230,333]。

近来一项日本研究注意到，在IgG4相关自身免疫性胰腺炎和胆管炎中，有一部分AIH可能是IgG4累及。在一项肝组织标本研究中，在26例AIH患者中有9例IgG4染色呈阳性，而在10例原发性胆汁性肝硬化患者中以及3例原发性硬化性胆管炎患者和20例HCV肝炎患者中，无一例IgG4染色呈阳性。与IgG4阴性AIH患者相比，IgG4阳性AIH患者的肝中T细胞、B细胞和浆细胞的数量显著增加。研究提示，AIH可分为IgG4相关型和不相关型，前者类固醇治疗有效[195]。

药物诱发性慢性肝炎。这个题目在药物诱发性肝疾病中描述（见第391页）。当慢性肝炎的病因学不明确时，应考虑药物诱发性慢性肝炎的可能。

隐源性慢性肝炎没有提示特殊病因的特征性表现。病变活性一般较轻。

慢性肝炎的组织学鉴别诊断。在没有界板性肝炎的病例中，鉴别诊断包括愈合性急性肝炎、非特异性炎症、原发性胆汁性肝硬化和淋巴瘤。慢性肝炎伴有小叶性病变，需要与急性肝炎鉴别。地衣红染色有助于确认陈旧性萎陷；毛玻璃样肝细胞可证实慢性乙型肝炎。胆红素淤积在急性肝炎比在慢性肝炎更为常见。

肝活检中出现界板性肝炎需要与慢性胆管性病变、原发性胆汁性肝硬化和原发性硬化性胆管炎、Wilson病、α_1-抗胰蛋白酶缺乏和淋巴瘤鉴别。

注意，正确诊断必须结合特殊染色和临床资料。

复合型慢性肝炎的病理学。HBV和HCV复合型感染会加重肝组织学改变的程度[340]。HBV、HCV和HDV三重感染可导致急性重复感染期的严重病变；然而，其病程相对呈良性，进展较慢，常常以HCV表现为主[261]。有关HCV在双重和三重感染中的作用的全面性回顾性研究已发布[260]。

慢性乙型肝炎与HDV重复感染的一般特征为重度广泛性界板性肝炎[176,265]。

人类免疫缺陷病毒（HIV）感染可导致乙型肝炎再度活化，出现高水平的HBV复制，坏死性炎症改变并无增加，但免疫细胞化学可检测出更多的HBcAg和HBeAg[198]。与HIV阴性患者相比，在HIV阳性慢性丙型肝炎患者中，坏死性炎症的活性更高，并且肝硬化也更为常见[170]。脂肪变性、脂性肝炎、HIV和HCV感染混合存在时，其纤维化程度更重[318]。

HGV病毒感染似乎并不影响慢性丙型肝炎的组织病理学改变程度，但可能会加速纤维化和肝细胞癌的发生[339]。**TTV病毒感染**的致病性还未确立[231]。多种肝炎病毒感染极为常见；通过组织学来识别并不可靠[199]，但病毒抗原免疫细胞化学染色有助于诊断，虽然仅仅依靠这一点并不充分[236]。

有多种因素被认为与慢性HCV感染患者的纤维化有关，但相关程度各有不同，这些因素包括男性、年龄较大、酗酒、感染持续时间、HIV共同感染[298,299,310]、非酒精性脂性肝炎（NASH）[292]和迟发性皮肤卟啉症[179]。

肝细胞含铁血黄素沉着症病变（富含铁的病灶）可见于少数**慢性病毒性丙型和乙型肝炎**患者，表明慢性病毒性肝疾病的不规则铁贮积和存在有与遗传性含铁血黄素沉着症混淆的可能性[257]。在一项意大利进行的研究中，在48%的非含铁血黄素沉着症性铁过量病例中，组织学上可见铁存在的证据[297]。杂合性遗传性含铁血黄素沉着症[317]和肝含铁过量[296]可影响肝纤维化的进程。

HBV和HCV慢性感染可发生于有与之无关的肝疾病患者中，如原发性胆汁性肝硬化、原发性硬化性胆管炎、遗传性含铁血黄素沉着症和酒精相关性肝损伤。组织病理学医师如发现任何可加速进展至肝硬化和增加肝细胞癌发生风险的混合性病变时，应提醒临床医师注意，如酒精性肝疾病[226]。

“非肝炎”病毒引发的肝炎

有些病毒不属于特异性“肝炎”病毒，也可引起肝炎症，表现为原发性疾病或更为常见的作为系统性或其他器官感染的一部分。如巨细胞病毒（见第323页）、Epstein-Barr病毒（见第324页）、疱疹病毒和腺病毒感染。

肝硬化

肝硬化是实质损伤、炎症、纤维化和纤维溶解以及肝细胞再生彼此相互作用的结果。慢性或反复的肝损伤可激发炎症反应和肝内间质细胞活化和增生，使细胞外基质结构改变，如同伤口愈合反应。瘢痕蛋白质（纤维化）进行性聚集，最终可导致器官结构和功能改变，结果是肝硬化和肝衰竭。间质细胞（纤维母细胞）有肝内和肝外来源。在肝内，纤维母细胞来源于横向分化的、表达α-平滑肌肌动蛋白的肝内静态星状细胞；其他一些则来自汇管区。在慢性肝疾病中，至少有一部分纤维母细胞来源于骨髓。此外，纤维母细胞也可能来源于肝上皮（肝细胞和胆管上皮细胞）-间质的过渡。不论其来源如何，纤维母细胞对来自肝固有巨噬细胞和浸润炎症细胞的细胞因子和趋化因子敏感。近些年来，随着有关不同慢性肝病中有上皮-间质转化参与其中的证据的不断增加，人们对肝纤维化的复杂性有了更深的了解。有关这个题目已有几篇综述[351,352,355,364,367,369,372]。

肝内间叶组织并非是静态的。结缔组织的正常状态是通过纤维化和纤维溶解之间的正确平衡来保证的。纤维化源于这些过程的失衡，即纤维化过度。当引起失衡的触发因素消失时，纤维化和纤维溶解的正常平衡可能自发出现或治疗后恢复，纤维化消失或完全或部分，取决于一系列变量，包括过量结缔组织的数量、成分和结构。这意味着在慢性肝疾病中，在肝纤维化促发的坏死性炎症过程被阻止以及在肝纤维化还没有引发过多并发症（包括血管血栓形成[370]、纤维化区域新生血管[344]、实质融合坏死塌陷区域门静脉分流和异常结节性实质再生）的情况下，肝纤维化是可逆的（不同

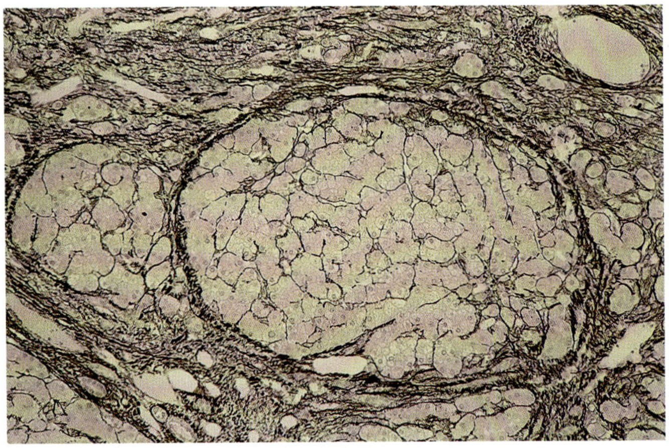

图3.15 微小结节性肝硬化的高倍镜表现。（网织纤维银染色）

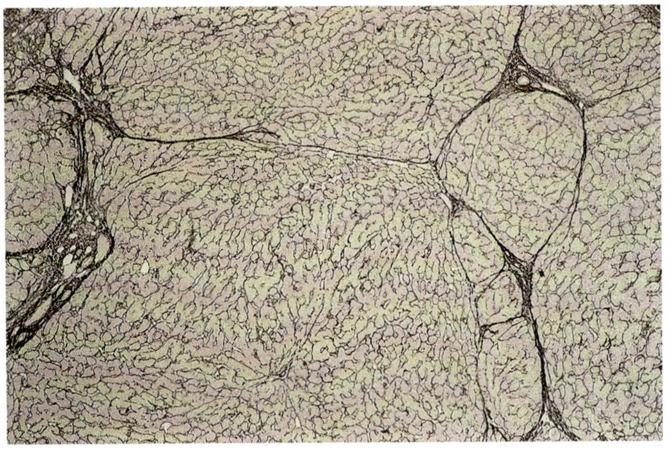

图3.16 巨结节性肝硬化的高倍镜表现。注意结节较大，纤维性间隔较细，肝细胞板排列不规则。（网织纤维银染色）

程度）。此时区分纤维化与肝硬化很重要[346,347]。

肝硬化是许多慢性肝疾病的末期。肝硬化为肝弥漫性纤维化，正常的肝小叶结构被间隔以纤维组织的肝实质结节所替代[341]。连接汇管区和中央静脉的汇管区至中央部的纤维间隔为肝硬化的重要表现，因为它们可导致门-肝血管分流。临床、实验室和影像学检查可高度怀疑肝硬化，但最终确诊仍需要进行肝活检，通过形态学表现来证实。组织学上，肝硬化的结构改变最好通过网织染色来评估[348]。

肝硬化的形态学分类依据结节的大小进行[341]。如果几乎所有结节的直径＜ 3mm，则称为**微小结节性肝硬化**（图3.15）；如果结节直径＞ 3mm，则称为**大结节性肝硬化**（图3.16）。在大小结节混合性肝硬化中，直径大于和小于 3mm 的结节数量大致相等。结节大小在确定病变的病因学方面有帮助，但仅仅是相对而言，因为微小结节性肝硬化在实质再生的适当条件下可转变为大结节性肝硬化[350]。

结节的大小对于通过针吸活检标本**诊断**肝硬化来说更为重要。在微小结节性肝硬化标本中，结节和纤维

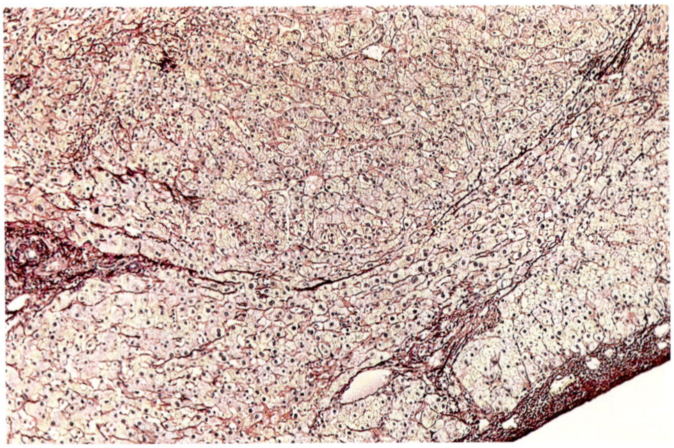

图3.17 “不完全间隔型”肝硬化的高倍镜表现。考虑为大结节性肝硬化，可见多发性大结节，较细的不完全性间隔和极少的活动性炎症。（Sirius红染色）

间隔均可见到。对于大结节性肝硬化，更为详尽的诊断标准依赖于出现或多或少的令人信服的证据。有助于诊断的相关准则包括：活检标本碎片（尤其是诸如应用 Menghini 针进行细针针吸活检的组织呈细长圆柱形）；结节状的针吸组织碎片周围粘连一圈薄层纤维结缔组织；由于不同区域内的实质成分生长快慢不同，网状纤维排列异常；汇管区和中央静脉大小异常，汇管区内静脉数量过多；出现细小的结构和不清晰的汇管区（“微小汇管区”）；肝细胞再生表现为大片区域中出现双层的肝细胞板结构，与相邻区域内的肝细胞表现不同；肝细胞呈大细胞型和小细胞型非典型性[365]。

最难识别的解剖学类型是**不完全间隔性肝硬化**（图3.17）。其特征为：结节结构不清、间隔细长、有些为盲端、微小汇管区、输出性静脉数量过多和肝窦扩张。实质增生的证据是周围区域网织纤维受压。炎症和坏死一般见不到或很轻[368]。手术标本比针吸标本更容易诊断。不完全间隔性肝硬化为介于肝硬化与各种非肝硬化性门脉高压病变之间的交界性改变[358,363]。明确肝硬化的诊断还需要依赖于标本的类型（手术或针吸）、所用穿刺针的类型（细针、Tru-cut 或经颈静脉）和网织染色的质量。有时，组织病理学医师仅仅能提示有肝硬化的可能。

更为复杂的因素是病变的动力学性质。肝硬化并非忽然出现，需要数月或数年时间才能形成。活检报告需要判定“正在形成肝硬化”或“肝硬化初期”，而一般人则喜欢单一诊断——可能是“完全形成的”和“晚期”肝硬化。在形态学上明显的肝硬化中，结节小和较厚的纤维性间隔是临床出现显著门脉高压的独立性预后因素和临床疾病严重程度的重要决定因素[360]。

除了证实有无肝硬化表现、解剖学类型和**分期**外，肝活检还需对其**病因学**进行进一步的评估，很多情况下需要应用一些其他染色方法并关注一些特征性表现。

结节和纤维化的结构有助于诊断。胆汁性肝硬化的特征为花环状结节，其进展性本质表现为结节周围可见有空晕，原因是水肿、胆酸盐淤积和小胆管反应。慢性静脉流出道梗阻导致中央至中央的纤维化间隔形成，在个别病例可出现“心型肝硬化”或心型硬化，结节中心可见表现正常的汇管区[357]。

胆管缺乏的病因学为“胆管消失性疾病”，在成人中最常见为原发性胆汁性肝硬化或原发性硬化性胆管炎；其他胆管缺乏综合征主要见于儿童和年轻人。小胆管反应（胆管炎）则反映活动和进行性胆管病变。

肝静脉病变（阻塞、狭窄或再通）提示静脉流出道阻塞可能为肝硬化的原因[361]。脂性肝炎在酗酒的肝硬化患者（ASH）和完全戒酒的患者（NASH）中仍可见到。无病因学标志的肝硬化（“隐源性肝硬化”）可能源于 NASH[342]。

治疗后肝硬化也可出现与硬化前慢性肝炎表现相同的活动性改变（坏死性炎症）。出现毛玻璃样肝细胞以及出现 HBsAg、HBcAg、HBeAg 和 HBxAg 有助于确认 HBV 感染病因。出现淋巴细胞聚集和淋巴滤泡提示 HCV。出现多数浆细胞提示（但并非证据）自身免疫性肝炎。

有些病因学可通过找到细胞内沉积物来识别。遗传性血色素沉着症可通过肝实质重度铁沉着来确认[349]。铜（绕丹宁染色）和小分子金属结合蛋白（地衣红染色）沉着见于不同原因引发的肝硬化。结节周围铜沉着提示胆管病变。整个结节染色呈阳性见于 Wilson 病，但其他结节可呈阴性。在印度儿童肝硬化中也注意到有大量铜沉积[359]。甚至，有时无论何种病因所致肝硬化均可检测出铜和铜连蛋白[353]。

α_1-抗胰蛋白酶缺乏可通过肝细胞内此糖蛋白包涵体来识别；它们呈嗜酸性，PAS 染色呈阳性，抗淀粉酶，最好通过特异性免疫染色来识别[343]。

肝硬化结节的一个特征是：单个结节内的肝细胞表现不一（或“单个表现”）。可出现脂肪变性、铁质沉着和毛玻璃样肝细胞改变。

应当注明硬化性肝组织的**组织学活性**表现，因为它可以反映进行性病变甚至肝硬化阶段。组织学活性包括硬化前期可见到的各种形式的肝细胞损伤和炎症。如治疗后肝硬化中的界板性肝炎、酒精性肝硬化和 NASH 患者的脂性肝炎。非活动性肝硬化的特征是：（几乎）没有坏死性炎症病变，缺少细胞成分的纤维间隔与实质结节之间分界清楚。硬化性肝组织活检中可以识别的对临床有帮助的信息是一些肝硬化并发症。整个结节或中心部位的凝固性坏死（“**结节梗死**”）见于低灌注情况（如由于食管静脉曲张出血导致低血压）[356]。肝硬化**失代偿期**常常出现非胆汁硬化性的重度胆红素淤积[348]。**肝细胞癌**常常发生于硬化性肝。应寻找被确认的癌前标志物并进行分期（非典型性病灶和结节，大细胞和小细胞性非典型增生，目前称为肝大细胞变和肝小细胞变）并予以报告[345]。

表3.5 肝硬化的鉴别诊断

疾病	肝组织弥漫受累	间隔	结节
肝硬化	+	+	+
结节性再生性增生	+	−	+
局灶结节性增生	−	+	+

自从干扰素被用于治疗病毒性肝炎，引发了有关**肝硬化可逆性**的讨论。肝硬化的可逆性极少是完全性的，因为其为慢性纤维化肝疾病晚期并有血管并发症。已有一些肝硬化“消失”病例报道，但这些病例多数为年轻患者的肝硬化早期。不同纤维化成分的可逆性也不同。新的纤维化比老的纤维化更具可逆性；细的间隔比宽大的纤维性瘢痕更容易吸收；无细胞间隔比有细胞性间隔更难退化；肝窦周围纤维化比间隔纤维化容易消失；很大程度上汇管区-汇管区和中央-中央间隔最终可消失，而汇管区-中央间隔和多小叶萎陷区几乎是不可逆转的，因为后者血管网络中含有门肝静脉分流[346,347]。坏死炎症的减退与肝细胞再生改善和实质结节增大有关。此外，肝硬化分期对于其可逆性也很重要；早期硬化是可逆的，完全形成的硬化是部分可逆的，晚期和失代偿期的硬化是不可逆的。不完全间隔性肝硬化是一个亚型，是“正在进行的肝硬化”，即尚未完全形成的大结节性硬化和微小结节性硬化的退化阶段[346,366,371]。总之，在大多数情况下，坏死性炎症被抑制，从活动的再生低下的微小结节性肝硬化转变为不活动的高度再生的大结节性肝硬化，可能为不完全间隔类型。肝硬化的“修复过程”表现为一些退化改变，如细小的间隔穿孔、孤立的粗大胶原纤维、汇管区周围纤细的纤维突起、残留汇管区、肝静脉残留伴肝细胞脱出、肝细胞位于汇管区或裂开的间隔内、细小的再生结节和异常实质静脉[371]。

硬化结节是多样的，可为多克隆再生性，也可为单克隆肿瘤性，后者为肝细胞癌的癌前病变[354,362]。

肝硬化应与肝的其他结节和纤维化病变鉴别。鉴别诊断包括：结节状再生性结节、先天性肝纤维化和局灶结节性增生（表 3.5）。后者可与胆管缺失性胆汁性肝硬化极为相似；如果可提供（或如果怀疑）肝组织内的病变为局灶性病变，则容易避免误诊。

药物诱发的肝损伤和毒性肝损伤

药物对肝的不良反应和毒性损伤并不奇怪，因为肝是内源性和外源性生物转换的主要部位。药物对肝的不良反应和毒性损伤发病率很高，在法国，每 10 万居民中有 14 例[389]，并且还在增长。

由于多种原因，药物诱发性肝损伤的识别很难[373]。

药物诱发性肝损伤可与各种自然发生的肝疾病类似，并且各种药物可混合引发[375,377,383]。临床超敏反应表现并非发生于所有病例，并且患者的用药史常常极不可靠。对于采用多种药物治疗的患者，常常不能明确致病因子，其中多数为老年患者。在不同的患者，相同的药物可引起不同类型的肝损伤[386]。线粒体功能障碍——肝损伤的主要机制——可能为不同病变的起源，包括暴发性肝炎、小泡性和大泡性脂肪变性以及脂性肝炎[387]。问题药物的肝毒性作用可能尚未报道，即便是上市很长时间的药物。肝损伤效应可能由于同时应用其他药物而增强。除了药物以外，还应考虑到草本植物和膳食补充剂的肝毒性[384]。

进行诊断的组织病理医师应当了解最可能的药物诱发病变类型，并且知道如何鉴别药物诱发与非药物诱发病变表现。了解特定的信息来源则更有帮助，如相关的书籍[378,379,390,392]和评论[374,380-383,388]。

由于日益增长的药物多样性，应当在 PubMed 和其他互联网中寻求信息。

一方面要识别可预测的（或内源性或药物依赖性）毒性作用，另一方面还要识别不可预测的（或过敏性或特异体质或宿主依赖性）反应[377,383]。可预测的反应是由内源性分子的肝毒性所致，是剂量依赖性的，所有过量接触的个体均可发病，发病的潜伏期（尽管有差异）相对较短，在实验动物中可以再现。对乙酰氨基酸过量就是一个例子。除了有个别意外发生以外，此种不良反应在治疗工作中并非主要问题。值得关注的是更为常见的不可预测型的药物对肝的不良反应。后者在所有接触的人群中仅有一小部分人发病，无明显的剂量相关性，潜伏期可能很长（数星期或数月），在动物实验中不能再现。极个别对某种药物的过敏性一般是基于药物代谢方面的差异（“代谢性特异体质”），或由于药物代谢成分与一些组织或细胞膜成分相互作用形成的新生抗原产生的免疫反应（“免疫 - 过敏性特异体质”）[376,377]。后一种机制可能是特异体质性药物诱发性肝损伤的最常见类型[391]。

有关某种药物的作用或多种药物的混合作用常常并不清楚；再度给药实验是有效的，但显然是不道德的。无意的再度给药可以提供更为详尽的证据，即便是在第一次发病多年以后[385]。

药物所致的肝不良反应可引起肝所有细胞成分的结构和功能改变，并产生各种各样的混合性改变，仅简述如下。更详细的信息可参见《MacSween 肝病理学》[383]中有关外源性诱发性肝损伤的综合章节。

基本病变

肝细胞

鉴于肝小叶内实质的异质性——小叶中心区微粒体生物转移酶成分显著，药物导致的反应呈区域性分布或呈区域为主性分布并不奇怪。

在小叶中心区，**肝细胞的毛玻璃样表现**是由于滑面内质网肥大伴相关酶诱导所致，可由几种药物导致（包括苯巴比妥、利福平和二噁英）[398]（见表 3.4）。这种为适应性改变而非损伤改变。有毛玻璃样表现的肝细胞可见于几种疾病。Lafora 病中见到的汇管区周围肝细胞内的毛玻璃样包涵体与病毒性乙型肝炎中的类似，应用抗 Lafora 小体（KM279）的葡聚糖特异性单克隆抗体免疫染色，此种包涵体呈阳性[396]。毛玻璃样表现也可见于Ⅳ型糖原贮积病，并可因抗酒精（alcohol aversion）类药物（氰酰胺而非双硫仑）诱发[408]。有关 Lafora 样包涵体的更多描述可见多种药物治疗[401,403,409]和器官移植后的患者[395]。

小叶中心肝细胞**脂褐素病**或脂褐素（衰竭性色素）聚集增加可由于长期摄取一些药物所致，如非那西汀、氨基比林、氯丙嗪、Cascara Sagrada[393]和抗惊厥药物治疗[397]。应当与 Dubin-Johnson 综合征的色素聚集区分开。

脂肪变性或肝细胞脂肪聚集常常是由于外源性物质作用所致。**大泡性脂肪变性**可见于四氯化碳、甲氨蝶呤和乙醇[407]。**微泡性脂肪变性**（小滴状脂肪变性）在临床上可伴有重度肝损伤表现，即使没有明显的肝细胞坏死。微泡性脂肪变性可因酒精、静脉内应用四环素、胺碘酮、丙戊酸盐和儿童（Reye 综合征）应用乙酰水杨酸盐所致。它是由于线粒体脂肪酸 β- 氧化作用被抑制和线粒体功能不良所致[387,399]。已有微泡性脂肪变性见于一些抗病毒核苷类物质（如非阿尿苷）的报道[402]。类似的改变也可见于线粒体病[400]和妊娠急性脂肪肝[406]。

磷脂病的特征为：由于磷脂聚集，肝细胞和 Kupffer 细胞增大，细胞质内可见泡沫样小泡。电镜显示，增大的溶酶体内可见层状髓样小体（指印）。这种病变可因己烷雌酚胺乙醚（4,4- 二乙氨 - 乙基 - 己烷雌酚）、哌克昔林和胺碘酮所致[405]，甚至还可导致肝硬化[394]。

单一性**药物诱发性淤胆**的组织学特征为轻度胆红素淤积。所谓“单一性”或“单纯性”淤胆可见于一些药物，如合成性和避孕类固醇原型。其机制为多方面的且较为复杂[404,410]。淤胆性反应为最常见的药物不良反应。

肝细胞死亡：凋亡和坏死

重度肝细胞损伤可因炎症介质而增强和持续存在；细胞因子及其相关受体通过引发肝细胞凋亡和坏死来导致损伤发生[413,414]。肝细胞死亡的两种模式也可由于毒性药物代谢物和免疫 - 变态反应性的过敏反应所致。肝细胞坏死可出现各种表现（凝固性或溶解性），位于一些特定的部位（小叶中心或汇管区周围），并且程度不一（局灶、区域性、桥状、小叶性和多小叶性）。如果药物剂量较大，多数肝毒性药物（如氯仿、水杨酸对乙酰氨苯酯）和肝毒素（如毒伞蘑菇、四氯化碳）可导致小叶中心性坏死，伴有周围非坏死性实质细胞出现气球样变性和脂肪变性，不伴有或极少有炎症浸润[411]。其他化学物

（如硫酸亚铁、无机黄磷）可引起汇管区周围坏死。其中多数成分当达到足够剂量时可引起致死性大块坏死。如果药物剂量较小，可发生肝细胞凋亡，随着时间的延长，可导致肝纤维化和肝硬化[412]。

舒林酸可导致**双核肝细胞**的数量增加，已有一些急性和慢性药物诱发性肝炎可出现**多核肝细胞**（如氯美辛）的报道[415]。

肝细胞肿瘤

在医疗实践中，口服避孕药、合成性-雄激素类固醇和二氧化钍是最为熟知的肝肿瘤的致病因子[416]。口服避孕药可导致良性肝细胞腺瘤发生。避孕药相关性腺瘤多为HNF1α突变类型，恶变风险低[417]。合成性-雄激素类固醇也可导致腺瘤和肝紫癜。二氧化钍（胶体钍——在20世纪20年代至50年代中期作为放射线造影剂）可引起肝细胞癌、血管肉瘤和胆管癌[416]。

其他病变

Kupffer细胞参与外源性物质贮积和肉芽肿形成。Kupffer细胞内贮积的物质包括滑石粉、药物成瘾的纤维素、二氧化硅、煤矿中的炭末沉着性色素、聚乙烯吡咯酮、血浆扩容药物羟乙基淀粉[419]、来源于人工心脏瓣膜的硅酮和放射线造影剂胶体钍[428]。

包括磺胺类药物、甲基多巴和保泰松在内的多种药物可导致**肝肉芽肿形成**[429]。**纤维蛋白环状肉芽肿**为一种特殊亚型，见于别嘌呤醇过敏反应[435,437]。**矿物油性肉芽肿**由吞噬脂质的细胞组成，见于汇管区和中央静脉附近。它们是由于作为医疗药品（轻泻药）或食物添加剂的矿物油成分或由于食品包装所致食物污染的矿物油成分被吸收和沉积所致[421]，另外还有人认为它们可引起肝脂肪变性[425]。在因类风湿关节炎接受金疗法的患者，在吞噬脂质的细胞和肉芽肿中可以见到金成分[434]。

汇管区周围的肝窦扩张与应用口服避孕药有关，但也可能与炎症性疾病有关系[438]。**肝紫癜**（见第321页）与应用合成类雄激素类固醇、避孕类固醇和硫唑嘌呤有关[439]。

窦内皮细胞是对乙酰氨基酚和酒精的敏感目标[433]。

血管肉瘤可由无机砷剂、胶体钍、合成性雄激素类固醇、口服避孕药、乙烯基氯化物和镭治疗所致[438]。

肝卫星细胞（Ito细胞）增生表现为每单位体积肝组织内伴有明显脂质空泡的肝卫星细胞数量增加，可能伴有细胞周围和间隔纤维化，见于维生素A过多症[430]、获得性免疫缺陷综合征（AIDS）[427]和实施甲氨蝶呤治疗的患者，但范围比想象的要小[431]。

胆管损伤和胆管缺失可由一些药物作用所致[426]。由于缺少胆管，胆汁淤积的持续时间一般较长，可持续数月甚至数年[424]。其机制可能是作用于胆管细胞的直接毒性或免疫-过敏性损伤[377]。有服用一些药物后可出现综合征的报道，包括氯丙嗪、氟哌啶醇、阿吗灵、甘草皂苷、阿莫西林和苯唑西林[426]。鉴别诊断包括多数"胆管消失性疾病"（见第307页）。

药物引发的**血管病变**可累及所有肝内血管。**肝静脉血栓形成**（Budd-Chiari综合征）和汇管区静脉分支血栓形成是避孕类固醇的极少见的并发症。**静脉阻塞性疾病**（更名为**肝窦阻塞综合征**[420]）或由疏松结缔组织所致的非血栓形成性中央静脉腔狭窄可由吡咯里西啶类生物碱、放射线、抗肿瘤药物和骨髓移植所致[418,438]。**汇管区静脉分支硬化**（肝门静脉硬化）与长期应用无机砷（Fowler溶液）、胶体钍、氯乙烯、维生素A和甲氨蝶呤有关[438]。**肝门静脉硬化和结节状再生性增生**也与HIV感染有关[432]，在炎性肠病（IBD）患者中与咪唑硫嘌呤[422]有关，在急性淋巴母细胞性白血病儿童中与6-硫代鸟嘌呤有关[423]。由于药物过敏导致的动脉炎可累及肝动脉分支，出现多灶性出血性坏死，个别可出现肝破裂[438]。

混合类型

药物诱发性肝疾病常常出现几种基本病变，以不同的混合形式出现[442]。最重要的如下所述。

药物诱发性急性肝炎有肝细胞损伤和死亡（程度不同），伴有汇管区和实质炎症（范围不一）。各种类型的大量药物均可引起此类反应，为免疫-过敏性特应型。经典的例子包括异烟肼（抗结核药）、三氟溴氯乙烷（一种麻醉药）和吲哚美辛（非类固醇性抗炎药）和磺胺类药物[442]。组织病理学上与急性病毒性肝炎不能区分。

药物诱发性慢性肝炎见于少数长期或重复接触一些药物的患者。组织病理学改变包括慢性肝炎各个时期的基本病变，包括肝硬化。例如，呋喃妥因[448]和苯妥英[383,446]。没有特异性的组织学改变。血清学出现自身抗体可能与自身免疫性肝炎混淆[447]。确诊依据：在无病毒感染情况下有高度可疑的药物学病因，与临床医师和患者密切沟通。确诊具有重要意义，因为撤药后患者可治愈。

药物诱发性脂性肝炎的表现类似于急性酒精性肝炎（酒精性脂性肝炎，ASH）和NASH。可由胺碘酮[445]、抗反转录病毒疗法[440,443]和胃肠外营养[441]所致。同样，确诊需要结合临床资料。

药物诱发性淤胆性肝炎呈急性肝炎表现，并有中度或显著的胆红素淤积[382]。在炎症浸润中，嗜酸细胞可明显或不明显。与胆管梗阻的鉴别依赖于不出现或较少出现梗阻的典型特征，如汇管区水肿和中性粒细胞浸润和小胆管增生。重度肝细胞损伤和显著炎症浸润更支持病毒性肝炎或类似于病毒感染的药物诱发性急性肝炎。慢性胆汁淤积性药物反应多由小叶间胆管损伤所致[426,436]。

药物诱发性肉芽肿性肝炎出现一般轻度肝炎表现并伴有非干酪坏死性肉芽肿。如果另外出现某种程度的胆红素淤积和嗜酸细胞浸润，则应当诊断为药物诱发性肝疾病[429]。

组织病理医师的诊断线索。病理医师应时刻对药物性病因保持高度警惕，尤其是老年患者。对于类似于病毒性肝炎的组织病理学表现，如果患者出现与临床情况不相称的重度肝实质坏死，或伴有脂肪变性、肉芽肿或嗜酸细胞浸润，或伴有胆管损伤，应当怀疑药物诱发性疾病[411]。同样，如果小叶中央性坏死与非坏死性实质分界明显，尤其是如果伴有脂肪变性，仅出现轻度微小炎症浸润，但可见多量蜡样吞噬细胞，也应当考虑药物诱发性疾病[411]。如果成人的肝实质巨细胞性肝炎伴有肝细胞坏死和静脉阻塞性疾病，也应警惕药物性病因学[377]。有关药物诱发性和毒性肝损伤诊断的最终结论是：临床和病理医师应时刻保持高度警惕。一个令人印象深刻的侦探故事是由化学污染面包导致 Epping 黄疸的故事[444]。

脂肪变性和脂性肝炎

脂肪变性

脂肪变性（脂肪肝，脂肪变）是指肝细胞质内甘油三酯聚集。脂肪变性病变比较常见，为可逆性肝细胞损伤表现[450]。脂肪变性为非特异性病变，可由各种原因所致。脂质聚集的程度各异，从偶尔可见脂滴到多数实质细胞弥漫性沉积。较为广泛的脂肪变性可见于各种原发性肝疾病和一些系统性疾病。组织学上，在常规固定的组织切片当中，脂肪变性表现为细胞质内空泡，原因是在制片过程中脂质溶解。脂滴极小的脂肪变性可能很难识别。组织化学染色有助于诊断。脂质在冰冻切片中通过油红 O 或苏丹黑染色或在四氧化锇固定的组织中可以显示出来[452]。脂肪变性的临床表现包括：肝大和血清转氨酶、碱性磷酸酶和（或）γ- 谷氨酰转移酶水平升高。

细胞质内的脂滴在很长一段时间内被认为是惰性沉积。然而，它们似乎是动态的细胞器，以中性脂肪为核心，周围是单层双歧性脂质（磷脂和胆固醇）和特异性蛋白［脂滴包被蛋白 /ADRP/TIP47（PAT）蛋白和涉及脂质代谢和脂滴形成和运输的蛋白］。脂滴在微粒体膜形成，为直径 0.1 ~ 0.4μm 的最初脂滴，并可融合增大[453]。在哺乳动物，脂滴蛋白的 PAT 家族包括：脂滴包被蛋白、脂肪分化相关蛋白（adipose differentiation-related protein, ADRP）、TIP47（tail-interacting protein of 47 kDa）、S3-12 和 OXPAT。PAT 蛋白定位于脂滴表面，管理其他蛋白（脂酶）进入脂滴核心的脂酯，并与脂滴合成重要的细胞结构相互作用。因此，与惰性的细胞质内包涵体不同，脂滴为动态细胞器，对管理细胞脂质贮存至关重要[449,451]。

类型和分布

已识别出两种形态学类型：大泡型和微泡型脂肪变性。在同一活检标本中可出现两种类型的脂肪变性的某种程度的混合，提示大脂滴是由小脂泡合并形成。

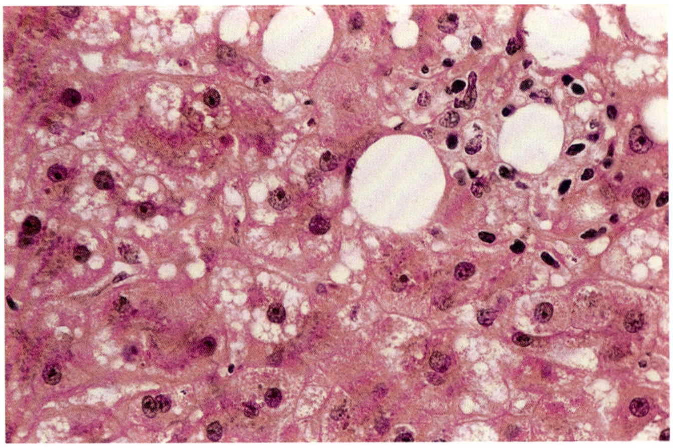

图3.18　酗酒患者的肝脂肪变性。图片显示大泡和微泡性脂肪变性和一个脂性肉芽肿（右上角）。（HE）

大泡性脂肪变性（大滴性脂肪变；图 3.18）是最常见的类型，其中肝细胞被单一的大滴脂质空泡充满，将细胞核挤至一侧。无并发症的大泡性脂肪变性一般是良性的，并且是可逆性病变，但已有人对此提出异议（见第 295 页）[455,456]。大泡性脂肪变性有程度不同的区域性分布。其多为小叶中心性分布，如在酒精性肝疾病、肥胖和糖尿病时。脂肪变性较严重时，可变为全小叶性分布。汇管区周围的脂肪变性较多见于恶病质和蛋白 - 能量营养不良（小儿恶性营养不良症）或获得性免疫缺陷综合征（AIDS）、全胃肠外营养后、亚磷酸中毒和类固醇治疗。然而也有例外，对于一个病例，不能单独依靠脂质分布来确定其病因学；确认病因需要临床病理的密切联系。

病理医师应提供有关病变严重程度的信息，指明实质受累的大致的量（轻度：少于 1/3；中度：1/3 ~ 2/3；重度：超过 2/3）。对临床医师更有帮助的信息是：发现大泡和微泡混合型脂肪变性，因为对于酒精性肝疾病，这种表现可能有重要的预后意义[472]。

脂肪变性的发病机制较为复杂。在复杂的脂质代谢途径中，多处位点发生改变均可导致肝细胞内中性脂肪聚集。读者可参阅有关问题的评述[457,459,467,475,476]。

微泡性脂肪变性（小滴性脂肪变，图 3.18；也见图 3.43）常常很难识别，需要组织化学染色来显示。一般是与脂质的 β- 氧化受损有关的严重性病变，常常伴有肝功能受损和昏迷[470]。原因有多种。在半个世纪以前，最初确认的原因是**妊娠急性脂肪肝**（见第 322 页）。

Reye 综合征主要发生于幼儿，但并不绝对。临床上首先出现急性轻度病毒性疾病，随后出现呕吐、嗜睡和昏迷，在大约 1/3 的患者可导致死亡。脂肪变性一般是全小叶性的，小叶中心区域可见较小的脂滴，汇管区周围可见较大的脂滴。汇管区周围的肝细胞可出现坏死。有些 Reye 综合征病例是由于应用水杨酸盐所致 [464]。在有些儿童中，它可能与先前存在的遗传性代谢性线粒体 β- 氧化异常有关 [463]。许多曾被认为是 Reye 综合征的患者，随后被发现是脂肪酸氧化缺陷——一种原发性线粒体肝病 [468,469]。

在最近的二十年中，**线粒体肝病**已被确认为遗传学缺陷的一部分，是线粒体蛋白和酶合成中的继发性异常 [462,471]。线粒体脂肪酸 β- 氧化中的一些先天性异常和遗传性尿素循环障碍可导致微泡性脂肪变性 [450,465]。微泡性脂肪变性相关性病变有可能危及生命，出现肝功能损害和对其他组织的影响。如果患者存活，则对肝没有长期影响。

有些**治疗性药物**与微泡性脂肪变性的发生有关 [460]：包括水杨酸盐（见上文有关 Reye 综合征）、丙戊酸钠和静脉内应用大剂量四环素 [461]。更多的原因包括**乙醇**（见于少数患者：酒精性泡沫样变性）、亚马逊河流域的**丁型急性重型肝炎** [466] 和多量大黄蜂毒刺 [474]。

脂性肉芽肿（或脂肪肉芽肿）是由含有脂质的肝细胞破裂导致的一种局灶性反应。病变含有吞噬细胞、个别淋巴细胞和嗜酸细胞，有时可见巨细胞（图 3.18）。可能需要多张切片来确认中心脂肪小体并与其他肉芽肿性病变进行鉴别 [454]。这些局灶性病变可较多，尤其是在酒精诱发性脂肪变性；病灶可出现融合。脂性肉芽肿可导致局灶纤维化，但无明显临床意义。含有脂质的吞噬细胞也可位于汇管区内 [458]。本病应与矿物油性肉芽肿进行鉴别，后者的空泡较大且更不规则且纤维化一般较多见 [473]。

局灶脂肪变性。随着肝组织现代影像学技术的进展及其应用的增加，有些患者的局灶性脂肪变性已可以识别。尽管可能存在其他伴发的病理学改变，但一些病例的局灶性脂肪变性为孤立性表现。病变一般位于肝被膜下。在放射影像学上，多灶性脂肪变性与转移性肝疾病类似，在 AIDS 中已有报道 [450]。

脂性肝炎、纤维化和肝硬化

近些年来对肝脂肪变性的了解进展较大。有些研究者对先前将大泡性脂肪变性完全视为良性的观点提出质疑。他们指出，不论是酒精性还是非酒精性脂肪肝，均可导致坏死性炎症和纤维化。令人意外的是，实验室研究提示，脂肪变性本身可作为更为严重病变的直接病因 [477]。肝组织内仅出现氧化性脂肪就足以触发脂质过氧化 [480]。然而，许多有脂肪变性的患者从未进展至坏死性炎症或纤维化 [450]。这些表现引发了“碰撞”假说。除了脂肪变性（第一次“碰撞”）以外，脂性肝炎的发生需要有其他因子的出现（第二次“碰撞”）[478]。可能是多种相关因素和细胞因子交互作用的致病网络导致脂肪在肝内聚集并引发组织损伤。这类因素包括胰岛素抵抗、氧化应激、线粒体功能障碍 [481]、细菌（＋endo）毒素、肿瘤坏死因子 -α（TNF-α）、白细胞介素（IL）-β、IL-6、

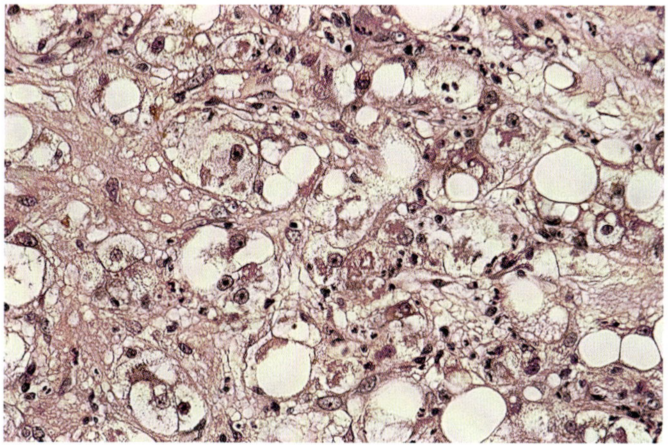

图3.19　急性酒精性肝炎（ASH）。小叶中心实质的高倍镜表现，特征为细胞周围纤维化、脂肪变性，一些含有Mallory小体的肝细胞水样肿胀，水肿样实质细胞周围聚集有中性粒细胞（卫星现象）。（HE）

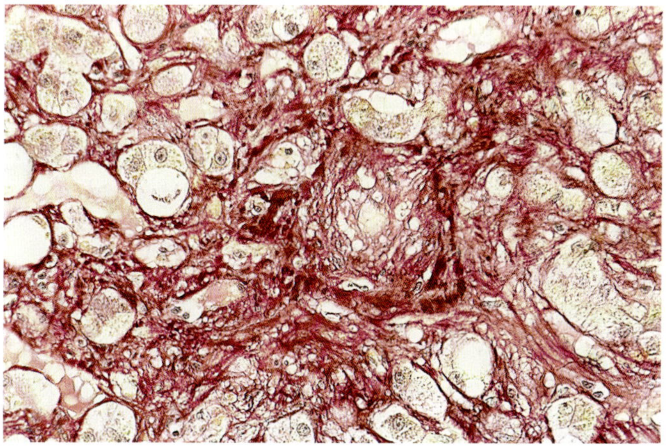

图3.20　急性酒精性脂性肝炎（ASH）。小叶中心区域的高倍镜表现，显示小叶中央静脉纤维化性阻塞（静脉阻塞性病变；中央部）和显著细胞周围（“鸡爪样”）纤维化。（Sirius红染色）

脂联素（adiponectin）水平低、瘦素高水平、抵抗素高水平、遗传学和尚未了解的因素 [479]。

脂性肝炎可发生于长期酗酒（酒精性脂性肝炎，ASH），也可以发生于不酗酒患者（非酒精性脂性肝炎，NASH）。在这两种情况下，脂性肝炎的发病机制和肝病进展类似，尽管 ASH 中叠加了酒精及其代谢产物乙醛的毒性作用，可以部分解释相当一部分 ASH 患者出现肝硬化和与肝有关的死亡 [482]。

酒精性脂性肝炎

在酒精性脂性肝炎（alcoholic steatohepatitis, ASH）早期，脂性肝炎主要影响小叶中心区域。它们常常累及所有小叶并呈团状改变，但后者并非在所有病例中均可见到。其最基本的特征为：（1）肝细胞损伤表现为气球

样肝细胞，伴有或不伴有 Mallory 小体和肝细胞坏死或凋亡[513]；（2）炎症浸润，以中性粒细胞为主，但并不绝对；（3）细胞周围纤维化（所谓“鸡爪样纤维化”），可能伴有静脉周围纤维化和静脉硬化（图 3.19 和 3.20）。病变的严重程度和小叶受累的范围差异较大，与临床和生物化学指标并不相符。

气球样变性被认为是脂性肝炎的标志，但肝细胞增大也可见于其他多种急慢性肝疾病。在酒精性和非酒精性脂性肝炎、慢性胆汁淤积性疾病、缺血/再灌注损伤以及伴发脂性肝炎的慢性丙型肝炎中，肝细胞气球样变的胞质角蛋白 8/18 表达显著减少或缺失。相反，在急性肝炎、巨细胞肝炎、慢性乙型肝炎或自身免疫性肝炎病例中没有发现角蛋白 8/18 免疫表达显著减少或缺失。角蛋白 8/18 免疫染色可作为肝细胞气球样变性的一个特殊类型的客观指标[500]。

ASH 可伴有不同程度静脉周围、小叶中央和细胞周围纤维化。在病变程度重伴静脉周围肝细胞坏死（中央硬化性透明样坏死[490]）的情况下，可有硬化前门脉高压[511]。在慢性酒精性肝疾病中，汇管区/间隔纤维化比小叶中央纤维化更多见，提示汇管区周围纤维化的出现早于小叶中央纤维化的出现。汇管区/间隔纤维化在纤维化整体数量上占主要地位[503]。多年以来已有一系列有关 ASH 得组织病理学方面的评述，包括名称的选择（急性酒精性肝炎、急性酒精型肝炎、酒精性脂性坏死和脂肪肝性肝炎）[484,488,491,494,502,511]。

脂肪变性常见，一般为大泡性脂肪变性。正如上文提到的，大泡和微泡混合型脂肪变性的预后较差[508]。预后同样较差的病变还有：几乎为全小叶性、以微泡性脂肪变性为主伴有胆红素淤积（所谓“酒精性泡沫样变性”）[510]。

气球样肝细胞可含有所谓的“Mallory 小体”（近来重新命名为“Mallory-Denk 小体”，MDB）[512]：即均一嗜酸性的核周包涵体，形状和大小不一（见图 3.19）。MDB 为蛋白聚集体，其主要成分为泛素化 CK8/CK18、蛋白陪伴分子（chaperone）、死骨片（sequestosome）1/p62（p62）。MDB 中持续出现 p62 提示：p62 与异常角蛋白结合，使肝细胞以一种惰性生物方式处理潜在的有害蛋白质[507]。遗传学有助于解释为什么有些蛋白出现 MDB，而其他蛋白不太可能出现[496]。有关这些有趣的细胞包涵体的病生理学已经有定期回顾性研究[483,487,493,497,498]。在病变明显的病例中，MDB 在常规染色切片中容易见到。病变较轻时 MDB 较小，不易识别。角蛋白或泛素免疫染色有助于识别。中性粒细胞常常围绕甚至侵入含有 MDB 的肝细胞（所谓的“卫星现象”）。脂性肉芽肿、吞噬细胞和淋巴细胞也可见到，还包括源自死亡肝细胞的凋亡小体和一定程度的胆红素淤积。

巨型线粒体呈嗜酸性，PAS 淀粉酶染色阴性、圆形和卵圆形或雪茄烟形状的包涵体大小不一。Chromotrope-aniline 蓝（CAB）和免疫组织化学染色可更好地显示[492]。巨型线粒体并不是酒精诱发性肝疾病的特异性表现，但有些作者发现，巨型线粒体在酒精相关性肝纤维化中更多见[499]。嗜酸性颗粒样肝细胞[501]或嗜酸细胞常见，尽管它们并非急慢性酒精性肝疾病的特殊细胞成分。电镜下，这些细胞的特征是线粒体数量惊人（线粒体病）。

在酒精性脂性肝炎中，纤维化为一常见特征，可有不同结构表现。最具特征性的表现是细胞周围（或肝窦周围）“鸡爪样”纤维化，包裹肝细胞（图 3.20）[489]。通过胶原染色可以很好地识别此类纤维化。纤维化也可累及中央静脉，导致其管壁增厚（静脉周围纤维化）。有人提出此表现是即将出现纤维化的标志，但其他人更为看重细胞周围纤维化对于预后的重要意义[504]。

脂肪变性的程度（无脂性肝炎）与活化的肝卫星细胞的数量密切相关[506]。在没有坏死性炎症情况下，活化的肝卫星细胞是由乙醇代谢产物刺激产生[486]。

在病变晚期，纤维化扩展至小叶周围、坏死周边和纤维性间隔，并开始将中央静脉与汇管区连接起来，导致小叶结构不清和实质再生，出现肝硬化[495]。现在已有一个适于酒精性纤维化的半定量分级系统[485]。

酒精源性肝硬化呈微小结节型。如果再有脂性肝炎改变，则预后更差[505]，并且可提示酒精性病因。在没有脂性肝炎存在情况下，如果出现微小结节型肝硬化、致密纤维化使结节周缘结构不清、脂肪变性和中央静脉阻塞，应怀疑（但不确定）酒精性病因。如患者停止摄取酒精后，则实质再生改善，结节体积增大，并且所有因酒精性病因所致的特征完全消失。大约 15% 的酒精性肝硬化患者发生肝细胞癌[511]。

有些作者关注酒精性肝疾病谱系的其他成分，包括静脉阻塞性病变、汇管区炎症和纤维化、小胆管反应和铁超负荷。戒酒对酒精性肝疾病的形态学影响较大；此外，并存疾病的存在也会影响其临床和形态学表现，如非酒精性脂肪性肝疾病、病毒性肝炎和血色素沉着症[511]。

酒精性脂性肝炎的鉴别诊断

对于酒精性肝疾病的诊断，肝活检极为有用[511]。临床上，ASH 可能被怀疑为病毒性肝炎，但其肝组织的组织病理学改变与后者极为不同。不完全性 ASH 如果只出现静脉和细胞周围的小叶中心性纤维化，则可能与慢性静脉充血混淆。

Mallory 小体、中性粒细胞和纤维化是非酒精相关性病变的组织病理学表现，如慢性淤胆和 Wilson 病。ASH 与**慢性淤胆性疾病**的鉴别比较容易，因为其病变以汇管区周围为主。**Wilson 病**也可与 ASH 类似，鉴别诊断时应当考虑到，尤其是对较年轻的患者。

维生素 A 过多症可使细胞周围纤维化进展为肝硬化[514]。病理医师应当警惕肝卫星细胞增生。肝细胞铁沉积过量可见于一些酗酒病例，可能会与遗传性**血色素沉着症**混淆。对疑难病例可通过组织铁定量检测和计算肝铁指数来诊断[515]。单独依靠组织学不能区分非酒精性脂性肝炎（NASH）、药物诱发性或其他病变，因为上述病变的组织病理学表现相同[509]（见下文）。

酗酒患者的非酒精性肝疾病

严重酗酒的患者可发生非酒精性肝疾病和其他胆管炎、病毒性肝炎和被动性静脉淤血[523]。酗酒可加速**迟发性皮肤卟啉症**的肝和皮肤改变的发生[517]。后者的肝细胞中有双折射的针形细胞质内包涵体[519]，并且常有一定程度的铁质沉着。长期摄入酒精也会增加**急性药物性肝损伤**的发生风险，如对乙酰氨基酚诱发的小叶中心性坏死[524]。采用氰氨酸进行**厌恶疗法**的酗酒患者其汇管区周围的肝细胞可出现显著的毛玻璃样改变。后者可导致肝硬化出现[527]。在酗酒患者，重度含铁量增加可能是由真性**遗传性血色素沉着症**所致，可通过铁含量和肝铁指数来确认，现在已大多被基因分型检查来取代。导致小叶中心性纤维化的慢性静脉淤血可见于**酒精性心肌病**的患者[521]。

慢性酒精性胰腺炎可导致胆总管狭窄而引起肝外胆管阻塞性病变，可伴有或不伴有胆管炎表现[522]。其中有些患者可发生胆汁性肝硬化[516]。纤维化全部位于汇管区或主要分布在汇管区时应警惕慢性胰腺炎的可能[525]。伴有汇管区浸润的**慢性肝炎**和界板性肝炎可见于酗酒病例，有人提出酒精为其病因[520]，但多数情况下，慢性病毒性乙型肝炎和更多见的丙型肝炎为其病因[526]。**肝细胞癌**可与酒精性肝硬化并发，而且对于慢性丙型肝炎患者，酗酒可加速肝细胞癌的发生[518]。

非酒精性脂性肝炎和非酒精性脂肪性肝疾病

非酒精性脂性肝炎（nonalcoholic steatohepatitis, NASH）的确切病因包括：空回肠分流手术、胃成形术和其他因肥胖而接受治疗并引起体重快速显著减少，全胃肠外营养，药物（氨碘酮、马来酸哌克昔林、雌激素和雌激素受体类药物、甲氨蝶呤、反转录病毒疗法）、职业性肝毒性（如巴西石油化学产品工厂所致的职业性肝毒性报道所述[547]，如氯乙烯工人中毒性相关的脂性肝炎[542]、铜毒性），以及以胰岛素过度抵抗为特征的疾病。在多数病例中，NASH 的病因学发病机制是多因素的（肥胖、Ⅱ型糖尿病和高甘油三酯血症），并且可将 NASH 视为代谢性综合征或心血管异常代谢综合征或 X 综合征导致的肝改变[545]。NASH 的病理学改变是由 H. Thaler 于 1962 年首先识别的[577,579]，后来 Ludwig 等又对它们进行了全面描述，包括脂肪变性、小叶炎症和细胞周围纤维化，并且将它们称为 NASH[559]。Ludwig 等的研究提出一个涉及病因学发病机制的亚型分类：原发性 NASH（与肥胖和胰岛素抵抗有关）和继发性 NASH（分流手术后，药物和毒素）[559]。然而很快，NASH

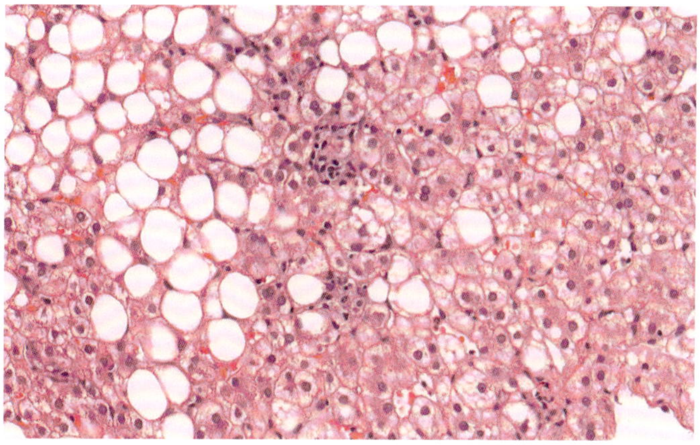

图3.21　非酒精性脂肪性肝疾病（NAFLD）。小叶中心区的高倍镜表现，伴有显著的大泡性脂肪变性、一些微泡性脂肪变性肝细胞和炎症病灶。（HE）（Courtesy International Liver Pathology Study Group (Gnomes)）

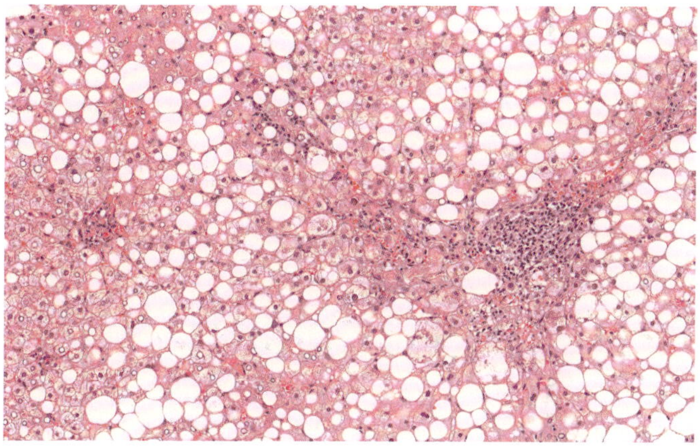

图3.22　非酒精性脂性肝炎（NASH）。小叶中心实质的高倍镜表现，伴有脂肪变性、肝细胞气球样变性、Mallory-Denk小体、一些泡状核、肝细胞缺失和炎症。左侧可见小汇管区。（HE）（Courtesy International Liver Pathology Study Group (Gnomes)）

一词就被用于与“代谢综合征”有关的疾病，包括与肥胖有关的疾病、胰岛素抵抗、Ⅱ型糖尿病、高血压和高脂血症等，也称为“胰岛素抵抗综合征”，与西方和世界其他地方流行的肥胖症有关[557,585]。据统计，在美国，非酒精性脂肪性肝疾病（nonalcoholic fatty liver disease, NAFLD）累及大约 20% ~ 30% 的成人和 10% 的儿童[578]。

在肥胖症，在综合征的发病机制方面，内脏脂肪聚集比一般性肥胖更为重要[555]。在人类内脏性肥胖症中，巨噬细胞富含白色脂肪组织。在肥胖症患者，网膜白色脂肪中的巨噬细胞参与细胞代谢，会促使肝组织发生纤维化炎症性病变[540]。轻度炎症的脂肪组织可作为内分泌器官行使功能，释放一些蛋白信号和其他一些涉及能量和糖代谢的脂肪因子（瘦素、脂联素、抵抗素、内脂素）[572]。内脏脂肪似乎甚至与肝组织炎症以及非胰岛素抵抗依赖的纤维化和肝脂肪变性直接相关[581]。Pessayre 和 Fromenty 认为，在某种程度上可将 NASH 视为一种线粒体疾病，因为线粒体功能障碍涉及导致 NASH 形成的所有连续步骤[567]。趋化因子和细胞因子以及发生于肝内和肝外的先天的免疫过程也参与胰岛素抵抗以及 NAFLD 的终末器官损害[560]。

Ludwig 等[559]提出的组织学标准包括类似于酒精性损伤表现的损伤类型。然而，并非所有人都同意这种基本诊断标准[553,562,586]。“非酒精性脂肪性肝疾病”（NAFLD）一词被提议作为包含所有非酒精诱发性脂肪变性综合征的一个更为宽泛的术语[562]。Brunt 在一篇综述中对这一观点进行了评述，他提出，并非所有酒精性肝疾病的表现在 NASH 中都能见到，而且并非所有 NASH 的表现在酒精性肝疾病中都能出现[532]。一些酒精性肝疾病中可见到而在 NASH 中未曾见到的病变包括：硬化性透明样坏死、静脉阻塞性病变、小胆管反应和胆管炎[585]。对诊断标准和名称的进一步讨论已得出有关轻度和严重疾病的诊断标准。仅仅出现脂肪变性被认为是较轻的病变[单纯脂肪变性或非酒精性脂肪肝（nonalcoholic fatty liver, NAFL），细想之下有人认为可能需要重新考虑][535]。如果脂肪变性伴有汇管区和（或）小叶炎症和纤维化——NAFLD（图 3.21），病变就不太可能是良性的，而是严重的和进展性的，甚至形成硬化；如果出现肝细胞气球样变和 Mallory-Denk 包涵体——NASH，则最终可能为肝细胞癌[536,562,585]（图 3.22）。脂肪变性的严重程度和分布区域与出现 NASH 的组织学特征之间似乎有相关性。与小叶中央性脂肪变性相比，全小叶性脂肪变性伴有气球样变性和 Mallory-Denk 包涵体和晚期纤维化更为多见[543]。

气球样变性的肝细胞丧失角蛋白 8/18 免疫表达[500]。Mallory-Denk 小体可通过泛素和 p62 免疫染色来显示[530,585]。

在一些病例中观察到的更多表现包括微泡性脂肪变性、巨大线粒体和含糖的肝细胞[585]，后者不同于肝细胞气球样变，与糖尿病相关的糖原性肝病表现类似[580]。重要的是要认识到，组织学上，ASH 和 NASH 之间并不存在质的差异，单独依靠形态学并不能将**单个病例**确定为酒精性或非酒精性病变[532]。然而，当比较大组患者时发现，酒精性病变一般更趋严重，而 NASH 病变通常有较多脂肪和细胞核糖原，而肝细胞损伤、炎症和纤维化较少，且 Mallory-Denk 小体少见，虽然也可能进展为肝硬化[548,569]。种族对 NAFLD 的组织学差异有影响；一项研究发现，非裔美国人的脂肪变性程度低于白种人的脂肪变性程度；相反，亚裔和西班牙裔的气球样变程度和 Mallory-Denk 小体均高于白种人和其他种族；由此说明需要进行前瞻性研究来评估 NAFLD 的种族差异[563]。

NASH 的诊断不是仅依赖于组织病理学的一个特征，而是包含多个独立改变的评估。Brunt 等已发表了一种用于 NASH 组织学改变分级分期的半定量计分系统[532,537]。NASH 临床研究网络病理学委员会设计和认证了一种组织学计分系统——是针对 NAFLD 谱系中的所有病变，并提出一个用于临床试验的 NAFLD 活性计分方法（NAFLD activity score, NAS）。NAS 是对脂肪变性、小叶炎症和肝细胞气球样变性进行的加权计分。这是一种针对 NAFLD 和 NASH 的计分系统和活性指数，具有合理的可重复性，对于研究成人和儿童的任何程度的 NAFLD 都有帮助。NAS 值 ≥ 5 可诊断 NASH[554]。请注意，这个系统是用于临床试验的，并不是常规临床实践中诊断 NASH 的工具。任何时候都应当记住，实质损伤和纤维化在肝的不同区域可有差异，因此针吸活检会出现取材差异的可能[552]。一项研究提出，组织取样量的多少和肝活检标本的长度与独立性阅片的数量关系密切[582]。一项国际合作研究发现，在肝活检切片中评估肝脂肪变性，计算机分析比半定量计分定量更为准确[549]。

Brunt 等提出，在成人和儿童，轻度以上的汇管区单核细胞浸润均伴有许多进展性 NAFLD 的临床和病理特征，肝活检时未经治疗的 NAFLD 病变中出现此类浸润，应被视为晚期病变的标志[538]。

不伴有 NASH 的门脉纤维化被称为孤立性门脉纤维化（isolated portal fibrosis, IPF）一直未受关注，尚未列入 NAFLD 系列。尽管如此，病态肥胖个体中的一个重要亚型在无 NASH 的情况下出现门脉纤维化，伴有血糖失调。在大多数受累儿童中其类似于 NAFLD（见下文）。因此，IPF 被认为是 NAFLD 系列中的一部分，在病态肥胖者中可能是 NASH 的前兆[528]。

在 NASH 中，汇管区周围和间隔纤维化是进展性病变的重要特征。脂肪肝损伤肝细胞的再生，通过双相潜能的汇管区周围的肝始祖细胞触发储备复制途径。在 NASH 中，细胞损伤的增加可使这一途径活化，导致汇管区周围小胆管反应，后者在汇管区周围纤维化中起促进作用[573]。

肝硬化形成时，NASH 活动的组织学特征可持续存在或消失。在后一种情况下，NASH 作为肝硬化的病因见不到，这样的病例被归入隐源性肝硬化。有多少此类情况尚不得而知。有人有理由地认为，许多隐源性肝硬化病例是源自 NASH[570]。当运用适当的标准时，NAFLD 在目前被打上隐源性肝硬化标签的病例中似乎占了近 2/3[564]；然而，将所有隐源性肝硬化均归结于 NASH 的假设是错误的，因为源于其他各种原因的肝硬化可能被排除在外[585]。复发性脂肪性肝疾病常见于因 NASH 所致肝硬化而实施肝移植后，但不会导致早期移植失败。出现复发性 NASH 时肝酶可正常，代谢综合征表现与疾病复发有关[561]。NASH 相关性肝硬化早期发生肝癌的风险较大。鉴于肥胖和糖尿病的流行，NASH 相关性肝细胞癌的预期发生率增加[539,565]。

肝活检在 NAFLD 和 NASH 的诊断和评估中是必要的。组织学评估对于将脂肪肝确定为一种肝疾病的初步研究是基础。目前在 NAFLD 中，肝活检有多重作用：确定（或除外）诊断；鉴别脂性肝炎和“单纯脂肪变性”；评估坏死性炎性活动、纤维化和结构改变[533,534]。组织学上，肝损伤和炎症较重与心血管风险增高和动脉粥样硬化强相关[529]。对于预防晚期肝疾病，据研究，通过早期活检、根据活检结果进行早期干预的回报相对较高[551]；肝活检甚至适用于丙氨酸转氨酶正常的患者[550]。鉴于涉及的患者人数巨大、风险、成本和肝活检存在一些限制，目前正在加紧建立有价值的无创诊断方法[583]。

由于儿童肥胖目前在世界范围内流行，在儿童中NAFLD有所增加。儿童NAFLD发病率的增加不仅限于西方国家人群。在流行病学方面，有人提出NAFLD男性发病占多数，亚裔和西班牙裔种族常见[557]。NAFLD在儿童是慢性肝疾病最常见的病因[558]，在成人则并非完全相同，部分原因或许是儿童的NAFLD是由发生在生长活跃阶段（新生儿、儿童、青春期）的代谢紊乱所致[575]。据报道，儿童的NAFLD和NASH的组织病理学不同于成人的。研究认为，少数为1型（类似于经典或成人NAFLD）；2型占多数，特征是脂肪变性较严重，极少或没有气球样变性，小叶炎症较少，极少或没有多形核白细胞，汇管区炎症较重，多为汇管区周围纤维化（少有“鸡爪”），因而儿童的病变有点像“慢性肝炎”[554,574,576,584]。然而，近来一项多中心研究报告，有大量患者出现1型成人NASH和2型儿童NASH重叠的特征，尽管在儿童常常以汇管区损伤为主，但几乎都伴有一些在成人可见的小叶中心性病变[541]。

同样，肝活检可用来评估儿童NAFLD和NASH的严重程度和类型[566]。一项意大利的研究显示，对儿童进行的超声引导下的经皮肝活检，如果是在一个专门的三级儿科医疗中心、有必要的预防措施并由经验丰富的医师来实施，则可视为是安全有效的[568]。在纤维化进程和进展为肝硬化过程中，NASH和慢性丙型病毒性肝炎的相关起协同作用，相关讨论见慢性丙型肝炎（CHC）（见第287页）。治疗反应也可显示这种相关效应。基因型2和3型慢性丙型肝炎病毒感染和伴有胰岛素抵抗的患者如果他们的胰岛素抵抗的轻度的[稳态模型评估胰岛素抵抗（HOMA-IR）< 2]，则其出现持续病毒反应的可能是重度胰岛素抵抗（HOMA-IR > 2）的6倍[571]。

Bedossa等人的研究取得了一致结果，并提出对于以脂性肝炎为特征的病变，NASH是一个否定定义（非酒精性），即严格上说，脂性肝炎是一种组织病理学病变，其诊断依赖肝活检，并且可由多种病因所致[酒精、病毒、代谢综合征和（或）肥胖、药物、体重减少过快、遗传性代谢性疾病]。一个肯定的命名会包含更多的信息。废弃NASH这个缩写、按照病因学命名可能更为恰当，如VASH（病毒相关性脂性肝炎，viral-associated steatohepatitis，如在基因型3型慢性丙型肝炎）、DASH（药物相关性脂性肝炎，drug-associated steatohepatitis）、AASH（酒精相关性脂性肝炎，alcohol-associated steatohepatitis）、MASH（代谢相关性脂性肝炎，metabolic-associated steatohepatitis），或者为什么不用CASH（隐源性脂性肝炎，cryptogenic-associated steatohepatitis）[544]。但是，命名是很难改变的！

脂肪性肝疾病也可与其他慢性肝疾病协同起作用，加剧实质损伤。有证据表明，脂肪变性和其代谢异常也可加重酒精性肝疾病、血色素沉着病和药物诱发性肝疾病[546]。

胆汁淤积和胆道病变

淤胆的一般性肝组织病理学改变

淤胆性肝疾病的组织病理学改变可分为两类：（1）淤胆的一般性表现；（2）某种肝疾病的特征性改变。前一种改变可使组织病理医师解决淤胆和非淤胆之间的鉴别问题，后一种改变可解决淤胆性病变之间的鉴别问题。

淤胆一词是指胆汁分泌和流出停止或至少为显著减少。淤胆可由肝实质细胞分泌功能障碍[591]和（或）胆小管至Vater壶腹的胆汁外分泌通路阻塞所致[587]。

肝内淤胆是指**原发灶**在肝内的病变；包括肝实质细胞病变和肝内胆管病变。有些病变为混合性改变：如3型进展性家族性肝内淤胆，包括小胆管磷脂转运缺陷和小叶间胆管损伤[589]。

肝外淤胆发生于大胆管部位即肝组织以外的肝外胆管沿线（如胆石、胆管肿瘤和胆管狭窄）的胆汁外分泌被阻断时，但也发生在大的肝门部肝内胆管时。有些淤胆性病变累及肝内和肝外胆管，称为肝内和肝外混合性淤胆。例如，见于新生儿的所谓“肝外胆管闭锁”以及成人和儿童发生的原发性硬化性胆管炎。

胆汁分泌阻塞可以是完全的也可以是不完全性的。完全性淤胆表明胆汁分泌完全停滞，伴有胆盐和胆红素潴留，可以是功能性的也可以是阻塞性的。不完全性淤胆一般是指肝内或肝外胆管的不完全性或部分性阻塞，伴有胆盐而不是胆红素潴留。

不完全性肝内淤胆多数是由肝内胆管阻塞性疾病（胆管消失性疾病）所致，如原发性胆汁性硬化（primary

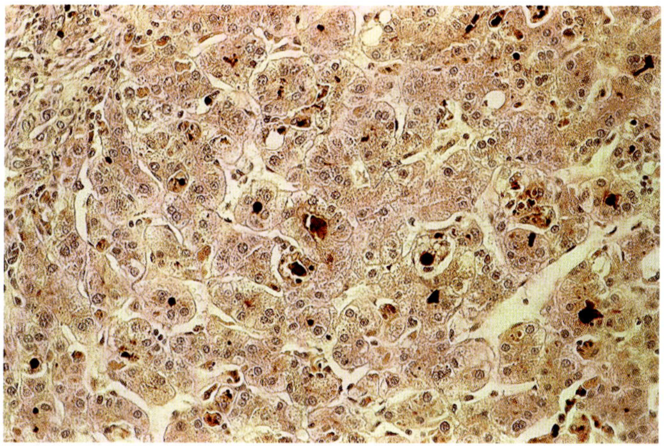

图3.23　在有肝外胆管闭锁的新生儿，肝细胞、小胆管和Kupffer细胞内有显著胆红素淤积。（HE）

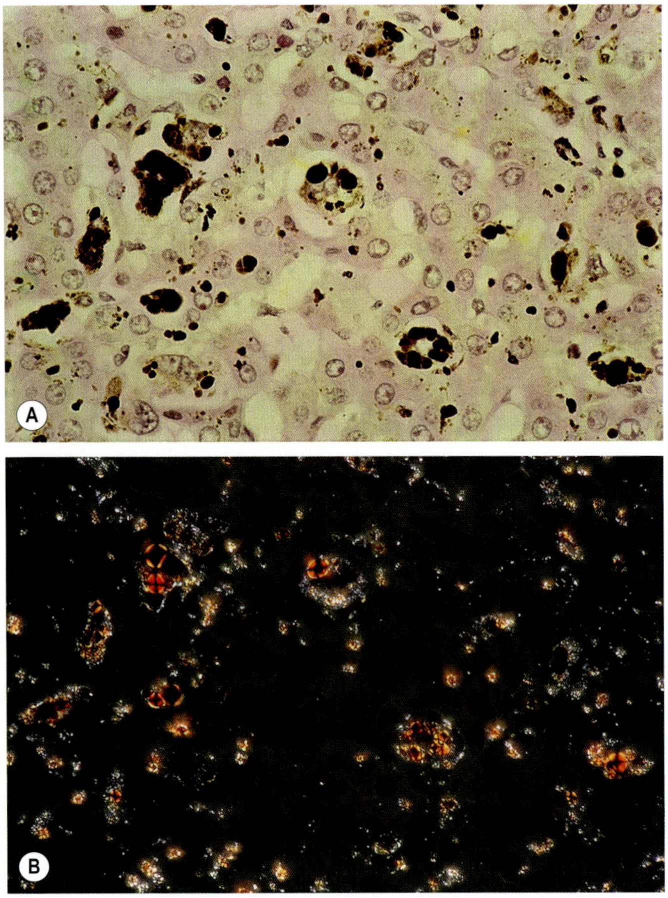

图3.24 红细胞生成性原卟啉症。A，肝细胞、胆小管、Kupffer细胞和小胆管内可见棕黑色的原卟啉沉积。（HE）B，沉积物是双折射光的，大块的沉积物中可见红色双折射光的马耳他十字结构。（偏振光检查）

biliary cirrhosis, PBC）和原发性硬化性胆管炎（primary sclerosing cholangitis, PSC）。不完全性肝外淤胆为大胆管不完全性阻塞（狭窄）。

淤胆可为急性或慢性。急性淤胆一般为完全性淤胆，包括所有肝细胞外分泌功能衰竭（如药物所致的淤胆）和肝外胆管完全性阻塞（如充满结石）。慢性淤胆为持续时间较长的（数周、数月或数年）淤胆性病变，可为完全性（如由于胰腺癌导致的肝外胆管慢性完全性阻塞）或不完全性（如 PBC 和 PSC）。

淤胆与黄疸并非同义词，必须区分黄疸与非黄疸性病变。有不完全性淤胆的患者可长期无黄疸表现。同样，组织学上的淤胆并非以显微镜下肝组织切片中见到胆色素聚集为特征。这强调了区分胆红素淤积与胆盐淤积的作用，显微镜下，可单独或混合出现淤胆性改变[588]。Li 和 Crawford 已发表有关淤胆的病理学的全面概述[590]。

急性完全性淤胆

完全性淤胆的病变发生于小叶实质和汇管区。完全性淤胆的急性表现为显微镜下可见肝小叶内胆红素聚集（图 3.23），且首先见于小叶中心区；其表现为实质细胞内色素颗粒和细胞间扩张的小胆管内可见或多或少的胆红素着色的浓缩胆栓（胆小管胆红素淤积）。胆酸潴留可导致肝细胞损伤甚至死亡（坏死或凋亡），引起 Kupffer 细胞活化。肥大性 Kupffer 细胞吞噬坏死的实质细胞碎片和分离出来的小胆栓，引发 Kupffer 细胞内胆红素淤积。后一种表现提示淤胆性病变至少持续了数天[593]。

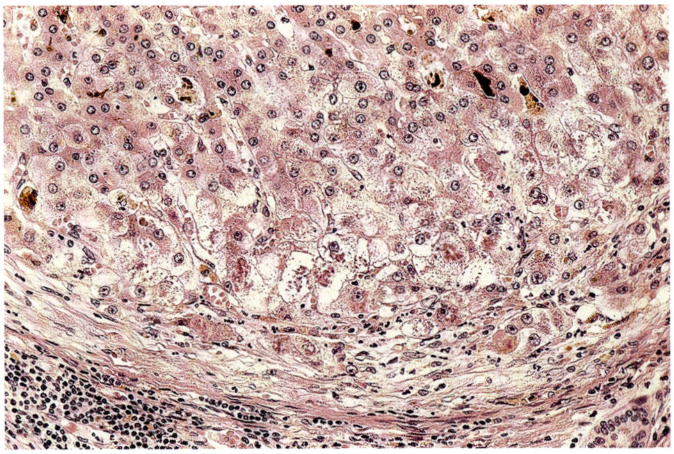

图3.25 在终末期原发性硬化性胆管炎的肝硬化患者，肝实质结节周边可见胆酸盐淤积。靠近纤维化间隔（下方）的肝细胞可见水肿，胞质呈块状，并可见Mallory小体。（HE）

不应将不同部位的胆红素淤积与红细胞生成性原卟啉症患者肝活检中出现的棕黑色沉着物（见于肝细胞、胆小管、Kupffer 细胞和小胆管）混淆。后一种病变中的沉着物呈深棕色或黑色，通过偏振光很容易识别；原卟啉症的沉着物呈红色至黄色双折射光，在粗大的沉着物中可见马耳他十字结构（图 3.24）[592]。

急性完全性淤胆的更具特征性的表现是汇管区结缔组织水肿，导致部分汇管区呈圆形和早期“小胆管反应”（见下文），尤其是在由肝外阻塞所致淤胆病例。

慢性完全性淤胆

长期完全性淤胆的实质改变包含在早期胆红素淤积基础上由于时间较长而附加的一系列病变。早期胆红素淤积最终是向汇管区周围的肝实质扩展。在大多数持续数星期的慢性淤胆中，胆汁淤积区域可见一些淋巴细胞浸润，明显是淤胆的继发性表现。与急性肝炎的炎症不同，淤胆中的炎症浸润较轻，仅限于胆红素淤积的区域。在慢性完全性淤胆中出现的实质、汇管区和汇管区周围的表现也可发生于慢性不完全性淤胆，见下文。慢性完全性淤胆与不完全性淤胆之间的基本区别包括：不完全性淤胆中无胆红素淤积，而完全性淤胆中可出现另外一些显著表现。

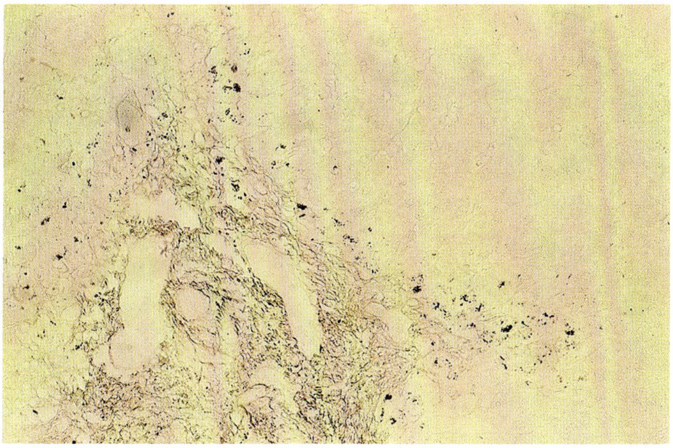

图3.26 在原发性硬化性胆管炎患者，汇管区周围肝实质内有胆酸盐淤积。图片显示汇管区周围肝细胞内有地衣红阳性颗粒，代表位于溶酶体内的铜连蛋白（小分子金属结合蛋白）。（地衣红染色切片）

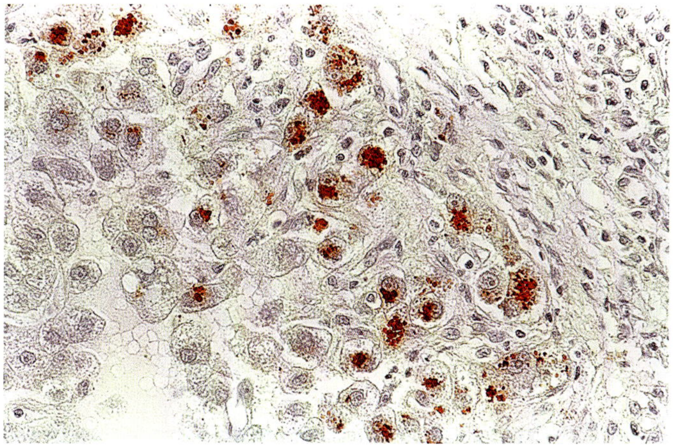

图3.27 在原发性胆汁性肝硬化4期患者，肝硬化结节周边可见胆酸盐淤积。铜特异性绕丹宁染色，溶酶体铜-金属结合蛋白复合物表现为红染的颗粒。

慢性不完全性淤胆

正如上文提到的，**胆红素淤积**（也称为临床黄疸）并非是不完全性淤胆相关性肝疾病的特征表现，除非处于病变末期失代偿阶段，或有附加的病理表现（如药物诱发性肝损伤）。这意味着组织病理医师必须在没有先前作为淤胆（胆红素淤积）最特征性表现的情况下来确认慢性淤胆性疾病。慢性（完全性和不完全性）淤胆的组织病理学诊断是依据肝实质、汇管区和汇管区周围的改变。实质改变包括胆酸盐淤积、胆汁淤积性肝细胞花环、羽毛样变性、黄瘤细胞和胆汁性梗死[597]。这些改变会促使实质细胞本身出现一系列防御机制，包括抑制胆酸合成，并通过改变胆酸外排泵MRP4作为适应机制来限制慢性淤胆中胆酸的负载。然而，这些机制并不足以抵消胆汁性肝损害[619]。

胆酸盐淤积是指汇管区周围肝细胞的一种病变（图3.25至3.28）。肝细胞改变被认为是由于潴留胆酸的膜损

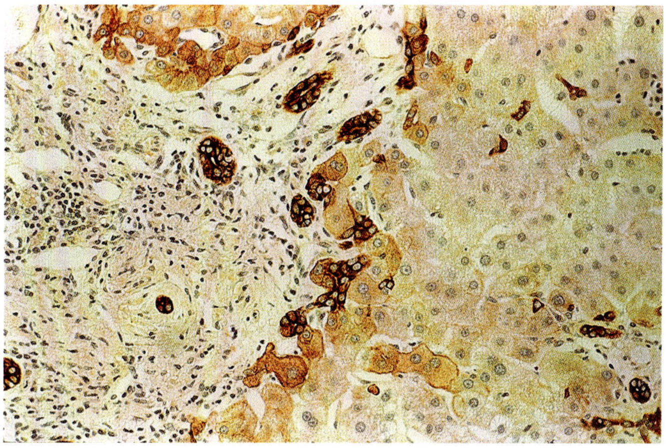

图3.28 原发性胆汁性肝硬化。汇管区及其周围肝实质的高倍镜表现。细胞角蛋白7免疫染色显示汇管区周围小胆管数量增加；汇管区周围肝细胞表达细胞角蛋白7（早期胆酸盐淤积），并且在远离汇管区的部位有少数散在的、小的细胞角蛋白7阳性细胞（可能为肝细胞前体）。（细胞角蛋白7免疫染色切片）

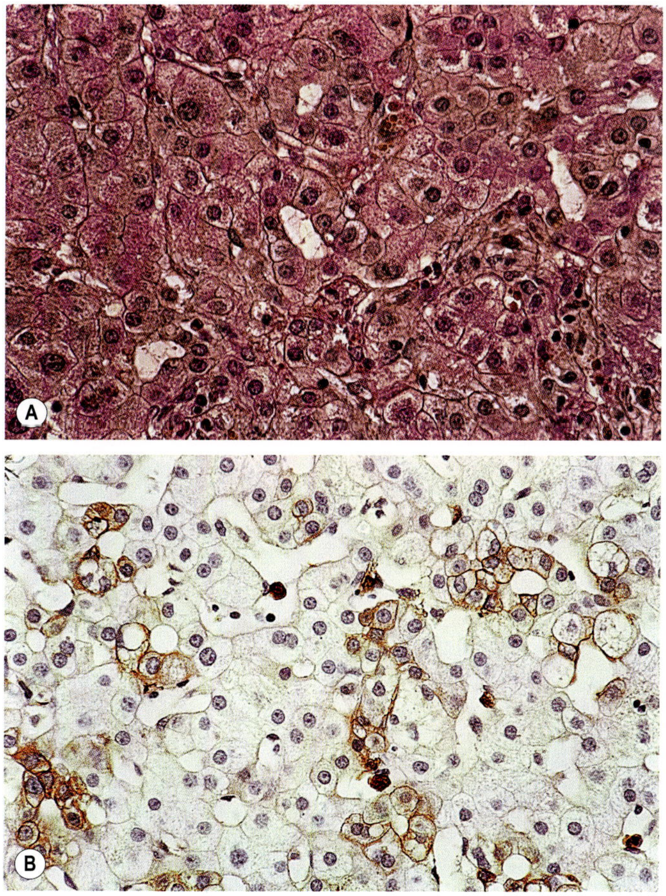

图3.29 淤胆性肝细胞花环。A，原发性硬化性胆管炎患者的肝活检。受累肝细胞呈小管状排列。（HE）B，淤胆性肝细胞花环在细胞角蛋白7免疫染色切片中显示更好。正常肝细胞不表达细胞角蛋白7，而淤胆肝细胞花环则有不同程度的表达。

伤效应所致[597]。受累肝细胞表现为肿胀、苍白和粗颗粒状（图 3.25）；这些细胞含有溶酶体铜颗粒，混有铜结合蛋白（金属结合蛋白），后者绕丹宁（铜）和地衣红（小分子金属结合蛋白）染色呈阳性（图 3.26 和 3.27）。随着时间的延长，在这些细胞中可见 Mallory 小体，在病变较晚期也可出现胆红素包涵体。胆酸盐淤积的最早阶段可通过细胞角蛋白 7 免疫染色来显示，形态学上可显示汇管区周围肝细胞内的胆管型中间丝的细胞骨架结构（图 3.28）。随着时间的延长，细胞角蛋白 7 的表达从界板向小叶中心呈递减性扩展，距离超过数个细胞[617]。

在各种慢性淤胆性病变中，**胆汁淤积性肝细胞花环**[608]都为极为有用的诊断性特征。其表现为肝细胞板呈小管状排列，而正常情况下肝细胞板为一个肝细胞厚度。显微镜下，它们呈腺样或管状结构，由四个或更多个肝细胞围绕中央管腔排列。管腔直径的大小差异较大（图 3.29A）；管腔可为空腔，也可含有嗜酸性或有不同程度浓缩的胆汁着色物质。内衬的肝细胞有些或全部可出现羽毛样变性（见下文），表达胆管型细胞角蛋白（角蛋白 7 和组织多肽抗原），提示向胆管细胞表型的部分转变（图 3.29B）[616-618]。不应将它们误认为是肝细胞再生表现。

羽毛样变性为慢性（不完全和完全性）淤胆性病变的进一步表现。其可累及单个细胞或实质细胞团；其特征为水肿。在慢性完全性淤胆病例中可见残留的被胆红素着色的细胞质。

黄瘤样细胞为长期不完全和完全性淤胆的表现。这些细胞为含有脂质的组织细胞，伴有泡沫样细胞质，聚集于肝实质内，但也可见于汇管区，单个或成团分布，为慢性淤胆伴高脂蛋白血症的组织学表现。

所谓的“**Charcot-Gombault 梗死**”为长期严重淤胆的晚期实质改变，主要（但不绝对）见于较大的胆管阻塞。病变包括肝细胞坏死，多数位于汇管区旁；坏死区中央可出现胆红素着色。胆管梗死会逐步被机化性间叶组织所替代，最后导致纤维性瘢痕。

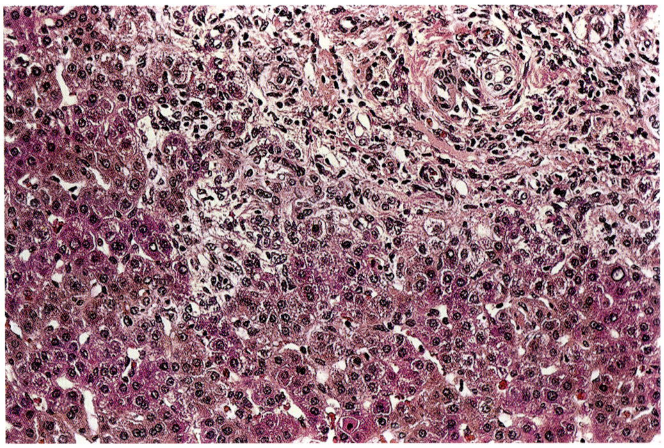

图3.30　慢性淤胆的小胆管反应。原发性硬化性胆管炎患者肝活检。图片显示汇管区有轻度炎细胞浸润（上部），并伴有（8点处）由小胆管、水肿样间质和一些中性粒细胞组成的“小胆管反应”。（HE）

除了淤胆的一般性实质表现外，**新生儿淤胆性肝疾病**还常常出现两种组织学特征：实质内可见巨细胞和髓外造血灶[599]。

实质内多核巨细胞是由数个单核肝细胞融合而成的。细胞核的数量及其分布各不相同。巨细胞常常含有胆红素、脂褐素、含铁血黄素或混合性色素颗粒。实质细胞转变为巨细胞可见于各种疾病；它们被认为是新生儿肝细胞对各种损伤产生的非特异性反应，发病年龄比病变更为特异，但其偶尔也可见于成人的肝。实质内巨细胞可出现坏死，周围围绕中性粒细胞[599]。

髓外造血灶是由小团红细胞的前体细胞、髓样前体细胞和巨核细胞混合而成的，常常见于新生儿的淤胆性肝标本。区分诸如胆管闭锁与新生儿肝炎的各种淤胆性疾病尚无可靠的标准[599]。

慢性不完全和完全性淤胆的汇管区周围和结构性改变包括：小胆管反应、小胆管重吸收、小胆管周围纤维化、胆汁性纤维化和终末期的胆汁性肝硬化[597]。

小胆管反应表现为：汇管区周围小胆管数量增加，逐渐扩展至汇管区周围的实质，并向相邻的汇管区（肝小叶外周）扩展，伴有水肿和中性多形核白细胞浸润（图 3.30）[596]。对小胆管数量增加的原因尚有争议，似乎是多因素的。（肝外）胆管阻塞性病变的小胆管反应主要是由胆管压力增加所致[602,614]，引起先前存在的小胆管拉长而非发芽[614]，并在人类肝活检中一直被称为“边缘性胆管增生”[607]。在其他淤胆性疾病中，胆管阻塞并非病变发生的必要条件，促炎症性细胞因子可能是主要的触发因素[600,606]。在慢性淤胆性病变中，汇管区周围肝细胞的小胆管化生也起一定作用[596,618]，肝前体细胞的活化和增生也一样[611]。小胆管内衬的胆管细胞可出现重吸收表现，表现为细胞质内空泡以及胆红素和脂褐素积聚。小胆管反应向汇管区周围楔形扩展伴汇管区周围实质内炎症——可能出现胆酸盐淤积表现——可导致汇管区与实质交界处不规则，被称为“胆汁性碎片状坏死”[604]或胆汁性界板活性[609]。

有些慢性淤胆患者明显缺少小胆管反应，其原因尚未最终明确；这种情况有可能出现于 Alagille 综合征、一些原发性硬化性胆管炎病例和慢性肝移植排异。

小胆管反应伴有小胆管周围纤维化时，纤维化的进展速度与小胆管反应显著相关。纤维化是由源自汇管区及其周围间叶性细胞的肌纤维母细胞所致[594,603]。然而，近来一些研究一致强调了胆管细胞 - 间叶性转化的作用[612,613]。解除胆道梗阻或终止淤胆的原因可使胆管增生消失，后者表现为胆管细胞凋亡，伴间叶细胞迅速消失[595,610]。小胆管反应通过角蛋白 7 或 19 免疫染色可以更好地显示。

进行性小胆管反应伴小胆管周围纤维化最终可导致相

邻汇管区纤维性连接。此期的**胆汁性纤维化**（汇管区 - 汇管区间隔纤维化）为潜在复发性病变[601]，因为保留了肝的基本血管结构[598]。这种胆汁性纤维化应与真正的**胆汁性肝硬化**区分，后者为病变晚期，肝小叶结构破坏为其特征，与所有肝硬化相同，此外，还可出现汇管区 - 小叶中央的纤维性间隔和结节性实质再生。在胆汁性肝硬化阶段，胆汁淤积的特征为：小胆管持续性增生，伴水肿和小胆管周围炎症和纤维化。如结节周围合并有胆酸盐淤积改变，则低倍显微镜下在硬化性结节与纤维性间隔之间可见透明空晕压迹。这种特征提示其肝硬化期的活动性进展病变。

在一些活检中，小胆管反应是唯一的组织学改变（称为孤立性小胆管增生）。这种情况见于 10% 的持续性轻度肝功能检测异常（与病毒性肝炎无关）的成人肝活检。其表现为分化好的增生性小胆管，没有明显炎症表现。这被认为是轻度肝损伤的非特异性反应[615]。

慢性淤胆的汇管区周围表现和结构性改变是对慢性淤胆性肝疾病进行分期的基础：汇管区（1 期）、汇管区周围（2 期）、间隔（3 期）和肝硬化（4 期）[605]。

特殊胆汁淤积性肝疾病

胆汁淤积性肝疾病依据不同方式可进一步细分为：肝内和肝外性；内科和外科性；新生儿和成人等等。以下章节按照病变原发灶并沿胆汁经过的途径（即胆汁经肝细胞产生最终到达胃肠道）来对疾病进行分类。

这种分类方式并不理想：首先，多数淤胆性肝疾病的病因学和发病机制并不完全清楚；第二，有些疾病是由两处或更多部位同时出现的病变所致。不仅如此，鉴于当前对病变的了解，还要基于解剖学部位进行进一步分类。

肝细胞（实质）疾病

对于此类疾病，需要考虑血清 γ- 谷氨酰转肽酶（γ-glutamyl transpeptidase, γ-GT）水平。在多数淤胆性疾病中，血清 γ-GT 水平均升高。其原因是：γ-GT 这种在正常情况下嵌入肝细胞膜微管的酶，在到达微管的胆盐的洗涤作用下从细胞膜中洗脱出来，这可以解释胆汁中为什么出现 γ-GT。淤胆时，胆汁（伴有 γ-GT）反流透过微管的紧密连接，后者在这些疾病中已有漏口。通过这种方式，在慢性淤胆性肝疾病中升高的血清 γ-GT 水平需要出现 γ-GT 微管表达，通过胆盐洗涤，以及通过有漏口的紧密连接反流。一些淤胆性疾病的表现是血清 γ-GT 正常，或 γ-GT 血清酶活性相对于淤胆程度不同寻常的低（“低 γ-GT 淤胆”）。淤胆伴（近乎）正常血清 γ-GT 见于：

1. γ-GT 不能嵌入细胞膜，因为 ATP8B1（以前为 FIC-1）突变引起了细胞膜内不适当的磷脂不对称性，因此不能从细胞膜洗脱出来（1 型 PFIC 病变；1 型 BRIC）；

表3.6　PFIC-1和PFIC-2之间的形态学鉴别诊断

PFIC-1	PFIC-2
轻微胆红素淤积	重度新生儿肝炎
γ-GT和CD10免疫染色呈阴性或减少	γ-GT和CD10免疫染色呈阳性
BSEP免疫染色阳性	BSEP免疫染色阴性
电镜：粗大颗粒状胆汁	电镜：无定形胆汁
“Byler胆汁”	

CD10：一种细胞表面中性金属肽链内切酶，也称为急性淋巴细胞性白血病共同抗原（common acute lymphocytic leukemia antigen, CALLA）。
免疫组织化学表现基于文献，尤其是Knisely[644,645]。

2. 如果由于 BSEP 突变，胆盐输出泵（the bile salt export pump, BSEP）从细胞膜消失，导致没有胆盐分泌（2 型 PFIC 病变；2 型 BRIC）；
3. 如果没有适当的正常胆盐合成，就没有胆盐分泌透过微管膜（胆盐合成缺陷的代谢性疾病）[636,644]。此类疾病讨论见后面段落和表 3.6 和 3.7。

一组**先天性淤胆性疾病**是由肝实质细胞功能性缺陷所致[620,628,657,660,664]。

1 型进行性家族性肝内淤胆（progressive familial intrahepatic cholestasis type 1, PFIC-1）和良性复发性肝内淤胆（benign recurrent intrahepatic cholestasis, BRIC-1）是临床上不同的遗传性疾病。PFIC-1 患者出现慢性淤胆并可发生肝纤维化。BRIC-1 患者出现可自行缓解的间歇性淤胆发作。ATP8B1 突变 [先前为 FIC-1，编码 I 类腺苷三磷酸酶（ATPase），8B 型，成员 1/ 磷脂转运 ATPase IC）可导致 PFIC-1 或 BRIC-1。ATP8B1 在正常肝细胞的微管膜和回肠细胞膜顶端有表达，提示其在胆汁肠 - 肝循环中发挥作用。它行使氨基酸磷脂转位酶（flippase）功能，可将磷脂酰丝氨酸和磷脂酰乙醇胺从细胞膜外部移至细胞膜内面，确保膜的不对称性，这对维持整体膜蛋白的正常功能是必需的[622,636,643]。对 180 个 PFIC 或 BRIC 家族的突变分析识别出了 54 种不同疾病突变。突变类型或部位均与临床严重程度相关：PFIC 或 BRIC。有关突变类型和部位与 PFIC-1 和 BRIC-1 的临床表现如何相关的研究发现，在 PFIC-1，突变可导致微管表达完全缺失；而在 BRIC-1 和妊娠肝内淤胆（intrahepatic cholestasis of pregnancy, ICP），剩余蛋白表达见于微管膜[632]。

然而，有些突变可产生范围广泛的表型，从 PFIC 到 BRIC（系列的两端），甚至没有临床疾病。

PFIC-1 是一种常染色体隐性遗传性淤胆综合征，最

表3.7 转运缺陷的组织病理学

	胆红素淤积	MGCT	细胞损伤	空泡变	炎症	小胆管反应	胆管损伤	纤维化	肝硬化
PFIC-1	+							+	+
BRIC	+								
格陵兰家族性淤胆	+							+	+
PFIC-2	+	+	+	+	+	+/–		+	+HCC!!!
PFIC-3	+	+	+	+	+	+	+	+	+
MRP2缺乏	+		色素						
CFTR缺乏 5%～10% 肝疾病	+					+凝结物		+	+局灶

垂直项：组织病理学损伤；水平项：由于转运缺陷导致的肝疾病。
BRIC：良性复发性肝内淤胆；CFTR：囊性纤维化跨膜传导调节；HCC：肝细胞癌；MGCT：实质内多核巨细胞形成；MRP2：多药抵抗相关蛋白2（多种特异性有机阴离子转运蛋白或cMOAT）；PFIC-1：1型进行性家族性肝内淤胆；PFIC-2：2型进行性家族性肝内淤胆；PFIC-3：3型进行性家族性肝内淤胆。

初被称为 Byler 病，其特征是新生儿和儿童的重度低 γ-GT 性淤胆以及腹泻和胰腺炎等肝外症状。肝组织病理学表现为：轻微的胆红素淤积，肝细胞轻度空泡变，极少或没有小胆管反应，纤维化进展缓慢，最终为肝硬化。ATP8B1 从微管膜消失，γ-GT 表达减少。电镜显示了微管胆汁沉积的粗颗粒表现 [622,644,645]（见表 3.6 和 3.7）。本病的一个严重亚型为**格陵兰家族胆汁淤积** [642]，是一种肝内胆汁淤积综合征，可导致幼儿死亡，见于格陵兰的原住民因纽特人家庭（Nielsen 综合征）[649]。

2 型进行性家族性肝内淤胆（progressive familial intrahepatic cholestasis type 2, PFIC-2）是一种低 γ-GT 的淤胆疾病，由微管胆盐输出泵（BSEP）基因突变所致（基因 ABCB11 编码 ATP 结合盒，B 亚科，成员 11/ 胆盐输出泵）[656]。当进行细胞系模型检验时，BSEP 基因中的遗传性突变损害其输出功能，为 PFIC-2 的发病机制 [661]。人类 BSEP 突变至少是三种临床肝疾病的分子学基础：2 型进行性家族性肝内淤胆（PFIC-2）、2 型良性复发性肝内淤胆和妊娠肝内淤胆（ICP）。突变与蛋白质不稳定性和泛素依赖性降解有关。PFIC-2、BSEP 和 ICP 的临床表型可能与微管细胞表面的成熟蛋白的数量直接相关 [647]。肝组织病理学表现为重度的所谓的“新生儿巨细胞性肝炎”，其特征为显著的小叶中央性胆红素淤积，成团的空泡状肝细胞，实质内多核巨细胞形成（multinucleated parenchymal giant cell transformation, MGCT），静脉周围、细胞周围和汇管区周围纤维化增加——可进展至肝硬化，以及轻度小胆管反应。电子镜下可见微管胆栓，表现为纤细无定形物质，不同于 PFIC-1 中的粗颗粒改变。近来一项有关肝内淤胆患者的研究提示为 BSEP 缺陷，依照表型严重程度排序的基因型与 BSEP 免疫组织化学染色参数和临床预后相关。在严重疾病中，BSEP 免疫组织化学检测一般呈阴性或明显减少（见表 3.6 和 3.7）[645,655]。在幼儿 PFIC-2 中，BSEP 缺失具有原先未被承认的肝细胞癌风险 [646]。另外，有报道称，肝内胆管癌可发生于 PFIC-2[654]。直到 2008 年，肝细胞癌或胆管癌发生于 15% 的患者（19/128）[655]。这些表现提示有必要进行肝胆恶性肿瘤监测并考虑早期进行肝移植。肝细胞癌监测应当从 1 岁开始 [628]。据报道，1 例 PFIC-2 患者肝移植后由于抗 BSEP 自身抗体，反复出现进行性肝内淤胆复发。这些抗体出现于移植后，在患者血清和连续两次肝移植的微管膜上可以检测出来。此发现说明：一类新的功能相关性自身抗体可引发一种新的疾病发生 [641]。

3 型进行性家族性肝内淤胆（PFIC-3）是由于编码微管磷脂输出泵 MDR3 的 MDR3 基因 [三磷腺苷结合盒 B 亚科，成员 4/ 多药物抵抗蛋白或 ABCB4（直系同源小鼠 Mdr 2）] 突变所致 [639]。卵磷脂从微管膜内部转至外部是由一种磷脂转位酶进行的，以确保胆汁中磷脂 - 胆固醇 - 胆汁酸微泡形成。突变导致缺乏卵磷脂胆汁形成，胆酸浓度正常。缺乏磷脂 - 胆固醇 - 胆汁酸微泡的高浓度胆汁酸对肝细胞和胆管上皮可产生胆汁毒性，这就是肝细胞和胆管细胞损伤的原因。MDR3 缺陷可导致卵磷脂胆汁分泌受损和多种胆汁淤积综合征，从新生儿 PFIC-3 到成人胆汁性肝硬化。此外，MDR3 突变可诱发妊娠肝内胆汁淤积（ICP）和药物诱发性淤胆 [658]。近来对有关成人不明原因的慢性淤胆的研究显示，MDR3 突变可能也参与病因不明的淤胆性肝疾病 [663] 或难以解释的可以导致胆管缺失的硬化性胆管炎 [634]。总之，有证据表明，双等位基因或单等位基因 MDR3 缺陷可引起或诱发六种人类肝疾病（PFIC-3、成人胆汁性肝硬化、低磷脂相关性胆石症综合征、暂时性新生儿淤胆、ICP、药物诱发性淤胆）[633]。

PFIC-3 的特征为血清 γ-GT 水平增高。组织学上，与多数 PFIC-1 和 PFIC-2 不同，PFIC-3 的特征为汇管区炎细胞浸润、小叶间胆管损伤和小胆管增生 [622]（见表 3.7）。PFIC-3 与先前确认的 Byler 综合征亚型相同，特征为血清 γ-GT 水平增高，肝组织学上出现小胆管反应 [629]。

良性复发性肝内淤胆（benign recurrent intrahepatic cholestasis, BRIC）为儿童和成人的复发性淤胆性病变，与 PFIC-1 和 PFIC-2 一样，是由于 ATP8B1 基因 [624,659] 和 ABCB11 基因突变所致 [647]。与 PFIC-1 相比，BRIC 的特征为反复发作的淤胆，但并不进展至肝硬化。然而，在临床表现上 PFIC-1 与 BRIC 之间有相当多的共同之处，两种病变可能都是胆汁淤积综合征大谱系中的极端性病变 [659]。当比较 PFIC-2 和 BRIC-2 中的 BSEP 功能时发现，突变中牛磺胆酸运输部分受损至 BSEP 蛋白迅速降解是 BRIC-2 和 PFIC-2 之间表型差异的原因 [640,647]。组织学上，BRIC 的特征为单纯性或轻度胆红素淤积，在临床淤胆发作期间，肝细胞、胆小管和 Kupffer 细胞内胆红素沉着。BRIC 先前也被称为 Summerskill-Tygstrup-De Groote 病。

胆汁酸合成缺陷（bile acid synthetic defect, BASD）为少见的遗传学疾病，在新生儿持续性淤胆中大约占 2%[637]。这些缺陷表现为家族性进行性新生儿或迟发性“低 γ-GT”性淤胆。先天性缺陷表现在四个单酶——参与甾醇核的修饰并在五个步骤中参与去氧胆酸（初级胆汁酸）的侧链修饰以形成胆酸。少数例外情况下，依据缺陷，BASD 可引起轻至重度的肝疾病。尽管这些肝病可能危及生命，但它们是可以治疗的，通常是通过替代存有缺陷的初级胆汁酸。病理学表现包括：胆红素淤积并伴有多核巨细胞形成，大片肝细胞坏死，包括巨细胞坏死，肝组织损伤限于汇管区界板，此处最小的胆管受损且常发生纤维化。小叶间胆管一般不受累。肝组织超微结构检查出现非特异性改变，有些缺陷中少见的小胆管形态表现例外。这样的组织病理学表现不具有诊断性，被归入“新生儿巨细胞肝炎”或“隐源性新生儿胆汁淤积”，但多核巨细胞形成极为显著 [623]。确诊有赖于通过快原子轰击电离质谱（fast atom bombardment ionization mass spectrometry, FAB-MS）来筛查生物液体（胆汁、血液和尿液）中的异常胆汁酸 [653]。

代谢性疾病**半乳糖血症**和**遗传性果糖不耐受**出现重度胆红素淤积的组织学表现，伴有假腺腔样小管状排列的肝细胞内胆汁沉着和脂肪变性；其早期特征为汇管区周围小胆管反应。**高酪氨酸血症**出现类似的组织病理学表现，此外还可出现实质内铁质沉着和结节状实质再生 [651]。**α_1-抗胰蛋白酶缺乏**的诊断特征是汇管区周围的肝细胞内出现嗜酸性、PAS 阳性的抗淀粉酶包涵体，其特异性抗 -α_1- 抗胰蛋白酶抗体免疫染色呈阳性 [625]。讨论见第 314 页。

隐源性新生儿淤胆（多指**新生儿巨细胞性肝炎**）组织学上出现淤胆的基本改变，实质可出现巨细胞和髓外造血，有时出现一定程度的实质铁质沉着和小叶内纤维化。它们代表发病原因不清的各种新生儿淤胆性疾病，是近些年来一些病因学（如 α_1- 抗胰蛋白酶缺乏、PFIC-1、PFIC-2、PFIC-3）明确以后所剩下的部分。最近，在隐源性篮子里又有一些病变得以确认 [645]，包括：

- 家族性高胆烷血症 [TJP2（tight junction protein 2）+ BAAT（bile acid CoA:amino acid N-acyltransferase）突变][626]。
- 新生儿鱼鳞病硬化性胆管炎（neonatal ichthyosis sclerosing cholangitis, NISCH）综合征，原因是紧密连接蛋白 claudin 1 突变 [635]。
- 来自魁北克西北的土著儿童的北美印第安儿童肝硬化（North American Indian childhood cirrhosis, NAIC），原因是 cirhin 突变，这是一种功能尚不明确的核仁蛋白 [652]。
- 关节挛缩、肾功能障碍、淤胆（the arthrogryposis, renal dysfunction, cholestasis, ARC）综合征，原因是 VPS33B 突变，这是一种空泡膜蛋白 [627]。
- 由 citrin 缺陷引起的新生儿肝内淤胆（neonatal intrahepatic cholestasis caused by citrin defi ciency, NICCD）[638]。

病因尚未明确的病例依旧为“隐源性新生儿淤胆”[621]。一种极少见的疾病（老年期）为淋巴水肿 - 淤胆综合征（Aagenaes 综合征）[631]。

一些**获得性淤胆性疾病**表现为以肝细胞病变为主。急性病毒性肝炎、酒精性脂性肝炎（ASH）和非酒精性脂性肝炎（NASH）、药物诱发性肝疾病 [630]、妊娠肝内淤胆（见第 323 页）和一些手术后淤胆可见这种情况 [648]。

肝急性静脉充血（如在心脏失代偿、Budd-Chiari 综合征）可能伴有肝实质胆红素淤积 [650]。相关性病变为静脉流出道梗阻疾病的改变。

小胆管病理学

在一些淤胆性病变，疾病发生于小胆管和 Herring 管。大多数这类疾病的病变特征为小胆管反应和小胆管胆红素淤积；后者表现为或多或少的扩张小胆管内可见或大或小的胆红素着色的沉积物或结石。**小胆管胆红素淤积**可多处发生，被认为是小胆管细胞损伤的结果，伴有富于碳酸氢盐液体的正常分泌的完全瘫痪或部分受损。小胆管胆红素淤积可见于有大块肝细胞坏死 [680]、败血症和内毒素性休克 [655,677] 患者，以及肝外胆管闭锁 [671]、全胃肠外营养 [668] 和一些纤维性囊肿病（囊性纤维化）患者 [673]。在肝外胆管闭锁中，小胆管胆红素沉积常常表现为一系列串珠样小胆管扩张。

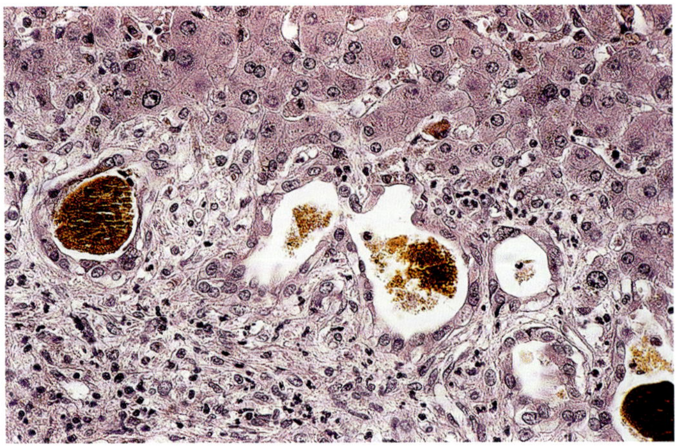

图3.31 败血症的小胆管胆红素淤积。图片显示部分汇管区（下部）结构，汇管区含有（均围绕其周边）众多扩张的小胆管。小胆管含有不同程度浓缩的胆结石；内衬上皮出现变性表现，并可出现坏死；常常伴有中性粒细胞浸润。（HE）

在**内毒素性休克和败血症**中，小胆管扩张比较显著；胆红素性结石可出现不同程度的浓缩，并混有 PAS 阳性物质，部分或所有内衬的小胆管细胞可有扁平、脱落或坏死表现，并且伴有中性多形核白细胞浸润。扩张的小胆管可全部围绕一些汇管区分布（图 3.31）。这种病变高度提示败血症，并且为预后不良征兆（“胆管炎 lenta”）[677]。实验证据提示，炎性细胞因子和一氧化氮作为源自 Kupffer 细胞生成的淤胆介质起关键作用。败血症相关性淤胆（其最真实的意义）是由于肝细胞转运系统功能降低所致。缺血性肝损伤（休克肝）的特征为肝细胞坏死。胆管周围炎细胞浸润，与胆管炎 lenta 中表现一样，反映了胆管上皮细胞（即胆管细胞）主动分泌细胞因子和召集炎症细胞的能力——可以导致胆管的胆汁分泌受损。从预后不良的角度考虑，出现这种表现必须及时告知临床医师 [678]。

全胃肠外营养（total parenteral nutrition, TPN）（肠衰竭）相关性肝疾病。这种肝并发症发生于 40% ~ 60% 的因肠衰竭而需要长期 TPN 的新生儿和 15% ~ 40% 的处于家庭胃肠外营养的成人。其一系列临床表现包括肝脂肪变性、淤胆、胆石症和肝纤维化。淤胆作为 TPN 的并发症在新生儿中比在成人中更为常见 [679]。

少数病变进展至胆汁性肝硬化并发生门脉高压和肝衰竭，但在新生儿比在成人更常见 [674]。在处于 TPN 状态的新生儿，肝的组织学表现是非特异性表现，要通过

框3.3　胆管消失性疾病

新生儿

肝外胆管闭锁（BA）

小叶间胆管缺乏

　综合征（Alagille综合征；AGS）

　非综合征

成人

原发性胆汁性肝硬化（PBC）

自身免疫性肝炎与PBS重叠综合征

原发性硬化性胆管炎（PSC）及其变型

自身免疫性肝炎与PSC重叠综合征

结节病伴肝内淤胆

特发性成人胆管缺乏

慢性肝移植排异反应

慢性移植物抗宿主病

药物诱发性胆管缺乏

组织细胞增生症X，Hodgkin淋巴瘤

纤维性囊肿病

除外其他病因才能确诊。小胆管胆红素淤积、淤胆性肝细胞花环和胆管胆红素淤积也可出现。汇管区可能有些炎症细胞浸润。如长期处于TPN状态，有可能发生汇管区周围纤维化，偶尔可导致胆汁性肝硬化[668]。在成人，TPN可导致肝的并发症，包括大泡性脂肪变性、淤胆以及汇管区周围纤维化，常伴有显著的汇管区周围铜沉积，与TPN的持续时间无关[667]。

囊性纤维化（纤维性囊肿病）是白种人最常见的遗传性疾病，是由囊性纤维化跨膜传导调节器（transmembrane conductance regulator, CFTR）突变所致，这是一种cAMP依赖性氯化物通道，但也是其他膜蛋白和通路的"调节器"[681]，因此掌控上皮细胞内外的液体平衡[672]。在报道的1400例囊性纤维化病例中，CFTR的最常见突变为△F508（66%），可导致蛋白质错误折叠和蛋白酶体降解。囊性纤维化可引发异常电解质传导，导致稠密分泌物并阻塞管腔。在肝组织中，CFTR位于胆管上皮细胞膜的顶端，可促进胆汁形成[669]。在携带△F508突变的患者，胆管上皮细胞出现CFTR的细胞质内免疫定位异常（通过共聚焦激光扫描显微镜确定），与对照组中CFTR的腔面表达不同[675]。显著肝疾病见于4%～6%的患者，但肝组织受累的生化证据见于20%～50%的患者，主要为10岁以下的患者[676]。肝组织的病理学改变包括：几乎均为脂肪变性，小胆管反应伴有凝结物，汇管区周围纤维化不断增加，最终发展为肝硬化。最后的典型表现是一个局灶性肝硬化[666]（见表3.7）。扩张小胆管内的凝结物是囊性纤维化的特征性改变，PAS和抗淀粉酶染色呈阳性，并伴有不同程度的胆红素着色，给人一种原发性病变是由黏液性分泌物聚集所致的印象[672,673]。在出现难以解释的肝疾病的儿童，应想到囊性纤维化的诊断，因为在一些病例，只有通过肝组织学检查才能诊断囊性纤维化[670]。

正如上面提到的，小胆管内沉积物也可发生于红细胞生成性原卟啉症，通过偏振光来诊断并不困难。

胆管病理学：胆管消失性疾病

有些淤胆性肝疾病可伴有一些特殊管径大小的肝内胆管进行性炎症性破坏。它们被归类为胆管消失性疾病[711,713]，在肝病理学中占据了大量篇幅（框3.3）。它们均可导致小叶内胆管的数量减少或**胆管缺乏**。

从形态学上正确诊断胆管缺乏需要有足够大的活检标本及对小叶间胆管进行定量分析。尽管最早建议首选手术活检[685]，但针吸活检可能也足够，假定所提供的标本至少包括5个汇管区[745]。消失的胆管可通过比较肝动脉的分支来识别；70%～80%的肝动脉分支正常情况下有大小相似的胆管伴行，位于靠近汇管区中心部位。"单个动脉"标志着胆管缺失[778]。细胞角蛋白7（或19）或组织多肽抗原（tissue polypeptide antigen, TPA）免疫染色有助于识别小叶间胆管[819]，尤其是在幼小的儿童[818]。小叶间胆管缺乏或缺失的最初定义为：小叶间胆管数量与汇管区数量的比例＜0.5。前者在正常儿童和成人的为0.9和1.8[685]。

在新生儿疾病中，依据0.5的比例来确定胆管缺乏是有据可查的，但从1975年以来，有证据表明，胆管缺乏一般并非为静止性病变，而是小叶间胆管的进行性破坏。随后是出现胆管与汇管区的比例降低，但仍＞0.5（即轻度胆管缺乏），可被认为是"胆管缺乏"，尤其是当除了少数汇管区有胆管缺失以外，还出现胆管变性表现[724]。

胆管消失性疾病的组织病理学改变主要为慢性不完全淤胆性表现，有时还可出现个体特异性改变；后者一般以汇管区为主，累及小叶间胆管和汇管区周围间质[822]。应当记住，这些表现并非在每个活检标本中均能见到，并且在整个病程中也并非持续存在；组织病理学表现的特异性随着病变进展而降低。

新生儿和儿童的胆管消失性疾病表现为小叶间胆管缺乏和所谓的"肝外胆管闭锁"或胆管闭锁（biliary atresia, BA）（见框3.3）。

小叶间胆管缺乏（paucity of interlobular bile duct, PILBD）按照上面提到的通过计算胆管与汇管区的比例来诊断。然而，在未成熟新生儿中，该比例＜0.9可能属正常[746]，因为出生时胆管尚未完全发育；肝内胆管系统的细小分支的完全发育还需要另外4周的时间[820]。小叶间胆管缺乏依照相关的临床特征可细分为综合征和非综合征性两种。两种类型的特征表现均为小叶间胆管的非特异性、炎症性破坏，导致进行性胆管缺乏。两种类型的组织病理学特征均表现为新生儿淤胆（见第302页）。

在**综合征性小叶间胆管缺乏（Alagille综合征或肝动**

脉发育不良）中，小叶间小胆管缺失可伴发一系列临床表现（面部、脊柱、心脏、眼部和肾异常），根据是否有这些临床表现，分为完全性或不完全性综合征[788]。大多数患者出现瘙痒、血清胆汁酸水平升高和不同程度的高脂血症，重者可出现黄色瘤。新生儿早期肝活检可见不同程度的胆红素淤积和多核巨细胞形成；随后可出现成团黄瘤细胞和轻度汇管区周围纤维化。有关小叶间胆管的存在与消失存在争议，这是出人意料的，因为胆管缺失实际上是本病的特征。经典的说法是：小叶内胆管在出生时已形成并可见到，但逐渐破坏。有些胆管的损伤表现和轻度胆管消失常见于婴幼儿的肝活检，而在晚些年可出现显著的胆管缺失；一篇包含几个病例的综述认为，胆管破坏大多始于出生后 3 个月，并且凭借早期改变难以预测将来纤维化的发生[739]。然而，通过对 1 例 17 岁患者移植肝的研究发现，小叶间胆管出现在肝的中央部分（相当于出生时的肝大小），而肝周边部分的特征是完全性胆管缺失，肝细胞角蛋白 7 呈强阳性，提示慢性淤胆。对此的解释是：出生后肝组织生长过程中缺乏胆管分支和伸长是其发病机制，由此 AGS 中出现外周胆管稀少和胆汁淤积[758]。这种解释与报道的对一些 AGS 患者进行连续肝成像结果是一致的[684,744]。这一有趣的发现可以解释在 AGS 患者进行连续的不同部位肝活检中描述的胆管消失[717]或重现[730]的相互矛盾的报道。病例报告的表现与后来的胆管闭锁（BA）和 AGS 的比较研究一致——在胆管闭锁中注意到反应性小胆管出现和肝祖细胞增加，而在 AGS 中可见中间型肝胆管细胞 [不表达肝细胞核因子（hepatic nuclear factor, HNF）1β，这是一种胆管特异性转录因子] 显著增加，相比之下，几乎没有反应性胆管细胞和肝祖细胞。这些表现提示，AGS 中间型肝胆管细胞不能转变为胆管细胞表型，无助于胆管形成[725]。小胆管沿线的肝细胞缺乏 CD10 表达在婴幼儿期是生理性的，在 AGS 持续存在[696]。

无症状性小叶间胆管缺乏可为孤立性肝异常（特发性）或为多个系统性病变的一部分，病因可已知或不清。它可伴有 α_1- 抗胰蛋白酶缺乏、风疹、21 三体、Turner 综合征、Byler 病和其他一些疾病。无症状性小叶间胆管缺乏在出生后第 1 个月有结合性高胆红素血症的患者是最常见的诊断[745]。小叶间胆管破坏开始较早（3 个月以前），并且病变进展比症状性胆管缺乏要快[739,745]。

肝外胆管闭锁或胆管闭锁。尽管命名为“肝外的”，但胆管闭锁并非仅限于胆道系统的肝外胆管部分，还可累及到肝内胆管。胆管闭锁为全胆管性疾病，表现为胆管进行性坏死性炎症性破坏，最先累及肝外胆管大部或全部。临床上胆管闭锁有两种类型。围产期（或获得性）型约占受累婴儿的 80%；而胚胎型常伴有先天性异常，包括十二指肠前门静脉、中线对称性肝、肠旋转异常、左右转位、无脾和多脾。围产期（或获得性）型患者出生时无症状、无黄疸，产后第 1 周出现黄疸；胚胎型患者没有无黄疸间期[814]。最初的治疗

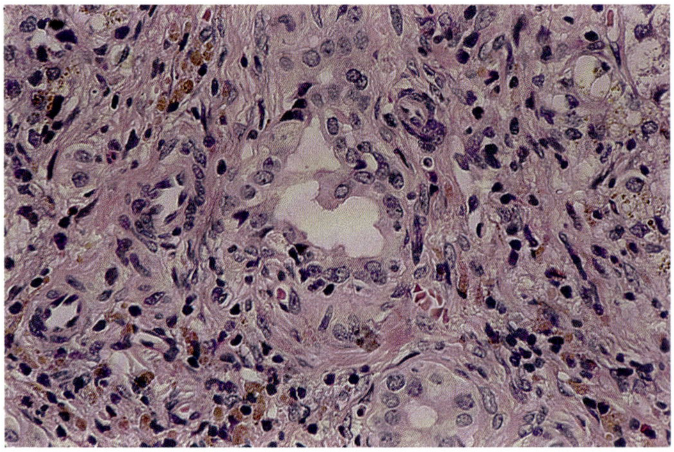

图3.32　胆管闭锁（BA）。胆管闭锁新生儿肝活检中汇管区的高倍镜表现，出现轻度炎症细胞浸润，胆管外形不规则，胆管上皮细胞损伤：一些胆管细胞有空泡形成，另一些胆管细胞凋亡，基底膜内可以见到一些炎症细胞。（HE）

包括门肠切开术或 Kasai 手术，即切除闭锁的肝外胆管。这些纤维性残留物的组织病理表现为不同阶段的非特异性炎症、上皮脱失和坏死、溃疡和纤维化[732,733]。

有关门肠切开术中肝门部开放胆管的数量和大小与手术是否成功之间的关系尚有争议[716]。有些小儿外科医师在 Kasai 手术中习惯通过冰冻切片来对胆管近端切缘的口径大小进行评估。有些人认为所有肝门前结构的整体直径是重要的预后参数，整体直径 > 400μm 预后良好，胆汁引流充分[804]。一项后来的研究显示，患者的存活期与胆管切缘的大小无关[816]。

肝活检依然是诊断胆管闭锁的基础。与任何胆管阻塞一样，其组织病理学改变随着时间的延长而进展。近来的研究显示，在围产期型，不良的淤胆性肝损伤和随后的胆管闭锁特征仅仅从出生时开始，虽然存在产前闭塞性胆道改变，可能是由于围产期胆汁开始分泌所致[770]。在前 2 个星期，活检多数表现为非特异性胆红素淤积，有些实质内可见巨细胞和髓外造血灶。逐步出现汇管区水肿和小胆管反应。小胆管反应被认为是最可靠的，但并非诊断肝外胆管阻塞的特征性标准[755,827]，这在近来的一项在发展中国家进行的开腹前活检诊断胆管闭锁的准确性研究中再次得到证实[793]。胆肠吻合时小胆管反应的程度与不良预后相关[800]。据报道，合并有高胆红素血症的患者最初的肝活检缺乏小胆管增生，尽管随后出现胆管闭锁。一些病例在临床状况出现改善之前或鉴别诊断除外胆道闭锁之前需要进行多次肝活检[687]。小胆管常常含有浓缩的胆汁凝聚物（胆管胆红素淤积）。晚期出现汇管区周围纤维化，最终导致继发性胆汁性肝硬化。与其他原因所致胆管阻塞（主要为新生儿阶段的胆总管囊肿）的鉴别要点在于：其肝内胆管的变性改变，这是胆道闭锁中坏死性炎症和硬化性胆管炎症病变的组成部分。胆管内衬的胆管细胞呈不

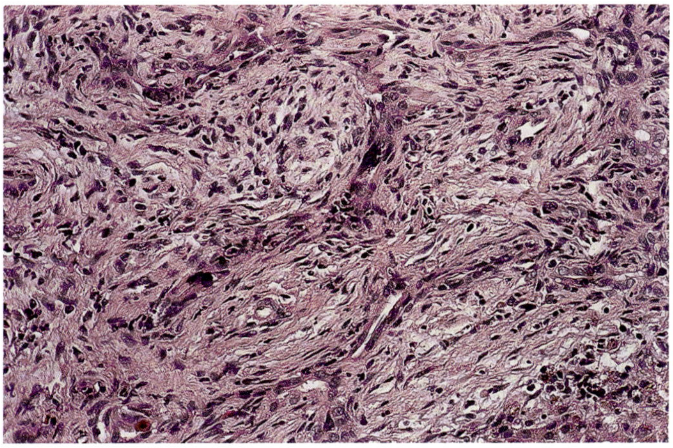

图3.33　胆管闭锁（BA），晚期纤维化阶段的“早期严重”型。图片显示较大的纤维化汇管区的一部分，胆管板结构中可见肝动脉分支和胆管结构（“胆管板畸形”），极少或没有门静脉分支。内衬的胆管细胞出现退化性改变：扁平、皱缩和细胞核固缩。（HE）

规则表现，可见空泡形成、细胞核固缩、萎缩和炎症细胞浸润（图 3.32）。可见基底膜增厚，伴有进行性胆管萎缩和消失。随着时间的延长，出现进行性肝内胆管缺乏，为肝门肠切开术预后不祥的征象[804]。胆管闭锁中常出现明显的小叶内假花环和汇管区周围小胆管增生，胆管与汇管区比例为 0 或在 0.1 和 0.5 之间，总之，对于 1 岁以内的新生儿来说，缺乏肝内胆管无论如何都是一个预后不良因素，与新生儿肝疾病病因学无关[808]。

在大约 1/4[715,794] 或更多[817] 的患者中，小叶间胆管的表现仍旧为早期胚胎时的形状（所谓的“胆管板畸形”）（图 3.33），提示病变始于产前，与胚胎胆管板重塑受阻有关[714]。在此类患者中，甚至在非常幼小的 4 周大患者，组织学显示重度纤维化，因而有理由称之为“早期、重度”型胆管闭锁[715]。在一项独立性随访研究中，胆管板畸形见于 38% 的病例，且其出现预示着临床预后不良[761]。进一步的研究发现，肝内出现胆管板畸形预示着胆管闭锁新生儿肝门肠吻合术后胆汁引流不良[810]。在另一项研究中，纤维化和胆管板畸形的程度为预后不良的标志[795]。鉴于少数报告所述的变化多样以及胆管闭锁出现胆管板畸形的患者数量相对较少，对于少见的胆管结构判定，针吸活检和手术肝活检（在新生儿大多取自肝周边且一般较小）结果可能不一致。有一项研究讨论了这个问题，对 Kasai 手术失败的早期移植物中的胆管板畸形予以了关注，并对经典围产期胆管闭锁患者和胚胎型胆管闭锁患者的受累汇管区所占比例进行比较，后者被定义为胆管闭锁伴脾畸形综合征（内脏移位或 BASM）。胆管板畸形样表现一般见于直径为 300μm 或以上的较大汇管区，在胆管闭锁和 BASM 患者肝组织中均可发现，每一组的发生率大约为 10%，提示出现胆管板畸形并不能将经典胚胎型胆管闭锁定为 BASM，并且胆管板畸形在胆管闭锁和 BASM 患者中的发病率相同。而且纤维化和汇管区炎症程度与胆管板畸形样表现之间没有相关性[786]。这项研究强调，对于识别正常和病理状态下不成熟或畸形胎儿的亚型和产后的胆管结构来说，需要更为严格的标准，并且需要进一步研究它们的发病机制和在胆管闭锁中的预后意义。

许多胆管闭锁病例在肝门肠吻合时已有明显的肝纤维化。计算机纤维化计分[787] 和 α-SMA 表达强度可能可以预示术后结局[811]。

胆管闭锁的鉴别诊断包括胆总管囊肿所致的胆管阻塞，以及肝内淤胆，包括所谓的“新生儿巨细胞性肝炎”（没有或极少有小胆管反应，小叶内纤维化比小叶周围纤维化更为显著）、由于胃肠外营养所致的慢性肝损伤和一些先天性代谢异常。胆管闭锁与非梗阻性新生儿淤胆的鉴别很重要，可以避免对非梗阻性病变患者进行不必要的手术。组织学计分系统已经提出，可以提高诊断准确性[754,827]。

胆管闭锁的病因学尚不清楚。已提出几种假说，包括病毒感染（巨细胞病毒、呼吸道肠道病毒和轮状病毒）和自身免疫介导的继发性胆管损害[768]。偏侧基因（转录因子 ZIC3 和 CFC）可能也与多脾综合征患者胆管闭锁表型相关[707]。更可能的是，胆管闭锁是一种异质性疾病，为多种潜在性病变的共同表型[814,815]。

成人胆管消失性疾病包括一系列不同的病变，如框 3.3 所示。

原发性胆汁性肝硬化（primary biliary cirrhosis, PBC）为自身免疫性疾病，常常伴有其他自身免疫性疾病[748,759]。其发病机制复杂，涉及遗传易感性和环境刺激[806]，涵盖先天和适应性免疫[807]，但仍未完全明确[805]。PBC 的基本病变为慢性非化脓性破坏性胆管炎，最终为肝硬化[796]。PBC 在女性中发病率几乎是男性的 10 倍，并且常常隐性发病并伴有瘙痒。PBC 的特征为出现抗线粒体抗体（最为特异的是抗丙酮酸盐脱氢酶中的 M2 成分），在 90% 以上的患者中可以检测出来[735]。肝活检在 PBC 的诊断和分期中起重要作用[713]。在众多病例中，组织病理学检查可以发现提示共患疾病的病变[720]。

PBC 的早期胆管病变累及的胆管从直径不足 40μm 到 80 以上，首先破坏较小的胆管[824]。间隔胆管受累较轻[778]。与小胆管破坏一样，PBC 中 Hering 管也有破坏；这种小胆管破坏为早期事件[802]。胆管的实际大小偶尔可能很难估算，因为一些胆管扩张，显然穿透损伤了基底膜，并且有内衬上皮反应性增生[782]。早期病变在肝内呈局灶性分布，胆管节段性受累。受累胆管出现上皮肿胀、嗜酸细胞聚集，可出现分层以及淋巴和浆细胞浸润。基底膜受损可导致胆管破裂。炎症细胞聚集在胆管旁和胆管周围，主要为淋巴细胞，有时形成淋巴滤泡并伴有生发中心。浆细胞数量可以较多，嗜酸细胞很明显，也可出现中性粒细胞。汇管区内的浆细胞主要为 IgM^+，而自身免疫性肝炎的浆细胞

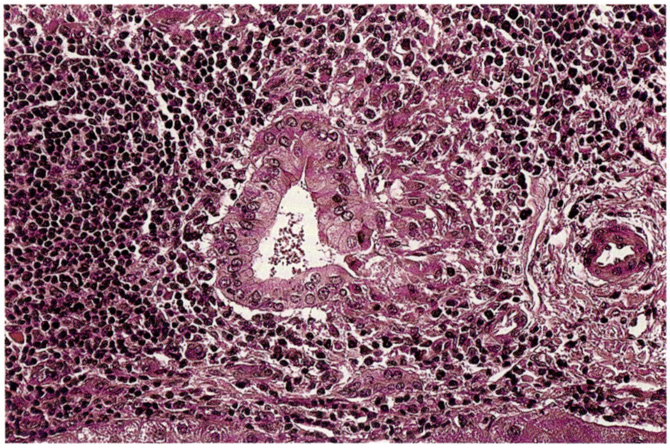

图3.34 原发性胆汁性肝硬化的肉芽肿性胆管炎。高倍显微镜下，汇管区可见致密淋巴浆细胞浸润和淋巴细胞聚集（左）。小叶间胆管（中心）出现局部内衬胆管细胞破损，位于与上皮样肉芽肿相邻的部位。（HE）

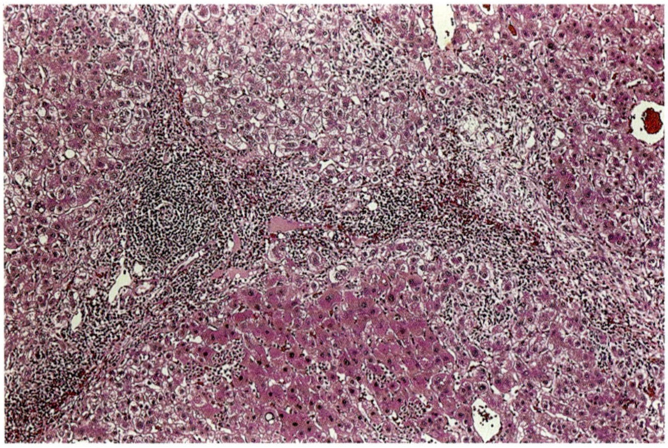

图3.35 原发性胆汁性肝硬化，3期。图片显示汇管区至汇管区间隔纤维化（3期，间隔性），汇管区炎症伴有淋巴细胞集聚，没有小叶间胆管（胆管缺失），汇管区周围和间隔周围实质胆酸盐淤积。（HE）

主要为 IgG^+，因此，IgM 和 IgG 免疫染色有助于区分 PBC 和 AIH[705,773]。一项意大利的研究报告，汇管区 IgM 浆细胞的平均计数与以下因素明显相关：女性，血清碱性磷酸酶，γ-GT 和 IgM 值，自身线粒体抗体 M2 阳性，以及肝活检出现胆管改变、地衣红阳性颗粒和肉芽肿；而 IgG 浆细胞与丙氨酸转移酶水平更为相关。IgG/IgM 比值＜ 1 不仅见于 PBC，也见于所有自身免疫性胆管炎。相比之下，所有有重叠综合征的患者出现 IgG/IgM 比值＞ 1[697]。

炎症渗出物中可混有单个或小团上皮样细胞，有些病例中胆管附近或胆管周围可形成上皮样肉芽肿。PBC 的红色胆管病变为淋巴细胞性、多形性和肉芽肿性胆管炎表现（图 3.34），后者最具诊断性[762]。较小胆管的周围水肿或纤维化可能是远端阻塞较重的结果。

取材的差异性意味着：在此阶段并非每一位 PBC 患者的肝活检均出现特征性的胆管病变，因而不一定有确切的组织学诊断。即使在早期也可出现实质性改变：小叶内出现散在的淋巴细胞浸润和结节状再生性增生[702]。再加上门静脉分支狭窄[780]，可以解释门脉高压在纤维化和肝硬化之前既已形成。在早期，实质没有慢性淤胆性改变或很轻。

大多数患者在 2 年内出现组织学进展；少数患者（20%）的组织学保持不变，而持续进展者极少（2%）[760]。病变进展包括病变范围扩展至汇管区以外，伴有纤维化程度增加和小叶结构紊乱。一般来说组织学进展有两种表现：慢性淤胆的汇管区周围和结构性改变（见第 302 页），以及淋巴细胞性界板性肝炎（碎片状坏死）[781,791]。在慢性肝炎中，界板性肝炎的小叶内“浸润”的淋巴细胞在间隔纤维化的形成过程中起重要作用[775]（图 3.35），可能有不同程度的小叶内坏死性炎症[776]。在应用熊去氧胆酸治疗的 PBC 患者，组织学分期和重度淋巴细胞性界板性肝炎是其发生肝硬化的独立预后因素，提示有必要通过肝活检对可能需要额外治疗的应用熊去氧胆酸治疗的 PBC 患者进行筛查[703,704]。可出现大细胞和小细胞型肝细胞异型[777]。可发生进行性胆管缺失。端粒缩短和 DNA 损伤与受损胆管的 p16（INK4a）和 p21（WAF1/Cip1）表达增加相符，为胆管细胞衰老的特征，在 PBC 的胆管缺失逐步进展中起作用[801]。

在晚期病例中，汇管区淋巴细胞聚集标志着胆管消失的部位（图 3.35）。淤胆和肝炎表现混合出现可导致纤维化进展伴汇管区至汇管区的间隔形成，随后出现汇管区至中央的间隔形成[775]。如果淤胆性改变明显，则最终导致胆汁型肝硬化，而如果肝炎改变明显，则更多导致大结节型肝硬化。可以预期，两种类型可以混合发生。肝炎型病变对于纤维化的进展尤其重要[708]。

PBC 的分期已有几种分期系统[766,790,796,803]。适用于各种胆管消失疾病的最为流行的分期系统是 Ludwig 等提出的分期系统[766]，分为四期：汇管区（1 期）；汇管区周围（2 期）；间隔纤维化（3 期）；肝硬化（4 期）。对于小的针吸活检标本只要小心解释——牢记在肝的不同部位纤维化程度存在相当大的差异——也是很有价值的[731]。一项研究提示，肝细胞异常表达细胞角蛋白 7（图 3.28）可能是淤胆程度和 PBC 进展的标志[823]，代表应对胆汁酸过载的适应机制衰竭[829]。后来又提出了一个目的在于为肝病医师提供更多反映临床实验室资料和预后信息的评分系统[741]。

PBC 发生肝细胞癌的风险增加，尤其是在Ⅳ期 PBC 患者[718,789,812]。

PBC 的鉴别诊断需要考虑两类疾病：（1）早期，应考虑以汇管区炎症和胆管损伤为特征的疾病；（2）晚期，应考虑慢性胆管缺失性疾病。

早期 PBC 需要与**慢性肝炎**鉴别，尤其是病毒性丙型肝炎的胆管病变。晚期，受累胆管部分出现空泡变性和胆管细胞分层，基底膜保留[700]。没有淤胆性改变。汇管区嗜酸细胞和肝细胞角蛋白7免疫染色有助于区分早期轻度活动性原发性胆汁性肝硬化和自身免疫性肝炎[736]。**药物诱发性胆管损伤**累及的胆管管腔直径常常比PBC的小，临床病史为黄疸发作[712]。以胆管损伤和肉芽肿为特征的疾病有**片吸虫病**和**结节病**。结节病可出现鉴别上的困难，因为其也可引发胆管缺失和慢性淤胆性肝病变；最终诊断需要考虑临床和实验室资料。

免疫性胆管炎[694]或**自身免疫性胆管病**[689]在临床、生物化学和组织学上与PBC极为相似，但抗线粒体抗体（AMA）为阴性。临床上差异不大，尽管诊断阈值较高，治疗和预后借鉴经典疾病。因此，先前的命名已被废弃，代之以抗线粒体抗体阴性的PBC[742,771]。

重叠综合征见于在极少数患者，他们在临床、生物学和组织学上出现PBC和自身免疫性肝炎（AIH）两种或AIH和原发性硬化性胆管炎（PSC）两种特征，可同时发生或先后发生。这三种主要的免疫性肝疾病为AIH、PBC和PSC以及这些疾病的变异（混合或中间）型，一般称为重叠综合征，尽管尚无标准定义。AIH-PBC重叠综合征是最常见的类型，累及近乎10%的AIH或PBC成人。这种病例的组织学特征是PBC的“肝炎成分”程度较重，糖皮质激素治疗有效[792]。AIH-PSC重叠综合征主要见于AIH或PSC（高达25%的PSC病例）儿童[273,327]、青少年和年轻人患者[273]。法国一项AIH成年人群研究发现，硬化性胆管炎的发生率仅为1.7%，1/4的患者影像学上仅出现轻度肝内胆管异常[756]。

与没有重叠综合征的患者相比，PSC-AIH重叠综合征患者的生存率显著降低。PSC-AIH患者的病变重，预后比AIH或PBC-AIH患者差很多。如果不治疗，这些患者出现向肝硬化和肝衰竭进展的病程[686,798]。

原发性硬化性胆管炎（primary sclerosing cholangitis, PSC）为少见但重要的可导致肝硬化的肝疾病，在很高比例的病例，需要进行肝移植。每年PSC的发病率大约为1例/10万人口，一般见于成人，极少见于儿童，男性发病比女性发病多见。PSC的自然病史有差异，平均存活期为12 ~ 17年。PSC的病因尚不明确。尽管将其视为自身免疫性疾病，但PSC出现一些非典型特征和较强的遗传成分。在一项研究中，影响CFTR蛋白的功能特性的几种CFTR（参与囊性纤维化的基因）变型似乎可提供抵抗PSC发生的保护作用[740]，支持有关CFTR参与PSC的发病机制的假说[813]。鉴于PSC和动脉硬化之间具有类似的发病机制，有一种假说认为，PSC为由毒性胆道脂质引发的“胆管动脉硬化”[727]。许多PSC患者也患有炎性肠病，一般为溃疡性结肠炎，少数为Crohn病[753,799]。PSC的特征为胆管系统炎症、狭窄和囊状扩张；胆管分支的任何部位均可受累。“小胆管PSC”仅累及显微镜下才能识别的

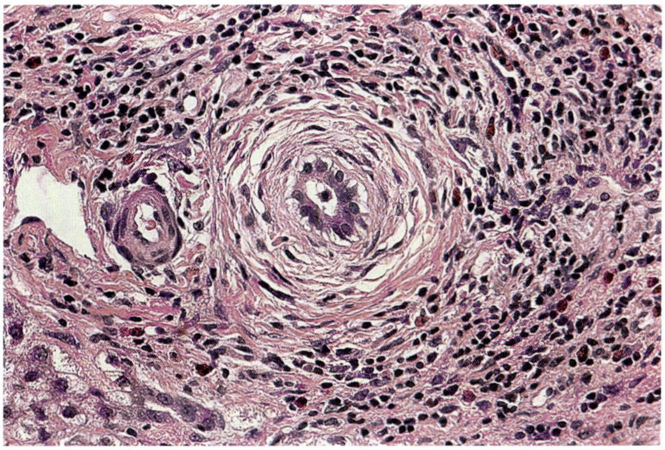

图3.36　原发性硬化性胆管炎。高倍显微镜下，汇管区可见中等程度的炎症浸润（主要为淋巴细胞，有些为嗜酸细胞）和围绕小叶间胆管（中部）的向心性、层状胆管周围纤维化（“洋葱皮”纤维化）。（HE）

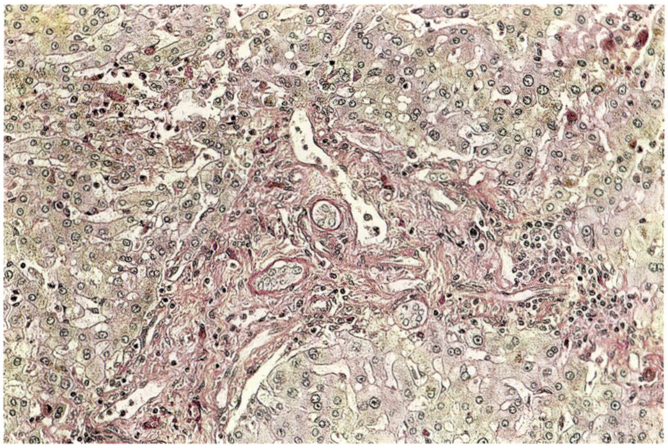

图3.37　原发性硬化性胆管炎。汇管区与汇管区周围实质的全景观。这个汇管区仅出现轻度炎症；两个小叶间胆管的基底膜明显增厚，这种表现有助于诊断。（PAS-淀粉酶染色）

（间隔和小叶间）胆管，先前采用“胆管周围炎”一词，现已废弃的[763]。小胆管PSC患者中多数为AIH-PSC重叠综合征患者[785]。大多数PSC患者可出现大小胆管混合的PSC。胆管造影和肝活检组织显微镜下检查可作为PSC的互补性检查，胆管造影更为重要。

PSC患者肝活检的组织学改变取决于病变的分期和活检部位与病变所致胆管改变之间的关系。在靠近狭窄部位的汇管区中，仅可见阻塞和胆管炎表现。

原发性疾病累及的汇管区显示多形性和纤维阻塞性胆管炎[762]，是PSC的最重要的改变，特征为洋葱皮型胆管周围纤维化（图3.36），伴有内衬上皮变性和萎缩，可导致胆管消失，并且最终会被纤维性瘢痕所替代。胆管缺失多见于较小的汇管区，而胆管周围纤维化多见于中等大小的胆管[738]。胆管周围纤维化并非诊断性改变，

因为在其他胆汁性病变中也可出现，但这种表现具有高度提示性，有助于诊断。很显然，这种表现并非在每个病变阶段都出现，不足 40% 的肝活检可见 [762]。PAS- 淀粉酶染色显示，围绕受损胆管的基底膜增厚（图 3.37），或基底膜消失 [728]。在一些患者中，胆管消失后瘢痕可异常显著，类似于斑痕疙瘩 [692,710,769]。

在长期重症患者，汇管区纤维化更为显著，出现纤维性间隔，导致胆汁性肝硬化。据说在 PSC 纤维化进程中，上皮向间叶性转变起一定作用 [750]。进展较快疾病的特征为中度至重度淋巴细胞性界板性肝炎 [682]。在其他不很严重的 PSC 患者，经过数年仅有轻度改变 [693]。

在 PSC，实质改变不如汇管区改变显著，呈慢性淤胆表现。结节性再生性增生可在肝硬化前期之前出现。PSC 的最可怕的并发症为胆管癌 [753]。伴有 PSC 和炎性肠病的患者有发生结直肠癌的高的长期风险，并且发生结直肠癌的风险大约是发生胆管癌的风险的 3 倍 [701]。在 PSC 中，胆管上皮异型与胆管癌强相关，提示胆管异型可作为现有的或正在形成的恶性肿瘤的标志 [729]。已有一种新的已公认的胆管上皮内肿瘤形成分类方法，因此，胆管非浸润性肿瘤性病变的诊断名称更为统一 [825]。一项包含 100 例福尔马林固定的连续 PSC 肝移植病例（包括 30 例有胆管癌的病例）的回顾性研究强烈支持：PSC 相关胆管癌中化生 - 低级别异型增生 - 高级别异型增生 - 癌序列，并强调了在此型肿瘤的发生过程中，已知患者的年龄和 PSC 持续时间之间没有关系。然而，异型增生一般限于较大的胆管和间隔内的胆管，一般切片中见不到，除非是专门针对胆管系统进行的多切片检查 [757]。

PSC 的主要鉴别诊断为慢性肝炎、PBC 和其他胆管消失性疾病。**慢性肝炎**缺乏胆管周围纤维化、胆管缺失和胆汁淤积表现。**原发性胆汁性肝硬化**在病变晚期与 PSC 可能很难鉴别。注意，上皮样肉芽肿也可见于大约 4% 的 PSC 患者，但并不是作为肉芽肿性胆管炎的一部分 [765]。汇管区炎症伴有或不伴有淋巴滤泡形成支持 PBC。已有 AIH 与 PSC 之间存在重叠的报道 [719,749]。

IgG4 相关性硬化性胆管炎 [IgG4-related sclerosing cholangitis, IgG4-SC；IgG4 相关性肝病；自身免疫性胰胆管炎（autoimmune pancreatocholangitis, AIPC）]。尽管自身免疫性胰腺炎最初在 1961 年就已提出，但直到 1995 年才被公认为是自身免疫性疾病。现已明确，这种类型的胰腺炎是临床多系统综合征的一部分。其最常见的组织病理学特征之一是：受累组织中出现 IgG4 阳性的浆细胞。有许多名称用于描述这种病变，但“IgG4 相关性系统性硬化性疾病”似乎最适当。受累的胰腺外组织包括胆道、肝、肾和肺，但其他广泛部位也可受累 [688]。因此，出现多量 IgG4 阳性浆细胞浸润的硬化性胆管炎被加入硬化性胆管炎组。这种类型的病变常常伴有硬化性胰腺炎（自身免疫性胰腺炎），偶尔可伴有其他疾病，如慢性硬化性涎腺炎。大体上，IgG4-SC 的胆管分支呈髓质样肥厚性改变。其组织学特征为淋巴浆细胞浸润伴广泛纤维化和闭塞性静脉炎，与硬化性胰腺炎的组织病理学特征相同。胆管周围腺体也可严重受累。免疫组织化学染色发现，多量 IgG4 阳性浆细胞和 CD4 阳性 /CD25 阳性调节性 T 细胞围绕受累胆管和汇管区分布，与 PSC（硬化性胆管炎原型）的受累胆管不同。与 PSC 相比，IgG4-SC 的胆管上皮受损相对较轻。在一些病例中，多量 IgG4 阳性浆细胞也见于小的汇管区，因此，在肝针吸活检诊断中有用。IgG4-SC 的组织学特征不同于 PSC（即汇管区和小叶炎症较重，每个高倍视野 IgG4 阳性浆细胞超过 10 个），结合 IgG4 免疫组织化学染色，肝活检有助于与 PSC 鉴别 [709]，如一项日本独立性研究显示的那样，IgG4/IgG 阳性浆细胞比例在 IgG4-SC 患者标本中显著高于 PSC、AIH 和 PBC 患者 [751]。另外，在自身免疫性胰腺炎中，胆囊受累可作为该病的主要表现，而不是与胆道梗阻相关的继发性改变。这种 IgG4 相关性胆囊炎的特征同样是 IgG4/IgG 比例高、胆管壁外致密炎症浸润、静脉炎和炎性结节 [821]。有间接证据表明，IgG4-SC 可能与遗传背景关系密切，由此可能导致一些伴有溃疡性结肠炎的胆管炎发生 [706]。

治疗上，IgG4-SC 类固醇治疗有效 [779,784]。有趣的是，肝炎性假瘤（hepatic inflammatory pseudotumor, HIP）伴发 IgG4-SC 并非少见，被认为是 IgG4-SC 的局部放大 [826]。有一项研究认为，这种疾病主要为胰头疾病，可能扩展至胰腺周边以及胆道和胆囊；因此称为自身免疫性胰胆管炎（autoimmune pancreatocholangitis, AIPC）。AIPC 的形态学以及免疫和间质反应具有特征性，不论有无胆管受累，表现类似。在特定情况下，免疫标志物（IgG4、CXCR5、CXCL13）有助于诊断 [722]。

特发性成人胆管缺失（idiopathic adulthood ductopenia）是用于成人出现淤胆和胆管缺失表现疾病的术语，在除外其他所有可能病因之后方可诊断 [764,767]。家族性病例 [695] 和无症状性患者 [774] 已有报道。近来有关胆汁转运蛋白的研究已确认了一种 **MDR3 相关性硬化性胆管炎**亚型，正如后来确认隐源性新生儿淤胆类型的研究。据报道，磷脂转移酶 MDR3 的错义突变是导致特兰西瓦尼亚隔离群体家族成人胆管缺失性慢性肝疾病的原因。等位基因状态与肝疾病（妊娠肝内淤胆从纤维化到肝硬化）严重程度以及儿童和成人的死亡有关，由此建议对所有病因不明的淤胆性肝病患者都进行 ABCB4 突变分析，不论年龄和发病与否 [737]。另一项研究在 34% 的不明原因淤胆的成人病例中检测出杂合性 MDR3 突变，大多数没有胆道症状，但有可能导致显著的肝纤维化 [828]。这些发现与见于人类同源 MDR3（Mdr2）（abcb4）灭活小鼠 [Mdr2（-/-）]（作为硬化性胆管炎的一个新模型）的胆管损伤类似 [726,783]。

感染性休克和创伤后的进行性硬化性胆管炎是一种新型胆管消失性疾病。在感染性休克后的进行性硬化性胆管炎中，肝疾病迅速进展至肝硬化[721,734,797]。

创伤后硬化性胆管炎是一种少见但进展迅速的疾病，可能是由动脉低血压经胆管周围毛细血管丛导致肝内胆管缺血所致[691]。另一种 ICU 长期治疗后发生的继发性硬化性胆管炎类型已有报道。主要的形态学改变包括：汇管区胆管变性改变、汇管区水肿、炎症浸润、纤维化以及胆汁性界板活性和胆红素淤积。有些患者出现小叶中央坏死和胆汁梗死。没有胆管缺失[723]。

慢性肝移植排异的特征为胆管缺失（“胆管缺失性排异”）（见第 328 页），如同**慢性移植物抗宿主病**（见第 331 页）。药物诱发性胆管缺失参见药物诱发性疾病（见第 293 页）。

儿童硬化性胆管炎包括几种已界定的类型：

1. 自身免疫性硬化性胆管炎，胆管造影中几乎半数的病例类似于伴有胆管损伤 AIH，在随访肝活检中出现胆道特征；
2. PSC，占硬化性胆管炎病例的 10% ~ 31%；
3. 新生儿硬化性胆管炎，具有特征性的胆管造影和特殊胆管表现，但其肝组织病理学表现与胆管闭锁难以区分；
4. 硬化性胆管炎伴有免疫缺陷，其肝活检显示非特异性改变；
5. 硬化性胆管炎伴有 Langerhans 细胞组织细胞增生症，其显微镜下表现包括汇管区炎症、小胆管反应、组织细胞浸润、肉芽肿和肝硬化[772]。

最后，胆管缺失可能由结节病、组织细胞增生症 X、Hodgkin 淋巴瘤、胰纤维性囊肿病和噬血细胞性淋巴组织细胞增生症所致[747]。

大胆管阻塞（肝门和肝外）。很多病变，如胆石、胆管狭窄和肿瘤，均可引发大的肝门和肝外胆管的完全或不完全性阻塞。急性完全性阻塞可导致临床出现显著的阻塞性黄疸表现，其组织病理学表现已在急性完全性淤胆章节中进行了描述（见第 299 页）。慢性完全性阻塞出现慢性淤胆的所有表现（见第 300 页），最终导致继发性胆汁性肝硬化。见于少数患者的另外一种与大胆管长期阻塞特征近似的表现为**小叶间胆管破裂**，伴有胆汁流入汇管区结缔组织和胆汁外渗，反过来导致异物巨细胞反应。慢性不完全性阻塞的临床表现为无黄疸性胆汁淤积，伴有血清碱性磷酸酶、5'- 核苷酸酶和 γ-GT 水平升高，但血清结合胆红素水平并不升高。同时，在相当长的一段时间内，组织学上无胆红素淤积，肝活检出现实质和汇管区周围慢性淤胆表现。慢性不完全性阻塞还包括胆总管术后狭窄、大胆管硬化性胆管炎、增生性胆管炎[752]和环状胰腺[690]。

上行性胆管炎。不完全性胆管阻塞容易发生细菌性感染。在上行性细菌性胆管炎中，汇管区中性粒细胞的数量高于无菌性胆管阻塞。多形核中性白细胞也可见于汇管区的胆管壁和腔内。小叶间胆管比大胆管更容易受累[743]。炎症浸润的胆管可出现破裂，导致汇管区脓肿形成。伴随的病变包括小叶脓肿、肝窦内中性粒细胞浸润、汇管区门静脉分支血栓形成和血栓性静脉炎，随后可出现实质坏死。胆红素淤积并非为必需的特征[698,809]。

上行性胆管炎可因胆总管结石、胆囊炎、任何原因所致的狭窄、胆道寄生虫、胆管癌和 Caroli 病所致。在免疫缺陷患者（如 AIDS）中，胆管炎常常是由隐孢子虫病、巨细胞病毒或微孢子目所致[683,699]。

持续性胆管炎可导致（继发性）胆汁性肝硬化。胆管炎容易发生败血症，其中小胆管胆红素淤积表现为重要的诊断特征（慢性胆管炎）（见第 306 页）。

儿童疾病和代谢性疾病

新生儿和幼儿肝疾病的组织病理学诊断尤其需要注意该年龄段具有诊断意义的特殊病变。这些变化包括：实质巨细胞变、小胆管反应、胆酸炎淤积、小胆管胆红素淤积、胆管缺失、胆管板畸形、肝细胞富含铁和铜、肝细胞包涵体和 Kupffer 细胞内异常贮积物。对于处理特殊的儿童肝活检标本，专科专家已给普通病理医师提出了有用的建议[830]。

淤胆和高胆红素血症

淤胆性疾病

多数新生儿肝疾病伴有淤胆，使“新生儿淤胆”对于病理医师来说尤其困难，因为其鉴别诊断包括肝外胆管闭锁、小叶间胆管缺失、胆汁转运缺陷、胆酸代谢疾病、代谢性疾病和病毒感染。

转运缺陷包括新近明确的先天性淤胆性疾病：进行性家族性肝内淤胆（progressive familial intrahepatic cholestasis, PFIC）1、2 和 3 型，参见第 303 页；Greenland 家族性淤胆；良性复发性肝内胆汁淤积（benign recurrent intrahepatic cholestasis, BRIC），详见第 305 页；囊性纤维化（胰纤维性囊肿病）。

胆酸代谢性疾病，现已明确在胆酸合成和代谢方面可存在一些缺陷。讨论参见第 305 页。

肝外胆管闭锁讨论见第 308 页。

肝内胆管缺失讨论见第 307 页。

高胆红素血症

Gilbert 综合征为家族性非结合性高胆红素血症的一种常见类型，是由胆红素结合率降低所致，伴有 UGT1A1（胆红素结合酶 UDP- 葡萄糖苷酸转移酶的基因）转录降低。Ⅰ型 **Criggler-Najjar 综合征**（Criggler-Najjar syndrome, CNS）是由编码酶基因的五个外显子之一突变所致，导致酶活性完全缺失，血液中非结合胆红素水平很高。Ⅱ型 CNS 是由一个单一碱基对突变所致，导致酶活性降低，但并非完全缺失[833]。肝组织学上除了可能出现轻度实质含铁量增多以外，其余均表现正常。**Dubin-Johnson 综合征**是由胆小管多种特异性器官阴离子运载体（multispecific organic anion transporter）MRP2[多药耐药相关蛋白 2，由基因 ABCC2 编码：三磷腺苷结合盒，C 亚族（CFTR/MRP），成员 2] 缺乏所致，后者是多药耐药蛋白亚族的一个成员，位于极性细胞（如肝细胞、近端肾小管上皮细胞和肠上皮细胞）顶端膜部。这种分布支持 MRP2 在终端排泄以及内源性和外源性有机阴离子的解毒功能，尤其是在谷胱甘肽、葡萄糖醛酸或硫酸盐结合的单向流出物质，如胆红素、白细胞三烯 C（4）、葡萄糖苷酸和一些硫酸盐类固醇[835]。Dubin-Johnson 综合征的特征主要为结合型高胆红素血症，无淤胆表现。肝活检显示胆小管周围有粗颗粒状棕黑色的色素，主要分布于小叶中心区[831]（见表 3.7）。这种色素在组织学和组织化学上类似于脂褐素（PAS 呈不同程度阳性，且抗酸冰冻切片上油红 O 呈阳性，Fontana 染色呈阳性）。电镜可用来进行鉴别诊断[836]。已有 1 例双基因混合性高胆红素血症的报道，是一种特殊类型的由 ABCC2/MRP2 和 UGT1A1 基因共同遗传缺陷导致的黄疸，导致**混合性的 Gilbert 和 Dubin-Johnson 综合征**。尽管在 Dubin-Johnson 综合征中肝细胞中可见棕色颗粒样脂色素，但其他肝组织学正常[832]。

Rotor 综合征为一种罕见的家族性结合性高胆红素血症，没有肝细胞色素，肝组织学正常。病因尚不清楚。Rotor 综合征并不是 MRP2 缺陷的等位基因变异[834]。

遗传性代谢性疾病

可导致肝组织异常的遗传性代谢性缺陷有许多种，

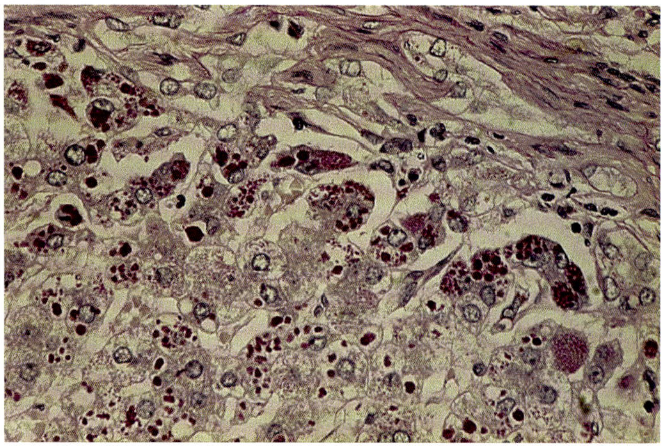

图3.38 α_1-抗胰蛋白酶缺乏。高倍显微镜下汇管区周围表现，汇管区周围多数肝细胞内可见大小不一的PAS-阳性包涵体。（PAS淀粉酶染色）

包括卟啉、碳水化合物、蛋白质和糖蛋白、氨基酸、脂蛋白、脂质和金属的代谢性疾病。有关形态学改变和鉴别诊断的全面性描述可参考专业书[837]。

内质网贮积性疾病

内质网贮积性疾病是一组累及蛋白质分泌的先天性代谢障碍性疾病，可导致内质网蛋白质潴留和血浆中相应蛋白质缺乏[843]。最为重要的是 α_1- 抗胰蛋白酶缺乏。其他还包括 α_1- 抗糜蛋白酶缺乏、纤维蛋白原贮积性疾病，可能还有抗凝血酶Ⅲ缺乏。贮积是由蛋白质分子异常所致，妨碍了经内质网的转运。

α_1- 抗胰蛋白酶缺乏。α_1- 抗胰蛋白酶（α_1–Antitrypsin, α_1-AT）是一种血清糖蛋白和蛋白酶抑制剂；急性反应期由于激素、炎症刺激和多数肝疾病（急性期反应物）的影响，α_1-AT 血清水平增加。现已发现 α_1-AT 有 70 多种不同的等位基因[840,848]。常见的蛋白酶抑制剂（protease inhibitor, Pi）系统的表型为 PiM。最常见的等位基因缺陷是 PiZ 和 PiS。肝组织异常主要见于携带 Z 等位基因的个体。氨基酸替换（342 位点上的谷氨酸被赖氨酸替代）可引发粗面内质网中的 α_1-AT 出现异常褶皱和潴留，导致分泌衰竭和血浆中该成分缺乏[859]。

在新生儿，α_1-AT 缺乏可伴有新生儿淤胆；在成人，甚至老年人，α_1-AT 缺乏也可出现肝疾病[852,861]。汇管区周围的肝细胞含有嗜酸性 PAS- 淀粉酶染色阳性的球状包涵体，直径为 1 ~ 10μm（图 3.38）。在小于 3 个月的新生儿中很难找到包涵体。多克隆抗 α_1-AT 抗体免疫染色的敏感性和特异性都很好。应用一种特殊的单克隆抗体可以识别 PiZ 基因产物[842]。免疫电镜显示，这种球状包涵体位于内质网内[849]。在有临床刺激的情况下，α_1-AT 免疫染色 PiMZ 个体的大片肝实质小叶呈阳性[845]。重症肝疾病还可出现免疫反应性球蛋白[841]，最终诊断需要通过免疫扩散或电泳方法检测出血浆中 α_1-AT 表型。

在儿童，最常见的肝疾病为新生儿淤胆，见于 11% 的新生儿，不治疗 6 个月大时也可缓解。其组织学表现包括实质巨细胞、小胆管反应和纤维化，有些病例也可出现小叶间胆管缺失[853]。本病可能类似于肝外胆管闭锁，因此，在进行 Kasai 手术治疗前应进行 α_1-AT 缺乏的筛查。在儿童，α_1-AT 缺乏的肝细胞损伤表现到青少年阶段可减少[862]。10% 以上的 α_1-AT 缺乏新生儿出现小叶间胆管缺失，伴有瘙痒，并可形成肝硬化。高胆红素血症持续一年以上提示预后不良[851,858]。

在成人，α_1-AT 缺乏常常出现肺水肿[855]。肝病的发生率随年龄增长而增加[854]，表现为不同程度的纤维化和肝硬化形成。大约 1/3 的有最严重表型 PiZZ 易感基因的成年患者临床上出现显著的肝损伤[848]。α_1-AT 缺乏可出现乙型和丙型肝炎病毒感染增加，提示 α_1-AT 缺乏可促进这些肝并发症的发生[860,863]，尽管在突变小鼠中，肝组织损伤实际上是由存留的分子成分所致[846]。纯合性 PiZ 成人患者不论是否伴有肝硬化，其肝细胞癌的发生率均升高[847]。α_1-AT 的杂合性 Pi 型发生肝细胞癌或胆管癌的风险似乎并不增加[839]。然而，在中年人或老年人，杂合性 PiZ 型发生慢性肝疾病的风险增加[850]。

α_1-抗糜蛋白酶（α_1-Antichymotrypsin, α_1-ACT）**缺乏**也见于少数患者，在汇管区周围/间隔周围肝细胞内出现颗粒状 α_1-ACT 包涵体[847]。嗜酸性 PAS 阳性抗淀粉酶小体也可见于**抗凝血酶缺乏**[843,857]。

纤维蛋白原贮积性疾病（无纤维蛋白原血症和低纤维蛋白原血症），肝细胞内出现小而不规则的包涵体或大的球形包涵体，PAS-淀粉酶染色呈弱阳性，磷钨酸-苏木素染色呈阳性，抗纤维蛋白原抗体免疫染色呈阳性。有些患者可发生肝硬化[844]。纤维蛋白原贮积性疾病需要与其他原因导致的疾病鉴别（见表 3.4）。纤维蛋白原贮积可不伴有低纤维蛋白原血症，表现为轻微的肝炎，没有凝血病[838]。在极少数情况下，纤维蛋白原贮积不伴有低纤维蛋白原血症，与急性感染有关[856]。

纤维多囊性疾病

这组疾病的共同的形态学表现参见第 318 页胆管板畸形部分。

铜和铁代谢性疾病

印度儿童肝硬化

印度儿童肝硬化，最初被认为是印度次大陆所特有的，在世界各地均可见到，有些病例发生于白种人[864-866]。该病死亡率高，有时呈家族性。其发病机制包括遗传因素和饮食中铜摄取增加（饮用水、做饭的器皿）。在早期，组织病理学表现为肝细胞肿胀气球样变性，可见 Mallory-Denk 小体和坏死。可出现中性粒细胞聚集（卫星现象）和细胞周围纤维化，如同见于（酒精性）脂性肝炎的表现，但实际上并无脂肪变性。应用绕丹宁和地衣红染色可分别显示肝细胞内的大量铜和铜连蛋白[868,869]。该病可进展为肝硬化，特征为肝实质内有极小的结节。**地方性提洛尔人新生儿肝硬化**在临床和病理上与印度儿童肝硬化和肝铜中毒难以区分，被认为是一种由铜代谢常染色体隐性遗传缺陷和铜摄入过多的协同作用所致。采用现代工业容器替代铜炊具可去除该病有力地证明了，地方性提洛尔人新生儿肝硬化（其他地方称为非 Wilson 肝铜中毒）是一种生态遗传学疾病，疾病的出现需要遗传因素和环境因素共同参与[867]。

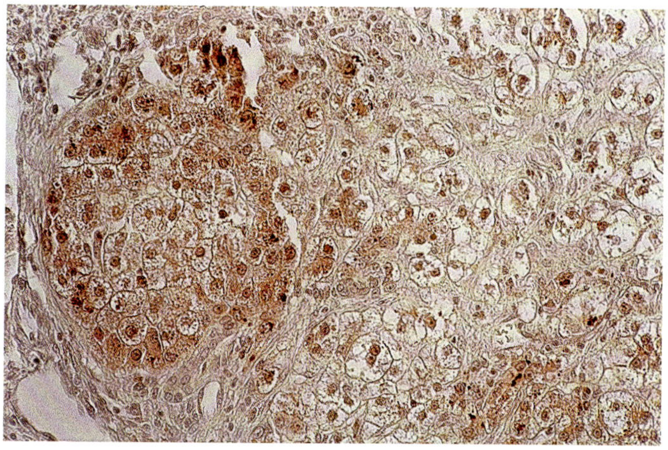

图3.39 Wilson病，肝硬化阶段。饶丹宁染色显示有不同程度的铜（红色颗粒）聚集，在一个结节状肝细胞簇中最显著（左）。（饶丹宁染色）

Wilson病（肝豆状核变性）

Wilson 病是由肝内或其他器官（脑、角膜和肾）铜过量导致组织损伤所致。Wilson 病是一种少见的常染色体隐性遗传性疾病，基因突变位于染色体 13q14-21。涉及的基因为转运铜的 P 型 ATP 酶[881]。肝细胞内的铜沉积是复杂的，涉及多种因素，除了 Wilson ATP 酶外，还包括铜转运因子、亲金属蛋白和金属结合蛋白[837,878]。

纯合子患者年龄很小时，肝内即出现铜水平升高，但肝病症状在 5 岁之前不会出现[873]。该病本身可表现为急性肝炎和慢性肝炎。未经治疗的患者可进展至肝硬化。暴发性肝衰竭可以是 Wilson 病的首发表现，出现广泛肝实质坏死、网织纤维框架塌陷、结节状肝实质再生和肝硬化表现[870]。

肝组织学异常先于临床表现出现。早期可见脂肪变性，有时出现脂性肉芽肿[882]。在汇管区周围肝细胞内可能出现大量脂褐素，肝细胞核内可出现糖原空泡[886]。由于常常合并有急性溶血危象，Kupffer 细胞可富含铁。电镜检查可有助于诊断，因为可见特征性的线粒体和溶酶体改变[884]。出现进行性纤维化，由汇管区向外延伸到纤细的间隔。在一些患者，汇管区可见单核炎症细胞浸润，使其与其他原因所致的慢性肝炎难以区分[883,885,886]。有助于诊断的线索包括：脂肪变性、气球样变的肝细胞、糖原化的细胞核、中度至显著的铜沉积、汇管区周围的肝细胞出现 Mallory-Denk 小体、汇管区淋巴细胞浸润和界板性炎症，并且可能出现静脉阻塞改变[886]。铜中毒相关性 Mallory-Denk 小体与见于酒精性脂性肝炎（ASH）和非酒精性脂性肝炎（NASH）的 Mallory-Denk 小体一样。角蛋白、p62 和泛素为其整合成分。Wilson 病、印度儿童肝硬化和特发性铜中毒中的 p62 聚集和在 Mallory-Denk 小体中的沉积提示：氧化应激导致蛋白错误折叠在铜诱发性肝毒性中起核心作用。通过隔离

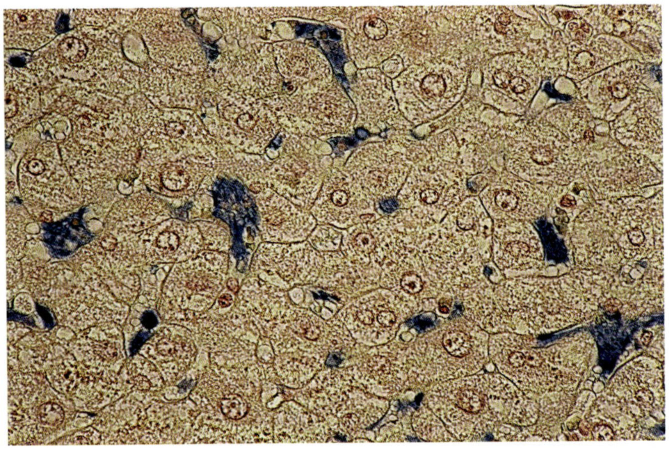

图3.40 继发性铁质沉着。含铁血黄素（蓝色）均位于Kupffer细胞内，肝细胞不受累。（Perls铁染色）

可能有害的错误折叠的泛素化蛋白成——作为惰性细胞质内包涵体（如 Mallory-Denk 小体），p62 在氧化性肝细胞损伤中可能是一个重要的细胞复苏机制的主要成员 [876]。

铜和铜连蛋白的细胞化学染色有助于确立诊断（图 3.39）。Timm 银染色为最敏感的方法 [879]，但这种方法在显示肝细胞内铜沉积方面的敏感性似乎依赖于二甲苯的脱蜡时间，将切片在二甲苯中冲洗 24 小时效果最佳 [877]。然而，疾病的有些阶段染色可为阴性。另一方面，铜和小分子金属结合蛋白聚集也可见于其他疾病（如淤胆、印度儿童肝硬化），并且新生儿肝含铜水平通常较高 [871]。最终诊断有必要对肝内含铜量进行定量测定；可在常规处理的石蜡包埋组织进行 [874]。铜 - 金属结合蛋白复合物在快速冰冻组织切片中可显示自发荧光（石蜡包埋时消失）[880]。

在年轻无症状 Wilson 病患者中，肝组织含铜水平高，但通过组织化学方法很难显示，因为它们是弥漫分布于肝细胞质内。铜染色（如绕丹宁）至多为细胞质弱阳性。在年老并伴有症状的患者中，金属成分可弥漫分布于肝细胞和溶酶体内；在晚期患者中，所有铜成分仅限于溶酶体内 [872]，出现颗粒样结构，更容易识别。在肝硬化阶段，实质结节在含铜量方面差异较大（图 3.39），与肝硬化中因其他原因所致病变的差异也较大。铜和铜连蛋白的染色结果常常是一致的，但偶尔可不一致 [875]。

Wilson 病出现的表现差异较大，会给组织病理医师的诊断造成很大困难。必须养成一种习惯，即在所有年龄的肝细胞疾病的鉴别诊断中都考虑 Wilson 病，尤其是在年轻人。这样可以拯救生命。治疗（青霉胺或醋酸锌）可以抑制疾病并防止患者同胞发病。

铁过量（铁质沉着、含铁血黄素沉着症）

铁质沉着和含铁血黄素沉着症是指组织内出现铁成分。铁过量的原因有多种：遗传性血色素沉着症、继发于慢性贫血的铁质沉着、新生儿铁过量、输血、溶血、慢性肾衰竭、迟发性皮肤卟啉症和其他一些原因。最好不要将含铁血黄素沉着症和血色素沉着症作为铁负荷的同义词，对于遗传性铁过量专门采用血色素沉着症一词。对于肝组织铁质沉着，病理医师永远应当考虑存在遗传性血色素沉着症的可能性。

铁质沉着一般通过 Perls 染色（采用亚铁氰酸）来显示，高铁化合物铁蛋白和含铁血黄素出现普鲁士蓝反应。由于铁蛋白分散于细胞质中，细胞质呈弥漫蓝色，深蓝色颗粒为包裹于含铁小体（或含铁溶酶体）内的铁蛋白和含铁血黄素 [896]。Perls 染色的评估需要注意着色铁的范围（程度或数量）及其在汇管区和小叶不同细胞中的分布。鉴于铁染色的敏感性，及其鉴于在多数疾病中铁沉积或多或少具有诊断重要性，在所有肝活检中 Perls 染色都应是常规染色 [837]。

铁的分布因铁质沉着的原因不同而有差异。在血色素沉着症和新生儿铁过量中，铁质沉着主要位于实质。在地中海贫血中，肝细胞和 Kupffer 细胞均有铁储存，而外源性铁质沉着首先累积于 Kupffer 细胞（图 3.40）。在多种肝疾病中，内皮细胞内可见 Perls 染色强阳性颗粒，包括急性肝炎和酒精性肝疾病。

沉积于组织内的铁成分可通过不同方法进行半定量评估。最简单的系统将其分为 1（轻度）至 4（大量沉积）级，2 级和 3 级为中等量沉积。Basset 及其同事 [888] 提出了肝铁指数（the hepatic iron index, HII），按照患者的年龄段，通过化学方法测量肝内铁浓度（μmol/g 干重）。HII 使遗传性血色素沉着症（HII ≥ 0.9）与杂合子个体及其他原因所致铁质沉着的鉴别成为可能。HII 所依据的原理为：进行性肝铁浓度增加见于遗传性血色素沉着症的纯合子，与杂合子或酒精性铁质沉着患者的不同。Deugnier 等 [890] 计算了肝细胞、间叶细胞、胆管细胞、血管和结缔组织内的铁含量，并形成了一个 0 ~ 60 的计分系统。此分级系统加上组织学肝铁指数（the histologic hepatic iron index, HHII）[891]（按年龄划分）有助于遗传性血色素沉着症的诊断。

通过化学方法测定组织内的铁成分，可以用组织学检查的肝组织标本进行，也可以用组织病理学分析完成后的脱蜡组织进行。后一种方法应当保证样本的组织成分是已知的 [893]。化学方法测定的 HII 和 HHII 有很好的相关性 [891]，因此，如果无法应用化学方法测定铁成分，那么在显微镜检查时就应保留部分组织块以用于定量分析。计算机影像分析与经典的测定方法也相符，因此，可作为评估铁质沉着的一种方法 [894]。

由于血色素沉着症的遗传学诊断已成为可能，上述半定量和定量方法已丧失了相当一部分重要性 [892]。与其他肝疾病的无创性诊断技术的进步一样，遗传学筛查改变了对肝活检的需求。已不再需要肝活检来对血色素沉

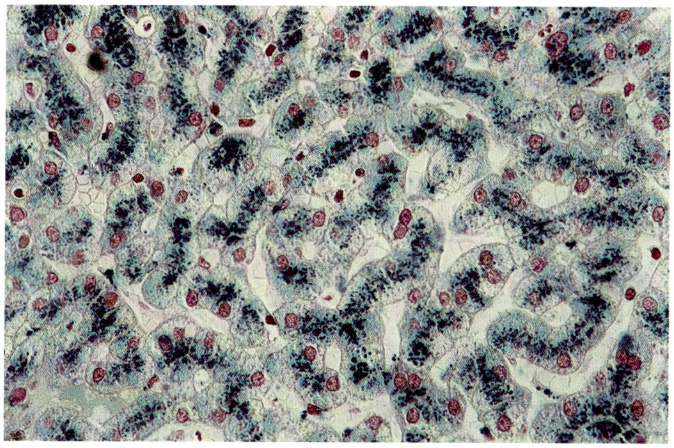

图3.41 遗传性血色素沉着症的肝实质铁质沉着。高倍显微镜下小叶实质显示显著的实质铁质沉着，一般位于溶酶体（胆小管周围）。从汇管区至小叶中央，小叶铁质沉着（未显示）呈递减表现。（Perls铁染色）

着症进行诊断，或对过量含铁血黄素沉着进行简单目测或半定量分析，现代 MRI 不再需要获取组织来进行生化量化 [895]。然而，肝活检仍用于评估肝纤维化和硬化、有潜在肝硬化并发症风险的患者，包括有肝细胞癌和可能出现或并存其他肝损害风险的患者 [887]。此外，只有肝活检才能明确含铁血黄素的细胞和区带性沉积 [889]。

遗传性（遗传、原发性或特发性）血色素沉着症

遗传性血色素沉着症为常染色体隐性遗传性疾病，为白种高加索人常见的遗传性疾病 [897]。经典血色素沉着症是由于位于第 6 号染色体短臂的 HFE 基因错义突变所致。在北欧，90% 以上的 HFE 相关血色素沉着症患者为 C282Y 突变纯合子 [902]。一种少见的错义突变为氨基酸 63（H63D），临床意义不大。然而，C282Y 与 H63D 复合性杂合可引发疾病 [892]。

引起机体内逐步铁贮积的发病机制包括患者一生当中超乎饮食调节的持续性小量饮食铁吸收增加。有关铁过量发病机制的详情还有待进一步阐明，但自从 1996 年发现了 HFE 基因，现在对其中所涉及的成分已有了更好的了解；除了已知的分子 [转铁蛋白和转铁蛋白受体（TfR1 和 2），铁蛋白] 外，还包括一些新成员：十二指肠细胞二价金属转运（the duodenal enterocytic divalent metal transporter, DMT1）、铁调节蛋白（IRPI 和 IRPII）、铁转运蛋白（一种跨膜蛋白，将细胞内部铁转运到细胞外）、hephaestin（一种亚铁氧化酶和血浆铜蓝蛋白同系物）、调节肽激素肝抗菌多肽（由进化保守的 HAM 基因编码）和 hemojuvelin（一种铁调素调节蛋白，由 HJV 基因编码）[837,907,908]。

一项对近来的进展的概括认为遗传性血色素沉着症包括 HFE 相关和非 HFE 相关性血色素沉着症。伴有铁过量的非 HFE 相关性疾病可因铁转运中所涉及的不同分子之一的缺陷所致，分类为幼年型血色素沉着症（或血色素沉着症 2 型；此类型可细分为较常见的幼儿型血色素沉着症 2A 型，具有 HJV 突变；以及较少见的幼儿型血色素沉着症 2B 型，由 HAMP 突变所致）；TfR2 相关性血色素沉着症（或少见的血色素沉着症 3 型，具有 TfR2 突变，多数见于日本患者）和铁转运蛋白相关性铁过量（或血色素沉着症 4 型或铁转运蛋白疾病，具有铁转运蛋白基因 SLC40A1 突变）[907,908]。经典的 HFE 相关性类型现在仍然是其他类型铁过量进行比较的标准 [889]。

经典型HFE相关性血色素沉着症（血色素沉着症1型）

经典型 HFE 相关性血色素沉着症的标准组织病理学与 Scheuer 等最初描述的相同 [910]，包括肝细胞内含铁血黄素颗粒聚集于溶酶体（管周）（图 3.41），表现为汇管区至中央的区域性肝细胞铁贮积逐步减少，甚至在重度铁过量阶段也持续出现。然而，单独有这种表现并不能作为纯合子 C282Y 基因型的替代标志。这种表现既不特异也不能除外 C282Y 纯合子，因为也可见于 C282Y 和（或）H63D，或野生型（其他慢性肝疾病）伴不同程度杂合性混合 [889,898]。另外已明确，并非所有 HFE 突变都出现完全性遗传性血色素沉着症的典型临床病理学表现 [906]。

在年轻的纯合子中，最初的异常表现为汇管区周围的肝细胞内出现可着色的铁质，在同样年龄条件下，男性的一般大于女性的阳性程度。肝细胞内出现少量不能解释的铁质时，应当怀疑早期遗传性血色素沉着症的可能。这一点尤其重要，因为可以通过对患者及其纯合子亲属恰当的治疗来防止形成肝硬化，使其有治愈的希望 [905]。

随着年龄的增长，含铁血黄素沉着向小叶中心区域发展，但常常维持汇管区至小叶中央的梯度变化。胆管细胞、Kupffer 细胞、窦内皮细胞和血管内皮细胞以及汇管区和间隔的巨噬细胞铁染色也可呈阳性。有些作者报道，出现嗜酸细胞或含铁肝细胞溶解性坏死常常与成团的巨噬细胞密切相关（所谓的“铁坏死”）。由于这种表现提出了一个动态铁过量观点，提示在人类遗传性血色素沉着症的纤维化发生上铁坏死和进行性肝窦铁过量发挥作用 [890]。后续的研究证实，炎细胞标志物、促炎症和纤维化细胞因子与血色素沉着症中的铁沉积之间具有相关性 [904]。

随着铁质沉着的进展，汇管区发生纤维化时扩大，出现小的纤维性分支，外形呈凸起状（冬青叶样）。扩大的汇管区内有含铁的巨噬细胞，并且小胆管结构有所增加，一般仅有轻微的炎症表现。小胆管和小叶间的胆管细胞开始聚集可着色的铁颗粒。与肝细胞内铁相比，位于肝细胞外的铁的比例进行性升高。

汇管区周围纤维化进展时表现为细长的汇管区周围间隔将汇管区相互连接，并进行性包裹小叶，导致散在的实质结节与部分保留的小叶混合出现，这是血色素沉着症的特征性表现 [909]。病变持续进展可导致弥漫性微小

结节性肝硬化并伴有汇管区间隔纤维化。

过量酗酒可导致含铁血黄素从肝实质向 Kupffer 细胞和纤维间隔内的巨噬细胞转移[909]。在过量铁沉积的晚期，个别小块区域可没有或极少有实质内铁质沉积，仅有一些 Kupffer 细胞含有铁质。此类不含铁的实质区域多见于明确的肝硬化，代表肿瘤前病变[901]。

肝细胞癌的发生率大约为 15%，主要见于男性。去除铁质并不能阻止肿瘤的发生[905]。

有效的治疗方法为静脉切开术，使可着色铁消失的效果稳定；铁消除的方式与其聚集的方式相反，汇管区周围的肝细胞在较长时间内可维持 Perls 阳性。不能消除的铁质多数包裹于汇管区的胶原组织内。铁质消除使肝细胞和汇管区间叶组织内出现棕色的类似于脂褐素的色素。血色素沉着症的杂合性缺陷极少出现仅仅由于铁而导致的肝组织损伤[899]。

C282Y/H63D 混合的杂合性患者的肝病理学表现已有研究，不论是否伴有已知的潜在肝疾病，其结论是：潜在的肝疾病决定了这些患者的肝病理学表现。然而，没有潜在肝疾病的混合杂合性患者也可出现显著的组织学纤维化[911]。近来的一项研究比较了血色素沉着症表型患者和不同 HFE 基因型患者的肝组织病理学特征和肝铁浓度。C282Y/H63D 混合性杂合和其他出现肝血色素沉着症表型的非 C282Y 纯合子患者常常出现脂肪变性或慢性肝炎，并且患者体内的铁贮积低于 C282Y 纯合子患者的，提示伴发的肝疾病可以解释非 C282Y 纯合子患者中血色素沉着症表型的表现[900]。

不同肝疾病患者中 HFE 基因 C282Y 突变的发生率存在较大差异，在自身免疫性肝炎和原发性胆汁性肝硬化患者中发生率最高。单一 C282Y 突变在大多数患者中仅仅引起轻度铁聚集增加，H63D/C282Y 混合性杂合者例外[903]。

非HFE相关性血色素沉着症

在此类疾病中，组织病理学改变或能或不能提示特定的基因突变[889,907,908]。C282Y HFE、TfR2 和 hepcidin（HAM）相关性突变多数（尽管不是全部）引起小胆管周围肝细胞含铁血黄素沉积，出现汇管区周围高负荷铁，因此依靠组织病理学检查难以区分。相比之下，由于铁转运蛋白突变所致的疾病的最初和主要特征为 Kupffer 细胞铁负荷，也见于汇管区周围。值得注意的是，在所有类型的血色病中，肝为主要受累器官之一，但 hepcidin（HAM）相关性血色病除外，后者以内分泌和心脏表现为主[889,907,908]。

新生儿（围产期）铁过量［新生儿（围产期）血色素沉着症］

新生儿血色素沉着症是一种少见和不可思议的疾病，临床上定义为严重新生儿肝疾病，与肝外铁质沉着有关[914]。其肝组织病理学特征为：显著肝细胞坏死、实质巨细胞变、肝细胞和胆管细胞铁质沉着、纤维化和在胎儿和围产期阶段形成实质结节[912]。其病因学尚不清楚；与遗传性血色素沉着症无关。据推测，可能是由于环境因素与一种或多种胎儿肝内形成的内源性因子相互作用所致[913]。一种同种免疫机制也涉及本病的发病机制[914]。

各种病因所致的肝铁质沉着

人类胎儿和新生儿的肝组织常常出现显著的肝细胞铁质沉着，多见于汇管区周围的肝细胞[913]；不同个体之间的铁质含量差异较大，并且在肝内分布不均[917]。

在新生儿病理性肝组织中，肝内铁质沉着常见[913]。肝内铁过多伴纤维化和肝硬化可见于地中海贫血和其他慢性贫血（常常称为“继发性血色素沉着症”）患者；在这些病例中，Kupffer 细胞和巨噬细胞铁质沉着在病变早期即可出现。与遗传性血色素沉着症不同，由于输血相关性丙型病毒性肝炎的原因，汇管区和小叶内常常出现淋巴细胞浸润[921]。

非洲铁过量，先前称为 Bantu 铁质沉着，被认为是由于摄入过量铁（包括自己服用其他铁化合物；南非黑人应用铁容器酿造传统啤酒）所致。目前推测，非洲铁过量可能具有饮食和遗传学双重因素[919]。组织病理学出现混合性网状内皮细胞和肝细胞铁质沉着。

一般来说，肝硬化中常出现一定程度的肝内铁质沉着[918]。不同程度的肝内铁质沉着常见于几种大多伴有异常铁动态平衡的肝疾病，与遗传性血色素沉着症所见相同，原因是 HFE 突变。此类肝疾病包括慢性 HCV 感染、酒精性肝疾病、NAFLD、终末期肝病、肝细胞癌和迟发性皮肤卟啉症（porphyria cutanea tarda, PTC）[920]。NAFLD 和肝铁过量患者（代谢障碍性肝铁过量，dysmetabolic hepatic iron overload, DHIO）显示与铁摄入和排出有关的 mRNAs 编码蛋白调节正常，但 hepcidin 产生失调[915]。

迟发性皮肤卟啉症与这些肝疾病（包括慢性 HCV 感染、酗酒、铁过量和遗传性血色素沉着症）之间存在显著相关性。铁质沉着见于大多数患者[916]。

纤维多囊性疾病（胆管板畸形）

肝胆纤维多囊性疾病[929]包含一系列累及肝内胆管的先天性异常，其中多数与胚胎胆管板的重塑异常有关[922-924,930]。发育中的肝内胆管原始胚胎为双层上皮柱，围绕将来的汇管区分布，称为胆管板[922]。胆管板的持续性重塑使位于汇管区间质内的成熟小胆管形成。缺乏这种重塑可导致原始胚胎性结构持续存在[923]，称为胆管板畸形（ductal plate malformation, DPM）[927]。

根据切片平面和重塑程度，DPM 横切面表现为中心含有纤维血管轴心的环状管腔结构或围绕中心纤维血管轴的形状不规则的环状结构，或大体上类似于含有息肉

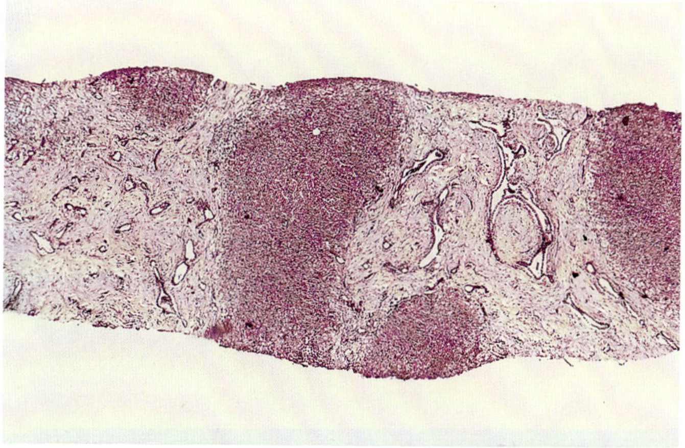

图3.42 先天性肝纤维化。针吸标本的低倍镜表现。汇管区增大，汇管区之间可见纤维性连接。胆管发育不成熟，呈胚胎性表现（胆管板畸形）。胆管板结构在图片右半侧较容易识别；在左半侧，胆管板重塑更为进展，但仍是不完全性的。注意成熟的纤维化组织部分和完全没有炎症表现。（HE）

样凸起的扩张胆管[922,923]。

用于肝组织的现代影像技术可使较大肝内胆管分支中大体上的DPM的异常显影[926]。DPM常常伴有发育性的门静脉分支异常，导致分支过多、过小和过密（“截断的柳树枝”）[922]。两类主要先天性肝内胆管疾病的特征为DPM：一组为伴有肝外胆管闭锁的病例（所谓的“早期重型”；参见第308页）；一组为以肝内胆管不同程度扩张为特征并伴有或多或少纤维化的“纤维多囊性”疾病[923,924]。

多数先天性纤维囊性肝疾病都伴有肾囊肿病。在混合性肾-肝囊肿病中，肾和胆管囊肿的形成机制极其相似，肾小管和胆管上皮细胞顶端的原始绒毛作用显著。涉及各自突变（fibrocystin、polycystin 1和2）的基因产物为原始绒毛的组成部分，原始绒毛发挥感觉触角作用以维持小管上皮的正常极性[925,928]。

孤立性多囊性肝疾病的囊肿发生机制似乎与肾的囊肿发生机制不同。而且，PRKCSH相关性和SEC63相关性多囊性肝疾病的不同表现提示：这两种孤立性多囊性肝疾病的遗传类型具有不同的囊肿形成机制[931]。

常染色体隐性遗传性多囊性肾疾病（新生儿型多囊性疾病）

常染色体隐性遗传性多囊性肾疾病（autosomal recessive polycystic kidney disease, ARPKD）的基因位于染色体6p21-p12上，其被称为多囊性和肝疾病1（PKHD1），编码一种受体样蛋白，称为fibrocystin/polyductin，分布于肾小管细胞和肝内胆管内衬胆管细胞的原始绒毛[932]。PKHD1突变导致DPM型胆管异常和肾集合管梭形扩张。肝组织病变相当一致，极少出现大体可见的囊肿。显微镜下，汇管区可能扩大，并含有多数有些扩张的胆管结构，代表不完全性胆管板重塑，后者有时形状不规则，并可扩展至汇管区周围的肝实质。在汇管区成熟过程中，肌纤维母细胞在正常发育时消失，但在胆管板畸形随后的纤维化中持续存在[934]。

在存活的儿童中，肝和肾的病变似乎有进展，上皮性（肝和肾）小管结构减少，间质（肝和肾）纤维化增加[924,933]。

先天性肝纤维化

有些作者将先天性肝纤维化（congenital hepatic fibrosis, CHF）视为“幼年”型ARPKD[936]。此种隐性遗传性疾病儿童患者一般出现门脉高压体征，CHF在成人中极少见[938]。除经典门脉高压性CHF外，其他临床亚型包括：胆管炎性CHF、门脉高压与胆管炎混合性CHF和潜在性CHF。

大体上，CHF肝体积增大，极硬，出现细网状纤维化。组织病理学表现多样；有些病例仅仅出现汇管区扩大，胆管呈胆管板结构，其他病例可见厚度不同的纤维结缔组织带连接相邻的汇管区，且含有胆管板遗迹（图3.42）。胆管腔内可含有浓缩的胆汁。在胆管囊性扩张中，胆管基底膜中的基质蛋白降解发挥作用[939]。门静脉分支常常出现发育不良（“断树枝”）；肝动脉分支可较多且清晰。有些病例可出现轻度淤胆特征。一般没有炎症表现或有轻微炎症表现，无坏死，无实质再生。

纤维化较显著的CHF可能会与胆汁性纤维化和胆汁性肝硬化混淆，它们的纤维化改变相似，但后者间隔有炎症表现，在间隔与实质交界处可见小胆管反应，胆酸盐和胆红素淤积表现常常更为显著，没有胆管板结构，门静脉分支大小正常。

Caroli病（先天性肝内胆管扩张）

Caroli病为先天性大的肝内胆管扩张。有两种亚型，一种是单一型，特征为仅有较大的肝内胆管扩张（Caroli病）；一种是混合型，即Caroli病伴有先天性肝纤维化（Caroli综合征）[923]。

Caroli病包括大的肝内胆管呈念珠状或囊状扩张，主要为节段性的胆管扩张。扩张的胆管容易出现胆管炎反复发作和肝内结石、淀粉样变性和胆管癌等并发症[943]。扩张的胆管腔内常常出现息肉样突起或横梁状结构，代表病变的实质为胆管板畸形[923,924]。肝影像学上表现为扩张胆管伴有中央小点，多与DPM并存[942,944]。据报道，Caroli病中单小叶受累大约为35例[941]。显微镜下，胆管出现急性化脓性胆管炎表现，常常叠加慢性硬化性改变。伴有Caroli“综合征”的患者还出现先天性肝纤维化表现。

Von Meyenburg综合征（微小错构瘤）

Von Meyenburg综合征（Von Meyenburg complexes, VMC）是较小的、常常为多发性结节，发生于肝组织内靠近汇管区的部位。它们可为肝表面上 1 ~ 2mm 的白色结节（也可参见第 371 页）。它们也可见于其他正常肝组织，或伴有先天性肝纤维化、Caroli 综合征或成人多囊性疾病[945]。

病变包括在纤维性、有时为透明样的间质内可见数量不等的扩张的胆管。有些可含有浓缩的胆汁，有些可出现胆管板畸形。VMC 一般不会引起症状，常常为偶然发现，手术中有时被误认为是肝转移癌。病变可能代表了较小的、汇管区内更靠周边的小叶间胆管的胆管板畸形，并伴有“断树枝”样的分支结构[923]。鉴于管腔扩张和液体充盈，VMC 在携带常染色体显性遗传性多囊性肾疾病突变个体中可能是肝囊肿形成的根源[947]。VMC 可成为胆管癌的所在地[948]，极少数甚至伴发肝细胞癌[946]。

常染色体显性遗传性多囊性肾疾病（成人型多囊性疾病）

常染色体显性遗传性多囊性肾疾病（autosomal dominant polycystic kidney disease, ADPKD）累及的患者为 1 ∶ 400 ~ 1 ∶ 1000，为最常见的遗传性肾异常。ADPKD 是由于 PKD1 和 PKD2 基因突变所致——它们分别编码蛋白 polycystin 1 和 2[950]。在大多数 ADPKD 患者中可见到肝囊肿，其发生率随着年龄的增长而增高。大体上，肝组织含有多个直径不等的囊肿，弥漫分布于整个肝，或在极个别病例仅限于一个小叶。囊肿腔内衬胆管型上皮，周围围以纤维性包膜，位于汇管区内或靠近汇管区。囊肿内含有无色液体，其成分近似于无胆盐的胆汁。囊肿可能出现塌陷，类似于卵巢的卵泡闭锁。囊肿常常伴有 VMC 或先天性肝纤维化。并发症包括感染和囊肿破裂。除了遗传因素外，囊肿的发生还与年龄、妊娠、女性和肾疾病的严重程度有关[949]。

孤立性常染色体显性遗传性多囊性肝疾病或孤立性多囊性肝疾病

孤立性多囊性肝疾病是后来发现的一种遗传性异质性疾病。孤立性多囊性肝疾病的基因之一 PRKCSH 位于染色体 19p13.2-13.1 上，编码“β- 亚基葡萄糖苷酶 Ⅱ”或“蛋白激酶底物 80K-H”（PRKCSH）或 hepatocystin。第二种与孤立性多囊性肝疾病有关的基因为 SEC63，编码内质网的一种整合膜蛋白——是多组分易位子的成分，含有整合和分泌蛋白的转运装置[951]。

孤立性多囊性肝疾病的大体病理学与常染色体显性遗传性多囊性肾疾病（ADPKD）类似。女性患者的平均囊肿评分显著高于男性患者的平均囊肿。同 ADPKD 一样，肝组织（囊肿旁）含有数量不等的 VMC 表现，病变扩大导致囊肿形成，伴发大胆管周围腺体扩张[953]。与 ADPKD 相比，尽管孤立性多囊性肝疾病以肝囊肿较大和数量较多为特征，但相比之下其临床病程相对良性[952]。由于囊肿上皮可产生和分泌糖类抗原 19-9（CA19-9）（被用作鉴别良性和恶性胃肠病变的生物标志物），后者在多囊性肝疾病患者的囊肿液和血清呈现高值。这并不代表这些患者为恶性肿瘤，可能是评估干预效果的生物标志物[954]。

孤立性（非寄生虫性）囊肿

孤立性囊肿可以单发或多发。其可能是发育性囊肿。囊肿内衬上皮包括单层扁平、立方或柱状上皮，极个别可为纤毛[955]或鳞状上皮。

血管病变

一篇有关肝血管病变的综述发表于 2009 年，包括临床指导原则[956]。

肝门脉硬化（非肝硬化性门脉纤维化，阻塞性门静脉病，非肝硬化性门脉高压，特发性门脉高压）

门脉高压多数是由于肝硬化所致，其他病因包括不同原因（如慢性胆管性疾病、慢性酒精诱发性疾病、结节病、血吸虫病）所致的非肝硬化性纤维化、门静脉病变（包括肝门脉硬化，讨论见下文）、静脉流出道梗阻和由于恶性肿瘤和淀粉样变性所致的大片肝组织受累[971]。

肝门脉硬化（hepatoportal sclerosis, HPS）一词是用来描述非肝硬化性门脉高压患者门静脉及其分支的内膜纤维性增厚的术语[965]。少数病例的病因为毒素：砷剂[963]、乙烯氯化物[969]和细胞毒性药物[968]。近来，在 HIV 患者中发现了肝门脉硬化，据推测是由于肝内微血栓形成或与高活性抗反转录病毒疗法有关的肝纤维组织生成的改变所致，或由于 HIV 本身所致[966]。在大多数患者中，肝门脉硬化的病因不清。在特发性门脉高压中，门静脉内皮通过 TGF-β1/Smad 活化出现内皮向间叶的转换与门静脉狭窄有关，被认为是门静脉阻塞的机制[960]。据报道，在印度（称为非硬化性门脉纤维化）和日本（称为特发性门脉高压），病因不明的“肝内门静脉病变”为门脉高压的主要原因[959]。

肝针吸活检并非都能诊断。病变在同一肝组织内的分布并不均匀，在同一病例中并非总能发现异常。疾病的标志是：门静脉分支血栓形成 / 硬化和出现肝内血管异常[958]。在大血管性门静脉疾病中，门静脉内膜偏心性增厚提示血栓机化。静脉中层平滑肌增生提示血管动脉化[962]。肝组织病变一般呈片状分布。微血管性门静脉疾病可导致较小的汇管区呈均一性的静脉硬化[965]。新鲜和陈旧性血栓性栓子可相互叠加，不论是否伴有再通，导致出现印度作者提出的“阻塞性门脉静脉病”。静脉可完全消失，遗留纤维性瘢痕，周围围绕一些薄壁的血管腔隙——可能为增生或再通的小静脉[961]（“海绵形成”）。血管改变可伴有不同程度的汇管区和汇管区周围纤维化。在没有静脉硬化性病变的区域，此种纤维化可能仅仅是组织学异常。汇管区周围发生的血管异常被称为巨型肝窦[961]、汇管区周围血管瘤病[967]或肝内血管异常[964]，为终末门静脉分支或输入小静脉扩张[958]。在小叶中类似的薄壁血管可随机出现；输出静脉可出现硬化或扩张[961]。

在肝门脉硬化患者中总能见到一定程度的结节性再生性增生，这并不奇怪，因为这两种病变的发病机制是相同的[958]。轻度至中度的不完全性间隔和出现实质结节，使肝门脉硬化的形态学表现近似于非肝硬化性门脉高压疾病分类中的不完全性间隔硬化。甚至偶尔也可见到从肝门脉硬化进展至不完全性间隔硬化[957]。肝门脉硬化、结节状再生性增生和不完全性间隔硬化的特征为门脉高压，仅伴有轻度肝功能异常[967]，支持这些疾病属于一个谱系病变的推测，其中供养实质的血运方面存在的差异与病变的发生有关。在少数一些病例，门脉高压的病因尚不清楚：肝组织学正常且没有门静脉或脾静脉阻塞（真正的特发性门脉高压）[970]。近来发表了一篇描述了有关非肝硬化性门脉高压患者肝活检组织病理学研究实用指南的综述[965]。

肝窦扩张

肝窦扩张常常呈区域性分布：小叶中心性、汇管区周围或不规则性。小叶中心性肝窦扩张最为常见，主要累及静脉周围区域，重症型可向中部区域扩展。是静脉流出道梗阻的一个必要特征。肝窦扩张也可见于一些药物诱发性病变（包括硫唑嘌呤和维生素 A 毒性）、类风湿关节炎和恶性肿瘤或肉芽肿性疾病[972]。汇管区周围性扩张累及汇管区周围的肝窦，最终可向心性扩展。长期应用避孕药是一个原因[975]，先兆子痫和子痫也可是其原因，可伴有肝窦纤维素性血栓和汇管区周围缺血性肝细胞坏死[974]。不规则性或非区域性肝窦扩张可见于多种情况，并且常常病因不明。其诊断意义在于其见于肝内占位性病变（肉芽肿、肿瘤和脓肿）的周边，在此情况下可伴有阻塞性汇管区周围小胆管反应。活检标本中出现该表现可为被忽略的肿块提供证据，可及时采取补充检查[973]。

肝紫癜

肝紫癜表现为肝实质内出现囊状含有血液成分的腔隙[980]。肝紫癜可为大体所见，也可为显微镜下所见，大小为直径不足 1 毫米至几个毫米。病变呈随机性分布，无区域性表现。内衬的内皮常常并不完全。根据有无内皮成分进行分类的理由并不充分[981]。肝紫癜可伴发各种疾病，包括消耗性疾病、恶性肿瘤、肝或肾移植、类固醇激素治疗[978]和抗肿瘤化疗[976]。肝紫癜可为偶然所见，但个别病例可出现破裂，导致致死性腹腔积血[979]。免疫抑制患者（如 AIDS）的紫癜性病变是由立克次体（巴尔通体属）所致，特征为黏液样间质和成团的微生物，Warthin-Starry 染色可以显示（“杆菌性肝紫癜”）[977]。

静脉流出道梗阻

每一例静脉流出道梗阻均应明确部位、病因和梗阻性病变的性质，以避免 Budd-Chiari 综合征一词应用不当或应用混乱[984]。重度充血本身并不能明确流出道阻断的部位和性质。在此情况下，采用静脉流出道梗阻一词较为恰当。

静脉流出道梗阻的组织病理学表现依据其严重程度和持续时间（急性或慢性）以及有无独立性病因而不同。急性静脉流出道梗阻的特征为肝窦扩张和充血，主要分布于小叶中心区域。轻度充血时，肝细胞板可变薄。在重症病例中，肝细胞可出现萎缩并可消失，遗留内衬细胞网架和肝窦周围纤维组织。重度充血可导致出血和血湖样改变。红细胞可外渗进入 Disse 隙并渗入肝细胞板，取代消失的肝细胞[983]。在组织制片过程中，肝窦内红细胞流出时容易出现该表现。

慢性静脉流出道梗阻可导致不同程度的小叶中心性纤维化。纤维化区域最终可相互融合，导致中央 - 中央的桥状纤维化，包裹正常汇管区及其周围的实质（所谓的“倒转的小叶”）。晚期病例可发生肝硬化（称为心病性肝硬化）。

Budd-Chiari 综合征（Budd-Chiari syndrome, BCS）与肝静脉流出道梗阻齐名，不论梗阻的平面或机制如何。一项包含多个欧洲中心的合作研究——力图描述 BCS 的病因和治疗——发现，大多数 BCS 患者至少存在一种血栓形成危险因素，许多患者存在一种以上的血栓形成危险因素；骨髓增生性病变最常见[982]。由静脉疾病（血栓形成或静脉炎）引起的 BCS 是原发性的；与静脉外部病变（良性或恶性肿瘤、脓肿、囊肿等）压迫或浸润有关的是继发性的[985]。

在血栓形成晚期可出现纤维性网架结构[987]。

BCS 显微镜下表现为静脉流出道梗阻改变。小叶中心和小叶静脉可含有新鲜或机化血栓，可能为较大静脉血栓扩展所致。

随着时间的推移，可出现慢性静脉流出道梗阻的纤维化性改变。存活的汇管区周围实质常常出现再生性表现；可出现结节状再生，甚至肝硬化[986]。肝组织常常不均匀受累。

静脉阻塞性疾病

静脉阻塞性疾病（venoocclusive disease, VOD）是指直径不足 1mm 的小的肝静脉分支的纤维性阻塞，没有大的肝静脉阻塞。与多数 Budd-Chiari 综合征病例不同，流出道阻塞可通过针吸活检来检测。几项研究提示，静脉阻塞性疾病是对各种毒素的反应，其原始受损部位为窦内皮细胞。早期病变后会出现一系列生物学变化，导致小叶中央肝细胞循环受损、纤维化和静脉狭窄伴肝血流受阻；因此，这种类型肝损伤有一个替代名称，为**窦阻塞综合征**[990]。其组织学表现为急性或慢性静脉流出道梗阻。静脉阻塞性疾病的典型病因为服用吡咯双烷类生物碱[994]，后者仍然是一个公害[988]。静脉阻塞性疾病见于骨髓移植、肾和肝移植患者、肝照射后、肿瘤化疗后、砷中毒和服用海洛因[991,992]。静脉阻塞性病变还可见于酒精性肝疾病[989]和任何原因所致的肝硬化[993]。

结节状再生

一个国际工作小组已经提出了有关结节状再生性病变的分类和命名建议[995]。

结节状再生性增生

结节状再生性增生（nodular regenerative hyperplasia, NRH）定义为出现无纤维间隔的非肿瘤性结节[1000]。NRH最初被认为极为少见，并且可伴发一些疾病，如充血性心衰、Felty综合征、淋巴组织增生性疾病和药物诱发性反应，常常伴有门脉高压。后来，对NRH的注意力转移到其可能的病因学。Wanless等[1000]推测其基本病变为门静脉血栓形成，导致实质萎缩和代偿性增生。动脉病变，尤其是年龄相关性动脉硬化症，也参与了病变形成[1000]。NRH可为原发性胆汁性肝硬化早期非肝硬化阶段表现的一部分[996]，也可发生于含有转移性或原发性肿瘤的肝内[998]。有些NRH患者出现门脉高压以及碱性磷酸酶和γ-谷氨酰转肽酶水平升高。

NRH的组织病理学诊断在手术标本中较容易，在针吸活检中也是可能的[999]。采用网织纤维染色可以更好地显示结节[997]。显微镜下，NRH的特征为成板状排列的肝细胞增生结节，其厚度超过一个肝细胞，与结节相邻的实质细胞（一般为小叶中心区）受压萎缩。汇管区常常位于结节的中央。结节与结节之间没有纤维性间隔，因而不同于肝硬化（表35）。在一些病例中，结节之间受压的肝实质可出现肝窦周围纤维化。一般情况下，没有炎症表现或仅有轻度炎症表现，无肝细胞损伤改变。针吸活检中血管改变可能较少且不显著。有门脉高压患者——甚至没有门脉高压的患者（或可能为门脉高压亚临床期）——可出现非肝硬化性门脉高压（门静脉硬化）的异常“汇管区旁分流”血管[965]。

部分性结节形成

部分性结节形成（partial nodular transformation, PNT）是一种少见疾病，其中的结节大于NRH的结节，一般限于肝门周围区域。同样，汇管区静脉血栓形成与其发病有关，但此时位于靠近肝门的大的肝门静脉分支[1001,1002]。

局灶结节状增生

局灶结节状增生（focal nodular hyperplasia, FNH）参见第358页。这种结节性病变也被认为是由于血管异常所致：动脉增生使局灶性充血，导致出现以淤胆为特征[1003]的结节状实质增生[1004]。

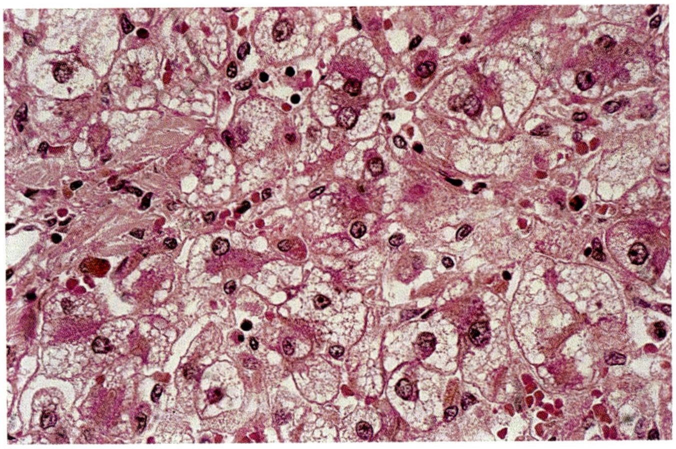

图3.43 妊娠急性脂肪肝。高倍显微镜下小叶实质出现特征性的微泡性脂肪变性和少量淋巴细胞。（HE）

妊娠肝疾病

正常妊娠并非一定会出现特殊的显微镜下肝组织改变。妊娠时累及肝的疾病可细分为妊娠特发性疾病和妊娠伴发性疾病[1006-1008]。近来已有有关这类肝疾病的流行病学、病生理学、诊断和治疗的综述[1005]。

妊娠特发性肝疾病

妊娠急性脂肪肝

妊娠急性脂肪肝（acute fatty liver of pregnancy, AFLP）是一种极为少见但可在妊娠后几个星期发生的重要并发症，主要累及初孕妇。AFLP是最严重的妊娠相关性疾病，但在过去几十年中其预后已有很大改善[1011]。病变是由于胎儿脂肪酸转运和线粒体氧化（fatty acid transport and mitochondrial oxidation, FATMO）障碍所致[1010]。大体上，受累肝呈黄色，常常较小，代表肝实质成分缺失。显微镜下，最具特征性的表现为微泡性脂肪变性，常常累及整个肝小叶，有时在汇管区周围可残留较窄的一圈肝细胞（图3.43）。肝细胞含有直径不足1μm的极细的脂滴，在常规染色切片中可能会被认为是气球样变肝细胞而不是脂肪变性。这种表现类似于急性病毒性肝炎中的肝细胞水肿，其中10%～20%的病例由于出现淋巴浆细胞浸润和嗜酸小体可导致诊断困难[1009,1011]。采用冰冻切片进行组织化学脂肪染色可明确诊断。因此，对于妊娠晚期出现不明原因黄疸的患者，明智的做法是保留部分活检标本进行冰冻切片油红O染色[1008]。

偶尔肝窦内可见纤维素性栓塞，有些患者出现淤胆、肝细胞坏死、髓外造血和巨型线粒体[1008,1011]。中止妊娠以及肝性脑病和肝外并发症的支持疗法有助于多数患者的治疗和存活。妊娠急性脂肪肝在以后的妊娠过程中极少再发；再发的病例极其少见[1012]。

妊娠毒血症（先兆子痫／子痫）

先兆子痫的特征为妊娠诱发高血压或使高血压进一步加重，伴有蛋白尿、外周性水肿以及个别病例出现凝血功能异常[1013]。随之可发生惊厥和昏迷，此期为子痫期[1008,1014]。

先兆子痫见于5%的妊娠患者，一般发生在第三个三个月期间，尤其是初次妊娠。在妊娠急性脂肪肝患者中发生率增高[1009]。重度先兆子痫和子痫可导致肝细胞功能异常，表现为血清转氨酶和（或）碱性磷酸酶升高。大体上，肝被膜和切面出现弥漫分布的细小斑状出血[1008,1014]。内皮损伤和破坏可导致血管内凝血。组织病理学上，纤维素性血栓可见于门脉血管和汇管区周围肝窦，伴有不同程度的出血和肝细胞坏死。纤维素可通过磷钨酸-苏木素（phosphotungstic acid-hematoxylin, PTAH）染色或免疫组织化学方法来识别。广泛汇管区周围病变可导致肝衰竭，两种少见的并发症——由被膜下血管瘤所致破裂和肝组织梗死——常常是致死性的[1014]。

HELLP综合征

HELLP是溶血、肝酶升高和血小板计数降低的缩写。此综合征极其少见，发生于先兆子痫的女性[1006]。其特征性病变为汇管区周围出血、肝细胞坏死和纤维素渗出。瑞典的一项研究对伴有或不伴有HELLP的重度先兆子痫患者的胎盘进行了组织病理学比较。先兆子痫组比HELLP组更常见梗死、绒毛血栓形成和胎盘剥离等。与先兆子痫组相比，瑞典的HELLP病例具有较高的平均胎盘重量（校正胎龄），提示先兆子痫和HELLP综合征患者具有不同的潜在发病机制和病因[1015]。

妊娠肝内淤胆

妊娠肝内淤胆（intrahepatic cholestasis of pregnancy, ICP）为可逆性淤胆，常常发生于妊娠晚期，并一直持续至分娩[1017]。在欧洲，ICP的发生率大约为10～150例/10 000例妊娠。瘙痒、黄疸和脂肪吸收异常可损害生活质量；母亲的预后较好，但对于未出生的婴儿，ICP为致死性疾病。肝胆转运蛋白杂合性突变容易出现ICP，涉及MDR和BSEP[1019]。ICP是一种综合征，具有多种发病机制，包括遗传性、激素性和环境因素[1016]。一般情况下，确诊ICP不一定需要肝活检。组织病理学检查出现胆小管和肝细胞胆红素淤积，尤其是在小叶中心区域[1018,1020]。

其他妊娠肝疾病

妊娠期间其他一些肝问题包括妊娠过程中发生的肝疾病（如病毒性肝炎、胆石症）和妊娠患者先前就存在的肝疾病。

其他器官和系统性疾病中的肝累及

本章节仅限于一些较常见的疾病。如要全面了解有关问题，读者可参阅肝病理学教材。

肉芽肿

上皮样肉芽肿可见于3%～15%的肝活检中[1025]，其发病率随地理位置和肝活检患者选择方法的不同而不同。其病因学多样，其相关成分同样与地理位置和病例选择有关[1021]。

肝肉芽肿的完整诊断需要对肉芽肿本身及其相关的病变（如肝炎、胆红素淤积、胆管损伤）进行仔细的组织学评估。连续切片常常有助于诊断，对于可疑肉芽肿性疾病但首张切片并未发现有肉芽肿结构者是非常重要的。特殊技术有助于诊断，如微生物染色（Ziehl-Neelsen、乌洛脱品银染色显示真菌，免疫染色显示特殊病原体）、偏振光显微镜检查包涵体以及X线微量分析（如金、钡、硅）[1021]。组织学、临床、血清学和分子学方法相结合可使高达64%的病例明确病因[1023]。

当不能完全确立诊断时，应了解临床情况进行病因学诊断。依照此观点，肝肉芽肿分为四种情况[1021]：

1. 见到病原体。通过显微镜检查病因明确，因为可以见到病原体。例如卵巢周围的血吸虫肉芽肿和经过适当染色可见分枝杆菌的病变。
2. 病因已知或至少诊断明确。正确解读需要了解临床资料。例如如果出现肉芽肿和受损胆管周围淋巴细胞浸润，患者为中年女性，伴有瘙痒、血清碱性磷酸酶升高和抗线粒体抗体检测阳性，则可诊断为原发性胆汁性肝硬化[1021]。
3. 可疑性诊断。即使没有肯定的病因学结果，但基于组织学特征可以提示。例如肉芽肿伴有多量嗜酸细胞提示药物诱发性病变或寄生虫病。
4. 病因不明。令人遗憾的是，此类为一大组。组织学仅仅支持为肉芽肿，在某种程度上限制了诊断的范围。正如结核病仍为世界性难题一样，此诊断应当被视为可能性之中。

结节病。肝结节病包涵一个很宽的谱系，包括无症状肝肉芽肿形成肝功能检测轻微异常，到明显的临床疾病，出现淤胆或见于晚期病例的肝硬化和门脉高压[1024]。在文献中，肝肉芽肿患者确诊为结节病的比例为21%～79%。根据美国三军病理研究所（Armed Forces Institute of Pathology）[1022]的一系列活检分析，在结节病患者和临床有肝病表现（结节病的少见亚型）

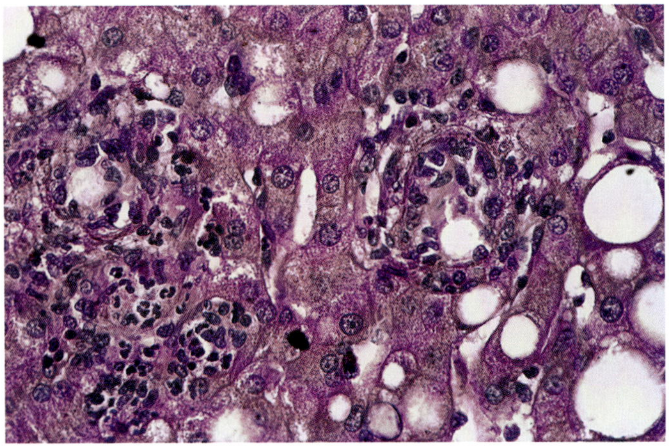

图3.44 Q热。高倍显微镜下，小叶实质伴有一些脂肪变性，并可见两个纤维素环状肉芽肿。肉芽肿由中心脂肪空泡、一层组织细胞和淋巴细胞以及一个纤维素环组成，另外出现炎症细胞聚集。（HE）

患者的肝活检中，100%的患者可见肉芽肿性炎症。该研究除了肉芽肿性炎症外，还提出了三大类异常：淤胆（58%）、坏死性炎症（41%）和血管改变（20%）。一些组织学上类似的其他疾病包括：原发性胆汁性肝硬化、原发性硬化性胆管炎、药物诱发性肝疾病、胆管梗阻和病毒性肝炎。在活检中肝纤维化所占比例为21%，包括6%有肝硬化。尽管这些数字可能并非很客观，但它们确实提示：一些肝肉芽肿患者出现了进展性肝疾病。结节病的上皮样肉芽肿常常在汇管区和汇管区周围最多见，一般成团分布。肉芽肿"新旧"不一，一般通过纤维化来愈合，因此在同一个活检标本中可出现数量和程度不一的上皮样细胞、炎症、巨细胞和瘢痕组织。少数病例可出现大片的肉芽肿和纤维化（结节病瘤），临床上被疑为肿瘤[1022]。

原发性胆汁性肝硬化有时与结节病及其难鉴别，因为两者均可出现汇管区肉芽肿、胆管损伤和破坏、胆管缺失和慢性淤胆[1028,1030]。两种病变可并存[1026]。

有些肉芽肿患者主要表现为门脉高压。后者是由门脉肉芽肿和纤维化所致[1031]。结节病的最终诊断并非单独依靠肝活检的组织病理学分析，因为存在多种类似的肉芽肿性疾病。

纤维素-环状（或面圈状）肉芽肿出现明显的环状结构，纤维素沉积于外周或位于肉芽肿的周边，肉芽肿由上皮样细胞、巨细胞和中性粒细胞组成，中心为脂肪空泡（图3.44）。检测典型的"纤维素环"结构需要进行连续切片[1029]。最初该表现见于Q热，在别嘌呤醇过敏、巨细胞病毒和EB病毒感染、利什曼病、弓形体病、甲型肝炎、Hodgkin淋巴瘤、巨细胞动脉炎和系统性狼疮中也可见到。该表现被认为可能代表了肝组织损伤的非特异性反应[1027]。

有关脂性肝炎中**脂性肉芽肿**和**矿物油肉芽肿**的讨论分别见第295页和第293页。

巨细胞病毒感染

巨细胞病毒（cytomegalovirus, CMV）可能为新生儿肝炎的病因；在一些病例中，CMV基因组可通过聚合酶链反应来识别[1032]。CMV为免疫缺陷患者机会性肝炎的重要病因。细胞核内的CMV包涵体周围常常可见透明的空晕，多见于有症状的免疫受损患者。CMV包涵体可见于肝组织内的所有细胞：肝细胞、胆管细胞、内皮细胞和汇管区的纤维母细胞。特殊免疫染色可以显示CMV抗原，即使是在没有包涵体的细胞内[1037]，但常常以异常的嗜碱性颗粒状细胞质为特征[1038]。可进行病毒DNA原位杂交，但该项技术操作较难，并且在一些病例中比免疫组织化学染色更难以解释。因此在常规诊断工作中，免疫组织化学染色更为可取[1034,1036]。也可出现肝窦内中性粒细胞聚集，甚或在没有CMV证据的肝细胞周围出现微脓肿[1038]；这是有价值的诊断性信号，应尽力寻找病毒包涵体或抗原成分。

在有免疫活性的宿主中可出现类似于单核细胞性肝炎，其中汇管区和肝窦可见显著的单核细胞浸润，主要由或大或小的非典型淋巴细胞组成[1035]。也有出现小团Kupffer细胞、上皮样肉芽肿和纤维素-环状肉芽肿的报道[1033]。肝细胞损伤一般仅限于散在局灶性坏死和凋亡。

传染性单核细胞增多症

在传染性单核细胞增多症中，90%以上的患者有肝组织受累，但此类肝炎的临床症状一般并不明显。只有5%～10%的肝组织受累患者出现症状。对于模棱两可的病例，原位杂交（in situ hybridization, ISH）在确诊EB病毒性肝炎方面是有益的辅助工具。通过ISH可检测EB病毒的早期RNA（EBV early RNA, EBER）。然而，EBER阳性细胞可较为稀少，容易被忽视[1040]。组织病理学上可见汇管区和肝窦的致密单核细胞浸润，含有较大的非典型淋巴细胞。这些细胞在肝窦内明显呈单排分布。这种表现应当与白血病或淋巴瘤累及肝鉴别，其特征为细胞成分并不是很单一。Kupffer细胞肥大、上皮样细胞和纤维素环状肉芽肿偶尔也可见到。小灶肝细胞坏死和嗜酸小体也可见到，但实质损伤与致密的炎症浸润一般情况下不成比例[1041]。淤胆型肝炎并不常见，但EB病毒感染在所有年龄组的鉴别诊断中都值得考虑[1039]。

获得性免疫缺陷综合征

肝并非是人类免疫缺陷病毒（human immunodefi ciency virus, HIV）感染的最初靶器官。多数肝组织表现为机会性感染、淋巴瘤和Kaposi肉瘤[1056]，但Kupffer细胞可成为HIV的储藏地[1055]。在世界的不同地方，机会性疾病的类型存在显著差异，取决于局部潜在和后天感染的发病率和HIV感染患者的存活率。机会性疾病随人类的迁移而变化。AIDS的病理学并非不变，而是变化的[1057]。在有HIV感染或肝功能检查异常的AIDS患者，肝活检是重要的诊断工具[1060]。此类肝活检是进行一些特殊研究的备选。应当保留部分标本以用于细菌和病毒培养。常常需要进行特殊染色（如抗酸和银染色）、免疫组织化学和ISH以更为精确地确定这些患者的感染性和肿瘤性病变[1044]。AIDS和HIV感染可出现多种肝组织异常表现[1025,1043]。

非特异性改变包括：门脉轻度单核细胞浸润，小叶内散在淋巴细胞和凋亡小体，一定程度的纤维化和小胆管反应，巨泡性脂肪变性，以及Kupffer细胞含铁过多。肝窦扩张、肝紫癜[1064]和杆菌性肝紫癜[977]也可见到。

特异性感染包括以往的病毒性乙型肝炎的再度活化。在HIV感染患者中，乙型、δ或丙型肝炎的病程不一，常常伴有较为严重的进展至肝硬化的趋势[1052,1062,1065]。CMV感染累及肝极为常见[1056]。其他累及肝和胆管的机会性感染和侵染包括：胞内鸟型分枝杆菌感染、结核分枝杆菌感染、隐球菌病、念珠菌病、组织胞浆菌病、疟疾、隐孢子虫病和微孢子虫病[1054,1056]。耶氏肺囊虫（以前称为卡氏肺囊虫）可引起多灶性的嗜酸性泡沫样渗出，类似于肺部感染[1048]。

肉芽肿可由分枝杆菌和真菌感染所致，但也可见于药物诱发性或隐源性病变。较多见的肝病变为含有胞内鸟型分枝杆菌的多发性肉芽肿，PAS淀粉酶、Ziehl-Neelen或Gomori乌洛脱品银染色观察更为方便[1058]。分枝杆菌包裹于构成肉芽肿的泡沫样组织细胞中，常常出现条纹样表现。在散在分布的Kupffer细胞中也可见少数甚至单个的分枝杆菌。

AIDS胆管病可类似于硬化性胆管炎，可能是由一些微小病原体感染胆管分支所致[1045]。微孢子[1059]和隐孢子[1046]是AIDS胆管病患者胆道内的病原菌，是胆管上皮机会性感染引起的重要的胆管病变，类似于硬化性胆管炎。在HE染色切片中可勉强辨认出成簇的淡染折光孢子，伴有极小的嗜苏木素核，位于肠上皮细胞和胆管细胞的核上细胞质中。半薄切片甲苯胺蓝染色和电镜更为敏感。在1例出现梗阻性黄疸和淤胆体征和症状的AIDS患者中，在其胆管消失综合征中确诊的胆管缺失被认为是继发于CMV感染，是由于重度免疫抑制所致[1051]。AIDS中引起胆管病的更多机会性感染包括组织胞浆菌[1053]、细胞原生动物寄生虫贝氏孢球虫[1066]和贾第鞭毛虫感染[1067]。

肝门静脉硬化的特征是程度不同的门脉纤维化、门静脉分支硬化和肝窦状隙扩张，目前已确认为HIV患者非硬化性门脉高压的原因[1063]。

非Hodgkin淋巴瘤，尤其是Burkitt和免疫母细胞型淋巴瘤，可以累及肝，表现为门脉浸润或结节状肿块[1042]。**Kaposi肉瘤的**肝累及在患者死亡之前一般并未被怀疑，但可以通过肝活检来确诊[1050]。AIDS中肝组织的另一个改变是肝窦周围含脂质细胞[1049]。

药物毒性在HIV疾病中常见，由于用药混杂，存在不良反应和药物相互作用的可能性[1061]。重要的是核苷同源物反转录酶抑制剂相关的肝毒性伴肝衰竭，活检的特征表现为：大泡和微泡脂肪变性、淤胆、肝细胞坏死和炎症[1047]。

疟疾

疟疾的最为特征性的表现是出现细颗粒状深棕色或黑色色素（疟原虫色素），后者最初可见于Kupffer细胞，晚些时候可见于门脉巨噬细胞。这种色素呈双折光，PAS和铁染色呈阴性。它们类似于人工福尔马林色素，也可溶于饱和的酒精苦味酸中。它们与血吸虫色素极其相似，但它们的生化表现与后者的不同。炭末沉着性色素可与疟色素类似，但并非双折光[1068]。其他组织学改变包括局灶坏死、脂肪变性和门脉轻度单核细胞浸润。

糖尿病

2型糖尿病的肝病理学在NAFLD和NASH（见第297 ~ 299页）讨论中提到过。1型糖尿病是由于胰岛素缺乏所致，受累儿童的肝组织的特征为：显著的糖原病或糖原性肝病，肝细胞糖原病理性过量，与糖尿病控制不良有关。如果伴有库欣样表现、生长迟缓和青春期延迟，则可以诊断为Mauriac综合征[1073]。应用长效胰岛素并由每日1次改为每日2次注射，可对代谢进行更好的控制，可使肝肿大和相关临床特征减退[1078]。肝活检HE染色出现肝细胞弥漫淡染，PAS染色显示过量糖原聚集。超微结构检测，细胞质和胞核出现显著糖原聚集[1077]。

在糖尿病成人患者中，肝肿大和肝酶异常也可以是肝细胞糖原聚集的结果，与在儿童一样。糖尿病患者中

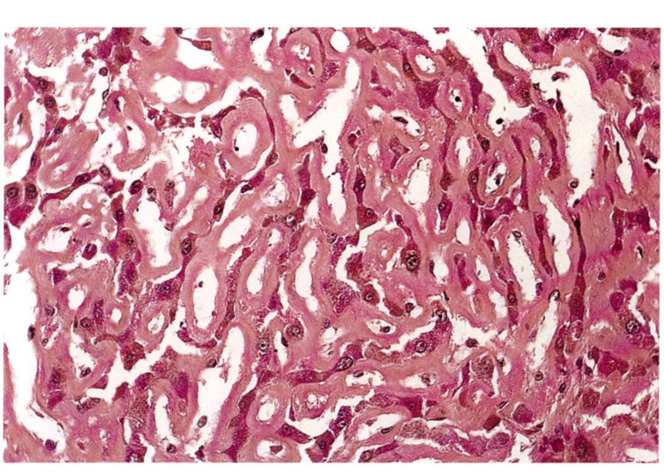

图3.45　淀粉样变性。高倍显微镜下，小叶实质Disse腔内可见大片淀粉样物质沉积，肝细胞板明显萎缩。（HE）

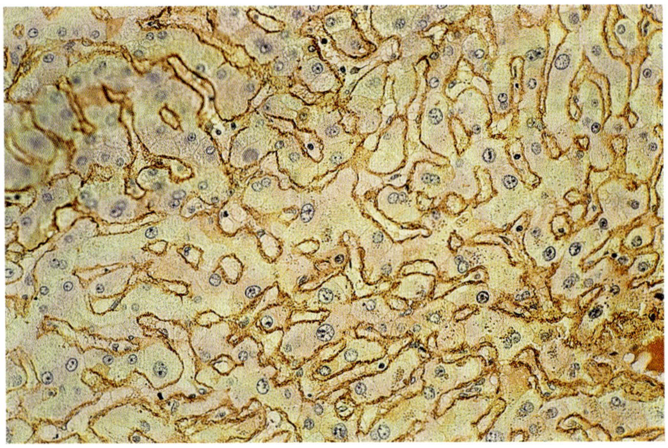

图3.46　轻链沉积病。高倍显微镜下，小叶实质的Disse腔内可见κ轻链沉积。（κ轻链免疫染色）

肝肿大的其他重要病因是脂肪变性。这是由机体本身和胰岛素抵抗状态决定的，并非由血糖控制所致。区分脂肪变性和糖原病很重要，因为脂肪变性可进展至纤维化和硬化，而糖原病并非如此，但需要更好地控制血糖。糖原病和脂肪变性不能依赖超微结构检查来区分。组织学检查起决定作用[1069]。进行尿素循环缺陷饮食管理的患者其饮食中含有必需氨基酸，其肝细胞中可出现类似的局灶或弥漫性糖原聚集（局灶沉积除外），类似于糖原贮积病[1076]。糖原病也可见于神经性厌食患者，后者被解释为对饥饿的适应性反应[1074]。

肝窦病变也是糖尿病肝组织改变的一部分。非肝硬化性肝窦纤维化可在有与 NASH 无关的长期糖尿病病史之后出现。患者出现微血管并发症表现，包括视网膜病、肾病以及外周和自主神经病。肝活检出现广泛致密的肝窦周围纤维化；免疫组织化学染色显示肝窦周围有基底膜成分分布。糖尿病性肝硬化（diabetic hepatosclerosis, DHS）一词用于此病变，表示糖尿病微血管病累及肝[1071]。在电镜下，肝窦和肝窦细胞显示 Disse 腔内多量较厚的胶原束，并且肝窦细胞下方基底膜样物质增加。肝窦周围细胞表现活跃，出现多量粗面内质网和粗大细胞突起[1075]。在尸检中，糖尿病性肝硬化的发生率为 12%，提示其并不少见，但在多数患者中无临床表现[1070]。另一项有关尸检糖尿病患者的更严格的研究显示，糖尿病性肝硬化的发生率仅为 1/57，伴有结节性肾小球硬化和肝动脉硬化玻璃样变[1072]。

淀粉样变性和轻链沉积性疾病

尽管系统性淀粉样变性常常累及肝，但临床上极少出现肝病表现。淀粉样物质表现为均一的嗜酸性细胞外物质（图 3.45），呈苹果绿色双折光，刚果红染色呈阳性。原发性骨髓瘤相关性（AL）淀粉样变性和反应性（AA）淀粉样变性并不能通过其解剖学分布来区分。刚果红染色之前进行高锰酸钾处理，可使 AL 淀粉样物质刚果红染色呈阳性[1084]，AL 淀粉样物质轻链免疫染色呈阳性[1079]。

淀粉样物质一般沉积于肝动脉分支或分布于沿肝窦分布的 Disse 腔内，两个部位常常均可见到。肝窦周围沉着可导致肝细胞板萎缩和肝窦狭窄，偶尔可导致肝内淤胆和门脉高压[1081,1082]。更为罕见的是，淀粉样物质呈球状沉着。细胞内淀粉样小球以及小球转变成腺样沉积的转变形式提示：这是一种系统性淀粉样变性累及肝的早期表现[1083]。

与淀粉样物质极为类似的肝窦周围和门脉区均一性沉着也可见于**轻链沉积病的**肝累及，一般可引发肾综合征。κ 和 λ 轻链免疫组织化学染色可以明确沉积物，一般为 κ 轻链（图 3.46）。轻链沉积病刚果红染色呈阴性，刚果红染色后不出现苹果绿色双折光。在个别的病例中，同一患者既可出现轻链沉积，也可出现淀粉样物质，更为罕见的甚至可伴有肝内淤胆[1080]。

非特异性反应性改变

有些原发于肝外的疾病可伴有肝的非特异性反应性改变，包括发热、炎症和肿瘤性病变，尤其是在老年人。可出现汇管区和小叶炎症、脂肪变性、Kupffer 细胞肥大，肝细胞甚至可出现局灶性坏死。需要了解临床信息以便与轻度慢性或残余性肝炎鉴别[1085,1086]。

器官移植的肝病理学

肝异常可能与肝和其他器官移植有关。

肝移植

在过去的数十年当中，肝移植病理学在肝病理学中已经融入了一个全新章节。一般来说，在现代医学中，如果临床病理的密切协作已成为必要条件，那么在器官移植领域同样如此。在移植中心，病理医师为临床小组中的一员，参与移植前对患者的原发性疾病进行的评估，在获取同种移植器官时参与识别潜在的供体肝疾病（如脂肪变性、肝癌），并参与识别移植后的各种并发症[1088,1089,1091-1093]。

由于在世界范围内已建立起用于治疗重症急性和慢性肝疾病的移植中心，地区医院的病理医师可能要遇到器官移植受者移植后的医疗、随访等问题，应当熟悉一些肝移植病理学[1091]。

当患者出现肝功能恶化症状时，临床医师要进行经皮肝活检。一些移植中心实施的肝活检——常常被称为“拟定活检”（protocol biopsies）——是按照计划的时间来进行的，无论肝组织的化学改变如何[1087,1090]。通过对这种实施方式优缺点的细致考评，专家们得出的结论是：这种活检在肝移植受者的治疗方面仍然可发挥作用[1095]。对于有经

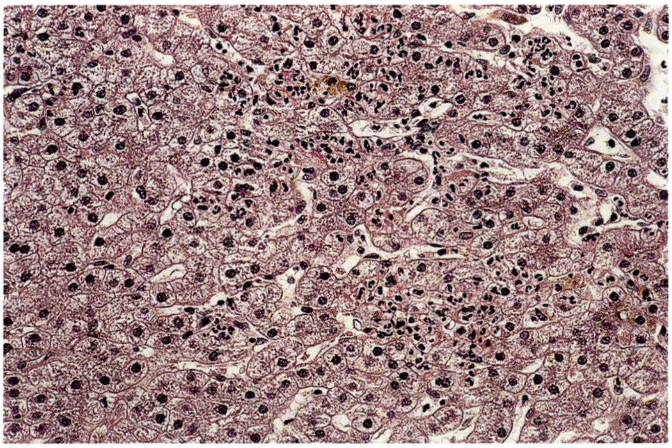

图3.47 手术性坏死包括局灶肝细胞坏死和成团的中性粒细胞聚集。最初见于腹部外科手术末尾取材的标本中，它们现在也被认为是供者肝在肝移植过程中重新形成血管后出现的“保存性损伤”的标志。（HE）

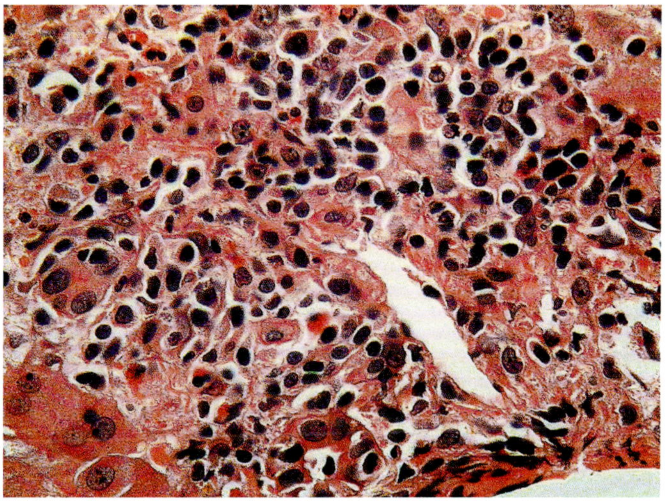

图3.48 肝同种移植物的急性（细胞性）排异。高倍显微镜下，汇管区可见致密的混合性炎症浸润（包括淋巴细胞、较多不成熟的淋巴样细胞和嗜酸细胞）、轻度内皮炎症（从中心至右下方）和胆管受累（中心靠左和底部中央）。（HE）（Courtesy of Professor T Roskams, Leuven）

验的专家，细针吸取活检也可提供有助于诊断的信息[1094]。

供体先前存在的病变

病理医师可能被要求通过冰冻切片来除外可能成为供肝的先前就存在的疾病。例如，大泡性脂肪变性发生原发性移植物功能异常的风险较高[1108]。有一项研究建议通过两处活检来评估供肝[1099]。对肝实质受累应当进行半定量分析，分为没有、轻度（＜30%）、中度（30%～60%）或重度（＞60%）[1107]，由于最后一组被认为不适于使用，因为其有很高的发生同种移植物原发性功能异常的风险[1106,1107]。与视觉评估相比，点计数方法的重复性很好，是计算肝脂肪变的首选[1100]。尽管伴有轻度脂肪变性（＜30%）的肝组织的移植通常是安全的，但在移植后早期可有一段时期出现肝功能异常（转氨酶升高、凝血酶原时间延长），甚至可导致降低的移植物存活。一项回顾性研究比较了294例候补供者的肝活检冰冻切片分析与常规组织学切片和移植物结局，得出了一个结论：对于评估移植物是否适合，尸体供肝者的活检冰冻切片的组织学评估是一种准确、及时和有预见性的方法[1098]。

由于对肝移植的迫切需要，一些中心（注意大多数欧洲移植中心目前反对应用有重度脂肪变性的肝进行移植）已实验性地应用了有重度脂肪变性的肝组织并得到了好的结果，尽管强调必须尽最大努力来处理这些高风险器官[1104]。2002年，一项在美国和英国移植中心进行的跨大西洋的调查发现，目前的实践策略不仅在国家之间不一样，在同一个国家的不同移植中心之间也不一样，因此这个领域还需要进行更多的研究以获得科学证据，以便所有有活力的肝组织可以安全地应用[1102]。

死亡肝细胞释放的脂肪球可导致囊性病变形成（脂肪微囊，周围围以巨噬细胞），类似于肝紫癜（所谓的脂性紫癜）[1097]。大多数脂肪在移植后1周内似乎可被清除[1103]。微泡性脂肪变性并非禁忌[1096,1101]。出现原发性或转移性恶性肿瘤则禁忌使用。

近来的一项研究（最初目的是为了了解活检发现对于潜在活体供者评估的作用）发现，来自潜在活体供者的肝活检中少数（占活检42%）为完全正常；其余有脂肪变性（37%）、脂性肝炎（15%）、难以解释的低度/早期慢性肝炎、原发性胆汁性肝硬化、结节性再生性增生（6%）。活检发现，56例供者中有29例为不合格者。结论是：对于发现潜在供肝中难以察觉的疾病，肝活检可提供有价值的信息[1105]。

累及非移植性肝组织的所有疾病均可累及移植的肝组织，此外后者还可有多种其他异常，包括保存/再灌注损伤、同种移植物排异、各种并发症（如手术事故、肝动脉和门静脉血栓形成、胆管问题，如开裂、漏、坏死、狭窄、结石形成、感染）、药物反应、机会性感染、再发性疾病和移植后淋巴组织增生性疾病[1093]。

保存/再灌注损伤

保存/再灌注损伤是指由于供体肝的获取、缺血性保存、移植和再灌注所致的非免疫性移植物损伤[1109,1111]。这种损伤发生较早（移植后头2周），经过数周自行消退[1116]。为了评估可能的保存/再灌注损伤，应当在器官移植重新恢复血液循环后即刻进行标本取材（零时间活检）[1113]。极其常见的所谓“手术性坏死”常常见于所有的手术标本[1112]，由成团的中性粒细胞和散在的嗜酸性小体组成（图3.47）。另一种保存性损伤是所谓

表3.8 急性细胞排异的分级

全面评估[A]	标准
不能确定	汇管区炎症浸润未达到诊断急性排异的标准
轻度	排异反应累及少数汇管区，一般较轻，且病变局限于汇管区以内
中度	排异反应累及多数或所有汇管区
重度	有上述中度排异反应表现并扩展至汇管区周围区域，中度至重度小静脉周围炎症扩展至肝实质，并伴有小叶中心肝细胞坏死

[a]描述轻度、中度和重度急性排异可分别记为Ⅰ、Ⅱ和Ⅲ级。
Data from International Panel,1127 with permission from authors and publisher.

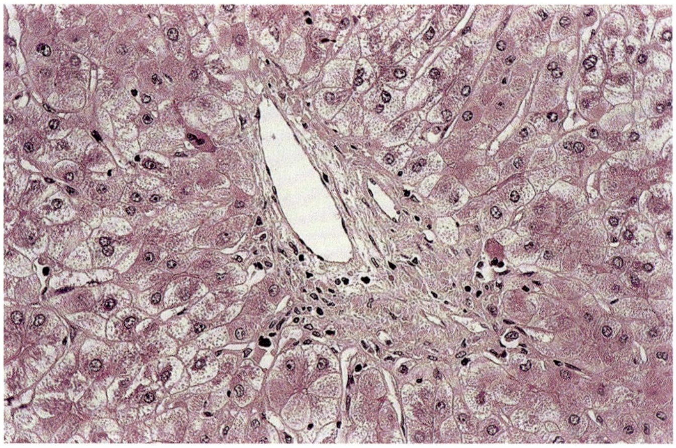

图3.49 肝同种移植物的慢性"胆管缺失性"排异。汇管区未见胆管结构，可见极为散在的淋巴细胞浸润。（HE）

的"功能性淤胆"，肝细胞和胆小管内可见胆红素淤积[1110,1117]。这种表现应当与淤胆伴有急性排异、药物毒性、肝炎、胆管阻塞或脓毒血症鉴别。

保存/再灌注损伤导致的另一种病变为不同程度的肝细胞肿胀，呈小叶中心性或全小叶分布，常常伴有胆红素淤积和一些肝细胞流失；出现全部三个特征代表严重的保存/再灌注损伤，预后不良[1114]。然而，移植后早期肝活检中出现小叶中心肝细胞缺失不应轻易诊断为保存/再灌注损伤，而应疑为排异相关性表现，即使典型的汇管区改变并不明显，也应当考虑加强免疫抑制[1115]。

同种移植排异反应

肝同种移植排异定义为因宿主免疫反应所致的移植肝损伤。排异反应分为体液性、急性（细胞性）和慢性（胆管缺失性）[1129]。其组织病理学改变较为特殊[1093,1119,1124,1126,1131]。

体液性排异（超急性或抗体介导的排异反应）极为少见，发生于先前或随后形成抗ABO血型不相容供者抗体的患者[1123]。抗体与移植物脉管产生反应，在移植后头几个小时内引发内皮损伤和血栓形成，最终导致几天之内出现凝血和出血性坏死。

急性（细胞性）排异最为常见。临床上显著的排异见于20%～40%的患者，而在移植后第一周左右的拟定活检中，组织学异常高达80%。临床显著排异的发生率似乎是在下降，可能与促进的免疫抑制有关[1093]。急性排异一般发生于移植后头3周内，平均发病时间为7～10天（当然有个别例外）[1142]。急性排异是由细胞介导的免疫反应所致，后者作用于胆管上皮以及汇管区和小叶中央静脉的内皮细胞[1136]。组织学上，细胞性排异的特征为：汇管区炎细胞浸润、胆管损伤和内皮炎症（图3.48）。急性排异的诊断至少需要这三项中的两项[1129]。对于排异反应来说，这些特征本身并不完全是特异性的。汇管区炎症是由混合性炎症细胞组成的：以小淋巴细胞为主，混合有大的淋巴细胞样细胞、免疫母细胞、巨噬细胞、浆细胞、中性粒细胞和嗜酸性细胞。在有些病例中出现大量嗜酸性粒细胞，这种表现有助于诊断[1138]。炎症一般遍布汇管区，但也可局灶性分布和分布不均；有鉴于此，建议对标本进行多层次切片检查，最少应当包含5个汇管区[1127]。偶尔，炎症浸润扩展至汇管区界限以外，甚而导致汇管区-汇管区桥接[1127]。

内皮炎可见于汇管区静脉或中央静脉，可见内皮上、下淋巴细胞，内皮损伤，以及内皮从底层分离。出现小叶中央静脉内皮炎，伴有小叶中心肝细胞坏死和汇管区炎症浸润扩展至汇管区周围，提示重度细胞性排异[1127]。少数以内皮改变为主的细胞性排异表现为成人和儿童同种肝移植物出现孤立性中央小静脉炎[1122,1133]，可导致小静脉周围纤维化和静脉阻塞综合征[1141]。内皮炎并非总是存在，有可能缺失，尤其是在移植后早期阶段以外发生的急性排异[1139]。

胆管可见淋巴细胞和淋巴样细胞浸润（淋巴细胞性胆管炎）；胆管上皮损伤表现为核仁着色不均、细胞质内空泡、细胞分层或个别细胞消失和胆管形状不规则。角蛋白7免疫染色有助于显示胆管及其病变[1125]。

区分细胞排异与胆管病变时，汇管区嗜酸细胞、内皮炎和坏死性炎症支持排异；胆红素淤积、中性粒细胞浸润、胆管增生和胆管周围纤维化/水肿支持胆管炎[1120]。

已有几种细胞（急性）排异的分级系统。它们的理论基础是用于预测不良临床预后。Batts[1119]已对分级系统进行了最新回顾。一个国际专门小组在加拿大Banff会议后也发布了一个文件[1127]，其提出的分级系统如表3.8所示。

其他不常见到的表现包括胆红素淤积、一些小叶单核细胞浸润性炎症，一些重度排异病例中可出现小叶中心融合性实质坏死。

慢性排异。肝同种移植慢性排异定义为同种移植物免疫性损伤，一般是由重度或持续性急性细胞性排异进展而来的，可导致胆管、动脉和终末肝静脉以及周围肝实质的潜在的不可逆性损伤[1128]。诸如“胆管消失综合征”和“胆管缺失性排异”等术语已建议不再使用，因为胆管缺失仅仅为肝同种移植慢性排异的一个方面[1129]。然而，“胆管缺失性排异”仍被经常被当做慢性排异的同义词来使用。

当有急性细胞性排异病史的患者出现进行性淤胆时，临床应怀疑有慢性排异。慢性排异的最终诊断应结合临床、放射学、实验室检查和组织病理学所见。组织病理学上，慢性排异的最低诊断标准为：(1)出现胆管萎缩/核固缩，累及多数胆管，伴有或不伴有胆管缺失；(2)明确的泡沫细胞阻塞性动脉病；(3)胆管缺失累及50%以上的汇管区。由于伴有特征性改变的动脉主要分布于肝门部位，并且在针吸活检标本中极少能够见到，因而重点是放在小胆管损伤和缺失上。显然，应除外由其他原因引起的胆管损伤和缺失，包括胆管阻塞和肝动脉血栓形成[1128]。

慢性排异的肝组织病理学改变主要累及汇管区和小叶中央区域。在汇管区内部，慢性排异本身出现小胆管和小的肝动脉分支损伤及随后缺失（图3.49）。

早期胆管损伤包括细胞核排列不均匀、增大和着色较深，胆管的内衬上皮不连续，出现“异型”或萎缩表现。衰老相关性p21（WAF1/Cip1）蛋白表达在早期慢性排异期间是增加的，成功恢复时降低。用于诊断早期慢性排异的特征性胆管细胞的细胞学改变是由复制性衰老所致[1135]。随着病程进展，较小的小叶间胆管开始出现胆管缺失，伴有汇管区细胞浸润减少，导致汇管区呈“熄灭”表现。胆管缺失见于至少50%的汇管区才能确立慢性排异的诊断。缺失胆管的可靠计数需要适当的活检标本，至少包含20个汇管区和（或）在几个连续活检组织中出现胆管缺失[1134]。一个显著特征是缺少小胆管反应或汇管区周围纤维化，除非存在相关远端胆管梗阻。可能的原因是移植肝内缺少对于肝祖细胞激活极为重要的迷走神经支配[1121]以及胆管细胞凋亡增加[1132]。

早期动脉改变包括内膜下、管壁中层和外膜泡沫样巨噬细胞聚集，但正如上文提到的，这些改变在外围针吸活检中一般取不到。动脉病变中的巨噬细胞和间叶细胞来自受者[1137]。在一些慢性排异病例中，炎症和（或）泡沫细胞改变也可见于汇管区和肝静脉，尤其是在表现更急的病例，提示与急性细胞性排异有重叠[1130]。在晚期，胆管和动脉损伤主要通过这些结构的消失程度来评估。当含有胆管的汇管区不足80%时考虑为胆管缺失；当含有肝动脉分支的汇管区不足77%时考虑为动脉缺失[1128]。

在小叶中心区域，慢性排异的早期改变特征为：胆红素淤积、肝窦泡沫样细胞（可能与慢性淤胆有关）、小叶中心静脉内皮下和静脉周围单核细胞性炎症，伴有小叶中心肝细胞消失，可见含有色素的巨噬细胞和轻度小静脉周围纤维化。“一过性肝炎”有时很难与病毒性肝炎区分，发生于向慢性排异晚期进展期间[1140]。在晚期，慢性排异表现为重度（桥状）小静脉周围纤维化，至少伴有局灶中央-中央或中央-汇管区的桥接和个别终末肝小静脉阻塞。

确定慢性排异的特征并非见于所有病例：胆管缺失可不伴有动脉病变，反之亦然；重度（桥状）小叶中心纤维化可不伴有显著的胆管缺失或阻塞性动脉病变。单个患者可能出现晚期特征中的一种改变（如胆管缺失）和另外一种早期特征性改变（如小静脉周围坏死）[1128]。

除了两种慢性排异的主要表现（胆管缺失和动脉病）以外，有人提出“慢性肝炎样”慢性排异的假设。相关讨论见下面“肝移植的后期改变”。

有关肝移植慢性排异的组织病理学分期和报告已制定了一个工作规范。如果出现晚期改变的目标结构不超过一个，则诊断为早期慢性排异。晚期慢性排异的诊断需要至少两种或更多的目标结构出现晚期改变[1128]。

Banff肝移植病理学工作组发布了一套有关肝移植后期功能异常的最常见病因和疑难病因的标准，包括迟发急性和慢性排异、复发以及新发病毒性和自身免疫性肝炎、胆管狭窄以及原发性胆汁性肝硬化和原发性硬化性胆管炎复发，包括有关鉴别诊断的讨论[1118]。

其他并发症

脂肪肝为常见的肝移植晚期并发症。移植后肥胖、他克莫司为主的方案、糖尿病、高脂血症、动脉高压、作为首要肝移植指征的酒精性肝硬化以及移植前肝移植物脂肪变性都是移植后脂肪变性的危险因素[1143]。

胆管狭窄位于吻合口部位或其他地方（缺血性胆管炎所致）可能是移植物功能异常的一个原因。经典胆道梗阻的组织病理学表现对于同种移植的胆道并发症的诊断是准确的[1145]。

肝动脉血栓形成可单独或与**门静脉血栓形成**联合发生，多见于儿童。其结果为不同范围、分布和阶段的缺血性损伤（梗死）。

感染是常见的并发症。肝的同种移植受者与其他免疫受损个体一样，容易感染多种细菌、病毒、真菌和原虫性病原体。这些包括CMV、EB病毒、腺病毒和疱疹病毒感染和由革兰阴性杆菌引起的脓毒血症。

药物诱发性损伤。有些用于免疫抑制治疗的药物能引发肝损伤。由于众多表现相互混杂，可能很难明确是由哪一种药物所致。肝窦充血和小叶中心坏死见于硫唑嘌呤[1146]治疗的肝移植患者。环孢霉素（环孢素）可引起胆小管胆红素淤积、肝细胞肿胀和胆管上皮细胞空泡变性[1147]。他莫克司（FK506）可能可以引起小叶中央坏死，但尚未证实[1144]。

复发性疾病

复发风险最高的疾病是肿瘤性疾病和慢性病毒性肝炎。肝活检诊断复发性疾病是有争议的，因为在移植前就存在的疾病当中，有些疾病的组织病理表现与排异或移植后胆管狭窄改变可以相互重叠。随时间延长，复发性疾病的风险增加，但与移植失败的发生率无关[1173]。与PBC相比，因HCV、PSC和AIH而实施肝移植者由复发性疾病导致移植失败的风险较大，移植失败的总体风险也明显较高[1171]。Banff肝移植病理学工作组提出了一套有关肝移植后期功能异常疑难病因的标准，包含鉴别诊断[1118]。

复发性乙型肝炎可出现急性和慢性肝炎、肝硬化的典型表现和轻微的组织学改变（携带状态）。复发性感染的最初表现通常为HBV抗原免疫组织化学染色呈阳性，一般表现为局灶细胞质或核HBcAg染色呈阳性[1154]。少数病例可出现非典型表现，即所谓的**"纤维化性淤胆性肝炎"**[1150]。后者发生较早（150天之前）[1161]，并很快进展为移植物功能异常，组织学特征为围绕胆管型上皮出现肝窦周围纤维化带、显著的胆红素淤积、毛玻璃样肝细胞、肝细胞气球样变伴细胞消失和轻度混合性炎症反应[1150]。纤维化性胆汁淤积性肝炎所含病毒较多，可发生于其他类型的免疫缺陷状态，如HIV感染和在肾移植患者[1181]。

原发性**乙型和丁型肝炎病毒共同感染**可减轻移植后乙型肝炎的复发[1170]。

复发性丙型肝炎的组织学损伤几乎一致[1158,1168]。HCV抗原可在移植后几天通过肝活检检测[1179]。在少数患者中，移植物损伤较严重，可导致移植失败[1148,1170,1175]。与细胞性排异的鉴别是移植后肝活检评估中最常见的和疑难的问题[1169]，因为其形态学特征与排异所见类似，如胆管损伤和不太普遍认可的内皮炎、汇管区嗜酸细胞，中央周围纤维化可能由丙型肝炎所致[1176]。可能需要进行连续的活检并对病变进行分级以明确丙型肝炎的进展性表现[1167]。与排异不同的是，在复发性丙型肝炎中，汇管区浸润是淋巴细胞浸润，较少为混合细胞浸润，胆管淋巴细胞浸润较轻，没有内皮炎或很轻微，没有胆管缺失，可以出现纤维化；而实质改变包括轻度全小叶凋亡改变（不同于排异的静脉周围坏死）、大泡性脂肪变性（排异中缺乏）和极少数（除非是纤维化淤胆型）淤胆（排异中常见）。HCV复发常常有其他引起肝同种移植物功能障碍的病因，如残留的保存/再灌注损伤、胆汁淤积、急性细胞性和慢性排异以及自身免疫性肝炎。明确损伤的最为重要的病因非常重要[1152]。

有些因HCV肝硬化而进行肝移植的患者发生"浆细胞性肝炎"（plasma cell hepatitis, PCH）。后者是指因自身免疫性肝炎以外的疾病而进行肝移植的患者的同种移植物中浸润的浆细胞成分大于30%。浆细胞性肝炎患者的预后可能比对照组患者差，包括死亡率增高。浆细胞性肝炎患者自身肝组织出现显著的浆细胞浸润提示，有些慢性丙型肝炎患者容易发生此种复发性疾病[1180]。

HCV感染的肉芽肿反应见于一些移植后患者，并不预示预后不良[1178]。应用聚乙二醇干扰素α-2a和利巴韦林治疗可快速引发慢性胆管缺失性排异，伴有或不伴有最初的诱发性急性细胞性排异[1177]。

重度进行性淤胆综合征类似于复发性HBV感染的纤维化性淤胆性肝炎，发生率为2%～10%，可能是由大量病毒产生的直接性病毒细胞病效应所致[1149]。当分析这些病例的演化时，最初的异常表现为复发性丙型肝炎和淤胆，随后很快发生纤维化，病变持续恶化直至移植物功能衰竭或患者死亡[1155]。

在大多数由于**原发性胆汁性肝硬化**（primary biliary cirrhosis, PBC）而进行肝移植的患者中，抗线粒体抗体持续存在，与疾病复发无关。PBC复发是通过组织学来诊断；肝活检依然为金标准[1173]。红色胆管病变和上皮样肉芽肿对诊断最有帮助，但肉芽肿性胆管炎也可见于慢性丙型病毒性肝炎[1178]。最终的复发性PBC的诊断应当综合所有指标（临床、生化、组织学）[1156]。汇管区淋巴组织聚集和胆管缺失对诊断帮助不大，还可发生于慢性丙型肝炎和同种移植物排异。小胆管反应和进行性胆酸盐淤积（其他铜沉积）有助于PBC复发的诊断。汇管区浸润的细胞中出现浆细胞为PBC复发的早期标志[1174]。一项研究报道，复发性PBC患者不会出现显著的胆管缺失或纤维化，提示复发性PBC为轻度或进展缓慢的疾病[1159]。

单独依靠针吸活检来区分同种移植物中**原发性硬化性胆管炎**（primary sclerosing cholangitis, PSC）复发和其他病因引发的胆管狭窄或硬化性胆管炎极其困难[1151]。需要通过组织学和（或）胆道影像学来诊断，并且要除外其他原因导致的非吻合口性胆管狭窄[1118,1173]。在临床诊断为PSC的移植肝中，近乎1/4含有胆管周围IgG4阳性浆细胞浸润增加和血清IgG4阳性。然而，所有移植物均没有诊断IgG4相关性胆管炎的组织学特征。与IgG4阴性PSC相比，组织学IgG4阳性的PSC具有更为侵袭性的临床病程，移植时间越短，复发的可能性越大[1183]。

复发性NAFLD和NASH常见于因NASH肝硬化而进行肝移植之后。在一项研究中，复发性脂性肝病见于70%的患者，其中25%出现复发性NASH，在平均18个月时18%出现Ⅱ期/Ⅳ期或显著纤维化。病变发生时肝酶正常[1164]。发生于非NAFLD性肝硬化肝移植之后的NAFLD有增加。移植前的危险因素包括：免疫抑制、年龄较高、男性、吸烟史、移植前人体质量指数、移植前糖尿病、导致肝移植的潜在肝病病因（丙型肝炎、隐源性肝硬化、酒精性肝炎）、供者人体质量指数升高和婚姻状况[1166]。

胆盐输出泵缺陷复发见于因PFIC-2而进行肝移植的儿童，出现胆汁淤积性功能障碍，类似于原有疾病。通过加强的免疫抑制治疗可以缓解所有疾病发作。疾病表型复发与出现高滴度抗BSEP循环抗体有关，该抗体在体外可抑制 BSEP 转运。这些抗体应用于大鼠时是将胆管作为攻击目标，损害胆汁酸分泌 [1160]。这种表现揭示了疾病的一种新机制，一类新的功能相关性自身抗体导致胆汁淤积，随后出现肝衰竭 [1162]。

自身免疫性肝炎复发的诊断依据临床、生物化学、血清学和组织学标准 [1173]。汇管区和汇管区周围炎症（界板性肝炎）含有浆细胞支持疾病复发 [1182]。

新的自身免疫性肝炎也称为移植后浆细胞性肝炎，被认为是一种排异的组织学亚型 [1157]。然而，对于移植后时间较长的移植肝组织，区分排异与自身免疫可能是一种语义练习，因为表位扩展与所有免疫反应伴发 [1153]。

肝移植晚期改变

除了原有疾病复发外，在移植后数月的肝活检中还可出现其他异常改变，包括纤维化和炎症改变。重要的是，这些改变一般不能通过肝功能检测来识别，可以通过“拟定”活检而不是临床症状来识别，作为肝移植状况的系统性随访的一部分部分 [1184]。拟定的肝活检可提供标准肝功能检查得不到的有关移植物功能的重要组织学信息 [1192]。

在长期生存的肝移植儿童患者，肝纤维化常见 [1185,1194]，与成年人病例一样 [1184]。在一项研究中，不足 5% 的肝移植在移植后 3 年没有出现纤维化 [1185]；在其他研究报道中，在移植后 5 年和 10 年时仅有 20% 的肝移植具有正常的组织学表现 [1195]；移植后 5 年组织学正常者只有 7.4%，移植后 10 年为 1.6% [1186]。在 Dutch 的研究中 [1194]，移植后 1 ~ 5 年的纤维化发生率从 31% 增加到 65%，但以后保持稳定。10 年时，出现“重度”纤维化患者的比例从 10%（5 年）增加到 29%。在移植后 1 年没有出现纤维化的儿童中，64% 的患者在 10 年时出现一定程度的纤维化。纤维化与移植相关性因素关系密切，如冷缺血时间延长、供者与受者的年龄比值较高和应用部分移植 [1194]。

长期肝移植的炎症病变包括所谓的中央静脉周围炎，即小叶中央性坏死性炎症，有时不伴有汇管区炎症（“孤立性”中央静脉周围炎）[1118,1189,1191] 和慢性肝炎表现，后者被称为特发性移植后慢性肝炎（idiopathic post-transplant chronic hepatitis, IPCH）[1186,1190,1196]。

孤立性中央静脉周围炎需要与所有其他原因引发的小叶中央坏死性炎症鉴别，包括缺血、急慢性排异、复发性或获得性乙型和丙型病毒性肝炎、复发性或获得性自身免疫性肝炎、硫唑嘌呤毒性、特发性移植后慢性肝炎，参见 Hübscher 的评论 [1189]。根据多年积累的经验，孤立性中央静脉周围炎很可能是一种迟发性急性排异，其预后比单纯汇管区（经典急性细胞性）排异的预后要差 [1189]。

最好也将移植后慢性肝炎当做一种迟发性细胞性排异 [1196]。炎症很轻和丙氨酸转氨酶极低的患者可能需要减轻的免疫抑制 [1187]。伯明翰小组的研究提示：移植后慢性肝炎与纤维化进展有关，在移植后 10 年，高达 50% 的患者可出现桥状纤维化和硬化 [1196]，但其他研究并未报道类似程度的重要临床问题 [1193]。

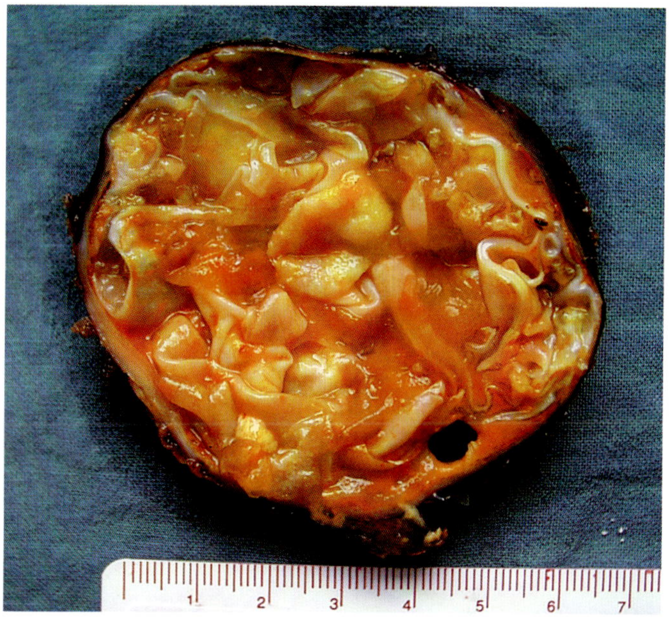

图3.50 肝棘球绦虫。

肿瘤性疾病。肝移植后的恶性肿瘤包括肝细胞癌和移植后淋巴组织增生性疾病。复发 [1165] 或原发性 [1163,1172] 肝细胞癌主要发生于因慢性乙型和丙型病毒性肝炎而进行肝移植的受者。移植后淋巴组织增生性疾病多数为淋巴结和结外 B 细胞淋巴瘤，为移植患者免疫抑制治疗的并发症。与相应年龄和性别的对照组相比，一些其他类型的肿瘤（皮肤、肺、头颈、结直肠）在肝移植受者更多见 [1188]。

诊断上的难题应当通过临床病理医师的密切协作来解决。必须记住，有些病理学病变在同种肝移植物中可以共同存在：如药物毒性、病毒性肝炎、疾病复发和排异，它们之间并不能相互排除！

骨髓移植：移植物抗宿主病

骨髓移植可引起一些并发症，尤其是肝损伤。损伤可能是由于移植前病变、免疫抑制相关性感染和移植物抗宿主病（graft-versus-host disease, GVHD）所致 [1199,1202]。肝 GVHD 的组织病理学改变随进展分期而不同。**肝急性 GVHD** 发生于移植后 90 天之内，其特征为胆汁淤积和胆管损伤。受累的胆管出现形状不规则、上皮异型，伴有细胞核多形性、细胞质内空泡、细胞坏死，并且可能出现胆管破坏。淋巴细胞浸润胆管上皮，但汇管区炎症较轻。早期活检（不超过 35 天）显示的胆管损伤和显著的肝细胞凋亡 [1201]，这些表现极易与丙型病毒性肝炎混淆。其他病变包括内皮炎、含铁过量和静脉阻塞性疾病 [1200]。

慢性 GVHD 尽管通常是由急性 GVHD 进展而来，

但也可原发，后者大约占 25%。慢性 GVHD 发生移植后 3 个月后。其肝组织受累表现与急性 GVHD 类似，但病变程度较重：出现胆管缺失 [1203]。汇管区炎症较为致密，有些病例伴有汇管区周围扩展和界板性肝炎。肝内（以及其他胃肠道和皮肤受累组织）的淋巴细胞浸润几乎都来源于 α/β 表达的 T 细胞亚群，是 T 细胞的记忆性细胞亚群（CD45RO）[1197]。小叶改变包括胆红素淤积和凋亡小体。较晚期的慢性 GVHD 伴有胆管缺失、胆酸盐淤积、进行性汇管区周围纤维化，个别病例甚至发生肝硬化 [1198,1204]。

棘球绦虫囊肿（棘球囊肿）

由于含有抗原的囊液渗漏进入循环可导致过敏性休克（可能是致死性的），不建议进行肝活检，但细针针吸活检为安全的诊断方法 [1206]。诊断通过肝影像学和阳性血清学作出。

棘球病是由于棘球绦虫蚴虫或囊肿期所致，其中细粒棘球绦虫最为常见；在所有大陆中，寄生虫成虫见于狗和豺 [1212]。摄入细粒棘球绦虫的虫卵以后，虫卵破壳而出，六钩蚴虫通过门静脉到达肝。3/4 的受感染个体出现一个或多个肝囊肿，囊肿生长缓慢。典型的棘球囊肿呈球状，直径可超过 30cm。多数发生于肝右叶，但也可多发，累及所有肝叶 [1209,1210]（图 3.50）。

囊肿壁组织学检查可见外部的壳多糖层（或纤维层）和内部的生发层。囊肿壁周围可围绕肉芽组织或纤维性被膜（所谓“囊周围层”）。内层出现钙化表明囊肿已死亡。相邻的肝实质常常出现压迫性萎缩和汇管区炎症浸润，其中嗜酸细胞可能较为显著。大体上，囊肿内充以无色的液体，其中含有子囊和伴有头节的孵育囊。在有些患者，子囊位于囊肿的壳多糖层以外；这些被称为包囊外或卫星囊肿 [1207]。将部分生发层浸入盐溶液中后很容易识别头节，可见特征性的长度为 20 ~ 40μm 的小钩。

肝棘球绦虫常常与胆道交通并伴发感染 [1208]。囊肿破入腹腔可导致致死性的过敏反应，或形成无数小的肉芽肿，大体上类似于腹腔结核。如能确认肉芽肿中心有生发层碎片或头节，则可以明确诊断。肝棘球囊肿也可破入胆囊或穿过横膈进入胸腔和肺。偶尔，棘球囊肿可破入胆管，引发重度嗜酸细胞性胆管炎伴广泛实质破坏，这可能是对寄生虫抗原的超敏反应 [1211]。

多房棘球绦虫并不常见，但可引发更为侵袭性的临床疾病。肝病变表现为多房的坏死性囊腔，含有稠糊状物质，周围没有纤维性囊壁。组织学上，囊肿不规则，包膜分层，但不伴有有核生发膜或原头节。PAS 染色层状包膜可清楚地显示出来，常常呈碎片状。病变周围可见肉芽肿反应，其中含有中性粒细胞和嗜酸细胞，外缘可见坏死、纤维化和局灶钙化 [1205]。

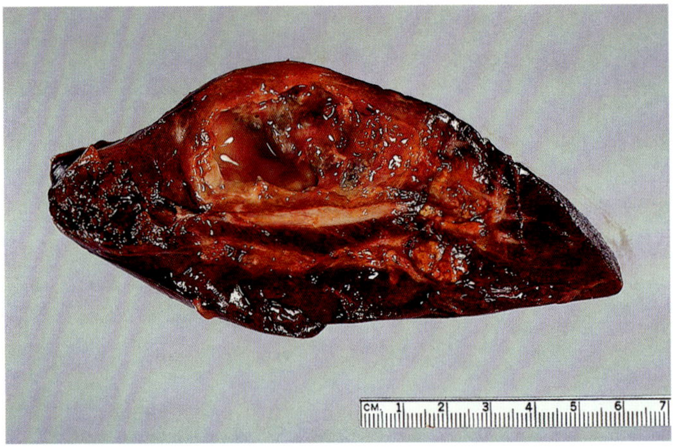

图3.51　较大的肝脓肿周围围绕着较厚的纤维性囊壁。

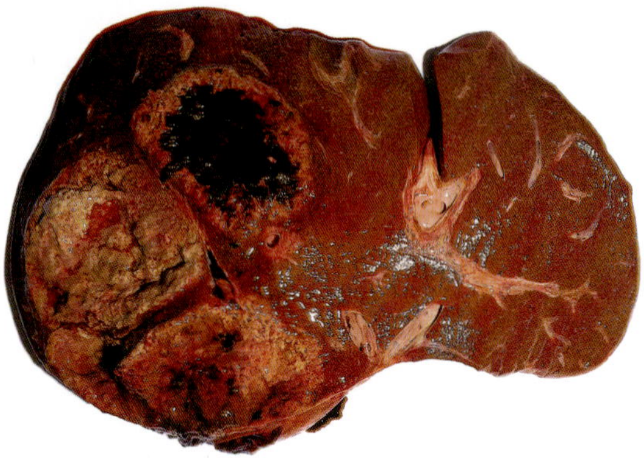

图3.52　阿米巴性脓肿占据大部肝右叶。可见三个明显小叶。（Courtesy of Dr RA Cooke, Brisbane, Australia; from Cooke RA, Stewart B. Colour Atlas of Anatomical Pathology. Edinburgh, 2004, Churchill Livingstone）

脓　肿

在过去五十或六十年中，肝脓肿的发生率相当稳定。然而，在此期间，肝脓肿的病变特征有了很大改变。过去，肝脓肿常常累及年轻人：多数为阿米巴性（见下文）或继发于门静脉炎。如今在美国，肝脓肿常常由内源性细菌所致，并且可见于老年患者、HIV 感染者或其他免疫受损年轻个体。在后一组人群当中，肝结核性“脓肿”的数量在增加 [1233]。进行适当的厌氧性培养后，培养呈阴性的脓肿发病率显著减少 [1213]。在新近的研究中，肝脓肿的死亡率已从过去的 30% ~ 80% 下降至 10% ~ 20%[1215,1219]。

目前，易感因子依递减顺序依次为：（1）胆道梗阻/感染；（2）系统性菌血症；（3）邻近感染灶的直接扩散；（4）创伤（穿通伤和非穿通伤）；（5）门静脉炎 [1216,1225]。肝脓肿的特殊性病因为转移性肿瘤结节继发细菌感染、炎性肠病 [1228]、胰腺炎 [1213]、化疗 [1221] 和牙病 [1217]。

新生儿肝脓肿极为少见，但对于有持续性败血症的新生儿，鉴别诊断时应当予以考虑。可伴有错位的中央（脐）导管[1226]。

肝脓肿的大小差异较大（图 3.51）。大约半数的化脓性脓肿和 1/4 的阿米巴脓肿呈多样性改变[1220]。在稍少于半数的病例中，脓肿与肝内胆管相通[1218]。

诊断影像学检查（超声、CT、MRI 和血管造影）有助于确认肝脓肿，并将其与坏死性肿瘤组织鉴别[1214,1215]。肝脓肿的治疗包括抗生素、抽吸、引流和切除；前两种方法本身的效果较差[1225]。

阿米巴性脓肿一般为单发，多数累及肝右叶，靠近肝穹隆部[1227]（图 3.52）。在免疫受损患者中，肝脓肿有明显的多中心性倾向。多数病例为成人，但其也可发生于新生儿和儿童[1222]。坏死中心常常含有无味、糊状、巧克力样棕色液体。显微镜下，呈块状的病变含有坏死性物质，极少有中性粒细胞，周围围绕着纤维素、巨噬细胞、淋巴细胞和少数纤维母细胞。阿米巴性脓肿的壁比细菌性肝脓肿的壁薄。常可见到成团的阿米巴，但有可能需要大范围地查找。可并发重复性细菌感染，以及病变扩展和穿透胸膜肺组织结构、膈下间隙、腹腔，少数可至心包囊、胆管、肾、纵隔、胸壁、腹壁和协腹部[1224]。

肝异位

异位性肝组织极为少见，可见于胆囊、脾、胰、脐部、肾上腺、小肠、小网膜和肺[1230-1235,1238-1242]。异位的肝组织与肝无解剖学联系，此特征是其与副叶肝鉴别的最重要特征。膈上异位性肝组织可伴有心脏异常[1229,1231,1240]。

异位肝组织可发生 NASH[1236] 和肝细胞癌[1237]。

参考文献

NORMAL ANATOMY

1 Cassiman D, Van Pelt J, De Vos R, Van Lommel F, Desmet V, Yap P, Roskams T. Synaptophysin: a novel marker for human and rat hepatic stellate cells. Am J Pathol 1999, **155**: 1831–1839.

2 Crawford AR, Lin XZ, Crawford JM. The normal adult human liver biopsy: a quantitative reference standard. Hepatology 1998, **28**: 323–331.

3 Matsumoto R, Kawakami M. The unit-concept of hepatic parenchyma – a re-examination based on angioarchitectural studies. Acta Pathol Jpn 1982, **32**: 285–314.

4 Papp V, Dezsö K, László V, Nagy P, Paku S. Architectural changes during regenerative and ontogenic liver growth in the rat. Liver Transpl 2009, **15**: 177–183.

5 Rappaport AM, Borowy ZJ, Lougheed WM, Lotto WN. Subdivision of hexagonal liver lobules into a structural and functional unit. Role in hepatic physiology and pathology. Anat Rec 1954, **119**: 11–34.

6 Roskams TA, Theise ND, Balabaud C, Bhagat G, Bhathal PS, Bioulac-Sage P, Brunt EM, Crawford JM, Crosby HA, Desmet V, Finegold MJ, Geller SA, Gouw AS, Hytiroglou P, Knisely AS, Kojiro M, Lefkowitch JH, Nakanuma Y, Olynyk JK, Park YN, Portmann B, Saxena R, Scheuer PJ, Strain AJ, Thung SN, Wanless IR, West AB. Nomenclature of the finer branches of the biliary tree: canals, ductules, and ductular reactions in human livers. Hepatology 2004, **39**: 1739–1745.

7 Van Eyken P, Desmet VJ. Cytokeratins and the liver. Liver 1993, **13**: 113–122.

BIOPSY

8 Bateman AC. Patterns of histological change in liver disease: my approach to 'medical' liver biopsy reporting. Histopathology 2007, **51**: 585–596.

9 Bedossa P, Dargère D, Paradis V. Sampling variability of liver fibrosis in chronic hepatitis C. Hepatology 2003, **38**: 1449–1457.

10 Brunt EM. Liver biopsy interpretation for the gastroenterologist. Curr Gastroenterol Rep 2000, **2**: 27–32.

11 Christoffersen P, Poulsen H, Skeie E. Focal liver cell necrosis accompanied by infiltration of granulocytes arising during operation. Acta Hepatosplenol 1970, **17**: 240–245.

12 Colloredo G, Guido M, Sonzogni A, Leandro G. Impact of liver biopsy size on histological evaluation of chronic viral hepatitis: the smaller the sample, the milder the disease. J Hepatol 2003, **39**: 239–244.

13 Czaja AJ, Carpenter HA. Optimizing diagnosis from the medical liver biopsy. Clin Gastroenterol Hepatol 2007, **5**: 898–907.

14 Demetris AJ, Seaberg EC, Batts KP, Ferrell L, Ludwig J, Markin R, Belle S, Detre K. Reliability and predictive value of the NIDDK liver transplant database nomenclature and grading system for cellular rejection of liver allografts. Hepatology 1995, **21**: 408–416.

15 Denk H, Scheuer PJ, Baptista A, Bianchi L, Callea F, De Groote J, Desmet VJ, Gudat F, Ishak KG, Korb G, MacSween RNM, Phillips MJ, Portmann B, Poulsen H, Schmid M, Thaler H. Guidelines for the diagnosis and interpretation of hepatic granulomas. Histopathology 1994, **25**: 209–218.

16 Desmet V, Fevery J. Liver biopsy. In Hayes PC (ed.): Baillière's clinical gastroenterology. International practice and research. Investigations in hepatology, vol. 9, no. 4. London, 1995, Baillière Tindall, pp. 811–828.

17 Desmet VJ. Drug-induced liver disease: pathogenetic mechanisms and histopathological lesions. Eur J Med 1993, **2**: 36–47.

18 Farci P, Mandas A, Coiana A, Lai ME, Desmet V, Van Eyken P, Gibo Y, Caruso L, Scaccabarozzi S, Criscuolo D, Ryff J-C. Treatment of chronic hepatitis D with interferon alpha-2a. N Engl J Med 1994, **330**: 88–94.

19 Ferrell L. Liver pathology: cirrhosis, hepatitis, and primary liver tumors. Update and diagnostic problems. Mod Pathol 2000, **13**: 679–704.

20 Gerber MA, Thung SN. Histology of the liver. Am J Surg Pathol 1987, **11**: 709–722.

21 Hay JE, Czaja AJ, Rakela J, Ludwig J. The nature of unexplained chronic aminotransferase elevations of a mild to moderate degree in asymptomatic patients. Hepatology 1989, **9**: 193–197.

22 Kalambokis G, Manousou P, Vibhakorn S, Marelli L, Cholongitas E, Senzolo M, Patch D, Burroughs AK. Transjugular liver biopsy – indications, adequacy, quality of specimens, and complications – a systematic review. J Hepatol 2007, **47**: 284–294.

23 Kleiner DE, Brunt EM, Van Natta M, Behling C, Contos MJ, Cummings OW, Ferrell LD, Liu YC, Torbenson MS, Unalp-Arida A, Yeh M, McCullough AJ, Sanyal AJ; Nonalcoholic Steatohepatitis Clinical Research Network. Design and validation of a histological scoring system for nonalcoholic fatty liver disease. Hepatology 2005, **41**: 1313–1321.

24 Kojiro M. Pathology of hepatocellular carcinoma. Oxford, 2006, Blackwell Publishing, p. 139.

25 Levin DM, Baker AL, Riddell RH, Rochman H, Boyer JL. Non-alcoholic liver disease: overlooked causes of liver injury in patients with heavy alcohol consumption. Am J Med 1979, **66**: 429–434.

26 Lucey MR. Editorial. Serial liver biopsies: a gateway into understanding the long-term health of the liver allograft. J Hepatol 2001, **34**: 762–763.

27 Marcellin P, Boyer N, Giostra E, Degott C, Courouce AM, Degos F, Coppere H, Cales P, Couzigou P, Benhamou JP. Recombinant human alpha-interferon in patients with chronic non-A, non-B hepatitis: a multicenter randomized controlled trial from France. Hepatology 1991, **13**: 393–397.

28 Menghini G. One second biopsy of the liver; problems of its clinical application. N Engl J Med 1970, **283**: 582–585.

29 Nair V, Fischer SE, Adeyi OA. Non-viral-related pathologic findings in liver needle biopsy specimens from patients with chronic viral hepatitis. Am J Clin Pathol 2010, **133**: 127–132.

30 Petrelli M, Scheuer PJ. Variation in subcapsular liver structure and its significance in the interpretation of wedge biopsies. J Clin Pathol 1967, **20**: 743–748.

31 Pietrobattista A, Fruwirth R, Natali G, Monti L, Devito R, Nobili V. Is juvenile liver biopsy unsafe? Putting an end to a common misapprehension. Pediatr Radiol 2009, **39**: 959–961.

32 Poupon RE, Balkau B, Eschwège E, Poupon R, UDCA-PBC Study Group. A multicenter, controlled trial of ursodiol for the treatment of primary biliary cirrhosis. N Engl J Med 1991, **324**: 1548–1554.

33 Rockey DC, Caldwell SH, Goodman ZD, Nelson RC, Smith AD; American Association for the Study of Liver Diseases. Liver biopsy. Hepatology 2009, **49**: 1017–1044.

34 Roskams T. The role of immunohistochemistry in diagnosis. Clin Liver Dis 2002, **6**: 571–589.

35 Roskams T, Baptista A, Bianchi L, Burt A, Callea F, Denk H, De Groote J, Desmet V, Hübscher S, Ishak K, MacSween R, Portmann B, Poulsen H, Scheuer P, Terracciano L, Thaler H. Histopathology of portal hypertension. A practical guideline. Histopathology 2002, **42**: 2–13.

36 Rousselet MC, Michalak S, Dupré F, Croué A, Bedossa P, Saint-André JP, Calès P; Hepatitis Network 49. Sources of variability in histological scoring of chronic viral hepatitis. Hepatology 2005, **41**: 257–264.

37 Sciot R, Staessen D, Van Damme B, Van Steenbergen W, Fevery J, De Groote J, Desmet VJ. Incomplete septal cirrhosis: histopathological aspects. Histopathology 1988, **13**: 593–603.

38 Strassburg CP, Manns MP. Approaches to liver biopsy techniques – revisited. Semin Liver Dis 2006, **26**: 318–327.

39 Suriawinata AA, Thung SN. Acute and chronic hepatitis [review]. Semin Diagn Pathol 2006, **23**: 132–148.

40 Theise ND. Liver biopsy assessment in chronic viral hepatitis: a personal, practical approach. Mod Pathol 2007, **20** (Suppl 1): S3–14.

41 Van Eyken P. Cytokeratin immunohistochemistry in liver histopathology. Adv Clin Pathol 2000, **4**: 201–211.

42 Van Ness M, Diehl AM. Is liver biopsy useful in the evaluation of patients with chronically elevated liver enzymes? Ann Intern Med 1989, **111**: 473–478.

43 Vuppalanchi R, Unalp A, Van Natta ML, Cummings OW, Sandrasegaran KE, Hameed T, Tonascia J, Chalasani N. Effects of liver biopsy sample length and number of readings on sampling variability in nonalcoholic fatty liver disease. Clin Gastroenterol Hepatol 2009, **7**: 481–486.

VIRAL HEPATITIS

VIRAL HEPATITIS CAUSED BY HEPATOTROPIC VIRUSES

44 Akiba J, Umemura T, Alter HJ, Kojiro M, Tabor E. SEN virus: epidemiology and characteristics of a transfusion-transmitted virus. Transfusion 2005, **45**: 1084–1088.

45 Alter HJ, Seeff LB. Recovery, persistence, and sequelae in hepatitis C virus infection: a perspective on long-term outcome. Semin Liver Dis 2000, **20**: 17–35.

46 Dalton HR, Stableforth W, Thurairajah P, Hazeldine S, Remnarace R, Usama W, Farrington L, Hamad N, Sieberhagen C, Ellis V, Mitchell J, Hussaini SH, Banks M, Ijaz S, Bendall RP. Autochthonous hepatitis E in Southwest England: natural history, complications and seasonal variation, and hepatitis E virus IgG seroprevalence in blood donors, the elderly and patients with chronic liver disease. Eur J Gastroenterol Hepatol 2008, **20**: 784–790.

47 Fagan EA, Ellis DS, Tovey GM, Lloyd G, Smith HM, Portmann B, Tan KC, Zuckerman AJ, Williams R. Toga virus-like particles in acute liver failure attributed to sporadic non-A, non-B hepatitis and recurrence after liver transplantation. J Med Virol 1992, **38**: 71–77.

48 Feinstone SM, Kapikian AZ, Purcell RH, Alter HJ, Holland PV. Transfusion-associated hepatitis not due to viral hepatitis type A or B. N Engl J Med 1975, **292**: 767–770.

49 Hino S, Miyata H. Torque teno virus (TTV): current status. Rev Med Virol 2007, **17**: 45–57.

50 Kar P, Jilani N, Husain SA, Pasha ST, Anand R, Rai A, Das BC. Does hepatitis E viral load and genotypes influence the final outcome of acute liver failure during pregnancy? Am J Gastroenterol 2008, **103**: 2495–2501.

51 Naoumov NV, Eddleston ALWF. Host immune response and variations in the virus genome: pathogenesis of liver damage caused by hepatitis B virus. Gut 1994, **35**: 1013–1017.

52 Phillips MJ, Blendis LM, Poucell S, Patterson J, Petric M, Roberts E, Levy GA, Superina RA, Greig PD, Cameron R, Langer B, Purcell RH. Syncytial giant cell hepatitis: sporadic hepatitis with distinctive pathology, severe clinical course and paramyxoviral features. N Engl J Med 1991, **324**: 455–460.

53 Purcell R. The hepatitis C virus: overview. Hepatology 1997, **26** (Suppl 1): 11S–14S.

54 Purcell RH, Emerson SU. Hepatitis E: an emerging awareness of an old disease. J Hepatol 2008, **48**: 494–503.

55 Schaff Z, Lotz G, Schulte-Herman R. Pathomorphological characteristics and pathogenesis of viral hepatitis. Pathol Oncol Res 1996, **2**: 132–143.

56 Yang JF, Dai CY, Chuang WL, Lin WY, Lin ZY, Chen SC, Hsieh MY, Wang LY, Tsai JF, Chang WY, Yu ML. Prevalence and clinical significance of HGV/GBV-C infection in patients with chronic hepatitis B or C. Jpn J Infect Dis 2006, **59**: 25–30.

ACUTE VIRAL HEPATITIS

57 Bianchi L. Liver biopsy interpretation in hepatitis. Part II: histopathology and classification of acute and chronic viral hepatitis/differential diagnosis. Pathol Res Pract 1983, **178**: 180–213.

58 Bianchi L, De Groote J, Desmet V, Gedigk P, Korb G, Popper H, Poulsen H, Scheuer P, Schmid M, Thaler H, Wepler W. Morphological criteria in viral hepatitis. Lancet 1971, **I**: 333–337.

59 Ishak KG. Light microscopic morphology of viral hepatitis. Am J Clin Pathol 1976, **65**: 787–827.

60 Hanau C, Munoz SJ, Rubin R. Histopathological heterogeneity in fulminant hepatic failure. Hepatology 1995, **21**: 345–351.

Typical acute viral hepatitis

61 Hashimoti E, Kojimahara N, Noguchi S, Taniai M, Ishiguro N, Hayashi N. Immunohistochemical characterization of hepatic lymphocytes in acute hepatitis A, B, and C. J Clin Gastroenterol 1996, **23**: 199–202.

62 Lau JY, Xie X, Lai MM, Wu PC. Apoptosis and viral hepatitis. Semin Liver Dis 1998, **18**: 169–176.

63 Mietkiewski JM, Scheuer PJ. Immunoglobulin-containing plasma cells in acute hepatitis. Liver 1985, **5**: 84–88.

64 Schmid M, Pirovino M, Altorfer J, Gudat F, Bianchi L. Acute hepatitis non-A, non-B; are there any specific light microscopic features? Liver 1982, **2**: 61–67.

65 Volpes R, Van den Oord JJ, Desmet VJ. Memory T cells represent the predominant lymphocyte subset in acute and chronic liver inflammation. Hepatology 1991, **13**: 826–829.

Severe acute hepatitis, acute hepatitis with bridging necrosis

66 Bianchi L, De Groote J, Desmet V, Gedigk P, Korb G, Popper H, Poulsen H, Scheuer P, Schmid M, Thaler H, Wepler W. Morphological criteria in viral hepatitis. Lancet 1971, **I**: 333–337.

67 Boyer JL. Chronic hepatitis. A perspective on classification and determinants of prognosis. Gastroenterology 1976, **70**: 1161–1171.

68 Boyer JL, Klatskin G. Prognostic value of bridging. N Engl J Med 1971, **283**: 1063–1071.

69 Scheuer PJ, Maggi G. Hepatic fibrosis and collapse: histological distinction by orcein staining. Histopathology 1980, **4**: 487–490.

Acute hepatitis with panlobular and multilobular necrosis (submassive liver necrosis)

70 Desmet V, Roskams T, Van Eyken P. Ductular reaction in the liver. Path Res Pract 1995, **191**: 513–524.

71 Roskams T, Desmet V. Ductular reaction and its diagnostic significance. Semin Diagn Pathol 1998, **15**: 259–269.

72 Schmid M, Cueni B. Portal lesions in viral hepatitis with submassive hepatic necrosis. Hum Pathol 1972, **3**: 209–216.

Causative viruses

73 Abe H, Beninger PR, Ikejiri N, Setoyama H, Sata M, Tanikawa K. Light microscopic findings of liver biopsy specimens from patients with hepatitis type A and comparison with type B. Gastroenterology 1982, **82**: 938–947.

74 Bianchi L. The immunopathology of acute type B hepatitis. Springer Semin Immunopathol 1981, **3**: 421–438.

75 Corpechot C, Cadranel JF, Hoang C, Assogba U, Beaumont JL, Rogeaux O, Lunel F, Opolon P. Hépatite virale A cholestatique de l'adulte. Gastroenterol Clin Biol 1994, **18**: 743–750.

76 Craig JR, Govindarajan S, DeCock KM. Delta viral hepatitis. Histopathology and course. Pathol Annu 1986, **21** (Pt 2): 1–21.

77 Davies SE, Portmann BC, O'Grady JG, Aldis PM, Chaggar K, Alexander GJ, Williams R. Hepatic histological findings after transplantation for chronic hepatitis B virus infection, including a unique pattern of fibrosing cholestatic hepatitis. Hepatology 1991, **13**: 150–157.

78 Desmet V. Liver lesions in hepatitis B viral infection. Yale J Biol Med 1988, **61**: 61–83.

79 Desmet VJ. Acute viral hepatitis: hepatitis B. In Gitnick G (ed.): Modern concepts of acute and chronic hepatitis. New York, 1989, Plenum Publishing Corporation, pp. 87–111.

80 Dienes HP, Popper H, Arnold W, Lobeck H. Histologic observations in human hepatitis non-A, non-B. Hepatology 1982, **2**: 562–571.

81 Govindarajan S, DeCock KM, Peters RL. Morphologic and immunohistochemical features of fulminant delta hepatitis. Hum Pathol 1985, **16**: 262–268.

82 Khuroo MS, Khuroo MS. Hepatitis E virus. Curr Opin Infect Dis 2008, **21**: 539–543.

83 Kryger P, Christoffersen P. Liver histopathology of the hepatitis A virus infection: a comparison with hepatitis type B and non-A, non-B. J Clin Pathol 1983, **36**: 650–654.

84 Lefkowitch JH, Apfelbaum TF. Non-A, non-B

hepatitis: characterization of liver biopsy pathology. J Clin Gastroenterol 1989, **11**: 225–232.

85 Lok ASF, Lindsay I, Scheuer PJ, Thomas HC. Clinical and histological features of delta infection in chronic hepatitis B virus carriers. J Clin Pathol 1985, **38**: 530–533.

86 Malcolm P, Dalton H, Hussaini HS, Mathew J. The histology of acute autochthonous hepatitis E virus infection. Histopathology 2007, **51**: 190–194.

87 Min KW, Gyorkey F, Cain GD. Talc granulomata in liver disease in narcotic addicts. Arch Pathol 1974, **98**: 331–335.

88 Molos MA, Litton N, Schubert TT. Talc liver. J Clin Gastroenterol 1987, **9**: 198–203.

89 Negro F. Detection of hepatitis C virus RNA in liver tissue: an overview. Ital J Gastroenterol Hepatol 1998, **30**: 205–210.

90 Okuno T, Sano A, Deguchi T, Katsuma Y, Ogasawara T, Okanoue T, Takino T. Pathology of acute hepatitis A in humans. Comparison with acute hepatitis B. Am J Clin Pathol 1984, **81**: 162–169.

91 Popper H, Thung SN, Gerber MA, Hadler SC, de Monzon M, Ponzetto A, Anzola E, Rivera D, Mondolfi A, Bracho A. Histologic studies of severe delta agent infection in Venezuelan Indians. Hepatology 1983, **3**: 906–912.

92 Rosenberg PM, Farrell JJ, Abraczinskas DR, Graeme-Cook FM, Dienstag JL, Chung RT. Rapidly progressive fibrosing cholestatic hepatitis – hepatitis C virus in HIV coinfection. Am J Gastroenterol 2002, **97**: 478–483.

93 Ruel M, Sevestre H, Henry-Biabaud E, Courouce AM, Capron JP, Erlinger S. Fibrin ring granulomas in hepatitis A. Dig Dis Sci 1992, **37**: 1915–1917.

94 Rugge M, Vanstapel MJ, Ninfo V, Realdi G, Tremolada F, Montanari PG, Van Damme B, Fevery J, De Groote J, Desmet V. Comparative histology of acute hepatitis B and non-A, non-B in Leuven and Padova. Virchows Arch [A] 1983, **401**: 275–288.

95 Ryley NG, Heryet AR, Goldin R, Monjardino J, Saldanha J, Fleming KA. Co-expression of markers for hepatitis delta and hepatitis B viruses in human liver. Histopathology 1992, **20**: 331–337.

96 Santantonio T, Wiegand J, Gerlach JT. Acute hepatitis C: current status and remaining challenges. J Hepatol 2008, **49**: 625–633.

97 Sciot R, Van Damme B, Desmet VJ. Cholestatic features in hepatitis A. J Hepatol 1986, **3**: 172–181.

98 Shimizu YK, Shikata T, Beninger PR, Sata M, Setoyama H, Abe H, Tanikawa K. Detection of hepatitis A antigen in human liver. Infect Immun 1982, **36**: 320–324.

99 Taylor M, Goldin RD, Ladva S, Scheuer PJ, Thomas HC. In situ hybridization studies of hepatitis A viral RNA in patients with acute hepatitis A. J Hepatol 1994, **20**: 380–387.

100 Teixeira MR, Weller IV, Murray A, Bamber M, Thomas HC, Sherlock S, Scheuer PJ. The pathology of hepatitis A in man. Liver 1982, **2**: 53–60.

101 Verme G, Amoroso P, Lettieri G, Pierri P, David E, Sessa F, Rizzi R, Bonino F, Recchia S, Rizzetto M. A histologic study of hepatitis delta virus liver disease. Hepatology 1986, **6**: 1303–1307.

102 Villari D, Raimondo G, Attard L, Verucchi G, Spinella S, Pernice M, Rodino G. Polyphasic type A hepatitis: histological features. Infection 1993, **21**: 46–48.

103 Xiao SY, Lu L, Wang HL. Fibrosing cholestatic hepatitis: clinicopathologic spectrum, diagnosis and pathogenesis. Int J Clin Exp Pathol 2008, **1**: 396–402.

104 Yamamoto T, Ishii M, Nagura H, Miyazaki Y, Miura M, Igarashi T, Toyota T. Transient hepatic fibrin-ring granulomas in a patient with acute hepatitis A. Liver 1995, **15**: 276–279.

CHRONIC (VIRAL AND OTHER) HEPATITIS

Elementary lesions

105 Desmet V. Liver lesions in hepatitis B viral infection. Yale J Biol Med 1988, **61**: 61–83.

106 Desmet VJ. Current problems in diagnosis of biliary disease and cholestasis. Semin Liver Dis 1986, **6**: 233–245.

107 Galle PR. Apoptosis in liver disease. J Hepatol 1997, **27**: 405–412.

108 Paradis V, Mathurin P, Laurent A, Charlotte F, Vidaud M, Poynard T, Hoang C, Opolon P, Bedossa P. Histological features predictive of liver fibrosis in chronic hepatitis C infection. J Clin Pathol 1996, **49**: 998–1004.

109 Popper H, Paronetto F, Schaffner F. Immune processes in the pathogenesis of liver disease. Ann N Y Acad Sci 1965, **124**: 781–799.

110 Powell LW. The nature of cell death in piecemeal necrosis: is order emerging from chaos? Hepatology 1987, **7**: 794–796.

111 Roskams TA, Libbrecht L, Desmet VJ. Progenitor cells in diseased human liver. Semin Liver Dis 2003, **23**: 385–396.

112 Searle J, Harmon BV, Bishop CJ, Kerr JFR. The significance of cell death by apoptosis in hepatobiliary disease. J Gastroenterol Hepatol 1987, **2**: 77–96.

113 Villari D, Raimondo G, Brancatelli S, Longo G, Rodino G, Smedile V. Histological features in liver biopsy specimens of patients with acute reactivation of chronic type B hepatitis. Histopathology 1991, **18**: 73–77.

Classification

114 Chen DS. Natural history of chronic hepatitis B virus infection: new light on an old story. J Gastroenterol Hepatol 1993, **8**: 470–475.

115 Chu CM, Karayiannis P, Fowler MJF, Monjardino J, Liaw YF, Thomas HC. Natural history of chronic hepatitis B virus infection in Taiwan. Studies of hepatitis B virus DNA in serum. Hepatology 1985, **5**: 431–434.

116 De Groote J, Desmet VJ, Gedigk P, Korb G, Popper H, Poulsen H, Scheuer P, Schmid M, Thaler H, Uehlinger E, Wepler W. A classification of chronic hepatitis. Lancet 1968, **II**: 626–628.

117 Desmet VJ. Histological classification of chronic hepatitis. Acta Gastroenterol Belg 1997, **60**: 259–267.

118 Desmet VJ, Gerber M, Hoofnagle JH, Manns M, Scheuer PJ. Classification of chronic hepatitis: diagnosis, grading and staging. Hepatology 1994, **19**: 1513–1520.

119 Gerber MA. Chronic hepatitis C: the beginning of the end of a time-honored nomenclature? Hepatology 1992, **15**: 733–734.

120 Hodges JR, Millward-Sadler GH, Wright R. Chronic active hepatitis: the spectrum of disease. Lancet 1982, **1**: 550–552.

121 Ishak KG. Chronic hepatitis: morphology and nomenclature. Mod Pathol 1994, **7**: 690–713.

122 Iversen P, Roholm K. On aspiration biopsy of the liver, with remarks on its diagnostic significance. Acta Med Scand 1939, **102**: 1–16.

123 Johnson PJ, McFarlane IG, convenors, on behalf of the panel. Meeting report: International Autoimmune Hepatitis Group. Hepatology 1993, **18**: 998–1005.

124 Ludwig J. The nomenclature of chronic active hepatitis: an obituary. Gastroenterology 1993, **105**: 274–278.

125 Pessayre D, Larrey D. Acute and chronic drug-induced hepatitis. Baillières Clin Gastroenterol 1988, **2**: 385–422.

126 Purcell R. Hepatitis viruses: changing patterns of human disease. Proc Natl Acad Sci U S A 1994, **91**: 2401–2406.

127 Reynolds TB, Peters RL, Yamada S. Chronic active and lupoid hepatitis caused by a laxative, oxyphenisatin. N Engl J Med 1971, **285**: 813–820.

128 Scheuer PJ. Changing views on chronic hepatitis. Histopathology 1986, **10**: 1–4.

129 Scheuer PJ. Classification of chronic viral hepatitis: a need for reassessment. J Hepatol 1991, **13**: 372–374.

130 Scott J, Gollan JL, Samourian S, Sherlock S. Wilson's disease presenting as chronic active hepatitis. Gastroenterology 1978, **74**: 645–651.

131 Sternlieb I, Scheinberg IH. Chronic hepatitis as a first manifestation of Wilson's disease. Ann Intern Med 1972, **76**: 59–64.

132 Working Party. Terminology of chronic hepatitis, hepatic allograft rejection, and nodular lesions of the liver: summary of recommendations developed by an international working party, supported by the World Congresses of Gastroenterology, Los Angeles, 1994. Am J Gastroenterol 1994, **89**: S177–S181.

Grading and staging

133 Batts KP, Ludwig J. Chronic hepatitis. An update on terminology and reporting. Am J Surg Pathol 1995, **19**: 1409–1417.

134 Bedossa P. Présentation d'une grille d'analyse informatisée pour le recueil des lésions histopathologiques dans l'hépatite chronique virale C. Ann Pathol 1993, **13**: 260–265.

135 Bedossa P. Assessment of hepatitis C: non-invasive fibrosis markers and/or liver biopsy. Liver Int 2009, **29** Suppl 1: 19–22.

136 Bedossa P, Bioulac-Sage P, Callard P, Chevallier M, Degott C, Deugnier Y, Fabre M, Reynes M, Voigt JJ, Zafrani ES. Intraobserver and interobserver variations in liver biopsy interpretation in patients with chronic hepatitis C. Hepatology 1994, **20**: 15–20.

137 Bedossa P, Poynard T, Group MCS. An algorithm for the grading of activity in chronic hepatitis C. Hepatology 1996, **24**: 289–293.

138 Bedossa P, Dargère D, Paradis V. Sampling variability of liver fibrosis in chronic hepatitis C. Hepatology 2003, **38**: 1449–1457.

139 Brunt EM. Grading and staging the histopathological lesions of chronic hepatitis: the Knodell Histology Activity Index and beyond. Hepatology 2000, **31**: 241–246.

140 Caballero T, Perez-Milena A, Masseroli M, O'Valle F, Salmeron FJ, Del Moral RMG, Sanchez-Salgado G. Liver fibrosis assessment with semiquantitative indexes and image analysis quantification in sustained-responder and non-responder interferon-treated patients with chronic hepatitis C. J Hepatol 2001, **34**: 740–747.

141 Castera L, Forns X, Alberti A. Non-invasive evaluation of liver fibrosis using transient elastography. J Hepatol 2008, **48**: 835–847.

142 Chevallier M, Guerret S, Chossegros P, Gerard F, Grimaud JA. A histological semiquantitative scoring system for evaluation of hepatic fibrosis in needle liver biopsy

specimens: comparison with morphometric studies. Hepatology 1994, **20**: 349–355.
143 Cross SS. Review. Grading and scoring in histopathology. Histopathology 1998, **33**: 99–106.
144 Cross T, Antoniades C, Harrison P. Non-invasive markers for the prediction of fibrosis in chronic hepatitis C infection. Hepatol Res 2008, **38**: 762–769.
145 Desmet VJ, Gerber M, Hoofnagle JH, Manns M, Scheuer PJ. Classification of chronic hepatitis: diagnosis, grading and staging. Hepatology 1994, **19**: 1513–1520.
146 Dioguardi N, Franceschini B, Aletti G, Russo C, Grizzi F. Fractal dimension rectified meter for quantification of liver fibrosis and other irregular microscopic objects. Anal Quant Cytol Histol 2003, **25**: 312–320.
147 Duchatelle V, Marcellin P, Giostra E, Bregeaud L, Pouteau M, Boyer N, Auperin A, Guerret S, Erlinger S, Henin D, Degott C. Changes in liver fibrosis at the end of alpha interferon therapy and 6 to 18 months later in patients with chronic hepatitis C: quantitative assessment by a morphometric method. J Hepatol 1998, **29**: 20–28.
148 Fleming KA. Evidence-based pathology. J Pathol 1996, **179**: 127–128.
149 Goldin RD, Goldin JG, Burt AD, Dhillon PA, Hubscher S, Wyatt J, Patel N. Intra-observer and inter-observer variation in the histopathological assessment of chronic viral hepatitis. J Hepatol 1996, **25**: 649–654.
150 Goodman ZD. Grading and staging systems for inflammation and fibrosis in chronic liver diseases. J Hepatol 2007, **47**: 598–607.
151 Goodman ZD, Becker RL Jr, Pockros PJ, Afdhal NH. Progression of fibrosis in advanced chronic hepatitis C: evaluation by morphometric image analysis. Hepatology 2007, **45**: 886–894.
152 Hall PDL. Broadsheet number 47: Chronic hepatitis: an update with guidelines for histopathological assessment of liver biopsies. Pathology 1998, **30**: 369–380.
153 Hübscher SG. Histological grading and staging in chronic hepatitis: clinical applications and problems. J Hepatol 1998, **29**: 1015–1022.
154 Ishak K, Baptista A, Bianchi L, Callea F, De Groote J, Gudat F, Denk H, Desmet V, Korb B, MacSween RNM, Phillips MJ, Portmann BG, Poulsen H, Scheuer PJ, Schmid M, Thaler H. Histological grading and staging of chronic hepatitis. J Hepatol 1995, **22**: 696–699.
155 Ishak KG. Pathologic features of chronic hepatitis: a review and update. Am J Clin Pathol 2000, **113**: 40–55.
156 Kettaneh A, Marcellin P, Douvin C, Poupon R, Ziol M, Beaugrand M, de Lédinghen V. Features associated with success rate and performance of FibroScan measurements for the diagnosis of cirrhosis in HCV patients: a prospective study of 935 patients. J Hepatol 2007, **46**: 628–634.
157 Kleiner DE. The liver biopsy in chronic hepatitis C: a view from the other side of the microscope. Semin Liver Dis 2005, **25**: 52–64.
158 Knodell RG, Ishak KG, Black WC, Chen TS, Craig R, Kaplowitz N, Kiernan TW, Wollman J. Formulation and application of a numerical scoring system for assessing histological activity in asymptomatic chronic active hepatitis. Hepatology 1981, **1**: 431–435.
159 Lok ASF, Lindsay I, Scheuer PJ, Thomas HC. Clinical and histological features of delta infection in chronic hepatitis B virus carriers. J Clin Pathol 1985, **38**: 530–533.
160 Ludwig J. The nomenclature of chronic active hepatitis: an obituary. Gastroenterology 1993, **105**: 274–278.
161 Masseroli M, Caballero T, O'Valle F, Del Moral RMG, Perez-Milena A, Del Moral RG. Automatic quantification of liver fibrosis: design and validation of a new image analysis method: comparison with semiquantitative indexes of fibrosis. J Hepatol 2000, **32**: 453–464.
162 Pilette C, Rousselet MC, Bedossa P, Chappard D, Oberti F, Rifflet H, Maiga MY, Gallois Y, Cales P. Histopathological evaluation of liver fibrosis: quantitative image analysis versus semi-quantitative scores. Comparison with serum markers. J Hepatol 1998, **28**: 439–446.
163 Poynard T, Ratziu V, Charlotte F, Goodman Z, McHutchison J, Albrecht J. Rates and risk factors of liver fibrosis progression in patients with chronic hepatitis C. J Hepatol 2001, **34**: 730–739.
164 Ratziu V, Charlotte F, Heurtier A, Gombert S, Giral P, Bruckert E, Grimaldi A, Capron F, Poynard T; LIDO Study Group. Sampling variability of liver biopsy in nonalcoholic fatty liver disease. Gastroenterology 2005, **128**: 1898–1906.
165 Scheuer PJ. Classification of chronic viral hepatitis: a need for reassessment. J Hepatol 1991, **13**: 372–374.
166 Scheuer PJ, Standish RA, Dhillon AP. Scoring of chronic hepatitis. Clin Liver Dis 2002, **6**: 335–347, v-vi.
167 Trinchet JC, Gerhardt MF, Balkau B, Munz C, Poupon RE. Serum bile acids and cholestasis in alcoholic hepatitis. Relationship with usual liver tests and histological features. J Hepatol 1994, **21**: 235–240.
168 Van Leeuwen DJ, Balabaud C, Crawford JM, Bioulac-Sage P, Dhillon AP. A clinical and histopathologic perspective on evolving noninvasive and invasive alternatives for liver biopsy. Clin Gastroenterol Hepatol 2008, **6**: 491–496.
169 Westin J, Lagging LM, Westjal R, Norkrans G, Dhillon P. Interobserver study of liver histopathology using the Ishak score in patients with chronic hepatitis C virus infection. Liver 1999, **19**: 183–187.

Histopathology

170 Allory Y, Charlotte F, Benhamou Y, Opolon P, Le Charpentier Y, Poynard T. Impact of human immunodeficiency virus infection on the histological features of chronic hepatitis C: a case control study. The MULTIVIRC group. Hum Pathol 2000, **31**: 69–74.
171 Alonso-Marti C, Moreno A, Barat A, Solera JC, Oliva H. Co-existence of hepatocyte ground-glass inclusions from several causes. Histopathology 1990, **16**: 304–307.
172 Anthony PP, Vogel CL, Barker LF. Liver cell dysplasia: a premalignant condition. J Clin Pathol 1973, **26**: 217–223.
173 Bach N, Thung SN, Schaffner F. The histological features of chronic hepatitis C and autoimmune chronic hepatitis: a comparative analysis. Hepatology 1992, **15**: 572–577.
174 Bannayan GA, Dean WJ, Howell RR. Type IV glycogen-storage disease. Light microscopic, electron-microscopic and enzymatic study. Am J Clin Pathol 1976, **66**: 702–709.
175 Bedossa P, Moucari R, Chelbi E, Asselah T, Paradis V, Vidaud M, Cazals-Hatem D, Boyer N, Valla D, Marcellin P. Evidence for a role of nonalcoholic steatohepatitis in hepatitis C: a prospective study. Hepatology 2007, **46**: 380–387.
176 Bianchi L, Gudat F. Sanded nuclei in hepatitis B. Eosinophilic inclusions in liver cell nuclei due to excess in hepatitis B core antigen formation. Lab Invest 1976, **35**: 1–5.
177 Bonino F, Negro F, Baldi M, Brunetto MR, Chiaberge E, Capalbo M, Maran E, Lavarini C, Rocca N, Rocca G. The natural history of chronic delta hepatitis. Prog Clin Biol Res 1987, **234**: 145–152.
178 Bonkovsky HL, Banner BF, Rothman AL. Iron and chronic viral hepatitis. Hepatology 1997, **25**: 759–768.
179 Bonkovsky HL, Poh-Fitzpatrick M, Pimstone M, Obando J, Di Bisceglie A, Tattrie C, Tortorelli K, LeClair P, Mercurio M, Lambrecht RW. Porphyria cutanea tarda, hepatitis C and HFE gene mutations in North America. Hepatology 1998, **27**: 1661–1699.
180 Booth JCL, Foster GR, Levine T, Thomas HC, Goldin RD. The relationship of histology to genotype in chronic HCV infection. Liver 1997, **17**: 144–151.
181 Boyer N, Marcellin P. Pathogenesis, diagnosis and management of hepatitis C. J Hepatol 2000, **32** (Suppl 1): 98–112.
182 Bralet MP, Zafrani ES. Diagnosis and histologic surveillance of hepatitis C. Rev Prat 2000, **50**: 1078–1082.
183 Brillanti S, Foli M, Gaiani S, Masci C, Miglioli M, Barbara L. Persistent hepatitis C viraemia without liver disease. Lancet 1993, **341**: 464–465.
184 Bruguera M, Lamar C, Bernet M, Rodaos J. Hepatic disease associated with ground-glass inclusions in hepatocytes after cyanamide therapy. Arch Pathol Lab Med 1986, **110**: 906–910.
185 Brunetto MR, Stemler M, Schödel F, Will H, Ottobrelli A, Rizzetto M, Verme G, Bonino F. Identification of HBV variants which cannot produce precore derived HBeAg and may be responsible for severe hepatitis. Ital J Gastroenterol 1989, **21**: 151–154.
186 Callea F, De Vos R, Togni R, Tardanico R, Vanstapel MJ, Desmet VJ. Fibrinogen inclusions in liver cells: a new type of ground-glass hepatocyte. Immune light and electron microscopic characterization. Histopathology 1986, **10**: 65–73.
187 Chang ML, Hsu CW, Huang SF, Chen TC, Lin SM, Yeh CT. Dense packing of portal lymphocytes predicts favorable treatment outcome in hepatitis C. Hepatogastroenterology 2008, **55**: 1716–1720.
188 Chen DS. Natural history of chronic hepatitis B virus infection: new light on an old story. J Gastroenterol Hepatol 1993, **8**: 470–475.
189 Chen DS, Sung JL. Hepatitis Be antigen and its antibody in chronic type B hepatitis. J Gastroenterol Hepatol 1987, **2**: 255–270.
190 Chiavérini C, Halimi G, Ouzan D, Halfon P, Ortonne JP, Lacour JP. Porphyria cutanea tarda, C282Y, H63D and S65C HFE gene mutations and hepatitis C infection: a study from southern France. Dermatology 2003, **206**: 212–216.
191 Christoffersen P, Poulsen H, Scheuer PJ. Abnormal bile duct epithelium in chronic aggressive hepatitis and primary biliary cirrhosis. Hum Pathol 1972, **3**: 227–235.
192 Chu CM, Liaw YF. Immunohistological study of intrahepatic expression of hepatitis B core and E antigens in chronic type B hepatitis. J Clin Pathol 1992, **45**: 791–795.
193 Chu CM, Liaw YF. Membrane staining for hepatitis B surface antigen in hepatocytes: a sensitive and specific marker of active viral replication in hepatitis B. J Clin Pathol 1995, **48**: 470–473.
194 Chu CM, Liaw YF. Chronic hepatitis B virus infection acquired in childhood: special emphasis on prognostic and therapeutic implication of delayed HBeAg seroconversion. J Viral Hepat 2007, **14**:

147–152.
195 Chung H, Watanabe T, Kudo M, Maenishi O, Wakatsuki Y, Chiba T. Identification and characterization of IgG4-associated autoimmune hepatitis. Liver Int 2010, **30**: 222–231.
196 Clément S, Negro F. Hepatitis C virus: the viral way to fatty liver. J Hepatol 2007, **46**: 985–987.
197 Clouston AD, Powell EE, Walsh MJ, Richardson MM, Demetris AJ, Jonsson JR. Fibrosis correlates with a ductular reaction in hepatitis C: roles of impaired replication, progenitor cells and steatosis. Hepatology 2005, **41**: 809–818.
198 Colin JF, Cazals-Hatem D, Loriot MA, Martinot-Peignoux M, Pham BN, Auperin A, Degott C, Benhamou JP, Erlinger S, Valla D, Marcellin P. Influence of human immunodeficiency virus infection in chronic hepatitis B in homosexual men. Hepatology 1999, **29**: 1306–1310.
199 Colombari R, Dhillon AP, Piazzola E, Tomezzoli AA, Angelini GP, Capra F, Tomba A, Scheuer PJ. Chronic hepatitis in multiple virus infection: histopathological evaluation. Histopathology 1993, **22**: 319–325.
200 Czaja AJ, Carpenter HA. Autoimmune hepatitis with incidental histologic features of bile duct injury. Hepatology 2001, **34**: 659–665.
201 Czaja AJ, Carpenter HA. Sensitivity, specificity, and predictability of biopsy interpretations in chronic hepatitis. Gastroenterology 1993, **105**: 1824–1832.
202 Davis GL, Hoofnagle JH. Reactivation of chronic type B hepatitis presenting as acute viral hepatitis. Ann Intern Med 1985, **102**: 762–765.
203 Delgado-Borrego A, Liu YS, Jordan SH, Agrawal S, Zhang H, Christofi M, Casson D, Cosimi AB, Chung RT. Prospective study of liver transplant recipients with HCV infection: evidence for a causal relationship between HCV and insulin resistance. Liver Transpl 2008, **14**: 193–201.
204 Devaney K, Goodman ZD, Ishak KG. Postinfantile giant-cell transformation in hepatitis. Hepatology 1992, **16**: 327–333.
205 De Vos R, Verslype C, Depla E, Fevery J, Van Damme B, Desmet V, Roskams T. Ultrastructural visualization of hepatitis C virus components in human and primate liver biopsies. J Hepatol 2002, **37**. 370–379.
206 Dhillon AP, Dusheiko GM. Pathology of hepatitis C virus infection. Histopathology 1995, **26**: 297–309.
207 DiBisceglie AM, Simpson LH, Lotze MT, Hoofnagle JH. Development of hepatocellular carcinoma among patients with chronic liver disease due to hepatitis C viral infection. J Clin Gastroenterol 1994, **19**: 222–226.
208 Dienes HP, Drebber U, von Both I. Liver biopsy in hepatitis C. J Hepatol 1999, **31** (Suppl 1): 43–46.
209 Emile JF, Sebagh M, Féray C, David F, Reynès M. The presence of epithelioid granulomas in hepatitis C virus-related cirrhosis. Hum Pathol 1993, **24**: 1095–1097.
210 Farci P. Treatment of chronic hepatitis D: new advances, old challenges. Hepatology 2006, **44**: 536–539.
211 Fattovich G, Boscaro S, Noventa F, Pornaro E, Stenico D, Alberti A, Ruol A, Realdi G. Influence of hepatitis delta virus infection on progression to cirrhosis in chronic hepatitis type B. J Infect Dis 1987, **155**: 931–935.
212 Fattovich G. Natural history of hepatitis B. J Hepatol 2003, **39** Suppl 1: S50–S58.
213 Fiel MI, Schiano TD, Guido M, Thung SN, Lindsay KL, Davis GL, Lewis JH, Seeff LB, Bodenheimer HC Jr. Increased hepatic iron deposition resulting from treatment of chronic hepatitis C with ribavirin. Am J Clin Pathol 2000, **113**: 35–39.
214 Fiel MI, Shukla D, Saraf N, Xu R, Schiano TD. Development of hepatic granulomas in patients receiving pegylated interferon therapy for recurrent hepatitis C virus post liver transplantation. Transpl Infect Dis 2008, **10**: 184–189.
215 Gabriel A, Kukla M, Wilk M, Liszka L, Petelenz M, Musialik J. Angiogenesis in chronic hepatitis C is associated with inflammatory activity grade and fibrosis stage. Pathol Res Pract 2009, **205**: 758–764.
216 Gerber MA, Hadziyannis S, Vissoulis C, Schaffner F, Paronetto F, Popper H. Electron microscopy and immuno-electronmicroscopy of cytoplasmic hepatitis B antigen in hepatocytes. Am J Pathol 1974, **75**: 489–502.
217 Gerber MA, Krawczynski K, Alter MJ, Sampliner RE, Margolis HS, the Sentinel Counties Chronic Non-A Non-B Hepatitis Study Team. Histopathology of community acquired chronic hepatitis C. Mod Pathol 1992, **5**: 483–486.
218 Glazer E, Ejaz A, Coley CJ 2nd, Bednarek K, Theise ND. Fibrin ring granuloma in chronic hepatitis C: virus-related vasculitis and/or immune complex disease? Semin Liver Dis 2007, **27**: 227–230.
219 Goldin RD, Levine TS, Foster GR, Thomas HC. Granulomas and hepatitis C. Histopathology 1996, **28**: 265–267.
220 Goldin RD, Patel NK, Thomas HC. Hepatitic C and bile duct loss. J Clin Pathol 1996, **49**: 836–838.
221 Goodman ZD, Ishak KG. Histopathology of hepatitis C virus infection. Semin Liver Dis 1995, **15**: 70–81.
222 Goodman ZD, Becker RL Jr, Pockros PJ, Afdhal NH. Progression of fibrosis in advanced chronic hepatitis C: evaluation by morphometric image analysis. Hepatology 2007, **45**: 886–894.
223 Goodman ZD, Makhlouf HR, Liu L, Balistreri W, Gonzalez-Peralta RP, Haber B, Jonas MM, Mohan P, Molleston JP, Murray KF, Narkewicz MR, Rosenthal P, Smith LJ, Robuck PR, Schwarz KB. Pathology of chronic hepatitis C in children: liver biopsy findings in the Peds-C Trial. Hepatology 2008, **47**: 836–843.
224 Hadziyannis S, Gerber MA, Vissoulis C, Popper H. Cytoplasmic hepatitis B antigen in 'ground-glass' hepatocytes of carriers. Arch Pathol 1973, **96**: 327–330.
225 Hadziyannis SJ, Papatheodoridis GV. Hepatitis B e antigen-negative chronic hepatitis B: natural history and treatment. Semin Liver Dis 2006, **26**: 130–141.
226 Hall PDL. Broadsheet number 47: Chronic hepatitis: an update with guidelines for histopathological assessment of liver biopsies. Pathology 1998, **30**: 369–380.
227 Haque S, Chandra B, Gerber MA, Lok ASF. Iron overload in patients with chronic hepatitis C: a clinicopathologic study. Hum Pathol 1996, **27**: 1277–1281.
228 Harada K, Minato H, Hiramatsu K, Nakanuma Y. Epithelioid cell granulomas in chronic hepatitis C: immunohistochemical character and histological marker of favourable response to interferon-α therapy. Histopathology 1998, **33**: 216–221.
229 Henmy A, Uchida T, Shikata T. Karyometric analysis of liver cell dysplasia and hepatocellular carcinoma. Evidence against precancerous nature of liver cell dysplasia. Cancer 1985, **55**: 2594–2599.
230 Hennes EM, Zeniya M, Czaja AJ, Parés A, Dalekos GN, Krawitt EL, Bittencourt PL, Porta G, Boberg KM, Hofer H, Bianchi FB, Shibata M, Schramm C, Eisenmann de Torres B, Galle PR, McFarlane I, Dienes HP, Lohse AW; International Autoimmune Hepatitis Group. Simplified criteria for the diagnosis of autoimmune hepatitis. Hepatology 2008, **48**: 169–176.
231 Hino S, Miyata H. Torque teno virus (TTV): current status. Rev Med Virol 2007, **17**: 45–57.
232 Hoffmann RM, Jung MC, Motz R, Gössl C, Emslander HP, Zachoval R, Pape GR. Case report. Sarcoidosis associated with interferon-α therapy for chronic hepatitis C. J Hepatol 1998, **28**: 1058–1063.
233 Hsu HC, Lai MY, Su IJ, Chen DS, Chang MH, Yang PM, Wu CY, Hsieh HC. Correlation of hepatocyte HBsAg expression with virus replication and liver pathology. Hepatology 1988, **8**: 749–754.
234 Hsu HC, Su IJ, Lai MY, Chen DS, Chang MH, Chuang SM, Sung JL. Biologic and prognostic significance of hepatocyte hepatitis B core antigen expressions in the natural course of chronic hepatitis B virus infection. J Hepatol 1987, **5**: 45–50.
235 Hu B, French SW. Mallory body and empty cell in hepatitis C. Hepatol Res 1997, **8**: 13–20.
236 Huang SN, Chen CT, Tsai SL, Liaw YF. Histopathology and pathobiology of hepatotropic virus-induced liver injury. J Gastroenterol Hepatol 1997, **12**: S195–S217.
237 International Working Party. Terminology of nodular hepatocellular lesions. Hepatology 1995, **22**: 983–993.
238 Iorio R, Giannattasio A, Sepe A, Terracciano LM, Vecchione R, Vegnente A. Chronic hepatitis C in childhood: an 18-year experience. Clin Infect Dis 2005, **41**: 1431–1437.
239 Ishak KG. Pathologic features of chronic hepatitis: a review and update. Am J Clin Pathol 2000, **113**: 40–55.
240 Issa R, Zhou X, Constandinou CM, Fallowfield J, Millward-Sadler H, Gaca MD, Sands E, Suliman I, Trim N, Knorr A, Arthur MJ, Benyon RC, Iredale JP. Spontaneous recovery from micronodular cirrhosis: evidence for incomplete resolution associated with matrix cross-linking. Gastroenterology 2004, **126**: 1795–1808.
241 Iwai M, Jo M, Ishii M, Mori T, Harada Y. Comparison of clinical features and liver histology in acute and chronic autoimmune hepatitis. Hepatol Res 2008, **38**: 784–789.
242 Jezequel AM, Librari ML, Mosca P, Novel-Li G, Lorenzini I, Orlandi F. Changes induced in human liver by long-term anticonvulsant therapy. Functional and ultrastructural data. Liver 1984, **4**: 307–330.
243 Jonsson JR, Barrie HD, O'Rourke P, Clouston AD, Powell EE. Obesity and steatosis influence serum and hepatic inflammatory markers in chronic hepatitis C. Hepatology 2008, **48**: 80–88.
244 Kage M. Pathology of autoimmune liver diseases in children. Hepatol Res 2007, **37** Suppl 3: S502–S508.
245 Kim H, Oh BK, Roncalli M, Park C, Yoon SM, Yoo JE, Park YN. Large liver cell change in hepatitis B virus-related liver cirrhosis. Hepatology 2009, **50**: 752–762.
246 Klinge O, Bannasch P. The increase of smooth endoplasmatic reticulum in hepatocytes of human liver punctates. Verh Dtsch Ges Pathol 1968, **52**: 568–573.
247 Kobayashi K, Hashimoto E, Ludwig J, Hisamitsu T, Obata H. Liver biopsy features of acute hepatitis C compared with hepatitis A, B

and non-A, non-B, non-C. Liver 1993, **13**: 69–73.

248 Kojima T, Callea F, Desmyter J, Sakurai I, Desmet VJ. Immuno-light and electron microscopic features of chronic hepatitis D. Liver 1990, **10**: 17–27.

249 Kojiro M, Roskams T. Early hepatocellular carcinoma and dysplastic nodules. Semin Liver Dis 2005, **25**: 133–142.

250 Kyrlagkitsis I, Portmann B, Smith H, O'Grady J, Cramp ME. Liver histology and progression of fibrosis in individuals with chronic hepatitis C and persistently normal ALT. Am J Gastroenterol 2003, **98**: 1588–1593.

251 Lau JY, Koukoulis G, Mieli-Vergani G, Portmann BC, Williams R. Syncytial giant-cell hepatitis. A specific disease entity? J Hepatol 1992, **15**: 216–219.

252 Lau JYN, Portmann BC, Alexander GJH, Williams R. Differential effect of chronic hepatitis D virus infection on intrahepatic expression of hepatitis B viral antigen. J Clin Pathol 1992, **45**: 314–318.

253 Lee H, Stapp RT, Ormsby AH, Shah VV. The usefulness of IgG and IgM immunostaining of periportal inflammatory cells (plasma cells and lymphocytes) for the distinction of autoimmune hepatitis and primary biliary cirrhosis and their staining pattern in autoimmune hepatitis-primary biliary cirrhosis overlap syndrome. Am J Clin Pathol 2010, **133**: 430–437.

254 Lee WM. Hepatitis B virus infection. N Engl J Med 1997, **337**: 1733–1745.

255 Lefkowitch JH, Apfelbaum TF. Liver cell dysplasia and hepatocellular carcinoma in non-A, non-B hepatitis. Arch Pathol Lab Med 1987, **111**: 170–173.

256 Lefkowitch JH, Schiff ER, Davis GL, Perillo RP, Lindsay K, Bodenheimer HC Jr, Balart LA, Ortego TJ, Payne J, Dienstag JL, Gibas A, Jacobson IM, Tamburro CH, Carey W, O'Brien C, Sampliner R, Van Thiel DH, Feit D, Albrecht J. Pathological diagnosis of chronic hepatitis C: a multicenter comparative study with chronic hepatitis B. Gastroenterology 1993, **104**: 595–603.

257 Lefkowitch JH, Yee HT, Sweeting J, Green PHR, Magun AM. Iron-rich foci in chronic hepatitis. Hum Pathol 1998, **29**: 116–118.

258 Lefkowitch JH, Lobritto SJ, Brown RS Jr, Emond JC, Schilsky ML, Rosenthal LA, George DM, Cairo MS. Ground-glass, polyglucosan-like hepatocellular inclusions: a 'new' diagnostic entity. Gastroenterology 2006, **131**: 713–718.

259 Liang TJ. Hepatitis B: the virus and disease. Hepatology 2009, **49** (Suppl): S13–S21.

260 Liaw YF. Role of hepatitis C virus in dual and triple hepatitis virus infection. Hepatology 1995, **22**: 1101–1108.

261 Liaw YF, Tsai SL, Sheen IS, Chao M, Yeh CT, Hsieh SY, Chu CM. Clinical and virological course of chronic hepatitis B virus infection with hepatitis C and D virus markers. Am J Gastroenterol 1998, **93**: 354–359.

262 Liaw YF, Yang SS, Chen TJ, Chu CM. Acute exacerbation in hepatitis B e antigen-positive chronic type B hepatitis – a clinico-pathological study. J Hepatol 1985, **1**: 227–233.

263 Libbrecht L, Craninx M, Nevens F, Desmet V, Roskams T. Predictive value of liver cell dysplasia for development of hepatocellular carcinoma in patients with non-cirrhotic and cirrhotic chronic viral hepatitis. Histopathology 2001, **39**: 66–73.

264 Lindh M, Savage K, Rees J, Garwood L, Horal P, Norkrans G, Dhillon AP. HBeAg immunostaining of liver tissue in various stages of chronic hepatitis B. Liver 1999, **19**: 294–298.

265 Lok ASF, Lindsay I, Scheuer PJ, Thomas HC. Clinical and histological features of delta infection in chronic hepatitis B virus carriers. J Clin Pathol 1985, **38**: 530–533.

266 Lory J, Zimmermann A. Endotheliitis-like changes in chronic hepatitis C. Histol Histopathol 1997, **12**: 359–366.

267 Mani H, Kleiner DE. Liver biopsy findings in chronic hepatitis B. Hepatology 2009, **49**: S61–S71.

268 McFarlane IG. Definition and classification of autoimmune hepatitis. Semin Liver Dis 2002, **22**: 317–324.

269 McMahon BJ. The natural history of chronic hepatitis B virus infection. Hepatology 2009, **49** (Suppl): S45–S55.

270 Mengshol JA, Golden-Mason L, Rosen HR. Mechanisms of disease: HCV-induced liver injury. Nat Clin Pract Gastroenterol Hepatol 2007, **4**: 622–634.

271 Meyer zum Büschenfelde KH, Dienes HP. Autoimmune hepatitis. Definition–classification–histopathology–immunopathogenesis. Virchows Arch 1996, **429**: 1–12.

272 Mieli-Vergani G, Vergani D. Autoimmune hepatitis in children: what is different from adult AIH? Semin Liver Dis 2009, **29**: 297–306.

273 Miloh T, Arnon R, Shneider B, Suchy F, Kerkar N. A retrospective single-center review of primary sclerosing cholangitis in children. Clin Gastroenterol Hepatol 2009, **7**: 239–245.

274 Misdraji J, Thiim M, Graeme-Cook FM. Autoimmune hepatitis with centrilobular necrosis. Am J Surg Pathol 2004, **28**: 471–478.

275 Miyake Y, Iwasaki Y, Kobashi H, Yasunaka T, Ikeda F, Takaki A, Yamamoto K. Autoimmune hepatitis with acute presentation in Japan. Dig Liver Dis 2010, **42**: 51–54.

276 Miyanari Y, Atsuzawa K, Usuda N, Watashi K, Hishiki T, Zayas M, Bartenschlager R, Wakita T, Hijikata M, Shimotohno K. The lipid droplet is an important organelle for hepatitis C virus production. Nat Cell Biol 2007, **9**: 1089–1097.

277 Mihm S, Fayyazi A, Hartmann H, Ramadori G. Analysis of histopathological manifestations of chronic hepatitis C virus infection with respect to virus genotype. Hepatology 1997, **25**: 735–739.

278 Moreira RK, Revetta F, Koehler E, Washington MK. Diagnostic utility of IgG and IgM immunohistochemistry in autoimmune liver disease. World J Gastroenterol 2010, **16**: 453–457.

279 Moreno A, Ramon Y, Cajal S, Marazuela M, Carreno V, Milicua JM, Cerezo E, Ciesta C, Oliva H. Sanded nuclei in delta patients. Liver 1989, **9**: 367–371.

280 Moreno A, Moreno A, Pérez-Elías MJ, Quereda C, Fernández-Muñoz R, Antela A, Moreno L, Bárcena R, López-San Román A, Celma ML, García-Martos M, Moreno S. Syncytial giant cell hepatitis in human immunodeficiency virus-infected patients with chronic hepatitis C: 2 cases and review of the literature. Hum Pathol 2006, **37**: 1344–1349.

281 Mosnier JF, Degott C, Marcellin P, Henin D, Erlinger S, Benhamou JP. The intraportal lymphoid nodule and its environment in chronic active hepatitis C: an immunohistochemical study. Hepatology 1993, **17**: 366–371.

282 Moucari R, Asselah T, Cazals-Hatem D, Voitot H, Boyer N, Ripault MP, Sobesky R, Martinot-Peignoux M, Maylin S, Nicolas-Chanoine MH, Paradis V, Vidaud M, Valla D, Bedossa P, Marcellin P. Insulin resistance in chronic hepatitis C: association with genotypes 1 and 4, serum HCV RNA level, and liver fibrosis. Gastroenterology 2008, **134**: 416–423.

283 Naoumov NV, Schneider R, Grötzinger T, Jung MC, Miska S, Pape GR, Will H. Precore mutant hepatitis B virus infection and liver disease. Gastroenterology 1992, **102**: 538–543.

284 Negro F. Detection of hepatitis C virus RNA in liver tissue: an overview. Ital J Gastroenterol Hepatol 1998, **30**: 205–210.

285 Negro F. Mechanisms and significance of liver steatosis in hepatitis C virus infection. World J Gastroenterol 2006, **12**: 6756–6765.

286 Negro F. Insulin resistance and HCV: will new knowledge modify clinical management? J Hepatol 2006, **45**: 514–519.

287 Negro F, Pacchioni D, Bussolati G, Bonino F. Hepatitis delta virus heterogeneity: a study by immunofluorescence. J Hepatol 1991, **13** (Suppl 4): S125–S129.

288 Negro F, Rizzetto M. Pathobiology of hepatitis delta virus. J Hepatol 1993, **17**: S149–S153.

289 Nguyen T, Tang W, Nan L, Deleon M, French SW. The role of bile duct reactive change in the pathogenesis of liver fibrosis due to hepatitis C. Exp Mol Pathol 2005, **79**: 95–99.

290 Nishimura RN, Ishak KG, Reddick R, Porter R, James S, Barranger JA. Lafora disease: diagnosis by liver biopsy. Ann Neurol 1979, **8**: 409–415.

291 Okuno T, Arai K, Matsumoto M, Shindo M. Epithelioid granulomas in chronic hepatitis C: a transient pathological feature. J Gastroenterol Hepatol 1995, **10**: 532–537.

292 Ong JP, Younossi ZM, Speer C, Olno A, Gramlich T, Boparai N. Chronic hepatitis C and superimposed nonalcoholic fatty liver disease. Liver 2001, **21**: 266–271.

293 Park YN, Han KH, Kim KS, Chung JP, Kim S, Park C. Cytoplasmic expression of hepatitis B core antigen in chronic hepatitis B virus infection: role of precore stop mutants. Liver 1999, **19**: 199–205.

294 Perillo RP, Brunt EM. Hepatic histologic and immunohistochemical changes in chronic hepatitis B after prolonged clearance of HBeAg and hepatitis B surface antigen. Ann Intern Med 1991, **115**: 113–115.

295 Persico M, Perrotta S, Persico E, Terracciano L, Folgori A, Ruggeri L, Nicosia A, Vecchione R, Mura VL, Masarone M, Torella R. Hepatitis C virus carriers with persistently normal ALT levels: biological peculiarities and update of the natural history of liver disease at 10 years. J Viral Hepat 2006, **13**: 290–296.

296 Piperno A, Vergani A, Malosio I, Parma L, Fossati L, Ricci A, Bovo G, Boari G, Mancia G. Hepatic iron overload in patients with chronic viral hepatitis: role of HFE mutations. Hepatology 1998, **28**: 1105–1109.

297 Pirisi M, Scott CA, Auellini C, Toniutto P, Fabris C, Soardo G, Beltrami CA, Bartoli E. Iron deposition and progression of disease in chronic hepatitis C. Role of interface hepatitis, portal inflammation, and HFE missense mutations. Am J Clin Pathol 2000, **113**: 546–554.

298 Poynard T, Bedossa P, Opolon P. Natural history of liver fibrosis progression in patients with chronic hepatitis C. Lancet 1997, **349**: 825–832.

299 Poynard T, Ratziu V, Benhamou Y, Di Martino V, Bedossa P, Opolon P. Fibrosis in patients with chronic hepatitis C: detection and significance. Semin Liver Dis 2000, **20**: 47–55.

300 Reddy KR, Govindarajan S, Marcellin P, Bernstein D, Dienstag JL, Bodenheimer H Jr, Rakela J, Messinger D, Schmidt G, Ackrill A, Hadziyannis SJ. Hepatic steatosis in chronic hepatitis C: baseline host and viral

characteristics and influence on response to therapy with peginterferon alpha-2a plus ribavirin. J Viral Hepat 2008, **15**: 129–136.

301 Rizzetto M, Durazzo M. Hepatitis delta (HDV) infections. Epidemiological and clinical heterogeneity. J Hepatol 1991, **13** (Suppl 4): S116–S118.

302 Rizzetto M. Hepatitis D: thirty years after. J Hepatol 2009, **50**: 1043–1050.

303 Roberts JM, Searle JW, Cooksley WGE. Histological patterns of prolonged hepatitis C infection. Gastroenterol Jpn 1993, **28** (Suppl 5): 37–41.

304 Roncalli M, Borzio M, Tombesi MV, Ferrari A, Servida E. A morphometric study of liver cell dysplasia. Hum Pathol 1988, **19**: 471–474.

305 Rubbia-Brandt L, Leandro G, Spahr L, Giostra E, Quadri R, Malé PJ, Negro F. Liver steatosis in chronic hepatitis C: a morphological sign suggesting infection with HCV genotype 3. Histopathology 2001, **39**: 119–124.

306 Ruiz J, Sangro B, Cuende JI, Beloqui O, Riezu-Boj JI, Herrero JI, Prieto J. Detection of hepatitis B and C viral infections in patients with hepatocellular carcinoma. Hepatology 1992, **16**: 637–641.

307 Ryan BM, McDonald GSA, Pilkington R, Kelleher D. The development of hepatic granulomas following interferon-alpha 2b therapy for chronic hepatitis C infection. Eur J Gastroenterol Hepatol 1998, **10**: 349–351.

308 Ryder SD, Irving WL, Jones DA, Neal KR, Underwood JC; Trent Hepatitis C Study Group. Progression of hepatic fibrosis in patients with hepatitis C: a prospective repeat liver biopsy study. Gut 2004, **53**: 451–455.

309 Saadeh S, Cammell G, Carey WD, Younossi Z, Barnes D, Easley K. The role of liver biopsy in chronic hepatitis C. Hepatology 2001, **33**: 196–200.

310 Sarbah SA, Younossi ZM. Hepatitis C: an update on the silent epidemic. J Clin Gastroenterol 2000, **30**: 125–143.

311 Scheuer PJ, Ashrafzadeh P, Sherlock S, Brown D, Duscheiko GM. The pathology of hepatitis C. Hepatology 1992, **15**: 567–571.

312 Schvarcz R, Glaumann H, Weiland O. Survival and histological resolution of fibrosis in patients with autoimmune chronic active hepatitis. J Hepatol 1993, **18**: 15–23.

313 Senba M. Staining method for hepatitis B surface antigen (HBsAg) and its mechanism. Am J Clin Pathol 1982, **77**: 312–315.

314 Sheen IS, Liaw YF, Lin DY, Chu CM. Acute exacerbations in chronic hepatitis C: a clinicopathological and prognostic study. J Hepatol 1996, **24**: 525–531.

315 Sheikh MY, Choi J, Qadri I, Friedman JE, Sanyal AJ. Hepatitis C virus infection: molecular pathways to metabolic syndrome. Hepatology 2008, **47**: 2127–2133.

316 Shikata T, Uzawa T, Yoshiwara N, Akatsuka T, Yamazaki S. Staining methods of Australia antigen in paraffin section – detection of cytoplasmic inclusion bodies. Jpn J Exp Med 1974, **44**: 25–36.

317 Smith BC, Grove J, Guzaic MA, Day CP, Daly AK, Burt AD, Bassendine MF. Heterozygosity for hereditary hemochromatosis is associated with more fibrosis in chronic hepatitis C. Hepatology 1998, **27**: 1685–1699.

318 Sterling RK, Contos MJ, Smith PG, Stravitz RT, Luketic VA, Fuchs M, Shiffman ML, Sanyal AJ. Steatohepatitis: risk factors and impact on disease severity in human immunodeficiency virus/hepatitis C virus coinfection. Hepatology 2008, **47**: 1118–1127.

319 Stöcklin E, Gudat F, Spichtin HP, von Overbeck J, Krey G, Durmuller U, Bianchi L, Stalder GA, Altorfer J, Schmid M. Die Delta-Koinfektion der Hepatitis B in der Schweiz: Histologie und Serologie von 28 Patienten. Schweiz Med Wschr 1984, **114**: 1047–1052.

320 Su IJ, Lai MY, Hsu HC, Chen DS, Yang PM, Chuang SM, Sung JL. Diverse virological, histopathological and prognostic implications of seroconversion from hepatitis B e antigen to anti-HBe in chronic hepatitis B virus infection. J Hepatol 1986, **3**: 182–189.

321 Tanaka K, Mori W, Suwa K. Victoria blue-nuclear fast red stain for HBs antigen detection in paraffin sections. Acta Pathol Jpn 1981, **31**: 93–98.

322 Tanikawa K, Kage M, Komuta M, Nakashima O, Yano H, Yatsuhashi H, Kojiro M. Pathological analysis of oxyphilic granular hepatocytes and hepatocellular mitochondria in chronic hepatitis C. Hepatol Res 2007, **37**: 425–432.

323 Thomas DL, Seeff LB. Natural history of hepatitis C. Clin Liver Dis 2005, **9**: 383–398, vi.

324 Uchida T. Pathology of hepatitis C. Intervirology 1994, **37**: 126–132.

325 Van Leeuwen DJ, Balabaud C, Crawford JM, Bioulac-Sage P, Dhillon AP. A clinical and histopathologic perspective on evolving noninvasive and invasive alternatives for liver biopsy. Clin Gastroenterol Hepatol 2008, **6**: 491–496.

326 Vento S, Cainelli F, Mirandola F, Cosco L, Di Perri G, Solbiati M, Ferraro T, Concia E. Fulminant hepatitis on withdrawal of chemotherapy in carriers of hepatitis C virus. Lancet 1996, **347**: 92–93.

327 Vergani D, Mieli-Vergani G. Autoimmune hepatitis and PSC connection. Clin Liver Dis 2008, **12**: 187–202.

328 Verslype C, Nevens F, Depla E, Sinelli N, Clarysse G, Maertens G, van Pelt J, Fevery J, Roskams T. Hepatic immunohistochemical staining with a monoclonal antibody against HCV–E2 to evaluate antiviral therapy and reinfection of liver grafts in hepatitis C viral infection. J Hepatol 2003, **38**: 208–214.

329 Villeneuve JP, Desrochers M, Infante-Rivard C, Willems B, Raymond G, Bourcier M, Côté J, Richer G. A long-term follow-up study of asymptomatic hepatitis B surface antigen-positive carriers in Montreal. Gastroenterology 1994, **106**: 1000–1005.

330 Villeneuve JP. The natural history of chronic hepatitis B virus infection. J Clin Virol 2005, **34** Suppl 1: S139–S142.

331 Vyberg M. The hepatitis-associated bile duct lesion. Liver 1993, **13**: 289–301.

332 Watanabe S, Okita K, Harada T, Kodama T, Numa Y, Takemoto T, Takahashi T. Morphologic studies of the liver cell dysplasia. Cancer 1983, **51**: 2197–2205.

333 Wiegard C, Schramm C, Lohse AW. Scoring systems for the diagnosis of autoimmune hepatitis: past, present, and future. Semin Liver Dis 2009, **29**: 254–261.

334 Wise M, Bialek S, Finelli L, Bell BP, Sorvillo F. Changing trends in hepatitis C-related mortality in the United States, 1995–2004. Hepatology 2008, **47**: 1128–1135.

335 Wölk B, Wedemeyer H. Hepatitis C virus living off the fat of the land. Comment on: Nat Cell Biol 2007, **9**: 1089–1097. Hepatology 2008, **47**: 343–345.

336 Yamada G, Nakane PK. Hepatitis B core and surface antigens in liver tissue. Light and electron microscopic localization by the peroxidase-labelled antibody method. Lab Invest 1977, **26**: 649–659.

337 Yamada G, Takaguchi K, Matsueda K, Nishimoto H, Takahashi M, Fujiki S, Mizuno M, Kinoyama S, Tsuji T. Immunoelectron microscopic observation of intrahepatic HBeAg in patients with chronic hepatitis B. Hepatology 1990, **12**: 133–140.

338 Yamamoto S, Iguchi Y, Ohomoto K, Mitsui Y, Shimabara M, Mikami Y. Epithelioid granuloma formation in type C chronic hepatitis: report of two cases. Hepatogastroenterology 1995, **42**: 291–293.

339 Yang JF, Dai CY, Chuang WL, Lin WY, Lin ZY, Chen SC, Hsieh MY, Wang LY, Tsai JF, Chang WY, Yu ML. Prevalence and clinical significance of HGV/GBV-C infection in patients with chronic hepatitis B or C. Jpn J Infect Dis 2006, **59**: 25–30.

340 Zarski JP, Bohn B, Bastie A, Pawlotsky JM, Baud M, Bost-Bezeaux F, Tran Van Nhieu J, Seigneurin JM, Buffet C, Dhumeaux D. Characteristics of patients with dual infection by hepatitis B and C viruses. J Hepatol 1998, **28**: 27–33.

CIRRHOSIS

341 Anthony PP, Ishak KG, Nayak NC, Poulsen HE, Scheuer P, Sobin LH. The morphology of cirrhosis. J Clin Pathol 1978, **31**: 395–414.

342 Caldwell SH, Crespo DM. The spectrum expanded: cryptogenic cirrhosis and the natural history of non-alcoholic fatty liver disease. J Hepatol 2004, **40**: 578–584.

343 Callea F, Brisigotti M, Faa G, Lucini L, Eriksson S. Identification of PiZ gene products in liver tissue by a monoclonal antibody specific for the Z mutant of alpha-1-antitrypsin. J Hepatol 1991, **12**: 372–376.

344 Chaparro M, Sanz-Cameno P, Trapero-Marugan M, Garcia-Buey L, Moreno-Otero R. Mechanisms of angiogenesis in chronic inflammatory liver disease. Ann Hepatol 2007, **6**: 208–213.

345 Crawford JM. Pathologic assessment of liver cell dysplasia and benign liver tumors: differentiation from malignant tumors. Semin Diagn Pathol 1990, **7**: 115–128.

346 Desmet VJ. Comments on cirrhosis reversal. Dig Liver Dis 2005, **37**: 909–916.

347 Desmet VJ, Roskams T. Cirrhosis reversal: a duel between dogma and myth. J Hepatol 2004, **40**: 860–867.

348 Desmet VJ, Sciot R, Van Eyken P. Differential diagnosis and prognosis of cirrhosis: role of liver biopsy. Acta Gastroenterol Belg 1990, **53**: 198–208.

349 Deugnier Y, Turlin B, le Quilleuc D, Moirand R, Loreal O, Messner M, Meunier B, Brissot P, Launois B. A reappraisal of hepatic siderosis in patients with end-stage cirrhosis: practical implications for the diagnosis of hemochromatosis. Am J Surg Pathol 1997, **21**: 669–675.

350 Fauerhold L, Schlichting P, Christensen E, Poulsen H, Tygstrup N, Juhl E. Conversion of micronodular cirrhosis into macronodular cirrhosis. Hepatology 1983, **3**: 928–931.

351 Friedman SL. Mechanisms of hepatic fibrogenesis. Gastroenterology 2008, **134**: 1655–1669.

352 Gorrell MD. Liver fibrosis: the hepatocyte revisited. Hepatology 2007, **46**: 1659–1661.

353 Guarascio P, Yentis F, Cevikbas U, Portmann B, Williams R. Value of copper associated protein in diagnostic assessment of liver biopsy. J Clin Pathol 1983, **36**: 18–23.

354 Guedj N, Dargere D, Degos F, Janneau JL, Vidaud D, Belghiti J, Bedossa P, Paradis V. Global proteomic analysis of microdissected cirrhotic nodules reveals significant biomarkers associated with clonal expansion.

Lab Invest 2006, **86**: 951–958.
355 Guyot C, Lepreux S, Combe C, Doudnikoff E, Bioulac-Sage P, Balabaud C, Desmouliere A. Hepatic fibrosis and cirrhosis: the (myo) fibroblastic cell subpopulations involved. Int J Biochem Cell Biol 2006, **38**: 135–151.
356 Henrion J, Colin L, Schmitz A, Schapira M, Heller FR. Ischemic hepatitis in cirrhosis. Rare but lethal. J Clin Gastroenterol 1993, **16**: 35–39.
357 Lefkowitch JH, Mendez L. Morphological features of hepatic injury in cardiac disease and shock. J Hepatol 1986, **2**: 313–327.
358 Lepez JI, Sciot R, Van Damme B, Desmet VJ. Does incomplete septal cirrhosis link non-cirrhotic nodulations with cirrhosis? Histopathology 1989, **15**: 318–320.
359 Mehrotra R, Pandey RK, Nath P. Hepatic copper in Indian childhood cirrhosis. Histopathology 1981, **5**: 659–665.
360 Nagula S, Jain D, Groszmann RJ, Garcia-Tsao G. Histological-hemodynamic correlation in cirrhosis – a histological classification of the severity of cirrhosis. J Hepatol 2006, **44**: 111–117.
361 Nakanuma Y, Ohta G, Doishita K. Quantitation and serial section observation of focal venoocclusive lesions of hepatic veins in liver cirrhosis. Virchows Arch [A] 1985, **405**: 429–438.
362 Paradis V, Laurendeau I, Vidaud M, Bedossa P. Clonal analysis of macronodules in cirrhosis. Hepatology 1998, **28**: 953–958.
363 Roskams T, Baptista A, Bianchi L, Burt A, Callea F, Denk H, De Groote J, Desmet V, Hübscher S, Ishak K, MacSween R, Portmann B, Poulsen H, Scheuer P, Terracciano L, Thaler H. Histopathology of portal hypertension. A practical guideline. Histopathology 2002, **42**: 2–13.
364 Rygiel KA, Robertson H, Marshall HL, Pekalski M, Zhao L, Booth TA, Jones DE, Burt AD, Kirby JA. Epithelial-mesenchymal transition contributes to portal tract fibrogenesis during human chronic liver disease. Lab Invest 2008, **88**: 112–123.
365 Scheuer PJ. Liver biopsy in the diagnosis of cirrhosis. Gut 1970, **11**: 275–278.
366 Schinoni MI, Andrade Z, de Freitas LA, Oliveira R, Paraná R. Incomplete septal cirrhosis: an enigmatic disease. Liver Int 2004, **24**: 452–456.
367 Schulze F, Schardt K, Wedemeyer I, Konze E, Wendland K, Dirsch O, Töx U, Dienes HP, Odenthal M. [Epithelial-mesenchymal transition of biliary epithelial cells in advanced liver fibrosis]. Verh Dtsch Ges Pathol 2007, **91**: 250–256. German.
368 Sciot R, Staessen D, Van Damme B, Van Steenbergen W, Fevery J, De Groote J, Desmet VJ. Incomplete septal cirrhosis: histopathological aspects. Histopathology 1988, **13**: 593–603.
369 Wallace K, Burt AD, Wright MC. Liver fibrosis. Biochem J 2008, **411**: 1–18.
370 Wanless IR, Wong F, Blendis LM, Greig P, Heathcote EJ, Levy G. Hepatic and portal vein thrombosis in cirrhosis: possible role in development of parenchymal extinction and portal hypertension. Hepatology 1995, **21**: 1238–1247.
371 Wanless IR, Nakashima E, Sherman M. Regression of human cirrhosis. Morphologic features and the genesis of incomplete septal cirrhosis. Arch Pathol Lab Med 2000, **124**: 1599–1607.
372 Wynn TA. Cellular and molecular mechanisms of fibrosis. J Pathol 2008, **214**: 199–210.

DRUG-INDUCED AND TOXIC LIVER INJURY

373 Benhamou J-P. Drug-induced hepatitis: clinical aspects. In Guillouzo A (ed.): Liver cells and drugs, vol. 164. Paris, 1988, Colloque INSERM/John Libbey Eurotext Ltd, pp. 3–12.
374 Bénichou C. Criteria of drug-induced liver disorders. Report of an international consensus meeting. J Hepatol 1990, **11**: 272–276.
375 Bianchi L, De Groote J, Desmet V, Gedigk P, Korb G, Popper H, Poulsen H, Scheuer PJ, Schmid M, Thaler H, Wepler W. Guidelines for diagnosis of therapeutic drug-induced liver injury in liver biopsies. Lancet 1974, **II**: 854–857.
376 Bissell DM, Gores GT, Laskin DL, Hoofnagle JH. Drug-induced liver injury: mechanisms and test systems. Hepatology 2001, **33**: 1009–1013.
377 Desmet VJ. Drug-induced liver disease: pathogenetic mechanisms and histopathological lesions. Eur J Med 1993, **2**: 36–47.
378 Farrell GC. Drug-induced liver disease. Edinburgh, 1994, Churchill Livingstone.
379 Kaplowitz N, DeLeve LD. Drug-induced liver disease. New York, 2003, Marcel Dekker.
380 Kleiner DE. The pathology of drug-induced liver injury. Semin Liver Dis 2009, **29**: 364–372.
381 Lewis JH. Drug-induced liver disease. Med Clin North Am 2000, **84**: 1275–1311.
382 Lewis JH, Zimmerman HJ. Drug- and chemical-induced cholestasis. Clin Liver Dis 1999, **3**: 433–464, vii.
383 Lewis JH, Kleiner DE. Hepatic injury due to drugs, chemicals and toxins. In Burt AD, Portmann BC, Ferrell LD (eds): MacSween's pathology of the liver, ed. 5. Edinburgh, 2007, Churchill Livingstone, pp 649–760.
384 Navarro VJ. Herbal and dietary supplement hepatotoxicity. Semin Liver Dis 2009, **29**: 373–382.
385 Paiva LA, Wright PJ, Koff RS. Long-term hepatic memory for hypersensitivity to nitrofurantoin. Am J Gastroenterol 1992, **87**: 891–893.
386 Pessayre D, Larrey D. Acute and chronic drug-induced hepatitis. Baillières Clin Gastroenterol 1988, **2**: 385–422.
387 Pessayre D, Mansouri A, Berson A, Fromenty B. Mitochondrial involvement in drug-induced liver injury. Handb Exp Pharmacol 2010, **196**: 311–365.
388 Ramachandran R, Kakar S. Histological patterns in drug-induced liver disease. J Clin Pathol 2009, **62**: 481–492.
389 Sgro C, Clinard F, Ouazir K, Chanay H, Allard C, Guilleminet C, Lenoir C, Lemoine A, Hillon P. Incidence of drug-induced hepatic injuries: a French population-based study. Hepatology 2002, **36**: 451–455.
390 Stricker BHC. Drug-induced hepatic injury, ed. 2. Amsterdam, 1992, Elsevier.
391 Uetrecht J. Immunoallergic drug-induced liver injury in humans. Semin Liver Dis 2009, **29**: 383–392.
392 Zimmerman HJ. Hepatotoxicity: the adverse effects of drugs and other chemicals on the liver, ed. 2. Philadelphia, 1999, Lippincott Williams & Wilkins.

ELEMENTARY LESIONS

Hepatocytes

393 Abrahams C, Wheatley A, Rubenstein AH, Stables D. Hepatocellular lipofuscin after excessive ingestion of analgesics. Lancet 1964, **2**: 621–622.
394 Atiq M, Davis JC, Lamps LW, Beland SS, Rose JE. Amiodarone induced liver cirrhosis. Report of two cases. J Gastrointestin Liver Dis 2009, **18**: 233–235.
395 Bejarano PA, Garcia MT, Rodriguez MM, Ruiz P, Tzakis AG. Liver glycogen bodies: ground-glass hepatocytes in transplanted patients. Virchows Arch 2006, **449**: 539–545.
396 Hashimoto K, Hoshii Y, Takahashi M, Mitsuno S, Hanai N, Watanabe Y, Ishihara T. Use of a monoclonal antibody against Lafora bodies for the immunocytochemical study of ground-glass inclusions in hepatocytes due to cyanamide. Histopathology 2001, **39**: 60–65.
397 Jezequel AM, Librari ML, Mosca P, Novel-Li G, Lorenzini I, Orlandi F. Changes induced in human liver by long-term anticonvulsant therapy. Functional and ultrastructural data. Liver 1984, **4**: 307–330.
398 Klinge O, Bannasch P. The increase of smooth endoplasmatic reticulum in hepatocytes of human liver punctates. Verh Dtsch Ges Pathol 1968, **52**: 568–573.
399 Labbe G, Pessayre D, Fromenty B. Drug-induced liver injury through mitochondrial dysfunction: mechanisms and detection during preclinical safety studies. Fundam Clin Pharmacol 2008, **22**: 335–353.
400 Lee WS, Sokol RJ. Liver disease in mitochondrial disorders. Semin Liver Dis 2007, **27**: 259–273.
401 Lefkowitch JH, Lobritto SJ, Brown RS Jr, Emond JC, Schilsky ML, Rosenthal LA, George DM, Cairo MS. Ground-glass, polyglucosan-like hepatocellular inclusions: a 'new' diagnostic entity. Gastroenterology 2006, **131**: 713–718.
402 McKenzie R, Fried MW, Sallie R, Conjeevaram H, Di Bisceglie AM, Park Y, Savarese B, Kleiner D, Tsokos M, Luciano C. Hepatic failure and lactic acidosis due to fialuridine (FIAU), an investigational nucleoside analogue for chronic hepatitis B. N Engl J Med 1995, **333**: 1099–1105.
403 O'Shea AM, Wilson GJ, Ling SC, Minassian BA, Turnbull J, Cutz E. Lafora-like ground-glass inclusions in hepatocytes of pediatric patients: a report of two cases. Pediatr Dev Pathol 2007, **10**: 351–357.
404 Pauli-Magnus C, Meier PJ. Hepatobiliary transporters and drug-induced cholestasis. Hepatology 2006, **44**: 778–787.
405 Poucell S, Ireton J, Valencia-Mayoral P, Downar E, Larratt L, Patterson J, Blendis L, Phillips MJ. Amiodarone-associated phospholipidosis and fibrosis of the liver. Light, immunohistochemical and electron microscopic studies. Gastroenterology 1984, **86**: 926–936.
406 Sherlock S. Acute fatty liver of pregnancy and the microvesicular fat diseases. Gut 1983, **24**: 265–269.
407 Thaler H. Fatty change. Baillières Clin Gastroenterol 1988, **2**: 453–462.
408 Vazquez JJ, Guillen FJ, Zozaya J, Lahoz M. Cyanamide-induced liver injury. A predictable lesion. Liver 1983, **3**: 225–230.
409 Wisell J, Boitnott J, Haas M, Anders RA, Hart J, Lewis JT, Abraham SC, Torbenson M. Glycogen pseudoground glass change in hepatocytes. Am J Surg Pathol 2006, **30**: 1085–1090.
410 Zollner G, Trauner M. Mechanisms of cholestasis. Clin Liver Dis 2008, **12**:

1–26, vii.

Hepatocellular death: apoptosis and necrosis

411 Bianchi L, De Groote J, Desmet V, Gedigk P, Korb G, Popper H, Poulsen H, Scheuer PJ, Schmid M, Thaler H, Wepler W. Guidelines for diagnosis of therapeutic drug-induced liver injury in liver biopsies. Lancet 1974, **II**: 854–857.

412 Bursch W, Oberhammer F, Schulte-Hermann R. Cell death by apoptosis and its protective role against disease. Trends Pharmacol Sci 1992, **13**: 245–251.

413 Jaeschke H, Gores GJ, Cederbaum AI, Hinson JA, Pessayre D, Lemasters JJ. Mechanisms of hepatotoxicity. Toxicol Sci 2002, **65**: 166–176.

414 Malhi H, Gores GJ. Cellular and molecular mechanisms of liver injury. Gastroenterology 2008, **134**: 1641–1654.

415 Pessayre D, Degos F, Feldmann G, Degott C, Bernuau J, Benhamou JP. Chronic active hepatitis and giant multinucleated hepatocytes in adults treated with clometacin. Digestion 1981, **22**: 66–72.

Hepatocellular tumors

416 Anthony PP. Liver tumours. Baillières Clin Gastroenterol 1988, **2**: 501–522.

417 Bioulac-Sage P, Blanc JF, Rebouissou S, Balabaud C, Zucman-Rossi J. Genotype phenotype classification of hepatocellular adenoma. World J Gastroenterol 2007, **13**: 2649–2654.

Other lesions

418 Beltinger J, Haschke M, Kaufmann P, Michot M, Terracciano L, Krähenbühl S. Hepatic veno-occlusive disease associated with immunosuppressive cyclophosphamide dosing and roxithromycin. Ann Pharmacother 2006, **40**: 767–770.

419 Christidis C, Mal F, Ramos J, Senejoux A, Callard P, Navarro R, Trinchet JC, Larrey D, Beaugrand M, Guettier C. Worsening of hepatic dysfunction as a consequence of repeated hydroxyethylstarch infusions. J Hepatol 2001, **35**: 726–732.

420 Chojkier M. Hepatic sinusoidal-obstruction syndrome: toxicity of pyrrolizidine alkaloids. J Hepatol 2003, **39**: 437–446

421 Cruickshank B, Thomas MJ. Mineral oil (follicular) lipidosis. II. Histologic studies of spleen, liver, lymph nodes, and bone marrow. Hum Pathol 1984, **15**: 731–737.

422 Daniel F, Cadranel JF, Seksik P, Cazier A, Duong Van Huyen JP, Ziol M, Coutarel P, Loison P, Jian R, Marteau P. Azathioprine induced nodular regenerative hyperplasia in IBD patients. Gastroenterol Clin Biol 2005, **29**: 600–603.

423 De Bruyne R, Portmann B, Samyn M, Bansal S, Knisely A, Mieli-Vergani G, Dhawan A. Chronic liver disease related to 6-thioguanine in children with acute lymphoblastic leukaemia. J Hepatol 2006, **44**: 407–410.

424 Degott C, Feldmann G, Larrey D, Durand-Schneider AM, Grange D, Machayekhi JP, Moreau A, Potet F, Benhamou JP. Drug-induced prolonged cholestasis in adults: a histological semiquantitative study demonstrating progressive ductopenia. Hepatology 1992, **15**: 244–251.

425 Delladetsima JK, Horn T, Poulsen H. Portal tract lipogranulomas in liver biopsies. Liver 1987, **7**: 9–17.

426 Desmet VJ. Vanishing bile duct syndrome in drug-induced liver disease. J Hepatol 1997, **26** (Suppl 1): 31–35.

427 Dupon M, Kosaifi T, Le Bail B, Lacut Y, Balabaud C, Bioulac-Sage P. Lipid-laden perisinusoidal cells in patients with acquired immunodeficiency syndrome. Liver 1991, **11**: 211–219.

428 Ishak KG. New developments in diagnostic liver pathology. In Farber E, Phillips MJ, Kaufman N (eds): Pathogenesis of liver diseases. Baltimore, 1987, Williams & Wilkins, pp. 223–373.

429 Ishak KG, Zimmerman HJ. Drug-induced and toxic granulomatous hepatitis. Baillières Clin Gastroenterol 1988, **2**: 463–480.

430 Jorens PG, Michielsen PP, Pelckmans PA, Fevery J, Desmet VJ, Geubel AP, Rahier J, Van Maercke YM. Vitamin A abuse: development of cirrhosis despite cessation of vitamin A. A six-year clinical and histopathologic follow-up. Liver 1992, **12**: 381–386.

431 Kaplan MM. Methotrexate hepatotoxicity and the premature reporting of Mark Twain's death: both greatly exaggerated. Hepatology 1990, **12**: 784–786.

432 Mallet V, Blanchard P, Verkarre V, Vallet-Pichard A, Fontaine H, Lascoux-Combe C, Pol S. Nodular regenerative hyperplasia is a new cause of chronic liver disease in HIV-infected patients. AIDS 2007, **21**: 187–192.

433 McCuskey RS. Sinusoidal endothelial cells as an early target for hepatic toxicants. Clin Hemorheol Microcirc 2006, **34**: 5–10.

434 Mitros F, Landas S, Furst D, Labrecque D. Lipogranulomas and gold in liver in rheumatoid arthritis. Lab Invest 1986, **54**: 44A.

435 Murphy E, Griffiths MR, Hunter JA, Burt AD. Fibrin-ring granulomas: a non-specific reaction to liver injury? Histopathology 1991, **19**: 91–93.

436 Rahier JF, Rahier J, Leclercq I, Geubel AP. Severe acute cholestatic hepatitis with prolonged cholestasis and bile-duct injury following atorvastatin therapy: a case report. Acta Gastroenterol Belg 2008, **71**: 318–320.

437 Roberts ISD, Armstrong GR. Hepatic fibrin-ring granulomas [letter]. Histopathology 1992, **20**: 549.

438 Valla D, Benhamou JP. Drug-induced vascular and sinusoidal lesions of the liver. Baillières Clin Gastroenterol 1988, **2**: 481–500.

439 Zafrani ES, Pinaudeau Y, Dhumeaux D. Drug-induced vascular lesions of the liver. Arch Intern Med 1983, **143**: 495–502.

COMPOSITE PATTERNS

440 Akhtar MA, Mathieson K, Arey B, Post J, Prevette R, Hillier A, Patel P, Ram LJ, Van Thiel DH, Nadir A. Hepatic histopathology and clinical characteristics associated with antiretroviral therapy in HIV patients without viral hepatitis. Eur J Gastroenterol Hepatol 2008, **20**: 1194–1204.

441 Degott C, Messing B, Moreau D, Chazouilleres O, Paris R, Colombel JF, Lebrec D, Potet F, Feldmann G, Benhamou JP. Liver phospholipidosis induced by parenteral nutrition: histologic, histochemical and ultrastructural investigations. Gastroenterology 1988, **95**: 183–191.

442 Goodman ZD. Drug hepatotoxicity. Clin Liver Dis 2002, **6**: 381–397.

443 Ingiliz P, Valantin MA, Duvivier C, Medja F, Dominguez S, Charlotte F, Tubiana R, Poynard T, Katlama C, Lombès A, Benhamou Y. Liver damage underlying unexplained transaminase elevation in human immunodeficiency virus-1 mono-infected patients on antiretroviral therapy. Hepatology 2009, **49**: 436–442.

444 Kopelman H, Robertson MH, Saunders PG. The Epping jaundice. Br Med J 1966, **1**: 514–518.

445 Lewis JH, Mullick F, Ishak KG, Ranard RC, Ragsdale B, Perse RM, Rusnock EJ, Wolke A, Benjamin SB, Seeff LB, Zimmerman HJ. Histopathologic analysis of suspected amiodarone hepatotoxicity. Hum Pathol 1990, **21**: 59–67.

446 Roy AK, Mahoney HC, Levine RA. Phenytoin-induced chronic hepatitis. Dig Dis Sci 1993, **38**: 740–743.

447 Scully LJ, Clarke D, Barr RJ. Diclofenac induced hepatitis. Three cases with features of autoimmune chronic active hepatitis. Dig Dis Sci 1993, **38**: 744–751.

448 Stricker BH, Blok AP, Claas FH, Van Parijs GE, Desmet VJ. Hepatic injury associated with the use of nitrofurans: a clinicopathological study of 52 reported cases. Hepatology 1988, **8**: 599–606.

STEATOSIS AND STEATOHEPATITIS

STEATOSIS

449 Bickel PE, Tansey JT, Welte MA. PAT proteins, an ancient family of lipid droplet proteins that regulate cellular lipid stores. Biochim Biophys Acta 2009, **1791**: 419–440.

450 Burt AD, Mutton A, Day CP. Diagnosis and interpretation of steatosis and steatohepatitis. Semin Diagn Pathol 1998, **15**: 246–258.

451 Ducharme NA, Bickel PE. Lipid droplets in lipogenesis and lipolysis. Endocrinology 2008, **149**: 942–949.

452 Hall P, Gormley BM, Jarvis LR, Smith RD. A staining method for the detection and measurement of fat droplets in hepatic tissue. Pathology 1980, **12**: 605–608.

453 Olofsson SO, Boström P, Andersson L, Rutberg M, Perman J, Borén J. Lipid droplets as dynamic organelles connecting storage and efflux of lipids. Biochim Biophys Acta 2009, **1791**: 448–458.

Patterns and distribution

454 Christofferson P, Braendstrup O, Juhl E, Poulsen H. Lipogranulomas in human liver biopsies with fatty change. A morphological, biochemical and clinical investigation. Acta Pathol Microbiol Scand A 1971, **79**: 150–158.

455 Day CP, James OFW. Hepatic steatosis – innocent bystander or guilty party? Hepatology 1998, **27**: 1463–1466.

456 Day CP, James OFW. Steatohepatitis: a tale of two 'hits'? Gastroenterology 1998, **114**: 842–844.

457 Day CP, Yeaman SJ. The biochemistry of alcohol-induced fatty liver. Biochim Biophys Acta 1994, **1215**: 33–48.

458 Delladetsima JK, Horn T, Poulsen H. Portal tract lipogranulomas in liver biopsies. Liver 1987, **7**: 9–17.

459 Eaton S, Record CO, Bartlett K. Multiple biochemical effects in the pathogenesis of alcoholic fatty liver. Eur J Clin Invest 1997, **27**: 719–722.

460 Farrell GC. Drugs and steatohepatitis. Semin Liver Dis 2002, **22**: 185–194.

461 Fromenty B, Pessayre D. Impaired mitochondrial function in microvesicular steatosis: effects of drugs, ethanol, hormones and cytokines. J Hepatol 1997, **26**: 43–54.

462 Finsterer J. Overview on visceral manifestations of mitochondrial disorders. Neth J Med 2006, **64**: 61–71.

463 Glasgow JFT, Middleton B, Moore R, Gray A, Hill J. The mechanism of inhibition of beta-oxidation by aspirin metabolites in skin fibroblasts from Reye's syndrome patients and controls. Biochim Biophys Acta 1999, **1454**: 115–125.

464 Hurwitz ES, Barrett MJ, Bregman D, Gunn WJ, Pinsky P, Schonberger LB, Drage JS, Kaslow RA, Burlington DB, Quinnan GV, LaMontagne JR, Fairweather WR, Dayton D, Dowdle WR. Public health service study of Reye's syndrome and medications. JAMA 1987, **257**: 1905–1911.

465 Lee WS, Sokol RJ. Liver disease in mitochondrial disorders. Semin Liver Dis 2007, **27**: 259–273.

466 Popper H, Thung SN, Gerber MA, Hadler SC, de Monzon M, Ponzetto A, Anzola E, Rivera D, Mondolfi A, Bracho A, et al. Histologic studies of severe delta agent infection in Venezuelan Indians. Hepatology 1983, **3**: 906–912.

467 Purohit V, Gao B, Song BJ. Molecular mechanisms of alcoholic fatty liver. Alcohol Clin Exp Res 2009, **33**: 191–205.

468 Rinaldo P. Fatty acid transport and mitochondrial oxidation disorders. Semin Liver Dis 2001, **21**: 489–500.

469 Schrör K. Aspirin and Reye syndrome: a review of the evidence. Paediatr Drugs 2007, **9**: 195–204.

470 Sherlock S. Acute fatty liver of pregnancy and the microvesicular fat diseases. Gut 1983, **24**: 265–269.

471 Sokol RJ, Treem WR. Mitochondria and childhood liver diseases. J Pediatr Gastroenterol Nutr 1999, **28**: 4–16.

472 Teli MR, Day CP, Burt AD, Bennet MK, James OF. Determinants of progression to cirrhosis or fibrosis in pure alcoholic fatty liver. Lancet 1995, **346**: 987–990.

473 Wanless IR, Geddie WR. Mineral oil lipogranulomata in liver and spleen. Arch Pathol Lab Med 1985, **109**: 283–286.

474 Weizman Z, Mussafi H, Ishay JS, Shvil Y, Goitein K, Livini N, Deckelbaum RJ. Multiple hornet stings with features of Reye's syndrome. Gastroenterology 1985, **89**: 1407–1410.

475 Wilfred de Alwis NM, Day CP. Genetics of alcoholic liver disease and nonalcoholic fatty liver disease. Semin Liver Dis 2007, **27**: 44–54.

476 Wilfred de Alwis NM, Day CP. Genes and nonalcoholic fatty liver disease. Curr Diab Rep 2008, **8**: 156–163.

STEATOHEPATITIS, FIBROSIS, AND CIRRHOSIS

477 Day CP, James OFW. Hepatic steatosis – innocent bystander or guilty party? Hepatology 1998, **27**: 1463–1466.

478 Day CP, James OFW. Steatohepatitis: a tale of two 'hits'? Gastroenterology 1998, **114**: 842–845.

479 Farrell GC, Larter CZ. Nonalcoholic fatty liver disease: from steatosis to cirrhosis. Hepatology 2006, **43** (Suppl 1): S99–S112.

480 Letteron P, Fromenty B, Terris B, Degott C, Pessayre D. Acute and chronic hepatic steatosis leads to in vivo lipid peroxidation in mice. J Hepatol 1996, **24**: 200–208.

481 Pessayre D, Berson A, Fromenty B, Mansouri A. Mitochondria in steatohepatitis. Semin Liver Dis 2001, **21**: 57–69.

482 Syn WK, Teaberry V, Choi SS, Diehl AM. Similarities and differences in the pathogenesis of alcoholic and nonalcoholic steatohepatitis. Semin Liver Dis 2009, **29**: 200–210.

Alcoholic steatohepatitis

483 Aigelsreiter A, Janig E, Stumptner C, Fuchsbichler A, Zatloukal K, Denk H. How a cell deals with abnormal proteins. Pathogenetic mechanisms in protein aggregation diseases. Pathobiology 2007, **74**: 145–158.

484 Baptista A, Bianchi L, De Groote J, Desmet VJ, Gedigk P, Korb G, MacSween RNM, Popper H, Poulsen H, Schever PJ, Schmid M, Thaler H, Wepler W. Alcoholic liver disease: morphologic manifestations. Lancet 1981, **1**: 707–711.

485 Chevallier M, Guerret S, Chossegros P, Gerard F, Grimaud JA. A histological semiquantitative scoring system for evaluation of hepatic fibrosis in needle liver biopsy specimens: comparison with morphometric studies. Hepatology 1994, **20**: 349–355.

486 Day CP. Is necroinflammation a prerequisite for fibrogenesis? Hepatogastroenterology 1996, **43**: 104–120.

487 Denk H, Stumptner C, Zatloukal K. Review. Mallory bodies revisited. J Hepatol 2000, **32**: 689–702.

488 Desmet VJ. Alcoholic liver disease. Histological features and evolution. Acta Med Scand Suppl 1985, **703**: 111–126.

489 Dinges HP, Zatloukal K, Denk H, Smolle J, Mair S. Alcoholic liver disease. Parenchyma to stroma relationship in fibrosis and cirrhosis as revealed by three-dimensional reconstruction and immunohistochemistry. Am J Pathol 1992, **141**: 69–83.

490 Edmondson HA, Peters RL, Reynolds TB, Kuzma OT. Sclerosing hyaline necrosis in the liver of the chronic alcoholic. A recognizable syndrome. Ann Intern Med 1963, **59**: 646–673.

491 Fleming KA, McGee JOD. Alcoholic induced liver disease [review article]. J Clin Pathol 1984, **37**: 721–733.

492 Foschini MP, Macchia S, Losi L, Dei Tos AP, Pasquinelli G, Di Tommaso L, Del Duca S, Roncaroli F, Dal Monte PR. Identification of mitochondria in liver biopsies. A study by immunohistochemistry, immunogold and Western blot analysis. Virchows Arch 1998, **433**: 267–273.

493 French SW. The Mallory body: structure, composition and pathogenesis. Hepatology 1981, **1**: 76–83.

494 French SW, Nash J, Shitabata P, Kachi K, Hara C, Chedid A, Mendelhall CL. Pathology of alcoholic liver disease. Semin Liver Dis 1993, **13**: 154–169.

495 Gerber MA, Popper H. Relation between central canals and portal tracts in alcoholic hepatitis. A contribution to the pathogenesis of cirrhosis in alcoholics. Hum Pathol 1972, **3**: 199–207.

496 Hanada S, Strnad P, Brunt EM, Omary MB. The genetic background modulates susceptibility to mouse liver Mallory–Denk body formation and liver injury. Hepatology 2008, **48**: 943–952.

497 Jensen K, Gluud C. The Mallory body: morphological, clinical and experimental studies (Part 1 of a literature survey). Hepatology 1994, **20**: 1061–1077.

498 Jensen K, Gluud C. The Mallory body: theories on development and pathological significance (Part 2 of a literature survey). Hepatology 1994, **20**: 1330–1342.

499 Junge J, Horn T, Christoffersen P. Megamitochondria as a diagnostic marker for alcohol induced centrilobular and periportal fibrosis in the liver. Virchows Arch [A] Pathol Anat Histopathol 1987, **410**: 553–558.

500 Lackner C, Gogg-Kamerer M, Zatloukal K, Stumptner C, Brunt EM, Denk H. Ballooned hepatocytes in steatohepatitis: the value of keratin immunohistochemistry for diagnosis. J Hepatol 2008, **48**: 821–828.

501 Lefkowitch JH, Arborgh BA, Scheuer PJ. Oxyphilic granular hepatocytes. Mitochondrion-rich liver cells in hepatic disease. Am J Clin Pathol 1980, **74**: 432–441.

502 MacSween RNM, Burt AD. Histologic spectrum of alcoholic liver disease, Semin Liver Dis 1986, **6**: 221–232.

503 Michalak S, Rousselet MC, Bedossa P, Pilette C, Chappard D, Oberti F, Gallois Y, Calès P. Respective roles of porto-septal fibrosis and centrilobular fibrosis in alcoholic liver disease. J Pathol 2003, **201**: 55–62.

504 Nasrallah SM, Nassar VH, Galambos JT. Importance of terminal hepatic venule thickening. Arch Pathol Lab Med 1980, **104**: 84–86.

505 Orrego H, Vlake JE, Blendis LM, Medline A. Prognosis of alcoholic cirrhosis in the presence and absence of alcoholic hepatitis. Gastroenterology 1987, **92**: 208–214.

506 Reeves H, Burt AD, Wood S, Day CP. Hepatic stellate cell activation occurs in the absence of hepatitis in alcoholic liver disease and correlates with the severity of steatosis. J Hepatol 1996, **25**: 677–683.

507 Stumptner C, Fuchsbichler A, Heid H, Zatloukal K, Denk H. Mallory body – a disease-associated type of sequestosome. Hepatology 2002, **35**: 1053–1062.

508 Teli MR, Day CP, Burt AD, Bennet MK, James OF. Determinants of progression to cirrhosis or fibrosis in pure alcoholic fatty liver. Lancet 1995, **346**: 987–990.

509 Tiniakos DG. Liver biopsy in alcoholic and non-alcoholic steatohepatitis patients. Gastroenterol Clin Biol 2009, **33**: 930–939.

510 Uchida T, Kao H, Quispe-Sjogren M, Peters RL. Alcoholic foamy degeneration – a pattern of acute alcoholic injury of the liver. Gastroenterology 1983, **84**: 683–692.

511 Yip WW, Burt AD. Alcoholic liver disease. Semin Diagn Pathol 2006, **23**: 149–160.

512 Zatloukal K, French SW, Stumptner C, Strnad P, Harada M, Toivola DM, Cadrin M, Omary MB. From Mallory to Mallory–Denk bodies: what, how and why? Exp Cell Res 2007, **313**: 2033–2049.

513 Ziol M, Tepper M, Lohez M, Arcangeli G, Ganne N, Christidis C, Trinchet JC, Beaugrand M, Guillet JG, Guettier C. Clinical and biological relevance of hepatocyte apoptosis in alcoholic hepatitis. J Hepatol 2001, **34**: 254–260.

Differential diagnosis of alcoholic steatohepatitis

514 Jorens PG, Michielsen PP, Pelckmans PA, Fevery J, Desmet VJ, Geubel AP, Rahier J, Van Maercke YM. Vitamin A abuse: development of cirrhosis despite cessation of vitamin A. A six-year clinical and histopathological follow-up. Liver 1992, **12**: 381–386.

515 Ludwig J, Batts KP, Moyer TP, Baldus WP, Fairbanks VF. Liver biopsy diagnosis of homozygous hemochromatosis: a diagnostic

algorithm. Mayo Clin Proc 1993, **68**: 263–267.

Nonalcoholic liver disease in the alcoholic patient

516 Afroudakis A, Kaplowitz N. Liver histopathology in chronic common bile duct stenosis due to chronic alcoholic pancreatitis. Hepatology 1981, **1**: 65–72.
517 Bloomer JR. The hepatic porphyrias. Pathogenesis, manifestations and management. Gastroenterology 1976, **71**: 689–701.
518 Chuang SC, Vecchia CL, Boffetta P. Liver cancer: descriptive epidemiology and risk factors other than HBV and HCV infection. Cancer Lett 2009; **286**: 9–14.
519 Cortes JM, Oliva H, Paradinas FJ, Hernandez-Guio C. The pathology of the liver in porphyria cutanea tarda. Histopathology 1980, **4**: 471–485.
520 Crapper RM, Bhathal PS, Mackay IR. Chronic active hepatitis in alcoholic patients. Liver 1983, **3**: 327–337.
521 Lefkowitch JH, Fenoglio JJJ. Liver disease in alcoholic cardiomyopathy: evidence against cirrhosis. Hum Pathol 1983, **14**: 457–463.
522 Lesur G, Levy P, Flejou JF, Belghiti J, Fekete F, Bernades P. Factors predictive of liver histopathological appearance in chronic alcoholic pancreatitis with common bile duct stenosis and increased serum alkaline phosphatase. Hepatology 1993, **18**: 1078–1081.
523 Levin DM, Baker AL, Riddell RH, Rochman H, Boyer JL. Non-alcoholic liver disease: overlooked causes of liver injury in patients with heavy alcohol consumption. Am J Med 1979, **66**: 429–434.
524 Maddrey W. Hepatic effects of acetaminophen. Enhanced toxicity in alcoholics. J Clin Gastroenterol 1987, **9**: 180–185.
525 Morgan MY, Sherlock S, Scheuer PJ. Portal fibrosis in the livers of alcoholic patients. Gut 1978, **19**: 1015–1021.
526 Rosman AS, Paronetto F, Galvin K, Williams RJ, Lieber CS. Hepatitis C virus antibody in alcoholic patients. Association with the presence of portal and/or lobular hepatitis. Arch Intern Med 1993, **153**: 965–969.
527 Vazquez JJ. Ground-glass hepatocytes: light and electron microscopy. Characterization of the different types. Histopathology 1990, **5**: 379–386.

Nonalcoholic steatohepatitis and nonalcoholic fatty liver disease

528 Abrams GA, Kunde SS, Lazenby AJ, Clements RH. Portal fibrosis and hepatic steatosis in morbidly obese subjects: a spectrum of nonalcoholic fatty liver disease. Hepatology 2004, **40**: 475–483.
529 Alkhouri N, Tamimi TA, Yerian L, Lopez R, Zein NN, Feldstein AE. The inflamed liver and atherosclerosis: a link between histologic severity of nonalcoholic fatty liver disease and increased cardiovascular risk. Dig Dis Sci 2010, **55**: 2644–2650.
530 Banner BF, Savas L, Zivny J, Tortorelli K, Bonkovsky HL. Ubiquitin as a marker of cell injury in nonalcoholic steatohepatitis. Am J Clin Pathol 2000, **114**: 860–866.
531 Bedossa P, Moucari R, Chelbi E, Asselah T, Paradis V, Vidaud M, Cazals-Hatem D, Boyer N, Valla D, Marcellin P. Evidence for a role of nonalcoholic steatohepatitis in hepatitis C: a prospective study. Hepatology 2007, **46**: 380–387.
532 Brunt EM. Nonalcoholic steatohepatitis: definition and pathology. Semin Liver Dis 2001, **21**: 3–16.
533 Brunt EM. Pathology of nonalcoholic steatohepatitis. Hepatol Res 2005, **33**: 68–71.
534 Brunt EM. Pathology of fatty liver disease. Mod Pathol 2007, **20** Suppl 1:S40–S48.
535 Brunt EM. What's in a NAme? Hepatology 2009, **50**: 663–667.
536 Brunt EM. Histopathology of non-alcoholic fatty liver disease. Clin Liver Dis 2009, **13**: 533–544.
537 Brunt EM, Janney CG, Di Bisceglie AM, Neuschwander-Tetri BA, Bacon BR. Nonalcoholic steatohepatitis: a proposal for grading and staging the histological lesions. Am J Gastroenterol 1999, **94**: 2467–2474.
538 Brunt EM, Kleiner DE, Wilson LA, Unalp A, Behling CE, Lavine JE, Neuschwander-Tetri BA; NASH Clinical Research Network. Portal chronic inflammation in nonalcoholic fatty liver disease (NAFLD): a histologic marker of advanced NAFLD-clinicopathologic correlations from the nonalcoholic steatohepatitis clinical research network. Hepatology 2009, **49**: 809–820.
539 Bugianesi E. Non-alcoholic steatohepatitis and cancer. Clin Liver Dis 2007,**11**: 191–207, x–xi.
540 Cancello R, Tordjman J, Poitou C, Guilhem G, Bouillot JL, Hugol D, Coussieu C, Basdevant A, Bar Hen A, Bedossa P, Guerre-Millo M, Clément K. Increased infiltration of macrophages in omental adipose tissue is associated with marked hepatic lesions in morbid human obesity. Diabetes 2006, **55**: 1554–1561.
541 Carter-Kent C, Yerian LM, Brunt EM, Angulo P, Kohli R, Ling SC, Xanthakos SA, Whitington PF, Charatcharoenwitthaya P, Yap J, Lopez R, McCullough AJ, Feldstein AE. Nonalcoholic steatohepatitis in children: a multicenter clinicopathological study. Hepatology 2009, **50**: 1113–1120.
542 Cave M, Falkner KC, Ray M, Joshi-Barve S, Brock G, Khan R, Bon Homme M, McClain CJ. Toxicant-associated steatohepatitis in vinyl chloride workers. Hepatology 2010, **51**: 474–481.
543 Chalasani N, Wilson L, Kleiner DE, Cummings OW, Brunt EM, Unalp A; NASH Clinical Research Network. Relationship of steatosis grade and zonal location to histological features of steatohepatitis in adult patients with non-alcoholic fatty liver disease. J Hepatol 2008, **48**: 829–834.
544 Chávez-Tapia NC, Tellez-Avila FI; Misael Uribe. Nonalcoholic steatohepatitis in chronic hepatitis C: a new classification? Hepatology 2008, **47**: 759; author reply (Bedossa P et al) 759–760.
545 Chitturi S, Farrell GC. Etiopathogenesis of nonalcoholic steatohepatitis. Semin Liver Dis 2001, **21**: 27–41.
546 Clouston AD, Jonsson JR, Powell EE. Steatosis as a cofactor in other liver diseases: hepatitis C virus, alcohol, hemochromatosis, and others. Clin Liver Dis 2007, **11**: 173–189, x.
547 Cotrim HP, Andrade ZA, Parana R, Portugal M, Lyra LG, Freitas LA. Nonalcoholic steatohepatitis: a toxic liver disease in industrial workers. Liver 1999, **19**: 299–304.
548 Diehl AM, Goodman Z, Ishak KG. Alcohollike liver disease in nonalcoholics. A clinical and histologic comparison with alcohol-induced liver injury. Gastroenterology 1988, **95**: 1056–1062.
549 El-Badry AM, Breitenstein S, Jochum W, Washington K, Paradis V, Rubbia-Brandt L, Puhan MA, Slankamenac K, Graf R, Clavien PA. Assessment of hepatic steatosis by expert pathologists: the end of a gold standard. Ann Surg 2009, **250**: 691–697.
550 Fracanzani AL, Valenti L, Bugianesi E, Andreoletti M, Colli A, Vanni E, Bertelli C, Fatta E, Bignamini D, Marchesini G, Fargion S. Risk of severe liver disease in nonalcoholic fatty liver disease with normal aminotransferase levels: a role for insulin resistance and diabetes. Hepatology 2008, **48**: 792–798.
551 Gaidos JK, Hillner BE, Sanyal AJ. A decision analysis study of the value of a liver biopsy in nonalcoholic steatohepatitis. Liver Int 2008, **28**: 650–658.
552 Goldstein NS, Hastah F, Galan MV, Gordon SC. Fibrosis heterogeneity in nonalcoholic steatohepatitis and hepatitis C virus needle core biopsy specimens. Am J Clin Pathol 2005, **123**: 382–387.
553 James OF, Day CP. Non-alcoholic steatohepatitis (NASH): a disease of emerging identity and importance. J Hepatol 1998, **29**: 495–501.
554 Kleiner DE, Brunt EM, Van Natta M, Behling C, Contos MJ, Cummings OW, Ferrell LD, Liu YC, Torbenson MS, Unalp-Arida A, Yeh M, McCullough AJ, Sanyal AJ; Nonalcoholic Steatohepatitis Clinical Research Network. Design and validation of a histological scoring system for nonalcoholic fatty liver disease. Hepatology 2005, **41**: 1313–1321.
555 Koda M, Kawakami M, Murawaki Y, Senda M. The impact of visceral fat in nonalcoholic fatty liver disease: cross-sectional and longitudinal studies. J Gastroenterol 2007, **42**: 897–903.
556 Lalor PF, Faint J, Aarbodem Y, Hubscher SG, Adams DH. The role of cytokines and chemokines in the development of steatohepatitis. Semin Liver Dis 2007, **27**: 173–193.
557 Lazo M, Clark JM. The epidemiology of nonalcoholic fatty liver disease: a global perspective. Semin Liver Dis 2008, **28**: 339–350.
558 Loomba R, Sirlin CB, Schwimmer JB, Lavine JE. Advances in pediatric nonalcoholic fatty liver disease. Hepatology 2009, **50**: 1282–1293.
559 Ludwig J, Viggiano TR, McGill DB, Oh BJ. Nonalcoholic steatohepatitis. Mayo Clinic experiences with a hitherto unnamed disease. Mayo Clin Proc 1980, **55**: 434–438.
560 Maher JJ, Leon P, Ryan JC. Beyond insulin resistance: innate immunity in nonalcoholic steatohepatitis. Hepatology 2008, **48**: 670–678.
561 Malik SM, Devera ME, Fontes P, Shaikh O, Sasatomi E, Ahmad J. Recurrent disease following liver transplantation for nonalcoholic steatohepatitis cirrhosis. Liver Transpl 2009, **15**: 1843–1851.
562 Matteoni CA, Younossi AM, Gramlich T, Boparai N, Liu YC, McCullough AJ. Nonalcoholic fatty liver disease: a spectrum of clinical and pathological severity. Gastroenterology 1999, **116**: 1413–1419.
563 Mohanty SR, Troy TN, Huo D, O'Brien BL, Jensen DM, Hart J. Influence of ethnicity on histological differences in non-alcoholic fatty liver disease. J Hepatol 2009, **50**: 797–804.
564 Nayak NC, Vasdev N, Saigal S, Soin AS. End-stage nonalcoholic fatty liver disease: evaluation of pathomorphologic features and relationship to cryptogenic cirrhosis from study of explant livers in a living donor liver transplant program. Hum Pathol 2010, **41**: 425–430.

565 Page JM, Harrison SA. NASH and HCC. Clin Liver Dis 2009, **13**: 631–647.

566 Patton HM, Lavine JE, Van Natta ML, Schwimmer JB, Kleiner D, Molleston J; Nonalcoholic Steatohepatitis Clinical Research Network. Clinical correlates of histopathology in pediatric nonalcoholic steatohepatitis. Gastroenterology 2008, **135**: 1961–1971.

567 Pessayre D, Fromenty B. NASH: a mitochondrial disease. J Hepatol 2005, **42**: 928–940.

568 Pietrobattista A, Fruwirth R, Natali G, Monti L, Devito R, Nobili V. Is juvenile liver biopsy unsafe? Putting an end to a common misapprehension. Pediatr Radiol 2009, **39**: 959–961.

569 Pinto HC, Baptista A, Camilo ME, Valente A, Saragoca A, Carneiro de Moura M. Nonalcoholic steatohepatitis. Clinico-pathological comparison with alcoholic hepatitis in ambulatory and hospitalized patients. Dig Dis Sci 1996, **41**: 172–179.

570 Poonawala A, Nair SP, Thulavath PJ. Prevalence of obesity and diabetes in patients with cryptogenic cirrhosis: a case-control study. Hepatology 2000, **32**: 689–692.

571 Poustchi H, Negro F, Hui J, Cua IH, Brandt LR, Kench JG, George J. Insulin resistance and response to therapy in patients infected with chronic hepatitis C virus genotypes 2 and 3. J Hepatol 2008, **48**: 28–34.

572 Qureshi K, Abrams GA. Metabolic liver disease of obesity and role of adipose tissue in the pathogenesis of nonalcoholic fatty liver disease. World J Gastroenterol 2007, **13**: 3540–3553.

573 Richardson MM, Jonsson JR, Powell EE, Brunt EM, Neuschwander-Tetri BA, Bhathal PS, Dixon JB, Weltman MD, Tilg H, Moschen AR, Purdie DM, Demetris AJ, Clouston AD. Progressive fibrosis in nonalcoholic steatohepatitis: association with altered regeneration and a ductular reaction. Gastroenterology 2007, **133**: 80–90.

574 Roberts EA. Non-alcoholic steatohepatitis in children. Clin Liver Dis 2007, **11**: 155–172.

575 Roberts EA. Pediatric nonalcoholic fatty liver disease (NAFLD): a 'growing' problem? J Hepatol 2007, **46**: 1133–1142.

576 Rubinstein E, Lavine JE, Schwimmer JB. Hepatic, cardiovascular, and endocrine outcomes of the histological subphenotypes of nonalcoholic fatty liver disease. Semin Liver Dis 2008, **28**: 380–385.

577 Schaffner F, Thaler H. Non-alcoholic fatty liver disease. In Popper H, Schaffner F (eds): Progress in liver disease, vol. 8. Orlando, 1986, Grune and Stratton, pp 283–298.

578 Schwimmer JB, Deutsch R, Kahen T, Lavine JE, Stanley C, Behling C. Prevalence of fatty liver in children and adolescents. Pediatrics 2006, **118**: 1388–1393.

579 Thaler H. The fatty liver and its pathogenetic relation to liver cirrhosis. Virchows Arch Pathol Anat Physiol Klin Med 1962, **335**: 180–210. German.

580 Torbenson M, Chen YY, Brunt E, Cummings OW, Gottfried M, Jakate S, Liu YC, Yeh MM, Ferrell L. Glycogenic hepatopathy: an underrecognized hepatic complication of diabetes mellitus. Am J Surg Pathol 2006, **30**: 508–513.

581 van der Poorten D, Milner KL, Hui J, Hodge A, Trenell MI, Kench JG, London R, Peduto T, Chisholm DJ, George J. Visceral fat: a key mediator of steatohepatitis in metabolic liver disease. Hepatology 2008, **48**: 449–457.

582 Vuppalanchi R, Unalp A, Van Natta ML, Cummings OW, Sandrasegaran KE, Hameed T, Tonascia J, Chalasani N. Effects of liver biopsy sample length and number of readings on sampling variability in nonalcoholic fatty liver disease. Clin Gastroenterol Hepatol 2009, **7**: 481–486.

583 Wieckowska A, Feldstein AE. Diagnosis of nonalcoholic fatty liver disease: invasive versus noninvasive. Semin Liver Dis 2008, **28**: 386–395.

584 Xanthakos S, Miles L, Bucuvalas J, Daniels S, Garcia V, Inge T. Histologic spectrum of nonalcoholic fatty liver disease in morbidly obese adolescents. Clin Gastroenterol Hepatol 2006, **4**: 226–232.

585 Yeh MM, Brunt EM. Pathology of nonalcoholic fatty liver disease. Am J Clin Pathol 2007, **128**: 837–847.

586 Younossi ZM, Gramlich T, Liu YC, Matteoni C, Petrelli M, Goldblum J, Rybicki L, McCullough AJ. Nonalcoholic fatty liver disease: assessment of variability in pathologic interpretations. Mod Pathol 1998, **11**: 560–565.

CHOLESTASIS AND BILIARY DISEASES

HISTOPATHOLOGIC LIVER CHANGES OF CHOLESTASIS IN GENERAL

587 Desmet VJ. Cholestasis: extrahepatic obstruction and secondary biliary cirrhosis. In MacSween RNM, Anthony PP, Scheuer PJ, Burt AD, Portmann BC (eds): Pathology of the liver, ed. 3. Edinburgh, 1994, Churchill Livingstone, pp. 425–476.

588 Desmet VJ. Chronic cholestasis. In Hoofnagle JH, Goodman Z (eds): Liver biopsy. Interpretation for the 1990s. Thorofare, 1991, Slack Incorporated, pp. 25–38.

589 Jansen PL, Sturm E. Genetic cholestasis, causes and consequences for hepatobiliary transport. Liver Int 2003, **23**: 315–322.

590 Li MK, Crawford JM. The pathology of cholestasis. Semin Liver Dis 2004, **24**: 21–42.

591 Zollner G, Trauner M. Mechanisms of cholestasis. Clin Liver Dis 2008, **12**: 1–26, vii.

Acute complete cholestasis

592 Bloomer JR. The liver in protoporphyria. Hepatology 1988, **8**: 402–407.

593 Desmet VJ, Roskams T. Histological features. In Bircher J, Benhamou JP, McIntyre N, Rizzetto M, Rodes J (eds): Oxford textbook of clinical hepatology, ed. 2, vol. 1. Oxford, 1999, Oxford University Press, pp. 463–470.

Chronic incomplete cholestasis

594 Beaussier M, Wendum D, Schiffer E, Dumont S, Rey C, Lienhart A, Housset C. Prominent contribution of portal mesenchymal cells to liver fibrosis in ischemic and obstructive cholestatic injuries. Lab Invest 2007, **87**: 292–303.

595 Costa AM, Tuchweber B, Lamireau T, Yousef IM, Balabaud C, Rosenbaum J, Desmoulière A. Role of apoptosis in the remodeling of cholestatic liver injury following release of the mechanical stress. Virchows Arch 2003, **442**: 372–380.

596 Desmet V, Roskams T, Van Eyken P. Ductular reaction in the liver. Path Res Pract 1995, **191**: 513–524.

597 Desmet VJ. Current problems in diagnosis of biliary disease and cholestasis. Semin Liver Dis 1986, **6**: 233–245.

598 Desmet VJ. Cirrhosis: aetiology and pathogenesis: cholestasis. In Boyer JL, Bianchi L (eds): Liver cirrhosis. Falk Symposium 44. Lancaster, 1987, MTP Press, pp. 101–118.

599 Desmet VJ. Pathology of paediatric cholestasis. In Lentze M, Reichen J (eds): Paediatric cholestasis. Novel approaches to treatment. Falk Symposium 63. Dordrecht, 1991, Kluwer Academic Publishers, pp 55–73.

600 Desmet VJ, Roskams T, Van Eyken P. Pathology of the biliary tree in cholestasis: ductular reaction. In Manns MP et al. (eds): Cholestatic liver diseases. Lancaster, 1998, Kluwer Academic Publishers, pp. 143–154.

601 Hammel P, Couvelard A, O'Toole D, Ratouis A, Sauvanet A, Flejou JF, Degott C. Regression of liver fibrosis after biliary drainage in patients with chronic pancreatitis and stenosis of the common bile duct. N Engl J Med 2001, **344**: 418–423.

602 James J, Lygidakis NJ, Van Eyken P, Tanka AKF, Bosch KS, Ramaekers FCS, Desmet V. Application of keratin immunocytochemistry and Sirius red staining in evaluating intrahepatic changes with acute extrahepatic cholestasis due to hepatic duct carcinoma. Hepatogastroenterology 1989, **36**: 151–155.

603 Kinnman N, Housset C. Peribiliary myofibroblasts in biliary type liver fibrosis. Front Biosci 2002, **7**: d496–503.

604 Ludwig J. New concepts in biliary cirrhosis. Semin Liver Dis 1987, **7**: 293–301.

605 Ludwig J, La Russo NF, Wiesner RH. The syndrome of primary sclerosing cholangitis. In Popper H, Schaffner F (eds): Progress in liver diseases, vol. IX. Philadelphia, 1990, W.B. Saunders, pp. 555–566.

606 Matsumoto K, Fuji H, Michalopoulos G, Fung JJ, Demetris AJ. Human biliary epithelial cells secrete and respond to cytokines and hepatocyte growth factors in vitro: interleukin-6, hepatocyte growth factor and epidermal growth factor promote DNA synthesis in vitro. Hepatology 1994, **20**: 376–382.

607 Matzen P, Junge J, Christoffersen P, Poulsen H. Reproducibility and accuracy of liver biopsy findings suggestive of an obstructive cause of jaundice. In Brunner H, Thaler H (eds): Hepatology. A Festschrift for Hans Popper. New York, 1985, Raven Press, pp. 285–293.

608 Nagore N, Howe S, Scheuer PJ. The three-dimensional liver. In Popper H, Schaffner F (eds): Progress in liver diseases, vol. IX. Philadelphia, 1990, W.B. Saunders, pp. 1–10.

609 Portmann B, Popper H, Neuberger J, Williams R. Sequential and diagnostic features in primary biliary cirrhosis based on serial histologic study in 209 patients. Gastroenterology 1985, **88**: 1777–1790.

610 Ramm GA, Carr SC, Bridle KR, Li L, Britton RS, Crawford DH, Vogler CA, Bacon BR, Tracy TF. Morphology of liver repair following cholestatic liver injury: resolution of ductal hyperplasia, matrix deposition and regression of myofibroblasts. Liver 2000, **20**: 387–396.

611 Roskams T, Desmet V. Ductular reaction and its diagnostic significance. Semin Diagn Pathol, 1998, **15**: 259–269.

612 Rygiel KA, Robertson H, Marshall HL, Pekalski M, Zhao L, Booth TA, Jones DE, Burt AD, Kirby JA. Epithelial–mesenchymal transition contributes to portal tract fibrogenesis during human chronic liver disease. Lab Invest 2008, **88**: 112–123.

613 Schulze F, Schardt K, Wedemeyer I, Konze E, Wendland K, Dirsch O, Töx U, Dienes HP, Odenthal M. [Epithelial–mesenchymal transition of biliary epithelial cells in

advanced liver fibrosis]. Verh Dtsch Ges Pathol 2007, **1**: 250–256. German.

614 Slott PA, Liu MH, Tavoloni N. Origin, pattern and mechanism of bile duct proliferation following biliary obstruction in the rat. Gastroenterology 1990, **99**: 466–477.

615 Sonzogni A, Colloredo G, Fabris L, Cadamuro M, Paris B, Roffi L, Pozzi M, Bovo G, Del Poggio P, Portmann BC, Strazzabosco M. Isolated idiopathic bile ductular hyperplasia in patients with persistently abnormal liver function tests. J Hepatol 2004, **40**: 592–598.

616 Van Eyken P. Cytokeratin immunohistochemistry in liver histopathology. Adv Clin Pathol 2000, **4**: 201–211.

617 Van Eyken P, Desmet VJ. Cytokeratins and the liver. Liver 1993, **13**: 113–122.

618 Van Eyken P, Sciot R, Desmet VJ. A cytokeratin immunohistochemical study of cholestatic liver disease: evidence that hepatocytes can express 'bile duct-type' cytokeratins. Histopathology 1989, **15**: 125–135.

619 Zollner G, Wagner M, Fickert P, Silbert D, Gumhold J, Zatloukal K, Denk H, Trauner M. Expression of bile acid synthesis and detoxification enzymes and the alternative bile acid efflux pump MRP4 in patients with primary biliary cirrhosis. Liver Int 2007, **27**: 920–929.

INDIVIDUAL CHOLESTATIC LIVER DISEASES

Hepatocellular (parenchymal) diseases

620 Alissa FT, Jaffe R, Shneider BL. Update on progressive familial intrahepatic cholestasis. J Pediatr Gastroenterol Nutr 2008, **46**: 241–252.

621 Balistreri WF, Bezerra JA. Whatever happened to 'neonatal hepatitis'? Clin Liver Dis 2006, **10**: 27–53, v.

622 Balistreri WF, Bezerra JA, Jansen P, Karpen SJ, Shneider BL, Suchy FJ. Intrahepatic cholestasis: summary of an American Association for the Study of Liver Diseases single-topic conference. Hepatology 2005, **42**: 222–235.

623 Bove KE, Heubi JE, Balistreri WF, Setchell KD. Bile acid synthetic defects and liver disease: a comprehensive review. Pediatr Dev Pathol 2004, **7**: 315–334.

624 Bull LN, van Eijk MJT, Pawlikowska L, DeYoung JA, Juijn JA, Liao M, Klomp LW, Lomri N, Berger R, Scharschmidt BF, Knisely AS, Houwen RH, Freimer NB. A gene encoding a P-type ATPase mutated in two forms of hereditary cholestasis. Nat Genet 1998, **18**: 219–224.

625 Callea F, Brisigotti M, Faa G, Lucini L, Eriksson S. Identification of PiZ gene products in liver tissue by a monoclonal antibody specific for the Z mutant of alpha-1-antitrypsin. J Hepatol 1991, **12**: 372–376.

626 Carlton VE, Harris BZ, Puffenberger EG, Batta AK, Knisely AS, Robinson DL, Strauss KA, Shneider BL, Lim WA, Salen G, Morton DH, Bull LN. Complex inheritance of familial hypercholanemia with associated mutations in TJP2 and BAAT. Nat Genet 2003, **34**: 91–96.

627 Cullinane AR, Straatman-Iwanowska A, Seo JK, Ko JS, Song KS, Gizewska M, Gruszfeld D, Gliwicz D, Tuysuz B, Erdemir G, Sougrat R, Wakabayashi Y, Hinds R, Barnicoat A, Mandel H, Chitayat D, Fischler B, Garcia-Cazorla A, Knisely AS, Kelly DA, Maher ER, Gissen P. Molecular investigations to improve diagnostic accuracy in patients with ARC syndrome. Hum Mutat 2009, **30**: E330–E337.

628 Davit-Spraul A, Gonzales E, Baussan C, Jacquemin E. Progressive familial intrahepatic cholestasis. Orphanet J Rare Dis 2009, **4**: 1.

629 de Vree JM, Jacquemin E, Sturm E, Cresteil D, Bosma PJ, Aten J, Deleuze JF, Desrochers M, Burdelski M, Bernard O, Oude-Elferink RP, Hadchouel M. Mutations in the MDR3 gene cause progressive familial intrahepatic cholestasis. Proc Natl Acad Sci U S A 1998, **95**: 282–287.

630 Desmet VJ. Drug-induced liver disease: pathogenetic mechanisms and histopathological lesions. Eur J Med 1993, **2**: 36–47.

631 Drivdal M, Trydal T, Hagve TA, Bergstad I, Aagenaes O. Prognosis, with evaluation of general biochemistry, of liver disease in lymphoedema cholestasis syndrome 1 (LCS1/Aagenaes syndrome). Scand J Gastroenterol 2006, **41**: 465–471.

632 Folmer DE, van der Mark VA, Ho-Mok KS, Oude Elferink RP, Paulusma CC. Differential effects of progressive familial intrahepatic cholestasis type 1 and benign recurrent intrahepatic cholestasis type 1 mutations on canalicular localization of ATP8B1. Hepatology 2009, **50**: 1597–1605.

633 Gonzales E, Davit-Spraul A, Baussan C, Buffet C, Maurice M, Jacquemin E. Liver diseases related to MDR3 (ABCB4) gene deficiency. Front Biosci 2009, **14**: 4242–4256.

634 Gotthardt D, Runz H, Keitel V, Fischer C, Flechtenmacher C, Wirtenberger M, Weiss KH, Imparato S, Braun A, Hemminki K, Stremmel W, Rüschendorf F, Stiehl A, Kubitz R, Burwinkel B, Schirmacher P, Knisely AS, Zschocke J, Sauer P. A mutation in the canalicular phospholipid transporter gene, ABCB4, is associated with cholestasis, ductopenia, and cirrhosis in adults. Hepatology 2008, **48**: 1157–1166.

635 Hadj-Rabia S, Baala L, Vabres P, Hamel-Teillac D, Jacquemin E, Fabre M, Lyonnet S, De Prost Y, Munnich A, Hadchouel M, Smahi A. Claudin-1 gene mutations in neonatal sclerosing cholangitis associated with ichthyosis: a tight junction disease. Gastroenterology 2004, **127**: 1386–1390. Erratum in: Gastroenterology 2005, **128**: 524.

636 Harris MJ, Le Couteur DG, Arias IM. Progressive familial intrahepatic cholestasis: genetic disorders of biliary transporters. J Gastroenterol Hepatol 2005, **20**: 807–817.

637 Heubi JE, Setchell KD, Bove KE. Inborn errors of bile acid metabolism. Semin Liver Dis 2007, **27**: 282–294.

638 Hutchin T, Preece MA, Hendriksz C, Chakrapani A, McClelland V, Okumura F, Song YZ, Iijima M, Kobayashi K, Saheki T, McKiernan P, Baumann U. Neonatal intrahepatic cholestasis caused by citrin deficiency (NICCD) as a cause of liver disease in infants in the UK. J Inherit Metab Dis 2009, Jun 11. [Epub ahead of print]

639 Jacquemin E. Role of multidrug resistance 3 deficiency in pediatric and adult liver disease: one gene for three diseases. Semin Liver Dis 2001, **21**: 551–562.

640 Kagawa T, Watanabe N, Mochizuki K, Numari A, Ikeno Y, Itoh J, Tanaka H, Arias IM, Mine T. Phenotypic differences in PFIC2 and BRIC2 correlate with protein stability of mutant Bsep and impaired taurocholate secretion in MDCK II cells. Am J Physiol Gastrointest Liver Physiol 2008, **294**: G58–G67.

641 Keitel V, Burdelski M, Vojnisek Z, Schmitt L, Häussinger D, Kubitz R. De novo bile salt transporter antibodies as a possible cause of recurrent graft failure after liver transplantation: a novel mechanism of cholestasis. Hepatology 2009, **50**: 510–517.

642 Klomp LW, Bull LN, Knisely AS, van Der Doelen MA, Juijn JA, Berger R, Forget S, Nielsen IM, Eiberg H, Houwen RH. A missense mutation in FIC1 is associated with Greenland familial cholestasis. Hepatology 2000, **32**: 1337–1341.

643 Klomp LW, Vargas JC, van Mil SW, Pawlikowska L, Strautnieks SS, van Eijk MJ, Juijn JA, Pabón-Peña C, Smith LB, DeYoung JA, Byrne JA, Gombert J, van der Brugge G, Berger R, Jankowska I, Pawlowska J, Villa E, Knisely AS, Thompson RJ, Freimer NB, Houwen RH, Bull LN. Characterization of mutations in ATP8B1 associated with hereditary cholestasis. Hepatology 2004, **40**: 27–38.

644 Knisely AS. Progressive familial intrahepatic cholestasis: a personal perspective. Pediatr Dev Pathol 2000, **3**: 113–125.

645 Knisely AS. Progressive familial intrahepatic cholestasis: an update. Pediatr Dev Pathol 2004, **7**: 309–314.

646 Knisely AS, Strautnieks SS, Meier Y, Stieger B, Byrne JA, Portmann BC, Bull LN, Pawlikowska L, Bilezikçi B, Ozçay F, Lászlό A, Tiszlavicz L, Moore L, Raftos J, Arnell H, Fischler B, Németh A, Papadogiannakis N, Cielecka-Kuszyk J, Jankowska I, Pawłowska J, Melín-Aldana H, Emerick KM, Whitington PF, Mieli-Vergani G, Thompson RJ. Hepatocellular carcinoma in ten children under five years of age with bile salt export pump deficiency. Hepatology 2006, **44**: 478–486.

647 Lam P, Pearson CL, Soroka CJ, Xu S, Mennone A, Boyer JL. Levels of plasma membrane expression in progressive and benign mutations of the bile salt export pump (Bsep/Abcb11) correlate with severity of cholestatic diseases. Am J Physiol Cell Physiol 2007, **293**: C1709–C1716.

648 Molina EG, Reddy KR. Postoperative jaundice. Clin Liver Dis 1999, **3**: 477–488.

649 Nielsen IM, Ornvold K, Jacobsen BB, Ranek L. Fatal familial cholestatic syndrome in Greenland Eskimo children. Acta Paediatr Scand 1986, **75**: 1010–1016.

650 Nolte D. Ikterus der Leber bei chronischer Herzinsuffizienz. Virchows Arch [A] Pathol Anat Histopathol 1966, **341**: 37–42.

651 Portmann BC, Thompson RJ, Roberts EA, Paterson EA. Genetic and metabolic liver diseases. In Burt AD, Portmann BC, Ferrell LD (eds): MacSween's pathology of the liver, ed. 5. Edinburgh, 2007, Churchill Livingstone, pp. 199–326.

652 Richter A, Mitchell GA, Rasquin A. North American Indian childhood cirrhosis (NAIC). Med Sci (Paris) 2007, **23**: 1002–1007. French.

653 Setchell KDR, O'Connell NC. Disorders of bile acid synthesis and metabolism: a metabolic basis for liver disease. In Suchy FJ, Sokol RJ, Balistreri WF (eds): Liver disease in children, ed. 2. Philadelphia, 2001, Lippincott Williams & Wilkins, pp. 701–733.

654 Scheimann AO, Strautnieks SS, Knisely AS, Byrne JA, Thompson RJ, Finegold MJ. Mutations in bile salt export pump (ABCB11) in two children with progressive familial intrahepatic cholestasis and cholangiocarcinoma. J Pediatr 2007, **150**: 556–559.

655 Strautnieks SS, Byrne JA, Pawlikowska L, Cebecauerová D, Rayner A, Dutton L, Meier Y, Antoniou A, Stieger B, Arnell H, Ozçay F, Al-Hussaini HF, Bassas AF, Verkade HJ, Fischler B, Németh A, Kotalová R, Shneider BL, Cielecka-Kuszyk J, McClean P, Whitington PF, Sokal E, Jirsa M, Wali SH, Jankowska I, Pawłowska J, Mieli-Vergani G, Knisely AS, Bull LN, Thompson RJ. Severe bile salt export

pump deficiency: 82 different ABCB11 mutations in 109 families. Gastroenterology 2008, **134**: 1203–1214.

656 Suchy FJ, Ananthanarayanan M. Bile salt excretory pump: biology and pathobiology. J Pediatr Gastroenterol Nutr 2006, **43** Suppl 1: S10–S16.

657 Trauner M, Fickert P, Halilbasic E, Moustafa T. Lessons from the toxic bile concept for the pathogenesis and treatment of cholestatic liver diseases. Wien Med Wochenschr 2008, **158**: 542–548.

658 Trauner M, Fickert P, Wagner M. MDR3 (ABCB4) defects: a paradigm for the genetics of adult cholestatic syndromes. Semin Liver Dis 2007, **27**: 77–98.

659 Van Mil S, Klomp LWJ, Bull LN, Houwen RHJ. FICI disease: a spectrum of intrahepatic cholestatic disorders. Semin Liver Dis 2001, **21**: 535–544.

660 Wagner M, Zollner G, Trauner M. New molecular insights into the mechanisms of cholestasis. J Hepatol 2009, **51**: 565–580.

661 Wang L, Dong H, Soroka CJ, Wei N, Boyer JL, Hochstrasser M. Degradation of the bile salt export pump at endoplasmic reticulum in progressive familial intrahepatic cholestasis type II. Hepatology 2008, **48**: 1558–1569.

662 West AB, Chatila R. Differential diagnosis of bile duct injury and ductopenia. Semin Diagn Pathol 1998, **15**: 270–284.

663 Ziol M, Barbu V, Rosmorduc O, Frassati-Biaggi A, Barget N, Hermelin B, Scheffer GL, Bennouna S, Trinchet JC, Beaugrand M, Ganne-Carrié N. ABCB4 Heterozygous gene mutations associated with fibrosing cholestatic liver disease in adults. Gastroenterology 2008, **135**: 131–141.

664 Zollner G, Trauner M. Mechanisms of cholestasis. Clin Liver Dis 2008, **12**: 1–26, vii.

Ductular pathology

665 Banks JG, Foulis AK, Ledingham IMA, MacSween RN. Liver function in septic shock. J Clin Pathol 1982, **35**: 1249–1252.

666 Blanc WA, di Sant'Agnese PA. A distinctive type of biliary cirrhosis of the liver associated with cystic fibrosis of the pancreas; recognition through signs of portal hypertension. Pediatrics 1956, **18**: 387–409.

667 Blaszyk H, Wild PJ, Oliveira A, Kelly DG, Burgart LJ. Hepatic copper in patients receiving long-term total parenteral nutrition. J Clin Gastroenterol 2005, **39**: 318–320.

668 Chung C, Buchman AL. Postoperative jaundice and total parenteral nutrition-associated hepatic dysfunction. Clin Liver Dis 2002, **6**: 1067–1084.

669 Cohn JA, Strong TV, Picciotto MR, Nairn AC, Collins FS, Fitz JG. Localization of the cystic fibrosis transmembrane conductance regulator in human bile duct epithelial cells. Gastroenterology 1993, **105**: 1857–1864.

670 Collardeau-Frachon S, Bouvier R, Le Gall C, Rivet C, Cabet F, Bellon G, Lachaux A, Scoazec JY. Unexpected diagnosis of cystic fibrosis at liver biopsy: a report of four pediatric cases. Virchows Arch 2007, **451**: 57–64.

671 Desmet VJ, Callea F. Cholestatic syndromes of infancy and childhood. In Zakim D, Boyer TD (eds): Hepatology: a textbook of liver disease, ed. 3, vol. 2. Philadelphia, 1996, W.B. Saunders, pp. 1649–1698.

672 Feranchak AP, Sokol RJ. Cholangiocyte biology and cystic fibrosis liver disease. Semin Liver Dis 2001, **21**: 471–488.

673 Flora KD, Benner KG. Liver disease in cystic fibrosis. Clin Liver Dis 1998, **2**: 51–61.

674 Kelly DA. Intestinal failure-associated liver disease: what do we know today? Gastroenterology 2006, **130** (2 Suppl 1): S70–S77.

675 Kinnman N, Lindblad A, Housset C, Buentke E, Scheynius A, Strandvik B, Hultcrantz R. Expression of cystic fibrosis transmembrane conductance regulator in liver tissue from patients with cystic fibrosis. Hepatology 2000, **32**: 334–340.

676 Lamireau T, Monnereau S, Martin S, Marcotte JE, Winnock M, Alvarez F. Epidemiology of liver disease in cystic fibrosis: a longitudinal study. J Hepatol 2004, **41**: 920–925.

677 Lefkowitch JH. Bile ductular cholestasis: an ominous histopathologic sign related to sepsis and 'cholangitis lenta'. Hum Pathol 1982, **13**: 19–24.

678 Lin CC, Sundaram SS, Hart J, Whitington PF. Subacute nonsuppurative cholangitis (cholangitis lenta) in pediatric liver transplant patients. J Pediatr Gastroenterol Nutr 2007, **45**: 228–233.

679 Mullick FG, Moran CA, Ishak KG. Total parenteral nutrition. A histopathologic analysis of the liver changes in 20 children. Mod Pathol 1994, **7**: 190–194.

680 Schmid M, Cueni B. Portal lesions in viral hepatitis with submassive hepatic necrosis. Hum Pathol 1972, **3**: 209–216.

681 Schwiebert EM, Benos DJ, Egan ME, Stutts MJ, Guggino WB. CFTR is a conductance regulator as well as a chloride channel. Physiol Rev 1999, **79** (1 Suppl): S145–S166.

Ductal pathology: vanishing bile duct diseases

682 Aadland E, Schrumpf E, Fausa O, Elgjo K, Heilo A, Aakhus T, Gjone E. Primary sclerosing cholangitis: a long-term follow-up study. Scand J Gastroenterol 1987, **22**: 655–664.

683 Abdalian R, Heathcote EJ. Sclerosing cholangitis: a focus on secondary causes. Hepatology 2006, **44**: 1063–1074.

684 Aburano T, Yokoyama K, Takayama T, Tonami N, Hisada K. Distinct hepatic retention of Tc-99m IDA in arteriohepatic dysplasia (Alagille syndrome). Clin Nucl Med 1989, **14**: 874–876.

685 Alagille D, Odièvre M, Gautier M, Dommergues JP. Hepatic ductular hypoplasia associated with characteristic facies, vertebral malformations, retarded physical, mental and sexual development and cardiac murmur. J Pediatr 1975, **86**: 63–71.

686 Al-Chalabi T, Portmann BC, Bernal W, McFarlane IG, Heneghan MA. Autoimmune hepatitis overlap syndromes: an evaluation of treatment response, long-term outcome and survival. Aliment Pharmacol Ther 2008, **28**: 209–220.

687 Azar G, Beneck D, Lane B, Markowitz J, Daum F, Kahn E. Atypical morphologic presentation of biliary atresia and value of serial liver biopsies. J Pediatr Gastroenterol Nutr 2002, **34**: 212–215.

688 Bateman AC, Deheragoda MG. IgG4-related systemic sclerosing disease – an emerging and under-diagnosed condition. Histopathology 2009, **55**: 373–383.

689 Ben Ari Z, Dhillon AP, Sherlock S. Autoimmune cholangiopathy: part of the spectrum of autoimmune chronic active hepatitis. Hepatology 1993, **18**: 10–15.

690 Benger JR, Thompson MH. Annular pancreas and obstructive jaundice. Am J Gastroenterol 1997, **92**: 713–714.

691 Benninger J, Grobholz R, Oeztuerk Y, Antoni CH, Hahn EG, Singer MV, Strauss R. Sclerosing cholangitis following severe trauma: description of a remarkable disease entity with emphasis on possible pathophysiologic mechanisms. World J Gastroenterol 2005, **11**: 4199–4205.

692 Bhathal PS, Powell LW. Primary intrahepatic obliterating cholangitis: a possible variant of sclerosing cholangitis. Gut 1969, **10**: 886–893.

693 Broome U, Glaumann H, Hultcrantz R. Liver histology and follow up of 68 patients with ulcerative colitis and normal liver function tests. Gut 1990, **31**: 468–472.

694 Brunner G, Klinge O. Ein der chronisch-destruierenden nicht-eitrigen Cholangitis ähnliches Krankheitsbild mit antinukleären Antikörpern (Immuncholangitis). Dtsch Med Wochenschr 1987, **112**: 1454–1458.

695 Burak KW, Pearson DC, Swain MG, Kelly J, Urbanski SJ, Bridges RJ. Case report. Familial idiopathic adulthood ductopenia: a report of five cases in three generations. J Hepatol 2000, **32**: 159–163.

696 Byrne JA, Meara NJ, Rayner AC, Thompson RJ, Knisely AS. Lack of hepatocellular CD10 along bile canaliculi is physiologic in early childhood and persistent in Alagille syndrome. Lab Invest 2007, **87**: 1138–1148.

697 Cabibi D, Tarantino G, Barbaria F, Campione M, Craxì A, Di Marco V. Intrahepatic IgG/IgM plasma cells ratio helps in classifying autoimmune liver diseases. Dig Liver Dis 2010, **42**: 585–592.

698 Carpenter HA. Bacterial and parasitic cholangitis. Mayo Clin Proc 1998, **73**: 473–478.

699 Chen XM, LaRusso NF. Cryptosporidiosis and the pathogenesis of AIDS-cholangiopathy. Semin Liver Dis 2002, **22**: 277–289.

700 Christoffersen P, Poulsen H, Scheuer PJ. Abnormal bile duct epithelium in chronic aggressive hepatitis and primary biliary cirrhosis. Hum Pathol 1972, **3**: 227–235.

701 Claessen MM, Vleggaar FP, Tytgat KM, Siersema PD, van Buuren HR. High lifetime risk of cancer in primary sclerosing cholangitis. J Hepatol 2009, **50**: 158–164.

702 Colina F, Pinedo F, Solis JA, Moreno D, Nevado M. Nodular regenerative hyperplasia of the liver in early histological stages of primary biliary cirrhosis. Gastroenterology 1992, **102**: 1319–1324.

703 Corpechot C, Poujol-Robert A, Wendum D, Galotte M, Chrétien Y, Poupon RE, Poupon R. Biochemical markers of liver fibrosis and lymphocytic piecemeal necrosis in UDCA-treated patients with primary biliary cirrhosis. Liver Int 2004, **24**: 187–193.

704 Corpechot C, Abenavoli L, Rabahi N, Chrétien Y, Andréani T, Johanet C, Chazouillères O, Poupon R. Biochemical response to ursodeoxycholic acid and long-term prognosis in primary biliary cirrhosis. Hepatology 2008, **48**: 871–877.

705 Daniels JA, Torbenson M, Anders RA, Boitnott JK. Immunostaining of plasma cells in primary biliary cirrhosis. Am J Clin Pathol 2009, **131**: 243–249.

706 Dastis SN, Latinne D, Sempoux C, Geubel AP. Ulcerative colitis associated with IgG4 cholangitis: similar features in two HLA identical siblings. J Hepatol 2009, **51**: 601–605.

707 Davit-Spraul A, Baussan C, Hermeziu B, Bernard O, Jacquemin E. CFC1 gene involvement in biliary atresia with polysplenia syndrome. J Pediatr Gastroenterol Nutr 2008, **46**: 111–112.

708 Degott C, Zafrani ES, Callard P, Balkau B, Poupon RE, Poupon R. Histopathological study of primary biliary cirrhosis and the effect of ursodeoxycholic acid treatment on histology progression. Hepatology 1999, **29**:

1007–1012.

709 Deshpande V, Sainani NI, Chung RT, Pratt DS, Mentha G, Rubbia-Brandt L, Lauwers GY. IgG4-associated cholangitis: a comparative histological and immunophenotypic study with primary sclerosing cholangitis on liver biopsy material. Mod Pathol 2009, **22**: 1287–1295.

710 Desmet VJ. Intrahepatic bile ducts under the lens. J Hepatol 1985, **1**: 545–559.

711 Desmet VJ. Vanishing bile duct disorders. In Boyer JL, Ockner RK (eds): Progress in liver diseases, vol. X. Philadelphia, 1992, W.B. Saunders, pp. 89–121.

712 Desmet VJ. Vanishing bile duct syndrome in drug-induced liver disease. J Hepatol 1997, **26** (Suppl 1): 31–35.

713 Desmet VJ. Histopathology of chronic cholestasis and adult ductopenic syndrome. In Lindor KD, Dickson ER (eds): Clinics in liver disease, vol. 2, no. 2. Primary biliary cirrhosis, primary sclerosing cholangitis and adult cholangiopathies. Philadelphia, 1998, W.B. Saunders, pp. 249–264.

714 Desmet VJ. Pathogenesis of ductal plate abnormalities. Mayo Clin Proc 1998, **73**: 80–89.

715 Desmet V, Callea F. Ductal plate malformation (DPM) in extrahepatic bile duct atresia (EHBDA). In Ohi R (ed.): Biliary atresia. Tokyo, 1991, ICOM Associates, pp. 27–31.

716 Desmet VJ, Callea F. Cholestatic syndromes of infancy and childhood. In Zakim D, Boyer TD (eds): Hepatology: a textbook of liver disease, ed. 3, vol. 2. Philadelphia, 1996, W.B. Saunders, pp. 1649–1698.

717 Deutsch GH, Sokol RJ, Stathos TH, Knisely AS. Proliferation to paucity: evolution of bile duct abnormalities in a case of Alagille syndrome. Pediatr Dev Pathol 2001, **4**: 559–563.

718 Deutsch M, Papatheodoridis GV, Tzakou A, Hadziyannis SJ. Risk of hepatocellular carcinoma and extrahepatic malignancies in primary biliary cirrhosis. Eur J Gastroenterol Hepatol 2008, **20**: 5–9.

719 Domschke W, Klein R, Terracciano L-M, Jung P, Kirchner T, Berg PA, Bianchi L. Sequential occurrence of primary sclerosing cholangitis and autoimmune hepatitis type III in a patient with ulcerative colitis: a follow up study over 14 years. Liver 2000, **20**: 340–345.

720 Drebber U, Mueller JJ, Klein E, Kasper HU, Schulze F, Schardt K, Quasdorff M, Schulte S, Odenthal M, Dienes HP. Liver biopsy in primary biliary cirrhosis: clinicopathological data and stage. Pathol Int 2009, **59**: 546–554.

721 Engler S, Elsing C, Flechtenmacher C, Theilmann L, Stremmel W, Stiehl A. Progressive sclerosing cholangitis after septic shock: a new variant of vanishing bile duct disorders. Gut 2003, **52**: 688–693.

722 Esposito I, Born D, Bergmann F, Longerich T, Welsch T, Giese NA, Büchler MW, Kleeff J, Friess H, Schirmacher P. Autoimmune pancreatocholangitis, non-autoimmune pancreatitis and primary sclerosing cholangitis: a comparative morphological and immunological analysis. PLoS ONE 2008, **3**: e2539.

723 Esposito I, Kubisova A, Stiehl A, Kulaksiz H, Schirmacher P. Secondary sclerosing cholangitis after intensive care unit treatment: clues to the histopathological differential diagnosis. Virchows Arch 2008, **453**: 339–345.

724 Faa G, Van Eyken P, Demelia L, Vallebona E, Costa V, Desmet VJ. Idiopathic adulthood ductopenia presenting with chronic recurrent cholestasis. A case report. J Hepatol 1991, **12**: 14–20.

725 Fabris L, Cadamuro M, Guido M, Spirli C, Fiorotto R, Colledan M, Torre G, Alberti D, Sonzogni A, Okolicsanyi L, Strazzabosco M. Analysis of liver repair mechanisms in Alagille syndrome and biliary atresia reveals a role for notch signaling. Am J Pathol 2007, **171**: 641–653.

726 Fickert P, Fuchsbichler A, Wagner M, Zollner G, Kaser A, Tilg H, Krause R, Lammert F, Langner C, Zatloukal K, Marschall HU, Denk H, Trauner M. Regurgitation of bile acids from leaky bile ducts causes sclerosing cholangitis in Mdr2 (Abcb4) knockout mice. Gastroenterology 2004, **127**: 261–274.

727 Fickert P, Moustafa T, Trauner M. Primary sclerosing cholangitis – the arteriosclerosis of the bile duct? Lipids Health Dis 2007, **6**: 3.

728 Fleming KA. Interlobular bile duct basement membrane thickening – a specific marker for primary sclerosing cholangitis (PSC)? J Pathol 1993, **169** (Suppl): 135A.

729 Fleming KA, Boberg KM, Glaumann H, Berrgquist A, Smith D, Clausen OPF. Biliary dysplasia as a marker of cholangiocarcinoma in primary sclerosing cholangitis. J Hepatol 2001, **34**: 360–365.

730 Fujisawa T, Kage M, Ushijima K, Kimura A, Ono E, Kato H. Alagille syndrome with a spontaneous appearance of the interlobular bile ducts. Acta Paediatr Jpn 1994, **36**: 506–509.

731 Garrido MC, Hubscher SG. Accuracy of staging in primary biliary cirrhosis. J Clin Pathol 1996, **49**: 556–559.

732 Gautier M, Elliot N. Extrahepatic biliary atresia. Morphological study of 98 biliary remnants. Arch Pathol Lab Med 1981, **105**: 397–402.

733 Gautier M, Jehan P, Odièvre M. Histologic study of biliary fibrous remnants in 48 cases of extra-hepatic biliary atresia: correlation with postoperative bile flow restoration. J Pediatr 1976, **89**: 704–709.

734 Geier A, Fickert P, Trauner M. Mechanisms of disease: mechanisms and clinical implications of cholestasis in sepsis. Nat Clin Pract Gastroenterol Hepatol 2006, **3**: 574–585.

735 Gershwin ME, Ansari AA, Mackay IR, Nakanuma Y, Nishio A, Rowley MJ, Coppel RL. Primary biliary cirrhosis: an orchestrated immune response against epithelial cells. Immunol Rev 2000, **174**: 210–225.

736 Goldstein NS, Soman A, Gordon SC. Portal tract eosinophils and hepatocyte cytokeratin 7 immunoreactivity helps distinguish early-stage, mildly active primary biliary cirrhosis and autoimmune hepatitis. Am J Clin Pathol 2001, **116**: 846–853.

737 Gotthardt D, Runz H, Keitel V, Fischer C, Flechtenmacher C, Wirtenberger M, Weiss KH, Imparato S, Braun A, Hemminki K, Stremmel W, Rüschendorf F, Stiehl A, Kubitz R, Burwinkel B, Schirmacher P, Knisely AS, Zschocke J, Sauer P. A mutation in the canalicular phospholipid transporter gene, *ABCB4*, is associated with cholestasis, ductopenia, and cirrhosis in adults. Hepatology 2008, **48**: 1157–1166.

738 Harrison RF, Hubscher SG. The spectrum of bile duct lesions in end-stage primary sclerosing cholangitis. Histopathology 1991, **19**: 321–327.

739 Hashida Y, Yunis EJ. Syndromatic paucity of interlobular bile ducts: hepatic histopathology of the early and endstage liver. Pediatr Pathol 1988, **8**: 1–15.

740 Henckaerts L, Jaspers M, Van Steenbergen W, Vliegen L, Fevery J, Nuytten H, Roskams T, Rutgeerts P, Cassiman JJ, Vermeire S, Cuppens H. Cystic fibrosis transmembrane conductance regulator gene polymorphisms in patients with primary sclerosing cholangitis. J Hepatol 2009, **50**: 150–157.

741 Hiramatsu K, Aoyama H, Zen Y, Aishima S, Kitagawa S, Nakanuma Y. Proposal of a new staging and grading system of the liver for primary biliary cirrhosis. Histopathology 2006, **49**: 466–478.

742 Hirschfield GM, Heathcote EJ. Antimitochondrial antibody-negative primary biliary cirrhosis. Clin Liver Dis 2008, **12**: 323–331; viii–ix.

743 International Group. Histopathology of the intrahepatic biliary tree. Liver 1983, **3**: 161–175.

744 Jinguji M, Tsuchimochi S, Nakajo M, Hamada H, Kamiyama T, Umanodan T, Tani A, Nakabeppu Y, Kaji T, Takamatsu H, Haga H. Scintigraphic progress of the liver in a patient with Alagille syndrome (arteriohepatic dysplasia). Ann Nucl Med 2003, **17**: 693–697.

745 Kahn E. Paucity of interlobular bile ducts. Arteriohepatic dysplasia and nonsyndromic duct paucity. In Abramowsky CR, Bernstein J, Rosenberg HS (eds): Perspectives in pediatric pathology. Transplantation pathology – hepatic morphogenesis, vol. 14. Basel, 1991, Karger, pp. 168–215.

746 Kahn E, Markowitz J, Aiges H, Daum F. Human ontogeny of the bile duct to portal space ratio. Hepatology 1989, **10**: 21–23.

747 Kapelari K, Fruehwirth M, Heitger A, Königsrainer A, Margreiter R, Simma B, Offner FA. Loss of intrahepatic bile ducts: an important feature of familial hemophagocytic lymphohistiocytosis. Virchows Arch 2005, **446**: 619–625.

748 Kaplan MM, Gershwin ME. Primary biliary cirrhosis. N Engl J Med 2005, **353**: 1261–1273.

749 Kaya M, Angulo P, Lindor KD. Overlap of autoimmune hepatitis and primary sclerosing cholangitis: an evaluation of a modified scoring system. J Hepatol 2000, **33**: 537–542.

750 Kirby JA, Robertson H, Marshall HL, Rygiel KA, Hudson M, Jones DE, Burt AD. Epithelial to mesenchymal transition in primary sclerosing cholangitis. Liver Int 2008, **28**: 1176–1177.

751 Koyabu M, Uchida K, Miyoshi H, Sakaguchi Y, Fukui T, Ikeda H, Takaoka M, Hirohara J, Nishio A, Uemura Y, Uemoto S, Okazaki K. Analysis of regulatory T cells and IgG4-positive plasma cells among patients of IgG4-related sclerosing cholangitis and autoimmune liver diseases. J Gastroenterol 2010, **45**: 732–741.

752 Krukowski ZH, McPhie JL, Farquharson AGH, Matheson NA. Proliferative cholangitis (cholangitis glandularis proliferans). Br J Surg 1983, **70**: 166–171.

753 LaRusso NF, Shneider BL, Black D, Gores GJ, James SP, Doo E, Hoofnagle JH. Primary sclerosing cholangitis: summary of a workshop. Hepatology 2006, **44**: 746–764.

754 Lee WS, Looi LM. Usefulness of a scoring system in the interpretation of histology in neonatal cholestasis. World J Gastroenterol 2009, **15**: 5326–5333.

755 Lefkowitch JH. Biliary atresia. Mayo Clin Proc 1998, **73**: 90–95.

756 Lewin M, Vilgrain V, Ozenne V, Lemoine M, Wendum D, Paradis V, Ziol M, Arrivé L, Beaugrand M, Poupon R, Valla D, Chazouillères O, Corpechot C. Prevalence of sclerosing cholangitis in adults with autoimmune hepatitis: a prospective magnetic resonance imaging and histological study. Hepatology 2009, **50**: 528–537.

757 Lewis JT, Talwalkar JA, Rosen CB, Smyrk TC, Abraham SC. Precancerous bile duct pathology in end-stage primary sclerosing

cholangitis, with and without cholangiocarcinoma. Am J Surg Pathol 2010, **34**: 27–34.

758 Libbrecht L, Spinner NB, Moore EC, Cassiman D, Van Damme-Lombaerts R, Roskams T. Peripheral bile duct paucity and cholestasis in the liver of a patient with Alagille syndrome: further evidence supporting a lack of postnatal bile duct branching and elongation. Am J Surg Pathol 2005, **29**: 820–826.

759 Lindor KD, Gershwin ME, Poupon R, Kaplan M, Bergasa NV, Heathcote EJ; American Association for Study of Liver Diseases. Primary biliary cirrhosis. Hepatology 2009, **50**: 291–308.

760 Locke GR III, Therneau TM, Ludwig J, Dickson ER, Lindor KD. Time course of histological progression in primary biliary cirrhosis. Hepatology 1996, **23**: 52–56.

761 Low Y, Vijayan V, Tan CE. The prognostic value of ductal plate malformation and other histologic parameters in biliary atresia: an immunohistochemical study. J Pediatr 2001, **139**: 320–322.

762 Ludwig J. New concepts in biliary cirrhosis. Semin Liver Dis 1987, **7**: 293–301.

763 Ludwig J. Small-duct primary sclerosing cholangitis. Semin Liver Dis 1991, **11**: 11–17.

764 Ludwig J. Idiopathic adulthood ductopenia: an update. Mayo Clin Proc 1998, **73**: 285–291.

765 Ludwig J, Colina F, Poterucha JJ. Granulomas in primary sclerosing cholangitis. Liver 1995, **15**: 307–312.

766 Ludwig J, Dickson ER, McDonald GSA. Staging of chronic nonsuppurative destructive cholangitis (syndrome of primary biliary cirrhosis). Virchows Arch [A] 1978, **379**: 103–112.

767 Ludwig J, Wiesner RH, La Russo NF. Idiopathic adulthood ductopenia. A cause of chronic cholestatic liver disease and biliary cirrhosis. J Hepatol 1988, **7**: 193–199.

768 Mack CL. The pathogenesis of biliary atresia: evidence for a virus-induced autoimmune disease. Semin Liver Dis 2007, **27**: 233–242.

769 MacSween RNM, Burt AD, Haboubi NY. Unusual variant of primary sclerosing cholangitis. J Clin Pathol 1987, **40**: 541–545.

770 Makin E, Quaglia A, Kvist N, Petersen BL, Portmann B, Davenport M. Congenital biliary atresia: liver injury begins at birth. J Pediatr Surg 2009, **44**: 630–633.

771 Mendes F, Lindor KD. Antimitochondrial antibody-negative primary biliary cirrhosis. Gastroenterol Clin North Am 2008, **37**: 479–484.

772 Mieli-Vergani G, Vergani D. Sclerosing cholangitis in the paediatric patient. Best Pract Res Clin Gastroenterol 2001, **15**: 681–690.

773 Moreira RK, Revetta F, Koehler E, Washington MK. Diagnostic utility of IgG and IgM immunohistochemistry in autoimmune liver disease. World J Gastroenterol 2010, **16**: 453–457.

774 Moreno A, Carreno V, Cano A, Gonzalez C. Idiopathic biliary ductopenia in adults without symptoms of liver disease. N Engl J Med 1997, **336**: 835–838.

775 Nakanuma Y. Pathology of septum formation in primary biliary cirrhosis: a histological study in the non-cirrhotic stage. Virchows Arch [A] 1991, **419**: 381–387.

776 Nakanuma Y. Necroinflammatory changes in hepatic lobules in primary biliary cirrhosis with less well-defined cholestatic changes. Hum Pathol 1993, **24**: 378–383.

777 Nakanuma Y, Hirata K. Unusual hepatocellular lesions in primary biliary cirrhosis resembling but unrelated to hepatocellular neoplasms. Virchows Arch [A] 1993, **422**: 17–23.

778 Nakanuma Y, Ohta G. Histometric and serial section observations of the intrahepatic bile ducts in primary biliary cirrhosis. Gastroenterology 1979, **76**: 1326–1332.

779 Nakanuma Y, Zen Y. Pathology and immunopathology of immunoglobulin G4-related sclerosing cholangitis: the latest addition to the sclerosing cholangitis family. Hepatol Res 2007, **37** Suppl 3: S478–S486.

780 Nakanuma Y, Ohta G, Kobayashi K, Kato Y. Histological and histometric examination of the intrahepatic portal vein branches in primary biliary cirrhosis without regenerative nodules. Am J Gastroenterol 1982, **77**: 405–413.

781 Nakanuma Y, Saito K, Unoura M. Semiquantitative assessment of cholestasis and lymphocytic piecemeal necrosis in primary biliary cirrhosis: a histologic and immunohistochemical study. J Clin Gastroenterol 1990, **12**: 357–362.

782 Nakanuma Y, Tsuneyama K, Gershwin ME, Yasoshima M. Pathology and immunopathology of primary biliary cirrhosis with emphasis on bile duct lesions: recent progress. Semin Liver Dis 1995, **15**: 313–328.

783 Nakken KE, Nygard S, Haaland TK, Berge KE, Odegaard A, Labori KJ, Ræder MG. Gene expression profiles reflect sclerosing cholangitis activity in abcb4 (–/–) mice. Scand J Gastroenterol 2009, **44**: 211–218.

784 Nishino T, Oyama H, Hashimoto E, Toki F, Oi I, Kobayashi M, Shiratori K. Clinicopathological differentiation between sclerosing cholangitis with autoimmune pancreatitis and primary sclerosing cholangitis. J Gastroenterol 2007, **42**: 550–559.

785 Olsson R, Glaumann H, Almer S, Broomé U, Lebrun B, Bergquist A, Björnsson E, Prytz H, Danielsson A, Lindgren S. High prevalence of small duct primary sclerosing cholangitis among patients with overlapping autoimmune hepatitis and primary sclerosing cholangitis. Eur J Intern Med 2009, **20**: 190–196.

786 Pacheco MC, Campbell KM, Bove KE. Ductal plate malformation-like arrays in early explants after a Kasai procedure are independent of splenic malformation complex (heterotaxy). Pediatr Dev Pathol 2009, **12**: 355–360.

787 Pape L, Olsson K, Petersen C, von Wasilewski R, Melter M. Prognostic value of computerized quantification of liver fibrosis in children with biliary atresia. Liver Transpl 2009, **15**: 876–882.

788 Piccoli DA, Spinner NB. Alagille syndrome and the Jagged 1 gene. Semin Liver Dis 2001, **21**: 525–534.

789 Piscaglia F, Sagrini E. Malignancies in primary biliary cirrhosis. Eur J Gastroenterol Hepatol 2008, **20**: 1–4.

790 Popper H, Schaffner F. Nonsuppurative destructive chronic cholangitis and chronic hepatitis. In Popper H, Schaffner F (eds): Progress in liver diseases, vol. III. New York, 1970, Grune and Stratton, pp. 336–354.

791 Portmann B, Popper H, Neuberger J, Williams R. Sequential and diagnostic features in primary biliary cirrhosis based on serial histologic study in 209 patients. Gastroenterology 1985, **88**: 1777–1790.

792 Poupon R, Chazouillères O, Poupon RE. Chronic cholestatic diseases. J Hepatol 2000, **32** (Suppl 1): 129–140.

793 Rastogi A, Krishnani N, Yachha SK, Khanna V, Poddar U, Lal R. Histopathological features and accuracy for diagnosing biliary atresia by prelaparotomy liver biopsy in developing countries. J Gastroenterol Hepatol 2009, **24**: 97–102.

794 Raweily EA, Gibson AAM, Burt AD. Abnormalities of intrahepatic bile ducts in extrahepatic biliary atresia. Histopathology 1990, **17**: 521–527.

795 Roy P, Chatterjee U, Ganguli M, Banerjee S, Chatterjee SK, Basu AK. A histopathological study of liver and biliary remnants with clinical outcome in cases of extrahepatic biliary atresia. Indian J Pathol Microbiol 2010, **53**: 101–105.

796 Rubin E, Schaffner F, Popper H. Primary biliary cirrhosis: Chronic non-suppurative destructive cholangitis. Am J Pathol 1965, **46**: 387–407.

797 Ruemmele P, Hofstaedter F, Gelbmann CM; Medscape. Secondary sclerosing cholangitis. Nat Rev Gastroenterol Hepatol 2009, **6**: 287–295.

798 Rust C, Beuers U. Overlap syndromes among autoimmune liver diseases. World J Gastroenterol 2008, **14**: 3368–3373.

799 Saich R, Chapman R. Primary sclerosing cholangitis, autoimmune hepatitis and overlap syndromes in inflammatory bowel disease. World J Gastroenterol 2008, **14**: 331–337.

800 Santos JL, Kieling CO, Meurer L, Vieira S, Ferreira CT, Lorentz A, Silveira TR. The extent of biliary proliferation in liver biopsies from patients with biliary atresia at portoenterostomy is associated with the postoperative prognosis. J Pediatr Surg 2009, **44**: 695–701.

801 Sasaki M, Ikeda H, Yamaguchi J, Nakada S, Nakanuma Y. Telomere shortening in the damaged small bile ducts in primary biliary cirrhosis reflects ongoing cellular senescence. Hepatology 2008, **48**: 186–195.

802 Saxena R, Hytiroglou P, Thung SN, Theise ND. Destruction of canals of Hering in primary biliary cirrhosis. Hum Pathol 2002, **33**: 983–988.

803 Scheuer PJ. Primary biliary cirrhosis. Proc R Soc Med 1967, **60**: 1257–1260.

804 Schweizer P. Extrahepatische Gallengangsatresie – Eine analytische Bewertung prognostischer Faktoren. Ein Beitrag zu einem rationelen Therapieansatz. Z Kinderchir 1990, **45**: 365–370.

805 Selmi C, Zuin M, Gershwin ME. The unfinished business of primary biliary cirrhosis. J Hepatol 2008, **49**: 451–460.

806 Selmi C, Gershwin ME. The role of environmental factors in primary biliary cirrhosis. Trends Immunol 2009, **30**: 415–420.

807 Selmi C, Lleo A, Pasini S, Zuin M, Gershwin ME. Innate immunity and primary biliary cirrhosis. Curr Mol Med 2009, **9**: 45–51.

808 Sergi C, Benstz J, Feist D, Nutzenadel W, Otto HF, Hofmann WJ. Bile duct to portal space ratio and ductal plate remnants in liver disease of infants aged less than 1 year. Pathology 2008, **40**: 260–267.

809 Shimada H, Nihmoto S, Matsuba A, Nakagawara G. Acute cholangitis: a histopathologic study. J Clin Gastroenterol 1988, **10**: 197–200.

810 Shimadera S, Iwai N, Deguchi E, Kimura O, Ono S, Fumino S, Higuchi K. Significance of ductal plate malformation in the postoperative clinical course of biliary atresia. J Pediatr Surg 2008, **43**: 304–307.

811 Shteyer E, Ramm GA, Xu C, White FV, Shepherd RW. Outcome after portoenterostomy in biliary atresia: pivotal role of degree of liver fibrosis and intensity of

stellate cell activation. J Pediatr Gastroenterol Nutr 2006, **42**: 93–99.
812 Silveira MG, Suzuki A, Lindor KD. Surveillance for hepatocellular carcinoma in patients with primary biliary cirrhosis. Hepatology 2008, **48**: 1149–1156.
813 Sinha J, Morotti RA, Norton KI, Gold D, Shneider BL. Cystic fibrosis in an adolescent being evaluated for primary sclerosing cholangitis. Semin Liver Dis 2006, **26**: 80–84.
814 Sokol RJ, Mack C. Etiopathogenesis of biliary atresia. Semin Liver Dis 2001, **21**: 517–524.
815 Sokol RJ, Shepherd RW, Superina R, Bezerra JA, Robuck P, Hoofnagle JH. Screening and outcomes in biliary atresia: summary of a National Institutes of Health workshop. Hepatology 2007, **46**: 566–581.
816 Tan CE, Davenport M, Driver M, Howard ER. Does the morphology of the extrahepatic biliary remnants in biliary atresia influence survival? A review of 205 cases. J Pediatr Surg 1994, **29**: 1459–1464.
817 Terracciano LM, Cathomas G, Vecchione R, Tornillo L, Gudat F, Bianchi L. Extrahepatic bile duct atresia associated with hyperplasia of the intrahepatic bile ducts ('early severe form'): high incidence in a south-Italian population. Pathol Res Pract 1995, **191**: 192.
818 Treem WR, Krzymowski GA, Cartun RW, Pedersen CA, Hyams JS, Berman M. Cytokeratin immunohistochemical examination of liver biopsies in infants with Alagille syndrome and biliary atresia. J Pediatr Gastroenterol Nutr 1992, **15**: 73–80.
819 Van Eyken P, Desmet VJ. Cytokeratins and the liver. Liver 1993, **13**: 113–122.
820 Van Eyken P, Sciot R, Callea F, Van der Steen K, Moerman P, Desmet VJ. The development of the intrahepatic bile ducts in man: a keratin-immunohistochemical study. Hepatology 1988, **8**: 1586–1595.
821 Wang WL, Farris AB, Lauwers GY, Deshpande V. Autoimmune pancreatitis-related cholecystitis: a morphologically and immunologically distinctive form of lymphoplasmacytic sclerosing cholecystitis. Histopathology 2009, **54**: 829–836.
822 West AB, Chatila R. Differential diagnosis of bile duct injury and ductopenia. Semin Diagn Pathol 1998, **15**: 270–284.
823 Yabushita K, Yamamoto K, Ibuki N, Okano N, Matsumura S, Okamoto R, Shimada N, Tsuji T. Aberrant expression of cytokeratin 7 as a histological marker of progression in primary biliary cirrhosis. Liver 2001, **21**: 50–55.
824 Yamada S, Howe S, Scheuer PJ. Three-dimensional reconstruction of biliary pathways in primary biliary cirrhosis: a computer-assisted study. J Pathol 1987, **152**: 317–323.
825 Zen Y, Adsay NV, Bardadin K, Colombari R, Ferrell L, Haga H, Hong SM, Hytiroglou P, Klöppel G, Lauwers GY, van Leeuwen DJ, Notohara K, Oshima K, Quaglia A, Sasaki M, Sessa F, Suriawinata A, Tsui W, Atomi Y, Nakanuma Y. Biliary intraepithelial neoplasia: an international interobserver agreement study and proposal for diagnostic criteria. Mod Pathol 2007, **20**: 701–709.
826 Zen Y, Fujii T, Sato Y, Masuda S, Nakanuma Y. Pathological classification of hepatic inflammatory pseudotumor with respect to IgG4-related disease. Mod Pathol 2007, **20**: 884–894.
827 Zerbini MC, Gallucci SD, Maezono R, Ueno CM, Porta G, Maksoud JG, Gayotto LC. Liver biopsy in neonatal cholestasis: a review on statistical grounds. Mod Pathol 1997, **10**: 793–799.
828 Ziol M, Barbu V, Rosmorduc O, Frassati-Biaggi A, Barget N, Hermelin B, Scheffer GL, Bennouna S, Trinchet JC, Beaugrand M, Ganne-Carrié N. ABCB4 Heterozygous gene mutations associated with fibrosing cholestatic liver disease in adults. Gastroenterology 2008, **135**: 131–141.
829 Zollner G, Wagner M, Fickert P, Silbert D, Gumhold J, Zatloukal K, Denk H, Trauner M. Expression of bile acid synthesis and detoxification enzymes and the alternative bile acid efflux pump MRP4 in patients with primary biliary cirrhosis. Liver Int 2007, **27**: 920–929.

CHILDHOOD DISORDERS AND DISORDERS OF METABOLISM

830 Finn LS, Knisely AS. Recommendations for handling of pediatric liver biopsy specimens. Semin Diagn Pathol 1998, **15**: 300–305.

CHOLESTASIS AND HYPERBILIRUBINEMIA

Cholestatic disorders; hyperbilirubinemias

831 Dubin IN, Johnson FB. Chronic idiopathic jaundice with unidentified pigment in liver cells; a new clinicopathologic entity with a report of 12 cases. Medicine (Baltimore) 1954, **33**: 155–197.
832 Cebecauerova D, Jirasek T, Budisova L, Mandys V, Volf V, Novotna Z, Subhanova I, Hrebicek M, Elleder M, Jirsa M. Dual hereditary jaundice: simultaneous occurrence of mutations causing Gilbert's and Dubin–Johnson syndrome. Gastroenterology 2005, **129**: 315–320.
833 Fevery J. Bilirubin in clinical practice: a review. Liver Int 2008, **28**: 592–605.
834 Hrebícek M, Jirásek T, Hartmannová H, Nosková L, Stránecký V, Ivánek R, Kmoch S, Cebecauerová D, Vítek L, Mikulecký M, Subhanová I, Hozák P, Jirsa M. Rotor-type hyperbilirubinaemia has no defect in the canalicular bilirubin export pump. Liver Int 2007, **27**: 485–491.
835 Nies AT, Keppler D. The apical conjugate efflux pump ABCC2 (MRP2). Pflugers Arch 2007, **453**: 643–659.
836 Toker C, Trevino N. Hepatic ultrastructure in chronic idiopathic jaundice. Arch Pathol 1965, **80**: 453–460.

INHERITED METABOLIC DISORDERS

837 Portmann BC, Thompson RJ, Roberts EA, Paterson EA. Genetic and metabolic liver diseases. In Burt AD, Portmann BC, Ferrell LD (eds): MacSween's pathology of the liver, ed. 5. Edinburgh, 2007, Churchill Livingstone, pp. 199–326.

Endoplasmic reticulum storage diseases

838 Abukawa D, Tazawa Y, Noro T, Nakagawa M, Iinuma K, Sugiyama K, Knisely AS. Cytoplasmic inclusion bodies and minimal hepatitis: fibrinogen storage without hypofibrinogenemia. Pediatr Dev Pathol 2001, **4**: 304–309.
839 Berkowitz M, Gavalier JS, Kelly RH, Prieto J, Van Thiel DH. Lack of increased heterozygous alpha-1-antitrypsin deficiency phenotypes among patients with hepatocellular and bile duct carcinoma. Hepatology 1992, **15**: 407–410.
840 Brantly MT, Nukiwa T, Crystal RG. Molecular basis of alpha-1-antitrypsin deficiency. Am J Med 1988, **84** (Suppl 6A): 13–31.
841 Brind AM, Bassendine MF, Bennett MK, James OF. Alpha-1-antitrypsin granules in the liver – always important? Q J Med 1990, **76**: 699–709.
842 Callea F, Brisigotti M, Faa G, Lucini L, Eriksson S. Identification of PiZ gene products in liver tissue by a monoclonal antibody specific for the Z mutant of alpha-1-antitrypsin. J Hepatol 1991, **12**: 372–376.
843 Callea F, Brisigotti M, Fabretti G, Bonino F, Desmet VJ. Hepatic endoplasmic reticulum storage diseases. Liver 1992, **12**: 357–362.
844 Callea F, De Vos R, Togni R, Tardanico R, Vanstapel MJ, Desmet VJ. Fibrinogen inclusions in liver cells: a new type of ground-glass hepatocyte. Immune light and electron microscopic characterization. Histopathology 1986, **10**: 65–73.
845 Callea F, Fevery J, Massi G, Lievens C, De Groote J, Desmet VJ. Alpha-1-antitrypsin (AAT) and its stimulation in the liver of PiMZ phenotype individuals. A 'recruitment-secretory block' ('R-SB') phenomenon. Liver 1984, **4**: 325–337.
846 Carlson JA, Rogers BB, Sifers RN, Finegold MJ, Clift SM, De Mayo FJ, Bullock DW, Woo SL. The accumulation of PiZ alpha-1-antitrypsin causes liver damage in transgenic mice. J Clin Invest 1989, **83**: 1183–1190.
847 Eriksson S, Carlson J, Velez R. Risk of cirrhosis and primary liver cancer in alpha-1-antitrypsin deficiency. N Engl J Med 1986, **314**: 736–739.
848 Fairbanks KD, Tavill AS. Liver disease in alpha 1-antitrypsin deficiency: a review. Am J Gastroenterol 2008, **103**: 2136–2141.
849 Feldman G, Bignon J, Chahinian P, Degott C, Benhamou JP. Hepatocyte ultrastructural changes in alpha-1-antitrypsin deficiency. Gastroenterology 1974, **67**: 1214–1224.
850 Fischer HP, Ortiz-Pallardo ME, Ko Y, Esch C, Zhou H. Chronic liver disease in heterozygous alpha-1-antitrypsin deficiency PiZ. J Hepatol 2000, **33**: 883–892.
851 Ibarguen E, Gros C, Savik K, Sharp HL. Liver disease in alpha 1 antitrypsin deficiency. prognostic indicators. J Pediatr 1990, **117**: 864–870.
852 Jack CIA, Evans CC. Three cases of alpha-1-antitrypsin deficiency in the elderly. Postgrad Med J 1991, **67**: 840–842.
853 Kahn E. Paucity of interlobular bile ducts. Arteriohepatic dysplasia and nonsyndromic duct paucity. In Abramowsky CR, Bernstein J, Rosenberg HS (eds): Perspectives in pediatric pathology. Transplantation pathology – hepatic morphogenesis, vol. 14. Basel, 1991, Karger, pp. 168–215.
854 Larsson C. Natural history and life expectancy in severe alpha-1-antitrypsin deficiency PiZ. Acta Med Scand 1978, **204**: 345–351.
855 Laurell CB, Eriksson S. The electrophoretic alpha-1-globulin pattern of serum alpha-1-antitrypsin deficiency. Scand J Clin Lab Invest 1963, **15**: 132–140.
856 Marucci G, Morandi L, Macchia S, Betts CM, Tardio ML, Dal Monte PR, Pession A, Foschini MP. Fibrinogen storage disease without hypofibrinogenaemia associated with acute infection. Histopathology 2003, **42**: 22–25.
857 Mendelsohn G, Gomperts ED, Gurwitz D. Severe antithrombin III deficiency in an infant associated with multiple arterial and venous thromboses. Thromb Haemost 1976, **36**: 495–502.

858 Odièvre M, Martin JP, Hadchouel M, Alagille D. Alpha-1-antitrypsin deficiency and liver disease in children: phenotypes, manifestations and prognosis. Pediatrics 1976, **57**: 226–231.

859 Perlmutter DH. Alpha-1-antitrypsin deficiency. Semin Liver Dis 1998, **18**: 217–225.

860 Propst T, Propst A, Dietze O, Judmaier G, Braunstainer H, Vogel W. High prevalence of viral infection in adults with homozygous and heterozygous alpha-1-antitrypsin deficiency and chronic liver disease. Ann Intern Med 1992, **117**: 641–645.

861 Silverman EK, Sandhaus RA. Clinical practice. Alpha1-antitrypsin deficiency. N Engl J Med 2009, **360**: 2749–2757.

862 Sveger T. Prospective study of children with alpha-1-antitrypsin deficiency: eight-year-old follow-up. J Pediatr 1989, **104**: 91–94.

863 Vogel W, Propst T, Propst A, Dietze O, Judmaier G, Braunsteiner H. Causes of liver disease in an adult population with heterozygous and homozygous alpha-1-antitryspin deficiency. Acta Paediatr 1994, **393** (Suppl): 24–26.

DISORDERS OF COPPER AND IRON METABOLISM

INDIAN CHILDHOOD CIRRHOSIS

864 Adamson M, Reiner B, Olson JL, Goodman Z, Plotnick L, Bernardini I, Gahl WA. Indian childhood cirrhosis in an American child. Gastroenterology 1992, **102**: 1771–1777.

865 Lefkowitch JH, Honig CL, King ME, Hagstrom JW. Hepatic copper overload and features of Indian childhood cirrhosis in an American sibship. N Engl J Med 1982, **307**: 271–277.

866 Müller-Höcker J, Meyer U, Wiebecke B, Hubner G, Eife R, Kellner M, Schramel P. Copper storage disease of the liver and chronic dietary copper intoxication in two further German infants mimicking Indian childhood cirrhosis. Pathol Res Pract 1988, **183**: 39–45.

867 Muller T, Feichtinger H, Berger H, Muller W. Endemic Tyrolean infantile cirrhosis: an ecogenetic disorder. Lancet 1996, **347**: 877–880.

868 Popper H, Goldfischer S, Sternlieb I, Nayak NL, Madhavan TV. Cytoplasmic copper and its toxic effects. Studies in Indian childhood cirrhosis. Lancet 1979, **1**: 1205–1208.

869 Tanner MS, Portmann B, Mowat AP, Williams R, Pandit AN, Mills CF. Increased hepatic copper concentration in Indian childhood cirrhosis. Lancet 1979, **1**: 1203–1205.

WILSON DISEASE (HEPATOLENTICULAR DEGENERATION)

870 Davies SE, Williams R, Portmann B. Hepatic morphology and histochemistry of Wilson's disease presenting as fulminant hepatic failure: a study of 11 cases. Histopathology 1989, **15**: 385–394.

871 Faa G, Ligvori C, Columbano A, Diaz G. Uneven copper distribution in the newborn liver. Hepatology 1987, **7**: 838–842.

872 Goldfischer S, Sternlieb I. Changes in the distribution of hepatic copper in relation to the progression of Wilson's disease (hepatolenticular degeneration). Am J Pathol 1968, **53**: 883–891.

873 Gollan JL, Gollan TJ. Wilson disease in 1998: genetic, diagnostic and therapeutic aspects. J Hepatol 1998, **28**: 28–36.

874 Ludwig J, Moyer TP, Rakela J. The liver biopsy diagnosis of Wilson's disease. Methods in pathology. Am J Clin Pathol 1994, **102**: 443–446.

875 Mulder TP, Janssens AR, Verspaget HW, Van Hattum J, Lamers CBHW. Metallothionein concentration in the liver of patients with Wilson's disease, primary biliary cirrhosis, and liver metastasis of colorectal cancer. J Hepatol 1992, **16**: 346–350.

876 Müller T, Langner C, Fuchsbichler A, Heinz-Erian P, Ellemunter H, Schlenck B, Bavdekar AR, Pradhan AM, Pandit A, Müller-Höcker J, Melter M, Kobayashi K, Nagasaka H, Kikuta H, Müller W, Tanner MS, Sternlieb I, Zatloukal K, Denk H. Immunohistochemical analysis of Mallory bodies in Wilsonian and non-Wilsonian hepatic copper toxicosis. Hepatology 2004, **39**: 963–969.

877 Nemolato S, Serra S, Saccani S, Faa G. Deparaffination time: a crucial point in histochemical detection of tissue copper. Eur J Histochem 2008, **52**: 175–178.

878 Pietrangelo A. Inherited metabolic disease of the liver. Curr Opin Gastroenterol 2009, **25**: 209–214.

879 Pilloni L, Lecca S, Van Eyken P, Flore C, Demelia L, Pilleri G, Nurchi AM, Farci AM, Ambu R, Callea F, Faa G. Value of histochemical stains for copper in the diagnosis of Wilson's disease. Histopathology 1998, **33**: 28–33.

880 Quaglia A, Mustafa A, Mitry RR, Portmann B. Image of the month. Copper-metallothionein autofluorescence. Hepatology 2009, **50**: 1312–1313.

881 Roberts EA, Cox DW. Wilson disease. Baillieres Clin Gastroenterol 1998, **12**: 237–256.

882 Scheinberg IH, Sternlieb I. Wilson's disease. Major problems in internal medicine XXIII. Philadelphia, 1984, W.B. Saunders.

883 Scott J, Gollan JL, Samourian S, Sherlock S. Wilson's disease presenting as chronic active hepatitis. Gastroenterology 1978, **74**: 645–651.

884 Sternlieb I. Fraternal concordance of types of abnormal hepatocellular mitochondria in Wilson's disease. Hepatology 1992, **16**: 728–732.

885 Sternlieb I, Scheinberg IH. Chronic hepatitis as a first manifestation of Wilson's disease. Ann Intern Med 1972, **76**: 59–64.

886 Stromeyer FW, Ishak KG. Histology of the liver in Wilson's disease: a study of 34 cases. Am J Clin Pathol 1980, **73**: 12–24.

IRON OVERLOAD (SIDEROSIS, HEMOSIDEROSIS)

887 Adams P, Brissot P, Powell LW. EASL International Consensus Conference on Haemochromatosis. J Hepatol 2000, **33**: 485–504.

888 Basset ML, Halliday JW, Powell LW. Value of hepatic iron measurements in early hemochromatosis and determination of the critical iron level associated with fibrosis. Hepatology 1986, **6**: 24–29.

889 Brunt EM. Pathology of hepatic iron overload. Semin Liver Dis 2005, **25**: 392–401.

890 Deugnier YM, Loréal O, Turlin B, Guyader D, Jouanolle H, Moirand R, Jacquelinet C, Brissot P. Liver pathology in genetic hemochromatosis: a review of 135 homozygous cases and their bioclinical correlations. Gastroenterology 1992, **102**: 2050–2059.

891 Deugnier YM, Turlin B, Powell LW, Summers KM, Moirand R, Fletcher L, Loréal O, Brissot P, Halliday JW. Differentiation between heterozygotes and homozygotes in genetic hemochromatosis by means of a histological hepatic iron index: a study of 192 cases. Hepatology 1993, **17**: 30–34.

892 Feder JN, Gnirke A, Thomas W, Tsuchihashi Z, Ruddy DA, Basava A, Dormishian F, Domingo R Jr, Ellis MC, Fullan A, Hinton LM, Jones NL, Kimmel BE, Kronmal GS, Lauer P, Lee VK, Loeb DB, Mapa FA, McClelland E, Meyer NC, Mintier GA, Moeller N, Moore T, Morikang E, Prass CE, Quintana L, Starnes SM, Schatzman RC, Brunke KJ, Drayna DT, Risch NJ, Bacon BR, Wolff RK. A novel MHC class I-like gene is mutated in patients with hereditary haemochromatosis. Nat Genet 1996, **13**: 399–408.

893 Ludwig J, Batts KP, Moyer TP, Baldus WP, Fairbanks VF. Liver biopsy diagnosis of homozygous hemochromatosis: a diagnostic algorithm. Mayo Clin Proc 1993, **68**: 263–267.

894 Olynyk J, Hall P, Sallie R, Reed W, Shilkin K, Mackinnon M. Computerized measurement of iron in liver biopsies: a comparison with biochemical iron measurement. Hepatology 1990, **12**: 26–30.

895 Pietrangelo A. Non-invasive assessment of hepatic iron overload: are we finally there? J Hepatol 2005, **42**: 153–154.

896 Richter GW. The iron-loaded cell – the cytopathology of iron storage. Am J Pathol 1978, **91**: 362–404.

Genetic (hereditary, primary, or idiopathic) hemochromatosis

897 Bacon BR, Powell LW, Adams PC, Kresina TF, Hoofnagle JH. Molecular medicine and hemochromatosis: at the crossroad. Gastroenterology 1999, **116**: 193–207.

898 Brunt EM, Olynyk JK, Britton RS, Janney CG, Di Bisceglie AM, Bacon BR. Histological evaluation of iron in liver biopsies: relationship to HFE mutations. Am J Gastroenterol 2000, **95**: 1788–1793.

899 Bulaj ZJ, Griffen LM, Jorde LB, Edwards CQ, Kushner JP. Clinical and biochemical abnormalities in people heterozygous for hemochromatosis. N Engl J Med 1996, **335**: 1799–1805.

900 Cheng R, Barton JC, Morrison ED, Phatak PD, Krawitt EL, Gordon SC, Kowdley KV. Differences in hepatic phenotype between hemochromatosis patients with HFE C282Y homozygosity and other HFE genotypes. J Clin Gastroenterol 2009, **43**: 569–573.

901 Deugnier YM, Turlin B, Powell LW, Summers KM, Moirand R, Fletcher L, Loréal O, Brissot P, Halliday JW. Differentiation between heterozygotes and homozygotes in genetic hemochromatosis by means of a histological hepatic iron index: a study of 192 cases. Hepatology 1993, **17**: 30–34.

902 EASL International Consensus Conference on Haemochromatosis. J Hepatol 2000, **33**: 485–504.

903 Höhler T, Leininger S, Köhler HH, Schirmacher P, Galle PR. Heterozygosity for the hemochromatosis gene in liver diseases – prevalence and effects on liver histology. Liver 2000, **20**: 482–486.

904 Hübscher SG. Iron overload, inflammation and fibrosis in genetic haemochromatosis. J Hepatol 2003, **38**: 521–525.

905 Niederau C, Fischer R, Sonnenberg A, Stremmel W, Trampisch HJ, Strohmeyer G. Survival and causes of death in cirrhotic and in noncirrhotic patients with primary hemochromatosis. N Engl J Med 1985, **319**:

1256–1262.
906 Olynyk JK, Cullen DJ, Aquilia S, Rossi E, Summerville L, Powell LW. A population-based study of the clinical expression of the hemochromatosis gene. N Engl J Med 1999, **341**: 718–724.
907 Pietrangelo A. Non-HFE hemochromatosis. Semin Liver Dis 2005, **25**: 450–460.
908 Pietrangelo A. Hemochromatosis: an endocrine liver disease. Hepatology 2007, **46**: 1291–1301.
909 Powell LW, Kerr JFR. The pathology of the liver in hemochromatosis. Pathobiol Annu 1975, **5**: 317–337.
910 Scheuer PJ, Williams R, Muir AR. Hepatic pathology in relatives of patients with haemochromatosis. J Pathol Bacteriol 1962, **84**: 53–64.
911 Schöniger-Hekele M, Müller C, Polli C, Wrba F, Penner E, Ferenci P. Liver pathology in compound heterozygous patients for hemochromatosis mutations. Liver 2002, **22**: 295–301.

Neonatal (perinatal) iron overload (neonatal (perinatal) hemochromatosis)

912 Moerman P, Pauwels P, Vandenberghe K, Devlieger H, Fryns JP, Verresen H, Jaeken J, Lauweryns J, Eggermont E. Neonatal haemochromatosis. Histopathology 1990, **17**: 345–351.
913 Silver MM, Valberg LS, Cutz E, Lines LD, Phillips MJ. Hepatic morphology and iron quantitation in perinatal hemochromatosis. Am J Pathol 1993, **143**: 1312–1325.
914 Whitington PF. Neonatal hemochromatosis: a congenital alloimmune hepatitis. Semin Liver Dis 2007, **27**: 243–250.

Hepatic siderosis of varied etiology

915 Barisani D, Pelucchi S, Mariani R, Galimberti S, Trombini P, Fumagalli D, Meneveri R, Nemeth E, Ganz T, Piperno A. Hepcidin and iron-related gene expression in subjects with dysmetabolic hepatic iron overload. J Hepatol 2008, **49**: 123–133.
916 Cassiman D, Vannoote J, Roelandts R, Libbrecht L, Roskams T, Van den Oord J, Fevery J, Garmyn M, Nevens F. Porphyria cutanea tarda and liver disease. A retrospective analysis of 17 cases from a single centre and review of the literature. Acta Gastroenterol Belg 2008, **71**: 237–242.
917 Faa F, Sciot R, Farci AMG, Callea F, Ambu R, Congiu T, Van Eyken P, Cappai G, Marras A, Costa V, Desmet VJ. Iron concentration and distribution in the newborn liver. Liver 1994, **14**: 193–199.
918 Ludwig J, Hashimoto E, Porayko MK, Moyer TP, Baldus WP. Hemosiderosis in cirrhosis: a study of 447 native livers. Gastroenterology 1997, **112**: 882–888.
919 Moyo VM, Mandishona E, Hasstedt SJ, Gangaidzo IT, Gomo ZA, Khumalo H, Saungweme T, Kiire CF, Paterson AC, Bloom P, MacPhail AP, Rouault T, Gordeuk VR. Evidence of genetic transmission in African iron overload. Blood 1998, **91**: 1076–1082.
920 Wallace DF, Subramaniam VN. Co-factors in liver disease: the role of HFE-related hereditary hemochromatosis and iron. Biochim Biophys Acta 2009, **1790**: 663–670.
921 Wonke B, Hoffbrand AV, Brown D, Dusheiko G. Antibody to hepatitis C virus in multiply transfused patients with thalassaemia major. J Clin Pathol 1990, **43**: 638–640.

FIBROPOLYCYSTIC DISEASES (DUCTAL PLATE MALFORMATION)

922 Desmet VJ. Congenital diseases of intrahepatic bile ducts: variations on the theme 'ductal plate malformation'. Hepatology 1992, **16**: 1069–1083.
923 Desmet VJ. Pathogenesis of ductal plate abnormalities. Mayo Clin Proc 1998, **73**: 80–89.
924 Desmet VJ, Roskams TAD. The cholangiopathies. In Suchy FJ, Sokol RJ, Balistreri WF (eds): Liver disease in children, ed. 3. Cambridge, 2007, Cambridge University Press, pp. 35–70.
925 Gunay-Aygun M. Liver and kidney disease in ciliopathies. Am J Med Genet C Semin Med Genet 2009, **151C**: 296–306.
926 Inui A, Fujisawa T, Suemitsu T, Fujikawa S, Ariizumi M, Kagimoto S, Kinoshita K. A case of Caroli's disease with special reference to hepatic CT and US findings. J Pediatr Gastroenterol Nutr 1992, **14**: 463–466.
927 Jørgensen MJ. The ductal plate malformation. A study of the intrahepatic bile duct lesion in infantile polycystic disease and congenital hepatic fibrosis. Acta Pathol Microbiol Scand (Suppl) 1977, **257**: 1–88.
928 Ong AC, Wheatley DN. Polycystic kidney disease – the ciliary connection. Lancet 2003, **361**: 774–776.
929 Summerfield JA, Nagafuchi Y, Sherlock S, Cadafalch J, Scheuer PJ. Hepatobiliary fibropolycystic disease: a clinical and histological review of 51 patients. J Hepatol 1986, **2**: 141–156.
930 Veigel MC, Prescott-Focht J, Rodriguez MG, Zinati R, Shao L, Moore CA, Lowe LH. Fibropolycystic liver disease in children. Pediatr Radiol 2009, **39**: 317–327.
931 Waanders E, Van Krieken JH, Lameris AL, Drenth JP. Disrupted cell adhesion but not proliferation mediates cyst formation in polycystic liver disease. Mod Pathol 2008, **21**: 1293–1302.

Autosomal recessive polycystic kidney disease

932 Masyuk TV, Huang BQ, Ward CJ, Masyuk AI, Yuan D, Splinter PL, Punyashthiti R, Ritman EL, Torres VE, Harris PC, LaRusso NF. Defects in cholangiocyte fibrocystin expression and ciliary structure in the PCK rat. Gastroenterology 2003, **125**: 1303–1310.
933 Premkumar A, Berdon WE, Levy J, Amodio J, Abramson SJ, Newhouse JH. The emergence of hepatic fibrosis and portal hypertension in infants and children with autosomal recessive polycystic kidney disease: initial and follow-up sonographic and radiographic findings. Pediatr Radiol 1988, **18**: 123–129.
934 Villeneuve J, Pelluard-Nehme F, Combe C, Carles D, Chaponnier C, Ripoche J, Balabaud C, Bioulac-Sage P, Lepreux S. Immunohistochemical study of the phenotypic change of the mesenchymal cells during portal tract maturation in normal and fibrous (ductal plate malformation) fetal liver. Comp Hepatol 2009, **8**: 5.

Congenital hepatic fibrosis

935 de Koning TJ, Dorland L, van Diggelen OP, Boonman AM, de Jong GJ, van Noort WL, De Schryver J, Duran M, van den Berg IE, Gerwig GJ, Berger R, Poll-The BT. A novel disorder of N-glycosylation due to phosphomannose isomerase deficiency. Biochem Biophys Res Commun 1998, **245**: 38–42.
936 Desmet VJ. What is congenital hepatic fibrosis? Histopathology 1992, **20**: 465–477.
937 Freeze HH. Congenital disorders of glycosylation and the pediatric liver. Semin Liver Dis 2001, **21**: 501–515.
938 Giouleme O, Nikolaidis N, Tziomalos K, Patsiaoura K, Vassiliadis T, Grammatikos N, Papanikolaou V, Eugenidis N. Ductal plate malformation and congenital hepatic fibrosis Clinical and histological findings in four patients. Hepatol Res 2006, **35**: 147–150.
939 Yasoshima M, Sato Y, Furubo S, Kizawa K, Sanzen T, Ozaki S, Harada K, Nakanuma Y. Matrix proteins of basement membrane of intrahepatic bile ducts are degraded in congenital hepatic fibrosis and Caroli's disease. J Pathol 2009, **217**: 442–451.
940 Zaffanello M, Diomedi-Camassei F, Melzi ML, Torre G, Callea F, Emma F. Sensenbrenner syndrome: a new member of the hepatorenal fibrocystic family. Am J Med Genet A 2006, **140**: 2336–2340.

Caroli disease

941 Boyle MJ, Doyle GD, McNulty JG. Monolobar Caroli's disease. Am J Gastroenterol 1989, **84**: 1437–1444.
942 Choi BI, Yeon KM, Kim SH, Han MC. Caroli disease: central dot sign in CT. Radiology 1990, **174**: 161–163.
943 Kasper HU, Stippel DL, Töx U, Drebber U, Dienes HP. Primary cholangiocarcinoma in a case of Caroli's disease: case report and literature review. Pathologe 2006, **27**: 300–304. German.
944 Marchal GJ, Desmet VJ, Proesmans WC, Moerman PL, Van Roost WW, Van Holsbeeck MT, Baert AL. Caroli disease: high-frequency US and pathologic findings. Radiology 1986, **158**: 507–511.

Von Meyenburg complex (microhamartoma)

945 Chung EB. Multiple bile duct hamartomas. Cancer 1970, **26**: 287–296.
946 Heinke T, Pellacani LB, Costa Hde O, Fuziy RA, Franco M. Hepatocellular carcinoma in association with bile duct hamartomas: report on 2 cases and review of the literature. Ann Diagn Pathol 2008, **12**: 208–211.
947 Karhunen PJ. Adult polycystic liver disease and biliary microhamartomas (von Meyenburg's complexes). Acta Pathol Microbiol Immunol Scand [A] 1986, **94**: 397–400.
948 Song JS, Lee YJ, Kim KW, Huh J, Jang SJ, Yu E. Cholangiocarcinoma arising in von Meyenburg complexes: report of four cases. Pathol Int 2008, **58**: 503–512.

Autosomal dominant polycystic kidney disease

949 Gabow PA, Johnson AM, Kaehny WD, Manco-Johnson ML, Duley IT, Everson GT. Risk factors for the development of hepatic cysts in autosomal dominant polycystic kidney disease. Hepatology 1990, **11**: 1033–1037.
950 Sutters M, Germino GG. Autosomal dominant polycystic kidney disease: molecular genetics and pathophysiology. J Lab Clin Med 2003, **141**: 91–101.

Isolated autosomal dominant polycystic liver disease

951 Davila S, Furu L, Gharavi AG, Tian X, Onoe T, Qian Q, Li A, Cai Y, Kamath PS, King BF,

Azurmendi PJ, Tahvanainen P, Kääriäinen H, Höckerstedt K, Devuyst O, Pirson Y, Martin RS, Lifton RP, Tahvanainen E, Torres VE, Somlo S. Mutations in SEC63 cause autosomal dominant polycystic liver disease. Nat Genet 2004, **36**: 575–577.

952 Hoevenaren IA, Wester R, Schrier RW, McFann K, Doctor RB, Drenth JP, Everson GT. Polycystic liver: clinical characteristics of patients with isolated polycystic liver disease compared with patients with polycystic liver and autosomal dominant polycystic kidney disease. Liver Int 2008, **28**: 264–270.

953 Qian Q, Li A, King BF, Kamath PS, Lager DJ, Huston J 3rd, Shub C, Davila S, Somlo S, Torres VE. Clinical profile of autosomal dominant polycystic liver disease. Hepatology 2003, **37**: 164–171.

954 Waanders E, van Keimpema L, Brouwer JT, van Oijen MG, Aerts R, Sweep FC, Nevens F, Drenth JP. Carbohydrate antigen 19-9 is extremely elevated in polycystic liver disease. Liver Int 2009, **29**: 1389–1395.

Solitary (nonparasitic) cyst

955 Kim S, White FV, McAlister W, Shepherd R, Mychaliska G. Ciliated hepatic foregut cyst in a young child. J Pediatr Surg 2005, **40**: e51–53.

VASCULAR DISORDERS

956 DeLeve LD, Valla DC, Garcia-Tsao G; American Association for the Study of Liver Diseases. Vascular disorders of the liver. Hepatology 2009, **49**: 1729–1764.

Hepatoportal sclerosis

957 Bernard PH, Le Bail B, Cransac M, Barcina MG, Carles J, Balabaud C, Bioulac-Sage P. Progression from idiopathic portal hypertension to incomplete septal cirrhosis with liver failure requiring liver transplantation. J Hepatol 1995, **22**: 495–499.

958 Bioulac-Sage P, Le Bail B, Bernard P-H, Balabaud C. Hepatoportal sclerosis. Semin Liver Dis 1995, **15**: 329–339.

959 Chawla Y, Dhiman RK. Intrahepatic portal venopathy and related disorders of the liver. Semin Liver Dis 2008, **28**: 270–281.

960 Kitao A, Sato Y, Kitamura S, Harada K, Sasaki M, Morikawa H, Shiomi S, Honda M, Matsui O, Nakanuma Y. Endothelial to mesenchymal transition via transforming growth factor-β1/Smad activation is associated with portal venous stenosis in idiopathic portal hypertension. Am J Pathol 2009, **175**: 616–626.

961 Ludwig J, Hashimoto E, Obata H, Baldus WP. Idiopathic portal hypertension: a histopathological study of 26 Japanese cases. Histopathology 1993, **22**: 227–234.

962 Nakanuma Y, Hoso M, Sasaki M, Terada T, Katayanagi K, Nonomura A, Kurumaya H, Harada A, Obata H. Histopathology of the liver in non-cirrhotic portal hypertension of unknown aetiology. Histopathology 1996, **28**: 195–204.

963 Nevens F, Fevery J, Van Steenbergen W, Sciot R, Desmet V, De Groote J. Arsenic and non-cirrhotic portal hypertension. A report of eight cases. J Hepatol 1990, **11**: 80–85.

964 Ohbu M, Okudaira M, Watanabe K, Kaneko S, Takai T. Histopathological study of intrahepatic aberrant vessels in cases of non-cirrhotic portal hypertension. Hepatology 1994, **20**: 302–308.

965 Roskams T, Baptista A, Bianchi L, Burt A, Callea F, Denk H, De Groote J, Desmet V, Hübscher S, Ishak K, MacSween R, Portmann B, Poulsen H, Scheuer P, Terracciano L, Thaler H. Histopathology of portal hypertension. A practical guideline. Histopathology 2002, **42**: 2–13.

966 Schiano TD, Kotler DP, Ferran E, Fiel MI. Hepatoportal sclerosis as a cause of noncirrhotic portal hypertension in patients with HIV. Am J Gastroenterol 2007, **102**: 2536–2540.

967 Sciot R, Staessen D, Van Damme B, Van Steenbergen W, Fevery J, De Groote J, Desmet VJ. Incomplete septal cirrhosis: histopathological aspects. Histopathology 1988, **13**: 593–603.

968 Shepherd P, Harrison DJ. Idiopathic portal hypertension associated with cytotoxic drugs. J Clin Pathol 1990, **43**: 206–210.

969 Thomas LB, Popper H, Berk PD, Selikoff I, Falk H. Vinyl chloride-induced liver disease. From idiopathic portal hypertension (Banti's syndrome) to angiosarcomas. N Engl J Med 1975, **292**: 17–22.

970 Villeneuve JP, Huet PM, Joly JG, Marleau D, Côté J, Légaré A, Lafortune M, Lavoie P, Viallet A. Idiopathic portal hypertension. Am J Med 1997, **61**: 459–464.

971 Wanless IR. Noncirrhotic portal hypertension: recent concepts. Prog Liver Dis 1996, **14**: 265–278.

Sinusoidal dilation

972 Bruguera M, Aranguibel F, Ros E, Rodes J. Incidence and clinical significance of sinusoidal dilatation in liver biopsies. Gastroenterology 1978, **75**: 474–478.

973 Gerber MA, Thung SN, Bodenheimer HCJ, Kapelman B, Schaffner F. Characteristic histologic triad in liver adjacent to metastatic neoplasm. Liver 1986, **6**: 85–88.

974 Rolfes DB, Ishak KG. Liver disease in toxemia of pregnancy. Am J Gastroenterol 1986, **81**: 1138–1144.

975 Winkler K, Christoffersen P. A reappraisal of Poulsen's disease (hepatic zone 1 sinusoidal dilatation). APMIS 1991, **23** (Suppl): 86–90.

Peliosis hepatis

976 Larrey D, Pessayre D. Genetic factors in hepatotoxicity. In Guillouzo A (ed.): Liver cells and drugs, vol. 164. Paris, 1988, Colloque INSERM/John Libbey Eurotext, pp. 143–152.

977 Perkocha LA, Geaghan SM, Yen TS, Nishimura SL, Chan SP, Garcia-Kennedy R, Honda G, Stoloff AC, Klein HZ, Goldman RL, et al. Clinical and pathological features of bacillary peliosis hepatis in association with human immunodeficiency virus infection. N Engl J Med 1990, **323**: 1581–1586.

978 Soe KL, Soe M, Gluud C. Liver pathology associated with the use of anabolic-androgenic steroids. Liver 1992, **12**: 73–79.

979 Takiff H, Brems JJ, Pockros PJ, Elliott ML. Focal hemorrhagic necrosis of the liver. A rare cause of hemoperitoneum. Dig Dis Sci 1992, **37**: 1910–1914.

980 Tsokos M, Erbersdobler A. Pathology of peliosis. Forensic Sci Int 2005, **149**: 25–33.

981 Wold LE, Ludwig J. Peliosis hepatis: two morphologic variants? Hum Pathol 1981, **12**: 388–389.

Venous outflow obstruction

982 Darwish Murad S, Plessier A, Hernandez-Guerra M, Fabris F, Eapen CE, Bahr MJ, Trebicka J, Morard I, Lasser L, Heller J, Hadengue A, Langlet P, Miranda H, Primignani M, Elias E, Leebeek FW, Rosendaal FR, Garcia-Pagan JC, Valla DC, Janssen HL; EN-Vie (European Network for Vascular Disorders of the Liver). Etiology, management, and outcome of the Budd–Chiari syndrome. Ann Intern Med 2009, **151**: 167–175.

983 Kanel GC, Ucci AA, Kaplan MM, Wolfe HJ. A distinctive perivenular hepatic lesion associated with heart failure. Am J Clin Pathol 1980, **73**: 235–239.

984 Ludwig J, Hashimoto E, McGill DB, Van Heerden JA. Classification of hepatic venous outflow obstruction: ambiguous terminology of the Budd–Chiari syndrome. Mayo Clin Proc 1990, **65**: 51–55.

985 Plessier A, Valla DC. Budd–Chiari syndrome. Semin Liver Dis 2008, **28**: 259–269.

986 Tanaka M, Wanless IR. Pathology of the liver in Budd–Chiari syndrome: portal vein thrombosis and the histogenesis of veno-centric cirrhosis, veno-portal cirrhosis, and large regenerative nodules. Hepatology 1998, **27**: 488–496.

987 Vickers CR, West RJ, Hübscher SG, Elias E. Hepatic vein webs and resistant ascites. Diagnosis, management and implications. J Hepatol 1989, **8**: 287–293.

Venoocclusive disease

988 Bach N, Thung SN, Schaffner F. Comfrey herb tea-induced hepatic veno-occlusive disease. Am J Med 1989, **87**: 97–99.

989 Burt AD, MacSween RNM. Hepatic vein lesions in alcoholic liver disease: retrospective biopsy and necropsy study. J Clin Pathol 1986, **39**: 63–67.

990 DeLeve LD, Shulman HM, McDonald GB. Toxic injury to hepatic sinusoids: sinusoidal obstruction syndrome (veno-occlusive disease). Semin Liver Dis 2002, **22**: 27–42.

991 DeLeve LD. Hepatic microvasculature in liver injury. Semin Liver Dis 2007, **27**: 390–400.

992 McDonald GB, Hinds MS, Fisher LD, Schoch HG, Wolford JL, Banaji M, Hardin BJ, Shulman HM, Clift RA. Veno-occlusive disease of the liver and multiorgan failure after bone marrow transplantation: a cohort study of 355 patients. Ann Intern Med 1993, **118**: 255–267.

993 Nakanuma Y, Ohta G, Doishita K. Quantitation and serial section observation of focal venoocclusive lesions of hepatic veins in liver cirrhosis. Virchows Arch [A] 1985, **405**: 429–438.

994 Stuart KL, Bras G. Veno-occlusive disease of the liver. Q J Med 1957, **26**: 291–315.

NODULAR REGENERATION

995 International Working Party. Terminology of nodular hepatocellular lesions. Hepatology 1995, **22**: 983–993.

Nodular regenerative hyperplasia

996 Colina F, Pinedo F, Solis JA, Moreno D, Nevado M. Nodular regenerative hyperplasia of the liver in early histological stages of primary biliary cirrhosis. Gastroenterology 1992, **102**: 1319–1324.

997 Forbes GM, Silkin KB, Reed WD. Nodular regenerative hyperplasia of the liver. The importance of combined macroscopic and microscopic findings. Med J Aust 1991, **154**: 415–417.

998 Kobayashi S, Saito K, Nakanuma Y. Nodular regenerative hyperplasia of the liver in hepatocellular carcinoma. J Clin Gastroenterol 1993, **16**: 155–159.

999 Naber AH, Van Haelst U, Yap SH. Nodular regenerative hyperplasia of the liver. An important cause of portal hypertension in

non-cirrhotic patients. J Hepatol 1991, **12**: 94–99.

1000 Wanless IR. Micronodular transformation (nodular regenerative hyperplasia) of the liver: a report of 64 cases among 2,500 autopsies and a new classification of benign hepatocellular nodules. Hepatology 1990, **11**: 787–797.

Partial nodular transformation

1001 Hoso M, Terada T, Nakanuma Y. Partial nodular transformation of liver developing around intrahepatic portal venous emboli of hepatocellular carcinoma. Histopathology 1996, **29**: 580–582.

1002 Wanless IR, Lentz JS, Roberts EA. Partial nodular transformation of liver in an adult with persistent ductus venosus. Arch Pathol Lab Med 1985, **109**: 427–432.

Focal nodular hyperplasia

1003 Butron Vila MM, Haot J, Desmet VJ. Cholestatic features in focal nodular hyperplasia of the liver. Liver 1984, **4**: 387–395.

1004 Wanless JR, Mawdsley C, Adams R. On the pathogenesis of focal nodular hyperplasia of the liver. Hepatology 1985, **5**: 1194–1200.

LIVER DISEASE IN PREGNANCY

1005 Joshi D, James A, Quaglia A, Westbrook RH, Heneghan MA. Liver disease in pregnancy. Lancet 2010, **375**: 594–605.

1006 Hay JE. Liver disease in pregnancy. Hepatology 2008, **47**: 1067–1076.

1007 Lee NM, Brady CW. Liver disease in pregnancy. World J Gastroenterol 2009, **5**: 897–906.

1008 Rolfes DB, Ishak KG. Liver disease in pregnancy. Histopathology 1986, **10**: 555–570.

LIVER DISEASE UNIQUE TO PREGNANCY

Acute fatty liver of pregnancy

1009 Riely CA. Acute fatty liver of pregnancy. Semin Liver Dis 1987, **7**: 47–54.

1010 Rinaldo P. Fatty acid transport and mitochondrial oxidation disorders. Semin Liver Dis 2001, **21**: 489–500.

1011 Rolfes DB, Ishak KG. Acute fatty liver of pregnancy: a clinicopathologic study of 35 cases. Hepatology 1985, **5**: 1149–1158.

1012 Schoeman MN, Batey RG, Wilcken B. Recurrent acute fatty liver of pregnancy associated with a fatty-acid oxidation defect in the offspring. Gastroenterology 1991, **100**: 544–548.

Toxemia of pregnancy (preeclampsia/eclampsia)

1013 Chandiramani M, Shennan A. Hypertensive disorders of pregnancy: a UK-based perspective. Curr Opin Obstet Gynecol 2008, **20**: 96–101.

1014 Rolfes DB, Ishak KG. Liver disease in toxemia of pregnancy. Am J Gastroenterol 1986, **81**: 1138–1144.

HELLP syndrome

1015 Vinnars MT, Wijnaendts LC, Westgren M, Bolte AC, Papadogiannakis N, Nasiell J. Severe preeclampsia with and without HELLP differ with regard to placental pathology. Hypertension 2008, **51**: 1295–1299.

Intrahepatic cholestasis of pregnancy

1016 Beuers U, Pusl T. Intrahepatic cholestasis of pregnancy – a heterogeneous group of pregnancy-related disorders? Hepatology 2006, **43**: 647–649.

1017 Geenes V, Williamson C. Intrahepatic cholestasis of pregnancy. World J Gastroenterol 2009, **15**: 2049–2066.

1018 Jacquemin E. Role of multidrug resistance 3 deficiency in pediatric and adult liver disease: one gene for three diseases. Semin Liver Dis 2001, **21**: 551–562.

1019 Lam P, Pearson CL, Soroka CJ, Xu S, Mennone A, Boyer JL. Levels of plasma membrane expression in progressive and benign mutations of the bile salt export pump (Bsep/Abcb11) correlate with severity of cholestatic diseases. Am J Physiol Cell Physiol 2007, **293**: C1709–C1716.

1020 Lammert F, Marschall HU, Glantz A, Matern S. Review. Intrahepatic cholestasis of pregnancy: molecular pathogenesis, diagnosis and management. J Hepatol 2000, **33**: 1012–1021.

LIVER INVOLVEMENT IN OTHER ORGAN AND SYSTEMIC DISEASES

Granulomas

1021 Denk H, Scheuer PJ, Baptista A, Bianchi L, Callea F, De Groote J, Desmet VJ, Gudat F, Ishak KG, Korb G, MacSween RNM, Phillips MJ, Portmann B, Poulsen H, Schmid M, Thaler H. Guidelines for the diagnosis and interpretation of hepatic granulomas. Histopathology 1994, **25**: 209–218.

1022 Devaney K, Goodman ZD, Epstein MS, Zimmerman HJ, Ishak KG. Hepatic sarcoidosis. Clinicopathologic features in 100 patients. Am J Surg Pathol 1993, **17**: 1272–1280.

1023 Drebber U, Kasper HU, Ratering J, Wedemeyer I, Schirmacher P, Dienes HP, Odenthal M. Hepatic granulomas: histological and molecular pathological approach to differential diagnosis – a study of 442 cases. Liver Int 2008, **28**: 828–834.

1024 Karagiannidis A, Karavalaki M, Koulaouzidis A. Hepatic sarcoidosis. Ann Hepatol 2006, **5**: 251–256.

1025 Lamps LW. Hepatic granulomas, with an emphasis on infectious causes. Adv Anat Pathol 2008, **15**: 309–318.

1026 Maddrey WC. Sarcoidosis and primary biliary cirrhosis. Associated disorders? N Engl J Med 1983, **308**: 588–590.

1027 Murphy E, Griffiths MR, Hunter JA, Burt AD. Fibrin-ring granulomas: a non-specific reaction to liver injury? Histopathology 1991, **19**: 91–93.

1028 Murphy JR, Sjogren MH, Kikendall JW, Peura DA, Goodman Z. Small bile duct abnormalities in sarcoidosis. J Clin Gastroenterol 1990, **12**: 555–561.

1029 Pellegrin M, Delsol G, Auvergnat JC, Familiades J, Faure H, Guiu M. Granulomatous hepatitis in Q fever. Hum Pathol 1980, **11**: 51–57.

1030 Rudzki C, Ishak KG, Zimmerman HJ. Chronic intrahepatic cholestasis of sarcoidosis. Am J Med 1975, **59**: 373–387.

1031 Valla D, Pessegueiro-Miranda H, Degott C, Lebrec D, Rueff B, Benhamou JP. Hepatic sarcoidosis with portal hypertension. A report of seven cases with a review of the literature. Q J Med 1987, **63**: 531–544.

Cytomegalovirus infection

1032 Chang MH, Huang HH, Huang ES, Kao CL, Hsu HY, Lee CY. Polymerase chain reaction to detect human cytomegalovirus in livers of infants with neonatal hepatitis. Gastroenterology 1992, **103**: 1022–1025.

1033 Clarke J, Craig RM, Saffro R, Murphy P, Yokoo H. Cytomegalovirus granulomatous hepatitis. Am J Med 1979, **66**: 264–269.

1034 Espy MJ, Paya CV, Holley KE, Ludwig J, Hermans PE, Wiesner RH, Krom RA, Smith TF. Diagnosis of cytomegalovirus hepatitis by histopathology and in situ hybridization in liver transplantation. Diagn Microbiol Infect Dis 1991, **14**: 293–296.

1035 Snover DC, Horwitz CA. Liver disease in cytomegalovirus mononucleosis: a light microscopical and immunoperoxidase study of six cases. Hepatology 1984, **4**: 408–412.

1036 Strickler JG, Manivel JC, Copenhaver CM, Kubic VL. Comparison of in situ hybridization and immunohistochemistry for detection of cytomegalovirus and herpes simplex virus. Hum Pathol 1990, **21**: 443–448.

1037 Theise ND, Conn M, Thung SN. Localization of cytomegalovirus antigens in liver allografts over time. Hum Pathol 1993, **24**: 103–108.

1038 Vanstapel MJ, Desmet VJ. Cytomegalovirus hepatitis: a histological and immuno-histochemical study. Appl Pathol 1983, **1**: 41–49.

Infectious mononucleosis

1039 Shaukat A, Tsai HT, Rutherford R, Anania FA. Epstein–Barr virus induced hepatitis: an important cause of cholestasis. Hepatol Res 2005, **33**: 24–26.

1040 Suh N, Liapis H, Misdraji J, Brunt EM, Wang HL. Epstein–Barr virus hepatitis: diagnostic value of in situ hybridization, polymerase chain reaction, and immunohistochemistry on liver biopsy from immunocompetent patients. Am J Surg Pathol 2007, **31**: 1403–1409.

1041 White NJ, Juel-Jensen BE. Infectious mononucleosis hepatitis. Semin Liver Dis 1984, **4**: 301–306.

Acquired immune deficiency syndrome

1042 Beral V, Peterman T, Berkelman R, Jaffe H. AIDS-associated non-Hodgkin lymphoma. Lancet 1991, **337**: 805–809.

1043 Bonacini M. Hepatobiliary complications in patients with human immunodeficiency virus infection. Am J Med 1992, **92**: 404–411.

1044 Cavicchi M, Pialoux G, Carnot F, Offredo C, Romana C, Deslandes P, Dupont B, Berthelot P, Pol S. Value of liver biopsy for the rapid diagnosis of infection in human immunodeficiency virus-infected patients who have unexplained fever and elevated serum levels of alkaline phosphatase or gamma-glutamyl transferase. Clin Infect Dis 1995, **20**: 606–610.

1045 Cello JP. Human immunodeficiency virus-associated biliary tract disease. Semin Liver Dis 1992, **12**: 213–218.

1046 Chen XM, LaRusso NF. Cryptosporidiosis and the pathogenesis of AIDS-cholangiopathy. Semin Liver Dis 2002, **22**: 277–289.

1047 Clark SJ, Creighton S, Portmann B, Taylor C, Wendon JA, Cramp ME. Acute liver failure associated with antiretroviral treatment for HIV: a report of six cases. J Hepatol 2002, **36**: 295–301.

1048 Coker RJ, Clark D, Claydon EL, Gompels M, Ainsworth JG, Lucas SB, Miller R, Goldin RD,

Pinching AJ, Harris JR. Disseminated *Pneumocystis carinii* infection in AIDS. J Clin Pathol 1991, **44**: 820–823.
1049 Dupon M, Kosaifi T, Le Bail B, Lacut Y, Balabaud C, Bioulac-Sage P. Lipid-laden perisinusoidal cells in patients with acquired immunodeficiency syndrome. Liver 1991, **11**: 211–219.
1050 Hasan FA, Jeffers LJ, Welsh SW. Hepatic involvement as the primary manifestation of Kaposi's sarcoma in the acquired immune deficiency syndrome. Am J Gastroenterol 1989, **84**: 1449–1451.
1051 Hindupur S, Yeung M, Shroff P, Fritz J, Kirmani N. Vanishing bile duct syndrome in a patient with advanced AIDS. HIV Med 2007, **8**: 70–72.
1052 Housset C, Pol S, Carnot F, Dubois F, Nalpas B, Housset B, Berthelot P, Brechot C. Interactions between human immunodeficiency virus-1, hepatitis delta virus and hepatitis B virus infections in 260 chronic carriers of hepatitis B virus. Hepatology 1992, **15**: 578–583.
1053 Kapelusznik L, Arumugam V, Caplivski D, Bottone EJ. Disseminated histoplasmosis presenting as AIDS cholangiopathy. Mycoses 2009, Oct 8. [Epub ahead of print]
1054 Kennedy M, O'Reilly M, Bergin CJ, McDonald GS. Liver biopsy pathology in human immunodeficiency virus infection. Eur J Gastroenterol Hepatol 1998, **10**: 255–258.
1055 Lafon ME, Kirn A. Human immunodeficiency virus infection of the liver. Semin Liver Dis 1992, **12**: 197–204.
1056 Lefkowitch J. The liver in AIDS. Semin Liver Dis 1997, **17**: 335–344.
1057 Lucas S. Update on the pathology of AIDS. Intensive Crit Care Nurs 2001, **17**: 155–166.
1058 Nakanuma Y, Liew CT, Peters RL, Govindarajan S. Pathologic features of the liver in acquired immune deficiency syndrome (AIDS). Liver 1986, **6**: 158–166.
1059 Orenstein JM, Dieterich DT, Kotler DP. Systemic dissemination by a newly recognized intestinal microsporidia species in AIDS. AIDS 1992, **6**: 1143–1150.
1060 Piratvisuth T, Siripaitoon P, Sriplug H, Ovartlarnporn B. Findings and benefit of liver biopsies in 46 patients infected with human immunodeficiency virus. J Gastroenterol Hepatol 1999, **14**: 146–149.
1061 Piscitelli SC, Flexner C, Minor JR, Polis MA, Masur H. Drug interactions in patients infected with human immunodeficiency virus. Clin Infect Dis 1996, **23**: 685–693.
1062 Romeo R, Rumi MG, Donato MF, Cargnel MA, Vigano P, Mondelli M, Cesana B, Colombo M. Hepatitis C is more severe in drug users with human immunodeficiency virus infection. J Viral Hep 2000, **7**: 297–301.
1063 Schiano TD, Kotler DP, Ferran E, Fiel MI. Hepatoportal sclerosis as a cause of noncirrhotic portal hypertension in patients with HIV. Am J Gastroenterol 2007, **102**: 2536–2540.
1064 Scoazec JY, Marche C, Girard PM, Houtmann J, Durand-Schneider AM, Saimot AG, Benhamou JP, Feldmann G. Peliosis hepatis and sinusoidal dilatation during infection by the human immunodeficiency virus (HIV). Am J Pathol 1988, **131**: 38–47.
1065 Spengler U, Rockstroh JK. Review. Hepatitis C in the patient with human immunodeficiency virus infection. J Hepatol 1998, **29**: 1023–1030.
1066 Walther Z, Topazian MD. Isospora cholangiopathy: case study with histologic characterization and molecular confirmation. Hum Pathol 2009, **40**: 1342–1346.
1067 Zuckerman MJ, Peters J, Fleming RV, Boman D, Calleros JE, Adler DG. Cholangiopathy associated with giardiasis in a patient with human immunodeficiency virus infection. J Clin Gastroenterol 2008, **42**: 328–329.

Malaria

1068 Pounder DJ. Malarial pigment and hepatic anthracosis. Am J Surg Pathol 1983, **7**: 501–502.

Diabetes mellitus

1069 Chatila R, West AB. Hepatomegaly and abnormal liver tests due to glycogenosis in adults with diabetes. Medicine (Baltimore) 1996, **75**: 327–333.
1070 Chen G, Brunt EM. Diabetic hepatosclerosis: a 10-year autopsy series. Liver Int 2009, **29**: 1044–1050.
1071 Harrison SA, Brunt EM, Goodman ZD, Di Bisceglie AM. Diabetic hepatosclerosis: diabetic microangiopathy of the liver. Arch Pathol Lab Med 2006, **130**: 27–32.
1072 Hudacko RM, Sciancalepore JP, Fyfe BS. Diabetic microangiopathy in the liver: an autopsy study of incidence and association with other diabetic complications. Am J Clin Pathol 2009, **132**: 494–499.
1073 Kim MS, Quintos JB. Mauriac syndrome: growth failure and type 1 diabetes mellitus. Pediatr Endocrinol Rev 2008, **5** (Suppl 4): 989–993.
1074 Komuta M, Harada M, Ueno T, Uchimura Y, Inada C, Mitsuyama K, Sakisaka S, Sata M, Tanikawa K. Unusual accumulation of glycogen in liver parenchymal cells in a patient with anorexia nervosa. Intern Med 1998, **37**: 678–682.
1075 Latry P, Bioulac-Sage P, Echinard E, Gin H, Boussarie L, Grimaud JA, Balabaud C. Perisinusoidal fibrosis and basement membrane-like material in the livers of diabetic patients. Hum Pathol 1987, **18**: 775–780.
1076 Miles L, Heubi JE, Bove KE. Hepatocyte glycogen accumulation in patients undergoing dietary management of urea cycle defects mimics storage disease. J Pediatr Gastroenterol Nutr 2005, **40**: 471–476.
1077 Torbenson M, Chen YY, Brunt E, Cummings OW, Gottfried M, Jakate S, Liu YC, Yeh MM, Ferrell L. Glycogenic hepatopathy: an underrecognized hepatic complication of diabetes mellitus. Am J Surg Pathol 2006, **30**: 508–513.
1078 Van Steenbergen W, Lanckmans S. Liver disturbances in obesity and diabetes mellitus. Int J Obes Relat Metab Disord 1995, **19** (Suppl 3): S27–S36.

Amyloidosis and light chain deposition disease

1079 Buck FS, Koss MN. Hepatic amyloidosis: morphologic differences between systemic AL and AA types. Hum Pathol 1991, **22**: 904–907.
1080 Faa G, Van Eyken P, De Vos R, Fevery J, Van Damme B, De Groote J, Desmet VJ. Light chain deposition disease of the liver associated with AL-type amyloidosis and severe cholestasis. J Hepatol 1991, **12**: 75–82.
1081 Finkelstein SD, Fornasier VL, Pruzanski W. Intrahepatic cholestasis with predominant pericentral deposition in systemic amyloidosis. Hum Pathol 1981, **12**: 470–472.
1082 Hoffman MS, Stein BE, Davidian MN, Rosenthal WS. Hepatic amyloidosis presenting as severe intrahepatic cholestasis. A case report and review of the literature. Am J Gastroenterol 1988, **83**: 783–786.
1083 Makhlouf HR, Goodman ZD. Globular hepatic amyloid: an early stage in the pathway of amyloid formation: a study of 20 new cases. Am J Surg Pathol 2007, **31**: 1615–1621.
1084 Wright JR, Calkins E, Humphrey RL. Potassium permanganate reaction in amyloidosis. A histologic method to assist in differentiating forms of this disease. Lab Invest 1977, **36**: 274–281.

Nonspecific reactive changes

1085 Gerber MA, Thung SN. Histology of the liver. Am J Surg Pathol 1987, **11**: 709–722.
1086 Schaffner F, Popper H. Nonspecific reactive hepatitis in aged and infirm people. Am J Dig Dis 1959, **4**: 389–399.

LIVER PATHOLOGY IN ORGAN TRANSPLANTATION

LIVER TRANSPLANTATION

1087 Abraham SC, Poterucha JJ, Rosen CB, Demetris AJ, Krasinskas AM. Histologic abnormalities are common in protocol liver allograft biopsies from patients with normal liver function tests. Am J Surg Pathol 2008, **32**: 965–973.
1088 Adeyi O, Fischer SE, Guindi M. Liver allograft pathology: approach to interpretation of needle biopsies with clinicopathological correlation. J Clin Pathol, 2010, **63**: 47–74.
1089 Drebber U, Dienes HP. Histopathology in liver transplantation. Pathologe 2008, **29**: 84–92. German.
1090 Firpi RJ, Abdelmalek MF, Soldevila-Pico C, Cabrera R, Shuster JJ, Theriaque D, Reed AI, Hemming AW, Liu C, Crawford JM, Nelson DR. One-year protocol liver biopsy can stratify fibrosis progression in liver transplant recipients with recurrent hepatitis C infection. Liver Transpl 2004, **10**: 1240–1247.
1091 Hübscher SG. Transplantation pathology. Semin Diagn Pathol 2006, **23**: 170–181.
1092 Hübscher SG. Transplantation pathology. Semin Liver Dis 2009, **29**: 74–90.
1093 Hübscher SG, Portmann BC. Transplantation pathology. In Burt AD, Portmann BC, Ferrell LD (eds): MacSween's pathology of the liver, ed. 5. Edinburgh, 2007, Churchill Livingstone, pp. 199–326.
1094 Kubota K, Ericzon BG, Reinholt FP. Comparison of fine-needle aspiration biopsy and histology in human liver transplants. Transplantation 1991, **51**: 1010–1013.
1095 Mells G, Neuberger J. Protocol liver allograft biopsies. Transplantation 2008, **85**: 1686–1692.

Preexisting donor lesions

1096 Crowley H, Lewis WD, Gordon F, Jenkins R, Khettry U. Steatosis in donor and transplant liver biopsies. Hum Pathol 2000, **31**: 1209–1213.
1097 Ferrell L, Bass N, Roberts J, Ascher N. Lipopeliosis: fat induced sinusoidal dilatation in transplanted liver mimicking peliosis hepatis. J Clin Pathol 1992, **45**: 1109–1110.
1098 Fiorentino M, Vasuri F, Ravaioli M, Ridolfi L, Grigioni WF, Pinna AD, D'Errico-Grigioni A. Predictive value of frozen-section analysis in the histological assessment of steatosis before liver transplantation. Liver Transpl 2009, **15**: 1821–1825.
1099 Frankel WL, Tranovich JG, Salter L,

Bumgardner G, Baker P. The optimal number of donor biopsy sites to evaluate liver histology for transplantation. Liver Transpl 2002, **8**: 1044–1050.

1100 Franzén LE, Ekstedt M, Kechagias S, Bodin L. Semiquantitative evaluation overestimates the degree of steatosis in liver biopsies: a comparison to stereological point counting. Mod Pathol 2005, **18**: 912–916.

1101 Imber CJ, St Peter SD, Handa A, Friend PJ. Hepatic steatosis and its relationship to transplantation. Liver Transpl 2002, **8**: 415–423.

1102 Imber CJ, St Peter SD, Lopez I, Guiver L, Friend PJ. Current practice regarding the use of fatty livers: a trans-Atlantic survey. Liver Transpl 2002, **8**: 545–549.

1103 Koneru B, Dikdan G. Hepatic steatosis and liver transplantation current clinical and experimental perspectives. Transplantation 2002, **73**: 325–330.

1104 McCormack L, Petrowsky H, Jochum W, Mullhaupt B, Weber M, Clavien PA. Use of severely steatotic grafts in liver transplantation: a matched case-control study. Ann Surg 2007, **246**: 940–946.

1105 Minervini MI, Ruppert K, Fontes P, Volpes R, Vizzini G, de Vera ME, Gruttadauria S, Miraglia R, Pipitone L, Marsh JW, Marcos A, Gridelli B, Demetris AJ. Liver biopsy findings from healthy potential living liver donors: reasons for disqualification, silent diseases and correlation with liver injury tests. J Hepatol 2009, **50**: 501–510.

1106 Selzner M, Clavien PA. Fatty liver in liver transplantation and surgery. Semin Liver Dis 2001, **21**: 105–113.

1107 Trevisani F, Colantoni A, Caraceni P, Van Thiel DH. The use of donor fatty liver for liver transplantation: a challenge or a quagmire? J Hepatol 1996, **24**: 114–121.

1108 Verran D, Kusyk T, Painter D, Fisher J, Koorey D, Strasser S, Stewart G, McCaughan G. Clinical experience gained from the use of 120 steatotic donor livers for orthotopic liver transplantation. Liver Transpl 2003, **9**: 500–505.

Preservation/reperfusion injury

1109 Abraham S, Furth EE. Quantitative evaluation of histological features in 'time-zero' liver allograft biopsies as predictors of rejection or graft failure: receiver-operating characteristic analysis application. Hum Pathol 1996, **27**: 1077–1084.

1110 Ben-Ari Z, Pappo O, Mor E. Intrahepatic cholestasis after liver transplantation. Liver Transpl 2003, **9**: 1005–1018.

1111 Bilzer M, Gerbes AL. Review. Preservation injury of the liver: mechanisms and novel therapeutic strategies. J Hepatol 2000, **32**: 508–515.

1112 Christoffersen P, Poulsen H, Skeie E. Focal liver cell necrosis accompanied by infiltration of granulocytes arising during operation. Acta Hepatosplenol 1970, **17**: 240–245.

1113 Gaffey MJ, Boyd JC, Traweek ST, Ali MA, Rezeig M, Caldwell SH, Iezzoni JC, McCullough C, Stevenson WC, Khuroo S, Nezamuddin N, Ishitani MB, Pruett TL. Predictive value of intraoperative biopsies and liver function test for preservation injury in orthotopic liver transplantation. Hepatology 1997, **25**: 184–189.

1114 Khettry U, Backer A, Ayata G, Lewis WD, Jenkins RL, Gordon FD. Centrilobular histopathologic changes in liver transplant biopsies. Hum Pathol 2002, **33**: 270–276.

1115 Neil DA, Hübscher SG. Are parenchymal changes in early post-transplant biopsies related to preservation-reperfusion injury or rejection? Transplantation 2001, **71**: 1566–1572.

1116 Tillery W, Demetris J, Watkins D, Goldstein R, Poplawski S, Husberg B, Klintmalm G. Pathologic recognition of preservation injury in hepatic allograft with six month's follow-up. Transplant Proc 1989, **21**: 1330–1331.

1117 Williams JW, Vera S, Peters TG, Van Voorst S, Britt LG, Dean PJ, Hagitt R, Massie JD. Cholestatic jaundice after hepatic transplantation. A nonimmunologically mediated event. Am J Surg 1986, **151**: 65–70.

Allograft rejection

1118 Banff Working Group, Demetris AJ, Adeyi O, Bellamy CO, Clouston A, Charlotte F, Czaja A, Daskal I, El-Monayeri MS, Fontes P, Fung J, Gridelli B, Guido M, Haga H, Hart J, Honsova E, Hubscher S, Itoh T, Jhala N, Jungmann P, Khettry U, Lassman C, Ligato S, Lunz JG 3rd, Marcos A, Minervini MI, Mölne J, Nalesnik M, Nasser I, Neil D, Ochoa E, Pappo O, Randhawa P, Reinholt FP, Ruiz P, Sebagh M, Spada M, Sonzogni A, Tsamandas AC, Wernerson A, Wu T, Yilmaz F. Liver biopsy interpretation for causes of late liver allograft dysfunction. Hepatology 2006, **44**: 489–501.

1119 Batts KP. Acute and chronic hepatic allograft rejection: pathology and classification. Liver Transplant Surg 1999, 5 (Suppl 1): S21–S29.

1120 Bilezikçi B, Demirhan B, Kocbiyik A, Arat Z, Haberal M. Relevant histopathologic findings that distinguish acute cellular rejection from cholangitis in hepatic allograft biopsy specimens. Transplant Proc 2008, **40**: 248–250.

1121 Cassiman D, Libbrecht L, Sinelli N, Desmet V, Denef C, Roskams T. The vagal nerve stimulates activation of the hepatic progenitor cell compartment via muscarinic acetylcholine receptor type 3. Am J Pathol 2002, **161**: 521–530.

1122 Demetris AJ. Editorial. Central venulitis in liver allografts: considerations of differential diagnosis. Hepatology 2001, **33**: 1329–1330.

1123 Demetris AJ, Jaffe R, Tzakis A, Ramsey G, Todo S, Belle S, Esquivel C, Shapiro R, Markus B, Mroczek E, Van Thiel DH, Sysyn G, Gordon R, Makowka L, Starzl T. Antibody-mediated rejection of human orthotopic liver allograft. A study of liver transplantation across ABO blood group barriers. Am J Pathol 1988, **132**: 489–502.

1124 Demetris AJ, Lasky S, Van Thiel D, Starzl TE, Dekker A. Pathology of hepatic transplantation. A review of 62 adult allograft recipients immunosuppressed with a cyclosporin/steroid regimen. Am J Pathol 1985, **118**: 151–161.

1125 Harrison RF, Patsiaoura K, Hubscher SG. Cytokeratin immunostaining for detection of biliary epithelium: its use in counting bile ducts in cases of liver allograft rejection. J Clin Pathol 1994, **47**: 303–308.

1126 Hübscher SG. Histological findings in liver allograft rejection – new insights into the pathogenesis of hepatocellular damage in liver allografts. Histopathology 1991, **18**: 377–383.

1127 International Panel. Banff schema for grading liver allograft rejection: an international consensus document. Hepatology 1997, **25**: 658–663.

1128 International Panel. Update of the international Banff schema for liver allograft rejection: working recommendations for the histopathologic staging and reporting of chronic rejection. Hepatology 2000, **31**: 792–799.

1129 International Working Party. Terminology for hepatic allograft rejection. Hepatology 1995, **22**: 648–654.

1130 Jain D, Robert ME, Navarro V, Friedman AL, Crawford JM. Total fibrous obliteration of main portal vein and portal foam cell venopathy in chronic hepatic allograft rejection. Arch Pathol Lab Med 2004, **128**: 64–67.

1131 Jones KD, Ferell LD. Interpretation of biopsy findings in the transplant liver. Semin Diagn Pathol 1998, **15**: 306–317.

1132 Koukoulis GK, Shen J, Karademir S, Jensen D, Williams J. Cholangiocytic apoptosis in chronic ductopenic rejection. Hum Pathol 2001, **32**: 823–827.

1133 Krasinskas AM, Ruchelli ED, Rand EB, Chittams JL, Furth EE. Central venulitis in pediatric liver allografts. Hepatology 2001, **33**: 1141–1147.

1134 Ludwig J, Wiesner RH, Batts KP, Perkins JD, Krom RA. The acute vanishing bile duct syndrome (acute irreversible rejection) after orthotopic liver transplantation. Hepatology 1987, **7**: 476–483.

1135 Lunz JG 3rd, Contrucci S, Ruppert K, Murase N, Fung JJ, Starzl TE, Demetris AJ. Replicative senescence of biliary epithelial cells precedes bile duct loss in chronic liver allograft rejection: increased expression of p21 (WAF1/Cip1) as a disease marker and the influence of immunosuppressive drugs. Am J Pathol 2001, **158**: 1379–1390.

1136 Martinez OM, Rosen HR. Basic concepts in transplant immunology. Liver Transpl 2005, **11**: 370–381.

1137 Miyagawa-Hayashino A, Tsuruyama T, Haga H, Oike F, Il-Deok K, Egawa H, Hiai H, Tanaka K, Manabe T. Arteriopathy in chronic allograft rejection in liver transplantation. Liver Transpl 2004, **10**: 513–519.

1138 Nagral A, Ben-Ari Z, Dhillon AP, Burroughs AK. Eosinophils in acute cellular rejection in liver allografts. Liver Transplant Surg 1998, **4**: 355–362.

1139 Pappo O, Ramos H, Starzl TE, Fung JJ, Demetris AJ. Structural integrity and identification of causes of liver allograft dysfunction occurring more than 5 years after transplantation. Am J Surg Pathol 1995, **19**: 192–206.

1140 Quaglia AF, Del Vecchio Blanco G, Greaves R, Burroughs AK, Dhillon AP. Development of ductopaenic liver allograft rejection includes a 'hepatitic' phase prior to duct loss. J Hepatol 2000, **33**: 773–780.

1141 Sebagh M, Debette M, Samuel D, Emile JF, Falissard B, Cailliez V, Shouval D, Bismuth H, Reynes M. 'Silent' presentation of veno-occlusive disease after liver transplantation as part of the process of cellular rejection with endothelial predilection. Hepatology 1999, **30**: 1144–1150.

1142 Wiesner RH, Demetris AJ, Belle SH, Seaberg EC, Lake JR, Zetterman RK, Everhart J, Detre KM. Acute hepatic allograft rejection: in incidence, risk factors and impact on outcome. Hepatology 1998, **28**: 638–645.

Other complications

1143 Dumortier J, Giostra E, Belbouab S, Morard I, Guillaud O, Spahr L, Boillot O, Rubbia-Brandt L, Scoazec JY, Hadengue A. Non-alcoholic fatty liver disease in liver transplant recipients: another story of 'seed and soil'. Am J Gastroenterol 2010, **105**: 613–620.

1144 Hytiroglou P, Lee R, Sharma K, Theise ND, Schwartz M, Miller C, Thung SN. FK506 versus cyclosporine as primary immunosuppressive agent for orthotopic liver allograft recipients. Histologic and

immunopathologic observations. Transplantation 1993, **56**: 1389–1394.
1145 Sebagh M, Yilmaz F, Karam V, Falissard B, Roche B, Azoulay D, Samuel D, Guettier C. The histologic pattern of 'biliary tract pathology' is accurate for the diagnosis of biliary complications. Am J Surg Pathol 2005, **29**: 318–323.
1146 Sterneck M, Wiesner R, Ascher N, Roberts J, Ferrell L, Ludwig J, Lake J. Azathioprine hepatotoxicity after liver transplantation. Hepatology 1991, **14**: 806–810.
1147 Wisecarver JL, Earl RA, Haven MC, Timmins PW, Shaw BW, Stratta RJ, Langnas AN, Zetterman RK, Donovan JP, Shaefer MS, Markin RS. Histologic changes in liver allograft biopsies associated with elevated whole blood and tissue cyclosporine concentrations. Mod Pathol 1992, **5**: 611–616.

Recurrent disease

1148 Berenguer M, Lopez-Labrador FX, Wright TL. Review. Hepatitis C and liver transplantation. J Hepatol 2001, **35**: 666–678.
1149 Bernard PH, Le Bail B, Rullier A, Trimoulet P, Neau-Cransac M, Balabaud C, Bioulac-Sage P. Recurrence and accelerated progression of hepatitis C following liver transplantation. Semin Liver Dis 2000, **20**: 533–538.
1150 Davies SE, Portmann BC, O'Grady JG, Aldis PM, Chaggar K, Alexander GJM, Williams R. Hepatic histological findings after transplantation for chronic hepatitis B virus infection, including a unique pattern of fibrosing cholestatic hepatitis. Hepatology 1991, **13**: 150–157.
1151 Demetris AJ. Distinguishing between recurrent primary sclerosing cholangitis and chronic rejection. Liver Transpl 2006, **12** (Suppl 2): S68–S72.
1152 Demetris AJ. Evolution of hepatitis C virus in liver allografts. Liver Transpl 2009, **15** (Suppl 2): S35–S41.
1153 Demetris AJ, Sebagh M. Plasma cell hepatitis in liver allografts: variant of rejection or autoimmune hepatitis? Liver Transpl 2008, **14**: 750–755.
1154 Demetris AJ, Todo S, Van Thiel DH, Fung JJ, Iwaki Y, Sysyn G, Ming W, Trager J, Starzl TE. Evolution of hepatitis B virus liver disease after hepatic replacement. Practical and theoretical considerations. Am J Pathol 1990, **137**: 667–676.
1155 Dixon LR, Crawford JM. Early histologic changes in fibrosing cholestatic hepatitis C. Liver Transpl 2007, **13**: 219–226.
1156 Duclos-Vallee JC, Sebagh M. Recurrence of autoimmune disease, primary sclerosing cholangitis, primary biliary cirrhosis, and autoimmune hepatitis after liver transplantation. Liver Transpl 2009, **15** (Suppl 2): S25–S34.
1157 Fiel MI, Agarwal K, Stanca C, Elhajj N, Kontorinis N, Thung SN, Schiano TD. Posttransplant plasma cell hepatitis (de novo autoimmune hepatitis) is a variant of rejection and may lead to a negative outcome in patients with hepatitis C virus. Liver Transpl 2008, **14**: 861–871.
1158 Gane EJ. The natural history of recurrent hepatitis C and what influences this. Liver Transpl 2008, **14** (Suppl 2): S36–S44.
1159 Hytiroglou P, Gutierrez JA, Freni M, Odin JA, Stanca CM, Merati S, Schiano TD, Branch AD, Thung SN. Recurrence of primary biliary cirrhosis and development of autoimmune hepatitis after liver transplant: a blind histologic study. Hepatol Res 2009, **39**: 577–584.
1160 Jara P, Hierro L, Martínez-Fernández P, Alvarez-Doforno R, Yánez F, Diaz MC, Camarena C, De la Vega A, Frauca E, Muñoz-Bartolo G, López-Santamaría M, Larrauri J, Alvarez L. Recurrence of bile salt export pump deficiency after liver transplantation. N Engl J Med 2009, **361**: 1359–1367.
1161 Khettry U, Anand N, Gordon FD, Jenkins RL, Tahan SR, Loda M, Lewis WD. Recurrent hepatitis B, hepatitis C, and combined hepatitis B and C in liver allografts: a comparative pathological study. Hum Pathol 2000, **31**: 101–108.
1162 Keitel V, Burdelski M, Vojnisek Z, Schmitt L, Häussinger D, Kubitz R. De novo bile salt transporter antibodies as a possible cause of recurrent graft failure after liver transplantation: a novel mechanism of cholestasis. Hepatology 2009, **50**: 510–517.
1163 Luketic VA, Shiffman ML, McCall JB, Posner MP, Mills AS, Carithers RL. Primary hepatocellular carcinoma after orthotopic liver transplantation for chronic hepatitis B infection. Ann Intern Med 1991, **114**: 212–213.
1164 Malik SM, Devera ME, Fontes P, Shaikh O, Sasatomi E, Ahmad J. Recurrent disease following liver transplantation for nonalcoholic steatohepatitis cirrhosis. Liver Transpl 2009, **15**: 1843–1851.
1165 McPeake JR, O'Grady JG, Zaman S, Portmann B, Wight DG, Tan KC, Calne RY, Williams R. Liver transplantation for primary hepatocellular carcinoma: tumor size and number determine outcome. J Hepatol 1993, **18**: 226–234.
1166 Pagadala M, Dasarathy S, Eghtesad B, McCullough AJ. Posttransplant metabolic syndrome: an epidemic waiting to happen. Liver Transpl 2009, **15**: 1662–1670.
1167 Petrovic LM, Villamil FG, Vierling JM, Makowka L, Geller SA. Comparison of histopathology in acute allograft rejection and recurrent hepatitis C infection after liver transplantation. Liver Transplant Surg 1997, **3**: 398–406.
1168 Ramírez S, Pérez-Del-Pulgar S, Forns X. Virology and pathogenesis of hepatitis C virus recurrence. Liver Transpl 2008, **14** (Suppl 2): S27–S35.
1169 Regev A, Molina E, Moura R, Bejarano PA, Khaled A, Ruiz P, Arheart K, Berho M, Drachenberg CB, Mendez P, O'Brien C, Jeffers L, Tzakis A, Schiff ER. Reliability of histopathologic assessment for the differentiation of recurrent hepatitis C from acute rejection after liver transplantation. Liver Transpl 2004, **10**: 1233–1239.
1170 Rosen HR, Martin P. Hepatitis B and C in the transplant recipient. Semin Liver Dis 2000, **20**: 465–480.
1171 Rowe IA, Webb K, Gunson BK, Mehta N, Haque S, Neuberger J. The impact of disease recurrence on graft survival following liver transplantation: a single centre experience. Transpl Int 2008, **21**: 459–465.
1172 Saxena R, Ye MQ, Emre S, Klion F, Nalesnik MA, Thung SN. De novo hepatocellular carcinoma in a hepatic allograft with recurrent hepatitis C cirrhosis. Liver Transplant Surg 1999, **5**: 81–82.
1173 Schreuder TC, Hübscher SG, Neuberger J. Autoimmune liver diseases and recurrence after orthotopic liver transplantation: what have we learned so far? Transpl Int 2009, **22**: 144–152.
1174 Sebagh M, Farges O, Dubel L, Samuel D, Bismuth H, Reynes M. Histological features predictive of recurrence of primary biliary cirrhosis after liver transplantation. Transplantation 1998, **65**: 1328–1333.
1175 Sheiner P. Hepatitis C after liver transplantation. Semin Liver Dis 2000, **20**: 201–209.
1176 Souza P, Prihoda TJ, Hoyumpa AM, Sharkey FE. Morphologic features resembling transplant rejection in core biopsies of native livers from patients with hepatitis C. Hum Pathol 2009, **40**: 92–97.
1177 Stanca CM, Fiel MI, Kontorinis N, Agarwal K, Emre S, Schiano TD. Chronic ductopenic rejection in patients with recurrent hepatitis C virus treated with pegylated interferon alfa-2a and ribavirin. Transplantation 2007, **84**: 180–186.
1178 Vakiani E, Hunt KK, Mazziotta RM, Emond JC, Brown RS, Lefkowitch JH, Bhagat G. Hepatitis C-associated granulomas after liver transplantation: morphologic spectrum and clinical implications. Am J Clin Pathol 2007, **127**: 128–134.
1179 Verslype C, Nevens F, Sinelli N, Clarysse C, Pirenne J, Depla E, Maertens G, van Pelt J, Desmet V, Fevery J, Roskams T. Hepatic immunohistochemical staining with a monoclonal antibody against HCV-E2 to evaluate antiviral therapy and reinfection of liver grafts in hepatitis C viral infection. J Hepatol 2003, **38**: 208–214.
1180 Ward SC, Schiano TD, Thung SN, Fiel MI. Plasma cell hepatitis in hepatitis C virus patients post-liver transplantation: case-control study showing poor outcome and predictive features in the liver explant. Liver Transpl 2009, **15**: 1826–1833.
1181 Xiao SY, Lu L, Wang HL. Fibrosing cholestatic hepatitis: clinicopathologic spectrum, diagnosis and pathogenesis. Int J Clin Exp Pathol 2008, **1**: 396–402.
1182 Ye MQ, Thung SN. Hepatitis after transplantation. Liver Transplant Surg 1998, **4** (Suppl 1): S68–S72.
1183 Zhang L, Lewis JT, Abraham SC, Smyrk TC, Leung S, Chari ST, Poterucha JJ, Rosen CB, Lohse CM, Katzmann JA, Wu TT. IgG4+ plasma cell infiltrates in liver explants with primary sclerosing cholangitis. Am J Surg Pathol 2010, **34**: 88–94.

Late changes in liver allografts

1184 Abraham SC, Poterucha JJ, Rosen CB, Demetris AJ, Krasinskas AM. Histologic abnormalities are common in protocol liver allograft biopsies from patients with normal liver function tests. Am J Surg Pathol 2008, **32**: 965–973.
1185 Ekong UD, Melin-Aldana H, Seshadri R, Lokar J, Harris D, Whitington PF, Alonso EM. Graft histology characteristics in long-term survivors of pediatric liver transplantation. Liver Transpl 2008, **14**: 1582–1587.
1186 Evans HM, Kelly DA, McKiernan PJ, Hübscher S. Progressive histological damage in liver allografts following pediatric liver transplantation. Hepatology 2006, **43**: 1109–1117.
1187 Gelson W, Hoare M, Unitt E, Palmer C, Gibbs P, Coleman N, Davies S, Alexander GJ. Heterogeneous inflammatory changes in liver graft recipients with normal biochemistry. Transplantation 2010, **89**: 739–748.
1188 Herrero JI. De novo malignancies following liver transplantation: impact and recommendations. Liver Transpl 2009, **15** (Suppl 2): S90–S94.
1189 Hübscher SG. Central perivenulitis: a common and potentially important finding in late posttransplant liver biopsies. Liver Transpl 2008, **14**: 596–600.
1190 Hübscher S. What does the long-term

liver allograft look like for the pediatric recipient? Liver Transpl 2009, **15** (Suppl 2): S19–S24.

1191 Krasinskas AM, Demetris AJ, Poterucha JJ, Abraham SC. The prevalence and natural history of untreated isolated central perivenulitis in adult allograft livers. Liver Transpl 2008, **14**: 625–632.

1192 Mells G, Mann C, Hubscher S, Neuberger J. Late protocol liver biopsies in the liver allograft: a neglected investigation? Liver Transpl 2009, **15**: 931–938.

1193 Shaikh OS, Demetris AJ. Idiopathic posttransplantation hepatitis? Liver Transpl 2007, **13**: 943–946.

1194 Scheenstra R, Peeters PM, Verkade HJ, Gouw AS. Graft fibrosis after pediatric liver transplantation: Ten years of follow-up. Hepatology 2009, **49**: 880–886.

1195 Sebagh M, Rifai K, Féray C, Yilmaz F, Falissard B, Roche B, Bismuth H, Samuel D, Reynès M. All liver recipients benefit from the protocol 10-year liver biopsies. Hepatology 2003, **37**: 1293–1301.

1196 Syn WK, Nightingale P, Gunson B, Hubscher SG, Neuberger JM. Natural history of unexplained chronic hepatitis after liver transplantation. Liver Transpl 2007, **13**: 984–989.

BONE MARROW TRANSPLANTATION: GRAFT-VERSUS-HOST DISEASE

1197 Diamond DJ, Chang KL, Jenkins KA, Forman SJ. Immunohistochemical analysis of T cell phenotypes in patients with graft-versus-host disease following allogeneic bone marrow transplantation. Transplantation 1995, **59**: 1436–1444.

1198 Geubel A, Cnudde A, Ferrant A, Latinne D, Rahier J. Diffuse biliary tract involvement mimicking primary sclerosing cholangitis after bone marrow transplantation. J Hepatol 1990, **10**: 23–28.

1199 McDonald GB, Shulman HW, Sullivan KM, Spencer GD. Intestinal and hepatic complications of human bone marrow transplantation. Part I. Gastroenterology 1986, **90**: 460–477.

1200 Shulman HM, Fisher LB, Schoch HG, Henne KW, McDonald GB. Venoocclusive disease of the liver after marrow transplantation: histological correlates of clinical signs and symptoms. Hepatology 1994, **19**: 1171–1180.

1201 Shulman HM, Sharma P, Amos D, Fenster F, McDonald GB. A coded histologic study of hepatic graft-versus-host disease after human bone marrow transplantation. Hepatology 1988, **8**: 463–470.

1202 Sloane JP, Norton J. The pathology of bone marrow transplantation. Histopathology 1993, **22**: 201–209.

1203 Snover DC. Biopsy interpretation in bone marrow transplantation. Pathol Annu 1989, **24**: 63–101.

1204 Stechschulte DJ, Fishback JL, Emami A, Bhatia P. Secondary biliary cirrhosis as a consequence of graft-versus-host disease. Gastroenterology 1990, **98**: 223–225.

ECHINOCOCCUS CYST (HYDATID CYST)

1205 Akinoglu A, Demiryurek H, Guzel C. Alveolar hydatid disease of the liver: a report on thirty-nine surgical cases in eastern Anatolia. Am J Trop Med Hyg 1991, **45**: 182–189.

1206 Hira PR, Shweiki H, Lindberg LG, Shaheen Y, Francis I, Leven H, Behbehani K. Diagnosis of cystic hydatid disease: role of aspiration cytology. Lancet 1988, **2**: 655–657.

1207 Kalovidouris A, Voros D, Gouliamos A, Vlachos L, Papavasiliou C. Extracapsular (satellite) hydatid cysts. Gastrointest Radiol 1992, **17**: 353–356.

1208 Langer JC, Rose DB, Keystone JS, Taylor BR, Langer B. Diagnosis and management of hydatid disease of the liver. A 15 year North American experience. Ann Surg 1984, **199**: 412–417.

1209 Magistrelli P, Sasetti R, Coppola R, Messia A, Nuzzo G, Picciocchi A. Surgical treatment of hydatid disease of the liver. A 20-year experience. Arch Surg 1991, **126**: 518–523.

1210 Munzer D. New perspectives in the diagnosis of Echinococcus disease. J Clin Gastroenterol 1991, **13**: 415–423.

1211 Raptou G, Pliakos I, Hytiroglou P, Papavramidis S, Karkavelas G. Severe eosinophilic cholangitis with parenchymal destruction of the left hepatic lobe due to hydatid disease. Pathol Int 2009, **59**: 395–398.

1212 William JF, Lopez AH, Trejos A. Current prevalence and distribution of hydatidosis with special reference to the Americas. Am J Trop Med Hyg 1971, **20**: 224–236.

ABSCESS

1213 Ammann R, Munch R, Largiader F, Akovbiantz A, Marincek B. Pancreatic and hepatic abscesses. A late complication in 10 patients with chronic pancreatitis. Gastroenterology 1992, **103**: 560–565.

1214 Barreda R, Ros PR. Diagnostic imaging of liver abscess. Crit Rev Diagn Imaging 1992, **33**: 29–58.

1215 Bissada AA, Bateman J. Pyogenic liver abscess. A 7-year experience in a large community hospital. Hepatogastroenterology 1991, **38**: 317–320.

1216 Brook I, Fraizer EH. Role of anaerobic bacteria in liver abscesses in children. Pediatr Infect Dis J 1993, **12**: 743–747.

1217 Crippin JS, Wang KK. An unrecognised etiology for pyogenic hepatic abscesses in normal hosts. Dental disease. Am J Gastroenterol 1992, **87**: 1740–1743.

1218 Do H, Lambiase RE, Deyoe L, Cronan JJ, Dorfman GS. Percutaneous drainage of hepatic abscesses. Comparison of results in abscesses with and without intrahepatic biliary communication. AJR Am J Roentgenol 1991, **157**: 1209–1212.

1219 Georges RN, Deitch EA. Pyogenic hepatic abscess. South Med J 1993, **86**: 1233–1235.

1220 Greenstein AJ, Barth J, Dicker A, Battone EJ, Aufses AH Jr. Amebic liver abscess. A study of 11 cases compared with a series of 38 patients with pyogenic liver abscess. Am J Gastroenterol 1985, **80**: 472–478.

1221 Grois N, Mostbeck G, Scherrer R, Chott A, Schwarzinger I, Muhm M, Bettelheim P, Forstinger C, Laczika K, Kyrle P, et al. Hepatic and splenic abscesses – a common complication of intensive chemotherapy of acute myeloid leukaemia (AML). A prospective study. Ann Hematol 1991, **63**: 33–38.

1222 Hughes MA, Petri WA Jr. Amebic liver abscess. Infect Dis Clin North Am 2000, **14**: 565–582.

1223 Lupatkin H, Brau N, Flomenberg P, Simberkoff MS. Tuberculous abscesses in patients with AIDS. Clin Infect Dis 1992, **14**: 1040–1044.

1224 Meng XY, Wu JX. Perforated amebic liver abscess. Clinical analysis of 110 cases. South Med 1994, **87**: 985–990.

1225 Robert JH, Mirescu D, Ambrosetti P, Khoury G, Greenstein AJ, Rohner A. Critical review of the pyogenic hepatic abscess. Surg Gynecol Obstet 1992, **174**: 97–102.

1226 Simeunovic E, Arnold M, Sidler D, Moore SW. Liver abscess in neonates. Pediatr Surg Int 2009, **25**: 153–156.

1227 Stanley SL Jr. Amobiasis. Lancet 2003, **361**: 1025–1034.

1228 Weinberg RJ, Klish WJ, Brown MR, Smalley JR, Emmens RW. Hepatic abscess as a complication of Crohn's disease. J Pediatr Gastroenterol Nutr 1983, **2**: 171–174.

HETEROTOPIA

1229 Babu R, Van der Avoirt A. Ectopic intrathoracic liver. Pediatr Surg Int 2001, **17**: 461–462.

1230 Boyle L, Galivan MV, Chun B, Lack EE. Heterotopia of gastric mucosa and liver involving the gallbladder. Report of two cases with literature review. Arch Pathol Lab Med 1992, **116**: 138–142.

1231 Brustmann H. Heterotopic liver in the right cardiac auricle. Ann Diagn Pathol 2002, **6**: 248–249.

1232 Buck FS, Koss MN. Heterotopic liver in an adrenal gland. Pediatr Pathol 1988, **8**: 535–540.

1233 Mendoza A, Voland J, Wolf P, Benirschke K. Supradiaphragmatic liver in the lung. Arch Pathol Lab Med 1986, **110**: 1085–1086.

1234 Chen F, Heller DS, Bethel C, Faye-Petersen O. Intrathoracic ectopic lobe of liver presenting as pulmonary sequestration. Fetal Pediatr Pathol 2005, **24**: 155–159.

1235 Choi SU, Kim HK, Kim J. Heterotopic supradiaphragmatic liver combined with intralobar pulmonary sequestration. Ann Thorac Surg 2008, **85**: 1809–1810.

1236 Ikeda H, Suzuki M, Takahashi H, Kobayashi M, Okuse N, Moriya H, Koike J, Maeyama S, Yotsuyanagi H, Itoh F. Hepatocellular carcinoma with silent and cirrhotic non-alcoholic steatohepatitis, accompanying ectopic liver tissue attached to gallbladder. Pathol Int 2006, **56**: 40–45.

1237 Leone N, De Paolis P, Carrera M, Carucci P, Musso A, David E, Brunello F, Fronda GR, Rizzetto M. Ectopic liver and hepatocarcinogenesis: report of three cases with four years' follow-up. Eur J Gastroenterol Hepatol 2004, **16**: 731–735.

1238 Newland JR, Markin RS, Wilson RB, Jones JW. Heterotopic liver of the jejunum. Report of a case and a review. J Clin Gastroenterol 1989, **11**: 461–463.

1239 Patel Y, McNally J, Ramani P. Left congenital diaphragmatic hernia, absent pericardium, and liver heterotopia: a case report and review. J Pediatr Surg 2007, **42**: E29–E31.

1240 Shapiro JL, Metlay LA. Heterotopic supradiaphragmatic liver formation in association with congenital cardiac anomalies. Arch Pathol Lab Med 1991, **115**: 238–240.

1241 Slone T, Emil S, Meissner N, Behjatnia B, Fairbanks T, Romansky S. Sternal cleft, Morgagni hernia, and ectopic liver: a unique chest wall anomaly. J Pediatr Surg 2007, **42**: 2132–2135.

1242 Tejada E, Danielson C. Ectopic or heterotopic liver (choristoma) associated with the gallbladder. Arch Pathol Lab Med 1989, **113**: 950–952.

肿瘤和瘤样病变

章 目 录

肝肿瘤和瘤样病变

局灶结节性增生

局灶结节性增生可发生于任何年龄段，包括儿童；然而，大多数病例见于 21 ~ 50 岁。女性发病与男性发病的比例在不同的成人和儿童中为 2 ∶ 1 ~ 8 ∶ 1[16,24]。大约 80% 的病例无症状[16]。与肝细胞腺瘤不同，其极少出现腹腔积血[23]。病变一般为单发；20% 的成人病例和更多的儿童病例呈多中心性[24]。多中心性病例可伴有多种器官的血管畸形和脑部肿瘤[15,26]。许多报道提出可能与口服避孕药有关[2]，但不像肝细胞腺瘤那样明确[4,8,11]。毫无疑问，局灶结节性增生发生于广泛应用口服避孕药之前，并且也可发生于男性，尤其是与慢性酗酒有关[10]。其发病率在肝静脉流出道梗阻（Budd-Chiari 综合征）患者[9]和原位肝移植后患者中增加（还伴有肝细胞腺瘤和大再生结节）[20]。

血管造影的特征明显，表现为离心性充盈改变[5]。大体上，病变常常表现为被膜下灰白实性肿块，有时有蒂。切面上，病变中心常可见白色受压的纤维化区域，纤维化的宽带由此向外呈放射状分布，呈星状（图 3.53 和 3.54）。后者通过 MRI 技术可在近半数的病例中见到[12,16,25]。显微镜下，**正常肝组织的所有成分均可见到**。无论是按显微镜标准还是按电镜标准，其细胞学形态以及肝细胞和胆管之间的关系与正常肝组织完全相同。

有些肝细胞包含的糖原和脂肪数量增加。在大多数病例中，α_1-抗胰蛋白酶免疫组织化学染色呈阳性，这种表现与肝细胞腺瘤和肝细胞癌相同[17]。急性和慢性炎症细胞常见。纤维性间隔含有偏心性厚壁血管，并将病变

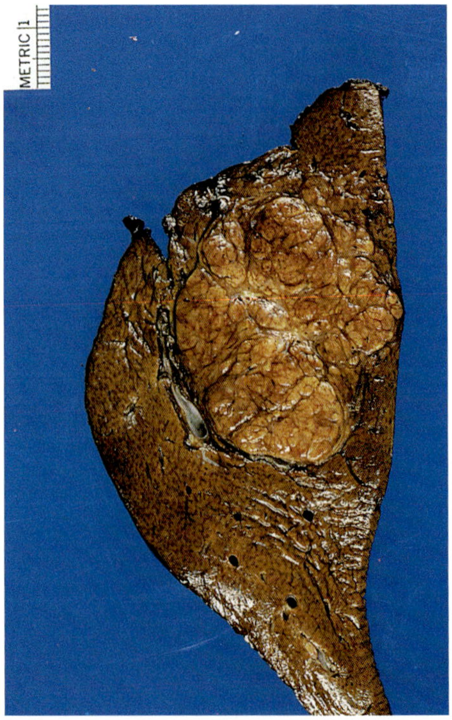

图3.53 局灶结节性增生的大体表现。与肝硬化极为相似。

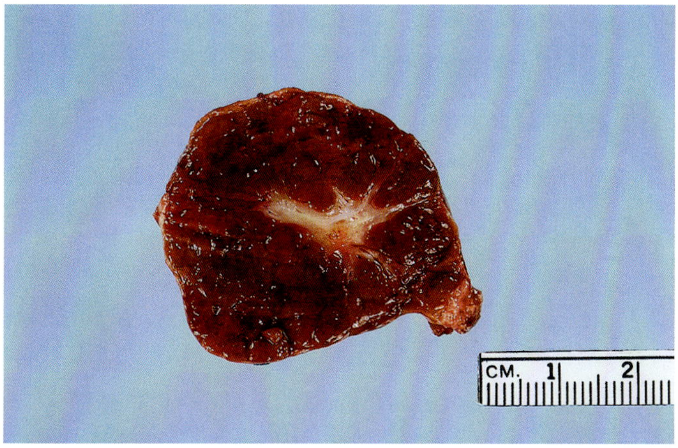

图3.54 结节状增生的典型的放射状瘢痕。

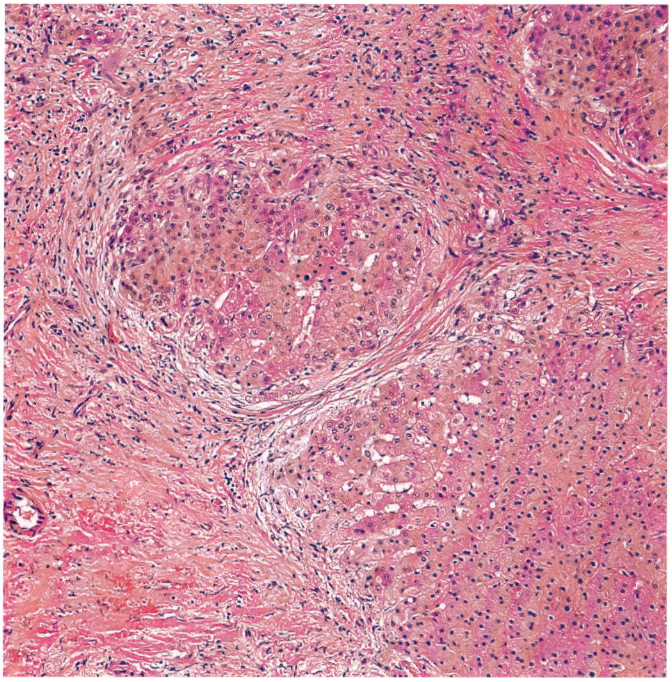

图3.55 结节状增生的中心部位显示纤维瘢痕和肝细胞结节的交界部位。

划分为类似于肝硬化的（假）小叶结构，特征为纤维血管和小胆管由间隔向外呈放射状分布，并向表现正常的肝细胞周围伸展（图 3.55）。重要的诊断线索是在纤维性间隔与肝细胞成分交界处出现小胆管增生，尤其是在肝活检中 [13]。胆管 CK7、CK19 和神经细胞黏附分子染色呈强阳性 [1]。慢性淤胆表现极为常见。血管成分可较为明显，并可出现毛细血管扩张样改变 [16]。后者是指毛细血管扩张型局灶结节性增生，有些作者视其为肝细胞腺瘤的一种亚型（见下文）[18]。

免疫组织化学染色，从外周的肝细胞（仅表达角蛋白 8 和 18）至结节中心较小的肝细胞和小胆管（也表达角蛋白 7 和 19）呈现连续性过渡 [6]。RAS 癌基因蛋白产物 p21 表达呈强阳性，相反，正常肝组织呈阴性 [21]。类固醇激素受体免疫染色呈阴性 [14]。临床和病理学上，局灶结节性增生的鉴别诊断包括：肝细胞腺瘤、高分化肝细胞癌和各种类型的“单腺泡”再生性肝细胞结节（讨论见第 321 页）[3]。

局灶结节性增生的发病机制尚有争议。一般认为，局灶结节性增生是局部肝实质损害后出现的纤维化样增生 / 再生病变。事实上，硬化性肝组织中的一些病变与结节性再生性增生无法区分 [19]。病变中出现的小胆管结构可能来源于未分化祖代细胞的活化 [22]。应用 Humara 方法检测 X 染色体在多数病例可见失活的克隆结构 [7]。

肝细胞腺瘤

真正的肝腺瘤极为少见。女性显著易感，其发病机制与口服避孕药有关 [37,45,56]，不再继续应用激素后病变偶尔可完全消退支持上述观点 [32,57]。也有这些肿瘤见于合成性雄性类固醇治疗后 [33,60]、长期卡马西平治疗后 [58]、伴发糖原贮积性疾病和其他遗传性疾病 [27,30,35,53] 以及见于儿童性激素失衡的报道 [46]。与局灶结节性增生相比，腺瘤常常出现症状，可导致严重甚至是致死性的腹腔出血 [28]。大多数患者为 21 ~ 50 岁，但也可发生于儿童 [61]。大约 70% 的病变是单发的 [43]。个别情况下可超过 10 个以上，被称为**肝细胞腺瘤病**；一定比例的病例是家族性的，是由肝细胞的细胞核因子 1α 中的基因胚系（TCF1/HNF1α）突变所致，后者也可引起青年发病的成年型糖尿病 3 型（maturity-onset diabetes of the young type 3, MODY3）[29,39]。肝细胞腺瘤一般可通过 ^{99m}锝 - 胶体硫肝组织扫描来检测，可发生在肝的任何部位，包括尾叶 [52]。大体上，肝细胞腺瘤被膜完整，与周围肝组织的颜色有差异。增生结节的中心一般没有斑痕（图 3.56）。显微镜下，肿瘤由分化良好的肝细胞组成，伴有多量嗜酸性颗粒样细胞质（图 3.57）。**没有汇管区或中央静脉**，与胆管不相连。Kupffer 细胞常见，其表现与正常肝组织相同 [40]。肝细胞腺瘤的少见特征包括：嗜酸细胞变 [54]、出现 Mallory 酒精性透明样变 [42]、色素沉着 [41] 和继发性肉芽肿反应 [50]。有时腺瘤以外可出现肉芽肿性肝炎表现 [47]。免疫组织化学上，大约 75% 的腺瘤可出现雌激素和孕激素受体，而仅有 20% 的病例出现雄激素受体 [59]。免疫组织化学分析可为大约半数病例出现的所谓“肝祖细胞”提供证据，提示这些细胞在这些肿瘤的发生中起作用 [48]。

基于分子学表现，肝细胞腺瘤被细分为四组 [31,62]：

- 第 1 组（具有 HNF1α 突变）占病例的 30% ~ 50%，其特征是 HNF1α 基因的等位基因失活突变（均为体系的，或一个胚系和一个体系）[44]。常常出现显著脂肪变性，无细胞学非典型性，无炎症浸润。

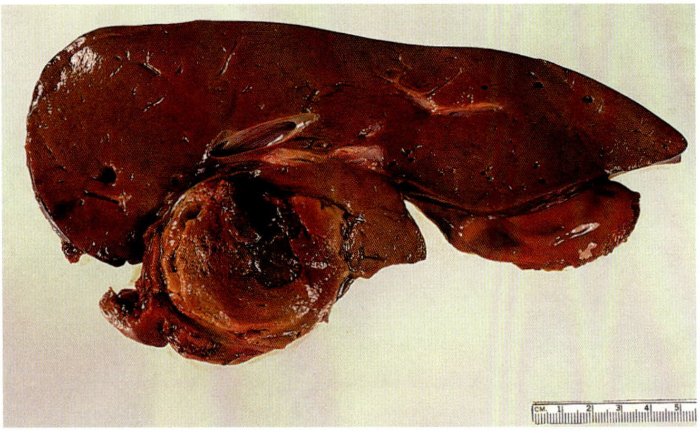

图3.56 肝细胞腺瘤的大体表现。肿瘤境界清楚，中央可见较大的新鲜出血区。

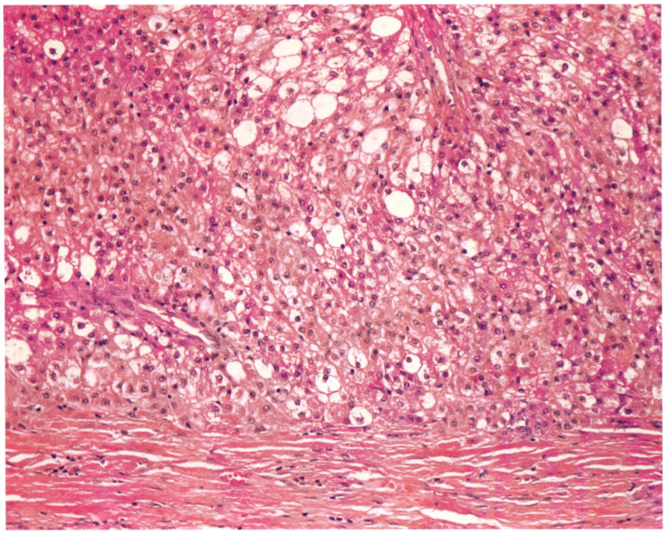

图3.57 肝腺瘤的边缘，可见被膜，细胞学上呈高分化表现，其中伴有一些较大的空泡状成分。

- 第 2 组（具有 CTNNB1 突变）占病例的 10% ~ 15%[34]，其特征为 β- 连环蛋白基因激活突变。常常出现细胞学非典型性和假腺样结构。肝细胞癌的发生率似乎较高。
- 第 3 组（没有 HNF1α 和 CTNNB1 突变，出现炎症表现）占病例的 35%。这些病例常常出现毛细血管扩张。
- 第 4 组（没有 HNF1α 和 CTNNB1 突变，无特异性表现）占病例的 5% ~ 15%。

应当进行多切片仔细检查，以除外高分化肝细胞癌。在 HE 切片中寻找血管浸润或随后进行上皮膜抗原免疫染色尤为重要[55]。有时，这两种疾病鉴别不开，只有通过临床病程才能明确病变性质。有些雄激素诱发性肿瘤最初被诊断为肝细胞癌，由于长期呈良性改变，被重新划分为腺瘤[49]。偶尔，呈腺瘤表现的病变中可见明确的肝细胞癌病灶[38,45,55]，提示这些肿瘤具有潜在恶性[51]。有时在同一肝组织内，腺瘤和癌共存[36]。

局灶结节性增生和肝细胞癌较为重要的不同点如表 3.9 所示。

肝细胞癌

概述和临床特征

在美国，肝细胞癌相对罕见，虽然预计会有显著增加，多数是由丙型肝炎所致（见下文）[65]。在撒哈拉南部的所有非洲国家和东南亚，肝癌极为常见[68]。在中国，肝癌每年可导致 10 万人死亡。大多数患者为 50 岁以上，但年轻人也可发生，甚至是儿童[66,70,72,78]。有些病例是肾母细胞瘤成功治疗后的继发性恶性肿瘤[71]。

肝细胞癌男性发病比女性发病更多见，尤其是伴有肝硬化者[64]。常常出现腹痛、腹水和肝大。梗阻性黄疸可能是由于肿瘤侵犯胆总管所致[63]。肝细胞癌可伴发系统性表现，如低血糖、高胆固醇血症、红细胞增多症、高钙血症、类癌综合征、血清脯氨酸羟化酶升高、异位产生绒毛膜促性腺激素和前列腺素、异常纤维蛋白原血症和其他表现[69,73,76]。

血清甲胎蛋白（alpha-fetoprotein, AFP）升高在肝细胞癌患者中所占比例较大[75]。在区域性肿瘤发生地区其阳性率（超过 75%）高于欧洲或美国（40% ~ 60%）。AFP 升高也可见于恶性生殖细胞肿瘤和极少数肝转移癌、肝炎和创伤后肝组织再生。然而，如果已除外恶性生殖细胞肿瘤，AFP 升高超过正常值的 100 倍即可诊断为肝细胞癌[77]；因此，血清 AFP 的系列测定可为高危人群的早期检测提供很好的线索。CT 或 MRI 通常可以明确肿瘤部位、侵袭范围和是否是多中心性的[67]。

易感和相关因素

很多的肝细胞癌与下面所列的因素有关，明确提示在其发生机制上具有相关性[81,83,95]。其中有些参数有明确的相互联系。患者可出现肝炎诱发性肝硬化，伴有巨大再生性或交界性结节，出现异型性表现，结合了前四种（最重要的）易感因子。为了便于讨论，将这些因子分别列出。

1. **亲肝性病毒**。强有力的证据表明，在肝细胞癌的发生过程中，亲肝性病毒与其发病机制有关，不但可通过导致肝硬化引发肝癌，也可在非肝硬化性肝组织中导致肝癌发生[117,123]。乙型和丙型肝炎病毒均如此，在成人和儿童患者相同[87,127]。事实上，病毒性肝炎目前被认为是肝细胞癌的首要原因[113]。在日本的一项病例研究中，通过 15 年的观察，乙型肝炎中有 27%、丙型肝炎中有 75% 发展为肝细胞癌[107]。在美国和海外，肝细胞癌患者中乙型肝炎和（或）丙型肝炎表面抗原血

表3.9 局灶结节性增生和肝细胞腺瘤在临床、影像学和病理学特征方面的比较

特征	局灶结节性增生	肝细胞腺瘤
临床		
发病率	不常见	极少见
年龄	所有年龄	21～40岁
性别	85%为女性	几乎均为女性
应用口服避孕药	偶尔	几乎均有
临床表现	一般无症状，35%有腹部肿块、腹部不适	常常为急腹症，45%有腹部肿块、急性腹痛
腹腔积血	不足1%	25%
肝功能检测	几乎均为正常	几乎均为正常
恶性潜能	无	可能没有
治疗	手术风险很小时应当切除	切除
血管造影		
血管	血管丰富，伴有致密毛细血管	血管成分较少
血管瘤形成	极少	常见
坏死	极少	常见
间隔	50%可见	无
肝扫描		
摄取	正常或轻度降低	无
病理学		
包膜	无包膜	部分有包膜或包膜完整
部位	一般位于被膜下，20%有蒂，常为多发	7%有蒂，一般为单发
星状瘢痕	有	无
实质	结节状	均质性
出血、坏死	极少见	常见
胆汁淤积	无	有
肝细胞	细胞学正常	富于糖原，空泡状
小胆管	有	无
Kupffer细胞	有	减少或没有
血管	较大的厚壁血管	薄壁肝窦
超微结构	正常	从简

From Knowles DM II, Casarella WJ, Johnson PM, Wolff M. The clinical, radiologic, and pathologic characterization of benign hepatic neoplasms. Alleged association with oral contraceptives. Medicine (Baltimore) 1978, **57:** 223–237.

症的发生率超过90%[88,140,143]。在近期一项包含台湾7个市区的11 000例男性病例的研究中，发现乙型肝炎e抗原（hepatitis B e antigen, HBeAg）阳性和发生肝细胞癌的风险增加之间有明确的关联[146]。在许多病例中，通过免疫组织化学可以检测出肿瘤细胞和非肿瘤性肝细胞质内的表面抗原和核心抗原[103,108,133]。也有肝炎病毒的DNA整合到肿瘤细胞基因中的报道[86,109,130]。乙型肝炎病毒的X抗原被认为在其中起重要作用，因为它可以刺激病毒基因表达和复制，因此，它是维持慢性携带状态所必需的[100]。PCR技术可以显示乙型肝

炎表面抗原阴性的肝细胞癌患者的有转录活性的 HBV 基因组[125]。在肝炎患者中，肝细胞癌危险的标志是增生指数增加和高水平血清 AFP[96,141]。

2. **肝硬化**。在美国，60% ~ 80% 的肝癌发生于有肝硬化的肝，肝硬化在临床上可显著或不明显[147]。其一般是大结节性的，包括由血色素沉着症所致的肝癌[102]。据估计，肝硬化患者肝细胞癌的年发病率为 3%，在西方和亚洲均如此[91]。据报道，肝细胞癌也与继发于先天性胆道闭锁的胆汁性肝硬化[94]、家族性儿童淤胆性肝硬化[93,142]、α_1- 抗胰蛋白酶缺乏[116]或高酪氨酸血症[144]引发的肝硬化以及先天性肝纤维化伴成人多囊肾[118]相关。

   与发生于先前正常肝组织的肝癌相比，伴有肝硬化的肝细胞癌具有显著的肝组织广泛累及的倾向。

3. **肝细胞异型增生**。已经明确的肝细胞异型增生有两种类型[129]。在传统类型（目前称为大细胞性异型增生）中，细胞增大，细胞核呈多形性和多核，但核质比例维持正常。在含有肝细胞癌的肝组织内的非肿瘤性部分出现这种表现被当做有病毒参与的间接证据，在没有癌成分的肝组织内出现这种表现被认为可能是癌前病变[92,122]。Anthony 等[82]对一大组乌干达患者进行了大细胞异型增生发病率的研究，他们发现，肝组织正常的患者中仅有 1% 出现这种表现，6.9% 的肝细胞癌患者的其他正常肝组织内可见这种表现，20.3% 的肝硬化患者以及 64.5% 的肝硬化和肝癌患者也可出现这种表现。他们还认为，异型增生和乙型肝炎表面抗原之间关系密切，并得出结论：出现肝细胞异型增生的患者发生肝细胞癌的风险较高。肝细胞异型增生与乙型肝炎病毒感染和肝细胞癌之间的统计学相关性在其他研究中已经得到证实[79,105,115]。这种异型增生改变也可见于其他类型的病毒性肝炎[112]和 α_1- 抗胰蛋白酶缺乏[90]。非整倍体常见于肝细胞异型增生这一实事也支持其与肝细胞癌的发病机制有关[139]。

   小细胞性异型增生的特征为肝细胞质缩小，细胞核中等程度增大，导致核质比例增加。这些细胞核的特征为染色质致密。有些作者认为，与大细胞性异型增生相比，小细胞性异型增生作为肝细胞癌的危险因子更为重要[92]，但近来在 Libbrecht 等[114]的研究中，统计学上肝细胞大细胞性异型增生（和肝硬化）比小细胞性异型增生更具有预后意义。

4. **腺瘤性增生**。腺瘤性增生为一传统术语，用于肝硬化内不符合肝细胞癌形态学标准的“非典型”结节性病变，可能为癌前表现[101,119,128,135]。用词上的不统一和混乱还包括一般性和非典型性腺瘤性增生、微小偏差肝细胞瘤、发育异常、大的再生结节以及 I 型和 II 型巨大再生性结节。为了统一诊断标准和诊断用语，由多个国家的肝病理医师组成的专门小组提出了如下分类[101]：

   a. **巨大再生结节（一般性腺瘤性增生）**。这个术语适用于≥ 0.8cm 的结节，一般具有完整的网织纤维结构，细胞板厚度不超过两个细胞厚，无浸润性边缘。大细胞性异型增生、铁质沉积、脂肪、透明细胞变、Mallory 透明小体和胆汁均可见到。这种病变与所有肝硬化中出现的小结节相比并不具有提示恶性肿瘤的意义。

   b. **交界性结节（非典型腺瘤性增生）**。这个术语适用于出现网织纤维染色降低、小细胞异型增生性结节，可见 Mallory 透明小体、孤立性腺腔结构（“假腺样”），肝细胞板的厚度达到三个细胞厚，边缘不规则。其形态学、形态学测量[136]、DNA 倍体[124]、细胞增生[134]和 AgNOR[138]分析均支持其为肿瘤前病变[111]。肝细胞癌灶可见于巨大再生性或交界性结节的内部或其周围，应当注意查找[97]。有时，交界性结节是多发的，这或许可以解释一些多中心性肝细胞癌[137]。

5. **接触二氧化钍**。应用二氧化钍悬浊液作为放射造影剂可以导致许多肝细胞癌的发生，平均潜伏期为 20 年[132]。
6. **合成性雄性类固醇**。据报道，有些男性肝肿瘤与长期应用合成雄性类固醇有关[85,99,110]。它们很多可能为腺瘤，类似于服用避孕药丸女性的肝腺瘤[104,121]。其他一些肿瘤明确是恶性的，可通过其转移特征来证实[84]。
7. **促孕药物**。有些肝细胞癌可单独出现或伴有肝细胞腺瘤，有报道说可发生于服用避孕药丸的女性[196,126,131]。
8. **α_1- 抗胰蛋白酶缺乏**。由这种先天性代谢疾病导致的肝硬化合并肝细胞癌已有报道，但 α_1- 抗胰蛋白酶缺乏本身是否为癌前病变目前尚有争议[89,98]。PIZ 型抗胰蛋白酶缺乏患者尤其容易发生肝细胞癌，也可发生胆管癌[148]。
9. **高酪氨酸血症**。这种先天性代谢性异常的慢性型的肝细胞癌发生率较高。在一组病例中，在 43 例存活超过 2 年的患者中有 37% 发生了肝细胞癌[144]。所有发生肿瘤的这类患者均出现肝硬化。
10. **共济失调 - 毛细血管扩张症**。少数肝细胞癌病例可见于这种先天性免疫缺陷患者中[145]。
11. **黄曲霉毒素**。肝细胞癌的特殊地理分布提示：摄取黄曲霉毒素与之存在一些关系，黄曲霉毒素为无处不在的黄曲霉菌生长的代谢产物[80]。黄曲霉毒素污染食物的程度与肝癌发病率极为相符；去除污染物后肿瘤发生数量可减少。
12. **血吸虫病**。目前尚无确切的证据表明血吸虫病本身容易发生肝细胞癌[120]。

大体特征

大体上，肝细胞癌可表现为单发性或多发性结节，或肝弥漫累及，类似肝硬化[153]，或大部分肝组织为巨大肿块所替代；这些分别为孤立型、多结节型、弥漫型和巨块型[156]（图 3.58 至 3.60）。伴有肝硬化的肝组织易于发生多结节型肝细胞癌[159]。有些肝细胞癌周围围以大体上较为明显的被膜[157,158]。在极少数病例中，肿瘤有蒂，可能是由于肿瘤起源于副叶[150,151]。肿瘤的大小差异较大。近些年来，随着诊断方式的进展，较小的或微小肿瘤的检出数量增加；由于标准不一，较小的或微小肿瘤的大小分别为不足 3cm、3.5cm 或 5cm[152,154,155]。

大体上，多数晚期病例可见门静脉血栓形成[149]。

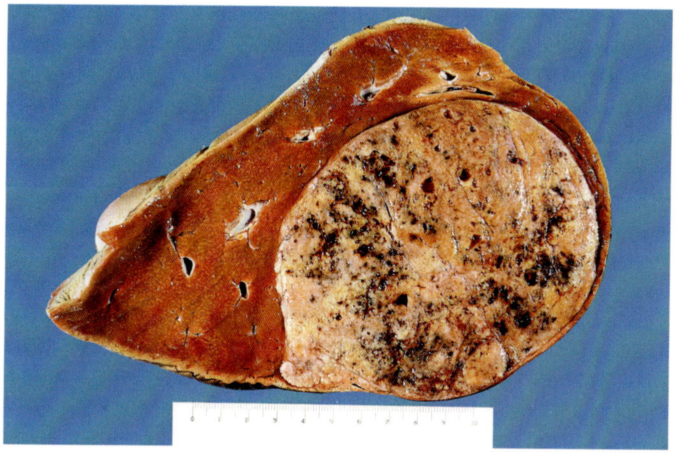

图3.58　肝细胞癌的大体表现。肿瘤境界清楚，可见众多小的出血灶。（Courtesy of Dr RA Cooke, Brisbane, Australia; from Cooke RA, Stewart B. Colour atlas of anatomical pathology. Edinburgh, 2004, Churchill Livingstone）

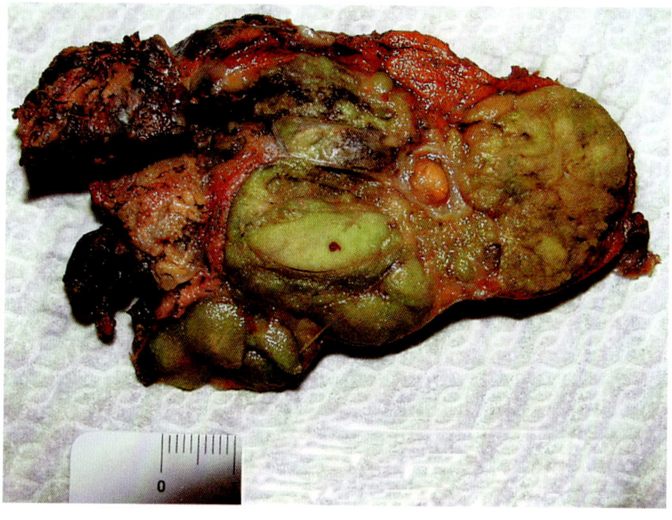

图3.59　胆汁着色的肝细胞癌。

组织学特征

显微镜下，肝细胞癌的生长结构可为梁状、实性或小管状[169]（图 3.61 和 3.62）。后一种也称为假腺样或腺泡状，可出现乳头样结构，导致诊断上与胆管癌混淆[169,170]。肿瘤细胞周围可见肝窦样血管网，为重要的诊断性特征；有些窦状血管内衬肿瘤细胞[171]（图 3.63）。最具有诊断性的特征为小梁的厚度，可依据 HE 切片来计算，但最好通过网织染色来评估；肝细胞板越厚，诊断癌的可能性越大。间质成分较少，与胆管癌相反（见第 367 页硬化型）。汇管区静脉浸润经常可见，常表现为成团肿瘤细

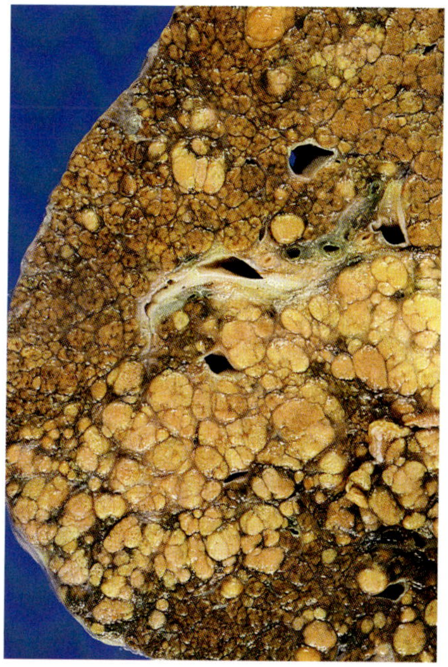

图3.60　肝细胞癌。肿瘤为多中心性，发生于肝硬化背景中。（Courtesy of Dr Richard Eisen, New Haven, CT）

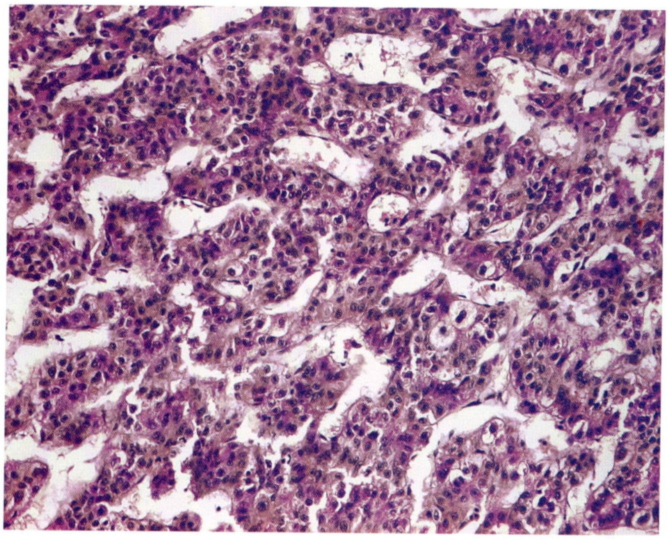

图3.61　肝细胞癌的典型小梁状生长结构。

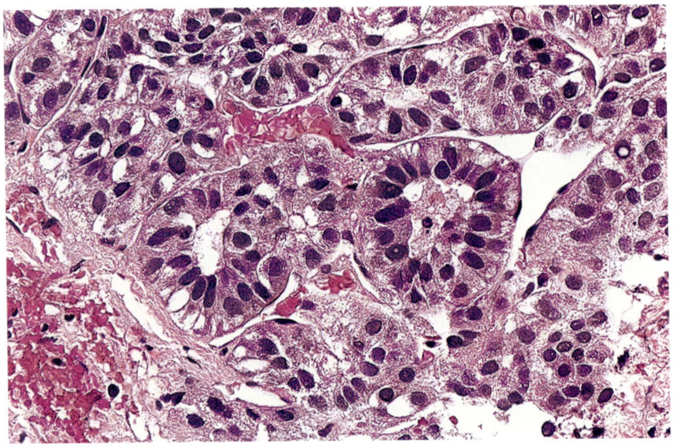

图3.62 肝细胞癌内小管形成。这些不应被认为是胆管癌成分。

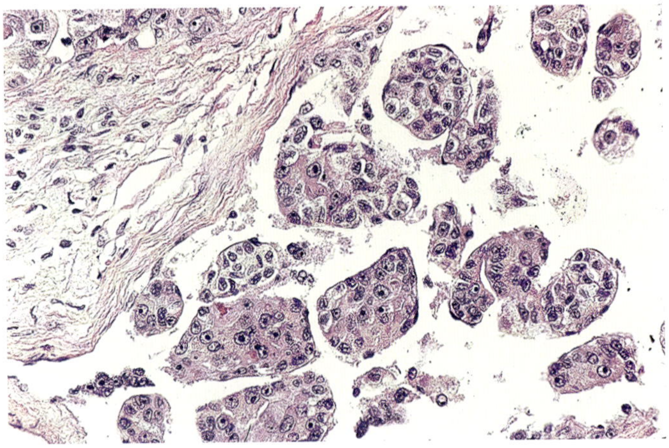

图3.63 肝细胞癌高度扩张的肝窦，导致出现轮廓清晰的肿瘤细胞岛，这种表现极具特征性。

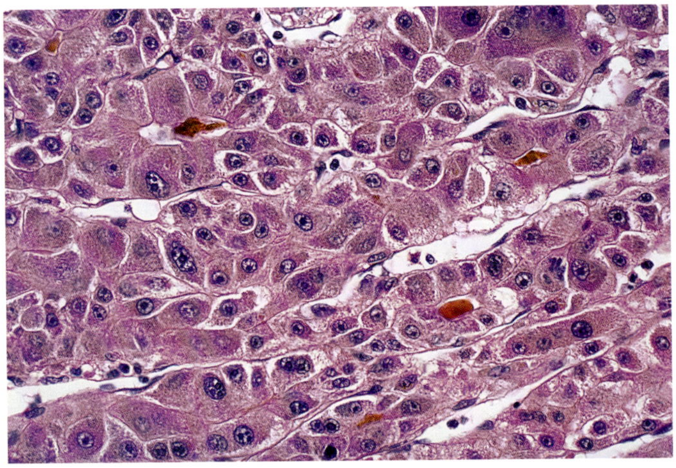

图3.64 肝细胞癌的显微镜下改变。注意小梁状生长结构、细胞核非典型性以及肿瘤细胞产生的胆汁。

胞突入血管腔，被覆常常完整的内皮成分[175]。细胞学上，肿瘤之间细胞表现差异较大。分化不好的病例出现显著多形性、奇异核分裂象和肿瘤性巨细胞[160,163]。细胞核和核仁较为显著，细胞质较少且呈嗜碱性。此时可能很难或不可能确认肝细胞癌。相反，分化较好的、由肝细胞组成的肿瘤容易识别，但很难确定为恶性；尤其是在肿瘤与正常肝组织交界部位，因为肿瘤在此处可表现为极其正常的小梁结构[168]。个别小团大而浓染细胞核、非典型性核分裂象或血管内栓子可能为恶性病变的唯一线索[167,174]。

肿瘤细胞常常出现核内假包涵体，这是由细胞质内折所致。细胞质可含有 Mallory 透明小体，类似于酒精性肝疾病中见到的圆形透明小体（有些含有甲胎蛋白，其他一些含有 α_1- 抗胰蛋白酶）[162,173]、铜[165,166]、“苍白小体”（超微结构表现为附膜的颗粒或原纤维样物质，纤维蛋白原免疫染色呈阳性）[172,177] 或胆色素；后者为重要的诊断依据（图 3.64）。铜和铜连蛋白均可通过组织化学方法检测[164]。在一个明显的病例中，由于聚集了 Dubin-Johnson 样色素，肿瘤组织呈黑色[176]。圆形透明小体被认为含有甲胎蛋白和 α_1- 抗胰蛋白酶[162,173]，但近来值得注意的发现是其主要成分为 p62，为一种非磷酸酪氨酸依赖的 p561ck 激酶的配子[178]。

肝细胞癌中一个极少见的但已经证实的表现是：出现局灶神经内分泌分化，与其他器官的多数腺上皮肿瘤一致，不应被视为类癌 / 神经内分泌癌[161,179,180]。

Kuppfer 细胞在肝细胞癌中可以见到，但一般较少，且分布不均匀。

超微结构和免疫组织化学特征

超微结构上，肝细胞癌在一些方面类似于正常成人的肝细胞，并且在许多方面与肝母细胞瘤有差异[202]（图 3.65）。

免疫组织化学方面，肝细胞癌 AFP[193,210]、细胞角蛋白、EMA、α_1- 抗胰蛋白酶[195]、纤维蛋白原、IgG、转铁蛋白受体[231]、铁蛋白[187]、Mallory 小体抗原[184]、白蛋白[181]、芳香酶（一种将雄激素转变为雌激素的酶）[246]、整合蛋白 VLA-α_1 和 VLA-β_1（与正常肝组织一样）[240]、CD15（一种黏附分子）[235]、胰岛素样生长因子Ⅱ（表达比正常肝组织多）[213]、表皮生长因子受体[196]、Ⅷ a 因子[195,203]、绒毛蛋白[214]、C- 反应蛋白[203] 和 α - 甲基酰基 - 辅酶 A 消旋酶（AMACR/P504S）[199] 染色呈阳性。

Hep-Per-1 是一种单克隆抗体，可与正常和肿瘤性肝细胞质内的尚未确定的标志物产生反应[244]。由于此抗体较为（但不绝对）特异，成为最为可信的肝细胞分化的标志物之一[186,192,208,216,218,223]（图 3.66）；但分化较差的肿瘤并不着色[208]。正如我们所希望的，胃肠道和其他部位的肝样腺癌也呈阳性[221]。

MOC31 是近来提出的一种抗体，可直接与细胞表面的糖蛋白产生反应，可被视为 Hep-Per-1 的相似物，一般

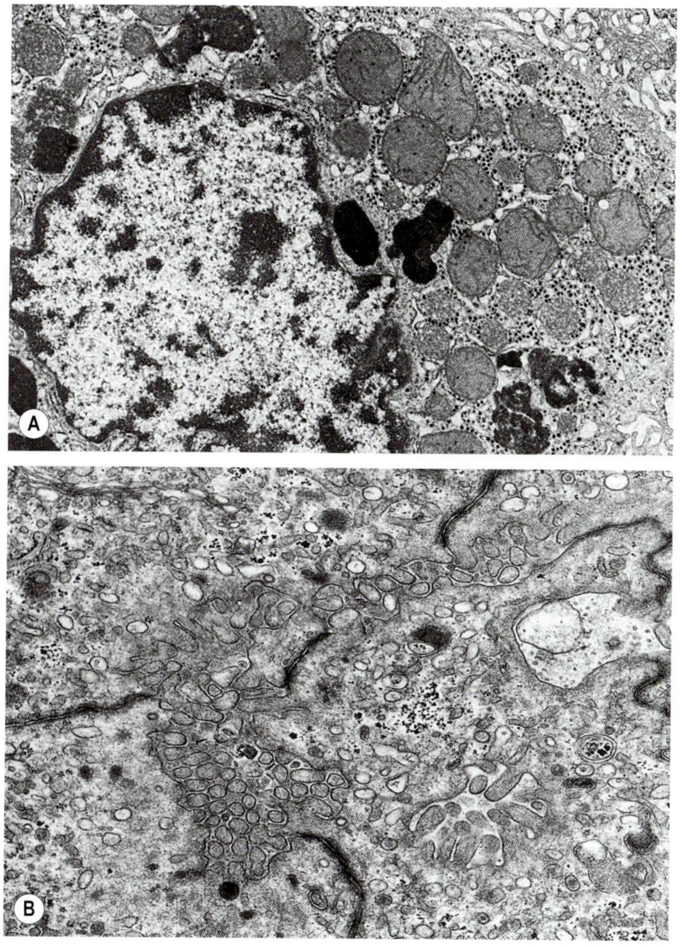

图3.65　肝细胞癌的超微结构表现。A，恶性肝细胞中可见大量线粒体、微体和多量糖原。胞质内也可含有胆汁。B，胆小管可见短粗的微绒毛以及紧密和中间型的细胞连接。也可见到成团的电子致密糖原颗粒。（A×11 200；B×18 700）（**B**, courtesy of Dr Robert A Erlandson, Memorial Sloan-Kettering Cancer Center）

胆管癌和转移癌表达，但肝细胞癌不表达[224,228]。

Glypican-3 是一种最新的标志物，已被添加到肝细胞表型名下。它是肝素硫酸蛋白多糖家族的一员，在细胞生长、分化和迁移中发挥作用[215,241,242]。其阳性为细胞质、胞膜和管腔。大多数肝细胞癌（尤其是伴有肝硬化的）和高度异型的结节均呈阳性；正常肝组织、结节状增生、大的再生结节或肝细胞腺瘤呈阴性（除非含有恶性病灶）[189,217]。不幸的是，少数硬化性结节、胚胎性肉瘤和间叶性错构瘤 Glypican-3 染色也呈阳性[241]，个别肝外肿瘤也呈阳性，如转移性腺癌和黑色素瘤[229]。然而，与 MOC-31 染色阳性相结合，Glypican-3 可成为极为特异的肝细胞癌标志物[229]。

另外一种新近应用的对良恶性肝细胞具有高度敏感性和特异性的标志物为精氨酸酶 -1，它是一种金属蛋白，可催化精氨酸水解为鸟氨酸和尿素[247]。

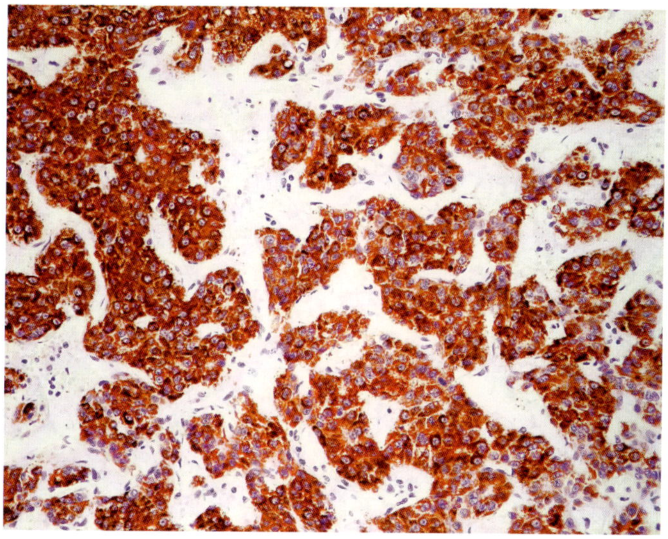

图3.66　肝细胞癌HepPar-1染色胞质呈强阳性。着色呈特征性的粗颗粒样。

肝细胞癌表达胰岛素是由于存在内源性生物素导致的假性结果[204]。

TTF-1 是一种转录因子，见于甲状腺和肺上皮细胞的细胞核，在肝细胞癌的细胞质内表达，此结果目前难以解释，需要进一步证实[227,245]。

甲胎蛋白相对特异，但对于肝细胞分化来说不很敏感，仅有 1/4 的病例有表达[183]。从理论上讲，白蛋白应当是肝细胞分化的最佳标志物，因为这种分子由肝细胞选择性产生。然而问题在于，它大量存在于细胞质内，可导致组织弥漫性重度着色。通过 ISH 来检测白蛋白 mRNA 可以解决这一问题，有助于肝细胞癌和肝外肝样癌的诊断[184,207,211]（图 3.67）。CEA 染色一般为阴性或仅为局灶阳性（应用单克隆抗体检测时，见下面章节），是鉴别胆管癌和转移癌的一个重要因素[197,210]。

至于细胞角蛋白，大多数肝细胞癌单克隆抗体 CAM5.2 和 35βH11（为 CK8）免疫染色呈阳性，但单克隆抗体 AE1（CK10、14、15、16 和 19）为阴性[206]。角蛋白 5/6、18 和 20 也为阴性，少数病例 CK7 为阳性[220,239]。这种特征与正常肝细胞相同[212]，大多数肝细胞癌均保留此特征。然而，正如反应性或化生性肝细胞可表达“胆管型”角蛋白（如细胞角蛋白 7）那样[238]，肝细胞癌亦如此[220]。我们和其他一些人都见过一些符合这种类型肿瘤诊断标准的肝原发性肿瘤病例，其大范围细胞角蛋白（包括 CK7 和 CK19）免疫染色呈阳性。这种发现提示：肝细胞癌和胆管癌起源于共同的多潜能干细胞[191,222,232]。

肝细胞癌的一个重要诊断特征是肿瘤细胞之间出现胆小管结构。这种表现可通过细胞学或组织学切片经碱性磷酸酶、胆汁糖蛋白（应用多克隆 CEA 抗体，与本标志物有交叉反应）、CD10（脑啡肽酶）或低分子量角蛋

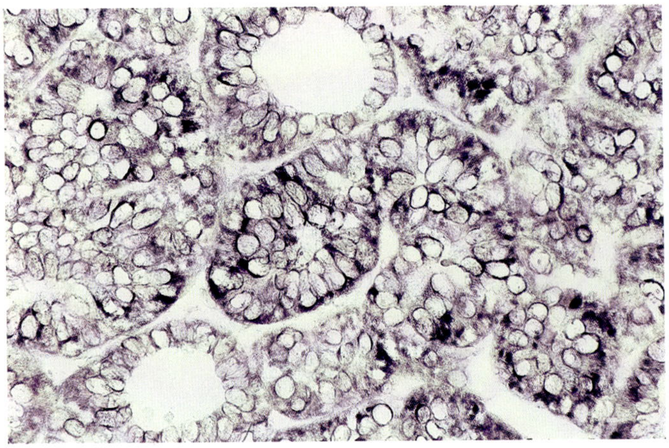

图3.67　通过原位杂交方法显示的肝细胞癌的白蛋白产物。

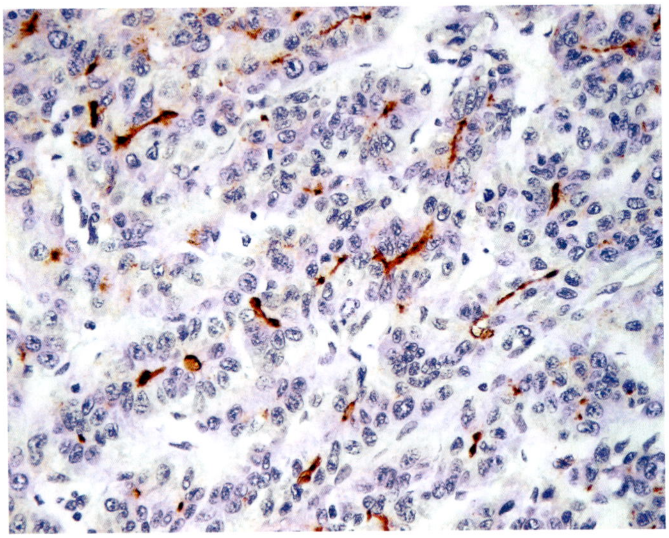

图3.68　通过多克隆CEA免疫组织化学方法显示的肝细胞癌的胆小管形成。

白[182,185,209,210, 219,243]染色来显示（图 3.68）。我们认为，碱性磷酸酶染色显示胆小管型着色见于良性而非恶性肝细胞肿瘤[188]这种看法并不十分可信。令人遗憾的是，在本章节中提到的标志物中此类情况即使不是全部，也占多数。它们中的许多标志物有助于区分肝细胞（和肝样）癌与胆管癌和肝转移癌，但对于肝细胞腺瘤或其他类型的腺瘤性增生的鉴别极少有用[237]。

肝细胞癌的细胞也可出现雌激素和孕激素受体[225,226]。分化较好的肿瘤可出现基底膜物质沉积（层粘连蛋白、Ⅳ型胶原和纤维连接蛋白），分布于小梁周围或腺泡周围[190,198,205]。层粘连蛋白的表达与整合蛋白的表达一致[236]，纤维连接蛋白的表达异常高[234]。超微结构和免疫组织化学上，肝细胞癌的血管表现为真正的毛细血管（如荊豆 EA1 结合、CD34 和足糖萼蛋白样蛋白 1 染色呈阳性，后者为 CD34 相关性唾液黏蛋白），与正常肝窦不同[200,201,230]，这种表现被认为是肝窦隙状脉管的“毛细血管化”。

与良性或“交界性”肝细胞病变相比，肝细胞癌的 AgNOR 计数有显著增高[233]。

分子遗传学特征

肝细胞癌的发生涉及多种向肿瘤细胞传达增殖和细胞生存表型的遗传学改变[249,261]。肝细胞癌中常见的遗传学改变包括：染色体扩增、杂合性缺失、突变、CpG 过度甲基化、DNA 低甲基化和微卫星不稳定性[256,260]。涉及的一些基因包括：CMYC（8q）、CCND1（11q）、AXIN1（16p）、TP53（17p）、CDH1（16q）和 PTEN（10q）。缺失常见于 17p、8p、16q、16p、4q、9p、13q、1p 和 6q，增加一般见于 1q、7q、8q 和 17q。大约 30% 的病例出现突变，尤其是在乙型肝炎病毒感染和黄曲霉毒素摄取常见的地区[248,257,258]，在地中海流域则极为少见[250]。TP53 基因的一种特殊型突变（第 249 个密码子的 G 转变为 T）为不常见表现[251,254]。多种遗传学改变常常导致 RAS、Wnt 和 mTOR 信号通路失调[256]。

基于基因表达和分子学分析已经提出了肝细胞癌的分子学分类方法[262]。目前分为六组（G1 ～ G6），G1 ～ G3 为染色体不稳定，G4 ～ G6 为染色体稳定。

1. G1 肿瘤出现低量 HBV 复制，过度表达胎肝基因，受亲代印迹调控。
2. G2 肿瘤出现高 HBV 复制以及 PIK3CA 和 TP53 突变。
3. G3 肿瘤出现 TP53 突变，缺乏 HBV 感染，出现频繁 P16 甲基化以及调控细胞周期基因的过度表达。
4. G4 肿瘤多样，包括 TCF1 突变的腺瘤和癌。
5. G5 肿瘤出现 CTNNB1（β- 连环蛋白）突变，导致 Wnt 通路活化。
6. G6 肿瘤出现 CTNNB1（β- 连环蛋白）突变，导致 Wnt 通路活化和卫星结节，Wnt 通路高度活化和 E- 钙黏蛋白低表达。

这种分类方法可用于临床靶向治疗，因为涉及特殊通路，如 G1 和 G2 肿瘤的 AKT 通路，G5 和 G6 肿瘤的 Wnt 通路[262]。也有不同的分子学分类方法，如以 TGF-β 通路活化为特征的 S1，以 MYC 和 AKT 活化为特征的 S2，以保留肝细胞样表型和频繁 CTNNB1 突变的 S3[255]。

比较基因组杂交（comparative genomic hybridization, CGH）技术显示：肝细胞癌与高度异性结节高度相关，强烈支持后者为癌前病变[259]。通过流式细胞术或图像细胞计数方法测定，非整倍体性见于大约半数的病例，并且与肿瘤的显微镜下分级一致[252,253]。

其他组织学类型

透明细胞性肝细胞癌在所有肝恶性肿瘤中大约占

9%[306]，女性明显多发，与肝硬化密切相关[307]。细胞质透明是由于有糖原和（或）脂肪聚集，可导致肿瘤表现与肾或肾上腺皮质癌极其类似[269]。鉴别诊断可借助特殊技术来完成，如通过HepPar-1和多克隆CEA免疫染色[291]以及荧光原位杂交（fuorescent in situ hybridization，FISH）法检测白蛋白mRNA[293]。与其他多数器官（如肺、甲状腺和乳腺）一样，透明细胞癌并非为特殊疾病，而是肿瘤主要分型当中一种与临床关系不大的形态学亚型[273]。

硬化性肝细胞癌已经提出，尤其是经过治疗后[283]。它可能与其他作者提出的“硬癌”型一致[290]。有1例报道伴有甲状旁腺激素（parathyroid hormone，PTH）样蛋白分泌[266]。

小细胞性肝细胞癌由片状生长的小细胞构成，低分子量角蛋白和AFP呈阳性[308]。

肝胆部位的**淋巴上皮瘤样**癌与鼻咽部位的此类肿瘤类似，同样可能与EB病毒有关[305]。此类肿瘤可能报道为肝细胞癌伴有淋巴组织样间质[272]。

肉瘤（梭形）细胞性肝细胞癌含有间叶性梭形和（或）多核巨细胞[279,282,289]。也可出现破骨细胞样巨细胞[280,284]、骨和软骨以及骨骼肌[265]。与其他器官一样，癌肉瘤一词适用于癌区域与肉瘤样区域截然分开的肿瘤[276,286]。

混合性肝细胞癌-胆管癌是目前被识别的真正出现肝细胞和胆管双向分化的肿瘤，从形态学和免疫组织化学两方面均如此[278,281,298,302]。胆管分化区域常常伴有炎症浸润和纤维组织增生性间质，上皮成分CK19和黏蛋白呈阳性[264]。在同一个肝甚或在同一肿块内伴发出现肝细胞癌与胆管癌存在不同情况（“碰撞瘤”）[277,285]。它也不同于肝细胞癌出现局灶胆管分化。在肝细胞癌的此种形态学亚型中，在显微镜和电镜下，形成的小胆管内衬与肝细胞而非胆管细胞的肿瘤细胞类似，腔内容物黏蛋白染色呈阴性[294]。

纤维板层状癌（也称为伴有纤维性间质的多角细胞型肝细胞癌和嗜酸细胞性肝细胞肿瘤）是肝细胞癌的一种特殊形态学亚型，主要见于不伴有肝硬化的年轻患者，预后一般较好[268,271]（图3.69）。在美国35岁以下的年轻患者中，近乎半数的肝细胞癌属于这种类型[274]。有1例伴发Fanconi贫血的病例报道[287]。其最具特征性的显微镜下表现为：排列成板层状结构的纤维化围绕肿瘤性肝细胞分布。肿瘤细胞呈多角形，重度嗜酸性，其原因是线粒体数量增加（图3.70）[267]。这些特征在细针针吸活检组织中也可见到[301]。

超微结构上，肿瘤细胞出现众多的线粒体，因此在显微镜下呈嗜酸细胞表现[275,295]。值得注意的是，现已明确，肿瘤细胞和周围肝组织的线粒体DNA显著减少，提示线粒体生物合成缺陷或弥漫性线粒体损伤[297]。也可见到胆小管样的管腔[299]。有报道提出，有些病例可出现致密核心的神经分泌型颗粒[288,296]。

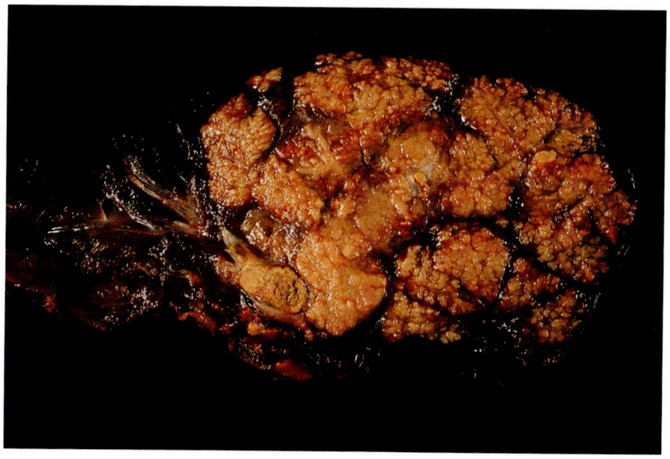

图3.69　纤维板层癌的大体表现。肿瘤较大，境界清楚，多结节状，呈黄色。

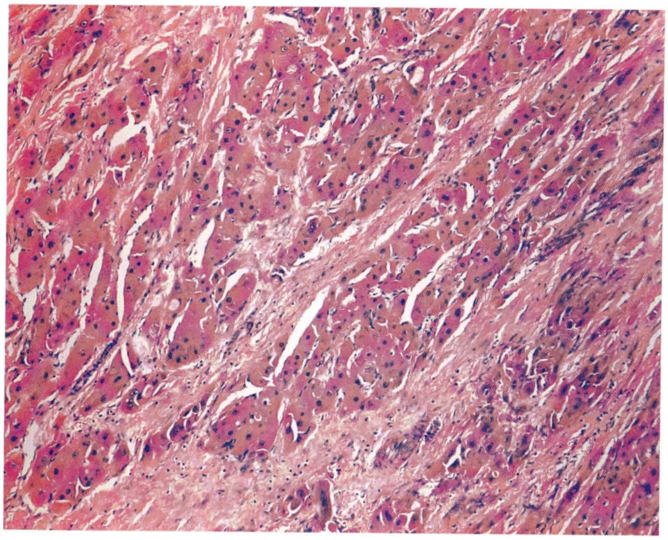

图3.70　纤维板层癌表现为肿瘤细胞团之间以较宽的纤维化带分隔。注意肿瘤细胞呈嗜酸细胞。

免疫组织化学上，肿瘤细胞不仅表达细胞角蛋白8和18（类似于传统的肝细胞癌），还表达7和（程度较轻的）19[263,303]。Glypican-3、前梯度蛋白-2和表皮生长因子受体也呈明显过度表达，后者是由于来自多体性7号染色体的编码基因拷贝数增益所致[263,270,304]。肿瘤细胞周围沉积的胶原主要为Ⅰ、Ⅲ和Ⅴ型胶原[292]。

纤维板层癌与局灶结节性增生之间结构相似，个别情况下两者可以共存，提示这两种病变在发病机制上可能有关[300]。

超过半数的纤维板层癌可以切除，总体治愈率大约为50%。

活检和细胞学

肝细胞癌可以通过钻取或细针吸取活检来诊断[311,312,316,318]，或两种方法结合进行诊断[315,319]。肿瘤分化越好，恶性越难以诊断。在细针吸取的组织中，最有助于诊断的依据是肿瘤细胞与肝细胞类似，核仁明显，呈小梁状生长结构，可见肝窦样间质成分[313,315]。

细胞学上，支持肝细胞癌而非肝硬化的表现为：没有胆管上皮细胞和慢性炎症细胞，核质比增高，小梁状结构和非典型性裸露的肝细胞核[310]（图 3.71 和 3.72）。支持肝细胞癌而非转移癌的表现包括：多角形细胞，细胞核位于中央，细胞之间有肝窦样间质间隔，细胞核假包涵体，有嗜酸性细胞质内小体和胆汁分泌[310,315]。在组织学切片中，细针吸取组织可通过免疫组织化学染色来帮助诊断[309,314]。

穿刺活检的两种罕见但已经证实的并发症为沿途的种植和腹腔内出血[317]。

播散和转移

肝细胞癌可通过门静脉系统迅速浸润肝，首先在肝内播散[323]，然后可浸润至肺，并沿肺动脉分支生长。肝细胞癌也可侵入肝静脉并到达下腔静脉和右心房[322]。大体上，肿瘤侵犯胆管分支并不常见，但可以发生[321]。局部侵犯横膈和转移至局部淋巴结也较常见[328]。极少数的病例可通过血行广泛播散，发生肾上腺和广泛骨转移[320,325,326]。在有些病例中，病理性骨折或骨转移的其他表现为疾病的首要体征[324,326]。卵巢转移需要与卵巢原发性肝样肿瘤鉴别[327]。血源性转移在孤立性（结节状）肝细胞癌中并不多见，更多见于巨块和弥漫型肝细胞癌[328]。

治疗和预后

整体上，未经治疗的肝细胞癌的平均存活时间大约为 4 个月[336,355]。在美国，肝细胞癌的总体 5 年存活率仅为 3%[334]。死亡的主要原因为肝衰竭和胃肠道出血[364]。有时，终末阶段可发生自发性破裂[355]或局灶性大片肝细胞坏死[362]。在个别情况下，肝细胞癌可出现自行消退[346]。

肝细胞癌的最有效的治疗方法为完整切除，仅有的长期（5 ~ 10 年）存活病例出自本组[365,367,369,371]。来自日本的大量报道提出，如果肿瘤得以早期诊断和治疗，存在治愈的可能[363]。日本的肝癌研究小组报告，到 1974 年底，在 297 例肝切除患者中存活超过 5 年的有 25 例，存活最长的超过 17 年[345]。其他中心报道的 5 年存活率为 25% ~ 65%[332,344]。目前，大量肿瘤采用肝移植治疗；肝移植治疗效果最好的是对较小的孤立性肿瘤[333,354,368]。

系统性或动脉化疗在一定程度上可使不能手术的或复发性肿瘤减轻[337]。经导管进行肝动脉栓塞也可采用，可以导致肿瘤广泛坏死，尤其是较小的病变；有些包膜较厚的肿瘤也可以成功治疗[341]。

与肝细胞癌预后有关的因素包括：

1. **分期**。这是决定预后的最重要的因素[350,364,366]。
2. **大小**。在多数病例中，肿瘤“较小”（直径 2 ~ 5cm）的患者预后较好[332,340,370]。有些作者并未发现肿瘤大小本身具有重要的预后意义[342,344]。
3. **包膜**。有完整包膜的肝细胞癌比缺乏包膜的肝细胞癌进展慢[342,357]。在有包膜的肿瘤中，出现包膜外肝组织浸润的肿瘤（“包膜外型”）比肿瘤局限于包膜内（“包膜内型”）的预后差[343]。
4. **肿瘤数量**。单发性比多发性肿瘤的存活时间长

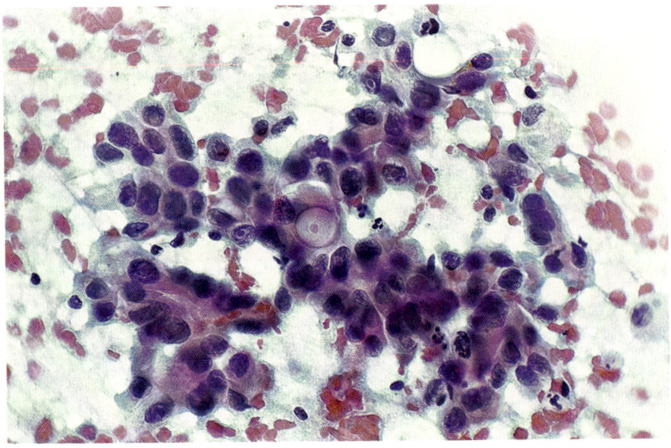

图3.71　肝细胞癌的细胞学表现。注意细胞呈多形性，缺少炎症成分。

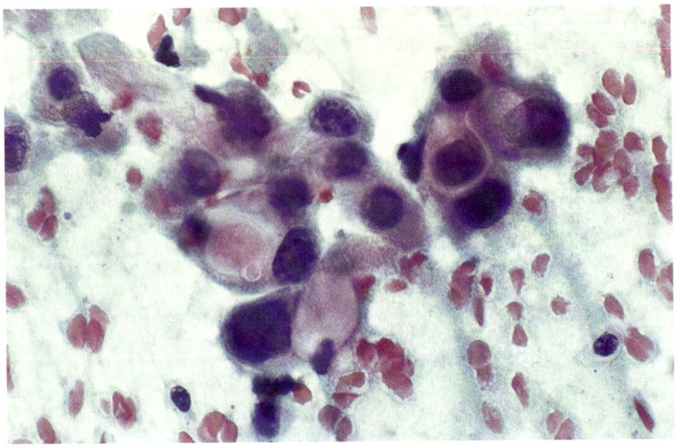

图3.72　肝细胞癌细针吸取活检的高倍镜表现（与图3.71为同一病例）。

[332,344,353,367]。

5. **门静脉受累**。为重要的预后不良表现 [330,332,340,367]。
6. **显微镜下类型**。前面提到，纤维板层性肝细胞癌的预后较好（见第 368 页）。这似乎是因为这种肿瘤没有肝硬化，而并非是肿瘤内源性生物学特征 [347,348]。肝细胞癌中出现胆管细胞和肉瘤样成分提示预后不良，尤其是后者 [331]。尚未发现肝细胞癌的其他形态学亚型与预后有关 [332]。
7. **显微镜下特征**。一项由多个机构参加的研究对经过切除治疗的 425 例肝细胞癌患者进行了研究，认为可作为判断生存率的独立性显微镜下特征为：血管浸润、细胞核分级较高和核分裂较多 [351]。在此情况下，核分裂指数的预后价值也已经得到其他研究的证实 [340]。
8. **出现肝硬化**。伴有肝硬化的癌预后较差，可能是由于防御功能较低和常常出现肿瘤广泛播散所致 [352,356,361]。
9. **血清 AFP 水平**。出现血清 AFP 高水平不仅具有诊断意义，而且预后较差 [360,367]。
10. **病毒抗原血症**。乙型肝炎抗原阳性病例与阴性病例之间没有显著的预后差异 [338,339]。
11. **应用孕激素**。现已明确，应用避孕药丸的患者比其他未用避孕药丸的患者预后好。
12. **性别和年龄**。这些参数与肿瘤的预后无关。然而，近来的一项研究显示，女性患者预后较好，因为其肿瘤常常有包膜 [359]。
13. **CMYC 扩增**。现已明确，肝细胞癌出现此表现预示预后不良 [329]。
14. **热休克蛋白**。HSP-27 的表达与肿瘤分级和生存有关，但能否作为独立性预后因子还有待进一步证实 [349]。
15. **P- 糖蛋白**。在一项研究中，肝细胞癌对化疗的反应与 Pgp 表达负相关，差异具有统计学意义 [358]。

肝母细胞瘤

肝母细胞瘤主要发生于新生儿，但也有个别大龄儿童和成人病例报道 [373,391,394]。肝母细胞瘤可伴发各种先天性异常（尤其是偏身性肥大）、肾母细胞瘤、糖原贮积性疾病和家族性结肠息肉病 [375,388,394,395]。与肝细胞癌不同，肝母细胞瘤与肝硬化无关。有些患者由于有异位性激素产生而出现男性化 [402]。血清甲胎蛋白水平常常升高。肝血管造影和 CT 对于术前肿瘤部位和范围大小的评估极为有益 [387]。

大体上，肝母细胞瘤呈实性，境界清楚，单发比多发更为常见。显微镜下，大多数肝母细胞瘤完全由不成熟的肝细胞成分组成，即为**单一性**或上皮性 [422]（图 3.73 和 3.74）。其中有些被称为**胎儿性**，肝细胞不规则排列成两个细胞厚的肝板，类似于胎儿的肝。其他一些被称为**胚胎性**，其表现更不成熟，以实性生长结构

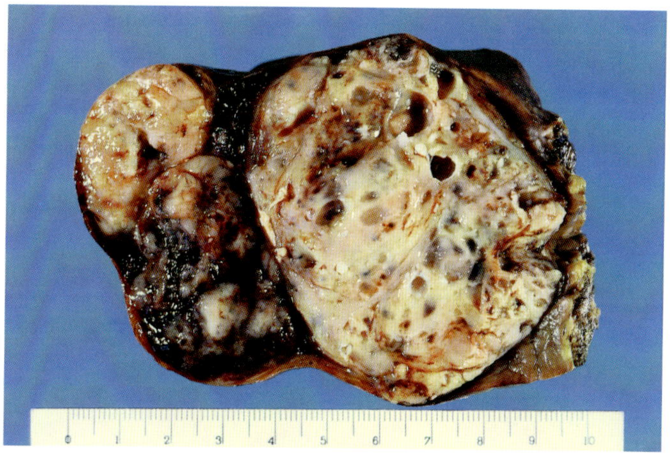

图3.73 发生于一位12周大的新生儿的肝母细胞瘤的大体表现。肿瘤境界清楚，呈多样性表现。（Courtesy of Dr RA Cooke, Brisbane, Australia; from Cooke RA, Stewart B. Colour atlas of anatomical pathology. Edinburgh, 2004, Churchill Livingstone）

为主，可出现缎带样、花环状和乳头状结构 [416,428]。有些肿瘤主要由间变的小细胞组成 [389,400,422]。其他一些可出现具有胆管特征的小管样结构（“胆管母细胞性肝母细胞瘤”）[429]。核分裂象的数量差异较大，但一般来说，胚胎型肝母细胞瘤的核分裂象较多。髓外肝细胞造血灶经常可见，均见于胎儿型 [382]。可以见到多核巨细胞，尤其是在有激素产生的肿瘤 [404,406]。胎儿型与胚胎型之间的转变经常可见。类似于肝细胞癌的**巨梁型**肝母细胞瘤已有报道 [390]（图 3.75）。显微镜下，肝母细胞瘤与肝细胞癌的主要区别如表 3.10 所示。发生于大龄儿童和青春期的一些原发性恶性肝细胞肿瘤出现介于肝母细胞瘤和肝细胞癌之间的表现；称为**过渡型**肝细胞肿瘤 [408]。

大约 1/4 的肝母细胞瘤（称为**混合性**）除了上皮细胞以外还含有未分化的或伴有骨或软骨形成的间质成分，导致其表现类似于肾母细胞瘤。这种表现支持这些肿瘤起源于能够进行上皮和间叶双向分化的多潜能母细胞，有时可类似于畸胎瘤样表现 [378]。的确，从概念和实际工作中区分伴有畸胎瘤样表现的肝母细胞瘤和肝畸胎瘤很困难，如同肾畸胎瘤样肾母细胞瘤和肾畸胎瘤的鉴别。

超微结构上，肝母细胞瘤的上皮性肿瘤细胞有不成熟肝细胞的表现 [396,420]。免疫组织化学上，角蛋白、EMA、波形蛋白、多克隆 CEA、HepPar-1、甲胎蛋白、α_1- 抗胰蛋白酶、CD99、CD56（N-CAM）、hCG、转铁蛋白受体和 δ 样蛋白呈阳性 [372,383,405,409,419]。后者是一种功能不明的膜蛋白，据说具有高度的敏感性和特异性，被誉为最新标志物，但通过进一步的评估并非如此 [380]。异常细胞核 β- 连环蛋白免疫染色极具特征性表现，与出现编码基因突变有关 [376]。

几乎所有的肝母细胞瘤（与肝细胞癌中一样，见上文）表达 Glypican-3，但正常肝组织不表达 [430]。

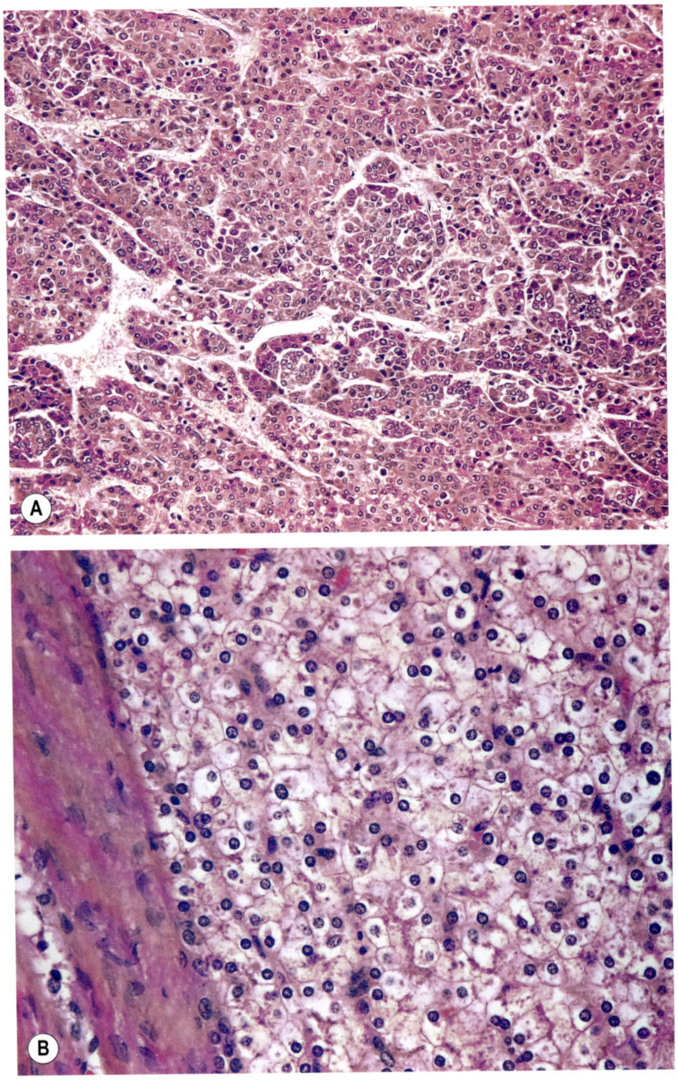

图3.74 A和B，单纯上皮性肝母细胞瘤。A，呈巢状生长的胚胎和胎儿型表现。B，较成熟的肝细胞部分出现透明的胞质。

表3.10 上皮型肝母细胞瘤和肝细胞癌的形态学比较

组织学所见	肝母细胞瘤	肝细胞癌
肿瘤块	单发	单发或多发
假包膜	有	一般没有
小梁	一般两个细胞厚	一般多个细胞厚
胆小管	有	有
“明暗结构”	有	一般没有
比较肿瘤细胞与未受累的肝细胞的大小	较小	较大
多形性	没有或较轻	有
肿瘤性巨细胞	无	有
多核性肿瘤细胞	无	有
胆汁形成	有	有
糖原	有	有或无
脂肪	有	有或无
细胞质内小体及其他包涵体	无	有或无
髓外造血	有	无
伴有肝硬化	无	有或无

From Ishak KG, Glunz PR. Hepatoblastoma and hepatocarcinoma in infancy and childhood. Cancer 1967, **20:** 396–422.

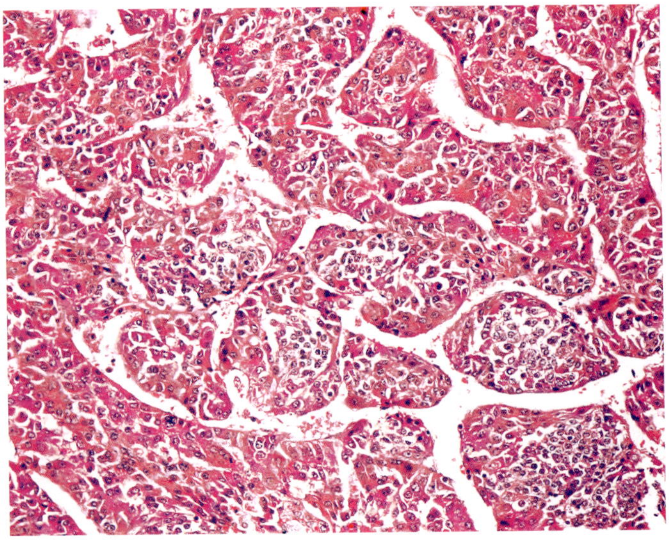

图3.75 所谓“巨梁型”肝母细胞瘤。

与肝细胞癌一样，肝母细胞瘤表达的角蛋白一般为低分子量型（8和18，但有时19和7也可表达）[425]。肝母细胞瘤的小细胞性上皮成分表达角蛋白7（和白蛋白），说明存在可以分化为肝细胞和胆管细胞的具有双向潜能的肝干细胞[414]。CEA着色类型类似于多克隆抗血清，呈胆小管样表现；胎儿型比胚胎型更为多见[383]。肝母细胞瘤可伴有局灶神经内分泌分化，这是其与肝细胞癌之间的另一个相似之处。肝母细胞瘤免疫组织化学染色，神经元特异性烯醇化酶（NSE）、嗜铬素、生长抑素和5-羟色胺呈阳性[411,427]；有些肝母细胞瘤也可含有黑色素，免疫组织化学上表达HMB-45[413]。肝母细胞瘤的细胞外物质（与肝细胞癌类似）基底膜染色呈阳性，如层粘连蛋白、Ⅳ型胶原和纤维连接素[412]。

细胞遗传学上，多数一致的改变是染色体2、8和

20 三体以及和 1q 重排 [377,407]，其中有些异常在胚胎型横纹肌肉瘤也常见 [385,422]。大多数病例（> 80%）出现 CTNNB1（β- 连环蛋白）基因的体细胞突变，由此可以解释免疫组织化学检测出现的异常细胞核蛋白易位 [374,376,397,401,424]。在胎儿型中，流式细胞术测定的 DNA 成分多为二倍体，但在大约 50% 的胚胎型和小细胞间变型为非整倍体 [393]。免疫组织化学检测常常出现 p53 过表达，但似乎并非是由于基因突变所致 [398]。CGH 分析显示高频 X 染色体增益，说明肿瘤的上皮和间质成分在遗传学上类似 [423]。

肝母细胞瘤可局部侵犯并出现局部淋巴结、肺、脑和其他器官转移。有些肝母细胞瘤患者出现特有的肾小球 Bowman 囊内衬上皮腺瘤样改变；其发病机制尚不清楚 [399]。

肝母细胞的治疗选择手术切除和辅助性化疗 [381,384]。肝移植的应用在增加 [403,421]。术前化疗越来越受欢迎，因为其可使起初不能切除的肝母细胞瘤成功切除 [386,410]。化疗导致的形态学表现为：肿瘤坏死，纤维组织细胞反应，出现明显的骨样组织，类似非肿瘤性肝组织的细胞结构分化（但可以通过细胞核表达 β- 连环蛋白与后者鉴别），以及类似肝细胞癌的表现 [415,426]。肝母细胞瘤的存活率明显好于肝细胞癌，主要取决于临床分期 [379,390,418]。在组织学亚型当中，胎儿型比胚胎型预后好 [428]，巨梁型和小细胞未分化型进展较快 [390,392,400]。有些研究认为，通过流式细胞术或影像细胞计数测定的非整倍体预后较差 [393,417]。然而，在一项有 105 例肝母细胞瘤病例的研究中 [379]，组织学类型和倍体情况均与预后无关。

胆管肿瘤和瘤样病变

胆管错构瘤

胆管错构瘤也称为 **von Meyenburg** 或 **Moschcowitz 综合征**和**胆管板异常**，表现为多发性的、小的、白色结节散在分布于肝组织中，可被外科医师误认为是转移癌 [440]（见第 319 页）。如果病变较大，通过超声检查可以检测出来 [437]。显微镜下，这些结节表现为局灶性胆管不规则性聚集，小胆管周围围以多量纤维性间质 [431,439]。尽管单个腺体可呈不规则生长结构，但在低倍显微镜下，病变境界清楚，无细胞非典型性。

有关的发病机制包括缺血 [435]、炎症和遗传学异常。其中，后者与肾和（或）肝的多囊性疾病有相关性，提示遗传学异常至少与一些病例的发生有关；在一项研究中，97% 的伴有成人多囊性肾疾病的患者的肝中可见 von Meyenburg 综合征表现 [436]。已有个别病例恶变为胆管癌的报道 [433,434,438]。有一种变型其特征为胆管腔囊状扩张，被称为囊性或多囊性胆管错构瘤 [432,441]。

胆管腺瘤

80% 的胆管腺瘤是单发的。大体上，表现为境界清楚的、楔形的白色肿块，有时伴有中央凹陷，与转移癌极为类似。大多数病变直径不足 1cm 并位于被膜下 [447]。显微镜下，病变由小管样结构构成，极少或没有管腔 [444]。常出现炎症和（或）纤维化。有一种亚型是由透明细胞组成的，类似于肾细胞癌转移 [442]。还有一型可伴有明显的纤维化间质（**胆管腺纤维瘤**）[449]。免疫组织化学上，胆管腺瘤 CEA、EMA 和角蛋白呈阳性。其表型类似于幽门腺化生的表型 [446]。偶尔可出现类似于肺肿瘤的神经内分泌成分 [448]。其生物学行为是良性的。这种病变是肿瘤性的还是错构瘤性的尚有争议，其与 von Meyenburg 综合征有所不同，但差异并不明显 [443]。因而，有些作者提出将这些病变划归为**良性胆管增生**（benign bile duct proliferations, BPP）[445]。值得注意的是，这些病变中少数（大约 7%）出现 KRAS 突变 [445]。

胆管囊腺瘤和囊腺癌

胆管起源的良性和恶性囊性肿瘤可发生于肝，或少数可发生于肝外胆管系统（见第 4 章）[455,461]。实际发病的患者均为成人，女性最为多见 [450,453]。大体上，肿瘤呈多腔状，含有黏液样或透明液体。良性肿瘤内衬单层立方至高柱状产生黏液的细胞（类似于肝内胆管），而恶性肿瘤常常内衬肠型细胞（包括杯状细胞和 Paneth 细胞）[451,457]，并伴有不同程度的非典型性和核分裂象（图 3.76）。在良性和恶性类型中均可见内分泌细胞成分 [459]。囊腺癌可出现显著的间质浸润区域。良性和恶性区域可以共存，说明有取材全面的必要。嗜酸细胞分化也可出现 [463]。在一些病例（几乎均为女性）中，上皮下结缔组织中的细胞成分较多，与卵巢间质极其类似 [450,462]。这些细胞免疫组织化学染色波形蛋白、平滑肌肌动蛋白、激素受体和抑制素呈阳性 [452,458]。在极少数病例中，囊腺癌的恶性上皮细胞呈梭形假肉瘤样表现，与发生于胰腺的同类肿瘤相似 [460]。免疫组织化学上，胆管囊腺癌角蛋白、CEA 和 C19-9 呈阳性 [456]。

伴有卵巢样间质的囊腺癌女性患者的病程进展较慢，而缺少这一特性且发生于男性的囊腺癌进展较快 [450]。

有些囊性胆管肿瘤可能与先天性胆管异常有关，如先天性囊肿（见第 4 章）。这些肿瘤的主要治疗方法为手术切除 [454]。

胆管内乳头状-黏液性肿瘤

胆管内乳头状 - 黏液性肿瘤被认为是熟知的胰腺导管内乳头状黏液性肿瘤在胆管的同类病变 [467]。与胰腺病

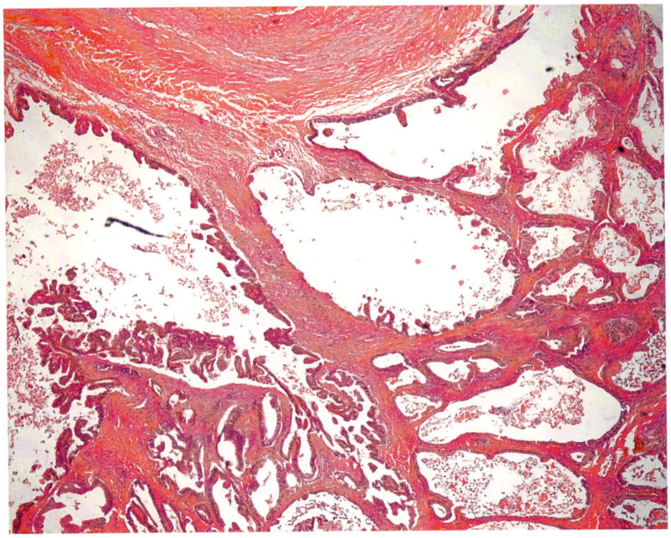

图3.76 胆管囊腺癌出现大小不一的囊状结构，内衬非典型但分化较好的产生黏液的腺上皮，局灶可形成乳头状结构。

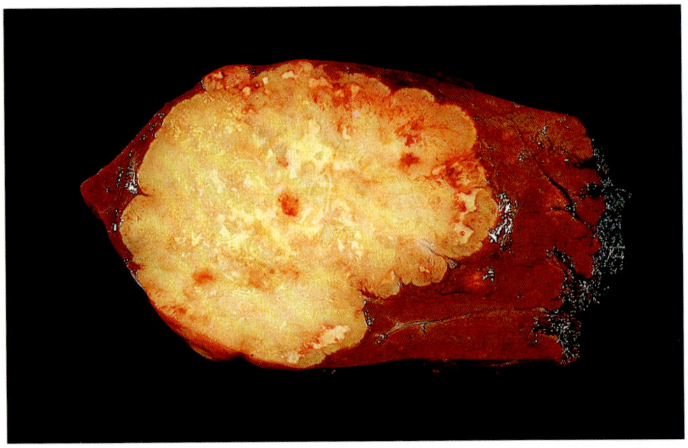

图3.77 胆管癌。肿瘤比肝细胞癌更白。

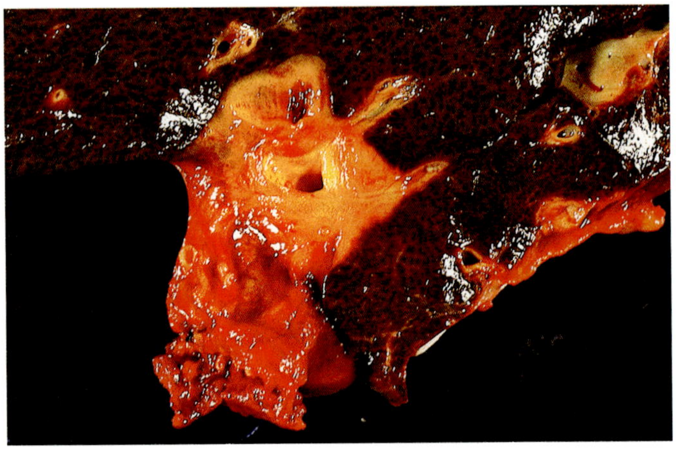

图3.78 胆管癌。肿瘤质地较硬。

变一样出现一系列包括明显乳头状和分支状以及黏液性表现。有些病例出现具有嗜酸细胞特征的细胞，这是与胰腺肿瘤的另一个相似之处。可伴发肝内胆石症，极少数伴发肝硬化 [464,465]。CDX2 和 MUC2 阳性常常出现，这被视为肠化生表现 [465]。胆管乳头状瘤病可能是此肿瘤家族中分化较好的一员，其中癌的发生率较高可以证实这一说法 [466]。

胆管癌

肝内胆管的恶性肿瘤比肝细胞的恶性肿瘤少见 [485]。尽管西方和非洲国家的多数病例不伴有肝硬化 [470]，但一些日本的病例研究提示，HCV 相关性肝硬化是日本国内胆管癌发生的一个主要危险因素 [493]。有些病例发生于先天性扩张的肝内胆管中（Caroli 病）[471,484]，紧邻先天性肝硬化背景 [481]，伴有多发性胆管错构瘤 [488,508]（von Meyenburg 综合征，见第 319 页），在伴有肝寄生虫感染的患者（**肝吸虫或麝猫后睾吸虫**）[492,513]，在应用二氧化钍 [510] 或合成类固醇治疗后 [514]，或伴发肝内结石者（肝结石病）[475,478,494,504]。在后一种情况中，现已明确胆管中癌前性异型改变 [505]。

大多数胆管癌病例发生于 60 岁以后。临床上，腹痛和体重减轻为最常见表现（相反，肝外胆管最常见的表现为梗阻性黄疸）[469]。大体上，这些肿瘤倾向于比肝细胞癌更硬和更白，因为含有多量的纤维性间质（图 3.77 和 3.78）。大多数发生于靠近肝门的区域，但也可发生于其他部位，包括被膜下区域。常可出现多中心性表现 [515,522]。门静脉或其分支受累不如肝细胞癌常见，但也可出现 [519]。

显微镜下，肿瘤呈腺癌表现，胆管样结构内衬立方或柱状细胞（图 3.79）。可出现筛状结构 [501]。较为常见的特征为：同一腺体内的肿瘤性上皮细胞呈异质性表现 [501,523]。这种独特的表现具有重要的诊断意义，整个胆管 - 胰腺系统发生的腺癌均可出现，应当将其视为特殊的一类病变 [497]。肿瘤具有在肝细胞板之间、沿胆管壁和神经播散的趋势。这种类型的肝组织浸润在外周分布的肿瘤（称为**胆小管癌**）中尤其明显 [495]。在一项病例研究中，81% 的病例可见神经周围浸润 [472]。间质成分一般较多，有时围绕肿瘤细胞分布 [490]。没有肝细胞癌的显著的肝窦样结构。黏蛋白染色几乎均为阳性 [523]。一些肿瘤表现类似于胃小凹，其他一些类似于幽门腺 [468]。胆管癌的形态学亚型包括：伴有大量黏液（黏液性胆管癌）[480]、伴有印戒样细胞 [479]、伴有鳞状细胞成分（腺鳞癌）[498,502]、伴有透明细胞特征 [486]、伴有乳头状特征 [521]、伴有乳头状嗜酸细胞特征 [500]、伴有甲状腺滤泡性肿瘤表现 [482]、伴有破骨样巨细胞成分 [487]、伴有淋巴上皮瘤样表现 [477]、（有些伴有 EB 病毒 [506]）和伴有梭形细胞成分

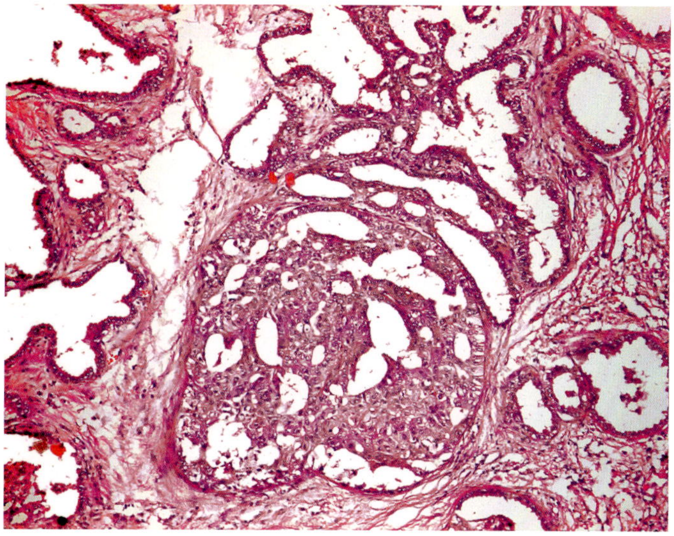

图3.79　高分化胆管癌。

（梭形细胞或肉瘤样胆管癌）的类型[503]。

免疫组织化学染色角蛋白、EMA和CEA呈阳性，为其与肝细胞癌鉴别的重要特征[474,501]。角蛋白阳性不仅见于单克隆抗体Cam5.2（与肝细胞癌相同，提示有CK7和CK8存在），而且见于CK7和CK19抗体[489,496]。肝内和肝外胆管癌之间存在一种值得注意的具有鉴别意义的角蛋白免疫染色模式，前者常常$CK7^+/CK20^+$，而后者常常$CK7^+/CK20^-$[511,512]。应用多克隆抗血清时CEA呈阳性与肝细胞癌中见到的胆小管样着色不同（实际上代表与胆管糖蛋白产生的交叉反应），是细胞质和腔内着色，如同大多数其他消化道腺癌。肿瘤组织多肽抗原[507]、淀粉同工酶[517]和PTH相关肽[509]染色也可显示（与肝细胞癌不同，肝细胞癌不表达这些标志物）。胆管癌可出现MET／肝细胞生长因子[520]和c-ERBB-2阳性[518]。与肝细胞癌不同，HepPar-1通常为阴性[496]。

Claudin-4（紧密连接的一种成分）在几乎所有的胆管癌中均有表达，但在正常肝细胞和肝细胞癌中没有表达[496]。

高发生率的KRAS基因突变已经检测出来，其发生率和谱系类似于大肠癌的[516]。胆管癌中其他常见分子学改变包括：细胞周期蛋白D1（由于基因扩增或转录后调控降低）过度表达、p21过度表达、DPC4失活突变（13%～15%的肝门／肝内胆管癌和55%的肝外胆管癌）和TP53突变（1/3的病例）[473]。

混合性肝细胞-胆管癌已在第367页提到。肝细胞癌和胆管癌的主要临床和病理学差异如表3.11所示。

胆管癌可局部播散至门静脉区，并可转移至局部淋巴结和远处脏器。卵巢转移与原发性黏液性肿瘤极为相似[491]。在分化好的肿瘤中，这些转移灶可在初次诊断后15年发生[483]。

胆管癌的治疗为手术，切除部分或全部肝组织，在

表3.11　肝细胞癌与胆管癌主要的临床和病理学差异

特征	肝细胞癌	胆管癌
细胞起源	肝细胞	胆管细胞
地理分布	明显不一致	世界范围
好发年龄	年轻人	老年人
好发性别	男性	无
出现肝硬化	常见	个别
肝细胞异型增生	可以出现	无
甲胎蛋白	有	无
产生胆汁	可有	无
黏液分泌	无	常见
大体表现	质软和出血	质硬，呈白色
最初播散	经静脉	经淋巴管

后者随后进行肝移植[499]。预后较差，整体平均存活时间不足2年[476]。

间叶性肿瘤和瘤样病变

血管肿瘤

血管瘤是肝最常见的良性肿瘤。大多数血管瘤病例为腹部探查或尸检时偶然发现。个别情况下，**血管瘤**可大到临床上出现明显的肿块。此时，可发生诸如自发性破裂出血和由于血小板消耗导致的血小板减少性紫癜等并发症。切面上，肿块一般仅轻度膨起，但偶尔可以有蒂。切面出现特征性的海绵样表现并呈黑红色。显微镜下，多数肝血管瘤为海绵状血管瘤，由高度扩张的不相吻合的血管腔构成。血管腔内衬扁平的依托于纤维组织的上皮细胞。常常出现不同时期的血栓机化（图3.70）。持续时间较长的病变可出现广泛玻璃样变或钙化[535]。较大的和（或）系统性血管瘤需要手术切除；较小的或无症状的病变进行保守治疗或观察[524,543,563]。

淋巴管瘤一般见于新生儿或儿童；在大多数报道的病例中，肝组织受累是累及其他器官（尤其是脾）的多中心性病病变的一部分（淋巴管瘤病）[536,553,559]。

良性（新生儿）血管内皮细胞瘤是一种细胞成分较丰富的血管瘤，几乎均发生于儿童，有时也发生于新生

儿[525,545]。在 Dehner 和 Ishak 报道的病例中[528]，87% 的病例在 6 个月大之前诊断。这种肿瘤可以是单发的也可以是多发的。后者伴有其他部位（尤其是皮肤）的血管瘤并非少见[549]。这种肿瘤也可以是 Beckwith-Wiedemann 综合征的一部分[531]。可以出现血清甲胎蛋白水平升高。这种肿瘤的死亡率较高，多数是由于肝衰竭、充血性心力衰竭或过度消耗性凝血病（Kasabach-Merritt 综合征）所致[528,556]。显微镜下和超微结构上，血管内皮细胞瘤的血管内衬一层或多层较胖的内皮细胞，周围围以同样明显的血管周细胞[533]。多数血管的血管腔较小或塌陷，但有时可见到海绵样病灶。局部可出现明显的小叶状结构，相互吻合的血管通路并非其特征。免疫组织化学上，GLUT-1 呈阳性，与海绵状血管瘤一样，与先天性肝血管转化不同[550]。基于肿瘤的大小和临床表现，治疗包括放疗、类固醇、环鳞酰胺、干扰素、经皮插管栓塞和手术切除[560]。

von Hippel-Lindau 综合征患者发生肝**血管母细胞瘤**已有报道，其表现类似于小脑的同名肿瘤[551]。

上皮样血管内皮细胞瘤为血管内皮肿瘤的一个特殊类型[537,542]。大多数患者为成年女性，可能与口服避孕药有关[527]。临床上，肿瘤可类似于 Budd-Chiai 综合征[561]。大体上，肿瘤常为多发，累及两侧肝叶。显微镜下，肿瘤性内皮细胞浸润肝窦和静脉，均表现为丛状血管内增生和纤维血栓性阻塞[530]。这些细胞较为丰满，细胞质呈嗜酸性，常常伴有空泡（图 3.81）。免疫组织化学上可出现局灶内皮细胞标志物阳性，包括 podoplanin，同 D2-40 抗体检测一样[534]。电镜下，可出现 Weibel-Palae 小体[552,554]。间质成分一般较多，可为黏液样、硬化性或钙化表现。其预后明显好于血管肉瘤，但在 Makhlouf 等报道的病例中，在 137 例患者中有 27% 出现了肝外转移[546]。肺部转移灶与肺的原发性上皮样血管内皮细胞瘤表现极为相似，即以前称作血管内支气管肺泡肿瘤（intravascular bronchioloalveolar tumor, IV-BAT）的病变。治疗为手术切除；有时，由于肿瘤范围较大，需要进行肝移植[539]。极少数情况下，肿瘤在同种移植物中可以再发[529]。

血管肉瘤（恶性血管内皮细胞瘤）的特征为形成相互吻合的血管通路（图 3.82）。病例之间和同一病例不同区域之间分化程度差异极大。分化好的肿瘤类似于肝紫癜或其他良性病变[544]，分化差的肿瘤与原发性或转移性上皮性肿瘤很难鉴别。有些肿瘤出现上皮样表现；与上皮样血管内皮细胞瘤的区别在于其异型性、核分裂象和坏死均较为显著。

在除了未分化肿瘤以外的所有肿瘤都可以通过免疫组织化学方法检测出第Ⅷ因子相关性抗原和其他内皮标志物[548]。多数病例见于成人，但经过证实的新生儿病例也有报道[532,555]。

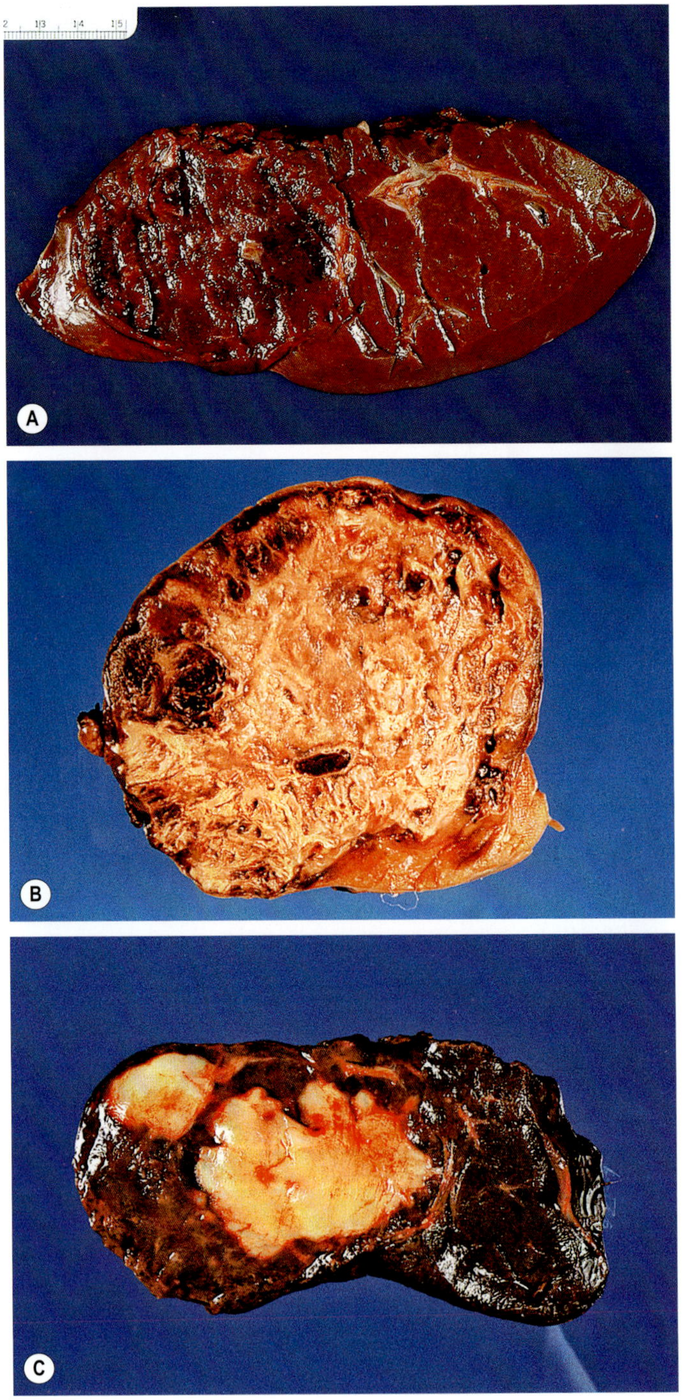

图3.80 A至C，肝海绵状血管瘤：A，切面呈典型的深红色。B，由于血栓形成，肿瘤继发出现大片纤维素沉着。C，一个有显著继发性纤维化例子。

经证实，成人发生肝血管肉瘤的风险在下列情况下增高：

1. **肝硬化**。见于大约 1/3 的成人病例，一般为巨结节（坏死后）型，包括由于血色素沉着症所致的肝硬化[557]。

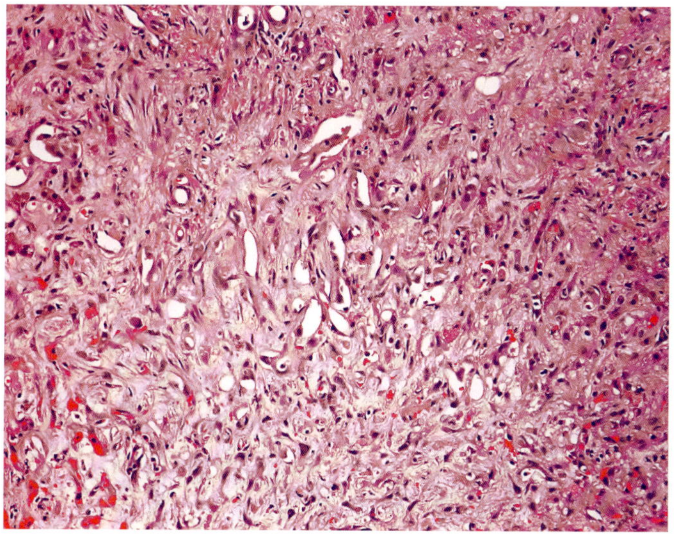

图3.81 上皮样血管内皮细胞瘤。广泛纤维化，胆管陷入其内，肿瘤细胞的上皮样表现可被误诊为胆管癌。

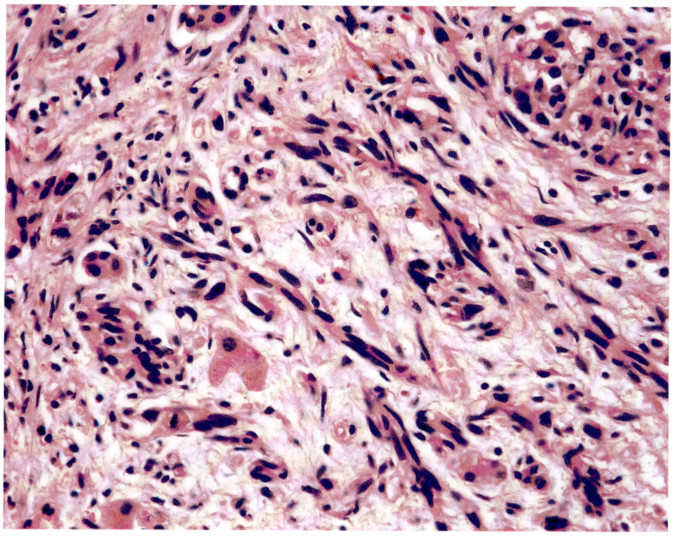

图3.82 肝血管肉瘤。高度异型的梭形细胞呈纤细的条索状结构，有些围绕中间管腔分布。

2. **接触乙烯基氯化物**。生产聚氯乙烯（polyvinyl chloride, PVC）的化工厂工人有较高的血管肉瘤发生率。PVC 为大多数塑料制品的成分，如水管、包装材料和建筑材料[526]。在 Makk 等报道的病例中[547]，平均接触时间为 16.9 年。大体上，大多数肿瘤是多中心性、出血性和坏死性的，伴有囊性变和纤维化区域。非肿瘤性肝组织常常出现被膜下和汇管区纤维化、肝窦扩张和内皮增生[558]。这种肿瘤具有致死性；在尸检中，大多数病例局限于肝，或通过直接扩展侵犯局部组织结构；与非 PVC 相关性肝血管肉瘤不同的是其极少出现远处转移[547]。

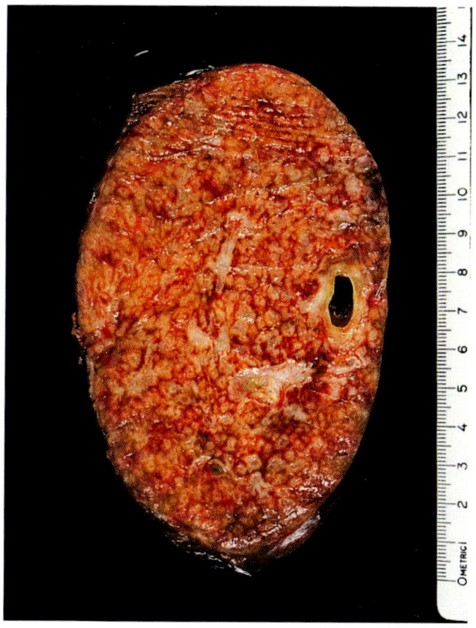

图3.83 肝间叶性错构瘤的大体表现。肿瘤呈实性微小结节表现。

3. **接触二氧化钍**。应用二氧化钍悬浮液进行放射影像学检查与之后发生的肝血管肉瘤有关，潜伏期为 20 ~ 40 年[538,541]。与前面提到的一样，这些肿瘤在非肿瘤性区域常常伴有肝窦扩张和内皮细胞增生[541]。在一些患者中，血管肉瘤可以混有肝细胞癌和（或）胆管癌[540,562]。
4. **接触砷剂**。有些肝血管肉瘤病例发生于长期接受含砷的 Fowler 溶液治疗之后。

间叶性错构瘤

间叶性错构瘤为极少见的良性病变，多发生于新生儿，表现为单发的球状红色结节[567]（图 3.83）。多数没有症状，在 2 岁以内出现腹部肿胀和腹部可触及肿块[576]。发生于成人也有报道[566,578]，可伴发特殊的临床表现[564]。有些可出现明显囊性成分[571]（图 3.84）。有时病变可长至很大[575]。显微镜下，其主要成分为含有丰富血管的成熟结缔组织，混杂着拉长的分支状胆管。其低倍镜表现类似于乳腺纤维腺瘤[577]（图 3.85）。超微结构上，细胞呈间叶性纤维母细胞样表现[565,574]。有人假设该病变起源于汇管区的结缔组织[565]。其血管结构类似于发病机制与缺血有一定关系的肝副叶扭转的血管改变[568]。然而，检测出涉及 19q13.4 染色体的特殊易位[569,572,573]和偶尔出现非整倍体改变[570]支持该病变为肿瘤性病变。极个别情况下可恶变为未分化（胚胎性）肉瘤（见下文）。

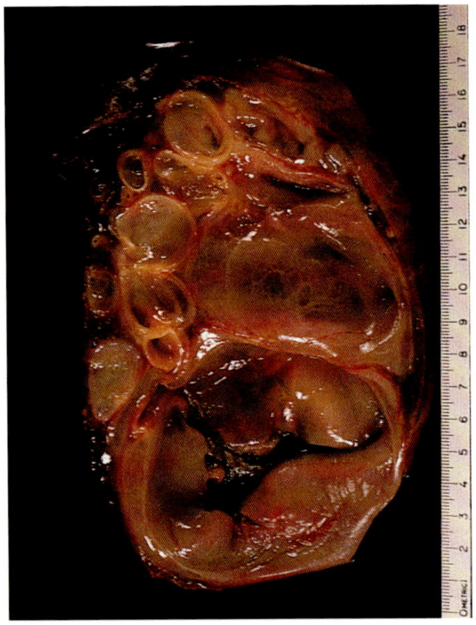

图3.84 未分化（胚胎性）肉瘤的大体表现。肿瘤呈多囊型。

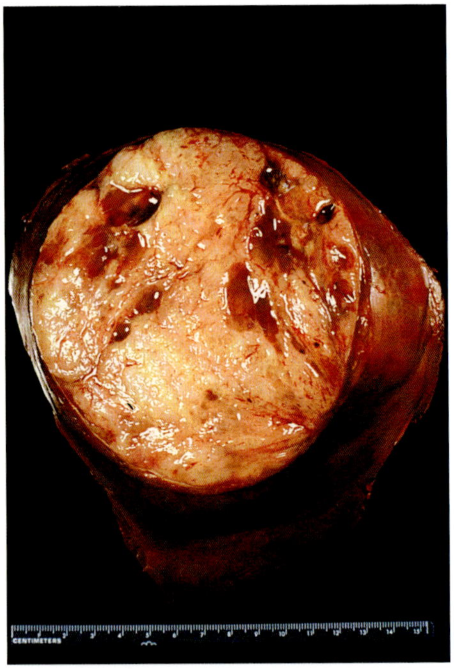

图3.86 未分化（胚胎性）肉瘤。大体表现，肿瘤境界清楚，大部分为实性，伴有囊性变区域。

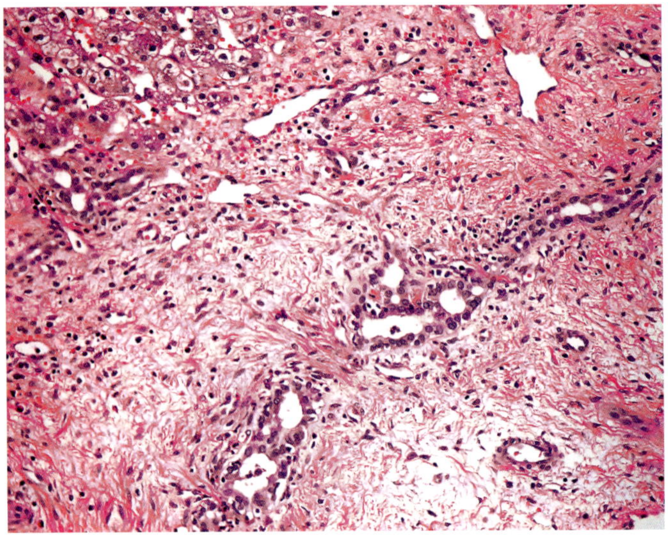

图3.85 肝间叶性错构瘤。其表现类似于乳腺纤维腺瘤。

未分化（胚胎性）肉瘤

未分化（胚胎性）肉瘤也称为恶性间叶瘤，主要发生于儿童，但成人也可发生[582,591,594]。据报道，有些病例伴发间叶性错构瘤[581,586,592]。

大体上，肿瘤一般较大，单发且境界清楚，伴有多处坏死、出血和囊性变区域（图3.86）。显微镜下，肿瘤由异型梭形细胞和巨细胞混合而成，多数细胞呈肉瘤样表现（图3.87）。较大的细胞常常含有多量PAS阳性的细胞质内透明小体（图3.88）。在大多数病例中，肿瘤细胞周围可见散在分布的增生的或变性的胆管样结构；由于这些结构成分没有明确的肿瘤性特征且多位于肿瘤的周边，一般将其视为陷入肿瘤的成分（图3.89）。

超微结构和免疫组织化学上，大多数细胞出现未分化间叶细胞、纤维母细胞和肌纤维母细胞表现，但其他也可出现平滑肌和骨骼肌分化，还有一些出现上皮细胞分化[591]。因此，免疫组织化学染色波形蛋白、α_1-抗胰蛋白酶、α_1-抗糜蛋白酶、溶菌酶、CD10、glypican-3（与间叶性错构瘤共有的特征）[588]、平滑肌肌动蛋白、结蛋白和角蛋白呈阳性[579,583,584,593]。其特殊的表型特征导致有些作者提出一个假设，认为它与肝原发性胚胎性横纹肌肉瘤在组织学发生上有关系[593]，还有一些人认为其为间变性（肉瘤样）肝细胞癌[589]。这些说法的可能性似乎不大，因为这些肿瘤肌形成蛋白和HepPar-1呈阴性[584,590]。

治疗包括根治性切除结合多种药物化疗[596,597]。不幸的是，预后一般较差，大多数患者在2年内死亡[585,587,595]。但也有少数长期存活的病例报道[580]。

其他间叶性肿瘤

肝的**血管肌脂肪瘤**与更多见于肾的同类肿瘤类似，由扭曲的血管、平滑肌和脂肪构成[608]。与在其他部位一样，有一种亚型主要由上皮样肿瘤细胞组成（单一形态的上皮样血管肌脂肪瘤），为PEComa系列的成分[623,638,645]（图3.90）。免疫组织化学染色肌动蛋白、结蛋白、S-100蛋白和最为重要的HMB-45呈阳性[637,642,644]。

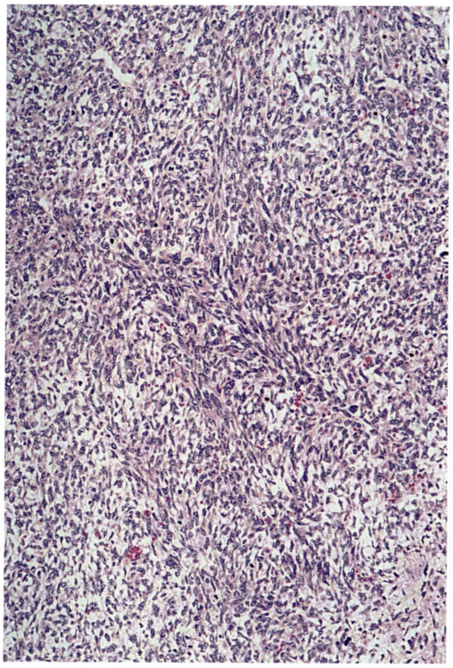

图3.87　低倍显微镜下，未分化（胚胎性）肉瘤显示明显的富于细胞，呈肉瘤样改变。

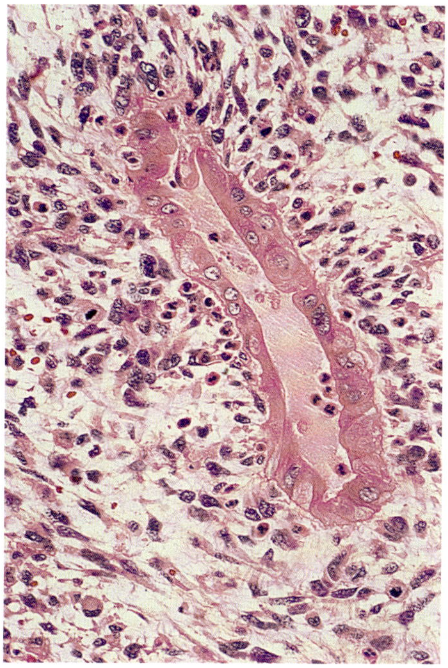

图3.89　胆管上皮出现轻度非典型性，其周围围绕着肉瘤样成分。

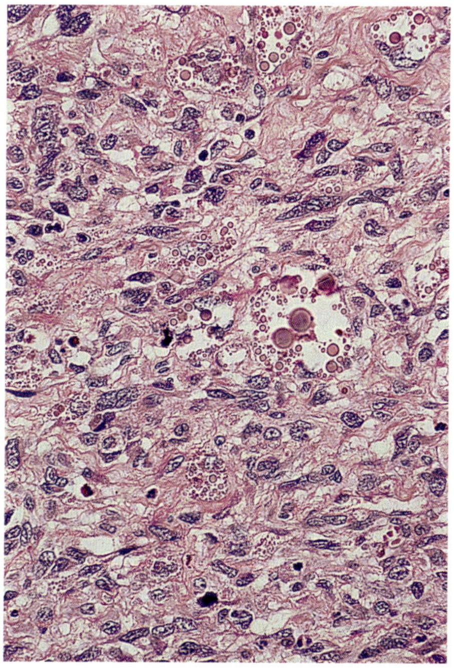

图3.88　肝恶性间叶瘤。肿瘤细胞之间可见较大的嗜酸性透明小体。

超微结构上，其特征类似于肾的同类肿瘤 [626]。与肾肿瘤不同的是，报道的肝的血管肌脂肪瘤不伴有结节性硬化症。这种肿瘤有一种亚型累及圆韧带，出现明显的透明细胞成分，类似于肺的透明细胞（“糖”）瘤 [606,636]。

肝血管肌脂肪瘤的生物学行为一般为良性，但有时呈浸润性生长，侵入周围肝实质 [624]。

大多数上皮样型的肝血管肌脂肪瘤也是如此；然而，个别临床恶性病例也有报道 [603,628]。

肝的**髓脂肪瘤**表现类似于更多见于肾的同类肿瘤，由脂肪和来源于骨髓的造血细胞混合而成 [622,633]。

肝的**平滑肌瘤**表现为肝内孤立性结节，主要的鉴别诊断为来自子宫或胃肠道的转移性高分化平滑肌肉瘤 [609,631]。有些肝的平滑肌肿瘤见于 HIV 感染患者或发生于器官移植术后，并且 ISH 检查存在 EBV[614,645,630]。有些肿瘤呈多中心性 [604]。显微镜下，常常出现多量肿瘤内 T 淋巴细胞 [604]。

肝的**脂肪瘤**表现为单发的实质内圆形肿块 [612]；应当与所谓的**肝假性脂肪瘤**鉴别，后者为附着于 Glisson 囊的圆形脂肪结节，可能是由于分离的网膜组织陷入所致 [613]。

肝的**孤立性纤维性肿瘤**（以前称为局限纤维化性间皮瘤）可发生于肝被膜下和实质 [619]（图 3.91）；与在其他部位一样，这种肿瘤免疫染色波形蛋白、CD4 和 BCL2 呈阳性 [600]。

良性雪旺细胞瘤和**恶性外周神经鞘瘤**发生于肝均有报道，有些发生于伴有 Recklinghausen 病的患者 [605,611,640]。

肉瘤原发于肝极为少见，其鉴别诊断包括源于其他部位的转移肉瘤和肉瘤样肝细胞癌。报道的成人肝原发性肉瘤类型病例包括：**纤维肉瘤** [598,621]、**平滑肌肉瘤**

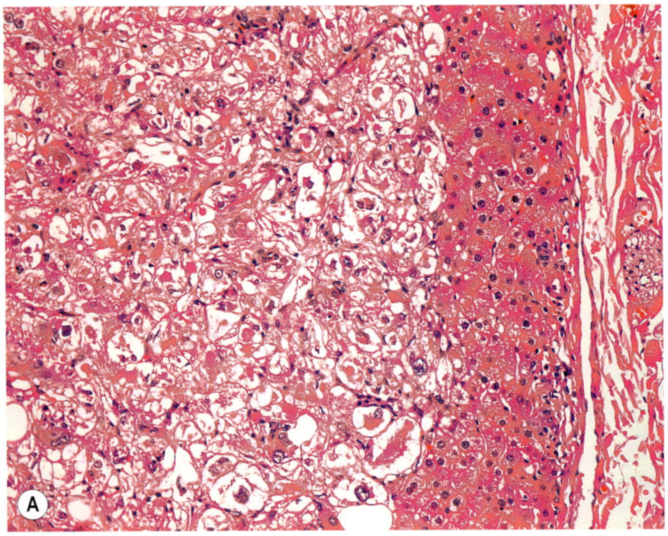

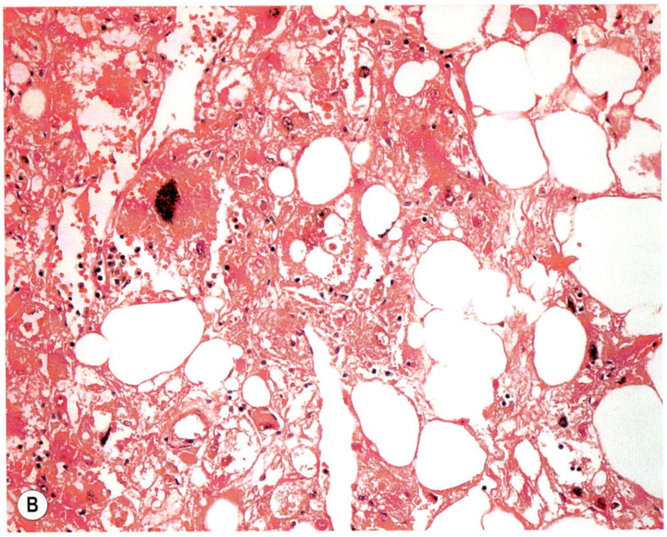

图3.90　A和B，肝上皮样血管肌脂肪瘤（“PEComa”）。A，实性生长结构，肿瘤细胞呈上皮样表现，可能被误诊为肝细胞肿瘤。B，可见奇异形的肿瘤巨细胞，周围可见脂肪组织岛。

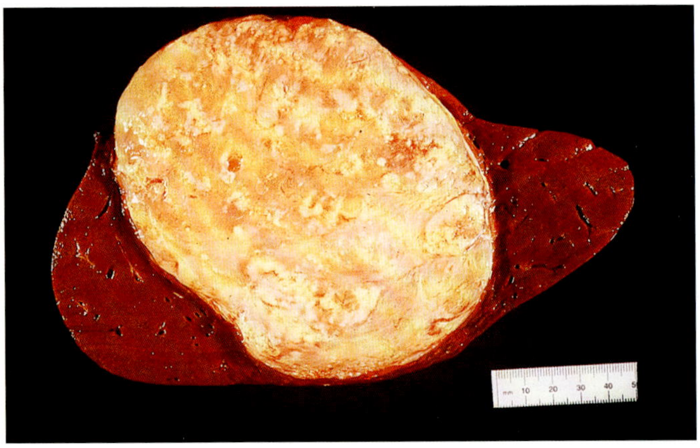

图3.91　肝的大的孤立性纤维性肿瘤。显微镜下，肿瘤呈恶性表现。

[513,536,549]（有些发生于HIV感染患者[632]见上文）、**横纹肌肉瘤**[617]（其中1例与长期应用口服避孕药有关[602]）、所谓的**恶性纤维组织细胞瘤**[599,616,618]、**成骨肉瘤**[635,639]和**破骨细胞样巨细胞瘤**[610,620]。在新生儿和儿童，**胚胎性横纹肌肉瘤**和**横纹肌样肿瘤**也有报道[607,625,629,634]。后者中有1例伴有血管活性肠肽分泌，提示其为伴有横纹肌特征的神经内分泌癌[643]。与在其他部位（或许除肾以外）一样，肝的横纹肌样肿瘤可能并不是单独的疾病，而是各种类型的细胞均可出现的形态学和表型改变。

恶性淋巴瘤和相关病变

局限于肝的**恶性淋巴瘤**极少发生[647,670]，多数见于成人，但也可见于儿童[663]。

从相对发生率的角度来说，累及肝的最常见的淋巴瘤类型为弥漫大B细胞淋巴瘤、Hodgkin淋巴瘤、外周T细胞淋巴瘤、滤泡性淋巴瘤、黏膜相关淋巴组织（mucosa-associated lymphoid tissue, MALT）型边缘区B细胞淋巴瘤以及间变大细胞淋巴瘤[648,653,654,659,661,677]。大B细胞淋巴瘤的一个亚型富于非肿瘤性T细胞和组织细胞，出现特殊性的弥漫性结构表现，可能类似于炎症性肝疾病[653,681]。有些原发性肝淋巴瘤伴发丙型肝炎病毒感染[646,669]。

肝脾（γ-δ）T细胞淋巴瘤是一种特殊性疾病，其特征为发生于年轻男性，伴有肝大、B症候、外周血细胞减少、缺乏外周淋巴结病，脾红髓、肝窦和骨髓可见淋巴细胞浸润，临床呈侵袭性病程[649,662]。这种肿瘤的α-β亚型女性多见，肝浸润一般位于汇管区周围[662]。常可见到7q等臂染色体。有发生于免疫功能受损患者的病例报道[655,683]。

移植后淋巴组织增生性疾病一般为B细胞型并与EBV有关。常常出现于移植后的6～17个月之间，表现为系统性疾病，有些病例可伴有肝移植物受累[667]。

Hodgkin淋巴瘤肝累及在Ⅳ型贮积性疾病中常见[671]。

浆细胞瘤和**多发性骨髓瘤**在肝可表现为占位性肿块[679,682]。

白血病肝累及多见于慢性淋巴细胞性和髓细胞性白血病[671]。在前者，浸润主要在汇管区周围；而在后者，主要累及肝窦，但也有许多例外[648]。特殊情况下，髓性白血病可表现为肿物样病变（所谓髓性或髓细胞肉瘤）[668]。

炎症性肌纤维母细胞瘤最初称为炎性假瘤，但目前多数被认为是肿瘤性的[650,676]。可发生于成人和儿童，出现发热和上腹部疼痛[657]。大体上，病变表现多样，可见坏死和出血区域。显微镜下，病变由富于成熟浆细胞的炎症性单核细胞成分和多量胖梭形细胞组成[675]（图3.92）。后者一般被认为是肌纤维母细胞，但它们作为辅助免疫系统成分（即网织/树突细胞）的可能性还需要探讨[665]。已有报道在一些病例中，滤泡树突细胞（其中有些较大且呈非典型性）增生与克隆性EBV有关[652,672,678]。

目前，有一些其他疾病可能也被包括在炎症性肌纤维母细胞瘤和炎性假瘤中。有些可能是反应性的，尤其是那些伴有阻塞性静脉炎和慢性胆管炎的病例[658,664]，以及那些出现自行消退的病例[656]。其余大多数可能是真正的肿瘤性病变。对于这些病变，应当采取手术切除治疗[657]。

在此，肝的**滤泡树突细胞瘤**需要提出来，因为其与炎性假瘤在形态学上有一些相似表现，且其发病机制可能也与之有关（图3.93）[665]。其由于出现表达诸如CD21和CD35等树突状滤泡细胞标志物的肿瘤性细胞成分而得名。与其他部位的树突状滤泡细胞瘤不同，肝的树突状滤泡细胞瘤常常出现EBV克隆性增生表现[651,652,674]。然而，并非总是如此[680]。

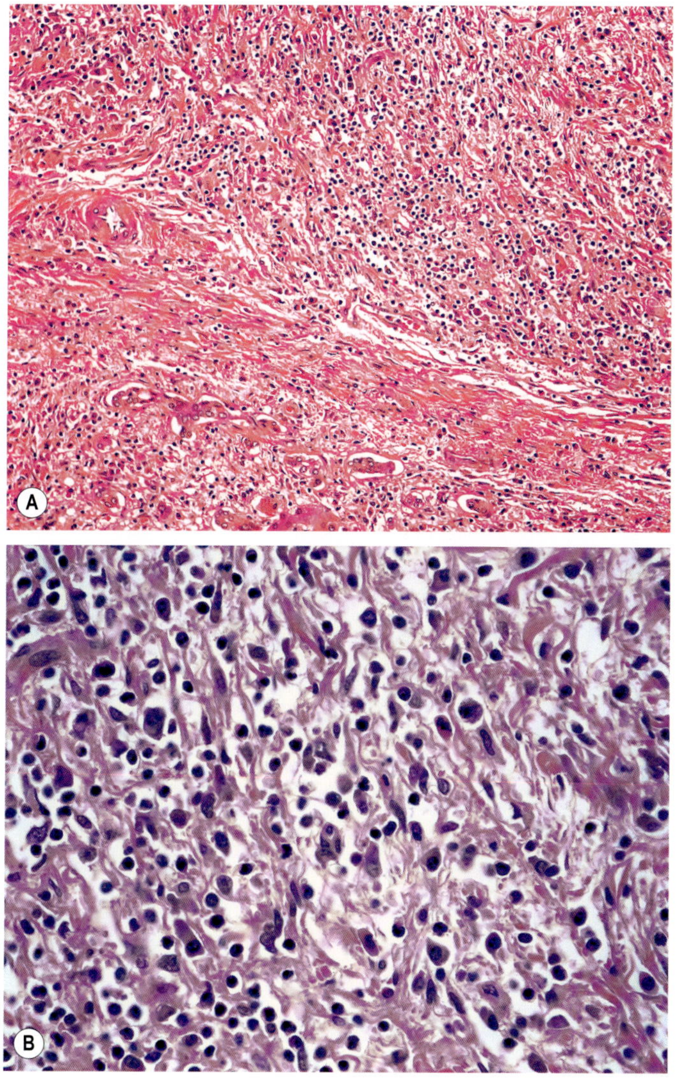

3.92 A和B，炎症性肌纤维母细胞瘤：A，结节境界清楚，伴有混合性细胞成分；B，高倍显微镜下可见梭形细胞，混合有淋巴细胞、浆细胞和组织细胞。梭形细胞符合肌纤维母细胞。

反应性淋巴组织增生和**结节性淋巴组织病变**是良性反应性淋巴组织病变，可能分别类似于滤泡中心细胞淋巴瘤和黏膜相关性淋巴瘤[666,673]。其中有些病变为**肝假性淋巴瘤**[684]。

Langerhans细胞组织细胞增生症可累及肝，可为单发性病变，也可为多系统性疾病的表现[660]。

其他原发性肿瘤和瘤样病变

据报道，肝的**鳞状细胞癌**可起源于先天性囊肿，作为畸胎瘤的一部分，或与肝内结石有关[694,715]。在后一种情况大多数可能为胆管癌中出现鳞状化生。

上皮-肌上皮癌，有发生于肝的个例报道，也可能与胆管系统有关[717]。

肝的**类癌**，可为单发或多发，绝大多数是由于胃肠道原发性肿瘤转移所致。然而，个别情况下，在长期临床或尸检没有其他部位肿瘤的情况下，肝内可见典型的类癌[685,707,714]。小肠的原发性类癌可能很小，手术中被忽略在所难免。在此情况下或许可以将类癌视为肝内原发性肿瘤。实际上，鉴于正常胆道存在神经内分泌细胞以及胆囊和肝外胆管可发生类癌，肝发生原发性类癌也是可能的。事实上，在报道的肝类癌中有1例就位于肝内胆管[693]。有些肿瘤胃泌素免疫反应呈阳性，并且伴有Zollinger-Ellison综合征[704,709]。其他类癌所致的症状是由于血管活性肽产生过多所致[686]。已报道比类癌分化更差的肝肿瘤仍可出现神经内分泌特征[701,720]。这些肿瘤被称为**神经内分泌癌**[710]。肝细胞癌中偶尔出现神经内分泌分

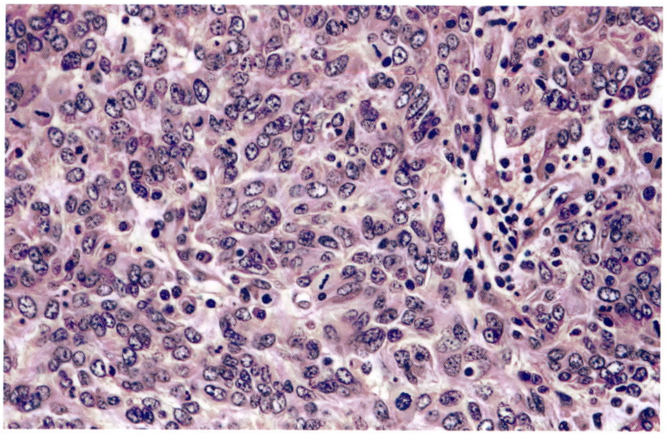

图3.93 肝的滤泡树突状细胞瘤。注意散在的淋巴细胞。

化，讨论见第 360 页。

促纤维组织增生性巢状梭形细胞肿瘤（钙化性巢状间质 - 上皮肿瘤）是近来提出的原发性肝肿瘤，发生于儿童和青少年 [698,700,705]。大体上为境界清楚、分叶状白色肿物，直径可达 30cm。显微镜下，病变特征为良性表现的梭形细胞和上皮样细胞呈巢状和束状结构，周围围以多量纤维组织增生性间质。钙化（伴砂粒体形成）和骨化常见。免疫组织化学上，肿瘤细胞表达全 CK、波形蛋白、CD57 和 WT1，但神经内分泌标志物（除了 NSE）呈阴性。报道的病例中有 2 例伴有异位 ACTH 产生和 Cushing 综合征。肿瘤切除后多数患者恢复良好，个别患者出现复发 [705]。

肝的良性和恶性畸胎瘤极其少见，主要见于儿童，但成人也可出现 [712]。恶性畸胎瘤应当与更为多见的混合型肝母细胞瘤鉴别 [706]（见第 369 页）。肝原发性**卵黄囊瘤**也有报道 [695,718,719]，有时可混以肝母细胞瘤 [689] 或肝细胞癌 [708]。原发性单纯性**绒癌**和**恶性混合性生殖细胞肿瘤**也有报道 [691,697,713,716]。

极少数累及肝的**其他肿瘤**为**副节瘤** [688]、胰腺型**腺泡细胞癌** [699]、**血管球瘤** [702]、**良性多囊性间皮瘤** [690,692] 和胰腺型实性假乳头状（乳头状 - 囊性）肿瘤 [703]。

肝内**瘤样肿块**可由于**脓肿**（见第 332 页）、**先天性肝纤维化** [696]、**孤立性坏死性结节**（可能为“早先的”硬化性血管瘤）[687] 和软化斑 [711] 所致。

转移性肿瘤

胆囊、肝外胆管、胰腺和胃的原发性恶性肿瘤常常通过直接扩展而累及肝。来自胆囊的恶性肿瘤一般沿汇管区扩展 [732]。来自大肠、肺、乳腺、胰腺、肾、胃及其他器官的恶性肿瘤常常可转移至肝。内脏器官的软组织肉瘤和恶性黑色素瘤也常常转移至肝。在接纳性极高的肝实质内，这些转移性病变常常长得很大（图 3.94 至 3.97）。

在一项有 8455 例成人恶性肿瘤的尸检病例研究中，39% 有肝转移 [734]，其中仅有 6% 为单发。有 81 例（2.5%）患者的转移灶局限于肝；此现象在经门静脉系统转移的肿瘤中更为多见，为其他肿瘤的 7 倍。

大体上，多数肝内转移性肿瘤形成独立的肿块，可使被膜局灶性隆起。脐状中央坏死可见于较大的病变。肝外表面未见结节并不能除外转移的可能。有时较大的转移灶可完全藏匿于肝实质内 [737]。有时（尤其是结直肠癌）转移性结节周围围以纤维性假性被膜 [733]。

原发肿瘤的部位与转移癌的大体表现之间存在一定关联。来自大肠的转移癌常常出现中央呈脐状的少数较大的结节；产生的黏液较多时，这些肿瘤常常出现明显钙化，可呈明显的放射状。高分化鳞状细胞癌结节由于坏死和角化质地极软。来自肺或乳腺癌的结节一般中等大小，不伴有广泛坏死或出血，伴有中央脐。来自胆囊癌的转移灶聚集于胆囊床周围，随着病变进一步深入肝实质，其结节大小逐渐减小。偶尔，极小的、几乎为粟粒样的转移性病变在肝内广为播散，甚至类似于肝硬化 [722]，一般为乳

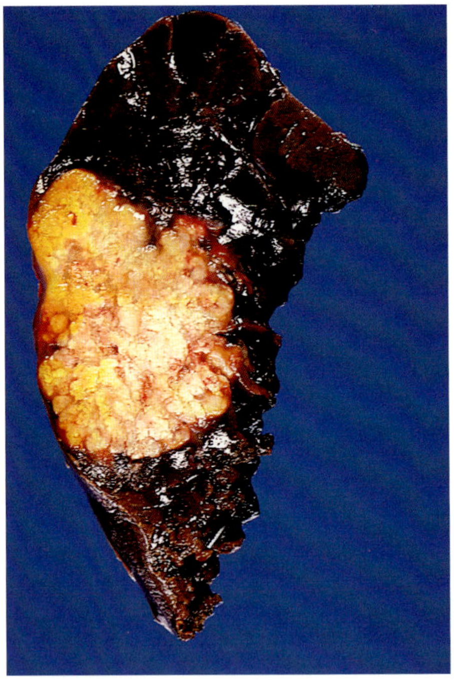

图3.94 大肠癌转移至肝。

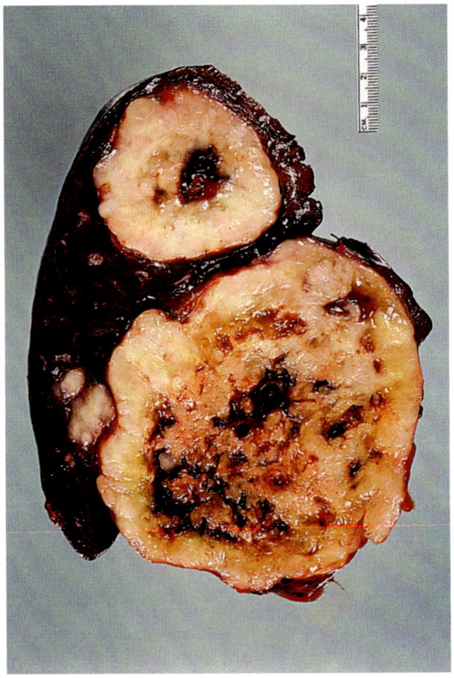

图3.95 平滑肌肉瘤转移至肝。原发肿瘤在胃。

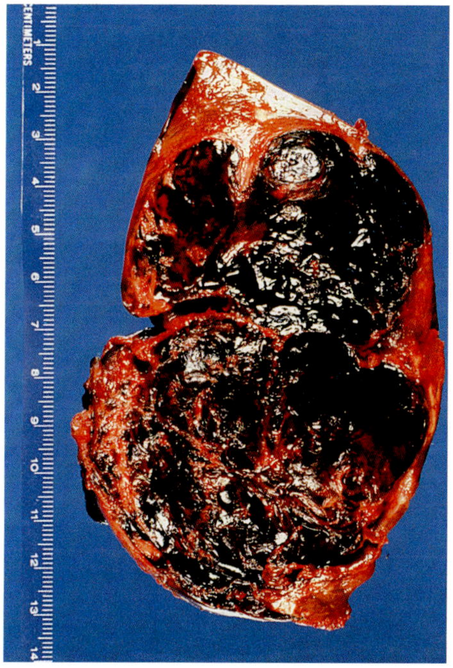

图3.96　绒癌转移至肝。肿瘤出现特征性的显著出血性改变。

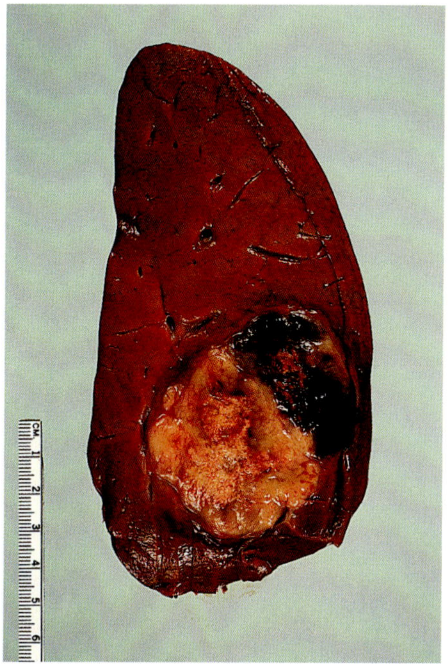

图3.97　恶性黑色素瘤转移至肝。肿瘤有一部分出现黑色素。

腺、前列腺或胃部肿瘤转移所致[736]。

一般来说，来自右部结肠癌的肝转移常常位于肝右叶，来自左部结肠癌和直肠癌的转移癌位于肝左叶[739]，但在其他病例中，两者之间无统计学差异[738,743]。转移性乳腺癌经过化疗可导致肝组织出现粗大分叶样改变，称为**分叶肝**，传统上此表现常常与梅毒有关[735]。

一项对来自意大利 Trieste 和日本 Tokyo-Chiba 的超过 10 000 例尸检病例的回顾证实了常常举例的无对照观察，即转移癌在硬化肝中极其少见；不论其原因如何（土壤不适于转移癌生长，或大多数肝硬化患者的存活时间不足以长到发生转移癌），结论是：发生于硬化性肝组织内的大多数恶性肿瘤是原发性的[730]。

许多良性病变的大体表现类似于转移癌的大体表现，包括纤维瘢痕、愈合性肉芽肿、胆管错构瘤和腺瘤以及结节性增生。因此，对于任何实验室检查怀疑肝转移癌的患者，不论其大体表现对于外科医师或病理医师来说多么典型，**都必须经过组织学检查证实**。显微镜下，转移癌与原发癌的鉴别可能很难，此时，角蛋白免疫组织化学染色有助于诊断[725,741]（见第 364 页）。尤其不可靠但好在极为少见的情况是胃或其他部位的肝样癌转移至肝[740]。

在有广泛肝转移的病例中，经皮肝活检的阳性率大约为 75%。应用腹腔镜直接活检，其阳性率可显著提高。应用细针针吸活检来诊断肝转移癌的数量正在增加，效果极好[724,726,728]。

剖腹探查发现多灶性肝转移时，多数手术只能起到暂时缓解作用。然而，通过仔细挑选那些单纯血行转移或邻近恶性肿瘤直接扩展至肝的患者，进行部分性肝切除可使患者长期存活，个别可以治愈[729,744]。对于转移性类癌，进行肝转移癌切除尤其值得，因为可以显著改善类癌综合征症状[731]。结肠癌转移常常也需要进行切除，5 年生存率可接近 30%[721,723,727,742]。

参考文献

LIVER TUMORS AND TUMORLIKE CONDITIONS

FOCAL NODULAR HYPERPLASIA

1 Ahmad I, Iyer A, Marginean CE, Yeh MM, Ferrell L, Qin L, Bifulco CB, Jain D. Diagnostic use of cytokeratins, CD34, and neuronal cell adhesion molecule staining in focal nodular hyperplasia and hepatic adenoma. Hum Pathol 2009, **40**: 726–734.

2 Baum JK, Bookstein JJ, Holtz F, Klein EW. Possible association between benign hepatomas and oral contraceptives. Lancet 1973, **2**: 926–929.

3 Bioulac-Sage P, Balabaud C, Wanless IR. Diagnosis of focal nodular hyperplasia: not so easy. Am J Surg Pathol 2001, **25**: 1322–1325.

4 Fechner RE. Benign hepatic lesions and orally administered contraceptives. A report of seven cases and a critical analysis of the literature. Hum Pathol 1977, **8**: 255–268.

5 Fechner RE, Roehm JOF Jr. Angiographic and pathologic correlations of hepatic focal nodular hyperplasia. Am J Surg Pathol 1977, **1**: 217–224.

6 Fischer HP, Lankes G. Morphologic correlation between liver epithelium and mesenchyme allows insight into histogenesis of focal nodular hyperplasia (FNH) of the liver. Virchows Arch [Cell Pathol] 1991, **60**: 373–380.

7 Gaffey MJ, Iezzoni JC, Weiss LM. Clonal analysis of focal nodular hyperplasia of the liver. Am J Pathol 1996, **148**: 1089–1096.

8 Gold JH, Guzman IJ, Rosai J. Benign tumors of the liver. Pathologic examination of 45 cases. Am J Clin Pathol 1978, **70**: 6–17.

9 Ibarrola C, Castellano VM, Colina F. Focal hyperplastic hepatocellular nodules in hepatic venous outflow obstruction: a clinicopathological study of four patients and 24 nodules. Histopathology 2004, **44**: 172–179.

10 Karhunen PJ, Penttilä A, Liesto K, Männikkö A, Möttönen MM. Occurrence of benign hepatocellular tumors in alcoholic men. Acta Pathol Microbiol Immunol Scand [A] 1986, **94**: 141–147.

11 Knowles DM II, Casarella WJ, Johnson PM, Wolff M. The clinical, radiologic, and pathologic characterization of benign hepatic neoplasms. Alleged association with oral contraceptives. Medicine (Baltimore) 1978, **57**: 223–237.

12 Mahfouz AE, Hamm B, Taupitz M, Wolf KJ. Hypervascular liver lesions. Differentiation of focal nodular hyperplasia from malignant tumors with dynamic gadolinium-enhanced MR imaging. Radiology 1993, **186**: 133–138.

13 Makhlouf HR, Abdul-Al HM, Goodman ZD. Diagnosis of focal nodular hyperplasia of the liver by needle biopsy. Hum Pathol 2005, **36**: 1210–1216.

14 Masood S, West AB, Barwick KW. Expression of steroid hormone receptors in benign hepatic tumors. An immunocytochemical study. Arch Pathol Lab Med 1992, **116**: 1355–1359.

15 Ndimbie OK, Goodman ZD, Chase RL, Ma CK, Lee MW. Hemangiomas with localized nodular proliferation of the liver. A suggestion on the pathogenesis of focal nodular hyperplasia. Am J Surg Pathol 1990, **14**: 142–150.

16 Nguyen BN, Flejou JF, Terris B, Belghiti J, Degott C. Focal nodular hyperplasia of the liver: a comprehensive pathologic study of 305 lesions and recognition of new histologic forms. Am J Surg Pathol 1999, **23**: 1441–1454.

17 Palmer PE, Christopherson WM, Wolfe HJ. Alpha-1-antitrypsin. Protein marker in oral contraceptive-associated hepatic tumors. Am J Clin Pathol 1977, **68**: 736–739.

18 Paradis V, Benzekri A, Dargère D, Bièche I, Laurendeau I, Vilgrain V, Belghiti J, Vidaud M, Degott C, Bedossa P. Telangiectatic focal nodular hyperplasia: a variant of hepatocellular adenoma. Gastroenterology 2004, **126**: 1323–1329.

19 Quaglia A, Tibals J, Grasso A, Prasad N, Nozza P, Davies SE, Burroughs AK,Watkinson A, Dhillon AP. Focal nodular hyperplasia-like areas in cirrhosis. Histopathology 2003, **42**: 14–21.

20 Ra SH, Kaplan JB, Lassman CR. Focal nodular hyperplasia after orthotopic liver transplantation. Liver Transpl 2010, **16**: 98–103.

21 Radosevich JA, Gould KA, Koukoulis GK, Haines GK, Rosen ST, Lee I, Gould VE. Immunolocalization of *ras* oncogene p21 in human liver diseases. Ultrastruct Pathol 1993, **17**: 1–8.

22 Roskams T, De Vos R, Desmet V. 'Undifferentiated progenitor cells' in focal nodular hyperplasia of the liver. Histopathology 1996, **28**: 291–299.

23 Shortell CK, Schwartz SI. Hepatic adenoma and focal nodular hyperplasia. Surg Gynecol Obstet 1991, **173**: 426–431.

24 Stocker JT, Ishak KG. Focal nodular hyperplasia of the liver. A study of 21 pediatric cases. Cancer 1981, **48**: 336–345.

25 Vilgrain V, Flejou JF, Arrive L, Belghiti J, Najmark D, Menu Y, Zins M, Vullierme MP, Nahum H. Focal nodular hyperplasia of the liver. MR imaging and pathologic correlation in 37 patients. Radiology 1992, **184**: 699–703.

26 Wanless IR, Albrecht S, Bilbao J, Frei JV, Heathcote EJ, Roberts EA, Chiasson D. Multiple focal nodular hyperplasia of the liver associated with vascular malformations of various organs and neoplasia of the brain. A new syndrome. Mod Pathol 1989, **2**: 456–462.

LIVER CELL ADENOMA

27 Alshak NS, Cocjin J, Podesta L, van de Velde R, Makowka L, Rosenthal P, Geller SA. Hepatocellular adenoma in glycogen storage disease Type IV. Arch Pathol Lab Med 1994, **118**: 88–91.

28 Ameriks JA, Thompson NW, Frey CF, Appelman HD, Walter JF. Hepatic cell adenomas, spontaneous liver rupture, and oral contraceptives. Arch Surg 1975, **110**: 548–557.

29 Bacq Y, Jacquemin E, Balabaud C, Jeannot E, Scotto B, Branchereau S, Laurent C, Bourlier P, Pariente D, de Muret A, Fabre M, Bioulac-Sage P, Zucman-Rossi J. Familial liver adenomatosis associated with hepatocyte nuclear factor 1alpha inactivation. Gastroenterology 2003, **125**: 1470–1475.

30 Bianchi L. Glycogen storage disease I and hepatocellular tumors. Eur J Pediatr 1993, **152**(Suppl 1): S63–70.

31 Bioulac-Sage P, Blanc JF, Rebouissou S, Balabaud C, Zucman-Rossi J. Genotype–phenotype classification of hepatocellular adenoma. World J Gastroenterol 2007, **13**: 2649–2654.

32 Bühler H, Pirovino M, Akovbiantz A, Altorfer J, Weitzel M, Maranta E, Schmid M. Regression of liver cell adenoma. A follow-up study of three consecutive patients after discontinuation of oral contraceptive use. Gastroenterology 1982, **2**: 775–782.

33 Chandra RS, Kapur SP, Kelleher J, Luban N, Patterson K. Benign hepatocellular tumors in the young. A clinicopathologic spectrum. Arch Pathol Lab Med 1984, **108**: 168–171.

34 Chen YW, Jeng YM, Yeh SH, Chen PJ. P53 gene and Wnt signaling in benign neoplasms: beta-catenin mutations in hepatic adenoma but not in focal nodular hyperplasia. Hepatology 2001, **36**: 927–935.

35 Coire CI, Qizilbash AH, Castelli MF. Hepatic adenomata in type Ia glycogen storage disease. Arch Pathol Lab Med 1987, **111**: 166–169.

36 Ding SF, Jalleh RP, Dooley J, Wood CB, Habib NA. Chromosome 17 allele loss in hepatocellular carcinoma but not in synchronous liver adenoma. Eur J Surg Oncol 1993, **19**: 195–197.

37 Edmondson HA, Henderson B, Benton B. Liver-cell adenomas associated with use of oral contraceptives. N Engl J Med 1976, **294**: 470–472.

38 Ferrell LD. Hepatocellular carcinoma arising in a focus of multilobular adenoma. A case report. Am J Surg Pathol 1993, **17**: 525–529.

39 Flejou JF, Barge J, Menu Y, Degott C, Bismuth H, Potet F, Benhamou JP. Liver adenomatosis. An entity distinct from liver adenoma? Gastroenterology 1985, **89**: 1132–1138.

40 Goodman ZD, Mikel UV, Lubbers PR, Ros PR, Langloss JM, Ishak KG. Kupffer cells in hepatocellular adenomas. Am J Surg Pathol 1987, **11**: 191–196.

41 Hasan N, Coutts M, Portmann B. Pigmented liver cell adenoma in two male patients. Am J Surg Pathol 2000, **24**: 1429–1432.

42 Heffelfinger S, Irani DR, Finegold MJ. 'Alcoholic hepatitis' in a hepatic adenoma. Hum Pathol 1987, **18**: 751–754.

43 Ishak KG, Rabin L. Benign tumors of the liver. Med Clin North Am 1975, **59**: 995–1013.

44 Jeannot E, Mellottee L, Bioulac-Sage P, Balabaud C, Scoazec JY, Tran Van Nhieu J, Bacq Y, Michalak S, Buob D, Laurent-Puig P, Rusyn I, Zucman-Rossi J. Spectrum of HNF1A somatic mutations in hepatocellular adenoma differs from that in patients with MODY3 and suggests genotoxic damage. Diabetes 2010, **59**: 1836–1844.

45 Kerlin P, Davis GL, McGill DB, Weiland LH, Adson MA, Sheedy PF II. Hepatic adenoma and focal nodular hyperplasia. Clinical, pathologic, and radiologic features. Gastroenterology 1983, **84**: 994–1002.

46 Khoo US, Nicholls JM, Lee JSK, Saing H, Ng IOL. Cholestatic liver cell adenoma in a child with hirsutism and elevated serum levels of cortisol and ACTH. Histopathology 1994, **25**: 586–588.

47 Le Bail B, Jouhanole H, Deugnier Y, Salame G, Pellegrin JL, Saric J, Balabaud C, Bioulac-Sage P. Liver adenomatosis with granulomas in two patients on long-term oral contraceptives. Am J Surg Pathol 1992, **16**: 982–987.

48 Libbrecht L, De Vos R, Cassiman D, Desmet V, Aerts R, Roskams T. Hepatic progenitor cells in hepatocellular adenomas. Am J Surg Pathol 2001, **25**: 1388–1396.

49 McCaughan GW, Bilous MJ, Gallagher ND. Long-term survival with tumor regression in androgen-induced liver tumors. Cancer 1985, **56**: 2622–2626.

50 Malatjalian DA, Graham CH. Liver adenoma with granulomas. The appearance of granulomas in oral contraceptive-related

hepatocellular adenoma and in the surrounding nontumorous liver. Arch Pathol Lab Med 1982, **106**: 244–246.

51 Micchelli ST, Vivekanandan P, Boitnott JK, Pawlik TM, Choti MA, Torbenson M. Malignant transformation of hepatic adenomas. Mod Pathol 2008, **21**: 491–497.

52 Miyagawa S, Makuuchi M, Chisuwa H, Lygidakis NJ. Resection of a large liver cell adenoma originating in the caudate lobe. Hepatogastroenterology 1992, **39**: 173–176.

53 Resnick MB, Kozakewich HPW, Perez-Atayde AR. Hepatic adenoma in the pediatric age group. Clinicopathological observations and assessment of cell proliferative activity. Am J Surg Pathol 1995, **19**: 1181–1190.

54 Salisbury JR, Portmann BC. Oncocytic liver cell adenoma. Histopathology 1987, **11**: 533–539.

55 Scott FR, El-Refaie A, More L, Scheuer PJ, Dhillon AP. Hepatocellular carcinoma arising in an adenoma: value of QBend 10 immunostaining in diagnosis of liver cell carcinoma. Histopathology 1996, **28**: 472–474.

56 Shortell CK, Schwartz SI. Hepatic adenoma and focal nodular hyperplasia. Surg Gynecol Obstet 1991, **173**: 426–431.

57 Tao LC. Oral contraceptive-associated liver cell adenoma and hepatocellular carcinoma. Cytomorphology and mechanism of malignant transformation. Cancer 1991, **68**: 341–347.

58 Tazawa K, Yasuda M, Ohtani Y, Makuuchi H, Osamura RY. Multiple hepatocellular adenomas associated with long-term carbamazepine. Histopathology 1999, **35**: 92–94.

59 Torbenson M, Lee JH, Choti M, Gage W, Abraham SC, Montgomery E, Boitnott J, Wu TT. Hepatic adenomas: analysis of sex steroid receptor status and the Wnt signaling pathway. Mod Pathol 2002, **15**: 189–196.

60 Westaby D, Portmann B, Williams R. Androgen related primary hepatic tumors in non-Fanconi patients. Cancer 1983, **51**: 1947–1952.

61 Wheeler DA, Edmondson HA, Reynolds TB. Spontaneous liver cell adenoma in children. Am J Clin Pathol 1986, **85**: 6–12.

62 Zucman-Rossi J, Jeannot E, Nhieu JT, Scoazec JY, Guettier C, Rebouissou S, Bacq Y, Leteurtre E, Paradis V, Michalak S, Wendum D, Chiche L, Fabre M, Mellottee L, Laurent C, Partensky C, Castaing D, Zafrani ES, Laurent-Puig P, Balabaud C, Bioulac-Sage P. Genotype–phenotype correlation in hepatocellular adenoma: new classification and relationship with HCC. Hepatology 2006, **43**: 515–524.

LIVER CELL CARCINOMA

General and clinical features

63 Chen M-F, Jan Y-Y, Jeng L-B, Hwang T-L, Wang C-S, Chen S-C. Obstructive jaundice secondary to ruptured hepatocellular carcinoma into the common bile duct. Surgical experiences of 20 cases. Cancer 1994, **73**: 1335–1340.

64 Cong WM, Wu MC, Zhang XH, Chen H, Yuan JY. Primary hepatocellular carcinoma in women of mainland China. A clinicopathologic analysis of 104 patients. Cancer 1993, **71**: 2941–2945.

65 El-Serag HB, Mason AC. Rising incidence of hepatocellular carcinoma in the United States. N Engl J Med 1999, **340**: 745–750.

66 Farhi DC, Shikes RH, Murari PJ, Silverberg SG. Hepatocellular carcinoma in young people. Cancer 1983, **52**: 1516–1525.

67 Ferrucci JT. Liver tumor imaging. Cancer 1991, **67**(Suppl 4): 1189–1195.

68 Higginson J. The epidemiology of primary carcinoma of the liver. In Pack GT, Islami AH (eds): Tumors of the liver. Vol. 26 of Recent results in cancer research. Heidelberg, 1970, Springer-Verlag.

69 Ikeda T, Tozuka S, Hasumura Y, Takeuchi J. Prostaglandin E-producing hepatocellular carcinoma with hypercalcemia. Cancer 1988, **61**: 1813–1814.

70 Klein WM, Molmenti EP, Colombani PM, Grover DS, Schwarz KB, Boitnott J, Torbenson MS. Primary liver carcinoma arising in people younger than 30 years. Am J Clin Pathol 2005, **124**: 512–518.

71 Kovalic JJ, Thomas PR, Beckwith JB, Feusner JH, Norkool PA. Hepatocellular carcinoma as second malignant neoplasms in successfully treated Wilms' tumor patients. A National Wilms' Tumor Study report. Cancer 1991, **67**: 342–344.

72 Lack EE, Neave C, Vawter GF. Hepatocellular carcinoma. Review of 32 cases in childhood and adolescence. Cancer 1983, **52**: 1510–1515.

73 Margolis S, Homey C. Systemic manifestations of hepatoma. Medicine (Baltimore) 1972, **51**: 381–391.

74 Ni YH, Chang MH, Hsu HY, Hsu HC, Chen CC, Chen WJ, Lee CY. Hepatocellular carcinoma in childhood. Clinical manifestations and prognosis. Cancer 1991, **68**: 1737–1741.

75 O'Conor GT, Tatarinov YS, Abelev GI, Uriel J. A collaborative study for the evaluation of a serologic test for primary liver cancer. Cancer 1970, **25**: 1091–1098.

76 Primack A, Wilson J, O'Conor GT, Engelman K, Canellos GP. Hepatocellular carcinoma with the carcinoid syndrome. Cancer 1971, **27**: 1182–1189.

77 Ruoslahti E, Seppala M, Vuopio P, Saksela E, Peltokallio P. Radioimmunoassay of alpha-fetoprotein in primary and secondary cancer of the liver. J Natl Cancer Inst 1972, **49**: 623–630.

78 Trevisani F, D'Intino PE, Grazi GL, Caraceni P, Gasbarrini A, Colantoni A, Stefanini GH, Mazziotti A, Gozzetti G, Gasbarrini G, Barnardi M. Clinical and pathologic features of hepatocellular carcinoma in young and older Italian patients. Cancer 1996, **77**: 2223–2232.

Predisposing and associated factors

79 Akagi G, Furuya K, Kanamura A, Chihara T, Otsuka H. Liver cell dysplasia and hepatitis B surface antigen in liver cirrhosis and hepatocellular carcinoma. Cancer 1984, **54**: 315–318.

80 Alpert ME, Davidson CS. Mycotoxins. A possible cause of primary carcinoma of the liver. Am J Med 1969, **46**: 325–327.

81 Anthony PP. Hepatocellular carcinoma: an overview. Histopathology 2001, **39**: 109–118.

82 Anthony PP, Vogel CL, Barker LF. Liver cell dysplasia. A premalignant condition. J Clin Pathol 1973, **26**: 217–223.

83 Aterman K. Hepatic neoplasia. Reflections and ruminations. Virchows Arch 1995, **427**: 1–18.

84 Balazs M. Primary hepatocellular tumours during long-term androgenic steroid therapy. A light and electron microscopic study of 11 cases with emphasis on microvasculature of the tumours. Acta Morphol Hung 1991, **39**: 201–216.

85 Boyd PR, Mark GJ. Multiple hepatic adenomas and a hepatocellular carcinoma in a man on oral methyl testosterone for eleven years. Cancer 1977, **40**: 1765–1770.

86 Brambilla C, Tackney C, Hirschman SZ, Colombo M, Dioguardi ML, Donato MF, Paronetto F. Varying nuclear staining intensity of hepatitis B virus DNA in human hepatocellular carcinoma. Lab Invest 1986, **55**: 475–481.

87 Cheah PL, Looi LM, Lin HP, Yap SF. Childhood primary hepatocellular carcinoma and hepatitis B virus infection. Cancer 1990, **65**: 174–176.

88 Chlebowski RT, Tong M, Weissman J, Block JB, Ramming KP, Weiner JM, Bateman JR, Chlebowski JS. Hepatocellular carcinoma. Diagnostic and prognostic features in North American patients. Cancer 1984, **53**: 2701–2706.

89 Cohen C, Berson SD, Budgeon LR. Alpha-1-antitrypsin deficiency in southern African hepatocellular carcinoma patients. An immunoperoxidase and histochemical study. Cancer 1982, **49**: 2537–2540.

90 Cohen C, Derose PB. Liver cell dysplasia in α-1-antitrypsin deficiency. Mod Pathol 1994, **7**: 31–36.

91 Colombo M, de Franchis R, Del Ninno E, et al. Hepatocellular carcinoma in Italian patients with cirrhosis. N Engl J Med 1991, **325**: 675–680.

92 Crawford JM. Pathologic assessment of liver cell dysplasia and benign liver tumors. Differentiation from malignant tumors. Semin Diagn Pathol 1990, **7**: 115–128.

93 Dahms BB. Hepatoma in familial cholestatic cirrhosis of childhood. Its occurrence in twin brothers. Arch Pathol Lab Med 1979, **103**: 30–33.

94 Deoras MP, Dicus W. Hepatocarcinoma associated with biliary cirrhosis. A case due to congenital bile duct atresia. Arch Pathol 1968, **86**: 338–341.

95 Dominguez-Malagon H, Gaytan-Graham S. Hepatocellular carcinoma: an update. Ultrastruct Pathol 2001, **25**: 497–516.

96 Dutta U, Kench J, Byth K, Khan MH, Lin R, Liddle C, Farrell GC. Hepatocellular proliferation and development of hepatocellular carcinoma. A case-control study in chronic hepatitis C. Hum Pathol 1998, **29**: 1279–1284.

97 Eguchi A, Nakashima O, Okudaira S, Sugihara S, Kojiro M. Adenomatous hyperplasia in the vicinity of small hepatocellular carcinoma. Hepatology 1992, **15**: 843–848.

98 Eriksson S, Carlson J, Velez R. Risk of cirrhosis and primary liver cancer in α-1-antitrypsin deficiency. N Engl J Med 1986, **314**: 736–739.

99 Farrell GC, Uren RF, Perkins KW, Joshua DE, Baird PJ, Kronenberg H. Androgen-induced hepatoma. Lancet 1975, **1**: 430–432.

100 Feitelson MA, Duan LX. Hepatitis B virus x antigen in the pathogenesis of chronic infections and the development of hepatocellular carcinoma. Am J Pathol 1997, **150**: 1141–1157.

101 Ferrell LD, Crawford JM, Dhillon AP, Scheuer PJ, Nakanuma Y. Proposal for standardized criteria for the diagnosis of benign, borderline, and malignant hepatocellular lesions arising in chronic advanced liver disease. Am J Surg Pathol 1993, **17**: 1113–1123.

102 Gall EA. Primary and metastatic carcinoma of the liver. Relationship to hepatic cirrhosis. Arch Pathol 1960, **70**: 226–232.

103 Hamasaki K, Nakata K, Tsutsumi T, Tsuruta S, Nakao K, Kato Y, Shima M, Koji T, Nagataki S. Changes in the prevalence of hepatitis B and C infection in patients with hepatocellular carcinoma in the Nagasaki Prefecture, Japan. J Med Virol 1993, **40**: 146–149.

104 Hernandez-Nieto L, Bruguera M, Bombi JA, Camacho L, Rozman C. Benign liver-cell adenoma associated with long-term administration of an androgenic–anabolic steroid (methandienone). Cancer 1977, **40**: 1761–1764.

105 Ho JCI, Wu P-C, Mak T-K. Liver cell dysplasia in association with hepatocellular carcinoma, cirrhosis and hepatitis B surface antigen in Hong Kong. Int J Cancer 1981, **28**: 571–574.
106 Hromas RA, Srigley J, Murray JL. Clinical and pathological comparison of young adult women with hepatocellular carcinoma with and without exposure to oral contraceptives. Am J Gastroenterol 1985, **80**: 479–485.
107 Ikeda K, Saitoh S, Koida I, Arase Y, Tsubota A, Chayama K, Kumada H, Kawanishi M. A multivariate analysis of risk factors for hepatocellular carcinogenesis. A prospective observation of 795 patients with viral and alcoholic cirrhosis. Hepatology 1993, **18**: 47–53.
108 Ilardi CF, Ying YY, Ackerman LV, Elias JM. Hepatitis B surface antigen and hepatocellular carcinoma in the People's Republic of China. Cancer 1980, **46**: 1612–1616.
109 Imazeki F, Omata M, Yokosuka O, Okuda K. Integration of hepatitis B virus DNA in hepatocellular carcinoma. Cancer 1986, **58**: 1055–1060.
110 Johnson FL, Feagler JR, Lerner KG, Majerus PW, Siegel M, Hartman JR, Thomas ED. Association of androgenic–anabolic steroid therapy with development of hepatocellular carcinoma. Lancet 1972, **2**: 1273–1276.
111 Kobayashi M, Ikeda K, Hosaka T, Sezaki H, Someya T, Akuta N, Suzuki F, Suzuki Y, Saitoh S, Arase Y, Kumada H. Dysplastic nodules frequently develop into hepatocellular carcinoma in patients with chronic viral hepatitis and cirrhosis. Cancer 2006, **106**: 636–647.
112 Lefkowitch JH, Apfelbaum TF. Liver cell dysplasia and hepatocellular carcinoma in non-A, non-B hepatitis. Arch Pathol Lab Med 1987, **111**: 170–173.
113 Liang TJ, Ghany M. Hepatitis B e antigen – the dangerous endgame of hepatitis B. N Engl J Med 2002, **347**: 208–210.
114 Libbrecht L, Craninx M, Nevens F, Desmet V, Roskams T. Predictive value of liver cell dysplasia for development of hepatocellular carcinoma in patients with non-cirrhotic and cirrhotic chronic viral hepatitis. Histopathology 2001, **39**: 66–73.
115 Libbrecht L, De Vos R, Cassiman D, Desmet V, Aerts R, Roskams T. Hepatic progenitor cells in hepatocellular adenomas. Am J Surg Pathol 2001, **25**: 1388–1396.
116 Lieberman J, Silton RM, Agliozzo CM, McMahon J. Hepatocellular carcinoma and intermediate α-1-antitrypsin deficiency (MZ phenotype). Am J Clin Pathol 1975, **64**: 304–310.
117 London WT. Primary hepatocellular carcinoma. Etiology, pathogenesis, and prevention. Hum Pathol 1981, **12**: 1085–1097.
118 Manes JL, Kissane JM, Valdes AJ. Congenital hepatic fibrosis, liver cell carcinoma and adult polycystic kidneys. Cancer 1977, **39**: 2619–2623.
119 Nakanuma Y, Terada T, Ueda K, Terasaki S, Nonomura A, Matsui O. Adenomatous hyperplasia of the liver as a precancerous lesion. Liver 1993, **13**: 1–9.
120 Nakashima T, Okuda K, Kojiro M, Sakamoto K, Kubo Y, Shimokawa Y. Primary liver cancer coincident with schistosomiasis japonica. A study of 24 necropsies. Cancer 1975, **36**: 1483–1489.
121 Neuberger J, Nunnerley HB, Davis M, Portmann B, Laws JW, Williams R. Oral-contraceptive-associated liver tumours. Occurrence of malignancy and difficulties in diagnosis. Lancet 1980, **1**: 273–276.
122 Ojanguren I, Castella E, Ariza A, Santos J, Planas R, Bruguera M. Liver cell atypias: a comparative study in cirrhosis with and without hepatocellular carcinoma. Histopathology 1997, **30**: 106–112.
123 Okuda K, Nakashima T, Sakamoto K, Ikari T, Hidaka H, Kubo Y, Sakuma K, Motoike Y, Okuda H, Obata H. Hepatocellular carcinoma arising in noncirrhotic and highly cirrhotic livers. A comparative study of histopathology and frequency of hepatitis B markers. Cancer 1982, **49**: 450–455.
124 Orsatti G, Theise ND, Thung SN, Paronetto F. DNA image cytometric analysis of macroregenerative nodules (adenomatous hyperplasia) of the liver. Evidence in support of their preneoplastic nature. Hepatology 1993, **17**: 621–627.
125 Paterlini P, Gerken G, Nakajima E, Terre S, D'Errico A, Grigioni W, Nalpas B, Franco D, Wands J, Kew M, et al. Polymerase chain reaction to detect hepatitis B virus DNA and RNA sequences in primary liver cancers from patients negative for hepatitis B surface antigens. N Engl J Med 1990, **323**: 80–85.
126 Pryor AC, Cohen RJ, Goldman RL. Hepatocellular carcinoma in a woman on long-term oral contraceptives. Cancer 1977, **40**: 884–888.
127 Saito I, Miyamura T, Ohbayashi A, Harada H, Katayama T, Kikuchi S, Watanabe Y, Koi S, Onji M, Ohta Y, et al. Hepatitis C virus infection is associated with the development of hepatocellular carcinoma. Proc Natl Acad Sci U S A 1990, **87**: 6547–6549.
128 Sakamoto M, Hirohashi S, Shimosato Y. Early stages of multistep hepatocarcinogenesis. Adenomatous hyperplasia and early hepatocellular carcinoma. Hum Pathol 1991, **22**: 172–178.
129 Schwartz MR. Liver cell dysplasia and other atypical lesions: new insights and applications. Adv Anat Pathol 1998, **5**: 99–105.
130 Shafritz DA, Shouval D, Sherman HI, Hadziyannis SJ, Kew MC. Integration of hepatitis B virus DNA into the genome of liver cells in chronic liver disease and hepatocellular carcinoma. N Engl J Med 1981, **305**: 1067–1073.
131 Shar SR, Kew MC. Oral contraceptives and hepatocellular carcinoma. Cancer 1982, **49**: 407–410.
132 Smoron GL, Battifora HA. Thorotrast-induced hepatoma. Cancer 1972, **30**: 1252–1259.
133 Suzuki K, Uchida T, Horiuchi R, Shikata T. Localization of hepatitis B surface and core antigens in human hepatocellular carcinoma by immunoperoxidase methods. Replication of complete virions of carcinoma cells. Cancer 1985, **56**: 321–327.
134 Terada T, Nakanuma Y. Cell proliferative activity in adenomatous hyperplasia of the liver and small hepatocellular carcinoma. An immunohistochemical study demonstrating proliferating cell nuclear antigen. Cancer 1992, **70**: 591–598.
135 Terada T, Terasaki S, Nakanuma Y. A clinicopathologic study of adenomatous hyperplasia of the liver in 209 consecutive cirrhotic livers examined by autopsy. Cancer 1993, **72**: 1551–1561.
136 Terada T, Ueda K, Nakanuma Y. Histopathological and morphometric analysis of atypical adenomatous hyperplasia of human cirrhotic livers. Virchows Arch [A] 1993, **422**: 381–388.
137 Terada T, Nakanuma Y. Multiple occurrence of borderline hepatocellular nodules in human cirrhotic livers: possible multicentric origin of hepatocellular carcinoma. Virchows Arch 1995, **427**: 379–383.
138 Terasaki S, Terada T, Nakanuma Y, Nonomura A, Unoura M, Kobayashi K. Argyrophilic nucleolar organizer regions and alpha-fetoprotein in adenomatous hyperplasia in human cirrhotic livers. Am J Clin Pathol 1991, **95**: 850–857.
139 Thomas RM, Berman JJ, Yetter RA, Moore GW, Hutchins GM. Liver cell dysplasia. A DNA aneuploid lesion with distinct morphologic features. Hum Pathol 1992, **23**: 496–503.
140 Tong MJ, Sun SC, Schaeffer BT, Chang NK, Lo KJ, Peters RL. Hepatitis-associated antigen and hepatocellular carcinoma in Taiwan. Ann Intern Med 1971, **75**: 687–691.
141 Tsukuma H, Hiyama T, Tanaka S, Nakao M, Yabuuchi T, Kitamura T, Nakanishi K, Fujimoto I, Inoue A, Yamazaki H, et al. Risk factors for hepatocellular carcinoma among patients with chronic liver disease. N Engl J Med 1993, **328**: 1797–1801.
142 Ugarte N, Gonzalez-Crussi F. Hepatoma in siblings with progressive familial cholestatic cirrhosis of childhood. Am J Clin Pathol 1981, **76**: 172–177.
143 Vogel CL, Mody N, Anthony PP, Barker LF. Hepatitis-associated antigen in Ugandan patients with hepatocellular carcinoma. Lancet 1970, **2**: 621–624.
144 Weinberg AG, Mize CE, Worthen HG. The occurrence of hepatoma in the chronic form of hereditary tyrosinemia. J Pediatr 1976, **88**: 434–438.
145 Weinstein S, Scottolini AG, Loo SYT, Caldwell PC, Bhagavan NV. Ataxia telangiectasia with hepatocellular carcinoma in a 15-year-old girl and studies of her kindred. Arch Pathol Lab Med 1985, **109**: 1000–1004.
146 Yang HI, Lu SN, Liaw YF, You SL, Sun CA, Wang LY, Hsiao CK, Chen PJ, Chen DS, Chen CJ. Hepatitis B e antigen and the risk of hepatocellular carcinoma. N Engl J Med 2002, **347**: 168–174.
147 Zaman SN, Johnson PJ, Williams R. Silent cirrhosis in patients with hepatocellular carcinoma. Implications for screening in high-incidence and low-incidence areas. Cancer 1990, **65**: 1607–1610.
148 Zhou H, Fischer HP. Liver carcinoma in PiZ alpha-1-antitrypsin deficiency. Am J Surg Pathol 1998, **22**: 742–748.

Gross features

149 Albacete RA, Matthews MJ, Saini N. Portal vein thromboses in malignant hepatoma. Ann Intern Med 1967, **67**: 337–348.
150 Anthony PP, James K. Pedunculated hepatocellular carcinoma. Is it an entity? Histopathology 1987, **11**: 403–414.
151 Horie Y, Katoh S, Yoshida H, Imaoka T, Suou T, Hirayama C. Pedunculated hepatocellular carcinoma. Report of three cases and review of literature. Cancer 1983, **51**: 746–751.
152 Hsu H-C, Sheu J-C, Lin Y-H, Chen D-S, Lee C-S, Hwang L-Y, Beasley RP. Prognostic histologic features of resected small hepatocellular carcinoma (HCC) in Taiwan. A comparison with resected large HCC. Cancer 1985, **56**: 672–680.
153 Jakate S, Yabes A, Giusto D, Naini B, Lassman C, Yeh MM, Ferrell LD. Diffuse cirrhosis-like hepatocellular carcinoma: a clinically and radiographically undetected variant mimicking cirrhosis. Am J Surg Pathol 2010, **34**: 935–941.
154 Kanai T, Hirohashi S, Upton MP, Noguchi M, Kishi K, Makuuchi M, Yamasaki S, Hasegawa H, Takayasu K, Moriyama N, Shimosato Y. Pathology of small hepatocellular carcinoma. A proposal for a new gross classification. Cancer 1987, **60**: 810–819.

155 Kondo Y, Niwa Y, Akikusa B, Takazawa H, Okabayashi A. A histopathologic study of early hepatocellular carcinoma. Cancer 1983, **52**: 687–692.

156 Nagasue N, Yukaya H, Hamada T, Hirose S, Kanashima R, Inokuchi K. The natural history of hepatocellular carcinoma. A study of 100 untreated cases. Cancer 1984, **54**: 1461–1465.

157 Okuda K, Musha H, Nakajima Y, Kubo Y, Shimokawa Y, Nagaski Y, Sawa Y, Junnouchi S, Kaneko T, Obata H, Hisamitsu T, Motoike S, Okazaki N, Kojiro M, Sakamoto K, Nakashima T. Clinicopathologic features of encapsulated hepatocellular carcinoma. A study of 26 cases. Cancer 1977, **40**: 1240–1245.

158 Torimura T, Ueno T, Inuzuka S, Tanaka M, Abe H, Tanikawa K. Mechanism of fibrous capsule formation surrounding hepatocellular carcinoma. Immunohistochemical study. Arch Pathol Lab Med 1991, **115**: 365–371.

159 Trevisani F, Caraceni P, Bernardi M, D'Intino PE, Arienti V, Amorati P, Stefanini GF, Grazi G, Mazziotti A, Fornale L, et al. Gross pathologic types of hepatocellular carcinoma in Italian patients. Relationship with demographic, environmental, and clinical factors. Cancer 1993, **72**: 1557–1563.

Microscopic features

160 Anthony PP. Primary carcinoma of the liver. A study of 282 cases in Ugandan Africans. J Pathol 1973, **110**: 37–48.

161 Barsky SH, Linnoila I, Triche TJ, Costa J. Hepatocellular carcinoma with carcinoid features. Hum Pathol 1984, **15**: 892–894.

162 Cohen C. Intracytoplasmic hyaline globules in hepatocellular carcinomas. Cancer 1976, **37**: 1754–1758.

163 Edmonson HA, Steiner PE. Primary carcinoma of the liver. A study of 100 cases among 48,900 necropsies. Cancer 1954, **7**: 462–503.

164 Guigui B, Mavier P, Lescs M-C, Pinaudeau Y, Dhumeaux D, Zafrani ES. Copper and copper-binding protein in liver tumors. Cancer 1988, **61**: 1155–1158.

165 Haratake J, Horie A, Nakashima A, Takeda S, Mori A. Minute hepatoma with excessive copper accumulation. Report of two cases with resection. Arch Pathol Lab Med 1986, **110**: 192–194.

166 Haratake J, Horie A, Takeda S, Kobori K, Sato H, Tokudome S. Tissue copper content in primary and metastatic liver cancers. Acta Pathol Jpn 1987, **37**: 231–238.

167 Hytiroglou P, Theise ND. Differential diagnosis of hepatocellular nodular lesions. Semin Diagn Pathol 1998, **15**: 285–299.

168 Komatsu T, Kondo Y, Yamamoto Y, Isono K. Hepatocellular carcinoma presenting well differentiated, normotrabecular patterns in peripheral or metastatic loci. Analysis of 103 resected cases. Acta Pathol Jpn 1990, **40**: 887–893.

169 Kondo Y. Histologic features of hepatocellular carcinoma and allied disorders. Pathol Annu 1985, **20**(Pt 2): 405–430.

170 Kondo Y, Nakajima T. Pseudoglandular hepatocellular carcinoma. A morphogenetic study. Cancer 1987, **60**: 1032–1037.

171 Nakashima T, Kojiro M, Kawano Y, Shirai F, Takemoto N, Tomimatsu H, Kawasaki H, Okuda K. Histologic growth pattern of hepatocellular carcinoma. Relationship to orcein (hepatitis B surface antigen)-positive cells in cancer tissue. Hum Pathol 1982, **13**: 563–568.

172 Nakashima O, Sugihara S, Eguchi A, Taguchi J, Watanabe J, Kojiro M. Pathomorphologic study of pale bodies in hepatocellular carcinoma. Acta Pathol Jpn 1992, **42**: 414–418.

173 Palmer PE, Wolfe HJ. α-1-Antitrypsin deposition in primary hepatic carcinomas. Arch Pathol Lab Med 1976, **100**: 232–236.

174 Quaglia A, Bhattacharjya S, Dhillon AP. Limitations of the histopathological diagnosis and prognostic assessment of hepatocellular carcinoma. Histopathology 2001, **38**: 167–174.

175 Quaglia A, Etessami N, Sim R, Difford J, Dhillon AP. Vascular invasion and herniation by hepatocellular carcinoma in cirrhosis: a wolf in sheep's clothing? Arch Pathol Lab Med 2005, **129**: 639–644.

176 Roth JA, Berman E, Befeler D, Johnson FB. A black hepatocellular carcinoma with Dubin–Johnson-like pigment and Mallory bodies. A histochemical and ultrastructural study. Am J Surg Pathol 1982, **6**: 375–382.

177 Stromeyer FW, Ishak KG, Gerber MA, Mathew T. Ground-glass cells in hepatocellular carcinoma. Am J Clin Pathol 1980, **74**: 254–258.

178 Stumptner C, Heid H, Fuchsbichler A, Hauser H, Mischinger HJ, Zatloukal K, Denk H. Analysis of intracytoplasmic hyaline bodies in a hepatocellular carcinoma. Demonstration of p62 as major constituent. Am J Pathol 1999, **154**: 1701–1710.

179 Subramony C, Herrera GA, Lockard V. Neuroendocrine differentiation in hepatic neoplasms. Report of four cases. Surg Pathol 1993, **5**: 17–33.

180 Tajima Y, Nakajima T, Sugano I, Nagao K, Kondo Y, Saito J. Hepatocellular carcinoma containing endocrine cells. An autopsy report of triple cancer involving the liver, kidney and thyroid. Acta Pathol Jpn 1992, **42**: 904–910.

Electron microscopic and immunohistochemical features

181 Alpino G, Aragona E, Dabeva M, Salvi R, Shafritz DA, Tavoloni N. Distribution of albumin and alpha-fetoprotein mRNAs in normal, hyperplastic, and preneoplastic rat liver. Am J Pathol 1992, **141**: 623–632.

182 Borscheri N, Roessner A, Rocken C. Canalicular immunostaining of neprilysin (CD10) as a diagnostic marker for hepatocellular carcinomas. Am J Surg Pathol 2001, **25**: 1297–1303.

183 Brumm C, Schulze C, Charels K, Morohoshi T, Kloppel G. The significance of alpha-fetoprotein and other tumor markers in differential immunocytochemistry of primary liver tumors. Histopathology 1989, **14**: 503–513.

184 Chedid A, Chejfec G, Eichorst M, Villamil F, Terg R, Telenta M, Hojman R. Antigenic markers of hepatocellular carcinoma. Cancer 1990, **65**: 84–87.

185 Christensen WN, Boitnott JK, Kuhajda FP. Immunoperoxidase staining as a diagnostic aid for hepatocellular carcinoma. Mod Pathol 1989, **2**: 8–12.

186 Chu PG, Ishizawa S, Wu E, Weiss LM. Hepatocyte antigen as a marker of hepatocellular carcinoma: an immunohistochemical comparison to carciembryonic antigen, CD10, and alpha-fetoprotein. Am J Surg Pathol 2002, **26**: 978–988.

187 Cohen C, Berson SD, Shulman G, Budgeon LR. Immunohistochemical ferritin in hepatocellular carcinoma. Cancer 1984, **53**: 1931–1935.

188 Cohen MB, Beckstead JH, Ferrell LD, Yen TSB. Enzyme histochemistry of hepatocellular neoplasms. Am J Surg Pathol 1986, **10**: 789–794.

189 Coston WM, Loera S, Lau SK, Ishizawa S, Jiang Z, Wu CL, Yen Y, Weiss LM, Chu PG. Distinction of hepatocellular carcinoma from benign hepatic mimickers using glypican-3 and CD34 immunohistochemistry. Am J Surg Pathol 2008, **32**: 433–444.

190 Donato MF, Colombo M, Matarazzo M, Paronetto F. Distribution of basement membrane components in human hepatocellular carcinoma. Cancer 1989, **63**: 272–279.

191 Durnez A, Verslype C, Nevens F, Fevery J, Aerts R, Pirenne J, Lesaffre E, Libbrecht L, Desmet V, Roskams T. The clinicopathological and prognostic relevance of cytokeratin 7 and 19 expression in hepatocellular carcinoma. A possible progenitor cell origin. Histopathology 2006, **49**: 138–151.

192 Fan Z, Van de Rijn M, Montgomery K, Rouse RV. Hep Par 1 antibody stain for the differential diagnosis of hepatocellular carcinoma: 676 tumors tested using tissue microarrays and conventional tissue sections. Mod Pathol 2003, **16**: 137–144.

193 Ferrandez-Izquierdo A, Llombart-Bosch A. Immunohistochemical characterization of 130 cases of primary hepatic carcinomas. Pathol Res Pract 1987, **182**: 783–791.

194 Foschini MP, Baccarini P, Dal Monte PR, Sinard J, Eusebi V, Rosai J. Albumin gene expression in adenocarcinomas with hepatoid differentiation. Virchows Arch 1998, **433**: 537–541.

195 Fucich LF, Cheles MK, Thung SN, Gerber MA, Marrogi AJ. Primary vs metastatic hepatic carcinoma. An immunohistochemical study of 34 cases. Arch Pathol Lab Med 1994, **118**: 927–930.

196 Fukusato T, Mori S, Kawamoto T, Taniguchi S, Machinami R. Immunohistochemical and ultrastructural localization of epidermal growth factor receptor in human liver and hepatocellular carcinoma tissues. Acta Pathol Jpn 1990, **40**: 22–29.

197 Goodman ZD, Ishak KG, Langloss JM, Sesterhenn IA, Rabin L. Combined hepatocellular-cholangiocarcinoma. A histologic and immunohistochemical study. Cancer 1985, **55**: 124–135.

198 Grigioni WF, Garbisa S, D'Errico A, Baccarini P, Stetler-Stevenson WG, Liotta LA, Mancini AM. Evaluation of hepatocellular carcinoma aggressiveness by a panel of extracellular matrix antigens. Am J Pathol 1991, **138**: 647–654.

199 Guzman G, Wu SJ, Kajdacsy-Balla A, Cotler SJ. Alpha-methylacyl-CoA racemase (AMACR/P504S) can distinguish hepatocellular carcinoma and dysplastic hepatocytes from benign nondysplastic hepatocytes. Appl Immunohistochem Mol Morphol 2006, **14**: 411–416.

200 Haratake J, Scheuer PJ. An immunohistochemical and ultrastructural study of the sinusoids of hepatocellular carcinoma. Cancer 1990, **65**: 1985–1993.

201 Heukamp LC, Fischer HP, Schirmacher P, Chen X, Breuhahn K, Nicolay C, Büttner R, Gütgemann I. Podocalyxin-like protein 1 expression in primary hepatic tumours and tumour-like lesions. Histopathology 2006, **49**: 242–247.

202 Horie A, Kotoo Y, Hayashi I. Ultrastructural comparison of hepatoblastoma and hepatocellular carcinoma. Cancer 1979, **44**: 2184–2193.

203 Hurlimann J, Gardiol D. Immunohistochemistry in the differential diagnosis of liver carcinomas. Am J Surg Pathol 1991, **15**: 280–288.

204 Iezzoni JC, Mills SE, Pelkey TJ, Stoler MH. Inhibin is not immunohistochemical marker for hepatocellular carcinoma, an example of the potential pitfall in diagnostic immunohistochemistry caused by endogenous biotin. Am J Clin Pathol 1999, **111**: 229–234.

205 Jagirdar J, Ishak KG, Colombo M, Brambilla C, Paronetto F. Fibronectin patterns in hepatocellular carcinoma and its clinical significance. Cancer 1985, **56**: 1643–1648.

206 Johnson DE, Herndier BG, Medeiros LJ, Warnke RA, Rouse RV. The diagnostic utility of the keratin profiles of hepatocellular carcinoma and cholangiocarcinoma. Am J Surg Pathol 1988, **12**: 187–197.

207 Kakar S, Muir T, Murphy LM, Lloyd RV, Burgart J. Immunoreactivity of Hep Par 1 in hepatic and extrahepatic tumors and its correlation with albumin in situ hybridisation in hepatocellular carcinoma. Am J Clin Pathol 2003, **119**: 361–366.

208 Kakar S, Gown AM, Goodman ZD, Ferrell LD. Best practices in diagnostic immunohistochemistry: hepatocellular carcinoma versus metastatic neoplasms. Arch Pathol Lab Med 2007, **131**: 1648–1654.

209 Knisely AS. Hepatocellular carcinoma, renal cell carcinoma metastatic to liver, and adrenal carcinoma metastatic to liver: immunostaining for bile salt export pump as a marker of hepatocellular differentiation. Lab Invest 2009, **89**(Suppl 1): 312A–313A.

210 Koelma IA, Nap M, Huitema S, Krom RAF, Houthoff HJ. Hepatocellular carcinoma, adenoma, and focal nodular hyperplasia. Comparative histopathologic study with immunohistochemical parameters. Arch Pathol Lab Med 1986, **110**: 1035–1040.

211 Krishna M, Lloyd RV, Batts KP. Detection of albumin messenger RNA in hepatic and extrahepatic neoplasms: a marker of hepatocellular differentiation. Am J Surg Pathol 1997, **21**: 147–152.

212 Lai YS, Thung SN, Gerber MA, Chen ML, Schaffner F. Expression of cytokeratins in normal and diseased livers and in primary liver carcinomas. Arch Pathol Lab Med 1989, **113**: 134–138.

213 Lamas E, Le Bail B, Housset C, Boucher O, Brechot C. Localization of insulin-like growth factor-II and hepatitis B virus mRNAs and proteins in human hepatocellular carcinomas. Lab Invest 1991, **64**: 98–104.

214 Lau SK, Prakash S, Geller SA, Alsabeh R. Comparative immunohistochemical profile of hepatocellular carcinoma, cholangiocarcinoma, and metastatic adenocarcinoma. Hum Pathol 2002, **33**: 1175–1181.

215 Lefkowitch JH. Recent developments in liver pathology. Hum Pathol 2009, **40**: 445–455.

216 Leong AS, Sormunen RT, Tsui WM, Liew CT. Hep Par 1 and selected antibodies in the immunohistological distinction of hepatocellular carcinoma from cholangiocarcinoma, combined tumours and metastatic carcinoma. Histopathology 1998, **33**: 318–324.

217 Libbrecht L, Severi T, Cassiman D, Vander Borght S, Pirenne J, Nevens F, Verslype C, van Pelt J, Roskams T. Glypican-3 expression distinguishes small hepatocellular carcinomas from cirrhosis, dysplastic nodules, and focal nodular hyperplasia-like nodules. Am J Surg Pathol 2006, **30**: 1405–1411.

218 Lugli A, Tornillo L, Mirlacher M, Bundi M, Sauter G, Terracciano LM. Hepatocyte paraffin 1 expression in human normal and neoplastic tissues: tissue microarray analysis on 3,940 tissue samples. Am J Clin Pathol 2004, **122**: 721–727.

219 Ma CK, Zarbo RJ, Frierson HF Jr, Lee MW. Comparative immunohistochemical study of primary and metastatic carcinomas of the liver. Am J Clin Pathol 1993, **99**: 530–532.

220 Maeda T, Kajiyama K, Adachi E, Takenaka K, Sugimachi K, Tsuneyoshi M. The expression of cytokeratins 7, 19, and 20 in primary and metastatic carcinomas of the liver. Mod Pathol 1996, **9**: 901–909.

221 Maitra A, Murakata LA, Albores-Saavedra J. Immunoreactivity for hepatocyte paraffin 1 antibody in hepatoid adenocarcinomas of the gastrointestinal tract. Am J Clin Pathol 2001, **115**: 689–694.

222 Marceau N. Cell lineages and differentiation programs in epidermal, urothelial and hepatic tissues and their neoplasms. Lab Invest 1990, **63**: 4–20.

223 Minervini MI, Demetris AJ, Lee RG, Carr BI, Madariaga J, Nalesnik MA. Utilization of hepatocyte-specific antibody in the immunocytochemical evaluation of liver tumors. Mod Pathol 1997, **10**: 686–692.

224 Morrison C, Marsh W, Frankel WL. A comparison of CD10 to pCEA, MOC-31, and hepatocyte for the distinction of malignant tumors in the liver. Mod Pathol 2002, **15**: 1279–1287.

225 Nagasue N, Kohno H, Yamanoi A, Kimoto T, Chang YC, Nakamura T. Progesterone receptor in hepatocellular carcinoma. Correlation with androgen and estrogen receptors. Cancer 1991, **15**: 2501–2505.

226 Nagasue N, Yukaya H, Chang Y-C, Ogawa Y, Kohno H, Ito A. Active uptake of testosterone by androgen receptors of hepatocellular carcinoma in humans. Cancer 1986, **57**: 2162–2167.

227 Pan CC, Chen PC, Tsay SH, Chiang H. Cytoplasmic immunoreactivity for thyroid transcription factor-1 in hepatocellular carcinoma: a comparative immunohistochemical analysis of four commercial antibodies using a tissue array technique. Am J Clin Pathol 2004, **121**: 343–349.

228 Porcell AI, De Young BR, Proca DM, Frankel WL. Immunohistochemical analysis of hepatocellular and adenocarcinoma in the liver: MOC31 compare favorably with other putative markers. Mod Pathol 2000, **13**: 773–778.

229 Ramachandran R, Browne LW, Kakar S. Advantages and pitfalls of glypican-3 immunohistochemistry in the distinction of hepatocellular carcinoma and metastatic carcinomas. Lab Invest 2009, **89**(Suppl 1): 319A–320A.

230 Ruck P, Xiao JC, Kaiserling E. Immunoreactivity of sinusoids in hepatocellular carcinoma. An immunohistochemical study using lectin UEA-1 and antibodies against endothelial markers, including CD34. Arch Pathol Lab Med 1995, **119**: 173–178.

231 Sciot R, Paterson AC, Van Eyken P, Callea F, Kew MC, Desmet VJ. Transferrin receptor expression in human hepatocellular carcinoma. An immunohistochemical study of 34 cases. Histopathology 1988, **12**: 53–63.

232 Sell S, Dunsford HA. Evidence for the stem cell origin of hepatocellular carcinoma and cholangiocarcinoma. Am J Pathol 1989, **134**: 1347–1363.

233 Shiro T, Seki T, Naitoh Y, Inoue K, Okamura A. A correlation of argyrophilic nucleolar organizer regions with stages of hepatocellular carcinoma. Cancer 1993, **71**: 44–49.

234 Torbenson M, Wang J, Choti M, Ashfaq R, Maitra A, Wilentz RE, Boitnott J. Hepatocellular carcinomas show abnormal expression of fibronectin protein. Mod Pathol 2002, **15**: 826–830.

235 Torii A, Nakayama A, Harada A, Nakao A, Nonami T, Sakamoto J, Watanabe T, Ito M, Takagi H. Expression of the CD15 antigen in hepatocellular carcinoma. Cancer 1993, **71**: 3864–3867.

236 Torimura T, Ueno T, Kin M, Inuzuka S, Sugawara H, Tamaki S, Tsuji R, Sujaku K, Sata M, Tanikawa K. Coordinated expression of integrin alpha 6 beta 1 and laminin in hepatocellular carcinoma. Hum Pathol 1997, **28**: 1131–1138.

237 Tsuji M, Kashihara T, Terada N, Mori H. An immunohistochemical study of hepatic atypical adenomatous hyperplasia, hepatocellular carcinoma, and cholangiocarcinoma with alpha-fetoprotein, carcinoembryonic antigen, CA19-9, epithelial membrane antigen, and cytokeratins 18 and 19. Pathol Int 1999, **49**: 310–317.

238 Van Eyken P, Sciot R, Desmet VJ. A cytokeratin immunohistochemical study of cholestatic liver disease. Evidence that hepatocytes can express 'bile duct-type' cytokeratins. Histopathology 1989, **15**: 125–135.

239 Vlasoff DM, Baschinsky DY, Frankel WL. Cytokeratin 5/6 immunostaining in hepatobiliary and pancreatic neoplasms. Appl Immunohistochem Mol Morphol 2002, **10**: 147–151.

240 Volpes R, van den Oord JJ, Desmet VJ. Integrins as differential cell lineage markers of primary liver tumors. Am J Pathol 1993, **142**: 1483–1492.

241 Wang HL, Anatelli F, Zhai QJ, Adley B, Chuang ST, Yang XJ. Glypican-3 as a useful diagnostic marker that distinguishes hepatocellular carcinoma from benign hepatocellular mass lesions. Arch Pathol Lab Med 2008, **132**: 1723–1728.

242 Wang XY, Degos F, Dubois S, Tessiore S, Allegretta M, Guttmann RD, Jothy S, Belghiti J, Bedossa P, Paradis V. Glypican-3 expression in hepatocellular tumors: diagnostic value for preneoplastic lesions and hepatocellular carcinomas. Hum Pathol 2006, **37**: 1435–1441.

243 Wee A. Diagnostic utility of immunohistochemistry in hepatocellular carcinoma, its variants and their mimics. Appl Immunohistochem Mol Morphol 2006, **14**: 266–272.

244 Wennerberg AE, Nalesnik MA, Coleman WB. Hepatocyte paraffin 1. A monoclonal antibody that reacts with hepatocytes and can be used for differential diagnosis of hepatic tumors. Am J Pathol 1993, **143**: 1050–1054.

245 Wiezorek TJ, Pinkus JL, Glickman JN, Pinkus GS. Comparison of thyroid transcription factor-1 and hepatocyte antigen immunohistochemical analysis in the differential diagnosis of hepatocellular carcinoma, metastatic adenocarcinoma, renal cell carcinoma, and adrenal cortical carcinoma. Am J Clin Pathol 2002, **118**: 911–921.

246 Yabuuchi I, Kawata S, Tamura S, Ito N, Matsuda Y, Nishioka M, Moriwaki K, Matsuzawa Y, Tarui S. Aromatase activity in human hepatocellular carcinoma. Relationship with the degree of histiologic differentiation. Cancer 1993, **71**: 56–61.

247 Yan BC, Gong C, Song J, Krausz T, Tretiakova M, Hyjek E, Al-Ahmadie H, Alves V, Xiao SY, Anders RA, Hart JA. Arginase-1: a new immunohistochemical marker of hepatocytes and hepatocellular neoplasms. Am J Surg Pathol 2010, **34**: 1147–1154.

Molecular genetic features

248 Aguilar F, Harris CC, Sun T, Hollstein M, Cerutti P. Geographic variation of p53 mutational profile in nonmalignant human liver. Science 1994, **264**: 1317–1319.

249 Aravalli RN, Steer CJ, Cressman EN. Molecular mechanisms of hepatocellular carcinoma. Hepatology 2008, **48**: 2047–2063.

250 Boix-Ferrero J, Pellin A, Blesa R, Adrados M, Llombard-Bosch A. Absence of p53 gene mutations in hepatocarcinomas from a Mediterranean area of Spain. A study of 129 archival tumour samples. Virchows Arch 1999, **434**: 497–501.

251 Bressac B, Galvin KM, Liang TJ, Isselbacher KJ, Wands JR, Ozturk M. Abnormal structure and expression of p53 gene in human hepatocellular carcinoma. Proc Natl Acad Sci U S A 1990, **87**: 1973–1977.

252 Ezaki T, Kanematsu T, Okamura T, Sonoda T, Sugimachi K. DNA analysis of hepatocellular carcinoma and clinicopathologic implications. Cancer 1988, **61**: 106–109.

253 Fujimoto J, Okamoto E, Yamanaka N, Toyosaka A, Mitsunobu M. Flow cytometric DNA analysis of hepatocellular carcinoma. Cancer 1991, **67**: 939–944.

254 Goldblum JR, Bartos RE, Carr KA, Frank TS. Hepatitis B and alterations of the p53 tumor suppressor gene in hepatocellular carcinoma. Am J Surg Pathol 1993, **17**: 1244–1251.

255 Hoshida Y, Toffanin S, Lachenmayer A, Villanueva A, Minguez B, Llovet JM. Molecular classification and novel targets in hepatocellular carcinoma: recent advancements. Semin Liver Dis 2010, **30**: 35–51.

256 Minguez B, Tovar V, Chiang D, Villanueva A, Llovet JM. Pathogenesis of hepatocellular carcinoma and molecular therapies. Curr Opin Gastroenterol 2009, **25**: 186–194.

257 Nagao T, Kondo F, Sato T, Nagato Y, Kondo Y. Immunohistochemical detection of aberrant p53 expression in hepatocellular carcinoma. Correlation with cell proliferative activity indices, including mitotic index and MIB-1 immunostaining. Hum Pathol 1995, **26**: 326–333.

258 Ojanguren I, Ariza A, Castella EM, Fernandez-Vasalo A, Mate JL, Navas-Palacios JJ. p53 immunoreactivity in hepatocellular adenoma, focal nodular hyperplasia, cirrhosis and hepatocellular carcinoma. Histopathology 1995, **26**: 63–68.

259 Tornillo L, Carafa V, Sauter G, Moch H, Minola E, Gambacorta M, Vecchione R, Bianchi L, Terracciano LM. Chromosomal alterations in hepatocellular nodules by comparative genomic hybridization: high-grade dysplastic nodules represent early stages of hepatocellular carcinoma. Lab Invest 2002, **82**: 547–553.

260 Villanueva A, Newell P, Chiang DY, Friedman SL, Llovet JM. Genomics and signaling pathways in hepatocellular carcinoma. Semin Liver Dis 2007, **27**: 55–76.

261 Wong CM, Ng IO. Molecular pathogenesis of hepatocellular carcinoma. Liver Int 2008, **28**: 160–174.

262 Zucman-Rossi J. Molecular classification of hepatocellular carcinoma. Dig Liver Dis 2010, **42**(Suppl 3): S235–241.

Other microscopic types

263 Abdul-Al HM, Wang G, Makhlouf HR, Goodman ZD. Fibrolamellar hepatocellular carcinoma: an immunohistochemical comparison with conventional hepatocellular carcinoma. Int J Surg Pathol 2010, **18**: 313–318.

264 Aishima S, Nishihara Y, Kuroda Y, Taguchi K, Iguchi T, Taketomi A, Maehara Y, Tsuneyoshi M. Histologic characteristics and prognostic significance in small hepatocellular carcinoma with biliary differentiation: subdivision and comparison with ordinary hepatocellular carcinoma. Am J Surg Pathol 2007, **31**: 783–791.

265 Akasofu M, Kawahara E, Kaji K, Nakanishi I. Sarcomatoid hepatocellular-carcinoma showing rhabdomyoblastic differentiation in the adult cirrhotic liver. Virchows Arch 1999, **434**: 511–515.

266 Albar JP, De Miguel F, Esbrit P, Miranda R, Fernandez-Flores A, Sarasa JL. Immunohistochemical detection of parathyroid hormone-related protein in a rare variant of hepatic neoplasm (sclerosing hepatic carcinoma). Hum Pathol 1996, **27**: 728–731.

267 Altmann HW. Some histological remarks on the fibrolamellar carcinoma of the liver. Pathol Res Pract 1990, **186**: 63–69.

268 Berman MM, Libbey NP, Foster JH. Hepatocellular carcinoma. Polygonal cell type with fibrous stroma. An atypical variant with a favorable prognosis. Cancer 1980, **46**: 1448–1455.

269 Buchanan TF Jr, Huvos AG. Clear-cell carcinoma of the liver. A clinicopathologic study of 13 patients. Am J Clin Pathol 1974, **61**: 529–539.

270 Buckley AF, Burgart LJ, Kakar S. Epidermal growth factor receptor expression and gene copy number in fibrolamellar hepatocellular carcinoma. Hum Pathol 2006, **37**: 410–414.

271 Craig JR, Peters RL, Edmondson HA, Omata M. Fibrolamellar carcinoma of the liver. A tumor of adolescents and young adults with distinctive clinicopathologic features. Cancer 1980, **46**: 372–379.

272 Emile J-F, Adam R, Sebagh M, Marchadier E, Falissard B, Dussaix E, Bismuth H, Reynes M. Hepatocellular carcinoma with lymphoid stroma: a tumour with good prognosis after liver transplantation. Histopathology 2001, **37**: 523–529.

273 Emile J-F, Lemoine A, Azoulay D, Debuire B, Bismuth H, Reynes M. Histological, genomic and clinical heterogeneity of clear cell hepatocellular carcinoma. Histopathology 2001, **38**: 225–231.

274 Farhi DC, Shikes RH, Murari PJ, Silverberg SG. Hepatocellular carcinoma in young people. Cancer 1983, **52**: 1516–1525.

275 Farhi DC, Shikes RH, Silverberg SG. Ultrastructure of fibrolamellar oncocytic hepatoma. Cancer 1982, **50**: 702–709.

276 Fayyazi A, Nolte W, Oestmann JW, Sattler B, Ramadori G, Radzun HJ. Carcinosarcoma of the liver. Histopathology 1998, **32**: 385–387.

277 Fujii H, Zhu XG, Matsumoto T, Inagaki M, Tokusashi Y, Miyokawa N, Fukusato T, Uekusa T, Takegaki T, Kadowaki N, Shirai T. Genetic classification of combined hepatocellular-cholangiocarcinoma. Hum Pathol 2000, **31**: 1011–1017.

278 Goodman ZK, Ishak KG, Langloss JM, Sesterhenn IA, Rabin L. Combined hepatocellular-cholangiocarcinoma. A histologic and immunohistochemical study. Cancer 1985, **55**: 124–135.

279 Haratake J, Horie A. An immunohistochemical study of sarcomatoid liver carcinoma. Cancer 1991, **68**: 93–97.

280 Hood DL, Bauer TW, Leibel SA, McMahon JT. Hepatic giant cell carcinoma. An ultrastructural and immunohistochemical study. Am J Clin Pathol 1990, **93**: 111–116.

281 Jarnagin WR, Weber S, Tickoo SK, Koea JB, Obiekwe S, Fong Y, DeMatteo RP, Blumgart LH, Klimstra D. Combined hepatocellular and cholangiocarcinoma: demographic, clinical, and prognostic factors. Cancer 2002, **94**: 2040–2046.

282 Kakizoe S, Kojiro M, Nakashima T. Hepatocellular carcinoma with sarcomatous change. Clinicopathologic and immunohistochemical studies of 14 autopsy cases. Cancer 1987, **59**: 310–316.

283 Kondo Y. Histologic features of hepatocellular carcinoma and allied disorders. Pathol Annu 1985, **20**(Pt 2): 405–430.

284 Kuwano H, Sonoda T, Hashimoto H, Enjoji M. Hepatocellular carcinoma with osteoclast-like giant cells. Cancer 1984, **54**: 837–842.

285 Kwon Y, Lee SK, Kim JS, Ro JY, Yu E. Synchronous hepatocellular carcinoma and cholangiocarcinoma arising in two different dysplastic nodules. Mod Pathol 2002, **15**: 1096–1101.

286 Lao XM, Chen DY, Zhang YQ, Xiang J, Guo RP, Lin XJ, Li JQ. Primary carcinosarcoma of the liver: clinicopathologic features of 5 cases and a review of the literature. Am J Surg Pathol 2007, **31**: 817–826.

287 LeBrun DP, Silver MM, Freedman MH, Phillips MJ. Fibrolamellar carcinoma of the liver in a patient with Fanconi anemia. Hum Pathol 1991, **22**: 396–398.

288 Lloreta J, Vadell C, Fabregat X, Serrano S. Fibrolamellar hepatic tumor with neurosecretory features and systemic deposition of AA amyloid. Ultrastruct Pathol 1994, **18**: 287–292.

289 Maeda T, Adachi E, Kajiyama K, Takenaka K, Sugimachi K, Tsuneyoshi M. Spindle cell hepatocellular carcinoma: a clinicopathologic and immunohistochemical analysis of 15 cases. Cancer 1996, **77**: 51–57.

290 Matsuura S, Aishima S, Taguchi K, Asayama Y, Terashi T, Honda H, Tsuneyoshi M. 'Scirrhous' type hepatocellular carcinomas: a special reference to expression of cytokeratin 7 and hepatocyte paraffin 1. Histopathology 2005, **47**: 382–390.

291 Murakata LA, Ishak K, Nzeako UC. Clear cell carcinoma of the liver: a comparative immunohistochemical study with renal cell carcinoma. Mod Pathol 2000, **13**: 874–881.

292 Nerlich AG, Majewski S, Hunzelmann N, Brenner RE, Wiebecke B, Müller PK, Krieg T, Remberger K. Excessive collagen formation in fibrolamellar carcinoma of the liver. A morphological and biochemical study. Mod Pathol 1992, **5**: 580–585.

293 Oliveira AM, Erickson LA, Bugart LJ, Lloyd RV. Differentiation of primary and metastatic clear cell tumors in the liver by in situ hybridization for albumin messenger RNA. Am J Surg Pathol 2000, **24**: 177–182.

294 Ordóñez NG, Mackay B. Ultrastructure of liver cell and bile duct carcinomas. Ultrastruct Pathol 1983, **5**: 201–241.

295 Papotti M, Cassoni P, Taraglio S, Bussolati G. Oncocytic and oncocytoid tumors of the exocrine pancreas, liver, and gastrointestinal tract. Semin Diagn Pathol 1999, **16**: 126–134.

296 Payne CM, Nagle RB, Paplanus SH, Graham AR, Berman MM. Fibrolamellar carcinoma of liver. A primary malignant oncocytic carcinoid? Ultrastruct Pathol 1986, **10**: 539–552.

297 Ross HM, Vivekanandan P, Torbenson M. Fibrolamellar carcinomas arise in livers with depleted mitochondrial DNA. Lab Invest 2009, **89**(Suppl 1): 320A.

298 Sasaki M, Nakanuma Y, Ho SB, Kim YS. Cholangiocarcinomas arising in cirrhosis and combined hepatocellular-cholangiocellular carcinomas share apomucin profiles. Am J Clin Pathol 1998, **109**: 302–308.

299 Sato S-I, Masuda T, Oikawa H, Satodate R, Suzuki K, Sato S, Suzuki A, Monma N. Bile canaliculi-like lumina in fibrolamellar carcinoma of the liver: a light- and electron-microscopic study and three-dimensional examination of serial sections. Pathol Int 1997, **47**: 763–768.

300 Saul SH, Titelbaum DS, Gansler TS, Varello M, Burke DR, Atkinson BF, Rosato EF. The fibrolamellar variant of hepatocellular carcinoma. Its association with focal nodular hyperplasia. Cancer 1987, **60**: 3049–3055.

301 Suen KC, Magee JF, Halparin LS, Chan NH, Greene C-A. Fine needle aspiration cytology of fibrolamellar hepatocellular carcinoma. Acta Cytol (Baltimore) 1984, **29**: 867–872.

302 Tickoo SK, Zee SY, Obiekwe S, Xiao H, Koea J, Robiou C, Blumgart LH, Jarnagin W, Ladanyi M, Klimstra DS. Combined hepatocellular-cholangiocarcinoma: a histopathologic, immunohistochemical, and in situ hybridization study. Am J Surg Pathol 2002, **26**: 989–997.

303 Van Eyken P, Sciot R, Brock P, Casteels-Van Daele M, Ramaekers FC, Desmet VJ. Abundant expression of cytokeratin 7 in fibrolamellar carcinoma of the liver. Histopathology 1990, **17**: 101–107.

304 Vivekanandan P, Micchelli ST, Torbenson M. Anterior gradient-2 is overexpressed by fibrolamellar carcinomas. Hum Pathol 2009, **40**: 293–299.

305 Vortmeyer AO, Kingma DW, Fenton RG, Curti BD, Jaffe ES, Duray PH. Hepatobiliary lymphoepithelioma-like carcinoma associated with Epstein–Barr virus. Am J Clin Pathol 1998, **109**: 90–95.

306 Wu PC, Lai CL, Lam KC, Lok ASF, Lin HJ. Clear cell carcinoma of liver. An ultrastructural study. Cancer 1983, **52**: 504–507.

307 Yang SH, Watanabe J, Nakashima O, Kojiro M. Clinicopathologic study on clear cell hepatocellular carcinoma. Pathol Int 1996, **46**: 503–509.

308 Zanconati F, Falconieri G, Lamovec J, Zidar A. Small cell carcinoma of the liver: a hitherto unreported variant of hepatocellular carcinoma. Histopathology 1996, **29**: 449–453.

Biopsy and cytology

309 Bedrossian CW, Davila RM, Merenda G. Immunocytochemical evaluation of liver fine-needle aspirations. Arch Pathol Lab Med 1989, **113**: 1225–1230.

310 Bottles K, Cohen MB. An approach to fine-needle aspiration biopsy diagnosis of hepatic masses. Diagn Cytopathol 1991, **7**: 204–210.

311 Chlebowski RT, Tong M, Weissman J, Block JB, Ramming KP, Weiner JM, Bateman JR, Chlebowski JS. Hepatocellular carcinoma. Diagnostic and prognostic features in North American patients. Cancer 1984, **53**: 2701–2706.

312 Glenthoj A, Sehested M, Torp-Pedersen S. Diagnostic reliability of histological and cytological fine needle biopsies from focal liver lesions. Histopathology 1989, **15**: 375–383.

313 Greene C-A, Suen KC. Some cytologic features of hepatocellular carcinoma as seen in fine needle aspirates. Acta Cytol (Baltimore) 1986, **28**: 713–725.

314 Johnson DE, Powers CN, Rupp G, Frable WJ. Immunocytochemical staining of fine-needle aspiration biopsies of the liver as a diagnostic tool for hepatocellular carcinoma. Mod Pathol 1992, **5**: 117–123.

315 Kung IT, Chan SK, Fung KH. Fine-needle aspiration in hepatocellular carcinoma. Combined cytologic and histologic approach. Cancer 1991, **67**: 673–680.

316 Noguchi S, Yamamoto R, Tatsuta M, Kasugai H, Okuda S, Wada A, Tamura H. Cell features and patterns in fine-needle aspirates of hepatocellular carcinoma. Cancer 1986, **58**: 321–328.

317 Sakurai M, Okamura J, Seki K, Kuroda C. Needle tract implantation of hepatocellular carcinoma after percutaneous liver biopsy. Am J Surg Pathol 1983, **7**: 191–195.

318 Tao LC, Ho CS, McLoughlin MJ, Evans WK, Donat EE. Cytologic diagnosis of hepatocellular carcinoma by fine-needle aspiration biopsy. Cancer 1984, **53**: 547–552.

319 Zainol H, Sumithran E. Combined cytological and histological diagnosis of hepatocellular carcinoma in ultrasonically guided fine needle biopsy specimens. Histopathology 1993, **22**: 581–586.

Spread and metastases

320 Becker FF. Hepatoma. Nature's model tumor. A review. Am J Pathol 1974, **74**: 179–200.

321 Kojiro M, Kawabata K, Kawano Y, Shirai F, Takemoto N, Nakashima T. Hepatocellular carcinoma presenting as intrabile duct tumor growth. A clinicopathologic study of 24 cases. Cancer 1982, **49**: 2144–2147.

322 Kojiro M, Nakahara H, Sugihara S, Murakami T, Nakashima T, Kawasaki H. Hepatocellular carcinoma with intra-atrial tumor growth. A clinicopathologic study of 18 autopsy cases. Arch Pathol Lab Med 1984, **108**: 989–992.

323 Kondo Y, Wada K. Intrahepatic metastasis of hepatocellular carcinoma. A histopathologic study. Hum Pathol 1991, **22**: 125–130.

324 Liaw CC, Ng KT, Chen TJ, Liaw YF. Hepatocellular carcinoma presenting as bone metastasis. Cancer 1989, **64**: 1753–1757.

325 Linder GT, Crook JN, Cohn I Jr. Primary liver carcinoma. Cancer 1974, **33**: 1624–1629.

326 Okazaki N, Yoshino M, Yoshida T, Hirohashi S, Kishi K, Shimosato Y. Bone metastasis in hepatocellular carcinoma. Cancer 1985, **55**: 1991–1994.

327 Young RH, Gersell DJ, Clement PB, Scully RE. Hepatocellular carcinoma metastatic to the ovary. A report of three cases discovered during life with discussion of the differential diagnosis of hepatoid tumors of the ovary. Hum Pathol 1992, **23**: 574–580.

328 Yuki K, Hirohashi S, Sakamoto M, Kanai T, Shimosato Y. Growth and spread of hepatocellular carcinoma. A review of 240 consecutive autopsy cases. Cancer 1990, **66**: 2174–2179.

Treatment and prognosis

329 Abou-Elella A, Gramlich T, Fritsch C, Gansler T. C-myc amplification in hepatocellular carcinoma predicts unfavorable prognosis. Mod Pathol 1996, **9**: 95–98.

330 Adachi E, Maeda T, Kajiyama K, Kinukawa N, Matsumata T, Sugimachi K, Tsuneyoshi M. Factors correlated with portal venous invasion by hepatocellular carcinoma: Univariate and multivariate analyses of 232 resected cases without preoperative treatments. Cancer 1996, **77**: 2022–2031.

331 Aishima S, Kuroda Y, Asayama Y, Taguchi K, Nishihara Y, Taketomi A, Tsuneyoshi M. Prognostic impact of cholangiocellular and sarcomatous components in combined hepatocellular and cholangiocarcinoma. Hum Pathol 2006, **37**: 283–291.

332 Arii S, Tanaka J, Yamazoe Y, Minematsu S, Morino T, Fujita K, Maetani S, Tobe T. Predictive factors for intrahepatic recurrence of hepatocellular carcinoma after partial hepatectomy. Cancer 1992, **69**: 913–919.

333 Bismuth H, Chichie L, Adam R, Castaing D, Diamond T, Dennison A. Liver resection versus transplantation for hepatocellular carcinoma in cirrhotic patients. Ann Surg 1993, **218**: 145–151.

334 Carriaga MT, Henson DE. Liver, gallbladder, extrahepatic bile ducts, and pancreas. Cancer 1995, **75**: 171–190.

335 Chearanai O, Plengvanit U, Asavanich C, Damrongsak D, Sindhvananda K, Boonyapisit S. Spontaneous rupture of primary hepatoma. Report of 63 cases with particular reference to the pathogenesis and rationale treatment by hepatic artery ligation. Cancer 1983, **51**: 1532–1536.

336 Chlebowski RT, Tong M, Weissman J, Block JB, Ramming KP, Weiner JM, Bateman JR, Chlebowski JS. Hepatocellular carcinoma. Diagnostic and prognostic features in North American patients. Cancer 1984, **53**: 2701–2706.

337 Colleoni M, Bajetta E, Nelli P, Boni L, Bochicchio AM, Nole F, Buzzoni R, Celio L, Mazzaferro V, Bonfanti G, et al. Prognostic factors in patients affected by hepatocellular carcinoma treated with systemic chemotherapy. The experience of the National Cancer Institute of Milan. Ann Oncol 1993, **4**: 489–493.

338 Falkson G, Böhmer RH, Adam M, Coetzer BJ. Hepatitis-B as a prognostic discriminant in patients with primary liver cancer. Cancer 1986, **57**: 812–815.

339 Fisher RL, Scheuer PJ, Sherlock S. Primary liver cell carcinoma in the presence or absence of hepatitis B antigen. Cancer 1976, **38**: 901–905.

340 Haratake J, Takeda S, Kasai T, Nakano S, Tokui N. Predictable factors for estimating prognosis of patients after resection of hepatocellular carcinoma. Cancer 1993, **72**: 1178–1183.

341 Higuchi T, Kikuchi M, Okazaki M. Hepatocellular carcinoma after transcatheter hepatic arterial embolization. A histopathologic study of 84 resected cases. Cancer 1994, **73**: 2259–2267.

342 Hsu H-C, Sheu J-C, Lin Y-H, Chen D-S, Lee C-S, Hwang L-Y, Beasley RP. Prognostic histologic features of resected small hepatocellular carcinoma (HCC) in Taiwan. A comparison with resected large HCC. Cancer 1985, **56**: 672–680.

343 Iguchi T, Aishima S, Taketomi A, Nishihara Y, Fujita N, Sanefuji K, Maehara Y, Tsuneyoshi M. Extracapsular penetration is a new prognostic factor in human hepatocellular carcinoma. Am J Surg Pathol 2008, **32**: 1675–1682.

344 Ikeda K, Saitoh S, Tsubota A, Arase Y, Chayama K, Kumada H, Watanabe G, Tsurumaru M. Risk factors for tumor recurrence and prognosis after curative resection of hepatocellular carcinoma. Cancer 1993, **71**: 19–25.

345 Ishikawa K, et al. Statistics of liver surgery in Japan. III. A study by Japan Liver Cancer Study Group. Acta Hepatol Jpn 1976, **17**: 460–465.

346 Kaczynski J, Hansson G, Remotti H, Wallerstedt S. Spontaneous regression of hepatocellular carcinoma. Histopathology 1998, **32**: 147–150.

347 Kakar S, Burgart LJ, Batts KP, Garcia J, Jain D, Ferrell LD. Clinicopathologic features and survival in fibrolamellar carcinoma: comparison with conventional hepatocellular carcinoma with and without cirrhosis. Mod Pathol 2005, **18**: 1417–1423.

348 Katzenstein HM, Krailo MD, Malogolowkin MH, Ortega JA, Qu W, Douglass EC, Feusner JH, Reynolds M, Quinn JJ, Newman K, Finegold MJ, Haas JE, Sensel MG, Castleberry RP, Bowman LC. Fibrolamellar hepatocellular

carcinoma in children and adolescents. Cancer 2003, **97**: 2006–2012.

349 King KL, Li AF, Chau GY, Chi CW, Wu CW, Huang CL, Lui WY. Prognostic significance of heat shock protein-27 expression in hepatacellular carcinoma and its relation to histologic grading and survival. Cancer 2000, **88**: 2464–2470.

350 Lau H, Fan ST, Ng IO, Wong J. Long term prognosis after hepatectomy for hepatocellular carcinoma: a survival analysis of 204 consecutive patients. Cancer 1998, **83**: 2302–2311.

351 Lauwers GY, Terris B, Balis UJ, Batts KP, Regimbeau J-M, Chang Y, Graeme-Cook F, Yamabe H, Ikai I, Cleary KR, Fujita S, Flejou JF, Zukerberg LR, Nagorney DM, Belghiti J, Yamoaka Y, Vauthey J-N. Prognostic histologic indicators of curatively resected hepatocellular carcinomas: a multi-institutional analysis of 425 patients with definition of a histologic prognostic index. Am J Surg Pathol 2002, **26**: 25–34.

352 Lin DY, Liaw Y-F, Chu CM, Chang-Chien CS, Wu CS, Chen PC, Sheen IS. Hepatocellular carcinoma in noncirrhotic patients. A laparoscopic study of 92 cases in Taiwan. Cancer 1984, **54**: 1466–1468.

353 Lise M, Bacchetti S, Da Pian P, Nitti D, Pilati PL, Pigato P. Prognostic factors affecting long term outcome after liver resection for hepatocellular carcinoma: results in a series of 100 Italian patients. Cancer 1998, **82**: 1028–1036.

354 Mazzaferro V, Regalia E, Doci R, Andreola S, Pulvirenti A, Bozzetti F, Montalto F, Ammatuna M, Morabito A, Gennari I. Liver transplantation for the treatment of small hepatocellular carcinomas in patients with cirrhosis. N Engl J Med 1996, **334**: 693–699.

355 Nagasue N, Yukaya H, Hamada T, Hirose S, Kanashima R, Inokuchi K. The natural history of hepatocellular carcinoma. A study of 100 untreated cases. Cancer 1984, **54**: 1461–1465.

356 Nagasue N, Yukaya H, Ogawa Y, Sasaki Y, Chang Y-C, Niimi K. Clinical experience with 118 hepatic resections for hepatocellular carcinoma. Surgery 1986, **99**: 694–702.

357 Ng IO, Lai EC, Ng MM, Fan ST. Tumor encapsulation in hepatocellular carcinoma. A pathologic study of 189 cases. Cancer 1992, **70**: 45–49.

358 Ng IO, Liu CL, Fan SF, Ng M. Expression of P-glycoprotein in hepatocellular carcinoma. A determinant of chemotherapy response. Am J Clin Pathol 2000, **113**: 355–363.

359 Ng IO, Ng MM, Lai EC, Fan ST. Better survival in female patients with hepatocellular carcinoma. Possible causes from a pathologic approach. Cancer 1995, **75**: 18–22.

360 Nomura F, Ohnishi K, Tanabe Y. Clinical features and prognosis of hepatocellular carcinoma with reference to serum alpha-fetoprotein levels. Analysis of 606 patients. Cancer 1989, **64**: 1700–1707.

361 Nzeako UC, Goodman ZD, Ishak KG. Hepatocellular carcinoma in cirrhotic and noncirrhotic livers. A clinico-histopathologic study of 804 North American patients. Am J Clin Pathol 1996, **105**: 65–75.

362 Okuda K, Musha H, Kanno H, Kojiro M, Sakamoto K, Nakashima T, Igarashi M, Nakano M, Shimokawa Y, Kubo Y, Arishima T, Hashimoto M, Nagata P. Localized submassive liver cell necrosis as a terminal event of liver carcinoma. Cancer 1976, **37**: 1965–1972.

363 Okuda K, Nakashima T, Obata H, Kubo Y. Clinicopathological studies of minute hepatocellular carcinoma. Analysis of 20 cases, including 4 with hepatic resection. Gastroenterology 1977, **73**: 109–115.

364 Okuda K, Ohtsuki T, Obata H, Tomimatsu M, Okazaki N, Hasegawa H, Nakajima Y, Ohnishi K. Natural history of hepatocellular carcinoma and prognosis in relation to treatment. Study of 850 patients. Cancer 1985, **56**: 918–928.

365 Patt YZ, Claghorn L, Charnsangavej C, Soski M, Cleary K, Mavligit GM. Hepatocellular carcinoma. A retrospective analysis of treatments to manage disease confined to the liver. Cancer 1988, **61**: 1884–1888.

366 Stuart KE, Anand AJ, Jenkins RL. Hepatocellular carcinoma in the United States: Prognostic features, treatment outcome, and survival. Cancer 1996, **77**: 2217–2222.

367 The Liver Cancer Study Group of Japan. Predictive factors for long term prognosis after partial hepatectomy for patients with hepatocellular carcinoma in Japan. Cancer 1994, **74**: 2772–2780.

368 Yamamoto J, Iwatsuki S, Kosuge T, Dvorchik I, Shimada K, Marsh JW, Yamasaki S, Starzl TE. Should hepatomas be treated with hepatic resection or transplantation? Cancer 1999, **86**: 1151–1158.

369 Yamanaka N, Okamoto E, Toyosaka A, Mitunobu M, Fujihara S, Kato T, Fujimoto J, Ohiyama T, Funukawa K, Kawamura E. Prognostic factors after hepatectomy for hepatocellular carcinomas. A univariate and multivariate analysis. Cancer 1990, **65**: 1104–1110.

370 Zhou XD, Tang ZY, Yang BH, Lin ZY, Ma ZC, Ye SL, Wu ZQ, Fan J, Qin LX, Zheng BH. Experience of 1000 patients who underwent hepatectomy for small hepatocellular carcinoma. Cancer 2001, **91**: 1479–1486.

371 Zhou XD, Tang ZY, Yu YQ, Yang BH, Lin ZY, Lu JZ, Ma ZC, Tang CL. Long term survivors after resection for primary liver cancer. Clinical analysis of 19 patients surviving more than ten years. Cancer 1989, **63**: 2201–2206.

HEPATOBLASTOMA

372 Abenoza P, Manivel JC, Wick MR, Hagen K, Dehner LP. Hepatoblastoma. An immunohistochemical and ultrastructural study. Hum Pathol 1987, **18**: 1025–1035.

373 Altmann HW. Epithelial and mixed hepatoblastoma in the adult. Histological observations and general considerations. Pathol Res Pract 1992, **188**: 16–26.

374 Armengol C, Cairo S, Fabre M, Buendia MA. Wnt signaling and hepatocarcinogenesis: the hepatoblastoma model. Int J Biochem Cell Biol 2011, **43**: 265–270.

375 Baggenstoss AH. Pathology of tumors of liver in infancy and childhood. In Pack GT, Islami AH (eds): Tumors of the liver. Vol. 26 of Recent results in cancer research. Heidelberg, 1970, Springer-Verlag.

376 Blaker H, Hofmann WJ, Rieker RJ, Penzel R, Graf M, Otto HF. Beta-catenin accumulation and mutation of the CTNNB1 gene in hepatoblastoma. Genes Chromosomes Cancer 1999, **25**: 399–402.

377 Buendia MA. Genetic alterations in hepatoblastoma and hepatocellular carcinoma: common and distinctive aspects. Med Pediatr Oncol 2002, **39**: 530–535.

378 Conrad RJ, Gribbin D, Walker NI, Ong TH. Combined cystic teratoma and hepatoblastoma of the liver. Probable divergent differentiation of an uncommited hepatic precursor cell. Cancer 1993, **72**: 2910–2913.

379 Conran RM, Hitchcock CL, Waclawiw MA, Stocker JT, Ishak KG. Hepatoblastoma. The prognostic significance of histologic type. Pediatr Pathol 1992, **12**: 167–183.

380 Dezso K, Halász J, Bisgaard HC, Paku S, Turányi E, Schaff Z, Nagy P. Delta-like protein (DLK) is a novel immunohistochemical marker for human hepatoblastomas. Virchows Arch 2008, **452**: 443–448.

381 Douglass EC, Reynolds M, Finegold M, Cantor AB, Glicksman A. Cisplatin, vincristine, and fluorouracil therapy for hepatoblastoma. A Pediatric Oncology Group study. J Clin Oncol 1993, **11**: 96–99.

382 Emura I, Ohnishi Y, Yamashita Y, Iwafuchi M. Immunohistochemical and ultrastructural study on erythropoiesis in hepatoblastoma. Acta Pathol Jpn 1985, **35**: 79–86.

383 Fasano M, Theise ND, Nalesnik M, Goswami S, Garcia de Davila MT, Finegold MJ, Greco MA. Immunohistochemical evaluation of hepatoblastomas with use of the hepatocyte-specific marker, hepatocyte paraffin 1, and the polyclonal anti-carcinoembryonic antigen. Mod Pathol 1998, **11**: 934–938.

384 Filler RM, Ehrlich PF, Greenberg ML, Babyn PS. Preoperative chemotherapy in hepatoblastoma. Surgery 1991, **110**: 591–596.

385 Fletcher JA, Kozakewich HP, Pavelka K, Grier HE, Shamberger RC, Korf B, Morton CC. Consistent cytogenetic aberrations in hepatoblastoma. A common pathway of genetic alterations in embryonal liver and skeletal muscle malignancies? Genes Chromosom Cancer 1991, **3**: 37–43.

386 Fuchs J, Rydzynski J, Hecker H, Mildenberger H, Burger D, Harms D, V Schweinitz D. The influence of preoperative chemotherapy and surgical technique in the treatment of hepatoblastoma – a report from the German Co-operative Liver Tumour Studies HB 89 and HB 94. Eur J Pediatr Surg 2002, **12**: 255–261.

387 Giacomantonio M, Ein SH, Mancer K, Stephens CA. Thirty years of experience with pediatric primary malignant liver tumors. J Pediatr Surg 1984, **19**: 523–526.

388 Giardiello FM, Offerhaus GJ, Krush AJ, Booker SV, Tersmette AC, Mulder JW, Kelley CN, Hamilton SR. Risk of hepatoblastoma in familial adenomatous polyposis. J Pediatr 1991, **119**: 766–768.

389 Gonzalez-Crussi F. Undifferentiated small cell (anaplastic) hepatoblastoma. Pediatr Pathol 1991, **11**: 155–161.

390 Gonzalez-Crussi F, Upton MP, Maurer HS. Hepatoblastoma. Attempt at characterization of histologic subtypes. Am J Surg Pathol 1982, **6**: 599–612.

391 Green LK, Silva EG. Hepatoblastoma in an adult with metastasis to the ovaries. Am J Clin Pathol 1989, **92**: 110–115.

392 Haas JE, Feusner JH, Finegold MJ. Small cell undifferentiated histology in hepatoblastoma may be unfavorable. Cancer 2001, **92**: 3130–3134.

393 Hata Y, Ishizu HY, Ohmori K, Hamada H, Sasaki F, Uchino J, Inoue K, Naitoh H, Fujita M, Kobayashi T, et al. Flow cytometric analysis of the nuclear DNA content of hepatoblastoma. Cancer 1991, **88**: 2566–2570.

394 Ishak KG, Glunz PR. Hepatoblastoma and hepatocarcinoma in infancy and childhood. Cancer 1967, **20**: 396–422.

395 Ito E, Sato Y, Kawauchi K, Munakata H, Kamata Y, Yodono H, Yokoyama M. Type la glycogen storage disease with hepatoblastoma in siblings. Cancer 1987, **59**: 1776–1780.

396 Ito J, Johnson WW. Hepatoblastoma and hepatoma in infancy and childhood, light and electron microscopic studies. Arch Pathol 1969, **87**: 259–266.

397 Jeng YM, Wu MZ, Mao TL, Chang MH, Hsu HC. Somatic mutations of beta-catenin play a crucial role in the tumorigenesis of sporadic hepatoblastoma. Cancer Lett 2000, **152**: 45–51.

398 Kennedy SM, Macgeogh C, Jaffe R, Spurr NK. Overexpression of the oncoprotein p53 in primary hepatic tumors of childhood does not correlate with gene mutations. Hum Pathol 1994, **25**: 438–442.

399 Knowlson GTG, Cameron AH. Hepatoblastoma with adenomatoid renal epithelium. Histopathology 1979, **3**: 201–208.

400 Lack EE, Neave C, Vawter GF. Hepatoblastoma. A clinical and pathologic study of 54 cases. Am J Surg Pathol 1982, **6**: 693–705.

401 Lopez-Terrada D, Gunaratne PH, Adesina AM, Pulliam J, Hoang DM, Nguyen Y, Mistretta TA, Margolin J, Finegold MJ. Histologic subtypes of hepatoblastoma are characterized by differential canonical Wnt and Notch pathway activation in DLK+ precursors. Hum Pathol 2009, **40**: 783–794.

402 McArthur JW, Toll GD, Russfield AB, Reiss AM, Quinby WC, Baker WH. Sexual precocity attributable to ectopic gonadotropin secretion by hepatoblastoma. Am J Med 1973, **54**: 390–403.

403 Molmenti EP, Wilkinson K, Molmenti H, Roden JS, Squires RH, Fasola CG, Tomlinson G, Nagata DE, D'Amico L, Lopez MJ, Savino LM, Marubashi S, Sanchez EQ, Goldstein RM, Levy MF, Andrews W, Andersen JA, Klintmalm GB. Treatment of unresectable hepatoblastoma with liver transplantation in the pediatric population. Am J Transplant 2002, **2**: 535–538.

404 Morinaga S, Yamaguchi M, Watanabe I, Kasai M, Ojima M, Sasano N. An immunohistochemical study of hepatoblastoma producing human chorionic gonadotropin. Cancer 1983, **51**: 1647–1652.

405 Nakagawara A, Ikeda K, Hayashida Y, Tsuneyoshi M, Enjoji M, Kawaoi A. Immunocytochemical identification of human chorionic gonadotropin- and alpha-fetoprotein-producing cells of hepatoblastoma associated with precocious puberty. Virchows Arch [A] 1982, **398**: 45–51.

406 Nakagawara A, Ikeda K, Tsuneyoshi M, Daimaru Y, Enjoji M, Watanabe I, Iwafuchi M, Sawada T. Hepatoblastoma producing both alpha-fetoprotein and human chorionic gonadotropin. Clinicopathologic analysis of four cases and a review of the literature. Cancer 1985, **56**: 1636–1642.

407 Parada LA, Limon J, Iliszko M, Czauderna P, Gisselsson D, Hoglund M, Kullendorff CM, Wiebe T, Mertens F, Johansson B. Cytogenetics of hepatoblastoma: further characterization of 1q rearrangements by fluorescence in situ hybridization: an internal collaborative study. Med Pediatr Oncol 2000, **34**: 165–170.

408 Prokurat A, Kluge P, Kosciesza A, Perek D, Kappeler A, Zimmermann A. Transitional liver cell tumors (TLCT) in older children and adolescents: a novel group of aggressive hepatic tumors expressing beta-catenin. Med Pediatr Oncol 2002, **39**: 510–518.

409 Ramsay AD, Bates AW, Williams S, Sebire NJ. Variable antigen expression in hepatoblastomas. Appl Immunohistochem Mol Morphol 2008, **16**: 140–147.

410 Reynolds M, Douglass EC, Finegold M, Cantor A, Glicksman A. Chemotherapy can convert unresectable hepatoblastoma. J Pediatr Surg 1992, **27**: 1080–1083.

411 Ruck P, Harms D, Kaiserling E. Neuroendocrine differentiation in hepatoblastoma. An immunohistochemical investigation. Am J Surg Pathol 1990, **14**: 847–855.

412 Ruck P, Kaiserling E. Extracellular matrix in hepatoblastoma. An immunohistochemical investigation. Histopathology 1992, **21**: 115–126.

413 Ruck P, Kaiserling E. Melanin-containing hepatoblastoma with endocrine differentiation. An immunohistochemical and ultrastructural study. Cancer 1993, **72**: 361–368.

414 Ruck P, Xiao JC, Pietsch T, Von Schweinitz D, Kaiserling E. Hepatic stem-like cells in hepatoblastoma: expression of cytokeratin 7, albumin and oval cell associated antigens detected by OV-1 and OV-6. Histopathology 1997, **31**: 324–329.

415 Saxena R, Leake JL, Shafford EA, Davenport M, Mowat AP, Pritchard J, Mieli-Vergani G, Howard ER, Spitz L, Malone M et al. Chemotherapy effects on hepatoblastoma. A histological study. Am J Surg Pathol 1993, **17**: 1266–1271.

416 Schmidt D, Harms D, Lang W. Primary malignant hepatic tumours in childhood. Virchows Arch [A] 1985, **407**: 387–403.

417 Schmidt D, Wischmeyer P, Lauschner I, Sprenger E, Langenau E, von Schweinitz D, Harms D. DNA analysis in hepatoblastoma by flow and image cytometry. Cancer 1993, **72**: 2914–2919.

418 Schnater JM, Köhler SE, Lamers WH, Von Schweinitz D, Aronson DC. Where do we stand with hepatoblastomas? Cancer 2003, **98**: 668–678.

419 Sciot R, Van Eyken P, Desmet VJ. Transferrin receptor expression in benign tumours and in hepatoblastoma of the liver. Histopathology 1990, **16**: 59–62.

420 Silverman JF, Fu Y-S, McWilliams NB, Kay S. An ultrastructural study of mixed hepatoblastoma with osteoid elements. Cancer 1975, **36**: 1436–1443.

421 Srinivasan P, McCall J, Pritchard J, Dhawan A, Baker A, Vergani GM, Muiesan P, Rela M, David Heaton N. Orthotopic liver transplantation for unresectable hepatoblastoma. Transplantation 2002, **74**: 652–655.

422 Stocker JT. Hepatoblastoma. Semin Diagn Pathol 1994, **11**: 136–143.

423 Terracciano LM, Bernasconi B, Ruck P, Stallmach T, Riner J, Sauter G, Moch H, Vecchione R, Pollice L, Pettinato G, Gürtl B, Ratschek M, De Krijger R, Tornillo L, Bruder E. Comparative genomic hybridisation analysis of hepatoblastoma reveals high frequency of X-chromosome gains and similarities between epithelial and stromal components. Hum Pathol 2003, **34**: 864–871.

424 Udatsu Y, Kusafuka T, Kuroda S, Miao J, Okada A. High frequency of beta-catenin mutations in hepatoblastoma. Pediatr Surg Int 2001, **17**: 508–512.

425 Van Eyken P, Sciot R, Callea F, Ramaekers F, Schaart G, Desmet VJ. A cytokeratin-immunohistochemical study of hepatoblastoma. Hum Pathol 1990, **21**: 302–308.

426 Wang LL, Filippi RZ, Zurakowski D, Archibald T, Vargas SO, Voss SD, Shamberger RC, Davies K, Kozakewich H, Perez-Atayde AR. Effects of neoadjuvant chemotherapy on hepatoblastoma: a morphologic and immunohistochemical study. Am J Surg Pathol 2010, **34**: 287–299.

427 Warfel KA, Hull MT. Hepatoblastomas. An ultrastructural and immunohistochemical study. Ultrastruct Pathol 1992, **16**: 451–461.

428 Weinberg AG, Finegold MJ. Primary hepatic tumors of childhood. Hum Pathol 1983, **14**: 512–537.

429 Zimmermann A. Hepatoblastoma with cholangioblastic features ('cholangioblastic hepatoblastoma') and other liver tumors with bimodal differentiation in young patients. Med Pediatr Oncol 2002, **39**: 487–491.

430 Zynger DL, Gupta A, Luan C, Chou PM, Yang GY, Yang XJ. Expression of glypican 3 in hepatoblastoma: an immunohistochemical study of 65 cases. Hum Pathol 2008, **39**: 224–230.

BILE DUCT TUMORS AND TUMORLIKE CONDITIONS

BILE DUCT HAMARTOMA

431 Chung EB. Multiple bile-duct hamartomas. Cancer 1970, **26**: 287–296.

432 Coban I, Altinel D, Martin D, Kalb B, Sarmiento J, Adsay NV. Cystic biliary hamartoma of the liver: 17 examples of a clinicopathologically distinct entity. Lab Invest 2009, **89**(Suppl 1): 309A.

433 Honda N, Cobb C, Lechago J. Bile duct carcinoma associated with multiple von Meyenburg complexes in the liver. Hum Pathol 1986, **17**: 1287–1290.

434 Jain D, Sarode VR, Abdul-Karim FW, Homer R, Robert ME. Evidence for the neoplastic transformation of Von-Meyenburg complexes. Am J Surg Pathol 2000, **24**: 1131–1139.

435 Popovsky MA, Costa JC, Doppman JL. Meyenburg complexes of the liver and bile cysts as a consequence of hepatic ischemia. Hum Pathol 1979, **10**: 425–432.

436 Redston MS, Wanless IR. The hepatic von Meyenburg complex: prevalence and association with hepatic and renal cysts among 2843 autopsies. Mod Pathol 1996, **9**: 233–237.

437 Salo J, Bru C, Vilella A, Gines P, Gilabert R, Castells A, Bruguera M, Rodes J. Bile-duct hamartomas presenting as multiple focal lesions on hepatic ultrasonography. Am J Gastroenterol 1992, **87**: 221–223.

438 Song JS, Lee YJ, Kim KW, Huh J, Jang SJ, Yu E. Cholangiocarcinoma arising in von Meyenburg complexes: report of four cases. Pathol Int 2008, **58**: 503–512.

439 Thommesen N. Biliary hamartomas (von Meyenburg complexes) in liver needle biopsies. Acta Pathol Microbiol Scand [A] 1978, **86**: 93–99.

440 Tsui WM. How many types of biliary hamartomas and adenomas are there? Adv Anat Pathol 1998, **5**: 16–20.

441 Zen Y, Terahata S, Miyayama S, Mitsui T, Takehara A, Miura S, Nobata K, Kitao A, Kakuda K, Kiyohara K, Nakanuma Y. Multicystic biliary hamartoma: a hitherto undescribed lesion. Hum Pathol 2006, **37**: 339–344.

BILE DUCT ADENOMA

442 Albores-Saavedra J, Hoang MP, Murakata LA, Sinkre P, Yaziji H. Atypical bile duct adenoma, clear cell type: a previously undescribed tumor of the liver. Am J Surg Pathol 2001, **25**: 956–960.

443 Bhathal PS, Hughes NR, Goodman ZD. The so-called bile duct adenoma is a peribiliary gland hamartoma. Am J Surg Pathol 1996, **20**: 858–864.

444 Govindarajan S, Peters RL. The bile duct adenoma. A lesion distinct from Meyenburg complex. Arch Pathol Lab Med 1984, **108**: 922–924.

445 Hruban RH, Sturm PD, Slebos RJ, Wilentz RE, Musler AR, Yeo CJ, Sohn TA, van Velthuysen ML, Offerhaus GLA. Can K-ras codon 12 mutations be used to distinguish benign bile duct proliferations from metastases in the liver? A molecular analysis of 101 liver lesions from 93 patients. Am J Pathol 1997, **151**: 943–949.

446 Hughes NR, Goodman ZD, Bhathal PS. An immunohistochemical profile of the so-called bile duct adenoma: clues to pathogenesis. Am J Surg Pathol 2010, **34**: 1312–1318.

447 Ishak KG, Rabin L. Benign tumors of the liver. Med Clin North Am 1975, **59**: 995–1013.

448 O'Hara BJ, McCue PA, Miettinen M. Bile duct adenomas with endocrine component. Immunohistochemical study and comparison with conventional bile duct adenomas. Am J Surg Pathol 1992, **16**: 21–25.

449 Varnhold H, Vaughey J-N, Dal Cin P, De W Marsh R, Bhathal PS, Hughes NR, Lauwers GY. Biliary adenofibroma. Am J Surg Pathol 2003, **27**: 693–698.

BILIARY CYSTADENOMA AND CYSTADENOCARCINOMA

450 Devaney K, Goodman ZD, Ishak KG. Hepatobiliary cystadenoma and cystadenocarcinoma. A light microscopic and immunohistochemical study of 70 patients. Am J Surg Pathol 1994, **18**: 1078–1091.

451 Gourley WK, Kumar D, Bouton MS, Fish JC, Nealon W. Cystadenoma and cystadenocarcinoma with mesenchymal stroma of the liver. Immunohistochemical analysis. Arch Pathol Lab Med 1992, **116**: 1047–1050.

452 Grayson W, Teare J, Myburgh JA, Paterson AC. Immunohistochemical demonstration of progesterone receptor in hepatobiliary cystadenoma with mesenchymal stroma. Histopathology 1996, **29**: 461–463.

453 Ishak KG, Willis GW, Cummins SD, Bullock AA. Biliary cystadenoma and cystadenocarcinoma. Report of 14 cases and review of the literature. Cancer 1977, **38**: 322–338.

454 Kosuge T, Andersson R, Yamazaki S, Makuuchi M, Takayama T, Mukai K, Hasegawa H. Surgical management of biliary cystadenocarcinoma. Hepatogastroenterology 1992, **39**: 417–419.

455 Mizumoto R, Kawarada Y, Taoka H. A new classification of cystic malignant tumours of the liver. Classification of 65 cases reported at the 26th annual meeting of the Liver Cancer Society of Japan. J Gastroenterol Hepatol 1991, **6**: 400–407.

456 Nakajima T, Sugano I, Matsuzaki O, Nagao K, Kondo Y, Miyazaki M, Wada K. Biliary cystadenocarcinoma of the liver. A clinicopathologic and histochemical evaluation of nine cases. Cancer 1992, **69**: 2426–2432.

457 Shimonishi T, Zen Y, Chen TC, Chen MF, Jan YY, Yeh TS, Nimura Y, Nakanuma Y. Increasing expression of gastrointestinal phenotypes and p53 along with histologic progression of intraductal papillary neoplasia of the liver. Hum Pathol 2002, **33**: 503–511.

458 Subramony C, Herrera GA, Turbat-Herrera EA. Hepatobiliary cystadenoma. A study of five cases with reference to histogenesis. Arch Pathol Lab Med 1993, **117**: 1036–1042.

459 Terada T, Kitabura Y, Ohta T, Nakanuma Y. Endocrine cells in hepatobiliary cystadenomas and cystadenocarcinomas. Virchows Arch 1997, **430**: 37–40.

460 Unger PD, Thung SN, Kaneko M. Pseudosarcomatous cystadenocarcinoma of the liver. Hum Pathol 1987, **18**: 521–523.

461 Wang YJ, Lee SD, Lai KH, Wang SS, Lo KJ. Primary biliary cystic tumors of the liver. Am J Gastroenterol 1993, **88**: 599–603.

462 Wheeler DA, Edmondson HA. Cystadenoma with mesenchymal stroma (CMS) in the liver and bile ducts. A clinicopathologic study of 17 cases, 4 with malignant change. Cancer 1985, **56**: 1434–1445.

463 Wolf H, Garcia J, Bossen E. Oncocytic differentiation in intrahepatic biliary cystadenocarcinoma. Mod Pathol 1992, **5**: 665–668.

BILIARY INTRADUCTAL PAPILLARY-MUCINOUS NEOPLASMS

464 Aishima S, Nishihara Y, Tsujita E, Taguchi K, Soejima Y, Taketomi A, Ikeda Y, Maehara Y, Tsuneyoshi M. Biliary neoplasia with extensive intraductal spread associated with liver cirrhosis: a hitherto unreported variant of biliary intraepithelial neoplasia. Hum Pathol 2008, **39**: 939–947.

465 Ishikawa A, Sasaki M, Ohira S, Ohta T, Oda K, Nimura Y, Chen MF, Jan YY, Yeh TS, Nakanuma Y. Aberrant expression of CDX2 is closely related to the intestinal metaplasia and MUC2 expression in intraductal papillary neoplasm of the liver in hepatolithiasis. Lab Invest 2004, **84**: 629–638.

466 Lee SS, Kim MH, Lee SK, Jang SJ, Song MH, Kim KP, Kim HJ, Seo DW, Song DE, Yu E, Lee SG, Min YI. Clinicopathologic review of 58 patients with biliary papillomatosis. Cancer 2004, **100**: 783–793.

467 Shibahara H, Tamada S, Goto M, Oda K, Nagino M, Nagasaka T, Batra SK, Hollingsworth MA, Imai K, Nimura Y, Yonezawa S. Pathologic features of mucin-producing bile duct tumors: two histopathologic categories as counterparts of pancreatic intraductal papillary-mucinous neoplasms. Am J Surg Pathol 2004, **28**: 327–338.

BILE DUCT CARCINOMA (CHOLANGIOCARCINOMA)

468 Aishima S, Kuroda Y, Nishihara Y, Taguchi K, Taketomi A, Maehara Y, Tsuneyoshi M. Gastric mucin phenotype defines tumour progression and prognosis of intrahepatic cholangiocarcinoma: gastric foveolar type is associated with aggressive tumour behaviour. Histopathology 2006, **49**: 35–44.

469 Altaee MY, Johnson PJ, Farrant JM, Williams R. Etiologic and clinical characteristics of peripheral and hilar cholangiocarcinoma. Cancer 1991, **68**: 2051–2055.

470 Anthony PP. Primary carcinoma of the liver. A study of 282 cases in Ugandan Africans. J Pathol 1973, **110**: 37–48.

471 Azizah N, Paradinas FJ. Cholangiocarcinoma coexisting with developmental liver cysts. A distinct entity different from liver cystadenocarcinoma. Histopathology 1980, **4**: 391–400.

472 Bhuiya MR, Nimura Y, Kamiya J, Kondo S, Fukata S, Hayakawa N, Shionoya S. Clinicopathologic studies on perineural invasion of bile duct carcinoma. Ann Surg 1992, **215**: 344–349.

473 Bickenbach K, Galka E, Roggin KK. Molecular mechanisms of cholangiocarcinogenesis: are biliary intraepithelial neoplasia and intraductal papillary neoplasms of the bile duct precursors to cholangiocarcinoma? Surg Oncol Clin N Am 2009, **18**: 215–224, vii.

474 Bonetti F, Chilosi M, Pisa R, Novelli P, Zamboni G, Menestrina F. Epithelial membrane antigen expression in cholangiocarcinoma. A useful immunohistochemical tool for differential diagnosis with hepatocarcinoma. Virchows Arch [A] 1983, **401**: 307–313.

475 Chen MF, Jan YY, Wang CS, Hwang TL, Jeng LB, Chen SC, Chen TJ. A reappraisal of cholangiocarcinoma in patient with hepatolithiasis. Cancer 1993, **71**: 2461–2465.

476 Chen MF, Jan YY, Wang CS, Jeng LB, Hwang TL. Clinical experience in 20 hepatic resections for peripheral cholangiocarcinoma. Cancer 1989, **64**: 2226–2232.

477 Chen TC, Ng KF, Kuo T. Intrahepatic cholangiocarcinoma with lymphoepithelioma-like component. Mod Pathol 2001, **14**: 527–532.

478 Chijiiwa K, Ichimiya H, Kuroki S, Koga A, Nakayama F. Late development of cholangiocarcinoma after the treatment of hepatolithiasis. Surg Gynecol Obstet 1993, **177**: 279–282.

479 Chou ST, Chan CW, Ng WL. Mucin histochemistry of human cholangiocarcinoma. J Pathol 1976, **118**: 165–170.

480 Chow LT, Ahuja AT, Kwong KH, Fung KS, Lai CK, Lau JW. Mucinous cholangiocarcinoma: an unusual complication of hepatholithiasis and recurrent pyogenic cholangitis. Histopathology 1997, **30**: 491–494.

481 Daroca PJ Jr, Tuthill R, Reed RJ. Cholangiocarcinoma arising in congenital hepatic fibrosis. A case report. Arch Pathol 1975, **99**: 592–595.

482 Fornelli A, Bondi A, Jovine E, Eusebi V. Intrahepatic cholangiocarcinoma resembling a thyroid follicular neolplasm. Virch Arch 2010, **456**: 339–342.

483 Foucar E, Kaplan LR, Gold JH, Kiang DT, Sibley RK, Bosl G. Well differentiated peripheral cholangiocarcinoma with an unusual clinical course. Gastroenterology 1979, **77**: 347–353.

484 Gallagher PJ, Millis RR, Mitchinson MJ. Congenital dilatation of the intrahepatic bile ducts with cholangiocarcinoma. J Clin Pathol 1972, **25**: 804–808.

485 Goodman ZD. Neoplasms of the liver. Mod Pathol 2007, **20**(Suppl 1): S49–S60.

486 Haas S, Gütgemann I, Wolff M, Fischer HP. Intrahepatic clear cell cholangiocarcinoma: immunohistochemical aspects in a very rare type of cholangiocarcinoma. Am J Surg Pathol 2007, **31**: 902–906.

487 Haratake J, Yamada H, Horie A, Inokuma T. Giant cell tumor-like cholangiocarcinoma associated with systemic cholelithiasis. Cancer 1992, **69**: 2444–2448.

488 Jain D, Sarode VR, Abdul-Karim FW, Homer R, Robert ME. Evidence for the neoplastic transformation of Von-Meyenburg complexes. Am J Surg Pathol 2000, **24**: 1131–1139.

489 Johnson DE, Herndier BG, Medeiros LJ, Warnke RA, Rouse RV. The diagnostic utility of the keratin profiles of hepatocellular carcinoma and cholangiocarcinoma. Am J Surg Pathol 1988, **12**: 187–197.

490 Kajiyama K, Maeda T, Takenaka K, Sugimachi K, Tsuneyoshi M. The significance of stromal desmoplasia in intrahepatic cholangiocarcinoma: a special reference of 'scirrhous-type' and 'nonscirrhous-type' growth. Am J Surg Pathol 1999, **23**: 892–902.

491 Khunamornpong S, Siriaunkgul S, Suprasert P, Pojchamarnwiputh S, Na Chiangmai W, Young RH. Intrahepatic cholangiocarcinoma metastatic to the ovary: a report of 16 cases of an underemphasized form of secondary tumor in the ovary that may mimic primary neoplasia. Am J Surg Pathol 2007, **31**: 1788–1799.

492 Kim YI, Yu ES, Kim ST. Intraductal variant of peripheral cholangiocarcinoma of the liver with *Clonorchis sinensis* infection. Cancer 1989, **63**: 1562–1566.

493 Kobayashi M, Ikeda K, Saitoh S, Suzuki F, Tsubota A, Suzuki Y, Arase Y, Murashima N, Chayama K, Kumada H. Incidence of primary cholangiocellular carcinoma of the liver in japanese patients with hepatitis C virus-related cirrhosis. Cancer 2000, **88**: 2470–2477.

494 Koga A, Ichimiya H, Yamaguchi K, Miyazaki K, Nakayama F. Hepatolithiasis associated with cholangiocarcinoma. Possible etiologic significance. Cancer 1985, **55**: 2826–2829.

495 Kozaka K, Sasaki M, Fujii T, Harada K, Zen Y, Sato Y, Sawada S, Minato H, Matsui O, Nakanuma Y. A subgroup of intrahepatic cholangiocarcinoma with an infiltrating replacement growth pattern and a resemblance to reactive proliferating bile ductules: 'bile ductular carcinoma'. Histopathology 2007, **51**: 390–400.

496 Lódi C, Szabó E, Holczbauer A, Batmunkh E, Szíjártó A, Kupcsulik P, Kovalszky I, Paku S, Illyés G, Kiss A, Schaff Z. Claudin-4 differentiates biliary tract cancers from hepatocellular carcinomas. Mod Pathol 2006, **19**: 460–469.

497 Longnecker DS, Terhune PG. The case for parallel classification of biliary tract and pancreatic neoplasms. Mod Pathol 1996, **9**: 828–837.

498 Maeda T, Takenaka K, Taguchi K, Kajiyama K, Shirabe K, Shimada M, Tsuneyoshi M, Sugimachi K. Adenosquamous carcinoma of the liver: clinicopathologic characteristics and cytokeratin profile. Cancer 1997, **80**: 364–371.

499 Nagorney DM, Donohue JH, Farnell MB, Schleck CD, Ilstrup DM. Outcomes after curative resections of cholangiocarcinoma. Arch Surg 1993, **128**: 871–877.

500 Martin RCG, Klimstra DS, Schwartz L, Yilmaz A, Blumgart LH, Jarnagin W. Hepatic intraductal oncocytic papillary carcinoma. Cancer 2002, **95**: 2180–2187.

501 Nakajima T, Kondo Y. Well-differentiated cholangiocarcinoma. Diagnostic significance of morphologic and immunohistochemical parameters. Am J Surg Pathol 1989, **13**: 569–573.

502 Nakajima T, Kondo Y. A clinicopathologic study of intrahepatic cholangiocarcinoma containing a component of squamous cell carcinoma. Cancer 1990, **65**: 1401–1404.

503 Nakajima T, Tajima Y, Sugano I, Nagao K, Kondo Y, Wada K. Intrahepatic cholangiocarcinoma with sarcomatous change. Clinicopathologic and immunohistochemical evaluation of seven cases. Cancer 1993, **72**: 1872–1877.

504 Nakanuma Y, Terada T, Tanaka Y, Ohta G. Are hepatolithiasis and cholangiocarcinoma aetiologically related? A morphological study of 12 cases of hepatolithiasis associated with cholangiocarcinoma. Virchows Arch [A] 1985, **406**: 45–58.

505 Ohta T, Nagakawa T, Ueda N, Nakamura T, Akiyama T, Ueno K, Miyazaki I. Mucosal dysplasia of the liver and the intraductal variant of peripheral cholangiocarcinoma in hepatolithiasis. Cancer 1991, **68**: 2217–2223.

506 Ortiz MR, Garijo G, Adrados M, López-Bonet E, Acero D, Bernadó L. Epstein–Barr virus-associated cholangiocarcinoma with lymphoepithelioma-like component. Int J Surg Pathol 2000, **8**: 347–351.

507 Pastolero GC, Wakabayashi T, Oka T, Mori S. Tissue polypeptide antigen. A marker antigen differentiating cholangiolar tumors from other hepatic tumors. Am J Clin Pathol 1987, **87**: 168–173.

508 Rocken C, Pross M, Brucks U, Ridwelski K, Roessner A. Cholangiocarcinoma occurring in a liver with multiple bile duct hamartomas (von Meyenburg complexes). Arch Pathol Lab Med 2000, **124**: 1704–1706.

509 Roskams T, Willems M, Campos RV, Drucker DJ, Yap SH, Desmet VJ. Parathyroid hormone-related peptide expression in primary and metastatic liver tumours. Histopathology 1993, **23**: 519–525.

510 Rubel LR, Ishak KG. Thorotrast-associated cholangiocarcinoma. An epidemiologic and clinicopathologic study. Cancer 1982, **50**: 1408–1415.

511 Rullier A, Le Bail B, Fawaz R, Blanc JF, Saric J, Bioulac-Sage P. Cytokeratin 7 and 20 expression in cholangiocarcinomas varies along the biliary tract but still differs from that in colorectal carcinoma metastases. Am J Surg Pathol 2000, **24**: 870–876.

512 Shimonishi T, Miyazaki K, Nakanuma Y. Cytokeratin profile relates to histological subtypes and the intrahepatic location of intrahepatic cholangiocarcinoma and primary sites of metastatic adenocarcinoma of liver. Histopathology 2000, **37**: 55–63.

513 Shirai T, Pairojkul C, Ogawa K, Naito H, Thamavit W, Bhudhisawat W, Ito N. Histomorphological characteristics of cholangiocellular carcinomas in northeast Thailand, where a region infection with the liver fluke, *Opisthorchis viverrini*, is endemic. Acta Pathol Jpn 1992, **42**: 734–739.

514 Stromeyer FW, Smith DH, Ishak KG. Anabolic steroid therapy and intrahepatic cholangiocarcinoma. Cancer 1979, **43**: 440–443.

515 Suzuki M, Takahashi T, Ouchi K, Matsuno S. The development and extension of hepatohilar bile duct carcinoma. A three-dimensional tumor mapping in the intrahepatic biliary tree visualized with the aid of a graphics computer system. Cancer 1989, **64**: 658–666.

516 Tada M, Omata M, Ohto M. High incidence of *ras* gene mutation in intrahepatic cholangiocarcinoma. Cancer 1992, **69**: 1115–1118.

517 Terada T, Nakanuma Y. An immunohistochemical survey of amylase isoenzymes in cholangiocarcinoma and hepatocellular carcinoma. Arch Pathol Lab Med 1993, **117**: 160–162.

518 Terada T, Ashida K, Endo K, Horie S, Maeta H, Matsunaga Y, Takashima K, Ohta T, Kitamura Y. c-erB-2 protein is expressed in hepatolithiasis and cholangiocarcinoma. Histopathology 1998, **33**: 325–331.

519 Terada T, Kida T, Nakanuma Y, Noguchi T. Extensive portal tumor thrombi with portal hypertension in an autopsy case of intrahepatic cholangiocarcinoma. Am J Gastroenterol 1992, **87**: 1513–1518.

520 Terada T, Nakanuma Y, Sirica AE. Immunohistochemical demonstration of MET overexpression in human intrahepatic cholangiocarcinoma and in hepatolithiasis. Hum Pathol 1998, **29**: 175–180.

521 Tihan T, Blumbart L, Klimstra DS. Clear cell papillary carcinoma of the liver: an unusual variant of peripheral cholangiocarcinoma. Hum Pathol 1998, **29**: 196–200.

522 Yamamoto M, Takasaki K, Nakano M, Saito A. Minute nodular intrahepatic cholangiocarcinoma. Cancer 1998, **82**: 2145–2149.

523 Weinbren K, Mutum SS. Pathological aspects of cholangiocarcinoma. J Pathol 1983, **139**: 217–238.

MESENCHYMAL TUMORS AND TUMORLIKE CONDITIONS

VASCULAR TUMORS

524 Belli L, De Carlis L, Beati C, Rondinara G, Sansalone V, Brambilla G. Surgical treatment of symptomatic giant hemangiomas of the liver. Surg Gynecol Obstet 1992, **174**: 474–478.

525 Cerar A, Dolenc-Strazar ZD, Bartenjev D. Infantile hemangioendothelioma of the liver in a neonate: immunohistochemical observations. Am J Surg Pathol 1996, **20**: 871–876.

526 Dannaher CL, Tamburro CH, Yam LT. Occupational carcinogenesis. The Louisville experience with vinyl chloride-associated hepatic angiosarcoma. Am J Med 1981, **70**: 279–287.

527 Dean PJ, Haggitt RC, O'Hara CJ. Malignant epithelioid hemangioendothelioma of the liver in young women. Relationship to oral contraceptive use. Am J Surg Pathol 1985, **10**: 695–704.

528 Dehner LP, Ishak KG. Vascular tumors of the liver in infants and children. A study of 30 cases and review of the literature. Arch Pathol 1971, **92**: 101–111.

529 Demetris AJ, Minervini M, Raikow RB, Lee RG. Hepatic epithelioid hemangioendothelioma: biological questions based on pattern of recurrence in an allograft and tumor immunophenotype. Am J Surg Pathol 1997, **21**: 263–270.

530 Dietze O, Davies SE, Williams R, Portmann B. Malignant epithelioid haemangioendothelioma of the liver. A clinicopathological and histochemical study of 12 cases. Histopathology 1989, **15**: 225–237.

531 Drut R, Drut RM, Toulouse JC. Hepatic hemangioendotheliomas, placental chorioangiomas, and dysmorphic kidneys in Beckwith–Wiedemann syndrome. Pediatr Pathol 1992, **12**: 197–203.

532 Falk H, Herbert JT, Edmonds L, Heath CW Jr, Thomas LB, Popper H. Review of four cases of childhood hepatic angiosarcoma. Elevated environmental arsenic exposure in one case. Cancer 1981, **47**: 382–391.

533 Feldman PS, Shneidman D, Kaplan C. Ultrastructure of infantile hemangio-endothelioma of the liver. Cancer 1978, **42**: 521–527.

534 Fujii T, Zen Y, Sato Y, Sasaki M, Enomae M, Minato H, Masuda S, Uehara T, Katsuyama T, Nakanuma Y. Podoplanin is a useful diagnostic marker for epithelioid hemangioendothelioma of the liver. Mod Pathol 2008, **21**: 125–130.

535 Haratake J, Horie A, Nagafuchi Y. Hyalinized hemangioma of the liver. Am J Gastroenterol 1992, **87**: 234–236.

536 Haratake J, Koide O, Takeshita H. Hepatic lymphangiomatosis. Report of two cases, with an immunohistochemical study. Am J Gastroenterol 1992, **87**: 906–909.

537 Ishak KG, Sesterhenn IA, Goodman MZD, Rabin L, Stromeyer FW. Epithelioid hemangioendothelioma of the liver. A clinicopathologic and follow-up study of 32 cases. Hum Pathol 1984, **15**: 839–852.

538 Ito Y, Kojiro M, Nakashima T, Mori T. Pathomorphologic characteristics of 102 cases of Thorotrast-related hepatocellular carcinoma, cholangiocarcinoma, and hepatic angiosarcoma. Cancer 1988, **62**: 1153–1162.

539 Kelleher MB, Iwatsuki S, Sheahan DG. Epithelioid hemangioendothelioma of liver. Clinicopathological correlation of 10 cases treated by orthotopic liver transplantation. Am J Surg Pathol 1989, **13**: 999–1008.

540 Kojiro M, Kawano Y, Kawasaki H, Nakashima T, Ikezaki H. Thorotrast-induced hepatic angiosarcoma, and combined hepatocellular and cholangiocarcinoma in a single patient. Cancer 1982, **49**: 2161–2164.

541 Kojiro M, Nakashima T, Ito Y, Ikezaki H, Mori T, Kido C. Thorium dioxide-related angiosarcoma of the liver. Pathomorphologic study of 29 autopsy cases. Arch Pathol Lab Med 1985, **109**: 853–857.

542 Lauffer JM, Zimmermann A, Krahenbuhl L, Triller J, Baer HU. Epithelioid hemangioendothelioma of the liver: a rare hepatic tumor. Cancer 1996, **78**: 2318–2327.

543 Lise M, Feltrin G, Da Pian PP, Miotto D, Pilati PL, Rubaltelli L, Zane D. Giant cavernous hemangiomas. Diagnosis and surgical strategies. World J Surg 1992, **16**: 516–520.

544 Ludwig J, Hoffman HN II. Hemangiosarcoma of the liver. Spectrum of morphologic changes and clinical findings. Mayo Clin Proc 1975, **50**: 255–263.

545 Luks FI, Yazbeck S, Brandt ML, Bensoussan AL, Brochu P, Blanchard H. Benign liver tumors in children. A 25-year experience. J Pediatr Surg 1991, **26**: 1326–1330.

546 Makhlouf HR, Ishak KG, Goodman ZD. Epithelioid hemangioendothelioma of the liver. A clinicopathologic study of 137 cases. Cancer 1999, **85**: 562–582.

547 Makk L, Delmore F, Creech JL Jr, Ogden LL, Fadell EH, Songster CL, Clanton J, Johnson MN, Christopherson WM. Clinical and morphologic features of hepatic angiosarcoma in vinyl chloride workers. Cancer 1976, **37**: 149–163.

548 Manning JT Jr, Ordóñez NG, Barton JH. Endothelial cell origin of thorium oxide-induced angiosarcoma of liver. Arch Pathol Lab Med 1983, **107**: 456–458.

549 McLean RH, Moller JH, Warwick WJ, Satran L, Lucas RV Jr. Multinodular hemangiomatosis of the liver in infancy. Pediatrics 1972, **49**: 563–573.

550 Mo JQ, Dimashkieh HH, Bove KE. GLUT1 endothelial reactivity distinguishes hepatic infantile hemangioma from congenital hepatic vascular malformation with associated capillary proliferation. Hum Pathol 2004, **35**: 200–209.

551 Rojiani AM, Owen DA, Berry K, Woodhurst B, Anderson FH, Scudamore CH, Erb S. Hepatic hemangioblastoma. An unusual presentation in a patient with von Hippel–Lindau disease. Am J Surg Pathol 1991, **15**: 81–86.

552 Ruebner BH, Eggleston JC. What is new in epithelioid hemangioendothelioma of the liver? Pathol Res Pract 1987, **182**: 110–112.

553 Schmid C, Beham A, Uranus S, Melzer G, Aubock L, Seewann HL, Klimpfinger M. Non-systemic diffuse lymphangiomatosis of spleen and liver. Histopathology 1991, **18**: 478–480.

554 Scoazec JY, Degott C, Reynes M, Benhamou JP, Feldmann G. Epithelioid hemangioendothelioma of the liver. An ultrastructural study. Hum Pathol 1989, **20**: 673–681.

555 Selby DM, Stocker JT, Ishak KG. Angiosarcoma of the liver in childhood. A clinicopathologic and follow-up study of 10 cases. Pediatr Pathol 1992, **12**: 485–498.

556 Stanley P, Geer GD, Miller JH, Gilsanz V, Landing BH, Boechat IM. Infantile hepatic hemangiomas. Clinical features, radiologic investigations, and treatment of 20 patients. Cancer 1989, **64**: 936–949.

557 Sussman EB, Nydick I, Gray GF. Hemangioendothelial sarcoma of the liver and hemochromatosis. Arch Pathol 1974, **97**: 39–42.

558 Thomas LB, Popper H, Berk PD, Selikoff I, Falk H. Vinyl-chloride-induced liver disease. From idiopathic portal hypertension (Banti's syndrome) to angiosarcomas. N Engl J Med 1975, **292**: 17–22.

559 Van Steenbergen W, Joosten E, Marchal G, Baert A, Vanstapel MJ, Desmet V, Wijnants P, DeGroote J. Hepatic lymphangiomatosis. Report of a case and review of the literature. Gastroenterology 1985, **88**: 1968–1972.

560 Waldschmidt J, Schier F, Bein U, Soerensen M. The use of the laser in the treatment of arterio-venous malformations and vascular tumours of the liver. Eur J Pediatr Surg 1993, **3**: 217–223.

561 Walsh MM, Hytiroglou P, Thung SN, Fiel MI, Siegel D, Emre S, Ishak KG. Epithelioid hemangioendothelioma of the liver mimicking Budd–Chiari syndrome. Arch Pathol Lab Med 1998, **122**: 846–948.

562 Winberg CD, Ranchod M. Thorotrast induced hepatic cholangiocarcinoma and angiosarcoma. Hum Pathol 1979, **10**: 108–112.

563 Yamagata M, Kanematsu T, Matsumata T, Utsunomiya T, Ikeda Y, Sugimachi K. Management of haemangioma of the liver. Comparison of results between surgery and observation. Br J Surg 1991, **78**: 1223–1225.

MESENCHYMAL HAMARTOMA

564 Cook JR, Pfeifer JD, Dehner LP. Mesenchymal hamartoma of the liver in the adult: association with distinct clinical features and histological changes. Hum Pathol 2002, **33**: 893–898.

565 Dehner LP, Ewing SL, Sumner HW. Infantile mesenchymal hamartoma of the liver. Histologic and ultrastructural observations. Arch Pathol 1975, **99**: 379–382.

566 Drachenberg CB, Papadimitriou JC, Rivero MA, Wood C. Adult mesenchymal hamartoma of the liver. Report of a case with light microscopic, FNA cytology, immunohistochemistry, and ultrastructural studies and review of the literature. Mod Pathol 1991, **4**: 392–395.

567 Lack EE. Mesenchymal hamartoma of the liver. A clinical and pathologic study of nine cases. Am J Pediatr Hematol/Oncol 1986, **8**: 91–98.

568 Lennington WJ, Gray GF Jr, Page DL. Mesenchymal hamartoma of liver. A regional ischemic lesion of a sequestered lobe. Am J Dis Child 1993, **147**: 193–196.

569 Mascarello JT, Krous HF. Second report of a translocation involving 19q13.4 in a mesenchymal hamartoma of the liver. Cancer Genet Cytogenet 1992, **58**: 141–142.

570 Otal TM, Hendricks JB, Pharis P, Donnelly WH. Mesenchymal hamartoma of the liver. DNA flow cytometric analysis of eight cases. Cancer 1994, **74**: 1237–1242.

571 Raffensperger JG, Gonzalez-Crussi F, Skeehan T. Mesenchymal hamartoma of the liver. J Pediatr Surg 1983, **18**: 585–587.

572 Rajaram V, Knezevich S, Bove KE, Perry A, Pfeifer JD. DNA sequence of the translocation breakpoints in undifferentiated embryonal sarcoma arising in mesenchymal hamartoma of the liver harboring the t(11;19)(q11;q13.4) translocation. Genes Chromosomes Cancer 2007, **46**: 508–513.

573 Rakheja D, Margraf LR, Tomlinson GE, Schneider NR. Hepatic mesenchymal hamartoma with translocation involving chromosome band 19q13.4: a recurrent abnormality. Cancer Genet Cytogenet 2004, **153**: 60–63.

574 Rhodes RH, Marchildon MB, Luebke DC, Edmondson HA, Mikitz VG. A mixed hamartoma of the liver. Light and electron microscopy. Hum Pathol 1978, **9**: 211–221.

575 Shuto T, Kinoshita H, Yamada C, Hirohashi K, Shiokawa C, Kubo S, Fujio N, Kobayashi Y. Bilateral lobectomy excluding the caudate lobe for giant mesenchymal hamartoma of the liver. Surgery 1993, **113**: 215–222.

576 Srouji MN, Chatten J, Schulman WM, Ziegler MM, Koop CE. Mesenchymal hamartoma of the liver in infants. Cancer 1978, **42**: 2483–2489.

577 Sutton CA, Eller JL. Mesenchymal hamartoma of the liver. Cancer 1968, **22**: 29–34.

578 Wada M, Ohashi E, Jin H, Nishikawa M, Shintani S, Yamashita M, Kano M, Yamanaka N, Nishigami T, Shimoyama T. Mesenchymal hamartoma of the liver. Report of an adult case and review of the literature. Intern Med 1992, **31**: 1370–1375.

UNDIFFERENTIATED (EMBRYONAL) SARCOMA

579 Aoyama C, Hachitanda Y, Sato JK, Said JW, Shimada H. Undifferentiated (embryonal) sarcoma of the liver. A tumor of uncertain histogenesis showing divergent differentiation. Am J Surg Pathol 1991, **15**: 615–624.

580 Bisogno G, Pilz T, Perilongo G, Ferrari A, Harms D, Ninfo V, Treuner J, Carli M. Undifferentiated sarcoma of the liver in childhood: a curable disease. Cancer 2002, **94**: 252–257.

581 de Chadarevian JP, Pawel BR, Faerber EN, Weintraub WH. Undifferentiated (embryonal) sarcoma arising in conjunction with mesenchymal hamartoma of the liver. Mod Pathol 1994, **7**: 490–493.

582 Dehner LP. Hepatic tumors in the pediatric age group. A distinctive clinicopathologic spectrum. Perspect Pediatr Pathol 1978, **4**: 217–268.

583 Keating S, Taylor GP. Undifferentiated (embryonal) sarcoma of the liver. Ultrastructural and immunohistochemical similarities with malignant fibrous histiocytoma. Hum Pathol 1985, **16**: 693–699.

584 Kiani B, Ferrell LD, Qualman S, Frankel WL. Immunohistochemical analysis of embryonal sarcoma of the liver. Appl Immunohistochem Mol Morphol 2006, **14**: 193–197.

585 Lack EE, Schloo BL, Azumi N, Travis WD, Grier HE, Kozakewich HP. Undifferentiated (embryonal) sarcoma of the liver. Clinical and pathologic study of 16 cases with emphasis on immunohistochemical features. Am J Surg Pathol 1991, **15**: 1–16.

586 Lauwers GY, Grant LD, Donnelly WH, Meloni AM, Foss RM, Sanberg AA, Langham MR Jr. Hepatic undifferentiated (embryonal) sarcoma arising in a mesenchymal hamartoma. Am J Surg Pathol 1997, **21**: 1248–1254.

587 Leuschner I, Schmidt D, Harms D. Undifferentiated sarcoma of the liver in childhood. Morphology, flow cytometry, and literature review. Hum Pathol 1990, **21**: 68–76.

588 Levy M, Dhall D, Zhang J, Miles L, Misdraji J, Yerian LM, Xu H, Aguilar CE, Wang HL. Expression of glypican-3 in embryonal sarcoma (ES) and mesenchymal hamartoma (MH) of the liver: a potential diagnostic pitfall. Lab Invest 2009, **89**(Suppl 1): 314A.

589 Miettinen M, Kahlos T. Undifferentiated (embryonal) sarcoma of the liver. Epithelial features as shown by immunohistochemical analysis and electron microscopic examination. Cancer 1989, **64**: 2096–2103.

590 Nicol K, Savell V, Moore J, Teot L, Spunt SL, Qualman S; Children's Oncology Group, Soft Tissue Sarcoma Committee. Distinguishing undifferentiated embryonal sarcoma of the liver from biliary tract rhabdomyosarcoma: a Children's Oncology Group study. Pediatr Dev Pathol 2007, **10**: 89–97.

591 Nishio J, Iwasaki H, Sakashita N, Haraoka S, Isayama T, Naito M, Miyayama H, Yamashita Y, Kikuchi M. Undifferentiated (embryonal) sarcoma of the liver in middle-aged adults: smooth muscle differentiation determined by immunohistochemistry and electron microscopy. Hum Pathol 2003, **34**: 246–252.

592 O'Sullivan MJ, Swanson PE, Knoll J, Taboada EM, Dehner LP. Undifferentiated embryonal sarcoma with unusual features arising within mesenchymal hamartoma of the liver: report of a case and review of the literature. Pediatr Dev Pathol 2001, **4**: 482–489.

593 Parham DM, Kelly DR, Donnelly WH, Douglass EC. Immunohistochemical and ultrastructural spectrum of hepatic sarcomas of childhood. Evidence for a common histogenesis. Mod Pathol 1991, **4**: 648–653.

594 Stanley RJ, Dehner LP, Hesker AE. Primary malignant mesenchymal tumors (mesenchymoma) of the liver in childhood. An angiographic-pathologic study of three cases. Cancer 1973, **32**: 973–984.

595 Stocker JT, Ishak KG. Undifferentiated (embryonal) sarcoma of the liver. Report of 31 cases. Cancer 1978, **42**: 336–348.

596 Urban CE, Mache CJ, Schwinger W, Pakisch B, Ranner G, Riccabona M, Schimpl G, Brandesky G, Messner H, Pobegen W, et al. Undifferentiated (embryonal) sarcoma of the liver in childhood. Successful combined-modality therapy in four patients. Cancer 1993, **72**: 2511–2516.

597 Ware R, Friedman HS, Filston HC, Chaffee S, Kurtzberg J, Kinney TR, Falletta JM. Childhood hepatic mesenchymoma. Successful treatment with surgery and multiple-agent chemotherapy. Med Pediatr Oncol 1988, **16**: 62–65.

OTHER MESENCHYMAL TUMORS

598 Alrenga DP. Primary fibrosarcoma of the liver. Case report and review of the literature. Cancer 1975, **36**: 446–449.

599 Arends JW, Willebrand D, Blaauw AMM, Bosman FT. Primary malignant fibrous histiocytoma of the liver. A case report with immunocytochemical observations. Histopathology 1987, **11**: 427–431.

600 Barnoud R, Arvieux C, Pasquier D, Pasquier B, Letoublon C. Solitary fibrous tumour of the liver with CD34 expression. Histopathology 1996, **28**: 551–554.

601 Bloustein PA. Hepatic leiomyosarcoma. Ultrastructural study and review of the differential diagnosis. Hum Pathol 1978, **9**: 713–715.

602 Cote RJ, Urmacher C. Rhabdomyosarcoma of the liver associated with long-term oral contraceptive use. Possible role of estrogens in the genesis of embryologically distinct liver tumors. Am J Surg Pathol 1990, **14**: 784–790.

603 Dalle I, Sciot R, de Vos R, Aerts R, van Damme B, Desmet V, Roskams T. Malignant angiomyolipoma of the liver: a hitherto unreported variant. Histopathology 2000, **36**: 443–450.

604 Deyrup AT, Lee VK, Hill CE, Cheuk W, Toh HC, Kesavan S, Chan EW, Weiss SW. Epstein–Barr virus-associated smooth muscle tumors are distinctive mesenchymal tumors reflecting multiple infection events: a clinicopathologic and molecular analysis of 29 tumors from 19 patients. Am J Surg Pathol 2006, **30**: 75–82.

605 Fiel MI, Schwartz M, Min AD, Sung MW, Thung SN. Malignant schwannoma of the liver in a patient without neurofibromatosis: a case report and review of the literature. Arch Pathol Lab Med 1996, **120**: 1145–1147.

606 Folpe AL, Goodman ZD, Ishak KG, Paulino AF, Taboada EM, Meehan SA, Weiss SW. Clear cell myomelanocytic tumor of the falciform ligament/ligamentum teres: a novel member of the perivascular epithelioid clear cell family of tumors with a predilection for children and young adults. Am J Surg Pathol 2000, **24**: 1239–1246.

607 Foschini MP, Van Eyken P, Brock PR, Casteels-Van Daele M, De Vos R, Dal Cin P, Van den Berghe H, Desmet VJ. Malignant rhabdoid tumour of the liver. A case report. Histopathology 1992, **20**: 157–165.

608 Goodman ZD, Ishak KG. Angiomyolipomas of the liver. Am J Surg Pathol 1984, **8**: 745–750.

609 Hawkins EP, Jordan GL, McGavran MH. Primary leiomyoma of the liver. Successful treatment by lobectomy and presentation of criteria for diagnosis. Am J Surg Pathol 1980, **4**: 301–304.

610 Horie Y, Hori T, Hirayama C, Hashimoto K, Yumoto T, Tanikawa K. Osteoclast-like giant cell tumor of the liver. Acta Pathol Jpn 1987, **37**: 1327–1335.

611 Hytiroglou P, Linton P, Klion F, Schwartz M, Miller C, Thung SN. Benign schwannoma of the liver. Arch Pathol Lab Med 1993, **117**: 216–218.

612 Ishak KG, Rabin L. Benign tumors of the liver. Med Clin North Am 1975, **59**: 995–1013.

613 Karhunen PJ. Hepatic pseudolipoma. J Clin Pathol 1985, **38**: 877–879.

614 Le Bail B, Morel D, Merel P, Corneau F, Merlio JP, Carles J, Trillaud H, Bioulac-Sage P. Cystic smooth-muscle tumor of the liver and spleen associated with Epstein–Barr virus after renal transplantation. Am J Surg Pathol 1996, **20**: 1418–1425.

615 Lee ES, Locker J, Nalesnik M, Reyes J, Jaffe R, Alashari M, Nour B, Tzakis A, Dickman PS. The association of Epstein–Barr virus with smooth-muscle tumors occurring after organ transplantation. N Engl J Med 1995, **332**: 19–25.

616 Li YR, Akbari E, Tretiakova MS, Hart J, Akbari M, Urbanski SJ, Gao ZH. Primary hepatic malignant fibrous histiocytoma: clinicopathologic characteristics and prognostic value of ezrin expression. Am J Surg Pathol 2008, **32**: 1144–1158.

617 McArdle JP, Hawley I, Shevland J, Brain T. Primary rhabdomyosarcoma of the adult liver. Am J Surg Pathol 1989, **13**: 961–965.

618 McGrady BJ, Mirakhur MM. Recurrent malignant fibrous histiocytoma of the liver. Histopathology 1992, **21**: 290–292.

619 Moran CA, Ishak KG, Goodman ZD. Solitary fibrous tumor of the liver: a clinicopathologic and immunohistochemical study of nine cases. Ann Diagn Pathol 1998, **2**: 19–24.

620 Munoz PA, Rao MS, Reddy JK. Osteoclastoma-like giant cell tumor of the liver. Cancer 1980, **46**: 771–779.

621 Nakahama M, Takanashi R, Yamazaki I, Machinami R. Primary fibrosarcoma of the liver. Immunohistochemical and electron microscopic studies. Acta Pathol Jpn 1989, **39**: 814–820.

622 Nishizaki T, Kanematsu T, Matsumata T, Yasunaga C, Kakizoe S, Sugimachi K. Myelolipoma of the liver. A case report. Cancer 1989, **63**: 930–934.

623 Nonomura A, Mizukami Y, Muraoka K, Yajima M, Oda K. Angiomyolipoma of the liver with pleomorphic histological features. Histopathology 1994, **24**: 279–281.

624 Nonomura A, Enomoto Y, Takeda M, Tamura T, Kasai T, Yosikawa T, Nakamime H. Invasive growth of hepatic angiomyolipoma; a hitherto unreported ominous histological feature. Histopathology 2006, **48**: 831–835.

625 Ohyama M, Ijjri R, Tanaka Y, Kato K, Aida N, Ohnuma K, Sho N, Masano M, Misugi K. Congenital primitive epithelial tumor of the liver showing focal rhabdoid features, placental involvement, and clinical features mimicking multifocal hemangioma or stage 4S neuroblastoma. Hum Pathol 2000, **31**: 259–263.

626 Okada K, Yokoyama S, Nakayama I, Tada I, Kobayashi M. An electron microscopic study of hepatic angiomyolipoma. Acta Pathol Jpn 1989, **39**: 743–749.

627 O'Leary MR, Hill RB, Levine RA. Peritoneoscopic diagnosis of primary leiomyosarcoma of liver. Hum Pathol 1982, **13**: 76–78.

628 Parfitt JR, Bella AJ, Izawa JI, Wehrli BM. Malignant neoplasm of perivascular epithelioid cells of the liver. Arch Pathol Lab Med 2006, **130**: 1219–1222.

629 Parham DM, Peiper SC, Robicheaux G, Ribeiro RC, Douglass EC. Malignant rhabdoid tumor of the liver. Evidence for epithelial differentiation. Arch Pathol Lab Med 1988, **112**: 61–64.

630 Prevot S, Neris J, de Saint Maur PP. Detection of Epstein–Barr virus in an hepatic leiomyomatous neoplasm in an adult human immunodeficiency virus 1-infected patient. Virchows Arch 1994, **425**: 321–325.

631 Reinertson TE, Fortune JB, Peters JC, Pagnotta I, Balint JA. Primary leiomyoma of the liver. A case report and review of the literature. Dig Dis Sci 1992, **37**: 622–627.

632 Ross JS, Del Rosario A, Bui HX, Sonbati H, Solis O. Primary hepatic leiomyosarcoma in a child with the acquired immunodeficiency syndrome. Hum Pathol 1992, **23**: 69–72.

633 Rubin E, Russinovich NAE, Luna RF, Tishler JMA, Wilkerson JA. Myelolipoma of the liver. Cancer 1984, **54**: 2043–2046.

634 Scheimberg I, Cullinane C, Kelsey A, Malone M. Primary hepatic malignant tumor with rhabdoid features: a histological immunocytochemical, and electron microscopic study of four cases and a review of the literature. Am J Surg Pathol 1996, **20**: 1394–1400.

635 Sumiyoshi A, Niho Y. Primary osteogenic sarcoma of the liver. Report of an autopsy case. Acta Pathol Jpn 1971, **21**: 305–312.

636 Tanaka Y, Ijiri R, Kato K, Kato Y, Misugi K, Nakatani Y, Hara M. HMB 45/melan-A and smooth muscle actin-positive clear-cell epithelioid tumor arising in the ligament teres hepatis: additional example of clear cell 'sugar' tumors. Am J Surg Pathol 2000, **24**: 1295–1299.

637 Tsui WM, Yuen AK, Ma KF, Tse CC. Hepatic angiomyolipomas with a deceptive trabecular pattern and HMB-45 reactivity. Histopathology 1992, **21**: 569–573.

638 Tsui WMS, Colombari R, Portmann BC, Bonetti F, Thung SN, Ferrell LD, Nakanuma Y, Snover DC, Bioulac-Sage P, Dhillon AP. Hepatic angiomyolipoma: a clinicopathologic study of 30 cases and delineation of unusual morphologic variants. Am J Surg Pathol 1999, **23**: 34–48.

639 von Hochstetter AR, Hättenschwiler J, Vogt M. Primary osteosarcoma of the liver. Cancer 1987, **60**: 2312–2317.

640 Wada Y, Jimi A, Nakashima O, Kojiro M, Kurohiji T, Sai K. Schwannoma of the liver: report of two surgical cases. Pathol Int 1998, **48**: 611–617.

641 Watanabe K, Saito A, Wakabayashi H, Kawaguchi T, Suzuki T. Two autopsy cases of primary leiomyosarcoma of the liver. Superiority of muscle-specific actin immunoreactivity in diagnosis. Acta Pathol Jpn 1991, **41**: 461–465.

642 Weeks DA, Malott RL, Arnesen M, Zuppan C, Aitken D, Mierau G. Hepatic angiomyolipoma with striated granules and positivity with melanoma-specific antibody (HMB-45). A

report of two cases. Ultrastruct Pathol 1991, **15**: 563–571.

643 Weyman C, Dolson L, Kedar A. Secretion of vasointestinal peptide by a primary liver tumor with rhabdoid features. J Surg Oncol 1993, **54**: 267–270.

644 Xu AM, Zhang SH, Zheng JM, Zheng WQ, Wu MC. Pathological and molecular analysis of sporadic hepatic angiomyolipoma. Hum Pathol 2006, **37**: 735–741.

645 Yamasaki S, Tanaka S, Fujii H, Matsumoto T, Okuda C, Watanabe G, Suda K. Monotypic epithelioid angiomyolipoma of the liver. Histopathology 2000, **36**: 451–456.

MALIGNANT LYMPHOMA AND RELATED LESIONS

646 Ascoli V, Lo Coco F, Artini M, Levrero M, Martelli M, Negro F. Extranodal lymphomas associated with hepatitis C virus infection. Am J Clin Pathol 1998, **109**: 600–609.

647 Bagley CM Jr, Thomas LB, Johnson RE, Chretien PB, De Vita T Jr. Diagnosis of liver involvement by lymphoma. Results in 96 consecutive peritoneoscopies. Cancer 1973, **31**: 840–847.

648 Baumhoer D, Tzankov A, Dirnhofer S, Tornillo L, Terracciano LM. Patterns of liver infiltration in lymphoproliferative disease. Histopathology 2008, **53**: 81–90.

649 Chang KL, Arber DA. Hepatosplenic gamma delta T-cell lymphoma – not just alphabet soup. Adv Anat Pathol 1998, **5**: 21–29.

650 Chen KTK. Inflammatory pseudotumor of the liver. Hum Pathol 1984, **15**: 694–696.

651 Chen TC, Kuo TT, Ng KF. Follicular dendritic cell tumor of the liver: a clinicopathologic and Epstein–Barr virus study of two cases. Mod Pathol 2001, **14**: 354–360.

652 Cheuk W, Chan JK, Shek TW, Chang JH, Tsou MH, Yuen NW, Ng WF, Chan AC, Prat J. Inflammatory pseudotumor-like follicular dendritic cell tumor: a distinctive low-grade malignant intra-abdominal neoplasm with consistent Epstein–Barr virus association. Am J Surg Pathol 2001, **25**: 721–731.

653 Dargent J-L, De Wolf-Peeters C. Liver involvement by lymphoma: identification of a distinctive pattern of infiltration related to T-cell/histiocyte-rich-B-cell lymphoma. Ann Diagn Pathol 1998, **2**: 363–369.

654 DeMent SH, Mann RB, Staal SP, Kuhajda FP, Boitnott JK. Primary lymphomas of the liver. Report of six cases and review of the literature. Am J Clin Pathol 1987, **88**: 255–263.

655 Francois A, Lesesve J-F, Stamatoullas A, Comoz F, Lenormand B, Etienne I, Mendel I, Hémet J, Bastard C, Tilly H. Hepatosplenic gamma/delta T-cell lymphoma: a report of two cases in immunocompromised patients, associated with isochromosome 7q. Am J Surg Pathol 1997, **21**: 781–790.

656 Gollapudi P, Chejfec G, Zarling EJ. Spontaneous regression of hepatic pseudotumor. Am J Gastroenterol 1992, **87**: 214–217.

657 Hata Y, Sasaki F, Matuoka S, Hamada H, Taguchi K, Hasumi T, Manabe K, Uchino J, Nojima T, Hujioka Y et al. Inflammatory pseudotumor of the liver in children. Report of cases and review of the literature. J Pediatr Surg 1992, **27**: 1549–1552.

658 Horiuchi R, Uchida T, Kojima T, Shikata T. Inflammatory pseudotumor of the liver. Clinicopathologic study and review of the literature. Cancer 1990, **65**: 1583–1590.

659 Isaacson PG, Banks PM, Best PV, McLure SP, Müller-Hermelink HK, Wyatt JI. Primary low-grade hepatic B-cell lymphoma of mucosa-associated lymphoid tissue (MALT)-type. Am J Surg Pathol 1995, **19**: 571–575.

660 Kaplan KJ, Goodman ZD, Ishak KG. Liver involvement in Langerhans' cell histiocytosis: a study of nine cases. Mod Pathol 1999, **12**: 370–378.

661 Loddenkemper C, Longerich T, Hummel M, Ernestus K, Anagnostopoulos I, Dienes HP, Schirmacher P, Stein H. Frequency and diagnostic patterns of lymphomas in liver biopsies with respect to the WHO classification. Virchows Arch 2007, **450**: 493–502.

662 Macon WR, Levy NB, Kurtin PJ, Salhany KE, Elkhalifa MY, Casey TT, Craig FE, Vnencak-Jones CL, Gulley ML, Park JP, Cousar JB. Hepatosplenic alfa beta T-cell lymphomas: a report of 14 cases and comparison with hepatosplenic gamma delta T-cell lymphomas. Am J Surg Pathol 2001, **25**: 285–296.

663 Miller ST, Wollner N, Meyers PA, Exelby P, Jereb B, Miller DR. Primary hepatic or hepatosplenic non-Hodgkin's lymphoma in children. Cancer 1983, **52**: 2285–2288.

664 Nakanuma Y, Tsuneyama K, Masuda S, Tomioka T. Hepatic inflammatory pseudotumor associated with chronic cholangitis. Report of three cases. Hum Pathol 1994, **25**: 86–91.

665 Nonaka D, Birbe R, Rosai J. So-called inflammatory myofibroblastic tumour: a proliferative lesion of fibroblastic reticulum cells? Histopathology 2005, **46**: 604–613.

666 Nonomura A, Minato H, Shimizu K, Kadoya M, Matsui O, Sawasaki A, Nakamura S. Pseudolymphoma (reactive lymphoid hyperplasia) of the liver containing epithelioid cell granulomas and Schaumann's bodies in giant cells: a case report. Int J Surg Pathol 1998, **6**: 101–108.

667 Nuckols JD, Baron PW, Stenzel TT, Olatidoye BA, Tuttle-Newhall JE, Clavien PA, Howell DN. The pathology of liver-localized post-transplant lymphoproliferative disease: a report of three cases and a review of the literature. Am J Surg Pathol 2000, **24**: 733–741.

668 Piccaluga PP, Ascani S, Agostinelli C, Paolini S, Laterza C, Papayannidis C, Martinelli G, Visani G, Baccarani M, Pileri SA. Myeloid sarcoma of liver: an unusual cause of jaundice. Report of three cases and review of literature. Histopathology 2007, **50**: 802–805.

669 Rubbia-Brandt L, Brundler MA, Kerl K, Negro F, Nador RG, Scherrer A, Kurt AM, Mentha G, Borisch B. Primary hepatic diffuse large B-cell lymphoma in a patient with chronic hepatitis C. Am J Surg Pathol 1999, **23**: 1124–1130.

670 Ryan J, Straus DJ, Lange C, Filippa DA, Botet JF, Sanders LM, Shiu MH, Fortner JG. Primary lymphoma of the liver. Cancer 1988, **61**: 370–375.

671 Scheimberg IB, Pollock DJ, Collins PW, Doran HM, Newland AC, van der Walt JD. Pathology of the liver in leukaemia and lymphoma. A study of 110 autopsies. Histopathology 1995, **26**: 311–322.

672 Selves J, Meggetto F, Brousset P, Voigt JJ, Pradere B, Grasset D, Icart J, Mariame B, Knecht H, Delsol G. Inflammatory pseudotumor of the liver: evidence for follicular dendritic reticulum cell proliferation associated with clonal Epstein–Barr virus. Am J Surg Pathol 1996, **20**: 747–753.

673 Sharifi S, Murphy M, Loda M, Pinkus GS, Khettry U. Nodular lymphoid lesion of the liver: an immune-mediated disorder mimicking low-grade malignant lymphoma. Am J Surg Pathol 1999, **23**: 302–308.

674 Shek TW, Ho FC, Ng IO, Chan AC, Ma L, Srivastava G. Follicular dendritic cell tumor of the liver: evidence for an Epstein–Barr virus-related clonal proliferation of follicular dendritic cells. Am J Surg Pathol 1996, **20**: 313–324.

675 Shek TW, Ng IO, Chan KW. Inflammatory pseudotumor of the liver. Report of four cases and review of the literature. Am J Surg Pathol 1993, **17**: 231–238.

676 Someren A. 'Inflammatory pseudotumor' of liver with occlusive phlebitis. Report of a case in a child and review of the literature. Am J Clin Pathol 1978, **69**: 176–181.

677 Strayer DS, Reppum TS, Levin M, Deschryver-Kecskemeti K. Primary lymphoma of the liver. J Gastroenterol 1980, **78**: 1571–1576.

678 Sturm N, Guillou L, Laverrière MH, Pinel N, Bosseray A, Létoublon C, Brambilla E. Inflammatory pseudotumour of the liver: a variant rich in giant atypical reactive dendritic cells. Histopathology 2007, **50**: 400–403.

679 Thiruvengadam R, Penetrante RB, Goolsby HJ, Silk YN, Bernstein ZP. Multiple myeloma presenting as space-occupying lesions of the liver. Cancer 1990, **65**: 2784–2786.

680 Torres U, Hawkins WG, Antonescu CR, DeMatteo RP. Hepatic follicular dendritic cell sarcoma without Epstein–Barr virus expression. Arch Pathol Lab Med 2005, **129**: 1480–1483.

681 Trudel M, Aramendi T, Caplan S. Large-cell lymphoma presenting with hepatic sinusoidal infiltration. Arch Pathol Lab Med 1991, **115**: 821–824.

682 Weichhold W, Labouyrie E, Merlio J Ph, Masson B, de Mascarel A. Primary extramedullary plasmacytoma of the liver. A case report. Am J Surg Pathol 1995, **19**: 1197–1202.

683 Wu H, Wasik MA, Przybylski G, Finan J, Haynes B, Moore H, Leonard DG, Montone KT, Naji A, Nowell PC, Kamoun M, Tomaszewski JE, Salhany KE. Hepatosplenic gamma-delta T-cell lymphoma as a late-onset posttransplant lymphoproliferative disorder in renal transplant recipients. Am J Clin Pathol 2000, **113**: 487–496.

684 Zen Y, Fujii T, Nakanuma Y. Hepatic pseudolymphoma: a clinicopathological study of five cases and review of the literature. Mod Pathol 2010, **23**: 244–250.

OTHER PRIMARY TUMORS AND TUMORLIKE CONDITIONS

685 Andreola S, Lombardi L, Audisio RA, Mazzaferro V, Koukouras D, Doci R, Gennari L, Makowka L, Starzl TE, van Thiel DH. A clinicopathologic study of primary hepatic carcinoid tumors. Cancer 1990, **65**: 1211–1218.

686 Ayub A, Zafar M, Abdulkareem A, Ali MA, Lingawi T, Harbi A. Primary hepatic vipoma. Am J Gastroenterol 1993, **88**: 958–961.

687 Berry CL. Solitary 'necrotic nodule' of the liver. A probable pathogenesis. J Clin Pathol 1985, **38**: 1278–1280.

688 Corti B, D'Errico A, Pierangeli F, Fiorentino M, Altimari A, Grigioni WF. Primary paraganglioma strictly confined to the liver and mimicking hepatocellular carcinoma: an immunohistochemical and in situ hybridization study. Am J Surg Pathol 2002, **26**: 945–949.

689 Cross SS, Variend S. Combined hepatoblastoma and yolk sac tumor of the liver. Cancer 1992, **69**: 1323–1326.

690 Di Blasi A, Boscaino A, De Dominicis G, Marsilia GM, D'Antonio A, Nappi O. Multicystic mesothelioma of the liver with secondary involvement of peritoneum and inguinal region. Int J Surg Pathol 2004, **12**: 87–91.

691 Fernandez Alonso J, Saez C, Perez P, Montano A, Japon MA. Primary pure choriocarcinoma of the liver. Pathol Res Pract 1992, **188**: 375–377.

692 Flemming P, Becker T, Klempnauer J, Högemann D, Kreft A, Kreipe HH. Benign cystic mesothelioma of the liver. Int J Surg Pathol 2002, **26**: 1523–1527.

693 Gembala RB, Arsuaga JE, Friedman AC, Radecki PD, Ball DS, Hartman GG, Rabin L, Caroline DF. Carcinoid of the intrahepatic ducts. Abdom Imaging 1993, **18**: 242–244.

694 Gresham GA, Rue LW III. Squamous cell carcinoma of the liver. Hum Pathol 1985, **16**: 413–416.

695 Hart WR. Primary endodermal sinus (yolk sac) tumor of the liver. First reported case. Cancer 1975, **35**: 1453–1458.

696 Hausner RJ, Alexander RW. Localized congenital hepatic fibrosis presenting as an abdominal mass. Hum Pathol 1978, **9**: 473–476.

697 Heaton GE, Matthews TH, Christopherson WM. Malignant trophoblastic tumors with massive hemorrhage presenting as liver primary. A report of two cases. Am J Surg Pathol 1986, **10**: 342–347.

698 Heerema-McKenney A, Leuschner I, Smith N, Sennesh J, Finegold MJ. Nested stromal epithelial tumor of the liver: six cases of a distinctive pediatric neoplasm with frequent calcifications and association with Cushing syndrome. Am J Surg Pathol 2005, **29**: 10–20.

699 Hervieu V, Lombard-Bohas C, Dumortier J, Boillot O, Scoazec JY. Primary acinar cell carcinoma of the liver. Virchows Arch 2008, **452**: 337–341.

700 Hill DA, Swanson PE, Anderson K, Covinsky MH, Finn LS, Ruchelli ED, Nascimento AG, Langer JC, Minkes RK, McAlister W, Dehner LP. Desmoplastic nested spindle cell tumor of liver: report of four cases of a proposed new entity. Am J Surg Pathol 2005, **29**: 1–9.

701 Hsueh C, Tan XD, Gonzalez-Crussi F. Primary hepatic neuroendocrine carcinoma in a child. Morphologic, immunocytochemical, and molecular biologic studies. Cancer 1993, **71**: 2660–2665.

702 Jaiswal VR, Champine JG, Sharma S, Molberg KH. Primary glomangioma of the liver: a case report and review of the literature. Arch Pathol Lab Med 2004, **128**: e46–e49.

703 Kim YI, Kim ST, Lee GK, Choi BI. Papillary cystic tumor of the liver. A case report with ultrastructural observation. Cancer 1990, **65**: 2740–2746.

704 Larriva-Sahd J, Angeles-Angeles A, Hernandez-Pando R, Munoz Fernandez L, Rondan A, Orozco Estevez H, Campuzano Fernandez M. Ultrastructural and immunocytochemical study of a primary gastrinoma of the liver. Ultrastruct Pathol 1992, **16**: 667–672.

705 Makhlouf HR, Abdul-Al HM, Wang G, Goodman ZD. Calcifying nested stromal–epithelial tumors of the liver: a clinicopathologic, immunohistochemical, and molecular genetic study of 9 cases with a long-term follow-up. Am J Surg Pathol 2009, **33**: 976–983.

706 Misugi K, Reiner CB. A malignant true teratoma of liver in childhood. Arch Pathol 1965, **80**: 409–412.

707 Miura K, Shirasawa H. Primary carcinoid tumor of the liver. Am J Clin Pathol 1988, **89**: 561–564.

708 Morinaga S, Nishiya H, Inafuku T. Yolk sac tumor of the liver combined with hepatocellular carcinoma. Arch Pathol Lab Med 1996, **120**: 687–690.

709 Moriura S, Ikeda S, Hirai M, Naiki K, Fujioka T, Yokochi K, Gotou S. Hepatic gastrinoma. Cancer 1993, **72**: 1547–1550.

710 Pilichowska M, Kimura N, Ouchi A, Lin H, Mizuno Y, Nagura H. Primary hepatic carcinoid and neuroendocrine carcinoma: clinicopathological and immunohistochemical study of five cases. Pathol Int 1999, **49**: 318–324.

711 Robertson SJ, Higgins RB, Powell C. Malacoplakia of liver. A case report. Hum Pathol 1991, **22**: 1294–1295.

712 Robinson RA, Nelson L. Hepatic teratoma in an anencephalic fetus. Arch Pathol Lab Med 1986, **10**: 655–657.

713 Shi H, Cao D, Wei L, Sun L, Guo A. Primary choriocarcinoma of the liver: a clinicopathological study of five cases in males. Virchows Arch 2010, **456**: 65–70.

714 Sioutos N, Virta S, Kessimian N. Primary hepatic carcinoid tumor. An electron microscopic and immunohistochemical study. Am J Clin Pathol 1991, **95**: 172–175.

715 Song E, Kew MC, Grieve T, Isaacson C, Myburgh JA. Primary squamous cell carcinoma of the liver occurring in association with hepatolithiasis. Cancer 1984, **53**: 542–546.

716 Theegarten D, Reinacher A, Graeven U, Philippou S. Mixed malignant germ cell tumour of the liver. Virchows Arch 1998, **433**: 93–96.

717 Tsuneyama K, Hoso M, Kono N, Kitagawa M, Masuda S, Matsuki N, Nakanuma Y. An unusual case of epithelial-myoepithelial carcinoma of the liver. Am J Surg Pathol 1999, **23**: 349–353.

718 Villaschi S, Balistreri P. Endodermal sinus tumour of the liver. Histopathology 1991, **18**: 86–88.

719 Wakely PE Jr, Krummel TM, Johnson DE. Yolk sac tumor of the liver. Mod Pathol 1991, **4**: 121–125.

720 Yu-Ping X, Ji-yao Y. Primary neuroendocrine carcinoma of the liver. Ultrastruct Pathol 1986, **10**: 331–336.

METASTATIC TUMORS

721 Ballantyne GH, Quin J. Surgical treatment of liver metastases in patients with colorectal cancer. Cancer 1993, **71**: 4252–4266.

722 Borja ER, Hori JM, Pugh RP. Metastatic carcinomatosis of the liver mimicking cirrhosis. Case report and review of the literature. Cancer 1975, **35**: 445–449.

723 Fong Y, Cohen AM, Fortner JG, Enker WE, Turnbull AD, Coit DG, Marrero AM, Prasad M, Blumgart LH, Brennan MF. Liver resection for colorectal metastases. J Clin Oncol 1997, **15**: 938–946.

724 Hajdu SI, D'Ambrosio FG, Fields V, Lightdale CJ. Aspiration and brush cytology of the liver. Semin Diagn Pathol 1986, **3**: 227–238.

725 Hornick JL, Lauwers GY, Odze RD. Immunohistochemistry can help distinguish metastatic pancreatic adenocarcinomas from bile duct adenomas and hamartomas of the liver. Am J Surg Pathol 2005, **29**: 381–389.

726 Johansen P, Svendsen KN. Scan-guided fine needle aspiration biopsy in malignant hepatic disease. Acta Cytol (Baltimore) 1978, **22**: 292–296.

727 Lind DS, Parker GA, Horsley JS, Kornstein MJ, Neifeld JP, Bear HD, Lawrence W Jr. Formal hepatic resection of colorectal liver metastases. Ploidy and prognosis. Ann Surg 1992, **215**: 677–683.

728 Lundquist A. Fine needle aspiration biopsy for cytodiagnosis of malignant tumor in the liver. Acta Med Scand 1970, **188**: 465–470.

729 McKenzie AD, Wilson JW. Hepatic resection for blood borne metastases from large bowel carcinoma. Case report and review of literature. Can J Surg 1970, **13**: 159–162.

730 Melato M, Laurino L, Mucli E, Valente M, Okuda K. Relationship between cirrhosis, liver cancer, and hepatic metastases. An autopsy study. Cancer 1989, **64**: 455–459.

731 Mosenthal WT. Resection of massive liver metastases in the malignant carcinoid syndrome. Surg Clin North Am 1963, **43**: 1253–1262.

732 Ohtsuka M, Miyazaki M, Itoh H, Nakagawa K, Ambiru S, Shimizu H, Nakajima N, Akikusa B, Kondo Y. Routes of hepatic metastasis of gallbladder carcinoma. Am J Clin Pathol 1998, **109**: 62–68.

733 Okano T, Niinobu T, Ogata N, Takami M. Fibrous pseudocapsule of metastatic liver tumors from colorectal carcinoma: clinicopathologic study of 152 first resection cases. Cancer 2000, **89**: 267–275.

734 Pikren JW, Tsukada Y, Lane WW. Liver metastases. Analysis of autopsy data. In Weiss L, Gilber HA (eds): Liver metastases. Boston, 1982, G.K. Hall.

735 Qizilbash A, Kontozoglou T, Sianos J, Scully K. Hepar lobatum associated with chemotherapy and metastatic breast cancer. Arch Pathol Lab Med 1987, **111**: 58–61.

736 Sawabe M, Kato Y, Ohashi I, Kitagawa T. Diffuse intrasinusoidal metastasis of gastric carcinoma to the liver leading to fulminant hepatic failure. A case report. Cancer 1990, **65**: 169–173.

737 Schulz W, Hort W. The distribution of metastases in the liver. A quantitative postmortem study. Virchows Arch [A] 1981, **394**: 89–96.

738 Schulz W, Hagen CH, Hort W. The distribution of liver metastases from colonic cancer. A quantitative postmortem study. Virchows Arch [A] 1985, **406**: 279–284.

739 Shirai Y, Wakai T, Ohtani T, Sakai Y, Tsukada K, Hatakeyama K. Colorectal carcinoma metastases to the liver: Does primary tumor location affect its lobar distribution? Cancer 1996, **77**: 2213–2216.

740 Terracciano LM, Glatz K, Mhawech P, Vasei M, Lehmann FS, Vecchione R, Tornillo L. Hepatoid adenocarcinoma with liver metastatasis mimicking hepatocellular carcinoma. Am J Surg Pathol 2003, **27**: 1302–1312.

741 Tot T. Adenocarcinomas metastatic to the liver. The value of cytokeratins 20 and 7 in the search for unknown primary tumors. Cancer 1999, **85**: 171–177.

742 van Ooijen B, Wiggers T, Meijer S, van der Heijde MN, Slooff MJ, van de Velde CJ, Obertop H, Gouma DJ, Bruggink ED, Lange JF. Hepatic resections for colorectal metastases in The Netherlands. A multiinstitutional 10-year study. Cancer 1992, **70**: 28–34.

743 Wigmore SJ, Madhavan K, Redhead DN, Currie EJ, Garden J. Distribution of colorectal liver metastases in patients referred for hepatic resection. Cancer 2000, **89**: 285–287.

744 Wilson SM, Adson MA. Surgical treatment of hepatic metastases from colorectal cancers. Arch Surg 1976, **111**: 330–334.

胆囊和肝外胆管

4

戴 林 译 郑 杰 校

章目录

正常解剖学

胆囊是附着于肝右叶下后面的一个梨形袋状结构。成人的胆囊可长至10cm，宽3～4cm。胆囊的游离面由与肝表面连续的浆膜被覆。胆囊可以分成**胆囊底**、**胆囊体**和**胆囊颈**三个部分。胆囊体与胆囊颈部相连接的部分被称为**漏斗**，有时这个部位有小的膨出，被称为**Hartmann 囊**。

胆囊通常由来自右肝动脉分支的胆囊动脉供血（见下文）。淋巴引流到胆囊颈或胆囊管的淋巴结，再从这里引流到肝门附近和肝十二指肠韧带下方的淋巴结，后者引流到腹腔动脉淋巴结。

胆囊壁由三层组织构成：黏膜、肌层和浆膜层（后者仅见于胆囊游离部分的表面）。胆囊没有黏膜肌层或黏膜下层[8]。黏膜由被覆单层柱状上皮的大小不等的分枝状皱襞组成，上皮细胞胞质淡染，偶见小的顶端空泡，细胞核位于基底部[8]。超微结构上，这些细胞顶端有许多微绒毛，微绒毛表面附有细丝状糖萼和核心小根（core rootlet）[6]。体积较小且深染的柱状细胞被称为“铅笔样”细胞。超微结构上，这些细胞胞质内充满密集的细胞器，基底部的胞质延伸突向基底膜。基底细胞不明显，缺乏肌上皮细胞。胆囊的真性腺体只出现在胆囊颈部，为管泡状黏液腺。它们不同于慢性胆囊炎或胆石症病例中发现的存在于整个胆囊的胃窦型化生的腺体[1,5]（见第403页）。

组织化学染色显示，由胆囊被覆上皮细胞和胆囊颈部黏液腺产生的黏液主要为硫酸型黏液（与化生的腺体不同）。免疫组织化学染色，这两种细胞上皮膜抗原（EMA）和低分子量角蛋白均呈阳性。在胆囊颈部的黏液腺可见散在的神经内分泌细胞。

黏膜固有膜包含疏松的结缔组织、血管、神经和散在的 IgA 阳性细胞[3]。肌层由杂乱无章排列的平滑肌束组成。胆囊壁各处可见神经节细胞。微小副神经节出现于浆膜下，偶见于胆囊的随机切片中[2]。**Rokitansky-Aschoff 窦**和 **Luschka 管**将在第 403 页讨论。

肝外胆管系统的其他成分有**胆囊管**、**肝管**（**左、右肝管**和**总肝管**）和**胆总管**。除了胆囊管黏膜出现含有平滑肌的大的斜行皱折（**Heister 螺旋瓣**）以外，它们的总体结构相似。解剖学上，这些导管及其血液供应有许多变异（见下一节和图 4.1）[7]。胆总管淋巴引流到导管沿线的淋巴结、肝门附近淋巴结、胰腺周围淋巴结，最终进入腹腔动脉组淋巴结。

显微镜下，所有的肝外导管均有单层柱状上皮被覆，周围为致密的结缔组织。这种上皮穿入间质形成被称为 **Beale 囊**的小凹，其中较大者大体上可见。这些小囊的周围有小腺体分布，其周围有致密间质包绕，可与分化好的癌类似；在低倍显微镜下看到小叶结构是最重要的鉴别点。平滑肌在肝外胆管系统的不同部位分布不一，可能影响对该部位肿瘤浸润深度的评估，特别是在这个系统中平滑肌膜不明显或缺乏的上 1/3 部分[4]。

肝外导管的被覆上皮与胆囊的被覆上皮在超微结构、组织化学和免疫组织化学上十分相似。

先天性异常

胆囊先天性异常包括**胆囊重复**、**胆囊缺如**（**发育不全**）、**胆囊多发性隔膜形成**、**胆囊位置异常**和**胆囊内异位组织**[18,40]。胆囊发育不全通常伴有胆道闭锁（见下文讨论），有时伴有十二指肠闭锁[20]。肝外胆管及其毗邻的动脉有许多种异常的排列关系（图 4.1）。**“弗利吉亚帽”**（垂尖圆锥，phrygian cap）畸形是指胆囊底向胆囊体的内翻畸形，可以导致粘连[13,31]。局灶**腺肌瘤病**（腺肌瘤）常见于内翻胆囊底的顶端[13]（见第 403 页）。

在**胆道闭锁**中，胆囊和肝外胆管可以完全缺如，或表现为一条无腔隙的纤维条索。胆道闭锁的病因不清，可能与多种因素有关[30]。大约 20% 的患者伴有其他异常[15]。显微镜下，表现提示肝外胆管树和肝广泛受损（可能是病毒性的）。胆管树病变的特征是：上皮破坏、炎症、管腔消失和纤维化[22,38,46]。已经证明，Ⅳ型胶原（肝窦状隙周围的主要成分）沉积增加，并与血清中这种标志物的增加有关[37]。肝动脉及其分支的肥大性和增生性改变常见[23]。

胆道闭锁分为两种类型：（1）**可矫正型**（占 10%）：伴有近端胆道系统开放，可通过胆道小肠吻合术治疗；（2）**不可矫正型**（占 90%）：此型胆道闭锁与肝内胆道系统连接的肝外胆道系统全部闭锁。在 2/3 的不可矫正型胆道闭锁患者，整个肝外胆道系统均闭锁，包括胆囊。在另外 1/3 的患者，胆囊和胆总管是开放的，但肝外胆道系统接近胆囊管的部位是闭锁的。不可矫正型可通过肝门空肠吻合术治疗[32]，如 Kasai 术（主要是姑息疗法）或肝移植术（主要是治愈疗法）。肝门空肠吻合术是将肝门纤维组织横断后的开放部位吻合到空肠上（或有胆囊时吻合到胆囊）[9]。肝移植的长期生存率很好[10,25]。手术时，应用冰冻切片可确定肝门处是否有胆管，如果有，可评估其管径有多大[29]。

胆总管囊肿是婴儿以外的儿童发生阻塞性黄疸的最常见原因[34,42]，但胆总管囊肿也可以首先出现于成年期[45]。胆总管囊肿不是真正的囊肿，而是胆总管局部的梭形或球形扩张。它可继发于其他肝外胆管的阻塞，甚至十二指肠的阻塞。胆总管囊肿较常见于女性，临床特征为出现疼痛、黄疸和肿块。胆总管囊肿的发病机制不清[36]。它可伴发胆道和身体其他部位的先天异常[36]。超声检查是快速而准确的诊断方法。大体上，胆总管囊肿的壁为纤维性的，有时有钙化，腔内平均胆汁量为 1 ~ 2L（图 4.2）。囊肿远端的胆管常出现狭窄[39]。四种胆总管囊肿的主要大体形态已有描述[16,28]。

胆总管囊肿的组织学表现取决于患者手术时的年龄[26]。在婴儿，囊肿壁常可见完整的柱状上皮，炎症轻。在稍大一些的儿童，炎症较明显，上皮常常不连续。在成人，炎症和内衬上皮破坏更明显。囊壁内出现化生的腺体，常有慢性胆囊炎。在来自成年患者的一些标本，发现囊壁上有乳头状瘤和腺癌[11,26,33]。一些其他类型的肿瘤发生于胆总管囊肿内也有报道，包括类癌[43]和胚胎性横纹肌肉瘤[35]。

胆总管囊肿的治疗为手术切除和 Roux-en-Y 肝管空肠吻合术。据说改良的技术，如小段空肠补植术，可以改进治疗效果[19]。

Landing 在一篇经典文章中提出[27]，鉴于胆道闭锁、胆总管囊肿和新生儿肝炎的发病机制可能具有相关性，故将它们统称为“新生儿梗阻性胆管病”。新生儿肝炎在第 3 章讨论。

发生在胆囊者的**异位组织**包括：胃肠道黏膜[24,44]、胰[24]、肝[12,41]、肾上腺[14]和甲状腺滤泡[21]。大部分异位胃黏膜发生在胆囊颈或胆囊管附近，表现为一个小的界限清楚的壁内结节[17]。异位肝组织在解剖学上应与固有肝区分开。异位肝组织也不同于副肝[12]。

胆石症

胆石症发病机制是基于人类研究和实验动物模型提出的。胆汁过度饱和、成核现象以及胆固醇单水晶体沉淀，从而形成结石大小的凝聚体[50,62]。结石出现以前总是形成含有黏液胶冻、疏水性胆色素、胆固醇 - 卵磷脂液晶和固体胆固醇单水晶的“胆道淤泥”（biliary

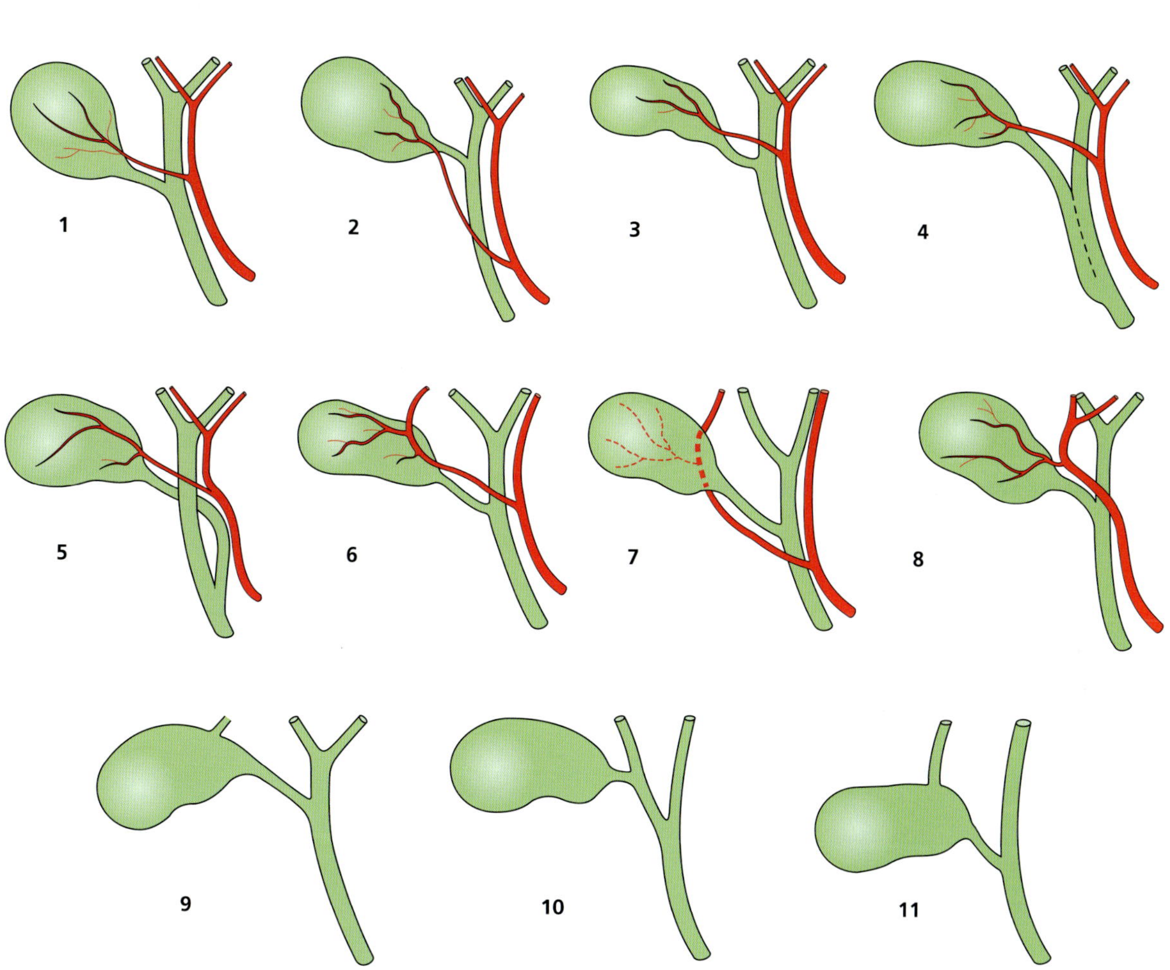

图4.1 肝外胆管及其毗邻动脉之间的正常和异常的排列关系。1，正常排列关系。2，胆囊动脉起始于尾部（常见的变异）。3，胆囊动脉位于总肝管后部。4，胆囊管加长与总肝管并行一段距离后融合形成胆总管。5，长的胆囊管与总肝管中下部的后方汇合。6，导管系统正常，异常的右肝动脉在抵达胆囊壁处分出胆囊动脉，然后进入肝。在这种并不少见的异常中，右肝动脉常常与胆囊管一道被结扎，或被误认为是胆囊动脉的分支结构而被结扎。7，异常的右肝动脉位于胆囊后部，与6具有同样的危险。8，整个肝动脉非常危险的异常，它在进入肝以前与胆囊管伴行到达胆囊。意外结扎整个肝动脉后在抗生素使用以前总是致死性的，现在仍然很危险。9，由肝胆囊床进入胆囊的异常胆管。这样的病例在做胆囊切除时通常会引起胆汁外溢，除非做了外引流，否则很可能导致致死性腹膜炎。10，胆囊管异常插入右肝管，容易误将右肝管尾部与胆囊管连接处以为是胆囊管而结扎，这样就关闭了右肝叶向小肠的引流。11，右肝管异常进入胆囊，造成右肝叶产生的全部胆汁必须通过胆囊管排泄。

sludge）。胆固醇结晶的成核现象似乎发生于上皮表面的黏液胶冻。含有胆汁的胆石的特征是：胆固醇过饱和以及胆固醇结晶在体外实验迅速成核[62]。

大约20%的胆结石含有丰富的钙质，不透X线。在透X线的结石中，大约50%造影时胆囊不显影，其余的则在胆囊造影剂浓缩时出现负性阴影。超声技术已成功用于确定胆囊结石，已成为发现胆囊结石的首选方法[66]。

如Framingham[48]研究确定的，美国普通人群中胆石症的发生率为11%。Torvik和Hoivik[64]报告，来自斯堪的纳维亚的尸解材料的胆石症发生率为19.5%。女性发病比男性发病高4倍。已经发现，体重与胆石症发生率有粗略的线性关系[52]。在60岁以前，随着年龄增加，胆结石的发生率也明显增加，大约每4名妇女中有1名患有胆石症。然而，胆石症可以发生于任何年龄组，包括婴儿和新生儿[63]。

胆结石的化学成分变化很大，其基本组成成分是胆固醇、胆红素钙和碳酸钙。胆结石既可以由其中一种成分单独组成，也可以由几种成分混合组成[61]。

单纯性胆石（10%）仅由上面提到的一种成分构成。**胆固醇结石**呈单个球形或粗糙结节状，呈半透明蓝白色。断面可见大而扁平的结晶。大多数胆固醇结石见于多产妇女。这可能与妊娠期胆固醇代谢改变以及胆石症的首发症状和体征常于妊娠后短期内出现有关[49]。但胆囊内胆固醇结石与血中胆固醇水平无关。

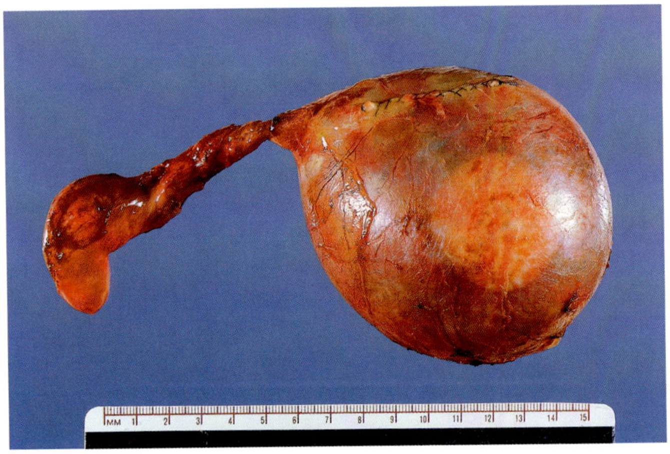

图4.2 一位5岁女孩的胆总管囊肿。左侧结构为附着的胆囊。（Courtesy of Dr RA Cooke, Brisbane, Australia; from Cooke RA, Stewart B. Colour atlas of anatomical pathology. Edinburgh, 2004, Churchill Livingstone）

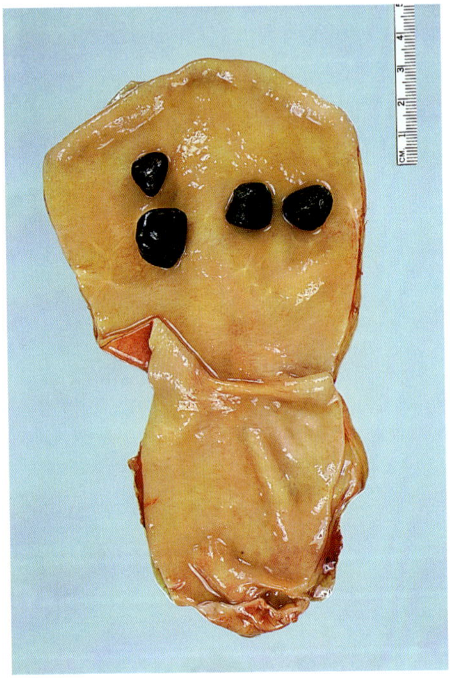

图4.3 扩张的胆囊含有四块主要由胆红素钙构成的混合性结石，具有特征性的黑色外观。

胆红素钙结石为多发性棕色至黑色、多面体结石，直径为 2 ~ 5mm（图 4.3）。胆红素钙结石患者常伴有肝硬化和溶血性疾病，如镰状细胞性贫血、地中海贫血、遗传性球形红细胞增多症和人工心脏瓣膜[55,59]。**碳酸钙结石**为无定形灰白色结石。

如果胆囊管没有阻塞，含有单纯性胆石的胆囊几乎无炎症反应。

混合性胆石（占 80%）由不同含量的胆固醇、胆红素钙和碳酸钙组成。其大小和数量不一，通常为多发性的，呈多面体和层状结构。混合性结石总是伴发慢性胆囊炎（图 4.4 和 4.5）。可以形成几批结石，提示它们是不同时间形成的。

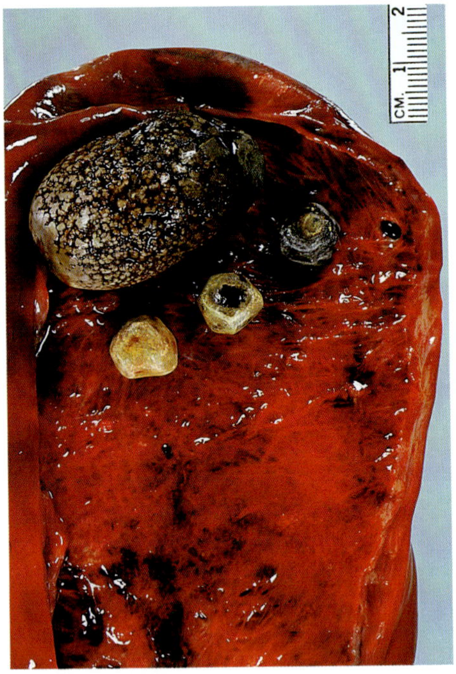

图4.4 伴有急性和慢性胆囊炎的胆囊包含三块混合性结石和一个大的联合性结石。

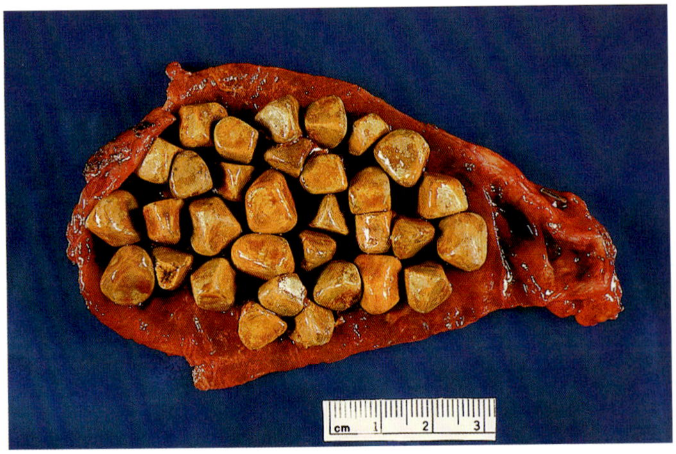

图4.5 胆囊内有多量混合性结石。由于慢性胆囊炎，胆囊壁轻度增厚。

联合性胆石（10%）的特征是形成单个大结石。它们可以是一个单纯的核伴有混合的壳，或与之相反。**圆桶状结石**（barrel stone）是联合性结石的一个类型，通常为两个，体积大，一面为平面，增厚的胆囊壁常紧紧包裹其外（图 4.4）。联合性胆石常伴有慢性胆囊炎，偶尔伴有胆瘘形成。

连续胆囊造影和[14]碳标记研究提示，胆石的生长速率大约为每年 1 ~ 2mm。手术切除前它们通常已存在 5 ~ 20 年[54]。

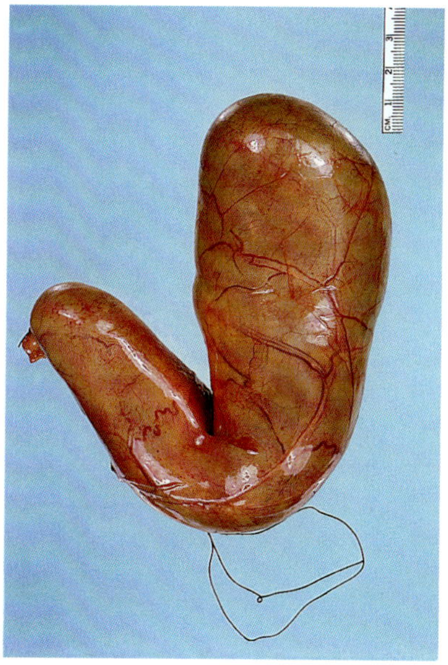

图4.6　结石嵌塞于胆囊管，导致胆囊积水。

胆石是在胆囊内形成的，并可以由此进入胆囊管或其他肝外胆管。肝外胆管内单独形成结石罕见[53]。胆总管结石不论是否伴发梗阻，几乎均继发于胆石症[51]。因胆囊结石而施行胆囊切除术后，有时会出现胆总管结石症状，这通常是由于外科手术时疏漏了胆总管结石所致。然而，偶然发现的肝内多发小结石表明，胆囊外肝胆管系统内也可以形成结石。

结石嵌入胆囊管可以导致胆囊囊性扩张（胆囊积水）（图 4.6）或急性胆囊炎。结石嵌入胆总管末端 1/3 或 Vater 壶腹可导致严重的绞痛和阻塞性黄疸。有时嵌入胆囊管的结石可引起附近总肝管的水肿和压迫，这种情况被称为 **Mirizzi 综合征**[56]。对有症状的胆石症的标准治疗方法是施行胆囊切除手术，现在常施行腹腔镜手术[47]。在手术中，胆石流入腹腔不少见，一般后果不严重，然而，有时可导致腹腔内脓肿、异物肉芽肿和（例外的）胆石种植在卵巢上[65]。碎石术是一种具有吸引力的替代疗法，因为它是非侵害性的，患者不用卧床。然而，碎石术只适用于少数患者，并且 5 年内复发率高达 50%[60]。这种方法对于没有症状的胆石症患者仍存在争议[58]。内镜括约肌切开术正越来越多的应用于胆石症的治疗[57]。

胆固醇沉着症

胆囊胆固醇沉着症大部分发生于经产女性。大体上，其表现具有特征性，线状黄色条纹可见于凸起的嵴上，周围黏膜充血（"草莓胆囊"）（图 4.7）。有时一个或更多的沉积物不断增大，并突向腔内，此时它们被称为**胆固醇性息肉**（见第 405 页）。

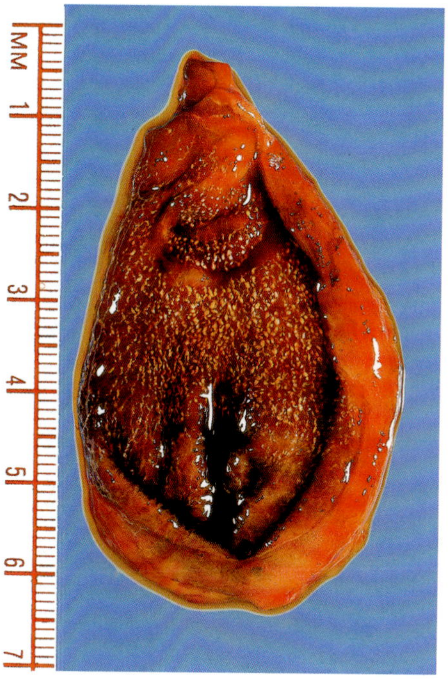

图4.7　胆囊胆固醇沉着症。（Reproduced with permission from Dr RA Cooke, Brisbane, Australia; from Cooke RA, Stewart B. Colour atlas of anatomical pathology. Edinburgh, 2004, Churchill Livingstone）

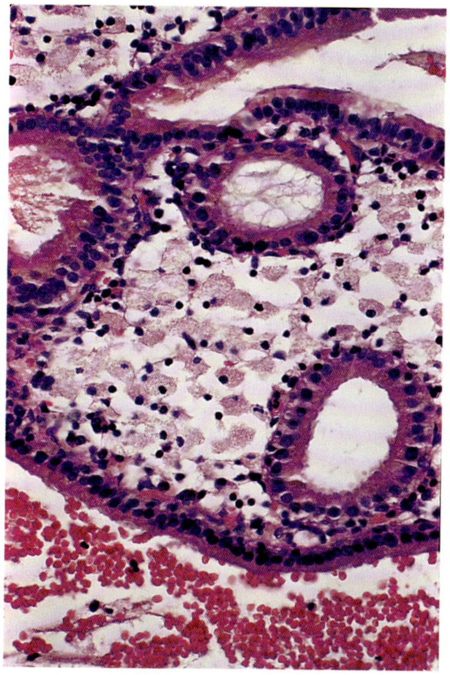

图4.8　胆囊胆固醇沉着症的显微镜下表现。间质内泡沫状巨噬细胞将腺体分开。

在伴有胆固醇沉着症的胆囊内，胆汁通常色深、浓稠。化学分析其胆固醇浓度高。

显微镜下，充满脂质的泡沫细胞出现在绒毛顶端（图 4.8）。除非胆固醇沉着症伴有胆囊管结石，炎症改变一般不明显。少数情况下，胆固醇沉着症与进行性胆囊炎共存，提示炎症可以某种方式引起脂质沉着的吸收。

虽然胆囊胆固醇沉着症很可能是胆汁代谢功能异常的形态学标志，但把仅有泡沫状组织细胞的患者的症状归结于胆固醇沉着症可能是错误的，尤其是考虑到这些改变仅限于胆囊黏膜，而通常不扩展到肝外胆管黏膜。

急性胆囊炎

急性胆囊炎的主要临床症状是：右上腹痛、恶心呕吐和发烧。大体上，胆囊壁明显水肿，黏膜呈鲜红色[89]（图 4.9A）。可见局灶或广泛溃疡。当伴有结石时（见于95% 病例）称为**急性结石性胆囊炎**[71]。胆囊内容物常呈黄色黏稠状，大体上可能表现为积脓，但实际上它不是脓液，而是碳酸钙和（或）胆固醇形成的乳浊液。急性病变常发生在慢性胆囊炎的基础上。显微镜下，大部分病例的组织反应特征为：胆囊水肿、充血、红细胞外渗以及纤维母细胞增生，而不是在其他器官急性炎症中通常见到的多形核白细胞浸润（图 4.9B）。但在伴有胆总管阻塞的病例，可以看到黏膜上皮内中性粒细胞聚积，这被看做是一种反应性病变，同在逆行性胆管炎时在胆总管壁和肝看到的那样[70]。上皮可以出现明显的反应性增生变化，不应与上皮非典型增生或原位癌混淆（图 4.9C）。小静脉内常见新鲜血栓[89]。

大部分急性结石性胆囊炎的发病机制可能是化学性的或缺血性而不是感染性的，并且几乎总是与胆囊管内结石嵌塞有关[74,76]。胆石嵌塞被认为能引起胆汁浓缩和组成成分变化，可能还引起胆囊管周围扭曲的静脉阻塞，使胆囊静脉回流受阻。这个假设，即大多数急性胆囊炎的发病机制是化学性的而不是感染性的，得到了多方面实验结果的支持：向胆囊内注射浓缩胆汁可引起急性胆囊炎[90]，25% ~ 50% 的急性胆囊炎胆汁培养无菌生长，以及急性胆囊炎胆囊穿孔很少引起细菌性腹膜炎。

已提出的导致急性胆囊炎的化学因素有：胰液中的胰蛋白酶、未结合的胆盐以及磷脂溶血卵磷脂[86]。在急性扩张的胆囊，这些物质可以通过完整的胆囊壁漏出，引起**胆汁性腹膜炎**，预后不佳[81]。

由于外科医师意识到胆囊疾病出现症状后及时手术的重要性，胆囊穿孔的发生率已相对减少。在一项研究中[88]，140 例急性胆囊炎患者中半数早期进行了手术（24 小时以内），而其余患者则延期手术（2 个月以后）。后一组患者的发热时间更长，住院时间更长，误工时间更长。现在通过腹腔镜切除胆囊的手术在不断增加[87,91]。

在急性结石性胆囊炎，细菌侵入常是继发性的。如果病原菌为产气型病原菌，可以引起**气肿性**或**急性产气性胆囊炎**[69]，这种并发症在糖尿病患者尤其常见。

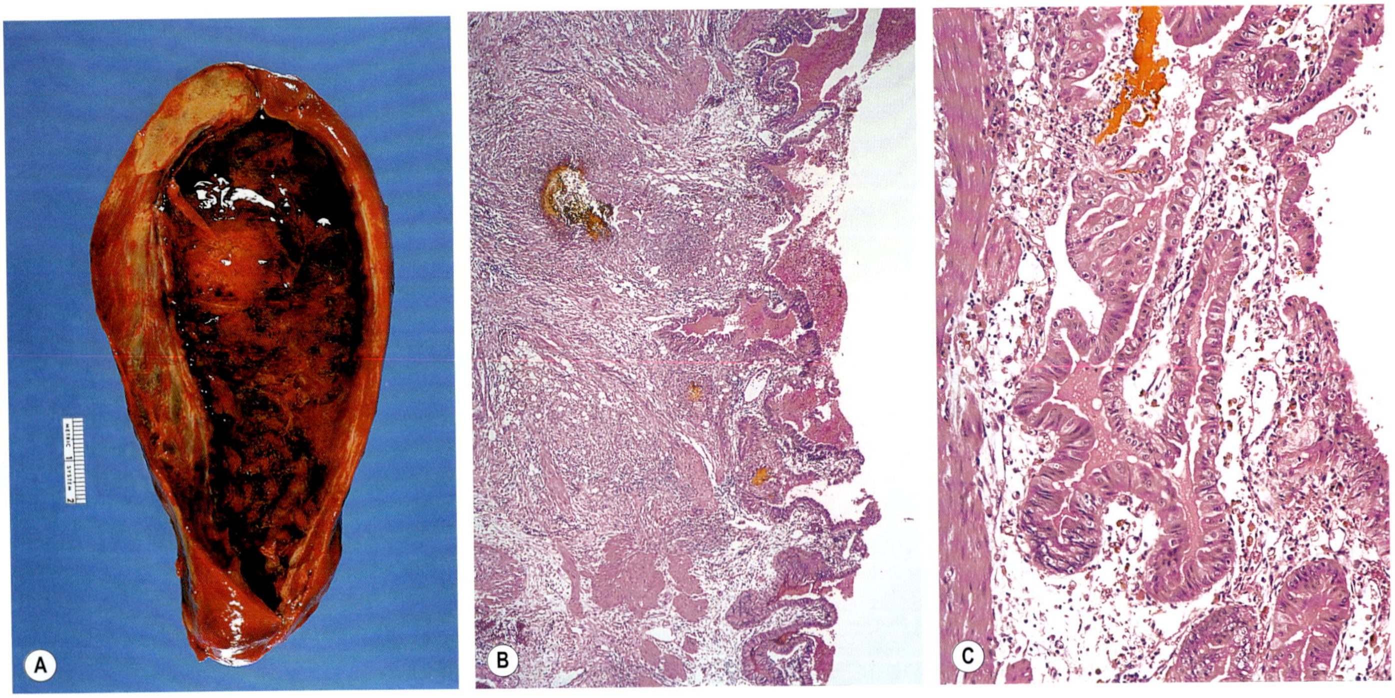

图4.9 A，发生在慢性胆囊炎基础上的急性胆囊炎。黏膜呈特征性的“鲜红”色。注意胆囊壁明显水肿，浆膜面充血。B，急性胆囊炎表现为广泛溃疡、出血和水肿，仅有轻微的炎症。C，急性胆囊炎伴有反应性上皮非典型性。这种表现不要过诊断为非典型增生或原位癌。

急性非结石性胆囊炎约占所有急性胆囊炎病例的5%，且多发生于儿童[73,75,77]。它可以发生于全身性感染之后，如发生于溶血性链球菌性败血症或伤寒病之后。在HIV感染患者巨细胞病毒引起非结石性胆囊炎的报道在逐渐增加[67,68,78]。开放性心脏外科手术、骨髓移植和肝动脉化疗后的患者也可发生化学性非结石性胆囊炎[80,84,85]。

显微镜下，与结石性胆囊炎相比，急性非结石性胆囊炎的胆囊壁内胆汁浸润和肌层坏死的程度更严重，但两者有明显的重叠[82]。

偶尔因急性炎症而切除的胆囊显示肌性动脉纤维素样坏死，与结节性多动脉炎无法区分[72,79]。随访发现，其中一些患者有多系统异常的局部表现，而另一些患者持续无症状，表明这种血管变化并不总是系统性病变的一部分[83]。

慢性胆囊炎和胆管炎

虽然单纯性胆固醇结石和胆红素钙结石可以没有胆囊炎症，但很少见到没有胆结石的慢性胆囊炎病例。慢性胆囊炎都有胆囊壁增厚，有时可以达到很明显的程度。偶尔伴有弥漫性钙化，称为**"瓷性胆囊"**（porcelain gallbladder）。大部分病例为混合性或联合性结石（见图4.4）。胆石压迫可以形成黏膜溃疡。

显微镜下，慢性胆囊炎中黏膜显示程度不同的单核细胞浸润和纤维化（见图4.4）。上皮可以相对正常或萎缩，或显示增生性或化生性改变[108]。化生可以是杯状细胞（"肠"）型化生或幽门（"窦"）型化生。前者伴有Paneth细胞和内分泌细胞（图4.10）[119,144]。与胆囊颈部的正常腺体不同，化生腺体的细胞含有非硫酸黏液和中性黏液，几乎没有硫酸黏液。肠型化生表达CDX-2[139]。内分泌细胞对5-羟色胺、生长抑素、胆囊收缩素、胃泌素和胰多肽可呈免疫细胞化学阳性反应[95]。这些化生性改变的发生率随着年龄的增加而增加[117]。

胆囊壁可见纤维化、肌层肥厚、包有外壳的结石或泡沫状巨噬细胞结节状聚集。在半数以上的病例，胆囊壁内出现不规则形腺管结构。这些腺体衬覆柱状或立方形上皮，并可含有胆汁或胆石。这些腺管结构传统上被称**Rokitansky-Aschoff窦**，据认为是由于腔内压力增加而形成的疝或憩室[107]。有时类似的腺管结构在浆膜下可见，但体积较小（通常位于胆囊的肝面），被称**Luschka管**[138]。有些学者认为它们来源相似，但由于它们与Rokitansky-Aschoff窦的联系被切断，以致它们发生了囊性扩张伴有出芽样分枝。另一些作者认为，它们属于胚性残留，因为它们不与Rokitansky-Aschoff窦交通，有时它们被发现与肝内胆管有交通，以及偶尔在腺管附近出现小灶状的肝实质。Rokitansky-Aschoff窦内黏液可以进入间质，表现类似于黏液腺癌[97]。

有的病例呈现明显的胆囊**憩室病**伴肌层肥厚，被冠以不十分准确的名称：**腺肌瘤**（局灶性病变）和**腺肌瘤病**（弥漫性病变）[116]。局灶性病变可累及胆囊的任何节段，但大多数病例位于胆囊底（尤其是如果有胆囊内翻时，见第398页），形成界限清楚的病变[99]（图4.11和4.12）。

也有伴有幽门腺化生和局灶性腺肌瘤性增生的慢性胆囊炎的胆囊出现神经内和神经周围浸润现象的报道，使胆囊也加入了无恶性病变却有这种浸润现象的器官

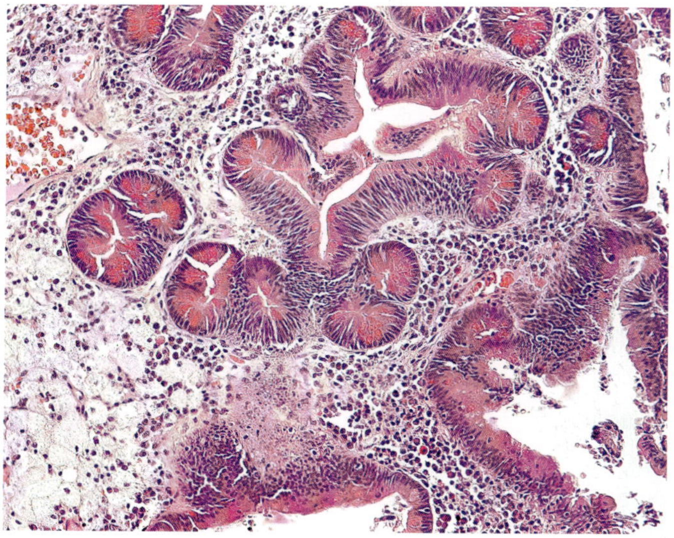

图4.10　胆囊的肠上皮化生，伴有大量的Paneth细胞。

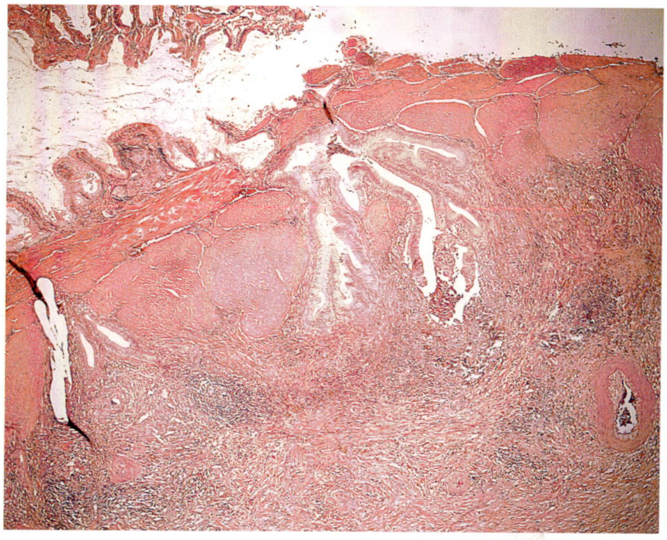

图4.11　Rokitansky-Aschoff窦，伴有胆囊肌壁增生。这种表现明显的病例可诊断为腺肌瘤病。

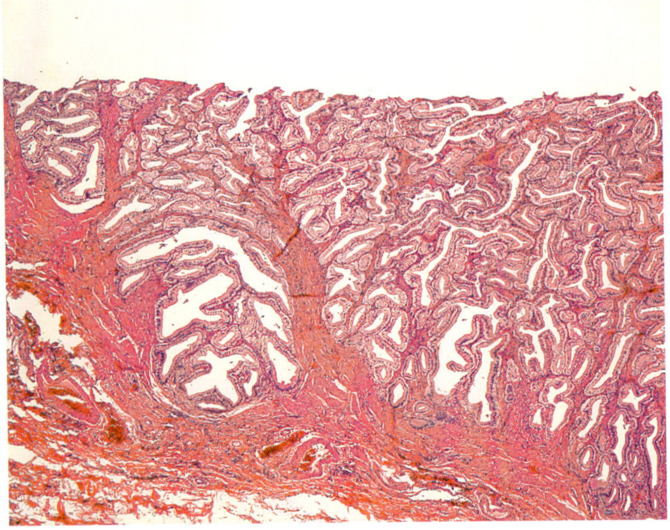

图4.12　胆囊腺肌瘤病。在这个区域，增生改变是黏膜腺体成分的主要表现。

行列[94,96]。

已描述了慢性胆囊炎的几种形态亚型。**滤泡性胆囊炎**的特征是：胆囊壁全层形成广泛淋巴滤泡[109]。**弥漫性淋巴浆细胞性胆囊炎**与原发性硬化性胆管炎和IgG4相关性自身免疫性胰腺炎伴发已有描述[93,115,145]，但都不具有特异性[93]（见下文）。**嗜酸细胞性胆囊炎**（通常是非结石性胆囊炎）显示大量成熟嗜酸粒细胞浸润[103,146]。**黄色肉芽肿性胆囊炎**[111,112]、**胆囊肉芽肿**[113]和**蜡样质肉芽肿**（ceroid granuloma）[98]是指胆囊壁出现含有中性脂肪和脂褐素（蜡样质）的巨噬细胞弥漫或结节状聚集。其中有些病变可能是Rokitansky-Aschoff窦破裂所致。针对大肠杆菌的抗原已可通过免疫组织化学方法检测出来，可以提示感染病因学[130]。已有少数伴有胆囊腺癌的病例报道[124]。**软斑病**很少累及胆囊，其特征为组织细胞胞质中出现钙和铁阳性的Michaelis-Gutmann小体[102,105]。与更常见于口腔的类似病变相似的所谓的**Pulse肉芽肿**在胆囊也有描述，它们表现为玻璃样的环形物质，类似于植物[137]。

其他少见的炎症性胆囊疾病包括：**血吸虫病**[136]、**阿米巴病**[147]和**Crohn病**[129,134]。巨细胞病毒性非结石性胆囊炎在第403页已经提及。

经常争论的问题是，是否所有含有结石的胆囊因为有癌变的风险，均应施行手术切除，这种风险大于手术死亡率。这种争论缺乏实际意义，因为在伴有结石的胆囊，癌的发生率不到1%[104]。切除含有结石的胆囊的较为合理的理由是：胆石能引起严重的炎症性和梗阻性并发症[148]。Lund[127]随访了526例未做手术的胆石症患者，发现1/3～1/2的患者相继出现了结石引起的严重的症状和并发症。因此，他的结论是：预防性切除含有结石的胆囊适用于所有具有外科适应证的患者。在一项包含305例患者的全国胆石合作研究也得出相似的结论[142]。

胆石可以引起**胆汁内瘘**[92]。90%以上的瘘管位于胆囊和十二指肠、胆囊和结肠或胆总管和十二指肠之间。瘘管的发生是由于胆管树与邻近的脏器形成炎症性粘连，然后胆石侵蚀胆囊或胆总管，进而与胃肠道交通。持续性胆总管阻塞可使瘘管持续存在。发生胆瘘的证据是：患者吐出或经直肠排出大块结石，腹部X线平片发现胆管树内有气体，或在上消化道造影或钡灌肠时看到胆管树轮廓。当伴有胆囊结肠瘘时，感染往往很严重。胆瘘的修复需要切除胆囊并关闭或切除受累部分的肠道。

胆总管狭窄通常是由手术创伤引起的，即术中由于粗心而损伤或结扎了胆总管[118]。胆总管和血管的解剖学变异常导致这样的错误。

治疗的目的是在胆管正常部分和肠管之间通过黏膜-黏膜对接技术建立广泛而无压力的吻合。手术通常采取胆总管十二指肠端-端吻合术或Rouxen-Y肝管空肠吻合术[133,146]。

胆管炎可见于结石性胆囊炎，继发于结石嵌顿于胆管。肝外胆管的慢性炎症在黏膜可见化生变化（更常见于胆囊），如幽门腺化生、肠上皮化生和鳞状上皮化生[114]。

硬化性胆管炎是一个病因不明的、相对少见的疾病。其特征为管壁弥漫性增厚。如果病变严重，可以导致管腔阻塞[100,128,149]。显微镜下，可见致密的纤维化，少量的混合性炎细胞浸润（有时含有嗜酸性粒细胞），上皮相对完整[120]。在硬化性胆管炎早期阶段，最典型的组织学变化不在肝外胆管，而在肝活检，其特征性的表现为纤维性闭塞性胆管炎，导致部分胆管被实性结缔组织条索替代，最终导致胆管管腔完全消失[120,125]。有时硬化性胆管炎与弥漫性淋巴浆细胞性胆囊炎伴发，但后者不是硬化性胆管炎的特异性标志[93]。

硬化性胆管炎与HLA-DRw52a抗原明显相关。在一项病例研究中，100%的硬化性胆管炎患者出现这种单倍型抗原，而在一般人群中占有35%出现[135]。已有报道，硬化性胆管炎伴有Riedel甲状腺炎、腹膜后或纵隔纤维化、眼眶假瘤、Crohn病、硬化性胰腺炎，以及特别是溃疡型结肠炎[121,131,132,140,143]。部分硬化性胆管炎病例应属于近期描述的IgG4相关的硬化性疾病，包括硬化性胰腺炎和肝的炎性假瘤[150]。新近有许多发生于HIV感染患者的病例报道[110]，其发病机制不清，但推测与诸如CMV和隐孢子虫等感染性病原体有关。在伴有溃疡性结肠炎的原发性硬化性胆管炎患者，血清抗结肠抗体检出率明显增加[101]。在硬化性胆管炎的诊断作出以前，总是要考虑到硬化性高分化腺癌的可能性。这两种疾病之间的关系尚有争议。但我们认为，硬化性胆管炎可以发生非典型变化，或许可以发展成胆管癌[123,126]。已经发现有些硬化性胆管炎病例伴有胆囊癌，可能是“场效应”（field effect）的结果[106,122]。少数发生于该部位的转移癌的表现可与硬化性胆管炎类似[141]。

肿　瘤

良性肿瘤和瘤样病变

胆固醇息肉是黄色分叶状结构，由固有膜内泡沫状组织细胞组成，表面被覆完整的上皮；它们是胆固醇沉着病的形态学变异（见第401页）[177,181]。**炎症性息肉**总是伴有慢性胆囊炎[156]。**腺瘤性增生**和已经提到的**腺肌瘤性增生**（见第403页）也是继发于炎症和（或）结石的反应性黏膜变化[156]。胆囊**绒毛状乳头状瘤**（不要与绒毛状腺瘤混淆）见于伴有异染性脑白质营养不良的婴儿和成年人，并且可以引起大量胆道出血[153,175]。**腺瘤**类似于胃肠道的相应病变，可以有蒂或无蒂，可表现为管状、管状绒毛状（管状乳头状）或绒毛状（乳头状）生长方式[152,171]，其中可见局灶性鳞状梭形细胞化生（“桑葚”）[167]。大部分管状腺瘤由幽门型腺体组成，其余的则与大肠中的腺瘤类似，并经常可以见到一定程度的非典型性（特别是在后者）。少数表现为原位癌或局部浸润癌。同在结直肠一样，腺瘤越大，见到恶变区域的可能性就越大[161]。然而，总的来说，腺瘤似乎并不是重要的胆囊癌前病变（见下文）。胆囊腺瘤常见β-连环蛋白基因突变，但胆囊癌却罕见，提供了支持上述观点的进一步的证据[155,169,180]。再者，见于胆囊癌的TP53、KRAS和P16突变在胆囊腺瘤中少见[160]。一半以上的腺瘤可检测出雌激素受体，这已被解释为黏膜化生的表现[179]。

副神经节瘤起源于胆囊浆膜面的小的副神经节组织[165]。**颗粒细胞瘤**表现为胆囊壁小结节，有时与肝外胆管树的类似病变伴随[178]。

肝外胆管良性肿瘤罕见。由上皮来源的良性肿瘤被命名为**腺瘤**、**囊腺瘤**和**乳头状瘤**[151,159,172]。肝外胆管囊腺瘤上皮常常被一种类似于卵巢间质、富于梭形细胞的间叶成分围绕，这点与胰腺的囊腺瘤类似[162,176]，并且它们有时呈嗜酸细胞特征[173]。**多发性乳头状瘤**（乳头状瘤病）可以广泛累及肝外胆管系统，它们有复发和恶变倾向[164,166]。**颗粒细胞瘤**可发生于肝内和肝外胆管系统沿线的任何部位[154,157]（图4.13）。与在其他部位一样，它们可以伴有被覆上皮的假上皮瘤样改变[144]。**创伤性神经瘤**最常发生于这个区域的手术之后[158]，最常见的部位是胆囊切除后的胆囊管残端。它可引起胆囊切除术后的疼痛或阻塞性黄疸[163]，一些病例发生于胆囊和（或）没有外科手术史的患者，可能为一种反应性增生病变[168]。**神经纤维瘤**和**PEComa**累及胆总管也有个例报道[170,174]。

胆囊癌

一般和临床特征

胆囊癌在女性患者比男性患者多见（3∶1～4∶1），90%以上的患者诊断时年龄在50岁以上[186]。其在一些拉丁美洲国家比在美国更常见[183,190]。在美国，病例集中在西南部、中北部和阿巴拉契亚山脉地区[185]。美国印第安人的胆囊癌发生率高，欧洲血统的白种人的发病率相

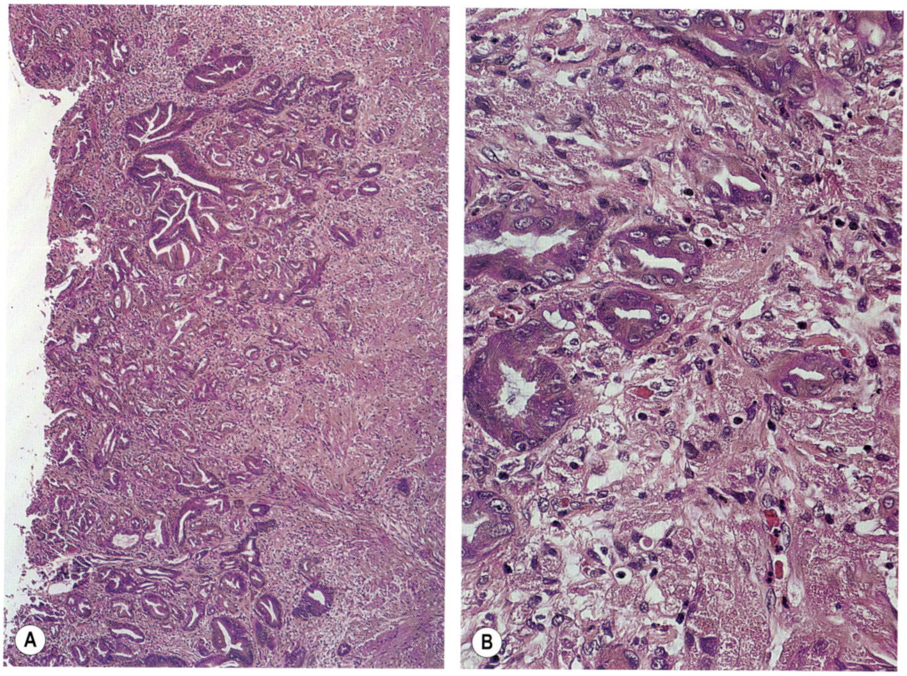

图4.13　A和B，胆总管颗粒细胞瘤，伴有被覆上皮增生。（Courtesy of Dr Richard Eisen, New Haven, CT）

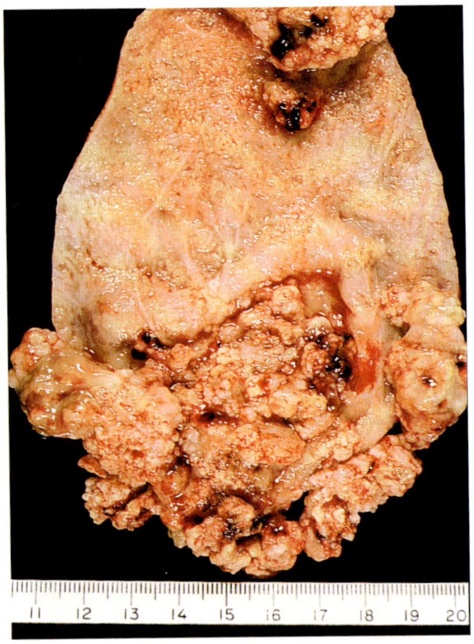

图4.14　胆囊腺癌具有明显的乳头状结构。

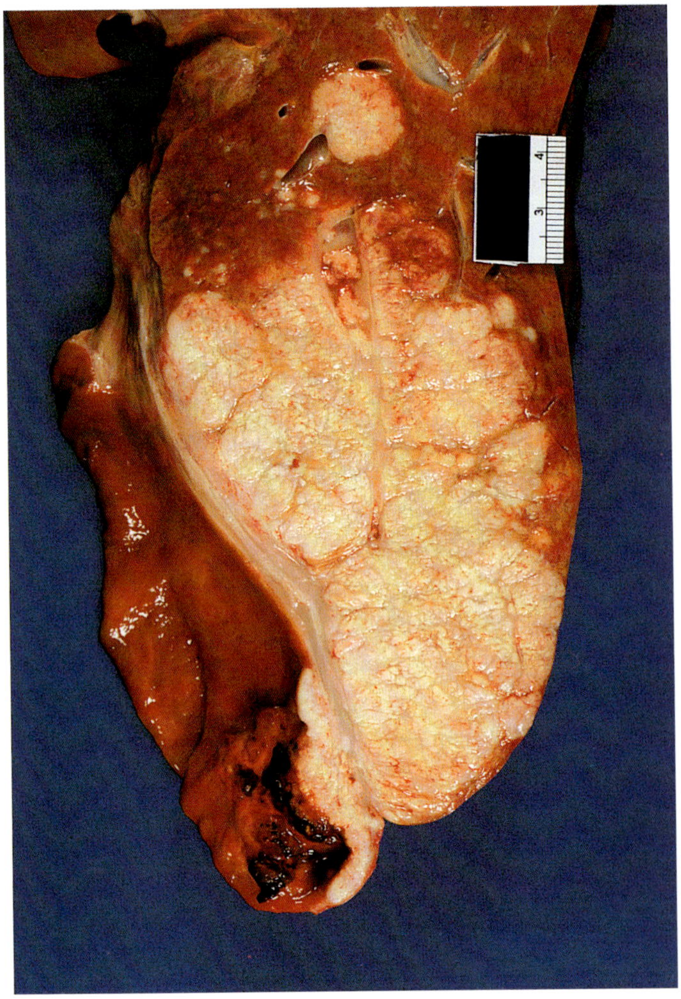

图4.15　远端胆囊壁弥漫性生长的腺癌，伴有肝广泛受累。胆囊癌是原发性的。

对较低，而在黑人罕见。在欧洲，德国及其周边国家的发生率很高，地中海国家的发生率低，不列颠和爱尔兰的发生率也低且在逐渐下降[195]。

胆囊癌和胆石症之间在流行病学上有明显的平行关系，但它们之间在发病机制上的关系仍不清楚[187]。在美国非印地安和非西班牙人群中，胆囊癌伴有胆石症的概率小于1%[190]。

其他使胆囊癌发病风险增加的疾病有：胆囊小肠瘘管、瓷性胆囊、溃疡性结肠炎、腺肌瘤病[189,192]、结肠息肉病[182]、Gardner 综合征[194]以及胆总管和胰管之间的异常连接[184,188,191]，在后者病例中，许多患者的肿瘤处于较高的临床分期[193]。胆囊癌最常见的临床症状是右上腹痛和厌食，最常见的实验室检查异常是碱性磷酸酶水平升高。

大体特征

大体上，胆囊癌可以呈弥漫性生长（70%），也可为息肉样肿块（30%）[196]（图 4.14 和 4.15）。当呈弥漫性生长时，大体上很难与慢性胆囊炎鉴别。伴有癌的胆囊通常也有结石（占 80% ~ 90% 的病例），并且胆囊壁有明显的纤维化。后者可以是对肿瘤的反应，也可以是过去存在慢性胆囊炎的表现。一些胆囊癌的大体表现不明显这个事实表明，对于每一个手术切除的胆囊，都需要进行显微镜下检查。我们已经见到过几位患者在外科医师大体检查时认为只是胆石症和胆囊炎而未将切除的胆囊送病理学检查，却在胆囊切除手术后的某个时间出现

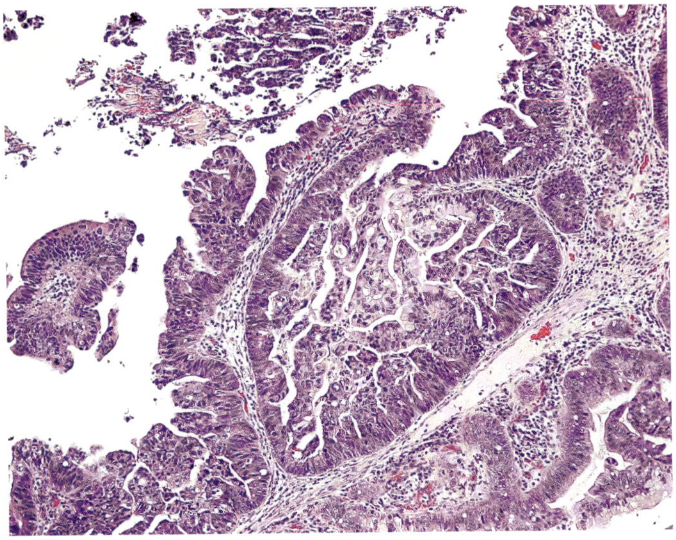

图4.16　高分化胆囊腺癌。

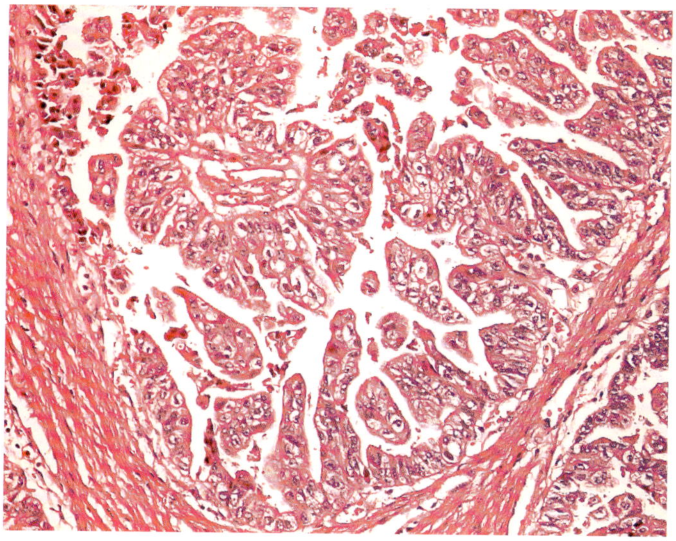

图4.17 高分化胆囊腺癌，呈乳头状生长。

了意想不到的肝内转移癌。

形态学特征

显微镜下，大多数胆囊癌是不同分化程度的腺癌（图 4.16 和 4.17）。大多数病例具有胰胆管部位腺癌常见的形态表现：腺体形成良好，腺腔宽广，腺腔被覆一层或几层高度非典型性立方细胞，腺体周围富于细胞的间质常常呈同心圆状排列 [203]。其特征似乎是腺体结构分化良好，而细胞分化较差。有时腺癌扩展到 Rokitansky-Aschoff 窦，类似于子宫内膜癌扩展到腺肌症病灶，重要的是，不要错误地将这一表现解释为肿瘤的深部浸润 [200,204]。常见神经周围浸润的证据（见第 403 页）。

局灶肠上皮分化常见，可见杯状细胞、内分泌细胞甚至 Paneth 细胞。偶尔，整个肿瘤在形态学、组织化学和免疫组织化学上均具有**肠型**特征 [198,202]。另一些病例向胃小凹和黏液胃蛋白酶方向分化或化生 [201]。有时肿瘤主要呈**筛状**，与乳腺导管癌的筛状型很相似 [197,199]。

组织化学、免疫组织化学和电子显微镜下特征

胆囊腺癌产生黏液的量可以不同，并且产生的是唾液黏液，而正常、有炎症或梗阻的胆囊主要分泌硫酸黏液 [208,211,214]。

角蛋白免疫组织化学染色呈强阳性。胆囊癌和肝外胆管癌的角蛋白免疫组织化学染色显示 $CK7^+/CK20^+$，但周围胆管（肝内胆管）的胆管癌通常 $CK7^+/CK20^-$[206,212]。

在胆囊腺癌发现的其他标志物有 EMA、癌胚抗原 [205] 和特别的甲胎蛋白 [213]。部分病例 CDX-2 呈阳性，但通常不如在结直肠癌中表达的那么强而广泛 [207]。

同在肠道肿瘤一样，一些胆囊和肝外胆管的腺癌表现不同程度的神经内分泌标志物阳性 [209]。

超微结构上，胆囊腺癌细胞显示多形性微绒毛、黏液空泡和丰富的溶酶体 [210]。

分子遗传学特征

细胞色素 P4501A1 基因、激素相关基因、DNA 修复基因、碱基切除修复基因、炎症基因、胰岛素敏感基因和脂类代谢通路基因的某些变异或多态性，易引起胆道癌的发生 [216,218,221,222,230,235,238]。

胆囊癌的发生是由多基因变化累积引起的，涉及癌基因、肿瘤抑制基因和 DNA 修复基因 [219,231]。微卫星不稳定性大约见于 10% 的病例 [219]。

大约一半以上的胆囊腺癌病例被发现有 TP53 突变和相关的 p53 蛋白的过表达 [226,227,229,237]。TP53 突变更常见于高级别肿瘤 [224,232,233]，并明显比在肝外胆管腺癌更常见 [234]，尤其是近端部分的肿瘤 [217,234]。

报道的 KRAS 突变的发生率变化范围大，为 2% ~ 59%[215,225,227]，但这种改变尤其容易发生在伴有胰管和胆管解剖关系异常的胆囊癌 [220]。通过活检标本和（或）胆汁检测证明 KRAS 基因突变在诊断上具有实用价值 [223]。

其他常见的变化包括 P16 失活、端粒酶激活和 FHIT 基因失活 [219,228,236]。

其他组织学类型

乳头状癌（即肿瘤主要或全部呈乳头状生长方式）被认为是一种特殊类型的胆囊腺癌。无浸润的肿瘤通过单纯的胆囊切除可以治愈，但有浸润的病例预后差 [243]。

胆囊腺癌可以出现不同程度的鳞状上皮化生；根据鳞状上皮分化的好坏，分别诊断为**腺棘皮瘤**和**腺鳞癌** [268]（图 4.18）。纯粹的**鳞状细胞癌**非常罕见 [258]。

透明细胞和**印戒细胞腺癌**也有报道，一些印戒细胞腺癌为原位癌 [241,270]。印戒细胞癌可以与溃疡性胆囊炎病例的黏膜杯状细胞退行性变化相似 [266]。

淋巴上皮瘤样癌也可见于胆囊和肝外胆管，其中一些病例伴有 EB 病毒感染，但另一些不伴有 EB 病毒感染 [256,259,269]。

胆囊未分化（**间变型**、**多形性**、**梭形**、**肉瘤样**）癌具有不同的形态学表现（巨细胞、梭形细胞、假血管肉瘤样），其中多数与肉瘤十分相似 [239-241,246,250,251,263]。癌和肉瘤样成分分离呈双相分化和（或）显示特殊间叶分化（即横纹肌母细胞）[254] 的肿瘤，被称为恶性混合性肿瘤和癌肉瘤 [253,271]，但现在的证据提示，肉瘤样成分也是由上皮衍化而来的（图 4.19）。在特殊的病例中，胆囊腺癌或腺鳞癌中可见破骨细胞样巨细胞，与胰腺腺癌中较常见的破骨细胞样巨细胞类似 [249,255]。伴有大量破骨细胞样巨细胞（“巨细胞瘤”）的肿瘤在肝外胆管树

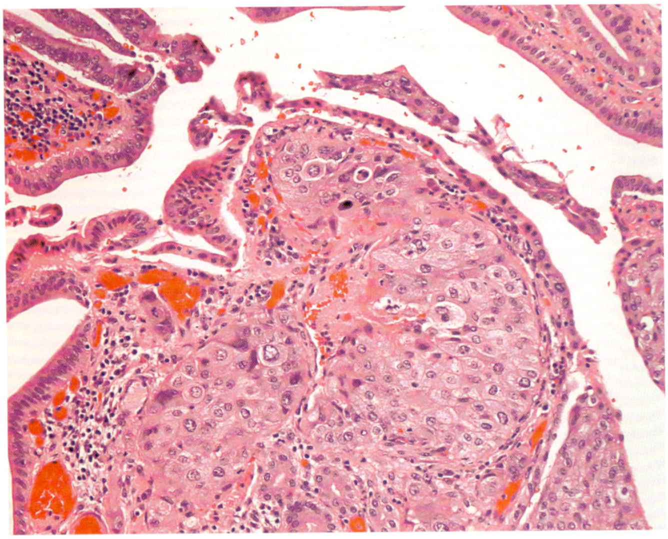

图4.18 生长在萎缩残留黏膜下的胆囊腺鳞癌。在这个区域，鳞状细胞癌成分很明显。

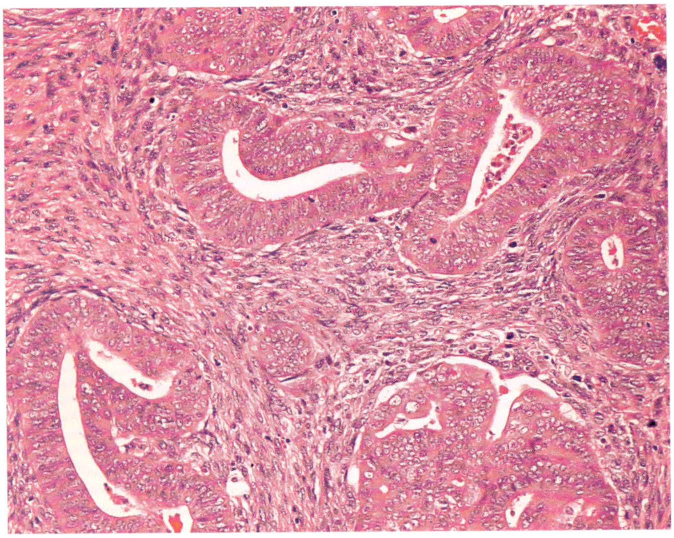

图4.19 胆囊肉瘤样癌。在此类病例，当癌和肉瘤样成分分界明显时，常用癌肉瘤一词。

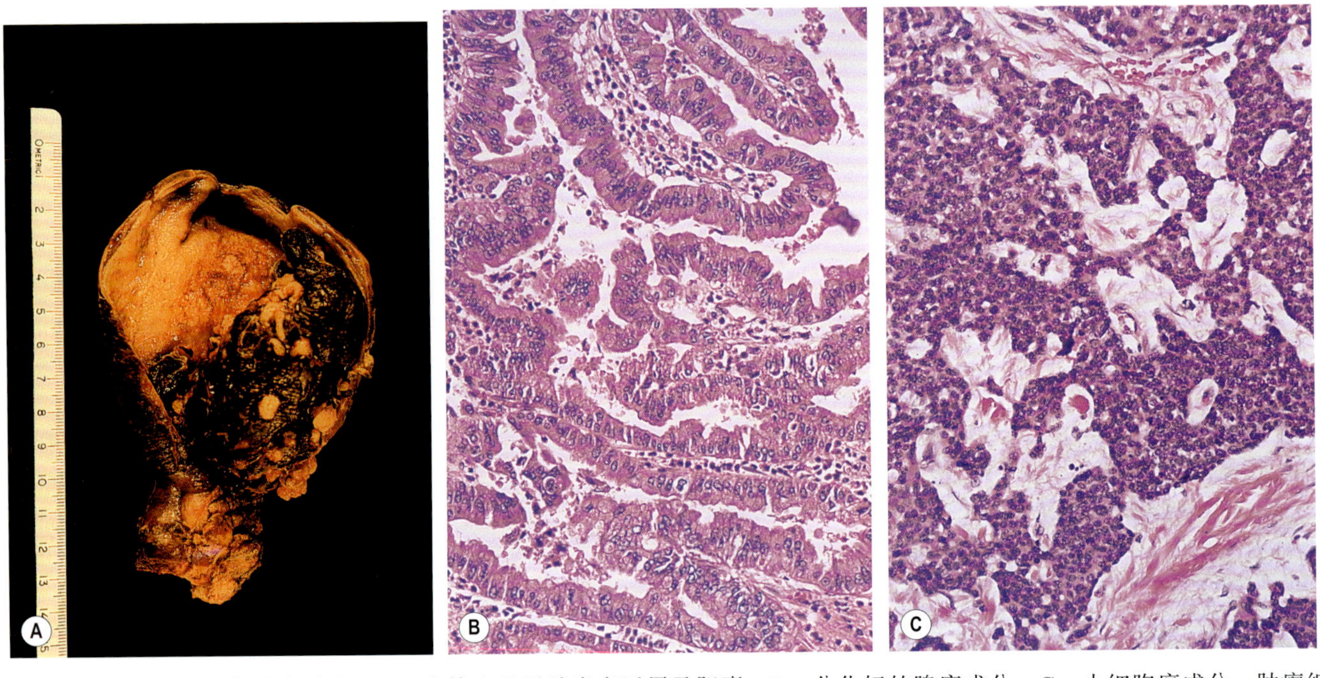

图4.20 胆囊混合性腺癌-小细胞癌。A，大体上显示肿瘤广泛累及胆囊。B，分化好的腺癌成分。C，小细胞癌成分。肿瘤细胞Grimelius染色呈强阳性，超微结构检查显示含有神经分泌颗粒。

也有描述[244]，作者明确指出，（与发生于胆囊者不同）它们是良性组织细胞而不是化生癌。罕见的胆管癌由于产生粒细胞集落刺激因子，有重度的中性粒细胞浸润，导致炎症性恶性纤维组织细胞瘤样表现[248]。

伴有神经内分泌特征的癌可能以不同的形式出现在胆囊[245]。其中之一是**小细胞神经内分泌癌**是高度恶性的肿瘤，其形态学上与发生在肺和其他部位的同名肿瘤相似[242,257,261]。超微结构上，可见有致密轴心的分泌颗粒。实际上，所有的小细胞癌通常都是通过视网膜母细胞瘤蛋白丢失使p16/pRB通路灭活[265]，这是一种高度侵袭性的肿瘤，早期即发生转移，并于诊断后短期即死亡[242]。胆囊癌中神经内分泌分化的其他几种形式是：（1）表现为大细胞神经内分泌癌[264]；（2）在表现为具有普通腺癌形态学特征的肿瘤中，有神经内分泌的免疫组织化学和超微结构特征；（3）具有腺癌和小细胞癌双向分化肿瘤的成分之一（图4.20）。根据神经内分泌成分的特征和观察者的倾向性，这种复合肿瘤被分别称为小细胞神经内分泌癌 - 腺癌、腺类癌和内分泌细胞癌 - 腺癌复合癌[247,252,260,262]。纯粹的胆囊**类癌**也可发生（见第 411 页）。

其他不常见的胆囊癌类型是肝样腺癌[267]和伴有绒毛膜癌样区域的腺癌[239]。

非典型增生和原位癌

同在胃一样，人们相信，大部分胆囊腺癌病例是经过肠上皮化生、异型增生（非典型增生）和原位癌的序贯变化的[272,273,275,278-280,284]，因此，最近提出了**胆道上皮内肿瘤**的概念（图 4.21 和 4.22）。相反，仅有少数胆囊腺癌病例是由腺瘤恶变而来的，腺瘤的 β- 连环蛋白突变和其他分子学异常与腺癌不同这一事实支持这个观点[276,283]。在浸润性腺癌附近的胆囊黏膜出现肠上皮化生很常见。在墨西哥城（胆囊癌发病率非常高）进行的一项研究显示，在 39 例病例中，79% 的病例在浸润癌附近的黏膜中有原位癌改变[272]。另外，在 200 例由于胆石症或胆囊炎而施行胆囊切除术的连续标本中，黏膜病变为非典型增生和原位癌的比例分别为 13.5% 和 3.5%。后来对这组病例的标本进行的研究又检出了 18 例原位癌[273]。大体上，后者的病变与慢性胆囊炎不能鉴别。其中 2 例肿瘤呈乳头状结构，4 例肿瘤开始出现固有膜浸润（即已经成为微小浸润癌）。4 例中的 1 例死于肝转移，其余 3 例经胆囊切除术治愈。

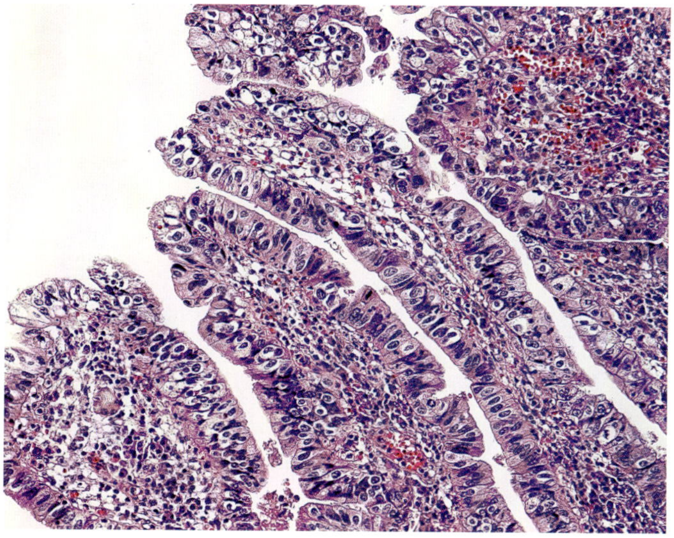

图4.21 胆囊上皮重度非典型增生，呈绒毛状生长方式。

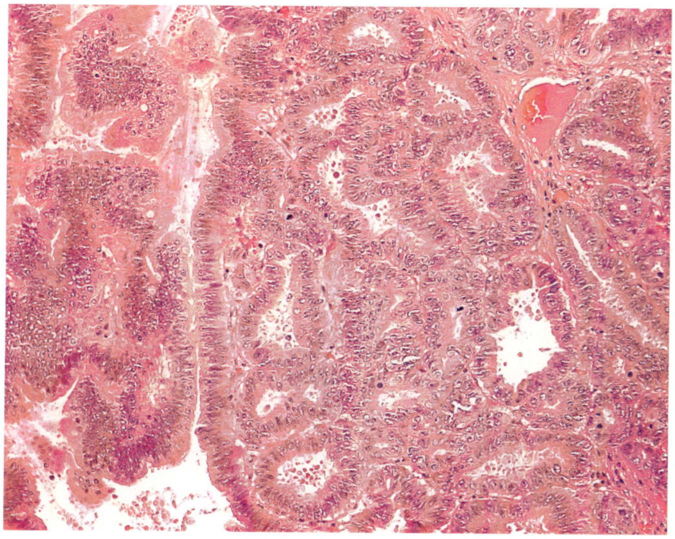

图4.22 胆囊黏膜的重度非典型增生 / 原位癌区域。

胆囊上皮非典型增生黏液的黏蛋白表型是肠和胃两型（而胃表面上皮表型主要出现在浸润癌）[282]。

癌胚抗原的分布状况与其他消化道黏膜的相似；而在正常上皮，它仅限于细胞顶端的表面；在非典型增生和癌细胞，它在胞质和腺腔中都有丰富表达[274]。已经发现，胆囊非典型增生有 p53 过表达和 5q 杂合性丢失，提示它们是胆囊癌进展过程中的一种早期表现[277,279]。不管什么时候出现浸润癌，原位癌通常都含有与浸润癌相同的基因改变[281]。

播散和转移

胆囊癌明显倾向于直接侵犯肝，较少扩展到胃和十二指肠。胆囊癌也经常转移到肝（经常通过门脉系统）、小网膜内的胆囊和胆总管周围淋巴结以及十二指肠球部后面的淋巴结[285,287,289]。淋巴结累及的发生率与原发肿瘤浸润的深度有明显关系[290]。几乎一半的患者在外科手术时就已有转移[286]。胆囊癌发生卵巢转移时其形态学上可能与卵巢原发性肿瘤相似[288,292]。

治疗和预后

胆囊癌的主要治疗方法是外科手术。手术范围取决于疾病分期（见附录 C）。Nevin 等[301]推荐，对于临床Ⅰ期和Ⅱ期患者，仅行胆囊切除术；临床Ⅲ期和Ⅳ期患者施行根治性手术（包括肝右叶切除和淋巴结清扫）；对于临床Ⅴ期患者，仅采取姑息治疗。其他作者提出，对于临床Ⅱ期患者可采取更积极的治疗，因为仅做胆囊切除有较高的局部复发率[302,308,311]。还有作者一直在强调对各组淋巴结施行系统性切除的重要性[307]。据称，对手术以后的患者进行辅助化疗或放疗可以延长生存期[300]。

与胆囊癌预后可能有关的因素列举如下所示：

1. **分期**。与大多数其他器官一样，肿瘤的分期是决定预后的最重要因素[301,303]。临床Ⅰ期和Ⅱ期患者的 5 年生存率为 90% 以上，临床Ⅲ期和Ⅳ期患者的 5 年生存率为 11%，而临床Ⅴ期患者的 5 年生存率为 0[301]。

当临床能够作出胆囊癌的诊断时，肿瘤已为晚期，通常不能手术（临床Ⅴ期）[298,304]。在这种情况下，即使进行了充分的外科治疗，其治愈的机会也微乎其微。甚至外科医师因慢性胆囊炎和（或）胆石症而进行手术探查时发现的胆囊癌也常常不能治愈，因为后者易于穿透胆囊壁，侵犯肝、结肠周围组织和淋巴结，甚至浸润十二指肠。在一项包含 80 例患者的病例研究中，只有 1 例长期生存[296]。由病理医师在大体或显微镜检查时偶然发现的胆囊癌，治愈的可能性最大[294]，因为大多数这样的病例是临床Ⅰ期或Ⅱ期患者。

2. **手术切缘**。这个因素与胆囊癌的分期明显相关，一项研究发现，在疾病早期阶段，它是决定预后的主要因素[309]。
3. **分级**。几项病例研究均发现，组织学分级与预后有关[293,297,301]。正如人们预料的那样，高分化乳头状肿瘤预后最好[293]。将胆囊癌的临床分期和组织学分级结合起来似乎能为肿瘤预后提供最好的依据[301]。
4. **DNA 含量**。作为胆囊癌的一个独立预后标志的重要性仍有待于证实[305,306]。
5. KRAS。据称，KRAS 第 12 密码子突变是预示胆囊癌预后不良的独立因素[299]。
6. HER2 **癌基因**。这个基因的扩增及其相应蛋白产物的过度表达似乎均与预后、组织学分级或淋巴结转移无关[310]。
7. **血管生成**。据称，血管生成或其替代标志物（如胸腺嘧啶磷酸化酶表达）在多因素分析中与预后有关[295]。

肝外胆管癌

胆管癌男女发生率相同[356]（与女性主要发生胆囊癌不同），发病平均年龄为 60 岁，大约 90% 的患者出现黄疸。在伴有溃疡性结肠炎[313,353]、硬化性胆管炎（见第 404 页）、肝吸虫感染[356]、各种肝内胆管和肝外胆管先天异常如先天性胆管扩张（包括胆总管囊肿）、Caroli 病、先天性肝纤维化、多囊性疾病以及异常的胰胆总管连接的患者，胆管癌的发生率增高[327,354,357]。

这些肿瘤可以发生在胆道系统的任何部位，按其解剖学发生部位分为：上 1/3，包括肝门（占 50% ～ 75%）；中 1/3（占 10% ～ 25%）；下 1/3（占 10% ～ 20%）[316,351,364]。Bismuth 提出的解剖学分类更精细，在 de Groen 所做综述中有很好的说明[323]：**Ⅰ型**：在左和右肝管汇合处以下；**Ⅱ型**：到达左右肝管汇合处；**Ⅲ型**：阻塞总肝管和右肝管（**Ⅲ a 型**），或阻塞总肝管和左肝管（**Ⅲ b 型**）。**Ⅳ型**：肿瘤多中心或累及汇合处和左右两个肝管。发生于肝内胆管的肿瘤在本章讨论。通过逆行内镜胆管造影或经皮肝穿刺胆道造影可以很好地显示这些肿瘤的存在及其发生部位。Elias 等[325]应用后一种技术查明了 95 例病例的肝外梗阻部位。应用细胞学方法（细针吸取、刷片或胆汁抽吸）大约在 70% 的病例可以得到诊断性材料[319,324]。

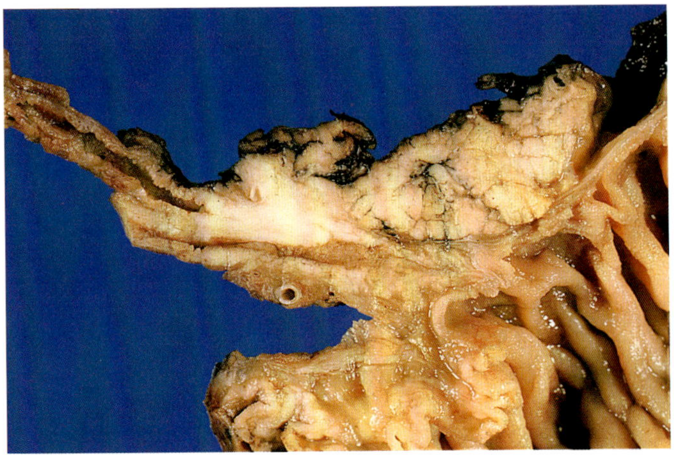

图4.23　肝外胆管癌的大体表现。肿瘤由胆囊和肝管连接处扩展到Vater壶腹。

大体上，胆管癌可能是息肉样和表浅性的，但大多数是结节状或硬化性的，并伴有胆管壁的深部浸润[363]（图 4.23）。偶尔，它们是多中心的，伴广泛上皮内肿瘤成分[349]，或伴有胆囊癌[342]。发生在胆道上 1/3 的肿瘤常直接侵犯肝[321,328]；胆道远端肿瘤可累及胰腺[340]。区域和胰腺周围淋巴结转移也常见，最常受累的淋巴结组是肝十二指肠韧带下部周围、胰十二指肠后上和肠系膜上动脉淋巴结[336]。肿瘤可以远处转移到卵巢，其形态学表现与卵巢原发性肿瘤相似[337]。

显微镜下，绝大部分胆管癌是高分化的、分泌黏液的腺癌[363]。表面乳头状肿瘤更常见于胆管较远端的区域。有时整个肿瘤是高分化乳头状腺癌伴有微小浸润或没有浸润，伴有或不伴有囊性特征，类似于胰腺导管内乳头状黏液性肿瘤[315,355,367]。肿瘤可以分化很好，甚至在其转移的部位也是如此，以至于很难将其判定为恶性。同一腺体内肿瘤细胞出现异质性、核质比例增高、核仁突出、间质和**神经周围**侵犯以及肿瘤性腺体周围富于细胞的间质呈同心圆排列，这些都是最重要的鉴别诊断特征（图 4.24）。正如 Weinbren 和 Mutum 强调的那样[363]，外观正常的细胞与具有大核和明显核仁的细胞并存是特别重要的诊断线索。见于正常胆管壁的丛状小腺泡，被称为 **Beale 腔周小囊**，不应被错误地解释为癌浸润。

除了这些形态学特征外，胆管癌与胆囊癌相似的有：黏液物质和癌胚抗原表达[346,348,363]、常见肠上皮分化（表达 CDX-2 和 MUC2）[333]、常见邻近上皮化生和非典型增生（胆管上皮内肿瘤）[312,343,366]，以及偶见肿瘤

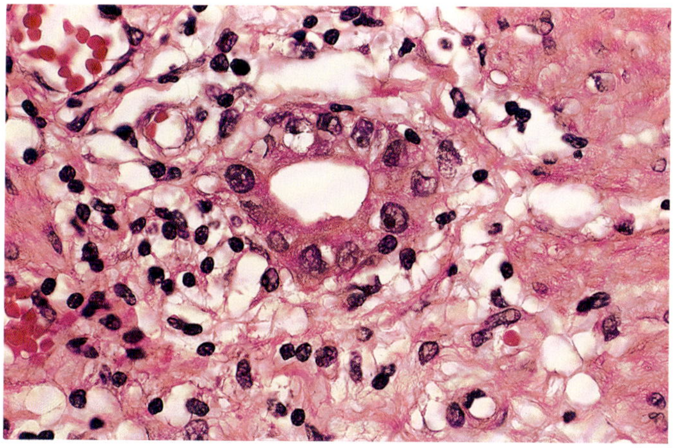

图4.24 来自胆囊腺癌的单个肿瘤性腺体。腺体结构上形成完好，但细胞核非典型性明显。这种不一致性是这个区域肿瘤的典型特征。

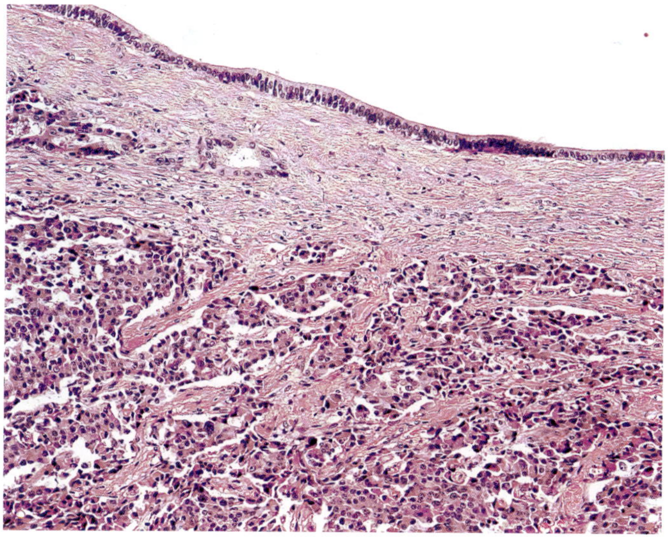

图4.25 胆囊类癌。这种人工的挤压变化可导致过诊断为高级别肿瘤。

伴有鳞状化生[341]、透明细胞改变[361]或神经内分泌特征[350,365]（包括小细胞神经内分泌癌）[360]。具有胃小凹型上皮且与腺瘤相似的一型分化很好的腺癌也有描述[314]。

胆管癌的一个较为特殊的变型是**硬化性胆管癌**（Altemeier-Klatskin 瘤）[317,338]。其开始于肝管连接处，从那里沿胆管树蔓延一长段；其特征是临床经过长，并且显微镜下肿瘤组织分化好并伴有广泛纤维化。放射学和病理学诊断主要应与硬化性胆管炎鉴别[352]。一些硬化性胆管癌很可能就发生在硬化性胆管炎的基础上，这就是这两种疾病极为相似的原因[345,362]。大多数有关这个问题的研究显示，大约 10% 的患者有生命危险[323]。

已有报道，免疫组织化学上，胆管癌有 p53 过度表达（出现在 94% 的患者，但原发性硬化性胆管炎病例没有表达）[320]。如果能得到确切证明，这个发现会非常有助于经常出现的这两种病变的鉴别。Argani 等[318]已经显示，p53 和 DPC4（另一个肿瘤抑制基因）在远端胆管癌比在近端胆管癌明显高表达。他们推测，这些不同反映了癌的不同生成通路，并提示了病因的不同。

外科手术为治愈胆管癌提供了唯一的可能[344]。近端病变通过切除病灶（包括肝叶切除）和 Roux-en-Y 肝管空肠吻合术治疗，而远端病变则通过施行 Whipple 手术治疗[335]。常常只有胆汁引流[322]或放疗形式的姑息治疗是可以接受的[326]。联合应用手术、放疗和化疗的综合治疗方式已使胆管癌的治疗有了一定的改进[347]。胆管癌的总体生存率是 10%，肿瘤的临床分期（特别是有无淋巴结转移）、生长部位（上中或下 1/3）、组织学分级和组织学分型是最重要的预后指标[329,331,332,339]。肿瘤在下 1/3 部位的患者的生存率是 25%[359]。在乳头状肿瘤中，区分有无浸润 / 微小浸润肿瘤是预测患者预后的关键[330]。全部或主要呈神经内分泌分化的癌要比缺少这些特征的癌的生存时间短[334]。也有人声称，伴有黏液核心蛋白表达的肿瘤肝转移的概率更高，预后更差[358]。

其他恶性肿瘤

类癌均可以发生于胆囊和肝外胆管，无论呈岛屿状还是呈管状[369,373,399]（图 4.25）。后者可以引起胆道梗阻[372,387]。1 例位于胆囊管的类癌具有生长抑素瘤的免疫组织化学特征[381]；另外 1 例位于胆囊颈呈息肉状，胰多肽免疫反应呈阳性[403]。**印戒细胞**变异型也有报道[395]，如同**透明细胞性**类癌一样，有时与 Von Hippel-Lindau 病伴发[383,401]。

原发性恶性黑色素瘤可以表现为胆囊[376,396]或肝外胆管内包块[371,375,404]。一些病例有非典型痣综合征的背景[397]。大多数病例在诊断时已有转移。在作出这个器官的原发性恶性黑色素瘤诊断之前，必须除外来自皮肤或眼睛的恶性黑色素瘤转移的可能性（图 4.26 和 4.27）。

恶性淋巴瘤和白血病可以作为系统性疾病的一部分累及胆囊或肝外胆管（包括血管内大 B 细胞淋巴瘤）。它们首发在这个部位罕见，但已有报道[378,382,384,388,393]。像在大多数其他被覆黏膜的器官一样，据信有些胆囊淋巴瘤是黏膜相关淋巴组织（MALT）淋巴瘤，已有报道这种类型的淋巴瘤有 AP12-MALT1 基因融合特征[370,386,391]。

葡萄状横纹肌肉瘤是儿童最常见的肝外胆管恶性肿瘤[374]，它也可以累及胆囊[390]。少数病例发生于成人[368]。梗阻性黄胆是其常见症状。大体上，肿瘤有一个易使人误解的软的息肉样外观。显微镜下，小的未分化梭形细

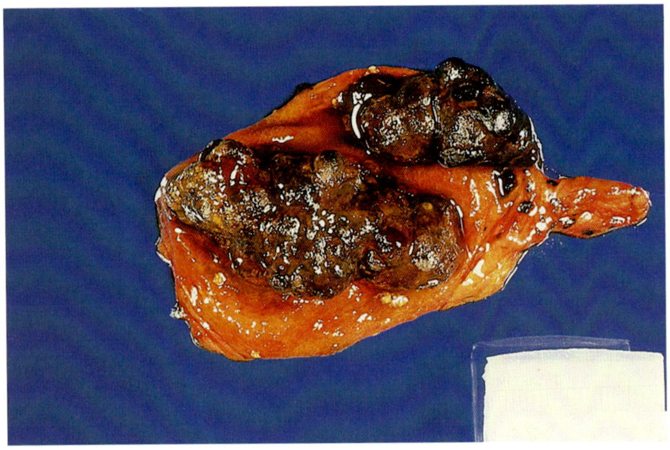

图4.26　恶性黑色素瘤转移到胆囊。肿瘤结节有明显的色素。

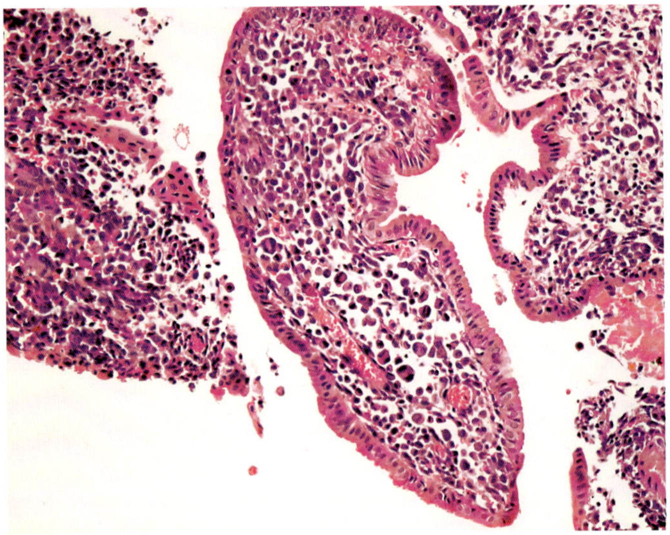

图4.27　转移到胆囊黏膜的恶性黑色素瘤的显微镜下表现。

胞集中于完整的上皮下方（“生发层”）。肿瘤细胞可以出现横纹，也可不出现横纹（图 4.28）。手术、放疗和化疗联合应用可使许多患者长期生存[400]。大约 40% 的病例发生肿瘤转移，但通常是由于肿瘤的局部危害导致患者死亡[385]。

发生于成人胆囊的**其他间叶性肿瘤**，有良性和恶性**胃肠道间质肿瘤**[389,394]、**平滑肌肉瘤**[392,406]、**血管肉瘤**[406]（包括上皮样型[405]）和**恶性纤维组织细胞瘤**等[402]；然而，在作出肉瘤诊断前总是应除外肉瘤样癌。胆囊

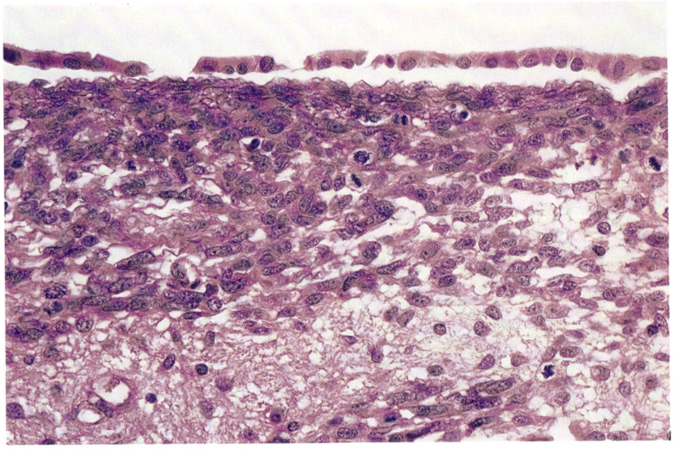

图4.28　葡萄状胚胎性横纹肌肉瘤。胆管上皮下见明显的生发层。

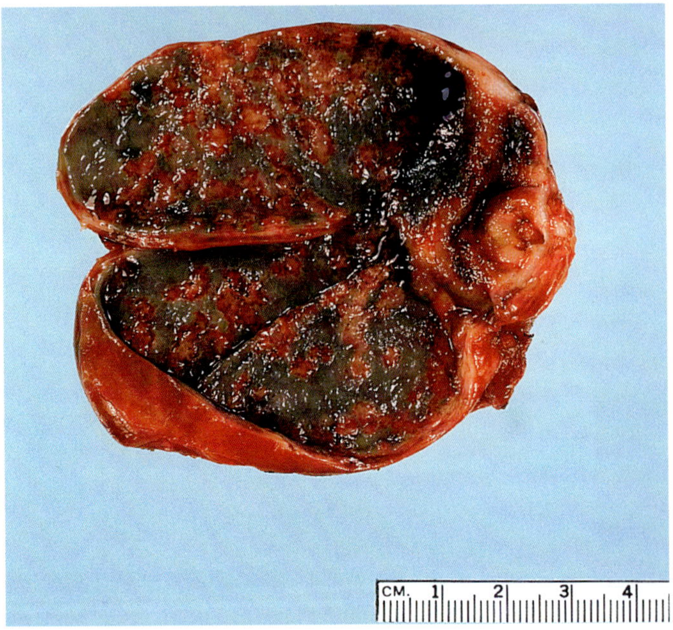

图4.29　胆囊乳腺癌转移，表现为黏膜上多个结节状隆起，并伴有炎症变化。

Kaposi 肉瘤已见于 HIV 感染患者[377]。

胆囊**转移癌**十分少见，已报道的大多数病例是恶性黑色素瘤（见上文）、肾细胞癌或乳腺癌[379,380]（图 4.29）。胆道系统内的转移性结肠腺癌酷似这个部位的原发性肿瘤的病例也有报道[398]。

参考文献

NORMAL ANATOMY

1 Albores-Saavedra J, Nadji M, Henson DE, Ziegels-Weissman J, Mones JM. Intestinal metaplasia of the gallbladder. A morphologic and immunocytochemical study. Hum Pathol 1986, **17**: 614–620.

2 Fine G, Raju UB. Paraganglia in the human gallbladder. Arch Pathol Lab Med 1980, **104**: 265–268.

3 Green FHY, Fox H. An immunofluorescent study of the distribution of immunoglobulin-containing cells in the normal and the inflamed human gallbladder. Gut 1972, **13**: 379–384.

4 Hong SM, Kang GH, Lee HY, Ro JY. Smooth muscle distribution in the extrahepatic bile duct: histologic and immunohistochemical studies of 122 cases. Am J Surg Pathol 2000, **24**: 660–667.

5 Laitio M. Morphology and histochemistry of non-tumorous gallbladder epithelium. A series of 103 cases. Pathol Res Pract 1980, **167**: 335–345.

6 Laitio M, Nevalainen T. Gland ultrastructure in human gallbladder. J Anat 1975, **120**: 105–112.

7 Lamah M, Karanjia ND, Dickson GH. Anatomical variations of the extrahepatic biliary tree: review of the world literature. Clin Anat 2001, **14**: 167–172.

8 Stelow EB, Hong S-M, Frierson HF. Gallbladder and extrahepatic biliary system. In Mills SE (ed.): Histology for pathologists, ed. 3. Philadelphia, 2007, Lippincott Williams & Wilkins, pp. 705–722.

CONGENITAL ABNORMALITIES

9 Altman RP. The portoenterostomy procedure for biliary atresia. A five-year experience. Ann Surg 1978, **188**: 351–362.

10 Beath S, Pearmain G, Kelly D, McMaster P, Mayer A, Buckels J. Liver transplantation in babies and children with extrahepatic biliary atresia. J Pediatr Surg 1993, **28**: 1044–1047.

11 Bloustein PA. Association of carcinoma with congenital cystic conditions of the liver and bile ducts. Am J Gastroenterol 1977, **67**: 40–46.

12 Boyle L, Gallivan MV, Chun B, Lack EE. Heterotopia of gastric mucosa and liver involving the gallbladder. Report of two cases with literature review. Arch Pathol Lab Med 1992, **116**: 138–142.

13 Burnett RA, McKay AJ. Inversion of the gallbladder. Am J Clin Pathol 1989, **91**: 594–596.

14 Busuttil A. Ectopic adrenal within the gall-bladder wall. J Pathol 1974, **113**: 231–233.

15 Carmi R, Magee CA, Neill CA, Karrer FM. Extrahepatic biliary atresia and associated anomalies. Etiologic heterogeneity suggested by distinctive patterns of associations. Am J Med Genet 1993, **45**: 683–693.

16 Chijiiwa K, Koga A. Surgical management and long-term follow-up of patients with choledochal cysts. Am J Surg 1993, **165**: 238–242.

17 Christensen AH, Ishak KG. Benign tumors and pseudotumors of the gallbladder. Report of 180 cases. Arch Pathol 1970, **90**: 423–432.

18 Corcoran DB, Wallace KK. Congenital anomalies of the gallbladder. Am Surg 1954, **20**: 709–725.

19 Cosentino CM, Luck SR, Raffensperger JG, Reynolds M. Choledochal duct cyst. Resection with physiologic reconstruction. Surgery 1992, **112**: 740–747.

20 Coughlin JP, Rector FE, Klein MD. Agenesis of the gallbladder in duodenal atresia. Two case reports. J Pediatr Surg 1992, **27**: 1304.

21 Curtis LE, Shehan DG. Heterotopic tissues in the gallbladder. Arch Pathol 1969, **88**: 677–683.

22 Gautier M, Eliot N. Extrahepatic biliary atresia. Morphological study of 98 biliary remnants. Arch Pathol Lab Med 1981, **105**: 397–402.

23 Ho CW, Shioda K, Shirasaki K, Takahashi S, Tokimatsu S, Maeda K. The pathogenesis of biliary atresia. A morphological study of the hepatobiliary system and the hepatic artery. J Pediatr Gastroenterol Nutr 1993, **16**: 53–60.

24 Järvi O, Meurman L. Heterotopic gastric mucosa and pancreas in the gallbladder with reference to the question of heterotopias in general. Ann Acad Sci Fenn 1964, **106**(Suppl 22): 1–42.

25 Kalayoglu M, D'Alessandro AM, Knechtle SJ, Eckhoff DE, Pirsch JD, Judd R, Sollinger HW, Hoffmann RM, Belzer FO. Long-term results of liver transplantation for biliary atresia. Surgery 1993, **114**: 711–717.

26 Komi N, Tamura T, Tsuge S, Miyoshi Y, Udaka H, Takehara H. Relation of patient age to premalignant alterations in choledochal cyst epithelium. Histochemical and immunohistochemical studies. J Pediatr Surg 1986, **21**: 430–433.

27 Landing B. Considerations on the pathogenesis of neonatal hepatitis, biliary atresia, and choledochal cyst – the concept of infantile obstructive cholangiopathy. In Bill AH, Kasai M (eds): Progress in pediatric surgery, **vol. 6**. Baltimore, 1974, University Park Press.

28 Matsumoto Y, Uchida K, Nakase A, Houjo I. Clinicopathologic classification of congenital cystic dilatation of the common bile duct. Am J Surg 1977, **134**: 569–574.

29 Miyano T, Suruga K, Tsuchiya H, Suda K. A histopathological study of the remnant of extrahepatic bile duct in so-called uncorrectable biliary atresia. J Pediatr Surg 1977, **12**: 19–25.

30 Narkewicz MR. Biliary atresia: an update on our understanding of the disorder. Curr Opin Pediatr 2001, **13**: 435–440.

31 Ober WB, Wharton RN. On the 'phrygian cap'. N Engl J Med 1956, **255**: 571–572.

32 Ohi R. Surgery for biliary atresia. Liver 2001, **21**: 175–182.

33 Ohita H, Yamaguchi Y, Yamakawa O, Watanabe H, Satomura Y, Motoo Y, Okai T, Terada T, Sawabu N. Biliary papillomatosis with the point mutation of *K-ras* gene arising in congenital choledochal cyst. Gastroenterology 1993, **105**: 1209–1212.

34 Olbourne NA. Choledochal cysts. A review of the cystic anomalies of the biliary tree. Ann R Coll Surg Engl 1975, **56**: 26–32.

35 Patil KK, Omojola MF, Khurana P, Iyengar JK. Embryonal rhabdomyosarcoma within a choledochal cyst. Can Assoc Radiol J 1992, **43**: 145–148.

36 Schweizer P, Schweizer M. Pancreaticobiliary long common channel syndrome and congenital anomalous dilatation of the choledochal duct – study of 46 patients. Eur J Pediatr Surg 1993, **3**: 15–21.

37 Shirahase I, Ooshima A, Tanaka K, Ozawa K, Yamabe H, Yamamoto T. Increased deposition and serum level of type IV collagen in patients with extrahepatic biliary atresia. J Pediatr Surg 1993, **28**: 847–850.

38 Sokol RJ, Mack C. Etiopathogenesis of biliary atresia. Semin Liver Dis 2001, **21**: 517–524.

39 Suda K, Matsumoto Y, Miyano T. Narrow duct segment distal to choledochal cyst. Am J Gastroenterol 1991, **86**: 1259–1263.

40 Tan CE, Howard ER, Driver M, Murray-Lyon IM. Non-communicating multiseptate gall bladder and choledochal cyst. A case report and review of publications. Gut 1993, **34**: 853–856.

41 Tejada E, Danielson C. Ectopic or heterotopic liver (choristoma) associated with the gallbladder. Arch Pathol Lab Med 1989, **113**: 950–952.

42 Trout HH III, Longmire WP Jr. Long-term follow-up study of patients with congenital cystic dilatation of the common bile duct. Am J Surg 1971, **121**: 68–86.

43 Ueyama T, Ding J, Hashimoto H, Tsuneyoshi M, Enjoji M. Carcinoid tumor arising in the wall of a congenital bile duct cyst. Arch Pathol Lab Med 1992, **116**: 291–293.

44 Vallera DU, Dawson PJ, Path FR. Gastric heterotopia in the gallbladder. Case report and review of literature. Pathol Res Pract 1992, **188**: 49–52.

45 Weyant MJ, Maluccio MA, Bertagnolli MM, Daly JM. Choledochal cysts in adults: a report of two cases and review of the literature. Am J Gastroenterol 1998, **93**: 2580–2583.

46 Witzleben CL, Buck BE, Schnaufer L, Brzosko WJ. Studies on the pathogenesis of biliary atresia. Lab Invest 1978, **38**: 525–532.

CHOLELITHIASIS

47 Donohue JH, Farnell MB, Grant CS, van Heerden JA, Wahlstrom HE, Sarr MG, Weaver AL, Ilstrup DM. Laparoscopic cholecystectomy. Early Mayo Clinic experience. Mayo Clin Proc 1992, **67**: 449–455.

48 Friedman GD, Kannel WF, Dawber TR. The epidemiology of gallbladder diseases. Observations in the Framingham study. J Chronic Dis 1966, **19**: 273–292.

49 Gerwig WH, Thistlethwaite JR. Cholecystitis and cholelithiasis in young women following pregnancy. Surgery 1950, **28**: 983–996.

50 Johnston DE, Kaplan MM. Pathogenesis and treatment of gallstones. N Engl J Med 1993, **328**: 412–421.

51 Jordan GL Jr. Choledocholithiasis. Curr Probl Surg 1982, **19**: 723–798.

52 Maclure KM, Hayes KC, Colditz GA, Stampfer MJ, Speizer FE, Willett WC. Weight, diet, and the risk of symptomatic gallstones in middle-aged women. N Engl J Med 1989, **321**: 563–569.

53 Madden JL, Vanderheyden L, Kandalaft S. The nature and surgical significance of common duct stones. Surg Gynecol Obstet 1968, **126**: 2–8.

54 Mok HYI, Druffel ERM, Rampone WM. Chronology of cholelithiasis. Dating gallstones from atmospheric radiocarbon produced by nuclear bomb explosions. N Engl J Med 1986, **314**: 1075–1077.

55 Ostrow JD. The etiology of pigment gallstones. Hepatology 1984, **4**: 215S–222S.

56 Paul MG, Burris DG, McGuire AM, Thorfinnson HD, Schonekas H. Laparoscopic surgery in the treatment of Mirizzi's syndrome. J Laparoendosc Surg 1992, **2**: 157–163.

57 Persson GE, Thelin AG, Thulin AJ. Changes in the surgical treatment of gallstones during a 10 year period. Eur J Surg 1993, **159**: 409–413.

58 Ranshoff DF, Gracie WA. Treatment of gallstones. Ann Intern Med 1993, **119**: 606–619.

59 Rudolph R, Williams JS. Cholecystectomy in patients with sickle cell disease. Experience at a regional hospital in southeast Georgia. J Natl Med Assoc 1992, **84**: 692–696.

60 Schirmer BD. Gallstone lithotripsy. Surg Annu 1991, **23**(Pt 1): 91–114.

61 Small DM. Gallstones. N Engl J Med 1968, **279**: 588–592.

62 Smith BF, LaMont JT. The sequence of events in gallstone formation. Lab Invest 1987, **56**: 125–126.

63 St-Vil D, Yazbeck S, Luks FI, Hancock BJ, Filiatrault D, Youssef S. Cholelithiasis in newborns and infants. J Pediatr Surg 1992, **27**: 1305–1307.

64 Torvik A, Höivik B. Gallstones in an autopsy series. Acta Chir Scand 1960, **120**: 168–174.

65 Vadlamudi G, Graebe R, Khoo M, Schinella R. Gallstones implanting in the ovary: a complication of laparoscopic cholecystectomy. Arch Pathol Lab Med 1997, **121**: 155–158.

66 Van Leeuwen DJ. The imager replacing the pathologist in the diagnosis of hepatobiliary and pancreatic disease. Ann Diagn Pathol 2001, **5**: 57–66.

ACUTE CHOLECYSTITIS

67 Adolph MD, Bass SN, Lee SK, Blum JM, Schreiber H. Cytomegaloviral acalculous cholecystitis in acquired immunodeficiency syndrome patients. Am Surg 1993, **59**: 679–684.

68 Bigio EH, Haque AK. Disseminated cytomegalovirus infection presenting with calculous cholecystitis and acute pancreatitis. Arch Pathol Lab Med 1989, **113**: 1287–1289.

69 Bigler FC. Acute gaseous cholecystitis. Am J Med 1960, **29**: 181–186.

70 Chitkara YK. Pathology of the gallbladder in common bile duct obstruction. The concept of ascending cholecystitis. Hum Pathol 1993, **24**: 279–283.

71 Elwood DR. Cholecystitis. Surg Clin North Am 2008, **88**: 1241–1252.

72 Fish DE, Evans DJ, Pusey CD. Gallbladder vasculitis. A report of two cases. Histopathology 1993, **23**: 584–585.

73 Frazee RC, Nagorney DM, Mucha P Jr. Acute acalculous cholecystitis. Mayo Clin Proc 1989, **64**: 163–167.

74 Glenn F. Acute cholecystitis. Surg Gynecol Obstet 1976, **143**: 56–60.

75 Glenn F, Becker CG. Acute acalculous cholecystitis. An increasing entity. Ann Surg 1982, **195**: 131–136.

76 Hallendorf LC, Dockerty MB, Waugh JM. Gangrenous cholecystitis. A clinical and pathologic study of 100 cases. Surg Clin North Am 1948, **28**: 979–998.

77 Hanson BA, Mahour GH, Woolley MM. Diseases of the gallbladder in infancy and childhood. J Pediatr Surg 1971, **6**: 277–283.

78 Hinnant K, Schwartz A, Rotterdam H, Rudski C. Cytomegaloviral and cryptosporidial cholecystitis in two patients with AIDS. Am J Surg Pathol 1989, **13**: 57–60.

79 Ito M, Sano K, Inaba H, Hotchi M. Localized necrotizing arteritis. A report of two cases involving the gallbladder and pancreas. Arch Pathol Lab Med 1991, **115**: 780–783.

80 Jardines LA, O'Donnell MR, Johnson DL, Terz JJ, Forman SJ. Acalculous cholecystitis in bone marrow transplant patients. Cancer 1993, **15**: 354–358.

81 Kent SJS, Menzies-Gow N. Biliary peritonitis without perforation of the gallbladder in acute cholecystitis. Br J Surg 1974, **61**: 960–962.

82 Laurila JJ, Ala-Kokko TI, Laurila PA, Saarnio J, Koivukangas V, Syrjälä H, Karttunen TJ. Histopathology of acute acalculous cholecystitis in critically ill patients. Histopathology 2005, **47**: 485–492.

83 LiVolsi VA, Perzin KH, Porter M. Polyarteritis nodosa of the gallbladder, presenting as acute cholecystitis. Gastroenterology 1973, **65**: 115–123.

84 Marymont JV, Dakhil SR, Travers H, Housholder DF. Chemical cholecystitis associated with hepatic arterial chemotherapy delivered by a permanently implanted pump. Hum Pathol 1985, **16**: 986–990.

85 Sessions SC, Scoma RS, Sheikh FA, McGeehin WH, Smink RD Jr. Acute acalculous cholecystitis following open heart surgery. Am Surg 1993, **59**: 74–77.

86 Sjödahl R, Tagesson C, Wetterfors J. On the pathogenesis of acute cholecystitis. Surg Gynecol Obstet 1976, **146**: 199–202.

87 Svanvik J. Laparoscopic cholecystectomy for acute cholecystitis. Eur J Surg Suppl 2000, **585**: 16–17.

88 van der Linden W, Sunzel H. Early versus delayed operation for acute cholecystitis. A controlled clinical trial. Am J Surg 1970, **120**: 7–13.

89 Weedon D. Pathology of the gallbladder. New York, 1984, Masson.

90 Womack NA, Bricker EM. Pathogenesis of cholecystitis. Arch Surg 1942, **44**: 658–676.

91 Zucker KA, Flowers JL, Bailey RW, Graham SM, Buell J, Imbembo AL. Laparoscopic management of acute cholecystitis. Am J Surg 1993, **165**: 508–514.

CHRONIC CHOLECYSTITIS AND CHOLANGITIS

92 Abou-Saif A, Al-Kawas FH. Complications of gallstone disease: Mirizzi syndrome, cholecystocholedochal fistula, and gallstone ileus. Am J Gastroenterol 2002, **97**: 249–254.

93 Abraham SC, Cruz-Correa M, Argani P, Furth EE, Hruban RH, Boitnott JK. Diffuse lymphoplasmacytic chronic cholecystitis is highly specific for extrahepatic billiary tract disease but does not distinguish between primary and secondary cholangiopathy. Am J Surg Pathol 2003, **27**: 1313–1320.

94 Albores-Saavedra J, Henson DE. Pyloric gland metaplasia with perineural invasion of the gallbladder: a lesion that can be confused with adenocarcinoma. Cancer 1999, **86**: 2625–2631.

95 Albores-Saavedra J, Nadji M, Henson DE, Ziegels-Weissman J, Mones JM. Intestinal metaplasia of the gallbladder. A morphologic and immunocytochemical study. Hum Pathol 1986, **17**: 614–620.

96 Albores-Saavedra J, Keenportz B, Bejarano PA, Alexander AA, Henson DE. Adenomyomatous hyperplasia of the gallbladder with perineural invasion: revisited. Am J Surg Pathol 2007, **31**: 1598–1604.

97 Albores-Saavedra J, Galliani C, Chable-Montero F, Batich K, Henson DE. Mucin-containing Rokitansky–Aschoff sinuses with extracellular mucin deposits simulating mucinous carcinoma of the gallbladder. Am J Surg Pathol 2009, **33**: 1633–1638.

98 Amazon F, Rywlin AM. Ceroid granulomas of the gallbladder. Am J Clin Pathol 1980, **73**: 123–127.

99 Beilby JO. Diverticulosis of the gall bladder. The fundal adenoma. Br J Exp Pathol 1967, **48**: 455–461.

100 Cameron JL, Gayler BW, Sanfey H, Milligan F, Kaufman S, Maddrey WC, Herlong HF. Sclerosing cholangitis. Anatomical distribution of obstructive lesions. Ann Surg 1984, **200**: 54–60.

101 Chapman RW, Cottone M, Selby WS, Shepherd HA, Sherlock S, Jewell DP. Serum autoantibodies, ulcerative colitis and primary sclerosing cholangitis. Gut 1986, **27**: 86–91.

102 Charpentier P, Prade M, Bognel C, Gadenne C, Duvillard P. Malacoplakia of the gallbladder. Hum Pathol 1983, **14**: 827–828.

103 Dabbs DJ. Eosinophilic and lymphoeosinophilic cholecystitis. Am J Surg Pathol 1993, **17**: 497–501.

104 De Groen PC, Gores GJ, LaRusso NF, Gunderson LL, Nagorney DM. Biliary tract cancers. N Engl J Med 1999, **341**: 1368–1378.

105 Di Tommaso L, Arizzi C, Roncalli M. Malacoplakia of the gallbladder. Histopathology 2005, **46**: 474–475.

106 Dorudi S, Chapman RW, Kettlewell MG. Carcinoma of the gallbladder in ulcerative colitis and primary sclerosing cholangitis. Report of two cases. Dis Colon Rectum 1991, **34**: 827–828.

107 Elfving G. Crypts and ducts in the gallbladder wall. Acta Pathol Microbiol Immunol Scand (Suppl) 1960, **49**: 1–45.

108 Elfving G, Silvonen E, Tier H. Mucosal hyperplasia of the gallbladder in cases of cholecystolithiasis. Acta Chir Scand 1969, **135**: 519–522.

109 Estrada RL, Brown NM, James CE. Chronic follicular cholecystitis. Radiological, pathological, and surgical aspects. Br J Surg 1958, **48**: 205–209.

110 Forbes A, Blanshard C, Gazzard B. Natural history of AIDS related sclerosing cholangitis. A study of 20 cases. Gut 1993, **34**: 116–121.

111 Franco V, Aragona F, Genova G, Florena AM, Stella M, Campesi G. Xanthogranulomatous cholecystitis. Histopathological study and classification. Pathol Res Pract 1990, **186**: 383–390.

112 Goodman ZD, Ishak KG. Xanthogranulomatous cholecystitis. Am J Surg Pathol 1981, **5**: 653–659.

113 Hanada M, Tujimura T, Kimura M. Cholecystic granulomas in gallstone disease. A clinicopathologic study of 17 cases. Acta Pathol Jpn 1981, **31**: 221–231.

114 Hoang MP, Murakata LA, Padilla-Rodriguez AL, Albores-Saavedra J. Metaplastic lesions of the extrahepatic bile ducts: a morphologic and immunohistochemical study. Mod Pathol 2001, **14**: 1119–1125.

115 Jessurun J, Bolio-Solis A, Manivel JC. Diffuse lymphoplasmacytic acalculous cholecystitis: a distinctive form of chronic cholecystitis associated with primary sclerosing cholangitis. Hum Pathol 1998, **29**: 512–517.

116 Jutras JA, Levesque HP. Adenomyoma and adenomyomatosis of gallbladder. Radiologic and pathologic correlations. Radiol Clin North Am 1966, **4**: 483–500.

117 Kozuka S, Hackisuka K. Incidence by age and sex of intestinal metaplasia in the gallbladder. Hum Pathol 1984, **15**: 779–784.

118 Lahey RH, Pyrtek LJ. Experience with the operative management of 280 strictures of the bile ducts. Surg Gynecol Obstet 1950, **91**: 25–56.

119 Laitio M, Nevalainen T. Ultrastructure of endocrine cells in metaplastic epithelium of human gall bladder. J Anat 1975, **120**: 219–225.

120 LaRusso NF, Wiesner RH, Ludwig J, MacCarty RL. Primary sclerosing cholangitis. N Engl J Med 1984, **310**: 899–903.

121 Lee YM, Kaplan MM. Primary sclerosing cholangitis. N Engl J Med 1995, **332**: 924–933.

122 Lewis JT, Talwalkar JA, Rosen CB, Smyrk TC, Abraham SC. Prevalence and risk factors for gallbladder neoplasia in patients with primary sclerosing cholangitis: evidence for a metaplasia–dysplasia–carcinoma sequence. Am J Surg Pathol 2007, **31**: 907–913.

123 Lewis JT, Talwalkar JA, Rosen CB, Smyrk TC, Abraham SC. Precancerous bile duct pathology in end-stage primary sclerosing cholangitis, with and without cholangiocarcinoma. Am J Surg Pathol 2010, **34**: 27–34.

124 Lopez JI, Elizalde JM, Calvo MA. Xanthogranulomatous cholecystitis associated with gallbladder adenocarcinoma. A clinicopathological study of 5 cases. Tumori 1991, **77**: 358–360.
125 Ludwig J. Surgical pathology of the syndrome of primary sclerosing cholangitis. Am J Surg Pathol 1989, **13**(Suppl 1): 43–49.
126 Ludwig T, Wahlstrom HE, Batts KP, Wiesner RH. Papillary bile duct dysplasia in primary sclerosing cholangitis. Gastroenterology 1992, **102**: 2134–2138.
127 Lund J. Surgical indication in cholelithiasis. Prophylactic cholecystectomy elucidated on the basis of long-term follow up on 526 nonoperated cases. Ann Surg 1960, **151**: 153–162.
128 Martin M. Primary sclerosing cholangitis. Annu Rev Med 1993, **44**: 221–227.
129 McClure J, Banerjee SS, Schofield PS. Crohn's disease of the gall bladder. J Clin Pathol 1984, **37**: 516–518.
130 Mori M, Watanabe M, Sakuma M, Tsutsumi Y. Infectious etiology of xanthogranulomatous cholecystitis: immunohistochemical identification of bacterial antigens in the xanthogranulomatous lesions. Pathol Int 1999, **49**: 849–852.
131 Notohara K, Smyrk TC, Burgart LJ. Benign localized strictures of the large bile ducts: a clinicopathological study [abstract]. Mod Pathol 2003, **16**: 283A.
132 Nuako KW, Ahlquist DA, Sandborn WJ, Mahoney DW, Siems DM, Zinsmeister AR. Primary sclerosing cholangitis and colorectal carcinoma in patients with chronic ulcerative colitis: a case-control study. Cancer 1998, **82**: 822–826.
133 Pitt HA, Miyamoto T, Parapatis SK, Tompkins RK, Longmire WP Jr. Factors influencing outcome in patients with postoperative biliary strictures. Am J Surg 1982, **144**: 14–21.
134 Post AB, van Stolk R, Broughan TA, Tuthill RJ. Crohn's disease of the gallbladder. J Clin Gastroenterol 1993, **16**: 139–142.
135 Prochazka EJ, Terasaki PI, Park MS, Goldstein LI, Busutti RW. Association of primary sclerosing cholangitis with HLA-DRw52a. N Engl J Med 1990, **322**: 1842–1844.
136 Rappaport I, Albukerk J, Schneider IJ. Schistosomal cholecystitis. Arch Pathol 1975, **99**: 227–228.
137 Rhee DD, Wu ML. Pulse granulomas detected in gallbladder, fallopian tube, and skin. Arch Pathol Lab Med 2006, **130**: 1839–1842.
138 Robertson HE, Ferguson WJ. The diverticula (Luschka's crypts) of the gallbladder. Arch Pathol 1945, **40**: 312–333.
139 Sakamoto H, Mutoh H, Ido K, Satoh K, Hayakawa H, Sugano K. A close relationship between intestinal metaplasia and Cdx2 expression in human gallbladders with cholelithiasis. Hum Pathol 2007, **38**: 66–71.
140 Sivak MV Jr, Farmer RG, Lalli AF. Sclerosing cholangitis. Its increasing frequency of recognition and association with inflammatory bowel disease. J Clin Gastroenterol 1981, **3**: 261–266.
141 Taylor J, Lindor K. Metastatic prostate cancer simulating sclerosing cholangitis. J Clin Gastroenterol 1993, **16**: 143–145.
142 Thistle JL, Cleary PA, Lachin JM, Tyor MP, Hersh T. The natural history of cholelithiasis. The National Cooperative Gallstone Study. Ann Intern Med 1984, **101**: 171–175.
143 Thompson HH, Pitt HA, Tompkins RK, Longmire WP Jr. Primary sclerosing cholangitis. A heterogenous disease. Ann Surg 1982, **196**: 127–136.
144 Tsutsumi Y, Nagura H, Osamura RY, Watanabe K, Yanaihara N. Histochemical studies of metaplastic lesions in the human gallbladder. Arch Pathol Lab Med 1984, **108**: 917–921.
145 Wang WL, Farris AB, Lauwers GY, Deshpande V. Autoimmune pancreatitis-related cholecystitis: a morphologically and immunologically distinctive form of lymphoplasmacytic sclerosing cholecystitis. Histopathology 2009, **54**: 829–836.
146 Warren KW, Mountain JC, Midell AL. Management of strictures of the biliary tract. Surg Clin North Am 1971, **51**: 711–731.
147 Weedon D. Pathology of the gallbladder. New York, 1984, Masson.
148 Wenchert A, Robertson B. The natural course of gallstone disease. Eleven-year review of 781 nonoperated cases. Gastroenterology 1966, **50**: 376–381.
149 Wiesner RH, LaRusso NF. Clinicopathologic features of the syndrome of primary sclerosing cholangitis. Gastroenterology 1980, **79**: 200–206.
150 Zen Y, Harada K, Sasaki M, Sato Y, Tsuneyama K, Haratake J, Kurumaya H, Katayanagi K, Masuda S, Niwa H, Morimoto H, Miwa A, Uchiyama A, Portmann BC, Nakanuma Y. IgG4-related sclerosing cholangitis with and without hepatic inflammatory pseudotumor, and sclerosing pancreatitis-associated sclerosing cholangitis: do they belong to a spectrum of sclerosing pancreatitis? Am J Surg Pathol 2004, **28**: 1193–1203.

TUMORS

BENIGN TUMORS AND TUMORLIKE CONDITIONS

151 Albores-Saavedra J, Defortuna SM, Smothermon WE. Primary papillary hyperplasia of the gallbladder and cystic and common bile ducts. Hum Pathol 1990, **21**: 228–231.
152 Albores-Saavedra J, Vardaman CJ, Vuitch F. Non-neoplastic polypoid lesions and adenomas of the gallbladder. Pathol Annu 1993, **28**: 145–178.
153 Cappell MS, Marks M, Kirschenbaum H. Massive hemobilia and acalculous cholecystitis due to benign gallbladder polyp. Dig Dis Sci 1993, **38**: 1156–1161.
154 Chandrasoma P, Fitzgibbons P. Granular cell tumor of the intrapancreatic common bile duct. Cancer 1984, **53**: 2178–2182.
155 Chang HJ, Jee CD, Kim WH. Mutation and altered expression of beta-catenin during gallbladder carcinogenesis. Am J Surg Pathol 2002, **26**: 758–766.
156 Christensen AH, Ishak KG. Benign tumors and pseudotumors of the gallbladder. Report of 180 cases. Arch Pathol 1970, **90**: 423–432.
157 Eisen RN, Kirby WM, O'Quinn JL. Granular cell tumor of the biliary tree. A report of two cases and a review of the literature. Am J Surg Pathol 1991, **15**: 460–465.
158 Elhag AM, Al Awadi NZ. Amputation neuroma of the gallbladder. Histopathology 1992, **21**: 586–587.
159 Ishak KG, Willis GW, Cummins SD, Bullock AA. Biliary cystadenoma and cystadenocarcinoma. Report of 14 cases and review of the literature. Cancer 1977, **39**: 322–338.
160 Kim YT, Kim J, Jang YH, Lee WJ, Ryu JK, Park YK, Kim SW, Kim WH, Yoon YB, Kim CY. Genetic alterations in gallbladder adenoma, dysplasia and carcinoma. Cancer Lett 2001, **169**: 59–68.
161 Kozuka S, Tsubone M, Yasui A, Hachisuka K. Relation of adenoma to carcinoma in the gallbladder. Cancer 1982, **50**: 2226–2234.
162 Lam MM, Swanson PE, Upton MP, Yeh MM. Ovarian-type stroma in hepatobiliary cystadenomas and pancreatic mucinous cystic neoplasms: an immunohistochemical study. Am J Clin Pathol 2008, **129**: 211–218.
163 Larson DM, Storsteen KA. Traumatic neuroma of the bile ducts with intrahepatic extension causing obstructive jaundice. Hum Pathol 1984, **15**: 287–290.
164 Lee SS, Kim MH, Lee SK, Jang SJ, Song MH, Kim KP, Kim HJ, Seo DW, Song DE, Yu E, Lee SG, Min YI. Clinicopathologic review of 58 patients with biliary papillomatosis. Cancer 2004, **100**: 783–793.
165 Miller TA, Weber TR, Appelman HD. Paraganglioma of the gallbladder. Arch Surg 1972, **105**: 637–639.
166 Neumann RD, LiVolsi VA, Rosenthal NS, Burrell M, Ball TJ. Adenocarcinoma in biliary papillomatosis. Gastroenterology 1976, **70**: 779–782.
167 Nishihara K, Yamaguchi K, Hashimoto H, Enjoji M. Tubular adenoma of the gallbladder with squamoid spindle cell metaplasia. Report of three cases with immunohistochemical study. Acta Pathol Jpn 1991, **41**: 41–45.
168 Peison B, Benisch B. Traumatic neuroma of the cystic duct in the absence of previous surgery. Hum Pathol 1985, **16**: 1168–1169.
169 Rashid A, Gao YT, Bhakta S, Shen MC, Wang BS, Deng J, Fraumeni JF Jr, Hsing AW. Beta-catenin mutations in biliary tract cancers: a population-based study in China. Cancer Res 2001, **61**: 3406–3409.
170 Sadeghi S, Krigman H, Maluf H. Perivascular epithelioid clear cell tumor of the common bile duct. Am J Surg Pathol 2004, **28**: 1107–1110.
171 Sato H, Mizushima M, Ito J, Doi K. Sessile adenoma of the gallbladder. Reappraisal of its importance as a precancerous lesion. Arch Pathol Lab Med 1985, **109**: 65–69.
172 Taguchi J, Yasunaga M, Kojiro M, Arita T, Nakayama T, Simokobe T. Intrahepatic and extrahepatic biliary papillomatosis. Arch Pathol Lab Med 1993, **117**: 944–947.
173 Tanaka M, Fukushima N, Noda N, Shibahara J, Kokudo N, Fukayama M. Intraductal oncocytic papillary neoplasm of the bile duct: clinicopathologic and immunohistochemical characteristics of 6 cases. Hum Pathol 2009, **40**: 1543–1552.
174 Walsh MM, Drew M, Bleiweiss IJ. Neurofibroma of the common bile duct: a case report and review of the literature. Int J Surg Pathol 1996–1997, **4**: 245–248.
175 Warfel KA, Hull MT. Villous papilloma of the gallbladder in association with leukodystrophy. Hum Pathol 1984, **15**: 1192–1194.
176 Wheeler DA, Edmondson HA. Cystadenoma with mesenchymal stroma in the liver and bile ducts. A clinico-pathologic study of 17 cases, 4 with malignant change. Cancer 1985, **56**: 1434–1439.
177 Yamaguchi K, Enjoji M. Gallbladder polyps. Inflammatory, hyperplastic and neoplastic types. Surg Pathol 1988, **1**: 203–213.
178 Yamaguchi K, Kuroki S, Daimaru Y, Hashimoto H, Enjoji M. Granular cell tumor of the gallbladder. Report of a case. Acta Pathol Jpn 1985, **35**: 687–691.
179 Yamamoto M, Nakajo S, Tahara E. Immunohistochemical analysis of estrogen receptors in human gallbladder. Acta Pathol

Jpn 1990, **40**: 14–21.

180 Yanagisawa N, Mikami T, Saegusa M, Okayasu I. More frequent beta-catenin exon 3 mutations in gallbladder adenomas than in carcinomas indicate different lineages. Cancer Res 2001, **61**: 19–22.

181 Yang HL, Sun YG, Wang Z. Polypoid lesions of the gallbladder. Diagnosis and indications for surgery. Br J Surg 1992, **79**: 227–229.

CARCINOMA OF GALLBLADDER

General and clinical features

182 Bombi JA, Rives A, Astudillo E, Pera C, Cardesa A. Polyposis coli associated with adenocarcinoma of the gallbladder. Report of a case. Cancer 1984, **53**: 2561–2563.

183 Carriaga MT, Henson DE. Liver, gallbladder, extrahepatic bile ducts, and pancreas. Cancer 1995, **75**: 175–190.

184 Chijiiwa K, Tanaka M, Nakayama F. Adenocarcinoma of the gallbladder associated with anomalous pancreaticobiliary ductal junction. Am Surg 1993, **594**: 430–434.

185 Diehl AK. Epidemiology of gallbladder cancer. A synthesis of recent data. J Natl Cancer Inst 1980, **65**: 1209–1214.

186 Donohue JH, Stewart AK, Menck HR. The National Cancer Data Base report on carcinoma of the gallbladder, 1989–1995. Cancer 1998, **83**: 2618–2629.

187 Goldin RD, Roa JC. Gallbladder cancer: a morphological and molecular update. Histopathology 2009, **55**: 218–229.

188 Kinoshita H, Nagata E, Hirohashi K, Sakai K, Kobayashi Y. Carcinoma of the gallbladder with an anomalous connection between the choledochus and the pancreatic duct. Report of 10 cases and review of the literature in Japan. Cancer 1984, **54**: 762–769.

189 Kurihara K, Mizuseki K, Ninomiya T, Shoji I, Kajiwara S. Carcinoma of the gallbladder arising in adenomyomatosis. Acta Pathol Jpn 1993, **43**: 82–85.

190 Lazcano-Ponce EC, Miquel JF, Munoz N, Herrero R, Ferrecio C, Wistuba II, Alonso de Ruiz P, Aristi Urista G, Nervi F. Epidemiology and molecular pathology of gallbladder cancer. CA Cancer J Clin 2001, **51**: 349–364.

191 Morohoshi T, Kunimura T, Kanda M, Takahashi H, Yagi H, Shimizu K, Nakayoshi A, Asanuma K. Multiple carcinomata associated with anomalous arrangement of the biliary and pancreatic duct system. A report of two cases with a literature survey. Acta Pathol Jpn 1990, **60**: 755–763.

192 Ootani T, Shirai Y, Tsukada K, Muto T. Relationship between gallbladder carcinoma and the segmental type of adenomyomatosis of the gallbladder. Cancer 1992, **69**: 2647–2652.

193 Tanaka K, Nishimura A, Yamada K, Ishibe R, Ishizaki N, Yoshimine M, Hamada N, Taira A. Cancer of the gallbladder associated with anomalous junction of the pancreatobiliary duct system without bile duct dilatation. Br J Surg 1993, **80**: 622–624.

194 Walsh N, Qizilbash A, Banerjee R, Waugh GA. Biliary neoplasia in Gardner's syndrome. Arch Pathol Lab Med 1987, **111**: 76–77.

195 Zatonski W, La Vecchia C, Levi F, Negri E, Lucchini F. Descriptive epidemiology of gall-bladder cancer in Europe. J Cancer Res Clin Oncol 1993, **119**: 165–171.

Gross features

196 Sons HU, Borchard F, Joel BS. Carcinoma of the gallbladder. Autopsy findings in 287 cases and review of the literature. J Surg Oncol 1985, **28**: 199–206.

Microscopic features

197 Albores-Saavedra J, Molberg K, Henson DE. Unusual malignant epithelial tumors of the gallbladder. Semin Diagn Pathol 1996, **13**: 326–338.

198 Albores-Saavedra J, Nadji M, Henson DE. Intestinal-type adenocarcinoma of the gallbladder. A clinicopathologic and immunocytochemical study of seven cases. Am J Surg Pathol 1986, **10**: 19–25.

199 Albores-Saavedra J, Henson DE, Moran-Portela D, Lino-Silva S. Cribriform carcinoma of the gallbladder: a clinicopathologic study of 7 cases. Am J Surg Pathol 2008, **32**: 1694–1698.

200 Albores-Saavedra J, Shukla D, Carrick K, Henson DE. In situ and invasive adenocarcinomas of the gallbladder extending into or arising from Rokitansky–Aschoff sinuses: a clinicopathologic study of 49 cases. Am J Surg Pathol 2004, **28**: 621–628.

201 Kushima R, Lohe B, Borchard F. Differentiation towards gastric foveolar, mucopeptic and intestinal goblet cells in gallbladder adenocarcinoma. Histopathology 1996, **29**: 443–448.

202 Laitio M, Käkkinen I. Intestinal-type carcinoma of gallbladder. A histochemical and immunologic study. Cancer 1975, **36**: 1668–1674.

203 Longnecker DS, Terhune PG. The case for parallel classification of biliary tract and pancreatic neoplasms. Mod Pathol 1996, **9**: 828–837.

204 Yamaguchi A, Hachisuka K, Isogai M, Tsubone M. Carcinoma in situ of the gallbladder with superficial extension into the Rokitansky–Aschoff sinuses and mucous glands. Gastroenterol Jpn 1992, **27**: 765–772.

Histochemical, immunohistochemical, and electron microscopic

205 Albores-Saavedra J, Nadji M, Morales AR, Henson DE. Carcinoembryonic antigen in normal, preneoplastic and neoplastic gallbladder epithelium. Cancer 1983, **52**: 1069–1072.

206 Alexander J, Krishnamurthy S, Kovacs D, Dayal Y. Cytokeratin profile of extrahepatic pancreaticobiliary epithelia and their carcinomas: diagnostic application. Appl Immunohistochem 1997, **5**: 216–222.

207 Chang YT, Hsu C, Jeng YM, Chang MC, Wei SC, Wong JM. Expression of the caudal-type homeodomain transcription factor CDX2 is related to clinical outcome in biliary tract carcinoma. J Gastroenterol Hepatol 2007, **22**: 389–394.

208 Esterly JR, Spicer SS. Mucin histochemistry of human gallbladder. Changes in adenocarcinoma, cystic fibrosis, and cholecystitis. J Natl Cancer Inst 1968, **40**: 1–10.

209 Hong SM, Kim MJ, Pi DY, Jo D, Yu E, Ro JY. Neuroendocrine differentiation in extrahepatic bile duct carcinomas and its prognostic significance. Hum Pathol 2005, **36**: 732–740.

210 Koga A, Momii S, Eguchi M, Makino T. Ultrastructure of well-differentiated adenocarcinoma of the gallbladder. Ultrastruct Pathol 1991, **15**: 41–48.

211 Laitio M. Histogenesis of epithelial neoplasms of human gallbladder. II. Classification of carcinoma on the basis of morphological features. Pathol Res Pract 1983, **178**: 57–66.

212 Rullier A, Le Bail B, Fawaz R, Blanc JF, Saric J, Bioulac-Sage P. Cytokeratin 7 and 20 expression in cholangiocarcinomas varies along the biliary tract but still differs from that in colorectal carcinomas metastases. Am J Surg Pathol 2000, **24**: 870–876.

213 Watanabe M, Hori Y, Nojima T, Kato H, Takata K, Isogawa S, Yokoyama K, Nakagawa S. Alpha-fetoprotein-producing carcinoma of the gallbladder. Dig Dis Sci 1993, **38**: 561–564.

214 Yonezawa S, Sato E. Expression of mucin antigens in human cancers and its relationship with malignancy potential. Pathol Int 1997, **47**: 813–830.

Molecular genetic features

215 Ajiki T, Fujimori T, Onoyama H, Yamamoto M, Kitazawa S, Maeda S, Saitoh Y. K-ras gene mutation in gall bladder carcinomas and dysplasia. Gut 1996, **38**: 426–429.

216 Andreotti G, Chen J, Gao YT, Rashid A, Chen BE, Rosenberg P, Sakoda LC, Deng J, Shen MC, Wang BS, Han TQ, Zhang BH, Yeager M, Welch R, Chanock S, Fraumeni JF Jr, Hsing AW. Polymorphisms of genes in the lipid metabolism pathway and risk of biliary tract cancers and stones: a population-based case-control study in Shanghai, China. Cancer Epidemiol Biomarkers Prev 2008, **17**: 525–534.

217 Argani P, Shaukat A, Kaushal M, Wilentz RE, Su GH, Sohn TA, Yeo CJ, Cameron JK, Kern SE, Hruban RH. Differing rates of loss of DPC4 expression and of p53 overexpression among carcinomas of the proximal and distal bile ducts. Cancer 2001, **91**: 1332–1341.

218 Chang SC, Rashid A, Gao YT, Andreotti G, Shen MC, Wang BS, Han TQ, Zhang BH, Sakoda LC, Leitzmann MF, Chen BE, Rosenberg PS, Chen J, Chanock SJ, Hsing AW. Polymorphism of genes related to insulin sensitivity and the risk of biliary tract cancer and biliary stone: a population-based case-control study in Shanghai, China. Carcinogenesis 2008, **29**: 944–948.

219 Goldin RD, Roa JC. Gallbladder cancer: a morphological and molecular update. Histopathology 2009, **55**: 218–229.

220 Hanada K, Tsuchida A, Iwao T, Eguchi N, Sasaki T, Morinaka K, Matsubara K, Kawasaki Y, Yamamoto S, Kajiyama G. Gene mutations of K-ras in gallbladder mucosae and gallbladder carcinoma with an anomalous junction of the pancreaticobiliary duct. Am J Gastroenterol 1999, **94**: 1638–1642.

221 Hsing AW, Sakoda LC, Rashid A, Andreotti G, Chen J, Wang BS, Shen MC, Chen BE, Rosenberg PS, Zhang M, Niwa S, Chu L, Welch R, Yeager M, Fraumeni JF Jr, Gao YT, Chanock SJ. Variants in inflammation genes and the risk of biliary tract cancers and stones: a population-based study in China. Cancer Res 2008, **68**: 6442–6452.

222 Huang WY, Gao YT, Rashid A, Sakoda LC, Deng J, Shen MC, Wang BS, Han TQ, Zhang BH, Chen BE, Rosenberg PS, Chanock SJ, Hsing AW. Selected base excision repair gene polymorphisms and susceptibility to biliary tract cancer and biliary stones: a population-based case-control study in China. Carcinogenesis 2008, **29**: 100–105.

223 Itoi T, Takei K, Shinohara Y, Takeda K, Nakamura K, Horibe T, Sanada A, Ohno H, Matsubayashi H, Saito T, Watanabe H. K-ras codon 12 and p53 mutations in biopsy

specimens and bile from biliary tract cancers. Pathol Int 1999, **49**: 30–37.

224 Kamel D, Paakko P, Nuorva K, Vahakangas K, Soini Y. p53 and c-erbB-2 protein expression in adenocarcinomas and epithelial dysplasias of the gallbladder. J Pathol 1993, **170**: 67–72.

225 Lazcano-Ponce EC, Miquel JF, Munoz N, Herrero R, Ferrecio C, Wistuba II, Alonso de Ruiz P, Aristi Urista G, Nervi F. Epidemiology and molecular pathology of gallbladder cancer. CA Cancer J Clin 2001, **51**: 349–364.

226 Moreno M, Pimentel F, Gazdar AF, Wistuba II, Miquel JF. TP53 abnormalities are frequent and early events in the sequential pathogenesis of gallbladder carcinoma. Ann Hepatol 2005, **4**: 192–199.

227 Nagahashi M, Ajioka Y, Lang I, Szentirmay Z, Kasler M, Nakadaira H, Yokoyama N, Watanabe G, Nishikura K, Wakai T, Shirai Y, Hatakeyama K, Yamamoto M. Genetic changes of p53, K-ras, and microsatellite instability in gallbladder carcinoma in high-incidence areas of Japan and Hungary. World J Gastroenterol 2008, **14**: 70–75.

228 Niiyama H, Mizumoto K, Kusumoto M, Ogawa T, Suehara N, Shimura H, Tanaka M. Activation of telomerase and its diagnostic application in biopsy specimens from biliary tract neoplasms. Cancer 1999, **85**: 2138–2143.

229 Oohashi Y, Watanabe H, Ajioka Y, Hatakeyama K. p53 immunostaining distinguishes malignant from benign lesions of the gallbladder. Pathol Int 1995, **45**: 58–65.

230 Park SK, Andreotti G, Sakoda LC, Gao YT, Rashid A, Chen J, Chen BE, Rosenberg PS, Shen MC, Wang BS, Han TQ, Zhang BH, Yeager M, Chanock S, Hsing AW. Variants in hormone-related genes and the risk of biliary tract cancers and stones: a population-based study in China. Carcinogenesis 2009, **30**: 606–614.

231 Rashid A. Cellular and molecular biology of biliary tract cancers. Surg Oncol Clin N Am 2002, **11**: 995–1009.

232 Roa I, Villaseca M, Araya J, Roa J, De Aretxabala X, Melo A, Ibacache G. p53 tumour suppressor gene protein expression in early and advanced gallbladder carcinoma. Histopathology 1997, **31**: 226–230.

233 Sessa F, Furlan D, Genasetti A, Billo P, Feltri M, Capella C. Microsatellite instability and p53 expression in gallbladder carcinomas. Diagn Mol Pathol 2003, **12**: 96–102.

234 Teh M, Wee A, Raju GC. An immunohistochemical study of p53 protein in gallbladder and extrahepatic bile duct/ampullary carcinomas. Cancer 1994, **74**: 1542–1545.

235 Tsuchiya Y, Kiyohara C, Sato T, Nakamura K, Kimura A, Yamamoto M. Polymorphisms of cytochrome P450 1A1, glutathione S-transferase class mu, and tumour protein p53 genes and the risk of developing gallbladder cancer in Japanese. Clin Biochem 2007, **40**: 881–886.

236 Wistuba I, Ashfaq R, Maitra A, Alvarez H, Riquelme E, Gazdar A. Fragile histidine triad gene abnormalities in the pathogenesis of gallbladder carcinoma. Am J Pathol 2002, **160**: 2073–2079.

237 Wistuba II, Gazdar AF, Roa I, Albores-Saavedra J. p53 protein overexpression in gallbladder carcinoma and its precursor lesions: an immunohistochemical study. Hum Pathol 1996, **27**: 360–365.

238 Zhang M, Huang WY, Andreotti G, Gao YT, Rashid A, Chen J, Sakoda LC, Shen MC, Wang BS, Chanock S, Hsing AW. Variants of DNA repair genes and the risk of biliary tract cancers and stones: a population-based study in China. Cancer Epidemiol Biomarkers Prev 2008, **17**: 2123–2127.

Other microscopic types

239 Albores-Saavedra J, Cruz-Ortiz H, Alcantara-Vazques A, Henson DE. Unusual types of gallbladder carcinoma. A report of 16 cases. Arch Pathol Lab Med 1981, **105**: 287–293.

240 Albores-Saavedra J, Henson DE, Sobin LH. The WHO histological classification of tumors of the gallbladder and extrahepatic bile ducts. A commentary on the second edition. Cancer 1992, **70**: 410–414.

241 Albores-Saavedra J, Molberg K, Henson DE. Unusual malignant epithelial tumors of the gallbladder. Semin Diagn Pathol 1996, **13**: 326–338.

242 Albores-Saavedra J, Soriano J, Larraza-Hernandez O, Aguirre J, Henson DE. Oat cell carcinoma of the gallbladder. Hum Pathol 1984, **15**: 639–646.

243 Albores-Saavedra J, Tuck M, McLaren BK, Carrick KS, Henson DE. Papillary carcinomas of the gallbladder: analysis of noninvasive and invasive types. Arch Pathol Lab Med 2005, **129**: 905–909.

244 Albores-Saavedra J, Grider DJ, Wu J, Henson DE, Goodman ZD. Giant cell tumor of the extrahepatic biliary tree: a clinicopathologic study of 4 cases and comparison with anaplastic spindle and giant cell carcinoma with osteoclast-like giant cells. Am J Surg Pathol 2006, **30**: 495–500.

245 Albores-Saavedra J, Batich K, Hossain S, Henson DE, Schwartz AM. Carcinoid tumors and small-cell carcinomas of the gallbladder and extrahepatic bile ducts: a comparative study based on 221 cases from the Surveillance, Epidemiology, and End Results Program. Ann Diagn Pathol 2009, **13**: 378–383.

246 Appelman HD, Coopersmith N. Pleomorphic spindle-cell carcinoma of the gallbladder. Relation to sarcoma of the gallbladder. Cancer 1970, **25**: 535–541.

247 Fish DE, Al-Izzi M, George PP, Whitaker B. Combined endocrine cell carcinoma and adenocarcinoma of the gallbladder. Histopathology 1990, **17**: 471–472.

248 Furihata M, Sonobe H, Ohtsuki Y, Enzan H, Tokuoka H, Nakanuma Y. An immunohistochemical study on a case of granulocyte-colony stimulating factor-producing gall-bladder carcinoma. Pathol Int 1999, **49**: 1010–1013.

249 Grosso LE, Gonzalez JG. Stromal osteoclast-like giant cells in an adenosquamous carcinoma of the gallbladder. Hum Pathol 1992, **32**: 703–706.

250 Guo K-J, Yamaguchi K, Enjoji M. Undifferentiated carcinoma of the gallbladder. A clinicopathologic, histochemical, and immunohistochemical study of 21 patients with a poor prognosis. Cancer 1988, **61**: 1872–1879.

251 Iezzoni JC, Mills SE. Sarcomatoid carcinomas (carcinosarcomas) of the gastrointestinal tract. A review. Semin Diagn Pathol 1993, **10**: 176–187.

252 Iida Y, Tsutumi Y. Small cell (endocrine cell) carcinoma of the gallbladder with squamous and adenocarcinomatous components. Acta Pathol Jpn 1992, **42**: 119–125.

253 Inoshita S, Iwashita A, Enjoji M. Carcinosarcoma of the gallbladder. Report of a case and review of the literature. Acta Pathol Jpn 1986, **36**: 913–920.

254 Ishihara T, Kawano H, Takahashi M, Yokota T, Uchino F, Matsumoto N, Fukuyama N. Carcinosarcoma of the gallbladder. A case report with immunohistochemical and ultrastructural studies. Cancer 1990, **66**: 992–997.

255 Ito M, Hsu CT, Naito S, Matsuo T, Onizuka S, Sekine I, Fujii H, Matsuoka Y. Osteoclast-like giant cell tumour of the gallbladder. Virchows Arch [A] 1992, **420**: 359–366.

256 Jeng YM, Chen CL, Hsu HC. Lymphoepithelioma-like cholangiocarcinoma: an Epstein–Barr virus-associated tumor. Am J Surg Pathol 2001, **25**: 516–520.

257 Johnstone AK, Zuch RH, Anders KH. Oat cell carcinoma of the gallbladder. A rare and highly lethal neoplasm. Arch Pathol Lab Med 1993, **117**: 1009–1012.

258 Karasawa T, Itoh K, Komukai M, Ozawa U, Sakurai I, Shikata T. Squamous cell carcinoma of gallbladder. Report of two cases and review of literatures. Acta Pathol Jpn 1981, **31**: 299–308.

259 Kim YB, Park YN, Han JY, Hong KC, Hwang TS. Biliary lymphoepithelioma-like carcinoma not associated with Epstein–Barr virus. Arch Pathol Lab Med 1999, **123**: 441–443.

260 McLean CA, Pedersen JS. Endocrine cell carcinoma of the gallbladder. Histopathology 1991, **19**: 173–176.

261 Maitra A, Tascilar M, Hruban RH, Albores-Saavedra J. Small cell carcinoma of the gallbladder: a clinicopathologic, immunohistochemical and molecular pathology study of 12 cases. Am J Surg Pathol 2001, **25**: 595–601.

262 Nishihara K, Nagai E, Tsuneyoshi M, Nagashima M. Small-cell carcinoma combined with adenocarcinoma of the gallbladder. A case report with immunohistochemical and flow cytometric studies. Arch Pathol Lab Med 1994, **118**: 177–181.

263 Nishihara K, Tsuneyoshi M. Undifferentiated spindle cell carcinoma of the gallbladder. A clinicopathologic, immunohistochemical, and flow cytometric study of 11 cases. Hum Pathol 1993, **24**: 1298–1305.

264 Papotti M, Cassoni P, Sapino A, Passarino G, Krueger JE, Albores-Saavedra J. Large cell neuroendocrine carcinoma of the gallbladder: report of two cases. Am J Surg Pathol 2000, **24**: 1424–1428.

265 Parwani A, Geradts J, Caspers E, Offerhaus J, Yeo C, Cameron J, Klimstra D, Maitra A, Hruban R, Argani P. Immunohistochemical and genetic analysis of non-small cell and small cell gallbladder carcinoma and their precursor lesions. Mod Pathol 2003, **16**: 299–308.

266 Ragazzi M, Carbonara C, Rosai J. Nonneoplastic signet-ring cells in the gallbladder and uterine cervix. A potential source of overdiagnosis. Hum Pathol 2009, **40**: 326–331.

267 Sakamoto K, Kimura N, Tokumura H, Ogasawara T, Moriya T, Sasano H. Hepatoid adenocarcinoma of the gallbladder. Histopathology 2005, **47**: 649–651.

268 Suster S, Huszar M, Herczeg E, Bubis JJ. Adenosquamous carcinoma of the gallbladder with spindle cell features. A light microscopic and immunocytochemical study of a case. Histopathology 1987, **11**: 209–214.

269 Todd DL, Ro JY, Gulley ML, Ayala AG. Lymphoepithelioma like carcinoma of the gallbladder. Int J Surg Pathol 1996–1997, **4**: 183–188.

270 Vardaman C, Albores-Saavedra J. Clear cell

carcinomas of the gallbladder and extrahepatic bile ducts. Am J Surg Pathol 1995, **19**: 91–99.

271 Von Kuster LC, Cohen C. Malignant mixed tumor of the gallbladder. Report of two cases and a review of the literature. Cancer 1982, **50**: 1166–1170.

Dysplasia and carcinoma in situ

272 Albores-Saavedra J, Alcantara-Vazquez A, Cruz Ortiz H, Herrera-Goepfert R. The precursor lesions of invasive gallbladder carcinoma. Hyperplasia, atypical hyperplasia and carcinoma in situ. Cancer 1980, **45**: 919–927.

273 Albores-Saavedra J, de Jesus Manrique J, Angeles-Angeles A, Henson DE. Carcinoma in situ of the gallbladder. A clinicopathologic study of 18 cases. Am J Surg Pathol 1984, **8**: 323–333.

274 Albores-Saavedra J, Nadji M, Morales AR, Henson DE. Carcinoembryonic antigen in normal, preneoplastic and neoplastic gallbladder epithelium. Cancer 1983, **52**: 1069–1072.

275 Basturk O, Tapia O, Roa JC, Bellolio E, Delgado C, Bandyopadhyay S, Coban I, Thirabanjasak D, Sarmiento JM, Losada H, Adsay NV. Metaplasia in the gallbladder: population differences in the incidence of intestinal metaplasia supports its association with carcinoma. Lab Invest 2009, **89**(Suppl 1): 307–308A.

276 Chang HJ, Jee, CD, Kim WH. Mutation and altered expression of β-catenin during gallbladder carcinogenesis. Am J Surg Pathol 2002, **26**: 758–766.

277 Chang HJ, Kim SW, Kim YT, Kim WH. Loss of heterozygosity in dysplasia and carcinoma of the gallbladder. Mod Pathol 1999, **12**: 763–769.

278 Duarte I, Llanos O, Domke H, Harz C, Valdivieso V. Metaplasia and precursor lesions of gallbladder carcinoma. Frequency, distribution, and probability of detection in routine histologic samples. Cancer 1993, **72**: 1878–1884.

279 Kamel D, Paakko P, Nuorva K, Vahakangas K, Soini Y. p53 and c-erbB-2 protein expression in adenocarcinomas and epithelial dysplasias of the gallbladder. J Pathol 1993, **170**: 67–72.

280 Mukhopadhyay S, Landas SK. Putative precursors of gallbladder dysplasia: a review of 400 routinely resected specimens. Arch Pathol Lab Med 2005, **129**: 386–390.

281 Parwani A, Geradts J, Caspers E, Offerhaus J, Yeo C, Cameron J, Klimstra D, Maitra A, Hruban R, Argani P. Immunohistochemical and genetic analysis of non-small cell and small cell gallbladder carcinoma and their precursor lesions. Mod Pathol 2003, **16**: 299–308.

282 Sasaki M, Yamato T, Nakanuma Y, Ho SB, Kim YS. Expression of MUC2, MUC5AC and MUC6 apomucins in carcinoma, dysplasia and non-dysplastic epithelia of the gallbladder. Pathol Int 1999, **49**: 38–44.

283 Wisuba II, Miquel JF, Gazdar AF, Albores-Saavedra J. Gallbladder adenomas have molecular abnormalities different from those present in gallbladder carcinomas. Hum Pathol 1999, **30**: 21–25.

284 Yamamoto M, Nakajo S, Tahara E. Dysplasia of the gallbladder. Its histogenesis and correlation to gallbladder adenocarcinoma. Pathol Res Pract 1989, **185**: 454–460.

Spread and metastases

285 Fahim RB, McDonald JR, Richards JC, Ferris DO. Carcinoma of the gallbladder. A study of its modes of spread. Ann Surg 1982, **156**: 114–124.

286 Hamrick RE Jr, Liner FJ, Hastings PR, Cohn I Jr. Primary carcinoma of the gallbladder. Ann Surg 1982, **195**: 270–273.

287 Ohtsuka M, Miyazaki M, Itoh H, Nakagawa K, Ambiru S, Shimizu H, Nakajima N, Akikusa B, Kondo Y. Routes of hepatic metastasis of gallbladder carcinoma. Am J Clin Pathol 1998, **109**: 62–68.

288 Petru E, Pickel H, Heydarfadai M, Lahousen M, Haas J, Schaider H, Tamussino K. Nongenital cancers metastatic to the ovary. Gynecol Oncol 1992, **44**: 83–86.

289 Shirai Y, Tsukada K, Ohtani T, Watanabe H, Hatakeyama K. Hepatic metastases from carcinoma of the gallbladder. Cancer 1995, **75**: 2063–2068.

290 Tsukada K, Kurosaki I, Uchida K, Shirai Y, Oohashi Y, Yokoyama N, Watanabe H, Hatakeyama K. Lymph node spread from carcinoma of the gallbladder. Cancer 1997, **80**: 661–667.

291 Wakai T, Shirai Y, Sakata J, Nagahashi M, Ajioka Y, Hatakeyama K. Mode of hepatic spread from gallbladder carcinoma: an immunohistochemical analysis of 42 hepatectomized specimens. Am J Surg Pathol 2010, **34**: 65–74.

292 Young RH, Scully RE. Ovarian metastases from carcinoma of the gallbladder and extrahepatic bile ducts simulating primary tumors of the ovary. A report of six cases. Int J Gynecol Pathol 1990, **9**: 60–72.

Treatment and prognosis

293 Appelman RM, Morlock CG, Dahlin DC, Adson MA. Long term survival in carcinoma of the gallbladder. Surg Gynecol Obstet 1963, **117**: 459–464.

294 Frank SA, Spjut HJ. Inapparent carcinoma of the gallbladder. Am Surg 1967, **33**: 367–372.

295 Giatromanolaki A, Sivridis E, Simopoulos C, Polychronidis A, Gatter K, Harris A, Koukourakis M. Thymidine phosphorylase expression in gallbladder adenocarcinomas. Int J Surg Pathol 2002, **10**: 181–188.

296 Hamrick RE Jr, Liner FJ, Hastings PR, Cohn I Jr. Primary carcinoma of the gallbladder. Ann Surg 1982, **195**: 270–273.

297 Henson DE, Albores-Saavedra J, Corle D. Carcinoma of the gallbladder. Histologic types, stage of disease, grade, and survival rates. Cancer 1992, **70**: 1493–1497.

298 Kimura W, Nagai H, Kuroda A, Morioka Y. Clinicopathologic study of asymptomatic gallbladder carcinoma found at autopsy. Cancer 1989, **64**: 98–103.

299 Malats N, Porta M, Piñol JL, Corominas JM, Rifà J, Real FX for the PANK-*ras* I Project Investigators. *Ki-ras* mutations as a prognostic factor in extrahepatic bile system cancer. J Clin Oncol 1995, **13**: 1679–1686.

300 Nadler LH, McSherry CK. Carcinoma of the gallbladder. Review of the literature and report on 56 cases at the Beth Israel Medical Center. Mt Sinai J Med 1992, **59**: 47–52.

301 Nevin JE, Moran TJ, Ray S, King R. Carcinoma of the gallbladder. Staging, treatment and prognosis. Cancer 1976, **37**: 141–148.

302 Oertli D, Herzog U, Tondelli P. Primary carcinoma of the gallbladder. Operative experience during a 16 year period. Eur J Surg 1993, **159**: 415–420.

303 Ouchi K, Suzuki M, Saijo S, Ito K, Matsuno S. Do recent advances in diagnosis and operative management improve the outcome of gallbladder carcinoma? Surgery 1993, **113**: 324–329.

304 Piehler JM, Crichlow RW. Primary carcinoma of the gallbladder. Surg Gynecol Obstet 1978, **147**: 929–942.

305 Roa I, Araya JC, Shiraishi T, Yatani R, Wistuba I, Villaseca M, De Aretxabala X. DNA content in gallbladder carcinoma. A flow cytometric study of 96 cases. Histopathology 1993, **23**: 459–464.

306 Sato Y, Tanaka J, Koyama K, van Gulik TM, Lygidakis NJ, van der Heyde MN. Tumor DNA content in gallbladder carcinoma. Hepatogastroenterology 1993, **40**: 375–379.

307 Shimada H, Endo I, Togo S, Nakano A, Izumi T, Nakagawara G. The role of lymph node dissection in the treatment of gallbladder carcinoma. Cancer 1997, **79**: 892–899.

308 Shirai Y, Yoshida K, Tsukada K, Muto T. Inapparent carcinoma of the gallbladder. An appraisal of a radical second operation after simple cholecystectomy. Ann Surg 1992, **215**: 326–331.

309 Shirai Y, Yoshida K, Tsukada K, Muto T, Watanabe H. Early carcinoma of the gallbladder. Eur J Surg 1992, **158**: 545–548.

310 Suzuki T, Takano Y, Kakita A, Okudaira M. An immunohistochemical and molecular biological study of c-erbB-2 amplification and prognostic relevance in gallbladder cancer. Pathol Res Pract 1993, **189**: 283–292.

311 Yamaguchi K, Tsuneyoshi M. Subclinical gallbladder carcinoma. Am J Surg 1992, **163**: 382–386.

CARCINOMA OF EXTRAHEPATIC BILE DUCTS

312 Abraham SC, Leung S, Rosen CB, Wu TT. Precancerous bile duct pathology in sporadic hilar cholangiocarcinoma. Lab Invest 2009, **89**(Suppl 1): 306A.

313 Akwari OE, Van Heerden JA, Foulk WT, Baggenstoss AH. Cancer of the bile ducts associated with ulcerative colitis. Ann Surg 1975, **181**: 303–309.

314 Albores-Saavedra J, Delgado R, Henson DE. Well-differentiated adenocarcinoma, gastric foveolar type, of the extrahepatic bile ducts: a previously unrecognized and distinctive morphologic variant of bile duct carcinoma. Ann Diagn Pathol 1999, **3**: 75–80.

315 Albores-Saavedra J, Murakata L, Krueger JE, Henson DE. Noninvasive and minimally invasive papillary carcinomas of the extrahepatic bile ducts. Cancer 2000, **89**: 508–515.

316 Alexander F, Rossi RL, O'Bryan M, Khettry U, Braasch JW, Walkins E Jr. Biliary carcinoma. A review of 109 cases. Am J Surg 1984, **147**: 503–509.

317 Altemeier WA, Gall EA, Zinninger MM, Hoxworth PI. Sclerosing carcinoma of the major intrahepatic bile ducts. Arch Surg 1957, **75**: 450–461.

318 Argani P, Shaukat A, Kaushal M, Wilentz RE, Su GH, Sohn TA, Yeo CJ, Cameron JK, Kern SE, Hruban RH. Differing rates of loss of dpc4 expression and of p53 overexpression among carcinomas of the proximal and distal bile ducts: evidence for a biologic distinction. Cancer 2001, **91**: 1332–1341.

319 Bardales RGH, Stanley MW, Simpson DD, Baker SJ, Steele CT, Schaefer RF, Powers CN. Diagnostic value of brush cytology in the diagnosis of duodenal, biliary and ampullary neoplasms. Am J Clin Pathol 1998, **109**: 540–548.

320 Batheja N, Suriawinata A, Saxena R, Ionescu G, Schwartz M, Thung SN. Expression of p53 and PCNA in cholangiocarcinoma and primary sclerosing cholangitis. Mod Pathol

2000, **13**: 1265–1268.

321 Beazley RM, Hadjis N, Benjamin IS, Blumgart LH. Clinicopathological aspects of high bile duct cancer. Experience with resection and bypass surgical treatments. Ann Surg 1984, **199**: 623–636.

322 Cucchiara G, Gandini G, Simonetti G, Bracci F, Daffina A. Palliative treatment of extrahepatic bile duct tumors. J Surg Oncol Suppl 1993, **3**: 154–157.

323 De Groen PC, Gores GJ, LaRusso NF, Gunderson LL, Nagorney DM. Biliary tract cancers. N Engl J Med 1999, **341**: 1368–1378.

324 Desa LA, Akosa AB, Lazzara S, Domizio P, Krausz T, Benjamin IS. Cytodiagnosis in the management of extrahepatic biliary stricture. Gut 1991, **32**: 1188–1191.

325 Elias E, Hamlyn AN, Jain S, Long RG, Summerfield JA, Sherlock S. A randomized trial of percutaneous transhepatic cholangiography with the Chiba needle versus endoscopic retrograde cholangiography for bile duct visualization in jaundice. Gastroenterology 1976, **71**: 439–443.

326 Flickinger JC, Epstein AH, Iwatsuki S, Carr BI, Starzl TE. Radiation therapy for primary carcinoma of the extrahepatic biliary system. An analysis of 63 cases. Cancer 1991, **68**: 289–294.

327 Gallagher PJ, Millis RR, Mitchinson MJ. Congenital dilatation of the intrahepatic bile ducts with cholangiocarcinoma. J Clin Pathol 1972, **25**: 804–808.

328 Hayashi S, Miyazaki M, Kondo Y, Nakajima N. Invasive growth patterns of hepatic hilar ductal carcinoma. A histologic analysis of 18 surgical cases. Cancer 1994, **73**: 2922–2929.

329 Henson DE, Albores-Saavedra J, Corle D. Carcinoma of the extrahepatic bile ducts. Histologic types, stage of disease, grade, and survival rates. Cancer 1992, **70**: 1498–1501.

330 Hoang M, Murakata L, Katabi N, Henson D, Albores-Saavedra J. Invasive papillary carcinomas of the extrahepatic bile ducts: a clinicopathologic and immunohistochemical study of 13 cases. Mod Pathol 2002, **15**: 1251–1258.

331 Hong SM, Cho H, Moskaluk CA, Yu E. Measurement of the invasion depth of extrahepatic bile duct carcinoma: an alternative method overcoming the current T classification problems of the AJCC staging system. Am J Surg Pathol 2007, **31**: 199–206.

332 Hong SM, Cho H, Lee OJ, Ro JY. The number of metastatic lymph nodes in extrahepatic bile duct carcinoma as a prognostic factor. Am J Surg Pathol 2005, **29**: 1177–1183.

333 Hong SM, Cho H, Moskaluk CA, Frierson HF Jr, Yu E, Ro JY. CDX2 and MUC2 protein expression in extrahepatic bile duct carcinoma. Am J Clin Pathol 2005, **124**: 361–370.

334 Hsu W, Deziel DJ, Gould VE, Warren WH, Gooch GT, Staren ED. Neuroendocrine differentiation and prognosis of extrahepatic biliary tract carcinomas. Surgery 1991, **110**: 604–610.

335 Iida S, Tsuzuki T, Ogata Y, Yoneyama K, Iri H, Watanabe K. The long-term survival of patients with carcinoma of the main hepatic duct junction. Cancer 1987, **60**: 1612–1619.

336 Kayahara M, Nagakawa T, Ueno K, Ohta T, Takeda T, Miyazaki I. Lymphatic flow in carcinoma of the distal bile duct based on a clinicopathologic study. Cancer 1993, **72**: 2112–2117.

337 Khunamornpong S, Lerwill MF, Siriaunkgul S, Suprasert P, Pojchamarnwiputh S, Chiangmai WN, Young RH. Carcinoma of extrahepatic bile ducts and gallbladder metastatic to the ovary: a report of 16 cases. Int J Gynecol Pathol 2008, **27**: 366–379.

338 Klatskin G. Adenocarcinoma of the hepatic duct at its bifurcation within the porta hepatis. An unusual tumor with distinctive clinical and pathological features. Am J Med 1965, **38**: 241–256.

339 Klempnauer J, Ridder GJ, von Wasielewski R, Werner M, Weimann A, Pichlmayr R. Resectional surgery of hilar cholangiocarcinoma: a multivariate analysis of prognostic factors. J Clin Oncol 1997, **15**: 947–954.

340 Konstantinidis I, Ferrone CR, Genevay M, Lauwers GY, Deshpande V. Intrapancreatic cholangiocarcinomas. A clinicopathological study. Lab Invest 2009, **89**(Suppl 1): 313A.

341 Koo J, Ho J, Wong J, Ong GB. Mucoepidermoid carcinoma of the bile duct. Ann Surg 1982, **196**: 140–148.

342 Kozuka S, Tsubone M, Hachisuka K. Evolution of carcinoma in the extrahepatic bile ducts. Cancer 1984, **54**: 65–72.

343 Laitio M. Carcinoma of extrahepatic bile ducts. A histopathologic study. Pathol Res Pract 1983, **178**: 67–72.

344 Langer JC, Langer B, Taylor BR, Zeldin R, Cummings B. Carcinoma of the extrahepatic bile ducts. Results of an aggressive surgical approach. Surgery 1985, **98**: 752–759.

345 MacCarty RL, LaRusso NF, May GR, Bender CE, Wiesner RH, King JE, Coffey RJ. Cholangiocarcinoma complicating primary sclerosing cholangitis. Cholangiographic appearances. Radiology 1985, **156**: 43–46.

346 Maxwell P, Davis RI, Sloan JM. Carcinoembryonic antigen (CEA) in benign and malignant epithelium of the gallbladder, extrahepatic bile ducts, and ampullae of Vater. J Pathol 1993, **170**: 73–76.

347 Minsky BD, Kemeny N, Armstrong JG, Reichman B, Botet J. Extrahepatic biliary system cancer. An update of a combined modality approach. Am J Clin Oncol 1991, **14**: 433–437.

348 Nagura H, Tsutsumi Y, Watanabe K, Hasegawa H, Fujimoto T, Sugita T, Mitomi T. Immunohistochemistry of carcinoembryonic antigen, secretory component and lysozyme in benign and malignant common bile duct tissues. Virchows Arch [A] 1984, **403**: 271–280.

349 Nakanishi Y, Zen Y, Kawakami H, Kubota K, Itoh T, Hirano S, Tanaka E, Nakanuma Y, Kondo S. Extrahepatic bile duct carcinoma with extensive intraepithelial spread: a clinicopathological study of 21 cases. Mod Pathol 2008, **21**: 807–816.

350 Nishihara K, Tsuneyoshi M, Niyama H, Ichimiya H. Composite glandular-endocrine cell carcinoma of the extrahepatic bile duct. Immunohistochemical study. Pathology 1993, **25**: 90–94.

351 Okuda K, Kubo Y, Okazaki N, Arishima T, Hashimoto M, Jinnouchi S, Sawa Y, Shimokawa Y, Nakajima Y, Noguchi T, Nakano M, Kojiro M, Nakashima T. Clinical aspects of intrahepatic bile duct carcinoma including hilar carcinoma. A study of 57 autopsy-proven cases. Cancer 1977, **39**: 232–246.

352 Qualman SJ, Haupt HM, Bauer TW, Taxy JB. Adenocarcinoma of the hepatic duct junction. A reappraisal of the histologic criteria of malignancy. Cancer 1984, **53**: 1545–1551.

353 Ritchie JK, Allan RM, Macartney J, Thompson H, Hawley PR, Cooke WT. Biliary tract carcinoma associated with ulcerative colitis. Q J Med 1974, **43**: 263–279.

354 Sameshima Y, Uchimura M, Muto Y, Maeda J, Tsuchiyama H. Coexistent carcinoma in congenital dilatation of the bile duct and anomalous arrangement of the pancreatico-bile duct. Carcinogenesis of coexistent gallbladder carcinoma. Cancer 1987, **60**: 1883–1890.

355 Shibahara H, Tamada S, Goto M, Oda K, Nagino M, Nagasaka T, Batra SK, Hollingsworth MA, Imai K, Nimura Y, Yonezawa S. Pathologic features of mucin-producing bile duct tumors: two histopathologic categories as counterparts of pancreatic intraductal papillary-mucinous neoplasms. Am J Surg Pathol 2004, **28**: 327–338.

356 Strom BL, Hibberd PL, Soper KA, Stolley PD, Nelson WL. International variations in epidemiology of cancers of the extrahepatic biliary tract. Cancer Res 1985, **45**: 5165–5168.

357 Suda K, Matsumoto Y, Miyano T. An extended common channel in patients with biliary tract carcinoma and congenital biliary dilatation. Surg Pathol 1988, **1**: 65–69.

358 Takao S, Uchikura K, Yonezawa S, Shinchi Haikou T. Mucin core protein expression in extrahepatic bile duct carcinoma is associated with metastases to the liver and poor prognosis. Cancer 1999, **86**: 1966–1975.

359 Tompkins RK, Thomas D, Wile A, Longmire WP Jr. Prognostic factors in bile duct carcinoma. Analysis of 96 cases. Ann Surg 1981, **194**: 447–457.

360 van der Wal AC, van Leeuwen DJ, Walford N. Small cell neuroendocrine (oat cell) tumour of the common bile duct. Histopathology 1990, **16**: 398–400.

361 Vardaman C, Albores-Saavedra J. Clear cell carcinomas of the gallbladder and extrahepatic bile ducts. Am J Surg Pathol 1995, **19**: 91–99.

362 Wee A, Ludwig J, Coffey RJ, LaRusso NF, Wiesner RH. Hepatobiliary carcinoma associated with primary sclerosing cholangitis and chronic ulcerative colitis. Hum Pathol 1985, **16**: 719–726.

363 Weinbren K, Mutum SS. Pathological aspects of cholangiocarcinoma. J Pathol 1983, **139**: 217–238.

364 Whelton MJ, Petrelli M, George P, Young WB, Sherlock S. Carcinoma of the junction of the main hepatic ducts. Q J Med 1969, **38**: 211–230.

365 Yamamoto M, Nakajo S, Tahara E, Miyoshi N. Endocrine cell carcinoma of extrahepatic bile duct. Acta Pathol Jpn 1986, **36**: 587–593.

366 Zen Y, Adsay NV, Bardadin K, Colombari R, Ferrell L, Haga H, Hong SM, Hytiroglou P, Klöppel G, Lauwers GY, van Leeuwen DJ, Notohara K, Oshima K, Quaglia A, Sasaki M, Sessa F, Suriawinata A, Tsui W, Atomi Y, Nakanuma Y. Biliary intraepithelial neoplasia: an international interobserver agreement study and proposal for diagnostic criteria. Mod Pathol 2007, **20**: 701–709.

367 Zen Y, Fujii T, Itatsu K, Nakamura K, Konishi F, Masuda S, Mitsui T, Asada Y, Miura S, Miyayama S, Uehara T, Katsuyama T, Ohta T, Minato H, Nakanuma Y. Biliary cystic tumors with bile duct communication: a cystic variant of intraductal papillary neoplasm of the bile duct. Mod Pathol 2006, **19**: 1243–1254.

OTHER MALIGNANT TUMORS

368 Aldabagh SM, Shibata CS, Taxy JB. Rhabdomyosarcoma of the common bile duct in an adult. Arch Pathol Lab Med 1986, **110**: 547–550.

369 Angeles-Angeles A, Quintanilla L, Larriva J. Primary carcinoid of the common bile duct.

Immunohistochemical characterization of a case and review of the literature. Am J Clin Pathol 1991, **96**: 3341–3444.

370 Bisig B, Copie-Bergman C, Baia M, Gaulard P, Delbecque K, Fassotte MF, Boniver J, de Leval L. Primary mucosa-associated lymphoid tissue lymphoma of the gallbladder: report of a case harboring API2/MALT1 gene fusion. Hum Pathol 2009, **40**: 1504–1509.

371 Carstens PHB, Ghazi C, Carnighan RH, Brewer MS. Primary malignant melanoma of the common bile duct. Hum Pathol 1986, **17**: 1282–1285.

372 Chamberlain RS, Blumgart LH. Carcinoid tumors of the extrahepatic bile duct. A rare cause of malignant biliary obstruction. Cancer 1999, **86**: 1959–1965.

373 Chittal SM, Ra PM. Carcinoid of the cystic duct. Histopathology 1989, **15**: 643–646.

374 Davis GL, Kissane JM, Ishak KG. Embryonal rhabdomyosarcoma (sarcoma botryoides) of the biliary tree. Report of five cases and review of the literature. Cancer 1969, **24**: 333–342.

375 Deugnier Y, Turlin B, Lehry D, Pennarun JR, Verger P, Launois B, Ramee MP. Malignant melanoma of the hepatic and common bile ducts. A case report and review of the literature. Arch Pathol Lab Med 1991, **115**: 915–917.

376 Dong XD, DeMatos P, Prieto VG, Seigler HF. Melanoma of the gallbladder: a review of cases seen at Duke University Medical Center. Cancer 1999, **85**: 32–39.

377 Enad JG, Lapa JC, Jaklic B, Nellestein ME, Ghosh BC. Kaposi's sarcoma of the gallbladder. Mil Med 1992, **157**: 559–561.

378 Fidias P, Carey RW, Grossbard ML. Non-Hodgkin's lymphoma presenting with biliary tract obstruction. A discussion of seven patients and a review of the literature. Cancer 1995, **75**: 2063–2068.

379 Fullarton GM, Burgoyne M. Gallbladder and pancreatic metastases from bilateral renal carcinoma presenting with hematobilia and anemia. Urology 1991, **38**: 184–186.

380 Golbey S, Gerard PS, Frank RG. Metastatic hypernephroma masquerading as acute cholecystitis. Clin Imaging 1991, **15**: 293–295.

381 Goodman ZD, Albores-Saavedra J, Lundblad DM. Somatostatinoma of the cystic duct. Cancer 1984, **53**: 498–502.

382 King DK, Ewen SWB, Sewell HF, Dawson AA. Obstructive jaundice. An unusual presentation of granulocytic sarcoma. Cancer 1987, **60**: 114–117.

383 Konishi E, Nakashima Y, Smyrk T, Masuda S. Clear cell carcinoid tumor of the gallbladder: a case without von Hippel–Lindau disease. Arch Pathol Lab Med 2003, **127**: 745.

384 Kuroda N, Mizobuchi M, Shimamura Y, Taniguchi Y, Daibata M, Miyoshi I, Ichimura T, Beppu H, Ohara M, Hirouchi T, Mizuno K, Lee GH. An Asian variant of intravascular lymphoma: unique clinical and pathological manifestation in the gallbladder. Apmis 2007, **115**: 371–375.

385 Lack EE, Perez-Atayde AR, Schuster SR. Botryoid rhabdomyosarcoma of the biliary tract. Report of five cases with ultrastructural observations and literature review. Am J Surg Pathol 1981, **5**: 643–652.

386 McCluggage WG, Mackel E, McCusker G. Primary low grade malignant lymphoma of mucosa-associated lymphoid tissue of gallbladder. Histopathology 1996, **29**: 285–288.

387 Maitra A, Krueger JE, Tascilar M, Offerhaus GJ, Angeles-Angeles A, Klimstra DS, Hruban RH, Albores-Saavedra J. Carcinoid tumors of the extrahepatic bile ducts: a study of seven cases. Am J Surg Pathol 2000, **24**: 1501–1510.

388 Mani H, Climent F, Colomo L, Pittaluga S, Raffeld M, Jaffe ES. Gall bladder and extrahepatic bile duct lymphomas: clinicopathological observations and biological implications. Am J Surg Pathol 2010, **34**: 1277–1286.

389 Mendoza-Marin M, Hoang MP, Albores-Saavedra J. Malignant stromal tumor of the gallbladder with interstitial cells of Cajal phenotype. Arch Pathol Lab Med 2002, **126**: 481–483.

390 Mihara S, Matsumoto H, Tokunaga E, Yano H, Ota M, Yamashita S. Botryoid rhabdomyosarcoma of the gallbladder in a child. Cancer 1982, **49**: 812–818.

391 Mosnier JF, Brousse N, Sevestre C, Fléjou JF, Delteil C, Hénin D, Potet F. Primary low-grade B-cell lymphoma of the mucosa-associated lymphoid tissue arising in the gallbladder. Histopathology 1992, **20**: 273–275.

392 Newmark H III, Kliewer K, Curtis A, DenBesten L, Enenstein W. Primary leiomyosarcoma of gallbladder seen on computed tomography and ultrasound. Am J Gastroenterol 1986, **81**: 202–204.

393 Nguyen G. Primary extranodal non-Hodgkin's lymphoma of the extrahepatic bile ducts. Report of a case. Cancer 1982, **50**: 2218–2222.

394 Ortiz-Hidalgo C, de Leon Bojorge B, Albores-Saavedra J. Stromal tumor of the gallbladder with phenotype of interstitial cells of Cajal: a previously unrecognized neoplasm. Am J Surg Pathol 2000, **24**: 1420–1423.

395 Papotti M, Galliano D, Monga G. Signet-ring cell carcinoid of the gallbladder. Histopathology 1990, **17**: 255–259.

396 Peison B, Rabin L. Malignant melanoma of the gallbladder. Report of three cases and review of the literature. Cancer 1976, **37**: 2448–2454.

397 Ricci R, Maggiano N, Martini M, Mulé AMA, Pierconti F, Capelli A, Larocca LM. Primary malignant melanoma of the gall bladder in dysplastic naevus syndrome. Virchows Arch 2001, **438**: 159–165.

398 Riopel MA, Klimstra DS, Godellas CV, Blumgart LH, Westra WH. Intrabiliary growth of metastatic colonic adenocarcinoma: a pattern of intrahepatic spread easily confused with primary neoplasia of the biliary tract. Am J Surg Pathol 1997, **21**: 1030–1036.

399 Rugge M, Sonego F, Militello C, Guido M, Ninfo V. Primary carcinoid tumor of the cystic and common bile ducts. Am J Surg Pathol 1992, **16**: 802–807.

400 Ruymann FB, Raney B Jr, Crist WM, Lawrence W Jr, Lindberg RD, Soule EH. Rhabdomyosarcoma of the biliary tree in childhood. A report from the Intergroup Rhabdomyosarcoma Study. Cancer 1985, **56**: 575–581.

401 Sinkre PA, Murakata L, Rabin L, Hoang MP, Albores-Saavedra J. Clear cell carcinoid tumor of the gallbladder another distinctive manifestation of Von Hippel–Lindau disease. Am J Surg Pathol 2001, **25**: 1334–1339.

402 Sreekantaiah C, Rao UN, Karakousis CP, Sandberg AA. Cytogenetic findings in a malignant fibrous histiocytoma of the gallbladder. Cancer Genet Cytogenet 1992, **59**: 30–34.

403 Tanaka K, Iida Y, Tsutsumi Y. Pancreatic polypeptide-immunoreactive gallbladder carcinoid tumor. Acta Pathol Jpn 1992, **42**: 115–118.

404 Wagner MS, Shoup M, Pickleman J, Yong S. Primary malignant melanoma of the common bile duct: a case report and review of the literature. Arch Pathol Lab Med 2000, **124**: 419–422.

405 White J, Chan Y-F. Epithelioid angiosarcoma of the gallbladder. Histopathology 1994, **24**: 269–271.

406 Willen R, Willen H. Primary sarcoma of the gallbladder. A light and electron-microscopical study. Virchows Arch [A] 1982, **396**: 91–102.

胰腺和壶腹部 5

冯瑞娥　张　波　译　　张　波　校

章目录

胰　腺

正常解剖学

胰腺是由两个相互独立的胚芽或**胚基**经过旋转融合而构成。腹侧胚芽是发育过程中肝管的一部分，最终构成胰头的后下部和胰钩突部；较大的背侧胚芽，由前肠的另一部分发育而来并伸入背侧的肠系膜，形成胰腺的体尾部和胰头的前部。这一发育过程的异常将导致**环状胰腺**（见422页）和多种类型的**异位胰腺**（见422页）。

正常成人的胰腺由两部分构成。**外分泌部**由以小叶为单位的腺泡构成，其分泌物排入逐级增大的导管，最终汇入**主胰管**（**Wirsung 管**）和**副胰管**（**Santorini 管**）。主胰管终止于 **Vater 乳头**，并常与胆总管汇合。副胰管单独终止于十二指肠小乳头。正常情况下，主胰管和副胰管通过许多吻合支相互连接；如若不然，则副胰管也成为胰腺的主要分泌管，这种情况称为**胰腺分离**，人群发生率约为 10%。据称，这种人容易发生胰腺炎，但此结论尚缺乏足够证据[4,11]。

腺泡细胞较大，呈锥体形，有明显的极向。管腔缘有明显的微绒毛，顶部胞质充满明显嗜酸且 PAS 阳性的酶原颗粒，而底部胞质因富含粗面内质网而呈强嗜碱性。腺泡中心细胞胞质较浅，核呈椭圆形；如它们的名字所提示的，它们位于腺泡中央，与腺泡的引流管——闰管细胞相移行。有时能见到腺泡中心细胞的局灶聚集，不要将它与胰岛混淆[12]。闰管汇合形成小叶内导管，后者被覆小立方形细胞，其胞质淡染[9]。这些小叶内导管与更大的小叶间导管相延续，后者被覆分泌黏液的柱状细胞。主胰管和副胰管除了有更多的杯状细胞外，它们显微镜下的细胞成分与小叶间导管相似[9]。

胰腺的内分泌部主要由胰岛构成[3]。胰岛占成人胰腺的 1% ~ 2%。但在新生儿，它的比例要大得多。大部分胰岛呈圆形，结构紧凑，富含血管，但仅有极少许结缔组织。它们的平均直径为 225μm；虽然存在个体差异，但如果胰岛直径超过 400μm，则属异常。在人类，胰岛主要由以下几型细胞构成：

1. **B 细胞**。这种分泌胰岛素的细胞占胰岛细胞总数的 2/3 ~ 3/4，位于胰岛中央。超微结构上，胰岛素颗粒呈典型的晶体样外观。B 细胞还分泌胰岛细胞淀粉样多肽（islet cell amyloid polypeptide，IAPP），一般认为是一种与胰岛素同时释放的激素[16]。
2. **A 细胞**。这种分泌胰高血糖素的细胞占胰岛细胞总数的 1/5 ~ 1/4，主要位于胰岛的外周部。超微结构上，分泌颗粒的特征是具有偏心的电子致密核心。
3. **D 细胞**。这种分泌生长抑素的细胞数量很少，散在分布于胰岛内。超微结构上，颗粒的内容物电子密度很低。
4. **PP 细胞**。这种分泌胰多肽的细胞在大部分胰岛内很少，典型的位于胰岛外周。

应当指出的是，正如我们通常认为的那样，胰腺的所有内分泌细胞都是内胚层起源的，而非神经嵴起源的[14]。除了 β 细胞以外，所有内分泌细胞嗜铬素 A 和 B 染色均为阳性（但在 β 细胞肿瘤以上标志物通常呈阳性）。另外，突触素、神经元特异性烯醇化酶和神经丝染色也呈阳性[13]。

胰头部的胰岛起源于腹侧胚芽，与其他部位的胰岛不同，其特征是外形极不规则，呈小梁状排列并富含 PP 细胞[15]。

除胰岛以外，导管和腺泡也可见内分泌细胞[2]。这些细胞大部分是 Kultschitsky 型（分泌 5- 羟色胺）和 PP 型细胞。需要注意的是，成人正常胰腺中虽无 G 细胞（分泌胃泌素），但明显的事实是，胰腺是 G 细胞瘤（胃泌素瘤）最好发的部位（见 447 页）。然而，最近在哺乳动物（包括人类）的胰腺中发现有原胃泌素的表达。胎儿胰腺对原胃泌素的加工要比成人胰腺充分，但不如成人的胃窦黏膜[1]。

胰岛母细胞增生症是指胰腺导管周围出现与其紧密相连的胰岛，形成所谓的**小管 - 胰岛复合体**[5,7]。这种情况可以是局灶的，也可以是弥漫的[6]。一般认为这一现象表明，内分泌细胞是由导管基底部的多潜能干细胞活化形成的。在婴儿，轻度的胰岛母细胞增生仍属正常[10]。但有报道称，在新生儿低血糖患者中可见胰岛母细胞的重度增生，同时伴有（或不伴有）胰岛的增生[5]。胰岛母细胞增生症伴有顽固性的高胰岛素性低血糖症的病例在成人也偶有报道。但其形态学改变与功能异常之间的相关性很差[8]。

先天性异常

环状胰腺

环状胰腺是一种少见的胚胎发育异常。它是由于腹侧的胚基没能恰当旋转引起的[19,21]。它可以单独存在，也可以与胃肠道的其他先天性异常共存[17,18]。这种异常最常见于 Down 综合征[20]。大体上，可见胰腺实质环绕十二指肠，并可致十二指肠狭窄[17]。环状胰腺的导管从前面发出，在十二指肠上面绕向右侧，接着向后，并在十二指肠后面绕向左侧，经过胆总管附近，最终汇入主胰管[23]。手术时，需要牢记这些解剖变异[18]。胰腺炎的发生可能与这种异常有关。

显微镜下，环状胰腺的胰岛外形极不规则，富含 PP 细胞，因为其起源于腹侧胚芽[22,23]。

异位胰腺

胰腺组织异位是一种相对常见的先天性异常。最常见于十二指肠（尤其是第二部分）、胃和空肠，但也可见于回肠、Meckel 憩室、胃和肠管憩室、胆囊和胆管、大肠、脾（通常位于包膜内或靠近包膜下）、网膜、腹壁和其他部位[32,34]。

大体上，胰腺异位组织与正常胰腺组织相似，为质硬的、黄色分叶状结节，直径可达 4cm，与周围组织界线清楚（图 5.1）。发生于黏膜下的异位胰腺因有中央导

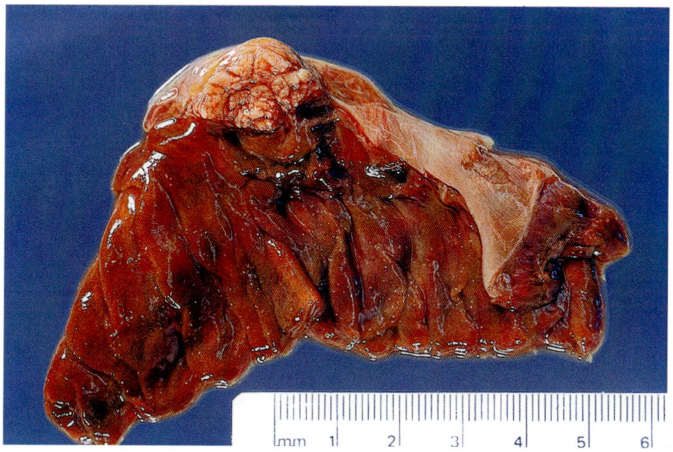

图5.1 空肠壁内的异位胰腺。（Courtesy of Dr RA Cooke, Brisbane, Australia; from Cooke RA, Stewart B. Colour atlas of anatomical pathology. Edinburgh, 2004, Churchill Livingstone）

管开口于消化道，常常形成中央脐凹。放射学检查可见脐凹和导管，这是重要的诊断征象[26]。显微镜下，总能找到腺泡和导管，但仅有1/3的病例可找到胰岛。在部分病例还能见到幽门型黏液腺成分。其胰岛含有所有主要类型的内分泌细胞，但在不同病例其相对数量相差悬殊。虽有相反的例子，但大部分异位胰腺的胰岛富含α细胞，缺乏PP细胞（背型），但有时恰恰相反（腹型）[28]。位于胃的异位胰腺需与胃黏膜的胰腺化生鉴别（见第1章）[35]。

胰腺的每一种病理改变均可发生于异位的胰腺组织，包括急性胰腺炎和各种外分泌性和内分泌性肿瘤[24,25,33,35]。发生于胃的异位胰腺可导致出血、溃疡或幽门梗阻[27]；发生于Vater壶腹的异位胰腺可导致梗阻性黄疸。据推测，一些报道的脾内黏液性囊腺瘤是起源于异位胰腺的[26,31,32]。

胰腺炎

急性胰腺炎

急性胰腺炎的发病机制尚有争议[42,58,70,71]。实验研究的困难在于，大部分实验动物缺乏罹患本病的自然病程。1901年，Opie[60]发现了1例急性胰腺炎伴有壶腹部小结石的病例，根据这一著名病例，他推测，梗阻可能是急性胰腺炎的病因。这枚结石把胆总管和主胰管变成了一个“共同通道”。这一假说认为，胆汁通过胆总管进入胰管，进而激活胰蛋白酶原，于是启动了一系列变化，包括导管壁、周围实质、血管壁均被胰蛋白酶消化，同时，在脂肪酶的作用下，脂肪崩解并形成钙皂。从理论上讲，Oddi括约肌纤维化或这个部位的肿瘤会导致相似的过程。事实上，继发于壶腹部肿瘤或胰头的原发性和转移性肿瘤的急性胰腺炎病例已有报道[51]。

这个理论不能解释的是，在急性胰腺炎中，壶腹部有结石嵌顿或有其他明确解剖因素而形成共同通道的病例少于5%。对这一矛盾可做如下解释：Vater壶腹因各种原因发生暂时性的堵塞，这些原因包括：活动性结石、胆道内的泥沙样结石或Oddi括约肌痉挛；所有这些，均可在没有明确结石嵌顿的情况下形成共同通道。Acosta和Ledesma[38]发现，在罹患急性胰腺炎的36人中，34人的粪便中可找到胆石；而对照组（患者有胆石症但无急性胰腺炎）的36人中仅有3人的粪便中可找到胆石。Lee等[57]发现，在31例“特发性”急性胰腺炎中有23例胆道内有泥沙样结石（单羟胆固醇结晶或胆红素钙盐颗粒的沉积）。实验动物和人的括约肌痉挛现象可以通过药物和放射显像等方法在不同条件下证实，包括给予引起肌肉收缩的药物（如吗啡）和引起肌肉松弛的药物（如亚硝酸盐类）。约25%的术后患者经T管造影可见胰管显影。如果胆总管的T管位置恰当，经静脉给药引起胰腺分泌后可以从T管内得到几乎纯的胰液[45]。如果用吗啡引起Oddi括约肌痉挛，并经T管将造影剂打人胆总管，则整个胰管系统将显影。从胆囊或胆总管获取的胆汁常含有胰酶；相反，胰腺炎患者手术时常于胰周组织中发现胆汁，这可能是由胰管破裂引起的。

所有这些实验均证实，在生理条件下，的确可以形成共同通道。胆囊、胆管和胰管的相对分泌压力（在不同状态下波动很大）和Oddi括约肌的功能状态决定了消化液流动的方向和方式。

针对这个问题进行的另一项相关研究是对这个部位进行了仔细的解剖学检查，以确定单就解剖学因素而言，形成共同通道的概率有多大。几项尸解研究表明，壶腹部有许多解剖学变异可以阻止共同通道的形成。其中包括：有间隔将胆总管与胰管分开，以及主胰管单独向十二指肠排泌。这些解剖学研究得出的比较一致的意见是：人群中有50%～60%存在解剖学上的共同通道[50]。

副胰管（Santorini管）的解剖学位置同样重要，因为它没有括约肌。因此，如果它与主胰管相通，而后者又与胆总管相通，则胆管内的压力势必增高。在Howard和Jones[52]研究的150例病例中，有54例（占36%）其副胰管与主胰管是相通的。非常有意思的是，主副胰管相通的现象大约见于50%的有反流的病例；而在没有反流的病例中，只有15%出现这一现象。

关于胰腺炎发病机制的梗阻理论的另一学说认为，单单胰管的部分或全部堵塞就足以产生胰腺炎，其机制是：胰腺分泌增多，小导管和腺泡破裂以及胰酶释放进入胰腺实质。在另一项经典的研究中，Rich和Duff[67]认为，胰腺导管的鳞状上皮化生可以导致上述梗阻。然而，尸解发现，至少6%的正常胰腺存在鳞状上皮化生[44]。有意思的是，如果伴有异位胰腺的患者发生急性胰腺炎，炎症也会累及异位的胰腺组织。

据推测，正常情况下大量存在于腺泡细胞内的丁酸胆碱酯酶可能与胰腺炎的发生直接相关[47,48]。撇开精确的致病机制，事实上大部分急性胰腺炎与以下因素有关：胆道疾病（63%）、酗酒（8%）和创伤。某些胰腺炎病例，尤其是在AIDS人群中，胰腺炎与某些特异性感染有关，如弓形体病[39,46]或腺病毒感染[62]。

大体上，急性胰腺炎既可表现为胰腺肿胀和水肿，又可以表现为胰腺的外形仍保持完整；也可表现为胰腺组织的出血和坏死性团块[55]（图5.2）。呈黄色斑块或结节状的脂肪坏死可见于胰腺，也可见于肠系膜和腹膜的脂肪组织（图5.3）。有时，病变可累及附近的结肠；也可导致回肠的部分性肠梗阻、狭窄、穿孔、瘘管形成和缺血性坏死[56]。

显微镜下，胰腺炎的早期改变为：腺泡细胞均质化，导管扩张伴上皮变性，弥漫性间质水肿，白细胞浸润和纤维母细胞反应[66]。胰腺炎是始发于腺泡细胞还是始发于间质仍有争议。如果疾病进展，随之而来的是胰腺组织的广泛坏死和出血。这一过程可以发生在数小时之内，CT造影检查可以证实这一点[53,59]。

腹膜脂肪坏死灶几乎立即出现中性粒细胞的包绕和浸润；这些细胞最后被泡沫组织细胞和淋巴细胞取代。发生脂肪坏死的区域很早就有广泛的钙化。胰腺坏死灶可继发感染，称为感染性胰腺坏死，目前认为是急性胰腺炎的最常见、最严重、最致命的并发症[44,61]。

急性胰腺炎可转化为慢性胰腺炎，但大部分慢性胰腺炎并无急性病史[54,68,72]。

急性胰腺炎的特征是伴有血清淀粉酶升高。这种改变也可见于十二指肠溃疡、肠扭转、坏疽性胆囊炎、主动脉瘤破裂和肠系膜血栓形成[62,71]。血清脂肪酶也升高，并比淀粉酶升高更持久，对确定酒精性胰腺炎有显著意义[66,71]。血清C-反应蛋白是提示胰腺坏死的可靠标志物[51]。

急性胰腺炎的死亡率约为20%[41]。当胰腺有出血和坏死时死亡率（50%）比有肿胀和水肿时高（10%～15%）。最常用的治疗方案是对临床可疑的患者进行4～6小时的积极内科治疗，如诊断尚有疑问，患者的病情继续恶化，则应做急诊剖腹手术，切除坏死组织（即坏死切除术），术式采取标准剖腹或快速剖腹方式[73]。也有人建议做急诊内镜下逆行胆管胰管造影（ERCP），同时做（或不做）内镜下乳头切开术[50,59]。出现疑为假囊肿的上腹部包块以及黄疸持续加重都是手术指征[60]。做胰腺切除治疗的急性胰腺炎患者要比做胰腺灌洗治疗的患者更容易发生糖尿病[49]。

绝大部分**术后胰腺炎**是由于手术直接创伤造成的[64]。

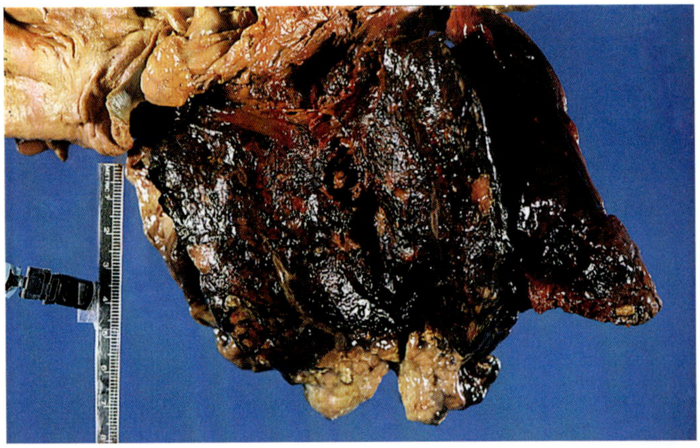

图5.2 急性胰腺炎的大体形态。可见胰腺广泛坏死并累及周围肠系膜。

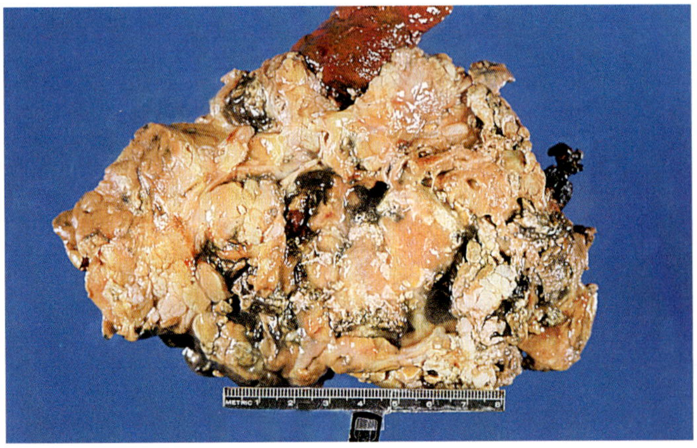

图5.3 急性胰腺炎的大体形态。可见胰腺和肠系膜脂肪的大块脂肪坏死。

在White等[74]报道的70例病例中，28例曾行胆总管探查术，17例做过胃切除术。仅有16例可以除外手术直接损伤的可能性。Asbun等[40]报道的急性复发性胰腺炎患者被认为是内镜下括约肌切开术后乳头狭窄的并发症。

慢性胰腺炎

慢性胰腺炎的致病因素有：癌和结石造成的导管系统梗阻[97]、酗酒（在一些研究中酗酒高达75%）[135,136]、甲状旁腺功能亢进（由于高钙血症）[115,133]、遗传因素（遗传性胰腺炎常在儿童期发病，为常染色体孟德尔显性遗传）[114,142]、结节性动脉炎、腮腺炎[85]、一种“热带”型胰腺炎[83]、结核[130]、结节病[84]、黏膜软斑病[145]、继发于原发性硬化性胆管炎[86,87]和HPV感染（此型通常仅有轻微的组织学改变）。其他一些少见类型的慢性胰腺炎将在后面提及。部分慢性胰腺炎是由于急性胰腺炎发展而来的[132]。

慢性胰腺炎与囊性纤维化基因突变密切相关，提示此基因的异常可能是慢性胰腺炎的重要易感因素[90,128]。

在分子水平，几乎一半的慢性胰腺炎患者有KRAS突变，因此，KRAS突变不应被视为一种恶性指标。而且，它还可见于伴有慢性感染的自限性胰腺病变中[117]。在慢性胰腺炎患者的导管和腺泡细胞中，已发现有大量酸性和碱性纤维母细胞生长因子，提示它们可能参与此病的发病过程[99]。

临床上，慢性胰腺炎的特征性表现为腹痛，疼痛可以很剧烈，这也是外科最常见的手术指征[80,131]。如病情进展，将导致严重的内、外分泌功能不足[112]。

形态学上，慢性胰腺炎可分为两种主要类型，一种可见主胰管梗阻，另一种伴有广泛的实质钙化[124,125]（图5.4和5.5）。

梗阻性慢性胰腺炎是由于胰管狭窄或堵塞引起的，其常见原因是癌和结石。后者被称为**慢性胰腺炎伴有结石**，大部分结石位于距Vater壶腹2～4cm的主胰管内，常仅限于一小部分腺体[95,133]。

非梗阻性慢性胰腺炎（约占慢性胰腺炎的95%），大体上，胰腺呈结节状，质硬，外形不规则，胰腺体积可增大也可萎缩。显微镜下，其主要特征是：腺泡和导管扩张，鳞状上皮化生，管腔内嗜酸性黏蛋白栓形成（常钙化），腺泡萎缩，以及硬化[123]（图5.6）。源于初始损伤的部位，纤维化可主要在小叶间、导管周围或呈弥漫性[105]。当钙化非常广泛时，也称为**慢性钙化性胰腺炎**。常伴有导管上皮增生[140]。

慢性胰腺炎还包括下列类型：

1. **自身免疫性胰腺炎**。最近已经有许多有关该病的介绍。其发病病因机制为自身免疫或过敏反应，对激素治疗反应好。此病主要发生于中年或老年人，男性多见。大体上，可见炎性肿块，多位于胰头部，临床上和手术时与胰腺癌相似。显微镜下，其特征为有密集的淋巴浆细胞浸润和纤维化，因此，又被称为淋巴浆细胞硬化性胰腺炎（图5.7）。它们常伴有非坏死性静脉炎及

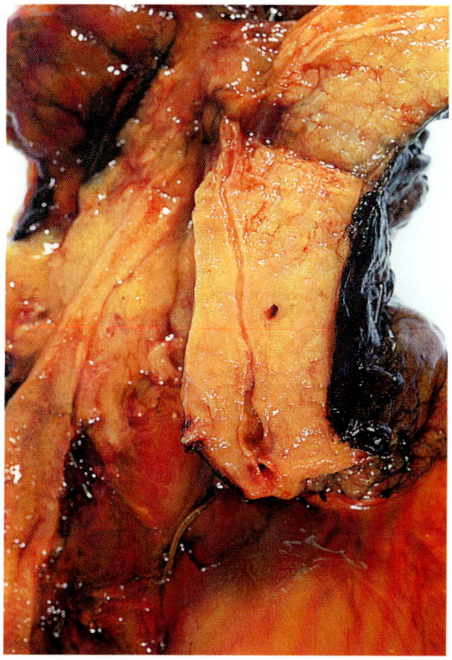

图5.4 慢性胰腺炎的大体形态。可见胰腺广泛纤维化，伴有主胰管的狭窄和扭曲。

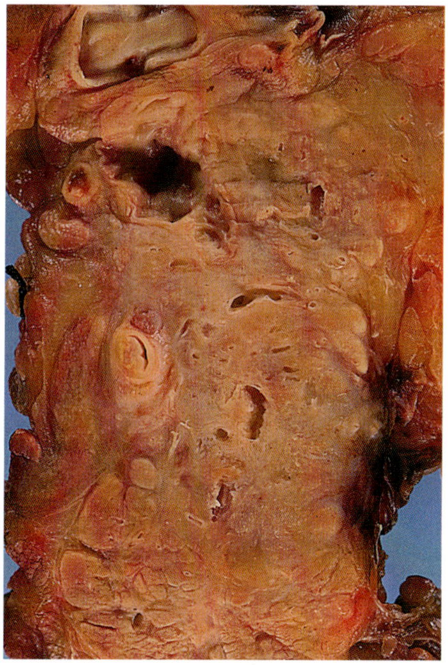

图5.5 另一例慢性胰腺炎的大体特写照片，显示有导管纤维化和囊性扩张，部分导管内充满黏液性分泌物。

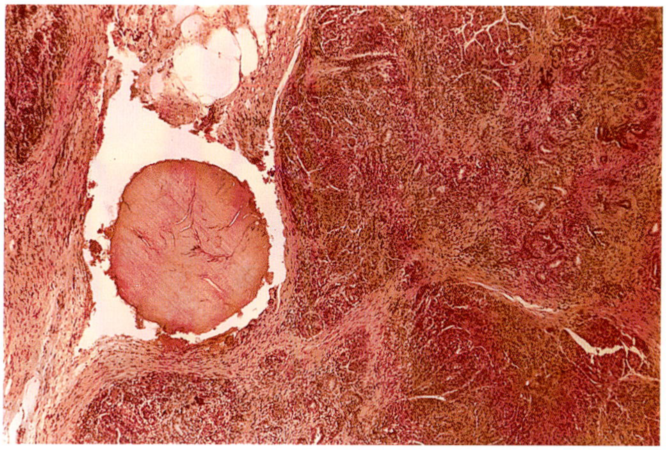

图5.6 慢性胰腺炎。可见囊性扩张导管内有一个蛋白性结石。

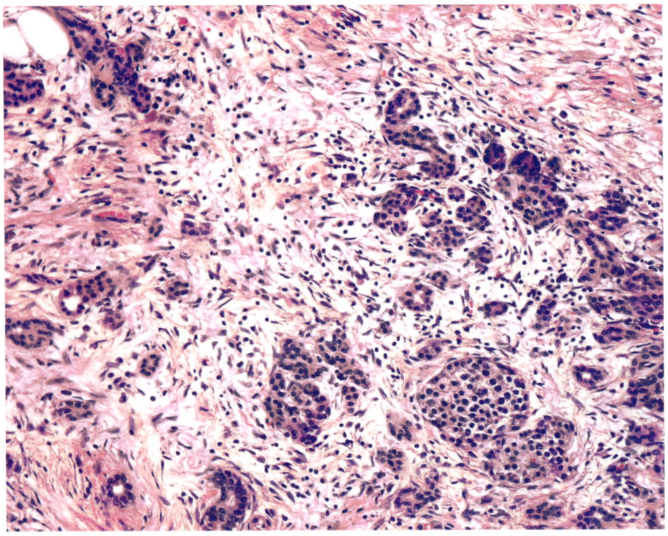

图5.7 硬化性淋巴浆细胞性胰腺炎。可见腺泡成分显著萎缩。

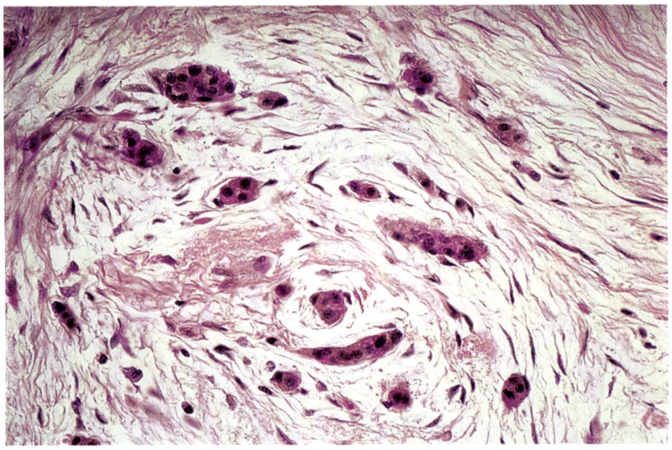

图5.8 慢性胰腺炎。可见胰腺内分泌细胞假肿瘤样增生。

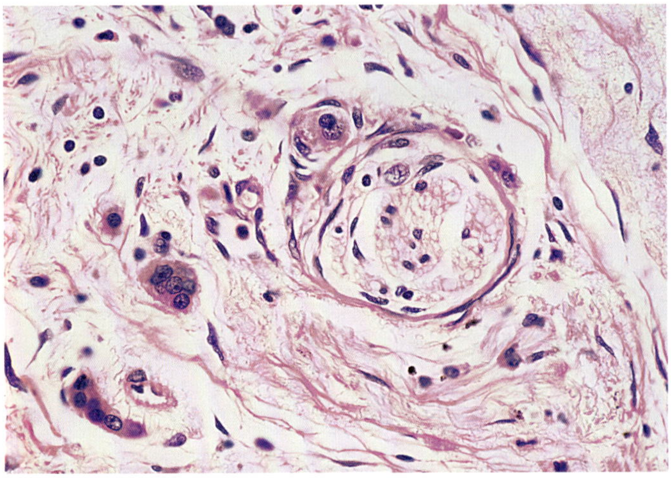

图5.9 慢性胰腺炎。可见广泛纤维化，神经周围有胰腺内分泌细胞环绕，这些细胞胰岛素免疫组织化学染色呈阳性。

其周围的炎症（静脉炎，静脉周围炎）[78]。炎性浸润可以使活检困难[92,120]。浸润可集中于导管中心、小叶中心或两者，因此，有人将此病再分为导管中心、小叶中心或混合型[87,93]。当纤维母细胞成分非常明显时可与炎症型肌纤维母肿瘤混淆[78]。胆囊、肝外胆管或有时肝（主要为肝内胆管）可同时受累[77,88]。偶尔有些病例出现胆管上皮中性粒细胞浸润（粒细胞上皮病变），似乎为另一种类型（所谓的Ⅱ型自身免疫性胰腺炎），发生于较年轻的患者，无 IgG4 滴度升高[88,104,108]。

自身免疫性胰腺炎一般被认为是系统性疾病的胰腺表现，如炎症性纤维硬化，包括硬化性肠系膜炎[126]、腹膜后纤维化、硬化性胆管炎、Riedel 甲状腺炎以及其他，如慢性硬化性泪腺炎、慢性硬化性涎腺炎[88]、小管间质性肾炎[91]、前列腺炎[139]。浆细胞产生大量 IgG4，组织和血清检测均呈阳性，具有特异性[100,110]。胰腺标本[94]、壶腹和壶腹周围分泌 IgG4 的浆细胞数目增加，有助于诊断[127]。

2. **嗜酸性细胞胰腺炎**。需与其他原因引起的胰腺嗜酸性细胞浸润鉴别[76]。
3. **十二指肠旁胰腺炎**。这是一种临床上假肿瘤性疾病，可能继发于副胰管梗阻[89,137,144]。它常位于邻近小乳头的十二指肠壁中或周围[79]。有时在胰头和十二指肠之间形成瘢痕带，这种情况被称为**头沟胰腺炎**[82,143]。其也被称为**囊性萎缩性异位胰腺**[107]。

在慢性胰腺炎中，胰岛的形态因人而异。胰岛通常萎缩，外形不规则，B 细胞数量相对减少[113]。相反，其他病例可见胰岛细胞显著增生，呈条索状和丛状[109]。有时，它们甚至很像恶性肿瘤[81]（图 5.8 和 5.9）。免疫组织化学染色可见各种主要类型的胰岛细胞[81]。在慢性胰腺炎中，常见十二指肠 Brunner 腺增生[134]。

组织学改变的严重程度与胰腺外分泌功能检测之间有很好的相关性[101]。腺泡坏死和急性炎症更常见于有持续腹痛的患者，比在无腹痛的患者多见[121]。然而，有的病例虽有严重的胰源性腹痛，但其形态学改变却很轻微[141]。

慢性胰腺炎的并发症包括假囊肿和假性动脉瘤形成，后者可导致急性大出血[85,96,111]。急性和慢性胰腺炎的另一个少见并发症为广泛播散的脂肪坏死。据推测是由受损的胰腺释放脂肪酶所致。脂肪坏死可以累及皮下脂肪（尤其在腿部）、纵隔、胸膜、心包、骨髓、关节周围脂肪和肝[118]。胰腺炎还可导致另外一些病变发生，包括结节性红斑样皮损、多关节病变和无血管性骨坏死[118]。

慢性胰腺炎的治疗包括胰管引流（通过胰空肠

吻合术或内镜下导管内取石术)、胰腺部分切除术和胰腺次全切除术，可以同时做(或不做)自体胰岛移植[80,98,116,122,129,138]。

胰腺移植

胰腺移植的两大指征是：慢性胰腺炎和胰岛素抵抗性糖尿病[146,155,156]。目前，胰腺移植的1年生存率为90%[151,157]。移植后的两个主要并发症是："移植物胰腺炎"和胰腺血栓形成。两者均发生于术后早期，据说与供体因素、取材和保存条件以及移植后对受体的治疗等因素有关[147,150]。另两个重要的并发症易发生于术后晚期，即原发病的复发和移植物排斥反应。移植胰腺活检对于移植物功能异常原因的判断很重要[149]。显微镜下，移植物排斥反应的特异性改变是血管的改变，如"内皮炎"、血管炎和闭塞性动脉内膜炎[148]。另一种常见的异常是围绕导管的淋巴细胞或混合炎细胞浸润[153]。与预后不良密切相关的形态学特征有：中度到重度的腺泡炎、腺泡组织减少、纤维化和血管腔的狭窄[154]。与内皮炎相比，血管炎是更重要、也更具临床意义的损害，它能提示存在严重的排斥反应[154]。

移植胰腺中分泌胰高血糖素的细胞明显增多，而分泌胰岛素的细胞相对减少[152]。

如果观察到选择性B细胞丧失或出现"胰岛炎"，则提示移植后糖尿病复发。CD45和CD45RO染色有助于胰岛炎的诊断[153]。

脓肿和肉芽肿性炎

胰腺脓肿是急性胰腺炎的常见并发症。它是真正的感染，超过90%的病例可见脓液，微生物检查常能找到细菌[163]。胰腺肿瘤需与继发感染的假囊肿和坏死鉴别，两者具有不同的临床表现、病程和预后[159]。

结核可以影响胰腺并类似于胰腺癌[162]。胰腺**结节病**异常少见，为系统疾病表现[160]。器官移植受体可以发生分枝杆菌感染，如组织胞浆菌感染[158]。在一位长期有类风湿关节炎患者的胰腺也曾发现类**风湿小结**[161]。

假囊肿

假囊肿与胰腺炎、胰腺创伤有关，少数情况下，与大导管的肿瘤性梗阻有关[164,170]。假囊肿可以很大，超出胰腺，进入小网膜囊，并可穿入胃结肠韧带或肝胃韧带。约15%的病例为多发病变[166]。大体上，囊壁厚且不规则，内面粗糙不平，囊内容物浑浊或为血性。显微镜下，它与真囊肿和囊性肿瘤鉴别的最主要特征是其囊壁无被覆上皮。囊液中淀粉酶浓度很高。假囊肿可与导管系统相通或不相通[165]。

胰腺假囊肿的并发症包括穿孔和出血。出血常源于脾动脉，出血量可以很大，并可导致猝死[167]。

对于位于胰体或胰尾部的较小的假囊肿，可采取手术切除治疗。其余大部分假囊肿可采用外引流术(适于感染性假囊肿)或内引流术治疗。如果假囊肿与导管相通，外引流术是禁忌的[165]。传统上，内引流术的手术方式包括：囊肿胃吻合术或囊肿空肠吻合术——吻合到空肠的Roux-en-Y襻上[169]。如果假囊肿与胰腺导管系统相通，则不能施行外引流术[168]。

真囊肿

真囊肿被覆非肿瘤性腺上皮，通常是先天性的，并常伴有其他脏器的囊肿，如肝或肾的囊肿(图5.10)。它们可以是von Hippel-Lindau病或口-面-指综合征Ⅰ型的一部分[176]。真囊肿也被称为**胰腺囊性结构不良**[176]。

其他有上皮被覆的胰腺囊肿包括：潴留囊肿(包括**鳞状样囊肿**，内衬鳞状上皮但囊壁缺乏淋巴细胞，见下文)、**囊性腺泡性转化**、**壶腹周十二指肠壁囊肿**(可能来源于异位胰腺的导管成分)、**肠源性囊肿**、**皮样囊肿**、**黏液性非肿瘤性囊肿**(单房或多房)和**寄生虫囊肿**[171,172,177,178,180,182]。黏液性囊肿与导管内乳头状黏液性肿瘤不同，具有一个apomucin表型，因此易混淆[173]。并且，与后者相反，黏液性囊肿S-100P呈阴性[173]。

淋巴上皮囊肿是胰腺囊肿的一种独特类型，其形态学上与鳃裂起源的同名囊肿相似。它常为多房性囊肿，被覆鳞状上皮。其特征是：囊壁有大量淋巴细胞，并常有生发中心形成[174,181,185]。据推测，胰腺的淋巴上皮囊肿是由于胰腺导管突入淋巴结或胰腺内副脾引起的[171,184](图5.11)。如果果真如此，则它在解剖学和发病机制上

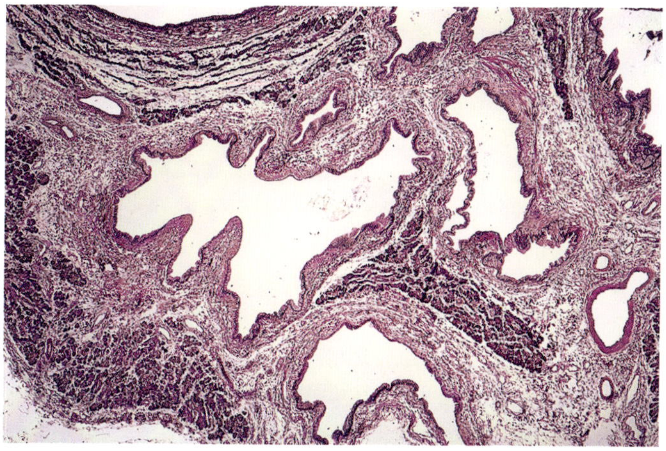

图5.10 胰腺的先天性囊性病变("胰腺囊性结构不良")。

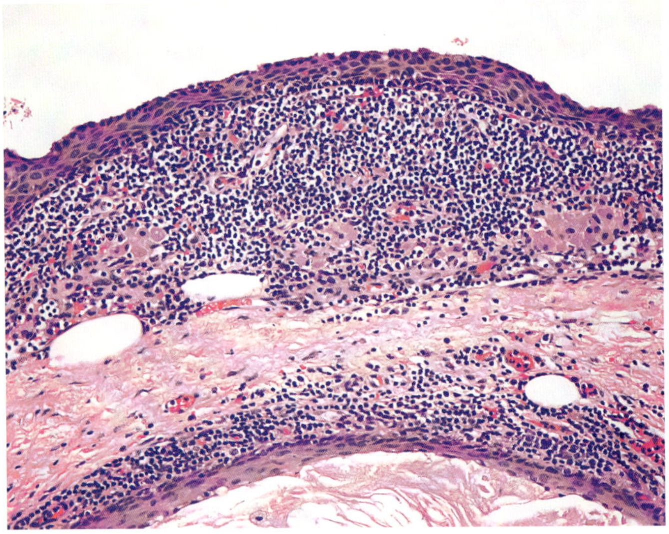

图5.11 胰腺的淋巴上皮囊肿。可见囊肿被覆鳞状上皮。

均与头、颈和纵隔的鳃裂起源的淋巴上皮囊肿相关[183]。

肿 瘤

导管腺癌

一般和临床特征

胰腺外分泌部导管腺癌约占所有胰腺恶性肿瘤的85%[189,203]。其在美国位居恶性肿瘤死亡最常见病因的第4位[197,198]，并且其发病率呈上升趋势，尤其是在女性[218]。胰腺癌与胆囊、肝外胆管、Vater壶腹的肿瘤在胚胎起源、分化途径、患者群、形态学特征上都具有相似性，提示存在致癌的场效应（field effect）[196]。

有的病例为接触β-萘苯胺或联苯胺的工人[204]。吸烟也被认为是一种危险因素[186,200,209]。

约10%的胰腺癌有家族聚集倾向，显示有一定的基因易感性[199,215]。至少有五种相关的综合征：（1）伴有BRCA2种系突变的家族性乳腺癌；（2）伴有P16基因种系突变的家族性非典型多发性痣黑色素瘤综合征；（3）伴有STK11/LKB1基因种系突变的Peutz-Jeghers综合征；（4）伴有一种DNA错配修复基因种系突变的遗传性非息肉性结肠癌；（5）伴有阴离子胰蛋白酶原基因种系突变的遗传性胰腺炎[188,199,207,208,210]。据称，慢性胰腺炎可致胰腺癌风险增高，但两者之间的因果关系很难确定[200,205,219]。也有人提出，胰胆管解剖学变异与胰腺癌发病率有关，这种观点的根据是，尸解发现共同通道缺乏与显微镜下导管上皮异常有关[191]。胰腺癌患者中糖尿病的发病率增高，但这常在诊断胰腺癌的短期内发生，提示大部分是继发的[195]。这一并发症被认为是由于β细胞产生了过多的胰岛淀粉样多肽所致[212]。

大部分胰腺癌患者是老年人，男性略常见（男女比例为1.6 ： 1）[209]。然而，胰腺癌也可发生在40岁以下的年轻人[206]。由于肿瘤所处的特殊位置与肝外胆管关系密切，胰头部的癌常引起进行性黄疸，并且至少半数患者伴有疼痛。大部分病例在诊断时肿瘤已经相当大（约5cm），且常已扩散到胰外（占所有病例的85%）[217]。尸检中有时可见微小癌或罕见的显微镜下癌，常发现已有浸润和神经周播散[193,201]。胰腺体尾部的癌呈隐匿性生长，诊断时常已有转移；在大约25%的患者，它们伴有外周静脉血栓形成[202]。后者可见于有明显肿瘤的晚期患者，也可见于临床隐匿癌患者[211,213]。这种综合征可能是由于肿瘤间质的巨噬细胞释放肿瘤坏死因子、白介素-1和白介素-6所致。另一种机制可能是：肿瘤细胞本身产生一些有促凝活性的物质[187]。

在诊断早期胰腺癌方面已有数种技术取得了不同程度的成功[216]。它们包括CT扫描、核磁共振、腹腔血管造影、超声、内镜下逆行胆管胰管造影（ERCP）、硒蛋氨酸扫描、十二指肠吸取液检查和血清检测[192]。在血清学检查中，常使用各种针对肿瘤相关抗原的单克隆抗体。Span-1和CAl9-9抗原水平的测定似乎比CEA或其他标志物更有效[190,194,214]。

部位和大体特征

2/3的胰腺癌位于胰头部，其余1/3位于胰体、胰尾部。约20%的患者的肿瘤呈多灶性。大部分肿瘤界限不清，质硬，切面呈灰黄色（图5.12）。偶尔肿瘤有广泛囊性变[221,222]。1/4的胰头癌可直接蔓延侵犯十二指肠壁。受累的胰管通常高度扩张，管腔内充满坏死的肿瘤组织。导管的扩张可以超出瘤体本身，并延续很远。胰外扩散非常常见。一旦广泛扩散，则很难确定肿瘤是否原发于胰腺。Cubilla和Fitzgerald[220]发现，在临床诊断的胰腺癌中，1/3的病例的肿瘤并非源于胰腺，而是来源于十二指肠（壶腹）、腹膜后，或为转移癌。在其观察的28例肿瘤大体上位于胰头的患者中，最终证实肿瘤来源于胰腺导管的仅占14例，其中5例来源不明。其余分别来源于壶腹、胆管、十二指肠。

远离肿瘤的非瘤性胰腺组织可表现为广泛萎缩、慢性炎症、纤维化和前述的导管扩张。它们也可为癌前病变，如胰腺上皮内瘤样病变（PanIN，见下文），尤其是在家族性病例[223]。

形态学特征

胰腺导管腺癌分为高分化、中分化和低分化三种（图5.13A）。除了导管内乳头状黏液性肿瘤外，仅极少数病例呈乳头状生长（见下节）[228]。对于高分化肿瘤，显微镜下诊断可能会非常困难[234]。需要仔细观察细胞

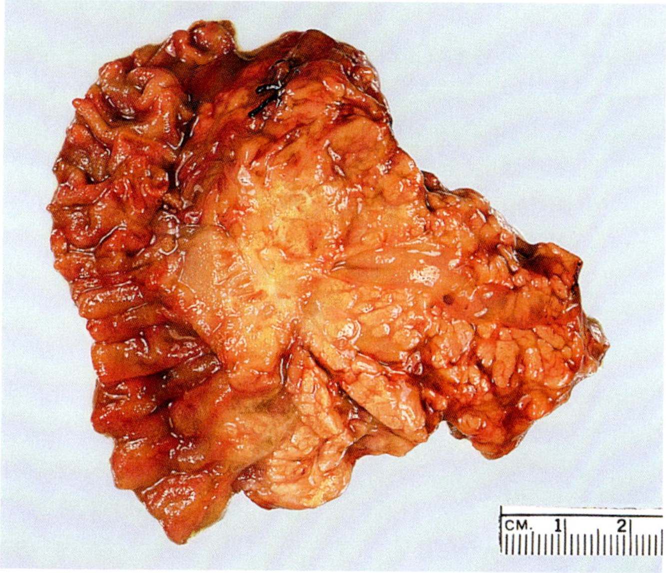

图5.12　胰头部的典型浸润性导管癌的大体形态。可见肿瘤突入十二指肠肠腔。

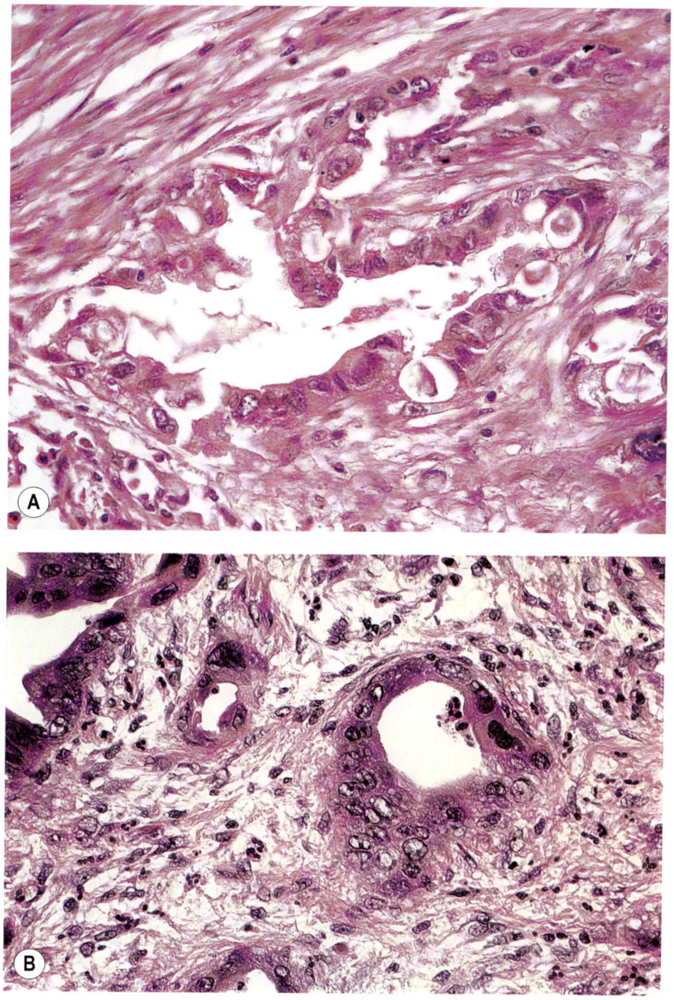

图5.13　A和B，胰腺导管腺癌。肿瘤的典型特征为高分化的组织结构和显著的细胞非典型性。

的细微特征。低倍镜下，腺体分化良好，管腔较大，被覆一层或数层圆柱状或立方形上皮。其整个低倍镜下所见，除了腺体的外形和分布具有不规则性以及特有的环绕腺体的呈同心圆状排列的纤维间质等特征之外，并不很像癌[235]；然而，高倍镜检查内衬上皮会发现提示恶性肿瘤的一个或几个形态学特征：核的多形性明显、极性丧失、明显的核仁和较多的核分裂象。这种细胞形态的高度异型和组织结构的低度非典型性是胰腺胆管部位肿瘤的特征[239]（图 5.13B）。神经周围浸润见于 90% 的病例，这是诊断本病的另一个重要特征。但有两种情况应引起警惕：一种是在胰腺神经中可见到良性上皮包含物[230]；另一种是在慢性胰腺炎中也能见到胰岛细胞向神经周围延伸的现象[226]。神经周围浸润可以从胰内神经蔓延到胰外神经丛，这也是外科手术困难重重的原因[240,243]。在半数患者可见血管浸润，尤其是静脉。导管周围有脂肪组织围绕而无腺泡（即裸导管）被认为是浸润和恶性征象[225,236,242] 但 Wachtel 和 Miller 进行的仔细的尸体解剖证实[246]，此种现象也常见于慢性胰腺炎伴实质萎缩而无肿瘤的病例。

在 20% ~ 30% 的病例中，在癌组织周围的导管上皮内可以找到原位癌，有时后者见于远离瘤块的部位，甚至是手术断端[232,244]。在 1/2 的癌症患者中可见导管上皮的乳头状增生和非典型增生，而在对照组却极少见[227,229,231,238,241]（图 5.14）；相反，鳞状上皮化生、幽门腺化生、黏液腺肥厚和局灶上皮增生在两组之间没有显著差异[231,237]。基于以上原因，原位癌和非典型增生（现在二者统称为胰管上皮内瘤变或 PanIN）被认为是浸润性导管癌的癌前病变[224]。支持以上观点的依据还有，这些病变可以见于发展为浸润性癌数年前。分子遗传学证据显示，它们与浸润性癌具有许多共同的基因改变（见下节），几乎均可见端粒缩短[245]。

由于肿瘤侵犯，管腔可闭塞，小叶组织可能因此被完全破坏，而胰岛组织通常能保存良好，这种现象称为胰岛胰腺；胰岛可以发生萎缩和增生两种改变。最常见的是，胰岛有不同程度上的破坏，并导致亚临床或显性糖尿病。罕见的是，远离导管腺癌的胰岛组织增生，并导致患者出现低血糖症。Gambill[233] 发现，在 255 例患有胰腺癌或壶腹癌的患者中，26 例（10%）有明显的胰腺炎；胰腺炎的存在明显延误了胰腺癌的诊断。

组织化学和免疫组织化学特征

1. **黏蛋白**。大部分胰腺导管腺癌黏液染色呈阳性。这些黏液属胃型或小肠型，通常缺乏 8-0- 乙酰 -N- 乙酰

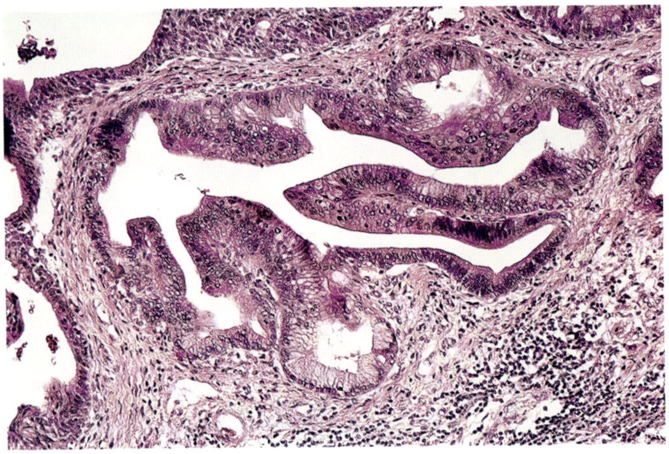

图5.14 胰腺导管非典型增生（PanIN）。此例胰腺的其他部位有浸润性导管腺癌。

神经氨酸，这种物质为大肠型黏液的标志物[264,276,278]。免疫组织化学染色60%多的普通浸润性导管癌和原位癌（PanIN）表达糖蛋白MUC1，支持二者在发病机制有相关性；这与以下描述的导管内乳头状癌、黏液（胶样）癌、壶腹癌和结肠癌不同，它们表达MUC2[247]。

2. **角蛋白**。表达的角蛋白为单层上皮的角蛋白，如角蛋白7、8、18和19（与正常导管细胞一样），但也表达角蛋白15/16、17，部分细胞还可表达角蛋白5、10和13[268,275]。角蛋白20在胰腺导管癌中的表达少于在壶腹癌中的表达[188]，但这种差异对诊断帮助不大[255]。
3. **上皮膜抗原（EMA）、CEA、CA19-9、B7和间皮素**[254,257,258]。
4. **胰腺癌相关抗原**，如DU-PAN-2、YPan-1、SPan-1、Tn和sialosyl-Tn抗原以及DF3抗原（乳腺型黏蛋白apomucin）[250,251,267]。然而，一些慢性胰腺炎同样表达这些标志物，因此极大地阻碍了它们在鉴别诊断中的运用[260,262,272,273]。
5. M1和组织蛋白酶E：导管腺癌中常能检测到的其他一些物质有M1和组织蛋白酶E（组织蛋白酶E，一种胃表面小凹上皮细胞的标志物）以及胃蛋白酶原Ⅱ（一种胃十二指肠黏液胃酶细胞的标志物），表明它们常有胃肠分化[271]。
6. **绒毛蛋白**，一种与微绒毛刷状缘中轴微丝相关的细胞骨架蛋白[249]。
7. **表皮生长因子受体**[261]。
8. **Maspin**[266]。
9. **海胆fascin homolo**，可用表达微阵列（global expression microarray）检测到[263]。
10. **KOK**（K同源域包含蛋白）[277]。
11. **足糖萼蛋白样蛋白1**[265]。
12. **层粘连蛋白**，在肿瘤腺体和间质之间可表达[256]。
13. **内分泌和神经标志物**。大部分导管腺癌中都有少量内分泌细胞。应用银染色、嗜铬素或任意一种胰岛细胞激素免疫组织化学染色均可发现[253,259,270,274]。也常见神经细胞黏附分子N-CAM表达[252]。在少数病例中，免疫组织化学染色可发现：在同一肿瘤中混合存在导管和内分泌两种成分[269]。

分子遗传学特征

细胞遗传学研究常见1p、3p、6p、8p和17p的基因结构重排（或缺失），这些改变可能在胰腺癌发病中起到重要作用[290]。超过90%的病例有KRAS癌基因突变，代表早期遗传学改变[288,296]。90%以上的病例有P16/CDKN2A的失活[281,288]，75%有TP53突变[280,284,291,296]，DPC4失活性突变55%的病例（图5.15）。

HER2癌基因过表达可见于约半数的病例[299]。同样，HER2/neu可见于大多数伴有浸润病变的导管内非典型增生病变，以上现象符合它作为一种生长因子相关信号传导介质的作用[283,293]。有必要提及的是，确定同一胰腺导管癌病例的浸润癌和伴随（或可能前期）的上皮内病变的分子遗传学改变，可以提供胰腺癌基因改变进展的重要信息，如图5.15所示[279,287,289,298,300]。

需要指出的重要一点是，缺乏浸润癌或原位癌和导管非典型增生的慢性胰腺炎患者常显示KRAS突变，提示这一基因改变不是恶性甚至癌前病变所特异的，它可以出现于自限性疾病[292,294]。显然，这种情况大大限制了KRAS这一标志物在组织学和细胞学材料中的诊断价值。约半数胰腺导管癌有DPC4抑癌基因失活，后者从不出现在良性病变中。因此，在胰管活检标本免疫组织化学染色中，有导管上皮DPC4蛋白产物的缺失，高度提示癌[286,297]。

最近的一项研究应用癌特异性高通量体细胞突变分析技术（cancer-specific high-throughput annotation of somatic mutations, CHASM）对胰腺癌进行的广泛测序分析显示，除了已知的基因（TP53、SMAD4、P16/CDKN2A）、编码激酶的基因（PIK3CG、DGKA、STK33、TTK、PRKCG）、细胞周期相关蛋白（NEK8）以及涉及细胞黏附的蛋白（CMAS、PCDHB2）以外，还有许多新的可能的启动子发生突变[282]。

部分胰腺导管腺癌中可见的另一个分子改变是：由于DNA错配修复基因表达缺失导致的微卫星不稳定性。有意思的是，伴有这种改变的肿瘤倾向于有野生型KRAS表达、推挤的边界以及合体样生长方式（即髓样癌样形态）[285,296]。这类肿瘤通常具有BRAF基因突变，一种KRAS途径的下游因子[296]。

DNA倍体分析发现，约半数病例存在DNA非整倍体，在分化差的肿瘤中，后者的发生率更高[295,301]。但这

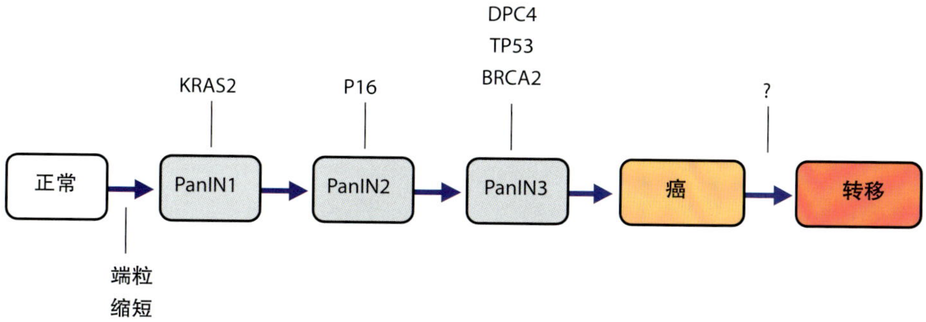

图5.15 胰腺癌发生的遗传演进模式。演进从组织学上正常的上皮到低级别胰腺上皮内瘤变（PanIN1和PanIN2），再到高级别胰腺上皮内瘤变（PanIN3）和浸润性癌（从左至右），伴随着特异性遗传改变的积累。根据演进模式中的顺序，分子异常可分为早期（KRAS2突变，端粒短缩）、中期（P16/CDKN2A丢失）以及晚期（DPC4/SMAD4、TP53、BRCA2突变）。但是，特异性促进肿瘤转移演进的变化依然不明。（From Yachida S, Iacobuzio-Donahue CA. The pathology and genetics of metastatic pancreatic cancer. Arch Pathol Lab Med 2009, **133:** 413–422）

个指标能否作为预后的独立参数，还有待观察。

其他形态学类型

胰腺腺癌还有其他一些具有独特特征的少见类型，包括**腺鳞癌**（这个名称比起黏液表皮样癌或腺棘癌更准确）[312,320]、**嗜酸细胞癌**（需与胰腺其他类型的嗜酸细胞肿瘤鉴别（见 438 页）（图 5.16）[310,317]、**透明细胞癌**（免疫组织化学上表达肝细胞核因子 1β）[311,313,315,319]、**肝样癌**[309,318,322]、**印戒细胞癌**、**基底样癌**[316]、**肠型癌**（形态学上和表型上相似于结直肠癌[305]）和**黏液（胶样）癌**（需与黏液性囊腺癌和导管内乳头状黏液肿瘤鉴别，分别见 436 和 437 页）[303,308]（图 5.17）。黏液（胶样）癌可导致腹膜的假黏液瘤形成，这据说是由于 MUC2（一种形成凝胶的黏液）的产生、细胞极向改变和异常的细胞 - 间质相互作用的共同作用所致[302]。报道的少数胰腺的**纯粹的鳞状细胞癌**可能是一种腺鳞癌亚型，它的鳞癌成分超过了腺癌成分；此型肿瘤可以伴有高钙血症[306]。

Adsay 等[304]描述了一种呈**泡沫腺样排列**的导管腺癌亚型，具有貌似良性的形态；Wilentz 等[321]报道了 1 例**髓样癌**，其特征为实性的，有时呈淋巴上皮样生长方式，常为野生型（非突变型）KRAS，偶尔呈多中心性生长。

微腺癌最初被描述为一种特殊类型的胰腺导管腺癌，以微腺样形态为特征。但对最初报道病例的重新评估和对新病例的研究得出的结论是，它代表一种与侵袭性临床过程相关的生长方式，而非一种特定的形态类型[314]。

扩散和转移

胰腺导管腺癌常广泛扩散至胰腺周围软组织[332]。胰头部癌可侵犯十二指肠（包括壶腹）和胆总管[333]。它们也倾向于扩散至肠系膜上动脉和神经丛周围，使完全切除非常困难并常导致大体或显微镜下切缘呈阳性[328,331,336]。有意思的是，神经浸润与肿瘤细胞表达巢蛋

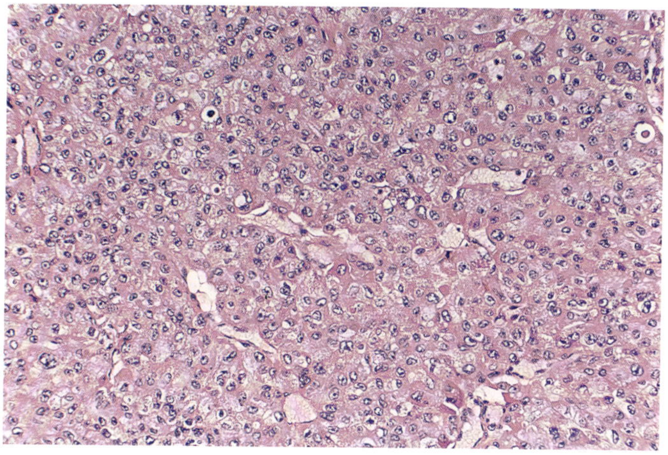

图5.16 胰腺的嗜酸细胞癌。可见肿瘤呈实性方式生长，没有腺体分化证据。对内分泌标志物染色呈阴性。

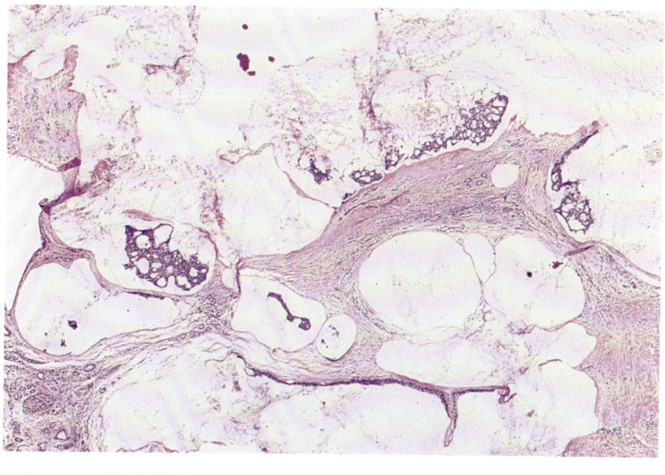

图5.17 胰腺的分泌黏液腺癌，可见大的细胞外黏液池。

白（一种神经上皮细胞的中间微丝）相关[324]。导管腺癌也常转移至位于胰腺周围的多个淋巴结。胰头部癌最常累及肝总动脉旁、肝十二指肠韧带、胰十二指肠后、肠系膜上动脉周围、主动脉旁和胰十二指肠前的淋巴结[325,326,330]。Cubilla 等[323]发现，在 33% 的胰腺癌患者，标准的 Whipple 手术不能切除其发生转移的所有淋巴结。转移可发生在疾病的很早期[329,334]。确实，75% 的 T1 和 T2 期病变可见显微镜下转移[329,335]。

远处转移最常见的部位是肝、腹膜、肺、肾上腺、骨骼、远处淋巴结、皮肤和中枢神经系统[327]。有时，远处淋巴结转移（尤其是锁骨上）是胰腺癌的首发临床表现。

细胞学

胰腺和壶腹周围癌的细胞学诊断材料可通过不同途径获得，可取得不同程度上的成功。

1. 十二指肠分泌液：据报道其对胰腺癌的总体确诊率为 66%，胰头癌为 79%，胰尾癌为 33%[341,344]。
2. 通过内镜逆行胆管胰管造影获取的胰液（ERCP）：在报道的各组研究中，其成功率为 50% ~ 85%[342,346]。
3. 在超声、血管造影或 CT 引导下经皮细针吸取材料[338,343,345,348]：其成功率超过 90%[338]。
4. 术中细针吸取材料：其成功率大大超过 90%（见下文）。

应该指出的是，细胞学技术也能成功识别导管内乳头状黏液肿瘤 / PanINS[339,349,351]，并且细胞学材料可用于免疫组织化学和分子学检查，如检测 KRAS[337,347]、TP53[340] 或 DPC4[350] 突变。

手术探查和冰冻切片

对于胰腺癌或壶腹部癌的拟诊患者，进行探查术时，需要查找是否存在胰周淋巴结、肝或腹膜转移灶；如果遇到上述病灶，则需做冰冻切片检查。如果未见明确的转移灶，则应查找原发灶。若在胰腺触及肿物，则做切取活检、芯针活检或细针吸取，以获取组织用于显微镜下检查。后一种方法日益流行，其原因是可降低活检导致的出血、胰腺炎和肿瘤种植转移的可能性[352,354]。对胰头进行活检需要有相当的经验，以避开胆总管、胃十二指肠动脉和肝门静脉。

对有黄疸的患者进行手术探查时，如未见明显的胰腺肿瘤，则需游离胰头并仔细触摸，同时暴露胆总管。若胆总管有扩张，则需仔细探查。如果胆总管中也没有发现肿瘤或结石，则行十二指肠切开术，仔细检查壶腹部；如在这个区域找到了肿瘤，则行活检做冰冻切片检查。对于乳头状病变，活检宜深，以便于观察是否有浸润。需要牢记的是，如果有黄疸的患者伴有胆总管和胆囊的扩张而无胆道系统的结石，则黄疸几乎全部是由肿瘤引起的。

对胰腺病变的冰冻切片的解释有时是非常困难的。一方面，因为许多癌具有分化良好的特征；另一方面，因为慢性胰腺炎可导致组织结构的紊乱[357,358]。应仔细寻找是否有神经周围浸润，也应仔细评估腺体形成的细胞形态特征[355]。检查末段胆总管或壶腹部来源的切片时，当心不要把副胰管或 Beale 管周囊误诊为恶性肿瘤[356]。如果注意以上几点，诊断准确率将非常高，需延迟诊断的病例将下降[353]。

治疗

胰腺癌的治疗首选外科手术。手术的范围很大程度上取决于肿瘤的部位和大小[364]。胰体癌和胰尾癌可选用远端胰腺切除术[361]。胰头癌和壶腹癌通常采用 Whipple 手术，也可选用全胰切除术[360,363,365]。过去，此类手术的死亡率为 10% ~ 20%[368,372]，但最近，在一些专科中心，死亡率已低于 2%[371,373]。临床 Ⅰ 期或 Ⅱ 期的患者在根治性手术中常需做腹膜后清扫（包括切除神经丛和淋巴结），以降低腹膜后的复发率[362,367]。

遗憾的是，大部分胰腺癌患者在行剖腹探查术时其肿瘤已扩散到胰外，因此也就不适合做根治性手术了。这时更适于行姑息性旁路手术，它与根治性手术有相似的术后生存时间，但手术并发症的发生率和死亡率要明显低于后者。对于局部不能切除的胰腺癌组织，可采取放疗（有时在术中进行）和（或）化疗[366,369]。与单纯放疗相比，联合方案有更长的存活期[366]。术前进行新辅助放化疗的部位通常有纤维化和广泛坏死[370]。

有一定数量的进行 Whipple 手术的患者（在一些大的中心大约为 10%）临床印象为胰腺癌，而切除标本显微镜下检查仅发现炎症和纤维化改变。这种情况应降低到最低，但就目前的知识水平而言，我们必须接受这种不可避免的状况[359]。

预后

在大部分胰腺癌的研究报道中，5 年存活率是 4% 或更低，超过 90% 的患者在诊断后的一年内死亡。未接受治疗患者的中位生存率为 3 个月[375,379]。即使术中看起来肿瘤仍局限于胰腺的患者其 5 年存活率也不超过 15%[375,387]。

与预后相关的因素如下所述：

1. **肿瘤分期**。与其他大多数脏器一样，分期是最重要的预后决定因素[374,385]。
2. **组织学分级**。肿瘤分化越好，平均存活时间越长[380,386]。
3. **肿瘤的大小**。小的肿瘤（直径 <4.5cm）有望接受根治性手术，相应的存活时间最长[384,388]。然而对于不能切除的肿瘤，其大小并不影响存活时间[384]。
4. **血管浸润和腹膜后切缘**。这两项均与生存率下降有关[381]。

5. **淋巴结转移**。这一因素虽已包括在分期内，但具有非常重要的意义。是否有淋巴结转移常是由显微镜检查决定，但有报道称，应用分子技术检测 KRAS 突变可以作为一种替代标志物[383]。
6. **DNA 倍体**。DNA 倍体作为独立的因素对于判断预后的价值非常有限[386]。
7. **TGF-β1 表达**。这一标志物的表达与分化较好的肿瘤有关，因此，常提示预后较好，但它可能并无独立的预后判断价值[378]。
8. **CK20 表达**。有报道这个上皮标志物的表达与整体生存率降低有关[382]。
9. **Maspin 表达**。导管癌表达 maspin（丝氨酸蛋白酶抑制物），多数情况下较无表达的癌好[377]。
10. **SMAD4 基因突变**。SMAD4 基因失活与预后差有关[376]。

间变性癌

间变性癌，也称为多形性癌、肉瘤样癌或未分化癌，大部分属于导管癌的变型；然而，它们形态非常特殊且它们的行为有更明显的侵袭性，因此，应将它们与普通导管腺癌加以区分[404]。间变性癌约占胰腺非内分泌性恶性肿瘤的 7%。在大多数病例，病变累及胰体或胰尾而非胰头。诊断时，患者大多已逾 50 岁，且男性多见。它们有三种形态学类型，尽管有时是混合性的[389]：

1. 多形性癌，可见大量奇异的多核瘤细胞（图 5.18）。易与无色素性黑色素瘤、肝细胞肝癌和某些类型的肉瘤混淆。血行和淋巴道播散均非常常见[410]。E- 钙黏蛋白由于启动子高度甲基化常表达缺失，可以解释显微镜下细胞的黏附性差[408,412]。
2. 大部分由梭形细胞构成的肿瘤极易与肉瘤混淆（图 5.19）。因此，要警惕胰腺原发性肉瘤的诊断。
3. 由形态一致的小圆细胞构成、生长方式为实性、有些像恶性淋巴瘤的肿瘤部分表现神经内分泌分化特征，应将其视为肺外的小细胞神经内分泌癌[401,403]（见 448 页）。其他也可显示局灶或广泛的横纹肌样特征[400]。

这些变异类型中的任何一型都可伴有导管腺癌或黏液性囊性肿瘤区域[397,400]。两种成分均存在 KRAS 突变，提示它们可能为共同起源[395]（图 5.18）。在明显为上皮性的区域，或有时在肉瘤样的区域，免疫组织化学染色可表现为角蛋白、EMA 和 CEA 呈阳性（图 5.20）。

所有这些类型的间变性癌的预后都很差。

胰腺的巨细胞瘤在一些报道中被视为间变性癌的另一种变型。但由于有其特殊的形态学表现以及较好的预后，有必要将其划分出来。大体上，它常很大，伴有出血，但它也可以很小[391]（图 5.21）。偶尔，它也可像假囊肿[402]。显微镜下，这种肿瘤有两种细胞成分：一种为相对一致的梭形细胞，这些细胞具有间叶表现和非典型性细胞学特征（如核深染和核分裂活跃）；另一种为多核巨细胞，其形态和组织化学特征与正常的破骨细胞无法区分[390,394,406]。这种破骨细胞样细胞的核小且一致，无核分裂象。通常没有伴有非典型核的奇异的瘤巨细胞（图 5.22）。在一些病例中，可见明确的上皮性腺体成分，提示巨细胞瘤仍然是导管起源癌的另一种变型[399,405,409]。支持上述观点的有：偶有巨细胞瘤与多形性间变性癌共存的例子[392,398]，在肿瘤性间叶样单核细胞和在黏液性囊性肿瘤中的导管上皮的非典型增生中发现了相同的 KRAS 突变[411]，以及在有家族性非典型性多发性痣样黑色素瘤综合征（FAMMM）患者中——也经常发生普通导管腺癌[396]——也发生了这样的案例。难

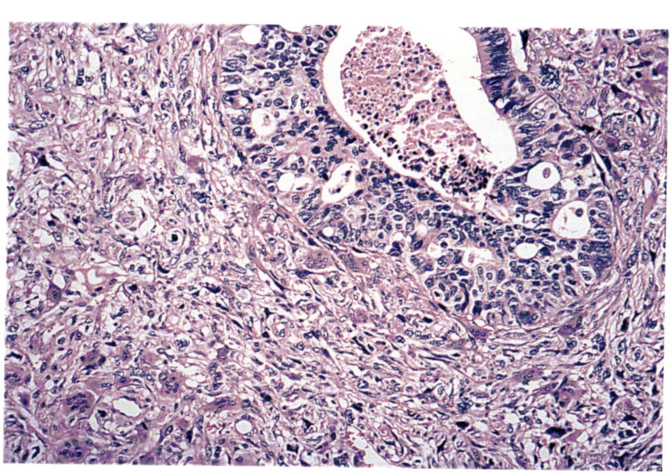

图5.18 胰腺肉瘤样癌。可见明确的腺体分化区域，两种成分分界清楚，形成癌肉瘤样结构。

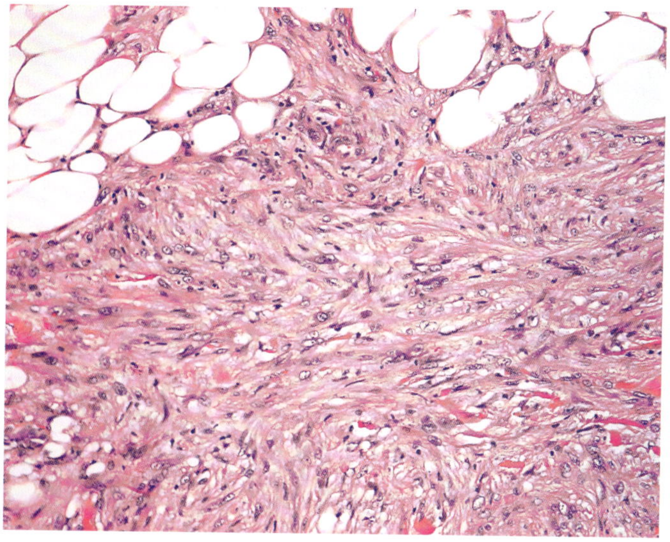

图5.19 胰腺梭形细胞癌，与肉瘤非常相似。

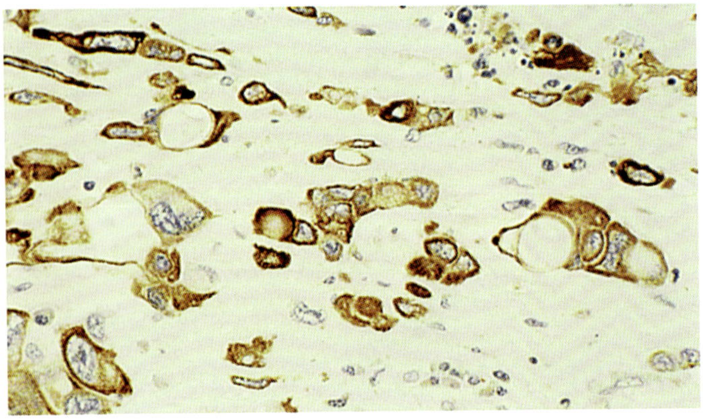

图5.20 胰腺间变性癌角蛋白免疫组织化学染色呈阳性。

以解释的是：相同的作者声称，破骨样多核巨细胞中也可见这种突变，而这些细胞普遍被认为是起源于非肿瘤性组织细胞的[393,407]。

囊性胰腺肿瘤

见于大多数类型的胰腺肿瘤均可继发囊性变，不管是外分泌性的还是内分泌性的[418]。它们需与真性囊性肿瘤鉴别，在后者，囊性结构遍布整个肿瘤，且构成其命名的一部分（即囊腺瘤和囊腺癌）[413,414,419]。同样重要的是，这些肿瘤还要与上文提到的非肿瘤性囊肿明确区分开来，因此建议避免使用容易导致混淆的命名，如增生性胰腺囊肿[417]。绝大部分囊性胰腺肿瘤可分为两种基本类型，即微囊性和黏液性。当然，有少数病例很难归类[415,416]。

微囊性囊腺瘤和囊腺癌

微囊性囊腺瘤又称为富于糖原的或浆液性囊腺瘤。大体上通常表现为巨大的多房性肿物，但每个囊腔很小，充满一种清亮（"浆液性"）的液体[330]（图 5.23）。切面呈海绵状，颇似婴儿多囊肾。大体上偶见表现为巨囊状和少房或单房结构的病例[424,431]（图 5.24）。大部分病例为单发，但多灶性病例在文献中也偶有报道[428]。几乎一半的病例有中心瘢痕[444]。

显微镜下，它们由多个小囊肿构成，囊肿被覆扁平或立方形小细胞，其胞质内充满糖原，但缺乏黏液[422,426]（图 5.25 和 5.26）。上皮下有一层肌上皮细胞[435]。乳头缺如或不明显。另外，肿瘤间质可见淀粉样物沉积[440]。超微结构研究显示有明显的微绒毛，以及与正常腺泡中心细胞相似的其他超微结构特征[421,439]。在少数细胞中，还能找到具有致密核心的内分泌颗粒。免疫组织化学染色方面，EMA 和低分子量角蛋白呈阳性，α- 抑制素、NSE、MUC6、钙调理蛋白呈阳性[429,432]。囊腔之间的小梁中可见许多胰岛。小梁常有钙化，在放射学检查中呈放射状。与黏液性肿瘤不同，囊液的 CEA 含量较低[430]。此类肿瘤

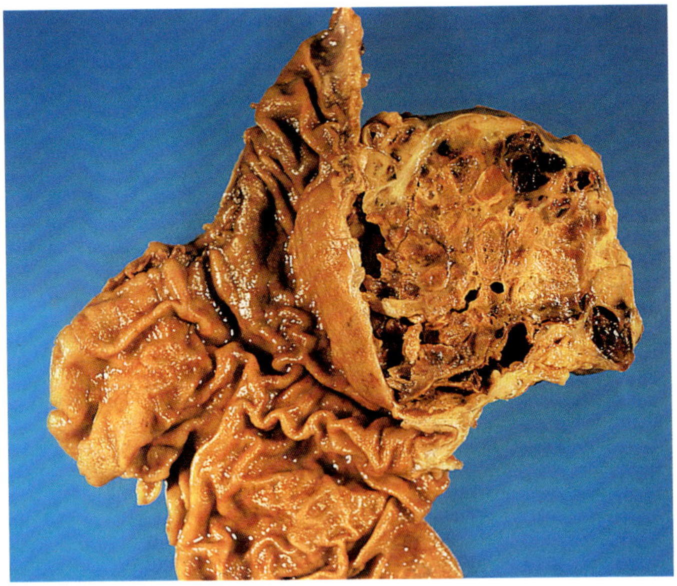

图5.21 胰腺巨细胞肿瘤的大体形态。可见胰头部有一个出血性大肿块，突入胃内。

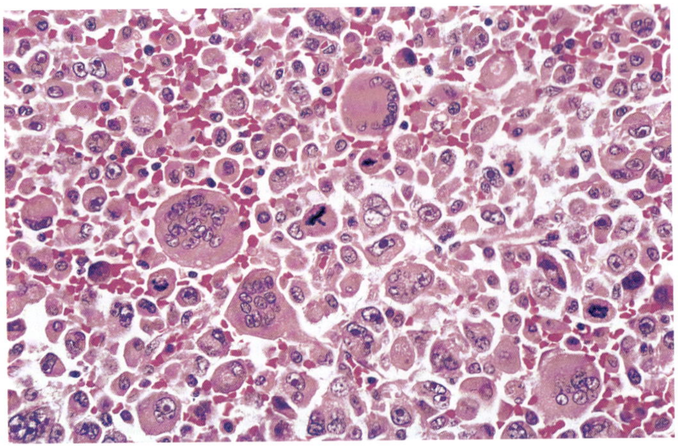

图5.22 胰腺巨细胞肿瘤的显微镜下形态。可见高度非典型单核肿瘤细胞中有散在的破骨样多核巨细胞。

的典型特征是富于血管，可能是由于肿瘤细胞分泌血管生成因子（VEGF）所致[443]，通过选择性血管造影可清楚地显现出来。

患者常为老年人，无性别差异。病变可以是偶然发现的，也可以表现为腹部肿块伴有局部不适或疼痛。有些病例可以是 Von Hippel-Lindau 病的一部分[434]。散发病例可见 Von Hippel-Lindau 肿瘤抑制基因的位点丢失和突变[442]。另有一些病例其胰腺的其他部位有导管腺癌[433]。如果肿瘤破坏了相当数量的胰岛细胞，则可导致糖尿病。肿瘤常位于胰头部，因此，常可引起胃肠道或胆管的梗阻[420]。肿瘤手术切除可以根治[437]。

与此种肿瘤对应的恶性肿瘤被称为**浆液性**或**微囊性**

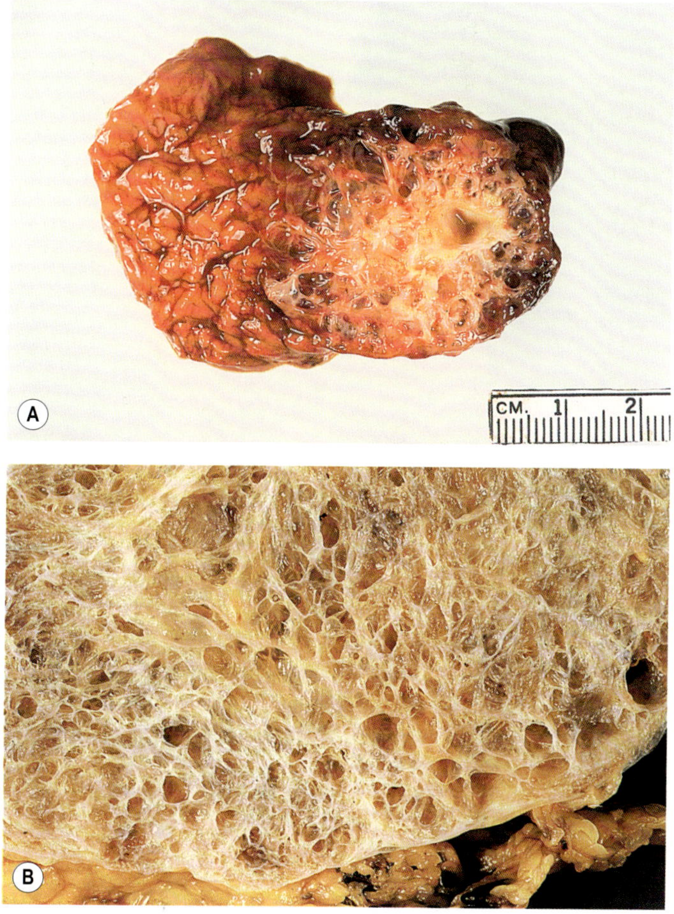

图5.23 A和B，胰腺微囊性腺瘤。A，肿瘤边界清楚，可见多个小囊。B，另一病例的特写照片，可见由薄纤维壁分隔的许多囊腔。

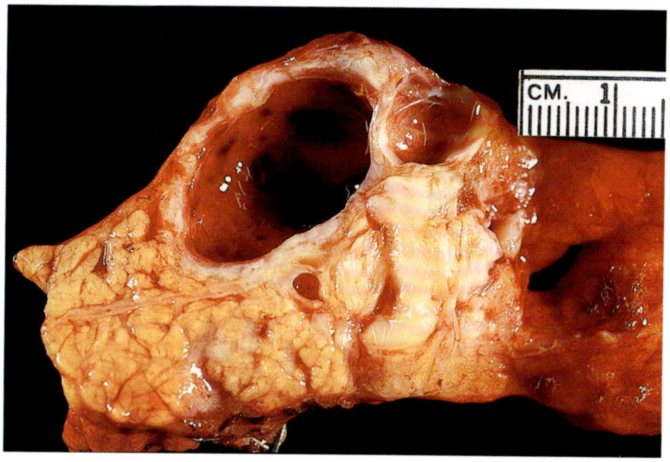

图5.24 微囊性囊腺瘤的变型。可见一个大的单一囊腔。

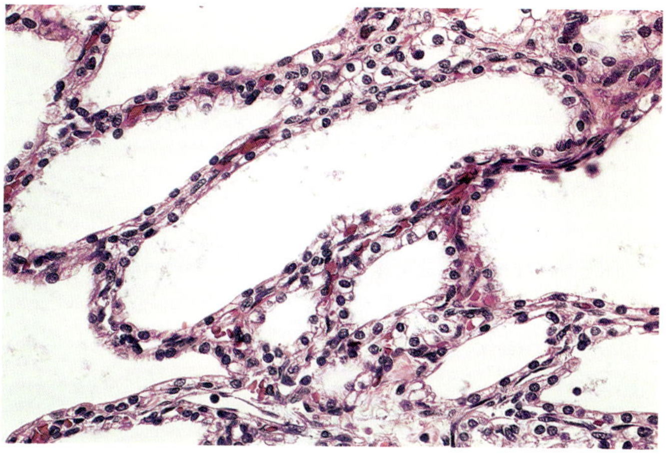

图5.25 微囊性囊腺瘤。可见典型的多囊形态。

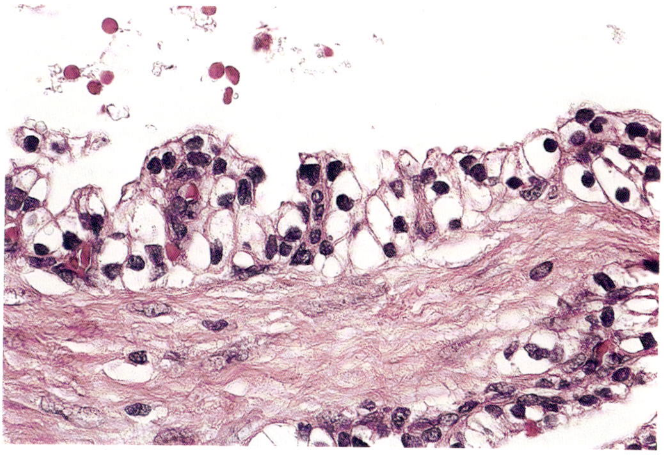

图5.26 微囊性囊腺瘤的高倍镜观，可见囊腔内衬胞质透亮的立方上皮。

腺癌[438]。曾有1例的显微镜下特征与微囊性腺瘤相似，但却出现了胃和肝转移[425,445]。另外一些病例表现核非典型性、神经周围浸润和DNA非整倍体[427,441]。有意思的是，DNA非整倍体同样见于几例形态学上普通的微囊性腺瘤[441]。

这组肿瘤的另一变型是由与浆液性囊腺瘤相同的细胞构成的良性胰腺肿瘤，但呈实性而非微囊性生长方式，这种肿瘤被称为**实性浆液性腺瘤**[436]。

黏液性囊性肿瘤

与前一种类型相比，黏液性囊性肿瘤见于较年轻的年龄组，女性多见。其特征是形成较大的多房性囊腔，个别也可表现为单房。囊壁被覆分泌黏液的高柱状细胞，常形成乳头[446,465,470]（图5.27和5.29）。大部分见于胰体和胰尾而非胰头。囊壁钙化很常见。其下的间质富于细胞，形态颇似卵巢的间质（图5.30A）。在免疫表型上，二者也有相似的特征，即间质对雌激素和孕激素受体和

α- 抑制素有反应[455,463,468]（图 5.30B 和 C）。有意思的是，这种间质也可见于男性患者的肿瘤内[467]。其临床表现与微囊性腺瘤和胰腺假囊肿相似。抽取的囊液可用于鉴别诊断。黏液性囊性肿瘤的上皮为分泌黏液的高柱状细胞。与假囊肿相比，其囊液中的 CEA 含量较高而弹力蛋白酶 I 含量较低[456,459]。这些囊性黏液性肿瘤需与某些伴有黏液分泌增加的导管内肿瘤鉴别，后者可表现为受累导管的梭形囊样扩张，将在下文详述[454]。

黏液性囊性肿瘤可分为良性（**黏液性囊腺瘤**）和恶性（**黏液性囊腺癌**）两类。实际上，如果借用卵巢黏液性肿瘤的相应分类标准，这些胰腺肿瘤也可分为良性、交界性和恶性。恶性的诊断依据是：囊壁有肿瘤性腺体浸润，或表面上皮细胞有明显的间变。但是，良、恶性之间的区别并非总是十分明显，因此，需要对标本进行广泛取材。正因为如此，有些作者认为，所有黏液性囊性肿瘤都具有潜在恶性；所以只要有可能，应尽量做肿瘤全切术，而不主张做部分切除术或袋状成形术[448,449]。但是，应明确的一点是，其他器官（如卵巢）的黏液性肿瘤的一般规律也适用于胰腺，如进行彻底的病理检查以明确有无浸润能正确判断预后[466]。因此，我们不同意把所有的黏液性囊性肿瘤都视为低度恶性潜能的黏液性囊性癌的极端观念[460]。黏液性囊性肿瘤（包括恶性的）发展非常缓慢；当发生转移时，常局限于腹腔[447]。此类肿瘤转移到卵巢时与卵巢原发的黏液性肿瘤相似[469]。

组织化学上，在 MUC5AC 的表达方面，非浸润肿瘤的黏液表达谱与导管腺癌和导管内乳头状黏液肿瘤相似；但浸润性癌不同，它们常表达 MUC2，而缺乏 MUC1 的表达，除非变为浸润癌[457]。它们的 CK20 表达也较普通型导管腺癌多[451]。恶性病变倾向于表达 P53、HER2/neu、EGFR 和高 MIB-1[472]，而缺乏 DPC4 表达[453]。在分子水平，它们常为微卫星稳定型（microsatelita stable）[458]。与通常的导管腺癌相反，胰腺黏液性囊性肿瘤细胞核免疫组织化学染色很少表现 P53 阳性[471]；但细胞增殖性标志物（如 MIB-1）可有丰富的表达。胰腺黏液性囊性肿瘤的形态变异（类似的报道在卵巢的黏液性肿瘤中更常见）体现在偶见的壁结节上，伴有巨细胞瘤、多形性肉瘤或间变性癌的特征[450,461,464]。与在卵巢一样，有关这些不同类型的增生的性质，尚有争议[452]。但我们认为，所有这些结节都是肿瘤性的和上皮性的。单克隆起源的分子学依据支持以上观点[462]。

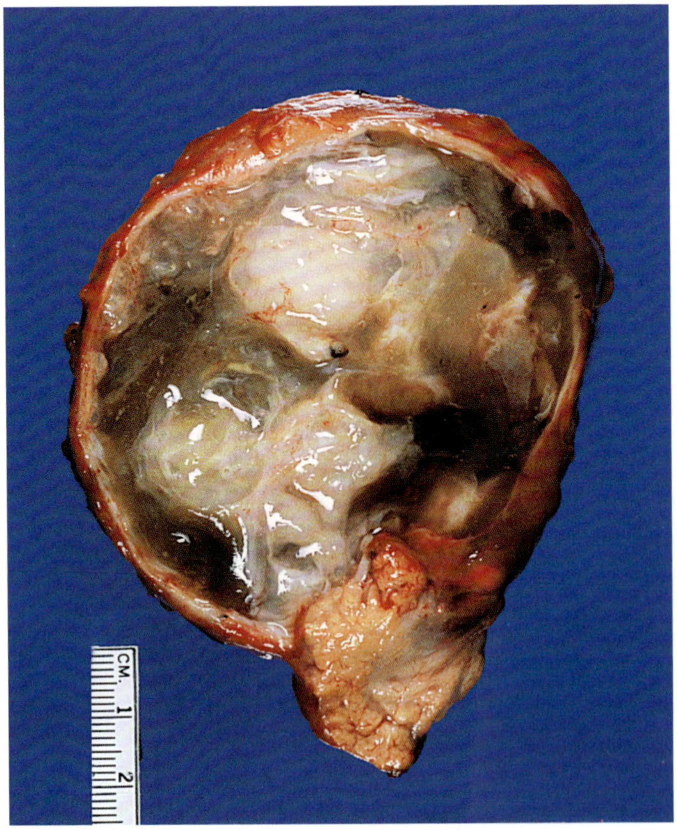

图5.27 胰腺黏液性囊腺瘤。病变为单囊性的，囊腔内充满丰富的黏液。

导管内乳头状黏液性肿瘤

导管内乳头状黏液性肿瘤（intraductal papillary mucinous neoplasm，IPMN）是最近提出的一种特殊类型的导管内胰腺肿瘤，与胰腺的其他肿瘤（特别是黏液性囊性肿瘤）不同[475,501]。在日本[486,508]、欧洲和美国[504]，其病例报道迅速增加。这种肿瘤的大体和显微镜下表现取决于两种因素的相互作用：上皮增生和黏液分泌（图 5.31）。当前者为主时，表现为大导管、多灶性、乳头状为主的病变，有时伴有筛状结构和不同程度的上皮非典型性[492,494,497]。胰液细胞检测也可见非典型细胞[517,519]。上皮的非典型性在主胰管中比在次级胰管中明显[516]。据称其有两种亚型：胃型和肠型，具有不同的免疫组织化学谱[476,478,479,483]。这种肿瘤的另一种形态学变型是**导管内嗜酸细胞性乳头状瘤**。其特征是分枝状的乳头结构伴有局灶性筛状排列，乳头被覆复层和假复层嗜酸细胞[473,502]。这些细胞 B72.3 和 MUC6 免疫组织化学染色呈阳性[479]，而 CEA 仅偶见局灶阳性[473]。

当黏液分泌为主时，其大体上表现为充满黏液的扩张的导管[488,494]。当肿瘤长到相当大时，可表现为一种囊状结构，颇似肺的支气管扩张症。这一类型有各种名称：黏液高分泌性、产黏液性或导管扩张性肿瘤[474,498,499,503,518]。显微镜下，上皮细胞呈柱状，分泌黏液，且分化较好。有时，伴有少量内分泌细胞[514]。

IPMN 的多发显微镜下病灶有时见于有胰腺癌家族史的萎缩胰腺[482]。

最好将这种病变归为导管内乳头状黏液肿瘤

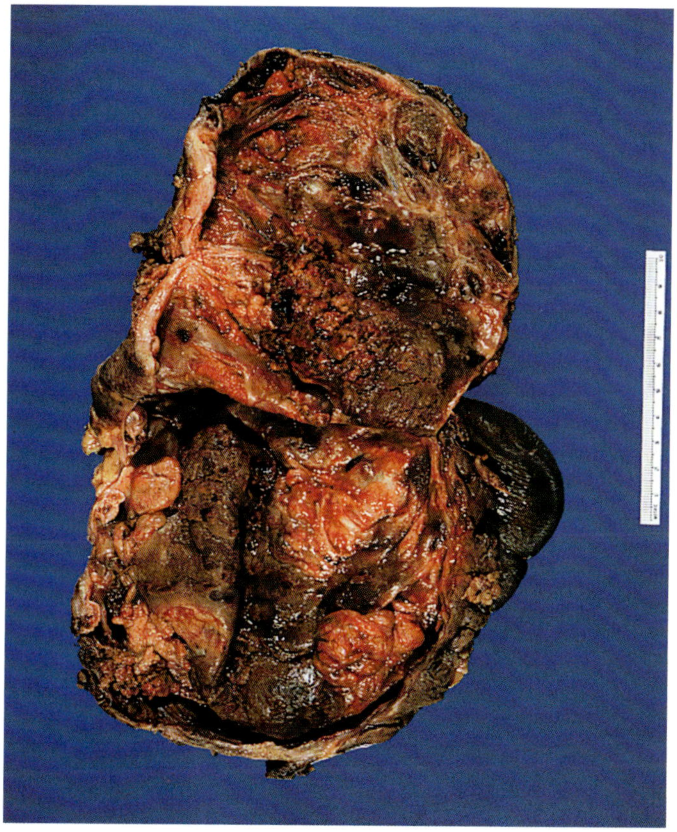

图5.28 黏液性囊腺瘤。显微镜下可见肿瘤是浸润性的，有实性和出血区域。

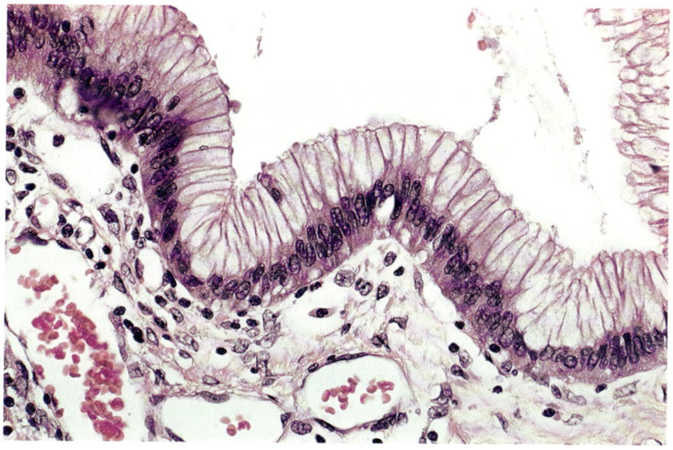

图5.29 胰腺黏液性囊腺瘤。囊壁内衬单层、分化好的黏液上皮。

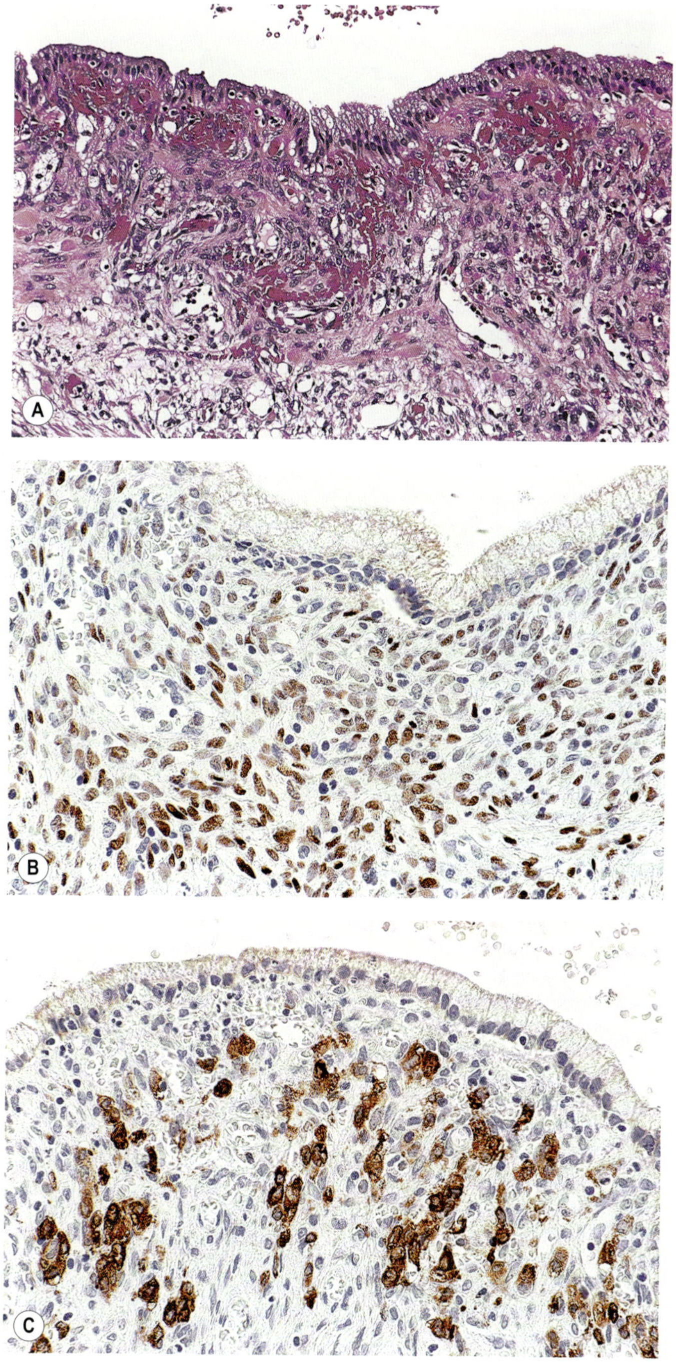

图5.30 A至C，黏液性囊腺瘤上皮下的卵巢型间质。A，HE染色。B，孕激素受体染色。C，抑制素染色。

（intraductal papillary mucinous neoplasm, IPMN）的一种变型。当它们伴有浸润成分时称为癌。

这些肿瘤沿着导管系统缓慢播散，部分病例最终发展为浸润性癌（有时出现在可识别的**微浸润癌**之前）[496]，有些病例可伴有淋巴结的转移[474]。浸润成分可表现为普通性或黏液（胶样）形态[481]。据报道，几乎所有的浸润性黏液（胶样）癌均起源于原位乳头状肿瘤[507]。组织化学上，黏液表达是异质性的，提示存在几种肿瘤亚型[484,493]。然而，分化较好的非浸润性肿瘤中广泛存在胃型分化，而多数癌中存在肠型标志物[495,510]。MYC表达的持续升高也是肿瘤进展的标志[511]。

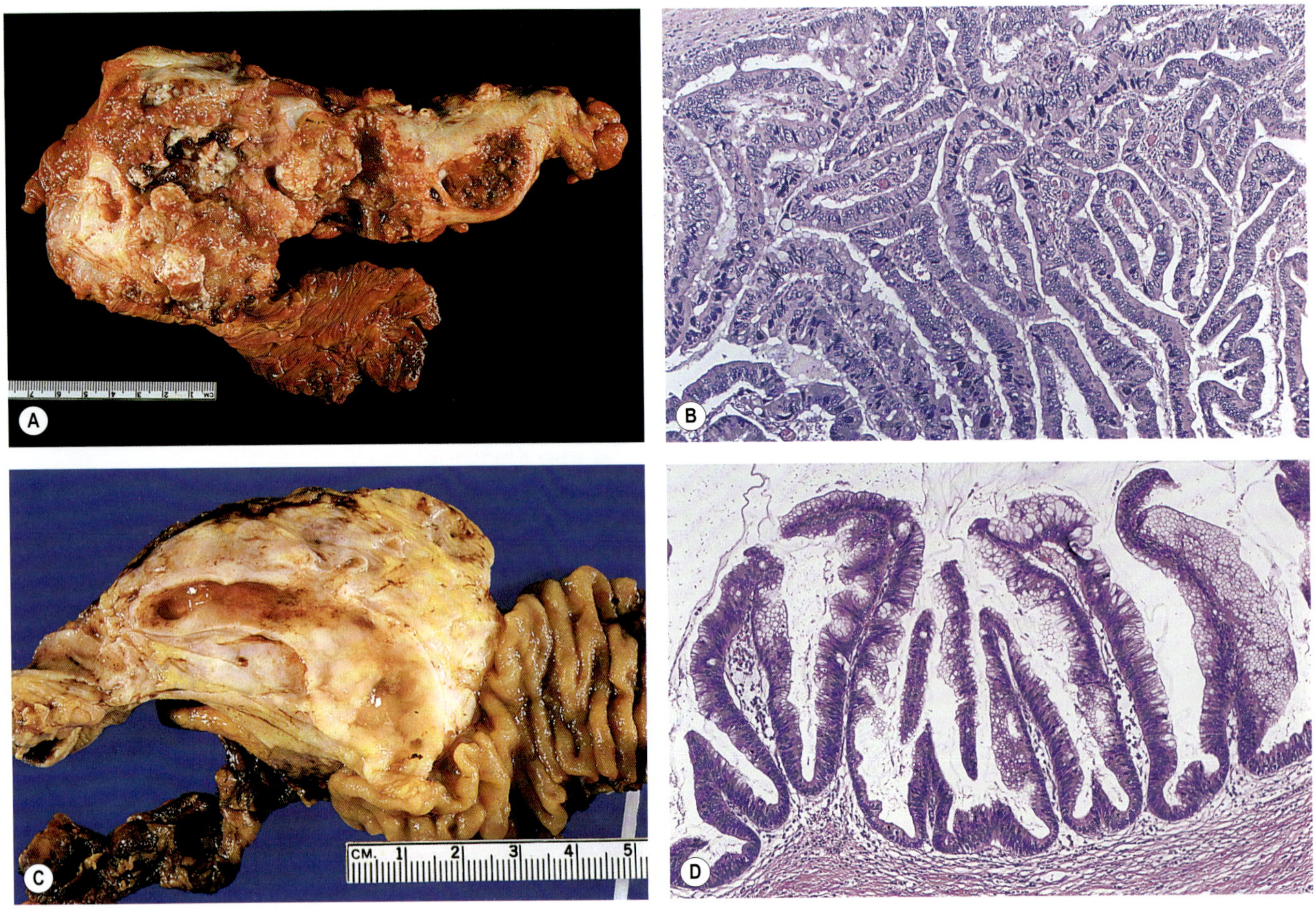

图5.31 A，导管内乳头状癌的大体表现。可见肿瘤广泛累及几个主要胰腺导管。B，同一病例的显微镜下表现，显示有复杂的乳头状结构。C，黏液高分泌型导管内癌。可见一个大胰管有明显扩张，伴有周围实质的纤维化和萎缩。这个导管内有大量黏液。D，同一病例的显微镜下表现，显示有乳头结构，伴有黏液高分泌。（**A** and **C** courtesy of Dr David S Klimstra, Memorial Sloan-Kettering Cancer Center）

在分子水平，KRAS 基因突变很常见[512,513]。但是，TP53（<50%）和 P16/CDKN2A 突变比导管癌少见[509]。HER2 过表达同样常见，而通常在普通导管癌少见[506]。几乎所有病例均表达 DPC4 基因产物，而普通导管癌不表达，表明这两种肿瘤在发病机制上根本不同[491]。部分 IPMN 病例也存在 Peutz-Jeghers 基因失活，提示后者在肿瘤发生中可能具有一定作用[505]。约 10% 的病例存在 PIK3CA 基因突变[509]。基因表达谱研究显示，IPMN 中多数高度表达升高基因属于三叶草银子家族[515]。

这些肿瘤的预后一般取决于浸润性成分的存在与否及其范围。应当记住，伴有浸润的 IPMN 患者的预后仍然好于无原位癌成分的普通导管癌[487]。

IPMN 的主要鉴别诊断是黏液性囊性肿瘤。后者常见于女性，与导管系统不相通，并且上皮下常见卵巢型间质[485]。

近来，由于**胰腺上皮内肿瘤**（pancreatic intraepithelial neoplasia, PanIN）概念的引入，事情变得复杂起来[489,500]。其与 IPMN 有些交叉，以至于许多作者将它们视为浸润癌的前期病变谱系。研究者们已根据它们的组织学、细胞结构、免疫组织化学和分子遗传学特征做了积极的尝试，他们试图将这两种病变进行归类和区分[490]，但这两种病变之间的交叉使这种努力很难实现[477,480]。事实上，对比这两种病变可以发现：它们之间的最大差异与受累导管的大小有关，即大导管为 IPMN，而小导管为 PanIN。因此，IPMN 临床上总是可以发现，大体可见，具有大体可见的黏液和形成良好的乳头，相反则为 PanIN[490]。显而易见，仍需进行大量的研究以解决这种混乱状况，尤其是需要对胰腺癌的癌前病变有全面的了解。

腺泡细胞肿瘤和瘤样病变

腺泡细胞增生常为显微镜下的意外所见。在低倍镜检查中，这种增生性结节易与胰岛混淆[529]（图 5.32）。其细胞有轻度非典型性，据说可能是腺泡细胞癌的前期病变[534,541]。

腺泡细胞腺瘤呈实性生长方式，其存在与否颇有疑问[547]。大部分病例其诊断要么是分化极好的腺泡细胞癌（在成人），要么是胰母细胞瘤（在儿童）[535]。

腺泡细胞囊腺瘤作为一种合乎理论的类型不断有报道[525,549]。它呈单囊或多囊性病变，被覆分化较好的腺泡上皮，与胰腺导管系统通常不相通。它被认为是腺泡细胞囊腺癌的良性对应病变（见下文）。

腺泡细胞癌通常见于成人，但也可见于儿童[527,532]。在大部分病例，它表现为腹部肿物，伴有或不伴有黄疸。但曾有数例报道称，由于其分泌脂肪酶而表现为广泛播散的皮下脂肪坏死和关节疼痛（见下文）[523]。

腺泡细胞癌大体上表现为界线相对清楚的、鱼肉样肿物，平均最大径为11cm，有时伴有广泛出血和坏死（图5.33）。有时其呈导管内生长方式[521,522,528]。显微镜下，它是一种富于细胞的肿瘤，缺乏导管腺癌中常见的纤维间质。其生长方式可以是实性的、小梁状、腺样或重现正常胰腺的腺泡结构，有时甚至极似正常胰腺[522,531]（图5.34）。其核呈圆形到椭圆形，只有轻度的多形性，有单个明显的核仁，核分裂象多少不等。其胞质丰富，嗜酸性，颗粒状。但在实性肿瘤中，胞质可以很少。常见淀粉酶消化的PAS阳性的胞质颗粒。代表脂肪酶活性的丁酸酯酶组织化学染色常为阳性。免疫组织化学染色，胰蛋白酶、脂肪酶和（相对少见）糜蛋白酶和淀粉酶呈阳性[532,537,542]（图5.35）。最近描述了一株抗BCL-10抗体（克隆331.1），被认为可作为腺泡细胞及其肿瘤的标志物，具有相当的敏感性和特异性。原理上，BCL-10蛋白与胰腺腺泡产生的羧酸酐水解酶具有同源性[536]。1/3 ~ 1/2的病例存在少量的内分泌成分［可用嗜铬素和（或）胰岛细胞激素证实］[530,532]。偶见伴有产生甲胎蛋白及其血清水平升高的腺泡细胞癌（和胰母细胞瘤，被认为是腺泡细胞癌的婴儿型对应肿瘤）[526]。超微结构上，细胞有极性，管腔侧有分化良好的微绒毛、有大量的粗面内质网和酶原样颗粒[540]（图5.36）。另外，常见到一种膜包绕的、内含丝状物（疑为异常的酶原颗粒）的多形性包涵体[532,545]。

在分子遗传学水平，腺泡细胞癌显示11p等位基因的高频率丢失和APC/β连环蛋白通路的突变，这些改变与胰母细胞瘤的改变相似，而与胰腺导管腺癌的改变截然不同[520]。

一项研究报道，半数患者在诊断时已经发生转移，另外1/4随后发生转移。转移常局限于局部淋巴结和肝[532]，但也可转移到其他部位，如卵巢[546]。

几种腺泡细胞肿瘤亚型已有描述：

1. **腺泡状囊腺癌**，主要为囊性表现，大体上颇似微囊性腺瘤[524,543]（图5.37）。
2. **混合性腺泡 - 内分泌肿瘤**，其特征是由腺泡和内分泌细胞均匀混合构成[533,539]。
3. **混合性腺泡 - 导管癌**，如在胚胎发育早期腺泡 - 导管多样分化[544]。
4. 一个罕见变型，可同时含有导管、腺泡和胰岛细胞成分[538]。

应当指出的是，一种或多种腺泡分化的标志物（如脂酶、糜蛋白酶、胰蛋白酶）可见于2/3的典型胰腺内分泌肿瘤中，这种特征与肿瘤预后无关，也不应改变肿瘤的名称[548]。

实性假乳头性肿瘤

实性假乳头性肿瘤（solid-pseudopapillary tumor, SPPT）是这一特殊类型胰腺肿瘤的更可取的名称。过去曾被称为乳头状实性上皮性肿瘤、乳头状囊性肿瘤和囊实性乳头状癌。大部分病例见于年轻女性。最常见的临

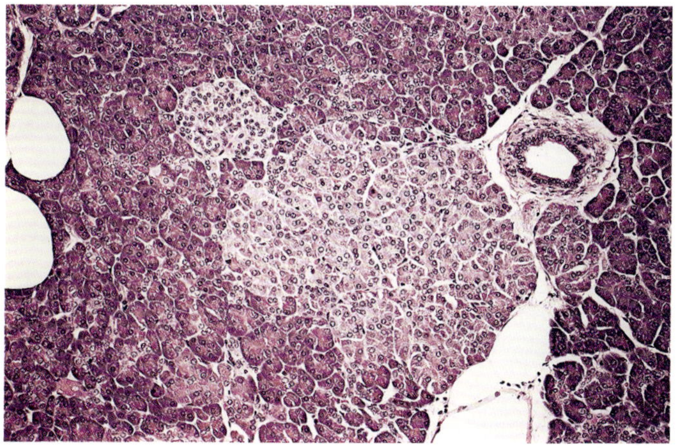

图5.32 意外发现的胰腺腺泡细胞增生。这种形态有时与胰岛混淆。

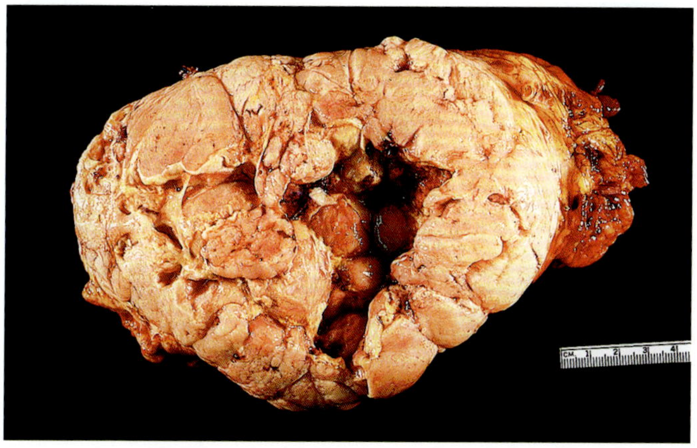

图5.33 腺泡细胞癌。切面为实性，有中心坏死。缺乏导管腺癌常见的纤维成分。

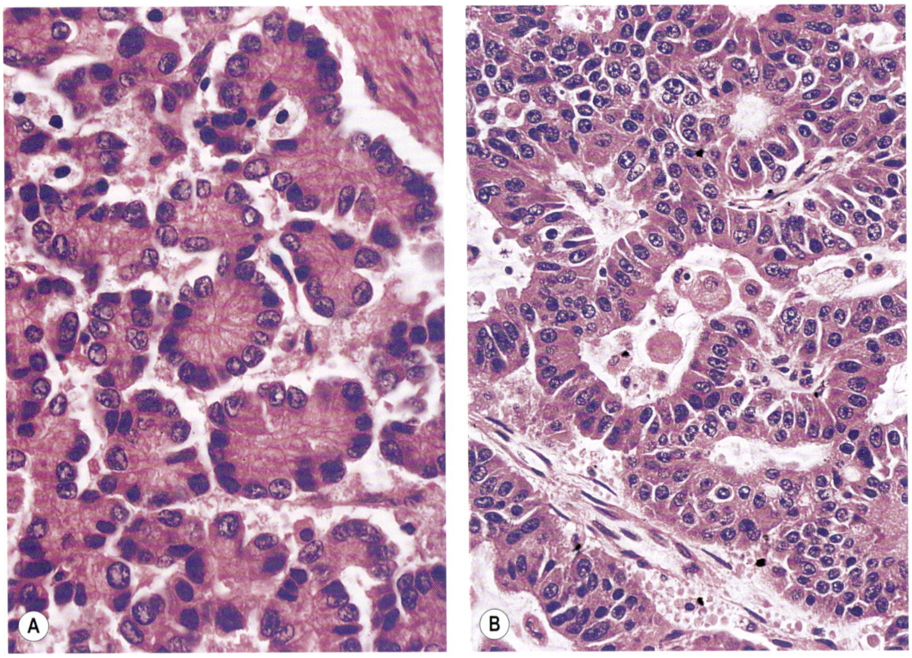

图5.34 A，胰腺腺泡细胞癌。可见分化好的腺泡结构。有些腺泡内可见小的中心腺腔。B，腺泡细胞癌。可见小梁状生长，可能与内分泌肿瘤混淆。

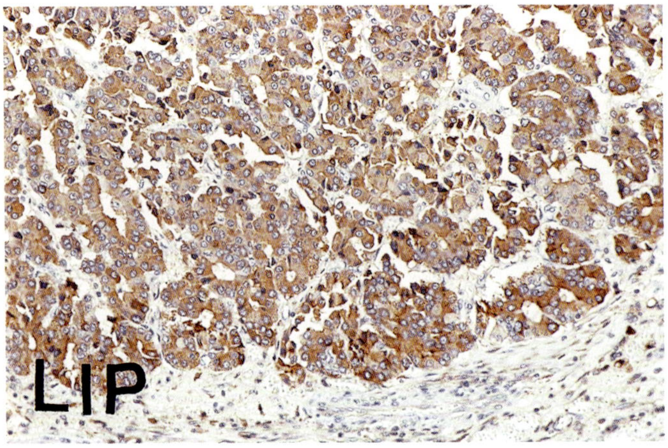

图5.35 腺泡细胞癌，脂酶免疫反应呈阳性。

床体征是可触及的腹部包块[561,568]。大体上，肿瘤常很大，切面可见局灶出血和坏死。大部分病例有完整的包膜，但在一些病例，边缘可有肿瘤浸润[443]。有些病例主要为囊性病变。多灶性的病例极罕见[575]。在少数病例，肿瘤虽邻近胰腺，但与胰腺在解剖关系上是分离的[564]。

显微镜下，SPPT 富于细胞，在一定程度上与胰腺内分泌肿瘤相似。其最显著的特征是，出现被覆数层上皮的假乳头。核呈椭圆形并有折叠，核仁不清楚，几乎无核分裂象。可有透明小体和泡沫细胞的集聚[567]。其粗大的纤维血管轴心常呈明显的黏液变性，这也是诊断的一个重要特征（图 5.38）。肿瘤透明细胞可能明显[551]。

超微结构显示，肿瘤有腺泡、导管，有时有内分泌细胞分化[556,562,567]。免疫组织化学染色方面，角蛋白、桥粒斑蛋白、胰蛋白酶、糜蛋白酶、淀粉酶和波形蛋白、半乳糖凝集素 -3、FLI-1、claudin 5（膜）、claudin 2（胞质）、CD10 和 CD56 呈阳性[555,559,567,570,574,579,582]。另外，神经元特异性烯醇化酶（neuronspecific enolase, NSE）和其他神经内分泌标志物可呈局灶阳性[570,571]，以及——至少部分研究发现——SPPT 有各种胰岛细胞激素的表达，如胰岛素和胰高血糖素[570]。这些结果提示，SPPT 是一种原始胰腺上皮性肿瘤，主要表现外分泌特征，但也有双向（外分泌和内分泌）分化的潜能[570,574,576]。它们有 E- 钙黏蛋白表达缺失和 β- 连环蛋白核易位，后者是最具意义的诊断性免疫组织化学标志物[554,558,580]。孕激素受体（progesterone receptor, PR）可通过免疫组织化学和常规的生物化学方法检测到[573,583]。这些结果，再加上众所周知的女性多见的性别倾向，提示这是一种激素依赖性肿瘤，因此可能对激素治疗敏感。这种染色也给我们另外一种提示，SPPT 可能起源于生殖嵴或卵巢始基相关细胞，这些细胞在胚胎发育早期与胰腺组织相连[565]。这个学说因最近报道了 3 例原发于卵巢的同样肿瘤而得到了一些支持[557]。CD117 免疫组织化学在 1/2 的病例中呈阳性，但与 KIT 基因突变无关而非染色格列卫（Gleevec）治疗的适应证[552]。

遗传学上，胰腺 SPPT 与普通的导管腺癌不同，几乎均显示 β- 连环蛋白（CTNNB1）基因突变[550,578]。1 例可见 der(17)t(13;17)(q14;p11) 易位[560]。

治疗采用外科手术，总体预后很好[561]。然而，约 15% 的报道病例出现局部复发和肝转移[553,566-568,577]。因此，SPPT 应被视为是一种具有低度恶性潜能的癌[563]。一项病例研究报道称，转移性肿瘤更常见静脉的侵犯，细胞核非典型性明显且常伴有坏死[572]。具有未分化成分和非常侵

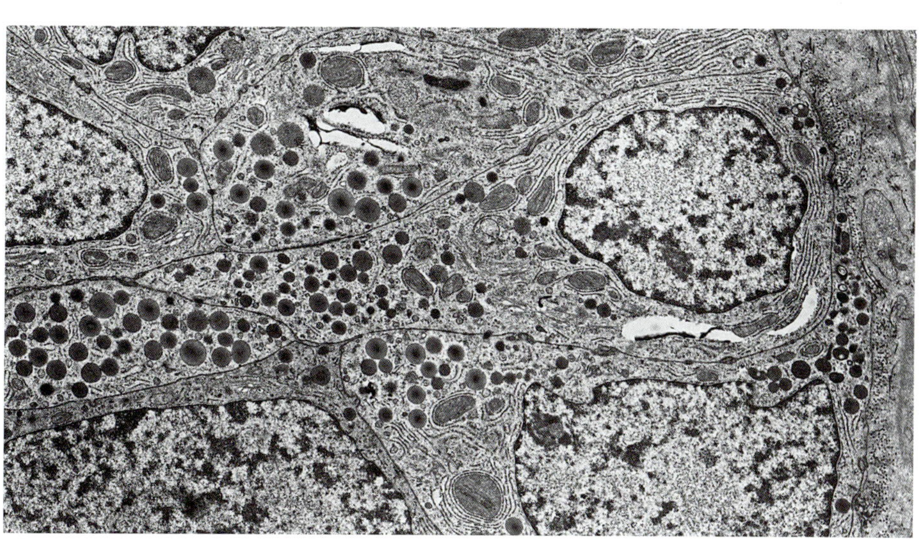

图5.36　胰腺腺泡细胞癌的电镜照片。可见部分上皮样肿瘤细胞显示核周粗面内质网（右）和大量电子致密酶原颗粒。（×9000）（Courtesy of Dr Robert A Erlandson, Memorial Sloan-Kettering Cancer Center）

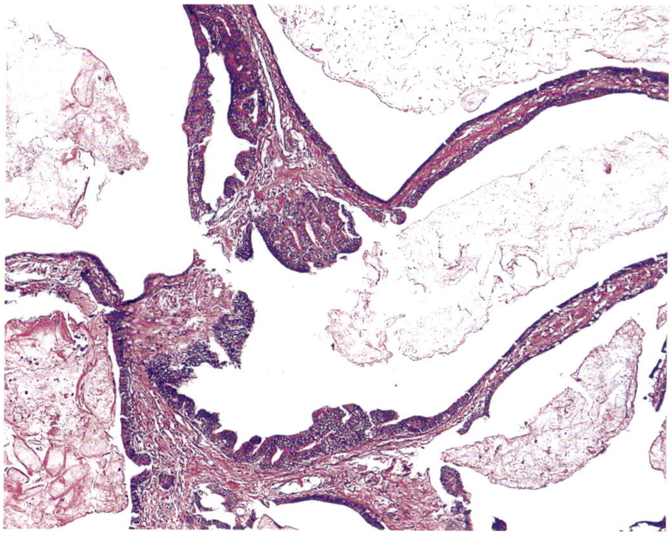

图5.37　腺泡细胞囊腺癌。一种罕见的肿瘤，可与微囊性囊腺瘤混淆。

袭性临床病程的病例也有报道[581]。

胰母细胞瘤

胰母细胞瘤是儿童最常见的胰腺肿瘤[597]，但它也可发生于成人[587]。有报道个别病例发生于Beckwith-Wiedemann综合征和家族性结肠腺瘤样息肉病患者[584]。在Klimstra等[591]的研究报道中，其年龄分布存在两个高峰，平均年龄分别为2.4岁和33岁。与SPPN（是常与之混淆的一种肿瘤）不同，它没有性别倾向。胰母细胞癌平均大小为10cm，常有部分包膜。显微镜下，肿瘤富含细胞，由形态一致的上皮细胞排列成实性的片状和巢状，混有分化良好的腺泡结构，并偶见扩张的导管（图5.39）。

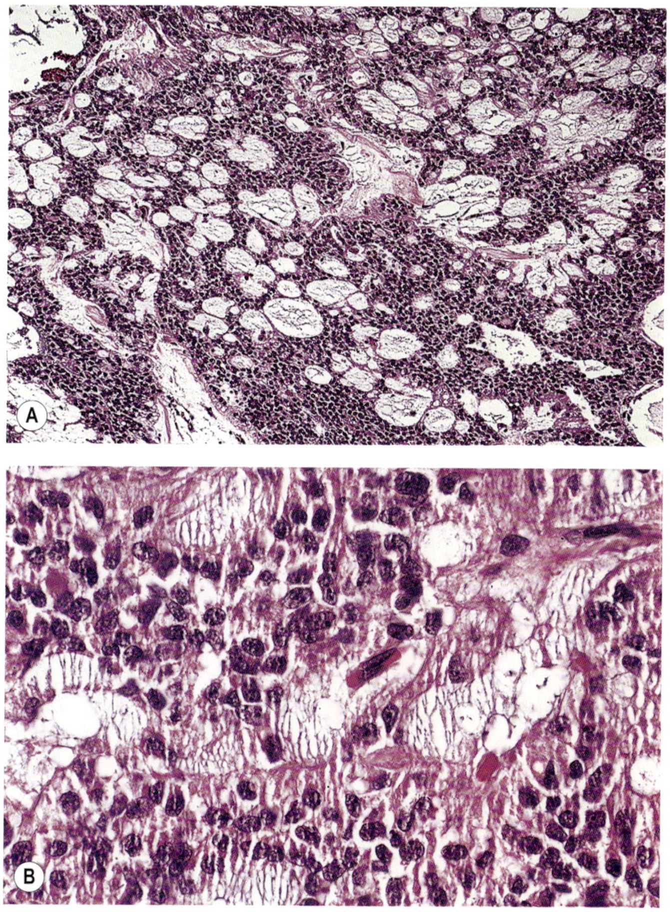

图5.38　A和B，胰腺实性假乳头肿瘤。注意血管周有黏液物质聚积。

常见特征性的“鳞状小体”[588]（图5.40）。这些小体内的肿瘤细胞常常是透明的，可能是由于生物素聚积所致[596]。间质可以很丰富，偶见富于细胞的间质。

免疫组织化学染色方面，肿瘤显示有腺泡、内分泌和导管分化的证据；表现为胰酶、内分泌标志物和 CEA 呈阳性[586,593]（图 5.41）。与其原始属性一致，胰母细胞瘤可分泌甲胎蛋白[585]。鳞状小体具有特征性表型：CK8/CK18/CK19/EMA 呈阳性，CK7 呈阴性[594]。它们具有特征性 β- 连环蛋白核易位，是 β- 连环蛋白（CTNNB1）或 APC 基因突变的结果[595]。多数病例显示染色体 11p 高度印迹区杂合缺失，与肾母细胞瘤和肝母细胞瘤相似（两者均可作为 Beckwith-Wiedemann 综合征的一部分）[595]。超微结构特征符合其腺泡细胞分化特征。确实，姨母细胞瘤可被视为腺泡细胞癌的婴儿型，就像肝母细胞瘤为肝细胞癌的婴儿型一样。

婴幼儿患者的预后相对较好[590]。在 Klimstra 等[591]的报道中，半数的儿科患者肿瘤切除后治愈，而 4 例成年患者中有 3 例死于肿瘤。

需要牢记的是，发生在儿童的胰腺肿瘤并非都是胰母细胞瘤。导管、普通腺泡和胰岛细胞肿瘤也可以发生于儿童[592]。因此，最好避免把“婴儿胰腺癌”作为“胰母细胞瘤”的代名词。

其他上皮性外分泌肿瘤

导管内小管腺瘤（幽门型）为最近描述的一种胰腺良性肿瘤，通常位于成人和老年人的主导管[598-600]。无蒂或有蒂。显微镜下，呈小叶结构，由密集排列小管构成，似幽门腺。免疫组织化学上，肿瘤细胞表现为 CK7$^+$/CK20$^-$[601]。局部切除可完全治愈。

其恶性类型被称为**导管内小管癌**[602]。

内分泌肿瘤

一般和临床特征

胰腺内分泌肿瘤传统上也称为**胰岛细胞肿瘤**，但需要指出的是，胰岛细胞肿瘤这个术语应仅用于由正常胰腺胰岛细胞构成的肿瘤。**胰腺内分泌肿瘤**作为一个更加概括的名称，适用于此组所有肿瘤[611,679,680]。实际上，此组所有肿瘤可能均起源于导管内原始多潜能干细胞，而非胰岛[608,659]。

内分泌肿瘤仅占所有胰腺肿瘤的一小部分。虽然确有少数发生于儿童甚至新生儿的病例，但大部分病例见于成人[605,613]。相当数量的病例属于多发性内分泌肿瘤综合征（MEN）、von Hippel-Lindau 病、神经纤维瘤病 1 型或结节硬化（见下文）[612,657]。

形态学特征

胰岛细胞肿瘤的最常见部位是胰腺的体尾部，这与这些部位的胰岛数量较多有关。有报道称，少数病例与慢性胰腺炎有关[660]，但需警惕的是，不要将慢性胰腺

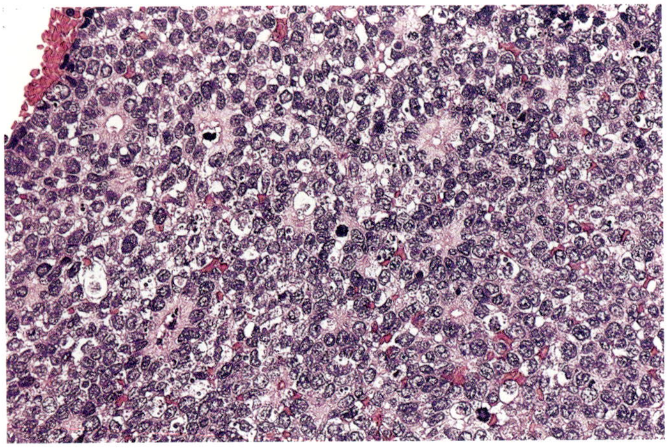

图5.39　胰母细胞瘤显示以实性生长方式为主，但也可见小的菊形团样腺样结构。

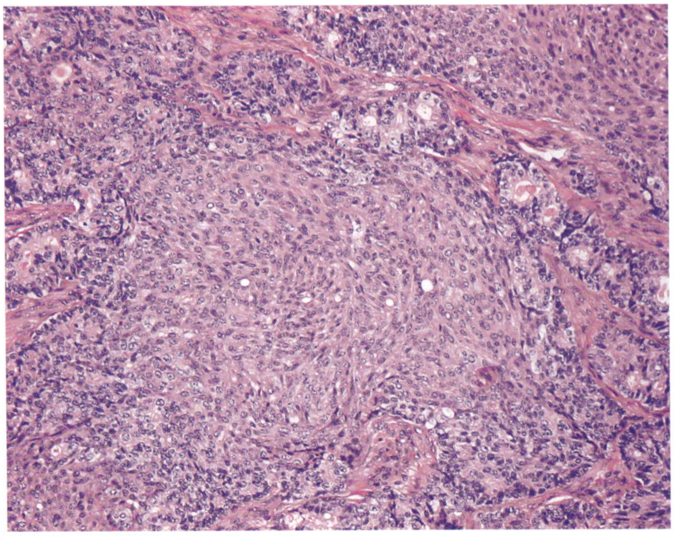

图5.40　胰母细胞瘤。可见一个大的鳞状小体，周边有小腺体围绕。

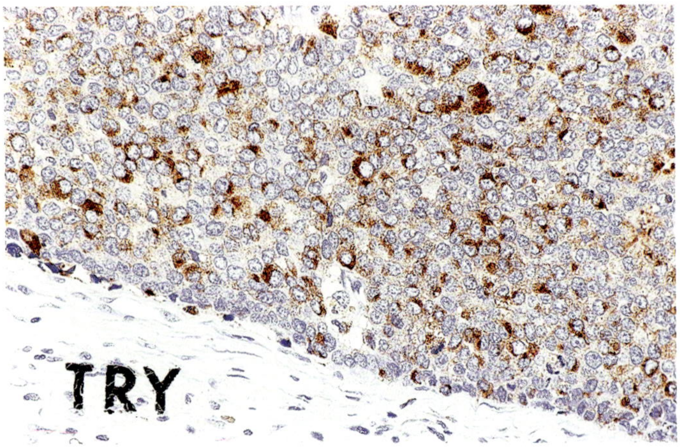

图5.41　胰母细胞瘤。胰蛋白酶免疫反应呈阳性。

炎中常见的胰岛细胞增生误诊为肿瘤（见 426 页）。大体上，这种富于细胞的肿瘤呈粉红色，颇似脾或充血的淋巴结（图 5.42）。它们没有完整的包膜。另外一些估计是病程较长的肿瘤，可有大量的纤维组织，甚至可有钙化和骨化。少数病例肿瘤表现为明显的囊状外观[643]。这些继发性改变很可能为退行性改变，与起源于黏液性囊性肿瘤的其他胰腺内分泌肿瘤不同[633]。偶尔它们呈原发性导管内生长方式[615]。

显微镜下，这些肿瘤通常由小的相对一致的立方形细胞构成，其细胞核居中，胞质嗜酸性或嗜双色性，细颗粒状。但是，细胞核增大或其他异常特征也很常见，有时可非常明显[687]。

根据它们的生长方式，胰岛细胞肿瘤被分为实体型、脑回型（伴有彩带和花边样）、腺型和难于分类型[625,648,649]。也有分别将它们称为 A、B、C 和 D 型或Ⅰ、Ⅱ、Ⅲ和Ⅳ型的。它们的这些生长方式可能与肿瘤的内分泌细胞类型有关。生长方式为脑回型的绝大部分是 β 或 α 细胞型肿瘤；腺型肿瘤通常由 G 细胞或 VIP 细胞构成。大部分胰岛细胞肿瘤为实体型肿瘤，可为任何一种细胞类型。

胰腺内分泌肿瘤的间质有丰富的血管。在某些病例中，可见一种丰富的透明性物质将肿瘤细胞分隔成散在的巢状。淀粉样物质也可见，在分泌胰岛素的肿瘤中尤为多见[683]，但也可见于其他类型的肿瘤中[672]。这些物质的外观呈晶体样，被称为胰岛素淀粉样多肽（islet amyloid polypeptide, IAPP）。通过免疫组织化学染色可以检测到这类物质[674,685]。非肿瘤性导管可陷入肿瘤，导致混合性内分泌 - 导管癌的错误诊断[678]，而非肿瘤性“裸岛”可独立于主要肿瘤而存在于胰腺周围脂肪[684]。胰腺内分泌细胞肿瘤的少见形态有黏液产生[676]、黑色素沉着、透明细胞变[626]、空泡和嗜酸细胞变[682]、梭形细胞肿瘤[616]、砂粒体形成、横纹肌样[656,666]和肉瘤样转化[622]。后者包括出现横纹肌细胞[623]。细胞质空泡形成是由于胞质内脂质聚集所致[653,668]。色素沉积是由于存在脂褐素颗粒[669]。透明变常见于伴有 Von Hippel-Lindau 病的患者，可能与肾细胞癌相似[629]。

胰腺内分泌肿瘤可以是无功能的，至少在临床检测时表现为无功能[609,634]。但更常见的是，它们因分泌一种或多种激素而导致患者内分泌功能异常[639]。胰腺内分泌肿瘤（以及其他肝外内分泌肿瘤）能分泌 hCG 的 α 和 β 亚单位，尤其是 α 亚单位。通过血清学检查或免疫组织化学染色可以证实这种现象，它在恶性肿瘤中要比良性肿瘤中常见，虽然，这种差异并不像最初报道的那么显著[624,631]。免疫细胞化学染色发现，肿瘤分泌多种激素的现象很常见，可以表现为多种形式：一个肿瘤有多种细胞类型；多发肿瘤，每一个肿瘤有一种细胞类型；以及多发肿瘤，每一个肿瘤有多种细胞类型[604]。有时，在同一个肿瘤细胞中甚至在同一个内分泌颗粒中可检测到两种不同的肽类激素[642,651]。在诊断多种激素肿瘤之前，一定要先除外非肿瘤性细胞陷入的可能[632]。肿瘤中数量上占优势的细胞的性质决定其临床综合征的类型和肿瘤的命名[639,640]。临床或血清学检查如发现肿瘤能分泌多种激素，则其通常为恶性肿瘤[627]。

单纯依据 HE 切片检查只能给出胰腺内分泌肿瘤的普通诊断。如上文所述，生长方式与细胞类型之间有一定关系，但也有很多例外。传统上，针对胰岛细胞的特殊染色包括银染色技术，对于正常胰岛组织，其结果稳定，但应用于肿瘤，其结果就不那么可靠了[686]。电子显微镜下，除了分化极差的几型之外，其余的肿瘤细胞胞质中总能找到内分泌颗粒，借此能作出内分泌性肿瘤的诊断，并且常能确定特异的细胞类型（图 5.43）。但并非总能借此区分细胞类型，因为在一些病例中，肿瘤细胞内分泌颗粒的特征缺乏特异性。

免疫组织化学染色，胰腺内分泌肿瘤表达上皮标志物（如角蛋白 7、CEA 和相关的 CEACAM1）[610,665]、“泛内分泌”标志物和一些特异性肽类激素（随不同的细胞类型而不同）。前者包括神经元特异性烯醇化酶、嗜铬素 A 和 B、突触素和阿片样肽类[606,614,644,667]。嗜铬素部分肿瘤阳性，部分阴性。据说嗜铬素阳性与存在嗜银性有关[644]。嗜铬素家族成员 NESP-55 广泛表达于胰腺内分泌肿瘤、嗜铬细胞瘤，但不表达于胃肠和肺的内分泌肿瘤[671]。肿瘤产生的其他物质有：神经丝、α_1- 抗胰蛋白酶[652]、甲状腺激素结合蛋白[630]、肌球蛋白 XVA[636]、丛生蛋白[646]、Isl1（表达于胰岛细胞的一种转录因子）[664]、组胺脱羧酶[673]和孕激素受体（但无雌激素受体）[681]。

应用特异激素标志物进行的研究证实，胰腺内分泌肿瘤可以分泌目前已知的出现于胰岛的任何一种激素，包括胰岛素、胰高血糖素、生长抑素和胰多肽[628,647]。它们还可以分泌胃泌素[628,647,648]、血管活性肠肽（vasoactive intestinal peptide, VIP）[628,647,648]、ACTH[617]、ADH、MSH、降钙素、神经紧张素、分泌神经素[663]或 PTH 样肽类[645]、hCG 的 α 亚单位（前文已述）[677]、生长素和生长素释放因子[607,620]、分泌粒蛋白Ⅱ[641]、抑制素 / 激活素[638]、前激素转化酶 2 和 3[635]、金属硫蛋白[675]以及生长抑素受体[654]。

在约半数的胰腺内分泌肿瘤，其 DNA 表现为非整倍体型；这一特征在良恶性之间没有鉴别意义，但似乎与恶性肿瘤的临床侵袭性有关[603,621]。几组研究发现，Ki-67 免疫组织化学染色显示的细胞增殖活性是恶性的独立指标[618,637,655,658]。

在基因水平，其表现为异质性的，但有些与细胞类型有关。如恶性胰岛细胞瘤为 6q 丢失[670]。另外，在大约半数散发性前肠起源的（包括胰腺）内分泌肿瘤，可见 MEN1 基因（11q13）突变或染色体 11q 等位点的杂合性丢失。实际上，与胰腺导管肿瘤相反，胰腺内分泌肿瘤从不显示 DPC4 失活，提示两种肿瘤病变的发生路径

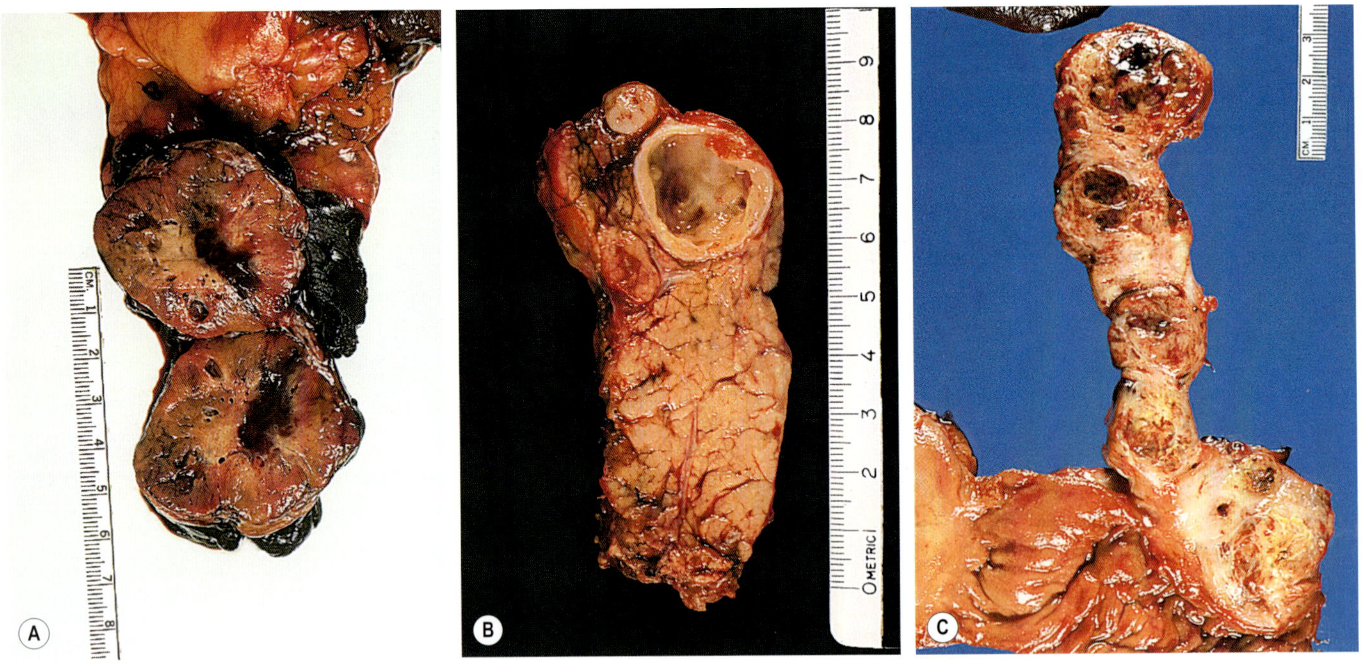

图5.42　胰腺内分泌肿瘤的三个不同病例。A和B，肿瘤是部分囊性的。C，肿瘤为多灶性的。

截然不同[662]。胰腺内分泌肿瘤的总基因组改变的数量与肿瘤的大小、疾病分期有关，提示在肿瘤发生中，基因改变呈积累性[612]。

特殊类型

β 细胞瘤是功能性胰岛细胞肿瘤中最常见、也最广为人知的一种。如果为功能性的，则称为胰岛素瘤[722]。常见于成人，两性发病率相近[748]。仅有一小部分患者（<10%）为 MEN 1 患者。Whipple 三联征被认为是这种肿瘤的特征性表现，包括：（1）精神恍惚、虚弱、疲劳和抽搐；（2）空腹血糖水平低于 50mg%；（3）给予葡萄糖可缓解症状[749]。静脉内注射甲苯磺丁脲和血循环中胰岛素水平测定是诊断胰岛素瘤的常用方法[730]。血清中可检测到前胰岛素样物质[713]。腹腔动脉造影对此类肿瘤的定位极为有用；而这些肿瘤在手术探查中可能很难定位[693]。有报道称，血管造影定位的成功率在 60% ~ 75% 之间。另一种具有极高敏感性的技术是内镜超声检查。一项研究报道，这种技术在一部分血管造影和 CT 定位均告失败的患者经常能够成功定位肿瘤[745]。

超过 90% 的 β 细胞瘤是单发的，极少为多中心的[688]。事实上，几乎所有的胰腺内分泌肿瘤都位于胰腺实质内；仅有 2% 位于邻近部位，如十二指肠壁。约 70% 的肿瘤大小为 1.5cm 或更小，有时仅有 3 ~ 4mm。显微镜下，肿瘤可表现为实性或脑回状生长方式，通常不形成腺体。个别病例可有导管和腺泡成分[737,743]以及肝样分化[723]。超微结构检查一般总能见到核心致密的内分泌颗粒，但颗粒中并非总能见到能证明它们属于正常胰岛的 β 细胞的晶体样物质[742]。免疫组织化学染色，肿瘤细胞胰岛素呈阳性，虽然比正常的 β 细胞要弱[726]。约有半数的病例前胰岛素呈弥漫阳性[691,746]。与其他胰岛细胞瘤相比，β 细胞肿瘤，与嗜铬素的反应相对较弱[728]。在 β 细胞肿瘤中还能见到另一种肽类（虽然不是特异性的），即淀粉粒纤维素（amylin）[708]。

在儿童的 β 细胞瘤，其肿瘤性胰岛组织是由导管上皮以胰岛母细胞增生症（见 422 页）的形式直接转变而成的[696,701]。

如果依据浸润和（或）转移的标准，只有 7% ~ 10% 的 β 细胞瘤为恶性肿瘤[748]。一般而言，恶性肿瘤的病程较短，低血糖更明显[702]。无论是传统的形态学，还是 DNA 倍体类型，都不是肿瘤行为的好的预测指标[710]。

β 细胞瘤的治疗采用手术切除方法。如果胰岛素分泌过多，诊断很肯定，而如果手术探查中没有发现肿瘤，应行胰腺次全切除术。在 Laroche 等[724]报道的 33 例行胰腺次全切除术的病例中，有 15 例在切除的标本中找到了肿瘤。

成人持续性高胰岛素血症、低甘油三酯血症同样可由无肿瘤形成的胰岛母细胞增生症引起，通常以胰岛数量增多并伴 β 细胞核增大和染色质增多为特征[690]。

伴低血糖症的胰外肿瘤很罕见，通常在肿瘤切除后，低血糖症即消失[727]。此类肿瘤中的大部分为肝细胞肝癌或间叶来源的肿瘤。后者常被诊断为平滑肌肉瘤、血管外皮瘤或纤维肉瘤，但是有的证据强烈提示，绝大多数肿瘤都具有良性或恶性孤立性纤维性肿瘤的形态学特征。这些

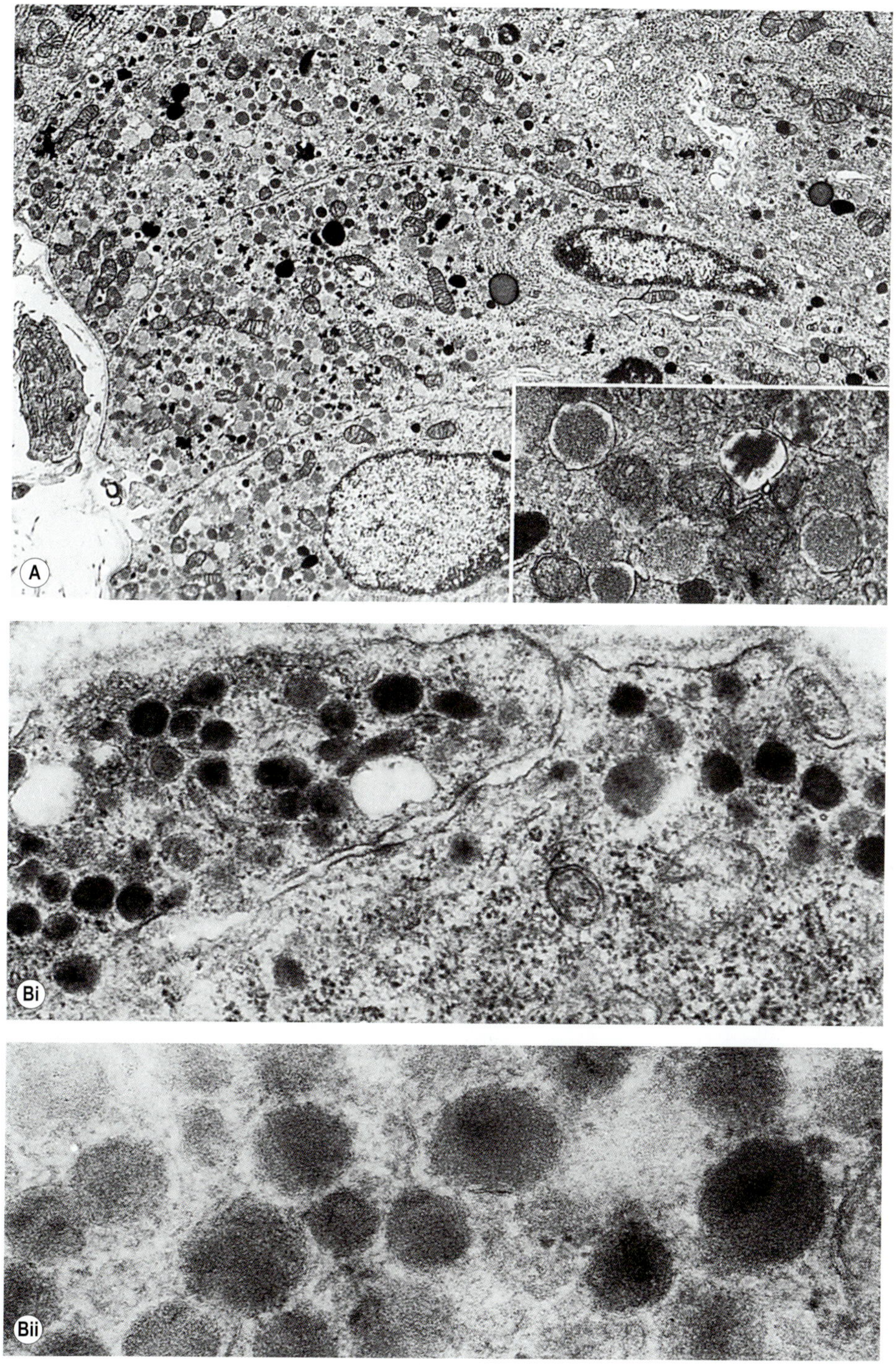

图5.43 A至D，不同类型的胰腺内分泌肿瘤的电镜形态。A，β细胞瘤。可见许多具有不规则的晶体样内容物的颗粒。B，α细胞瘤。可见颗粒大和致密的外周类核。

（未完待续）

肿瘤大部分见于胸膜和腹膜后，常很大。低血糖症是由于肿瘤细胞分泌胰岛素样生长因子Ⅱ引起的[703]。

α 细胞瘤可分为两种类型。一类为伴有胰高血糖素瘤综合征的α细胞瘤（胰高血糖素瘤），常为单发，腺瘤体积大。显微镜下，生长方式无特征性。超微结构检查，具有不典型的内分泌颗粒。胰高血糖素免疫组织化学染色，仅少数细胞呈阳性，恶性的比例很高[714]（图 5.44 和 5.45）。这些超微结构和免疫组织化学结果可能是由于胰高血糖素的生物合成和分泌异常引起的，有时胰高血糖素被其相关的前体肽类肠高血糖素和胃泌酸调节素所

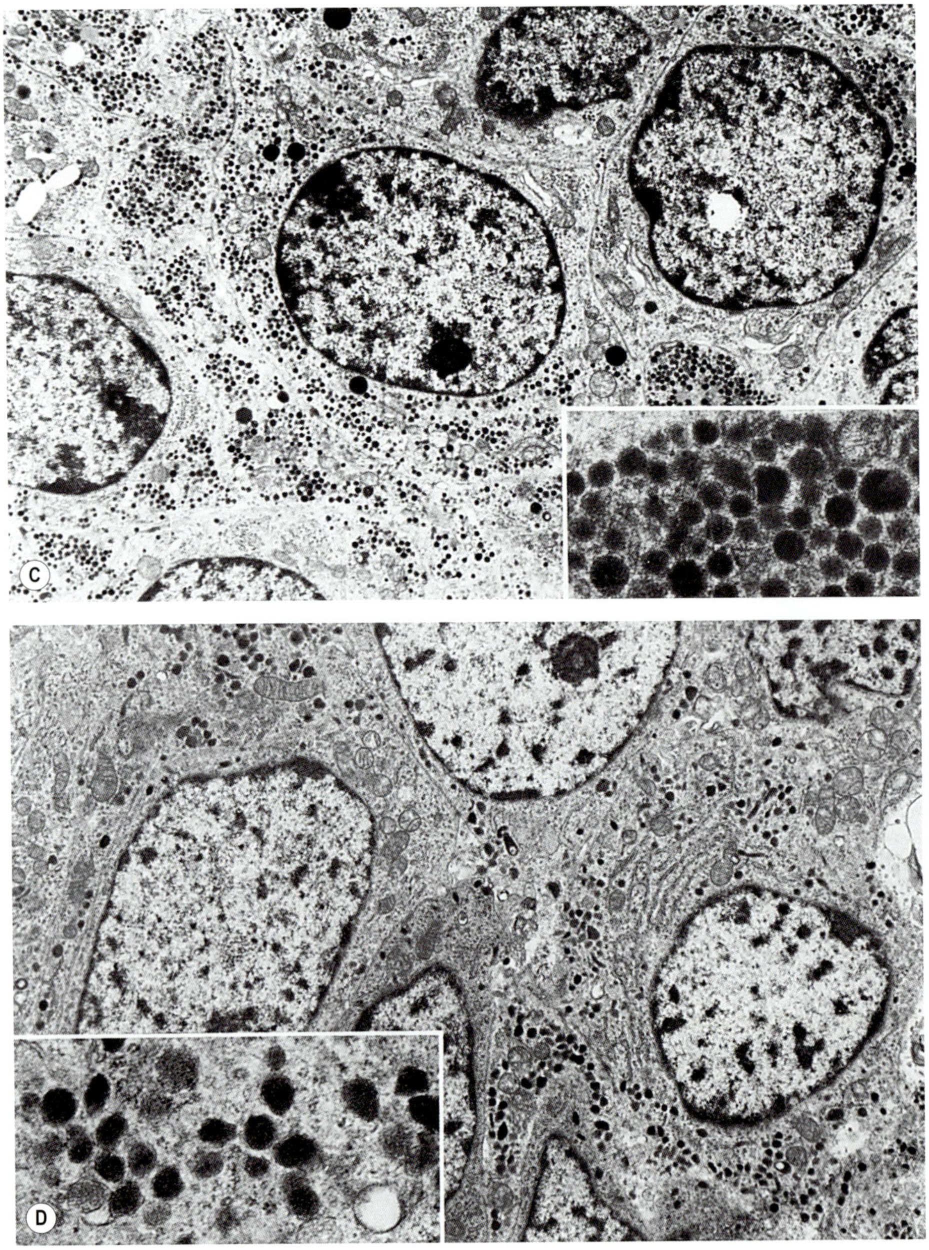

图5.43 （续）C，G细胞瘤。其颗粒与正常产生VIP的肿瘤细胞和正常胃泌素分泌细胞相似。大多数伴有Zollinger-Ellison 综合征的患者的肿瘤具有此形态特征。D，产生VIP的肿瘤具有大的、更多形性的颗粒。根据我们的经验，此型不常见。（Courtesy of Dr M Greider, St Louis, and Dr MH McGavran, Houston）

取代[707]。α 细胞瘤同样分泌 reg 家族成员 HIP/PAP[718]。

另一类为不伴有胰高血糖素瘤综合征的 α 细胞瘤，常为多发，瘤体小，瘤细胞呈脑回状排列，免疫组织化学染色，胰高血糖素强阳性。超微结构显示有典型的 α 细胞颗粒。肿瘤几乎都是良性的（图 5.46）。Grimelius 银染色可证实，肿瘤细胞具有嗜银性。胰高血糖素综合征主要见于成年女性，被认为是胰高血糖素分泌过多的直接或间接结果[756]。它包括葡萄糖耐量试验异常、正细胞正色素性贫血、被称为坏死松解性游走性红斑的皮疹、溃疡性红舌（sore red tongue）、口角炎、明显的消瘦、精神抑郁、深静脉血栓形成以及易于发生严重的感染。皮疹主要累及腿、会阴和腹股沟。起初为红斑，逐渐发展为浅表水疱，随着中央病灶的消失，皮疹逐渐向外周扩展。皮疹愈合后不留瘢痕，但在 7 ~ 14 天后可出现色素沉着。显微镜下，其主要特征是表皮的坏死溶解，伴有颗粒细胞层的液化性坏死，以及角质层下裂隙或水泡形

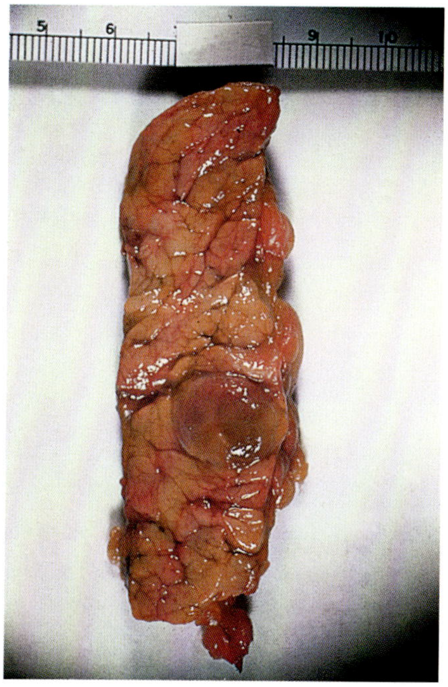

图5.44 α细胞瘤的大体形态。所示肿瘤为行全胰腺切除术标本。

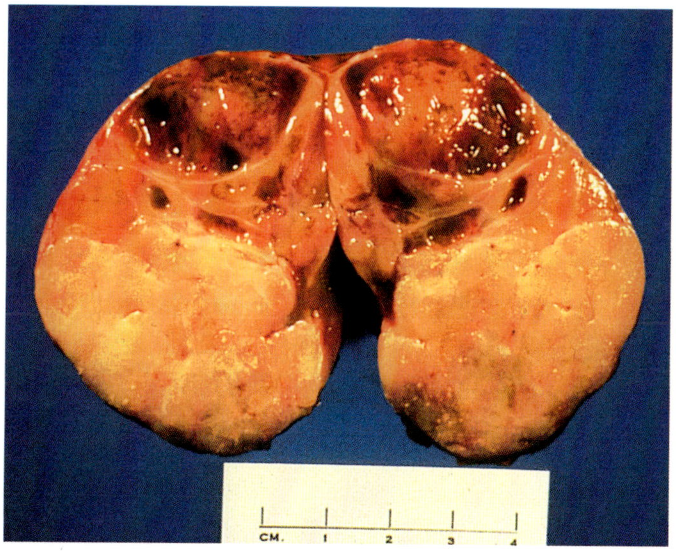

图5.45 α细胞瘤（胰高血糖素瘤）的大体形态。显示肿瘤有局灶出血坏死。

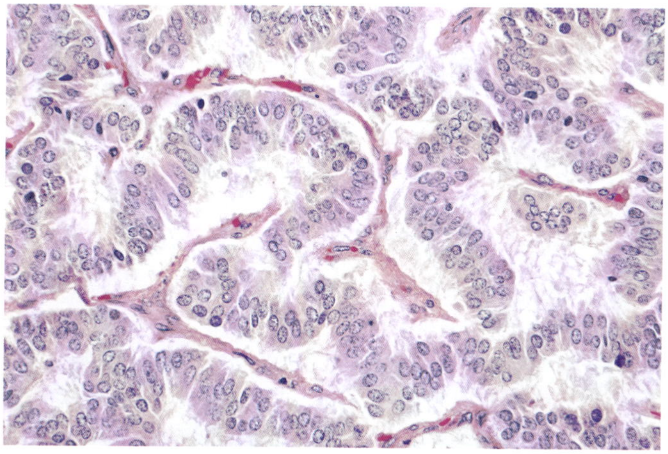

图5.46 α细胞瘤。显示肿瘤细胞主要呈脑回状排列。这种生长方式常由α或β细胞构成。

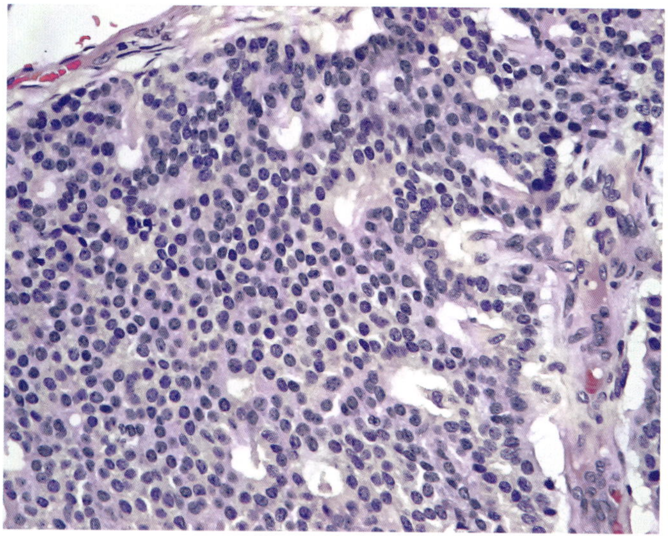

图5.47 G细胞瘤中的菊形团样结构（胃泌素瘤）。

成[721]。

G细胞瘤因分泌大量的胃泌素可引起Zollinger-Ellison综合征，也称为胃泌素瘤[720,761,764]。这种肿瘤最常见于胰腺，其次为十二指肠壁和胃窦（见第1章）（图5.47）。这种分布方式最为奇特，因为这与G细胞在正常组织中的分布情况恰恰相反。Zollinger-Ellison综合征还可见于卵巢、肠系膜、肝和腹腔（通常为胰周的）淋巴结等部位的肿瘤[692,733,753,760]。淋巴结的G细胞瘤到底是源于异位的胰岛组织，还是从尚未察觉的小原发灶转移而来，仍属未知[689,717]。

Zollinger-Ellison综合征的特征是：胃酸过多伴有胃、十二指肠或空肠的溃疡[545]。1/3的患者因胃液分泌过多而致腹泻。虽然在最初的报道中非常强调溃疡部位的不典型性，但在其后的研究中，这一点未能得到证实。放射免疫法检测胃泌素是最有用的确诊方法[729]。

伴有Zollinger-Ellison综合征的**散发**G细胞瘤病例几乎都是单发的，肿瘤位于胰腺（略多见）或十二指肠壁，常表现为临床恶性肿瘤。G细胞瘤可以是MEN 1的组成部分（见下文），此时肿瘤倾向于多发，多见于十二指肠壁（发生于胰腺的极少见），较少表现为临床恶性[706,712,758,763]。显微镜下，其生长方式是实性的和（或）腺样。

一些作者称，大部分此类肿瘤 Grimelius 嗜银染色呈阳性[700]，但其他人发现，重复上述结果非常困难。免疫组织化学染色可证实瘤细胞产生胃泌素。肿瘤细胞的表型特征更接近于胃窦的 G 细胞，而非已知的正常人胰岛细胞[700,711,712]。

G 细胞瘤患者的非瘤性胰腺组织常表现为胰岛增大和胰岛母细胞增生症。免疫组织化学上，胰岛的各型细胞都有增生[725]，特别是起源于腹部胰腺的 PP 细胞[731]。

对于伴有 Zollinger-Ellison 综合征的 G 细胞瘤患者，常规的治疗方法是切除靶器官，即做全胃切除。在一些病例中，全胃切除术可使肿瘤消退[734]。对于肿瘤无法切除的患者（未能找到肿瘤，多灶性或转移）以及用 H_2- 受体阻滞剂治疗无效的患者，这一治疗方法仍值得提倡[694,761]。对于肿瘤单发且仍无转移的患者，应选用肿瘤全切术。因为，目前肿瘤生长是唯一影响长期生存的因素[704,715,762]。

VIP- 产生肿瘤患者伴有腹泻性或霍乱样综合征，但无胃酸过多现象[709,751]。这是由于肿瘤分泌血管活性肠肽（VIP）引起的[732,747]。在形态学、组织化学和超微结构特征上，产生 VIP 的肿瘤均无法与 G 细胞瘤鉴别[712]。然而，免疫组织化学可以证实其肿瘤细胞中不存在胃泌素。除了分泌 VIP 以外，许多肿瘤还含有 PP、降钙素和 hCG 的 α 链[695,736]。

δ 细胞瘤在临床上似乎通常是为无功能的，因为生长抑素是一种抑制性激素[744,757]。然而，这些激素的抑制功能可导致患者出现糖尿病、胆囊结石症、脂肪痢、消化不良、胃酸过低以及偶见贫血。这些临床症状有时统称为生长抑素瘤综合征[741]。有些 δ 细胞瘤位于十二指肠壁内而非胰腺内[752]。肿瘤细胞间常可见砂粒体。像其他胰腺内分泌肿瘤一样，这可能与导管成分有关[698]。

PP 细胞瘤。如果将定义限制为肿瘤完全或绝大部分由这种细胞构成，则此类肿瘤非常罕见[735,754]。然而，在大部分其他类型的胰岛细胞肿瘤中，包括它们的转移灶中，可见继发的和少量的 PP 细胞成分[716,755]。有时，在胰岛细胞肿瘤患者的非瘤性胰岛中，PP 细胞显著增生[725]。

类癌。胰腺也可发生类癌，其各方面特征均与常见于胃肠道的类癌相似[738,739,750]。它们可能来源于正常的 Kulchitsky（分泌 5- 羟色胺）细胞，这种细胞与外分泌导管相连。与其他胰腺内分泌肿瘤相反，它们显示强亲银性。免疫组织化学证实，肿瘤细胞中存在 5- 羟色胺[759]。部分病例可伴有类癌综合征，有时可伴有胰岛素分泌过多[705,740]。曾有 1 例以嗜酸细胞为主要形态特征的病例报道[697]。

小细胞癌也可以发生于胰腺，其形态与较常见于肺的小细胞癌相似。它也可表现顿挫性（abortive）神经内分泌分化的特征。在 WHO 分类中，它与低分化神经内分泌癌同名（见下文），有时可伴有异位 ACTH 分泌[699]或高钙血症[719]。它应与原始神经外胚层肿瘤（PNET）鉴别，后者也可发生于胰腺（见 449 页）。

行为和预后

与胰腺内分泌肿瘤行为相关的形态学特征包括：大小、胰腺外扩散、血管浸润、核分裂活性和 Ki-67 免疫化学染色阳性率[765,772,778]。在这些特征的基础上，在 WHO 关于内分泌肿瘤的组织学分型中，胰腺的内分泌肿瘤被分为以下几类[775,777]：

1. 高分化内分泌肿瘤
   - 1.1 良性（无胰腺外扩散或血管浸润，大小 <2cm，核分裂象 ≤ 2/10HPF 和 Ki-67 阳性细胞 <2%）
   - 1.2 行为不确定性（无胰腺外扩散，但具有下述一种或以上特征：大小 ≥ 2cm、血管浸润、核分裂象 >2/10HPF 和 Ki-67 阳性细胞 ≥ 2%）
2. 高分化（低度恶性）内分泌癌［任何有大体周围浸润和（或）转移的肿瘤］

   在此分类中，所有肿瘤进一步分为非功能性和功能性，后者根据引发的相应综合征而命名，如胃泌素瘤、胰岛素瘤等。也就是说，免疫组织化学显示的 G 细胞构成的胰腺内分泌肿瘤，如果伴有临床和实验室胃泌素高分泌的证据（Zollinger-Ellison 综合征），则称为胃泌素瘤。
3. 这组的第三个成员是低分化内分泌癌，包括小细胞神经内分泌癌。

在其他预测临床恶性指标中，核多形性是一个非常不可靠的指标。呈腺样和实性生长方式的肿瘤比呈脑回样的更可能有恶性生长方式。前文已提到，这些形态学特征有时与细胞类型有关。在 β 细胞肿瘤中，恶性约占 7% ~ 10%，而在所有其他类型的肿瘤中，恶性占非常高的比例。胰腺恶性内分泌肿瘤与预后密切相关的临床因素有：发现时的年龄和累及范围，而生存与肿瘤是功能性的还是非功能性的无显著关系[779]。与侵袭性相关的免疫标志有 hCG 的 α 链、CEACAM1（CEA- 相关分子）、CD10、干细胞标志物 KIT、CK19、PAX8、纤维母细胞生长因子受体、paladin 和 p21。相反，与预后好相关的标志物有 CD99 和 PAX6 表达[767,769,770,771,773,774,776,781]。同样，E- 钙黏蛋白膜表达缺失、异常核表达则与侵袭相关[766]。

胰腺恶性内分泌肿瘤通常生长缓慢。报道的第 1 例无功能性胰岛细胞肿瘤患者在初次手术后的第 5 年，才发现有肝转移，并继续存活了 5 年[780]。在大部分病例，转移仅限于胰周淋巴结和肝。对不能根治的患者行切除术的理由是：手术能带来长时间的症状缓解[768]。已有数例患者应用特异性化疗药，如链佐星（streptozocin），已获得长期缓解[768]。

多发性内分泌肿瘤

多发性内分泌肿瘤（mutiple endocrine neoplasia, MEN）综合征是常染色体显性遗传性疾病。其特征是出现一个以上内分泌腺的增生或肿瘤[782,804,811]。在这里讨论这一综合征是因为：胰腺作为此综合征的临床上重要内分泌病变的一个组成成分，在一些病例中经常出现[788]。MEN 有三种特定类型[784,814]。

MEN 1 型（Werner 综合征），其特征是累及垂体（腺瘤）、胰腺和甲状旁腺（主细胞增生）[783,794,797,812]。胰腺的病变表现为：G 细胞瘤，占 50%；β 细胞瘤，占 30%；VIP 细胞瘤，占 12%；α 细胞瘤，小于 5%[796,798]。因此，MEN 1 的主要临床表现是：原发性甲状旁腺功能亢进、Zollinger-Ellison 综合征和肢端肥大症或垂体功能低下症[806]。其他少见的异常还包括：累及肾上腺皮质和甲状腺（结节状增生或腺瘤）；出现不同部位的类癌，主要见于从前肠分化而来的器官（如肺、胸腺和胃肠道）；多发性软组织脂肪瘤；以及胃的 Ménétrier 病[800]。我们见过 MEN 1 型伴有胸腺类癌的病例[640]以及其他伴有胃底多发类癌的病例[809]。

MEN1 是由于 MEN1 基因的各种种系突变所致，MEN1 基因位于 11q13[782,793,812]。有报道，在一组散发性内分泌肿瘤中见到 MEN1 基因突变和等位基因丢失[791,808]。

MEN 2 由三种亚型组成，所有亚型均由 RET 原癌基因的胚系突变引起，这一基因位于染色体 11q11.2[787,801] 且 MEN 2a、MEN 2b 和家族性甲状腺髓样癌（FMTC）均同时发生甲状腺髓样癌。顺便说一下，RET 癌基因突变也常见于巨结肠病[802,813]，而在甲状腺乳头状癌中常见其重排。

MEN 2a（Sipple 综合征），其特征是甲状腺 C 细胞增生和甲状腺髓样癌［常为多发和（或）双侧性］、肾上腺嗜铬细胞瘤（常为双侧性并伴有肾上腺髓质增生）以及甲状旁腺主细胞增生[789]。因此，MEN 1 型和 MEN 2 型的重叠就表现在甲状旁腺的受累上，受累甲状旁腺在形态和功能上的改变具有相似性。

MEN 2b（Gorlin 综合征），包括甲状腺髓样癌、肾上腺嗜铬细胞瘤（其特征与 MEN 2 相似）、所谓的黏膜神经瘤（导致角膜神经增生、唇肥大、舌结节状增大）、骨骼异常和 Marfan 样体形[790,799]。黏膜神经瘤（Carney 等[786]称之为黏膜节细胞神经瘤或神经瘤病）是这一综合征最常见的表现。在许多病例中，因为节细胞神经瘤病广泛累及消化道，可导致便秘、腹泻，甚至巨结肠[785]。有时，胃肠道的表现是此病的首发症状。部分 MEN 2b 型患者可有结肠息肉病[803]。甲状旁腺疾病在 MEN 2b 中不常见。顺便提一下，在以前的报道中，MEN 2b 型也称为 MEN 3 型[795]。

家族性甲状腺髓样癌（FMTC）的特征是：至少 4 个家族成员有甲状腺髓样癌[813]。还存在其他组合，这提示 MEN 还有其他类型。包括胰腺内分泌肿瘤与副节瘤共存，副节瘤与甲状腺乳头状癌共存，等等[792,807,810]。

淋巴组织肿瘤和瘤样病变

大部分累及胰腺的**恶性淋巴瘤**起源于胰周或腹膜后淋巴结[816,820]。关于胰腺自然杀伤细胞起源的**淋巴细胞淋巴瘤**[823]、**移植后淋巴增生性疾病**[819]、**间变性大细胞淋巴瘤**[818]、**浆细胞瘤**[817]和**浆细胞肉芽肿**[815]都曾有个案报道。胰腺局部淋巴组织增生（“假性淋巴瘤”）伴有梗阻性黄疸的病例[821]以及 1 例 Rosai-Dorfman 病也有报道[822]。

间叶和其他原发肿瘤

所有胰腺的**良性间叶性肿瘤**都极少见，包括**淋巴管瘤**（不要与常见的微囊性囊腺瘤混淆）[839,841]、**腺瘤样瘤**[840]、**血管内皮瘤**[834]和**神经鞘瘤**[656]、**孤立性纤维肿瘤**[825,846]以及**透明细胞（糖）瘤**，即一种 HMB45 阳性的**上皮样平滑肌肿瘤**[831,849]。

胰腺原发**肉瘤**同样罕见。绝大部分具有肉瘤样特征的胰腺恶性肿瘤要么是间变性癌，要么是腹膜后的肉瘤累及了胰腺。有关胰腺的原发脂肪肉瘤[829]、平滑肌肉瘤[828,835]、恶性外周神经鞘瘤[833]、恶性纤维组织细胞瘤[842,845]都曾有报道。其中一些病例确实可信，但另一些病例值得怀疑，如果做进一步的切片或特殊检查，可能会发现上皮分化的证据，进而将之归入未分化（肉瘤样）癌之列。还有报道，**胰腺胃肠间质瘤**（GIST）[827]，一种 GIST 类似肿瘤，如**细胞性错构瘤**[843]和**间皮瘤**[830]。**Ewing 肉瘤 / PNET** 可原发于胰腺，多数病例见于儿童和年轻人[824,838]。

胰腺绒毛膜癌[826]和**炎性肌纤维母细胞瘤**[847,848]也曾有报道。

转移性肿瘤

大部分转移性肿瘤是通过直接扩散的方式转移到胰腺的。肿瘤要么来自附近的脏器，要么来自胰周淋巴结。肺、大肠、肾、乳腺是原发肿瘤最常见的部位[851,854]。黑色素瘤、肉瘤、间皮瘤也同样可继发性累及胰腺[850]。在给肿瘤患者做尸体解剖时，有时会发现肿瘤经血行转移至胰腺，但这种患者不可能仅仅只有胰腺转移灶的临床表现[853]。在一些病例，转移性肿瘤可累及导管上皮，甚至表现为 Paget 样特征[852]。

壶腹部

壶腹癌和癌前期病变

壶腹癌是指以 Vater 壶腹为中心的任何一种恶性上皮性肿瘤。虽然，最初的定义是基于部位而言的，但壶腹癌这个词同样具有组织起源的意义，它意味着肿瘤起源于壶腹区的小肠黏膜。在此之前，常存在绒毛状腺瘤或绒毛腺管状息肉等基础病变[857,883]。因此它需与胰腺癌、末段 1/3 胆总管的癌、十二指肠其他部位的癌累及壶腹进行鉴别诊断。在晚期患者，这种鉴别是不可能的，对于此类患者，只能给予“胰腺 - 胆管 - 壶腹部癌”的诊断。

临床上，多数患者大于 60 岁，男性比例略高。有几例发生于神经纤维瘤病 I 型患者[861,880]。

大体上，壶腹癌通常突入十二指肠肠腔（图 5.48）。在十二指肠切除术中会发现，如果肿瘤局限于壶腹腔内（壶腹内癌），十二指肠黏膜除了略被拉紧之外，基本正常。另有一些病例可表现为肿瘤环绕壶腹呈环周生长（壶腹周围癌）（图 5.49 和 5.50）。还有一些病例表现为壶腹内和壶腹周围两种生长方式共存（混合型癌）[862]。一些肿瘤如其主要部分是残存的绒毛状腺瘤，则表现为突向十二指肠肠腔的、质软无蒂的乳头状肿物；因其质软，在未打开十二指肠腔时，可能触摸不到。

当肿瘤很小且局限于壶腹时，无论是内镜检查还是影像学检查，都可能表现为正常[859]。CT 和超声检查常能显示胆总管和胰管的扩张，但肿瘤本身可能并不明显。就临床分期而言，据说内镜超声是最好的检查手段[859]。

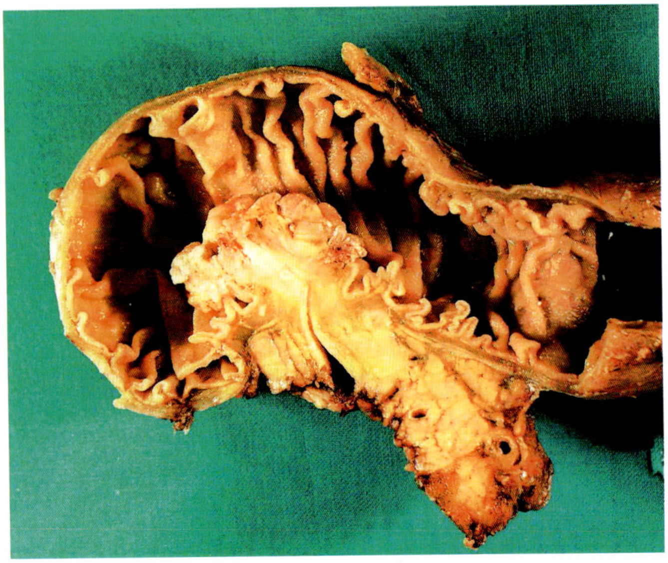

图5.48 1例典型的壶腹癌，可见其突入十二指肠黏膜。

显微镜下，几乎所有的壶腹部肿瘤均为腺癌（图 5.51），且常为低分化癌。许多肿瘤表面有乳头状成分，它们具有绒毛状腺瘤或绒毛腺管状息肉的形态学特征[878]（图 5.52）。过去在行探查术时，在病变的基底部总能找到浸润

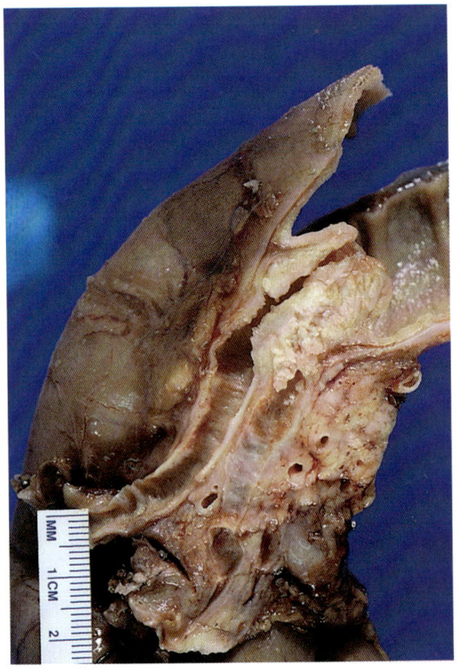

图5.49 壶腹腺癌的大体形态。可见肿瘤以壶腹为中心，外形呈乳头状。

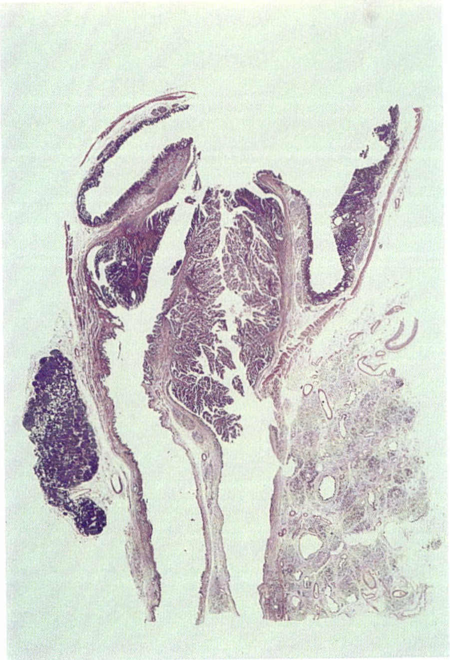

图5.50 壶腹癌的大切片形态。肿瘤几乎全部阻塞壶腹，明显呈乳头状。

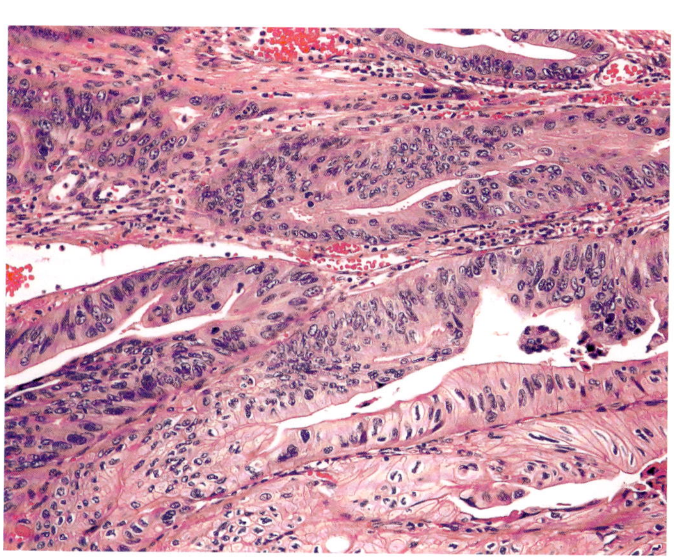

图5.51 壶腹的高分化腺癌。可见肠型肿瘤特征性的长腺体样结构，衬以多层细胞。

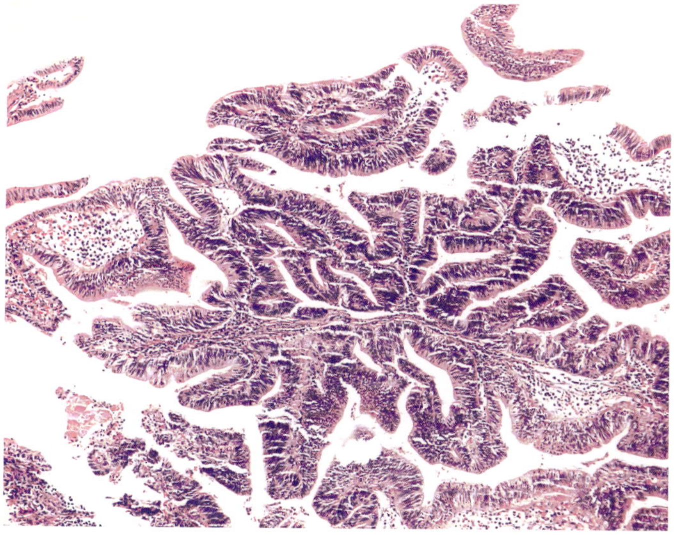

图5.52 壶腹分化好的乳头状增生，其形态与大肠绒毛状腺瘤相似。

癌，因此整个病变被视为恶性，浅表的部分被认为是恶性肿瘤中分化较好的部分。为了早期发现病变，人们不断增加内镜的应用。现在已经明确，壶腹部确实存在没有间质浸润的乳头状病变[873]。这一病变在形态学和生物学特征上，颇似结直肠的绒毛状腺瘤以及相对少见的绒毛腺管状息肉，部分病例与家族性结肠息肉病相关并有更高的恶变倾向[870]。在壶腹部，这种恶变倾向显得尤为不幸，因为在病变发生恶变之前探查到病灶是极为困难的。

壶腹癌的其他形态学变型还包括以 Paneth 细胞为主的[864]、表现为肝样分化的[865]以及小细胞（神经内分泌）癌[868,874,884]。我们也见过几例壶腹癌（伴有或不伴有绒毛状腺瘤的成分），除了前文已述及的典型的细胞结构特征外，其位于胰头内的深部肿瘤组织具有胰胆管型肿瘤的细胞结构特征（见 428 页）。有时肿瘤胰腺部分全部为原位癌[855]。我们尚不清楚，这种区域性的差异到底是微环境影响所致，还是场效应（field effect）表达的结果。免疫组织化学上，角蛋白谱与形态学趋于一致，即具有胰胆分化肿瘤为 $CK7^+/CK20^-$，而肠源性则为 $CK7^-/CK20^+$[885]。并且，MUC2 与 CDX2 双阳性为典型的肠源性肿瘤[860]。

大部分壶腹癌有 TP53 基因突变，通过免疫组织化学染色可检测到相应异常产物的积聚[875,878]。与胰腺导管癌相比，壶腹癌很少有 DPC4 表达和 KRAS 基因突变[869]。

壶腹癌通过直接扩散的方式可以累及附近的十二指肠黏膜、十二指肠壁、胰腺和胆总管。也可以出现神经周围浸润。35% ~ 50% 的病例出现局部淋巴结转移，通常局限于壶腹周围的某一组淋巴结[863,882]。一种早期（微浸润）阶段的壶腹癌已被认识，其诊断线索是肿瘤存在中性粒细胞浸润[866]。

有关壶腹癌与该区域的其他几种癌的鉴别诊断，前文已有阐述。胆总管末段三分之一的癌，表现为胆管明显纵向增厚和黏膜的颗粒样外观；它可以向深部浸润，在胆管黏膜下向上扩散，以及向下进入壶腹部。显微镜下，其常为高分化腺癌，有小腺体形成，伴有（或不伴有）乳头成分，并常有明显的间质反应（见第 4 章）。**非壶腹部的十二指肠癌**罕见，显微镜下，与来源于壶腹部的腺癌没有明显的区别。与后者相似，它们通常起源于绒毛状腺瘤（见第 1 章小肠）。因此，鉴别诊断在很大程度上取决于内镜或大体检查所见肿瘤的部位。

壶腹癌的诊断可通过细胞学检查（见 432 页）、内镜下活检或经十二指肠活检作出[858]。后者常同时做冰冻切片检查。活检不宜太表浅，否则可能会遗漏恶变的区域。最好采取多块组织连续切片，这样诊断的可靠性可高达 90%[867]。

壶腹癌的治疗采用 Whipple 手术。对于无浸润的乳头状或绒毛腺管状病变，经十二指肠切除病灶已经足够，但如果已有浸润，这种治疗是不够的，除非极为表浅[856,872]。

壶腹癌的预后远比胰腺癌和胆管癌好，因此它们的鉴别诊断很重要。壶腹癌的总体 5 年存活率在以前的研究中约为 25%，最近的研究表明已上升至 50% 或更高[877,881]。与预计的一样，如无淋巴结转移，这个数字会更高（几乎达到 80%）[881]。预后同样与局部扩散有关，后者可通过大体和显微镜下检查确定[862,879,883]。一项研究报道称，肿瘤局限于 Oddi 括约肌内的（定义为 I 期病变）患者，5 年存活率为 85%[871]。

壶腹部绒毛状腺瘤或绒毛腺管状息肉如无恶变并给予完全切除，则预后很好。

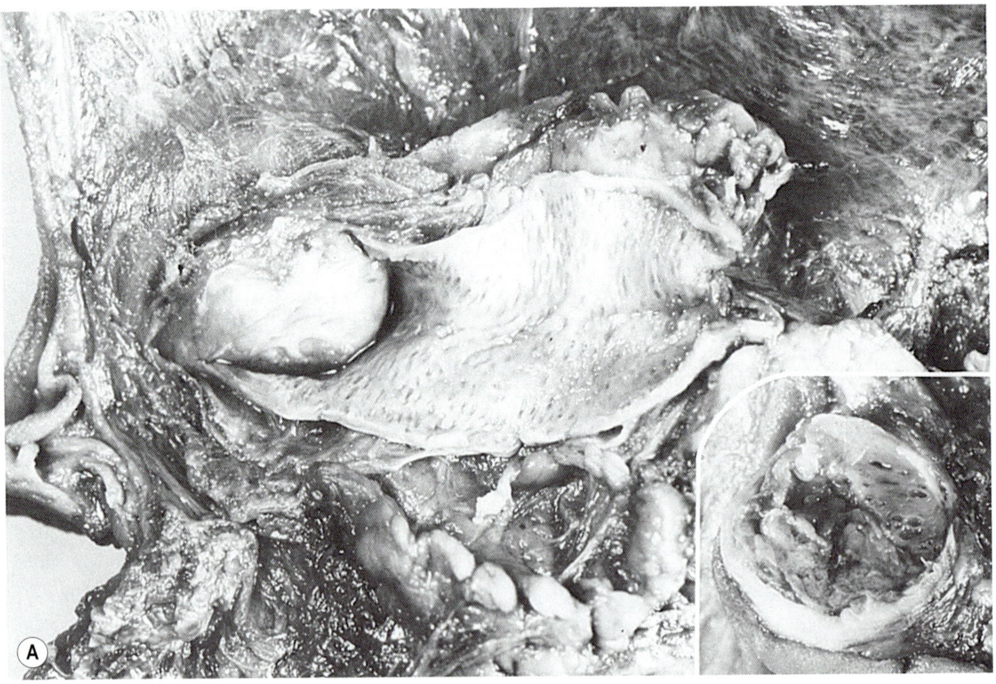

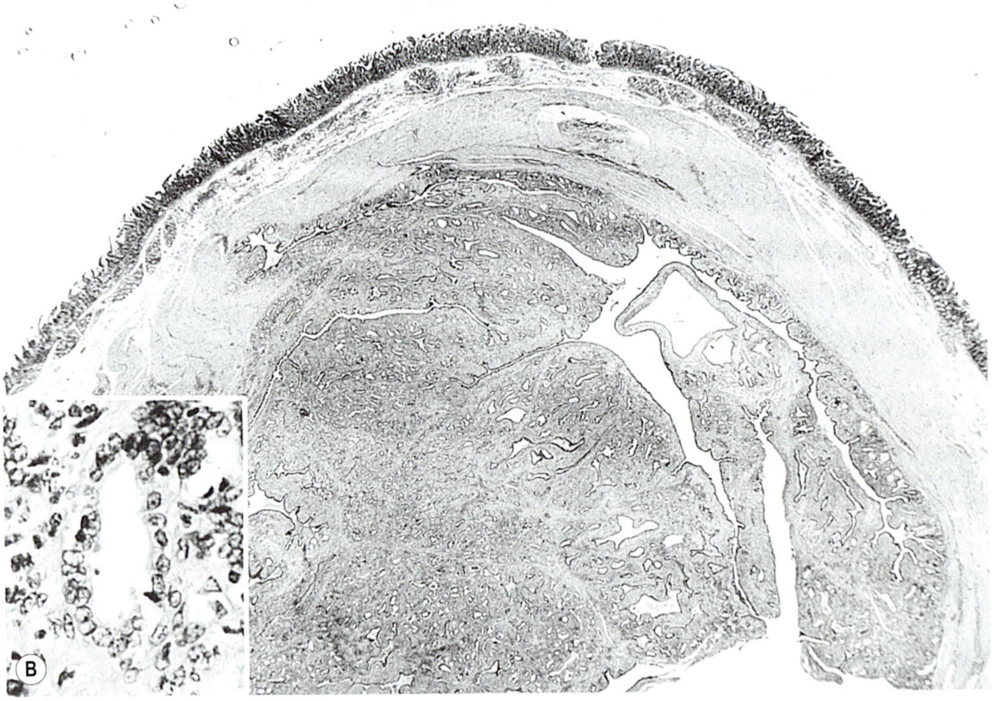

图5.53 A和B，Vater壶腹腺肌瘤，导致梗阻性黄疸。A，胆总管明显扩张，插图为病变的横切面，显示其包膜完整。本来其可以轻易摘除，但因临床印象为恶性肿瘤，施行了Whipple术。B，同一标本的显微镜照片。可见腺体和间质混合生长，颇似乳腺纤维腺瘤。插图示腺体的良性形态特征。

其他病变

有时，一些患者被诊断为Vater乳头**纤维化**。这些患者常表现为右上腹疼痛，外科手术中发现其壶腹开口小如针尖状[886,899]。大部分情况下，显微镜下切片检查无明显异常。就我们的经验而言，Vater乳头明确的炎症或纤维化总是与胆囊或胰腺的慢性疾病有关。有关“Oddi括约肌功能障碍”这一模糊概念的形态学基础仍有待确定；虽然，对此类患者常采用内镜下乳头肌切开术或假乳头肌切开术（据说有较好的疗效），但却很少同时获取组织用于显微镜下检查[889]。

壶腹部良性肿瘤和瘤样病变，除了已经提到的绒毛状腺瘤和绒毛腺管状息肉以外，壶腹部的良性肿瘤极罕见，包括可能为非肿瘤性的腺肌瘤[890,901]（图 5.53）、腺肌瘤样增生（可能为慢性乳头炎的后果）[887,896]、炎症性息肉；这些病变可引起部分胆道梗阻，最好行局部切除。节细胞副神经节瘤在第 1 章讨论。

这个部位同样也可以发生类癌，包括腺类癌[888,891,892,900]。有报道称，这个部位可发生类癌的一种前期病变，可见内分泌细胞的"微巢"样结构[897]。免疫组织化学染色，壶腹部的绝大部分类癌生长抑素和（或）PP 呈阳性[897]。与发生在十二指肠其余部位的相应病变不同，壶腹类癌实际上从不表达胃泌素，并常与神经纤维瘤病 I 型有关[893]。1 例合并有胰腺腺泡成分[895]。壶腹部原发恶性淋巴瘤的病例也曾有报道[894,898]。

参考文献

PANCREAS

NORMAL ANATOMY

1 Bardram L, Hilsted L, Rehfeld JF. Progastrin expression in mammalian pancreas. Proc Natl Acad Sci U S A 1990, **87**: 298–302.

2 Bendayan M. Presence of endocrine cells in pancreatic ducts. Pancreas 1987, **2**: 393–397.

3 Bloodworth JMB Jr. The pancreatic islet and its relationship to the general endocrine system. Endocr Pathol Update 1990, **1**: 49–84.

4 Delhaye M, Cremer M. Clinical significance of pancreas divisum. Acta Gastroenterol Belg 1992, **55**: 306–313.

5 Goossens A, Gepts W, Saudubray JM, Bonnefont JP, Nihoul-Fekete, Heitz PU, Klöppel G. Diffuse and focal nesidioblastosis. A clinicopathological study of 24 patients with persistent neonatal hyperinsulinemic hypoglycemia. Am J Surg Pathol 1989, **13**: 766–775.

6 Gould VE, Memoli VA, Dardi LE, Gould NS. Nesidiodysplasia and nesidioblastosis of infancy. Ultrastructural and immunohistochemical analysis of islet cell alterations with and without associated hyperinsulinaemic hypoglycaemia. Scand J Gastroenterol 1981, **16**(Suppl 70): 129–142.

7 Jaffe R, Hashida Y, Yunis EJ. The endocrine pancreas of the neonate and infant. In Rosenberg HS, Bernstein J (eds): Perspectives in pediatric pathology, vol. 7. Chicago, 1982, Year Book Medical Publishers.

8 Karnauchow PN. Nesidioblastosis in adults without insular hyperfunction. Am J Clin Pathol 1982, **78**: 511–513.

9 Klimstra DS, Hruban RH, Pitman MB. Pancreas. In Mills SE (ed.): Histology for pathologists, ed. 3. Philadelphia, 2007, Lippincott Williams and Wilkins, pp. 723–760.

10 Lebenthal E, Lev R, Lee PC. Prenatal and postnatal development of the human exocrine pancreas. In Go VLW, Brooks FP, DiMagno EP, Gardner JD, Lebenthal E, Scheele GA (eds): The exocrine pancreas. Biology, pathobiology, and diseases. New York, 1986, Raven Press.

11 Lehman GA, Sherman S, Nisi R, Hawes RH. Pancreas divisum. Results of minor papilla sphincterotomy. Gastrointest Endosc 1993, **39**: 1–8.

12 Oertel JE. The pancreas. Nonneoplastic alterations. Am J Surg Pathol 1989, **13**(Suppl 1): 50–65.

13 Perez MA, Saul SH, Trojanowski JQ. Neurofilament and chromogranin expression in normal and neoplastic neuroendocrine cells of the human gastrointestinal tract and pancreas. Cancer 1990, **65**: 1219–1227.

14 Peters J, Jurgensen A, Klöppel G. Ontogeny, differentiation and growth of the endocrine pancreas. Virchows Arch 2000, **436**: 527–538.

15 Stefan Y, Grasso S, Perrelet A, Orci L. The pancreatic polypeptide-rich lobe of the human pancreas. Definitive identification of its derivation from the ventral pancreatic primordium. Diabetologia 1982, **23**: 141–142.

16 Westermark P, Engstrom U, Westermark GT, Johnson KH, Permerth J, Betsholtz C. Islet amyloid polypeptide (IAPP) and pro-IAPP immunoreactivity in human islets of Langerhans. Diabetes Res Clin Pract 1989, **7**: 219–226.

CONGENITAL ABNORMALITIES

ANNULAR PANCREAS

17 Bailey PV, Tracy TF Jr, Connors RH, Mooney DP, Lewis JE, Weber TR. Congenital duodenal obstruction. A 32-year review. J Pediatr Surg 1993, **28**: 92–95.

18 Grosfeld JL, Rescorla FJ. Duodenal atresia and stenosis. Reassessment of treatment and outcome based on antenatal diagnosis, pathologic variance, and long-term follow-up. World J Surg 1993, **17**: 301–309.

19 Kiernan PD, ReMine SG, Kiernan PC, ReMine WH. Annular pancreas. Mayo Clinic experience from 1957 to 1976 with review of the literature. Arch Surg 1980, **115**: 46–50.

20 Levy J. The gastrointestinal tract in Down syndrome. Prog Clin Biol Res 1991, **373**: 245–256.

21 Maker V, Gerzenshtein J, Lerner T. Annular pancreas in the adult: two case reports and review of more than a century of literature. Am Surg 2003, **69**: 404–410.

22 Paraskevas G, Papaziogas B, Lazardis C, Gigis P, Papaziogas T. Annular pancreas in adults: embryological development, morphology and clinical significance. Surg Radiol Anat 2001, **23**: 437–442.

23 Sessa F, Fiocca R, Tenti P, Solcia E, Tavani E, Pliteri S. Pancreatic polypeptide rich tissue in the annular pancreas. A distinctive feature of ventral primordium derivatives. Virchows Arch [A] 1983, **399**: 227–232.

24 Suda K. Immunohistochemical and gross dissection studies of annular pancreas. Acta Pathol Jpn 1990, **40**: 505–508.

HETEROTOPIC PANCREAS

25 Brotman SJ, Pan W, Pozner J, Weiss M, Bleiweiss IJ. Ductal adenocarcinoma arising in duodeno-pyloric heterotopic pancreas. Int J Surg Pathol 1994, **2**: 37–42.

26 Carp NZ, Paul AR, Kowalyshyn MJ, Petersen RO, Hoffman JP. Heterotopic mucinous cystadenoma of the pancreas. Dig Dis Sci 1992, **37**: 1297–1301.

27 Dolan RV, ReMine WH, Dockerty MB. The fate of heterotopic pancreatic tissue. A study of 212 cases. Arch Surg 1974, **109**: 762–765.

28 Eisenberger CF, Gocht A, Knoefel WT, Busch CB, Peiper M, Kutup A, Yekebas EF, Hosch SB, Lambrecht W, Izbicki JR. Heterotopic pancreas – clinical presentation and pathology with review of the literature. Hepatogastroenterology 2004, **51**: 854–858.

29 Haj M, Shiller M, Loberant N, Cohen I, Kerner H. Obstructing gastric heterotopic pancreas: case report and literature review. Clin Imaging 2002, **26**: 267–269.

30 Hara M, Tsutsumi Y. Immunohistochemical studies of endocrine cells in heterotopic pancreas. Virchows Arch [A] 1986, **408**: 385–394.

31 Morinaga S, Ohyama R, Koizumi J. Low-grade mucinous cystadenocarcinoma in the spleen. Am J Surg Pathol 1992, **16**: 903–908.

32 Nisar PJ, Zaitoun AM, Lobo DN, Rowlands BJ. Heterotopic pancreas in the spleen: malignant degeneration to mucinous cystadenocarcinoma. Eur J Gastroenterol Hepatol 2002, **14**: 793–796.

33 Sapino A, Pietribiasi F, Papotti M, Bussolati G. Ectopic endocrine pancreatic tumour simulating splenic angiosarcoma. Pathol Res Pract 1989, **184**: 292–296.

34 Shim YT, Kim SY. Heterotopic gastric mucosa and pancreatic tissue in the skin of the abdominal wall. J Pediatr Surg 1992, **27**: 1539–1540.

35 Tanaka K, Tsunoda T, Eto T, Yamada M, Tajima Y, Shimogama H, Yamaguchi T, Matsuo S, Izawa K. Diagnosis and management of heterotopic pancreas. Int Surg 1993, **78**: 32–35.

36 Tanigawa K, Yamashita S, Tezuka H, Morita S, Ohtsubo T, Maeda R. Diagnostic difficulty in a case of heterotopic pancreatic tissue of the ileum. Am J Gastroenterol 1993, **88**: 451–453.

37 Yamagiwa H, Onishi N, Nishii M. Heterotopic pancreas of the stomach. Histogenesis and immunohistochemistry. Acta Pathol Jpn 1992, **42**: 249–254.

PANCREATITIS

ACUTE PANCREATITIS

38 Acosta JM, Ledesma CL. Gallstone migration as a cause of acute pancreatitis. N Engl J Med 1974, **290**: 484–488.

39 Ahuja SK, Ahuja SS, Thelmo W, Seymour A, Phelps KR. Necrotizing pancreatitis and multisystem organ failure associated with toxoplasmosis in a patient with AIDS. Clin Infect Dis 1993, **16**: 432–434.

40 Asbun HJ, Rossi RL, Heiss FW, Shea JA. Acute relapsing pancreatitis as a complication of papillary stenosis after endoscopic sphincterotomy. Gastroenterology 1993, **104**: 1814–1817.

41 Bradley EL III. A fifteen year experience with open drainage for infected pancreatic necrosis. Surg Gynecol Obstet 1993, **177**: 215–222.

42 Calleja GA, Barkin JS. Acute pancreatitis. Med Clin North Am 1993, **77**: 1037–1056.

43 Corfield AP, Cooper MJ, Williamson RCN. Acute pancreatitis. A lethal disease of increasing incidence. Gut 1985, **26**: 724–729.

44 Cubilla AL, Fitzgerald PJ. Morphological lesions associated with human primary invasive nonendocrine pancreas cancer. Cancer Res 1976, **36**: 2690–2698.

45 Doubilet H. Pancreatic reflux deliberately produced. Surg Gynecol Obstet 1947, **84**: 710–715.

46 Dowell SF, Moore GW, Hutchins GM. The spectrum of pancreatic pathology in patients with AIDS. Mod Pathol 1990, **3**: 49–53.

47 Dressel TD, Goodale RL Jr, Arneson MA, Borner JW. Pancreatitis as a complication of anticholinesterase insecticide intoxication. Ann Surg 1979, **189**: 199–204.

48 Dressel TD, Goodale RL Jr, Hunninghake DB, Borner JW. Sensitivity of the canine pancreatic intraductal pressure to subclinical reduction in cholinesterase activity. Ann Surg 1979, **190**: 6–12.

49 Eriksson J, Doepel M, Widen E, Halme L, Ekstrand A, Groop L, Hockerstedt K. Pancreatic surgery, not pancreatitis, is the primary cause of diabetes after acute fulminant pancreatitis. Gut 1992, **33**: 843–847.

50 Fan ST, Lai EC, Mok FP, Lo CM, Zheng SS, Wong J. Early treatment of acute biliary pancreatitis by endoscopic papillotomy. N Engl J Med 1993, **328**: 228–232.

51 Gutman M, Inbar M, Klausner JM. Metastases-induced acute pancreatitis. A rare presentation of cancer. Eur J Surg Oncol 1993, **19**: 302–304.

52 Howard J, Jones R. The anatomy of the pancreatic ducts. The etiology of acute pancreatitis. Am J Med Sci 1947, **214**: 617–622.

53 Isenmann R, Buchler M, Uhl W, Malfertheiner P, Martini M, Beger HG. Pancreatic necrosis. An early finding in severe acute pancreatitis. Pancreas 1993, **8**: 358–361.

54 Klöppel G, Maillet B. Chronic pancreatitis. Evolution of the disease. Hepatogastro-enterology 1991, **38**: 408–412.

55 Klöppel G. Acute pancreatitis. Semin Diagn Pathol 2004, **21**: 221–226.

56 Kukora JS. Extensive colonic necrosis complicating acute pancreatitis. Surgery 1985, **97**: 290–294.

57 Lee SP, Nicholls JF, Park HZ. Biliary sludge as a cause of acute pancreatitis. N Engl J Med 1992, **326**: 589–593.

58 Longnecker DS. Pathology and pathogenesis of diseases of pancreas. Am J Pathol 1982, **107**: 103–121.

59 Marshall JB. Acute pancreatitis. A review with an emphasis on new developments. Arch Intern Med 1993, **153**: 1185–1198.

60 Martin JK, VanHeerden JA, Bess MA. Surgical management of acute pancreatitis. Mayo Clin Proc 1984, **59**: 259–267.

61 Medich DS, Lee TK, Melhem MF, Rowe MI, Schraut WH, Lee KK. Pathogenesis of pancreatic sepsis. Am J Surg 1993, **165**: 46–50.

62 Niemann TH, Trigg ME, Winick N, Penick GD. Disseminated adenoviral infection presenting as acute pancreatitis. Hum Pathol 1993, **24**: 1145–1148.

63 Opie EL. The etiology of acute hemorrhagic pancreatitis. Bull Hopkins Hosp 1901, **12**: 182–188.

64 Paloyan D (ed.). Pancreatitis. New Hyde Park, NY, 1983, Medical Examination Publishing.

65 Pezzilli R, Billi P, Miglioli M, Gullo L. Serum amylase and lipase concentrations and lipase/amylase ratio in assessment of etiology and severity of acute pancreatitis. Dig Dis Sci 1993, **38**: 1265–1269.

66 Phat VN, Guerrieri MT, Alexandre JH, Camilleri JP. Early histological changes in acute necrotizing hemorrhagic pancreatitis. A retrospective pathological study of 20 total pancreatectomy specimens. Pathol Res Pract 1984, **178**: 273–279.

67 Rich AR, Duff GL. Experimental and pathologic studies on the pathogenesis of acute hemorrhagic pancreatitis. Bull Hopkins Hosp 1936, **58**: 212–260.

68 Sarles H, Camarena-Trabous J, Gomez-Santana C, Choux R, Iovanna J. Acute pancreatitis is not a cause of chronic pancreatitis in the absence of residual duct strictures. Pancreas 1993, **8**: 354–357.

69 Smotkin J, Tenner S. Laboratory diagnostic tests in acute pancreatitis. J Clin Gastroenterol 2002, **34**: 459–462.

70 Steer ML, Meldolesi J. The cell biology of experimental pancreatitis. N Engl J Med 1987, **316**: 144–150.

71 Steinberg W, Tenner S. Acute pancreatitis. N Engl J Med 1994, **330**: 1198–1210.

72 Suda K, Tsukahara M. Histopathological and immunohistochemical studies on apparently uninvolved areas of pancreas in patients with acute pancreatitis. Arch Pathol Lab Med 1992, **116**: 934–937.

73 van Santvoort HC, Besselink MG, Bakker OJ, Hofker HS, Boermeester MA, Dejong CH, van Goor H, Schaapherder AF, van Eijck CH, Bollen TL, van Ramshorst B, Nieuwenhuijs VB, Timmer R, Laméris JS, Kruyt PM, Manusama ER, van der Harst E, van der Schelling GP, Karsten T, Hesselink EJ, van Laarhoven CJ, Rosman C, Bosscha K, de Wit RJ, Houdijk AP, van Leeuwen MS, Buskens E, Gooszen HG; Dutch Pancreatitis Study Group. A step-up approach or open necrosectomy for necrotizing pancreatitis. N Engl J Med 2010, 362: 1491–1502.

74 White TT, Morgan A, Hopton D. Postoperative pancreatitis. A study of seventy cases. Am J Surg 1970, **120**: 132–137.

75 Yadav D, Agarwal N, Pitchumoni CS. A critical evaluation of laboratory tests in acute pancreatitis. Am J Gastroenterol 2002, **97**: 1309–1318.

CHRONIC PANCREATITIS

76 Abraham SC, Leach S, Yeo CJ, Cameron JL, Murakata LA, Boitnott JK, Albores-Saavedra J, Hruban RH. Eosinophilic pancreatitis and increased eosinophils in the pancreas. Am J Surg Pathol 2003, **27**: 334–342.

77 Abraham SC, Cruz-Correa M, Argani P, Furth EE, Hruan RH, Boitnott JK. Lymphoplasmacytic chronic cholecystitis and biliary tract disease in patients with lymphoplasmacytic sclerosing pancreatitis. Am J Surg Pathol 2003, **27**: 441–451.

78 Adsay NV, Basturk O, Thirabanjasak D. Diagnostic features and differential diagnosis of autoimmune pancreatitis. Semin Diagn Pathol 2005, **22**: 309–317.

79 Adsay NV, Zamboni G. Paraduodenal pancreatitis: a clinico-pathologically distinct entity unifying 'cystic dystrophy of heterotopic pancreas', 'para-duodenal wall cyst', and 'groove pancreatitis'. Semin Diagn Pathol 2004, **21**: 247–254.

80 Alvarez C, Widdison AL, Reber HA. New perspectives in the surgical management of chronic pancreatitis. Pancreas 1991, **6**(Suppl 1): S76–S81.

81 Bartow S, Mukai K, Rosai J. Pseudoneoplastic proliferation of endocrine cells in pancreatic fibrosis. Cancer 1981, **47**: 2627–2633.

82 Becker V, Mischke U. Groove pancreatitis. Int J Pancreatol 1991, **10**: 173–182.

83 Bhatia E, Choudhuri G, Sikora SS, Landt O, Kage A, Becker M, Witt H. Tropical calcific pancreatitis: strong association with SPINK1 trypsin inhibitor mutations. Gastroenterology 2002, **123**: 1020–1025.

84 Brady MS, Garfein CF, Klimstra D, Brennan MF. Sarcoidosis of the pancreas. J Surg Oncol 1993, **54**: 132–137.

85 Bresler L, Boissel P, Grosdidier J. Major hemorrhage from pseudocysts and pseudoaneurysms caused by chronic pancreatitis. Surgical therapy. World J Surg 1991, **15**: 649–652.

86 Brown M, Smiley RK. Chronic pancreatitis with steatorrhea following mumps with acute pancreatitis. Am J Dig Dis 1950, **17**: 280–282.

87 Chandan VS, Iacobuzio-Donahue C, Abraham SC. Patchy distribution of pathologic abnormalities in autoimmune pancreatitis: implications for preoperative diagnosis. Am J Surg Pathol 2008, **32**: 1762–1769.

88 Cheuk W, Chan JK. IgG4-related sclerosing disease: a critical appraisal of an evolving clinicopathologic entity. Adv Anat Pathol. 2010, **17**: 303–332.

89 Coban I, Basturk O, Martin D, Kalb B, Sarmiento J, Kooby D, Staley C, Adsay NV. Paraduodenal pancreatitis is one of the main causes of pseudotumor in the pancreas and periampullary region: features of a distinct entity becoming clearer. Lab Invest 2009, **89**(Suppl 1): 309A.

90 Cohn JA, Friedman KJ, Noone PG, Knowles MR, Silverman LM, Jowell PS. Relation between mutations of the cystic fibrosis gene and idiopathic pancreatitis. N Engl J Med 1998, **339**: 653–658.

91 Cornell LD, Chicano SL, Deshpande V, Collins AB, Selig MK, Lauwers GY, Barisoni L, Colvin RB. Pseudotumors due to IgG4 immune-complex tubulointerstitial nephritis associated with autoimmune pancreatocentric disease. Am J Surg Pathol 2007, **31**: 1586–1597.

92 Detlefsen S, Drewes AM, Vyberg M, Klöppel G. Diagnosis of autoimmune pancreatitis by core needle biopsy: application of six microscopic criteria. Virchows Arch 2009, **454**: 531–539.

93 Deshpande V, Chicano S, Finkelberg D, Selig MK, Mino-Kenudson M, Brugge WR, Colvin RB, Lauwers GY. Autoimmune pancreatitis: a systemic immune complex mediated disease. Am J Surg Pathol 2006, **30**: 1537–1545.

94 Dhall D, Suriawinata AA, Tang LH, Shia J, Klimstra DS. Use of immunohistochemistry for IgG4 in the distinction of autoimmune pancreatitis from peritumoral pancreatitis. Hum Pathol 2010, **41**: 643–652.

95 Edmondson HA, Bullock WK, Mehl JW. Chronic pancreatitis and lithiasis. Am J Pathol 1950, **26**: 37–55.

96 el Hamel A, Parc R, Adda G, Bouteloup PY, Huguet C, Malafosse M. Bleeding pseudocysts and pseudoaneurysms in chronic pancreatitis. Br J Surg 1991, **78**: 1059–1063.

97 Farnbacher MJ, Schoen C, Rabenstein T, Benninger J, Hahn EG, Schneider HT. Pancreatic duct stones in chronic pancreatitis: criteria for treatment intensity and success. Gastrointest Endosc 2002, **56**: 501–506.

98 Friess H, Berberat PO, Wirtz M, Buchler MW. Surgical treatment and long-term follow-up in chronic pancreatitis. Eur J Gastroenterol Hepatol 2002, **14**: 971–977.

99 Friess H, Yamanaka Y, Büchler M, Beger HG, Do DA, Kobrin MS, Korc M. Increased expression of acidic and basic fibroblast growth factors in chronic pancreatitis. Am J Pathol 1994, **144**: 117–128.

100 Fukumura Y, Takase M, Suda K, Abe H, Mitani K, Hayashi T, Yao T. Abundant infiltration of immunoglobulin G4-positive plasma cells: autoimmune pancreatitis vs pilonidal sinus. Lab Invest 2009, **89**(Suppl 1): 310A.

101 Hayakawa T, Kondo T, Shibata T, Noda A, Suzuki T, Nakano S. Relationship between pancreatic exocrine function and histological changes in chronic pancreatitis. Am J Gastroenterol 1992, **87**: 1170–1174.

102 Ichimura T, Kondo S, Ambo Y, Hirano S, Ohmi M, Okushiba S, Morikawa T, Shimizu M, Katoh H. Primary sclerosing cholangitis associated with autoimmune pancreatitis. Hepatogastroenterology 2002, **49**: 1221–1224.

103 Kawaguchi K, Koike M, Tsuruta K, Okamoto A, Tabata I, Fujita N. Lymphoplasmacytic sclerosing pancreatitis with cholangitis. A variant of primary sclerosing cholangitis extensively involving pancreas. Hum Pathol 1991, **22**: 387–395.

104 Klimstra DS, Adsay NV. Lymphoplasmacytic sclerosing (autoimmune) pancreatitis. Semin Diagn Pathol 2004, **21**: 237–246.

105 Klöppel G, Detlefsen S, Feyerabend B. Fibrosis of the pancreas: the initial tissue damage and the resulting pattern. Virchows Arch 2004, **445**: 1–8

106 Klöppel G. Chronic pancreatitis of alcoholic and nonalcoholic origin. Semin Diagn Pathol 2004, **21**: 227–236.

107 Klöppel G. Chronic pancreatitis, pseudotumors and other tumor-like lesions. Mod Pathol 2007, **20**(Suppl 1): S113–S131.

108 Klöppel G, Detlefsen S, Chari ST, Longnecker DS, Zamboni G. Autoimmune pancreatitis: the clinicopathological characteristics of the subtype with granulocytic epithelial lesions. J Gastroenterol 2010, **45**: 787–793.

109 Klöppel G, Bommer G, Commandeur G, Heitz P. The endocrine pancreas in chronic pancreatitis. Virchows Arch [A] 1978, **377**: 157–174.

110 Kojima M, Sipos B, Klapper W, Frahm O, Knuth HC, Yanagisawa A, Zamboni G, Morohoshi T, Klöppel G. Autoimmune pancreatitis: frequency, IgG4 expression, and clonality of T and B cells. Am J Surg Pathol 2007, **31**: 521–528.

111 Lankisch PG. Natural course of chronic pancreatitis. Pancreatology 2001, **1**: 3–14.

112 Lankisch PG, Lohr-Happe A, Otto J, Creutzfeldt W. Natural course in chronic pancreatitis. Pain, exocrine and endocrine pancreatic insufficiency and prognosis of the disease. Digestion 1993, **54**: 148–155.

113 Laszik Z, Pap A, Farkas G, Ormos J. Endocrine pancreas in chronic pancreatitis. A qualitative and quantitative study. Arch Pathol Lab Med 1989, **113**: 47–51.

114 Miller AR, Nagorney DM, Sarr MG. The surgical spectrum of hereditary pancreatitis in adults. Ann Surg 1992, **215**: 39–43.

115 Mixter CG Jr, Keynes M, Cope O. Further experience with pancreatitis as a diagnostic clue to hyperparathyroidism. N Engl J Med 1962, **266**: 265–272.

116 Morrow CE, Cohen JI, Sutherland DER, Najarian JS. Chronic pancreatitis. Long-term surgical results of pancreatic duct drainage, pancreatic resection, and near-total pancreatectomy and islet autotransplantation. Surgery 1984, **96**: 608–616.

117 Mulligan NJ, Yang S, Andry C, Klein M, O'Brien MJ. The role of p21 RAS in pancreatic neoplasia and chronic pancreatitis. Hum Pathol 1999, **30**: 602–610.

118 Mullin GT, Caperton EM Jr, Crespin SR, Williams RC Jr. Arthritis and skin lesions resembling erythema nodosum in pancreatic disease. Ann Intern Med 1968, **68**: 75–87.

119 Notohara K, Burgart LJ, Yadav D, Chari S, Smyrk TC. Idiopathic chronic pancreatitis with periductal lymphoplasmacytic infiltration. Am J Surg Pathol 2003, **27**: 1119–1127.

120 Notohara K, Smyrk TC, Mizuno N, Mino-Kenudson M. The role of biopsies in the diagnosis of autoimmune pancreatitis (lymphoplasmacytic sclerosing pancreatitis). Lab Invest 2009, **89**(Suppl 1): 318A.

121 Proca DM, Ellison EC, Hibbert D, Frankel WL. Major pancreatic resections for chronic pancreatitis. Arch Pathol Lab Med 2001, **125**: 1051–1054.

122 Rosch T, Daniel S, Scholz M, Huibregtse K, Smits M, Schneider T, Ell C, Haber G, Riemann JF, Jakobs R, Hintze R, Adler A, Neuhaus H, Zavoral M, Zavada F, Schusdziarra V, Soehendra N. Endoscopic treatment of chronic pancreatitis: a multicenter study of 1000 patients with long-term follow-up. Endoscopy 2002, **34**: 765–771.

123 Sarles H. Chronic calcifying pancreatitis – chronic alcoholic pancreatitis. Gastroenterology 1974, **66**: 604–616.

124 Sarles H. Chronic pancreatitis and diabetes. Baillieres Clin Endocrinol Metab 1992, **6**: 745–775.

125 Sarner M, Cotton PB. Classification of pancreatitis. Gut 1984, **25**: 756–759.

126 Scudiere JR, Shi C, Hruban RH, Herman JM, Fishman EK, Schulick RD, Wolfgang CL, Makary MA, Thornton K, Montgomery E, Horton KM. Sclerosing mesenteritis involving the pancreas: a mimicker of pancreatic cancer. Am J Surg Pathol 2010, **34**: 447–453.

127 Sepehr A, Mino-Kenudson M, Ogawa F, Brugge WR, Deshpande V, Lauwers GY. IgG4+ to IgG+ plasma cells ratio of ampulla can help differentiate autoimmune pancreatitis from other 'mass forming' pancreatic lesions. Am J Surg Pathol 2008, **32**: 1770–1779.

128 Sharer N, Schwarz M, Malone G, Howarth A, Painter J, Super M, Braganza J. Mutations of the cystic fibrosis gene in patients with chronic pancreatitis. N Engl J Med 1998, **339**: 645–652.

129 Sherman S, Lehman GA, Hawes RH, Ponich T, Miller LS, Cohen LB, Kortan P, Haber GB. Pancreatic ductal stones. Frequency of successful endoscopic removal and improvement in symptoms. Gastrointest Endosc 1991, **37**: 511–517.

130 Stambler JB, Klibaner MI, Bliss CM, LaMont JT. Tuberculous abscess of the pancreas. Gastroenterology 1982, **83**: 922–925.

131 Steer ML, Waxman I, Freedman S. Chronic pancreatitis. N Engl J Med 1995, **332**: 1482–1490.

132 Standop J, Standop S, Itami A, Nozawa F, Brand RE, Büchler MW, Pour PM. ErbB2 oncogene expression supports the acute pancreatitis-chronic pancreatitis sequence. Virchows Arch 2002, **441**: 385–391.

133 Stobbe KC, ReMine WH, Baggenstoss AH. Pancreatic lithiasis. Surg Gynecol Obstet 1970, **131**: 1090–1099.

134 Stolte M, Schwabe H, Prestele H. Relationship between diseases of the pancreas and hyperplasia of Brunner's glands. Virchows Arch [A] 1981, **394**: 75–87.

135 Strate T, Yekebas E, Knoefel WT, Bloechle C, Izbicki JR. Pathogenesis and the natural course of chronic pancreatitis. Eur J Gastroenterol Hepatol 2002, **14**: 929–934.

136 Strum WB, Spiro HM. Chronic pancreatitis. Ann Intern Med 1971, **74**: 264–277.

137 Tranchida P, Taylor JP, Weaver DW, Klimstra DS, Cheng JD, Adsay NV. Paraduodenal pancreatitis: a clinically and pathologically distinct form of pseudotumoral chronic pancreatitis associated with abnormalities of accessory duct, accessory ampulla or duodenal wall. Mod Pathol 2003, **16**: 286–287a.

138 Traverso LW, Kozarek R. The Whipple procedure for severe complications of chronic pancreatitis. Arch Surg 1993, **128**: 1047–1050.

139 Uehara T, Hamano H, Kawakami M, Koyama M, Kawa S, Sano K, Honda T, Oki K, Ota H. Autoimmune pancreatitis-associated prostatitis: distinct clinicopathological entity. Pathol Int 2008, **58**: 118–125.

140 Volkholz H, Stolte M, Becker V. Epithelial dysplasias in chronic pancreatitis. Virchows Arch [A] 1982, **396**: 331–349.

141 Walsh TN, Rode J, Theis BA, Russell RC. Minimal change chronic pancreatitis. Gut 1992, **33**: 1566–1571.

142 Whitcomb DC. Hereditary pancreatitis: a model for understanding the genetic basis of acute and chronic pancreatitis. Pancreatology 2001, **1**: 565–570.

143 Yamaguchi K, Tanaka M. Groove pancreatitis masquerading as pancreatic carcinoma. Am J Surg 1992, **163**: 312–316.

144 Zamboni G, Capelli P, Scarpa A, Bogina G, Pesci A, Brunello E, Klöppel G. Nonneoplastic mimickers of pancreatic neoplasms. Arch Pathol Lab Med 2009, **133**: 439–453.

145 Zuk RJ, Neal JW, Baithun SI. Malakoplakia of the pancreas. Virchows Arch [A] 1990, **417**: 181–184.

PANCREATIC TRANSPLANTATION

146 Barker CF, Naji A. Perspectives in pancreatic and islet transplantation. N Engl J Med 1992, **327**: 271–273.

147 Busing M, Hopt UT, Quacken M, Becker HD, Morgenroth K. Morphological studies of graft pancreatitis following pancreas transplantation. Br J Surg 1993, **80**: 1170–1173.

148 Drachenberg CB, Papadimitriou JC. The inflamed pancreas transplant: histological differential diagnosis. Semin Diagn Pathol 2004, **21**: 255–259.

149 Gaber LW. Pancreas allograft biopsies in the management of pancreas transplant recipients: histopathologic review and clinical correlations. Arch Pathol Lab Med 2007, **131**: 1192–1199.

150 Grewal HP, Garland L, Novak K, Gaber L, Tolley EA, Gaber AO. Risk factors for postimplantation pancreatitis and pancreatic thrombosis in pancreas transplant recipients. Transplantation 1993, **56**: 609–612.

151 Krishnamurthi V, Philosophe B, Bartlett ST. Pancreas transplantation: contemporary surgical techniques. Urol Clin North Am 2001, **28**: 833–838.

152 Lloyd RV, Dafoe DC, Campbell DA Jr, Merion RM, Turcotte JG, Vinik AI. Pancreas transplantation. An immunohistochemical analysis of pancreatic hormones and HLA-DR expression. Mod Pathol 1989, **2**: 323–330.

153 Nakhleh RE, Gruessner RW, Swanson PE, Tzardis PJ, Brayman K, Dunn DL, Sutherland DE. Pancreas transplant pathology. A morphologic, immunohistochemical, and electron microscopic comparison of allogeneic grafts with rejection, syngeneic grafts, and chronic pancreatitis. Am J Surg Pathol 1991, **15**: 246–256.

154 Nakhleh RE, Sutherland DE. Pancreas rejection. Significance of histopathologic findings with implications for classification of rejection. Am J Surg Pathol 1992, **16**: 1098–1107.

155 Robertson RP. Pancreatic islet transplantation for diabetes: successes, limitations, and challenges for the future. Mol Genet Metab 2001, **74**: 200–205.

156 Shapiro AM, Ryan EA, Lakey JR. Pancreatic islet transplantation in the treatment of diabetes mellitus. Best Pract Res Clin Endocrinol Metab 2001, **15**: 241–264.

157 White SA, Shaw JA, Sutherland DE. Pancreas transplantation. Lancet 2009, **373**: 1808–1817.

ABSCESS AND GRANULOMATOUS INFLAMMATION

158 Cuellar-Rodriguez J, Avery RK, Lard M, Budev M, Gordon SM, Shrestha NK, van Duin D, Oethinger M, Mawhorter SD. Histoplasmosis in solid organ transplant recipients: 10 years of experience at a large transplant center in an endemic area. Clin Infect Dis 2009, **49**: 710–716.

159 Fedorak IJ, Ko TC, Djuricin G, McMahon M, Thompson K, Prinz RA. Secondary pancreatic infections. Are they distinct clinical entities? Surgery 1992, **112**: 824–830.

160 Harder H, Büchler MW, Fröhlich B, Ströbel P, Bergmann F, Neff W, Singer MV. Extrapulmonary sarcoidosis of liver and pancreas: a case report and review of literature. World J Gastroenterol 2007, **13**: 2504–2509.

161 Riedlinger WF, Lairmore TC, Balfe DM, Dehner LP. Tumefactive necrobiotic granulomas (nodulosis) of the pancreas in an adult with long-standing rheumatoid arthritis. Int J Surg Pathol 2005, **13**: 207–210.

162 Tan KK, Chen K, Liau KH, Ho CK. Pancreatic tuberculosis mimicking pancreatic carcinoma: series of three cases. Eur J Gastroenterol Hepatol 2009, **21**: 1317–1319.

163 Warshaw AL. Pancreatic abscesses. Current concepts. N Engl J Med 1972, **287**: 1234–1236.

PSEUDOCYSTS

164 Basturk O, Coban I, Adsay NV. Pancreatic cysts: pathologic classification, differential diagnosis, and clinical implications. Arch Pathol Lab Med 2009, **133**: 423–438.

165 D'Egidio A, Schein M. Pancreatic pseudocysts. A proposed classification and its management implications. Br J Surg 1991, **78**: 981–984.

166 Goulet RJ, Goodman J, Schaffer R, Dallemand S, Andersen DK. Multiple pancreatic pseudocyst disease. Ann Surg 1984, **199**: 6–13.

167 Greenstein A, DeMaio E, Nabsetch DC. Acute hemorrhage associated with pancreatic pseudocysts. Surgery 1971, **69**: 56–62.

168 Habashi S, Draganov PV. Pancreatic pseudocyst. World J Gastroenterol 2009, **15**: 38–47.

169 Huizinga WK, Baker LW. Treatment of persistent and complicated pancreatic pseudocysts. J R Coll Surg Edinb 1992, **37**: 373–376.

170 Klöppel G. Pseudocysts and other non-neoplastic cysts of the pancreas. Semin Diagn Pathol 2000, **17**: 7–15.

TRUE CYSTS

171 Adsay NV, Hasteh F, Cheng JD, Klimstra DS. Squamous-lined cysts of the pancreas: lymphoepithelial cysts, dermoid cysts (teratomas) and accessory-splenic epidermoid cysts. Semin Diagn Pathol 2000, **17**: 56–65.

172 Basturk O, Coban I, Adsay NV. Pancreatic cysts: pathologic classification, differential diagnosis, and clinical implications. Arch Pathol Lab Med 2009, **133**: 423–438.

173 Cao W, Adley BP, Liao J, Lin X, Talamonti M, Bentrem DJ, Rao SM, Yang GY. Mucinous nonneoplastic cyst of the pancreas: apomucin phenotype distinguishes this entity from intraductal papillary mucinous neoplasm. Hum Pathol 2010, **41**: 513–521.

174 Di Corato MP, Schned AR. A rare lymphoepithelial cyst of the pancreas. Am J Clin Pathol 1992, **98**: 188–191.

175 Drut R, Drut M. Pancreatic cystic dysplasia (dysgenesis) presenting as a surgical pathology specimen in a patient with multiple malformations and familial ear pits. Int J Surg Pathol 2002, **10**: 303–308.

176 Kennedy SM, Hashida Y, Malatack JJ. Polycystic kidneys, pancreatic cysts, and cystadenomatous bile ducts in the oral-facial-digital syndrome type I. Arch Pathol Lab Med 1991, **115**: 519–523.

177 Klöppel G. Pseudocysts and other non-neoplastic cysts of the pancreas. Semin Diagn Pathol 2000, **17**: 7–15.

178 Kosmahl M, Egawa N, Schroder S, Carneiro F, Lüttges J, Klöppel G. Mucinous nonneoplastic cyst of the pancreas: a novel nonneoplastic cystic change? Mod Pathol 2002, **15**: 154–158.

179 Nakata K, Nagai E, Ohuchida K, Hayashi A, Miyasaka Y, Aishima S, Oda Y, Mizumoto K, Tanaka M, Tsuneyoshi M. S100P is a novel marker to identify intraductal papillary mucinous neoplasms. Hum Pathol 2010, **41**: 824–831.

180 Othman M, Basturk O, Groisman G, Krasinskas A, Adsay NV. Squamoid cyst of pancreatic ducts: a distinct type of cystic lesion in the pancreas. Am J Surg Pathol 2007, **31**: 291–297.

181 Ramsden KL, Newman J. Lymphoepithelial cyst of the pancreas. Histopathology 1991, **18**: 267–268.

182 Suda K, Takase M, Shiono S, Yamasaki S, Nobukawa B, Kasamaki S, Arakawa A, Suzuki F. Duodenal wall cysts may be derived from a ductal component of ectopic pancreatic tissue. Histopathology 2002, **41**: 351–356.

183 Suster S, Rosai J. Multilocular thymic cyst. An acquired reactive process: study of 18 cases. Am J Surg Pathol 1991, **15**: 388–398.

184 Tateyama H, Tada T, Murase T, Fujitake S, Eimoto T. Lymphoepithelial cyst and epidermoid cyst of the accessory spleen in the pancreas. Mod Pathol 1999, **11**: 1171–1177.

185 Truong LD, Rangdaeng S, Jordan PH Jr. Lymphoepithelial cyst of the pancreas. Am J Surg Pathol 1987, **11**: 899–903.

TUMORS

DUCTAL ADENOCARCINOMA

General and clinical features

186 Ahlgren JD. Epidemiology and risk factors in pancreatic cancer. Semin Oncol 1996, **23**: 241–250.

187 Bick RL. Cancer-associated thrombosis. N Engl J Med 2003, **349**: 109–111.

188 Bowlby LS. Pancreatic adenocarcinoma in an adolescent male with Peutz–Jeghers syndrome. Hum Pathol 1986, **17**: 97–99.

189 Cubilla AL, Fitzgerald PJ. Cancer of the exocrine pancreas. The pathologic aspects. Cancer 1985, **35**: 2–18.

190 DelFavero G, Fabris C, Plebani M, Panucci A, Piccoli A, Perobelli L, Pedrazzoli S, Baccaglini U, Burlina A, Naccarato R. CA 19-9 and carcinoembryonic antigen in pancreatic carcinoma diagnosis. Cancer 1986, **57**: 1576–1579.

191 DiMagno EP, Shorter RG, Taylor WF, Go VLW. Relationships between pancreaticobiliary ductal anatomy and pancreatic ductal and parenchymal histology. Cancer 1982, **49**: 361–368.

192 Fitzgerald PJ, Fortner JG, Watson RC, Schwartz MK, Sherlock P, Benua RS, Cubilla AL, Schottenfeld D, Miller D, Winawer SJ, Lightdale CJ, Leidner SD, Nisselbaum JS, Menendez-Botet CJ, Poleski MH. The value of diagnostic aids in detecting pancreas cancer. Cancer 1978, **41**: 868–879.

193 Furukawa H, Okada S, Saisho H, Ariyama J, Karasawa E, Nakaizumi A, Nakazawa S, Murakami K, Kakizoe T. Clinicopathologic features of small pancreatic adenocarcinoma: A collective study. Cancer 1996, **78**: 986–990.

194 Gattani AM, Mandeli J, Bruckner HW. Tumor markers in patients with pancreatic carcinoma. Cancer 1996, **78**: 57–62.

195 Gullo L, Pezzilli R, Morselli-Labate AM. Diabetes and the risk of pancreatic cancer. Italian Pancreatic Cancer Study Group. N Engl J Med 1994, **331**: 81–84.

196 Henson DE, Schwartz AM, Nsouli H, Albores-Saavedra J. Carcinomas of the pancreas, gallbladder, extrahepatic bile ducts, and ampulla of Vater share a field for carcinogenesis: a population-based study. Arch Pathol Lab Med 2009, **133**: 67–71.

197 Hidalgo M. Pancreatic cancer. N Engl J Med 2010, **362**: 1605–1607.

198 Hruban RH, Fukushima N. Pancreatic adenocarcinoma: update on the surgical pathology of carcinomas of ductal origin and PanINs. Mod Pathol 2007, **20**(Suppl 1): S61–S70.

199 Hruban RH, Petersen GM, Ha PK, Kern SE. Genetics of pancreatic cancer. From genes to families. Surg Oncol Clin N Am 1998, **7**: 1–23.

200 Kalapothaki V, Tzonou A, Hsieh CC, Toupadaki N, Karakatsani A, Trichopoulos D. Tobacco, ethanol, coffee, pancreatitis, diabetes mellitus, and cholelithiasis as risk factors for pancreatic carcinoma. Cancer Causes Control 1993, **4**: 375–382.

201 Kimura W, Morikane K, Esaki Y, Chan WC, Pour PM. Histologic and biologic patterns of microscopic pancreatic ductal adenocarcinomas detected incidentally at autopsy. Cancer 1998, **82**: 1839–1849.

202 Lafler CJ, Hinerman DL. A morphologic study of pancreatic carcinoma with reference to multiple thrombi. Cancer 1961, **14**: 944–952.

203 Levison DA. Carcinoma of the pancreas. J Pathol 1979, **129**: 203–223.

204 Longnecker DS. Pathology and pathogenesis of diseases of the pancreas. Am J Pathol 1982, **107**: 103–121.

205 Lowenfels AB, Maisonneuve P, Cavallini G, Ammann RW, Lankisch PG, Andersen JR, Dimagno EP, Andren-Sandberg A, Domellof L. Pancreatitis and the risk of pancreatic cancer. International Pancreatitis Study Group. N Engl J Med 1993, **328**: 1433–1437.

206 Lüttges J, Stigge C, Pacena M, Klöppel G. Rare ductal adenocarcinoma of the pancreas in patients younger than age 40 years. Cancer 2004, **100**: 173–182.

207 Lynch HT, Brand RE, Hogg D, Deters CA, Fusaro RM, Lynch JF, Liu L, Knezetic H, Lassam NJ, Goggins M, Kern S. Phenotypic variation in eight extended CDKN2A germline mutation familial atypical multiple mole melanoma-pancreatic carcinoma-prone families: the familial atypical multiple mole melanoma-pancreatic carcinoma syndrome. Cancer 2002, **94**: 84–96.

208 Lynch HT, Smyrk T, Kern SE, Hruban RH, Lightdale CJ, Lemon SJ, Lynch JF, Fusaro LR, Fusaro RM, Ghadirian P. Familial pancreatic cancer: a review. Semin Oncol 1996, **23**: 251–275.

209 MacMahon B. Risk factors for cancer of the pancreas. Cancer 1982, **50**: 2676–2680.

210 Meckler KA, Brentnall TA, Haggitt RC, Crispin D, Byrd DR, Kimmey MB, Bronner MP. Familial fibrocystic pancreatic atrophy with endocrine cell hyperplasia and pancreatic carcinoma. Am J Surg Pathol 2001, **25**: 1047–1053.

211 Naschitz JE, Yeshurun D, Eldar S, Lev LM. Diagnosis of cancer-associated vascular disorders. Cancer 1996, **77**: 1759–1767.

212 Permert J, Larsson J, Westermark GT, Herrington MK, Christmanson L, Pour PM, Westermark P, Adrian TE. Islet amyloid polypeptide in patients with pancreatic cancer and diabetes. N Engl J Med 1994, **330**: 313–318.

213 Prandoni P, Lensing AW, Buller HR, Cogo A, Prins MH, Cattelan AM, Cuppini S, Noventa F, ten Cate JW. Deep-vein thrombosis and the incidence of subsequent symptomatic cancer. N Engl J Med 1992, **327**: 1128–1133.

214 Safi F, Berger HG, Bittner R, Büchler M, Krautzberger W. CA 19-9 and pancreatic adenocarcinoma. Cancer 1986, **57**: 779–783.

215 Shi C, Hruban RH, Klein AP. Familial pancreatic cancer. Arch Pathol Lab Med 2009, **133**: 365–374.

216 Van Riel JMGH, Giaccone G, Pinedo HM. Pancreaticobiliary cancer: the future aspects of medical oncology. Ann Oncol 2000, **10**: S296–S299.

217 Wanebo HJ, Vezeridis MP. Pancreatic carcinoma in perspective: a continuing challenge. Cancer 1996, **78**: 580–591.

218 Warshaw AL, Fernandez-del Castillo C. Pancreatic carcinoma. N Engl J Med 1992, **326**: 455–465.

219 Yamaguchi K. Pancreatic carcinoma associated with chronic calcifying pancreatitis. Int J Pancreatol 1992, **12**: 297–303.

Location and gross features

220 Cubilla AL, Fitzgerald PJ. Morphological patterns of primary nonendocrine human pancreas carcinoma. Cancer Res 1975, **35**: 2234–2248.

221 Kosmahl M, Pauser U, Anlauf M, Klöppel G. Pancreatic ductal adenocarcinomas with cystic features: neither rare nor uniform. Mod Pathol 2005, **18**: 1157–1164.

222 Lee L-Y, Hsu H-L, Chen H-M, Hsueh C. Ductal adenocarcinoma of the pancreas with huge cystic degeneration: a lesion to be distinguished from pseudocyst and mucinous cystadenocarcinoma. Int J Surg Pathol 2003, **11**: 235–239.

223 Shi C, Klein AP, Goggins M, Canto M, Schulick R, Palmisano E, Hruban RH. Increased prevalence of precursor lesions in familial pancreatic cancer patients. Clin Cancer Res 2009, **15**: 7737–7743.

Microscopic features

224 Andea A, Sarkar F, Adsay VN. Clinicopathological correlates of pancreatic intraepithelial neoplasia: a comparative analysis of 82 cases with and 152 cases without pancreatic ductal adenocarcinoma. Mod Pathol 2003; **16**: 996–1006.

225 Bandyopadhyay S, Basturk O, Coban I, Thirabanjasak D, Liang H, Altinel D, Adsay NV. Isolated solitary ducts (naked ducts) in adipose tissue: a specific but underappreciated finding of pancreatic adenocarcinoma and one of the potential reasons of understaging and high recurrence rate. Am J Surg Pathol 2009, **33**: 425–429.

226 Bartow S, Mukai K, Rosai J. Pseudoneoplastic proliferation of endocrine cells in pancreatic fibrosis. Cancer 1981, **47**: 2627–2633.

227 Brockie E, Anand A, Albores-Saavedra J. Progression of atypical ductal hyperplasia/carcinoma in situ of the pancreas to invasive adenocarcinoma. Ann Diagn Pathol 1998, **2**: 286–292.

228 Chen J, Baithun SI. Morphological study of 391 cases of exocrine pancreatic tumours with special reference to the classification of exocrine pancreatic carcinoma. J Pathol 1985, **146**: 17–29.

229 Chen J, Baithun SI, Ramsay MA. Histogenesis of pancreatic carcinomas. A study based on 248 cases. J Pathol 1985, **146**: 65–76.

230 Costa J. Benign epithelial inclusions in pancreatic nerves. Am J Clin Pathol 1977, **67**: 306–307.

231 Cubilla AL, Fitzgerald PJ. Morphological lesions associated with human primary invasive nonendocrine pancreas cancer. Cancer Res 1976, **36**: 2690–2698.

232 Edis AJ, Kiernan PD, Taylor WF. Attempted curative resection of ductal carcinoma of the pancreas. Review of Mayo Clinic experience, 1951–1975. Mayo Clin Proc 1980, **55**: 531–540.

233 Gambill EE. Pancreatitis associated with pancreatic carcinoma. A study of 26 cases. Mayo Clin Proc 1971, **46**: 173–177.

234 Hyland C, Kheir SM, Kashlan NB. An evaluation of pancreatic biopsy with the Vim-Silverman needle. Am J Surg Pathol 1981, **5**: 179–191.

235 Iacobuzio-Donahue CA, Ryu B, Hruban RH, Kern SE. Exploring the host desmoplastic response to pancreatic carcinoma. Gene expression of stromal and neoplastic cells at the site of primary invasion. Am J Pathol 2002, **160**: 91–99.

236 Klöppel G, Adsay NV. Chronic pancreatitis and the differential diagnosis versus pancreatic cancer. Arch Pathol Lab Med 2009, **133**: 382–387.

237 Kodama T, Mori W. Morphological lesions of the pancreatic ducts. Significance of pyloric gland metaplasia in carcinogenesis of exocrine and endocrine pancreas. Acta Pathol Jpn 1983, **33**: 645–660.

238 Kozuka S, Sassa R, Taki T, Masamoto K, Nagasawa S, Saga S, Hasegawa K, Takeuchi M. Relation of pancreatic duct hyperplasia to carcinoma. Cancer 1979, **43**: 1418–1428.

239 Longnecker DS, Terhune PG. The case for parallel classification of biliary tract and pancreatic neoplasms. Mod Pathol 1996, **9**: 828–837.

240 Nagakawa T, Kayahara M, Ueno K, Ohta T, Konishi I, Ueda N, Miyazaki I. A clinicopathologic study on neural invasion in cancer of the pancreatic head. Cancer 1992, **69**: 930–935.

241 Pour PM, Sayed S, Sayed G. Hyperplastic, preneoplastic and neoplastic lesions found in 83 human pancreases. Am J Clin Pathol 1982, **77**: 137–152.

242 Sharma S, Green KB. The pancreatic duct and its arteriovenous relationship: an underutilized aid in the diagnosis and distinction of pancreatic adenocarcinoma from pancreatic intraepithelial neoplasia. A study of 126 pancreatectomy specimens. Am J Surg Pathol 2004, **28**: 613–620.

243 Takahashi T, Ishikura H, Kato H, Tanabe T, Yoshiki T. Intra-pancreatic, extra-tumoral perineural invasion (nex). An indicator for the presence of retroperitoneal neural plexus invasion by pancreas carcinoma. Acta Pathol Jpn 1992, **42**: 99–103.

244 Tryka AF, Brooks JR. Histopathology in the evaluation of total pancreatectomy for ductal carcinoma. Ann Surg 1979, **190**: 373–381.

245 Van Heek NT, Meeker AK, Kern SE, Yeo CJ, Lillemoe KD, Cameron JL, Johan G, Offerhaus A, Hicks JL, Wilentz RE, Goggins MG, De Marzo AM, Hruban RH, Maitra A. Telomere shortening is nearly universal in pancreatic intraepithelial neoplasia. Am J Pathol 2002, **161**: 1541–1547.

246 Wachtel MS, Miller EJ. Focal changes of chronic pancreatitis and duct-arteriovenous relationships: avoiding a diagnostic pitfall. Am J Surg Pathol 2005, **29**: 1521–1523.

Histochemical and immunohistochemical features

247 Adsay NV, Merati K, Andea A, Sarkar F, Hruban RH, Wilentz RE, Goggins M, Iocobuzio-Donahue C, Longnecker DS, Klimstra DS. The dichotomy in the preinvasive neoplasia to invasive carcinoma sequence in the pancreas: differential expression of MUC1 and MUC2 supports the existence of two separate pathways of carcinogenesis. Mod Pathol 2002, **15**: 1087–1095.

248 Alexander J, Krishnamurthy S, Kovacs D, Dayal Y. Cytokeratin profile of extrahepatic pancreaticobiliary epithelia and their carcinomas. Appl Immunohistochem 1997, **5**: 216–222.

249 Bacchi CE, Gown AM. Distribution and pattern of expression of villin, a gastrointestinal-associated cytoskeletal protein, in human carcinomas. A study employing paraffin-embedded tissue. Lab Invest 1991, **64**: 418–424.

250 Bätge B, Bosslet K, Sedlacek HH, Kern HF, Klöppel G. Monoclonal antibodies against CEA-related components discriminate between pancreatic duct type carcinomas and nonneoplastic duct lesions as well as nonduct type neoplasias. Virchows Arch [A] 1986, **408**: 361–374.

251 Cao D, Maitra A, Saavedra JA, Klimstra DS, Adsay NV, Hruban RH. Expression of novel markers of pancreatic ductal adenocarcinoma in pancreatic nonductal neoplasms: additional evidence of different genetic pathways. Mod Pathol 2005, **18**: 752–761.

252 Dhodapkar KM, Friedlander D, Scholes J, Grumet M. Differential expression of the cell-adhesion molecule Nr-CAM in hyperplastic and neoplastic human pancreatic tissue. Hum Pathol 2001, **32**: 396–400.

253 Eusebi V, Capella C, Bondi A, Sessa F, Vezzadini P, Mancini AM. Endocrine-paracrine cells in pancreatic exocrine carcinomas. Histopathology 1981, **5**: 599–613.

254 Geller SA, Dhall D, Alsabeh R. Application of immunohistochemistry to liver and gastrointestinal neoplasms: liver, stomach, colon, and pancreas. Arch Pathol Lab Med 2008, **132**: 490–499.

255 Goldstein NS, Bassi D. Cytokeratins 7, 17 and 20 reactivity in pancreatic and ampulla of Vater adenocarcinomas. Percentage of positivity and distribution is affected by the cut-point threshold. Am J Clin Pathol 2001, **115**: 695–702.

256 Haglund C, Roberts PJ, Nordling S, Ekblom P. Expression of laminin in pancreatic neoplasms and in chronic pancreatitis. Am J Surg Pathol 1984, **8**: 669–676.

257 Hassan R, Laszik ZG, Lerner M, Raffeld M, Postier R, Brackett D. Mesothelin is overexpressed in pancreaticobiliary adenocarcinomas but not in normal pancreas and chronic pancreatitis. Am J Clin Pathol 2005, **124**: 838–845.

258 Ichihara T, Nagura H, Nakao A, Sakamoto J, Watanabe T, Takagi H. Immunohistochemical localization of CA19-9 and CEA in pancreatic carcinoma and associated diseases. Cancer 1988, **61**: 324–333.

259 Kamisawa T, Fukayama M, Tabata I, Isawa T, Tsuruta K, Okamoto A, Koike M. Neuroendocrine differentiation in pancreatic duct carcinoma. Special emphasis on duct-endocrine cell carcinoma of the pancreas. Pathol Res Pract 1996, **192**: 901–908.

260 Kim JH, Ho SB, Montgomery CK, Kim YS. Cell lineage markers in human pancreatic cancer. Cancer 1990, **66**: 2134–2143.

261 Lemoine NR, Hughes CM, Barton CM, Poulsom R, Jeffery RE, Klöppel G, Hall PA, Gullick WJ. The epidermal growth factor receptor in human pancreatic cancer. J Pathol 1992, **166**: 7–12.

262 Loy TS, Springer D, Chapman RK, Diaz-Arias AA, Bulatao IS, Bickel JT. Lack of specificity of monoclonal antibody B72.3 in distinguishing chronic pancreatitis from pancreatic adenocarcinoma. Am J Clin Pathol 1991, **96**: 684–688.

263 Maitra A, Iacobuzio-Donahue C, Rahman A, Sohn TA, Argani P, Meyer R, Yeo CJ, Cameron JL, Goggins M, Kern SE, Ashfaq R, Hruban RH, Wilentz RE. Immunohistochemical validation of a novel epithelial and a novel stromal marker of pancreatic ductal adenocarcinoma identified by global expression microarrays. Sea urchin fascin homolog and heat shock protein 47. Am J Clin Pathol 2002, **118**: 52–59.

264 Matsuzawa K, Akamatsu T, Katsuyama T. Mucin histochemistry of pancreatic duct cell carcinoma, with special reference to organoid differentiation simulating gastric pyloric mucosa. Hum Pathol 1992, **23**: 925–933.

265 Ney JT, Zhou H, Sipos B, Büttner R, Chen X, Klöppel G, Gütgemann I. Podocalyxin-like protein 1 expression is useful to differentiate pancreatic ductal adenocarcinomas from adenocarcinomas of the biliary and gastrointestinal tracts. Hum Pathol 2007, **38**: 359–364.

266 Oh YL, Song SY, Ahn G. Expression of maspin in pancreatic neoplasms: application of maspin immunohistochemistry to the differential diagnosis. Appl Immunohistochem Mol Morphol 2002, **10**: 62–66.

267 Osako M, Yonezawa S, Siddiki B, Huang J, Ho JJ, Kim YS, Sato E. Immunohistochemical study of mucin carbohydrates and core proteins in human pancreatic tumors. Cancer 1993, **71**: 2191–2199.

268 Real FX, Vila MR, Skoudy A, Ramaekers FC, Corominas JM. Intermediate filaments as differentiation markers of exocrine pancreas. II. Expression of cytokeratins of complex and stratified epithelia in normal pancreas and in pancreas cancer. Int J Cancer 1993, **54**: 720–727.

269 Reid JD, Yuh S-L, Petrelli M, Jaffe R. Ductuloinsular tumors of the pancreas. A light, electron microscopic and immunohistochemical study. Cancer 1982, **49**: 908–915.

270 Sakaki M, Sano T, Hirokawa M, Takahashi M, Kiyoku H. Immunohistochemical study of endocrine cells in ductal adenocarcinoma of the pancreas. Virchows Arch 2002, **441**: 249–255.

271 Sessa F, Bonato M, Frigerio B, Capella C, Solcia E, Prat M, Bara J, Samloff IM. Ductal cancers of the pancreas frequently express markers of gastrointestinal epithelial cells. Gastroenterology 1990, **98**: 1655–1665.

272 Shimizu M, Saitoh Y, Ohyanagi H, Itoh H. Immunohistochemical staining of pancreatic cancer with CA19-9, KM01, unabsorbed CEA, and absorbed CEA. A comparison with normal pancreas and chronic pancreatitis. Arch Pathol Lab Med 1990, **114**: 195–200.

273 Tempero M, Takasaki H, Uchida E, Takiyama Y, Colcher D, Metzgar RS, Pour PM. Co-expression of CA 19-9, DU-PAN-2, CA 125, and TAG-72 in pancreatic adenocarcinoma. Am J Surg Pathol 1989, **13**(Suppl 1): 89–95.

274 Tezel E, Nagasaka T, Nomoto S, Sugimoto H, Nakao A. Neuroendocrine-like differentiation in patients with pancreatic carcinoma. Cancer 2001, **89**: 2230–2236.

275 Vlasoff DM, Baschinsky DY, Frankel WL. Cytokeratin 5/6 immunostaining in hepatobiliary and pancreatic neoplasms. Appl Immunohistochem Mol Morphol 2002, **10**: 147–151.

276 Xerri L, Payan MJ, Choux R, Gros N, Figarella-Branger D, Sarles H. Predominance of sialomucin secretion in malignant and premalignant pancreatic lesions. Hum Pathol 1990, **21**: 927–931.

277 Yantiss RK, Woda BA, Fanger GR, Kalos M, Whalen GF, Tada H, Andersen DK, Rock KL, Dresser K. KOC (K homology domain containing protein overexpressed in cancer): a novel molecular marker that distinguishes between benign and malignant lesions of the pancreas. Am J Surg Pathol 2005, **29**: 188–195.

278 Yonezawa S, Sato E. Expression of mucin antigens in human cancers and its relationship with malignancy potential. Pathol Int 1998, **47**: 813–830.

Molecular genetic features

279 Apple SK, Hecht JR, Lewin DN, Jahromi SA, Grody WW, Nieberg RK. Immunohistochemical evaluation of K-ras, P53 and HER-2/neu expression in hyperplastic, dysplastic, and carcinomatous lesions of the pancreas: evidence for multistep carcinogenesis. Hum Pathol 1999, **30**: 123–129.

280 Boschman CR, Stryker S, Reddy JK, Rao MS. Expression of p53 protein in precursor lesions and adenocarcinoma of human pancreas. Am J Pathol 1994, **145**: 1291–1295.

281 Caldas C, Hahn SA, Da Costa LT, Redston MC, Schutte M, Seymour AB, Weinstein CL, Hruban RH, Yeo CJ, Kern SE. Frequent somatic mutations and homozygous deletions of the p16 (MTS1) gene in pancreatic adenocarcinoma. Nat Genet 1994, **8**: 27–32.

282 Carter H, Samayoa J, Hruban RH, Karchin R. Prioritization of driver mutations in pancreatic cancer using cancer-specific high-throughput annotation of somatic mutations (CHASM). Cancer Biol Ther 2010, **10**: 582–587.

283 Day JD, Di Giuseppe JA, Yeo C, Lai-Goldman M, Anderson SM, Goodman SN, Kern SE, Hruban RH. Immunohistochemical evaluation of HER-2/neu expression in pancreatic adenocarcinoma and pancreatic intraepithelial neoplasms. Hum Pathol 1996, **27**: 119–124.

284 Di Giuseppe JA, Hruban RH, Goodman SN, Polak M, van den Berg FM, Allison DC, Cameron JL, Offerhaus GJ. Overexpression of p53 protein in adenocarcinoma of the pancreas. Am J Clin Pathol 1994, **101**: 684–688.

285 Goggins M, Offerhaus GJ, Hilgers W, Griffin CA, Shekher M, Tang D, Sohn TA, Yeo CJ, Kern SE, Hruban RH. Pancreatic adenocarcinomas with DNA replication errors (RER+) are associated with wild-type K-ras and characteristic histopathology. Poor differentiation, a syncytial growth pattern, and pushing borders suggests RER+. Am J Pathol 1998, **152**: 1501–1507.

286 Hahn SA, Schutte M, Hoque S, Moskaluk CA, daCosta LT, Rozenblum E, Weinstein CL, Fischer A, Yeo CJ, Hruban RH, Kern SE. DPC4, a candidate tumor suppressor gene at human chromosome 18q21.1. Science 1996, **271**: 350–353.

287 Heinmoller E, Dietmaier W, Zirngibl H, Heinmoller P, Scaringe W, Jauch KW, Hofstadter F, Ruschoff J. Molecular analysis of microdissected tumors and preneoplastic intraductal lesions in pancreatic carcinoma. Am J Pathol 2000, **157**: 83–92.

288 Hruban RH, van Mansfeld AD, Offerhaus GJ, van Weering DH, Allison DC, Goodman SN, Kensler TW, Bose KK, Cameron JL, Bos JL. *K-ras* oncogene activation in adenocarcinoma of the human pancreas. A study of 82 carcinomas using a combination of mutant-enriched polymerase chain reaction analysis and allele-specific oligonucleotide hybridization. Am J Pathol 1993, **143**: 545–554.

289 Hruban RH, Wilentz RE, Kern SE. Genetic progression in pancreatic ducts. Am J Pathol 2000, **156**: 1821–1825.

290 Johansson B, Bardi G, Heim S, Mandahl N, Mertens F, Bak-Jensen E, Andren-Sandberg A, Mitelman F. Nonrandom chromosomal rearrangements in pancreatic carcinomas. Cancer 1992, **69**: 1674–1681.

291 Li Y, Bhuiyan M, Vaitkevicius VK, Sarkar FH. Molecular analysis of the p53 gene in pancreatic adenocarcinoma. Diagn Mol Pathol 1998, **7**: 4–9.

292 Lüttges L, Diederichs A, Menke MA, Vogel I, Kremer B, Klöppel G. Ductal lesions in patients with chronic pancreatitis show K-ras mutations in a frequency similar to that in the normal pancreas and lack nuclear immunoreactivity for p53. Cancer 2000, **88**: 2495–2504.

293 Lüttges J, Feyerabend B, Buchelt T, Pacena M, Klöppel G. The mucin profile of noninvasive and invasive mucinous cystic neoplasms of the pancreas. Am J Surg Pathol 2002, **26**: 466–471.

294 Lüttges J, Schlehe B, Menke MA, Vogel I, Henne-Bruns D, Klöppel G. The K-ras mutation pattern in pancreatic ductal adenocarcinoma usually is identical to that in associated normal, hyperplastic, and metaplastic ductal epithelium. Cancer 1999, **85**: 1703–1710.

295 Porschen R, Remy U, Bevers G, Schauseil S, Hengels KJ, Borchard F. Prognostic significance of DNA ploidy in adenocarcinoma of the pancreas. A flow cytometric study of paraffin-embedded specimens. Cancer 1993, **71**: 3846–3850.

296 Shi C, Daniels JA, Hruban RH. Molecular characterization of pancreatic neoplasms. Adv Anat Pathol 2008, **15**: 185–195.

297 Tascilar M, Offerhaus JA, Altink R, Argani P, Sohn TA, Yeo CJ, Cameron JL, Goggins M, Hruban RH, Wilentz RE. Immunohistochemical labeling for the Dpc4 gene product is a specific marker for adenocarcinoma in biopsy specimens of the pancreas and bile duct. Am J Clin Pathol 2001, **116**: 831–837.

298 Yachida S, Iacobuzio-Donahue CA. The pathology and genetics of metastatic pancreatic cancer. Arch Pathol Lab Med 2009, **133**: 413–422.

299 Yamanaka Y, Friess H, Kobrin MS, Buchler M, Kunz J, Beger HG, Korc M. Overexpression of HER2/neu oncogene in human pancreatic carcinoma. Hum Pathol 1993, **24**: 1127–1134.

300 Yamano M, Fujii H, Takagaki T, Kadowaki N, Watanabe H, Shirai T. Genetic progression and divergence in pancreatic carcinoma. Am J Pathol 2000, **156**: 2123–2133.

301 Yoshimura T, Manabe T, Imamura T, Imanishi K, Ohshio G, Yamabe H, Kitamura O, Matsumoto M, Ogasahara K, Takasan H, et al. Flow cytometric analysis of nuclear DNA content of duct cell carcinoma of the pancreas. Cancer 1992, **70**: 1069–1074.

Other microscopic types

302 Adsay NV, Merati K, Nassar H, Shia J, Sarker F, Pierson CR, Cheng JD, Visscher DW, Hruban RH, Klimstra DS. Pathogenesis of colloid (pure mucinous) carcinoma of exocrine organs. Am J Surg Pathol 2003, **27**: 571–578.

303 Adsay NV, Pierson C, Sarkar F, Abrams J, Weaver D, Conlon KC, Brennan MF, Klimstra DS. Colloid (mucinous noncystic) carcinoma of the pancreas. Am J Surg Pathol 2001, **25**: 26–42.

304 Adsay V, Logani S, Sarkar F, Crissman J, Vaitkevicius V. Foamy gland pattern of pancreatic ductal adenocarcinoma: a deceptively benign-appearing variant. Am J Surg Pathol 2000, **24**: 493–504.

305 Albores-Saavedra J, Simpson K, Dancer YJ, Hruban R. Intestinal type adenocarcinoma: a previously unrecognized histologic variant of ductal carcinoma of the pancreas. Ann Diagn Pathol 2007, **11**: 3–9.

306 Brayko CM, Doll DC. Squamous cell carcinoma of the pancreas associated with hypercalcemia. Gastroenterology 1982, **83**: 1297–1299.

307 Chejfec G, Rieker WJ, Jablokow VR, Gould VE. Pseudomyxoma peritonei associated with colloid carcinoma of the pancreas. Gastroenterology 1986, **90**: 202–205.

308 Cubilla AL, Fitzgerald PJ. Morphological patterns of primary nonendocrine human pancreas carcinoma. Cancer Res 1975, **35**: 2234–2248.

309 Hameed O, Xu H, Saddeghi S, Maluf H. Hepatoid carcinoma of the pancreas: a case report and literature review of a heterogeneous group of tumors. Am J Surg Pathol 2007, **31**: 146–152.

310 Huntrakoon M. Oncocytic carcinoma of the pancreas. Cancer 1983, **51**: 332–336.

311 Kanai N, Nagaki S, Tanaka T. Clear cell carcinoma of the pancreas. Acta Pathol Jpn 1987, **37**: 1521–1526.

312 Kardon DE, Thompson LD, Przygodzki RM, Heffess CS. Adenosquamous carcinoma of the pancreas: a clinicopathologic series of 25 cases. Mod Pathol 2001, **14**: 443–451.

313 Kim L, Liao J, Zhang M, Talamonti M, Bentrem D, Rao S, Yang GY. Clear cell carcinoma of the pancreas: histopathologic features and a unique biomarker: hepatocyte nuclear factor-1beta. Mod Pathol 2008, **21**: 1075–1083.

314 Lonardo F, Cubilla AL, Klimstra DS. Microadenocarcinoma of the pancreas – morphologic pattern or pathologic entity? A reevaluation of the original series. Am J Surg Pathol 1996, **20**: 1385–1393.

315 Lüttges J, Vogel I, Menke M, Henne-Bruns D, Kremer B, Klöppel G. Clear cell carcinoma of the pancreas: an adenocarcinoma with ductal phenotype. Histopathology 1998, **32**: 444–448.

316 Marucci G, Betts CM, Liguori L, Eusebi V. Basaloid carcinoma of the pancreas. Virchows Arch 2005, **446**: 322–324.

317 Nozawa Y, Abe M, Sakuma H, Ogata M, Haga J, Sakuma H, Wakasa H. A case of pancreatic oncocytic tumor. Acta Pathol Jpn 1990, **40**: 367–370.

318 Paner GP, Thompson KS, Reyes CV. Hepatoid carcinoma of the pancreas. Cancer 2000, **88**: 1582–1589.

319 Ray S, Lu Z, Rajendiran S. Clear cell ductal adenocarcinoma of pancreas: a case report and review of the literature. Arch Pathol Lab Med 2004, **128**: 693–696.

320 Voong KR, Davison J, Pawlik TM, Uy MO, Hsu CC, Winter J, Hruban RH, Laheru D, Rudra S, Swartz MJ, Nathan H, Edil BH, Schulick R, Cameron JL, Wolfgang CL, Herman JM. Resected pancreatic adenosquamous carcinoma: clinicopathologic review and evaluation of adjuvant chemotherapy and radiation in 38 patients. Hum Pathol 2010, **41**: 113–122.

321 Wilentz RE, Goggins M, Redston M, Marcus VA, Adsay VN, Sohn TA, Kadkol SS, Yeo CJ, Choti M, Zahurak M, Johnson K, Tascilar M, Offerhaus GJ, Hruban RH, Kern SE. Genetic, immunohistochemical, and clinical features of medullary carcinoma of the pancreas. A newly described and characterized entity. Am J Pathol 2000, **156**: 1641–1651.

322 Yano T, Ishikura H, Wada T, Kishimoto T, Kondo S, Katoh H, Yoshiki T. Hepatoid adenocarcinoma of the pancreas. Histopathology 1999, **35**: 90–92.

Spread and metastases

323 Cubilla AL, Fortner J, Fitzgerald PJ. Lymph node involvement in carcinoma of the head of the pancreas area. Cancer 1978, **41**: 880–887.

324 Kawamoto M, Ishiwata T, Cho K, Uchida E, Korc M, Naito Z, Tajiri T. Nestin expression correlates with nerve and retroperitoneal tissue invasion in pancreatic cancer. Hum Pathol 2009, **40**: 189–198.

325 Kayahara M, Nagakawa T, Kobayashi H, Mori K, Nakano T, Kadoya N, Ohta T, Ueno K, Miyazaki I. Lymphatic flow in carcinoma of the head of the pancreas. Cancer 1992, **70**: 2061–2066.

326 Kayahara M, Nagakawa T, Ohta T, Kitagawa H, Ueno K, Tajima H, Elnemr A, Miwa K. Analysis of paraaortic lymph node involvement in pancreatic carcinoma. A significant indication for surgery? Cancer 1999, **85**: 583–590.

327 Lee Y-TN, Tatter D. Carcinoma of the pancreas and periampullary structures. Pattern of metastasis at autopsy. Arch Pathol Lab Med 1984, **108**: 584–587.

328 Mitsunaga S, Hasebe T, Kinoshita T, Konishi M, Takahashi S, Gotohda N, Nakagohri T, Ochiai A. Detail histologic analysis of nerve plexus invasion in invasive ductal carcinoma of the pancreas and its prognostic impact. Am J Surg Pathol 2007, **31**: 1636–1644.

329 Nagai H, Kuroda A, Morioka Y. Lymphatic and local spread of T1 and T2 pancreatic cancer. A study of autopsy material. Ann Surg 1986, **204**: 65–71.

330 Nagakawa T, Kobayashi H, Ueno K, Ohta T, Kayahara M, Miyazaki I. Clinical study of lymphatic flow to the paraaortic lymph nodes in carcinoma of the head of the pancreas. Cancer 1994, **73**: 1155–1162.

331 Noto M, Miwa K, Kitagawa H, Kayahara M, Takamura H, Shimizu K, Ohta T. Pancreas head carcinoma: frequency of invasion to soft tissue adherent to the superior mesenteric artery. Am J Surg Pathol 2005, **29**: 1056–1061.

332 Oliva I, Bandyopadhyay S, Coban I, Basturk O, Culhaci N, Kooby D, Sarmiento J, Staley C, Adsay N. Peripancreatic soft tissue involvement by pancreatic ductal adenocarcinomas: incidence, patterns and significance. Lab Invest 2009, **89**(Suppl 1): 318–319A.

333 Oliva IV, Bandyopadhyay S, Coban I, Basturk O, Kooby D, Sarmiento J, Staley C, Adsay N. Incidence and significance of common bile duct involvement in resected pancreatic ductal adenocarcinomas: should it be represented in the TNM staging? Lab Invest 2009, **89**(Suppl 1): 319A.

334 Tsuchiya R, Oribe T, Noda T. Size of the tumor and other factors influencing prognosis of carcinoma of the head of the pancreas. Am J Gastroenterol 1985, **80**: 459–462.

335 Tsuchiya R, Tsunoda T, Yamaguchi T. Operation of choice for resectable carcinoma of the head of the pancreas. Int J Pancreatol 1990, **6**: 295–306.

336 Verbeke CS. Resection margins and R1 rates in pancreatic cancer – are we there yet? Histopathology 2008, **52**: 787–796.

Cytology

337 Apple SK, Hecht JR, Novak JM, Nieberg RK, Rosenthal DL, Grody WW. Polymerase chain reaction-based K-ras mutation detection of pancreatic adenocarcinoma in routine cytology smears. Am J Clin Pathol 1996, **105**: 321–326.

338 Hajdu EO, Kumari-Subaiya S, Phillips G. Ultrasonically guided percutaneous aspiration biopsy of the pancreas. Semin Diagn Pathol 1986, **3**: 166–175.

339 Hara H, Suda K. Review of the cytologic features of noninvasive ductal carcinomas of the pancreas: differences from invasive ductal carcinoma. Am J Clin Pathol 2008, **129**: 115–129.

340 Iwao T, Hanada K, Tsuchida A, Hirata M, Eguchi N, Kajiyama G. The establishment of a preoperative diagnosis of pancreatic carcinoma using cell specimens from pancreatic duct brushing with special attention to p53 mutations. Cancer 1998, **82**: 1487–1494.

341 Kline TS, Joshi LP, Goldstein F. Preoperative diagnosis of pancreatic malignancy by the cytologic examination of duodenal secretions. Am J Clin Pathol 1978, **70**: 851–854.

342 Nakaizumi A, Tatsuta M, Uehara H, Yamamoto R, Takenaka A, Kishigami Y, Takemura K, Kitamura T, Okuda S. Cytologic examination of pure pancreatic juice in the diagnosis of pancreatic carcinoma. The endoscopic retrograde intraductal catheter aspiration cytologic technique. Cancer 1992, **70**: 610–614.

343 Nguyen G-K. Percutaneous fine-needle aspiration cytology of the pancreas. Pathol Annu 1985, **20**(Pt 1): 221–238.

344 Nieburgs HE, Dreiling DA, Rubio C, Reisman H. The morphology of cells in duodenal-drainage smears. Histologic origin and pathologic significance. Am J Dig Dis 1962, **7**: 489–505.

345 Smith EH, Bartrum RJ Jr, Chang YC, Orsi CJ, Lokich J, Abbruzzese A, Dantono J. Percutaneous aspiration biopsy of the pancreas under ultrasonic guidance. N Engl J Med 1975, **292**: 825–828.
346 Smithies A, Hatfield ARW, Brown BE. The cytodiagnostic aspects of pure pancreatic juice obtained at the time of endoscopic retrograde cholangiopancreatography (ERCP). Acta Cytol (Baltimore) 1977, **21**: 191–195.
347 Tada M, Komatsu Y, Kawabe T, Sasahira N, Isayama H, Toda N, Shiratori Y, Omata M. Quantitative analysis of K-ras gene mutation in pancreatic tissue obtained by endoscopic ultrasonography-guided fine needle aspiration: clinical utility for diagnosis of pancreatic tumor. Am J Gastroenterol 2002, **97**: 2263–2270.
348 Tao L-C, Ho C-S, McLoughlin MJ, McHattie J. Percutaneous fine needle aspiration biopsy of the pancreas. Cytodiagnosis of pancreatic carcinoma. Acta Cytol (Baltimore) 1978, **22**: 215–220.
349 Uehara H, Nakaizumi A, Tatsuta M, Iishi H, Kitamura T, Ohigashi H, Ishikawa O, Takenaka A. Diagnosis of carcinoma in situ of the pancreas by peroral pancreatoscopy and pancreatoscopic cytology. Cancer 1997, **79**: 454–461.
350 van Heek T, Rader AE, Offerhaus GJ, McCarthy DM, Goggins M, Hruban RH, Wilentz RE. K-ras, and DPC4 (MAD4) alterations in fine-needle aspirates of the pancreas. A molecular panel correlates with and supplements cytologic diagnosis. Am J Clin Pathol 2002, **117**: 755–765.
351 Yamaguchi T, Shirai Y, Ishihara T, Sudo K, Nakagawa A, Ito H, Miyazaki M, Nomura F, Saisho H. Pancreatic juice cytology in the diagnosis of intraductal papillary mucinous neoplasm of the pancreas: significance of sampling by peroral pancreatoscopy. Cancer 2005, **104**: 2830–2836.

Exploration and frozen section

352 Beazley RM. Needle biopsy diagnosis of pancreatic cancer. Cancer 1981, **47**: 1685–1687.
353 Cioc AM, Ellison EC, Proca DM, Lucas JG, Frankel WL. Frozen section diagnosis of pancreatic lesions. Arch Pathol Lab Med 2002, **126**: 1169–1173.
354 Forsgren L, Orell S. Aspiration cytology in carcinoma of the pancreas. Surgery 1973, **73**: 38–42.
355 Hyland C, Kheir SM, Kashlan MB. Frozen section diagnosis of pancreatic carcinoma. A prospective study of 64 biopsies. Am J Surg Pathol 1981, **5**: 179–191.
356 Loquvam GS, Russell WO. Accessory pancreatic ducts of the major duodenal papilla. Am J Clin Pathol 1950, **20**: 305–313.
357 Spjut HJ, Ramos AJ. An evaluation of biopsy-frozen section of the ampullary region and pancreas. A report of 68 consecutive patients. Ann Surg 1957, **146**: 923–930.
358 Weiland LH. Frozen section diagnosis in tumors of the pancreas. Semin Diagn Pathol 1984, **1**: 54–58.

Treatment

359 Abraham SC, Wilentz RE, Yeo CJ, Sohn TA, Cameron JL, Boitnott JK, Hruban RH. Pancreaticoduodenectomy (Whipple resections) in patients without malignancy. Am J Surg Pathol 2003, **27**: 110–120.
360 Fortner JG. Surgical principles for pancreatic cancer. Regional total and subtotal pancreatectomy. Cancer 1981, **47**: 1712–1718.
361 Johnson CD, Schwall G, Flechtenmacher J, Trede M. Resection for adenocarcinoma of the body and tail of the pancreas. Br J Surg 1993, **80**: 1177–1179.
362 Kayahara M, Nagakawa T, Ueno K, Ohta T, Takeda T, Miyazaki I. An evaluation of radical resection for pancreatic cancer based on the mode of recurrence as determined by autopsy and diagnostic imaging. Cancer 1993, **72**: 2118–2123.
363 Longmire WP Jr, Traverso LW. The Whipple procedure and other standard operative approaches to pancreatic cancer. Cancer 1981, **47**: 1706–1711.
364 McGrath PC, Sloan DA, Kenady DE. Surgical management of pancreatic carcinoma. Semin Oncol 1996, **23**: 200–212.
365 Manabe T, Ohshio G, Baba N, Miyashita T, Asano N, Tamura K, Yamaki K, Nonaka A, Tobe T. Radical pancreatectomy for ductal cell carcinoma of the head of the pancreas. Cancer 1989, **64**: 1132–1137.
366 Moertel CG, Frytak S, Hahn RF, O'Connell MJ, Reitemeier RJ, Rubin J, Schutt AJ, Weiland LH, Childs DS, Holbrook MA, Lavin PT, Livstone E, Spiro H, Knowlton A, Kalser M, Barkin J, Lessner H, Mann-Kaplan R, Ramming K, Douglas HO Jr, Thomas P, Nave H, Bateman J, Lokich J, Brooks J, Chaffey J, Corson JM, Zamcheck N, Novak JW. Therapy of locally unresectable pancreatic carcinoma. A randomized comparison of high dose (6000 rad) radiation alone, moderate dose radiation (4000 rad+5-fluorouracil), and high dose radiation+5-fluorouracil. The Gastrointestinal Tumor Study Group. Cancer 1981, **48**: 1705–1710.
367 Nagakawa T, Nagamori M, Futakami F, Tsukioka Y, Kayahara M, Ohta T, Veno K, Miyazaki I. Results of extensive surgery for pancreatic carcinoma. Cancer 1996, **77**: 640–645.
368 Newton WT. Mortality and morbidity associated with resection of pancreaticoduodenal cancers. Am Surg 1961, **27**: 74–79.
369 Nishimura A, Nakano M, Otsu H, Nakano K, Iida K, Sakata S, Iwabuchi K, Maruyama K, Kihara M, Okamura T, Todoroki T, Iwasaki Y. Intraoperative radiotherapy for advanced carcinoma of the pancreas. Cancer 1984, **54**: 2375–2384.
370 Nolan NJ, Stokes JB, Bauer TW, Adams RB, Stelow EB. Histologic description of pancreatectomy specimens after current neoadjuvant therapies. Lab Invest 2009, **89**(Suppl 1): 318A.
371 Rattner DW. Pancreatic cancer in 1991. Has any progress been noted? [editorial]. Mayo Clin Proc 1992, **67**: 907–909.
372 Tepper J, Nardi G, Suit H. Carcinoma of the pancreas. Review of MGH experience from 1963 to 1973. Analysis of surgical failure and implications for radiation therapy. Cancer 1976, **37**: 1519–1524.
373 Trede M, Schwall G, Saeger H-D. Survival after pancreatoduodenectomy. 118 consecutive resections without an operative mortality. Ann Surg 1990, **211**: 447–458.

Prognosis

374 Allema JH, Reinders ME, van Gulik TM, Koelemay MJ, Van Leeuwen DJ, de Wit LT, Gouma DJ, Obertop H. Prognostic factors for survival after pancreaticoduodenectomy for patients with carcinoma of the pancreatic head region. Cancer 1995, **75**: 2069–2076.
375 Baylor SM, Berg JW. Cross-classification and survival characteristics of 5,000 cases of cancer of the pancreas. J Surg Oncol 1973, **5**: 335–358.
376 Blackford A, Serrano OK, Wolfgang CL, Parmigiani G, Jones S, Zhang X, Parsons DW, Lin JC, Leary RJ, Eshleman JR, Goggins M, Jaffee EM, Iacobuzio-Donahue CA, Maitra A, Cameron JL, Olino K, Schulick R, Winter J, Herman JM, Laheru D, Klein AP, Vogelstein B, Kinzler KW, Velculescu VE, Hruban RH. SMAD4 gene mutations are associated with poor prognosis in pancreatic cancer. Clin Cancer Res 2009, **15**: 4674–4679.
377 Cao D, Zhang Q, Wu LS, Salaria SN, Winter JW, Hruban RH, Goggins MS, Abbruzzese JL, Maitra A, Ho L. Prognostic significance of maspin in pancreatic ductal adenocarcinoma: tissue microarray analysis of 223 surgically resected cases. Mod Pathol 2007, **20**: 570–578.
378 Coppola D, Lu L, Fruehauf JP, Kyshtoobayeva A, Karl RC, Nicosia SV, Yeatman TJ. Analysis of p53, $p21^{WAF1}$, and TGF-β1 in human ductal adenocarcinoma of the pancreas. TGF-β1 protein expression predicts longer survival. Am J Clin Pathol 1998, **110**: 16–23.
379 Gudjonsson B. Cancer of the pancreas. 50 years of surgery. Cancer 1987, **60**: 2284–2303.
380 Klöppel G, Lingenthal G, Von Bülow M, Kern HF. Histological and fine structural features of pancreatic ductal adenocarcinomas in relation to growth and prognosis. Studies in xenografted tumours and clinico-histopathological correlation in a series of 75 cases. Histopathology 1985, **9**: 841–856.
381 Lüttges J, Vogel I, Menke M, Henne-Bruns D, Kremer B, Klöppel G. The retroperitoneal resection margin and vessel involvement are important factors determining survival after pancreaticoduodenectomy for ductal adenocarcinoma of the head of the pancreas. Virchows Arch 1998, **433**: 237–242.
382 Matros E, Bailey G, Clancy T, Zinner M, Ashley S, Whang E, Redston M. Cytokeratin 20 expression identifies a subtype of pancreatic adenocarcinoma with decreased overall survival. Cancer 2006, **106**: 693–702.
383 Niedergethmann M, Rexin M, Hildenbrand R, Knob S, Sturm JW, Richter A, Post S. Prognostic implications of routine, immunohistochemical, and molecular staging in resectable pancreatic adenocarcinoma. Am J Surg Pathol 2002, **26**: 1578–1587.
384 Nix GA, Dubbelman C, Wilson JH, Schutte HE, Jeekel J, Postema RR. Prognostic implications of tumor diameter in carcinoma of the head of the pancreas. Cancer 1991, **67**: 529–535.
385 Pollard HM, Anderson WAD, Brooks FP, Cohn I Jr, Copeland MM, Connelly RR, Fortner JG, Kissane JM, Lemon HM, Palmer PES, Thomas LB, Webster PD III, Carter S. Staging of cancer of the pancreas. Cancer 1981, **47**: 1631–1637.
386 Rugge M, Sonego F, Sessa F, Leandro G, Capella C, Sperti C, Pasquali C, Di Mario F, Pedrazzoli S, Ninfo V. Nuclear DNA content and pathology in radically treated pancreatic carcinoma: the prognostic significance of DNA ploidy, histology and nuclear grade. Cancer 1996, **77**: 459–466.
387 Tepper J, Nardi G, Suit H. Carcinoma of the pancreas. Review of MGH experience from 1963 to 1973. Analysis of surgical failure and implications for radiation therapy. Cancer 1976, **37**: 1519–1524.
388 Tsuchiya R, Oribe T, Noda T. Size of the tumor and other factors influencing prognosis of carcinoma of the head of the pancreas. Am J Gastroenterol 1985, **80**: 459–462.

ANAPLASTIC CARCINOMA

389 Alguacil-Garcia A, Weiland LH. The histologic spectrum, prognosis, and histogenesis of the sarcomatoid carcinoma of the pancreas. Cancer 1977, **39**: 1181–1189.

390 Berendt RC, Shnitka TK, Wiens E, Manickavel V, Jewell LD. The osteoclast-type giant cell tumor of the pancreas. Arch Pathol Lab Med 1987, **111**: 43–48.

391 Bergmann F, Esposito I, Michalski CW, Herpel E, Friess H, Schirmacher P. Early undifferentiated pancreatic carcinoma with osteoclastlike giant cells: direct evidence for ductal evolution. Am J Surg Pathol 2007, **31**: 1919–1925.

392 Deckard-Janatpour K, Kragel S, Teplitz RL, Min BH, Gumerlock PH, Frey CF, Ruebner BH. Tumors of the pancreas with osteoclast-like and pleomorphic giant cells: an immunohistochemical and ploidy study. Arch Pathol Lab Med 1998, **122**: 266–272.

393 Dizon MA, Multhaupt HAB, Paskin DL, Warhol MJ. Osteoclastic giant cell tumor of the pancreas: an immunohistochemical study. Arch Pathol Lab Med 1996, **120**: 306–309.

394 Dworak O, Wittekind C, Koerfgen HP, Gall FP. Osteoclastic giant cell tumor of the pancreas. An immunohistological study and review of the literature. Pathol Res Pract 1993, **189**: 228–231.

395 Gocke CD, Dabbs DJ, Benko FA, Silverman JF. KRAS oncogene mutations suggest a common histogenetic origin for pleomorphic giant cell tumor of the pancreas, osteoclastoma of the pancreas and pancreatic duct adenocarcinoma. Hum Pathol 1997, **28**: 80–83.

396 Koorstra JB, Maitra A, Morsink FH, Drillenburg P, ten Kate FJ, Hruban RH, Offerhaus JA. Undifferentiated carcinoma with osteoclastic giant cells (UCOCGC) of the pancreas associated with the familial atypical multiple mole melanoma syndrome (FAMMM). Am J Surg Pathol 2008, **32**: 1905–1909.

397 Lane RB Jr, Sangueza OP. Anaplastic carcinoma occurring in association with a mucinous cystic neoplasm of the pancreas. Arch Pathol Lab Med 1997, **121**: 533–541.

398 Lewandrowski KB, Weston L, Dickersin GR, Rattner DW, Compton CC. Giant cell tumor of the pancreas of mixed osteoclastic and pleomorphic cell type. Evidence for a histogenetic relationship and mesenchymal differentiation. Hum Pathol 1990, **21**: 1184–1187.

399 Molberg KH, Heffess C, Delgado R, Albores-Saavedra J. Undifferentiated carcinoma with osteoclast-like giant cells of the pancreas and periampullary region. Cancer 1998, **82**: 1279–1287.

400 Nishihara K, Katsumoto F, Kurokawa Y, Toyoshima S, Takeda S, Abe R. Anaplastic carcinoma showing rhabdoid features combined with mucinous cystadenocarcinoma of the pancreas. Arch Pathol Lab Med 1997, **121**: 1104–1107.

401 O'Connor TP, Wade TP, Sunwoo YC, Reimers HJ, Palmer DC, Silverberg AB, Johnson FE. Small cell undifferentiated carcinoma of the pancreas. Report of a patient with tumor marker studies. Cancer 1992, **70**: 1514–1519.

402 Oehler I, Jürs M, Klöppel G, Helpap B. Osteoclast-like giant cell tumour of the pancreas presenting as a pseudocyst-like lesion. Virchows Arch 1997, **431**: 215–218.

403 Ordóñez NR, Cleary KR, Mackay B. Small cell undifferentiated carcinoma of the pancreas. Ultrastruct Pathol 1997, **21**: 467–474.

404 Paal E, Thompson LD, Frommelt RA, Przygodzki RM, Heffess CS. A clinicopathologic and immunohistochemical study of 35 anaplastic carcinomas of the pancreas with a review of the literature. Ann Diagn Pathol 2001, **5**: 129–140.

405 Posen JA. Giant cell tumor of the pancreas of the osteoclastic type associated with a mucous secreting cystadenocarcinoma. Hum Pathol 1981, **12**: 944–947.

406 Rosai J. Carcinoma of pancreas simulating giant cell tumor of bone. Electron microscopic evidence of its acinar cell origin. Cancer 1968, **22**: 333–344.

407 Sakai Y, Kupelioglu AA, Yanagisawa A, Yamaguchi K, Hidaka E, Matsuya S, Ohbuchi T, Tada Y, Saisho H, Kato Y. Origin of giant cells in osteoclast-like giant cell tumors of the pancreas. Hum Pathol 2000, **31**: 1223–1229.

408 Shi C, Daniels JA, Hruban RH. Molecular characterization of pancreatic neoplasms. Adv Anat Pathol 2008, **15**: 185–195.

409 Trepeta RW, Mathur B, Lagin S, LiVolsi VA. Giant cell tumor ('osteoclastoma') of the pancreas. A tumor of epithelial origin. Cancer 1981, **48**: 2022–2028.

410 Tschang T, Garza-Garza R, Kissane JM. Pleomorphic carcinoma of the pancreas. An analysis of 15 cases. Cancer 1977, **39**: 2114–2126.

411 Westra WH, Sturm P, Drillenburg P, Choti MA, Klimstra DS, Albores-Saavedra J, Montag A, Offerhaus GJ, Hruban RH. K-ras oncogene mutations in osteoclast-like giant cell tumors of the pancreas and liver: genetic evidence to support origin from the duct epithelium. Am J Surg Pathol 1998, **22**: 1247–1254.

412 Winter JM, Ting AH, Vilardell F, Gallmeier E, Baylin SB, Hruban RH, Kern SE, Iacobuzio-Donahue CA. Absence of E-cadherin expression distinguishes noncohesive from cohesive pancreatic cancer. Clin Cancer Res 2008, **14**: 412–418.

CYSTIC PANCREATIC NEOPLASMS

413 Albores-Saavedra J, Gould EW, Angeles-Angeles A, Henson DE. Cystic tumors of the pancreas. Pathol Annu 1990, **25**(Pt 2): 19–50.

414 Basturk O, Coban I, Adsay NV. Pancreatic cysts: pathologic classification, differential diagnosis, and clinical implications. Arch Pathol Lab Med 2009, **133**: 423–438.

415 Campbell F, Azadeh B. Cystic neoplasms of the exocrine pancreas. Histopathology 2008, **52**: 539–551.

416 Friedman HD. Nonmucinous, glycogen-poor cystadenocarcinoma of the pancreas. Arch Pathol Lab Med 1990, **114**: 888–891.

417 Hoover E, Natesha R, Dao A, Adams CZ Jr, Barnwell S. Proliferative pancreatic cysts. Pathogenesis and treatment options. Am J Surg 1991, **162**: 274–277.

418 Iacono C, Serio G, Fugazzola C, Zamboni G, Bergamo Andreis IA, Jannucci A, Zicari M, Dagradi A. Cystic islet cell tumors of the pancreas. A clinico-pathological report of two nonfunctioning cases and review of the literature. Int J Pancreatol 1992, **11**: 199–208.

419 Kosmahl M, Pauser U, Peters K, Sipos B, Lüttges J, Kremer B, Klöppel G. Cystic neoplasms of the pancreas and tumor-like lesions with cystic features: a review of 418 cases and a classification proposal. Virchows Arch 2004, **445**: 168–178.

Microcystic cystadenoma and cystadenocarcinoma

420 Alpert LC, Truong LD, Bossart MI, Spjut HJ. Microcystic adenoma (serous cystadenoma) of the pancreas. A study of 14 cases with immunohistochemical and electron-microscopic correlation. Am J Surg Pathol 1988, **12**: 251–263.

421 Bogomoletz WV, Adnet JJ, Widgren S, Stavrou M, McLaughlin JE. Cystadenoma of the pancreas. A histological, histochemical and ultrastructural study of seven cases. Histopathology 1980, **4**: 309–320.

422 Compagno J, Oertel JE. Microcystic adenomas of the pancreas (glycogen-rich cystadenomas). A clinicopathologic study of 34 cases. Am J Clin Pathol 1978, **69**: 289–298.

423 Compton CC. Serous cystic tumors of the pancreas. Semin Diagn Pathol 2000, **17**: 43–55.

424 Egawa N, Maillet B, Schroder S, Mukai K, Klöppel G. Serous oligocystic and ill-demarcated adenoma of the pancreas. A variant of serous cystic adenoma. Virchows Arch 1994, **424**: 13–17.

425 George DH, Murphy F, Michalski R, Ulmer BG. Serous cystadenocarcinoma of the pancreas. A new entity? Am J Surg Pathol 1989, **13**: 61–66.

426 Hodgkinson DJ, ReMine WH, Weiland LH. Pancreatic cystadenoma. A clinicopathologic study of 45 cases. Arch Surg 1978, **113**: 512–519.

427 Kamei K, Funabiki T, Ochiai M, Amano H, Marugami Y, Kasahara M, Sakamoto T. Some considerations on the biology of pancreatic serous cystadenoma. Int J Pancreatol 1991, **11**: 97–104.

428 Kim YI, Seo JW, Suh JS, Lee KU, Choe KJ. Microcystic adenomas of the pancreas. Report of three cases with two of multicentric origin. Am J Clin Pathol 1990, **94**: 150–156.

429 Kosmahl M, Wagner J, Peters K, Sipis B, Klöppel G. Serous cystic neoplasms of the pancreas. Am J Surg Pathol 2004, **28**: 339–346.

430 Lewandrowski KB, Southern JF, Pins MR, Compton CC, Warshaw AL. Cyst fluid analysis in the differential diagnosis of pancreatic cysts. A comparison of pseudocysts, serous cystadenomas, mucinous cystic neoplasms, and mucinous cystadenocarcinoma. Ann Surg 1993, **217**: 41–47.

431 Lewandrowski K, Warshaw A, Compton C. Macrocystic serous cystadenoma of the pancreas. A morphologic variant differing from microcystic adenoma. Hum Pathol 1992, **23**: 871–875.

432 Marsh WL, Colonna J, Yearsley M, Bloomston M, Frankel WL. Calponin is expressed in serous cystadenomas of the pancreas but not in adenocarcinomas or endocrine tumors. Appl Immunohistochem Mol Morphol 2009, **17**: 216–219.

433 Montag AG, Fossati N, Michelassi F. Pancreatic microcystic adenoma coexistent with pancreatic ductal carcinoma. A report of two cases. Am J Surg Pathol 1990, **14**: 352–355.

434 Neumann HP, Dinkel E, Brambs H, Wimmer B, Friedburg H, Volk B, Sigmund G, Riegler P, Haag K, Schollmeyer P. Pancreatic lesions in the von Hippel-Lindau syndrome. Gastroenterology 1991, **101**: 465–471.

435 Nyongo A, Huntrakoon M. Microcystic adenoma of the pancreas with myoepithelial cells. Am J Clin Pathol 1985, **84**: 114–120.

436 Perez-Ordonez B, Naseem A, Lieberman PH, Klimstra DS. Solid serous adenoma of the pancreas: The solid variant of serous cystadenoma? Am J Surg Pathol 1996, **20**: 1401–1405.

437 Pyke CM, van Heerden JA, Colby TV, Sarr MG, Weaver AL. The spectrum of serous cystadenoma of the pancreas. Clinical, pathologic, and surgical aspects. Ann Surg 1992, **215**: 132–139.

438 Shintaku M, Arimoto A, Sakita N. Serous cystadenocarcinoma of the pancreas. Pathol Int 2005, **55**: 436–439.

439 Shorten SD, Hart WR, Petras RE. Microcystic adenomas (serous cystadenomas) of pancreas. A clinicopathologic investigation of eight cases with immunohistochemical and ultrastructural studies. Am J Surg Pathol 1986, **10**: 365–372.

440 Tripodi SA, Civitelli S, Schurfeld K, Cintorino M. Microcystic adenoma of the pancreas (glycogen-rich cystadenoma) with stromal amyloid deposits. Histopathology 2000, **37**: 147–149.

441 Unger PD, Danque PO, Fuchs A, Kaneko M. DNA flow cytometric evaluation of serous and mucinous cystic neoplasms of the pancreas. Arch Pathol Lab Med 1991, **115**: 563–565.

442 Vortmeyer AO, Lubensky IA, Fogt F, Linehan WM, Khettry U, Zhuang Z. Allelic deletion and mutation of the von Hippel–Lindau (VHL) tumor suppressor gene and pancreatic microcystic adenomas. Am J Pathol 1997, **151**: 951–956.

443 Yamazaki K, Eyden B. An immunohistochemical and ultrastructural study of pancreatic microcystic serous cyst adenoma with special reference to tumor-associated microvasculature and vascular endothelial growth factor in tumor cells. Ultrastruct Pathol 2006, **30**: 119–128.

444 Yasuhara Y, Sakaida N, Uemura Y, Senzaki H, Shikata N, Tsubura A. Serous microcystic adenoma (glycogen-rich cystadenoma) of the pancreas: Study of 11 cases showing clinicopathological and immunohistochemical correlations. Pathol Int 2002, **52**: 307–312.

445 Yoshimi N, Sugie S, Tanaka T, Aijin W, Bunai Y, Tatematsu A, Okada T, Mori H. A rare case of serous cystadenocarcinoma of the pancreas. Cancer 1992, **69**: 2449–2453.

Mucinous cystic neoplasms

446 Albores-Saavedra J, Gould EW, Angeles-Angeles A, Henson DE. Cystic tumors of the pancreas. Pathol Annu 1990, **25**(Pt 2): 19–50.

447 Brugge WR, Lauwers GY, Sahani D, Fernandez-del Castillo C, Warshaw AL. Cystic neoplasms of the pancreas. N Engl J Med 2004, **351**: 1218–1226.

448 Compagno J, Oertel JE. Mucinous cystic neoplasms of the pancreas with overt and latent malignancy (cystadenocarcinoma and cystadenoma). A clinicopathologic study of 41 cases. Am J Clin Pathol 1978, **69**: 573–580.

449 Delcore R, Thomas JH, Forster J, Hermreck AS. Characteristics of cystic neoplasms of the pancreas and results of aggressive surgical treatment. Am J Surg 1992, **164**: 437–441.

450 Garcia Rego JA, Valbuena Ruvira L, Alvarez Garcia A, Santiago Freijanes MP, Suarez Penaranda JM, Rois Soto JM. Pancreatic mucinous cystadenocarcinoma with pseudosarcomatous mural nodules. A report of a case with immunohistochemical study. Cancer 1991, **67**: 494–498.

451 Handra-Luca A, Fléjou JF, Rufat P, Corcos O, Belghiti J, Ruszniewski P, Degott C, Bedossa P, Couvelard A. Human pancreatic mucinous cystadenoma is characterized by distinct mucin, cytokeratin and CD10 expression compared with intraductal papillary-mucinous adenoma. Histopathology 2006, **48**: 813–821.

452 Hunt JL, Gannon FH, Rosato EF, Siegelman ES, Tomaszewski JE, LiVolsi VA. A non-epithelial pseudosarcomatous mural nodule in a mucinous cystic neoplasm of the pancreas: immunohistochemistry, electron microscopy, and imaging studies. Int J Surg Pathol 1997, **5**: 43–48.

453 Iacobuzio-Donahue CA, Wilentz RE, Argani P, Yeo CJ, Cameron JL, Kern SE, Hruban RH. Dpc-4 protein in mucinous cystic neoplasms of the pancreas: frequent loss of expression in invasive carcinomas suggests a role in genetic progression. Am J Surg Pathol 2000, **24**: 1544–1548.

454 Klimstra DS. Cystic, mucin-producing neoplasms of the pancreas: the distinguishing features of mucinous cystic neoplasms and intraductal papillary mucinous neoplasms. Semin Diagn Pathol 2005, **22**: 318–329.

455 Lam MM, Swanson PE, Upton MP, Yeh MM. Ovarian-type stroma in hepatobiliary cystadenomas and pancreatic mucinous cystic neoplasms: an immunohistochemical study. Am J Clin Pathol 2008, **129**: 211–218.

456 Lewandrowski KB, Southern JF, Pins MR, Compton CC, Warshaw AL. Cyst fluid analysis in the differential diagnosis of pancreatic cysts. A comparison of pseudocysts, serous cystadenomas, mucinous cystic neoplasms, and mucinous cystadenocarcinoma. Ann Surg 1993, **217**: 41–47.

457 Lüttges J, Feyerabend B, Buchelt T, Pacena M, Klöppel G. The mucin profile of noninvasive and invasive mucinous cystic neoplasms of the pancreas. Am J Surg Pathol 2002, **26**: 466–471.

458 Lüttges J, Beyser K, Pust S, Paulus A, Rüschoff J, Klöppel G. Pancreatic mucinous noncystic (colloid) carcinomas and intraductal papillary mucinous carcinomas are usually microsatellite stable. Mod Pathol 2003, **16**: 537–542.

459 Tatsuta M, Iishi H, Ichii M, Noguchi S, Yamamoto R, Yamamura H, Okuda S. Values of carcinoembryonic antigen, elastase 1, and carbohydrate antigen determinant in aspirated pancreatic cystic fluid in the diagnosis of cysts of the pancreas. Cancer 1986, **57**: 1836–1839.

460 Thompson LDR, Becker RC, Przygodzki RM, Adair CF, Heffess CS. Mucinous cystic neoplasm (mucinous cystadenocarcinoma of low-grade malignant potential) of the pancreas: a clinicopathologic study of 130 cases. Am J Surg Pathol 1999, **23**: 1–16.

461 Tsujimura T, Kawano K, Taniguchi M, Yoshikawa K, Tsukaguchi I. Malignant fibrous histiocytoma coexistent with mucinous cystadenoma of the pancreas. Cancer 1992, **70**: 2792–2796.

462 Van den Berg W, Tascilar M, Offerhaus GJ, Albores-Saavedra J, Wenig BM, Hruban RH, Gabrielson E. Pancreatic mucinous cystic neoplasms with sarcomatous stroma: molecular evidence for monoclonal origin with subsequent divergence of the epithelial and sarcomatous components. Mod Pathol 2000, **13**: 86–91.

463 Weihing RR, Shintaku IP, Geller SA, Petrovic LM. Hepatobiliary and pancreatic mucinous cystadenocarcinomas with mesenchymal stroma: analysis of estrogen receptors/progesterone receptors and expression of tumor-associated antigens. Mod Pathol 1997, **10**: 372–379.

464 Wenig B, Albores-Saavedra J, Buetow P, Heffess C. Pancreatic mucinous cystic neoplasm with sarcomatous stroma: a report of three cases. Am J Surg Pathol 1997, **21**: 70–80.

465 Wilentz RE, Albores-Saavedra J, Hruban RH. Mucinous cystic neoplasms of the pancreas. Semin Diagn Pathol 2000, **17**: 31–42.

466 Wilentz RE, Albores-Saavedra J, Zahurak M, Talamini MA, Yeo CJ, Cameron JL, Hruban RH. Pathologic examination accurately predicts prognosis in mucinous cystic neoplasms of the pancreas. Am J Surg Pathol 1999, **23**: 1320–1327.

467 Wouters K, Ectors N, Van Steenbergen W, Aerts R, Driessen A, Van Hoe L, Geboes K. A pancreatic mucinous cystadenoma in a man with mesenchymal stroma, expressing oestrogen and progesterone receptors. Virchows Arch 1998, **432**: 187–189.

468 Yeh MM, Tang LH, Wang S, Robert ME, Zheng W, Jain D. Inhibin expression in ovarian-type stroma in mucinous cystic neoplasms of the pancreas. Appl Immunohistochem Mol Morphol 2004, **12**: 148–152.

469 Young RH, Hart WR. Metastases from carcinoma of the pancreas simulating primary mucinous tumors of the ovary. A report of seven cases. Am J Surg Pathol 1989, **18**: 748–756.

470 Zamboni G, Scarpa A, Bogina G, Iacono C, Bassi C, Talamini G, Sessa F, Capella C, Solcia E, Rickaert F, Mariuzzi GM, Klöppel G. Mucinous cystic tumors of the pancreas: clinicopathological features, prognosis, and relationship to other mucinous cystic tumors. Am J Surg Pathol 1999, **23**: 410–422.

471 Zhang SY, Ruggeri B, Agarwal P, Sorling AF, Obara T, Ura H, Namiki M, Klein-Szanto AJ. Immunohistochemical analysis of p53 expression in human pancreatic carcinomas. Arch Pathol Lab Med 1994, **118**: 150–154.

472 Zhao J, Liang SX, Savas L, Banner BF. An immunostaining panel for diagnosis of malignancy in mucinous tumors of the pancreas. Arch Pathol Lab Med 2001, **125**: 765–769.

INTRADUCTAL PAPILLARY MUCINOUS NEOPLASM AND PANIN

473 Adsay NV, Adair C, Heffess CS, Klimstra DS. Intraductal oncocytic papillary neoplasm of the pancreas. Am J Surg Pathol 1996, **20**: 980–994.

474 Adsay NV, Conlon KC, Zee SY, Brennan MF, Klimstra DS. Intraductal papillary-mucinous neoplasms of the pancreas: an analysis of in situ and invasive carcinomas in 28 patients. Cancer 2002, **94**: 62–77.

475 Adsay NV, Longnecker DS, Klimstra DS. Pancreatic tumors with cystic dilatation of the ducts: intraductal papillary mucinous neoplasms and intraductal oncocytic papillary neoplasms. Semin Diagn Pathol 2000, **17**: 16–30.

476 Adsay NV, Merati K, Basturk O, Iacobuzio-Donahue C, Levi E, Cheng JD, Sarkar FH, Hruban RH, Klimstra DS. Pathologically and biologically distinct types of epithelium in intraductal papillary mucinous neoplasms: delineation of an 'intestinal' pathway of carcinogenesis in the pancreas. Am J Surg Pathol 2004, **28**: 839–848.

477 Andrejevic-Blant S, Kosmahl M, Sipos B, Klöppel G. Pancreatic intraductal papillary-mucinous neoplasms: a new and evolving entity. Virchows Arch 2007, **451**: 863–869.

478 Ban S, Naitoh Y, Mino-Kenudson M, Sakurai T, Kuroda M, Koyama I, Lauwers GY, Shimizu M. Intraductal papillary mucinous neoplasm (IPMN) of the pancreas: its histopathologic difference between 2 major types. Am J Surg Pathol 2006, **30**: 1561–1569.

479 Basturk O, Khayyata S, Klimstra DS, Hruban RH, Zamboni G, Coban I, Adsay NV. Preferential expression of MUC6 in oncocytic and pancreatobiliary types of intraductal papillary neoplasms highlights a pyloropancreatic pathway, distinct from the intestinal pathway, in pancreatic carcinogenesis. Am J Surg Pathol 2010, **34**: 364–370.

480 Biankin AV, Kench JG, Biankin SA, Lee CS, Morey AL, Dijkman FP, Coleman MJ, Sutherland RL, Henshall SM. Pancreatic intraepithelial neoplasia in association with intraductal papillary mucinous neoplasms of the pancreas: implications for disease progression and recurrence. Am J Surg Pathol 2004, **28**: 1184–1192.

481 Brat DJ, Lillemoe KD, Yeo CJ, Warfield PB, Hruban RH. Progression of pancreatic intraductal neoplasias to infiltrating adenocarcinoma of the pancreas. Am J Surg Pathol 1998, **22**: 163–169.

482 Brune K, Abe T, Canto M, O'Malley L, Klein AP, Maitra A, Adsay NV, Fishman EK, Cameron JL, Yeo CJ, Kern SE, Goggins M, Hruban RH. Multifocal neoplastic precursor lesions associated with lobular atrophy of the pancreas in patients having a strong family history of pancreatic cancer. Am J Surg Pathol 2006, **30**: 1067–1076.

483 Chadwick B, Willmore-Payne C, Tripp S, Layfield LJ, Hirschowitz S, Holden J. Histologic, immunohistochemical, and molecular classification of 52 IPMNs of the pancreas. Appl Immunohistochem Mol Morphol 2009, **17**: 31–39.

484 Fujii H, Inagaki M, Kasai S, Miyokawa N, Tokusashi Y, Gabrielson E, Hruban RH. Genetic progression and heterogeneity in intraductal papillary-mucinous neoplasms of the pancreas. Am J Pathol 1997, **151**: 1447–1454.

485 Fukushima N, Mukai K. Differential diagnosis between intraductal papillary-mucinous tumors and mucinous cystic tumors of the pancreas. Int J Surg Pathol 2001, **8**: 271–278.

486 Fukushima N, Mukai K, Kanai Y, Hasebe T, Shimada K, Ozaki H, Kinoshta T, Kosuge T. Intraductal papillary tumors and mucinous cystic tumors of the pancreas: clinicopathologic study of 38 cases. Hum Pathol 1997, **28**: 1010–1017.

487 Fukushima N, Sakamoto M, Mukai K, Kanai Y, Shimada K, Kosuge T, Hirohashi S. Intraductal papillary components in invasive ductal carcinoma of the pancreas are associated with long-term survival of patients. Hum Pathol 2001, **32**: 834–841.

488 Furukawa T, Takahashi T, Kobari M, Matsuno S. The mucus-hypersecreting tumor of the pancreas. Development and extension visualized by three-dimensional computerized mapping. Cancer 1992, **70**: 1505–1513.

489 Hruban RH, Adsay NV, Albores-Saavedra J, Compton C, Garret ES, Goodman SN, Kern SE, Klimstra DS, Klopper G, Longnecker DS, Lüttges J, Offerhaus GJ. Pancreatic intraepithelial neoplasia: a new nomenclature and classification system for pancreatic duct lesions. Am J Surg Pathol 2001, **25**: 579–586.

490 Hruban RH, Takaori K, Klimstra DS, Adsay NV, Albores-Saavedra J, Biankin AV, Biankin SA, Compton C, Fukushima N, Furukawa T, Goggins M, Kato Y, Klöppel G, Longnecker DS, Lüttges J, Maitra A, Offerhaus GJ, Shimizu M, Yonezawa S. An illustrated consensus on the classification of pancreatic intraepithelial neoplasia and intraductal papillary mucinous neoplasms. Am J Surg Pathol 2004, **28**: 977–987.

491 Iacobuzio-Donahue CA, Klimstra SD, Adsay NV, Wilentz RE, Argani P, Sohn TA, Yeo CJ, Cameron JL, Kern SE, Hruban RH. Dpc-4 protein is expressed in virtually all human intraductal papillary mucinous neoplasms of the pancreas: comparison with conventional ductal adenocarcinomas. Am J Pathol 2000, **157**: 755–761.

492 Longnecker DS. Intraductal papillary-mucinous tumors of the pancreas [editorial]. Arch Pathol Lab Med 1995, **119**: 197–198.

493 Lüttges J, Zamponi G, Longnecker D, Klöppel G. The immunohistochemical mucin expression pattern distinguishes different types of intraductal papillary mucinous neoplasms of the pancreas and determines their relationship to mucinous noncystic carcinoma and ductal adenocarcinoma. Am J Surg Pathol 2001, **25**: 942–948.

494 Milchgrub S, Campuzano M, Casillas J, Albores-Saavedra J. Intraductal carcinoma of the pancreas. Cancer 1992, **69**: 651–656.

495 Nagai E, Ueki T, Chijiiwa K, Tanaka M, Tsuneyoshi M. Intraductal papillary mucinous neoplasms of the pancreas associated with so-called 'mucinous ductal ectasia'. Histochemical and immunohistochemical analysis of 29 cases. Am J Surg Pathol 1995, **19**: 576–589.

496 Nara S, Shimada K, Kosuge T, Kanai Y, Hiraoka N. Minimally invasive intraductal papillary-mucinous carcinoma of the pancreas: clinicopathologic study of 104 intraductal papillary-mucinous neoplasms. Am J Surg Pathol 2008, **32**: 243–255.

497 Nishihara K, Fukuda T, Tsuneyoshi M, Kominami T, Maeda S, Saku M. Intraductal papillary neoplasm of the pancreas. Cancer 1993, **72**: 689–696.

498 Obara T, Maguchi H, Saitoh Y, Itoh A, Arisato S, Ashida T, Nishino N, Ura H, Namiki M. Mucin-producing tumor of the pancreas. Natural history and serial pancreatogram changes. Am J Gastroenterol 1993, **88**: 564–569.

499 Ohta T, Nagakawa T, Akiyama T, Fukushima W, Ueno K, Miyazaki I, Suzuki M, Matsui O, Terada T, Nakanuma Y. The 'duct-ectatic' variant of mucinous cystic neoplasm of the pancreas. Clinical and radiologic studies of seven cases. Am J Gastroenterol 1992, **87**: 300–304.

500 Ottenhof NA, Milne AN, Morsink FH, Drillenburg P, Ten Kate FJ, Maitra A, Offerhaus GJ. Pancreatic intraepithelial neoplasia and pancreatic tumorigenesis: of mice and men. Arch Pathol Lab Med 2009, **133**: 375–381.

501 Paal E, Thompson LD, Przygodzki RM, Bratthauer GL, Heffess CS. A clinicopathologic and immunohistochemical study of 22 intraductal papillary mucinous neoplasms of the pancreas, with a review of the literature. Mod Pathol 1999, **12**: 518–528.

502 Papotti M, Cassoni P, Taraglio S, Bussolati G. Oncocytic and oncocytoid tumors of the exocrine pancreas, liver and gastrointestinal tract. Semin Diagn Pathol 1999, **16**: 126–134.

503 Rickaert F, Cremer M, Deviere J, Tavares L, Lambilliotte JP, Schroder S, Wurbs D, Klöppel G. Intraductal mucin-hypersecreting neoplasms of the pancreas. A clinicopathologic study of eight patients. Gastroenterology 1991, **101**: 512–519.

504 Santini D, Campione O, Salerno A, Gullo L, Mazzoleni G, Leone O, Martinelli G, Marrano D. Intraductal papillary-mucinous neoplasm of the pancreas. A clinicopathologic entity. Arch Pathol Lab Med 1995, **119**: 209–213.

505 Sato N, Rosty C, Jansen M, Fukushima N, Ueki T, Yeo CJ, Cameron JL, Iacobuzio-Donahue CA, Hruban RH, Goggins M. STK11/LKB1 Peutz–Jeghers gene inactivation in intraductal papillary-mucinous neoplasms of the pancreas. Am J Pathol 2001, **159**: 2017–2022.

506 Satoh K, Sasano H, Shimosegawa T, Koizumi M, Yamazaki T, Mochizuki F, Kobayashi N, Okano T, Toyota T, Sawai T. An immunohistochemical study of the *c-erbB-2* oncogene product in intraductal mucin-hypersecreting neoplasms and in ductal cell carcinomas of the pancreas. Cancer 1993, **72**: 51–56.

507 Seidel G, Zahurak M, Iacobuzio-Donahue C, Sohn TA, Adsay V, Yeo CJ, Lillemoe KD, Cameron JL, Hruban RH, Wilentz RE. Almost all infiltrating colloid carcinomas of the pancreas and periampullary region arise in in situ papillary neoplasms: a study of 39 cases. Am J Surg Pathol 2002, **26**: 56–63.

508 Sessa F, Solcia E, Capella C, Bonato M, Scarpa A, Zamboni G, Pellegata NS, Ranzani GN, Rickaert F, Klöppel G. Intraductal papillary-mucinous tumors represent a distinct group of pancreatic neoplasms. An investigation of tumour cell differentiation and K-*ras*, p53 and c-*erb*B-2 abnormalities in 26 patients. Virchows Arch 1994, **425**: 357–367.

509 Shi C, Daniels JA, Hruban RH. Molecular characterization of pancreatic neoplasms. Adv Anat Pathol 2008, **15**: 185–195.

510 Shimizu M, Manabe T. Mucin-producing pancreatic tumors. Historical review of its nosological concept. Zentralbl Pathol 1994, **140**: 211–223.

511 Swartz MJ, Batra SK, Varshney GC, Hollingsworth MA, Yeo CJ, Cameron JL, Wilentz RE, Hruban RH, Argani P. MUC4 expression increases progressively in pancreatic intraepithelial neoplasia. Am J Clin Pathol 2002, **117**: 791–796.

512 Tada M, Omata M, Ohto M. *Ras* gene mutations in intraductal papillary neoplasms of the pancreas. Analysis in five cases. Cancer 1991, **67**: 634–647.

513 Terada T, Ohta T, Nakanuma Y. Expression of oncogene products, anti-oncogene products and oncofetal antigens in intraductal papillary-mucinous neoplasm of the pancreas. Histopathology 1996, **29**: 355–361.

514 Terada T, Ohta T, Kitamura Y, Ashida K, Matsunaga Y, Kato M. Endocrine cells in intraductal papillary-mucinous neoplasms of the pancreas. A histochemical and immunohistochemical study. Virchows Arch 1997, **431**: 31–36.

515 Terris B, Blaveri E, Crnogorac-Jurcevic T, Jones M, Missiaglia E, Ruszniewski P, Sauvanet A, Lemoine NR. Characterization of gene expression profiles in intraductal papillary-mucinous tumors of the pancreas. Am J Pathol 2002, **160**: 1745–1754.

516 Terris B, Ponsot P, Paye F, Hammel P, Sauvanet A, Molas G, Benades P, Belghiti J, Ruszniewski P, Flejou JF. Intraductal papillary mucinous tumors of the pancreas confined to secondary ducts show less aggressive pathologic features as compared with those involving the main pancreatic duct. Am J Surg Pathol 2000, **24**: 1372–1377.

517 Uehara H, Nakaizumi A, Iishi H, Tatsuta M, Kitamra T, Okuda S, Ohigashi H, Ishikawa O, Takenaka A, Ishiguro S. Cytologic examination of pancreatic juice for differential diagnosis of benign and malignant mucin-producing tumors of the pancreas. Cancer 1994, **74**: 826–833.

518 Yamada M, Kozuka S, Yamao K, Nakazawa S, Naitoh Y, Tsukamoto Y. Mucin-producing tumor of the pancreas. Cancer 1991, **68**: 159–168.

519 Yamaguchi T, Shirai Y, Ishihara T, Sudo K, Nakagawa A, Ito H, Miyazaki M, Nomura F, Saisho H. Pancreatic juice cytology in the diagnosis of intraductal papillary mucinous neoplasm of the pancreas: significance of sampling by peroral pancreatoscopy. Cancer 2005, **104**: 2830–2836.

ACINAR CELL TUMORS AND TUMORLIKE CONDITIONS

520 Abraham SC, Wu T-T, Hruban RH, Lee J-H, Yeo CJ, Conlon K, Brennan M, Cameron JL, Klimstra DS. Genetic and immunohistochemical analysis of pancreatic acinar cell carcinoma. Frequent allelic loss on chromosome 11p and alteration in the APC/beta-catenin pathway. Am J Pathol 2002, **160**: 953–962.

521 Ban D, Shimada K, Sekine S, Sakamoto Y, Kosuge T, Kanai Y, Hiraoka N. Pancreatic ducts as an important route of tumor extension for acinar cell carcinoma of the pancreas. Am J Surg Pathol 2010, **34**: 1025–1036.

522 Basturk O, Zamboni G, Klimstra DS, Capelli P, Andea A, Kamel NS, Adsay NV. Intraductal and papillary variants of acinar cell carcinomas: a new addition to the challenging differential diagnosis of intraductal neoplasms. Am J Surg Pathol 2007, **31**: 363–370.

523 Burns WA, Matthews MJ, Hamosh M, vander Weider G, Blum R, Johnson FB. Lipase-secreting acinar cell carcinoma of the pancreas with polyarthropathy. A light and electron microscopic, histochemical, and biochemical study. Cancer 1974, **33**: 1002–1009.

524 Cantrell BB, Cubilla AL, Erlandson RA, Fortner J, Fitzgerald PJ. Acinar cell cystadenocarcinoma of human pancreas. Cancer 1981, **47**: 410–416.

525 Chatelain D, Paye F, Mourra N, Scoazec JY, Baudrimont M, Parc R, Flejou J-F. Unilocular acinar cell cystadenoma of the pancreas. An unusual acinar cell tumor. Am J Clin Pathol 2002, **118**: 211–214.

526 Cingolani N, Shaco-Levy R, Farruggio A, Klimstra DS, Rosai J. Alpha-fetoprotein production by pancreatic tumors exhibiting acinar cell differentiation: study of five cases, one arising in a mediastinal teratoma. Hum Pathol 2000, **31**: 938–944.

527 Cubilla AL, Fitzgerald PJ. Morphological patterns of primary nonendocrine human pancreas carcinoma. Cancer Res 1975, **35**: 2234–2248.

528 Fabre A, Sauvanet A, Flejou JF, Belghiti J, Palazzo L, Ruzniewski P, Degott C, Terris B. Intraductal acinar carcinoma of the pancreas. Virchows Arch 2001, **438**: 312–315.

529 Glenner GG, Mallory GK. The cystadenoma and related non-functional tumors of the pancreas. Pathogenesis, classification and significance. Cancer 1956, **9**: 980–996.

530 Hoorens A, Lemoine NR, McLellan E, Morohoshi T, Kamisawa T, Heitz PU, Stamm B, Ruschoff J, Wiedenmann B, Klöppel G. Pancreatic acinar cell carcinoma. An analysis of cell lineage markers, p53 expression, and Ki-*ras* mutation. Am J Pathol 1993, **143**: 685–698.

531 Hsueh C, Kuo TT. Acinar cell carcinoma of the pancreas. Report of two cases with complex histomorphologic features causing diagnostic problems. Int J Pancreatol 1992, **12**: 305–313.

532 Klimstra DS, Heffess CS, Oertel JE, Rosai J. Acinar cell carcinoma of the pancreas. A clinicopathologic study of 28 cases. Am J Surg Pathol 1992, **16**: 815–837.

533 Klimstra DS, Rosai J, Heffess CS. Mixed acinar-endocrine carcinomas of the pancreas. Am J Surg Pathol 1994, **18**: 765–778.

534 Kodama T, Mori W. Atypical acinar cell nodules of the human pancreas. Acta Pathol Jpn 1983, **33**: 701–714.

535 Lack EE, Cassady JR, Levey R, Vawter GF. Tumors of the exocrine pancreas in children and adolescents. A clinical and pathologic study of eight cases. Am J Surg Pathol 1983, **7**: 319–327.

536 La Rosa S, Franzi F, Marchet S, Finzi G, Clerici M, Vigetti D, Chiaravalli AM, Sessa F, Capella C. The monoclonal anti-BCL10 antibody (clone 331.1) is a sensitive and specific marker of pancreatic acinar cell carcinoma and pancreatic metaplasia. Virchows Arch 2009, **454**: 133–142.

537 Morohoshi T, Kanda M, Horie A, Chott A, Dreyer T, Klöppel G, Heitz PU. Immunocytochemical markers of uncommon pancreatic tumors. Acinar cell carcinoma, pancreatoblastoma, and solid cystic (papillary-cystic) tumor. Cancer 1987, **59**: 739–747.

538 Nonomura A, Kono N, Mizukami Y, Nakanuma Y, Matsubara F. Duct-acinar-islet cell tumor of the pancreas. Ultrastruct Pathol 1992, **16**: 317–329.

539 Ohike N, Kosmahl M, Klöppel G. Mixed acinar-endocrine carcinoma of the pancreas. A clinicopathological study and comparison with acinar-cell carcinoma. Virchows Arch 2004, **445**: 231–235.

540 Ordonez NG, Mackay B. Acinar cell carcinoma of the pancreas. Ultrastruct Pathol 2000, **24**: 227–241.

541 Shinozuka H, Lee RE, Dunn JL, Longnecker DS. Multiple atypical acinar cell nodules of the pancreas. Hum Pathol 1980, **11**: 389–391.

542 Skacel M, Ormsby AH, Petras RE, McMahon JT, Henricks WH. Immunohistochemistry in the differential diagnosis of acinar and endocrine pancreatic neoplasms. Appl Immunohistochem Mol Morphol 2000, **8**: 203–209.

543 Stamm B, Burger H, Hollinger A. Acinar cell cystadenocarcinoma of the pancreas. Cancer 1987, **60**: 2542–2547.

544 Stelow EB, Shaco-Levy R, Bao F, Garcia J, Klimstra DS. Pancreatic acinar cell carcinomas with prominent ductal differentiation: mixed acinar ductal carcinoma and mixed acinar endocrine ductal carcinoma. Am J Surg Pathol 2010, **34**: 510–518.

545 Tucker JA, Shelburne JD, Benning TL, Yacoub L, Federman M. Filamentous inclusions in acinar cell carcinoma of the pancreas. Ultrastruct Pathol 1994, **18**: 279–286.

546 Vakiani E, Young RH, Carcangiu ML, Klimstra DS. Acinar cell carcinoma of the pancreas metastatic to the ovary: a report of 4 cases. Am J Surg Pathol 2008, **32**: 1540–1545.

547 Webb JN. Acinar cell neoplasms of the exocrine pancreas. J Clin Pathol 1977, **30**: 103–112.

548 Yantiss RK, Chang HK, Farraye FA, Compton CC, Odze RD. Prevalence and prognostic significance of acinar cell differentiation in pancreatic endocrine tumors. Am J Surg Pathol 2002, **26**: 893–901.

549 Zamboni G, Terris B, Scarpa A, Kosmahl M, Capelli P, Klimstra DA, Lam PW, Klopper G. Acinar cell cystadenoma of the pancreas: A new entity? Am J Surg Pathol 2002, **26**: 698–704.

SOLID–PSEUDOPAPILLARY TUMOR

550 Abraham SC, Klimstra DS, Wilentz RE, Yeo CJ, Conlon K, Brennan M, Cameron JL, Wu T-T, Hruban RH. Solid–pseudopapillary tumors of the pancreas are genetically distinct from pancreatic ductal adenocarcinomas and almost always harbor beta-catenin mutations. Am J Pathol 2002, **160**: 1361–1369.

551 Albores-Saavedra J, Simpson KW, Bilello SJ. The clear cell variant of solid pseudopapillary tumor of the pancreas: a previously unrecognized pancreatic neoplasm. Am J Surg Pathol 2006, **30**: 1237–1242.

552 Cao D, Antonescu C, Wong G, Winter J, Maitra A, Adsay NV, Klimstra DS, Hruban RH. Positive immunohistochemical staining of KIT in solid–pseudopapillary neoplasms of the pancreas is not associated with KIT/PDGFRA mutations. Mod Pathol 2006, **19**: 1157–1163.

553 Cappelari JO, Geisinger KR, Albertson DA, Wolfman NT, Kute TE. Malignant papillary cystic tumor of the pancreas. Cancer 1990, **66**: 193–198.

554 Chetty R, Serra S. Membrane loss and aberrant nuclear localization of E-cadherin are consistent features of solid pseudopapillary tumour of the pancreas. An immunohistochemical study using two antibodies recognizing different domains of the E-cadherin molecule. Histopathology 2008, **52**: 325–330.

555 Comper F, Antonello D, Beghelli S, Gobbo S, Montagna L, Pederzoli P, Chilosi M, Scarpa A. Expression pattern of claudins 5 and 7 distinguishes solid–pseudopapillary from pancreatoblastoma, acinar cell and endocrine tumors of the pancreas. Am J Surg Pathol 2009, **33**: 768–774.

556 de la Roza G, Cleary KR, Ordóñez NG, El-Naggar A, Mackay B, Romsdahl MM. Solid and papillary tumor of the pancreas: ultrastructural observations on two contrasting cases. Ultrastruct Pathol 1997, **21**: 439–447.

557 Deshpande V, Oliva E, Young RH. Solid pseudopapillary neoplasm of the ovary: a report of 3 primary ovarian tumors resembling those of the pancreas. Am J Surg Pathol 2010, **34**: 1514–1520.

558 El-Bahrawy MA, Rowan A, Horncastle D, Tomlinson I, Theis BA, Russell RC, Stamp G. E-cadherin/catenin complex status in solid pseudopapillary tumor of the pancreas. Am J Surg Pathol 2008, **32**: 1–7.

559 Geers C, Moulin P, Gigot JF, Weynand B, Deprez P, Rahier J, Sempoux C. Solid and pseudopapillary tumor of the pancreas – review and new insights into pathogenesis. Am J Surg Pathol 2006, **30**: 1243–1249.

560 Grant LD, Lauwers GY, Meloni AM, Stone JF, Betz JL, Vogel S, Sandberg AA. Unbalanced chromosomal translocation, der(17)t(13;17)(q14;p11) in a solid and cystic papillary epithelial neoplasm of the pancreas. Am J Surg Pathol 1996, **20**: 339–345.

561 Jeng LB, Chen MF, Tang RP. Solid and papillary neoplasm of the pancreas. Emphasis on surgical treatment. Arch Surg 1993, **128**: 433–436.

562 Jorgensen LJ, Hansen AB, Burcharth F, Philipsen E, Horn T. Solid and papillary neoplasm of the pancreas. Ultrastruct Pathol 1992, **16**: 659–666.

563 Klimstra DS, Wenig BM, Heffess CS. Solid–pseudopapillary tumor of the pancreas: a typically cystic carcinoma of low malignant potential. Semin Diagn Pathol 2000, **17**: 66–80.

564 Klöppel G, Maurer R, Hofmann E, Luthold K, Oscarson J, Forsby N, Ihse I, Ljungberg O, Heitz PU. Solid–cystic (papillary–cystic) tumours within and outside the pancreas in men. Report of two patients. Virchows Arch [A] 1991, **418**: 179–183.

565 Kosmahl M, Seada LS, Janig U, Harms D, Klöppel G. Solid–pseudopapillary tumor of the pancreas: its origin revisited. Virchows Arch 2000, **436**: 473–480.

566 Kuo T-t, Su I-J, Chien C-h. Solid and papillary neoplasm of the pancreas. Report of three cases from Taiwan. Cancer 1984, **54**: 1469–1474.

567 Lieber MR, Lack EE, Roberts JR Jr, Merino MJ, Patterson K, Restrepo C, Solomon D, Chandra R, Triche TJ. Solid and papillary epithelial neoplasm of the pancreas. An ultrastructural and immunocytochemical study of six cases. Am J Surg Pathol 1987, **11**: 85–93.

568 Matsunou H, Konishi F. Papillary–cystic neoplasm of the pancreas. A clinicopathologic study concerning the tumor aging and malignancy of nine cases. Cancer 1990, **65**: 283–291.

569 Matsunou H, Konishi F, Yamamichi N, Takayanagi N, Mukai M. Solid, infiltrating variety of papillary cystic neoplasm of the pancreas. Cancer 1990, **65**: 2747–2757.

570 Miettinen M, Partanen S, Fräki O, Kivilaakso E. Papillary cystic tumor of the pancreas. An analysis of cellular differentiation by electron

microscopy and immunohistochemistry. Am J Surg Pathol 1987, **11**: 855–865.

571 Morohoshi T, Kanda M, Horie A, Chott A, Dreyer T, Klöppel G, Heitz PU. Immunocytochemical markers of uncommon pancreatic tumors. Acinar cell carcinoma, pancreatoblastoma, and solid cystic (papillary-cystic) tumor. Cancer 1987, **59**: 739–747.

572 Nishihara K, Nagoshi M, Tsuneyoshi M, Yamaguchi K, Hayashi I. Papillary cystic tumors of the pancreas. Assessment of their malignant potential. Cancer 1993, **71**: 82–92.

573 Nishihara K, Tsuneyoshi M, Ohshima A, Yamaguchi K. Papillary cystic tumor of the pancreas. Is it a hormone-dependent neoplasm? Pathol Res Pract 1993, **189**: 521–526.

574 Notohara K, Hamazaki S, Tsukayama C, Nakamoto S, Kawabata K, Mizobuchi K, Sakamoto K, Okada S. Solid-pseudopapillary tumor of the pancreas: immunohistochemical localization of neuroendocrine markers and CD10. Am J Surg Pathol 2000, **24**: 1361–1371.

575 Orlando CA, Bowman RL, Loose JH. Multicentric papillary-cystic neoplasm of the pancreas. Arch Pathol Lab Med 1991, **115**: 958–960.

576 Pettinato G, Manivel JC, Ravetto C, Terracciano LM, Gould EW, di Tuoro A, Jaszcz W, Albores-Saavedra J. Papillary cystic tumor of the pancreas. A clinicopathologic study of 20 cases with cytologic, immunohistochemical, ultrastructural, and flow cytometric observations, and a review of the literature. Am J Clin Pathol 1992, **98**: 478–488.

577 Sclafani LM, Reuter VE, Coit DG, Brennan MF. The malignant nature of papillary and cystic neoplasm of the pancreas. Cancer 1991, **68**: 153–158.

578 Shi C, Daniels JA, Hruban RH. Molecular characterization of pancreatic neoplasms. Adv Anat Pathol 2008, **15**: 185–195.

579 Stommer P, Kraus J, Stotlte M, Giedl J. Solid and cystic pancreatic tumors. Clinical, histochemical, and electron microscopic features in ten cases. Cancer 1991, **67**: 1635–1641.

580 Takahashi Y, Hiraoka N, Onozato K, Shibata T, Kosuge T, Nimura Y, Kanai Y, Hirohashi S. Solid-pseudopapillary neoplasms of the pancreas in men and women: do they differ? Virchows Arch 2006, **448**: 561–569.

581 Tang LH, Aydin H, Brennan MF, Klimstra DS. Clinically aggressive solid pseudopapillary tumors of the pancreas: a report of two cases with components of undifferentiated carcinoma and a comparative clinicopathologic analysis of 34 conventional cases. Am J Surg Pathol 2005, **29**: 512–519.

582 Tiemann K, Kosmahl M, Ohlendorf J, Krams M, Klöppel G. Solid pseudopapillary neoplasms of the pancreas are associated with FLI-1 expression, but not with EWS/FLI-1 translocation. Mod Pathol 2006, **19**: 1409–1413.

583 Zamboni G, Bonetti F, Scarpa A, Pelos G, Doglioni C, Iannucci A, Castelli P, Balercia G, Aldovini D, Bellomi A, et al. Expression of progesterone receptors in solid-cystic tumour of the pancreas. A clinicopathological and immunohistochemical study of ten cases. Virchows Arch [A] 1993, **423**: 425–431.

PANCREATOBLASTOMA

584 Abraham SC, Wu T-T, Klimstra DS, Finn LS, Lee JH, Yeo CJ, Cameron JL, Hruban RH. Distinctive molecular genetic alterations in sporadic and familial adenomatous polyposis-associated pancreatoblastomas: frequent alterations in the APC/beta-catenin pathway and chromosome 11p. Am J Pathol 2001, **159**: 1619–1627.

585 Cingolani N, Shaco-Levy R, Farruggio A, Klimstra DS, Rosai J. Alpha-fetoprotein production by pancreatic tumors exhibiting acinar cell differentiation: study of five cases, one arising in a mediastinal teratoma. Hum Pathol 2000, **31**: 938–944.

586 Cooper JE, Lake BD. Use of enzyme histochemistry in the diagnosis of pancreatoblastoma. Histopathology 1989, **15**: 407–414.

587 Dunn JL, Longnecker DS. Pancreatoblastoma in an older adult. Arch Pathol Lab Med 1995, **119**: 547–550.

588 Horie A, Yano Y, Kotoo Y, Miwa A. Morphogenesis of pancreatoblastoma, infantile carcinoma of the pancreas. Report of two cases. Cancer 1977, **39**: 247–254.

589 Kakudo K, Sakurai M, Miyaji T, Ikeda Y, Satani M, Manabe H. Pancreatic carcinoma in infancy. An electron microscopic study. Acta Pathol Jpn 1976, **26**: 719–726.

590 Kissane JM. Pancreatoblastoma and solid and cystic papillary tumor. Two tumors related to pancreatic ontogeny. Semin Diagn Pathol 1994, **11**: 152–164.

591 Klimstra DS, Wenig BM, Adair CF, Heffess CS. Pancreatoblastoma. A clinicopathologic study and review of literature. Am J Surg Pathol 1995, **19**: 1371–1389.

592 Lack EE, Cassady JR, Levey R, Vawter GF. Tumors of the exocrine pancreas in children and adolescents. A clinical and pathologic study of eight cases. Am J Surg Pathol 1983, **7**: 319–327.

593 Morohoshi T, Kanda M, Horie A, Chott A, Dreyer T, Klöppel G, Heitz PU. Immunocytochemical markers of uncommon pancreatic tumors. Acinar cell carcinoma, pancreatoblastoma, and solid cystic (papillary-cystic) tumor. Cancer 1987, **59**: 739–747.

594 Nishimata S, Kato K, Tanaka M, Ijiri R, Toyoda Y, Kigasawa H, Ohama Y, Nakatani Y, Notohara K, Kobayashi Y, Horie H, Hoshika A, Tanaka Y. Expression pattern of keratin subclasses in pancreatoblastoma with special emphasis on squamoid corpuscles. Pathol Int 2005, **55**: 297–302.

595 Shi C, Daniels JA, Hruban RH. Molecular characterization of pancreatic neoplasms. Adv Anat Pathol 2008, **15**: 185–195.

596 Tanaka Y, Ijiri R, Yamananka S, Kato K, Nishihira H, Nishi T, Misugi K. Pancreatoblastoma: optically clear nuclei in squamoid corpuscles are rich in biotin. Mod Pathol 1998, **11**: 945–949.

597 Taxy JB. Adenocarcinoma of the pancreas in childhood. Report of a case and a review of the English language literature. Cancer 1976, **37**: 1508–1518.

OTHER EPITHELIAL EXOCRINE TUMORS

598 Albores-Saavedra J, Sheahan K, O'Riain C, Shukla D. Intraductal tubular adenoma, pyloric type, of the pancreas: additional observations on a new type of pancreatic neoplasm. Am J Surg Pathol 2004, **28**: 233–238.

599 Bakotic BW, Robinson MJ, Sturm PD, Hruban RH, Offerhaus JA, Albores-Saavedra J. Pyloric gland adenoma of the main pancreatic duct. Am J Surg Pathol 1999, **23**: 227–231.

600 Chetty R, Serra S. Intraductal tubular adenoma (pyloric gland-type) of the pancreas: a reappraisal and possible relationship with gastric-type intraductal papillary mucinous neoplasm. Histopathology 2009, **55**: 270–276.

601 Nakayama Y, Inoue H, Hamada Y, Takeshita M, Iwasaki H, Maeshiro K, Iwanaga S, Tani H, Ryu S, Yasunami Y, Ikeda S. Intraductal tubular adenoma of the pancreas, pyloric gland type: a clinicopathologic and immunohistochemical study of 6 cases. Am J Surg Pathol 2005, **29**: 607–616.

602 Yamaguchi H, Shimizu M, Ban S, Koyama I, Hatori T, Fujita I, Yamamoto M, Kawamura S, Kobayashi M, Ishida K, Morikawa T, Motoi F, Unno M, Kanno A, Satoh K, Shimosegawa T, Orikasa H, Watanabe T, Nishimura K, Ebihara Y, Koike N, Furukawa T. Intraductal tubulopapillary neoplasms of the pancreas distinct from pancreatic intraepithelial neoplasia and intraductal papillary mucinous neoplasms. Am J Surg Pathol 2009, **33**: 1164–1172.

ENDOCRINE TUMORS

General and clinical features; Morphologic features

603 Alanen KA, Joensuu H, Klemi PJ, Marin S, Åvaikko M, Nevalainen TJ. DNA ploidy in pancreatic neuroendocrine tumors. Am J Clin Pathol 1990, **93**: 784–788.

604 Bordi C, De Vita O, Pilato FP, Carfagna G, D'Adda T, Missale G, Peracchia A. Multiple islet cell tumors with predominance of glucagon-producing cells and ulcer disease. Am J Clin Pathol 1987, **88**: 153–161.

605 Bordi C, Ravazzola M, Pollak A, Lubec G, Orci L. Neonatal islet cell adenoma. A distinct type of islet cell tumor? Diabetes Care 1982, **5**: 122–125.

606 Bostwick DG, Null WE, Holmes D, Weber E, Barchas JD, Bensch KG. Expression of opioid peptides in tumors. N Engl J Med 1987, **317**: 1439–1443.

607 Bostwick DG, Quan R, Hoffman AR, Webber RJ, Chang JK, Bensch KG. Growth-hormone-releasing factor immunoreactivity in human endocrine tumors. Am J Pathol 1984, **117**: 167–170.

608 Bouwens L, Klöppel G. Islet cell neogenesis in the pancreas. Virchows Arch 1996, **427**: 553–560.

609 Broughan TA, Leslie JD, Soto JM, Hermann RE. Pancreatic islet cell tumors. Surgery 1986, **99**: 671–678.

610 Cai Y-C, Banner B, Glickman J, Odze RD. Cytokeratin 7 and 20 and thyroid transcription factor 1 can help distinguish pulmonary from gastrointestinal carcinoid and pancreatic endocrine tumors. Hum Pathol 2001, **32**: 1087–1093.

611 Capella C, Heitz PU, Hofler H, Solcia E, Klöppel G. Revised classification of neuroendocrine tumours of the lung, pancreas and gut. Virchows Arch 1995, **425**: 547–560.

612 Capelli P, Martignoni G, Pedica F, Falconi M, Antonello D, Malpeli G, Scarpa A. Endocrine neoplasms of the pancreas: pathologic and genetic features. Arch Pathol Lab Med 2009, **133**: 350–364.

613 Carney CN. Congenital insulinoma (nesidioblastoma). Ultrastructural evidence for histogenesis from pancreatic ductal epithelium. Arch Pathol Lab Med 1976, **100**: 352–356.

614 Chejfec G, Falkmer S, Grimelius L, Jacobsson B, Rodensjö M, Wiedenmann B, Franke WW, Lee I, Gould VE. Synaptophysin. A new marker for pancreatic neuroendocrine tumors. Am J Surg Pathol 1987, **11**: 241–247.

615 Chetty R, El-Shinnawy I. Intraductal pancreatic neuroendocrine tumor. Endocr Pathol 2009, **20**: 262–266.

616 Chetty R, Serra S. Spindle cell pancreatic endocrine tumor associated with Cushing's syndrome. Endocr Pathol 2005, **16**: 145–151.
617 Clark ES, Carney JA. Pancreatic islet cell tumor associated with Cushing's syndrome. Am J Surg Pathol 1984, **8**: 917–924.
618 Clarke MR, Baker EE, Weyant RJ, Hill L, Carty SE. Proliferative activity in pancreatic endocrine tumors: association with function, metastases, and survival. Endocr Pathol 2002, **8**: 181–187.
619 D'Adda T, Pizzi S, Azzoni C, Bottarelli L, Crafa P, Pasquali C, Davoli C, Corleto VD, Delle Fave G, Bordi C. Different patterns of 11q allelic losses in digestive endocrine tumors. Hum Pathol 2002, **33**: 322–329.
620 Dayal Y, Lin HD, Tallberg K, Reichlin S, DeLellis RA, Wolfe HJ. Immunocytochemical demonstration of growth hormone-releasing factor in gastrointestinal and pancreatic endocrine tumors. Am J Clin Pathol 1986, **85**: 13–20.
621 Donow C, Baisch H, Heitz PU, Klöppel G. Nuclear DNA content in 27 pancreatic endocrine tumours: correlation with malignancy, survival and expression of glycoprotein hormone alpha chain. Virchows Arch [A] 1991, **419**: 463–468.
622 Emerson L, Layfield LJ, Reiss R, Mulvihill S, Holden J. Malignant islet cell tumor with sarcomatous differentiation. Mod Pathol 2001, **14**: 1187–1191.
623 Ferreiro J, Lewin K, Herron RM, Bhuta S. Malignant islet cell tumor with rhabdomyosarcomatous differentiation. Am J Surg Pathol 1989, **13**: 422–427.
624 Graeme-Cook F, Nardi G, Compton CC. Immunocytochemical staining for human chorionic gonadotropin subunits does not predict malignancy in insulinomas. Am J Clin Pathol 1990, **93**: 273–276.
625 Greider MH, Rosai J, McGuigan JE. The human pancreatic islet cells and their tumors. II. Ulcerogenic and diarrheogenic tumors. Cancer 1974, **33**: 1423–1443.
626 Guarda LA, Silva EG, Ordóñez NG, Mackay B, Ibanez ML. Clear cell islet cell tumor. Am J Clin Pathol 1983, **79**: 512–517.
627 Hammar S, Sale G. Multiple hormone producing islet cell carcinomas of the pancreas. A morphological and biochemical investigation. Hum Pathol 1975, **6**: 349–362.
628 Heitz PU, Kasper M, Polak JM, Klöppel G. Pancreatic endocrine tumors. Immunocytochemical analysis of 125 tumors. Hum Pathol 1982, **13**: 263–271.
629 Hoang MP, Hruban RH, Albores-Saavedra J. Clear cell endocrine pancreatic tumor mimicking renal cell carcinoma: a distinctive neoplasm of Von Hippel-Lindau disease. Am J Surg Pathol 2001, **25**: 602–609.
630 Jacobsson B, Carlstrom A, Collins VP, Grimelius L. Transthyretin in endocrine pancreatic tumors. Am J Pathol 1989, **134**: 466–471.
631 Kahn CR, Rosen SW, Weintraub BD, Fajans SS, Gorden P. Ectopic production of chorionic gonadotropin and its sub-units by islet cell tumors. N Engl J Med 1977, **297**: 565–569.
632 Kapran Y, Bauersfeld J, Anlauf M, Sipos B, Klöppel G. Multihormonality and entrapment of islets in pancreatic endocrine tumors. Virchows Arch 2006, **448**: 394–398.
633 Keel SB, Zukerberg L, Graeme-Cook F, Compton CC. A pancreatic endocrine tumor arising within a serous cystadenoma of the pancreas. Am J Surg Pathol 1996, **20**: 471–475.
634 Kent RB III, Van Heerden JA, Weiland LH. Nonfunctioning islet cell tumors. Ann Surg 1981, **193**: 185–190.
635 Kimura N, Pilichowska M, Okamoto H, Kimura I, Aunis D. Immunohistochemical expression of chromogranins A and B, prohormone convertases 2 and 3, and amidating enzyme in carcinoid tumors and pancreatic endocrine tumors. Mod Pathol 2000, **13**: 140–146.
636 La Rosa S, Capella C, Lloyd RV. Localization of myosin XVA in endocrine tumors of gut and pancreas. Endocr Pathol 2002, **13**: 29–37.
637 La Rosa S, Sessa F, Capella C, Riva C, Leone BE, Klersy C, Rindi G, Solcia E. Prognostic criteria in nonfunctioning pancreatic endocrine tumours. Virchows Arch 1997, **429**: 323–334.
638 La Rosa S, Uccella S, Billo P, Facco C, Sessa F, Capella C. Immunohistochemical localization of alpha- and beta-subunits of inhibin/activin in human normal endocrine cells and related tumors of the digestive system. Virchows Arch 1999, **434**: 29–36.
639 Larsson LI. Endocrine pancreatic tumors. Hum Pathol 1978, **9**: 401–416.
640 Larsson LI, Grimelius L, Hakanson R, Rehfeld JF, Stadil F, Holst J, Angervall L, Sundler F. Mixed endocrine pancreatic tumors producing several peptide hormones. Am J Pathol 1975, **79**: 271–284.
641 Le Gall F, Vallet VS, Thomas D, De Monti M, Duval J, Ramee MP. Immunohistochemical study of secretogranin II in 62 neuroendocrine tumours of the digestive tract and of the pancreas in comparison with other granins. Pathol Res Pract 1997, **193**: 179–185.
642 Leone BE, Mangili F, Vagani A, Taccagni GL. Coexpression of insulin and somatostatin in single secretory granules of a pancreatic endocrine tumor. Pathol Res Pract 1993, **189**: 458–462.
643 Ligneau B, Lombard-Bohas C, Partensky C, Valette P-J, Calender A, Dumortier J, Gouysse G, Boulez J, Napoleon B, Berger F, Chayvialle JA, Scoazec JY. Cystic endocrine tumors of the pancreas: clinical, radiologic, and histopathologic features in 13 cases. Am J Surg Pathol 2001, **25**: 742–760.
644 Lloyd RV, Mervak T, Schmidt K, Warner TFCS, Wilson BS. Immunohistochemical detection of chromogranin and neuron-specific enolase in pancreatic endocrine neoplasms. Am J Surg Pathol 1984, **8**: 607–614.
645 Miraliakbari BA, Asa SL, Boudreau SF. Parathyroid hormone-like peptide in pancreatic endocrine carcinoma and adenocarcinoma associated with hypercalcemia. Hum Pathol 1992, **23**: 884–887.
646 Mourra N, Couvelard A, Tiret E, Olschwang S, Flejou JF. Clusterin is highly expressed in pancreatic endocrine tumours but not in solid pseudopapillary tumours. Histopathology 2007, **50**: 331–337.
647 Mukai K. Functional pathology of pancreatic islets. Immunocytochemical exploration. Pathol Annu 1983, **18**(Pt 2): 87–107.
648 Mukai K, Grotting JC, Greider MH, Rosai J. Retrospective study of 77 pancreatic endocrine tumors using the immunoperoxidase method. Am J Surg Pathol 1982, **6**: 387–399.
649 Nieuwenhuijzen Kruseman AC, Knijnenburg G, Brutel de la Riviere G, Bosman FT. Morphology and immunohistochemically-defined endocrine function of pancreatic islet cell tumours. Histopathology 1978, **2**: 389–399.
650 O'Connor DT, Deftos LJ. Secretion of chromogranin A by peptide-producing endocrine neoplasms. N Engl J Med 1986, **314**: 1145–1151.
651 Ooi A, Katsuda S, Nakanishi I, Kameya T, Yamaguchi K, Kitamura H, Hayakawa Y. Electron microscopic and immunoelectron microscopic demonstration of pancreatic polypeptide cells in glucagonoma. Colocalization of pancreatic peptide and glucagon in single secretory granules. Ultrastruct Pathol 1989, **13**: 15–22.
652 Ordóñez NG, Manning JT, Hanssen G. Alpha-1-antitrypsin in islet cell tumors of the pancreas. Am J Clin Pathol 1983, **80**: 277–282.
653 Ordóñez NG, Silva EG. Islet cell tumour with vacuolated lipid-rich cytoplasm: a new histological variant of islet cell tumour. Histopathology 1997, **31**: 157–160.
654 Papotti M, Bongiovanni M, Volante M, Allia E, Landolfi S, Helboe L, Schindler M, Cole SL, Bussolati G. Expression of somatostatin receptor types 1–5 in 81 cases of gastrointestinal and pancreatic endocrine tumors. A correlative immunohistochemical and reverse-transcriptase polymerase chain reaction analysis. Virchows Arch 2002, **440**: 461–475.
655 Pelosi G, Bresaola E, Bogina G, Pasini F, Rodella S, Castelli P, Iacono C, Serio G, Zamboni G. Endocrine tumors of the pancreas: Ki-67 immunoreactivity on paraffin sections is an independent predictor for malignancy. A comparative study with proliferating-cell nuclear antigen and progesterone receptor protein immunostaining, mitotic index, and other clinicopathologic variables. Hum Pathol 1996, **27**: 1124–1134.
656 Perez-Montiel MD, Frankel WL, Suster S. Neuroendocrine carcinomas of the pancreas with 'rhabdoid' features. Am J Surg Pathol 2003, **27**: 642–649.
657 Perren A, Wiesli P, Schmid S, Montani M, Schmitt A, Schmid C, Moch H, Komminoth P. Pancreatic endocrine tumors are a rare manifestation of the neurofibromatosis type 1 phenotype: molecular analysis of a malignant insulinoma in a NF-1 patient. Am J Surg Pathol 2006, **30**: 1047–1051.
658 Perret AG, Mosnier JF, Buono JP, Berthelot P, Chipponi J, Balique JG, Cuilleret J, Dechelotte P, Boucheron S. The relationship between MIB-1 proliferation index and outcome in pancreatic neuroendocrine tumors. Am J Clin Pathol 1998, **109**: 286–293.
659 Pour P. Islet cells as a component of pancreatic ductal neoplasms. I. Experimental study. Ductular cells, including islet cell precursors, as primary progenitor cells of tumors. Am J Pathol 1978, **90**: 295–316.
660 Prescott RJ, Manson J, Haboubi NY. Malignant islet cell tumour arising in chronic pancreatitis. Histopathology 1993, **22**: 499–501.
661 Prinz RA, Bermes EW Jr, Kimmel JR, Marangos PJ. Serum markers for pancreatic islet cell and intestinal carcinoid tumors. A comparison of neuron-specific enolase β-human chorionic gonadotropin and pancreatic polypeptide. Surgery 1983, **94**: 1019–1023.
662 Scarpa A, Orlandini S, Moore PS, Lemoine NR, Beghelli S, Baron A, Falconi M, Zamboni G. Dpc4 is expressed in virtually all primary and metastatic pancreatic endocrine carcinomas. Virchows Arch 2002, **440**: 155–159.
663 Schmid KW, Brink M, Freytag G, Kirchmair R, Bocker W, Fischer-Colbrie R, Heitz PU, Klöppel G. Expression of chromogranin A and B and secretoneurin immunoreactivity in neoplastic and nonneoplastic pancreatic alpha cells. Virchows Arch 1994, **425**: 127–132.
664 Schmitt AM, Riniker F, Anlauf M, Schmid S, Soltermann A, Moch H, Heitz PU, Klöppel G, Komminoth P, Perren A. Islet 1 (Isl1) expression is a reliable marker for pancreatic endocrine tumors and their metastases. Am J Surg Pathol 2008, **32**: 420–425.
665 Serra S, Asa SL, Bamberger AM, Wagener C, Chetty R. CEACAM1 expression in pancreatic

endocrine tumors. Appl Immunohistochem Mol Morphol 2009, **17**: 286–293.

666 Serra S, Asa SL, Chetty R. Intracytoplasmic inclusions (including the so-called 'rhabdoid' phenotype) in pancreatic endocrine tumors. Endocr Pathol 2006, **17**: 75–81.

667 Simpson S, Vinik AI, Marangos PJ, Lloyd RV. Immunohistochemical localization of neuron-specific enolase in gastroenteropancreatic neuroendocrine tumors. Correlation with tissue and serum levels of neuron-specific enolase. Cancer 1984, **54**: 1364–1369.

668 Singh R, Basturk O, Klimstra DS, Zamboni G, Chetty R, Hussain S, La Rosa S, Yilmaz A, Capelli P, Capella C, Cheng JD, Adsay NV. Lipid-rich variant of pancreatic endocrine neoplasms. Am J Surg Pathol 2006, **30**: 194–200.

669 Smith AE, Levi AW, Nadasdy T, Campbell KA, Fishman EK, Hruban RH. The pigmented 'black' neuroendocrine tumor of the pancreas: a question of origin. Cancer 2001, **92**: 1984–1991.

670 Speel EJ, Richter J, Moch H, Egenter C, Saremaslani P, Rutimann K, Zhao J, Barghorn A, Roth J, Heitz PU, Komminoth P. Genetic differences in endocrine pancreatic tumor subtypes detected by comparative genomic hybridization. Am J Pathol 1999, **155**: 1787–1794.

671 Srivastava A, Padilla O, Fischer-Colbrie R, Tischler AS, Dayal Y. Neuroendocrine secretory protein-55 (NESP-55) expression discriminates pancreatic endocrine tumors and pheochromocytomas from gastrointestinal and pulmonary carcinoids. Am J Surg Pathol 2004, **28**: 1371–1378.

672 Takahashi M, Hoshii Y, Kawano H, Setoguchi M, Gondo T, Yamashita Y, Nakayasu K, Kamei T, Ishihara T. Multihormone-producing islet cell tumor of the pancreas associated with somatostatin-immunoreactive amyloid: immunohistochemical and immunoelectron microscopic studies. Am J Surg Pathol 1998, **22**: 360–367.

673 Tanimoto A, Matsuki Y, Tomita T, Sasaguri T, Shimajiri S, Sasaguri Y. Histidine decarboxylase expression in pancreatic endocrine cells and related tumors. Pathol Int 2004, **54**: 408–412.

674 Tischler AS, Compagno J. Crystal-like deposits of amyloid in pancreatic islet cell tumors. Arch Pathol Lab Med 1979, **103**: 247–251.

675 Tomita T. Metallothionein in pancreatic endocrine neoplasms. Mod Pathol 2000, **13**: 389–395.

676 Tomita T, Bhatia P, Gourley W. Mucin producing islet cell adenoma. Hum Pathol 1981, **12**: 850–853.

677 Tsutsumi Y. Expression of the alpha subunit of human chorionic gonadotropin in normal and neoplastic neuroendocrine cells. An immunohistochemical study. Acta Pathol Jpn 1989, **39**: 413–419.

678 van Eeden S, de Leng WW, Offerhaus GJ, Morsink FH, Weterman MA, de Krijger RR, Klöppel G, Klimstra DS. Ductuloinsular tumors of the pancreas: endocrine tumors with entrapped nonneoplastic ductules. Am J Surg Pathol 2004, **28**: 813–820.

679 van Eeden S, Offerhaus GJ. Historical, current and future perspectives on gastrointestinal and pancreatic endocrine tumors. Virchows Arch 2006, **448**: 1–6.

680 Verbeke CS. Endocrine tumours of the pancreas. Histopathology 2010, **56**: 669–682.

681 Viale G, Doglioni C, Gambacorta M, Zamboni G, Coggi G, Bordi C. Progesterone receptor immunoreactivity in pancreatic endocrine tumors. An immunocytochemical study of 156 neuroendocrine tumors of the pancreas, gastrointestinal and respiratory tracts, and skin. Cancer 1992, **70**: 2268–2277.

682 Volante M, La Rosa S, Castellano I, Finzi G, Capella C, Bussolati G. Clinico-pathological features of a series of 11 oncocytic endocrine tumours of the pancreas. Virchows Arch 2006, **448**: 545–551.

683 Westermark P, Grimelius L, Polak JM, Larsson LT, van Noorden S, Wilander E, Pearse AGE. Amyloid in polypeptide hormone-producing tumors. Lab Invest 1977, **37**: 212–215.

684 Wilcox R, Noffsinger A. Naked islets of Langerhans are frequently found in patients with pancreatic endocrine neoplasms. Lab Invest 2009, **89**(Suppl 1): 325A.

685 Williams AJ, Coates PJ, Lowe DG, McLean C, Gale EA. Immunochemical investigation of insulinomas for islet amyloid polypeptide and insulin. Evidence for differential synthesis and storage. Histopathology 1992, **21**: 215–223.

686 Woodtli W, Hedinger C. Histologic characteristics of insulinomas and gastrinomas. Value of argyrophilia, metachromasia, immunohistology, and electron microscopy for the identification of gastrointestinal and pancreatic endocrine cells and their tumors. Virchows Arch [A] 1976, **371**: 331–350.

687 Zee SY, Hochwald SN, Conlon KC, Brennan MF, Klimstra DS. Pleomorphic pancreatic endocrine neoplasms: a variant commonly confused with adenocarcinoma. Am J Surg Pathol 2005, **29**: 1194–1200.

Specific types

688 Anlauf M, Bauersfeld J, Raffel A, Koch CA, Henopp T, Alkatout I, Schmitt A, Weber A, Kruse ML, Braunstein S, Kaserer K, Brauckhoff M, Dralle H, Moch H, Heitz PU, Komminoth P, Knoefel WT, Perren A, Klöppel G. Insulinomatosis: a multicentric insulinoma disease that frequently causes early recurrent hyperinsulinemic hypoglycemia. Am J Surg Pathol 2009, **33**: 339–346.

689 Anlauf M, Enosawa T, Henopp T, Schmitt A, Gimm O, Brauckhoff M, Dralle H, Musil A, Hauptmann S, Perren A, Klöppel G. Primary lymph node gastrinoma or occult duodenal microgastrinoma with lymph node metastases in a MEN1 patient: the need for a systematic search for the primary tumor. Am J Surg Pathol 2008, **32**: 1101–1105.

690 Anlauf M, Wieben D, Perren A, Sipos B, Komminoth P, Raffel A, Kruse ML, Fottner C, Knoefel WT, Mönig H, Heitz PU, Klöppel G. Persistent hyperinsulinemic hypoglycemia in 15 adults with diffuse nesidioblastosis: diagnostic criteria, incidence, and characterization of beta-cell changes. Am J Surg Pathol 2005, **29**: 524–533.

691 Azzoni C, D'adda T, Tamburrano G, Coscelli C, Madsen OD, Scopsi L, Bordi C. Functioning human insulinomas. An immunohistochemical analysis of intracellular insulin processing. Virchows Arch 1998, **433**: 495–504.

692 Bhagavan BS, Slavin RE, Goldberg J, Rao RN. Ectopic gastrinoma and Zollinger–Ellison syndrome. Hum Pathol 1986, **17**: 584–592.

693 Boden G. Insulinoma and glucagonoma. Semin Oncol 1987, **14**: 253–262.

694 Bonfils S, Landor JH, Mignon M, Hervoir P. Results of surgical management of 92 consecutive patients with Zollinger–Ellison syndrome. Ann Surg 1981, **194**: 692–697.

695 Capella C, Polak JM, Buffa R, Tapia FJ, Heitz P, Usellini L, Bloom SR, Solcia E. Morphologic patterns and diagnostic criteria of VIP-producing endocrine tumors. A histologic, histochemical, ultrastructural, and biochemical study of 32 cases. Cancer 1983, **52**: 1860–1874.

696 Carney CN. Congenital insulinoma (nesidioblastoma). Ultrastructural evidence for histogenesis from pancreatic ductal epithelium. Arch Pathol Lab Med 1976, **100**: 352–356.

697 Carstens PH, Cressman FK Jr. Malignant oncocytic carcinoid of the pancreas. Ultrastruct Pathol 1989, **13**: 69–75.

698 Chatelain D, Parc Y, Christin-Maitre S, Parc R, Flejou J-F. Mixed ductal–pancreatic polypeptide-cell carcinoma of the pancreas. Histopathology 2002, **41**: 122–126.

699 Corrin B, Gilby ED, Jones NF, Patrick J. Oat cell carcinoma of the pancreas with ectopic ACTH secretion. Cancer 1973, **31**: 1523–1527.

700 Creutzfeldt W, Arnold R, Creutzfeldt C, Track NS. Pathomorphologic, biochemical, and diagnostic aspects of gastrinomas (Zollinger–Ellison syndrome). Hum Pathol 1975, **6**: 47–76.

701 Dahms BB, Lippe BM, Dakake C, Fonkalsrud EW, Mirra JM. The occurrence in a neonate of a pancreatic adenoma with nesidioblastosis in the tumor. Am J Clin Pathol 1976, **65**: 462–466.

702 Danforth DN Jr, Gorden P, Brennan MF. Metastatic insulin-secreting carcinoma of the pancreas. Clinical course and the role of surgery. Surgery 1984, **96**: 1027–1037.

703 Daughaday WH, Emanuele MA, Brooks MH, Barbato AL, Kapadia M, Rotwin P. Synthesis and secretion of insulin-like growth factor II by a leiomyosarcoma with associated hypoglycemia. N Engl J Med 1988, **319**: 1434–1440.

704 Deveney CW, Deveney KE, Stark D, Moss A, Stein S, Way LW. Resection of gastrinomas. Ann Surg 1983, **198**: 546–553.

705 Dollinger MR, Ratner LH, Shamoian CA, Blackbourne BD. Carcinoid syndrome associated with pancreatic tumors. Arch Intern Med 1967, **120**: 575–580.

706 Donow C, Pipeleers-Marichal M, Schroder S, Stamm B, Heitz PU, Klöppel G. Surgical pathology of gastrinoma. Site, size, multicentricity, association with multiple endocrine neoplasia type 1, and malignancy. Cancer 1991, **68**: 1329–1334.

707 Drucker DJ, Asa SL, Silverberg J, Brubaker PL. Molecular and cellular analysis of a neoplastic pancreatic A cell tumor. Cancer 1990, **65**: 1762–1770.

708 Eissele R, Neuhaus C, Trautmann ME, Funk A, Arnold R, Hofler H. Immunoreactivity and expression of amylin in gastroenteropancreatic endocrine tumors. Am J Pathol 1993, **143**: 283–291.

709 Field M, Chang EB. Pancreatic cholera. N Engl J Med 1983, **309**: 1513–1515.

710 Graeme-Cook F, Bell DA, Flotte TJ, Preffer F, Pastel-Levy C, Nardi G, Compton C. Aneuploidy in pancreatic insulinomas does not predict malignancy. Cancer 1990, **66**: 2365–2368.

711 Greider MU, McGuigan JE. Electron microscopic identification of the gastrin cell of the human antral mucosa by means of immunocytochemistry. Gastroenterology 1972, **63**: 572–583.

712 Greider MH, Rosai J, McGuigan JE. The human pancreatic islet cells and their tumors. II. Ulcerogenic and diarrheogenic tumors. Cancer 1974, **33**: 1423–1443.

713 Gutman RA, Lazarus NR, Penhos JC, Fajans S, Recant L. Circulating proinsulin-like material in patients with functioning insulinomas. N Engl J Med 1971, **284**: 1003–1008.

714 Hamid QA, Bishop AE, Sikri KL, Varndell IM, Bloom SR, Polak JM. Immunocytochemical characterization of 10 pancreatic tumours, associated with the glucagonoma syndrome, using antibodies to separate regions of the proglucagon molecule and other neuroendocrine markers. Histopathology 1986, **10**: 119–133.

715 Harmon JW, Norton JA, Collin MJ, Krudy AG, Shawker TH, Doppman JL, D'Avis J, Jensen RT. Removal of gastrinomas for control of Zollinger–Ellison syndrome. Ann Surg 1984, **200**: 396–404.

716 Heitz P, Polak JM, Bloom SR, Adrian TE, Pearse AGE. Cellular origin of human pancreatic polypeptide (HPP) in endocrine tumours of the pancreas. Virchows Arch [Cell Pathol] 1976, **21**: 259–265.

717 Herrmann ME, Ciesla MC, Chejfec D, Dejong SA, Yong SL. Primary nodal gastrinomas. Arch Pathol Lab Med 2000, **124**: 832–835.

718 Hervieu V, Christa L, Gouysse G, Bouvier R, Chayvialle JA, Bréchot C, Scoazec JY. HIP/PAP, a member of the reg family, is expressed in glucagon-producing enteropancreatic endocrine cells and tumors. Hum Pathol 2006, **37**: 1066–1075.

719 Hobbs RD, Stewart AF, Ravin ND, Carter D. Hypercalcemia in small cell carcinoma of the pancreas. Cancer 1984, **53**: 1552–1554.

720 Isenberg JI, Walsh JH, Grossman MI. Zollinger–Ellison syndrome. Gastroenterology 1973, **65**: 140–165.

721 Kheir SM, Omura EF, Grizzle WE, Herrera GA, Lee I. Histologic variation in the skin lesions of the glucagonoma syndrome. Am J Surg Pathol 1986, **10**: 445–453.

722 Komminoth P, Heitz PU, Roth J. Human insulinomas: clinical, cellular, and molecular aspects. Endocr Pathol 2002, **10**: 269–282.

723 Lam K-Y, Lo C-Y, Wat M-S, Fan S-T. Malignant insulinoma with hepatoid differentiation: a unique case with alpha-fetoprotein production. Endocr Pathol 2001, **12**: 351–354.

724 Laroche GP, Ferris DO, Priestley JT, Scholz DA, Dockerty MB. Hyperinsulinism. Surgical results and management of occult functioning islet cell tumor. Review of 154 cases. Arch Surg 1968, **96**: 763–771.

725 Larsson L. Two distinct types of islet abnormalities associated with endocrine pancreatic tumours. Virchows Arch [A] 1977, **376**: 209–219.

726 Liu T-H, Tseng H-C, Zhu Y, Zhong S-X, Chen J, Cui Q-C. Insulinoma. An immunocytochemical and morphologic analysis of 95 cases. Cancer 1985, **56**: 1420–1429.

727 Lloyd RV, Erickson LA, Nascimento AG, Klöppel G. Neoplasms causing nonhyperinsulinemic hypoglycemia. Endocr Pathol 2002, **10**: 291–297.

728 Lloyd RV, Mervak T, Schmidt K, Warner TFCS, Wilson BS. Immunohistochemical detection of chromogranin and neuron-specific enolase in pancreatic endocrine neoplasms. Am J Surg Pathol 1984, **8**: 607–614.

729 McGuigan JE, Trudeau WL. Immunochemical measurement of elevated levels of gastrin in the serum of patients with pancreatic tumors of the Zollinger–Ellison variety. N Engl J Med 1968, **278**: 1308–1313.

730 McMahon MM, O'Brien PC, Service FJ. Diagnostic interpretation of the intravenous tolbutamide test for insulinoma. Mayo Clin Proc 1989, **64**: 1481–1488.

731 Martella EM, Ferraro G, Azzoni C, Marignani M, Bordi C. Pancreatic-polypeptide cell hyperplasia associated with pancreatic or duodenal gastrinomas. Hum Pathol 1997, **28**: 149–153.

732 Mekhjian HS, O'Dorisio TM. VIPoma syndrome. Semin Oncol 1987, **14**: 282–291.

733 Moriura S, Ikeda S, Hirai M, Naiki K, Fujioka T, Yokochi K, Gotou S. Hepatic gastrinoma. Cancer 1993, **72**: 1547–1550.

734 Morowitz DA, Levine AE. Malignant Zollinger–Ellison syndrome. Remission of primary and metastatic pancreatic tumor after gastrectomy. Report of a case and review of the literature. Am J Gastroenterol 1986, **81**: 471–473.

735 Nobin A, Berg M, Ericsson M, Ingemansson S, Olsson E, Sundler F. Pancreatic polypeptide-producing tumors. Report on two cases. Cancer 1984, **53**: 2688–2691.

736 Ooi A, Kameya T, Tsumuraya M, Yamaguchi K, Abe K, Shimosato Y, Yanaihara N. Pancreatic endocrine tumours associated with WDHA syndrome. An immunohistochemical and electron microscopic study. Virchows Arch [A] 1985, **405**: 311–323.

737 Ordóñez NG. Insulinoma with fibrillar inclusions and acinar cell elements. Ultrastruct Pathol 2002, **25**: 485–495.

738 Ordóñez NG, Manning JT Jr, Raymond AK. Argentaffin endocrine carcinoma (carcinoid) of the pancreas with concomitant breast metastasis. An immunohistochemical and electron microscopic study. Hum Pathol 1985, **16**: 746–751.

739 Patchefsky AS, Gordon G, Harrer WV, Hoch WS. Carcinoid tumor of the pancreas. Ultrastructural observations of a lymph node metastasis and comparison with bronchial carcinoid. Cancer 1974, **33**: 1349–1354.

740 Patchefsky AS, Solit R, Phillips LD, Craddock M, Harrer WV, Cohn HE, Kowlessar OD. Hydroxyindole-producing tumors of the pancreas. Carcinoid-islet cell tumor and oat cell carcinoma. Ann Intern Med 1972, **77**: 53–61.

741 Pipeleers D, Couturier E, Gepts W, Reynders J, Somers G. Five cases of somatostatinoma. Clinical heterogeneity and diagnostic usefulness of basal and tolbutamide-induced hypersomatostatinemia. J Clin Endocrinol Metab 1983, **56**: 1236–1242.

742 Rawlinson DG, Christiansen RO. Light and electron microscopic observations on a congenital insulinoma. Cancer 1973, **32**: 1470–1476.

743 Regitnig P, Spuller E, Denk H. Insulinoma of the pancreas with insular-ductal differentiation in its liver metastasis – indication of a common stem-cell origin of the exocrine and endocrine components. Virchows Arch 2001, **438**: 624–628.

744 Reichlin S. Somatostatin. N Engl J Med 1983, **309**: 1495–1563.

745 Rosch T, Lightdale CJ, Botet JF, Boyce GA, Sivak MV Jr, Yasuda K, Heyder N, Palazzo L, Dancygler H, Schusdziarra V, et al. Localization of pancreatic endocrine tumors by endoscopic ultrasonography. N Engl J Med 1992, **326**: 1721–1726.

746 Roth J, Klöppel G, Madsen OD, Storch MJ, Heitz PU. Distribution patterns of proinsulin and insulin in human insulinomas. An immunohistochemical analysis in 76 tumors. Virchows Arch [Cell Pathol] 1992, **63**: 51–61.

747 Said SI, Faloona GR. Elevated plasma and tissue levels of vasoactive intestinal polypeptide in the watery-diarrhea syndrome due to pancreatic, bronchogenic and other tumors. N Engl J Med 1975, **293**: 155–160.

748 Service FJ, McMahon MM, O'Brien PC, Ballard DJ. Functioning insulinoma – incidence, recurrence, and long-term survival of patients. A 60-year study. Mayo Clin Proc 1991, **66**: 711–719.

749 Shetty MR, Boghossian HM, Duffell D, Freel R, Gonzales JC. Tumor-induced hypoglycemia. A result of ectopic insulin production. Cancer 1982, **49**: 1920–1923.

750 Soga J. Carcinoids of the pancreas: an analysis of 156 cases. Cancer 2005, **104**: 1180–1187.

751 Stoker DJ, Wynn V. Pancreatic islet cell tumour with watery diarrhea and hypokalaemia. Gut 1970, **11**: 911–920.

752 Tanaka S, Yamasaki S, Matsushita H, Osawa Y, Kurosaki A, Takeuchi K, Hoshihara Y, Doi T, Watanabe G, Kawaminami K. Duodenal somatostatinoma: a case report and review of 31 cases with special reference to the relationship between tumor size and metastasis. Pathol Int 2000, **50**: 146–152.

753 Thompson NW, Vinik AI, Eckhauser FE, Strodel WE. Extrapancreatic gastrinomas. Surgery 1985, **98**: 1113–1120.

754 Tomita T, Friesen SR, Kimmel JR, Doull V, Pollock HG. Pancreatic polypeptide-secreting islet-cell tumors. Am J Pathol 1983, **113**: 134–142.

755 Tomita T, Kimmel JR, Friesen SR, Doull V, Pollock HG. Pancreatic polypeptide in islet cell tumors. Morphologic and functional correlations. Cancer 1985, **56**: 1649–1657.

756 Unger RH, Orci L. Glucagon and the A cell. Physiology and pathophysiology. N Engl J Med 1981, **304**: 1518–1524.

757 Vinik AI, Strodel WE, Eckhauser FE, Moattari AR, Lloyd R. Somatostatinomas, PPomas, neurotensinomas. Semin Oncol 1987, **14**: 263–281.

758 Wermer P. Duality of pancreatogenous peptic ulcer. N Engl J Med 1968, **278**: 397–398.

759 Wilson RW, Gal AA, Cohen C, De Rose PB, Millikan WJ. Serotonin immunoreactivity in pancreatic endocrine neoplasms (carcinoid tumors). Mod Pathol 1991, **4**: 727–732.

760 Wolfe MM, Alexander RW, McGuigan JE. Extrapancreatic, extraintestinal gastrinoma. Effective treatment by surgery. N Engl J Med 1982, **306**: 1533–1536.

761 Wolfe MM, Jensen RT. Zollinger–Ellison syndrome. Current concepts in diagnosis and management. N Engl J Med 1987, **317**: 1200–1209.

762 Yu F, Venzon DJ, Serrano J, Goebel SU, Doppman JL, Gibril F, Jensen RT. Prospective study of the clinical course, prognostic factors, causes of death, and survival in patients with long standing Zollinger–Ellison syndrome. J Clin Oncol 1999, **17**: 615–630.

763 Zollinger RM. Gastrinoma. Factors influencing prognosis. Surgery 1985, **97**: 49–54.

764 Zollinger RM. Gastrinoma. The Zollinger–Ellison syndrome. Semin Oncol 1987, **14**: 247–252.

Behavior and prognosis

765 Capella C, La Rosa S, Solcia E. Criteria for malignancy in pancreatic endocrine tumors. Endocr Pathol 1997, **8**: 87–90.

766 Chetty R, Serra S, Asa SL. Loss of membrane localization and aberrant nuclear E-cadherin expression correlates with invasion in pancreatic endocrine tumors. Am J Surg Pathol 2008, **32**: 413–419.

767 Deschamps L, Handra-Luca A, O'Toole D, Sauvanet A, Ruszniewski P, Belghiti J, Bedossa P, Couvelard A. CD10 expression in pancreatic endocrine tumors: correlation with prognostic factors and survival. Hum Pathol 2006, **37**: 802–808.

768 Freisen SR. Tumors of the endocrine pancreas. N Engl J Med 1982, **306**: 580–590.

769 Goto A, Niki T, Terado Y, Fukushima J, Fukayama M. Prevalence of CD99 protein

expression in pancreatic endocrine tumours (PETs). Histopathology 2004, **45**: 384–392.

770 Hafez NA, Turner L, Henderson-Jackson EB, Nasir NA, Strosberg J, Helm J, Bui MM, Coppola D, Hakam A, Kvols L, Malafa MP, Nasir A. Overexpression of p21 is a marker of tumor metastasis in primary pancreatic neuroendcrine neoplasms. Lab Invest 2009, **89**(Suppl 1): 116–117A.

771 Henderson-Jackson EB, Turner L, Hafez N, Nasir NA, Strosberg J, Helm J, Agrawal D, Bui MM, Coppola D, Nicosia SV, Kvols L, Malafa MP, Nasir A. Palladin is a novel marker of metastasis in primary pancreatic endocrine neoplasms. Lab Invest 2009, **89**(Suppl 1): 117A.

772 Heymann MF, Joubert M, Nemeth J, Franc B, Visset J, Hamy A, le Borgne J, le Neel JC, Murat A, Cordel S, le Bodic MF. Prognostic and immunohistochemical validation of the Capella classification of pancreatic neuroendocrine tumors: an analysis of 82 sporadic cases. Histopathology 2000, **36**: 421–432.

773 Long KB, Srivastava A, Hirsch MS, Hornick JL. PAX8 expression in well-differentiated pancreatic endocrine tumors: correlation with clinicopathologic features and comparison with gastrointestinal and pulmonary carcinoid tumors. Am J Surg Pathol 2010, **34**: 723–729.

774 Ruschoff J, Willemer S, Brunzel M, Trautmann ME, Frank M, Arnold R, Klöppel G. Nucleolar organizer regions and glycoprotein-hormone alpha-chain reaction as markers of malignancy in endocrine tumours of the pancreas. Histopathology 1993, **22**: 51–57.

775 Schmitt AM, Anlauf M, Rousson V, Schmid S, Kofler A, Riniker F, Bauersfeld J, Barghorn A, Probst-Hensch NM, Moch H, Heitz PU, Kloeppel G, Komminoth P, Perren A. WHO 2004 criteria and CK19 are reliable prognostic markers in pancreatic endocrine tumors. Am J Surg Pathol 2007, **31**: 1677–1682.

776 Serra S, Ezzat S, Chetty R, Asa SL. The role FGFR4 in pancreatic endocrine tumors. Lab Invest 2009, **89**(Suppl 1): 120A.

777 Solcia E, Klöppel G, Sobin LH. Histological typing of endocrine tumors. Berlin, 2000, Springer.

778 Strosberg J, Nasir A, Coppola D, Wick M, Kvols L. Correlation between grade and prognosis in metastatic gastroenteropancreatic neuroendocrine tumors. Hum Pathol 2009, **40**: 1262–1268.

779 Venkatesh S, Ordonez NG, Ajani J, Schultz PN, Hickey RC, Johnston DA, Samaan NA. Islet cell carcinoma of the pancreas. A study of 98 patients. Cancer 1990, **65**: 354–357.

780 Whipple AO. Pancreatoduodenectomy for islet cell carcinoma. Ann Surg 1945, **121**: 847–852.

781 Zhang L, Smyrk TC, Oliveira AM, Lohse CM, Zhang S, Johnson MR, Lloyd RV. KIT is an independent prognostic marker for pancreatic endocrine tumors: a finding derived from analysis of islet cell differentiation markers. Am J Surg Pathol 2009, **33**: 1562–1569.

Multiple endocrine neoplasia

782 Brandi ML. Multiple endocrine neoplasia type 1. Rev Endocr Metab Disord 2000, **1**: 275–282.

783 Brandi ML, Gagel RF, Angeli A, Bilezikian JP, Beck-Peccoz P, Bordi C, Conte-Devolx B, Falchetti A, Gheri RG, Libroia A, Lips CJ, Lombardi G, Mannelli M, Pacini F, Ponder BA, Raue F, Skogseid B, Tamburrano G, Thakker RV, Thompson NW, Tomassetti P, Tonelli F, Wells SA Jr, Marx SJ. Guidelines for diagnosis and therapy of MEN type 1 and type 2. J Clin Endocrinol Metab 2001, **86**: 5658–5671.

784 Callender GG, Rich TA, Perrier ND. Multiple endocrine neoplasia syndromes. Surg Clin North Am 2008, **88**: 863–895.

785 Carney JA, Go VLW, Sizemore GW, Hayles AB. Alimentary-tract ganglioneuromatosis. A major component of the syndrome of multiple endocrine neoplasia, type 2b. N Engl J Med 1976, **295**: 1287–1291.

786 Carney JA, Sizemore GW, Lovestedt SA. Mucosal ganglioneuromatosis, medullary thyroid carcinoma, and pheochromocytoma. Multiple endocrine neoplasia, type 2b. Oral Surg 1976, **41**: 739–752.

787 Decker RA, Peacock ML. Update on the profile of multiple endocrine neoplasia type 2a RET mutations: practical issues and implications for genetic testing. Cancer 1997, **80**: 557–568.

788 DeLellis RA. The hereditary forms of pancreatic neuroendocrine tumors. Adv Anat Pathol 1999, **6**: 149–153.

789 Eng C. Multiple endocrine neoplasia type 2 and the practice of molecular medicine. Rev Endocr Metab Disord 2000, **1**: 283–290.

790 Gorlin RJ, Sedano HO, Vickers RA, Cervenka J. Multiple mucosal neuromas, pheochromocytoma and medullary carcinoma of thyroid. A syndrome. Cancer 1968, **22**: 293–299.

791 Gortz B, Roth J, Krahenmann A, de Krijger RR, Muletta-Feurer S, Rutimann K, Saremaslani P, Speel EJ, Heitz PU, Komminoth P. Mutations and allelic deletions of the MEN1 gene are associated with a subset of sporadic endocrine pancreatic and neuroendocrine tumors and not restricted to foregut neoplasms. Am J Pathol 1999, **154**: 429–436.

792 Gould E, Albores-Saavedra J, Shuman J. Pituitary prolactinoma, pancreatic glucagonomas, and aldosterone-producing adrenal cortical adenoma. A suggested variant of multiple endocrine neoplasia type I. Hum Pathol 1987, **18**: 1290–1293.

793 Guo SS, Sawicki MP. Molecular and genetic mechanisms of tumorigenesis in multiple endocrine neoplasia type-1. Mol Endocrinol 2001, **15**: 1653–1664.

794 Karges W, Schaaf L, Dralle H, Boehm BO. Clinical and molecular diagnosis of multiple endocrine neoplasia type 1. Langenbecks Arch Surg 2002, **386**: 547–552.

795 Khairi MRA, Dexter RN, Burzynski NJ, Johnson CC Jr. Mucosal neuroma, pheochromocytoma and medullary thyroid carcinoma. Multiple endocrine neoplasia type 3. Medicine (Baltimore) 1975, **54**: 89–112.

796 Klöppel G, Willemer S, Stamm B, Häcki WH, Heitz PU. Pancreatic lesions and hormonal profile of pancreatic tumors in multiple endocrine neoplasia type I. An immunocytochemical study of nine patients. Cancer 1986, **57**: 1824–1832.

797 Komminoth P. Review: multiple endocrine neoplasia type 1, sporadic neuroendocrine tumors, and MENIN. Diagn Mol Pathol 1999, **8**: 107–112.

798 Le Bodic MF, Heymann MF, Lecomte M, Berger N, Berger F, Louvel A, De Micco C, Patey M, De Mascarel A, Burtin F, Saint-Andre J-P. Immunohistochemical study of 100 pancreatic tumors in 28 patients with multiple endocrine neoplasia, type 1. Am J Surg Pathol 1996, **20**: 1378–1384.

799 Lee NC, Norton JA. Multiple endocrine neoplasia type 2B – genetic basis and clinical expression. Surg Oncol 2000, **9**: 111–118.

800 McKeeby JL, Li X, Zhuang Z, Vortmeyer AO, Huang S, Pirner M, Skarulis MC, James-Newton L, Marx SJ, Lubensky IA. Multiple leiomyomas of the oesophagus, lung, and uterus in multiple endocrine neoplasia type 1. Am J Pathol 2001, **159**: 1121–1127.

801 Pasini B, Ceccherini I, Romeo G. RET mutations in human disease. Trends Genet 1996, **12**: 138–144.

802 Pasini B, Rossi R, Ambrosio MR, Zatelli MC, Gullo M, Gobbo M, Collini P, Aiello A, Pansini G, Trasforini G, degli Uberti EC. RET mutation profile and variable clinical manifestations in a family with multiple endocrine neoplasia type 2A and Hirschsprung's disease. Surgery 2002, **131**: 373–381.

803 Perkins JT, Blackstone MO, Riddell RH. Adenomatous polyposis coli and multiple endocrine neoplasia type 2b. A pathogenetic relationship. Cancer 1985, **55**: 375–381.

804 Phay JE, Moley JF, Lairmore TC. Multiple endocrine neoplasias. Semin Surg Oncol 2000, **18**: 324–332.

805 Rosai J, Higa E, Davie J. Mediastinal endocrine neoplasm in patients with multiple endocrine adenomatosis. A previously unrecognized association. Cancer 1972, **29**: 1075–1083.

806 Samaan NA, Ouais S, Ordóñez NG, Choksi UA, Sellin RV, Hickey RC. Multiple endocrine syndrome type I. Clinical, laboratory findings, and management in five families. Cancer 1989, **64**: 741–752.

807 Schneider NR, Cubilla AL, Chaganti RSK. Association of endocrine neoplasia with multiple polyposis of the colon. Cancer 1983, **51**: 1171–1175.

808 Shan L, Nakamura Y, Nakamura M, Yokoi T, Tsujimoto M, Arima R, Kameya T, Kakudo K. Somatic mutations of multiple endocrine neoplasia type 1 gene in the sporadic endocrine tumors. Lab Invest 1998, **78**: 471–475.

809 Solcia E, Capella C, Fiocca R, Rindi G, Rosai J. Gastric argyrophil carcinoidosis in patients with Zollinger–Ellison syndrome due to type 1 multiple endocrine neoplasia. A newly recognized association. Am J Surg Pathol 1990, **14**: 503–513.

810 Tateishi R, Wada A, Ishiguro S, Ehara M, Sakamoto H, Miki T, Mori Y, Matsui Y, Ishikawa O. Coexistence of bilateral pheochromocytoma and pancreatic islet cell tumor. Cancer 1978, **42**: 2928–2934.

811 Thakker RV. Multiple endocrine neoplasia. Horm Res 2001, **56**: 67–72.

812 Tsukada T, Yamaguchi K, Kameya T. The MEN1 gene and associated diseases: an update. Endocr Pathol 2001, **12**: 259–273.

813 van Heyningen V. One gene. Four syndromes. Nature 1994, **367**: 319–320.

814 White ML, Doherty GM. Multiple endocrine neoplasia. Surg Oncol Clin N Am 2008, **17**: 439–459.

LYMPHOID TUMORS AND TUMORLIKE CONDITIONS

815 Abrebanel P, Sarfaty S, Gal R, Chaimoff C, Kessler E. Plasma cell granuloma of the pancreas. Arch Pathol Lab Med 1984, **108**: 531–532.

816 Bernardeau M, Auroux J, Cavicchi M, Haioun C, Tsakiris L, Delchier JC. Secondary pancreatic involvement by diffuse large B-cell lymphoma presenting as acute pancreatitis: treatment and outcome. Pancreatology 2002, **2**: 427–430.

817 Borgia G, Ciampi R, Nappa S, Iovinella V, Crowell J. Pancreatic plasmacytoma. An unusual cause of obstructive jaundice. Arch Pathol Lab Med 1984, **108**: 773–774.

818 Chim CS, Ho J, Ooi GC, Choy C, Liang R. Primary anaplastic large cell lymphoma of the pancreas. Leuk Lymphoma 2005, **46**: 457–459.

819 Drachenberg CB, Abruzzo LV, Klassen DK, Bartlett ST, Johnson LB, Kuo PC, Kumar D, Papadimitriou JC. Epstein-Barr virus-related posttransplantation lymphoproliferative disorder involving pancreas allografts: histological differential diagnosis from acute allograft rejection. Hum Pathol 1998, **29**: 569–577.

820 Hirata S, Yamaguchi K, Bandai S, Izumo A, Chijiiwa K, Tanaka M. Secondary extramedullary plasmacytoma involving the pancreas. J Hepatobiliary Pancreat Surg 2002, **9**: 111–115.

821 Nakashiro H, Tokunaga O, Watanabe T, Ishibashi K, Kuwaki T. Localized lymphoid hyperplasia (pseudolymphoma) of the pancreas presenting with obstructive jaundice. Hum Pathol 1991, **22**: 724–726.

822 Podberezin M, Angeles R, Guzman G, Peace D, Gaitonde S. Primary pancreatic sinus histiocytosis with massive lymphadenopathy (Rosai–Dorfman disease): an unusual extranodal manifestation clinically simulating malignancy. Arch Pathol Lab Med 2010, **134**: 276–278.

823 Tamura H, Ogata K, Mori S, An E, Tajika K, Sugisaki Y, Dan K. Lymphoblastic lymphoma of natural killer cell origin, presenting as pancreatic tumour. Histopathology 1998, **32**: 508–511.

MESENCHYMAL AND OTHER PRIMARY TUMORS

824 Bismar TA, Basturk O, Gerald WL, Schwarz K, Adsay NV. Desmoplastic small cell tumor in the pancreas. Am J Surg Pathol 2004, **28**: 808–812.

825 Brown SZ, Owen DA, O'Connell JX, Scudamore CH. Schwannoma of the pancreas: a report of two cases and a review of the literature. Mod Pathol 1999, **11**: 1178–1182.

826 Childs CC, Korsten MA, Choi H-SH, Schwarz R, Fisse RD. Pancreatic choriocarcinoma presenting as inflammatory pseudocyst. Gastroenterology 1985, **89**: 426–431.

827 Daum O, Klecka J, Ferda J, Treska V, Vanecek T, Sima R, Mukensnabl P, Michal M. Gastrointestinal stromal tumor of the pancreas: case report with documentation of KIT gene mutation. Virchows Arch 2005, **446**: 470–472.

828 de Alava E, Torramade J, Vazquez JJ. Leiomyosarcoma of the pancreas. Virchows Arch [A] 1993, **422**: 419–422.

829 Elliott TE, Albertazzi VJ, Danto LA. Pancreatic liposarcoma. Case report with review of retroperitoneal liposarcomas. Cancer 1980, **45**: 1720–1723.

830 Espinal-Witter R, Servais EL, Klimstra DS, Lieberman MD, Yantiss RK. Localized intrapancreatic malignant mesothelioma: a rare entity that may be confused with other pancreatic neoplasms. Virchows Arch 2010, **456**: 455–461.

831 Hirabayashi K, Nakamura N, Kajiwara H, Hori S, Kawaguchi Y, Yamashita T, Dowaki S, Imaizumi T, Osamura RY. Perivascular epithelioid cell tumor (PEComa) of the pancreas: immunoelectron microscopy and review of the literature. Pathol Int 2009, **59**: 650–655.

832 Hirabayashi K, Fujihira T, Oyamada H, Serizawa A, Yamashita T, Tobita K, Imaizumi T, Kajiwara H, Nakamura N, Osamura RY. First case of primary phyllodes tumor of the pancreas: case report and findings of immunohistochemical and ultrastructural studies. Virchows Arch 2010, **456**: 587–593.

833 Hirose T, Maeda T, Furuya K, Kiyasu Y, Kawasaki H. Malignant peripheral nerve sheath tumor of the pancreas with perineurial cell differentiation. Ultrastruct Pathol 1998, **22**: 227–231.

834 Horie H, Iwasaki I, Iida H, Takizawa J, Itoh F, Kohda S. Benign hemangioendothelioma of the pancreas with obstructive jaundice. Acta Pathol Jpn 1985, **35**: 975–979.

835 Ishikawa O, Matsui Y, Aoki Y, Iwanaga T, Terasawa T, Wada A. Leiomyosarcoma of the pancreas. Report of a case and review of the literature. Am J Surg Pathol 1981, **5**: 597–602.

836 Lüttges J, Mentzel T, Hubner G, Klöppel G. Solitary fibrous tumour of the pancreas: a new member of the small group of mesenchymal pancreatic tumours. Virchows Arch 1999, **435**: 37–42.

837 Miyamoto H, Molena DA, Schoeniger LO, Haodong Xu. Solitary fibrous tumor of the pancreas: a case report. Int J Surg Pathol 2007, **15**: 311–314.

838 Movahedi-Lankarani S, Hruban RH, Westra WH, Klimstra DS. Primitive neuroectodermal tumors of the pancreas: A report of seven cases of a rare neoplasm. Am J Surg Pathol 2002, **26**: 1040–1047.

839 Murao T, Toda K, Tomiyama Y. Lymphangioma of the pancreas. A case report with electron microscopic observations. Acta Pathol Jpn 1987, **37**: 503–510.

840 Overstreet K, Wixom C, Shabaik A, Bouvet M, Herndier B. Adenomatoid tumor of the pancreas: a case report with comparison of histology and aspiration cytology. Mod Pathol 2003, **16**: 613–617.

841 Paal E, Thompson LD, Heffess CS. A clinicopathologic and immunohistochemical study of ten pancreatic lymphangiomas and a review of the literature. Cancer 1998, **82**: 2150–2158.

842 Pascal RR, Sullivan L, Hauser L, Ferzli G. Primary malignant fibrous histiocytoma of the pancreas. Hum Pathol 1989, **20**: 1215–1217.

843 Pauser U, da Silva MT, Placke J, Klimstra DS, Klöppel G. Cellular hamartoma resembling gastrointestinal stromal tumor: a solid tumor of the pancreas expressing c-kit (CD117). Mod Pathol 2005, **18**: 1211–1216.

844 Shen SC, Wu CC, Ng KF, Wu RC, Chen HM, Chen TC. Follicular dendritic cell sarcoma mimicking giant cell carcinoma of the pancreas. Pathol Int 2006, **56**: 466–470.

845 Suster S, Phillips M, Robinson MJ. Malignant fibrous histiocytoma (giant cell type) of the pancreas. A distinctive variant of osteoclast-type giant cell tumor of the pancreas. Cancer 1989, **64**: 2303–2308.

846 Tafe LJ, Suriawinata AA. Cystic pancreatic schwannoma in a 46-year-old man. Ann Diagn Pathol 2008, **12**: 296–300.

847 Walsh SV, Evangelista F, Khettry U. Inflammatory myofibroblastic tumor of the pancreaticobiliary region: morphologic and immunocytochemical study of three cases. Am J Surg Pathol 1998, **22**: 412–418.

848 Wreesmann V, Van Eijck CH, Naus DC, Van Velthuysen ML, Jeekel J, Mooi WJ. Inflammatory pseudotumor (inflammatory myofibroblastic tumour) of the pancreas: a report of six cases associated with obliterative phlebitis. Histopathology 2001, **38**: 105–110.

849 Zamboni G, Pea M, Martignoni G, Zancanaro C, Faccioli G, Gilioli E, Pederzoli P, Bonetti F. Clear cell 'sugar' tumor of the pancreas: a novel member of the family of lesions characterized by the presence of perivascular epithelioid cells. Am J Surg Pathol 1996, **20**: 722–730.

METASTATIC TUMORS

850 Adsay NV, Andea A, Basturk O, Kilinc N, Nassar H, Cheng JD. Secondary tumors of the pancreas: an analysis of a surgical and autopsy database and review of the literature. Virchows Arch 2004, **444**: 527–535.

851 Charnsangavej C, Whitley NO. Metastases to the pancreas and peripancreatic lymph nodes from carcinoma of the right side of the colon. CT findings in 12 patients. AJR Am J Roentgenol 1993, **160**: 49–52.

852 Matsukuma S, Suda K, Abe H, Ogata S, Wada R. Metastatic cancer involving pancreatic duct epithelium and its mimicry of primary pancreatic cancer. Histopathology 1997, **30**: 208–213.

853 Tanabe S-I, Soeda S, Mukai T, Oki S, Yun K, Miyahara S-I. A case report of pancreatic metastasis of an intracranial angioblastic meningioma (hemangiopericytoma) and a review of metastatic tumor to the pancreas. J Surg Oncol 1984, **26**: 63–68.

854 Thompson LD, Heffess CS. Renal cell carcinoma to the pancreas in surgical pathology material. Cancer 2000, **89**: 1076–1088.

AMPULLARY REGION

AMPULLARY CARCINOMA AND PRECURSOR LESIONS

855 Agoff SN, Crispin DA, Bronner MP, Dail DH, Hawes SE, Haggit RC. Neoplasms of the ampulla of Vater with concurrent pancreatic intraductal neoplasia: a histological and molecular study. Mod Pathol 2001, **14**: 139–146.

856 Asbun HJ, Rossi RL, Munson JL. Local resection for ampullary tumors. Is there a place for it? Arch Surg 1993, **128**: 515–520.

857 Baczako K, Büchler M, Beger H-G, Kirkpatrick CJ, Haferkamp O. Morphogenesis and possible precursor lesions of invasive carcinoma of the papilla of Vater. Epithelial dysplasia and adenoma. Hum Pathol 1985, **16**: 305–310.

858 Bardales RH, Stanley MW, Simpson DD, Baker SJ, Steele CT, Schaefer RF, Powers CN. Diagnostic value of brush cytology in the diagnosis of duodenal, biliary, and ampullary neoplasms. Am J Clin Pathol 1998, **109**: 540–548.

859 Buck JL, Elsayed AM. Ampullary tumors. Radiologic–pathologic correlation. Radiographics 1993, **13**: 193–212.

860 Chu PG, Schwarz RE, Lau SK, Yen Y, Weiss LM. Immunohistochemical staining in the diagnosis of pancreatobiliary and ampulla of Vater adenocarcinoma: application of CDX2, CK17, MUC1, and MUC2. Am J Surg Pathol 2005, **29**: 359–367.

861 Costi R, Caruana P, Sarli L, Violi V, Roncoroni L, Bordi C. Ampullary adenocarcinoma in neurofibromatosis type 1. Case report and literature review. Mod Pathol 2001, **14**: 1169–1174.

862 Cubilla AL, Fitzgerald PJ. Cancer of the exocrine pancreas. The pathologic aspects. Cancer 1985, **35**: 2–18.

863 Cubilla AL, Fortner J, Fitzgerald PJ. Lymph node involvement in carcinoma of the head of the pancreas area. Cancer 1978, **41**: 880–887.

864 Ferrell LD, Beckstead JH. Paneth-like cells in an adenoma and adenocarcinoma in the ampulla of Vater. Arch Pathol Lab Med 1991, **115**: 956–958.

865 Gardiner GW, Lajoie G, Keith R. Hepatoid adenocarcinoma of the papilla of Vater. Histopathology 1992, **20**: 541–544.

866 Khayyata S, Basturk O, Adsay NV. Invasive micropapillary carcinomas of the ampullo-pancreatobiliary region and their association

with tumor-infiltrating neutrophils. Mod Pathol 2005, **18**: 1504–1511.
867 Komorowski RA, Beggs BK, Geenan JE, Venu RP. Assessment of ampulla of Vater pathology. An endoscopic approach. Am J Surg Pathol 1991, **15**: 1188–1196.
868 Lee CS, Machet D, Rode J. Small cell carcinoma of the ampulla of Vater. Cancer 1992, **70**: 1502–1504.
869 McCarthy DM, Hruban RH, Argani P, Howe JR, Conlon KC, Brennan MF, Zahurak M, Wilentz RE, Cameron JL, Yeo CJ, Kern SE, Klimstra DS. Role of the DPC4 tumor suppressor gene in adenocarcinoma of the ampulla of vater: analysis of 140 cases. Mod Pathol 2003, **16**: 272–278.
870 Noda Y, Watanabe H, Iida M, Narisawa R, Kurosaki I, Iwafuchi M, Satoh M, Ajioka Y. Histologic follow-up of ampullary adenomas in patients with familial adenomatosis coli. Cancer 1992, **70**: 1847–1856.
871 Ohike N, Coban I, Kim GE, Basturk O, Tajiri T, Krasinskas A, Bandyopadhyay S, Morohoshi T, Shimada Y, Kooby DA, Staley CA, Goodman M, Adsay NV. Tumor budding as a strong prognostic indicator in invasive ampullary adenocarcinomas. Am J Surg Pathol 2010, **34**: 1417–1424.
872 Ponchon T, Berger F, Chavaillon A, Bony R, Lambert R. Contribution of endoscopy to diagnosis and treatment of tumors of the ampulla of Vater. Cancer 1989, **64**: 161–167.
873 Rosenberg J, Welch JP, Pyrtek LJ, Walker M, Trowbridge P. Benign villous adenomas of the ampulla of Vater. Cancer 1986, **58**: 1563–1568.
874 Sarker AB, Hoshida Y, Akagi S, Hayashi K, Murakami I, Jeon HJ, Takahashi K, Akagi T. An immunohistochemical and ultrastructural study of a case of small-cell neuroendocrine carcinoma in the ampullary region of the duodenum. Acta Pathol Jpn 1992, **42**: 529–535.
875 Scarpa A, Capelli P, Zamboni G, Oda T, Mukai K, Bonetti F, Martignoni G, Iacono C, Serio G, Hirohashi S. Neoplasia of the ampulla of Vater. Ki-*ras* and p53 mutations. Am J Pathol 1993, **142**: 1163–1172.
876 Sessa F, Furlan D, Zampatti C, Carnevali I, Franzi F, Capella C. Prognostic factors for ampullary adenocarcinomas: tumor stage, tumor histology, tumor location, immunohistochemistry and microsatellite instability. Virchows Arch 2007, **451**: 649–657.
877 Shutze WP, Sack J, Aldrete JS. Long-term follow-up of 24 patients undergoing radical resection for ampullary carcinoma, 1953 to 1988. Cancer 1990, **66**: 1717–1720.
878 Takashima M, Ueki T, Nagai E, Yao T, Yamaguchi K, Tanaka M, Tsuneyoshi M. Carcinoma of the ampulla of Vater associated with or without adenoma: a clinicopathologic analysis of 198 cases with reference to p53 and Ki-67 immunohistochemical expression. Mod Pathol 2000, **13**: 1300–1307.
879 Talbot IC, Neoptolemos JP, Shaw DE, Carr-Locke D. The histopathology and staging of carcinoma of the ampulla of Vater. Histopathology 1988, **12**: 155–165.
880 Wagner PL, Chen YT, Yantiss RK. Immunohistochemical and molecular features of sporadic and FAP-associated duodenal adenomas of the ampullary and nonampullary mucosa. Am J Surg Pathol 2008, **32**: 1388–1395.
881 Willett CG, Warshaw AL, Convery K, Compton CC. Patterns of failure after pancreaticoduodenectomy for ampullary carcinoma. Surg Gynecol Obstet 1993, **176**: 33–38.
882 Wise L, Pizzimbono C, Dehner LP. Periampullary cancer. A clinicopathologic study of sixty-two patients. Am J Surg 1976, **131**: 141–148.
883 Yamaguchi K, Enjoji M. Carcinoma of the ampulla of Vater. A clinicopathologic study and pathologic staging of 109 cases of carcinoma and 5 cases of adenoma. Cancer 1987, **59**: 506–515.
884 Zamboni G, Franzin G, Bonetti F, Scarpa A, Chilosi M, Colombari R, Menestrina F, Pea M, Iacono C, Serio G, et al. Small-cell neuroendocrine carcinoma of the ampullary region. A clinicopathologic, immunohistochemical, and ultrastructural study of three cases. Am J Surg Pathol 1990, **14**: 703–713.
885 Zhou H, Schaefer N, Wolff M, Fischer HP. Carcinoma of the ampulla of Vater: comparative histologic/immunohistochemical classification and follow-up. Am J Surg Pathol 2004, **28**: 875–882.

OTHER LESIONS

886 Adsay NV, Basturk O, Klimstra DS, Klöppel G. Pancreatic pseudotumors: non-neoplastic solid lesions of the pancreas that clinically mimic pancreas cancer. Semin Diagn Pathol 2004, **21**: 260–267.
887 Acosta JM, Civantos F, Nardi GL, Castleman B. Fibrosis of the papilla of Vater. Surg Gynecol Obstet 1967, **124**: 787–794.
888 Bornstein-Quevedo L, Gamboa-Dominguez A. Carcinoid tumors of the duodenum and ampulla of Vater: a clinicomorphologic, immunohistochemical, and cell kinetic comparison. Hum Pathol 2001, **32**: 1252–1256.
889 Geenan JE, Hogan WJ, Dodds WJ, Toouli J, Venu RP. The efficacy of endoscopic sphincterotomy after cholecystectomy in patients with sphincter-of-Oddi dysfunction. N Engl J Med 1989, **320**: 82–87.
890 Handra-Luca A, Terris B, Couvelard A, Bonte H, Flejou J-F. Adenomyoma and adenomyomatous hyperplasia of the vaterian system: clinical, pathological, and new immunohistochemical features of 13 cases. Mod Pathol 2003, **16**: 530–536.
891 Hatzitheoklitos E, Buchler MW, Friess H, Poch B, Ebert M, Mohr W, Imaizumi T, Beger HG. Carcinoid of the ampulla of Vater. Clinical characteristics and morphologic features. Cancer 1994, **73**: 1580–1588.
892 Jones MA, Griffith LM, West AB. Adenocarcinoid tumor of the periampullary region. A novel duodenal neoplasm presenting as biliary tract obstruction. Hum Pathol 1990, **21**: 1188–1190.
893 Makhlouf HR, Burke AP, Sobin LH. Carcinoid tumors of the ampulla of Vater: a comparison with duodenal carcinoid tumors. Cancer 1999, **85**: 1241–1249.
894 Misdraji J, Fernandez del Castillo C, Ferry JA. Follicle center lymphoma of the ampulla of Vater presenting with jaundice: report of a case. Am J Surg Pathol 1997, **21**: 484–488.
895 Moncur JT, Lacy BE, Longnecker DS. Mixed acinar–endocrine carcinoma arising in the ampulla of Vater. Hum Pathol 2002, **33**: 449–451.
896 Narita T, Yokoyama M. Adenomyomatous hyperplasia of the papilla of Vater: a sequela of chronic papillitis? Ann Diagn Pathol 1999, **3**: 174–177.
897 Noda Y, Watanabe H, Iwafuchi M, Furuta K, Ishihara N, Satoh M, Ajioka Y. Carcinoids and endocrine cell micronests of the minor and major duodenal papillae. Their incidence and characteristics. Cancer 1992, **70**: 1825–1833.
898 Pawade J, Lee CS, Ellis DW, Vellar ID, Rode J. Primary lymphoma of the ampulla of Vater. Cancer 1994, **73**: 2083–2086.
899 Shingleton WW, Gamburg D. Stenosis of the sphincter of Oddi. Am J Surg 1970, **119**: 35–37.
900 Stamm B, Hedinger Chr E, Saremaslani P. Duodenal and ampullary carcinoid tumors. A report of 12 cases with pathological characteristics, polypeptide content and relation to the MEN I syndrome and von Recklinghausen's disease (neurofibromatosis). Virchows Arch [A] 1986, **408**: 475–489.
901 Ulich TR, Kollin M, Simmons GE, Wilczynski SP, Waxman K. Adenomyoma of the papilla of Vater. Arch Pathol Lab Med 1987, **111**: 388–390.

6 脾

陈定宝 译　戴 林 校

章目录

正常解剖学

脾执行多种功能，其中大多数与其特殊的解剖学结构有关[2,4-6,11]。脾最重要的功能是：（1）造血（红细胞、粒细胞、巨核细胞、淋巴细胞和巨噬细胞）；（2）储存（储存或汇集血小板和其他有形成分）；（3）吞噬作用（清除颗粒物质、红细胞破坏产物和红细胞碎片）；（4）免疫性（抗原的捕捉和处理，淋巴细胞的“归巢”，淋巴细胞的转化和增生，以及抗体的产生）[2,6]。前两个功能在正常成年人并不重要。

解剖学上，脾由一种界限不清楚的、称为边缘带的间区分为两个部分，即白髓和红髓[3,8,10,11]。白髓由 T 和 B 淋巴细胞组成，前者位于小动脉周围淋巴鞘，后者位于偏离这一淋巴鞘的初级淋巴滤泡[7]。这些淋巴滤泡含有生发中心，尤其是在儿童。

红髓由复杂的静脉窦和脾索（cord of Billroth）网组成。在红髓，环状纤维界定脾索与脾窦的关系，PAS 染色可识别这种纤维。脾索含有大多数的脾巨噬细胞，它们负责脾的重要吞噬功能。脾窦衬以一种特殊类型的内皮细胞，它们具有内皮细胞和组织细胞标志物（称为衬细胞，littoral cell），并且有一个不连续的窦壁，血细胞可以在脾索和脾窦之间交通[1,9,12]。

活检和细针穿刺细胞学

由于脾的活检有出血的可能性，以及先前认为活检对于诊断没有帮助，极少采取脾活检。显然，对于有出血倾向的患者，不应进行活检。已有少数作者常规使用 Vim-Silverman 型芯针获取组织，或用细针获取细胞学标本[14]。这些作者声称，出血发病率为零，并且在某种情况下脾活检能作出应用其他方法不容易获得的明确诊断。意大利的一项多中心研究显示，在超声引导下行脾细针穿刺细胞学检查可以得到足够的材料，而且操作的风险低[13]。总体准确率可达91%，主要的并发症发生率＜1%。除恶性淋巴瘤外，穿刺细胞学得出的诊断结果与芯针穿刺活检（core needle biopsy）得出的相似，而对于淋巴瘤，芯针穿刺活检更具优势。

经细针穿刺细胞学样本适用于流式细胞术免疫表型分析[15]。

脾破裂和脾切除术

腹部钝挫伤和腹腔内外科手术是引起正常脾发生破裂的两个最常见因素[36]。在大多数情况下，其直接后果是腹腔积血，需要行急诊脾切除。在大约15%的病例，脾破裂是“延迟”型的，发生时间从48小时到数月不等[27]。检查切除的脾会显示破裂的区域，在许多病例仅为一个容易被忽视的小的被膜撕裂，常常在脾上极和（或）脾门。被膜下和撕裂缘沿线可见中性粒细胞浸润。脾破裂常常出现脾实质内出血灶。Farhi和Ashfaq[24]发现，在破裂脾中伴有生发中心边缘区扩大和淋巴组织增生的其他征象者比在对照组常见，他们得出结论是：免疫受激的器官可能更易发生创伤性破裂。如果脾边缘区扩大明显，则要想到脾边缘区淋巴瘤的可能性；然而，事实显示，大部分伴有边缘区扩大的脾破裂无克隆性B细胞增生[31]。

创伤性脾破裂后，脾组织可能以包裹结节的形式种植到腹膜表面、腹壁（包括手术瘢痕），甚至种植到胸腔内、肺实质和脑，这一过程称为脾组织植入[17-19,34,38,39]。虽然有些结节结构显示发育不良[26]，但其他结节却显示有完整的红髓和白髓成分，表现与副脾相似[20]。在大多数病例，发病机制可能是通过器官表面的机械性种植，但当单独发生大脑脾组织植入时，不得不推测其是由脾组织血性播散所致[38]。

与自发性脾破裂有关的最常见疾病是：传染性单核细胞增多症[16]、疟疾、伤寒、亚急性细菌性心内膜炎、脾紫癜[28,32]（见479页）、恶性淋巴瘤（包括发生于HIV感染患者的淋巴瘤）[25]、白血病和原发性非淋巴组织性脾肿瘤[41]。在没有创伤病史或创伤不明显的脾破裂所有患者中，均应仔细进行显微镜下检查，以除外上述病变的可能性。脾破裂导致的腹腔积血是传染性单核细胞增多症的最常见的死亡原因。这一并发症通常在发病后10 ~ 21天发生[37]。在罕见情况下，“自发性”破裂可能发生于看似正常的脾，特别是在妊娠期[21]。

在成年人，由于创伤性脾破裂施行脾切除术通常不会导致不良后遗症[35]。相反，在幼儿，已有脾切除术后感染的发生率和严重程度有所增加的报道[33]。这是由于短暂性菌血症发作时免疫球蛋白产物和吞噬细胞活性下降所致[22,23]。大多数脾切除术后感染可发生于术后数天到数年；其起病突然，常常缺乏明确的病灶，通常进展迅速；即使已给予适当的抗生素治疗，仍可导致50% ~ 80%的死亡率[40]。基于这一点，在儿童中现在试图对撕裂处进行修补或施行部分脾切除以保留脾功能。如果必须切除全脾，则建议进行脾自体移植[40]。上述任何措施与单纯脾切除术相比都能更好地保护患者的免疫功能[42]。

在出现弥漫性脾大或散在的脾肿物时，为了诊断而进行的脾切除几乎总是能达到确诊目的。大约75%的病例被证实为恶性肿瘤[30]。

当由于血液疾病施行脾切除术时，应仔细寻找副脾，以便同时切除。如果手术是通过腹腔镜施行的，也应采取相似的原则，对于良性脾疾病这是安全且有效的方案[29]。

先天性异常

副（多）脾可见于大约10%的个体，可单发也可多发。副脾的直径通常不超过4cm。它们的大体和显微镜表现与原器官相似。副脾最常见的部位是脾门，有时也可见于胰尾附近。副脾应与淋巴结（特别是当后者被Castleman病累及时）和脾组织植入区别开来（见前面部分）。副脾内可含有上皮性囊肿（见475页）。

先天性脾缺如（无脾）的80%以上患者伴有心脏畸形，几乎总是累及房室的心内膜垫和心室流出道[49]。血管、肺和腹腔脏器的异常也常见[44]。在多脾症，心脏的异常较轻，因此预后较好[51]。遗传性脾发育不全也有报道[46]。

脾-性腺融合有两种形式。一种是连续的，主脾通过由脾组织和纤维组织构成的条索与性腺（通常是睾丸）的中肾结构相连。另一种是不连续的，散在的脾组织团块与中肾结构融合[47,48,50]（图6.1）。在Watson[53]复检的52例病例中，仅有4例为女性，11例伴有其他先天性缺陷，如四肢不全畸胎和小颌。常见程度不同的睾丸异位和腹股沟疝。已报道的所有病例均发生于左侧[40]。

脾肝和脾肾融合的病例也有报道。也有脾内前列腺组织异位的个案报道[43,45,52]。

囊　肿

假性囊肿（假性或继发性囊肿）大约占脾非寄生虫性囊肿的75%（图6.2）[58]。囊壁由致密纤维组织组成，常常伴有钙化，没有上皮衬覆。囊内容物是血液和坏死碎片的混合物。如果囊肿破裂，可能会导致大量腹腔积血。这些囊肿大多数是孤立性、无症状的。创伤是最可能的致病因素，虽然有些可能是如下所述的上皮性囊肿，其部分或全部内衬上皮破坏消失。

上皮性（原发性）囊肿主要见于儿童或年轻人[54,63,65]。它们通常是孤立性的，但也可能是多发性的。也有发生于副脾的病例描述[61,64]。大体上，常常可见有光泽的内壁伴明显的小梁状结构（图6.3A）。显微镜下，囊壁衬以柱状、立方（间皮样）或鳞状上皮（图6.3B）。当后一种情况出

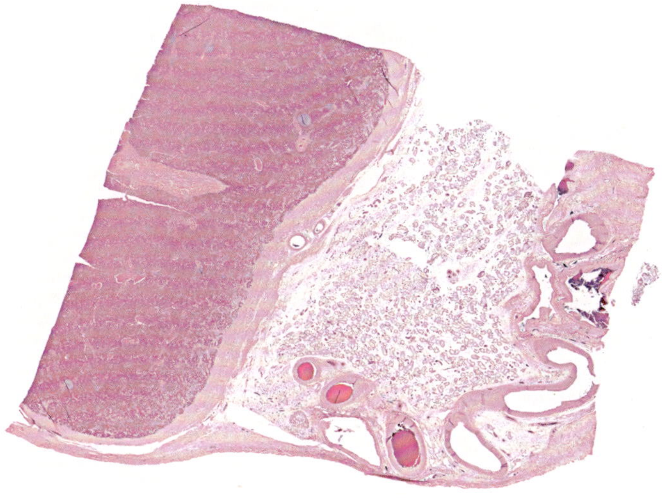

图6.1 脾-性腺融合。脾组织（左）附着于睾丸组织。

现时，采用**表皮样囊肿**这一名称[55]。令人惊奇的是，内衬复层上皮的这些囊肿 CEA 和 CA19-9 免疫反应呈阳性，并且血清中这些标志物水平可升高[59]。囊肿缺乏皮肤附属器。其组织发生尚不清楚，据推测可能来自邻近结构的胚胎性上皮细胞包涵物，被膜表面间皮的内陷，并属于单胚层畸胎瘤性质[56,62]。免疫组织化学检查，显示有些囊肿的特征与畸胎瘤起源或胎儿鳞状上皮源性的特征相同[60]，而其他囊肿则具有间皮细胞的特征（间皮囊肿）[54]（图 6.4）。Tateyama[64] 报道了 1 例具有淋巴上皮性囊肿表现的发生于胰腺内副脾内的囊肿。大多数上皮性脾囊肿较大，需要施行脾切除。如果尚有足够的脾实质保留下来，尤其是在儿童，应尝试施行部分脾切除。

黏液上皮性脾囊肿可发生于脾内，与腹膜假黏液瘤有关；少数情况下，由这种改变所致的脾大是黏液上皮性脾囊肿存在的表现或复发的指征[57]。

寄生虫性囊肿是由棘球绦虫感染引起的，可累及脾（图 6.5）。

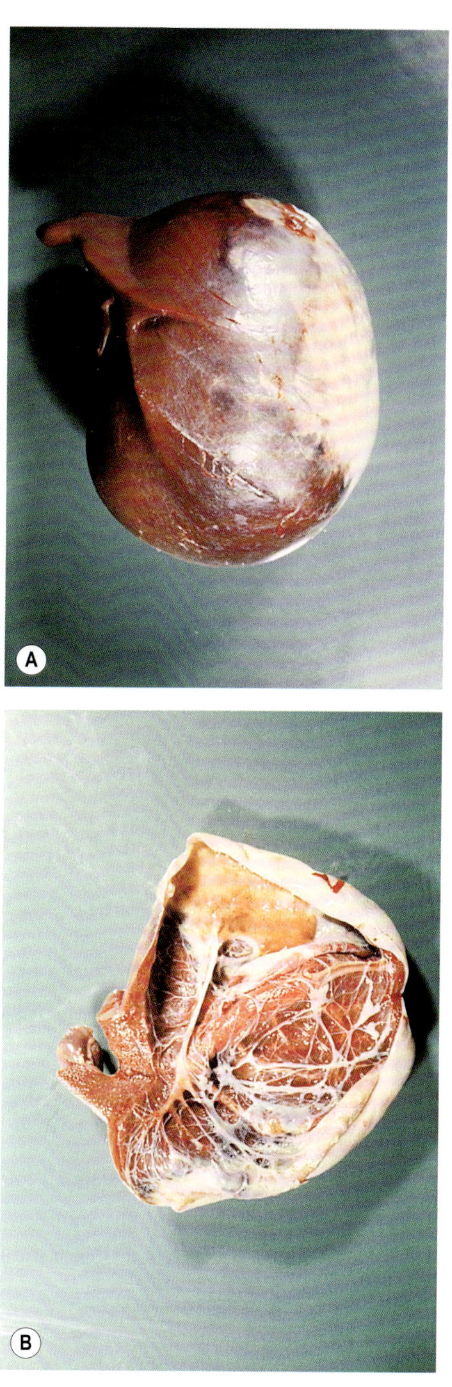

图6.2 假性囊肿（假性或继发性囊肿）。A，外观。B，内面观。可见白色的小梁状结构。

炎 症

脾反应性滤泡增生可能是全身性感染的急性反应。显微镜下，其常常伴有不同程度的充血，弥漫性免疫母细胞和浆细胞增生，以及红髓中中性粒细胞游出（所谓的**败血症性脾**或**急性脾败血性脾炎**）；麻疹和伤寒是两个较明确的病因。脾反应性滤泡增生也可在大量感染性疾病中以慢性形式发生——包括 AIDS[72,77]——和免疫介导性疾病，诸如特发性血小板减少性紫癜、获得性溶血性贫血、类风湿性关节炎（包括 Felty 综合征[73]）和系统性 Castleman 病[74,88] 以及在血液透析患者[82]。

伴有免疫母细胞和浆细胞生成的**弥漫性淋巴组织增生**可能是感染（特别是病毒性）、移植物排斥的结果，也可能是血管免疫母细胞淋巴结病的一种成分。传染性单核细胞增多症主要累及脾的红髓。

Bagshawe[66] 比较了 46 例充血性脾大和 29 例反应性脾大之间脾功能亢进（见下文）的临床和实验室特征，发现两者之间无显著性差异。反应性的巨大性脾大常见于一些热带国家，如马达加斯加、刚果民主共和国、尼日利

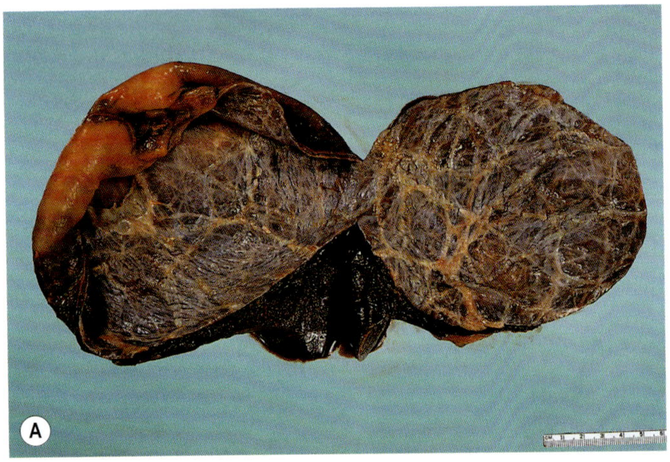

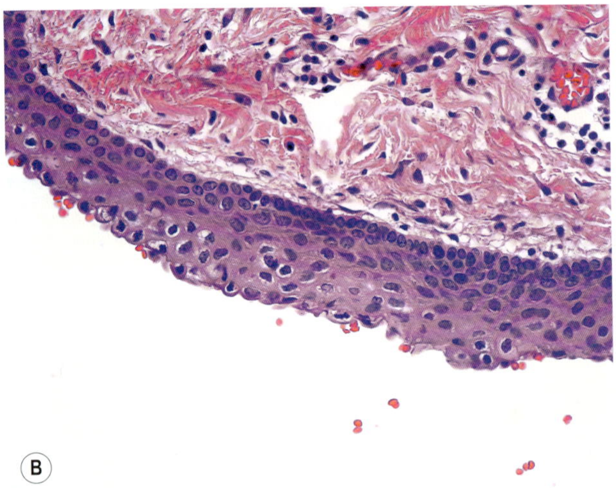

图6.3 A，上皮性囊肿。大体上，很难与假性囊肿区分。B，囊肿内面衬以鳞状上皮。

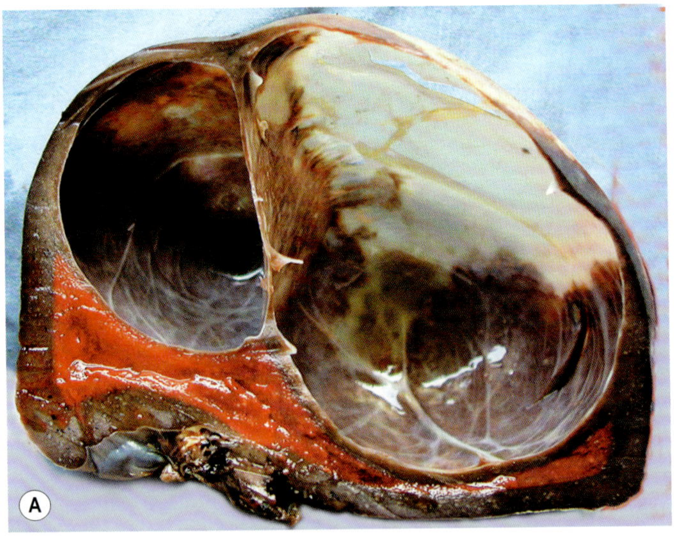

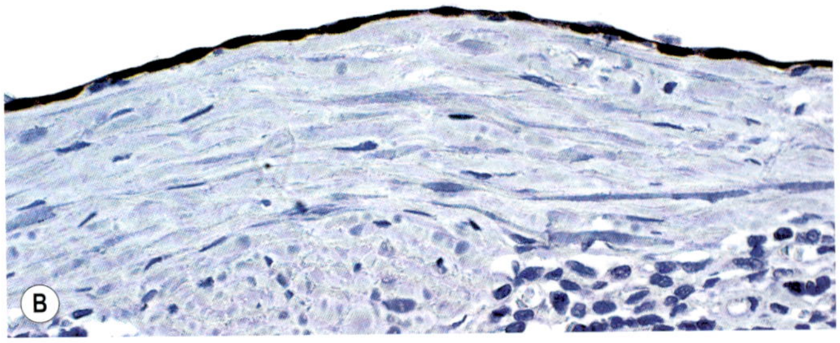

图6.4 内衬间皮细胞的脾囊肿。A，大体表现。B，内衬细胞呈钙网膜蛋白免疫反应呈阳性。

亚和新几内亚[71]。因热带脾大综合征而切除的脾常常非常重（平均为 3270g），切面呈均匀的暗红色。显微镜下，有明显的脾窦扩张和灶状髓外造血，但没有明显的纤维化或含铁血黄素沉着[83]。常有脾功能亢进的体征。流行病学和治疗学研究提示，其与疟疾感染有关[83,85]。在这一点上，1883 年 Baiti[78] 报道的特发性脾大病例来自于意大利中部地区，当时这一地区是疟疾流行区（见 479 页）。

脾脓肿是一种极其罕见的疾病，可能是创伤或另一部位感染转移播散的结果[69,70]（图 6.6）。继发于亚急性细菌性心内膜炎的败血症性脾脓肿可能需要进行外科治疗[75]。

肉芽肿性炎症在脾切除标本中是相当常见的表现。这种肉芽肿可大致分为三种主要类型：（1）含有上皮样和 Langhans 型巨细胞的大的活动性肉芽肿，伴有或不伴有中心坏死；（2）小而广泛的结节病样上皮样肉芽肿，伴有少数巨细胞，没有坏死（不同于“上皮样”生发中心）[80]；（3）陈旧性不活动性肉芽肿，伴有纤维化和钙化。第一种类型的肉芽肿的特征为有广泛的坏死性改变，

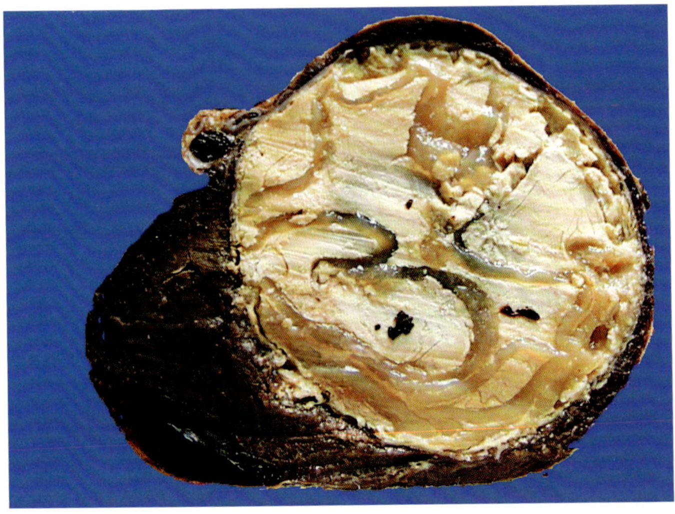

图6.5 脾棘球蚴病。

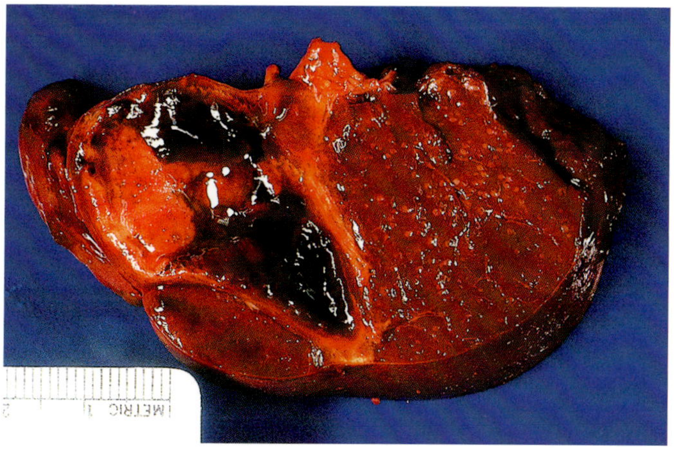

图6.6 厚壁脾脓肿的大体表现。内容物部分为脓性的，部分为出血性的。

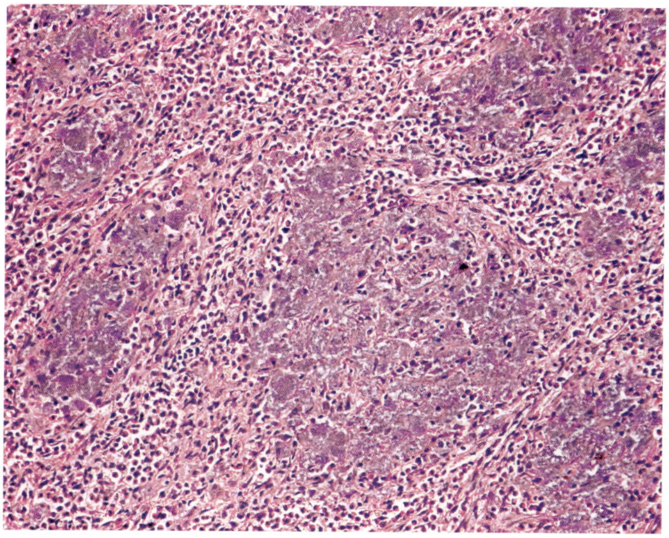

图6.7 在一位免疫抑制患者，由鸟型分枝杆菌引起的脾肉芽肿。

被认为是儿童白血病的一种并发症 [87]。

第三种类型的肉芽肿可以是孤立性的，也可以散布于整个脾，在组织胞浆菌病流行区尤为常见 [89]。我们评估了 20 例因脾大和（或）脾功能亢进施行脾切除的标本，其中唯一主要的病理学所见是出现第一种类型或第二种类型的活动性肉芽肿 [79]。所有患者都是成年人。发热、体重减轻、肝脾肿大和各种脾功能亢进表现是其最常见的症状，脾切除后这些症状可以明显改善。脾肉芽肿几乎总是全身性疾病的一种表现，病变也常常累及淋巴结、肝和骨髓。尽管进行了特殊染色和培养，除 3 例以外，其余所有病例的病因学仍不清楚。在这些病例中，检出的病原体分别是荚膜组织胞浆菌、不典型分枝杆菌和申克孢子丝菌（图 6.7）。在随访中没有患者发生恶性淋巴瘤。

结节病样肉芽肿可以见于霍奇金淋巴瘤患者的脾 [76]，较少见于非霍奇金淋巴瘤或毛细胞白血病 [67]，伴有或不伴有肿瘤脾受累。在一些非霍奇金淋巴瘤病例，大量的肉芽肿可能会掩盖淋巴瘤的存在 [68]。应该强调的是，在淋巴瘤患者中，脾肉芽肿的出现本身并不表明脾被肿瘤累及。实际上，一些作者提出，在霍奇金淋巴瘤患者，这一所见与较好的预后有关 [84]。Neiman[81] 在 412 例脾切除标本中发现了 24 例结节病样肉芽肿；除了以前列出的病变外，他在慢性尿毒症和 1 例 IgA 缺陷病例中也发现了结节样肉芽肿。他指出，所有的肉芽肿病例似乎均发生于小动脉周围的淋巴鞘，提示肉芽肿是抗原递呈至脾的过程异常或缺陷的结果。在传染性单核细胞增多症累及的脾中也可见到肉芽肿 [86]。

脾周炎表现为厚的白色纤维性斑块包被于脾表面。这是尸检中常见的意外发现（图 6.8）。

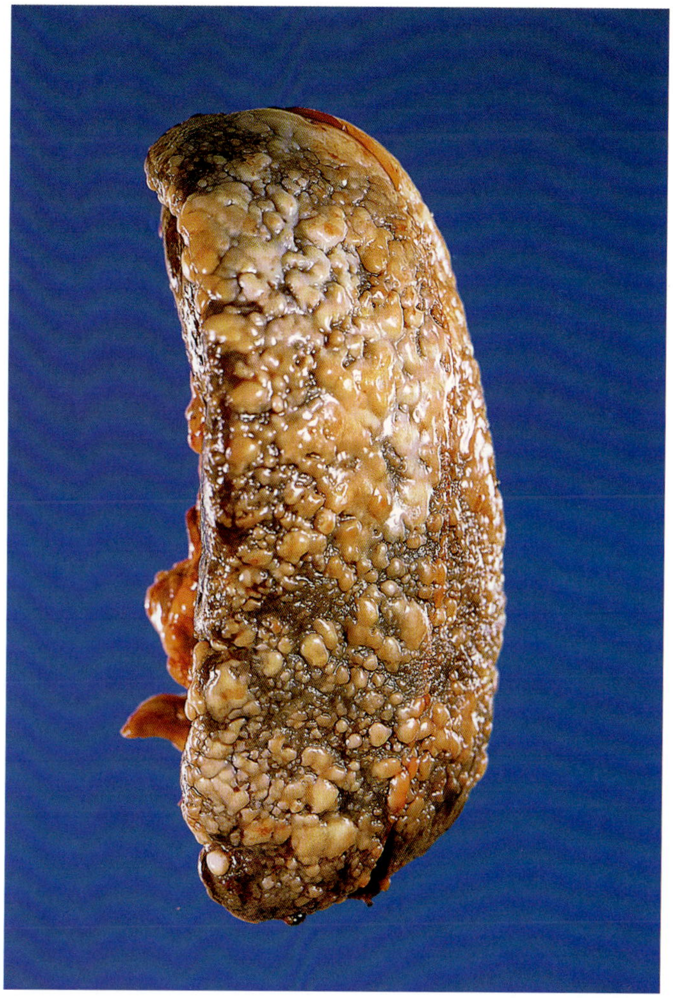

图6.8 脾周炎的典型大体表现（“糖包被的”或“雪覆盖的”脾）。（Courtesy of Dr RA Cooke, Brisbane, Australia. From Cooke RA, Stewart B. Colour atlas of anatomical pathology. Edinburgh, 2004, Churchill Livingstone）

脾功能亢进

脾功能亢进是一个用于脾清除的造血成分增加、达

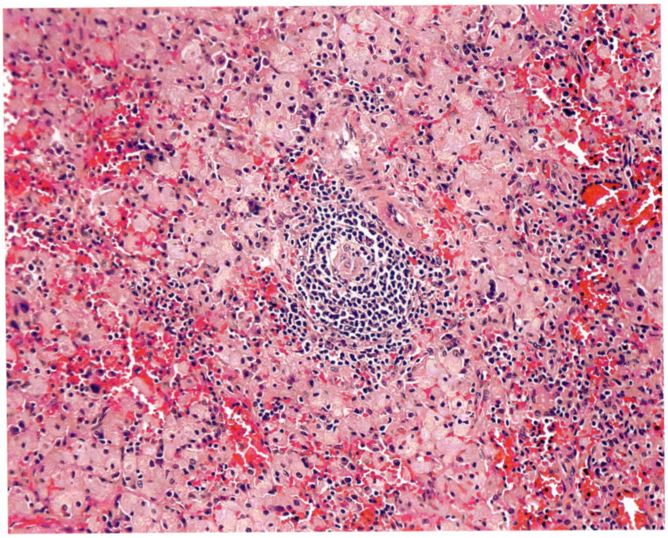

图6.9 脾的Gaucher病。充满红髓的、伴有丰富的淡染嗜酸性胞质的巨噬细胞。

到病理程度的一组病变的通用术语[90,92]。血液中的任何一种细胞成分都有可能受累，可以单一出现，也可以联合出现。因此，脾功能亢进时中性粒细胞减少、血小板减少、溶血性贫血或全血细胞减少都可能出现。在一些疾病中，如球形红细胞溶血性贫血或特发性血小板减少性紫癜，基本异常在于血液成分本身。在其他一些疾病中，脾功能亢进是由于伴有巨噬细胞和（或）纤维结缔组织增加的脾索增宽和血液正常成分过早破坏所致。这一机制导致的脾功能亢进可见于充血性脾大、Gaucher 病（图 6.9）、恶性淋巴瘤、白血病、Langerhans 细胞组织细胞增多症、血管瘤、错构瘤、血管肉瘤和事实上任何或多或少弥漫累及脾实质的任何病变，特别是累及红髓的病变[93]。

一种发生于尿毒症血液透析患者的脾功能亢进综合征也已经证实[91]。脾切除术能使其症状明显的改善；切除的脾内可见淋巴组织明显增生。

血小板减少性紫癜

免疫性血小板减少性紫癜（通常称为特发性血小板减少性紫癜）是由脾生成的大量抗血小板 IgG 所致[99,106]。偶尔，血小板减少性紫癜是作为红斑狼疮、病毒感染、药物过敏[94]、慢性淋巴细胞性白血病[101]或霍奇金淋巴瘤[108]的一种表现。抗体包被的血小板可被网状内皮系统的细胞快速清除而寿命短暂，特别是在脾和肝。有些证据显示，结合血小板的抗体分子数量可能决定清除的主要部位。包被较重的血小板由肝吞噬细胞清除，而包被较轻的血小板能通过肝而在脾被清除。

大体上，脾大小正常或仅轻度肿大[103]；脾小结可能明显。显微镜下，可见次级滤泡形成，伴有形成完好的生发中心（含有血小板抗原 CD41）[104]，在红髓中组织细胞明显，脾窦扩张，在边缘带血管周围有数量不等的浆细胞，以及红髓有中性粒细胞浸润[98]。大多数病例出现轻度的髓系化生，通常表现为巨核细胞浸润的形式[97,98,103]。生发中心通常显示吞噬核碎片的吞噬作用和小动脉周围的纤维化[95]，但在先前应用类固醇治疗的病例不明显[102]。

一些病例有含有磷脂沉着的泡沫样巨噬细胞积聚于红髓[100,109]。这是吞噬血小板和细胞膜不完全降解产生的磷脂所致[105,112]。免疫组织化学检测，在这些细胞中能检测到血小板抗原 CD41 的事实支持这一观点[104]。在印片标本中可以更好地观察到脾组织细胞吞噬血小板。应该注意的是，脾内出现泡沫样巨噬细胞并不是血小板减少性紫癜的特征性表现（见 479 页）。

脾切除术适用于对类固醇或免疫抑制治疗无反应的特发性血小板减少性紫癜患者[96]，能使 50% ~ 80% 的病例获得持续性缓解[110]。难以预测脾切除术对个体病例的疗效。然而，Chang 等[98]发现，有明显次级滤泡的患者产生抗血小板抗体的比例较高，并且对起始治疗的反应好，术后血小板明显增加。

血栓形成性血小板紫癜可伴有脾大[107]。最重要的病理学改变是：在动脉和细动脉中出现血栓而不伴有炎症。可见 PAS 阳性的内皮下玻璃样物质沉着。其他改变包括：B 细胞和生发中心增生，小动脉周围同心圆性纤维化，吞噬含铁血黄素的巨噬细胞，噬血现象和髓外造血[111]。

溶血性贫血

先天性溶血性贫血（遗传性球形红细胞增多症）是红细胞呈球形（球形红细胞）的一种遗传性疾病[115]。其异常发生在红细胞的细胞膜上。已检测到血影蛋白（spectrin）和锚蛋白（ankyrin）的持续性分子改变，导致保持细胞膜骨架完整的水平间相互作用有缺陷，尤其是关键的血影蛋白自身相关性反应[116,119,121,123]。因此，红细胞缺乏正常红细胞的可塑性，并且陷入脾间隙中[124]。脾功能本身是正常的。

获得性溶血性贫血可由于毒素（细菌溶血素）、血浆脂质异常、侵入红细胞的寄生虫以及最为重要的免疫复合物沉积在红细胞膜上导致的免疫反应所致[118]。大约一半的免疫性溶血性贫血性病例不伴其他明显的病理学异常。其余病例可被视为多种疾病的一种表现，如不同形式的急性和慢性白血病、霍奇金淋巴瘤、结节病、红斑狼疮、肺结核和布氏杆菌病。Coombs 试验是鉴别获得性（阳性）和先天性（阴性）溶血性贫血的经典方法。Coombs 试验阳性是患者的洗过的红细胞与抗人球蛋白的兔血清混合产生的凝集反应。

大体上，先天性和获得性溶血性贫血的脾都相当硬韧，且呈深红色，具有一层薄的被膜，但没有大体上可辨认的脾小结，重量为 100 ~ 1000g。在先天性溶血性贫血，脾索充血，而脾窦由于血影的出现而显得相对空虚[125]。脾窦的内衬细胞明显，有时呈腺样表现。含铁血黄素沉着和噬血现象在两种情况下都可出现，但通常在获得性病变中更为明显。超微结构研究已显示，脾索并不空虚，而是含有丢失电子密度的红细胞，因此相当于光镜下的血影[117]。

在获得性溶血性贫血，充血可在脾索或脾窦中明显，或在两者中都同样明显。球形红细胞增多症一方面与渗透脆性增高相关，另一方面与脾索充血程度高度相关。可见髓外造血灶。脾梗死见于1/4的病例[120]。

遗传性球形红细胞增多症是脾切除疗效最好的血液系统疾病[122]。其临床治愈率几乎为100%，虽然红细胞固有的异常依然存在[114]。在获得性溶血性贫血，脾切除通常适用于激素或免疫抑制剂治疗不能控制的病例。大约50%的病例可获得持续性缓解，而另外25%的病例可获得客观的改善。应用Cr^{51}-标记的红细胞对脾隔离症进行研究可以大致评估脾切除术的益处[113]。

充血性脾大

充血性脾大是门脉高压的一种直接后果。它可能由肝硬化（至今最常见的发病机制）、肝静脉血栓形成（Budd-Chiari综合征）、脾静脉血栓形成或闭塞性血栓形成、海绵状转化（血栓再通）、硬化或门静脉狭窄引起。门静脉血栓形成可能是炎症、创伤或因炎症或肿瘤组织外压的结果[126]。狭窄或硬化性改变可能是生理性管腔闭合扩展到主门静脉的结果，这一过程发生在出生时脐静脉和静脉导管汇入左侧门静脉时。伴有充血性脾大的门脉高压病例没有明确的肝的病因和肝静脉或门静脉的病因时，称为**特发性门脉高压**。后者最初是由意大利Florence大学的Guido Banti描述的，一般被称为Banti综合征。许多作者对这一疾病持怀疑态度，但具有相似特征的病例今天仍可见到，特别是在日本和印度[127,128]。肝的主要改变是门管区毛细血管扩张、门静脉硬化和纤维弹力组织增生，伴有腺泡结构的紊乱[127]（也见于478页）。

充血性脾大可能伴有脾功能亢进的表现，如贫血、白细胞减少和（或）血小板减少。大体上，脾增大，质硬，呈暗红色。常见被膜纤维性增厚[130]。显微镜下，可见静脉和脾窦明显扩张，红髓纤维化，含有含铁血黄素的巨噬细胞聚集（图6.10）。淋巴滤泡不明显。结缔组织铁盐壳状沉积和硬化性含铁小结（“Gamna-Gandy小体”）形成是局灶出血的结果。由于纤维化常出现在晚期病例，因而这种病变也称为纤维性充血性脾大。

当冠状静脉连接于门脉系统梗阻点的中央时，没有分流的脾切除是成功的。否则就需要进行分流。各种类型的手术都已采用，包括脾静脉与肾静脉的吻合和门静脉与腔静脉的吻合。这些手术作为控制食管静脉曲张引起的反复出血的一种手段是成功的，但它们看起来并不能延长寿命[129]。

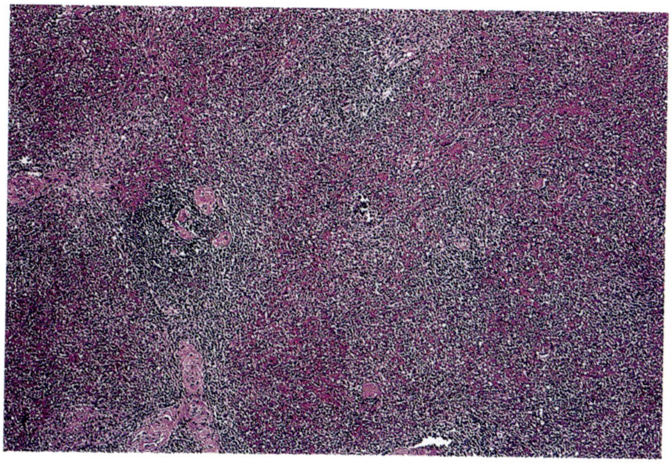

图6.10　脾的被动性充血。由于红细胞容量增加，红髓明显扩大。

其他非肿瘤性病变

正如已经提及的那样，**泡沫样巨噬细胞**可见于特发性血小板减少性紫癜患者的脾（见478页）。它们也可作为一种没有临床意义的偶然所见出现在正常个体的脾小结（所谓的滤泡性或矿质性油脂质沉着），并伴有肝和腹腔内淋巴结的相似改变[150]。这种病变在北美人群比在拉丁美洲或非洲人群常见[132,133]。生物化学研究已显示，有饱和碳氢化合物存在，这表明有外源性矿物油的摄入。最常见的来源似乎是与食物包装和装潢有关的物质[132,140]。

泡沫样组织细胞在Gaucher病、Niemann-Pick病[135]、Tay-Sacfls病、慢性肉芽肿性疾病、地中海贫血[138]和高血脂阶段也已有描述[147]。组织化学技术通常利于区别这些不同的病变[145]。现在已公的是，最初命名为海蓝组织细胞综合征的这种病变[148]并不是一种独特的疾病，具有海蓝表现的组织细胞可见于前面提到的任何一种病变[143]，也可见于慢性髓性白血病。

脾**梗死**可以由脾静脉血栓形成所致，这种现象并不总与明确的病因学相关。脾梗死是Wegener肉芽肿病的并发症之一，可导致脾破裂[137,141,146]。脾梗死也常见于巨大的脾大病例，无论其原因如何（图6.11）。

脾**紫癜**的特征为广泛的充满血液的囊腔。报道的大多数病例伴有肝紫癜[139]，但也可单独发生[149]。脾紫癜这种病变的最常见部位是滤泡周围区[149]。已有这种病变导致脾破裂[136]和死亡的病例报道[149]（见474页）。大多数病例发生于消耗性疾病患者，如结核和癌症或接受同化性雄性类固醇治疗的患者[151]。脾紫癜也见于慢性白血病[136]和肝移植后患者[144]。

脾**放射损伤**通常是在淋巴瘤治疗过程中发生的，可以导致脾皱缩，被膜增厚和实质萎陷，伴有红髓的弥漫性纤维化和淋巴细胞消减[134]。

脾**淀粉样变性**几乎总是疾病的一种“继发性”表现。“西米脾”（Sago spleen）和“豚脂状脾”（lardaceous spleen）是典型的描述，取决于是在滤泡区沉着，还是弥漫性沉着。非常少见的位于脾局部的淀粉样结节（“淀粉样瘤”）的病例也已有描述[131]。脾淀粉样变性应与常见的脾血管玻璃样变的外膜增厚鉴别，这种改变有时称为类淀粉样变，据说在AIDS患者中加重[142]。

血液淋巴组织肿瘤和瘤样病变

非霍奇金淋巴瘤

恶性淋巴瘤是迄今为止最常累及脾的恶性肿瘤。虽然恶性淋巴瘤通常作为全身疾病的一部分累及脾，但在一些病例，脾是唯一可以发现的病变部位。在这两种情况下受恶性淋巴瘤累及的脾均可表现为无症状性脾大或引起脾功能亢进的表现。Ahmann等[152]描述了四种脾受累的大体表现：均质性、粟粒状、多发肿物和孤立性肿物，它们与各种组织学类型密切对应（图6.12）。

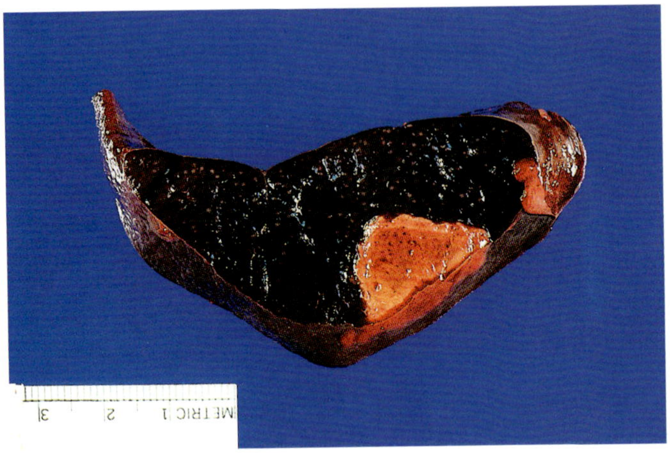

图6.11 脾梗死的典型楔形外观和“贫血”色质。第二个较小的梗死也出现了。

脾原发性淋巴瘤（定义为局限于脾和脾门淋巴结）少见，占所有淋巴瘤的1%以下。大多数病例为**大细胞性淋巴瘤**，可表现为结节状包块（“大结节型”）、小结节（“微小结节型”）或弥漫性红髓浸润[191]（图6.12）。这种肿瘤的一个亚型是：累及脾的微小结节性**富于T细胞/组织细胞的大B细胞淋巴瘤**[164,183]。

这些患者常常表现为左上腹痛、发热、体重减轻和红细胞沉降率增高[173]。有些病例与HIV感染有关[156]，其他病例（尤其是在日本）发生于丙型肝炎病毒感染患者[211]。大体上，常见侵犯脾被膜，有时伴有邻近结构的侵犯。脾门和腹膜后淋巴结常常受累。免疫组织化学染色，B细胞性肿瘤明显多于T细胞性肿瘤；大多数病例BCL-6呈阳性[168,191]。支持B细胞表型的形态学特征是：在白髓中有多发性分散的结节，大的聚合的结节，与小淋巴细胞性淋巴瘤共同存在，以及浆细胞样特征（图6.13）。支持T细胞表型的特征是：上皮样组织细胞反应，肿瘤局限于小动脉周围淋巴鞘和边缘带，以及透明细胞或多形性细胞学特征[160,209,213]（图6.14）。在这些肿瘤中，应该注意的是，最初诊断为慢性恶性组织细胞增生症、在吞噬细胞活性的基础上伴有明显脾累及、溶菌酶阳性且临床进展的病例有可能是大T细胞性淋巴瘤的变型[158]。

继发性肿瘤累及脾尤其常见于低度恶性淋巴瘤，其中大多数为B细胞型[210]。这包括小淋巴细胞性淋巴瘤、密切相关的淋巴浆细胞样和副免疫母细胞型（图6.15）、

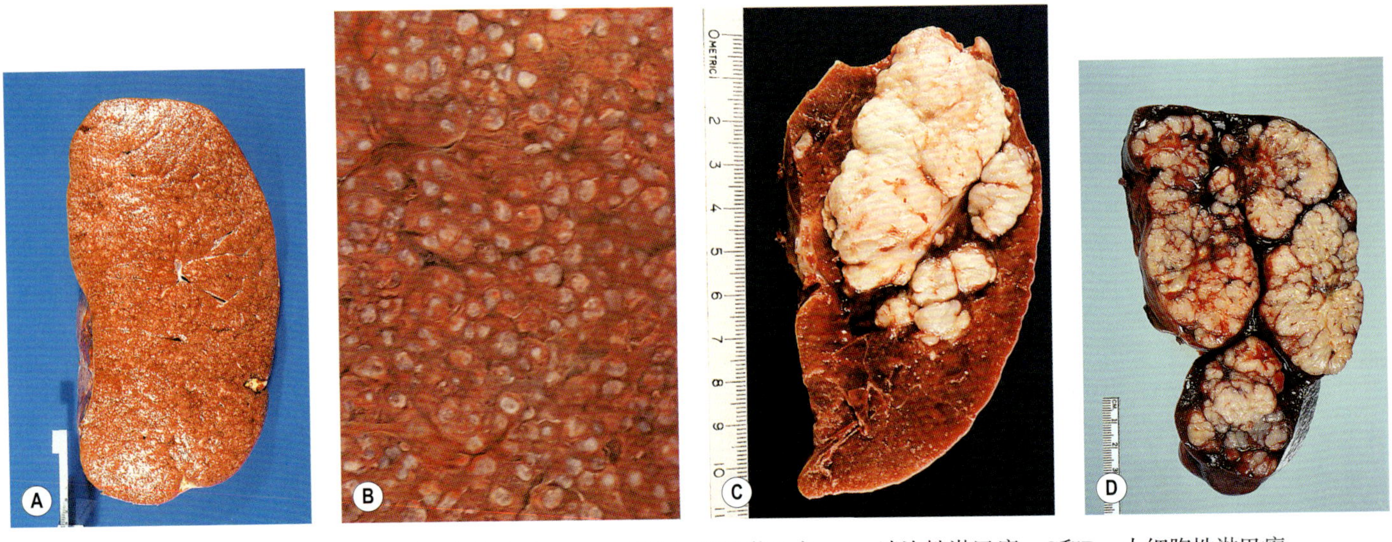

图6.12 累及脾的各种类型的恶性淋巴瘤的大体表现。A，小淋巴细胞性淋巴瘤。B，滤泡性淋巴瘤。C和D，大细胞性淋巴瘤。

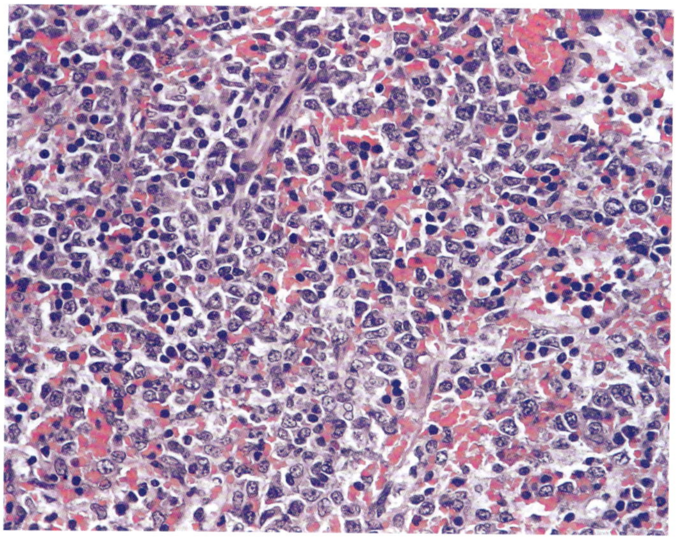

图6.13 脾的大B细胞性淋巴瘤引起的脾的弥漫性浸润。

套细胞性淋巴瘤、滤泡性淋巴瘤（尤其是小细胞型）以及边缘带 B 细胞性淋巴瘤。

脾小淋巴细胞性淋巴瘤大体上通常表现为：在整个脾内散布着直径几毫米的结节（“粟粒”结节）。由于主要累及白髓，低倍镜下也表现为境界清楚的结节[181]。在这一点上，重要的是要指出，结节状的生长方式常见于几种类型的脾淋巴组织增生性疾病（包括慢性淋巴细胞白血病），并且结节状生长的出现并不能作为滤泡性淋巴瘤的诊断依据[157]（图 6.16）。

在早期阶段，小淋巴细胞性淋巴瘤可能容易漏诊。在这些病例中提示诊断的线索包括：滤泡明显增大且相互融合；边缘区明显扩大；生发中心消失、不清楚或被小细胞侵占；以及出现小淋巴细胞巢突入脾小梁静脉的内皮细胞下[171]（图 6.17）。我们看到的唯一的其他情况是，1 例成人传染性单核细胞增多症患者出现明显的后一种改变。我们还见到，患有胎儿型成红细胞增多症的婴儿和患有骨髓纤维化的成人（与粒细胞前体一起）的内皮细胞下间隙被红细胞前体占据。一种对淋巴瘤诊断有帮助的提示是：仔细寻找和检查脾门淋巴结，因为当脾改变尚不明确时，脾门淋巴结可以显示明显的淋巴瘤病变。

在识别脾小淋巴细胞性淋巴瘤时，有时会遇到困难的一种“病变”是所谓的**特发性非热带性脾大**（见前文）。虽然其最初被认为是良性的且可能是反应性脾大[162]，但同一组病例的随访研究显示，其中半数病例实际上是恶性淋巴瘤[163]。

完全或主要累及脾的恶性淋巴瘤的治疗包括脾切除术和随后进行化疗[195]。其预后与其组织学类型和临床分期直接有关，在某种意义上，小淋巴细胞性肿瘤以及 I 和 II 期疾病的预后非常好[152,175]。伴有脾局限性非霍奇金淋巴瘤的患者似乎与其他 I 期非霍奇金淋巴瘤患者有相同的生存率[182]。

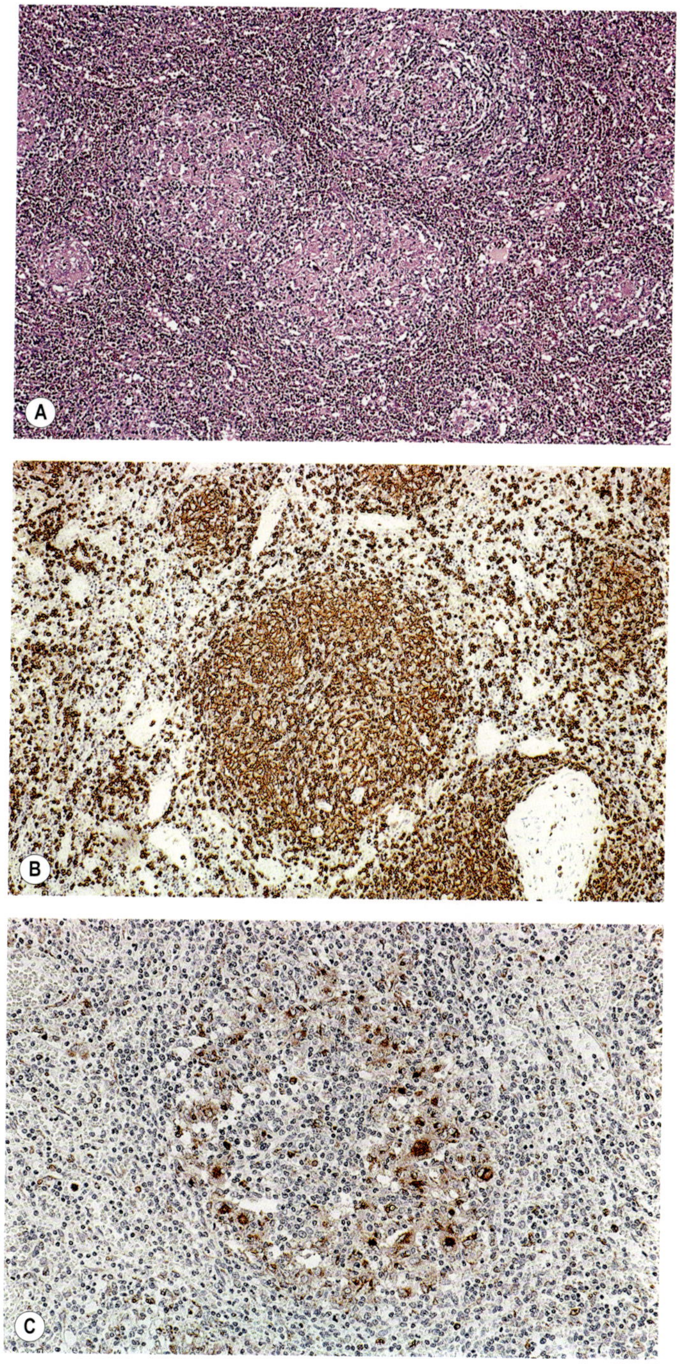

图6.14 脾的大T细胞性淋巴瘤，富于反应性组织细胞。A，低倍镜观。B，肿瘤性T细胞的CD43免疫反应。C，反应性组织细胞的溶菌酶阳性。

滤泡性淋巴瘤可伴有明显的结构异常或伴有脾的结构的清楚的保留，显示完全性滤泡内生长方式。在一些研究中，滤泡性淋巴瘤显示一致的 $CD10^+/BCL2^+$ 表型[176]；而在其他研究中，滤泡性淋巴瘤的表型为异质性的，包括 $CD10^-$ 和（或）$BCL2^-$ 病例[194]。

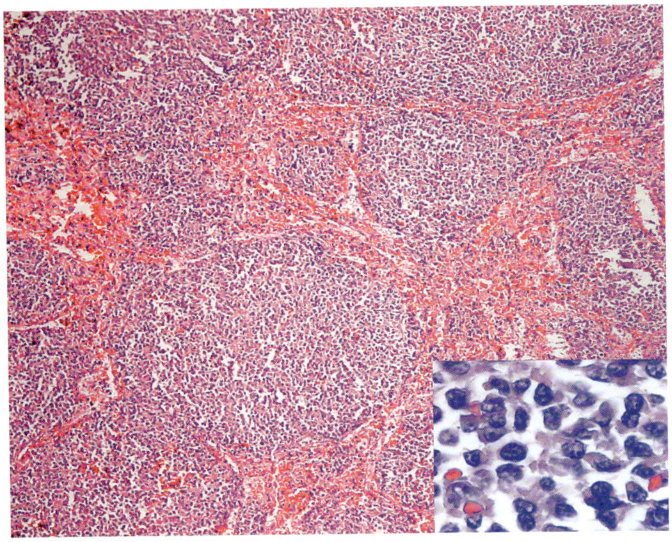

图6.15 脾的小淋巴细胞性淋巴瘤，所谓“副免疫母细胞”型。

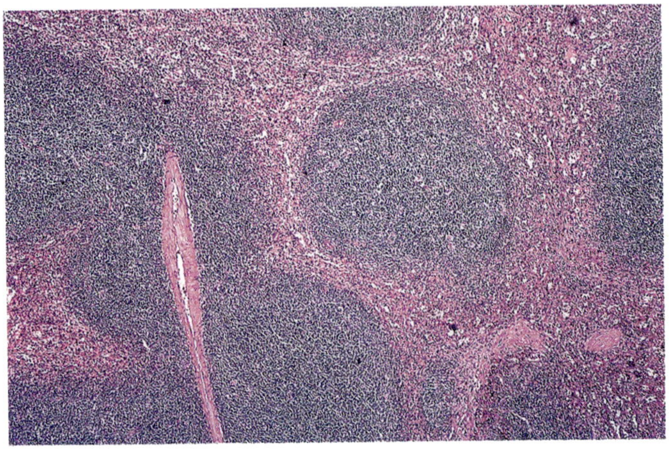

图6.16 伴有结节生长方式的脾的恶性淋巴瘤，在这一器官中并不局限于滤泡性淋巴瘤，也可见于霍奇金淋巴瘤和非霍奇金淋巴瘤的许多类型。

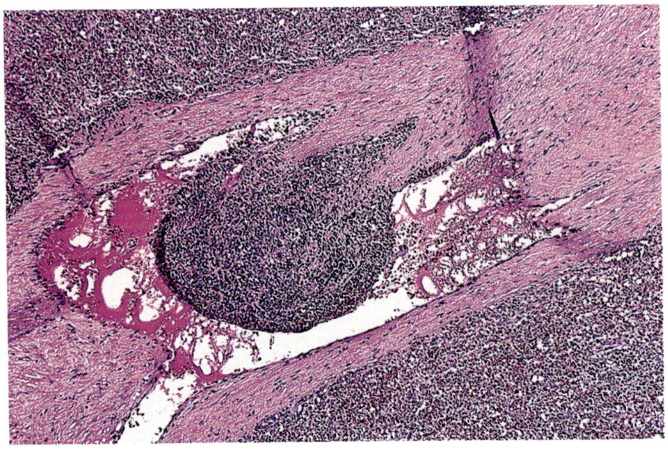

图6.17 恶性淋巴瘤细胞在脾小梁静脉内皮细胞下呈息肉状生长。这是有用的诊断指征。

两种类型的脾恶性淋巴瘤需要单独列出，因为它们具有独有的特征，即脾边缘区B细胞淋巴瘤和肝脾T细胞淋巴瘤。

脾边缘区淋巴瘤（splenic marginal zone lymphoma, SMZL）通常表现为脾大、贫血和体重减轻[172,180,207]。在几乎所有的病例中均可见骨髓受累，伴有窦隙内成分，肝受累也常见[177]。大体上，脾受累表现为白髓粟粒状扩大。

组织学上，仅仅可见围绕着先前存在的生发中心出现结节性淋巴组织浸润[165]。肿瘤细胞为小淋巴细胞，有中等大小的细胞成分，核不规则，胞质淡染，位于结节的周边。免疫组织化学染色，这种细胞表达CD20、表面免疫球蛋白（通常是IgM ± IgD）和BCL-2，但不表达CD5、CD10、CD23、CD11c或CD43[193]。这种细胞不表达细胞周期蛋白D1[204]。多种染色体异常已有报道，最常见的是完全性或部分性3q三体，但并不特异[154,174,206]。另一方面，累及7q32的缺失或易位可见于40%的病例，是一种特征性染色体异常[154,186,206]。微阵列分析显示，三种基因（ILF1、SENATAXIN、CD40）的表达可帮助鉴别SMZL和其他低度恶性的B细胞淋巴瘤[202]。

体细胞突变分析显示，SMZL的肿瘤细胞是记忆性B淋巴细胞[189]，但其他病例似乎由幼稚的边缘区B细胞组成[155]。SMZL的鉴别诊断包括套细胞性淋巴瘤[190,200]（图6.18）以及常常累及边缘区的滤泡性淋巴瘤[153]。

SMZL的类型包括主要累及红髓[192]、伴有浆细胞分化[212]、母细胞数目增多和临床过程更具侵袭性[184]以及进展为大B细胞性淋巴瘤的病例[159]。

SMZL似乎并不相当于其他部位的MALT淋巴瘤，因为后者的独特的染色体易位在SMZL中见不到[175,178,187,199,201,205,208]。脾淋巴瘤与循环中的淋巴细胞存在明

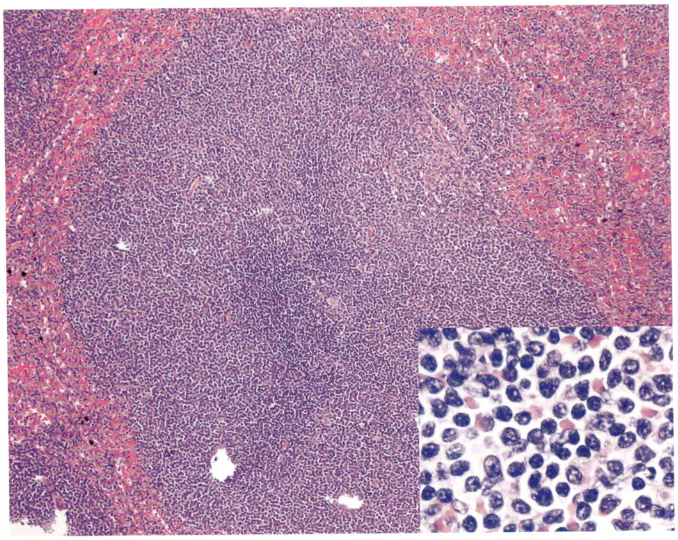

图6.18 套细胞淋巴瘤。可见小的残留的生发中心。插图显示肿瘤细胞的中心细胞样外观。

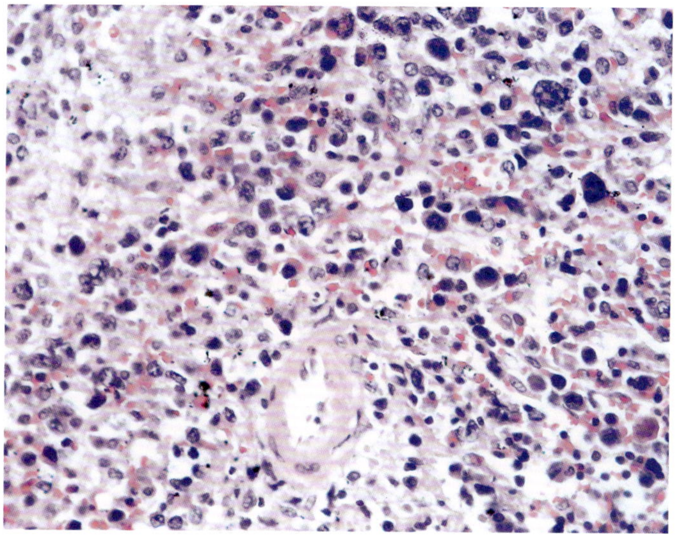

图6.19 肝脾T细胞性淋巴瘤。在多形性背景中可见高度非典型性淋巴细胞。

显的共同特征[188]，可能是SMZL的一种白血病变型[179]，也可能是一组异质性的低度恶性B细胞淋巴瘤[167,196,198]。

肝脾T细胞性淋巴瘤以前称为肝脾γ-δT细胞淋巴瘤，似乎是外周T细胞淋巴瘤谱系中的一种临床上独特的病变[161,166,214]。其典型表现为年轻男性出现肝脾肿大、发热和体重减轻，预后差。免疫抑制患者和EB病毒相关的病例已有描述[170,197,215]。大体上，脾通常很大，切面呈均质，其中不见脾小结。显微镜下，肿瘤浸润累及脾索和脾窦，由中等大小的淋巴细胞组成，细胞核呈卵圆形或呈折叠状，染色质中等致密，胞质淡染（图6.19）。累及肝和骨髓的肿瘤的特征为窦隙内分布[169]。

其主要的鉴别诊断是毛细胞白血病，不同点为缺乏血湖和有不同的免疫表型，包括对全T细胞和细胞毒性标志物呈阳性。大多数病例表达γ-δ T细胞受体，但有些病例表达α-β T细胞受体[185,203]。

在分子水平，通常有T细胞受体基因的γ-δ链的克隆性重排，细胞遗传学上有等臂染色体7q[170]。

霍奇金淋巴瘤

脾是霍奇金淋巴瘤最常累及的淋巴结外器官，但脾原发性霍奇金淋巴瘤极为罕见。大体上，累及呈一个或多个结节的形式，有时与大细胞淋巴瘤的结节不易区别（图6.20）。受累的病灶可能仅有几毫米大小，这一事实提示，应非常仔细地进行器官的大体检查。最早期的病变局限于小动脉周围淋巴鞘或滤泡的边缘区。迄今为止，最常见的类型是经典型霍奇金淋巴瘤的结节硬化亚型，但其他亚型也可见到，包括淋巴细胞为主型[217]（图6.21）。一些病例的首发症状是自发性脾破裂[216]。同已

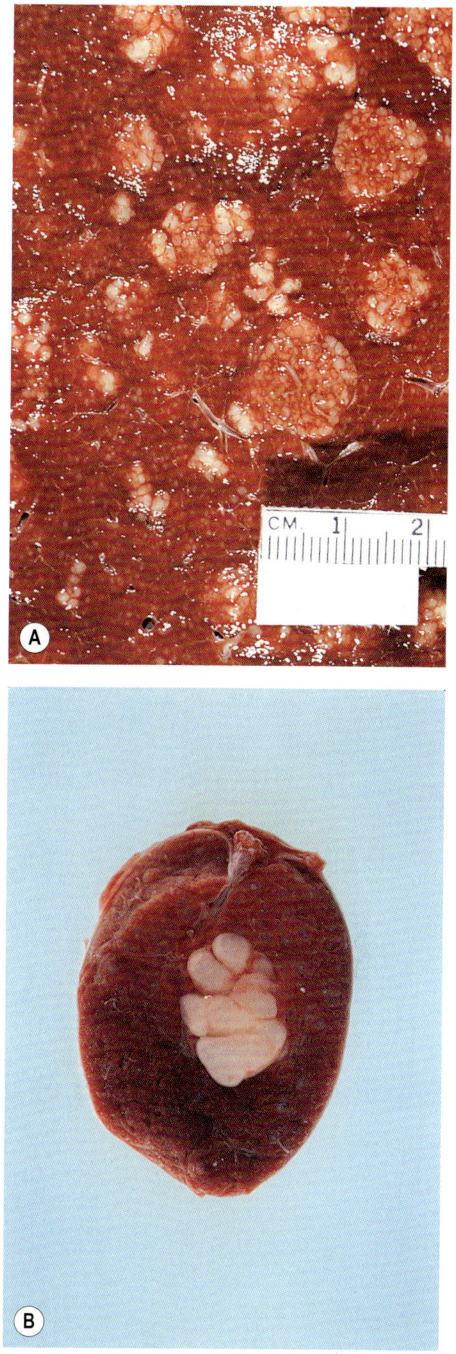

图6.20 A和B，霍奇金淋巴瘤累及脾的大体表现。

经提及的一样，结节病型肉芽肿可见于霍奇金淋巴瘤患者的脾，不应将其解释为淋巴瘤累及脾的证据。

白血病

任何类型的白血病都可累及脾，累及的主要部位是红髓，除了在慢性淋巴细胞白血病[218,222]。最早受累的是

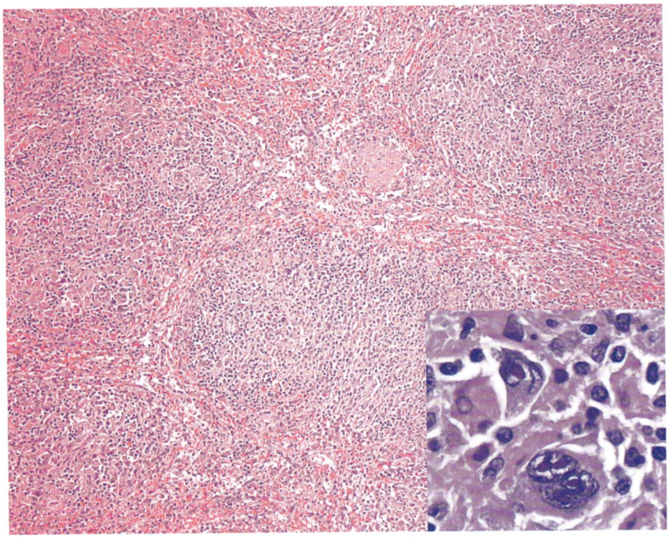

图6.21 脾的经典型霍奇金淋巴瘤，结节硬化亚型。插图显示典型的Reed-Sternberg细胞。

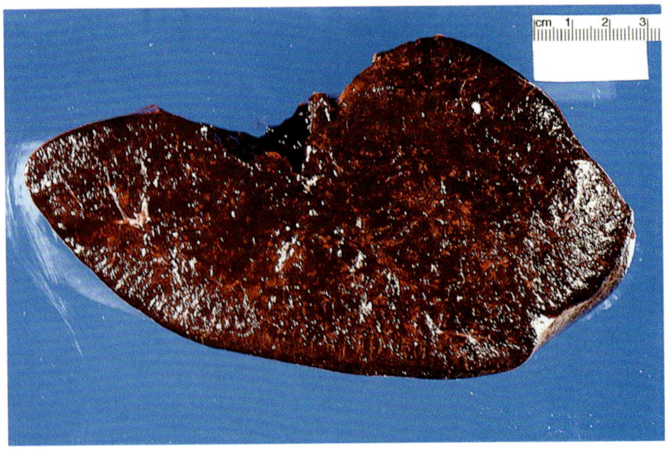

图6.22 慢性淋巴细胞性白血病累及脾，导致脾的弥漫性明显增大。

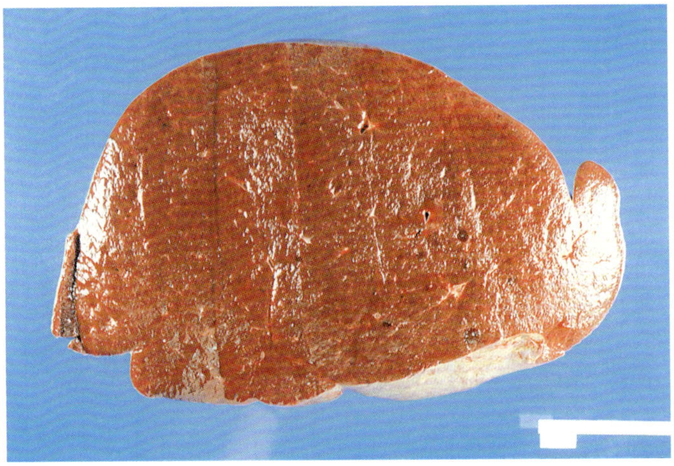

图6.23 毛细胞白血病的大体表现。可见脾弥漫性受累，缺乏结节形成，呈暗红色。

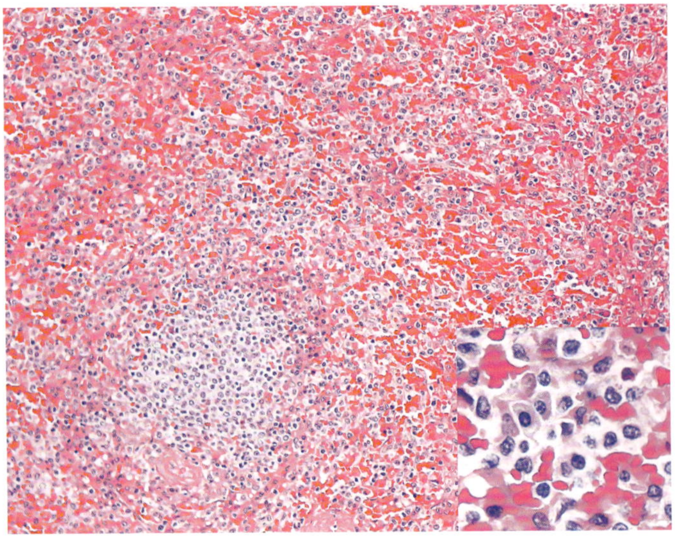

图6.24 毛细胞白血病的脾累及。插图显示浸润的细胞均匀一致、淡染。

脾索，随后脾窦受累。

慢性淋巴细胞性白血病大体上可表现为弥漫性或粟粒状脾大（图 6.22）。从形态学方面来说，其与小淋巴细胞性淋巴瘤不可能区别。

幼稚淋巴细胞性白血病显示相似类型的受累，但淋巴细胞核较大，常常有凹，核仁明显[231]。巨型脾大是主要的临床表现。大多数病例为 T 细胞型。鉴别诊断包括 **T 细胞大颗粒状幼稚淋巴细胞性白血病**[234]。

慢性髓细胞性白血病大体上易于导致脾大，呈暗红色，弥漫受累，脾小结不明显或消失。常见梗死。在少数病例，母细胞性转化首先是在脾切除标本中见到。

骨髓增生异常（定义为一组骨髓疾病，其特征为一种或多种髓细胞系增生异常改变，同时伴有或不伴有骨髓和外周血髓母细胞增多）可伴有几种类型的脾异常，包括噬红细胞现象、红髓浆细胞增生、髓外造血和单核细胞聚集，后者据说与疾病进展的风险增高有关[230]。临床上，在这种病变中可以检查到的脾大很少。这种病变应与见于多种反应性病变的髓外造血鉴别。应记住，对鉴别有帮助的是 CD34 或 CD117 反应，它们是肿瘤性髓细胞病变的特征。

毛细胞白血病以前称为白血病性网状内皮细胞增生症，是一种惰性 B 细胞性恶性淋巴瘤的特殊亚型[223,240]。大体上，除非在疾病的极早期，脾呈弥漫性、通常明显的肿大而没有结节形成（图 6.23）[227]。显微镜下，毛细胞白血病是红髓的病变，表现为均匀一致的小单核细胞的弥漫浸润，核分裂象稀少，几乎没有吞噬现象[219,235]（图 6.24）。纤维小梁周围最先受累。毛细胞核小，呈圆形或卵圆形，外形不规则，偶尔有深的切迹（“咖啡豆”），核仁不明显。少数情况下，毛细胞核具有类似于T细胞淋巴瘤的多叶核表现[226]。胞质的量通常中等到丰富，淡染。超微结构上，其特征为有明显的胞质绒毛状突起[220]。这种疾病的独特酶组织化学特征是出现抗酒石酸盐酸性磷酸酶（同工酶5）；这种酶现在可通过免疫组织化学显示[228]。除了以上特征外，毛细胞的常见抗原表型为：CD45⁺、CD45RA⁺、CD20⁺、DBA.44⁺、CD103⁺、膜联蛋白A1⁺、T-bet⁺、CDw75⁺、CD74⁺、LN3⁺、CD45RO⁻、CD43⁻、CDl5⁻和CD30⁻[224,225,229,238,239]。脾的血管系统异常，表现在髓动脉血管的容积、表面和长度的绝对值增加，并且髓索和脾窦增大[237]。红髓中的血池衬以毛细胞，类似于扩张的窦甚或血管瘤，这种现象常见，构成了一种重要的诊断特征[232]。有人认为，这是毛细胞黏附于脾窦表面、造成内皮细胞损伤并阻止静脉血流的结果[236]。或许在这一病变的前期阶段可见一些肿瘤细胞集聚在小梁静脉的内皮细胞下间隙；有时这是唯一可见的受累部位[221]。

脾门淋巴结常常受累，表现为滤泡间渗透方式。

骨髓纤维化

在这种疾病中，脾通常累及，平均重量为2kg[244]。大体上，脾呈弥漫性暗红色，硬度中等，常常伴有出血区（图6.25）。显微镜下，其诊断特征是红髓出现所有三种造血细胞系：巨核细胞、红细胞前体和粒细胞前体。后者应用Leder氯醋酸酯酶染色可以证实（图6.26）。巨核细胞常常有非典型性核的特征，并且可能与Reed-Sternberg细胞混淆；与后者相比，巨核细胞的胞质PAS染色呈强阳性[242]。巨核细胞对Ⅷ因子相关抗原免疫组织化学反应呈阳性，而对CD30和Leu-M1呈阴性反应。

现在认为，脾中出现的造血细胞来源于从外周血滤过的循环细胞，而不是新起源于脾的干细胞[243,247]。

骨髓纤维化累及的脾的其他改变包括充血、含铁血黄素沉着和淋巴滤泡的缺乏[245,246]。

这种疾病有时可进行脾切除术，特别是当血小板减少或溶血现象严重时。治疗效果并不明显，但有些病例已见到适度改善。

见于骨髓纤维化的脾髓外造血应该与罕见的发生在脾内或邻近组织的髓脂肪瘤鉴别[241]。

肥大细胞增生症

系统性肥大细胞增生症中脾总是受累，脾的形态学改变可能非常容易混淆[250]。大体上，具有纤维化表现的、边界不清的肉芽肿样结节散布于整个脾。显微镜下，这些高度纤维化病灶的中心常常有血管，这是一个重要的诊断线索[250,257]。诊断依靠识别肥大细胞。肥大细胞通常呈淡染的小簇状埋藏于纤维组织中，伴有数量不等的嗜酸性粒细胞、淋巴细胞或组织细胞（图6.27）。细胞核位于中心，外形规则；胞质淡染，伴有不同程度的颗粒；细胞边界通常清楚。通过异染性染料着染胞质颗粒，有Leder氯醋酸酯酶反应，或通过免疫组织化学确定肥大细胞类胰蛋白酶、胃促胰酶

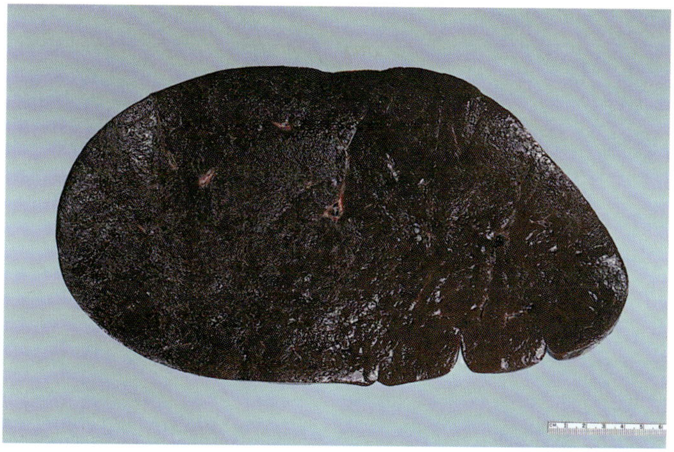

图6.25 骨髓纤维化弥漫累及的脾。

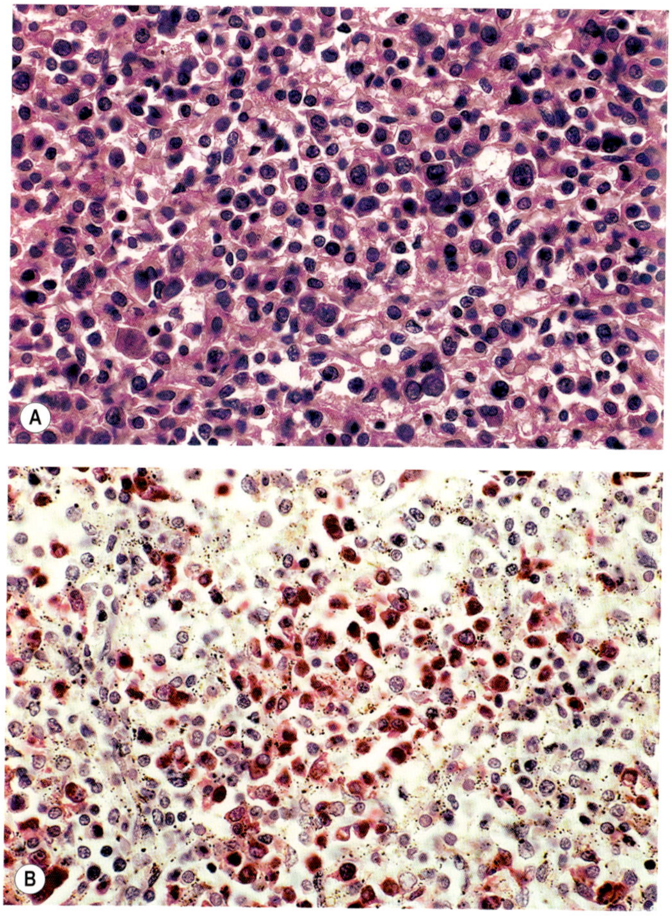

图6.26 脾髓外造血，如HE切片（A）和Leder氯醋酸酯酶染色（B）所见。

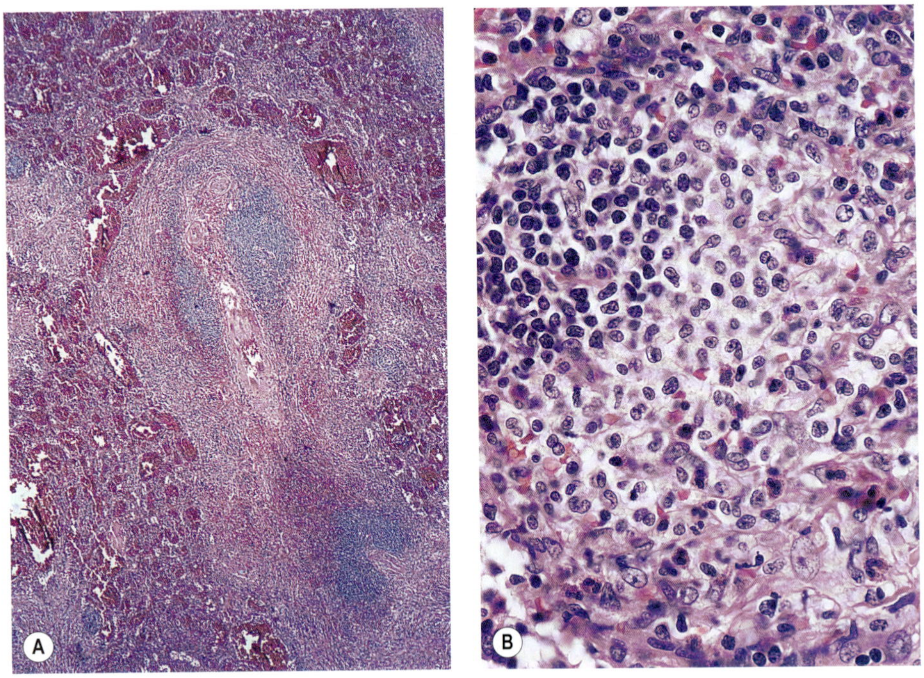

图6.27 系统性肥大细胞增生症累及的脾。A，低倍镜下，可见浸润病变分布在脾小结和血管周围。B，高倍镜下，可见成簇的肥大细胞。

（chymase）、羧肽酶、CD68 和 CD117（KIT）可以确定诊断[249,250,253,258]。反之，肥大细胞对溶菌酶仅呈微弱反应，对髓过氧化物酶和 CD20 呈阴性[255]。对 CD25 免疫反应呈阳性提示系统性疾病[251,252]。

大多数系统性肥大细胞增生症患者显示 KIT 基因的 D816V 点突变，累及跨膜受体的酪氨酸激酶结构域[248]。

脾门淋巴结常常受累；诊断在此可能比在脾容易。淋巴结受累的病灶通常是在滤泡周围，也可显示血管周围分布。胃肠道也常常受累[254]。

其他造血淋巴组织病变

灶状淋巴组织增生可能作为孤立性结节出现于脾中，大体上可能与淋巴瘤混淆，尤其是已知患者患有这种病时。显微镜下，结节既可以由反应性生发中心聚集而成，也可以是由于淋巴细胞、免疫母细胞和浆细胞的区域性增生而形成[260,261]。

脾的 **Langerhans 细胞组织细胞增生症**几乎总是系统性疾病的一种表现，因此在外科标本中很少见到。红髓更易于受累[259]。

Castleman 病可累及脾，虽然很少导致明显的脾大。大多数已报道的类型为浆细胞型[264]，但少数玻璃样血管型病例也有报道（图 6.28）[262]。另外，这里需要提及的是，玻璃样血管型 Castleman 病的低倍镜下表现与脾极其类似，以至于当位于诸如纵隔或后腹膜部位时，有时被误诊为异位脾或副脾。

Wiskott-Aldrich 综合征是一种 X 连锁血液性疾病，特征为血小板减少、湿疹和免疫缺陷，伴有脾白髓普遍减少，边缘带厚度明显降低[263]。

血管肿瘤

血管瘤是最常见的脾原发性肿瘤[265,276,283]。其常常是海绵状血管瘤。大多数病例的直径＜ 2cm，并且是偶然发现的。少数情况下，血管瘤是大的和（或）多发性的，并且可累及整个脾（图 6.29）。它们可能伴有其他部位的血管瘤（**血管瘤病**）。最常见的并发症是破裂和出血[279]。伴有贫血、血小板减少和消耗性凝血病（Kasabach-Merritt 综合征）的病例已有报道[273,289]。

衬细胞血管瘤大小不等，从微小病灶到几乎完全取代脾组织的大结节（图 6.30）。显微镜下，衬细胞血管瘤由类似于脾窦的吻合血管腔组成（图 6.31）。这些血管具有不规则的管腔，其特征常常为乳头状突起和囊状腔隙。肿瘤内衬高内皮细胞，有些细胞显示噬红细胞现象。免疫组织化学染色，肿瘤细胞表达内皮细胞（Ⅷ因子）和组织细胞（KP1/CD68，溶菌酶）两种标志物，偶尔还表达 S-100 蛋白，反映了衬覆正常脾窦内网状内皮细胞（衬细胞）的双重分化潜能[274]（图 6.32）。但是，其 CD8 呈阴性（在最初报道时未知）对所提出的衬细胞起源有一些置疑[265]。已报道，相当数量的脾衬细胞血管瘤患者伴有内脏器官的癌（可能是巧合，但或许值得深入评估）[269]。

其他类型的脾血管瘤包括**静脉血管瘤**、**毛细血管瘤**、**良性（婴儿型）血管内皮细胞瘤**[282]和**弥漫性窦样血管瘤病**（整个脾充满血管）[265,287]。

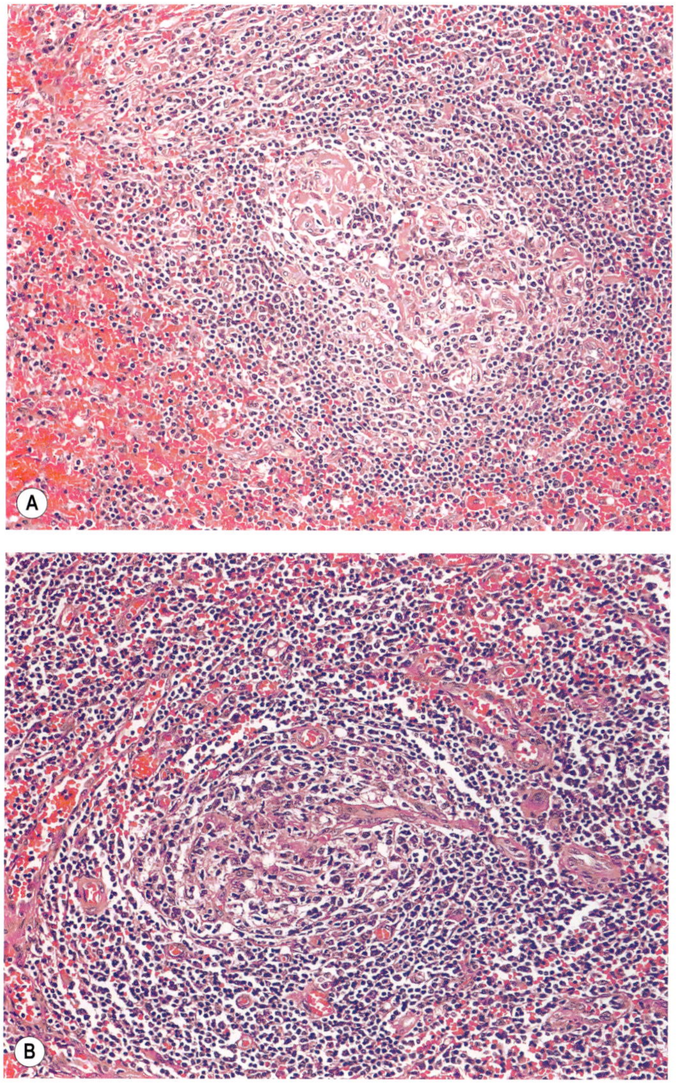

图6.28 玻璃样血管型Castleman病。A，脾受累。B，同一病例的淋巴结受累。

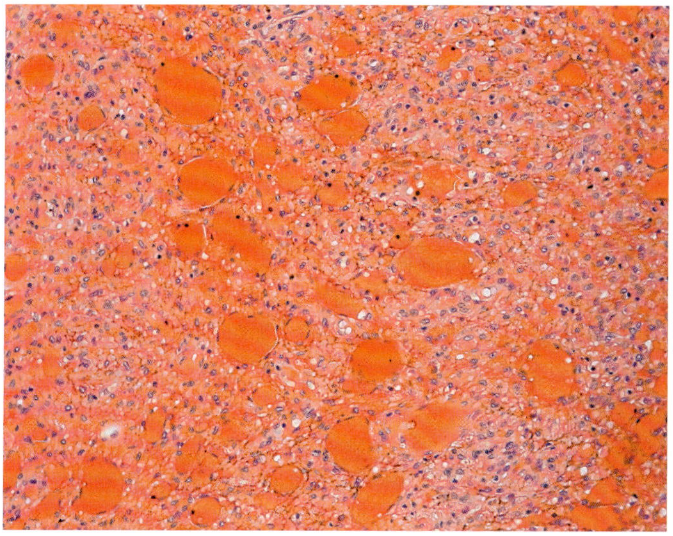

图6.29 良性血管肿瘤（“血管瘤病”）的弥漫脾累及。

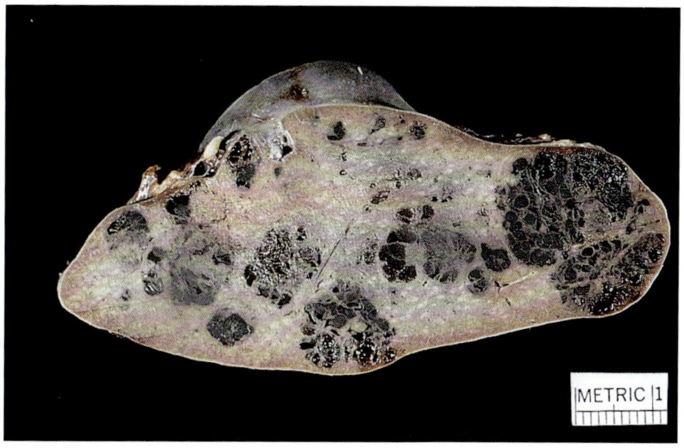

图6.30 衬细胞血管瘤的大体表现。可见大量分叶状结构的出血性病变。

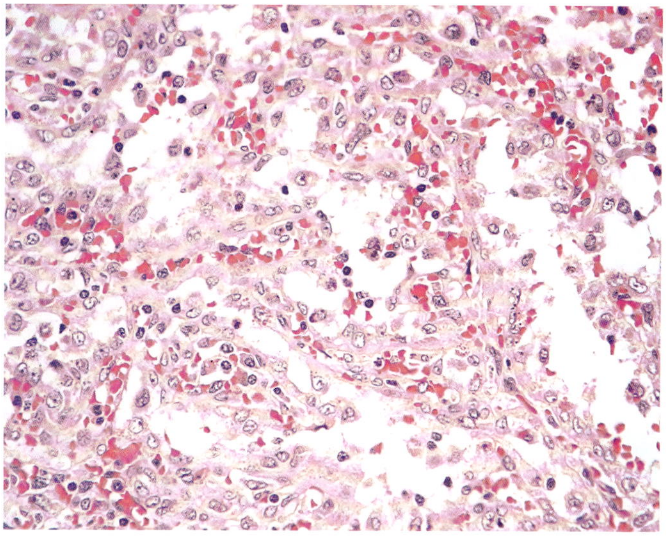

图6.31 脾的衬细胞血管瘤。血管腔衬以具有脾窦内衬（“衬”）细胞表现的肥胖细胞。

淋巴管瘤常常位于被膜下区，但可累及整个脾（**弥漫性淋巴管瘤病**）[288]（图 6.33）。报道的大多数病例发生于儿童，有时伴有其他器官的淋巴管瘤 [277]。至少有些最初诊断为脾淋巴管瘤的病例是间皮囊肿 [266]。

血管内皮细胞瘤在脾中是一个对血管内皮细胞肿瘤的不太严谨的命名（像在许多其他部位一样），它们既可以表现细胞较丰富，也可以（或）被认为比普通型血管瘤更具侵袭性潜能但并不完全符合血管肉瘤。这种肿瘤中一些被描述为**上皮样**（有时伴有功能性脾功能减退）[270]，一些被描述为**上皮样和梭形细胞** [291]，一些被描述为内皮细胞和肌样混合特征（**肌样血管内皮细胞瘤**）[280,281]。鉴于可见内皮细胞和组织细胞混合性标志物和偶尔的侵袭性行为，一些这种血管内皮瘤被视为衬细胞血管瘤的“交界性”（低度恶性）肿瘤 [268,275]。如同在其他部位一样，在脾中，没有修饰

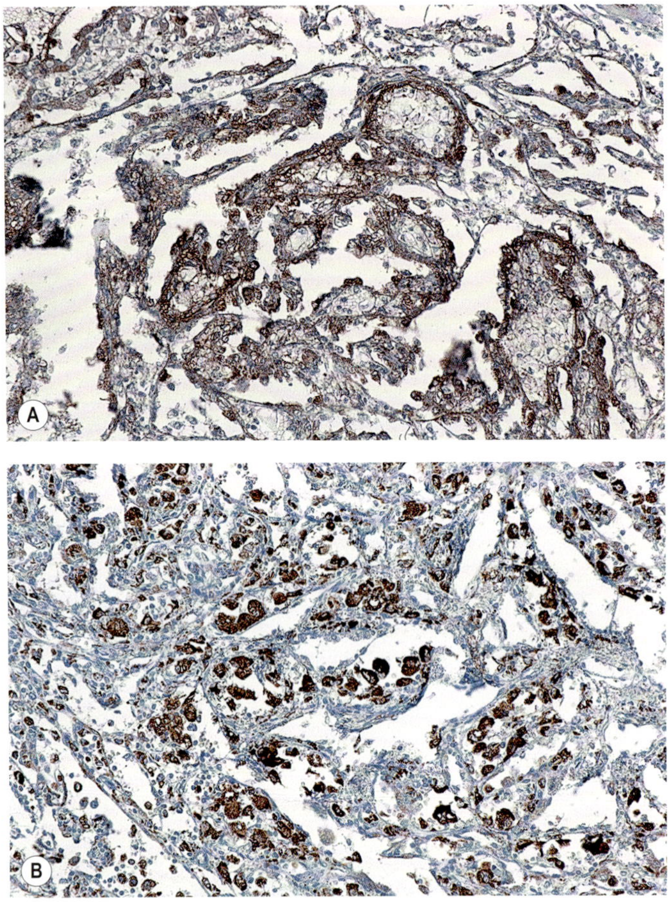

图6.32 脾的衬细胞血管瘤，显示内皮细胞和组织细胞标志物的联合表达。A，Ⅷ因子相关抗原。B，溶菌酶。

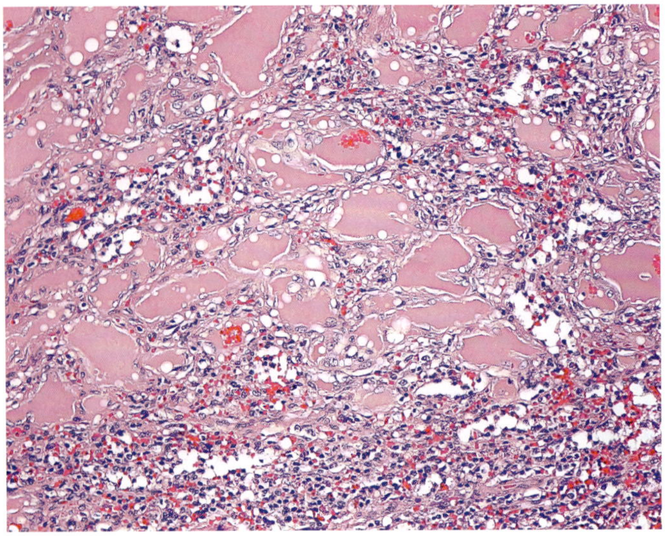

图6.33 脾淋巴管瘤。

词就不应当用血管内皮细胞瘤这一命名可能是明智的。

血管肉瘤（恶性血管内皮细胞瘤）是最常见的脾原发性非淋巴组织恶性肿瘤[290]。它可表现为境界清楚的

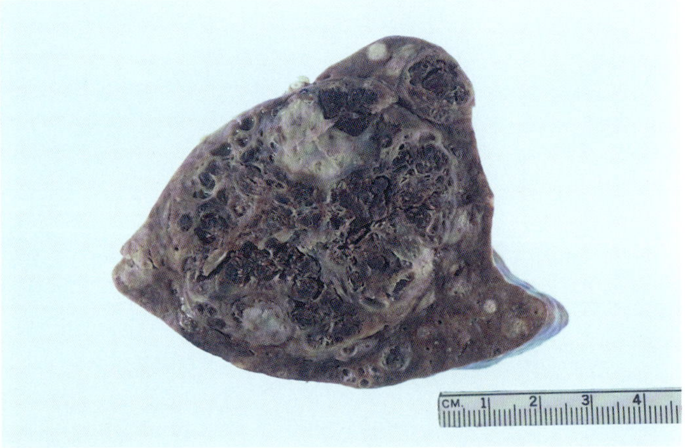

图6.34 脾的血管肉瘤。肿瘤有明显出血和坏死。

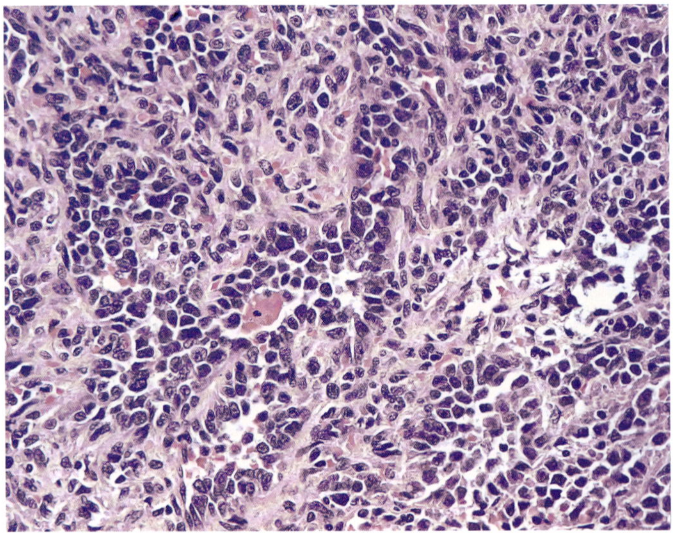

图6.35 脾血管肉瘤。肿瘤细胞突入血管腔，具有明显深染的核。

出血结节，也可以弥漫累及脾，并且可导致脾自发性破裂[267,271]（图 6.34）。它还可伴有微血管病性贫血、血小板减少和消耗性凝血病[278]。像在其他部位一样，也有脾置入异物（纱布海绵）许多年之后形成血管肉瘤的病例[272]。显微镜下，血管肉瘤的生长方式可以呈实性、乳头状，也可以以经典的自由吻合的血管腔为特征[285]（图 6.35）。常见胞质内玻璃样变小体。有时肿瘤细胞具有上皮样表现（**上皮样血管肉瘤**）[272]。免疫组织化学染色，肿瘤细胞显示内皮细胞标志物，常常也显示组织细胞标志物[285]。后者支持至少有些血管肉瘤具有衬细胞本质，并且显示这种双重免疫组织化学染色形式并不局限于一种特异的肿瘤类型（衬细胞血管瘤），而是脾血管肿瘤的一个谱系的共有特征[265,286]。脾血管肉瘤的临床经过迅速，并且几乎总是致死性的，常常发生广泛转移[285]。

血管外皮细胞瘤在这个血管性脾肿瘤系列最后提及，

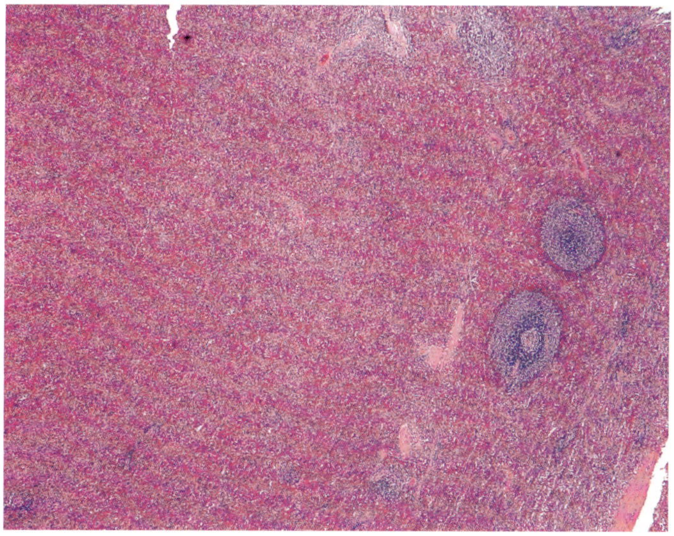

图6.36 脾错构瘤的低倍镜下表现。病变由结构紊乱的红髓组成，没有脾小结。右侧可见残留的正常脾。

因为它极其罕见[284]，并且关于它的真正本质仍存在争议。

其他原发性肿瘤和瘤样病变

错构瘤（增殖性脾大或脾瘤）是用以命名完全由红髓成分组成的脾的结节性病变、不伴有白髓受累的名称[304,316,321,327]（图 6.36）。它不含有滤泡或滤泡性树突状细胞，纤维小梁稀少，可见髓外造血灶[300]。偶尔，它可含有一些奇异形间质细胞，它们的本质可能是树突细胞 / 网状细胞或肌样细胞，不应过诊断为恶性[295,307]。免疫组织化学染色检查，当与周围正常脾对比时，一种脾错构瘤中相反方式的Ⅷ因子和 CD31 染色已有描述[292]。这种病变可能很大并伴有血小板减少和其他脾功能亢进的征象[317]。

脾硬化性血管瘤样结节性转化（sclerosing angiomatoid nodular transformation of the spleen, SANT）是一种独特的脾病变，低倍镜检查具有明显的多结节特性，可能类似于肉芽肿的表现[293,303,311]（图 6.37A）。个别结节具有模糊的结节状结构，周围是玻璃样变的壳（图 6.37B）。结节内的血管明显富于细胞，以至于我们最初将其诊断为肿瘤性病变，并且在本书的上一版将这种病变命名为多结节性血管瘤。免疫组织化学染色显示了三种不同类型的血管：$CD34^+/CD8^-/CD31^+$ 的毛细血管，$CD34^-/CD8^+/CD31^+$ 的窦隙，以及 $CD34^-/CD8^-/CD31^+$ 的小静脉，重现了正常脾红髓的成分（图 6.37C）。结节之间的间质由不同程度的黏液样至致密纤维组织组成，伴有散在的肥胖的肌纤维母细胞、浆细胞、淋巴细胞和吞噬含铁血黄素的吞噬细胞。病变几乎总是呈孤立性的且病情过程呈良性。其发病机制仍有争议。它与炎性假瘤具有一些共同特征[298]，可含有大量 IgG4 阳性的浆细胞[305]，已发现 1 例 EB 病毒呈阳性的病例[324]。

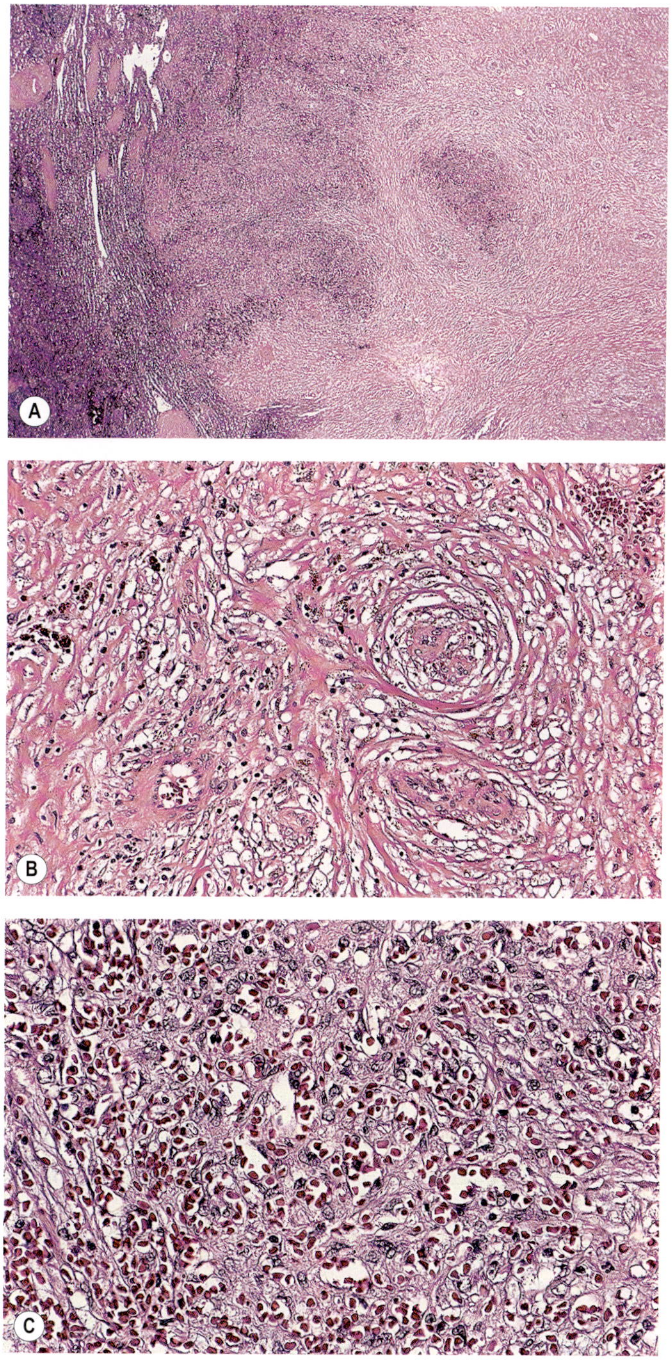

图6.37 脾硬化性血管瘤样结节性转化（SANT）。A，低倍镜下显示明显的结节状结构。B，高度玻璃样变区域类似于陈旧的肉芽肿。C，明显呈血管瘤样性质的富于细胞区。

炎性假瘤据推测是一种反应性瘤样病变，可在剖腹术中偶然见到，也可表现为无症状性脾肿物[304,312]。大体上，病变大小的变化范围很大，有些病变可达 11cm（图 6.38）。这种病变通常为孤立性的，并且可能为多结节性的[323]。显微镜下，可见多种细胞混合，包括淋巴细胞、浆细胞、嗜酸性粒细胞、组织细胞和梭形细胞，后者具

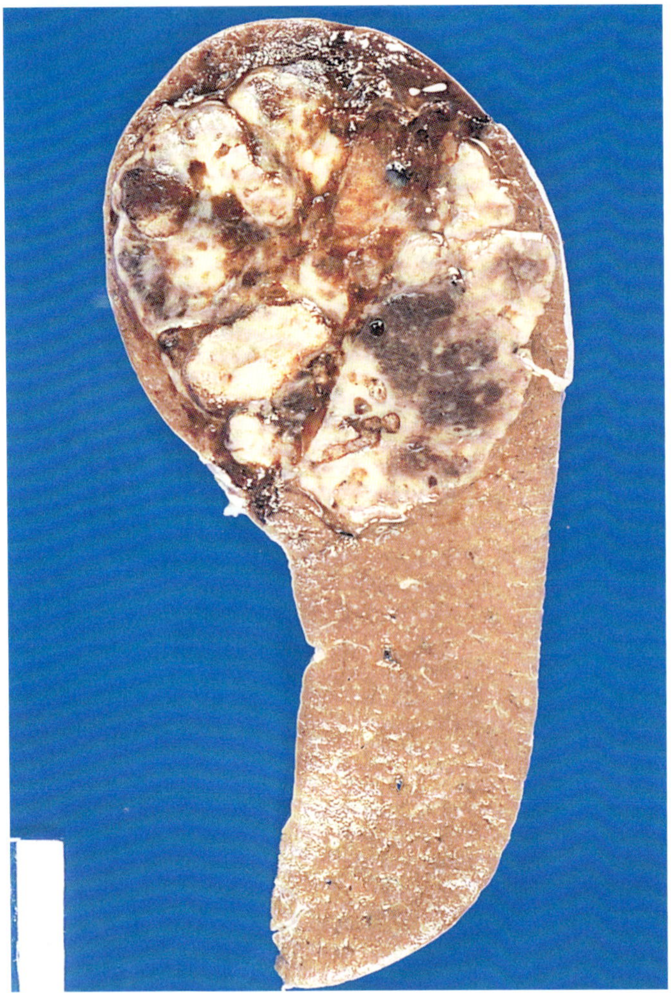

图6.38　脾炎性假瘤的大体表现。混有坏死、出血和富于细胞的炎性浸润使脾的切面颜色斑驳多样。

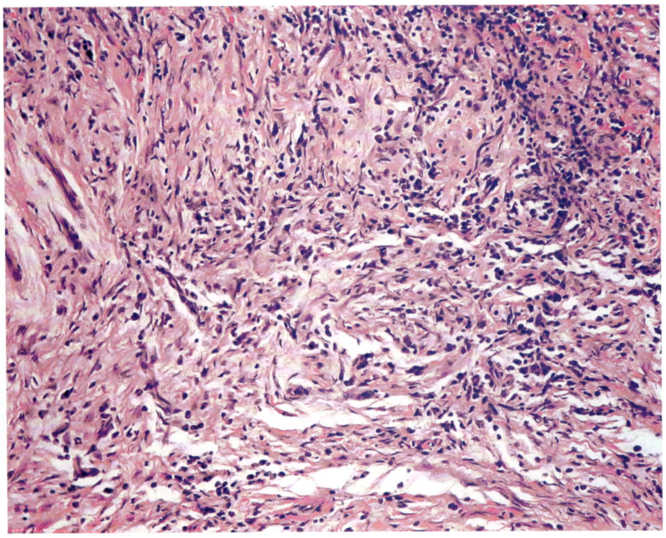

图6.39　脾的炎性假瘤。具有肌纤维母细胞表现的梭形细胞与不同类型的炎症细胞混合存在。

有被认为是肌纤维母细胞的免疫表型，虽然我们认为其与树突状细胞的纤维母细胞（肌样）亚型大抵一致（发病机制更相似）（图 6.39）。其主要的生长方式可呈硬化性、黄色肉芽肿或浆细胞肉芽肿型 [297,319,323]。常常可见中心凝固性坏死，通常伴有中性白细胞浸润。大多数小淋巴细胞是 T 细胞型的 [323]。脾切除后疾病为良性过程。

这种病变的确切本质尚不清楚。这种病变与软组织炎性假瘤有类似之处，现在普遍认为，病变是肿瘤性的，重新被归入炎性肌纤维母细胞瘤 [314]。但是，脾炎性假瘤（像肝炎性假瘤一样）ALK 呈阴性，并且应用原位杂交实验常常有 EB 病毒编码的 RNA 阳性，而炎性肌纤维母细胞瘤的特征是表达 ALK 激酶，与 EB 病毒无关 [296,306,314]。

还应注意的是，在免疫抑制患者，分枝杆菌感染可导致脾梭形细胞假瘤性病变 [322]。

树突状 / 网状细胞肿瘤可表现为脾肿瘤。有些肿瘤显示滤泡性树突状细胞的表型 [296,308,315,318]，而其他肿瘤可能起源于纤维母细胞性网状细胞；后者与炎性假瘤不同（有时区别很困难），因为其以梭形细胞成分为主且具有非典型特征 [310]。已见到 1 例伴有大 B 细胞淋巴瘤 [308]。

由于可能有一定联系，具有恶性纤维组织细胞瘤或大细胞性淋巴瘤形态特征的病例在脾中已有报道，其具有真性组织细胞的表型 [302,320,326]。

脾的**肌瘤**包括见于 AIDS 病例（经常发生于儿童）的 EB 病毒相关性平滑肌肿瘤，发生于肾移植后 [294,309]，以及外来的原发性横纹肌肉瘤病例 [301]。

脂肪瘤作为孤立性脾内肿物已有报道 [299]。

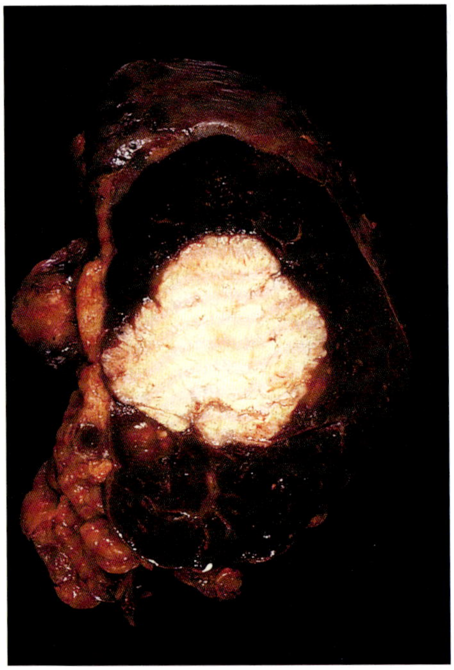

图6.40　子宫内膜癌转移至脾，表现为单一的界限清楚的结节。

看似原发于脾的**癌肉瘤**已被想象为恶性混合性Müller肿瘤的性腺外对应物[325]。

低度恶性黏液性囊腺癌在脾中已有报道[313]。

转移性肿瘤

脾的转移性恶性肿瘤是一个非常少见的临床问题[338]，但在尸检中如果充分检查整个脾，则转移癌并不太少见[328]。恶性黑色素瘤和肺癌、乳腺癌、胃癌、大肠癌、胰腺癌和肝癌是最常见的类型[329]。许多其他肿瘤也已见到，包括回肠类癌[332,339]（图6.40）。妇科的癌晚期发生脾孤立性转移者似乎少见[333-337]。大体上，脾转移癌可呈孤立性结节或弥漫性结节，弥漫累及脾，或者局限于脾被膜[339]。乳腺癌弥漫性转移到脾可表现为特发性血小板减少性紫癜[330]。偶尔，脾的转移癌可伴有红髓的结节性转化，低倍镜下检查类似于滤泡性淋巴瘤[331]。脾的转移癌可以发生于先前存在病变，如毛细胞白血病[340]。

参考文献

NORMAL ANATOMY

1 Bishop MB, Lansing LS. The spleen. A correlative overview of normal and pathologic anatomy. Hum Pathol 1982, **13**: 334–342.

2 Enriquez P, Neiman RS. The pathology of the spleen. A functional approach. Chicago, 1976, American Society of Clinical Pathology.

3 Ham AW. The structure of the spleen. In Blaustein A (ed.): The spleen. New York, 1963, McGraw-Hill.

4 Han J, van Krieken JM, Orazi A. Spleen. In Mills SE (ed.): Histology for pathologists, ed. 3. Philadelphia, 2007, Lippincott Williams & Wilkins, pp. 783–798.

5 Kraus MD. Splenic histology and histopathology: an update. Semin Diagn Pathol 2003, **20**: 84–93.

6 Lennert K, Harms D (eds). Die Milz. Berlin, 1970, Springer-Verlag.

7 van Krieken JHJM, te Velde J. Immunohistology of the human spleen. An inventory of the localization of lymphocyte subpopulations. Histopathology 1986, **10**: 285–294.

8 van Krieken JH, te Velde J. Normal histology of the human spleen. Am J Surg Pathol 1988, **12**: 777–785.

9 van Krieken JHJM, te Velde J, Hermans J, Welvaart K. The splenic red pulp. A histomorphometrical study in splenectomy specimens embedded in methylmethacrylate. Histopathology 1985, **9**: 401–416.

10 van Krieken JHJM, te Velde J, Kleiverda K, Leenheers-Binnendijk L, Van de Velde CJH. The human spleen. A histological study in splenectomy specimens embedded in methylmethacrylate. Histopathology 1985, **9**: 571–585.

11 Weiss L. The structure of the normal spleen. Semin Hematol 1965, **2**: 205–228.

12 Weiss L, Tavassoli M. Anatomical hazards to the passage of erythrocytes through the spleen. Semin Hematol 1970, **7**: 372–380.

BIOPSY AND FINE NEEDLE ASPIRATION

13 Civardi G, Vallisa D, Berte R, Giorgio A, Filice C, Caremani M, Caturelli E, Pompili M, De Sio I, Buscarini E, Cavanna L. Ultrasound-guided fine needle biopsy of the spleen: high clinical efficacy and low risk in a multicenter Italian study. Am J Hematol 2001, **67**: 93–99.

14 Soderström N. Cytologie der Milz in Punktaten. In Lennert K, Harms D (eds): Die Milz. Berlin, 1970, Springer-Verlag.

15 Zeppa P, Picardi M, Marino G, Troncone G, Fulciniti F, Vetrani A, Rotoli B, Palombini L. Fine-needle aspiration biopsy and flow cytometry immunophenotyping of lymphoid and myeloproliferative disorders of the spleen. Cancer 2003, **99**: 118–127.

RUPTURE AND SPLENECTOMY

16 Aldrete JS. Spontaneous rupture of the spleen in patients with infectious mononucleosis [editorial]. Mayo Clin Proc 1992, **67**: 910–912.

17 Baack BR, Varsa EW, Burgdorf WH, Blaugrund AC. Splenosis. A report of subcutaneous involvement. Am J Dermatopathol 1990, **12**: 585–588.

18 Boudová L, Kazakov DV, Hes O, Zahálka M, Mukensnabl P, Kocová J, Michal M. Subcutaneous splenosis of the abdominal wall. Am J Dermatopathol 2006, **28**: 208–210.

19 Carr NJ, Turk EP. The histological features of splenosis. Histopathology 1992, **21**: 549–553.

20 Dalton ML Jr, Strange WH, Downs EA. Intrathoracic splenosis. Case report and review of the literature. Am Rev Respir Dis 1971, **103**: 827–830.

21 Debnath D, Valerio D. Atraumatic rupture of the spleen in adults. J R Coll Surg Edinb 2002, **47**: 437–445.

22 Editorial. Infective hazards of splenectomy. Lancet 1976, **1**: 1167–1168.

23 Ellis EF, Smith RT. The role of the spleen in immunity. Pediatrics 1966, **37**: 111–119.

24 Farhi DC, Ashfaq R. Splenic pathology after traumatic injury. Am J Clin Pathol 1996, **105**: 474–478.

25 Fausel R, Sun NC, Klein S. Splenic rupture in a human immunodeficiency virus-infected patient with primary splenic lymphoma. Cancer 1990, **66**: 2414–2416.

26 Fleming CR, Dickson ER, Harrison EG Jr. Splenosis. Autotransplantation of splenic tissue. Am J Med 1976, **61**: 414–419.

27 Foster RP. Delayed haemorrhage from the ruptured spleen. Br J Surg 1970, **57**: 189–192.

28 Gabor S, Back F, Csiffary D. Peliosis lienis. Uncommon cause of rupture of the spleen. Pathol Res Pract 1992, **188**: 380–383.

29 Katkhouda N, Hurwitz MB, Rivera RT, Chandra M, Waldrep DJ, Gugenheim J, Mouiel J. Laparoscopic splenectomy: outcome and efficacy in 103 consecutive patients. Ann Surg 1998, **228**: 568–578.

30 Kraus MD, Fleming MD, Vonderheide RH. The spleen as a diagnostic specimen: a review of 10 years' experience at two tertiary care institutions. Cancer 2001, **91**: 2001–2009.

31 Kroft SH, Singleton TP, Dahiya M, Ross CW, Schnitzer B, Hsi ED. Ruptured spleens with expanded marginal zones do not reveal occult b-cell clones. Mod Pathol 1997, **10**: 1214–1220.

32 Kubosawa H, Konno A, Komatsu T, Ishige H, Kondo Y. Peliosis hepatis. An unusual case involving the spleen and lymph nodes. Acta Pathol Jpn 1989, **39**: 212–215.

33 Nordøy A. The spleenless state in man. In Lennert K, Harms D (eds): Die Milz. Berlin, 1970, Springer-Verlag.

34 O'Connor JV, Brown CC, Thomas JK, Williams J, Walsh E. Thoracic splenosis. Ann Thorac Surg 1998, **66**: 552–553.

35 Pedersen B, Videbaek A. On the late effects of removal of the normal spleen. A follow-up study of 40 persons. Acta Chir Scand 1966, **131**: 89–98.

36 Pratt DB, Andersen RC, Hitchcock CR. Splenic rupture. A review of 114 cases. Minn Med 1971, **54**: 177–184.

37 Rawsthorne GB, Cole TP, Kyle J. Spontaneous rupture of the spleen in infectious mononucleosis. Br J Surg 1970, **57**: 396–398.

38 Rickert CH, Maasjosthusmann U, Probst-Cousin S, August C, Gullotta F. A unique case of cerebral spleen. Am J Surg Pathol 1998, **22**: 894–896.

39 Sarda R, Sproat I, Kurtycz DF, Hafez R. Pulmonary parenchyma splenosis. Diagn Cytopathol 2001, **24**: 352–355.

40 Sherman R. Management of trauma to the spleen. Adv Surg 1984, **17**: 37–71.

41 Stites TB, Ultmann JE. Spontaneous rupture of the spleen in chronic lymphocytic leukemia. Cancer 1966, **19**: 1587–1590.

42 Traub A, Giebink GS, Smith C, Kuni CC, Brekke ML, Edlund D, Perry JF. Splenic reticuloendothelial function after splenectomy, spleen repair, and spleen autotransplantation. N Engl J Med 1987, **317**: 1559–1564.

CONGENITAL ANOMALIES

43 Cotelingam JD, Saito R. Hepatolienal fusion. Case report of an unusual lesion. Hum Pathol 1978, **9**: 234–236.

44 Esterly JR, Oppenheimer EH. Lymphangiectasis and other pulmonary lesions in the asplenia syndrome. Arch Pathol 1970, **90**: 553–560.

45 Gonzalez-Crussi F, Raibley S, Ballantine TVN, Grosfeld JL. Splenorenal fusion. Heterotopia simulating a renal neoplasm. Am J Dis Child 1977, **131**: 994–996.

46 Kevy SV, Tefft M, Vawter GF, Rosen FS. Hereditary splenic hypoplasia. Pediatrics 1968, **42**: 752–757.

47 Meneses MF, Ostrowski ML. Female splenic-gonadal fusion of the discontinuous type. Hum Pathol 1989, **20**: 486–488.

48 Oliva E, Young RH. Paratesticular tumor-like lesions. Semin Diagn Pathol 2000, **17**: 340–358.

49 Putschar WGJ, Manion WC. Congenital absence of the spleen and associated anomalies. Am J Pathol 1956, **26**: 429–470.

50 Putschar WGJ, Manion WC. Splenic-gonadal fusion. Cancer 1956, **32**: 15–34.

51 Rose V, Izukawa T, Moës CAF. Syndromes of asplenia and polysplenia. A review of cardiac and noncardiac malformations in 60 cases with special reference to diagnosis and prognosis. Br Heart J 1975, **37**: 840–852.

52 Vogel U, Negri G, Bultmann B. Ectopic prostatic tissue in the spleen. Virchows Arch 1996, **427**: 543–545.

53 Watson RJ. Splenogonadal fusion. Surgery 1968, **63**: 853–858.

CYSTS

54 Arber DA, Strickler JG, Weiss LM. Splenic mesothelial cysts mimicking lymphangiomas. Am J Surg Pathol 1997, **21**: 334–338.

55 Blank E, Campbell JR. Epidermoid cysts of the spleen. Pediatrics 1973, **51**: 75–84.

56 Bürring K-F. Epithelial (true) splenic cysts. Pathogenesis of the mesothelial and so-called epidermoid cyst of the spleen. Am J Surg Pathol 1988, **12**: 275–281.

57 Du Plessis DG, Louw JA, Wranz PA. Mucinous epithelial cysts of the spleen associated with pseudomyxoma peritonea. Histopathology 1999, **35**: 551–557.

58 Garvin DF, King FM. Cysts and nonlymphomatous tumors of the spleen. Pathol Annu 1981, **16**(Pt 1): 61–80.

59 Higaki K, Jimi A, Watanabe J, Kusaba A, Kojiro M. Epidermoid cyst of the spleen with CA 19-9 or carcinoembryonic antigen productions: a report of three cases. Am J Surg Pathol 1998, **22**: 704–708.

60 Lifschitz-Mercer B, Open M, Kushnir I, Czernobilsky B. Epidermoid cyst of the spleen. A cytokeratin profile with comparison to other squamous epithelia. Virchows Arch 1994, **424**: 213–216.

61 Morohoshi T, Hamamoto T, Kunimura T, Yoshida E, Kanda M, Funo K, Nagayama T, Maeda M, Araki S. Epidermoid cyst derived from an accessory spleen in the pancreas. A case report with literature survey. Acta Pathol Jpn 1991, **41**: 916–921.

62 Ough YD, Nash HR, Wood DA. Mesothelial cysts of the spleen with squamous metaplasia. Am J Clin Pathol 1981, **76**: 666–669.

63 Talerman A, Hart S. Epithelial cysts of the spleen. Br J Surg 1970, **57**: 201–204.

64 Tateyama H, Tada T, Murase T, Fujitake S, Eimoto T. Lymphoepithelial cyst and epidermoid cyst of the accessory spleen in the pancreas. Mod Pathol 1998, **11**: 1171–1177.

65 Tsakraklikes V, Hadley TW. Epidermoid cysts of the spleen. A report of five cases. Arch Pathol 1973, **96**: 251–254.

INFLAMMATION

66 Bagshawe A. A comparative study of hypersplenism in reactive and congestive splenomegaly. Br J Haematol 1970, **19**: 729–737.

67 Bendix-Hansen K, Kristensen IB. Granulomas of spleen and liver in hairy cell leukaemia. Acta Pathol Microbiol Immunol Scand (A) 1984, **92**: 157–160.

68 Braylan RC, Long J, Jaffe ES, Greco FA, Orr SL, Berard CW. Malignant lymphoma obscured by concomitant extensive epithelioid granulomas. Report of three cases with similar clinicopathologic features. Cancer 1977, **39**: 1146–1155.

69 Briggs RD, Davidson AI, Fletcher BRG. Solitary abscesses of the spleen. J R Coll Surg Edinb 1977, **22**: 345–347.

70 Chun CH, Raff MJ, Contreras L, Varghese R, Waterman N, Daffner R, Melo JC. Splenic abscess. Medicine (Baltimore) 1980, **59**: 50–65.

71 Editorial. Tropical splenomegaly syndrome. Lancet 1976, **1**: 1058–1059.

72 Falk S, Muller H, Stutte HJ. The spleen in acquired immunodeficiency syndrome (AIDS). Pathol Res Pract 1988, **183**: 425–433.

73 Fishman D, Isenberg DA. Splenic involvement in rheumatic diseases. Semin Arthritis Rheum 1997, **27**: 141–155.

74 Gaba AR, Stein RS, Sweet DL, Variakojis D. Multicentric giant lymph node hyperplasia. Am J Clin Pathol 1978, **69**: 86–90.

75 Hermann RE, Deltaven KE, Hawk WA. Splenectomy for the diagnosis of splenomegaly. Ann Surg 1968, **168**: 896–900.

76 Kadin ME, Donaldson SS, Dorfman RF. Isolated granulomas in Hodgkin's disease. N Engl J Med 1970, **283**: 859–861.

77 Klatt EC, Meyer PR. Pathology of the spleen in the acquired immunodeficiency syndrome. Arch Pathol Lab Med 1987, **111**: 1050–1053.

78 Klemperer P. The pathologic anatomy of splenomegaly. Am J Clin Pathol 1936, **6**: 99–159.

79 Kuo T, Rosai J. Granulomatous inflammation in splenectomy specimens. Clinicopathologic study of 20 cases. Arch Pathol 1974, **98**: 261–268.

80 Millikin PD. Epithelioid germinal centers in the human spleen. Arch Pathol 1970, **89**: 314–320.

81 Neiman RS. Incidence and importance of splenic sarcoid-like granulomas. Arch Pathol 1977, **101**: 518–521.

82 Neiman RS, Bischel MD, Lukes RJ. Hypersplenism in the uremic hemodialyzed patient. Pathology and proposed pathophysiologic mechanisms. Am J Clin Pathol 1973, **60**: 502–511.

83 Pitney WR. The tropical splenomegaly syndrome. Trans R Soc Trop Med Hyg 1968, **62**: 717–728.

84 Sacks EL, Donaldson SS, Gordon J, Dorfman RF. Epithelioid granulomas associated with Hodgkin's disease. Clinical conditions in 55 previously untreated patients. Cancer 1978, **41**: 562–567.

85 Sagoe AS. Tropical splenomegaly syndrome. Long-term proguanil therapy correlated with spleen size, serum IgM, and lymphocyte transformation. Br Med J 1970, **3**: 378–382.

86 Thomas DM, Akosa AB, Lampert IA. Granulomatous inflammation of the spleen in infectious mononucleosis. Histopathology 1990, **17**: 265–267.

87 Walker DA, Howat AJ, Shannon RS, Bouch DC, Lilleyman JS. Necrotizing granulomatous splenitis complicating leukemia in childhood. Cancer 1985, **56**: 371–373.

88 Weisenburger DD. Multicentric angiofollicular lymph node hyperplasia. Pathology of the spleen. Am J Surg Pathol 1988, **12**: 176–181.

89 Young JM, Bills RJ, Ulrich E. Discrete splenic calcification in necropsy material. Am J Pathol 1957, **33**: 189–197.

HYPERSPLENISM

90 Bowdler AJ. Splenomegaly and hypersplenism. Clin Haematol 1983, **12**: 467–488.

91 Neiman RS, Bischel MD, Lukes RJ. Hypersplenism in the uremic hemodialyzed patient. Pathology and proposed pathophysiologic mechanisms. Am J Clin Pathol 1973, **60**: 502–511.

92 Peck-Radosavljevic M. Hypersplenism. Eur J Gastroenterol Hepatol 2001, **13**: 317–323.

93 Rappaport H. The pathologic anatomy of the splenic red pulp. In Lennert K, Harms D (eds): Die Milz. Berlin, 1970, Springer-Verlag.

THROMBOCYTOPENIC PURPURAS

94 Baldini M. Idiopathic thrombocytopenic purpura. N Engl J Med 1966, **274**: 1245–1251, 1301–1306, 1360–1367.

95 Berendt HL, Mant MJ, Jewell LD. Periaterial fibrosis in the spleen in idiopathic thrombocytopenic purpura. Arch Pathol Lab Med 1986, **110**: 1152–1154.

96 Bowdler AJ. The role of the spleen and splenectomy in autoimmune hemolytic disease. Semin Hematol 1976, **13**: 335–348.

97 Bowman HE, Pettit VD, Caldwell FT, Smith EB. Morphology of the spleen in idiopathic thrombocytopenic purpura. Lab Invest 1955, **4**: 206–216.

98 Chang CS, Li CY, Cha SS. Chronic idiopathic thrombocytopenic purpura. Splenic pathologic features and their clinical correlation. Arch Pathol Lab Med 1993, **117**: 981–985.

99 Cines DB, Blanchette VA. Immune thrombocytopenic purpura. N Engl J Med 2002, **346**: 995–1008.

100 Cohn J, Tygstrup I. Foamy histiocytosis of the spleen in patients with chronic thrombocytopenia. Scand J Hematol 1976, **16**: 33–37.

101 Ebbe S, Wittels B, Dameshek W. Autoimmune thrombocytopenic purpura ('ITP' type) with chronic lymphocytic leukemia. Blood 1962, **19**: 23–27.

102 Hassan NMR, Neiman RS. The pathology of the spleen in steroid-treated immune thrombocytopenic purpura. Am J Clin Pathol 1985, **84**: 433–438.

103 Hayes MM, Jacobs P, Wood L, Dent DM. Splenic pathology in immune thrombocytopenia. J Clin Pathol 1985, **38**: 985–988.

104 Jiang DY, Li C-Y. Immunohistochemical study of the spleen in chronic immune thrombocytopenic purpura with special reference to hyperplastic follicles and foamy macrophages. Arch Pathol Lab Med 1995, **119**: 533–537.

105 Luk SC, Musclow E, Simon GT. Platelet phagocytosis in the spleen of patients with idiopathic thrombocytopenic purpura (ITP). Histopathology 1980, **4**: 127–136.

106 McMillan R. Chronic idiopathic thrombocytopenic purpura. N Engl J Med 1981, **304**: 1135–1147.

107 Moake JL. Thrombotic thrombocytopenic purpura: the systemic clumping 'plague'. Annu Rev Med 2002, **53**: 75–88.

108 Rudders RA, Aisenberg AC, Schiller AL. Hodgkin's disease presenting as 'idiopathic' thrombocytopenic purpura. Cancer 1972, **30**: 220–230.

109 Saltzstein SL. Phospholipid accumulation in histiocytes of splenic pulp associated with thrombocytopenic purpura. Blood 1961, **18**: 73–88.

110 Sandler SG. The spleen and splenectomy in immune (idiopathic) thrombocytopenic purpura. Semin Hematol 2000, **37**(Suppl 1): 10–12.

111 Saracco SM, Farhi DC. Splenic pathology in thrombotic thrombocytopenic purpura. Am J Surg Pathol 1990, **14**: 223–229.

112 Tavasoli M, McMillan R. Structure of the spleen in idiopathic thrombocytopenic purpura. Am J Clin Pathol 1975, **64**: 180–191.

HEMOLYTIC ANEMIA

113 Amorosi EL. Hypersplenism. Semin Hematol 1965, **2**: 249–285.

114 Crosby WH. Splenectomy in hematologic disorders. N Engl J Med 1972, **286**: 1252–1254.

115 Jacob HS. The defective red blood cell in hereditary spherocytosis. Annu Rev Med 1969, **20**: 41–46.

116 Miraglia del Giudice E, Iolascon A, Pinto L, Nobili B, Perrotta S. Erythrocyte membrane protein alterations underlying clinical heterogeneity in hereditary spherocytosis. Br J Haematol 1994, **88**: 52–55.

117 Molnar Z, Rappaport H. Fine structure of the red pulp of the spleen in hereditary spherocytosis. Blood 1972, **39**: 81–98.

118 Pattern E. Immunohematologic diseases. JAMA 1987, **258**: 2945–2951.

119 Peters LL, Lux SE. Ankyrins. Structure and function in normal cells and hereditary spherocytes. Semin Hematol 1993, **30**: 85–118.

120 Rappaport H, Crosby WH. Autoimmune hemolytic anemia. II. Morphologic observations and clinicopathologic correlation. Am J Pathol 1957, **33**: 429–458.

121 Saad ST, Costa FF, Vicentim DL, Salles TS, Pranke PH. Red cell membrane protein abnormalities in hereditary spherocytosis in Brazil. Br J Haematol 1994, **88**: 295–299.

122 Sandusky WR, Leavell BS, Burton IB. Splenectomy. Indications and results in hematologic disorders. Ann Surg 1964, **159**: 695–710.

123 Tse WT, Lux SE. Red blood cell membrane disorders. Br J Haematol 1999, **104**: 2–13.

124 Weed RI. The importance of erythrocyte deformability. Am J Med 1970, **49**: 147–150.

125 Wiland OK, Smith EB. The morphology of the spleen in congenital hemolytic anemia (hereditary spherocytosis). Am J Clin Pathol 1956, **26**: 619–629.

CONGESTIVE SPLENOMEGALY

126 Bowder AJ. Splenomegaly and hypersplenism. Clin Haematol 1983, **12**: 467–488.

127 Ludwig J, Hashimoto E, Obata H, Baldus WP. Idiopathic portal hypertension. A histopathological study of 26 Japanese cases. Histopathology 1993, **22**: 227–234.

128 Okudaira M, Ohbu M, Okuda K. Idiopathic portal hypertension and its pathology. Semin Liver Dis 2002, **22**: 59–72.

129 Satterfield JV, Mulligan LV, Butcher HR Jr. Bleeding esophageal varices. Arch Surg 1965, **90**: 667–672.

130 Wanless IR, Bernier V. Fibrous thickening of the splenic capsule. A response to chronic splenic congestion. Arch Pathol Lab Med 1983, **107**: 595–599.

OTHER NON-NEOPLASTIC DISORDERS

131 Chen KTK, Flam MS, Workman RD. Amyloid tumor of the spleen. Am J Surg Pathol 1987, **11**: 723–725.

132 Cruickshank B. Follicular (mineral oil) lipidosis. I. Epidemiologic studies of involvement of the spleen. Hum Pathol 1984, **15**: 724–730.

133 Cruickshank B, Thomas MJ. Mineral oil (follicular) lipidosis. II. Histologic studies of spleen, liver, lymph nodes, and bone marrow. Hum Pathol 1984, **15**: 731–737.

134 Dailey MO, Coleman CN, Fajardo LF. Splenic injury caused by therapeutic irradiation. Am J Surg Pathol 1981, **5**: 325–331.

135 Dawson PJ, Dawson G. Adult Niemann–Pick disease with sea-blue histiocytes in the spleen. Hum Pathol 1982, **13**: 1115–1120.

136 Diebold J, Audouin J. Peliosis of the spleen. Report of a case associated with chronic myelomonocytic leukemia, presenting with spontaneous splenic rupture. Am J Surg Pathol 1983, **7**: 197–204.

137 Gal AA, Masor JJ. Splenic involvement in Wegener's granulomatosis. Arch Pathol Lab Med 1996, **120**: 974–977.

138 Gupta PC, Chatterjea JB, Mukherjee AM, Chatterji A. Observations on the foam cell in thalassemia. Blood 1960, **16**: 1039–1044.

139 Lacson A, Berman LD, Neiman RS. Peliosis of the spleen. Am J Clin Pathol 1979, **71**: 586–590.

140 Liber A, Rose HG. Saturated hydrocarbons in follicular lipidosis of the spleen. Arch Pathol 1967, **83**: 116–122.

141 McCain M, Quinet R, Davis W, Serebro L, Zakem J, Nair P, Ishaq S. Splenic rupture as the presenting manifestation of vasculitis. Semin Arthritis Rheum 2002, **31**: 311–316.

142 Markowitz GS, Factor SM, Borczuk AC. Splenic para-amyloid material: a possible vasculopathy of the acquired immunodeficiency syndrome. Hum Pathol 1998, **29**: 371–376.

143 Parker AC, Bain AD, Brydon WG, Harkness RA, Smith AF, Smith II, Boyd DHA. Sea-blue histiocytosis associated with hyperlipidemia. J Clin Pathol 1976, **29**: 634–638.

144 Raghavan R, Alley S, Tawfik O, Webb P, Forster J, Uhl M. Splenic peliosis: a rare complication following liver transplantation. Dig Dis Sci 1999, **44**: 1128–1131.

145 Reidbord HR, Branimir LH, Fisher ER. Splenic lipidoses. Histochemical and ultrastructural differentiation with special reference to the syndrome of the sea-blue histiocyte. Arch Pathol 1972, **93**: 518–524.

146 Rentsch J, McColl G. Splenic infarction in Wegener's granulomatosis. J Rheumatol 2000, **27**: 1553–1555.

147 Rywlin AM, Lopez-Gomez A, Tachimes P, Pardo V. Ceroid histiocytosis of the spleen in hyperlipemia. Relationship to the syndrome of the sea-blue histiocyte. Am J Clin Pathol 1971, **56**: 572–579.

148 Silverstein MN, Ellefson RD, Ahern EJ. The syndrome of the sea-blue histiocyte. N Engl J Med 1970, **282**: 1–4.

149 Tada T, Wakabayashi T, Kishimoto H. Peliosis of the spleen. Am J Clin Pathol 1983, **79**: 708–713.

150 Wanless IR, Geddie WR. Mineral oil lipogranulomata in liver and spleen. A study of 465 autopsies. Arch Pathol Lab Med 1985, **109**: 283–286.

151 Warfel KA, Ellis GH. Peliosis of the spleen. Report of a case and review of the literature. Arch Pathol Lab Med 1982, **106**: 99–100.

HEMATOLYMPHOID TUMORS AND TUMORLIKE CONDITIONS

NON-HODGKIN LYMPHOMA

152 Ahmann DL, Kiely JM, Harrison EG Jr, Payne S. Malignant lymphoma of the spleen. Cancer 1966, **19**: 461–469.

153 Alkan S, Ross CW, Hanson CA, Schnitzer B. Follicular lymphoma with involvement of the splenic marginal zone: a pitfall in the differential diagnosis of splenic marginal zone cell lymphoma. Hum Pathol 1996, **27**: 503–506.

154 Andersen CL, Gruszka-Westwood A, Atkinson S, Matutes E, Catovsky D, Pedersen RK, Pedersen BB, Pulczynski S, Hokland P, Jacobsen E, Koch J. Recurrent genomic imbalances in B-cell splenic marginal-zone lymphoma revealed by comparative genomic hybridization. Cancer Genet Cytogenet 2005, **156**: 122–128.

155 Bahler DW, Pindzola JA, Swerdlow SH. Splenic marginal zone lymphomas appear to originate from different B cell types. Am J Pathol 2002, **161**: 81–88.

156 Bellamy CO, Krajewski AS. Primary splenic large cell anaplastic lymphoma associated with HIV infection. Histopathology 1994, **24**: 481–483.

157 Burke JS. Surgical pathology of the spleen. An approach to the differential diagnosis of splenic lymphomas and leukemias. I. Diseases of the white pulp. Am J Surg Pathol 1981, **5**: 551–563.

158 Burke JS. Surgical pathology of the spleen. An approach to the differential diagnosis of splenic lymphomas and leukemias. II. Diseases of the red pulp. Am J Surg Pathol 1981, **5**: 681–694.

159 Camacho FI, Mollejo M, Mateo MS, Algara P, Navas C, Hernández JM, Santoja C, Solé F, Sánchez-Beato M, Piris MA. Progression to large B-cell lymphoma in splenic marginal zone lymphoma: a description of a series of 12 cases. Am J Surg Pathol 2001, **25**: 1268–1276.

160 Chan JKC. Splenic involvement by peripheral T-cell and NK-cell neoplasms. Semin Diagn Pathol 2003, **20**: 105–120.

161 Chang KL, Arber DA. Hepatosplenic gamma-delta T-cell lymphoma – not just alphabet soup. Adv Anat Pathol 1998, **5**: 21–29.

162 Dacie JV, Brain MC, Harrison CV, Lewis SM, Worlledge SM. Non-tropical idiopathic splenomegaly (primary hypersplenism). A review of ten cases and their relationship to malignant lymphomas. Br J Haematol 1969, **17**: 317–333.

163 Dacie JV, Galton DAG, Gordon-Smith EC, Harrison CV. Non-tropical 'idiopathic splenomegaly'. A follow-up study of ten patients described in 1969. Br J Haematol 1978, **38**: 185–193.

164 Dogan A, Burke JS, Goteri G, Stitson RN, Wotherspoon AC, Isaacson PG. Micronodular T-cell/histiocyte-rich large B-cell lymphoma of the spleen: histology, immunophenotype, and differential diagnosis. Am J Surg Pathol 2003, **27**: 903–911.

165 Dogan A, Isaacson PG. Splenic marginal zone lymphoma. Semin Diagn Pathol 2003, **20**: 121–127.

166 Dommann-Scherrer CC, Baumann Kurer S, Zimmermann DR, Odermatt BF, Dours-Zimmermann MT, Briner J, Heitz PU. Occult hepatosplenic T-lymphoma. Value of genotypic analysis in the differential diagnosis. Virchows Arch 1995, **426**: 629–634.

167 Dufresne SD, Felgar RE, Sargent RL, Surti U, Gollin SM, McPhail ED, Cook JR, Swerdlow SH. Defining the borders of splenic marginal zone lymphoma: a multiparameter study. Hum Pathol 2010, **41**: 540–551.

168 Falk S, Stutte HJ. Primary malignant lymphomas of the spleen. A morphologic and immunohistochemical analysis of 17 cases. Cancer 1990, **66**: 2612–2619.

169 Franco V, Florena AM, Campesio G. Instrasinusoidal bone marrow infiltration: a possible hallmark of splenic lymphoma. Histopathology 1996, **29**: 571–575.

170 François A, Lesesve JF, Stamatoullas A, Comoz F, Lenormand B, Etienne I, Mendel I, Hémet J, Bastard C, Tilly H. Hepatosplenic gamma/delta T-cell lymphoma: a report of two cases in immunocompromised patients, associated with isochromosome 7q. Am J Surg Pathol 1997, **21**: 781–790.

171 Goldberg GM. A study of malignant lymphomas and leukemias. VII. Lymphogenous leukemia and lymphosarcoma involvement of the lymphatic and hemic bed, with reference to differentiating criteria. Cancer 1964, **17**: 277–287.

172 Hammer RD, Glick AD, Greer JP, Collins RD, Cousar JB. Splenic marginal zone lymphoma: a distinct B-cell neoplasm. Am J Surg Pathol 1996, **20**: 613–626.

173 Harris NL, Aisenberg AC, Meyer JE, Ellman L, Elman A. Diffuse large cell (histiocytic) lymphoma of the spleen. Clinical and pathologic characteristics of ten cases. Cancer 1984, **54**: 2460–2467.

174 Hernández JM, García JL, Gutiérrez NC, Mollejo M, Martínez-Climent JA, Flores T, González MB, Piris MA, San Miguel JF. Novel genomic imbalances in B-cell splenic marginal zone lymphomas revealed by comparative genomic hybridization and cytogenetics. Am J Pathol 2001, **158**: 1843–1850.

175 Hollema H, Visser L, Poppema S. Small lymphocytic lymphomas with predominant splenomegaly. A comparison of immunophenotypes with cases of predominant lymphadenopathy. Mod Pathol 1991, **4**: 712–717.

176 Howard MT, Dufresne S, Swerdlow SH, Cook JR. Follicular lymphoma of the spleen: multiparameter analysis of 16 cases. Am J Clin Pathol 2009, **131**: 656–662.

177 Iannitto E, Ambrosetti A, Ammatuna E, Colosio M, Florena AM, Tripodo C, Minardi V, Calvaruso G, Mitra ME, Pizzolo G, Menestrina F, Franco V. Splenic marginal zone lymphoma with or without villous lymphocytes. Hematologic findings and outcomes in a series of 57 patients. Cancer 2004, **101**: 2050–2057.

178 Isaacson PG, Piris MA. Splenic marginal zone lymphoma. Adv Anat Pathol 1997, **4**: 191–201.

179 Isaacson PG, Matutes E, Burke M, Catavsky D. The histopathology of splenic lymphoma with villous lymphocytes. Blood 1994, **84**: 3828–3834.

180 Isaacson PG, Piris MA. Splenic marginal zone lymphoma. Adv Anat Pathol 1997, **4**: 191–201.

181 Kansal R, Ross CW, Singleton TP, Finn WG, Schnitzer B. Histopathologic features of splenic small B-cell lymphomas. Am J Clin Pathol 2003, **120**: 335–347.

182 Kehoe J, Straus DJ. Primary lymphoma of the spleen. Clinical features and outcome after splenectomy. Cancer 1988, **62**: 1433–1438.

183 Li S, Mann KP, Holden JT. T-cell-rich B-cell lymphoma presenting in the spleen: a clinicopathologic analysis of 3 cases. Int J Surg Pathol 2004, **12**: 31–37.

184 Lloret E, Mollejo M, Mateo MS, Villuendas R, Algara P, Martínez P, Piris MA. Splenic marginal zone lymphoma with increased number of blasts: an aggressive variant? Hum Pathol 1999, **30**: 1153–1160.

185 Macon WR, Levy NB, Kurtin PJ, Salhany KE, Elkhalifa MY, Casey TT, Craig FE, Vnencak-Jones CL, Gulley ML, Park JP, Cousar JP. Hepatosplenic alpha beta T-cell lymphomas: a report of 14 cases and comparison with hepatosplenic gamma delta T-cell lymphomas. Am J Surg Pathol 2001, **25**: 285–296.

186 Mateo M, Mollejo M, Villuendas R, Algara P, Sánchez-Beato M, Martínez P, Piris MA. 7q31–32 allelic loss is a frequent finding in splenic marginal zone lymphoma. Am J Pathol 1999, **154**: 1583–1589.

187 Maes B, Baens M, Marynen P, De Wolf-Peeters C. The product of the t(11;18), an API2-MLT fusion, is an almost exclusive finding in marginal zone cell lymphoma of extranodal MALT-type. Ann Oncol 2000, **11**: 521–526.

188 Melo JV, Hedge U, Parreira A, Thompson I, Lampert IA, Catovsky D. Splenic B cell lymphoma with circulating villous lymphocytes. Differential diagnosis of B cell leukaemias with large spleens. J Clin Pathol 1987, **40**: 642–651.

189 Miranda RN, Cousar JB, Hammer RD, Collins RD, Vnencak-Jones CL. Somatic mutation analysis of IgH variable regions reveals that tumor cells of most parafollicular (monocytoid) B-cell lymphoma, splenic marginal zone B-cell lymphoma, and some hairy cell leukaemia are composed of memory B lymphocytes. Hum Pathol 1999, **30**: 306–312.

190 Molina TJ, Delmer A, Cymbalista F, Le Torneau A, Perrot JY, Raymond S, Marie JP, Audouin J, Zittoun R, Diebold J. Mantle cell lymphoma, in leukaemic phase with prominent splenomegaly. A report of eight cases with similar clinical presentation and aggressive outcome. Virchows Arch 2000, **437**: 591–598.

191 Mollejo M, Algara P, Mateo MS, Menárguez J, Pascual E, Fresno MF, Camacho FI, Piris MA. Large B-cell lymphoma presenting in the spleen; identification of different clinicopathologic conditions. Am J Surg Pathol 2003, **27**: 895–902.

192 Mollejo M, Algara P, Mateo MS, Sanchez-Beato M, Lloret E, Medina MT, Piris MA. Splenic small B-cell lymphoma with predominant red pulp involvement: a diffuse variant of splenic marginal zone lymphoma? Histopathology 2002, **40**: 22–30.

193 Mollejo M, Lloret E, Menarguez J, Piris MA, Isaacson PG. Lymph node involvement by splenic marginal zone lymphoma: morphological and immunohistochemical features. Am J Surg Pathol 1997, **21**: 772–780.

194 Mollejo M, Rodríguez-Pinilla MS, Montes-Moreno S, Algara P, Dogan A, Cigudosa JC, Juarez R, Flores T, Forteza J, Arribas A, Piris MA. Splenic follicular lymphoma: clinicopathologic characteristics of a series of 32 cases. Am J Surg Pathol 2009, **33**: 730–738.

195 Morel P, Dupriez B, Gosselin B, Fenaux P, Estienne MH, Facon T, Jouet JP, Bauters F. Role of early splenectomy in malignant lymphomas with prominent splenic involvement (primary lymphomas of the spleen). A study of 59 cases. Cancer 1993, **71**: 207–215.

196 Neiman RS, Orazi A. Histopathologic manifestation of lymphoproliferative and myeloproliferative disorders involving the spleen. In Neoplastic hematopathology, ed. 2. Philadelphia, 2001, Lippincott Williams & Wilkins, pp. 1881–1914.

197 Ohshima K, Haroaka S, Harada N, Kamimura T, Suzumiya J, Kanda M, Kawasaki C, Sugihara M, Kikuchi M. Hepatosplenic gamma delta T-cell lymphoma: relation to Epstein–Barr virus and activated cytotoxic molecules. Histopathology 2000, **36**: 127–135.

198 Papadaki T, Stamatopoulos K, Belessi C, Pouliou E, Parasi A, Douka V, Laoutaris N, Fassas A, Anagnostopoulos A, Anagnostou D. Splenic marginal-zone lymphoma: one or more entities? A histologic, immunohistochemical, and molecular study of 42 cases. Am J Surg Pathol 2007, **31**: 438–446.

199 Pawade J, Wilkins BS, Wright DH. Low-grade B-cell lymphomas of the splenic marginal zone. A clinicopathological and immunohistochemical study of 14 cases. Histopathology 1995, **17**: 129–137.

200 Pittaluga S, Verhoef G, Criel A, Wlodarska I, Dierlamm J, Mecucci C, Van Den Berghe H, De Wold-Peeters C. 'Small' B-cell non-Hodgkin's lymphomas with splenomegaly at presentation are either mantle cell lymphoma or marginal zone cell lymphoma. A study based on histology, cytology, immunohistochemistry, and cytogenetic analysis. Am J Surg Pathol 1996, **20**: 211–223.

201 Rosso R, Neiman RS, Paulli M, Boveri E, Kindl S, Magrini U, Barosi G. Splenic marginal zone cell lymphoma. Report of an indolent variant without massive splenomegaly presumably representing an early phase of the disease. Hum Pathol 1995, **26**: 39–46.

202 Ruiz-Ballesteros E, Mollejo M, Rodriguez A, Camacho FI, Algara P, Martinez N, Pollán M, Sanchez-Aguilera A, Menarguez J, Campo E, Martinez P, Mateo M, Piris MA. Splenic marginal zone lymphoma: proposal of new diagnostic and prognostic markers identified after tissue and cDNA microarray analysis. Blood 2005, **106**: 1831–1838.

203 Salhany KE, Feldman M, Kahn MJ, Peritt D, Schretzenmair RD, Wilson DM, DiPaola RS, Glick AD, Kant JA, Nowell PC, Kamoun M. Hepatosplenic gamma delta T-cell lymphoma: ultrastructural, immunophenotypic, and functional evidence of cytotoxic T lymphocyte differentiation. Hum Pathol 1997, **28**: 674–685.

204 Savilo E, Campo E, Mollejo M, Pinyol M, Piris MA, Zukerberg LR, Yang WI, Koeliker DD, Nguyen PL, Harris NL. Absence of cyclin D1 protein expression in splenic marginal zone lymphoma. Mod Pathol 1998, **11**: 601–606.

205 Schmid C, Kirkham N, Diss T, Isaacson PG. Splenic marginal zone cell lymphoma. Am J Surg Pathol 1992, **16**: 455–466.

206 Solé F, Salido M, Espinet B, Garcia JL, Martinez Climent JA, Granada I, Hernández JM, Benet I, Piris MA, Mollejo M, Martinez P, Vallespí T, Domingo A, Serrano S, Woessner S, Florensa L. Splenic marginal zone B-cell lymphomas: two cytogenetic subtypes, one with gain of 3q and the other with loss of 7q. Haematologica 2001, **86**: 71–77.

207 Spier CM, Kjeldsberg CR, Eyre HJ, Behm FG. Malignant lymphoma with primary presentation in the spleen. A study of 20 patients. Arch Pathol Lab Med 1985, **109**: 1076–1080.

208 Streubel B, Lamprecht A, Dierlamm J, Cerroni L, Stolte M, Ott G, Raderer M, Chott A. T(14;18)(q32;q21) involving IGH and MALT1 is a frequent chromosomal aberration in MALT lymphoma. Blood 2003, **101**: 2335–2339.

209 Stroup RM, Burke JS, Sheibani K, Ben-Ezra J, Brownell M, Winberg CD. Splenic involvement by aggressive malignant lymphomas of B-cell and T-cell types. A morphologic and immunophenotypic study. Cancer 1992, **69**: 413–420.

210 Swerdlow SH. Small B-cell lymphomas of the lymph nodes and spleen: practical insights to diagnosis and pathogenesis. Mod Pathol 1999, **12**: 125–140.

211 Takeshita M, Sakai H, Okamura S, Oshiro Y, Higaki K, Nakashima O, Uike N, Yamamoto I, Kinjo M, Matsubara F. Splenic large B-cell lymphoma in patients with hepatitis C virus infection. Hum Pathol 2005, **36**: 878–885.

212 Van Huyen JP, Molina T, Delmer A, Audouin J, Le Tourneau A, Zittoun R, Bernardou A, Diebold J. Splenic marginal zone lymphoma with or without plasmacytic differentiation. Am J Surg 2000, **24**: 1581–1592.

213 van Krieken JH, Feller AC, te Velde J. The distribution of non-Hodgkin's lymphoma in the lymphoid compartments of the human spleen. Am J Surg Pathol 1989, **13**: 757–765.

214 Wong KF, Chan JK, Matutes E, McCarthy K, Ng CS, Chan CH, Ma SK. Hepatosplenic gamma delta T-cell lymphoma. A distinctive aggressive lymphoma type. Am J Surg Pathol 1995, **19**: 718–726.

215 Wu H, Wasik MA, Przybylski G, Finan J, Haynes B, Moore H, Leonard DG, Montone KT, Naji A, Nowell PC, Kamoun M, O'Tamaszewski JE, Salhany KE. Hepatosplenic gamma-delta T-cell lymphoma as a late-onset post-transplant lymphoproliferative disorder in renal transplant recipients. Am J Clin Pathol 2000, **113**: 487–496.

HODGKIN LYMPHOMA

216 Brissette M, Dhru RD. Hodgkin's disease presenting as spontaneous splenic rupture. Arch Pathol Lab Med 1992, **116**: 1077–1079.

217 Siebert JD, Stuckey JH, Kurtin PJ, Banks PM. Extranodal lymphocyte predominance Hodgkin's disease. Clinical and pathologic features. Am J Clin Pathol 1995, **103**: 485–491.

LEUKEMIAS

218 Burke JS. Surgical pathology of the spleen. An approach to the differential diagnosis of splenic lymphomas and leukemias II. Diseases of the red pulp. Am J Surg Pathol 1981, **5**: 681–694.

219 Burke JS, Byrne GE Jr, Rappaport H. Hairy cell leukemia (leukemic reticuloendotheliosis). I. A clinical pathologic study of 21 patients. Cancer 1974, **33**: 1399–1410.

220 Burke JS, Mackay B, Rappaport H. Hairy cell leukemia II. Ultrastructure of the spleen. Cancer 1976, **37**: 2267–2274.

221 Burke JS, Sheibani K, Winberg CD, Rappaport H. Recognition of hairy cell leukemia in a spleen of normal weight. The contribution of immunohistologic studies. Am J Clin Pathol 1987, **87**: 276–281.

222 Butler JJ. Pathology of the spleen in benign and malignant conditions. Histopathology 1983, **7**: 453–474.

223 Chang KL, Stroup R, Weiss LM. Hairy cell leukemia. Current status. Am J Clin Pathol 1992, **97**: 719–738.

224 Dong HY, Weisberger J, Liu Z, Tugulea S. Immunophenotypic analysis of CD103+ B-lymphoproliferative disorders: hairy cell leukemia and its mimics. Am J Clin Pathol 2009, **131**: 586–595.

225 Falini B, Tiacci E, Liso A, Basso K, Sabattini E, Pacini R, Foa R, Pulsoni A, Dalla Favera R, Pileri S. Simple diagnostic assay for hairy cell leukaemia by immunocytochemical detection of annexin A1 (ANXA1). Lancet 2004, **363**: 1869–1870.

226 Hanson CA, Ward PC, Schnitzer B. A multilobular variant of hairy cell leukemia with morphologic similarities to T-cell lymphoma. Am J Surg Pathol 1989, **13**: 671–679.

227 Hogan SF, Osborne BM, Butler JJ. Unexpected splenic nodules in leukemic patients. Hum Pathol 1989, **20**: 62–68.

228 Hoyer JD, Li CY, Yam LT, Hanson CA, Kurtin PJ. Immunohistochemical demonstration of acid phosphatase isoenzyme 5 (tartrate-resistant) in paraffin sections of hairy cell leukemia and other hematologic disorders. Am J Clin Pathol 1997, **108**: 308–315.

229 Johrens K, Stein H, Anagnostopoulos I. T-bet transcription factor detection facilitates the diagnosis of minimal hairy cell leukemia infiltrates in bone marrow trephines. Am J Surg Pathol 2007, **31**: 1181–1185.

230 Kraus MD, Bartlett NL, Fleming MD, Dorfman DM. Splenic pathology in myelodysplasia: a report of 13 cases with clinical correlation. Am J Surg Pathol 1998, **22**: 1255–1266.

231 Lampert I, Catovsky D, Marsh GW, Child JA, Galton DAG. The histopathology of prolymphocytic leukaemia with particular reference to the spleen. A comparison with chronic lymphocytic leukaemia. Histopathology 1980, **4**: 3–19.

232 Nanba K, Soban EJ, Bowling MC, Berard CW. Splenic pseudosinuses and hepatic angiomatous lesions. Distinctive features of hairy cell leukemia. Am J Clin Pathol 1977, **67**: 415–426.

233 O'Malley DP, Kim YS, Perkins SL, Baldridge L, Juliar BE, Orazi A. Morphologic and immunohistochemical evaluation of splenic hematopoietic proliferations in neoplastic and benign disorders. Mod Pathol 2005, **18**: 1550–1561.

234 Osuji N, Matutes E, Catovsky D, Lampert I, Wotherspoon A. Histopathology of the spleen in T-cell large granular lymphocyte leukemia and T-cell prolymphocytic leukemia: a comparative review. Am J Surg Pathol 2005, **29**: 935–941.

235 Pilon VA, Davey FR, Gordon GB. Splenic alterations in hairy cell leukemia. Arch Pathol Lab Med 1981, **105**: 577–581.

236 Pilon VA, Davey FR, Gordon GB, Jones DB. Splenic alterations in hairy-cell leukemia. II. An electron microscopic study. Cancer 1982, **49**: 1617–1623.

237 Re G, Pileri S, Cau R, Bucchi ML, Casali AM, Cavalli G. Histometry of splenic microvascular architecture in hairy cell leukaemia. Histopathology 1988, **13**: 425–434.

238 Strickler JG, Schmidt CM, Wick MR. Immunophenotype of hairy cell leukemia in paraffin sections. Mod Pathol 1990, **3**: 518–523.

239 Stroup R, Sheibani K. Antigenic phenotypes of hairy cell leukemia and monocytoid B-cell lymphoma. An immunohistochemical evaluation of 66 cases. Hum Pathol 1992, **23**: 172–177.

240 Van Norman AS, Nagorney DM, Martin JK, Phyliky RL, Ilstrup DM. Splenectomy for hairy cell leukemia. A clinical review of 63 patients. Cancer 1986, **57**: 644–648.

MYELOFIBROSIS

241 Cina SJ, Gordon BM, Curry NS. Ectopic adrenal myelolipoma presenting as a splenic mass. Arch Pathol Lab Med 1995, **119**: 561–563.

242 Fisher ER, Hazard JB. Differentiation of megakaryocyte and Reed–Sternberg cell. Lab Invest 1954, **3**: 261–269.

243 O'Keane JC, Wolf BC, Neiman RS. The Pathogenesis of splenic extramedullary hematopoiesis in metastatic carcinoma. Cancer 1989, **63**: 1539–1543.

244 Pitcock JA, Reinhard EH, Justus BW, Mendelsohn RA. A clinical and pathological study of seventy cases of myelofibrosis. Ann Intern Med 1962, **57**: 73–84.

245 Söderström N, Bandmann U, Lundh B. Patho-anatomical features of the spleen and liver. In Videbaek A (ed.): Polycythaemia and myelofibrosis. Clin Haematol 1975, **4**: 309–329.

246 Varki A, Lottenberg R, Griffith R, Reinhard E. The syndrome of idiopathic myelofibrosis. A clinicopathologic review with emphasis on the prognostic variables predicting survival. Medicine (Baltimore) 1983, **62**: 353–371.

247 Wilkins BS, Green A, Wild AE, Jones DB. Extramedullary haemopoiesis in fetal and adult human spleen. A quantitative immunohistological study. Histopathology 1994, **24**: 241–247.

MASTOCYTOSIS

248 Akin C. Molecular diagnosis of mast cell disorders: a paper from the 2005 William Beaumont Hospital Symposium on Molecular Pathology. J Mol Diagn 2006, **8**: 412–419.

249 Arber DA, Rappaport H, Weiss LN. Non-Hodgkin's lymphoproliferative disorders involving the spleen. Mod Pathol 1997, **10**: 18–32.

250 Brunning RD, Parkin JL, McKenna RW, Risdall R, Rosai J. Systemic mastocytosis. Extracutaneous manifestations. Am J Surg Pathol 1983, **7**: 425–438.

251 Hahn HP, Hornick JL. Immunoreactivity for CD25 in gastrointestinal mucosal mast cells is specific for systemic mastocytosis. Am J Surg Pathol 2007, **31**: 1669–1676.

252 Hollmann TJ, Brenn T, Hornick JL. CD25 expression on cutaneous mast cells from adult patients presenting with urticaria pigmentosa is predictive of systemic mastocytosis. Am J Surg Pathol 2008, **32**: 139–145.

253 Horny HP, Sillaber C, Menke D, Kaiserling E, Wehrmann M, Stehberger B, Chott A, Lechner K, Lennert K, Valent P. Diagnostic value of immunostaining for tryptase in patients with mastocytosis. Am J Surg Pathol 1998, **22**: 1132–1140.

254 Kirsch R, Geboes K, Shepherd NA, de Hertogh G, Di Nicola N, Lebel S, Mickys U, Riddell RH. Systemic mastocytosis involving the gastrointestinal tract: clinicopathologic and molecular study of five cases. Mod Pathol 2008, **21**: 1508–1516.

255 Li WV, Kapadia SB, Sonmez-Alpan E, Swerdlow SH. Immunohistochemical characterization of mast cell disease in paraffin sections using tryptase, CD68, myeloperoxidase, lysozyme and CD20 antibodies. Mod Pathol 1996, **9**: 982–988.

256 Patnaik MM, Rindos M, Kouides PA, Tefferi A, Pardanani A. Systemic mastocytosis: a concise clinical and laboratory review. Arch Pathol Lab Med 2007, **131**: 784–791.

257 Travis WD, Li C-Y. Pathology of the Lymph node and spleen in systemic mast cell disease. Mod Pathol 1988, **1**: 4–14.

258 Weidner N, Horan RF, Austen KF. Mast-cell phenotype in indolent forms of mastocytosis. Ultrastructural features, fluorescence detection of avidin binding, and immunofluorescent determination of chymase, tryptase, and carboxypeptidase. Am J Pathol 1992, **140**: 847–857.

OTHER HEMATOLYMPHOID CONDITIONS

259 Burke JS. Surgical pathology of the spleen. An approach to the differential diagnosis of splenic lymphomas and leukemias. II. Diseases of the red pulp. Am J Surg Pathol 1981, **5**: 681–694.

260 Burke JS. Splenic lymphoid hyperplasias versus lymphomas/leukemias. A diagnostic guide. Am J Clin Pathol 1993, **99**: 486–493.

261 Burke JS, Osborne BM. Localized reactive lymphoid hyperplasia of the spleen simulating malignant lymphoma. A report of seven cases. Am J Surg Pathol 1983, **7**: 373–380.

262 Gaba AR, Stein RS, Sweet DL, Variakojis D. Multicentre giant lymph node hyperplasia. Am J Clin Pathol 1978, **69**: 86–90.

263 Vermi W, Blanzouli L, Kraus MD, Grigolato P, Donato F, Loffredo G, Marino CE, Alberti D, Notarangelo LD, Facchetti F. The spleen in the Wiskott–Aldrich syndrome: histopathologic abnormalities of the white pulp correlate with the clinical phenotype of the disease. Am J Surg Pathol 1999, **23**: 182–191.

264 Weisenburger DD. Multicentric angiofollicular lymph node hyperplasia. Pathology of the spleen. Am J Surg Pathol 1988, **12**: 176–181.

VASCULAR TUMORS

265 Arber DA, Strickler JG, Chen YY, Weiss LM. Splenic vascular tumors: a histologic, immunophenotypic and virologic study. Am J Surg Pathol 1997, **21**: 827–835.

266 Arber DA, Strickler JG, Weiss LM. Splenic mesothelial cysts mimicking lymphangiomas. Am J Surg Pathol 1997, **21**: 334–338.

267 Autry JR, Weitzner S. Hemangiosarcoma of spleen with spontaneous rupture. Cancer 1975, **35**: 534–539.

268 Ben-Izhak O, Bejar J, Ben-Eliezer S, Vlodasky E. Splenic littoral cell haemangioendothelioma: a new low-grade variant of malignant littoral cell tumour. Histopathology 2001, **39**: 469–475.

269 Bisceglia M, Sickel JZ, Giangaspero F, Gomes V, Amini M, Michal M. Littoral cell angioma of the spleen: an additional report of four cases with emphasis on the association with visceral organ cancers. Tumori 1998, **84**: 595–599.

270 Budke HL, Breitfeld PP, Neiman RS. Functional hyposplenism due to a primary epithelioid hemangioendothelioma of the spleen. Arch Pathol Lab Med 1995, **119**: 755–757.

271 Chen TK, Bolles J, Gilbert EF. Angiosarcoma of the spleen. Arch Pathol Lab Med 1979, **103**: 122–124.

272 Cokelaere K, Vanvuchelen J, Michielsen P, Sciot R. Epithelioid angiosarcoma of the splenic capsule. Report of a case reiterating the concept of inert foreign body tumorigenesis. Virchows Arch 2001, **438**: 398–403.

273 Defau JP, le Tourneanu A, Audouin J, Delmer A et al. Isolated diffuse haemangiomatosis of the spleen with Kasaback–Merritt like syndrome. Histopathology 1999, **35**: 337–344.

274 Falk S, Stutte HJ, Frizzera G. Littoral cell angioma. A novel splenic vascular lesion demonstrating histiocytic differentiation. Am J Surg Pathol 1991, **15**: 1023–1033.

275 Fernandez S, Cook GW, Arber DA. Metastasizing splenic littoral cell hemangioendothelioma. Am J Surg Pathol 2006, **30**: 1036–1040.

276 Garvin DF, King FM. Cysts and nonlymphomatous tumors of the spleen. Pathol Annu 1981, **16**(Pt 1): 61–80.

277 Hamoudi AB, Vassy LE, Morse TS. Multiple lymphangioendothelioma of the spleen in a 13-year-old girl. Arch Pathol 1975, **99**: 605–606.

278 Hermann GG, Fogh J, Graem N, Hansen OP, Hippe E. Primary hemangiosarcoma of the spleen with angioscintigraphic demonstration of metastases. Cancer 1984, **53**: 1682–1685.

279 Husni EA. The clinical course of splenic hemangioma with emphasis on spontaneous rupture. Arch Surg 1961, **83**: 681–688.

280 Karim RZ, Ma-Wyatt J, Cox M, Scolyer RA. Myoid angioendothelioma of the spleen. Int J Surg Pathol 2004, **12**: 51–56.

281 Karim RZ, Ma-Wyatt J, Cox M, Scolyer RA. Myoid angioendothelioma of the spleen. Int J Surg Pathol 2004, **12**: 51–56.

282 Kaw YT, Duwaji MS, Knisley RE, Esparza AR. Hemangioendothelioma of the spleen. Arch Pathol Lab Med 1992, **116**: 1079–1082.

283 Kutok JL, Fletcher CDM. Splenic vascular tumors. Semin Diagn Pathol 2003, **20**: 128–139.

284 Neill JS, Park HK. Hemangiopericytoma of the spleen. Am J Clin Pathol 1991, **95**: 680–683.

285 Nauhauser TS, Derringer GA, Thompson LD, Fanburg-Smith JC, Miettinen M, Saaristo A, Abbondanzo SL. Splenic angiosarcoma: a clinicopathologic and immunophenotypic study of 28 cases. Mod Pathol 2000, **13**: 978–987.

286 Rosso R, Paulli M, Gianelli U, Boveri E, Stella G, Magrini U. Littoral cell angiosarcoma of the spleen. Case report with immunohistochemical and ultrastructural analysis. Am J Surg Pathol 1995, **19**: 1203–1208.

287 Ruck P, Horny HP, Xiao JC, Bajinski R, Kaiserling E. Diffuse sinusoidal hemangiomatosis of the spleen. A case report with enzyme-histochemical, immunohistochemical, and electron-microscopic findings. Pathol Res Pract 1994, **190**: 708–714.

288 Schmid C, Beham A, Uranus S, Melzer G, Aubock L, Seewann HL, Klimpfinger M. Non-systemic diffuse lymphangiomatosis of spleen and liver. Histopathology 1991, **18**: 478–480.

289 Shanberge JN, Tanaka K, Grouhl MC. Chronic consumption coagulopathy due to hemangiomatous transformation of the spleen. Am J Clin Pathol 1971, **56**: 723–729.

290 Smith VC, Eisenberg BL, McDonald EC. Primary splenic angiosarcoma. Case report and literature review. Cancer 1985, **55**: 1625–1627.

291 Suster S. Epithelioid and spindle-cell hemangioendothelioma of the spleen. Report of a distinctive splenic vascular neoplasm of childhood. Am J Surg Pathol 1992, **16**: 785–792.

OTHER PRIMARY TUMORS AND TUMORLIKE CONDITIONS

292 Ali TZ, Beyer G, Taylor M, Volpe C, Papadimitriou JC. Splenic hamartoma: immunohistochemical and ultrastructural profile of two cases. Int J Surg Pathol 2005, **13**: 103–111.

293 Awamleh AA, Perez-Ordoñez B. Sclerosing angiomatoid nodular transformation of the spleen. Arch Pathol Lab Med 2007, **131**: 974–978.

294 Barbashina V, Heller DS, Hameed M, Albanese E, Goldstein M, Dashefsky B, Dieudonne A, Chakraborty R. Splenic smooth-muscle tumors in children with acquired immunodeficiency syndrome: report of two cases of this unusual location with evidence of an association with Epstein–Barr virus. Virchows Arch 2000, **436**: 138–139.

295 Cheuk W, Lee AK, Arora N, Ben-Arie Y, Chan JK. Splenic hamartoma with bizarre stromal cells. Am J Surg Pathol 2005, **29**: 109–114.

296 Cheuk W, Chan JK, Shek TW, Chang JH, Tsou MH, Yuen NW, Ng WF, Chan AC, Prat J. Inflammatory pseudotumor-like follicular dendritic cell tumor: a distinctive low-grade malignant intra-abdominal neoplasm with consistent Epstein–Barr virus association. Am J Surg Pathol 2001, **25**: 721–731.

297 Cotelingam JD, Jaffe ES. Inflammatory pseudo-tumor of the spleen. Am J Surg Pathol 1984, **8**: 375–380.

298 Diebold J, Le Tourneau A, Marmey B, Prevot S, Müller-Hermelink HK, Sevestre H, Molina T, Billotet C, Gaulard P, Knopf JF, Bendjaballah S, Mangnan-Marai A, Brière J, Fabiani B, Audouin J. Is sclerosing angiomatoid nodular transformation (SANT) of the splenic red pulp identical to inflammatory pseudotumour? Report of 16 cases. Histopathology 2008, **53**: 299–310.

299 Easler RE, Dowlin WM. Primary lipoma of the spleen. Report of a case. Arch Pathol 1969, **88**: 557–559.

300 Falk S, Stutte HJ. Hamartomas of the spleen. A study of 20 biopsy cases. Histopathology 1989, **14**: 603–612.

301 Feakins RM, Norton AJ. Rhabdomyosarcoma of the spleen. Histopathology 1996, **29**: 577–579.

302 Franchino C, Reich C, Distenfeld A, Ubriaco A, Knowles DM. A clinicopathologically distinctive primary splenic histiocytic neoplasm. Demonstration of its histiocytic derivation by immunophenotypic and molecular genetic analysis. Am J Surg Pathol 1988, **12**: 398–404.

303 Koreishi AF, Saenz AJ, Fleming SE, Teruya-Feldstein J. Sclerosing angiomatoid nodular transformation (SANT) of the spleen: a report of 3 cases. Int J Surg Pathol 2009, **17**: 384–389.

304 Krishnan J, Frizzera G. Two splenic lesions in need of clarification: hamartoma and inflammatory pseudotumor. Semin Diagn Pathol 2003, **20**: 94–104.

305 Kuo TT, Chen TC, Lee LY. Sclerosing angiomatoid nodular transformation of the spleen (SANT): clinicopathological study of 10 cases with or without abdominal disseminated calcifying fibrous tumors, and the presence of a significant number of IgG4+ plasma cells. Pathol Int 2009, **59**: 844–850.

306 Kutok JL, Pinkus GS, Dorfman DM, Fletcher CDM. Inflammatory pseudotumor of lymph node and spleen: an entity biologically distinct from inflammatory myofibroblastic tumor. Hum Pathol 2001, **32**: 1382–1387.

307 Laskin WB, Alasadi R, Variakojis D. Splenic hamartoma. Am J Surg Pathol 2005, **29**: 1114–1115.

308 Laurent C, Meggetto F, de Paiva GR, Selves J, Palasse J, Laurent G, Brousset P. Follicular dendritic cell tumor of the spleen associated with diffuse large B-cell lymphoma. Hum Pathol 2008, **39**: 776–780.

309 Le Bail B, Morel D, Merel P, Corneau F, Merlio JP, Carles J, Trillaud H, Bioulac-Sage P. Cystic smooth-muscle tumor of the liver and spleen associated with Epstein–Barr virus after renal transplantation. Am J Surg Pathol 1996, **20**: 1418–1425.

310 Martel M, Sarli D, Colecchia M, Coppa J, Romito R, Schiavo M, Mazzaferro V, Rosai J. Fibroblastic reticular cell tumor of the spleen: report of a case and review of the entity. Hum Pathol 2003, **34**: 954–957.

311 Martel M, Cheuk W, Lombardi L, Lifschitz-Mercer B, Chan JK, Rosai J. Sclerosing angiomatoid nodular transformation (SANT): report of 25 cases of a distinctive benign splenic lesion. Am J Surg Pathol 2004, **28**: 1268–1279.

312 Monforte-Munoz H, Ro JY, Manning JT Jr, Landon G, Del Junco G, Carlson TS, Ayala AG. Inflammatory pseudotumor of the spleen.

Report of two cases with a review of the literature. Am J Clin Pathol 1991, **96**: 491–495.
313 Morinaga S, Ohyama R, Koizumi J. Low-grade mucinous cystadenocarcinoma in the spleen. Am J Surg Pathol 1992, **16**: 903–908.
314 Neuhauser TS, Derringer GA, Thompson LD, Fanburg-Smith JC et al. Splenic inflammatory myofibroblastic tumor (inflammatory pseudotumor): a clinicopathologic and immunophenotypic study of 12 cases. Arch Pathol Lab Med 2001, **125**: 379–385.
315 Perez-Ordonez B, Erlandson RA, Rosai J. Follicular dendritic cell tumor: report of 13 additional cases of a distinctive entity. Am J Surg Pathol 1996, **20**: 944–955.
316 Rappaport H. The pathologic anatomy of the splenic red pulp. In Lennert K, Harms D (eds): Die Milz. Berlin, 1970, Springer-Verlag.
317 Ross CS, Schiller KFR. Hamartoma of spleen associated with thrombocytopenia. J Pathol 1971, **105**: 62–64.
318 Sander B, Middel P, Gunawan B, Schulten HJ, Baum F, Golas MM, Schulze F, Grabbe E, Parwaresch R, Füzesi L. Follicular dendritic cell sarcoma of the spleen. Hum Pathol 2007, **38**: 668–672.
319 Sheahan K, Wolf BC, Neiman RS. Inflammatory pseudotumor of the spleen. A clinicopathology study of three cases. Hum Pathol 1988, **19**: 1024–1029.
320 Sieber SC, Lopez V, Rosai J, Buckley PJ. Primary tumor of spleen with morphologic features of malignant fibrous histiocytoma. Immunohistochemical evidence for a macrophage origin. Am J Surg Pathol 1990, **14**: 1061–1070.
321 Silverman ML, LiVolsi VA. Splenic hamartoma. Am J Clin Pathol 1978, **70**: 224–229.
322 Suster S, Moran CA, Blanco M. Mycobacterial spindle-cell pseudotumor of the spleen. Am J Clin Pathol 1994, **101**: 539–542.
323 Thomas RM, Jaffe ES, Zarate-Osorno A, Medeiros LJ. Inflammatory pseudotumor of the spleen. A clinicopathologic and immunophenotypic study of eight cases. Arch Pathol Lab Med 1993, **117**: 921–926.
324 Weinreb I, Bailey D, Battaglia D, Kennedy M, Perez-Ordoñez B. CD30 and Epstein–Barr virus RNA expression in sclerosing angiomatoid nodular transformation of spleen. Virchows Arch 2007, **451**: 73–79.
325 Westra WH, Anderson BO, Klimstra DS. Carcinosarcoma of the spleen. An extragenital malignant mixed müllerian tumor? Am J Surg Pathol 1994, **18**: 309–315.
326 Wick MR, Scheithauer BW, Smith SL, Beart RW Jr. Primary nonlymphoreticular malignant neoplasms of the spleen. Am J Surg Pathol 1982, **6**: 229–242.
327 Zukerberg LR, Kaynor BL, Silverman ML, Harris NL. Splenic hamartoma and capillary hemangioma are distinct entities. Immunohistochemical analysis of CD8 expression by endothelial cells. Hum Pathol 1991, **22**: 1258–1261.

METASTATIC TUMORS

328 Berge T. Splenic metastases. Frequencies and patterns. Acta Pathol Microbiol Scand (A) 1974, **82**: 499–506.
329 Compérat E, Bardier-Dupas A, Camparo P, Capron F, Charlotte F. Splenic metastases: clinicopathologic presentation, differential diagnosis, and pathogenesis. Arch Pathol Lab Med 2007, **131**: 965–969.
330 Cummings OW, Mazur MT. Breast carcinoma diffusely metastatic to the spleen. A report of two cases presenting as idiopathic thrombocytopenic purpura. Am J Clin Pathol 1992, **97**: 484–489.
331 Fakan F, Michal M. Nodular transformation of splenic red pulp due to carcinomatous infiltration. A diagnostic pitfall. Histopathology 1994, **25**: 175–178.
332 Falk S, Stutte HJ. Splenic metastasis in an ileal carcinoid tumor. Pathol Res Pract 1989, **185**: 238–242.
333 Gilks CB, Acker BD, Clement PB. Recurrent endometrial adenocarcinoma: presentation as a splenic mass mimicking malignant lymphoma. Gynecol Oncol 1989, **33**: 209–211.
334 Giuliani A, Caporale A, Di Bari M, Demoro M, Mingazzini P. Isolated splenic metastasis from endometrial carcinoma. J Exp Clin Cancer Res 1999, **18**: 93–96.
335 Goktolga U, Dede M, Deveci G, Yenen MC, Deveci MS, Dilek S. Solitary splenic metastasis of squamous cell carcinoma of the uterine cervix: a case report and review of the literature. Eur J Gynaecol Oncol 2004, **25**: 742–744.
336 Hadjileontis C, Amplianitis I, Valsamides C, Harisis G, Nepka H, Kafanas A. Solitary splenic metastasis of endometrial carcinoma ten years after hysterectomy. Case report and review of the literature. Eur J Gynaecol Oncol 2004, **25**: 233–235.
337 Jorgensen LN, Chrintz H. Solitary metastatic endometrial carcinoma of the spleen. Acta Obstet Gynecol Scand 1988, **67**: 91–92.
338 Klein B, Stein M, Kuten A, Steiner M, Barshalom D, Robinson E, Gal D. Splenomegaly and solitary spleen metastasis in solid tumors. Cancer 1987, **60**: 100–102.
339 Lam KY, Tang V. Metastatic tumors to the spleen: a 25 year clinicopathologic study. Arch Pathol Lab Med 2000, **124**: 526–530.
340 Sharpe RW, Rector JT, Rushin JM, Garvin DF, Cotelingam JD. Splenic metastasis in hairy cell leukemia. Cancer 1993, **71**: 2222–2226.